Compêndio de
Oftalmologia Geral
GUIA PRÁTICO

Departamento de Oftalmologia da
Santa Casa de São Paulo

OFTALMOLOGIA — Outros Livros de Interesse

A Didática Humanista de um Professor de Medicina – Decourt

A Neurologia que Todo Médico Deve Saber 2ª ed. – Nitrini

A Questão Ética e a Saúde Humana – Segre

A Saúde Brasileira Pode Dar Certo – Lottenberg

A Vida por um Fio e por Inteiro – Elias Knobel

Artigo Científico - do Desafio à Conquista - Enfoque em Testes e Outros Trabalhos Acadêmicos – Victoria Secaf

As Lembranças que não se Apagam – Wilson Luiz Sanvito

Como Ter Sucesso na Profissão Médica - Manual de Sobrevivência 4ª ed. – Mario Emmanual Novais

Dicionário de Ciências Biológicas e Biomédicas – Vilela Ferraz

Dicionário Médico Ilustrado Inglês-Português – Alves

Gestão Estratégica de Clínicas e Hospitais – Adriana Maria André

Guia de Consultório - Atendimento e Administração – Carvalho Argolo

Manual de Condutas em Oftalmologia – UNIFESP

Medicina: Olhando para o Futuro – Protásio Lemos da Luz

Medicina, Saúde e Sociedade – Jatene

Memórias Agudas e Crônicas de uma UTI – Knobel

Nem só de Ciência se Faz a Cura 2ª ed. – Protásio da Luz

O que Você Precisa Saber sobre o Sistema Único de Saúde – APM-SUS

Oftalmologia para o Pediatra - SPSP – Rosa Maria Graziano e Andrea Zin

Protocolos de Conduta do Hospital Israelita Albert Einstein – Hospital Israelita Albert Einstein

Um Guia para o Leitor de Artigos Científicos na Área da Saúde – Marcopito Santos

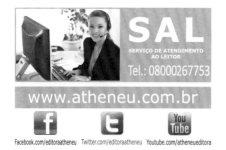

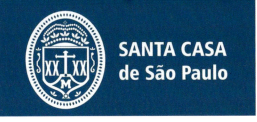

Compêndio de Oftalmologia Geral
GUIA PRÁTICO

Departamento de Oftalmologia da
Santa Casa de São Paulo

Editores

José Ricardo de Abreu Reggi

Maria Cristina Nishiwaki Dantas

Paulo Elias Correa Dantas

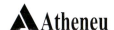

EDITORA ATHENEU

São Paulo — Rua Jesuíno Pascoal, 30
Tel.: (11) 2858-8750
Fax: (11) 2858-8766
E-mail: atheneu@atheneu.com.br

Rio de Janeiro — Rua Bambina, 74
Tel.: (21)3094-1295
Fax: (21)3094-1284
E-mail: atheneu@atheneu.com.br

Belo Horizonte — Rua Domingos Vieira, 319 — conj. 1.104

PRODUÇÃO EDITORIAL: Equipe Atheneu
PROJETO GRÁFICO/DIAGRAMAÇÃO: Triall Composição Editorial Ltda.
CAPA: Paulo Verardo

Dados Internacionais de Catalogação na Publicação (CIP)
(Câmara Brasileira do Livro, SP, Brasil)

Compêndio de oftalmologia geral : guia prático / editores José Ricardo de Abreu Reggi, Maria Cristina Nishiwaki Dantas, Paulo Elias Correa Dantas. -- São Paulo : Atheneu Editora, 2016.

Vários colaboradores.
Bibliografia.
ISBN 978-85-388-0713-1

1. Oftalmologia - Manuais, guias, etc. I. Reggi, José Ricardo de Abreu. II. Dantas, Maria Cristina Nishiwaki. III. Dantas, Paulo Elias Correa.

16-04202

CDD-617.7
NLM-WW 101

Índice para catálogo sistemático:

1. Oftalmologia : Ciências médicas 617.7

REGGI, J. R. A.; DANTAS, M. C. N., DANTAS, P. E. C.
Compêndio de Oftalmologia Geral – Guia Prático – Departamento de Oftalmologia da Santa Casa de São Paulo

© EDITORA ATHENEU
São Paulo, Rio de Janeiro, Belo Horizonte, 2016

Sobre os editores

José Ricardo de Abreu Reggi
- Diretor do Departamento de Oftalmologia da Santa Casa de São Paulo (SCM-SP) (2011-2015);
- Professor da Faculdade de Ciências Médicas da Santa Casa de São Paulo (SCM-SP);
- Doutor em Medicina, Área de Oftalmologia pela Universidade de São Paulo (USP).

Maria Cristina Nishiwaki Dantas
- Médica Colaboradora do Setor de Doenças Externas e Córnea da Universidade Federal de São Paulo (Unifesp);
- Coordenadora da Comissão CBO Mulher do Conselho Brasileiro de Oftalmologia;
- Doutora em Medicina, Área de Oftalmologia pela Unifesp;
- Diretora do Departamento de Oftalmologia da Santa Casa de São Paulo (2005-2011);
- Professora Adjunta da Faculdade de Ciências Médicas da Santa Casa de São Paulo (2008-2015).

Paulo Elias Correa Dantas
- Vice-Presidente Executivo da *Vision Pan-America, The Pan-American Journal of Ophthalmology*;
- Editor-chefe da *Vision Pan-America, The Pan-American Journal of Ophthalmology*;
- Membro Titular do *Regional Advisory Committee da American Academy of Ophthalmology*;
- Membro do *Board of Directors da Pan-American Ophthalmological Foundation*;
- Membro da Comissão Científica do Conselho Brasileiro de Oftalmologia (CBO);
- Professor-assistente do Setor de Córnea e Doenças Externas do Departamento de Oftalmologia da Santa Casa de São Paulo (SCM-SP) (2009-2015);
- Doutor pela Universidade de São Paulo (USP).

Sobre os colaboradores

Adamo Lui Netto

Professor da Faculdade de Ciências Médicas da Santa Casa de São Paulo. Doutor em Medicina pela Faculdade de Medicina de Ribeirão Preto da Universidade de São Paulo (FMRP-USP). Mestre em Saúde Pública pela Faculdade de Saúde Pública da Universidade de São Paulo (USP). Presidente da Sociedade Brasileira de Lentes de Contato Córnea e Refratometria, Gestão 1999/2001. Membro Titular da Academia de Medicina de São Paulo (Cadeira 80). Conselheiro do Conselho Regional de Medicina do Estado de São Paulo (CREMESP) e Coordenador da Câmara Técnica de Oftalmologia do CREMESP (Gestões 2003/2008, 2008/1013 e 2013/1018).

Adriano Namo Cury

Doutorado em Ciências da Saúde pela Faculdade de Ciências Médicas da Santa Casa de São Paulo.

Aline Cristina Fioravanti Lui

Especialista em Uveíte pela Santa Casa de São Paulo.

Aline Pimentel de Miranda

Especialista em Órbita, Oculoplástica e Vias Lacrimais da Santa Casa de São Paulo.

Ana Beatriz Diniz Grisolia

Especialista em Órbita e Vias Lacrimais da Santa Casa de São Paulo.

Ana Lucia Pascali Rago

Fisioterapeuta e Psicopedagoga, Coordenadora de Projetos Perkins/Lavelle do Setor de Visão Subnormal da Santa Casa de São Paulo.

Ana Paula Chaves de Oliveira

Fellow do Curso de Aperfeiçoamento do Setor de Catarata, Córnea, e Doenças Externas do Departamento de Oftalmologia da Santa Casa de São Paulo.

André Luis Francisco Castro

Fellow do Curso de Aperfeiçoamento do Setor de Retina e Vítreo do Departamento de Oftalmologia da Santa Casa de São Paulo.

Andréa Karla Ribeiro de Carvalho

Ortoptista do Setor de Visão Subnormal da Santa Casa de São Paulo.

Arthur Van Der Berg

Especialista em Glaucoma pela Santa Casa de São Paulo.

Bárbara Zilioli Cais Fasolin

Especialista em Oculoplástica, Vias Lacrimais e Lente de Contato pela Santa Casa de São Paulo.

Beatriz Nugent da Cunha

Médica Graduada pela Escola Paulista de Medicina (Unifesp).

Bruna Lana Ducca

Especialista em Estrabismo e Lentes de Contato pela Santa Casa de São Paulo.

Bruno Bortot de Souza

Fellow de Retina do Departamento de Oftalmologia da Santa Casa de São Paulo. Especialista em Retina e Vítreo pela Santa Casa de São Paulo.

Camilla Oliveira Xavier

Ex-fellow do Serviço de Ultrassonografia Ocular da Santa Casa de São Paulo.

Carlos Alberto Rodrigues Alves

Ex-médico Chefe da Pós-graduação do Departamento de Oftalmologia da Universidade de São Paulo (USP).

Carlos Eduardo Gonçalves Pereira

Especialista em Retina e Vítreo pela Santa Casa de São Paulo.

Carlos Eduardo Villas Bôas Júnior

Especialista em Catarata e Uveíte pela Santa Casa de São Paulo.

Carlos Fumiaki Uesugui

Chefe de Clínica Adjunto do Departamento de Oftalmologia da Santa Casa de São Paulo. Professor-assistente da Faculdade de Ciências Médicas da Santa Casa de São Paulo.

Carlos Ramos Souza-Dias

Livre-docente pela Escola Paulista de Medicina da Universidade Federal de São Paulo (EMP-Unifesp). Professor Titular da Faculdade de Ciências Médicas da Santa Casa de São Paulo. Ex-presidente do Centro Brasileiro de Estrabismo (CBO). Ex-Presidente do Conselho Latino-Americano de Estrabismo (CLADE). Ex-Presidente da International Strabismological Association (ISA).

Carlos Roberto Neufeld

Médico Assistente Voluntário do Setor de Uveíte do Departamento de Oftalmologia da Santa Casa de São Paulo.

Carmo Mandia Junior

Doutor pela Universidade de São Paulo (USP). Professor Instrutor da Faculdade de Ciências Médicas da Santa Casa de São Paulo. Assistente do Setor de Glaucoma do Departamento de Oftalmologia da Santa Casa de São Paulo.

Carolina Dourado Cardoso Tonhá

Especialista em Córnea e Doenças Externas do Departamento de Oftalmologia da Santa Casa de São Paulo.

Célia Simões Cardoso de Oliveira Sathler.

Assistente Voluntária do Setor de Plástica Ocular do Departamento de Oftalmologia da Santa Casa de São Paulo.

Chow Wang Ming Shato

Assistente Voluntário dos Setores de Lentes de Contato e Cirurgia Refrativa da Santa Casa de São Paulo.

Christianne Pereira Brazão Ferreira

Especialista em Retina e Vítreo do Departamento de Oftalmologia da Santa Casa de São Paulo.

Daniela Meira Villano Marques

Graduada pela Universidade Federal de São Paulo (Unifesp). Mestrado e Doutorado pela Unifesp. Ex-*Fellow* Cincinnati Eye Institute, Ohio, EUA. Colaboradora do Instituto da Catarata da Universidade Federal de São Paulo (Incat – Unifesp).

Sobre os colaboradores

Davi Chen Wu

Assistente do Setor de Retina e Vítreo do Departamento de Oftalmologia da Santa Casa de São Paulo.

Dawton Torigoe

Médico Assistente da Disciplina de Reumatologia da Santa Casa de São Paulo. Doutor em Reumatologia pela Faculdade de Medicina da Universidade de São Paulo (FMUSP).

Diego Ricardo Hoshino Ruiz

Assistente do Setor de Córnea e Doenças Externas do Departamento de Oftalmologia da Santa Casa de São Paulo.

Diego Tebaldi de Queiroz Barbosa

Assistente do Setor de Glaucoma da Santa Casa de São Paulo.

Eduardo Noburo Kagohara

Especialista em Catarata Congênita pela Santa Casa de São Paulo. Especialista em Glaucoma pela University of Miami, EUA.

Eliana Cunha Lima

Mestre em Psicologia da Educação pela Pontifícia Universidade Católica de São Paulo (PUC-SP). Gerente de Serviços Especializados da Fundação Dorina Nowill para Cegos. Especialista em Baixa Visão da Santa Casa de São Paulo. Orientadora Familiar da Universidad de Navarra, Espanha. Ortoptista Pós-graduada pela Escola Paulista de Medicina da Universidade Federal de São Paulo (EPM/Unifesp).

Elisa Brasileiro Piantino

Especialista em Oculoplástica e Lente de Contato pela Santa Casa de São Paulo.

Elisabeth Brandão Guimarães

Chefe do Setor de Lentes de Contato da Santa Casa de São Paulo. Assistente do Setor de Cirurgia Refrativa da Santa Casa de São Paulo.

Eric Pinheiro de Andrade

Professor de Oftalmologia da Universidade de Santo Amaro. Chefe do Setor de Neuroftalmologia do Hospital do Servidor Público Estadual de São Paulo (HSPE-SP).

Érica Bresciani-Battilana

Especialista em Oculoplástica e Vias Lacrimais pela Santa Casa de São Paulo.

Erika Alessandra Galembeck Silvino Rodrigues

Médica Assistente do Hospital Ana Costa. Ex-Chefe do Ambulatório de Herpes Ocular da Santa Casa de São Paulo.

Fábio Ejzenbaum

Chefe do Setor de Neuroftalmologia da Santa Casa de São Paulo. Médico Assistente dos Setores de Estrabismo.

Fabio Luis de Arruda Zantut

Especialista em Catarata pela Santa Casa de São Paulo. Colaborador do Setor de Glaucoma da Escola Paulista de Medicina da Universidade Federal de São Paulo (EPM/Unifesp).

Farid André João Filho

Assistente do Setor de Retina e Vítreo da Santa Casa de São Paulo.

Fernanda Marcio

Doutoranda da Faculdade de Ciências Médicas da Santa Casa de São Paulo.

Fernanda Teixeira Krieger

Mestre e Doutor em Oftalmologia pela Faculdade de Medicina da Universidade de São Paulo (FMUSP).

Frederico França Marques

Graduado pela Faculdade de Medicina do ABC. Mestrado e Doutorado pela Universidade Federal de São Paulo (Unifesp). Ex-*Fellow*, Cincinnati Eye Institute, Ohio, EUA. Colaborador do Instituto da Catarata da Universidade Federal de São Paulo (Incat–Unifesp).

Gabriel Camargo Corrêa

Especialista em Glaucoma pela Santa Casa de São Paulo.

Gabriel Costa de Andrade

Fellow do Setor de Retina e Vítreo do Departamento de Oftalmologia da Santa Casa de São Paulo.

Galton Carvalho Vasconcelos

Doutor em Oftalmologia pela Universidade Federal de Minas Gerais (UFMG). Coordenador do Setor de Baixa Visão Infantil do Hospital São Geraldo – Hospital das Clínicas da Universidade de Minas Gerais (HC-UFMG). Chefe do Serviço de Oftalmologia Pediátrica e Estrabismo do Instituto de Olhos de Belo Horizonte (IOBH).

Giceli Rodrigues Chaves Rinaldo

Doutora em Ciências pela Faculdade de Medicina da Universidade de São Paulo (FMUSP). Chefe do Setor de Visão Subnormal da Santa Casa de São Paulo.

Giovana A. Fioravanti Lui

Especialista em Córnea, Doenças Externas e Lente de Contato pela Santa Casa de São Paulo.

Guilherme de Oliveira

Especialista em Retina e Vítreo pela Santa Casa de São Paulo.

Guilherme Machado Estevão Pires

Especialista em Retina e Vítreo pela Santa Casa de São Paulo.

Gustavo Ricci Malavazzi

Especialista em Cirurgia do Cristalino pela Santa Casa de São Paulo – Universidade Federal de São Paulo (Unifesp). Doutorando em Oftalmologia pela Unifesp. Diretor em Oftalmologia Cirúrgica – Campinas.

Gustavo Siqueira Mendonça de Melo

Especialista em Retina e Vítreo pela Santa Casa de São Paulo. *Fellow* e *research scholar* do Bascom Palmer Eye Institute, Miami, Flórida.

Henock Borges Altoé

Especialista em Catarata e Lente de Contato pela Santa Casa de São Paulo.

Ilana Yamakami Hida

Assistente Voluntária do Setor de Plástica Ocular da Santa Casa de São Paulo.

Ivan Corso Teixeira

Assistente do Setor de Catarata do Departamento of Oftalmologia da Santa Casa de São Paulo.

Ivana Lopes Romero Kusabara

Pós-graduanda pela Faculdade de Ciências Médicas da Santa Casa de São Paulo.

João Carlos Reinne Yokoda
Coordenador do Departamento de Lentes de Contato e Assistente do Instituto Tadeu Cvintal. Especialista em Lente de Contato e Cirurgia Refrativa pela Santa Casa de São Paulo.

João Paulo Essado Figueiredo
Especialista em Glaucoma pela Santa Casa de São Paulo.

Jonathan Clive Lake
Residência em Oftalmologia pela Santa Casa de São Paulo. Doutorado em Oftalmologia pela Universidade de São Paulo (Unifesp).

Jorge Agi
Fellow do Setor de Oculoplástica da Santa Casa de São Paulo.

José Vital Filho
Chefe do Setor de Órbita da Santa Casa de São Paulo.

José Wilson Cursino
Médico Assistente Voluntário do Setor de Patologia Ocular da Oftalmologia da Santa Casa de São Paulo.

Juliana Reis Guimarães
Fellow do Setor de Retina e Ultrassonografia da Santa Casa de São Paulo.

Keila Monteiro de Carvalho
Professora-associada de Oftalmologia do Departamento de Oftalmotorrinolaringologia da Faculdade de Ciências Médicas da Universidade de Campinas (Unicamp) Secretaria Geral do Conselho Brasileiro de Oftalmologia.

Leão Gabbay Serruya
Assistente Voluntário do Setor de Retina e Vítreo da Santa Casa de São Paulo.

Luciana Pinto Cardoso
Fisioterapeuta no Setor de Visão Subnormal da Santa Casa de São Paulo, nas Áreas de Intervenção Precoce e Atendimento a Pré-escolares e Escolares com Baixa Visão e Múltipla Deficiência Sensorial. Realização de Projetos e Consultoria em Baixa Visão pelo Programa Perkins Internacional e Lavelle Fund for The Blind.

Luciano de Sousa Pereira
Pós-graduando Nível Doutorado pela Universidade Federal de Goiás (UFG). Colaborador do Departamento de Neuro-oftalmologia do Centro de Referência de Oftalmologia da Universidade Federal de Goiás (Cerof – UFG). Chefe do Departamento de Neuro-oftalmologia e Órbita do Instituto Panamericano da Visão (IPV) – Goiânia.

Luis Eduardo Morato Rebouças de Carvalho
Chefe da Seção de Estrabismo da Santa Casa de São Paulo. Presidente do Centro de Estudos Oftalmológicos Jacques Tupinambá. Mestre e Doutor em Medicina pela Universidade Federal de São Paulo (Unifesp).

Luiz Otávio Belluzzo Guarnieri
Especialista em Catarata pela Santa Casa de São Paulo e Universidade Federal de São Paulo (Unifesp).

Marcela Cypel
Doutora em Ciências Visuais pela Universidade Federal de São Paulo (Unifesp). Coordenadora do Ambulatório de Oftalmogeriatria do Departamento de Oftalmologia da Unifesp.

Marcello Novoa Colombo Barboza
Doutor em Oftalmologia pela Universidade Federal de São Paulo (Unifesp). Professor Titular de Oftalmologia da Faculdade de Medicina de Santos (Unilus).

Marcelo Francisco Gaal Vadas

Doutor pela Faculdade de Medicina da Universidade de São Paulo (FMUSP). Assistente da Seção de Estrabismo da Santa Casa de São Paulo.

Marcelo Novoa Colombo Barboza

Doutorado em Oftalmologia pela Universidade Federal de São Paulo (Unifesp). Professor Titular de Oftalmologia da Faculdade de Medicina de Santos (Unilus). Médico Voluntário da Santa Casa de São Paulo.

Marcos Bottene Villa Albers

Assistente Voluntário da Seção de Córnea e Doenças Externas do Departamento de Oftalmologia da Santa Casa de São Paulo.

Marcelo C. Costa

Médico Oftalmologista.

Marcos Carvalho da Cunha

Mestre em Oftalmologia pela Escola Paulista de Medicina da Universidade Federal de São Paulo (Unifesp). Ex-chefe do Setor de Plástica Ocular da Santa Casa de São Paulo, *Research Fellow Oculoplastic*, Wills Eye Hospital.

Maria Auxiliadora Monteiro Frazão

Diretora do Departamento de Oftalmologia da Santa Casa de São Paulo. Doutora em Oftalmologia pela Universidade de São Paulo. Oftalmologista do Centro de Atendimento ao Paciente com Esclerose Múltipla (Catem).

Marizilda Rita de Andrade

Chefe do Setor de Refração da Santa Casa de São Paulo. Doutora pela Universidade de São Paulo (USP).

Marta Junqueira Henriques

Chefe do Setor de Oftalmologia do Hospital São Luiz Gonzaga da Irmandade da Santa Casa de São Paulo. Doutora em Medicina pela Universidade de São Paulo.

Martina Oiticica Barbosa

Especialista em Córnea e Doenças Externas do Departamento de Oftalmologia da Santa Casa de São Paulo.

Mauricio Della Paolera

Assistente do Setor de Glaucoma da Santa Casa de São Paulo. Professor da Faculdade de Ciências Médicas da Santa Casa de São Paulo. Doutor pela Faculdade de Ciências Médicas da Santa Casa de São Paulo.

Mauro Goldchmit

Assistente da Seção de Estrabismo do Departamento de Oftalmologia da Santa Casa de São Paulo. Chefe do Setor de Estrabismo do Hospital Cema. Diretor Executivo do Instituto Strabos. Mestre e Doutor pela Universidade Federal de São Paulo.

Mauro Waiswol

Chefe da Seção de Catarata Infantil da Santa Casa de São Paulo. Doutor pela Universidade de São Paulo (USP). Professor da Faculdade de Ciências Médicas da Santa Casa de São Paulo.

Miguel Zago Chignalia

Especialista em Retina e Vítreo pela Santa Casa de São Paulo.

Mynna Ishikiriyama

Especialista em Retina e Vítreo pela Santa Casa de São Paulo.

Nilo Holzchuh
Professor de Doenças Externas, Lentes de Contato e Córnea da Faculdade de Ciências Médicas da Universidade Estadual de Campinas (Unicamp). Professor de Córnea e Seguimento Anterior da Santa Casa de São Paulo. Doutor em Medicina e Oftalmologia pela Unicamp.

Niro Kasahara
Chefe do Setor de Glaucoma da Santa Casa de São Paulo. Professor Adjunto da Faculdade de Ciências Médicas da Santa Casa de São Paulo. Doutor em Medicina pela Faculdade de Ciências Médicas da Santa Casa de São Paulo.

Norma Allemann
Docente Adjunto e Professor Orientador da Pós-graduação do Departamento de Oftalmologia da Escola Paulista de Medicina da Universidade Federal de São Paulo (EPM-Unifesp). *Adjunct Professor*, Department of Ophthalmology and Visual Sciences, University of Illinois at Chicago – UIC.

Oswaldo Pinto Mariano Jr.
Assistente Voluntário do Setor de Estrabismo da Santa Casa de São Paulo. Médico Corresponsável pelo Departamento de Estrabismo do Hospital de Olhos de Sorocaba.

Patricia Gomes Martins de Sousa
Especialista em Oculoplástica, Órbita e Vias Lacrimais pela Santa Casa de São Paulo. Médica do Hospital de Olhos Francisco Vilar, Teresina, Piauí.

Patrícia Novita Garcia
Chefe do Serviço de Ultrassonografia Ocular do Departamento de Oftalmologia da Santa Casa de São Paulo.

Paula K. Nakamura
Especialista em Glaucoma pela Santa Casa de São Paulo.

Paula Roberta Ferreira da Silva
Especialista em Retina e Vítreo pela Santa Casa de São Paulo.

Paulo Bueno
Médico Oftalmologista pela Faculdade de Ciências Médicas de Santos. Especialista em Retina e Vítreo Clínica e Cirúrgica.

Paulo Eduardo Ramos Bueno
Especialista em Retina e Vítreo pela Santa Casa de São Paulo.

Pedro Augusto de Andrade Poletto
Fellow do Setor de Catarata, Córnea e Doenças Externas da Santa Casa de São Paulo.

Priscila Ciocler Froiman
Ortoptista do Setor de Visão Subnormal do Departamento de Oftalmologia da Santa Casa de São Paulo. Especialista em Visão Subnormal e Pós-graduada em Gerontologia.

Priscila Rymer
Especialista em Córnea e Doenças Externas pela Santa Casa de São Paulo.

Rachel Lopes Rodrigues Gomes
Especialista em Catarata pela Santa Casa de São Paulo. Membro da Equipe de Catarata do Hospital de Olhos Paulista.

Rafael de Melo Franco

Fellow do Setor de Córnea e Doenças Externas da Santa Casa de São Paulo. *Research Fellowship* – Especialização no Setor de Cirurgia Refrativa, Córnea e Doenças Externas da Universidade de Michigan; *Fellowship* – Especialização no Setor de Cirurgia Refrativa do Hospital Monumento (março 2014-2015).

Rafael Estevão De Angelis

Especialista em Retina e Vítreo do Departamento de Oftalmologia da Santa Casa de São Paulo.

Rafael Ramos Caiado

Especialista em Retina e Vítreo pela Santa Casa de São Paulo.

Ralph Cohen

Assistente do Setor de Glaucoma da Santa Casa de São Paulo. Professor Adjunto da Faculdade de Ciências Médicas da Santa Casa de São Paulo. Doutor em Medicina pela Universidade Federal de São Paulo (Unifesp).

Renato Giovedi Filho

Assistente do Setor de Lente de Contato, Refração e Cirurgia Refrativa, Departamento de Oftalmologia da Santa Casa de São Paulo. Doutor em Medicina pela Universidade de São Paulo (USP).

Ricardo Holzchuh

Chefe do Setor de Córnea do Departamento de Oftalmologia da Santa Casa de São Paulo.

Ricardo Menon Nosé

Ex-residente do Departamento de Oftalmologia da Santa Casa de São Paulo.

Ricardo Themudo Lessa Waetge

Assistente Voluntário da Seção de Retina e Vítreo do Departamento de Oftalmologia da Santa Casa de São Paulo.

Ricardo Tomoyoshi Kanecadan

Chefe do Setor de Vias Lacrimais da Santa Casa de São Paulo.

Richard Yudi Hida

Chefe do Setor de Catarata do Departamento de Oftalmologia da Santa Casa de São Paulo. Diretor Técnico do Banco de Tecidos Oculares da Santa Casa de São Paulo. Médico-colaborador do Grupo de Estudos em Superfície Ocular da Universidade de São Paulo (USP).

Roberta Matschinske

Especialista em Córnea e Doenças Externas do Departamento de Oftalmologia da Santa Casa de São Paulo.

Roberta Pereira de Almeida Manzano

Chefe do Setor de Retina e Vítreo da Santa Casa de São Paulo. Doutora pela Universidade de São Paulo (USP).

Roberto Mitiaki Endo

Professor-assistente da Faculdade de Ciências Médicas da Santa Casa de São Paulo. Chefe de Clínica Adjunto da Santa Casa de São Paulo. Doutor pela Universidade de São Paulo (USP).

Rodolpho Navarro Filho

Assistente Voluntário do Setor de Estrabismo do Departamento de Oftalmologia da Santa Casa de São Paulo.

Ronaldo Boaventura Barcellos

Assistente do Setor de Estrabismo da Santa Casa de São Paulo. Doutor pela Universidade de São Paulo (USP).

Ronaldo Yuiti Sano
Assistente do Setor de Retina do Departamento de Oftalmologia da Santa Casa de São Paulo. Doutorando do Departamento de Neurociência da Universidade de São Paulo.

Sergio Felberg
Chefe da Seção de Doenças Externas do Departamento de Oftalmologia da Santa Casa de São Paulo. Doutor em Ciências pela Universidade Federal de São Paulo (Unifesp).

Shan Lin
Professor de Oftalmologia Clínica e Diretor do Serviço de Glaucoma da University of California, San Francisco, EUA.

Silvana Brasilia Sacchetti
Doutora em Pediatria, responsável pelo Serviço de Reumatologia do Departamento de Pediatria da Santa Casa de São Paulo.

Stephen Perreault
Educador, Coordenador Regional do Programa Perkins Internacional para a América Latina, da Perkins School for the Blind, Watertown, MA, EUA.

Sylvia Regina Temer Cursino
Assistente Voluntária do Setor de Órbita da Santa Casa de São Paulo. Doutora pela Universidade de São Paulo (USP).

Talita Luciano Matsuhashi
Especialista em Oculoplástica, Vias Lacrimais e Órbita pela Santa Casa de São Paulo.

Tatiana Rizkallah Nahas
Chefe do Setor de Plástica Ocular da Santa Casa de São Paulo.

Teruo Aihara
Assistente do Setor de Retina e Vítreo do Departamento de Oftalmologia da Santa Casa de São Paulo. Doutor pela Universidade São Paulo (USP).

Thais Maria Pinheiro Callou
Fellow do Setor de Córnea e Doenças Externas da Santa Casa de São Paulo.

Thais Sousa Mendes
Médica Assistente do Setor de Retina, Vítreo e Ultrassom Ocular do Departamento de Oftalmologia da Santa Casa de São Paulo. Médica Preceptora do *Fellowship* de Retina e Vítreo do Instituto Suel Abujamra. Membro da Cordes Society – University of California, San Francisco, CA.

Thaís Shiota Tanaka
Especialista em Córnea e Doenças Externas da Santa Casa de São Paulo.

Ulysses Tachibana
Diretor do Hospital de Olhos Bragança Paulista. Especialista em Lente de Contato, Refração e Cirurgia Refrativa pela Santa Casa de São Paulo.

Vanessa Bonjorno Perestrelo
Fellow do Setor de Oculoplástica da Santa Casa de São Paulo.

Victor Dias Bergamasco
Fellow da Secção de Córnea e Doenças Externas do Departamento de Oftalmologia da Santa Casa de São Paulo.

Vivia Nappi Chaves

Especialista em Catarata pela Santa Casa de São Paulo. *Fellow* de Cirurgia Refrativa pela Universidade Estadual de São Paulo (Unesp).

Watfa de Oliveira Faneco

Especialista em Oculoplástica, Órbita e Vias Lacrimais pela Santa Casa de São Paulo.

Wilson Takashi Hida

Chefe do Setor de Catarata do Hospital Oftalmológico de Brasília (HOB). Doutorando do Hospital das Clínicas da Faculdade de Medicina da Universidade de São Paulo (HC-FMUSP). Médico do Hospital de Olhos Bragança Paulista e Hospital Visão Laser – Santos.

Prefácio

É uma grande honra prefaciar o o *Compêndio de Oftalmologia Geral – Guia Prático – Departamento de Oftalmologia da Santa Casa de São Paulo.* Como é de conhecimento, este Departamento é berço do ensino da Oftalmologia do Estado de São Paulo.

Desde o século XIX, esta instituição abriga todas as gerações de médicos e oftalmologistas que, provenientes de diferentes partes do país, aqui aprenderam não somente a especialidade, mas também a melhor maneira de praticá-la.

Da Santa Casa saíram os formadores de muitos centros, posteriormente universitários, e a sua grande escola se impôs desde o início, mantendo-se até a presente data graças ao trabalho de inúmeras personalidades.

Todos e cada um dos oftalmologistas que chefiaram a Oftalmologia da Santa Casa devem ser citados pela sua importância. Desde os que atuaram no século passado até os atuais. São eles: Adolpho Gad, Ataliba Florence, Eusébio de Queiros Mattoso, Pedro Pires de Petrolina, João Paulo da Cruz Brito, José Pereira Gomes, Durval Prado, Jacques Tupinambá, Arthur Amaral Filho, Carlos Ramos de Souza-Dias, Geraldo Vicente de Almeida, Ralph Cohen, Maria Cristina Nishiwaki Dantas e, José Ricardo Abreu Reggi.

A Oftalmologia, de início menor e praticada em enfermarias de homens e mulheres, foi gradativamente se desenvolvendo, sempre sob a liderança de seus integrantes, tendo formado pelo menos cinco gerações, e é única na América Latina.

A edição em 2016 deste Manual é um verdadeiro livro, pois cristaliza de maneira exemplar essa tradição de saber, ensinar e aplicar o melhor em benefício dos pacientes.

Seus editores, José Ricardo de Abreu Reggi, Maria Cristina Nishiwaki Dantas e Paulo Elias Correa Dantas expressam individualmente e em conjunto todas essas qualidades excepcionais do grupo de Oftalmologia da Santa Casa de São Paulo. Representam, em sua formação profissional e acadêmica, as décadas de exercício oftalmológico exemplar. Liderando 133 colaboradores, desenvolveram um compêndio oftalmológico, que modestamente denominam Manual. Manual sim, pois apresenta de modo sucinto, resumido e didático as informações necessárias ao exercício do dia a dia da nossa especialidade, mas também caracteriza um tratado, pela profundidade e amplidão dos capítulos que cobrem de maneira didática todos os aspectos da Oftalmologia. Sem dúvida, os editores e colaboradores conseguiram, de maneira sucinta, produzir uma obra admirável e à altura das melhores.

Professor Doutor Rubens Belfort Jr.
Professor Titular de Oftalmologia da Escola Paulista de Medicina (Hospital São Paulo) (EPM/Unifesp). Membro Titular da Academia Brasileira de Ciências, Academia Nacional de Medicina, Academia Ophthalmologica Internationalis, Academia Nacional de Farmácia e Academia Brasileira de Oftalmologia.

Apresentação

Inseridos numa história de 130 anos do Hospital Central, berço das escolas de Medicina do Estado de São Paulo, temos o orgulho e a satisfação de apresentar à comunidade oftalmológica, o *Compêndio de Oftalmologia Geral – Guia Prático – Departamento de Oftalmologia da Santa Casa de São Paulo*.

Uma das principais características do Departamento de Oftalmologia é sua vocação para o ensino prático, por meio da transferência de habilidades clínico-cirúrgicas na formação de estudantes de medicina, residentes, *fellows* e estagiários. Simpósios internacionais anuais, cursos de extensão periódicos, reuniões semanais e seminários diários dos diferentes setores do Departamento fazem parte do arsenal educacional complementar oferecido ao aluno interessado em aprender, com qualidade, os segredos da Oftalmologia.

Este Compêndio foi idealizado como fonte de consulta complementar da mais alta relevância. Os autores dos diversos capítulos foram selecionados dentre os mais experientes e capacitados profissionais de suas áreas de subespecialidades, e proveram informações atualizadas e cientificamente comprovadas, que orientarão diagnósticos e condutas nas diversas enfermidades oculares.

Que o trabalho exaustivo e determinado desses professores e doutores seja reconhecido e aplaudido pela comunidade oftalmológica, fazendo com que este livro cumpra com sua principal missão de educar de maneira eficaz e ética uma nova geração de oftalmologistas.

Orgulho da nossa história, o reconhecimento aos atuais professores e àqueles que passaram pela nossa Instituição e deixaram toda sua experiência durante anos de dedicação.

Boa leitura!

Os editores

Sumário

Seção 1	**Pálpebras**	**1**

CAPÍTULO 1 Anatomia Cirúrgica das Pálpebras 3
Célia Simões Cardoso de Oliveira Sathler

CAPÍTULO 2 Avaliação Pré-operatória..9
Ilana Yamakami Hida

CAPÍTULO 3 Tipos de Fios e Suturas..11
Talita Luciano Matsuhashi • Ilana Yamakami Hida

CAPÍTULO 4 Padronização Fotográfica..19
Ilana Yamakami Hida

CAPÍTULO 5 Anestesia em Oculoplástica 25
Tatiana Rizkallah Nahas

CAPÍTULO 6 Hordéolo/Calázio 29
Érica Bresciani-Battilana

CAPÍTULO 7 Entrópio..31
Elisa Brasileiro Piantino • Bárbara Zilioli Cais Fasolin

CAPÍTULO 8 Ectrópio..35
Watfa de Oliveira Faneco

CAPÍTULO 9 Blefaroplastia..39
Célia Simões Cardoso de Oliveira Sathler

CAPÍTULO 10 Blefaroplastia Asiática...43
Ilana Yamakami Hida

CAPÍTULO 11 Triquíase e Distiquíase 47
Bárbara Zilioli Cais Fasolin • Elisa Brasileiro Piantino

CAPÍTULO 12 Lagoftalmo Paralítico 51
Marcos Carvalho da Cunha • Beatriz Nugent da Cunha

CAPÍTULO 13 Blefaroptose 57
Célia Simões Cardoso de Oliveira Sathler

CAPÍTULO 14 Ptose de Supercílio 63
Tatiana Rizkallah Nahas • Jorge Agi

CAPÍTULO 15 Tumores Palpebrais 67
Ana Beatriz Diniz Grisolia • Talita Luciano Matsuhashi

Compêndio de Oftalmologia Geral – Guia Prático

CAPÍTULO 16	Reconstrução Palpebral 73
	Ilana Yamakami Hida
CAPÍTULO 17	Lacerações Palpebrais 81
	Vanessa Bonjorno Perestrelo • José Ricardo de Abreu Reggi
CAPÍTULO 18	Retração Palpebral 85
	Aline Pimentel de Miranda • Patricia Gomes Martins de Sousa
CAPÍTULO 19	Espasmos Faciais 87
	Ilana Yamakami Hida
CAPÍTULO 20	Preenchimento Facial 91
	Tatiana Rizkallah Nahas • Ricardo Menon Nosé

Seção 2 Vias Lacrimais 95

CAPÍTULO 21	Propedêutica das Vias Lacrimais 97
	Ricardo Tomoyoshi Kanecadan
CAPÍTULO 22	Obstrução Congênita da Via Lacrimal 101
	Bárbara Zilioli Cais Fasolin • Elisa Brasileiro Piantino
CAPÍTULO 23	Obstrução Lacrimal Adquirida 103
	Vanessa Bonjorno Perestrelo
CAPÍTULO 24	Canaliculite 107
	Ricardo Tomoyoshi Kanecadan
CAPÍTULO 25	Tumores das Vias Lacrimais 109
	Ricardo Tomoyoshi Kanecadan

Seção 3 Córnea, Conjuntiva e Esclera 113

CAPÍTULO 26	Anatomia, Histologia e Fisiologia da Superfície Ocular 115
	Marcos Bottene Villa Albers
CAPÍTULO 27	Microbiologia Ocular 119
	Richard Yudi Hida • Giovana A. Fioravanti Lui
CAPÍTULO 28	Exames Complementares 125
	28.1 Microscopia Especular de Córnea 125
	Ricardo Holzchuh • Richard Yudi Hida
	28.2 Paquimetria 129
	Ricardo Holzchuh
	28.3 Topografia de Córnea 131
	Sergio Felberg
	28.4 Microscopia Confocal *in vivo* da Córnea 135
	Camilla Oliveira Xavier • Maria Cristina Nishiwaki Dantas

28.5.1 Biomicroscopia Ultrassônica *(Ultrasound Biomicroscopy* – UBM) 139
Victor Dias Bergamasco • Martina Oiticica Barbosa • Patrícia Novita Garcia

28.5.2 Tomografia de Coerência Óptica de Córnea *(Cornea Coherence Tomography* – OCT) 143
Martina Oiticica Barbosa • Victor Dias Bergamasco • Patrícia Novita Garcia

CAPÍTULO 29 Doenças da Conjuntiva 147

29.1 Conjuntivites Bacterianas 147
Diego Ricardo Hoshino Ruiz • Maria Cristina Nishiwaki Dantas

29.2 Conjuntivites Virais 150
Carolina Dourado Cardoso Tonhá

29.3 Alergia Ocular 153
Maria Cristina Nishiwaki Dantas

29.4 Tracoma 165
Thaís Shiota Tanaka

29.5 Ceratoconjuntivite Límbica Superior 169
Pedro Augusto de Andrade Poletto • Thais Maria Pinheiro Callou • Maria Cristina Nishiwaki Dantas

29.6 Ceratoconjuntivites Cicatriciais 171
Sergio Felberg

29.7 Conjuntivite Lenhosa 175
Rafael de Melo Franco

29.8 Conjuntivite Flictenular 179
Marcelo Novoa Colombo Barboza

CAPÍTULO 30 Blefarite e Disfunção da Glândula de Meibomius 181
Richard Yudi Hida • Giovana A. Fioravanti Lui • Ricardo Holzchuh

CAPÍTULO 31 Olho Seco 189
Sergio Felberg

CAPÍTULO 32 Doenças da Córnea 193

32.1 Ceratite Bacteriana 193
Maria Cristina Nishiwaki Dantas

32.2 Ceratite Virais 194
Erika Alessandra Galembeck Silvino Rodrigues • Maria Cristina Nishiwaki Dantas

32.3 Ceratite Fúngica 205
Priscila Rymer

32.4 Ceratites Parasitárias 210
Diego Ricardo Hoshino Ruiz

32.5 Ceratite Intersticial 214
Carolina Dourado Cardoso Tonhá

32.6 Erosões Recorrentes 217
Marcello Novoa Colombo Barboza

32.7 Distrofias de Córnea 218
Maria Cristina Nishiwaki Dantas

32.8 Ceratopatia Neurotrófica 229
Ana Paula Chaves de Oliveira • Maria Cristina Nishiwaki Dantas

32.9 Ceratite Superficial de Thygeson 231
Ricardo Holzchuh • Diego Ricardo Hoshino Ruiz • Paulo Elias Correa Dantas

32.10 Edema de Córnea 233
Thaís Shiota Tanaka

32.11 Ceratite Ulcerativa Periférica 237
Roberta Matschinske • Maria Cristina Nishiwaki Dantas • Paulo Elias Correa Dantas

CAPÍTULO 33 Doenças da Episclera e da Esclera 241
Thaís Shiota Tanaka • Maria Cristina Nishiwaki Dantas

CAPÍTULO 34 Anomalias Congênitas da Córnea e Esclera 251
Paulo Elias Correa Dantas

CAPÍTULO 35 Doenças Inflamatórias da Episclera e da Esclera 257

35.1 Esclerite 257
Nilo Holzchuh

35.2 Episclerite 261
Nilo Holzchuh

CAPÍTULO 36 Doenças Metabólicas 263
Sergio Felberg

CAPÍTULO 37 Depósitos e Pigmentações da Córnea 267
Nilo Holzchuh

CAPÍTULO 38 Tumores da Superfície Ocular – Conjuntiva e Córnea 271
Paulo Elias Correa Dantas

CAPÍTULO 39 Alterações Nutricionais 281
Giovana A. Fioravanti Lui • Richard Yudi Hida

CAPÍTULO 40 Indicações de Transplante de Córnea 285
Paulo Elias Correa Dantas

CAPÍTULO 41 Toxicidade e Hipersensibilidade a Fármacos 289
Rafael de Melo Franco • Maria Cristina Nishiwaki Dantas

CAPÍTULO 42 Técnicas de Manutenção da Integridade Ocular 293
Sergio Felberg

Seção 4 Catarata Adulto 299

CAPÍTULO 43 Anatomia do Cristalino 301
Ivan Corso Teixeira • Eduardo Noboru Kagohara

CAPÍTULO 44 Etiologia da Catarata 305
Luiz Otávio Belluzzo Guarnieri • Henock Borges Altoé • Gustavo Ricci Malavazzi

CAPÍTULO 45 Facoemulsificação... 307
Jonathan Clive Lake • Gustavo Ricci Malavazzi

CAPÍTULO 46 Lentes Intraoculares 311
Frederico França Marques • Daniela Meira Villano Marques • Gustavo Ricci Malavazzi

CAPÍTULO 47 Biometria 319
Wilson Takashi Hida • Gustavo Ricci Malavazzi

CAPÍTULO 48 Recursos Auxiliares na Cirurgia de Facoemulsificação 327
Rachel Lopes Rodrigues Gomes • Fabio Luis de Arruda Zantut • Gustavo Ricci Malavazzi

CAPÍTULO 49 Catarata 331
Bruno Bortot de Souza • Vivian Nappi Nappi • Gustavo Ricci Malavazzi

    49.1 Complicações Intraoperatórias.. 331
        Bruno Bortot de Souza • Vivian Nappi Chaves • Gustavo Ricci Malavazzi

    49.2 Complicações Pós-operatórias 335
        Bruno Bortot de Souza • Vivian Nappi Chaves • Gustavo Ricci Malavazzi

Seção 5 Catarata infantil 339

CAPÍTULO 50 Catarata Congênita 341
Mauro Waiswol

Seção 6 Glaucoma 351

CAPÍTULO 51 Glaucoma.. 353
Carmo Mandia Junior

CAPÍTULO 52 Glaucoma Primário de Ângulo Aberto... 355
Niro Kasahara • Paula K. Nakamura • Carmo Mandia Junior

CAPÍTULO 53 Glaucoma Primário de Ângulo Fechado.. 369
Diego Tebaldi de Queiroz Barbosa • Shan Lin

CAPÍTULO 54 Glaucomas Secundários 377
Ralph Cohen • Gabriel Camargo Corrêa

CAPÍTULO 55 Glaucomas da Infância.. 385

    55.1 Glaucoma Congênito Primária.. 385
        Mauricio Della Paolera • Arthur Van Der Berg

    55.2 Glaucoma do Desenvolvimento... 389
        João Paulo Essado Figueiredo

Seção 7 Uveítes 393

CAPÍTULO 56 Ceratouveítes Causadas pelo Vírus Herpes 395
Talita Luciano Matsuhashi • Aline Cristina Fioravanti Lui • Carlos Roberto Neufeld

Parte 1 Uveítes infecciosas 395

CAPÍTULO 57 Toxoplasmose 399
Aline Cristina Fioravanti Lui • Carlos Roberto Neufeld • Maria Auxiliadora Monteiro Frazão

CAPÍTULO 58 Sífilis 401
Talita Luciano Matsuhashi

CAPÍTULO 59 Tuberculose Ocular 403
Carlos Roberto Neufeld • Maria Auxiliadora Monteiro Frazão • Aline Cristina Fioravanti Lui

CAPÍTULO 60 Síndrome da Imunodeficiência Adquirida 407
Maria Auxiliadora Monteiro Frazão • Aline Cristina Fioravanti Lui • Carlos Roberto Neufeld

CAPÍTULO 61 Necrose Aguda de Retina 411
Maria Auxiliadora Monteiro Frazão • Aline Cristina Fioravanti Lui • Carlos Roberto Neufeld

CAPÍTULO 62 Doença da Arranhadura do Gato 413
Aline Cristina Fioravanti Lui • Carlos Roberto Neufeld • Maria Auxiliadora Monteiro Frazão

CAPÍTULO 63 Toxocaríase 415
Maria Auxiliadora Monteiro Frazão • Aline Cristina Fioravanti Lui • Carlos Roberto Neufeld

CAPÍTULO 64 Artrite Idiopática Juvenil e Uveítes 417
Carlos Roberto Neufeld • Silvana Brasilia Sacchetti • Maria Auxiliadora Monteiro Frazão

Parte 2 Uveítes de causas não infecciosas 417

CAPÍTULO 65 Uveíte e Espondiloartrite Seronegativa (EASN) 421
Carlos Roberto Neufeld • Dawton Torigoe • Maria Auxiliadora Monteiro Frazão

CAPÍTULO 66 Doença de Behçet 425
Maria Auxiliadora Monteiro Frazão • Aline Cristina Fioravanti Lui • Carlos Roberto Neufeld

CAPÍTULO 67 Vogt-Koyanagi-Harada 427
Carlos Roberto Neufeld • Maria Auxiliadora Monteiro Frazão • Aline Cristina Fioravanti Lui

CAPÍTULO 68 Sarcoidose e Uveíte 431
Carlos Roberto Neufeld • Maria Auxiliadora Monteiro Frazão • Aline Cristina Fioravanti Lui

CAPÍTULO 69 Coroidites Não Infecciosas 435
Farid André João Filho

CAPÍTULO 70 Vasculites Retínicas 439
Maria Auxiliadora Monteiro Frazão • Aline Cristina Fioravanti Lui • Carlos Roberto Neufeld

Seção 8 Órbita 443

CAPÍTULO 71 Orbitopatia de Graves 445
Ivana Lopes Romero Kusabara • Adriano Namo Cury

CAPÍTULO 72	Tumores Intraoculares	451
	Maria Auxiliadora Monteiro Frazão • Aline Cristina Fioravanti Lui • Carlos Roberto Neufeld	
CAPÍTULO 73	Celulite Orbital	457
	José Vital Filho • Sylvia Regina Temer Cursino • Ivana Lopes Romero Kussabara	
CAPÍTULO 74	Tumores de Órbita na Infância	461
	José Vital Filho • Sylvia Regina Temer Cursino • Ivana Lopes Romero Kussabara	
CAPÍTULO 75	Tumores Vasculares da Órbita	467
	Vanessa Bonjorno Perestrelo	
CAPÍTULO 76	Linfomas dos Anexos Oculares	473
	Fernanda Marcio	
CAPÍTULO 77	Tumores da Glândula Lacrimal	483
	Patricia Gomes Martins de Sousa • Aline Pimentel de Miranda	
CAPÍTULO 78	Glioma de Nervo Óptico	487
	Aline Pimentel de Miranda • Watfa de Oliveira Faneco	
CAPÍTULO 79	Tumores das Pálpebras	491
	Sylvia Regina Temer Cursino • José Wilson Cursino	

Seção 9 Retina 497

CAPÍTULO 80	Retinopatia Diabética	499
	Leão Gabbay Serruya • Roberta Pereira de Almeida Manzano	
CAPÍTULO 81	Retinopatia Hipertensiva	507
	Leão Gabbay Serruya	
CAPÍTULO 82	Oclusões Vasculares da Retina	511
	Ricardo Themudo Lessa Waetge	
CAPÍTULO 83	Síndrome Ocular Isquêmica	515
	Guilherme Machado Estevão Pires	
CAPÍTULO 84	Telangiectasias Justafoveais	517
	Miguel Zago Chignalia	
CAPÍTULO 85	Doença de Coats	519
	Thais Sousa Mendes • Paulo Bueno	
CAPÍTULO 86	Hemoglobinopatias	521
	Bruno Bortot de Souza • Roberta Pereira de Almeida Manzano	
CAPÍTULO 87	Retinopatia da Prematuridade	527
	Thais Sousa Mendes • Marcelo C. Costa	
CAPÍTULO 88	Macroaneurisma Arterial de Retina	531
	Rafael Estevão De Angelis • Christianne Pereira Brazão Ferreira • Teruo Aihara	

CAPÍTULO 89	Doença de Eales	533
	Guilherme de Oliveira • Christianne Pereira Brazão Ferreira • Teruo Aihara	
CAPÍTULO 90	Degeneração Macular Relacionada à Idade – DMRI	535
	Roberta Pereira de Almeida Manzano • Davi Chen Wu	
CAPÍTULO 91	Coriorretinopatia Central Serosa	541
	Rafael Ramos Caiado	
CAPÍTULO 92	Edema Macular Cistoide	545
	Rafael Ramos Caiado	
CAPÍTULO 93	Buraco Macular	549
	Davi Chen Wu	
CAPÍTULO 94	Membrana Epirretiniana	553
	Davi Chen Wu	
CAPÍTULO 95	Estrias Angioides	555
	Roberta Pereira de Almeida Manzano	
CAPÍTULO 96	Maculopatias Tóxico-medicamentosas	559
	Paula Roberta Ferreira da Silva	
CAPÍTULO 97	Miopia Patológica	563
	Leão Gabbay Serruya	
CAPÍTULO 98	Distrofias dos Fotorreceptores	567
	Teruo Aihara • André Luis Francisco Castro • Carlos Eduardo Gonçalves Pereira • Gabriel Costa de Andrade	
CAPÍTULO 99	Distrofias do EPR	569
	Teruo Aihara • Gabriel Costa de Andrade • Carlos Pereira • André Luis Francisco Castro	
CAPÍTULO 100	Distrofias de Coroide	573
	Christianne Pereira Brazão Ferreira • Rafael Estevão De Angelis • Teruo Aihara	
CAPÍTULO 101	Degenerações Vitreorretinianas Hereditárias	577
	Mynna Ishikiriyama • Christianne Pereira Brazão Ferreira • Teruo Aihara	
CAPÍTULO 102	Albinismo	585
	Ronaldo Yuiti Sano	
CAPÍTULO 103	Descolamento do Vítreo Posterior	589
	Davi Chen Wu	
CAPÍTULO 104	Endoftalmite	591
	Ronaldo Yuiti Sano	
CAPÍTULO 105	Descolamento de Retina	595
	Teruo Aihara • Guilherme de Oliveira • Rafael Estevão De Angelis André Luis Francisco Castro • Juliana Reis Guimarães	
CAPÍTULO 106	Hemorragia Vítrea	599
	Farid André João Filho	

CAPÍTULO 107	Roturas de Retina 601
	Farid André João Filho
CAPÍTULO 108	Síndrome de Terson.. 603
	Aline Cristina Fioravanti Lui • Thais Sousa Mendes
CAPÍTULO 109	Síndrome de Purtscher.. 605
	Paulo Bueno • Thais Sousa Mendes
CAPÍTULO 110	Retinopatia de Valsalva... 607
	Paulo Bueno • Thais Sousa Mendes

Seção 10 Estrabismo 609

CAPÍTULO 111	Esotropias.. 611
	Mauro Goldchmit • Roberto Mitiaki Endo
CAPÍTULO 112	Exotropias.. 621
	Rodolpho Navarro Filho • Oswaldo Pinto Mariano Jr.
CAPÍTULO 113	Divergência Vertical Dissociada 625
	Luis Eduardo Morato Rebouças de Carvalho • Marcelo Francisco Gaal Vadas • Fernanda Teixeira Krieger
CAPÍTULO 114	Estrabismos Paralíticos... 629
	Carlos Ramos Souza-Dias
CAPÍTULO 115	Estrabismos Restritivos 639
	Carlos Ramos Souza-Dias
CAPÍTULO 116	Síndromes Estrabismológicas Especiais 643
	Mauro Goldchmit • Carlos Fumiaki Uesugui
CAPÍTULO 117	Nistagmo.. 649
	Fábio Ejzenbaum
CAPÍTULO 118	Farmacologia no Estrabismo 653
	Rodolpho Navarro Filho

Seção 11 Neuroftalmo 655

CAPÍTULO 119	Avaliação Pupilar e Disfunções 657
	119.1 Pupila: Avaliação Neuro-oftalmológica 657
	Luis Eduardo Morato Rebouças de Carvalho • Carlos Alberto Rodrigues Alves
	Capítulo em homenagem ao Profº Dr. Carlos Alberto Rodrigues Alves
	119.2 Pupila de Argyll Robertson 662
	Luis Eduardo Morato Rebouças de Carvalho • Ralph Cohen
CAPÍTULO 120	Síndrome de Horner.. 663
	Luciano de Sousa Pereira • Luiz Eduardo Morato Rebouças de Carvalho
CAPÍTULO 121	Paralisias dos Nervos Cranianos III, IV, V, VI e VII 667
	Eric Pinheiro de Andrade

CAPÍTULO 122	Síndrome do Seio Cavernoso	673
	Luciano de Sousa Pereira • Luiz Eduardo Morato Rebouças de Carvalho	
CAPÍTULO 123	Miastenia Grave	677
	Luciano de Sousa Pereira • Luiz Eduardo Morato Rebouças de Carvalho	
CAPÍTULO 124	Oftalmoplegia Externa Progressiva Crônica	681
	Roberto Mitiaki Endo	
CAPÍTULO 125	Blefaroespasmo e Espasmo Hemifacial	683
	Marcos Carvalho da Cunha • Beatriz Nugent da Cunha	
CAPÍTULO 126	Papiloedema	689
	Luis Eduardo Morato Rebouças de Carvalho • Fábio Ejzenbaum	
CAPÍTULO 127	Hipertensão Intracraniana Idiopática	693
	Fábio Ejzenbaum • Luis Eduardo Morato Rebouças de Carvalho	
CAPÍTULO 128	Neurite Óptica	695
	Fábio Ejzenbaum	
CAPÍTULO 129	Neurite Óptica Isquêmica Aguda Arterítica e Não Arterítica	699
	Luciano de Sousa Pereira • Luiz Eduardo Morato Rebouças de Carvalho	
CAPÍTULO 130	Nistagmo Neuro-oftalmológico	703
	Luis Eduardo Morato Rebouças de Carvalho • Ronaldo Boaventura Barcellos	

Seção 12 Visão Subnormal   707

CAPÍTULO 131	Definições e Epidemiologia da Deficiência Visual	709
	Giceli Rodrigues Chaves Rinaldo • Priscila Ciocler Froiman	
CAPÍTULO 132	Avaliação Oftalmológica da Criança com Baixa Visão	713
	Galton Carvalho Vasconcelos	
CAPÍTULO 133	Avaliação Oftalmológica do Adulto com Baixa Visão	719
	Keila Monteiro de Carvalho	
CAPÍTULO 134	Estudo Funcional do Indivíduo com Visão Subnormal	723
	Giceli Rodrigues Chaves Rinaldo	
CAPÍTULO 135	Magnificação da Imagem	729
	Eliana Cunha Lima	
CAPÍTULO 136	Auxílios Ópticos e Treinamento para Longe	731
	Giceli Rodrigues Chaves Rinaldo	
CAPÍTULO 137	Auxílios Ópticos e Treinamento Para Perto	735
	Andréa Karla Ribeiro de Carvalho	
CAPÍTULO 138	Recursos Não Ópticos e Recursos Tecnológicos	739
	Priscila Ciocler Froiman	
CAPÍTULO 139	Adaptações Ambientais para Visão Subnormal	745
	Priscila Ciocler Froiman • Marcela Cypel	

CAPÍTULO 140	Impacto da Baixa Visão no Desenvolvimento Infantil e na Aprendizagem	749
	Luciana Pinto Cardoso	
CAPÍTULO 141	Avaliação Funcional da Visão	755
	Ana Lucia Pascali Rago	
CAPÍTULO 142	Intervenção Precoce e Trabalho com Famílias	759
	Stephen Perreault • Ana Lucia Pascali Rago	
CAPÍTULO 143	Acompanhamento Escolar e Apoio à Inclusão	765
	Ana Lucia Pascali Rago	

Seção 13 Refração 771

CAPÍTULO 144	Exame Refratométrico	773
	Marizilda Rita de Andrade • Elisa Brasileiro Piantino • Adamo Lui Netto	
CAPÍTULO 145	Exame Externo	775
	Marizilda Rita de Andrade • Elisa Brasileiro Piantino • Adamo Lui Netto	
CAPÍTULO 146	Acuidade Visual	777
	Elisabeth Brandão Guimarães • Marizilda Rita de Andrade • Adamo Lui Netto Renato Giovedi Filho • Bruna Lana Ducca • Chow Wang Ming Shato	
CAPÍTULO 147	Acomodação	781
	Marizilda Rita de Andrade • Bárbara Zilioli Cais Fasolin • Adamo Lui Netto	
CAPÍTULO 148	Refratometria e Exames de Verificação	785
	Renato Giovedi Filho • Giovana A. Fioravanti Lui	
CAPÍTULO 149	Vícios de Refração	789
	Adamo Lui Netto • Renato Giovedi Filho • Henock Borges Altoé Chow Wang Ming Shato • Elisabeth Brandão Guimarães	
CAPÍTULO 150	Anisometropia	791
	Renato Giovedi Filho • Adamo Lui Netto • Marizilda Rita de Andrade	
CAPÍTULO 151	Presbiopia	793
	Giovana A. Fioravanti Lui • Marizilda Rita de Andrade • Adamo Lui Netto • Ulysses Tachibana	
CAPÍTULO 152	Altas Ametropias	797
	Marizilda Rita de Andrade • Renato Giovedi Filho • Adamo Lui Netto	
CAPÍTULO 153	Refração em Crianças	801
	Bruna Lana Ducca • Marizilda Rita de Andrade • Elizabeth Brandão Guimarães Adamo Lui Netto • Henock Borges Altoé	
CAPÍTULO 154	Cicloplegia	805
	Elisa Brasileiro Piantino • Bárbara Zilioli Cais Fasolin • Renato Giovedi Filho	

Seção 14 Cirurgia Refrativa 809

CAPÍTULO 155	Princípios Básicos da Cirurgia Refrativa	809
	Giovana A. Fioravanti Lui • Adamo Lui Netto	

Compêndio de Oftalmologia Geral – Guia Prático

CAPÍTULO 156	Seleção de Pacientes Candidatos à Cirurgia Refrativa 811
	Elisabeth Brandão Guimarães • Adamo Lui Netto

CAPÍTULO 157	Aspectos Gerais da Topografia Corneal 813
	Adamo Lui Netto • Giovana A. Fioravanti Lui • Marizilda Rita de Andrade

CAPÍTULO 158	Aspectos Básicos do Orbscan 817
	Adamo Lui Netto • Giovana A. Fioravanti Lui • Renato Giovedi Filho

CAPÍTULO 159	PRK: Indicações, Contraindicações e Resultados 821
	Adamo Lui Netto • Giovana A. Fioravanti Lui • João Carlos Reinne Yokoda

CAPÍTULO 160	Técnica da Ceratectomia Fotorrefrativa 823
	João Carlos Reinne Yokoda • Adamo Lui Netto • Chow Wang Ming Shato

CAPÍTULO 161	Complicações da Ceratectomia Fotorrefrativa 825
	Marizilda Rita de Andrade • Adamo Lui Netto • Giovana A. Fioravanti Lui

CAPÍTULO 162	Ceratomileusis *in situ* Assistida por *Excimer Laser* (LASIK): Indicações, Contraindicações e Resultados 827
	Chow Wang Ming Shato • Giovana A. Fioravanti Lui
	Elisabeth Brandão Guimarães • Adamo Lui Netto

CAPÍTULO 163	Técnica Cirúrgica da Ceratomileusis *in situ* Assistida por *Excimer Laser* (LASIK) 829
	Henock Borges Altoé • Adamo Lui Netto • Renato Giovedi Filho

CAPÍTULO 164	Complicações da Ceratomileusis com *Excimer Laser in situ* (LASIK) 831
	Marizilda Rita de Andrade • Adamo Lui Netto • Giovana A. Fioravanti Lui

CAPÍTULO 165	Indicações de Cirurgia Personalizada 835
	Ulysses Tachibana • Adamo Lui Netto

CAPÍTULO 166	Princípios Gerais do *Laser* Femtosegundo 837
	João Carlos Reinne Yokoda • Adamo Lui Netto • Giovana A. Fioravanti Lui

Seção 15 Lentes de Contato 839

CAPÍTULO 167	Princípios Básicos das Lentes de Contato 841
	167.1	Anatomia e Nomenclatura das Lentes de Contato 841
		Elisabeth Brandão Guimarães • Giovana A. Fioravanti Lui • João Carlos Reinne Yokoda
	167.2	Materiais e Desenhos 843
		Ulysses Tachibana • João Carlos Reinne Yokoda • Elisabeth Brandão Guimarães
	167.3	Indicações e Contraindicações de Lente de Contato 850
		Elisabeth Brandão Guimarães • Bábara Zilioli Cais Fasolin
	167.4	Exame Prévio do Candidato ao Uso de Lente de Contato 853
		Elisabeth Brandão Guimarães • Elisa Brasileiro Piantino

CAPÍTULO 168	Adaptações de Lentes de Contato Gelatinosas 855
	168.1	Adaptação de Lente de Contato Gelatinosas 855
		Giovana A. Fioravanti Lui • Marizilda Rita de Andrade • Elisabeth Brandão Guimarães

168.2 Adaptação de Lente de Contato Gelatinosa Tóricas 857
Giovana A. Fioravanti Lui • Elizabeth Brandão Guimarães • Adamo Lui Netto

168.3 Adaptação de Lentes de Contato na Presbiopia 859
Marizilda Rita de Andrade • Elisabeth Brandão Guimarães

168.4 Adaptação de Lentes de Contato Rígidas 861
Henock Borges Altoé • Elisabeth Brandão Guimarães • Renato Giovedi Filho

168.5 Adaptação de Lentes de Contato no Ceratocone 864
Elisabeth Brandão Guimarães • Giovana A. Fioravanti Lui

168.6 Adaptação de Lentes de Contato Pós-cirurgia Refrativa 867
Adamo Lui Netto • Giovana A. Fioravanti Lui • Elisabeth Brandão Guimarães

168.7 Lentes de Contato Pós-transplante de Córnea 870
Adamo Lui Netto • Giovana A. Fioravanti Lui • Elisabeth Brandão Guimarães

168.8 Lentes de Contato na Afacia 872
Adamo Lui Netto • Elisabeth Brandão Guimarães • Giovana A. Fioravanti Lui

168.9 Lentes de Contato Terapêuticas 874
Giovana A. Fioravanti Lui • Elisabeth Brandão Guimarães

168.10 Lentes de Contato Cosméticas 876
João Carlos Reinne Yokoda • Chow Wang Ming Shato • Elisabeth Brandão Guimarães

CAPÍTULO 169 Complicações na Adaptação de Lentes de Contato 879

169.1 Conjuntivite Tóxica e Papilar Gigante 879
Elizabeth Brandão Guimarães • Giovana A. Fioravanti Lui • Adamo Lui Netto

169.2 Síndrome do Uso Excessivo (Hipóxia Corneal) 881
Giovana A. Fioravanti Lui • Elisabeth Brandão Guimarães • Adamo Lui Netto

169.3 Infiltrados de Córnea 883
Adamo Lui Netto • Giovana A. Fioravanti Lui • Elisabeth Brandão Guimarães

169.4 Alergia Ocular e Lentes de Contato – Como Conduzir 884
Elizabeth Brandão Guimarães • Maria Cristina Nishiwaki Dantas

169.5 Lentes de Contato x Olho Seco 886
Bárbara Zilioli Cais Fasolin • Elisabeth Brandão Guimarães

169.6 Úlceras de Córnea e Lentes de Contato 888
Giovana A. Fioravanti Lui • Adamo Lui Netto • Elizabeth Brandão Guimarães

CAPÍTULO 170 Manutenção, Limpeza e Desinfecção de Lentes de Contato Gelatinosas 891
Chow Wang Ming Shato • João Carlos Reinne Yokoda • Elisabeth Brandão Guimarães

CAPÍTULO 171 Manutenção, Limpeza e Desinfecção das Lentes de Contato Rígidas 895
Chow Wang Ming Shato • João Carlos Reinne Yokoda • Elisabeth Brandão Guimarães

Seção 16 Avaliação Sistemática do Trauma Ocular 897

CAPÍTULO 172 Epidemiologia e Classificação do Trauma Ocular 899
José Ricardo de Abreu Reggi • Niro Kasahara

CAPÍTULO 173 Fratura de Órbita 903
Sylvia Regina Temer Cursino • Ivana Lopes Romero Kussabara • José Vital Filho

CAPÍTULO 174 Perfurações Oculares 907
José Ricardo de Abreu Reggi • Maria Cristina Nishiwaki Dantas • Paulo Elias Correa Dantas

CAPÍTULO 175 Queimaduras Oculares 911
Richard Yudi Hida • Giovana A. Fioravanti Lui

CAPÍTULO 176 Traumatismos Oculares 915

176.1 Uveíte Traumática 915
Carlos Eduardo Villas Bôas Júnior

176.2 Hifema 918
José Ricardo de Abreu Reggi • Niro Kasahara

176.3 Catarata Traumática 920
Ivan Corso Teixeira • Rachel Lopes Rodrigues Gomes

CAPÍTULO 177 Glaucoma e Hipertensão Ocular Traumática 925
Niro Kasahara • José Ricardo de Abreu Reggi

CAPÍTULO 178 Corpo Estranho Intraocular 929
Ronaldo Yuiti Sano

CAPÍTULO 179 Coriorretinite Esclopetária 933
Aline Cristina Fioravanti Lui

CAPÍTULO 180 Edema de Berlin 935
Gustavo Siqueira Mendonça de Melo

CAPÍTULO 181 Rotura de Coroide 937
Gustavo Siqueira Mendonça de Melo

Seção 17 Exames 943

CAPÍTULO 182 Atlas de Ultrassonografia Ocular 943
Patrícia Novita Garcia • Marta Junqueira Henriques • Norma Allemann

Índice Remissivo 965

seção 1

Pálpebras

capítulo 1

Célia Simões Cardoso de Oliveira Sathler

Anatomia Cirúrgica das Pálpebras

TOPOGRAFIA PALPEBRAL

As pálpebras são anexos oculares de constituição musculofibrosa. São importantes na proteção do bulbo ocular, contribuem com a produção de partes do filme lacrimal, participam da distribuição da lágrima na superfície ocular e do mecanismo de bomba lacrimal.

Por sua mobilidade, apresentam envelhecimento prévio a outras regiões.

A fenda ou rima palpebral é o espaço limitado pelas margens da pálpebra superior e da inferior. Em média, em um adulto, apresenta 25 mm a 30 mm de extensão na horizontal e 10 mm a 12 mm na vertical (medida na região central entre as pálpebras). É ligeiramente inclinada, sendo cerca de 2 mm mais alta na região temporal.

Na posição primária do olhar, a margem da pálpebra superior localiza-se 1 mm a 3 mm abaixo do limbo na posição de 12h, enquanto a margem da pálpebra superior tangencia o limbo na posição de 6h.

O local da concavidade máxima é diferente entre as pálpebras. No caso da pálpebra superior, é medial ao eixo pupilar, enquanto na inferior, é temporal ao eixo pupilar.

O sulco palpebral superior ou prega palpebral situa-se a 8 mm a 12 mm da margem palpebral superior, com variações de acordo com a raça e a idade. O sulco da palpebra superior se forma através da fusão de algumas fibras do músculo da pálpebra superior à derme da palpebra superior (Figura 1.1). Já o sulco palpebral inferior não é tão definido, estando 2 a 3 mm da margem da pálpebra inferior na região medial e 5 mm a 6 mm na região temporal.

MARGEM E PELE PALPEBRAL

A pele palpebral é a mais fina de todo o tegumento cutâneo, com menos de 1 mm de espessura, principalmente na região medial.

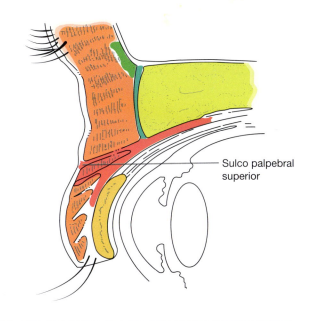

▶ **Figura 1.1** Sulco palpebral superior.

O tecido subcutâneo é pobre, formado por tecido conjuntivo frouxo, e apenas se torna mais facilmente identificado quando infiltrado por fluidos como líquido anestésico e/ou sangue, durante procedimentos cirúrgicos na região.

A pálpebra é dividida pela linha cinzenta em lamelas anterior e posterior. A lamela anterior é constituída pela pele e pelo músculo orbicular do olho. A lamela posterior é formada pela placa tarsal e conjuntiva (Figura 1.2).

Na região anterior à linha cinzenta, na margem palpebral, encontram-se os cílios, assim como as glândulas de Zeiss e Moll que estão associadas aos seus folículos pilosos. Posterior à linha cinzenta são evidenciadas as glândulas de Meibomius.

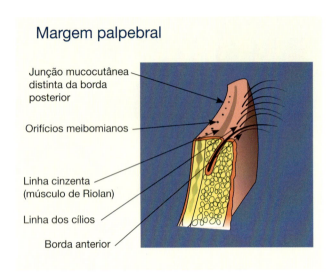

▶ **Figura 1.2** Lamela anterior e posterior da palpebra.

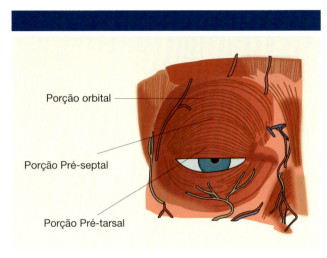

▶ **Figura 1.3** Músculo orbicular do olho.

MUSCULATURA

A camada muscular da pálpebra superior é composta pelo músculo orbicular do olho, pelo músculo levantador da pálpebra superior e pelo músculo de Müller.

O orbicular do olho é o principal músculo protractor, cuja função é o fechamento palpebral, além de agir no mecanismo de bomba lacrimal, contribuindo com a drenagem da lágrima. É inervado pelo nervo facial e é dividido em porções palpebral e orbital.

A porção orbital do músculo orbicular do olho é responsável pelo fechamento forçado da pálpebra e tem origem na face anterior do tendão cantal medial e periósteo adjacente.

Já a porção palpebral age na oclusão palpebral voluntária e involuntária, sendo dividida em pré-tarsal e pré-septal. O orbicular pré-septal tem origens profundas na face lacrimal e na crista lacrimal posterior e superficial no ramo anterior do tendão cantal medial. Lateralmente, as porções pré-septais compõem a rima palpebral lateral. O orbicular pré-tarsal tem origem profunda na crista lacrimal posterior e a superficial na face anterior do tendão cantal medial. As porções pré-tarsais superior e inferior se unem, formando o tendão cantal lateral (Figuras 1.3 e 1.4).

A porção profunda medial do músculo pré-tarsal é conhecida como músculo de Horner ou tensor do tarso, se insere na crista lacrimal posterior e fáscia lacrimal. É responsável pelo mecanismo de bomba lacrimal, que, ao contrair-se, traciona a pálpebra medial e posteriormente, causando distensão do saco lacrimal lateralmente e, portanto, gerando pressão negativa e drenagem da lágrima.

Existe também uma porção do músculo orbicular na margem palpebral chamada de músculo de Riolan, que corresponde à linha cinzenta e é responsável pelo tônus da oclusão palpebral.

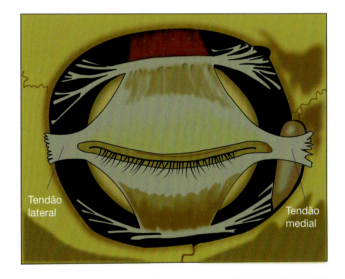

▶ **Figura 1.4** Tendões medial e lateral das palpebras.

O músculo levantador da pálpebra superior tem ação antagonista ao músculo orbicular, sendo o principal retrator da pálpebra. É um músculo estriado inervado pelo nervo oculomotor. Origina-se na periórbita próximo ao músculo reto superior, compartilhando a mesma bainha.

O ligamento de Whitnall, ou transverso superior, é uma condensação de colágeno e fibras elásticas do músculo levantador, cuja função primária é de ligamento suspensor da pálpebra superior (Figura 1.5).

O outro músculo retrator da pálpebra superior é o músculo de Müller, ou tarsal superior, cuja origem é na face inferior do levantador da pálpebra superior a aproximadamente 15 mm da borda tarsal superior. É um músculo liso com inervação simpática. Responde pela elevação de 2 mm de abertura palpebral (Figura 1.6).

Capítulo 1

Anatomia Cirúrgica das Pálpebras

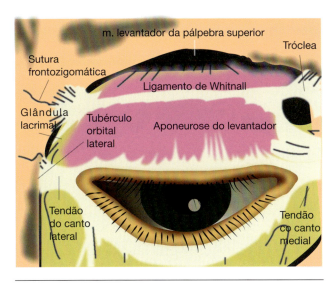

▶ **Figura 1.5** Ligamento de Whitnall.

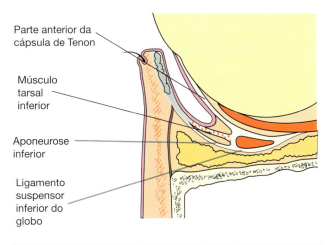

▶ **Figura 1.7** Corte transversal da pálpebra inferior.

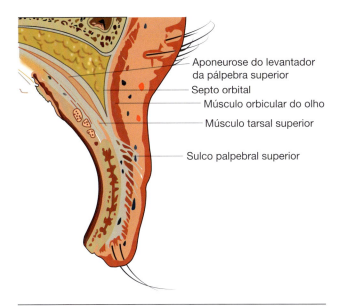

▶ **Figura 1.6** Corte transversal da pálpebra superior.

A camada muscular da pálpebra inferior é composta pelos músculos retratores da pálpebra inferior, que são a fáscia capsulopalpebral do músculo reto inferior e o músculo tarsal inferior. Estes são responsáveis pelo abaixamento de 5 mm a 6 mm da pálpebra inferior durante a infraversão. A origem da fáscia capsulopalpebral é das fibras terminais do músculo reto inferior (Figura 1.7).

TECIDO CONECTIVO

A camada fibrosa da pálpebra superior compreende o septo orbitário e o tarso.

O septo orbitário é uma membrana fibrosa que separa a órbita da pálpebra, funcionando como barreira para disseminação de hematomas e infecções para a órbita. Representa a continuação das fáscias orbitárias.

O tarso é composto de tecido conjuntivo fibroso denso, responsável pela manutenção estrutural da pálpebra. Nele se inserem os músculos de Müller e levantador da pálpebra superior. Mede aproximadamente 29 mm na horizontal, 1 mm de espessura central, com afinamento em direção às extremidades, e 10 mm a 12 mm na vertical na pálpebra superior contra 3 mm a 5 mm de altura na pálpebra inferior. É ligado à órbita pelos ligamentos cantais medial e lateral (Figura 1.4). Apresenta as glândulas de Meibomius, aproximadamente 25 na pálpebra superior e 20 na inferior, localizadas na lamela posterior, responsáveis pela produção da camada lipídica do filme lacrimal.

BOLSAS DE GORDURA

Na pálpebra superior, posterior ao septo, encontram-se as bolsas de gordura pré-aponeuróticas medial e central, que são referências importantes da anatomia cirúrgica para acesso do músculo levantador da pálpebra superior e análogo ao processo de identificação dos músculos retratores da pálpebra inferior. Além disso, existe a chamada gordura retro-orbicular (ROOF), que é o tecido adiposo contínuo ao subcutâneo do supercílio que, com o envelhecimento, tende à hipertrofia, especialmente lateral, causando aumento da região da sobrancelha e da metade lateral da pálpebra superior.

Já na pálpebra inferior, a camada de gordura é dividida em três compartimentos: a bolsa de gordura lateral, que é delimitada por expansões do ligamento capsulopalpebral, e as bolsas de gordura central e medial, que são separadas pelo músculo oblíquo inferior, motivo pelo qual devemos estar atentos no momento da abordagem cirúrgica da retirada estética dessas bolsas de gordura. Existe ainda a gordura suborbicular (SOOF), que é um tecido adiposo aderido ao tecido conectivo da pálpebra inferior até o sistema músculo aponeurótico da face (SMAS) que estarão relacionados ao processo de envelhecimento, quando as estruturas seguem a deiscência gravitacional (Figura 1.8).

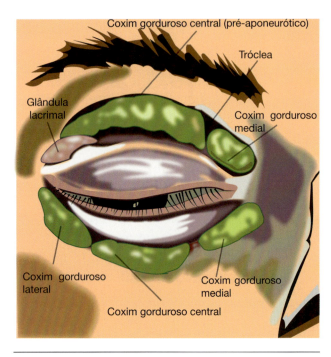

▶ Figura 1.8 Bolsas de gordura das pálpebras.

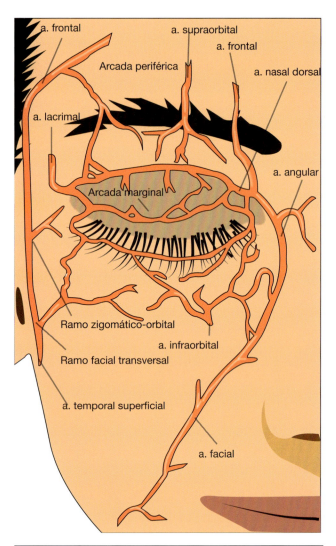

▶ Figura 1.9 Sistema arterial palpebral.

CAMADA MUCOSA

A camada mucosa da pálpebra superior é representada pela conjuntiva, onde se encontram as glândulas lacrimais acessórias de Krause e Wolfring (mais numerosas que na pálpebra inferior) e as células caliciformes, responsáveis pela produção de mucina, que faz parte da composição da lágrima.

VASCULARIZAÇÃO

Realizado pelas anastomoses das artérias supraorbital e lacrimal, que são ramos da carótida interna e anastomoses das artérias angular e temporal, que são ramos da carótida externa. A artéria angular localiza-se 6 mm a 8 mm medialmente ao canto interno do olho e deve ser motivo de atenção durante a incisão da dacriocistorrinostomia externa, para que ela não seja danificada.

O sistema vascular dos ramos da carótida interna e externa e suas anastomoses e colaterais formam as arcadas marginais, localizadas a 2 mm a 3 mm da borda palpebral, e a arcada periférica, mais profunda, localizada na borda tarsal superior da pálpebra superior e na borda tarsal inferior da pálpebra inferior e responsável pela vascularização da conjuntiva do fórnice (Figura 1.9).

A drenagem venosa é divida em pré-tarsal e pós--tarsal. A porção pré-tarsal drena medialmente para a veia angular e lateralmente para a veia temporal superficial. A porção pós-tarsal é feita pelas veias da órbita e pelos vasos profundos da veia facial e plexo pterigóideo. Devido a essas anastomoses, pode-se entender o porquê das infecções superficiais poderem alcançar o seio cavernoso (Figura 1.10).

A drenagem linfática da região medial das pálpebras é feita pelos linfonodos submandibulares, enquanto a região temporal drena pelos linfonodos pré-auriculares e, profundamente, pelos vasos cervicais (Figura 1.11).

INERVAÇÃO

A inervação sensitiva é proveniente dos ramos oftálmico e maxilar, que, por sua vez, são ramos do nervo trigêmeo. A pálpebra superior é inervada pelos ramos supraorbital e supratroclear do nervo frontal (ramo do oftálmico), já a pálpebra inferior é inervada principalmente por ramos infraorbitais do nervo maxilar (Figuras 1.12 e 1.13).

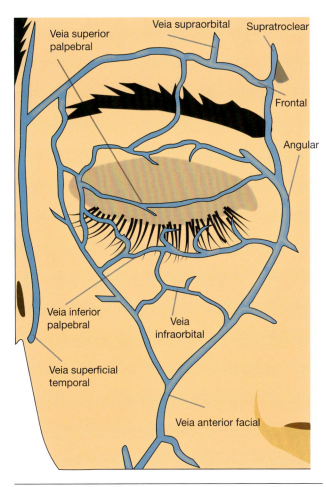

▶ **Figura 1.10** Sistema venoso palpebral.

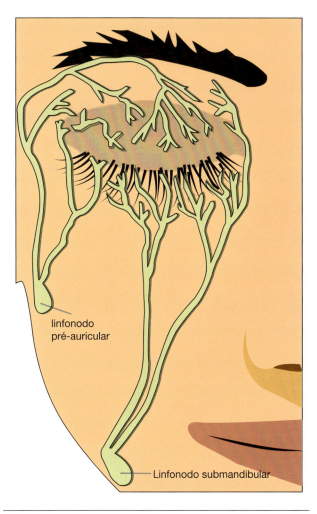

▶ **Figura 1.11** Drenagem linfática das pálpebras.

A inervação motora é feita pelo nervo oculomotor (III par) nos retratores da pálpebra, pelo facial (VII) que inerva o músculo orbicular e por fibras simpáticas do gânglio cervical que inervam os músculos tarsais (Figura 1.14).

ESTRUTURA DO SUPERCÍLIO E FRONTE

O supercílio participa da mímica facial e é dividido em três partes: cabeça, corpo e cauda. No sexo feminino, apresenta-se mais elevado na junção do corpo e da cauda e, no sexo masculino, é mais horizontal e baixo.

Apresenta três camadas: pele, músculos e gordura.

A pele é espessa e contêm numerosas glândulas sebáceas e pelos. Esses pelos apresentam a peculiaridade de serem dispostos em ângulo de 30 graus, o que deve chamar atenção nos procedimentos cirúrgicos na região, quando se deve angular as incisões para que seja lesado o menor número de folículos pilosos.

A camada muscular é formada por quatro músculos: o frontal, o corrugador do supercílio, o prócero e a porção orbitária do músculo orbicular do olho. Todos inervados pelo nervo facial.

O músculo frontal apresenta fibras dispostas verticalmente na fronte que não se estendem até a cauda da sobrancelha, o que explica a maior ocorrência de ptose nessa localidade. É o responsável pela formação de rugas horizontais na região frontal.

O músculo prócero situa-se verticalmente de cada lado da linha média, respondendo pela formação de rugas transversais na porção baixa da fronte e na raiz do nariz.

O músculo corrugador do supercílio tem disposição oblíqua na cabeça do supercílio e é responsável pelo abaixamento da cabeça do supercílio, produzindo rugas verticais na glabela.

Compêndio de Oftalmologia Geral – Guia Prático

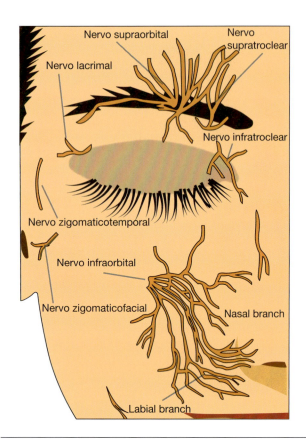

▶ **Figura 1.12** Inervação sensitiva palpebral.

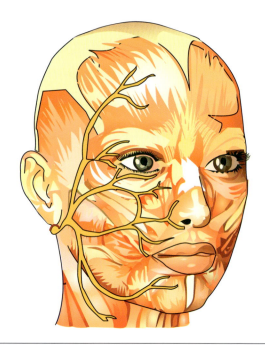

▶ **Figura 1.14** Inervação motora responsável pelo fechamento das pálpebras (VII par).

REFERÊNCIAS CONSULTADAS

1. Conselho Brasileiro de Oftalmologia; Órbita, Sistema lacrimal e oculoplástica. 2.ed. São Paulo: Guanabara Koogan, 2011. p.223-33.
2. Dantas MA. Anatomia Funcional do Olho e seus anexos. 2.ed. Rio Janeiro: Revinter, 2002. p.329-34.
3. Dutton JJ, Gayre GS, Proia AD. Diagnostic atlas of common eyelid diseases. 1.ed. Nova York: Informa healthcare, 2007. p.1-10.
4. Dutton JJ. Atlas of Oculoplastic and Orbital Surgery. 1.ed. Philadelphia: Lippincott Williams & Wilkins, 2013. p.7-24.
5. Gladstone JG, Black EH, Myint S, Brazzo BG. Oculoplastic Surgery Atlas: cosmetic facial surgery. Nova York: Springer, 2005. p.1-19.
6. Kanski JJ. Oftalmologia Clínica: uma abordagem sistêmica. 5.ed. Rio de Janeiro: Elsevier, 2004. p.2-3.
7. Matayoshi S, Forno EA, Moura EM. Manual de cirurgia plástica ocular. 1.ed. São Paulo: Roca Biomedicina, 2004. p.1-19.
8. Moore KL, Dalley AF. Anatomia orientada para a clínica. 4. ed. Rio de Janeiro: Guanabara Koogan, 2001. p.805-7.
9. Tyers AG, Collin JRO. Colour Atlas of Ophthalmic Plastic Surgery. 3.ed. Philadelphia: Elsevier, 2008. p.1-28.
10. Weber KR, Keerl R, Schaefer SD, Rocca RC. Atlas of Lacrimal Surgery. 1. ed. Nova York: Springer, 2007. p.4-5.

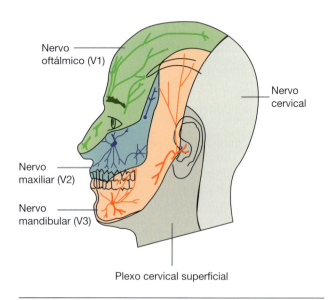

▶ **Figura 1.13** Inervação sensitiva palpebral.

capítulo 2

Ilana Yamakami Hida

Avaliação Pré-operatória

A avaliação pré-operatória é o processo mais importante da cirurgia plástica. É nesse momento que se estabelece a relação médico-paciente e sua confiança. O sucesso de qualquer cirurgia começa com uma adequada avaliação pré-operatória, que consiste em anamnese, exame físico, estado clínico do paciente, determinação de diagnósticos e possíveis tratamentos.

DIÁLOGO MÉDICO-PACIENTE

O médico deve ouvir atentamente as queixas e desejos do paciente. O paciente pode ter o auxílio de um espelho para apontar objetivamente ao médico o que lhe incomoda. Em se tratando de uma queixa estética, o paciente também pode mostrar fotos antigas ou fotos modelos para que o médico enxergue de maneira mais fiel os desejos de seus pacientes. Afinal, nem sempre o senso estético é o desejo de um paciente idoso, mas sim o de voltar à sua aparência quando jovem. A ausência de uma análise profunda em relação à expectativa de um paciente pode levar, através de uma cirurgia estética, a uma mudança de percepção do paciente consigo mesmo, o que pode gerar frustração e descontentamento. Quando ele não expressa de forma clara sua queixa e seu desejo, cabe ao médico direcionar o interrogatório de forma mais objetiva.

OBJETIVO CIRÚRGICO REALISTA

Tanto o paciente quanto o médico devem ser realistas. O paciente deve entender que atingir a perfeição não faz parte da equação. A medicina não é uma ciência exata. O cirurgião precisa saber até onde determinada técnica é capaz de corrigir e que forçar esse limite é iludir o paciente. O objetivo primordial da cirurgia plástica é o tratamento funcional e, secundariamente, o estético. Isso quer dizer que a saúde e a manutenção das funções de cada órgão devem ser prioridades. O paciente deve ser informado quanto à realidade da cirurgia proposta e o que se espera do resultado, além de outras opções de tratamento.

É frequente a busca de um tratamento cirúrgico estético após o término de uma relação, a perda de um emprego ou uma crise emocional. O paciente que procura impulsivamente um tratamento estético a fim de recuperar sua autoestima e com expectativas irreais pode não estar preparado fisicamente e emocionalmente. É aconselhável o adiamento desse procedimento até que haja um amadurecimento desse processo.

Quando se trata de uma cirurgia funcional (mau posicionamento das estruturas palpebrais, tumores e traumas), é importante esclarecer ao paciente que a correção de determinada patologia será privilegiada em relação à sua estética.

EXAME OFTALMOLÓGICO

O exame oftalmológico completo, bem como os antecedentes oculares, é essencial para a cirurgia oculoplástica. Além disso, exames detalhados das pálpebras devem ser realizados para a programação de determinada técnica cirúrgica.

Através dos exames das pálpebras o cirurgião pode observar se há ou não mau posicionamento das pálpebras (ectrópio, entrópio, retração, ptose, tumores), distúrbios nos seus movimentos (ptose, espasmo, paralisia, tumores), processos alérgicos, inflamatórios, infecciosos, tumorais e defeitos congênitos. A qualidade e o tipo de pele, assim como cicatrizes prévias, são bons indicadores de como se processará a cicatrização do paciente. Estruturas adjacentes às pálpebras (supercílio, região frontal e terço médio da face) também devem ser avaliadas, pois estas influenciam o resultado final.

COMORBIDADES

O estado clínico geral do paciente deve estar controlado para se realizar a cirurgia. Algumas comorbidades terão maiores risco cirúrgico intraoperatório e complicações pós-operatórias. Sangramentos extensos e lenta cicatrização são mais observados nos pacientes hipertensos e diabéticos descontrolados. É preciso investigar se o paciente é portador de alguma coagulopatia, cardiopatia (uso de marcapasso), pneumopatia, hepatopatia, alergia e imunodepressão. O uso de medicamentos deve ser pesquisado (anticoagulantes, principalmente), assim como tabagismo e/ou etilismo. De preferência, solicitar uma avaliação com o clínico geral e anestesista, especificando a cirurgia programada, tipo de anestesia e duração estimada da cirurgia.

TERMO DE CONSENTIMENTO

Tendo realizado a avaliação pré-operatória, o paciente deve ser esclarecido através de um termo de consentimento sobre seu diagnóstico, proposta de tratamento, possíveis riscos e complicações, período de recuperação, cuidados pré e pós-operatórios.

FOTODOCUMENTAÇÃO

A fotodocumentação é essencial na prática da cirurgia plástica. Ela faz parte do prontuário do paciente, como qualquer exame radiográfico. As fotografias pré-operatórias auxiliam no planejamento cirúrgico e servem de referência comparativa futura. Após a cirurgia, o paciente pode não se lembrar, por exemplo, de que já possuía certa assimetria pré-operatória, mesmo que o cirurgião tenha lhe destacado previamente.

As fotografias devem ser tiradas da forma mais padronizada possível e em posições específicas (frontal, oblíqua, lateral etc.).

RESUMO

Não existe um algoritmo exato de como realizar uma avaliação pré-operatória, devido à diversidade de diagnósticos e de tratamento cirúrgico. O tipo de cirurgia (estética ou reparadora), as comorbidades, por exemplo, são fatores que influenciarão no exame pré-operatório, na expectativa do paciente, na técnica aplicada e na sua recuperação. Devemos atentar para alguns aspectos que nos servirão de guia para uma prática médica desenhada para eliminar riscos. A individualização de cada avaliação pré-operatória é o primeiro passo para a obtenção de um resultado cirúrgico positivo.

REFERÊNCIAS CONSULTADAS

1. Broujerdi JA. Aesthetic surgery of the orbits and eyelids. Oral Maxillofac Surg Clin North Am. 2012;24:665-95.
2. Hartstein ME, Holds JB, Massry GG. Pearls and pitfalls in cosmetic oculoplastic surgery. EUA: Springer, 2008.
3. Lieberman DM, Quatela VC. Upper lid blepharoplasty - a current perspective. Clin Plastic Surg. 2013;40:157-65.
4. Matayoshi S, Forno EA, Moura EM. Manual de Cirurgia Plástica Ocular - Atualidades Oftalmologia USP. 1.ed. São Paulo: Roca, 2004.
5. McGillis ST, Stanton-Hicks U. The preoperative patient evaluation: preparing for surgery. Dermatol Clin. 1998 Jan;16(1):1-15.
6. Tyers AG, Collin JRO. Atlas colorido de cirurgia plástica oftalmológica. Rio de Janeiro: Dilivros, 2006.
7. Whipple KM, Lim LH, Korn BS, Kikkawa DO. Blepharoplasty complications - prevention and management. Clin Plastic Surg. 2013;40:213-24.
8. Zambouri A. Preoperative evaluation and preparation for anesthesia and surgery. Hippokratia. 2007 Jan;11(1):13-21.

capítulo 3

Talita Luciano Matsuhashi • Ilana Yamakami Hida

Tipos de Fios e Suturas

PRINCÍPIOS CIRÚRGICOS

A evolução tecnológica e científica dos procedimentos cirúrgicos tem contribuído para obtenção de resultados terapêuticos melhores, com redução de desconforto, da recuperação e de morbidade. Tais resultados foram conquistados graças ao respeito dos princípios fundamentais da cirurgia:

- Controle de trauma;
- Controle da hemorragia;
- Cuidado e delicadeza no manejo dos tecidos;
- Respeito à assepsia.

CIRURGIA E CONTAMINAÇÃO

Conceitos gerais

O desenvolvimento de técnicas de assepsia e antissepsia, diferentes formas de anestesia, técnicas cirúrgicas bem como o conhecimento da anatomia contribuíram significativamente para a diminuição de infecções e traumas cirúrgicos.

O preparo da pele a ser operada deve consistir em assepsia e antissepsia.

A assepsia (de acordo com o Ministério da Saúde, Agência Nacional de Vigilância Sanitária – ANVISA) é o conjunto de medidas adotadas para impedir a introdução de agentes patogênicos no organismo.

A antissepsia consiste na utilização de produtos (microbicidas ou microstáticos) sobre a pele ou mucosa com o objetivo de reduzir os microrganismos em sua superfície.

A incisão (diérese)

A incisão deve ser marcada com canetas cirúrgicas antes de ser realizada a anestesia local, para que não haja deformidades após a infusão anestésica. Após a marcação, inicia-se a incisão que deve obedecer as linhas de força da pele (Figura 3.1) e seguir um plano perpendicular à pele, com a lâmina de bisturi. Durante o ato da incisão, deve-se evitar ao máximo paradas no processo, para que não sejam realizadas falhas da borda cirúrgica. Todo processo deve ser realizado com delicadeza e pinças adequadas para que não haja traumas nas bordas cirúrgicas.

Caso haja ferida traumatica prévia que permita a sutura direta, deve-se realizar o debridamento das bordas da ferida para que ocorra adequada cicatrização, evitando-se a deiscência da sutura. Se a ferida traumática possuir margens irregulares, deve-se realizar nova incisão com margens regulares para que a sutura e cicatrização sejam adequadas e estéticas.

Linhas mínimas representativas de tensão da pele

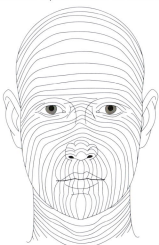

Direção da força é ao longo da cada linha. Cortes perpendiculares a essas linhas estão portanto sob a maior tensão e apresentam propensão a alargar.

▶ Figura 3.1 Linhas de força.

SUTURA

Sutura ou síntese é a fase da cirurgia que consiste em reorganizar os tecidos, orientando o processo cicatricial. A sutura é responsável por fornecer a força tênsil necessária para uma boa união tecidual.

Normas para uma boa sutura

- União de tecidos de mesma natureza, de acordo com os diferentes planos;
- Hemostasia adequada;
- Abolição dos espaços mortos (para evitar acúmulo de hematoma com risco de infecção);
- Lábios ou bordas da ferida limpos e sem defeitos;
- Retirar corpos estranhos, hematoma ou de tecidos desvitalizados;
- Emprego de suturas e fios adequados, realizados com técnica apropriada.

Características de um bom material de sutura

Devido às múltiplas condições orgânicas e aos diferentes tipos de tecidos onde são usados, não existe fio ideal. Contudo, procura-se, na medida do possível, um fio que:

- Tenha grande resistência a trações e torções;
- Seja flexível e ao mesmo tempo não seja elástico;
- Seja de fácil esterilização;
- Seja material homogêneo;
- Desperte pouca reação do organismo;
- Mantenha o mínimo de tensão até a cicatrização do tecido;
- Baixo custo.

Classificação dos fios de sutura

É sempre importante lembrar que todos os fios de sutura são vistos como corpos estranhos em nosso organismo, assim irão produzir um tipo de reação local. Porém existem particularidades de cada fio e, dessa forma, alguns causam maior reação e outros menor reação. Dependendo do critério, os fios podem ser classificados de várias maneiras. Eles podem ser monofilamentares, ou multifilamentares, podem ser sintéticos ou naturais, e, ainda, absorvíveis ou inabsorvíveis.

Um fio monofilamentar é constituído de apenas um "filamento", assim é menos resistente, porém mais delicado e sofre menor resistência ao passar pelos tecidos. Em geral os fios monofilamentares tem menor tendência a infecção, porém devido a sua elevada memória requer 3 a 4 nós. Um fio multifilamentar consiste em vários "filamentos" do material entrelaçados ou trançados formando um só fio. Estes são mais resistentes, possuem manipulação mais confortável, maior segurança nos nós, porém maior tendência a infecção.

A espesurra dos fios de sutura variam de 10,0 (mais fino) a 7,0 (mais grosso) (Figura 3.2).

A escolha do fio de sutura deve levar em consideração a biocompatibilidade, força tensil, elasticidade, local a ser suturado e grau de contaminação da ferida.

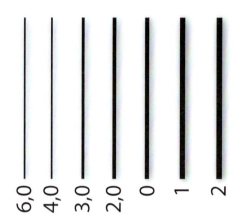

▶ **Figura 3.2** Espessura dos fios.

Suturas absorvíveis de origem animal

Categute

São conhecidos como categute (nome de origem inglesa devido à obtenção do intestino do gato) atualmente são obtidos da submucosa do intestino delgado de ovinos ou serosa de bovinos. Conforme o tempo de absorção, os categutes podem ser simples ou cromados. Os simples apresentam força tênsil em torno de 7 dias e absorção em 10 a 14 dias, e os cromados, força tênsil em torno de 14 a 20 dias e absorção mais lenta, em torno de 90 dias, sendo tratados com bicromato de potássio. O categute cromado é indicado para tecidos com cicatrização mais demorada, como em estruturas do aparelho gastrointestinal ou no útero.

O categute simples e o cromado precisam ser mantidos em solução alcoólica para que sejam preservadas suas propriedades de manuseio, além de protegidos da luz e das grandes variações de temperatura, por isso são embalados em envelope primário aluminizado. Quando é removido de sua embalagem e não usado imediatamente, o álcool evapora e o fio perde sua flexibilidade. Para reestruturá-la, pode-se mergulhar o fio em água estéril ou soro fisiológico, entretanto o umedecimento excessivo pode reduzir a força de tensão. Tipos: simples, cromado e rápida absorção.

A graduação do categute cromado é:

- **Cromado fraco (tipo B):** perda da tensão ao redor de 10 dias;
- **Cromado médio (tipo C):** perda da tensão ao redor de 20 dias;
- **Cromado extra (tipo D):** perda da tensão ao redor de 40 dias.

O categute é comercializado veiculado em álcool e possui diâmetros de 4 (mais grosso) e 7-0 (mais fino).

- **Vantagens:** muito bom manuseio, porém, quando molhado, escorrega e enfraquece.
- **Desvantagens:** reação inflamatória.

FIOS DE SUTURA ABSORVÍVEIS DE ORIGEM SINTÉTICA

Ácido poliglicólico (Dexon®)

Fio multifilamentar com excelente maleabilidade que tem sido empregado em larga escala como substituto dos fios de absorção lenta e dos inabsorvíveis. O ácido poliglicólico é um material sintético obtido através de polimerização do ácido glicólico, de fácil manuseio, forte, flexível e de boa tolerância. Mantém 60% da força tênsil em torno de 14 dias e é totalmente reabsorvido entre 100 e 120 dias.

Polímeros sintéticos monofilamentares mais recentes

Fios compostos por polímeros como poliglecaprone e polidioxanona. São monofilamentares, maleáveis e mantêm a resistência de tensão por um período mais prolongado que os sintéticos multifilamentares. Indicados quando se deseja um apoio prolongado para a ferida, como no fechamento de tecido facial ou para pacientes idosos ou oncológicos. Os fios absorvíveis sintéticos também são embalados em envelope primário aluminizado, porém seco, para a sua proteção contra a umidade, a luz e as variações de temperatura.

Poliglactina 910 – Vicryl®

Este fio é sintetizado através do trançamento de fibras sintéticas, compostas de ácido glicólico e láctico, em uma proporção de 9:1.

O mecanismo de absorção é por hidrólise, e ocorre entre 60 e 90 dias após o implante. Essa sutura perde 50% de sua tensão depois de 14 dias e 80% após 21 dias. É mais forte que o categute, não promove tanta vascularização aguda após implantado, e a reação inflamatória que predomina na área do implante são do tipo celular mononuclear.

Fios não absorvíveis

De origem natural: seda e algodão.

Seda®

Provém do casulo do bicho-da-seda de onde o fio é processado, limpo e esterilizado. Apesar de ser classificado como inabsorvível, experimentos mostram que perde quase totalmente sua força em um ano e que, após dois anos, não é mais possível detectá-lo no tecido. Está disponível em formas trançada ou torcida, podendo ser tratada por imersão em óleo vegetal, cera ou silicone, a fim de diminuir a capilaridade, sendo indicada para união de tecidos contaminados.

A seda perde 30% de sua tensão de estiramento em duas semanas, 50% em um ano e praticamente toda tensão ao redor de dois anos.

- **Vantagens:** baixo custo, boa coaptação dos nós, fácil manuseio.
- **Desvantagens:** maior reação tecidual que outros materiais não absorvíveis.

Algodão (Polycot®)

O algodão é derivado da celulose, de baixo custo, de fácil esterilização e de pouca reação tecidual. Fio torcido de calibre variado, encontrado no comércio embalado em envelopes e já pré-cortado, geralmente com 15 cm a 45 cm de comprimento. Indicado para tecidos de rápida cicatrização e contraindicado para suturas cutâneas devido à sua reatividade tissular.

- **Vantagens:** a principal é aumentar sua tensão de estiramento quando molhado. Outras vantagens incluem uma melhor segurança nos nós que a seda e a perda lenta da tensão de estiramento (50% em seis meses e 70% em dois anos).
- **Desvantagens:** provoca uma reação tecidual semelhante à da seda, potencializa infecções, é muito capilar e seu manuseio não é muito bom.

Fios de sutura não absorvíveis sintéticos

Poliamida (Náilon®)

São confeccionados com fios de náilon, obtido por extrusão de poliamida, resultando em um monofilamento de superfície lisa e uniforme e preparada através de processos químicos sintéticos, que, por fim, resulta em fio incolor ou de coloração preta; são providos ou não de agulhas cirúrgicas de aço inox e, por isso, associam elevada força tênsil, elasticidade e memória; a reação tecidual é mínima. A sua elevada memória faz requerer três a quatro nós, enquanto a sua hidrólise lenta faz perder 15% a 20% da força tênsil por ano. Encontra-se disponível na forma de sutura mono e multifilamentosa. A sutura de náilon causa uma resposta inflamatória nos tecidos, seguida por encapsulamento gradual da sutura pelo tecido conjuntivo.

Poliéster (Mersilene)

Foi o primeiro fio sintético não absorvível a ser produzido. É composto de poliéster não revestido e apresenta força tênsil elevada e constante. Permite bom manuseio, realização segura de nó e desperta pouca reação tecidual. Encontra-se disponível nas cores verde e branco, seu uso em feridas contaminadas tem sido associado a infecção local persistente e reação tecidual exagerada.

Poliolefina

São o polipropileno e o polietileno.

1) **Polipropileno (prolene)**

Possui elevada força tênsil e elasticidade, e daí a facilidade em distribuir a tensão em suturas contínuas, requer a realização de quatro nós, desperta pouca reação de corpo estranho e é fácil de remover. Por se tratar de um monofilamento, está associado a pouca proliferação bacteriana, podendo ser usado na presença de infecção. Dá pouco traumatismo por arrastamento e difere dos restantes monofilamentos pela sua maior flexibilidade. Encontra-se disponível na cor azul. Pode ser usado na sutura intradérmica.

2) **Polietileno**

É um fio monofilamentoso com excelente tensão de estiramento, porém com muito pouca tensão nos nós. Pode ser autoclavado sem perda considerável de tensão.

O polietileno é semelhante ao polipropileno com reação à mínima reatividade tecidual e sua resistência a contaminação bacteriana.

A maior desvantagem é pouca segurança dos nós.

SELEÇÃO DOS FIOS DE SUTURA

Situações cirúrgicas × fio de escolha

A escolha do fio de sutura é essencial para obtenção de um bom resultado cirúrgico. Deve-se levar em conta o órgão a ser suturado, o sítio anatômico (com muita ou pouca mobilidade), o grau de contaminação da ferida (limpa ou contaminada), a idade do paciente e o estado de saúde do paciente (imunocompetente ou deprimido) e a idade do paciente. O fio de sutura ideal é aquele que é flexível para facilitar seu manuseio, apresente segurança ao efetuar nós firmes, tem boa força de tensão, causa baixa reação residual e possui menor risco de infecção.

Tecidos que se caracterizam por um processo cicatricial mais lento, como é o caso da pele, fáscia e tendões, geralmente são fechados com fios inabsorvíveis. Em ferimentos potencialmente contaminados, deve-se evitar os fios multifilamentares, os quais podem facilitar a transformação de um ferimento potencialmente contaminado em um infectado.

Técnicas de sutura

Uma boa técnica de sutura deve eliminar o espaço morto da ferida, promover força e direção (vetor) de tensão adequados por tempo suficiente para que ocorra a cicatrização ideal.

Suturas interrompidas

Sutura interrompida simples

É a técnica de sutura mais comumente realizada. É indicada para diversos tipos de suturas, desde sutura de pele (mais comum) a suturas internas.

Essa técnica de sutura permite a obtenção da eversão das margens da ferida. A eversão é importante já que a ferida se contrai quando cicatriza. Desse modo, se a ferida estiver evertida no momento da sutura, após a cicatrização, o local ficará plano. Se a ferida estiver plana ao final da realização da sutura, o local ficará com retração ou depressão após a sua cicatrização.

Para a obtenção de margens evertidas, a sutura é colocada direcionando a agulha através do tecido a 2 mm da borda incisada. A agulha é inserida perpendicularmente a pele. Após penetrar a pele, a agulha deve aprofundar de maneira levemente oblíqua em direção oposta a borda. Ao atingir a profundidade desejada, deve-se girar a agulha acentuadamente em direção a fenda da ferida. A agulha deve atravessar a outra borda da ferida penetrando, dessa vez, na mesma profundidade que o lado oposto e saindo pela pele na mesma distância que o lado oposto, como uma imagem espelhada. O nó é amarrado e deve ser colocado fora da linha de incisão. Ao final o fio deve ter a configuração de um trapézio com a base mais larga disposta em sua maior profundidade para que ocorra a eversão das bordas da incisão.

Essa técnica é considerada mais segura por ter menor risco de interromper a irrigação do tecido e permitir a drenagem de líquidos. Apesar de consumir mais tempo na sua confecção, ela fornece maior segurança nos pontos (Figuras 3.3 e 3.4).

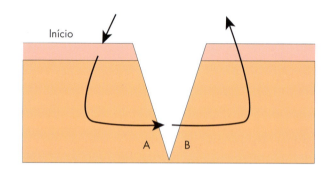

▶ **Figura 3.3** Maneira correta do trajeto da agulha.

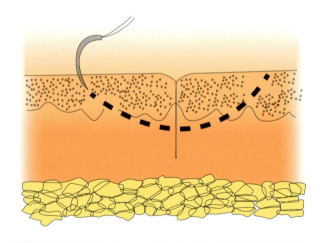

▶ **Figura 3.4** Maneira incorreta do trajeto da agulha.

Deve-se evitar pressão em demasia, pois poderá causar inversão indesejável, complicando a cicatrização.

Sutura vertical em "U", de Donatti

Essa técnica é uma boa escolha quando há dificuldade de eversão das margens da incisão e grande tensão.

A sutura de Donatti começa com a inserção da agulha a 8-10 mm da margem da ferida. Na primeira passagem a agulha deve passar num plano mais profundo (hipoderme). A agulha deve cruzar a outra margem da ferida no plano profundo e sair pela pele do lado oposto da ferida, equidistante ao início da inserção (8 a 10 mm da margem da ferida). A seguir a agulha penetra novamente na pele de forma reversa pelo mesmo lado em que saiu a 3 mm da margem da ferida. A agulha permanece num plano mais superficial (derme) e cruza a ferida, indo se exteriorizar do lado oposto a 3 mm da margem da ferida. O nó é efetuado com tensão suficiente para obtenção de eversão das bordas da ferida. Essa técnica está indicada quando há tensão aumentada na região, porém demanda mais tempo e a cicatriz produzida é maior, muitas vezes apresentando relevo cicatricial considerável na pele.

Sutura em "X" ou Cruzado (Sultan)

Ponto em X é principalmente utilizado para hemostasia. Assim como os pontos em U, permite boa captação dos bordos sem distorções dos tecidos. Não promove alteração do suprimento sanguíneo, mesmo sob tensão (Figura 3.5).

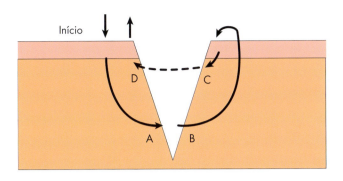

▶ **Figura 3.7** A primeira passagem da agulha é a mesma utilizada em uma grande sutura simples, mas em vez de amarrar, uma outra picada mais acima é realizada novamente em toda a ferida, para finalizar no mesmo ponto onde a agulha entrou inicialmente. Ambas as extremidades são puxadas para cima para alinhar (de forma aproximada) as bordas da ferida. Os pontos A e B devem estar na mesma profundidade, assim como os pontos C e D. Este posicionamento resulta em um correto alinhamento vertical.

A agulha penetra de um lado da incisão e passa perpendicularmente através dela, e uma segunda passagem é feita através dos tecidos, paralela e de 5 mm a 10 mm da primeira passagem.

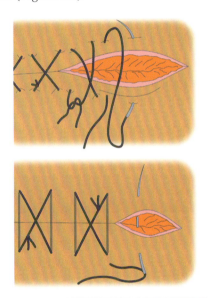

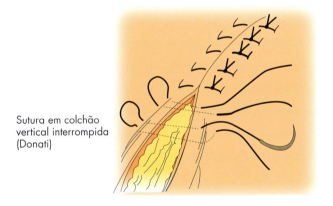

▶ **Figura 3.8** Sutura vertical em "U", de Donatti.

Longe-perto-perto-longe

Consiste em uma sutura para áreas que necessitam de tensão moderada, realizado com um movimento em espiral. O componente longe atua como redutor de tensão e o perto faz a aproximação das bordas (Figura 3.9).

A tração excessiva dos fios deve ser evitada, para prevenir a inversão da incisão. A força de tensão obtida com essa sutura é maior do que a obtida com sutura interrompida simples.

▶ **Figura 3.5** Sultura de Sultan (pontos cruzados).

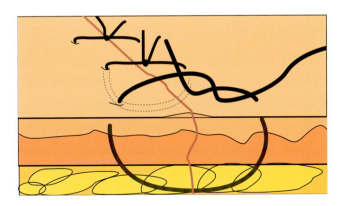

▶ **Figura 3.6** Sutura interrompida simples.

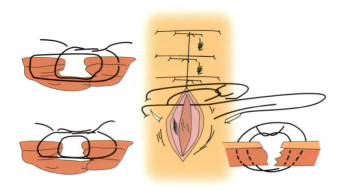

▶ **Figura 3.9** Sutura longe-perto-perto-longe.

Suturas contínuas

Sutura contínua simples ou sutura de chuleio simples

A sutura contínua simples permite a distribuição uniforme da força de aproximação, tornando-a ideal para anastomoses vasculares. Essa técnica promove máxima aproximação tecidual, havendo resistência a saída de ar e fluidos. Otima técnica para evitar espaços mortos. Essa técnica é simples e de rápida execução, porém apresenta menor resistência do que os pontos separados.

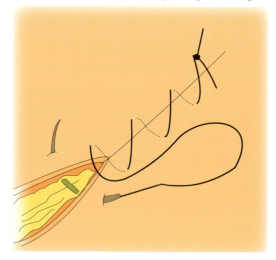

▶ **Figura 3.10** Sutura contínua simples.

Sutura intradérmica ou subcutânea

Como o próprio nome diz, são colocadas sob a derme no tecido subcutâneo. Essa técnica é indicada para fins cosméticos, já que o fio fica inaparente e não transfixa epiderme. Não está indicada em áreas contaminadas ou que possuam elevado grau de tensão.

As suturas intradérmicas e subcutâneas são usadas mais frequentemente na forma contínua. A sutura inicia escondendo o nó no interior dos tecidos, seguindo em formato de zigue-zague, com a agulha colocada perpendicularmente à incisão, porém, avançando paralelamente à incisão. Ao término, o nó é novamente sepultado.

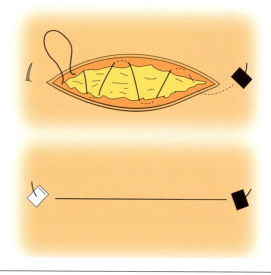

▶ **Figura 3.11** Sutura intradérmica simples.

Finalmente, após esse apanhado sobre fios e suturas, para se conseguir um resultado cirúrgico seguro deve sempre se observar os aspectos: assepsia, bordas regulares, hemostasia, material apropriado, manuseio adequado, boa vitalidade tecidual, técnica perfeita e boa relação médico-paciente.

REFERÊNCIAS CONSULTADAS

1. Barros CSL. Guia de técnica cirúrgica dos mamíferos domésticos. Santa Maria: UFSM - RS, 1988.
2. Bennett RG. Fundamentals of Cutaneous Surgery. St Louis: CVM osby, 1988. p.382.
3. Cahill KV, Carroll RP. Principles, techniques, and instruments. In: Stewart WB. Surgery of the Eyelid, Orbit, and Lacrimal System. Vol 1. 1993. p.10-1.
4. Cho CY, LO JS. Dressing the part. Dermatol Clin. 1998 Jan;16(1):25-47.
5. Dunn DL. Wound Closure Manual. Ethicon, inc. Johnson & Johnson Company.
6. Fazio MJ, Zitelli JA, Goslen JB. Cicatrização de feridas. In: Coleman III WP, Hanke CW, Alt TH, Asken S. Cirurgia Cosmética - Princípios e Técnicas. 2.ed. Rio de Janeiro: Revinter, 2000. p.23-8.
7. Habif TP. Dermatologic surgical procedures. In: Clinic Dermatology: A Color Guide to Diagnosis and Therapy. 3.ed. 1996. p.809-10.
8. Howell JM, Chisholm CD. Wound care. Emerg Med Clin North Am. 1997 May;15(2):417-25.
9. Lenz RW, Guerin P. Functional Polyesters and Polyamides for Medical Applications of Biodegradable Polymers. In: Chiellini E, Giusti P. Polymers in Medicine - Biomedical and Pharmaceutical Applications. New York: Plenum Press, 1983.

10. Mandelbaum SH, Di Santis EP, Mandelbaum MH. Cicatrization: current concepts and auxiliary resources- Part I. Ann Bras Dermatol. 2003;78(4):393-410.
11. Meyer RD, Antonini CJ. A Review of Suture Materials, Part I. Compendium. 1989;10(5):260-5.
12. Moy RL, Lee A, Zalka A. Commonly used suture materials in skin surgery. Am Fam Physician. 1991 Dec;44(6):2123-8.
13. Moy RL, Lee A, Zalka A. Commonly Used Suture Materials in Skin Surgery. Am Fam Physician. 1991;44(6):2123-8.
14. Ortonne JP, Clévy JP. Physiologie de la cicatrisation cutanée. Rev Prat. 1944;44(13);1735-7.
15. Phenninger (1994) Procedures, p. P3-6 .
16. Stegman SJ. Suturing techniques for dermatologic surgery. J Dermatol Surg Oncol. 1978;4:63-8.
17. Tanenbaum M. Skin and tissue techniques. In: McCord CD Jr, Tanenbaum M, Nunery WR. Oculoplastic Surgery. 3.ed. 1995. p.3-4.
18. Towsend. Sabiston Textbook Surgery, 2001. p.1552-3
19. Trimbos JB, vanRijssel EJC, Klopper PJ. Performance of sliding knots in monofilament and multifilament suture material. Obstet Gynecol. 1986;68:425-30.
20. von Fraunhofer, Storey RS, Stone IK, Masterson BJ. Tensile Strength of Suture Materials. J Biomed Mater Res. 1985;19(5):595-600.

capítulo 4

Ilana Yamakami Hida

Padronização Fotográfica

INTRODUÇÃO

Fotografias de alta qualidade são instrumentos essenciais na rotina de um cirurgião oculoplástico. Fotografias clínicas devem complementar o prontuário do paciente assim como exames de imagem (radiografia, tomografia, ultrassonografia etc.). A documentação fotográfica pré-operatória auxilia o médico no planejamento cirúrgico, esclarece com eficiência as queixas e desejos do paciente e serve como referência para comparação do resultado cirúrgico. Fotografias intraoperatórias têm como objetivo transmitir conhecimento a outros médicos sobre determinada técnica cirúrgica. Fotografias pós-operatórias têm como finalidade avaliar o resultado cirúrgico, permitindo que o médico avalie e aprimore a técnica aplicada. As fotografias do pré e do pós-operatório também podem auxiliar num processo médico-legal e serem usadas em estudos científicos.[1,2,3,4]

Embora os cirurgiões não sejam fotógrafos profissionais, o cumprimento de algumas regras básicas pode auxiliar na obtenção de fotografias mais uniformes e fidedignas.

A comparação fotográfica do pré e do pós-procedimento só terá validade se as fotografias forem precisas, reproduzíveis e de alta qualidade. Fotografias de má qualidade, devido a fatores como equipamento precário, iluminação inadequada, posicionamento errado do paciente ou do fotógrafo e ambiente inadequado, podem distorcer a realidade.[5,6]

CÂMERAS E LENTES

As câmeras fotográficas analógicas (35 mm) eram consideradas padrão ouro para as fotografias clínicas, mas se tornaram obsoletas e pouco práticas com o advento das máquinas digitais. As câmeras analógicas geram um custo adicional para filmes, revelação e armazenamento. As câmeras digitais têm como vantagem a possibilidade da imediata visualização e análise das fotos, a retirada de um número maior de fotos e o fácil armazenamento em diferentes dispositivos (cartão de memória, *pen-drives*, computadores, *tablets*). Entre as câmeras digitais, podemos encontrar os modelos DSLR e os compactos.

As câmeras DSLR (*digital single lens reflex*) assemelham-se aos modelos das analógicas com filme 35 mm em relação ao tamanho e permitem o acoplamento de lentes de diferentes distâncias focais (*zoom*) e *flashes* acessórios. Atraem usuários mais experientes, pois há maior liberdade na configuração dos parâmetros fotográficos. Por outra lado, são equipamentos maiores, mais pesados e mais caros.

As câmeras compactas têm como vantagens menor tamanho e leveza, possuem módulos automáticos que reconhecem distância focal, iluminação, estabilização de movimento etc., e por isso são mais práticas. Como desvantagens, apresentam limites de foco, podem distorcer imagens quando tiradas muito próximas e não é possível o acoplamento de diferentes lentes ou *flashes* acessórios.[7]

Para a escolha das lentes, uma lente com distância focal entre 90 mm e 105 mm, com capacidade macro, é suficiente para captar detalhes anatômicos faciais. Lentes com curta distância focal (18 mm a 55 mm) podem distorcer o centro da face, deixando o nariz mais largo e maior; e a periferia menor e mais estreita que a realidade[3,6] (Figuras 4.1 e 4.2).

ILUMINAÇÃO

A iluminação é um dos principais fatores que alteram a qualidade da fotografia. Um ambiente com iluminação controlada garante fotografias mais uniformes e sem a interferência da variação da luz natural ambiente.

O uso de um *flash* único produz sombras, iluminação desigual e distorce as cores.[8,9]

Para minimizar esses problemas, recomenda-se o uso de dois focos de luz, posicionados em cada lado da câmera, formando um angulo de 45° com o paciente[10] (Figura 4.3).

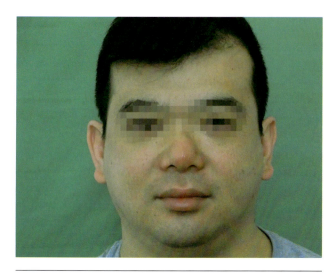

▶ **Figura 4.1** Fotografia com distância adequada (distância focal de 105 mm) e *zoom*, mantendo proporção facial.

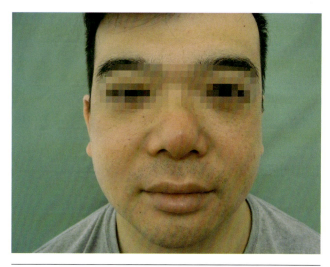

▶ **Figura 4.2** Fotografia com distância muito próxima ao objeto (distância focal de 31 mm), distorcendo a proporção facial (centro maior, periferia menor).

Um erro bastante comum é comparar fotografias do pré-operatório sem *flash* ou iluminação pobre com fotografias pós-operatórias com *flash* ou boa iluminação. A ausência do *flash* nas fotografias destaca rugas, acne, prolapso da gordura orbitária e outras irregularidades. A captura da mesma fotografia com *flash* apaga essas imperfeições, podendo até simular um ótimo resultado pós-cirúrgico, mesmo que este nem tenha sido realizado.

CENÁRIO DE FUNDO

O objetivo do cenário de fundo é o de eliminar distrações e focar apenas no paciente. Geralmente coloca-se uma tela de material fosco, liso, uniforme e sem dobras. A cor ideal para a fotografia clínica é a cor azul de céu ou verde, pois diminui as sombras e combina com todas as tonalidades de pele. A cor branca produz sombra, enquanto a preta diminui o contraste com pessoas de pele negra e diminui a noção de profundidade.[11]

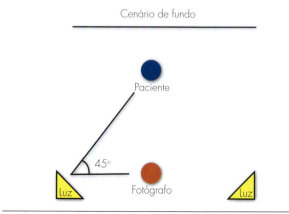

▶ **Figura 4.3** Modelo de um estúdio ideal.

CONSENTIMENTO

O consentimento para a fotodocumentação deve ser obtido antes de qualquer fotografia. Os pacientes devem entender que a fotografia é uma importante ferramenta no planejamento cirúrgico e é parte do prontuário do paciente. Este pode ou não consentir que suas fotografias sejam usadas para fins educativos, como palestras e publicações científicas, sem que o seu veto influencie no tratamento.

PREPARO E POSICIONAMENTO DO PACIENTE

A fotografia do paciente deve captar essencialmente os detalhes anatômicos da maneira mais fiel à realidade. Acessórios devem ser retirados (óculos, lenço, brincos, colar, chapéu etc.), os cabelos devem estar presos com orelhas à mostra e a face deve estar livre de maquiagens.

Independentemente da fotografia, é importante que as fotos pré e pós-operatórias sejam realizadas com o mesmo equipamento, no mesmo local, com as mesmas condições ambientais e preferencialmente pelo mesmo fotógrafo. O nível da câmera deve estar na mesma altura que o centro da área a ser fotografada.

O posicionamento do paciente é peça chave para a padronização fotográfica. Para que as fotografias pré e pós-operatórias possam ter valores comparáveis, fotografias com vistas padronizadas são recomendadas para cada tipo de cirurgia.

Para as cirurgias em oculoplástica, as principais vistas são: frontal com olhos abertos, frontal com olhos fechados, frontal com olhos em supraversão, oblíquo direito, oblíquo esquerdo, lateral direito, lateral esquerdo.

Capítulo 4

Na fotografia com vista frontal, deve-se evitar que o paciente eleve ou abaixe demais o queixo, tombe ou gire a cabeça para um dos lados. Alguns pontos de referência podem auxiliar o posicionamento correto. A linha horizontal de Frankfort (linha imaginária que liga o topo do trágus até a margem infraorbital) deve estar paralela ao solo. Uma linha interpupilar imaginária também deve estar paralela ao solo (Figuras 4.4, 4.5 A e B, 4.6 e 4.7).

Na fotografia com vista lateral, a linha de Frankfort também deve estar paralela ao solo, e o supercílio contralateral não deve ser visível (Figuras 4.8, 4.9, 4.10 e 4.11).

Para obtenção correta da fotografia com vista oblíqua, devemos alinhar a ponta do nariz com a bochecha contralateral. Outra opção seria através do alinhamento entre o canto medial ipsilateral com a comissura oral (Figuras 4.12 e 4.13). O paciente deve estar sentado numa cadeira giratória e manter sempre a mesma distância entre a câmera para garantir uniformidade na magnificação.[3,9]

Em todos os casos, marcações podem ser colocadas nas paredes, para auxiliar o paciente a fixar os olhos corretamente.

Para as cirurgias que envolvem os supercílios, vistas adicionais podem ser capturadas, como supercílios em repouso, supercílios elevados ao máximo e aproximados ao máximo.

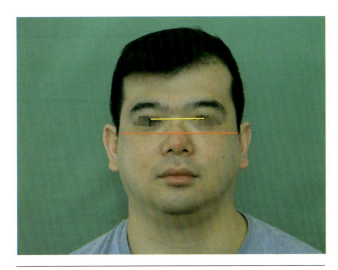

▶ **Figura 4.4** Fotografia frontal com olhos abertos. A linha vermelha representa a Linha de Frankfort. A linha amarela representa a linha interpupilar. Ambas devem estar paralelas ao solo.

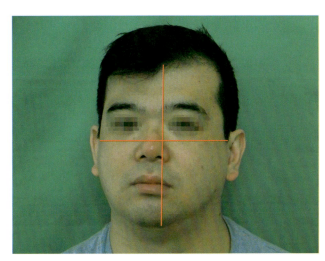

▶ **Figura 4.6** Fotografia frontal incorreta. A cabeça está girada para o lado direito do paciente.

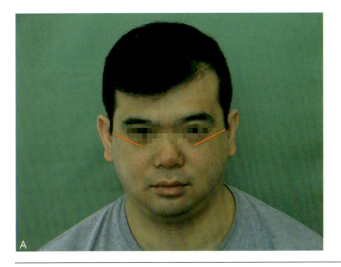

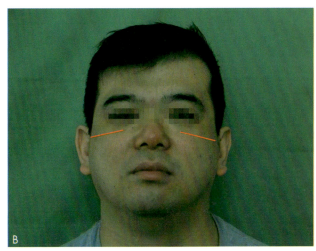

▶ **Figuras 4.5** (**A e B**) Fotografias frontais incorretas. Queixo elevado ou abaixado, deixando a linha de Frankenfort oblíqua ao solo.

Compêndio de Oftalmologia Geral – Guia Prático

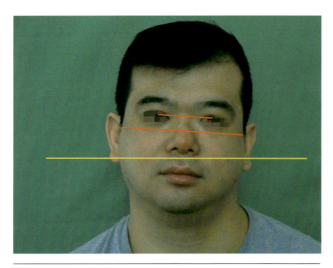

▶ **Figura 4.7** Fotografia frontal incorreta. A cabeça está tombada em direção ao ombro esquerdo do paciente.

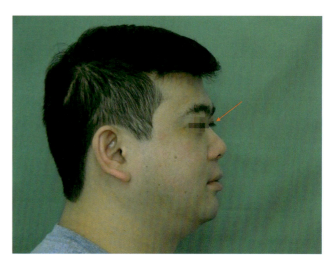

▶ **Figura 4.10** Fotografia lateral direita incorreta. A cabeça está girada para o lado direito do paciente.

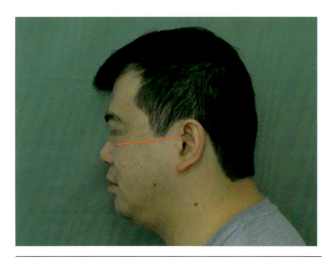

▶ **Figura 4.8** Fotografia lateral esquerda incorreta. Queixo abaixado.

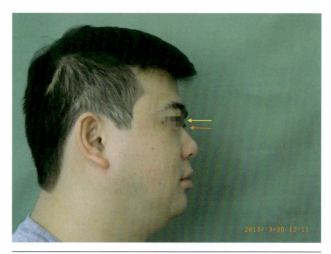

▶ **Figura 4.11** Fotografia lateral direita incorreta. A cabeça está tombada para o ombro esquerdo do paciente.

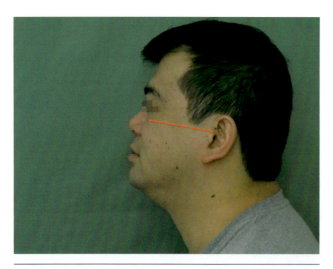

▶ **Figura 4.9** Fotografia lateral esquerda incorreta. Queixo elevado.

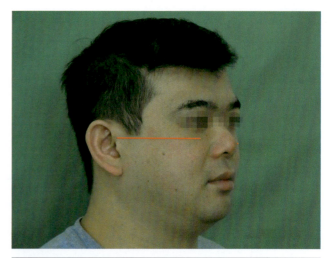

▶ **Figura 4.12** Fotografia oblíqua direita correta. A ponta do nariz está alinhada com a bochecha.

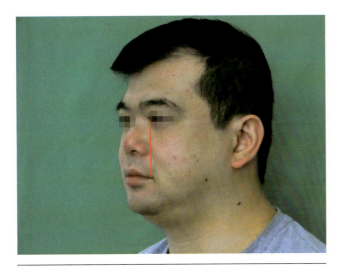

▶ **Figura 4.13** Fotografia oblíqua esquerda correta. O canto medial alinhado com a comissura oral ipsilateral.

FOTOGRAFIA DIGITAL COMO PROVA DOCUMENTAL

Atualmente através da tecnologia é possível realizar inúmeras modificações em qualquer fotografia, sem que o olho humano as perceba. Assim, diante da possibilidade de adulteração de uma imagem digital ao gosto do usuário e a manipulação de seus dados originais, a admissão de uma fotografia digital como prova em um eventual processo médico-legal pode ser impugnada.

Para que a fotografia tenha validade legal, peritos em fotografia orientam que estas sejam gravadas em formato de arquivo Raw. Raw é um sistema binário de armazenamento que atesta que a fotografia está "sem processamento", "sem tratamento", "crua", ou seja, garante a autenticidade do arquivo de imagem. Este formato mantém a integridade da imagem, pois impede que qualquer manipulação seja salva no mesmo arquivo, sendo necessário, para salvar as alterações realizadas, a conversão para outro formato como o JPEG. O formato JPEG utiliza um sistema de compressão que resulta em perda e dados decorrente da eliminação de alguns pixels e portanto ocupa um espaço menor no cartão de memória.

CONCLUSÃO

A fotodocumentação tornou-se um instrumento fundamental na prática de um cirurgião oculoplástico. Familiaridade com os equipamentos fotográficos, iluminação adequada, ambiente controlado, apresentação do paciente e seu posicionamento são fatores que irão influenciar na obtenção de uma fotografia de alta qualidade. Para que esse material tenha reprodutibilidade e consistência, esses fatores devem ser padronizados e englobados na rotina do consultório.

REFERÊNCIAS BIBLIOGRÁFICAS

1. Khavkin J, Ellis DAF. Standardized photography for skin surface. Facial Plast Surg Clin North Am. 2011;19:241-6.
2. Niamtu J. Image is everything: pearls and pitfalls of digital photography and PowerPoint presentations for the cosmetic surgeon. Dermatol Surg. 2004;30:81-91.
3. Swamy RS, Most SP. Pre and postoperative portrait photography: standardized photos for various procedures. Facial Plast Surg Clin North Am. 2010;18:245-52.
4. Ettorre G, Weber M, Schaaf H, Lowry JC, Mommaerts MY, Howaldt HP. Standards for digital photography in cranio-maxillo-facial surgery – Part I: basic views and guidelines. J Craniomaxillofac Surg. 2006;34:65-73.
5. Yavuzer R, Smirnes S, Jackson IT. Guidelines for standard photography in plastic surgery. Ann Plast Surg. 2001;46:293-300.
6. Shah AR, Dayan SH, Hamilton GS. Pitfalls of photography for facial resurfacing and rejuvenation procedures. Facial Plast Surg. 2005;21(2):154-61.
7. Peck JJ, Roofe SB, Kawasaki DK. Camera and lens selection for the facial plastic surgeon. Facial Plast Surg Clin N Am. 2010;18:223-30.
8. Schwartz MS, Tardy MEJ. Standardized photodocumentation in facial plastic surgery. Facial Plast Surg. 1990;7(1):1-12.
9. Archibald DJ, Carlson ML, Friedman O. Pitfalls of nonstandardized photography. Facial Plast Surg Clin N Am. 2010;18:253-66.
10. Neff LL, Humphrey CD, Kriet JD. Setting up a medical portrait studio. Facial Plast Surg Clin North Am. 2010;18:231-6.
11. DiBernardo BE, Adams RL, Krause J, Fiorillo MA, Gheradini G. Photographic standards in plastic surgery. Plast Reconstr Surg. 1998;102(2):559-68.

capítulo 5

Tatiana Rizkallah Nahas

Anestesia em Oculoplástica

INTRODUÇÃO

A anestesia adequada para um procedimento em oculoplástica pode determinar a diferença entre uma experiência prazerosa ou desastrosa, tanto para o paciente quanto para o cirurgião. Ao escolher o melhor tipo de anestesia, além de considerar o tipo da cirurgia, o cirurgião também deve atentar para as variáveis de cada paciente, como idade, doenças sistêmicas associadas, alergias, antecedentes anestésicos e nível de ansiedade.

Independentemente do tipo de anestesia, o paciente deve ser orientado a estar com acompanhante no dia da cirurgia, já que não deverá guiar imediatamente após o processo operatório. Para respaldo clínico (e inclusive legal), solicita-se ao paciente a autorização por escrito de um clínico geral, um cardiologista ou até um anestesista, liberando-o para os procedimentos a serem realizados.

TIPOS DE ANESTESIA

Inúmeros tipos de anestesia podem ser utilizados na prática do oftalmologista oculoplasta, fazendo com que ele tenha uma noção básica dessas opções e, principalmente, conte com uma equipe de anestesistas competente e de sua confiança.

Colírios anestésicos

Qualquer procedimento próximo aos olhos deve ser feito com colírio anestésico para dar mais conforto ao paciente e diminuir o reflexo de piscar, que muitas vezes incomoda o cirurgião durante o procedimento. Utiliza-se com frequência:

- Colírio de cloridrato de proximetacaína 0,5% – Visionest®, Allergan ou Anestalcon®, Alcon;
- Colírio de cloridrato de tetracaína 1% e felinefrina 0,1% – Colírio Anestésico®, Allergan.

Além da utilização de colírios, a conjuntiva também pode ser anestesiada com infiltração de xilocaína caso venha a ser incisionada, em cirurgias que levam o acesso pela via transconjuntival.

Anestesia tópica

A anestesia tópica com cremes fica reservada para procedimentos superficiais na pele, como a aplicação da toxina botulínica, preenchimentos e também previamente à injeção de anestésico local. São formados a base de xilocaína e tetracaína, entre eles estão:

- Lidocaína gel tópico – 2% (20 mg/g) sol. inj. – 20 mg/mL (Xylocaina™, AstraZeneca® LP, Wilmington, DE);
- EMLA® (eutectic mixture of local anesthetic) preparação de 5% de lidocaína e prilocaína, laboratório AstraZeneca.
- Cremes manipulados: máscara anestésica com 7% lidocaína e 7% tetracaína, em farmácias de manipulação.

Anestesia tópica infiltrativa

A anestesia local infiltrativa consiste no principal tipo de anestesia utilizada na oculoplastia cirúrgica. Procedimentos de pequeno porte, como retirada de lesões perioculares, biópsias incisionais, retoques cirúrgicos e até blefaroplastias, podem ser realizados apenas com infiltração local. Muitos cirurgiões gostam da mistura em iguais partes de xilocaína e bupivacaína. Particularmente já utilizamos ambos com vasoconstritor em sua composição usual 1:100.000. Mas pode-se também realizar uma mistura com diferentes porcentagens de adrenalina.

Hialuronidase pode ser adicionada à solução para facilitar a disseminação do anestésico nos planos tissulares, enquanto o bicarbonato a 8,4% na concentração de 1:10 pode dar mais conforto no momento da infiltração.

É importante ressaltar que além de uma agulha fina (calibre 26 G/0,45 × 13 mm ou 28 G, 0,30 × 7 mm) e seringas de pequenos volumes (3 mL ou 5 mL), faz-se a infiltração de maneira lenta e com pouca pressão para diminuir a dor do paciente no momento da injeção.

No mercado encontramos:

- Lidocaína a 2% (meia-vida ~ 90 minutos) – com ou sem vasoconstritor (noradrenalina).
  - Xylestesin® – Cristália
  - Xylocaina® – Astra
- Bupivicaína (meia-vida ~ 3 horas) – com ou sem vasoconstritor (noradrenalina).
  - Novabupi® – Cristália
  - Neocaína® – Astra

Pode-se formular outras concentrações desses anestésicos com diferentes concentrações de vasoconstritor. Por exemplo: 1:400.000, ou seja, para cada 20 mL de anestésico (10 mL de xilocaína e 10 mL de neocaína), colocamos 1/2 ampola (0,5 cc) de adrenalina.

Bloqueios regionais

Outro tipo de anestesia local consiste nos bloqueios regionais. Eles são ótima alternativa para anestesia local em situações nas quais precisa-se manter intacto o local infiltrado. Isso ocorre, por exemplo, para aplicação de preenchedores faciais. Para anestesia das pálpebras superiores e supercílio, faz-se o bloqueio dos nervos supraorbital e supratroclear (Figura 5.1). Ao bloquear o nervo infratroclear (Figura 5.1), pode-se atuar nas vias lacrimais.

Para a pálpebra inferior, face média e preenchimento do sulco nasogeniano, faz-se o bloqueio infraorbital (Figura 5.2), pela via cutânea ou transgengival.

O bloqueio do nervo mentoniano (Figura 5.3) permite preenchimentos da boca e do "sinal de marionete".

Para anestesiar o canto lateral, infiltra-se os nervos zigomaticofacial e zigomaticofrontal (Figura 5.4).

Anestesia endovenosa

A sedação endovenosa em associação com a anestesia local é a preferência do nosso serviço. Trata-se

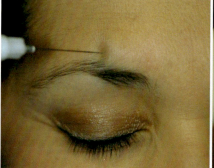 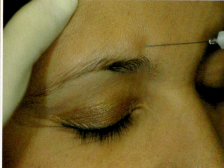 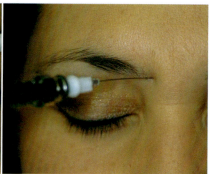

▶ **Figura 5.1** Bloqueio dos nervos supraorbital, supratroclear e infratroclear, respectivamente.

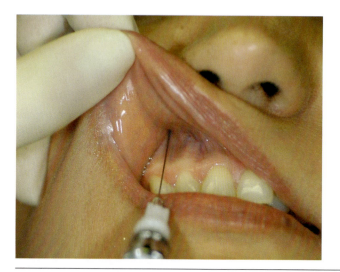 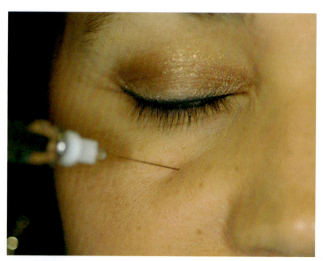

▶ **Figura 5.2** Bloqueio do nervo infraorbital pelas vias transgengival e cutânea.

Capítulo 5

Anestesia em Oculoplástica

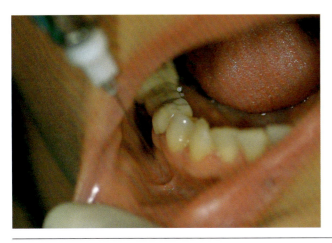
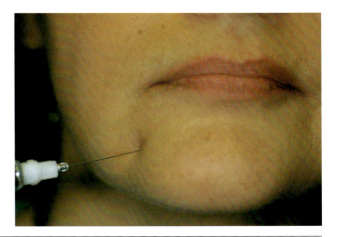

▶ **Figura 5.3** Bloqueio do nervo mentoniano pelas vias transgengival e cutânea.

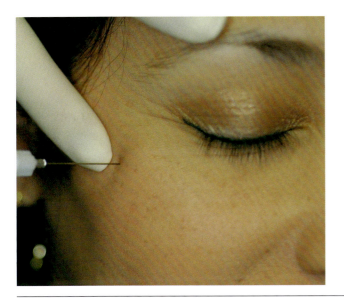
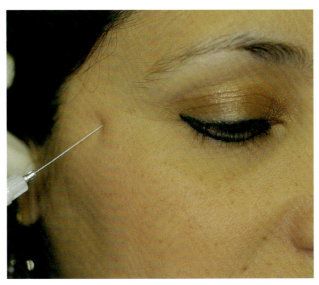

▶ **Figura 5.4** Bloqueio dos nervos zigomaticofacial e zigomaticofrontal.

da maneira mais segura e confortável de se realizar a grande maioria dos procedimentos cirúrgicos na plástica ocular. A anestesia local próxima aos olhos pode ser atemorizante para um paciente, e a sedação diminui essa ansiedade. Dessa forma, diminui-se a chance de movimentos bruscos com a cabeça no momento da infiltração, minimizando a chance de infiltrar tecidos anexos desnecessários e até de perfuração ocular.

Sempre realizada por um médico anestesista, faz-se necessária a monitorização cardiorrespiratória durante a sedação. Uma vantagem desse tipo de anestesia é a possibilidade de se controlar o nível de vigília do paciente, fator determinante, por exemplo, em uma cirurgia de ptose. A sedação pode também aumentar a tolerância do paciente em manter-se deitado por períodos mais extensos. As medicações mais utilizadas são o Fentanil, o Midazolan e o Propofol, dependendo do tempo cirúrgico previsto.

Outra vantagem da sedação é a amnésia, fator que livra o paciente de traumas cirúrgicos e aumenta a satisfação para com o atendimento prestado.

Anestesia geral

A anestesia geral, por sua vez, também realizada pela equipe de anestesistas sob monitorização e em regime hospitalar, fica reservada para procedimentos mais invasivos. Cirurgias com maior tempo cirúrgico ou maiores áreas de dissecção (correções de ptoses de supercílio) devem ser realizadas com anestesia geral e auxílio de infiltração local ou bloqueio regional. Esse tipo de anestesia também deve ser o de eleição para crianças e pacientes pouco colaborativos.

CONCLUSÃO

Assim sendo, existem inúmeras opções de anestesia em oculoplástica. Cada técnica, quando utilizada corretamente, possibilita o máximo de conforto para o paciente, trazendo menores riscos ao procedimento e, portanto, permitindo melhores resultados cirúrgicos.

REFERÊNCIAS CONSULTADAS

1. Chen WP. Cirurgia plástica oftalmológica: princípios e prática. Rio de Janeiro: Revinter, 2005.
2. Collin JRO, Tyers AG. Colour Atlas of Ophthalmic Plastic Surgery. 3.ed. Philadelphia: Elsevier, 008. p.79-86.
3. Kersten RC, McCulley TJ. Curbside Consultation in Oculoplastics: 49 clinical Questions. Question 13: What Anesthesia do you recommend for office-based Oculoplastic Procedures? 2011. p.67-9.
4. Lener EV, Bucalo BD, Kist DA, Moy RL. Topical anesthetic agents in dermatologic surgery. A review. Dermatol Surg. 1997 Aug;23(8):673-83.
5. Niamtu III J. Local anesthatic Blocks of the Head and Neck. In: Shiffman MA, Mirrafati SJ, Samuel M. Simplified Facial Rejuvenation. Lam - Medical - Charpter 2. 2007. p.27-42.
6. Zide BM, Swift R. How to block and tackle the face. Plast Reconstr Surg. 1998;101:840-51.

Hordéolo/Calázio

Érica Bresciani-Battilana

HORDÉOLO

É uma inflamação comum, aguda, dolorosa e supurativa da margem palpebral decorrente de infecção bacteriana (usualmente estafilocócica)[1] (Figura 6.1).

Há dois tipos: o hordéolo externo ou terçol e o hordéolo interno. O hordéolo externo deve-se ao comprometimento do folículo piloso de um cílio e das glândulas de Zeiss ou Moll.[2] Caso haja acometimento das glândulas de Meibomius, tem-se o hordéolo interno, que pode se tornar crônico, ou, ainda, evoluir para calázio.[1] Afeta principalmente crianças e adultos jovens.

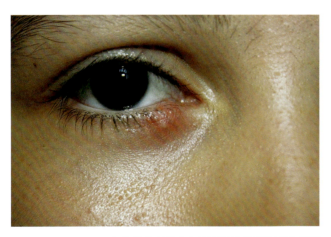

▶ **Figura 6.1** Hordéolo na pálpebra inferior.

A maioria dos casos de hordéolo apresenta resolução espontânea, no entanto, a inflamação pode se disseminar para outras glândulas e tecidos oculares, podendo evoluir para celulite orbitária.[3] As recorrências podem ser comuns. Casos que não melhoram podem tornar-se crônicos e progredirem para calázio.

O tratamento consiste no uso de compressas mornas, antibióticos tópicos associados a corticosteroides, drenagem cirúrgica ou punção. Antibioticoterapia sistêmica deve ser prescrita nos casos que evoluíram com celulite.[2,3]

CALÁZIO

É uma lesão inflamatória crônica e granulomatosa causada pelo acúmulo de secreção sebácea das glândulas de Meibomius ou de outras glândulas sebáceas no estroma adjacente.[4]

Pode acometer indivíduos de todas as idades e caracteriza-se pelo crescimento de um nódulo indolor próximo à margem palpebral (na região do tarso), mas pode apresentar uma fase aguda com dor e edema palpebral (fase inflamatória).[5]

A análise histopatológica do calázio mostra a presença de neutrófilos, linfócitos, células do plasma e células gigantes de corpo estranho em meio a um material lipídico proveniente das glândulas de Meibomius.[5]

Caso a lesão tenha se rompido para a conjuntiva tarsal, é possível observar um granuloma polipoide quando se everte a pálpebra.[6]

Calázios estão associados com seborreia, acne rosácea, blefarite crônica, leishmaniose, tuberculose, imunodeficiências, infecções virais. A higiene precária da pálpebra também está associada com a presença de calázios.[4,5]

Os sintomas relatados pelos pacientes incluem irritação, inflamação, deformidade cosmética, ptose mecânica e astigmatismo corneal.[4,5,7]

No início do quadro opta-se por tratamento conservador com compressas mornas e aplicação de antibióticos e corticosteroides tópicos (Figura 6.2). Um terço dos calázios evolui para resolução espontânea.[8] No caso de lesões persistentes, tem-se como opção a excisão cirúrgica, a injeção intralesional de corticosteroide e ainda a antibioticoterapia sistêmica.[9]

O procedimento cirúrgico envolve a drenagem e a curetagem do conteúdo e da pseudocápsula.[4,10] É possível utilizar duas vias de acesso: a conjuntival, se o componente for posterior, ou a via cutânea, em casos de lesões de localização anterior.[6]

A aplicação de corticosteroide pode ser utilizada como alternativa à excisão cirúrgica ou como uma

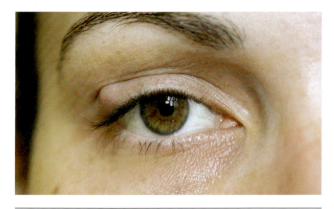

▶ **Figura 6.2** Calázio na pálpebra superior.

complementação dela.[11] Realiza-se a infiltração intralesional de 0,1 mL a 0,2 mL de suspensão aquosa de diacetato de triancinolona (40 mg/mL).[12] Uma segunda aplicação pode ser realizada, em casos não responsivos, após 2 semanas; entretanto, o depósito de corticosteroide, em alguns casos, pode induzir a atrofia e despigmentação local cutânea.[10,13,14]

Ben Simon *et al.* (2011) não observaram diferença entre a exérese cirúrgica e a injeção intralesional de corticosteroide em calázios primários.[15]

Em pacientes com calázios recorrentes, sobretudo naqueles portadores de rosácea, pode-se optar por profilaxia sistêmica com tetraciclina.[16]

O diagnóstico diferencial é feito com adenocarcinoma de glândulas sebáceas, carcinoma basocelular, tumores metastáticos, carcinoma espinocelular, rabdomiossarcoma.[4,6] Calázios de repetição e casos em que houver dúvida diagnóstica devem ser enviados para exame anatomopatológico.[4]

REFERÊNCIAS BIBLIOGRÁFICAS

1. Lindsley K, Nichols JJ, Dickersin K. Interventions for acute internal hordeolum. Cochrane Database Syst Rev. 2010 Sep;8;(9):CD007742.
2. Lederman C, Miller M. Hordeola and chalazia. Pediatr Rev. 1999;20(8):283-4.
3. Wald ER. Periorbital and orbital infections. Infect Dis Clin North Am. 2004;25(9):312-20.
4. Gilchrist H, Lee G. Management of chalazia in general practice. Aust Farm Physician. 2009;38(5):311-4.
5. Pavicic-Astalos J, Ivekovic R, Knezevic T, Krolo I, Novak-Laus K, Tedeschi-Reiner E, et al. Intralesional triamcinolone acetonide injection for chalazion. Acta Clin Croat. 2010;49(1):43-8.
6. Matayoshi S. Inflamação, infecção e infestação palpebral. In: Órbita, sistema lacrimal e oculoplástica – Série Oftalmologia Brasileira Ed. Rio de Janeiro: Guanabara Koogan, 2008.
7. Cosar CB, Rapuano CJ, Cohen EJ, Laibson PR. Chalazion as a cause of decreased vision after LASIK. Cornea. 2001;20(8):890-2.
8. Perry HD, Serniu RA. Conservative Treatment of chalazia. Ophthalmology. 1980;87:218-21.
9. Bahgat MM. Comparative study of local injection therapy of chalazia. Orbit. 1986;5(3):219-22.
10. Jacobs PM, Thaller VT, Wong D. Intralesional corticosteroid therapy of chalazia: a comparison with incision and curettage. Br J Ophthalmol. 1984;68(11):836-7.
11. Garrett GW, Gillespie ME, Mannix BC. Adrenocorticosteroid injection VS. Conservative therapy in the treatment of chalazia. Ann Ophthalmol. 1988;20(5):196-8.
12. Panda A, Angra SK. Intralesional corticosteroid therapy of chalazia. Indian J Ophthalmol. 1987;35;940:183-5.
13. Goawalla A, Lee V. A prospective randomized treatment study comparing three treatment options for chalazia: triamcinolone acetonide injections, incision and curettage and treatment with hot compresses. Clin Experiment Ophthalmol. 2007;35:706-12.
14. Ben Simon GJ, Huang L, Nakra T, Schwarcz RM, McCann JD, Goldberg RA. Intralesional triamcinolone injection for primary and recurrent chalazia: is it really effective? Ophthalmology. 2005;112(5):913-7.
15. Ben Simon GJ, Rosen N, Rosner M, Spierer A. Intralesional triamcinolone acetonide injection versus incision and curettage for primary chalazia: a prospective, randomized study. Am J Ophtalmol. 2011;151(4):714-8.
16. Dua HS, Nilawar DV. Nonsurgical therapy of chalazion [letter]. Am J Ophthalmol. 1982;94:424-5.

capítulo 7

Elisa Brasileiro Piantino • Bárbara Zilioli Cais Fasolin

Entrópio

A integridade fisiológica da superfície ocular e a transparência da córnea são dependentes das pálpebras. Devido a infecções, inflamações, traumatismos e processos involucionais em uma ou mais estruturas que suportam a pálpebra (pele, elementos retratores, músculo orbicular, tendões horizontais, tarso e conjuntiva), sua estabilidade e posição podem ser perturbadas, o que gera um desequilíbrio de forças e consequente inversão palpebral.

No entrópio há inversão da borda palpebral de tal maneira que a margem e os cílios atritam-se com o bulbo ocular causando sintomas irritativos como hiperemia, lacrimejamento, ardor, além de ceratite e cicatrizes na córnea que podem prejudicar a acuidade visual.

Pode ser congênito ou adquirido.

Congênito

É uma patologia rara. Foram propostos diferentes mecanismos fisiopatológicos, incluindo hipertonia das fibras musculares orbiculares pré-tarsais, deficiência do tarso e desenvolvimento impróprio da inserção da aponeurose do retrator.

O epibléfaro, mais frequentemente observado em crianças asiáticas, simula o entrópio congênito e ocorre com maior frequência. Consiste em uma dobra de pele, geralmente na pálpebra inferior, que empurra os cílios contra o bulbo ocular, fazendo-os tocar pela sua convexidade, o que raramente causa prejuízo ocular. A maioria dos casos não requer intervenção cirúrgica. Aguarda-se até os 18 meses de vida e, caso não haja remissão espontânea e haja ceratite, procede-se à cirurgia.

Tratamento

O tratamento visa, com base na fisiopatologia da doença, à reestruturação e ao fortalecimento dos tecidos palpebrais, proporcionando normalidade anatômica e funcional.

Na pálpebra inferior, faz-se a transposição do músculo orbicular que consiste em uma incisão subciliar seguida da transposição do músculo para baixo com fixação no epitarso ao nível da base do tarso com pontos com vicryl 6.0 ou 7.0.

Na pálpebra superior é feita uma incisão na pele ao nível da borda superior do tarso e, em seguida, é feita uma transposição do músculo orbicular pré-tarsal para a área pré-septal associada ao alongamento da lamela posterior (desinserção da aponeurose do MLPS). A fixação é feita com vicryl 6.0 na borda superior do tarso.

Adquirido

a) **Involucional:** é o tipo mais frequente de entrópio e afeta basicamente a pálpebra inferior dos idosos.

A desinserção ou afrouxamento do ancoramento dos retratores na borda inferior do tarso provoca um deslizamento para cima do músculo pré-septal que se sobrepõe ao músculo pré-tarsal. Sua contração provoca inversão da borda palpebral. A flacidez horizontal e enoftalmia relacionada à idade contribuem para o estabelecimento do entrópio. Além disso, o estiramento ou afrouxamento dos tendões dos cantos mediais e laterais levam a uma lassidão horizontal das pálpebras e arredondamento do canto lateral.

Avalia-se a flacidez horizontal pelo *snapback test* e pelo *distraction test*. No *snapback test* a pálpebra inferior é tracionada para baixo com o dedo indicador. O tempo de retorno à posição original e a necessidade de piscar são observados. O retorno imediato da pálpebra sem piscar indica normalidade. O *distraction test* é feito apreendendo-se a pele da pálpebra inferior, afastando-a do bulbo ocular. A distância da pele ao bulbo menor que 8 mm a 10 mm indica normalidade. A flacidez vertical é analisada pela diminuição da excursão da pálpebra inferior à infraversão (excursão normal = 3 mm a 4 mm).

O entrópio espástico também pode ser considerado uma forma de entrópio involucional e ocorre devido à contração do orbicular induzido pela irritação ocular. Ele resulta de alterações patológicas involucionais e anatômicas das pálpebras inferiores e é notado apenas na contração forçada do orbicular.

Tratamento

Para alívio temporário dos sintomas e prevenção de complicações corneais, utiliza-se lubrificante, gel e pomada. O uso de fita adesiva também atua nesse sentido, pois traciona a pele da pálpebra inferiormente para diminuir o atrito. Atualmente, a injeção de toxina botulínica é uma alternativa segura e eficaz.

O tratamento definitivo do entrópio é cirúrgico e sua efetividade está diretamente relacionada com a correção de suas causas. Em recidivas, geralmente opta-se por uma combinação de técnicas na tentativa de resolucionar todos os fatores etiopatogênicos envolvidos.

Quando há flacidez horizontal da pálpebra os procedimentos indicados são:

- **Tarsal strip**: é feita uma cantotomia lateral e confecção de uma tira do tarso que é suturada no periósteo da margem interna orbitária lateral na direção superolateral;
- **Bick modificada**: após marcação na pele do pentágono entre o terço médio e a lateral da pálpebra, remove-se toda a espessura da pálpebra com incisões divergentes a partir da margem. A aproximação é feita em três planos e é obtido um encurtamento maior da base do tarso do que da borda palpebral.

Quando existe flacidez dos retratores da pálpebra inferior, duas técnicas podem ser aplicadas:

- **Jones**: através de uma incisão a 6 mm da margem ciliar passam-se quatro ou cinco pontos (seda 4,0 ou 5,0 ou vicryl 6,0) em: pele-retratores-borda inferior do tarso-pele, o que provoca eversão palpebral;
- **Quickert**: atua tanto na flacidez horizontal quanto na vertical. É realizado um encurtamento horizontal da pálpebra através de uma incisão vertical de espessura total (da margem até a base do tarso) a 5 mm do canto lateral e de uma incisão horizontal reta (abaixo da base do tarso) da região do ponto lacrimal até o canto lateral. Três suturas de eversão em U são passadas nos retratores, tarso, orbicular e pele, com fios biagulhados absorvíveis. O fechamento é feito por planos e a pele é fechada com náilon 6,0.

b) **Cicatricial**: o entrópio cicatricial resulta da retração da lamela posterior.

As causas mais frequentes são tracoma, queimaduras químicas, Síndrome de Stevens Johnson e penfigoide. Outras patologias que levam ao encolhimento da lamela posterior são blefaroconjuntivite crônica, herpes-zoster e alergias crônicas.

O teste da eversão digital é útil para diferenciar o entrópio involucional do cicatricial. Com o paciente sentado em posição ereta, a pálpebra inferior é suavemente puxada para baixo, e, se ela permanece na sua orientação vertical apropriada, a etiologia é involucional. Se a margem reassume a rotação interna, então há um encolhimento ou retração lamelar posterior.

A determinação da etiologia é essencial tanto do ponto de vista do controle clínico da doença quanto para intervenção cirúrgica.

Tratamento

Os procedimentos cirúrgicos envolvem rotação da margem palpebral e alongamento da lamela posterior quando a placa tarsal é deficiente ou instável.

- **Blefarotomia com rotação marginal**: é a cirurgia mais praticada nesses casos. É feita uma incisão na pele e no músculo orbicular na altura do sulco palpebral para expor o tarso anteriormente. Com a pálpebra evertida, identifica-se a linha horizontal de maior encurvamento do tarso, que se localiza a aproximadamente 2 mm a 2,5 mm da margem livre. É feita uma incisão transfixante ao longo de todo o tarso. Passam-se três a cinco pontos em U com seda 5.0 ou vicryl 6.0 na porção distal do tarso e no espaço submuscular que se exteriorizam pela linha dos cílios. Os nós são apertados somente após a passagem de todas as suturas de eversão. A pele é fechada com seda ou nylon 6.0. Deve-se tomar cuidado com o uso excessivo do cautério e a manipulação indevida do retalho bipediculado, pois podem causar necrose da borda palpebral.
- **A lamela posterior pode ser alongada com a interposição de enxertos.** Os tecidos utilizados podem ser: mucosa do palato duro, mucosa bucal, tarso, mucosa da concha nasal e cartilagem auricular. O procedimento pode ser associado ou não ao *recuo* da *lamela* anterior.

REFERÊNCIAS CONSULTADAS

1. Bernardes TF, Soares IC, França VP. Soares EJC. Entrópio congênito primário da pálpebra superior. Rev Bras Oftalmol. 2008;68(1):53-8.
2. Caldato R, Moura EM, Matayoshi S. Entrópio. In: Matayoshi S, Forno EA, Moura EM. Manual de cirurgia plástica ocular. São Paulo: Editora Roca, 2004. p.39-49.
3. Goldberg RA, Joshi AR, McCann JD, Shorr N. Management of severe cicatricial entropion using shared mucosa grafts. Arch Ophthalmol. 1999;117(9):1255-9.
4. Kronish JW. Entrópio. In: Chen WP. Cirurgia Plástica Oftalmológica Princípios e prática. Rio de Janeiro: Livraria e editora Revinter, 2005. p.41-53.
5. Matayoshi S, Caldato E, Moura EM. Entrópio. In: Filho JV, Cruz AAV, Schellini SA, Matayoshi S, Figueiredo ARP, Neto GH. Órbita, Sistema Lacrimal e Oculoplástica

(Conselho Brasileiro de Oftalmologia). Rio de Janeiro: Cultura Médica, 2008. p.293-301.
6. Morano FG, Junior MA, Brejon R, Esper CE, Farias JCM. Entrópio senil da pálpebra inferior: cirurgia baseada na etiopatogenia. Rev Bras Cir Plast. 2010;25(2):231-7.
7. Moura EM, Vieira GSS, Volpini M. Combinação de duas técnicas para correção de entrópio palpebral recorrente: cirurgias de Bick modificada e de Blascovics. Rev Bras Oftalmol. 2005;64(4):262-6.
8. Steel DHW, Hoh HB, Harrad RA, Collins CR. Botulinum toxin for the temporary treatment of involutional lower lid entropion: a clinical study and morphological study. Eye. 1997;11:472-5.

capítulo 8

Watfa de Oliveira Faneco

Ectrópio

Ectrópio se refere a qualquer forma de eversão da margem palpebral, resultando em uma margem palpebral distanciada do bulbo ocular.

Assim, o ectrópio pode resultar em exposição crônica de estruturas oculares como córnea, conjuntiva bulbar e conjuntiva tarsal. A exposição dessas estruturas pode ocasionar ceratopatia de exposição, ceratinização dos pontos lacrimais e da conjuntiva tarsal, lacrimejamento reflexo, conjuntivite crônica e dor.

Embora o ectrópio seja classificado em congênito e adquirido, muitos são multifatoriais.

CLASSIFICAÇÃO

- Congênito
- Adquirido
  - Involucional ou senil
  - Cicatricial
  - Mecânico
  - Paralítico

ECTRÓPIO CONGÊNITO

Observado em pacientes portadores de síndrome de Down, Barber-Say, Neu-Laxova e Blefaro-cheilo-dontic.

Pode ocorrer de forma aguda em recém-nascidos, resultante de espasmo do músculo orbicular ou devido insuficiência vertical da lamela anterior palpebral.

Tratamento

Geralmente o tratamento de ambas as causas é clínico. Deve-se reposicionar a pálpebra e introduzir lubrificantes oculares a fim de evitar uma ceratopatia de exposição.

No caso de espasmo do músculo orbicular, raramente é necessário suturas de inversão. Nos casos graves de encurtamento vertical de lamela anterior, quando o tratamento conservador não for efetivo, deve-se tratar esse ectrópio como cicatricial, através de enxerto de pele, para aumentar a lamela anterior palpebral e técnicas que melhorem a tensão palpebral lateral.

ECTRÓPIO ADQUIRIDO

Ectrópio involucional ou senil

É o tipo mais frequente de ectrópio.

O ectrópio involucional ou senil afeta principalmente a pálpebra inferior porque a superior apresenta um tarso mais largo e estável. Vários fatores contribuem para a flacidez da pálpebra inferior, como flacidez dos tendões cantais medial e lateral e desinserção dos músculos retratores da pálpebra inferior da borda tarsal. A inflamação conjuntival crônica associada a querarinização e hipertrofia conjuntival resulta em irritação ocular mecânica e superfície conjuntival ressecada (Figura 8.1).

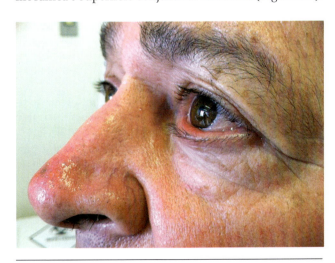

▶ **Figura 8.1** Ectrópio com espessamento e ceratinização da margem palpebral.

No ectrópio involucional é importante avaliar se a flacidez da pálpebra inferior é generalizada ou localiza-se em uma porção definida da pálpebra. A tensão palpebral deve ser realizada puxando a pálpebra inferior para baixo e soltando-a; observa-se então o tempo em que a pálpebra retorna à posição normal. A pálpebra é considerada flácida se houver necessidade de piscar ou lentidão em seu retorno ao bulbo ocular.

Deve-se ainda puxar a pálpebra inferior para longe do bulbo ocular em sua região central. Se o afastamento for de 8 mm ou mais, diagnostica-se um alongamento horizontal da pálpebra, cuja causa primária é flacidez do tendão cantal lateral. A flacidez nesse tendão leva a um arredondamento do ângulo do canto lateral.

O tendão cantal medial é avaliado ao puxar a pálpebra lateralmente. Se o deslocamento do ponto lacrimal for além do limbo medial, há flacidez do tendão cantal medial.

Tratamento

Caso haja exposição conjuntival ou corneal, deve-se utilizar colírios e pomadas lubrificantes oculares.

A flacidez horizontal palpebral é tratada encurtando a pálpebra inferior ou a placa tarsal, através de técnicas como *tarsal strip, bick, lazy t*, reinserção de retratores, de acordo com o exame previamente realizado.

Observado associação de ectrópio de ponto lacrimal, deve-se associar técnicas cirúrgicas como excisão de fuso de lamela posterior (*diamond excision*), cantoplastia medial, *lazy t, porkhissof*. Em pacientes com excesso de pele associado a flacidez palpebral, pode-se realizar a técnica de Kuhnt-Szymanowski, por exemplo.

É comum a necessidade de se combinar técnicas cirúrgicas para a correção do ectrópio, já que grande parte dele tem natureza multifatorial, cabendo ao cirurgião diagnosticá-las para a eficácia do tratamento.

Ectrópio cicatricial

É resultado do encurtamento da lamela anterior palpebra; há uma diminuição do vetor vertical da pele da pálpebra. Esse encurtamento pode ser difuso ou localizado e determina o afastamento da margem palpebral do contato com o globo ocular.

Podem ser causados por elastose actínica, queimaduras químicas/térmicas, zoster), trauma cirúrgico (blefaroplastias com retirada de excesso de pele).

O diagnóstico é feito ao tentar reposicionar a pálpebra com o dedo. Nesse caso, a pálpebra não consegue ser reposicionada para entrar em contato com o globo ocular, não há mobilização palpebral.

Tratamento

O tratamento requer três passos: relaxamento da tração cicatricial vertical através de cirurgia, encurtamento palpebral horizontal através do *tarsal strip* e aumento vertical da lamela anterior através de enxerto de pele.

Ectrópio mecânico

Causado pelo efeito de gravidade ou massa em margem palpebral, deslocando a margem palpebral para baixo. Esse ectrópio pode ser causado por herniação de bolsas de gordura orbitais, tumores e cistos.

Tratamento

O tratamento consiste em retirar o fator causal do ectrópio.

Ectrópio paralítico

A paralisia do sétimo nervo ocorre principalmente por causa da paralisia de Bell. Outras causas são herpes-zoster ocular (síndrome Ramsay-Hunt), trauma, tumores e cirurgias neurológicas.

Os pacientes podem apresentar lagoftalmo devido à disfunção do músculo orbicular, má oclusão palpebral e piscar incompleto, sintomas que associados podem levar à exposição corneal e ao lacrimejamento reflexo.

A paralisia de Bell apresenta melhor prognóstico, com boa recuperação em mais de 75% dos casos.

O prognóstico depende do intervalo de tempo entre o início dos sintomas e os primeiros sinais de melhora do quadro. Se esse intervalo de tempo ocorre entre três semanas, a recuperação é boa e geralmente completa; se esse intervalo está após seis semanas, em geral a recuperação é incompleta; se não houver sinais de recuperação em até seis meses após o início do quadro, é pouco provável que a causa seja paralisia de Bell.

Para o correto tratamento deve-se primeiramente investigar o fator causal. Pode ser necessária investigação neurológica.

Deve-se pesquisar a presença de fenômeno de Bell, sensibilidade corneal, oclusão palpebral completa ou não. Geralmente, no caso de lagoftalmo causado por Ramsay-Hunt há vesículas em meato externo auditivo.

Sinais de alerta são olhos vermelhos e hiperemiados associados a dor. Esses sintomas requerem tratamento urgente, pois se associam à exposição corneal e, nesses casos, além da lubrificação, deve-se avaliar a necessidade de tarsorrafia temporária até que haja melhora da função palpebral.

Tratamento

Os pacientes com ectrópio paralítico devem ser tratados clinicamente com de colírios e pomadas lubrificantes e oclusão ocular noturna diária. É importante avaliar a necessidade de tarsorrafia temporária ou de oclusão ocular medicamentosa através de injeção de toxina botulínica no músculo levantador da pálpebra.

O tratamento cirúrgico pode ser necessário em pacientes após seis meses do quadro de paralisia sem melhora clínica ou em pacientes que ainda não completaram seis meses do início do quadro mas que apresentam exposição corneal severa. Técnicas como implante de peso de ouro na pálpebra superior, tarsorrafia definitiva, cantoplastia medial, tarsotomia ou excisão do músculo de Müller podem ser realizadas.

Alguns pacientes apresentam ectrópio de etiologia mista (senil + cicatricial ou senil + paralítico etc). Nesses casos a associação de técnicas cirúrgicas é imprescindível para um resultado satisfatório (Figura 8.2).

REFERÊNCIAS CONSULTADAS

1. American Academy of Ophthalmology – Orbit, Eyelids, and Lacrimal System, section 7. 2012. p.190-4.
2. Collin R, Rose G. Plastic and Orbital Surgery. Ectropion. 2001;3:15-23.
3. Collin R, Rose G. Plastic and Orbital Surgery. Seventh nerve palsy and corneal exposure. London, 2001. p.67-77.
4. Kanski JJ. Oftalmologia Clínica - Uma abordagem sistemática. 6.ed. São Paulo: Ectrópio, 2007. p.140-4.
5. Matayoshi S, Caldato R, Moura EM. Série Oftalmologia Brasileira. Órbita, Sistema Lacrimal e Oculoplástica. Rio de Janeiro: Ectrópio, 2008. p.285-92.
6. Matayoshi S, Caldato R, Moura EM. Série Oftalmologia Brasileira. Órbita, Sistema Lacrimal e Oculoplástica. Rio de Janeiro: Paralisia Facial Periférica, 2004. p.327-42.
7. Matayoshi S, Forno EA, Moura EM. Manual de Cirurgia Plástica Ocular. São Paulo: Ectrópio, 2004. p.67-77.

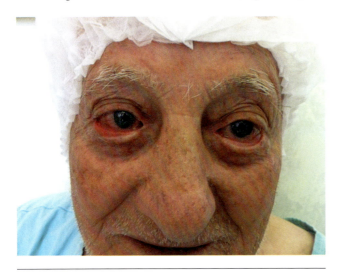

▶ **Figura 8.2** Ectrópio de etiologias senil + cicatricial.

capítulo 9

Célia Simões Cardoso de Oliveira Sathler

Blefaroplastia

A blefaroplastia significa remoção cirúrgica de tecidos excessivos das pálpebras (pele, músculo e gordura retrosseptal) com finalidade estética ou funcional. Ela está entre as três principais cirurgias plásticas mais realizadas no mundo.

Em pacientes idosos, é frequente sua indicação para remover tecido que leva à sensação de peso, cansaço e perda de campo visual temporal. Já como procedimento estético, leva à um contorno ocular mais definido, devolvendo um aspecto mais jovial ao paciente.

É importante salientar que os melhores resultados são obtidos em pacientes mais jovens e naqueles que não apresentam ptose de supercílio.

Avaliação pré-operatória

1. É importante avaliar a posição do supercílio porque, se a ptose estiver presente, não é conveniente fazer apenas a blefaroplastia. A ptose de supercílio deve ser corrigida previamente.
2. As técnicas de suspensão de supercílio são discutidas em outro capítulo.
3. **Teste de Schirmer:** para avaliar a produção de lágrimas, uma vez que a blefaroplastia pode levar um olho seco subclínico tornar-se manifesto.
4. **Avaliação das bolsas de gordura:** devemos decidir previamente se a remoção de gordura está indicada para produzir melhores resultados, além de anotar a quantidade a ser removida e em qual região.
5. **Avaliação da flacidez palpebral:** para realizarmos a blefaroplastia inferior é imprescindível avaliar a tensão da pálpebra inferior através de dois testes: *snap back test* e *distraction test*. Se for constatado flacidez palpebral, devemos realizar uma blefaroplastia mais conservadora e evitar a via transcutânea, preferir a transconjuntival. Porém, se o paciente apresentar excesso de pele que requer sua realização por via transcutânea, técnicas devem ser utilizadas para se evitar o ectrópio, como o *tarsal strip*.
6. Acuidade visual, motilidade ocular e campo visual.

Técnica da blefaroplastia superior

A blefaroplastia geralmente é realizada com anestesia local com sedação, ambulatorialmente. Ver capítulo de anestesia em oculoplástica.

A marcação da pele é sem dúvida a etapa principal da cirurgia, uma vez que definimos exatamente quanto de tecido será retirado e onde ficará a cicatriz. É nessa etapa que fazemos a prevenção do lagoftalmo iatrogênico, e para isso é imprescindível fazer a marcação da pele com o paciente de olhos fechados.

Alguns cirurgiões preferem marcar a pele com o paciente sentado, outros prefrem deitados. Em geral retiramos mais tecido quando fazemos a marcação com o paciente sentado.

A marcação é feita utilizando uma pinça serrilhada, uma caneta de ponta fina que não saia facilmente com a assepsia da pele e um compasso (Figura 9.1). A pinça vai prender a pele em excesso colocando-a no sulco palpebral superior. Caso o paciente apresente sulco apagado, este deve ser copiado do olho contralateral.

Homens apresentam sulco mais baixos, entre 5 mm e 7 mm, e mulheres sulcos mais altos, entre 9 mm e 10 mm.

O limite de segurança é alcançado ao mantermos uma distância de 10 mm do supercílio.

Na marcação, o canto externo deve ter um ângulo de 10° a 15° em relação à linha horizontal numa extensão de 10 mm a 15 mm.

Após a marcação da pálpebra injeta-se o anestésico previamente preparado no subcutâneo, utilizando uma seringa de 3 mL e uma agulha 30G1/2 13 × 45.

A incisão na região marcada é feita com lâmina de bisturi nº 15 ou ponta de radiofrequência ou *laser* de CO_2, começando pelo canto medial na linha inferior do sulco indo em direção à região temporal.

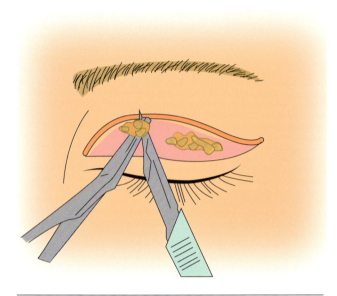

▶ **Figura 9.1** Pinçamento da bolsa de gordura.

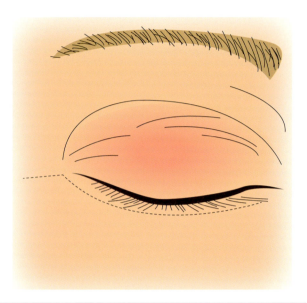

▶ **Figura 9.2** Marcação da blefaroplastia inferior.

A remoção dos tecidos é realizada com pinça com dentes e tesoura. Em geral, o músculo é retirado parcialmente, e é realizada uma hemostasia rigorosa.

A retirada das bolsas é feita através da abertura do septo orbitário com tesoura e com a compressão do globo ocular em direção ao teto da órbita, para uma perfeita herniação do tecido adiposo. A gordura não pode ser tracionada bruscamente para que não ocorra lesão de vasos retro-orbitários, com consequente sangramento ou mesmo lesão da artéria oftálmica e ciliar levando à cegueira. A gordura deve ser clampeada suavemente e seccionada com coagulação local.

Os locais de retirada das bolsas de gordura são o canto medial (gordura amarelo-clara) e a porção mediana da pálpebra (gordura mais amarelada). Retiradas em excesso podem produzir sulcos inestéticos nas pálpebras.

Após a remoção das bolsas de gordura o septo não deve ser suturado, ele cicatrizará normalmente.

O fechamento da pele é realizado com náilon 6.0 (também pode ser realizado com seda 6,0, porém o custo deste é muito maior).

BLEFAROPLASTIA INFERIOR

A anestesia injetada é a mesma utilizada na blefaroplastia superior, no tecido subcutâneo.

A marcação da pele é realizada na região infraciliar a 2 mm dos cílios, iniciando-se inferiormente ao ponto lacrimal e se estendendo lateralmente além do canto de forma curvilínia, acompanhando a pálpebra em sentido superior ao canto lateral e, então, curvando-se lateral e inferiormente (Figura 9.2).

Utilizamos lâmina nº 15 passando por toda a extensão da pele marcada.

Existem basicamente duas técnicas de abertura da pálpebra: retalho cutâneo e retalho miocutâneo.

Em geral, quando o excesso de pele a ser retirado é maior, utilizamos a técnica do retalho cutâneo, e, quando não há grande quantidade de pele a ser retirada, mas sim bolsas, o retalho miocutâneo é o preferido.

A técnica transconjuntival é utilizada quando vamos retirar apenas bolsas de gordura, e será explicada mais adiante.

Na avaliação pré-operatória, devemos determinar se haverá necessidade de encurtamento horizontal para prevenir o ectrópio.

A incisão é realizada na linha marcada infraciliar, com lâmina de bisturi nº 15, ou usando radiofrequência ou *laser* de CO_2.

Se a técnica escolhida for a do retalho miocutâneo, a incisão deverá conter pele e músculo orbicular, já na técnica do retalho cutâneo apenas a pele é incisada.

A seguir procedemos a abertura do septo, que está localizado abaixo do músculo orbicular, para expor as bolsas de gordura. Na técnica do retalho cutâneo, após a abertura e dissecção da pele, o músculo orbicular é então incisado para se encontrar o septo orbitário.

Com a compressão do globo ocular em direção ao teto da órbita, conseguimos fazer a protusão das bolsas de gordura (medial, mediana e temporal), e devem ser retiradas apenas aquelas que protuírem facilmente. As precauções são as mesmas quando da remoção de gordura da pálpebra superior: clampeamento, corte da gordura e cauterização rigorosa.

A gordura temporal deve ser primeiramente removida porque pode mergulhar dentro da órbita quando a gordura nasal é retirada inicialmente, o que dificultaria sua posterior retirada. Devemos tomar o cuidado de comparar a retirada de gordura de ambas as pálpebras a fim de conseguirmos um resultado mais simétrico possível, a não ser que o paciente apresente uma bolsa maior numa pálpebra que na contralateral, o que é observado na avaliação pré-operatória.

O excesso de pele é agora analisado e retirado. A remoção de pele nas pálpebras inferiores é mais conservadora do que na superior porque a gravidade age sobre o peso delas, puxando-as para baixo e predispondo-as ao ectrópio. Uma das manobras que podem ser utilizadas é pedir ao paciente para abrir a boca e olhar para cima ao mesmo tempo, porém, se o paciente estiver muito sedado e pouco colaborativo, a medida da pele a ser retirada é aquela que foi analisada na avaliação pré-operatória.

Antes da sutura da pele, a passagem de um ponto no músculo orbicular envolvendo o retináculo e suturando na rafe lateral da pálpebra vai prevenir o aspecto de pálpebra caída no pós-operatório.

As margens da pele são suturadas com náilon 6,0 ou seda 6,0.

BLEFAROPLASTIA INFERIOR TRANSCONJUNTIVAL

É a técnica de eleição quando se deseja retirar bolsas de gordura naqueles pacientes que não têm excesso de pele para ser retirada. Geralmente são pacientes mais jovens.

Também pode ser utilizada para pacientes com pequeno excesso de pele que terá a sua retirada através da técnica de *pinch tecnique*, onde não fazemos a abertura do septo.

Essa técnica tem ganhado popularidade maior nos últimos anos, pela tendência de optarmos por técnicas mais seguras, além de que, com o advento do *laser* de CO_2, é possível obtermos uma grande contração e melhora da flacidez da pele sem necessitar retirá-la. Assim podemos prevenir problemas futuros com a contração do septo orbitário e a formação de ectrópio com o envelhecimento.

Também tem sua indicação precisa no tratamento de bolsas de gorduras residuais após a realização da blefaroplastia inferior.

A técnica consiste na colocação de um colírio vasoconstritor prévio no saco conjuntival inferior. A seguir, fazemos a abertura da conjuntiva horizontalmente a aproximadamente 7 mm da margem palpebral inferior.

Com a utilização de uma sapata, fazemos a compressão do globo ocular em direção ao teto da órbita a fim de ocorrer a herniação da bolsa de gordura. Cuidado especial deve ser tomado nessa técnica porque o músculo oblíquo inferior localiza-se entre a bolsa medial e a mediana e pode ser lesado inadvertidamente.

A retirada das bolsas de gordura seguem o mesmo protocolo da via transcutânea com clampeamento, corte e hemostasia rigorosa.

Não é necessário fazer a sutura da conjuntiva, uma vez que ela cicatrizará espontaneamente.

Cuidados pós-operatórios

- Decúbito elevado nas primeiras noites.
- O paciente deve ser alertado para não executar esforços a fim de prevenir hemorragias.
- Compressas de soro gelado sobre os olhos ou bolsa de gelo várias vezes ao dia, principalmente nos quatro primeiros dias.
- A incisão deve ser lavada diariamente com xampu neutro.
- Utlizamos pomada com antibiótico na ferida cirúrgica e, após a retirada dos pontos, podemos utilizar pomada com corticosteroide no local por uma a três semanas, para prevenir uma hipertrofia na cicatriz da incisão.

Complicações

A mais temida é a cegueira, porém é rara e está diretamente ligada à retirada de bolsas de gordura.

Se o paciente queixar-se de diminuição da acuidade visual, as pupilas dilatarem e a artéria central da retina apresentar pulsação, uma intervenção imediata é necessária: cantotomia lateral e cantólise para aliviar a pressão e remover sangue e coágulos presos.

Ectrópio de pálpebra inferior é observado quando ocorre remoção excessiva de pele ou quando o paciente apresentava flacidez de pele e não foi realizado um encurtamento horizontal da pálpebra inferior. O ectrópio também pode ser ocasionado por fibrose e organização de um hematoma. Esse problema pode ser evitado através da realização de hemostasia rigorosa

A formação de queloides é rara nessa região do corpo. Caso o paciente apresente queloides pelo corpo, devemos aplicar corticosteroides injetáveis no local a fim de prevenir sua formação. Também devemos repetir essa aplicação a cada 15 dias por dois meses.

Os pacientes mais jovens apresentam em geral cicatrizes mais hipertróficas, que são tratadas através de massagem com pomadas com corticoesteroides e até injetáveis, se houver necessidade; outra opção seria a aplicação de uma placa de silicone por 12 horas consecutivas no local da cicatriz.

Ptose palpebral também não é uma complicação frequente, mas quando ocorre é motivo de intenso descontentamento do paciente. Pode ser temporária ou permanente. Temporária ocorre por toxicidade do anestésico injetável ou edema; permanente pode ocorrer devido à transecção da aponeurose do levantador da pálpebra ou por causa da grande manipulação do mesmo em pacientes que já apresentavam certa deiscência deste mas que não era percebido antes.

Assimetria de sulco ocorre quando a marcação não compara ambas as pálpebras de forma adequada ou mesmo quando utilizamos uma caneta muito grossa na marcação que induz a erro no momento da passagem do bisturi.

REFERÊNCIAS CONSULTADAS

1. Castanares S. Blepharoplasty in the aging face: surgical technique. In: Tessier P, et al. Symposiu, on Plastic Surgergy in the Orbital Region. Saint Louis: Mosby Company, 1976.
2. Chen WP. Cirurgia plastica oftalmológica – princípios e prática. Rio de Janeiro: Revinter, 2005.
3. Coleman WP, Hanke CW, Alt TH, Asken S. Cosmetic surgery of the skin. New York: Mosby, 1997.
4. Collin JRO, Beard C, Stern WH. Blepharochalasis. Br J Ophthalmology. 1979;63:542-6.
5. Filho JV, Cruz AAV, Schellini, Matayoshi S, Figueiredo ARP, Neto GH. Órbita, Sistema Lacrimal e Oculoplástica. 2.ed. Rio de Janeiro: Cultura Médica, 2011.
6. Furnas DW. Feestoons of orbicularis muscle as a cause of baggy eyelids. Plast Reconstr Surg. 1978;61:540.
7. Maccord JR. Techniques in blepharoplasty. Ophthal Surg. 1979;10:40-5.
8. Matayoshi S, Forno EA, Moura EM. Manual de Cirurgia Plástica Ocular – Atualidades oftalmologia USP. 1.ed. São Paulo: Roca, 2004.
9. Rees TD, Tabbal N. Lower Blepharoplasty with emphasis on the orbicular muscle. Clin Plast Surg. 1982;8:643.
10. Rees TD. Complications following blepharoplasty. In: Tessier P, et al. Symposium on Plastic Surgery un the Orbital Region. Saint Louis: Mosby Company, 1976.

capítulo 10

Ilana Yamakami Hida

Blefaroplastia Asiática

DEFINIÇÃO

A blefaroplastia asiática é uma técnica cirúrgica na qual se realiza a blefaroplastia superior com confecção do sulco palpebral superior (SPS) em indivíduos da etnia asiática. Ela também é conhecida como cirurgia da "pálpebra dupla" ou no inglês *double eyelid surgery*. Aproximadamente 50% dos asiáticos não apresentam o SPS, sendo a pálpebra superior um bloco único, desde o supercílio até os cílios, então chamada de "pálpebra única" ou *single eyelid*. A pálpebra que apresenta, natural ou cirurgicamente, o SPS é dividida em dois segmentos, o pré-tarsal e o pré-septal, daí o termo "pálpebra dupla" ou *double eyelid*.

A ocidentalização foi a precursora da blefaroplastia asiática. A primeira foi inicialmente descrita por Mikamo em 1896. A ocidentalização objetivava deixar a pálpebra de um asiático mais semelhante à de um caucasiano, com SPS alto (entre 10 mm e 12 mm), encovamento da pálpebra superior através da retirada de gordura orbitária e eliminação do epicanto medial. Atualmente a ocidentalização é cada vez menos procurada pelos pacientes, pois lhe conferem uma aparência artificial, diferentemente dos asiáticos que já nascem com a dobra palpebral.

Com isso, surgiram diversas técnicas e modificações para criar um SPS que mantivesse as características da etnia asiática, ou seja, uma pálpebra que combinasse com o conjunto facial. A blefaroplastia asiática consiste na confecção de um SPS de tamanho e forma semelhantes à de um asiático que naturalmente o possui, manutenção do aspecto de uma pálpebra mais inchada e preservação do epicanto medial.

DIFERENÇAS ANATÔMICAS

Em relação à pálpebra superior, há três importantes diferenças entre os asiáticos e os caucasianos: (1) pálpebra côncava e convexa; (2) sulco palpebral superior e (3) prega epicantal medial.

Pálpebra côncava e convexa

Os caucasianos apresentam um encovamento abaixo do rebordo orbitário superior (pálpebra côncava), pois o septo orbitário se funde com a aponeurose do levantador acima da sua inserção no tarso. Essa anatomia mantém a gordura orbitária compactada e posteriorizada (Figura 10.1). Já nos asiáticos, sua pálpebra geralmente apresenta-se inchada (pálpebra convexa) devido à ampla distribuição de gordura pré e pós-septal. A gordura pós-septal ou pré-aponeurótica se espalha para a frente em direção à face anterior do tarso, porque o septo é mais frouxo e também se funde mais inferiormente na face anterior tarsal. Também contribui para o aspecto de "pálpebra cheia" a presença da gordura pré-septal nos asiáticos. Essa gordura advém do plano submuscular ao supercílio (Figura 10.2). Nos asiáticos essa gordura desce do supercílio até o tarso, enquanto nos caucasianos ela é restrita ao supercílio.

Sulco palpebral superior (SPS)

Nos caucasianos, o SPS é bem definido e geralmente apresenta-se 10 mm a 12 mm acima da margem ciliar. Isso ocorre porque a aponeurose do levantador da pálpebra superior, antes de se inserir no tarso, emite algumas fibras que transfixam o músculo orbicular em direção à pele. Ao se contrair, a aponeurose do levantador abre a pálpebra superior e, concomitantemente, repuxa a pele, formando o sulco palpebral. Nos asiáticos, poucas fibras da aponeurose do levantador conseguem atingir a pele, pois precisam ultrapassar uma barreira extra de gorduras pré e pós-septais. Desse modo, fibras insuficientes não formam o SPS (50% dos asiáticos), gerando a "pálpebra única", e o restante apresenta SPS das mais variadas formas e tamanhos. O SPS dos asiáticos geralmente é mais próximo a margem ciliar (5 mm a 8 mm) e menos definido que o dos caucasianos, podendo ser até incompleto, arredondado ou oval, múltiplo ou único, simétrico ou assimétrico.

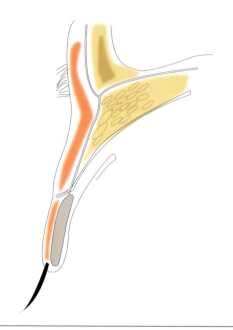

▶ **Figura 10.1** Esquema do corte axial da pálpebra superior de um caucasiano.

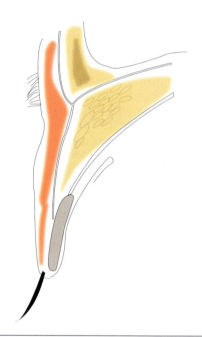

▶ **Figura 10.2** Esquema do corte axial da pálpebra superior de um asiático.

Prega epicantal medial

Outra diferença anatômica característica dos asiáticos é a presença do epicanto, uma prega que nasce na região medial inferior e que se funde com a pálpebra superior, às vezes recobrindo a carúncula em diversos graus. Um epicanto extenso pode simular um estrabismo convergente. O SPS pode surgir por dentro do epicanto, formando um SPS de formato oval (medialmente sua altura é mínima); ou por fora do epicanto, de formato circular, paralelo à margem ciliar.

Avaliação pré-operatória

O cirurgião deve estar atento a uma série de peculiaridades que o guiarão a um bom resultado cirúrgico. Cabe ao médico esclarecer e discutir com o paciente os assuntos abaixo citados.

- Qual a altura do SPS desejado? Geralmente entre 6 mm e 8 mm da margem ciliar. Diante de um espelho, o médico simula, com auxílio de um instrumento, diversos tamanhos de sulco na pálpebra do próprio paciente.
- Qual o formato do SPS desejado? Oval ou arredondado.
- Prega epicantal: mantém ou corrige através de uma epicantoplastia.
- Quantidade de gordura pré e pós-septal: quando em excesso, preconiza-se a retirada cautelosa da bolsa de gordura central, e preserva-se a bolsa medial para evitar-se o encovamento exagerado e pouco natural. A convexidade da pálpebra é que confere jovialidade.
- Há excesso de pele palpebral? Em indivíduos jovens, retirar um fuso mínimo de pele, não ultrapassando 3 mm de largura; em idosos, retirar o excesso principalmente da região lateral.
- Há ptose palpebral associada? Se houver, corrigi-la no mesmo ato cirúrgico. A não correção da ptose levará a uma assimetria ou a um sulco pouco definido.
- Qual o tipo de pele? A maioria dos asiáticos possui pele que pigmenta com facilidade, é mais oleosa, espessa, rica em colágeno, com tendência a formar cicatrizes hipertróficas. O médico deve evitar a cauterização excessiva e a sutura sob tensão, especialmente na região medial. São raros os asiáticos que possuem pele mais clara, fina, seca e com melhor cicatrização.
- Orientações pós-operatórias e riscos de complicações.

Técnica cirúrgica

Existem basicamente três técnicas cirúrgicas: (1) técnica de sutura, (2) técnica de incisão parcial da pele e (3) técnica de incisão total da pele ou tradicional.

Técnica de sutura ou sem incisão da pele

Essa técnica está indicada para os pacientes jovens, que não possuem excesso de pele ou de gordura, e não apresentam ptose palpebral. É uma técnica em que não existem incisões, apenas o uso de suturas. Portanto, não há formação de cicatriz, o tempo cirúrgico e de recuperação são muito rápidos, além de ser totalmente reversível. Apresenta como desvantagem o fato de ser uma técnica voltada para um grupo restrito e apresentar uma taxa maior de insucesso (o rompimento do fio reverte a cirurgia).

- **Marcação da pele:** dois pontos principais serão marcados (A e B), o primeiro (A) a 4 mm medial ao centro da pupila, e o segundo (B), 2 mm lateral ao centro da pupila, estando ambos a 6 mm de distância um do outro. A altura desses dois pontos será escolhida pelo médico em conjunto com o paciente (geralmente entre 6 mm e 8 mm da margem ciliar).
- **Anestesia:** instila-se colírio anestésico tópico. Injeta-se uma pequena quantidade (total de 0,2 mL) de lidocaína com vasoconstritor na conjuntiva tarsal evertida e o restante na região subcutânea.
- **Confecção da sutura:** primeiramente coloca-se o protetor ocular. Faz se uma pequena incisão (1 mm) em cada ponto marcado (A e B). Com um fio mononylon 7,0 entra-se com a agulha pela incisão do ponto A perpendicular à pele, transfixa-se toda a espessura da pálpebra e exterioriza-se a agulha pela conjuntiva. A seguir, everte-se o tarso e, pelo mesmo orifício da conjuntiva previamente realizado, caminha-se com a agulha na direção lateral, num plano intratarsal, horizontalmente até exteriorizar pela conjuntiva a 6 mm de distância. Através desse segundo orifício na conjuntiva, penetra-se a agulha perpendicular à conjuntiva, transfixando novamente toda a espessura da pálpebra, saindo no ponto B. A seguir, penetra-se a agulha novamente pela pele no ponto B em direção ao orifício cutâneo do ponto A, no plano subcutâneo. Nesse momento, o fio de entrada e o de saída estarão ambos no ponto A. Realiza-se a sutura e o sepultamento desse ponto.

Técnica de incisão parcial da pele

Essa técnica está indicada para os pacientes jovens, que não possuem excesso de pele, mas que apresentam pequena quantidade de gordura em excesso, e não apresentam ptose palpebral. É uma técnica em que há uma pequena incisão com pequena formação de cicatriz; o tempo cirúrgico e o de recuperação são moderados. Pode-se retirar pequena quantidade de gordura excedente, mas não de excesso de pele. Tem uma taxa maior de sucesso em relação à técnica anterior.

- **Marcação da pele:** desenha-se uma linha central e horizontal de 10 mm, na altura do sulco desejado (geralmente entre 6 mm e 8 mm da margem ciliar).
- **Anestesia:** instila-se colírio anestésico tópico. Injeta-se uma pequena quantidade (total de 0,2 mL) de lidocaína com vasoconstritor na região subcutânea.
- **Confecção da sutura:** primeiramente coloca-se o protetor ocular. Faz-se a incisão da pele conforme a marcação. A seguir, uma pequena quantidade de tecido pré-tarsal é excisada. Realiza-se três suturas internas com fio Vicryl 7,0. A agulha não envolve a pele, mas sim o músculo orbicular e depois no tarso. Feito isso, a pele é fechada com fio mononylon 7,0 pontos simples. Os pontos da pele são retirados após quatro dias.

Técnica de incisão total da pele ou tradicional

Essa técnica está indicada para os pacientes jovens e idosos, que possuem excesso de pele e/ou gordura, com ou sem ptose palpebral. É uma técnica irreversível, com tempo cirúrgico e de recuperação prolongado. Pode-se retirar quantidade de gordura e pele excedente, bem como corrigir uma ptose palpebral concomitante. A cicatriz é maior em relação às outras técnicas, mas existe uma maior taxa de sucesso.

- **Marcação da pele:** o desenho é semelhante ao de uma blefaroplastia tradicional, sendo que o formato do SPS oval ou arredondado e a altura mais baixa (geralmente entre 6 mm e 8 mm da margem ciliar).
- **Anestesia:** instila-se colírio anestésico tópico. Injeta-se uma pequena quantidade (total de 0,3 mL) de lidocaína com vasoconstritor na região subcutânea.
- **Confecção da sutura:** primeiramente coloca-se o protetor ocular. Faz-se a incisão da pele conforme a marcação e retirada da pele em excesso. Pode-se retirar o excesso de gordura centralmente, mas em geral a bolsa medial é preservada para se evitar o encovamento da pálpebra. Nos asiáticos idosos, observa-se reabsorção importante dessa bolsa de gordura, com perda da convexidade palpebral. A seguir, realiza-se a retirada de uma fita de músculo orbicular pré-tarsal e gordura subcutânea para expor a face anterior do tarso, na altura desejada. Confecciona-se três a cinco suturas pele-tarso-pele na altura desejada, com sentido da agulha vertical-horizontal-vertical, respectivamente, com fio mononylon 7,0. Essas suturas são retiradas após sete dias.

Recuperação pós-operatória

Informar aos pacientes que sua recuperação é mais lenta comparada à dos caucasianos. O asiático apresenta maior inflamação, edema e sua cicatrização é lenta e exagerada. Nos primeiros meses o SPS parecerá muito elevado devido ao edema, que perdura de seis a 12 meses.

Possíveis complicações

Além daquelas citadas na blefaroplastia convencional (ver capítulo de Blefaroplastia superior), pode ocorrer: altura inadequada do SPS (muito alto, baixo ou assimétrico, geralmente quando há formação de hematomas); formato do SPS assimétrico (um lado oval e ou outro arredondado); apagamento do SPS (quando não há retirada suficiente de gordura pré-tarsal); cicatriz hipertrófica; ptose traumática (nos asiáticos, a aponeurose do levantador tem inserção mais inferior na face anterior do tarso, estando mais susceptível a desinserção).

RESUMO

A realização da blefaroplastia asiática requer não apenas um conhecimento específico anatômico, mas também saber escolher qual a melhor técnica cirúrgica para cada paciente, executá-la com precisão e ter experiência para tratar as possíveis complicações. É necessário identificar claramente os desejos de cada paciente, visto que a atual situação de globalização pode confundir o senso estético asiático.

REFERÊNCIAS CONSULTADAS

1. Chen WP. Cirurgia plástica oftalmológica – princípios e prática. Rio de Janeiro: Revinter, 2005.
2. Kim DW, Bhatki AM. Upper blepharoplasty in the asian eyelid. Facial Plast Surg Clin North Am. 2005;13:525-32.
3. Lam S, Karam AM. Supratarsal crease creation in the asian upper eyelid. Facial Plast Surg Clin North Am. 2010;18:43-7.
4. Lam S. Asian blepharoplasty. Oper Techn Otolaryng. 2007;18:267-72.
5. Lam SM, Kim YK. Partial-incision technique for creation of the double eyelid. Aesthetic Surg J. 2003;23:170-6.
6. McCurdy JA. Upper blepharoplasty in the asian patient: the "double eyelid" operation. Facial Plast Surg Clin North Am. 2005;13:47-64.
7. Mikamo K. A technique in the double-eyelid operation. J Chugaishinpo, 1896.
8. Park JI. Asian facial cosmetic surgery. EUA: Elsevier, 2007.
9. Seiff SR, Seiff BD. Anatomy of the asian eyelid. Facial Plast Surg Clin North Am. 2007;15:309-14.
10. Wu S, Shi H, Yan S, Sun Y, Pan L, Wu H. Combined anchor suture with external upper eyelid blepharoplasty in asian patients. Arch Facial Plast Surg. 2010;12(4):230-4.
11. Zhang Y, Yuan L, Sun B, Jin R, Liu T, Wang X, et al. Repair of unsatisfactory double eyelid after double-eyelid blepharoplasty in asian patients. Arch Facial Plast Surg. 2010;12(4):236-40.

capítulo 11

Bárbara Zilioli Cais Fasolin • Elisa Brasileiro Piantino

Triquíase e Distiquíase

TRIQUÍASE

Triquíase é uma condição adquirida na margem palpebral, caracterizada pela alteração na direção do cílio que, apesar da implantação normal na lamela anterior, cresce na direção da superfície ocular. O cílio triquiático apresenta cor e espessura semelhantes aos normais.

É uma doença comum e pode ser classificada em menor ou maior, conforme a quantidade de cílios mal direcionados. A triquíase é dita menor quando menos de cinco cílios crescem na direção do globo, e maior, quando mais de cinco cílios são acometidos.

Outro método para avaliar a triquíase baseia-se em quantificar o número de segmentos palpebrais envolvidos (terço nasal, central e temporal ou difusa).

DISTIQUÍASE

A distiquíase é uma condição congênita ou adquirida, caracterizada por uma ou mais fileiras de cílios emergindo da lamela posterior. Os cílios distiquiáticos, geralmente, são mais finos que os normais e podem ser despigmentados.

Etiologia

A etiologia da triquíase e distiquíase adquirida é variada, sendo basicameante de natureza cicatricial. As causas mais frequentes são: blefarites e meibomites crônicas, tracoma, queimaduras, elastose actínica, trauma na margem palpebral, cirurgia palpebral prévia, doenças cicatriciais como penfigoide ocular e síndrome de Stevens-Johnson, paralisia do VII par craniano, entre outras.

Processos inflamatórios crônicos da margem palpebral levam a alterações metaplásicas dentro das glândulas de Meibomius, resultando no crescimento anormal do cílio em direção ao globo ocular.

A triquíase e a distiquíase adquirida podem associar-se ao entrópio cicatricial que provoca alterações na arquitetura da margem palpebral com sequelas fibrocicatriciais, as quais podem alterar a direção e a implantação dos cílios.

Diagnóstico

Os sintomas de ambas as afecções são semelhantes. Devido ao trauma constante dos cílios à superfície ocular, as queixas são de lacrimejamento, sensação de corpo estranho persistente, fotofobia e secreção seromucosa. Pode haver blefaroespasmo reflexo; erosão, infecção, vascularização, opacificação corneana, causando baixa acuidade visual.

A maioria dos pacientes com triquíase e distiquíase adquirida têm entre 60 e 70 anos. A pálpebra inferior é mais acometida na triquíase isolada. Nos casos de triquíase associada ao entrópio cicatricial, tanto a pálpebra superior como a inferior podem ser acometidas, e, nos casos de tracoma, a pálpebra superior geralmente está acometida difusamente.

O exame biomicroscópico é importante para diferenciar a triquíase da distiquíase, observando-se de qual lamela palpebral emerge o cílio alterado; avaliar o número de cílios alterados para definir o tratamento; observar a margem palpebral, identificar o fator causal e detectar lesões corneanas que podem variar desde ceratite leve até úlceras com perfuração ocular.

Tratamento

É importante avaliar a causa da triquíase antes de qualquer procedimento para, assim, estabelecer o planejamento cirúrgico. Além disso, é relevante saber se há ou não associação de entrópio. É aconselhável a realização de qualquer procedimento na fase de cicatrização, evitando-se na fase aguda da doença.

Há várias modalidades de tratamento. Como medidas paliativas, podem-se usar colírios lubrificantes, lentes de contato terapêuticas e epilação mecânica para aliviar os sintomas. A desvantagem é que não são resolutivos, sendo ineficazes a longo prazo e úteis apenas na fase aguda do processo inflamatório. A epilação pode ser realizada pelo médico ou pelo próprio paciente. Apesar de ser um método simples e de baixo custo, a taxa de recorrência é alta, com novo crescimento do cílio epilado antes de 60 dias.

Os tratamentos considerados definitivos podem ser não cirúrgicos e cirúrgicos. Dentre os não cirúrgicos, estão: a eletrólise com aparelho bipolar ou radiofrequência, a crioterapia, a fotocoagulação com *laser* de argônio.

A eletrólise com aparelho bipolar ou radiofrequência é um dos procedimentos mais usados e está indicada nos casos de triquíase menor. Há necessidade de infiltração anestésica local antes. A agulha de eletrólise é introduzida na direção da base do folículo piloso, ficando paralela ao cílio. Aplica-se uma corrente elétrica de 0,5 mJ por um a dois segundos e, se destruído corretamente, o cílio é removido facilmente com uma pinça. É considerada dolorosa, apresenta alta taxa de recorrência devido à agulha ser direcionada erroneamente à base do folículo e pode causar deformidades marginais. O paciente deverá ser reavaliado após 30 a 60 dias e prescreve-se pomada de antibiótico e corticosteroide durante cinco dias.

A crioterapia está indicada nos casos de triquíase menor ou maior. É realizada com óxido nitroso ou dióxido de carbono. Infiltração anestésica com lidocaína 2% e epinefrina é feita no subcutâneo da pálpebra. A epinefrina facilita a rápida congelação e a lenta descongelação pela vasoconstrição, condições ideais para esse tratamento. É realizada uma congelação, a uma temperatura de −20 °C para destruição do folículo piloso. Após a descongelação, os cílios malposicionados são retirados com uma pinça. Apesar dos bons resultados, não é um procedimento seletivo, acometendo inclusive cílios normais ao redor. Apresenta um grande potencial de complicações, como: despigmentação pela destruição de melanócitos, entrópio, áreas de necrose, úlcera de córnea, reativação de herpes-zoster. Está contraindicada nos pacientes portadores de penfigoide pelo risco de recidiva da doença. Prescreve-se pomada de antibiótico e corticosteroide por sete dias e, se necessário, analgésico.

A fotocoagulação com *laser* de argônio apresenta alta eficácia, baixa recidiva e o mínimo de complicações. Pode ser realizada na triquíase menor, maior e distiquíase, desde que não ultrapasse um número maior que 12 cílios. É um procedimento seletivo, com destruição precisa do folículo piloso e dano tecidual mínimo. Baseia-se na transformação de energia luminosa em térmica, através da absorção da luz pelo pigmento, com consequente alteração das proteínas teciduais. Pode ser feita infiltração anestésica prévia. Os parâmetros utilizados são variáveis, mas em geral utiliza-se mira de 100 µ, potência de 1 W, exposição de 0,5 s e profundidade de 2 mm da margem palpebral. Podem ser aplicadas cerca de 20 a 30 coagulações por cílio. O paciente é colocado na lâmpada de fenda, a pálpebra é evertida com o uso de um cotonete, expondo-se o cílio para que fique perpendicular ao feixe de *laser* de argônio azul/verde. Apresenta como desvantagens o alto custo do aparelho do *laser*, treinamento para executar, além de ser de difícil execução em pacientes acamados e com tremores.

Os procedimentos cirúrgicos são indicados nos casos de distiquíase congênita, triquíase extensa ou associada ao entrópio.

Cirurgia de Van Millingen ou divisão interlamelar com enxertia consiste na divisão da margem palpebral em duas lamelas e interposição de um enxerto com a finalidade de afastar a lamela anterior e, assim, os cílios da superfície ocular. O enxerto mucocutâneo é a fonte de doação preferida, sendo a região de transição pele-mucosa do lábio a mais usada. Essa técnica deve ser considerada, especialmente, nos casos associados a doenças cicatriciais e quando há um grande número de cílios malposicionados no mesmo segmento palpebral. Apresenta alta taxa de sucesso.

Outra técnica usada é a ressecção em cunha pentagonal quando há um segmento localizado de cílios malposicionados. A aproximação das bordas palpebrais é direta e realizada em três planos.

Nos casos de triquíase associada ao entrópio cicatricial, diversas são as técnicas cirúrgicas. Dentre elas, a cirurgia de Wies é a melhor para esse tipo de correção. Outras opções são colocação de enxertos variados na lamela posterior, cirurgia com tarsotomia parcial via posterior, excisão da margem na área afetada, entre outras.

REFERÊNCIAS CONSULTADAS

1. Buston MJ, Rajak SN, Ramadhani A, Weiss HA, Hastamu E, Abera B, et al. Post-operative recurrent trachomatous trichiasis is associated with increased conjunctival expression of S100A7 (Psoriasin). PLOS Negl Trop Dis. 2012 Dec;6(12):e1985.
2. Courtright P, Burton M, Emerson P. Elimination trichiasis: the next steps forward. Community Eye Health. 2012;25(78):38.
3. Dutton JJ. Trichiasis and Distichiasis. Atlas of oculoplastic and orbital surgery. New Zealand: Lippincott Williams & Wilkins, 2013. p.30-5.
4. Figueiredo ARP. Triquiase. In: Filho JV, Cruz AAV, Schellini SA, Matayoshi S, Figueiredo ARP, Neto GH. Órbita, Sistema Lacrimal e Oculoplástica. São Paulo: CBO. Rio de Janeiro: Cultura Médica-Guanabara Koogan, 2008. p.303-8.
5. Gower EW, West SK, Cassard SD, Munoz BE, Harding JC, et al. Definitions and Standardization of a New Grading Scheme for Eyelid Contour Abnormalities after Trichiasis Surgery. PLoS Negl Trop Dis. 2012 Jun;6(6):e1713.

6. Junior NLF, Lucci LMD, Paulino LV, Rehder RCL. O uso do laser de argônio no tratamento da triquíase. Arq Bras Oftalmol. 2004;70(2).
7. Khafagy A, Mostafa MM, Fooshan F. Management of trichiasis with lid margin split and cryotherapy. Clin Ophthalmol. 2012;6:1815-7.
8. Kormann RB, Moreira H. Eletrólise com radiofrequência no tratamento da triquíase. Arq Bras Oftalmol. 2004;70(2).
9. Nowinski TS. Cryotherapy. In: Tse DT. Color atlas of oculoplastic surgery. New Zealand: Lippincott Williams & Wilkins, 2011. p.39-43.
10. Sartioli SS. Triquíase e Distiquíase. In: Matayoshi S, Forno EA, Moura EM. Manual de cirurgia Plástica Ocular. São Paulo: Roca, 2004. p.51-65.

capítulo 12

Marcos Carvalho da Cunha • Beatriz Nugent da Cunha

Lagoftalmo Paralítico

CONCEITO

Lagoftalmo paralítico é definido como o fechamento incompleto das pálpebras, decorrente da perda ou da diminuição da força de contração do músculo orbicular do olho, secundária à lesão do VII nervo craniano (facial). Pode ser classificado em leve, moderado e grave. Quando a paralisia facial se torna crônica, afeta o paciente de maneira devastadora nos aspectos físico e emocional. O simples fato de sorrir ou expressões faciais comuns acentuam a percepção do lado paralisado, com seu aspecto imóvel de máscara.

ETIOLOGIA

A causa mais frequente de lagoftalmo paralítico é a paralisia facial de Bell, de etiologia idiopática. Geralmente benigna, unilateral, apresenta melhora progressiva, podendo o quadro ser revertido em algumas semanas ou meses.

Outras causas menos frequentes e mais graves são o herpes-zoster ótico, doença de Lyme, hanseníase, sarcoidose e traumas. As neurocirurgias para remoção de grandes neurinomas do nervo auditivo (VIII) podem causar quadros graves de lagoftalmo paralítico. Durante a manipulação do tumor, pode ocorrer lesão do nervo facial (VII) e, pela proximidade, lesão do nervo abducente (VI) e do nervo trigêmeo (V), levando ao quadro grave de ceratopatia neurotrófica severa, podendo rapidamente evoluir com úlcera de córnea e até perfuração do globo ocular. O quadro é alarmante devido à associação entre perda da sensibilidade da córnea, ausência de produção de lágrimas e lagoftalmo paralítico. O tratamento deve ser imediato, com lágrimas artificiais, tarsorrafias provisórias e, posteriormente, cirurgias definitivas para restabelecer a dinâmica da oclusão e preservar lágrimas.

EPIDEMIOLOGIA

A incidência da paralisia de Bell é de 20 casos para cada 100.000 pessoas por ano.

Existem poucos trabalhos nacionais sobre epidemiologia da paralisia de Bell. Um estudo realizado em 2001 com 180 pacientes mostrou ligeiro predomínio do sexo feminino e acometimento do lado esquerdo da face em aproximadamente 56% dos casos. Quanto à faixa etária, foram observados dois picos de incidência: um nas terceira e quarta décadas e outro na sexta década de vida. Em 8 pacientes a paralisia aconteceu na gestação ou no pós-parto; nas pacientes grávidas, 80% apresentaram o quadro no terceiro trimestre de gestação.

QUADRO CLÍNICO

O quadro clínico da paralisia facial instala-se subitamente, acometendo apenas um lado, causando assimetria da face. Se a paralisia é periférica, toda a hemiface é comprometida; quando ela é central, as regiões frontal e ocular são poupadas.

Na paralisia de Bell, em geral, os pacientes se recuperam em algumas semanas; entretanto, nos casos de tumores, cirurgias ou traumas, a recuperação é mais lenta ou a lesão pode ser permanente.

Ocorre apagamento das rugas da região frontal e do sulco nasogeniano no lado afetado e desvio da comissura labial para o lado são.

As alterações oftalmológicas resultam da paralisia do músculo orbicular do olho, sendo a principal o lagoftalmo. Com a paralisia do músculo frontal, ocorre queda do supercílio (ptose) e comprometimento estético. A pálpebra superior apresenta pequena retração de 1 mm a 2 mm, devido à paralisia do músculo orbicular do olho e função normal dos músculos antagonistas: Levantador e Müller. Ao solicitar ao paciente que feche o olho, a pálpebra superior não desce ou o movimento é limitado pelo mesmo motivo. Pedindo ao paciente para olhar para baixo, observa-se pequena retração da pálpebra superior referida em inglês como *lid lag*. A pálpebra inferior pode apresentar retração devido a frouxidão horizontal e atonia. Observa-se exposição escleral inferior que piora o lagoftalmo e também causa prejuízo estético. Nos pacientes com flacidez palpebral prévia, pode ocorrer o ectrópio paralítico em graus variáveis. O lacrimejamento é uma queixa frequente e pode acontecer por dois mecanismos: insuficiência de drenagem e/ou excesso de produção. O primeiro ocorre em pacientes com ectrópio do ponto lacrimal ou devido à hipotonia do músculo orbicular, que impede o adequado funcionamento da "bomba lacrimal". O segundo ocorre pela presença de ceratite, estimulando o lacrimejamento reflexo.

A exposição corneana é a consequência mais grave do lagoftalmo paralítico. Observa-se desde leve ceratite nos casos mais brandos, com fenômeno de Bell presente, até grandes úlceras de córnea, principalmente quando há comprometimento do V par craniano, associado à diminuição da produção de lágrimas. As úlceras quando não tratadas aprofundam, podendo infeccionar e causar endoftalmite com perda irreparável da visão e do bulbo ocular.

DIAGNÓSTICO

O diagnóstico do lagoftalmo paralítico é feito mediante análise do quadro clínico, que é bem característico. Durante o exame oftalmológico, é importante avaliar a acuidade visual, a intensidade do lagoftalmo, a presença do fenômeno de Bell, a sensibilidade corneana, o filme lacrimal e a integridade da córnea.

A acuidade visual é um importante indicativo da condição corneana, uma vez que é responsável por aproximadamente 70% do poder dióptrico ocular. A intensidade do lagoftalmo deve ser avaliada solicitando-se ao paciente que pisque normalmente e em seguida que pisque realizando o máximo de força. A medida vertical do lagoftalmo com régua milimetrada na direção da pupila é forma objetiva de avaliar e acompanhar a evolução do quadro. Durante o exame, o médico pode observar se o reflexo de Bell está presente ou não, aplicando força para tentar afastar as pálpebras, enquanto o paciente tenta mantê-las fechadas.

Esse reflexo que roda o globo ocular para cima e para fora no fechamento palpebral é fundamental na proteção do bulbo ocular e orienta no prognóstico e escolha terapêutica.

A sensibilidade da córnea pode estar alterada em algumas situações, como infecção por herpes ou após neurocirurgias, auxiliando na investigação etiológica. A diminuição da sensibilidade corneana é um importante alerta para o médico, sendo que esses pacientes podem apresentar comprometimento da córnea sem queixas compatíveis com o quadro observado e rápida progressão da lesão corneana.

A análise do filme lacrimal pode ser feita através do teste de Schirmer e tempo de ruptura do filme lacrimal. O primeiro avalia a produção de lágrimas, e o segundo, o tempo de evaporação. Essa avaliação é importante nos casos de lesão do nervo facial localizada centralmente, pré-gânglio geniculado.

Por fim, o exame clínico da córnea, e sua integridade, é facilitado pelo uso de colírios corantes especiais, como fluoresceína, rosa bengala e lisamina verde, os quais coram áreas de defeito epitelial, erosões ou úlceras.

PROGNÓSTICO

São indicadores de pior prognóstico na paralisia de Bell:

- Lesão completa do nervo facial;
- Ausência de recuperação do quadro após três semanas;
- Idade superior a 60 anos;
- Dor;
- Síndrome de Ramsay-Hunt;
- Degeneração grave do nervo facial evidenciada por testes eletrofisiológicos;
- Outras condições associadas: hipertensão, diabetes e gravidez.

Tratamento

O objetivo do tratamento é proporcionar proteção e integridade à córnea e ao bulbo ocular.

É necessário estabelecer a localização da lesão do nervo facial (VII°): pré ou pós-gânglio geniculado, o grau de severidade e o tempo de evolução do comprometimento ocular para a adoção de tratamentos clínicos e cirúrgicos.

Tratamento clínico

Manter a córnea saudável é o objetivo primário da terapia. Frequentemente a metade e o terço inferiores da córnea são os mais afetados, dependendo da gravidade do lagoftalmo e da presença ou não do fenômeno de Bell.

A lubrificação copiosa com lágrimas artificiais é a principal forma de tratamento nas fases precoces. Se for necessário uso frequente, mais do que 4 vezes ao dia, deve-se prescrever colírios sem conservantes. Durante o sono, colírio em gel ou pomadas oftálmicas são indicados e, se necessário, deve-se realizar oclusão palpebral com fita micropore® para prevenir exposição noturna e trauma. Em pacientes nos quais a produção lacrimal está reduzida, a oclusão do ponto lacrimal inferior ou ambos com tampões de silicone pode ser medida benéfica, sendo esse método facilmente reversível. Utilizamos os tampões Odyssey® importados da América do Norte, que possuem diferentes tamanhos: pequeno, médio e grande. Nos casos graves, podem ser utilizados durante o dia óculos especiais com oclusão total, semelhantes aos óculos de natação. Estes são úteis para formar uma câmara úmida e proteger a córnea do ressecamento.

Tratamento cirúrgico

É indicado quando medidas clínicas são insuficientes para a manutenção da integridade ocular ou quando a recuperação do lagoftalmo paralítico não ocorreu após meses.

Cirurgias para melhorar a oclusão palpebral e aumentar a retenção de lágrimas na superfície ocular proporcionam segurança, maior conforto e qualidade de vida ao paciente.

Serão abordados os seguintes procedimentos: blefarorrafia superior provisória, tarsorrafia lateral, oclusão definitiva do ponto lacrimal, implante de peso de ouro na pálpebra superior e tratamento da flacidez e ectrópio paralítico da pálpebra inferior.

- **Blefarorrafia superior provisória:** pode ser realizado temporariamente por uma a duas semanas em casos graves, com risco de úlcera e perfuração da córnea. É técnica simples, rápida e de grande proteção da córnea e do globo ocular, utilizada enquanto se aguardam cirurgias definitivas. Após anestesia subcutânea infiltrativa no terço central da pálpebra, próximo à margem, realiza-se a passagem de fio de náilon 6,0 na linha cinzenta da margem palpebral. O fio é tracionado inferiormente, ocluindo o olho, e fixado abaixo da pálpebra inferior, com tiras de Micropore® (Figura 12.1). As tiras podem ser facilmente removidas para exame ocular e aplicação de colírios.
- **Tarsorrafia lateral:** é um tratamento eficiente, simples e seguro, diminuindo em 75% a exposição ocular decorrente do lagoftalmo paralítico.

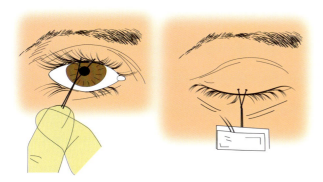

▶ **Figura 12.1** Blefarorrafia provisória com fio de sutura.

O tamanho ideal da tarsorrafia lateral é de 4 mm de comprimento, sendo que maior extensão causa comprometimento estético indesejado, não melhorando a oclusão palpebral e a sintomatologia.

Após anestesia tópica e infiltrativa, a aproximadamente 4 mm do canto lateral, com o uso de bisturi lâmina 15 ou tesoura delicada de Westcott, remove-se 1,5 mm de profundidade da lamela posterior na margem da pálpebra inferior e superior. A margem palpebral da lamela anterior e os cílios ficam preservados, mantendo melhor estética e possibilidade de reversibilidade (Figura 12.2 A).

Com fio de poligalactina 5,0 (Vycryl®), de duas agulhas e espatuladas, passa-se cada agulha no interior da placa tarsal superior e inferior em "U", aproximando as margens superior e inferior, de maneira a deixar o nó no canto lateral, longe da córnea (Figura 12.2 B).

A margem anterior é aproximada com duas suturas em "U", usando fio 6,0, absorvível ou não, e deixando o nó na parte superior (Figura 12.2 C).

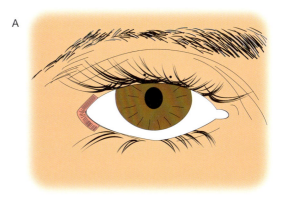

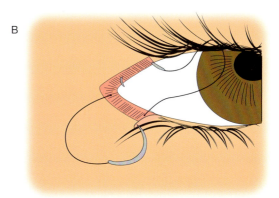

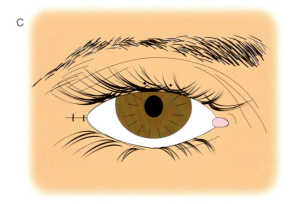

▶ **Figura 12.2** (**A**) Tarsorrafia lateral 4 mm. (**B**) Passagem da sutura no corpo do tarso superior e inferior; manter o nó externamente. (**C**) Sutura da pele com pontos em "U", mantendo nó superiormente.

Essa técnica elimina o uso de tégulas, causando maior conforto pós-operatório.

- **Oclusão definitiva do ponto lacrimal:** está indicado nos casos de diminuição importante na produção de lágrimas de forma irreversível. Deve-se realizar previamente o teste de Schirmer sem anestésico, avaliação do menisco lacrimal inferior e uso de corantes do filme lacrimal, observando lesões da córnea e da superfície ocular por olho seco e exposição. A técnica de mais simples execução é realizada através da cauterização do ponto lacrimal com cautério a pilha. O uso de microscópio oftálmico e lente escleral de proteção ocular contribuem para o sucesso e a segurança do procedimento. A extremidade do filamento do cautério é introduzida 2 mm a 3 mm no ponto lacrimal e canalículo vertical, acionando-se o cautério por alguns segundos, promovendo rápida queimadura; remove-se o filamento e cauteriza-se a superfície do ponto lacrimal por mais alguns segundos. Isso causa estreitamento de 90% a 100% do ponto lacrimal. Pomada antibiótica oftálmica tópica deve ser prescrita duas a três vezes ao dia por sete dias. Geralmente oclui-se o ponto inferior, mas se necessário, em casos graves, com Teste de Schirmer zero, pode-se ocluir os dois. Caso seja preciso, o ponto lacrimal pode ser reaberto com introdução de pequena tesoura de pontas retas no local e realização de incisão.

- **Inserção de peso de ouro na pálpebra superior:** tem sido o tratamento preferencial, substituindo a tarsorrafia em pacientes com paralisia. O peso de ouro não modifica a abertura horizontal da fenda palpebral, confere melhor dinâmica na oclusão e pode ser deixado permanentemente, se necessário. No Brasil, pode ser confeccionado por protéticos ou pode-se utilizar peso de menor espessura, importado da América do Norte (Medev corporation, Los Angeles, Califórnia). Os pesos possuem várias graduações, de 0,6 a 1,6 grama, com intervalos de 0,2 grama. O peso ideal é testado previamente à cirurgia, utilizando-se pesos externos, colados na região tarsal central, com tintura de benjoin ou fita micropore®.

Geralmente, os pesos mais utilizados possuem entre 1,0 e 1,2 grama. O peso deve promover boa oclusão palpebral e não causar ptose, deixando a pálpebra 2 mm abaixo do limbo superior, com o paciente na posição primária do olhar. Após anestesia infiltrativa local da região, o peso de ouro é inserido entre a placa tarsal e o músculo orbicular. Recomenda-se que a incisão horizontal da pele palpebral seja realizada pouco abaixo do sulco palpebral, evitando-se assim lesionar a aponeurose do músculo levantador da pálpebra superior, o que poderia causar ptose iatrogênica. Incisão da pele é realizada com bisturi lâmina número 15, com comprimento horizontal de aproximadamente 15 mm (Figura 12.3 A).

A abertura do músculo orbicular é feita com tesouras, no sentido da margem palpebral, longe da borda superior do tarso, evitando-se lesar os elementos retratores da pálpebra superior. Uma vez visualizada a placa tarsal anterior, disseca-se o músculo orbicular, a fim de se criar espaço para introdução do peso de ouro (Figura 12.3 B).

Evitar dissecção extensa até a margem palpebral, para não lesar os folículos pilosos dos cílios. O peso possui três orifícios para fixação na placa tarsal e deve ser colocado previamente no espaço criado para verificação do pocisionamento e centralização. Utilizando fio de poligalactina 6,0 (Vycryl), a agulha é transfixada parcialmente no tarso e presa ao peso de ouro nos seus três orifícios (Figura 12.3 C).

Em seguida, deve-se suturar cuidadosamente o músculo orbicular com pontos separados e o mesmo fio, evitando-se deixar o peso de ouro exposto e sepultando os nós (Figura 12.3 D).

Por fim, a pele é suturada com fio de Prolene 7,0 ou similar. As complicações são raras seguindo-se essa técnica. O peso é levemente visível através da pele quando o olho está fechado. Apesar do fechamento cuidadoso do músculo orbicular, podem ocorrer inflamação, exposição e extrusão do peso de ouro. Infecções são raras. Caso haja retorno da função do músculo orbicular do olho, a técnica é facilmente revertida.

- **Correção do ectrópio paralítico e flacidez da pálpebra inferior:** o posicionamento ideal e natural da pálpebra inferior é tangenciando o limbo inferior.

Nos casos graves de lagoftalmo paralítico e em pacientes com alguma flacidez prévia, ocorrem retrações da pálpebra inferior, podendo haver descolamento da pálpebra, culminando com o ectrópio. A cirurgia que confere o melhor resultado para sua correção é a cantoplastia lateral, utilizando-se a técnica do retalho tarsal, ou do inglês *tarsal strip*. Apos anestesia local infiltrativa da região, inicia-se a cantotomia lateral de 6 mm a 7 mm de extensão, expondo a reborda orbitária e periósteo. O tendão inferior é seccionado com tesoura, liberando a pálpebra inferior. A extremidade da pálpebra inferior é separada por 1 cm em duas lamelas, uma anterior composta de pele e músculo orbicular e outra posterior com tarso e conjuntiva. A conjuntiva tarsal e seu epitélio são removidos através de raspagem mecânica, utilizando lâmina de bisturi 15. O tarso é seccionado horizontalmente, 4 mm abaixo da margem, conformando o retalho. A margem palpebral e os cílios são removidos com tesoura de Westcott. Com pinça de fixação, traciona-se o retalho em direção à reborda orbitária, calculando a quantidade horizontal a se ressecar, conferindo tônus adequado. Após ressecção do coto, fixamos o retalho ao periósteo da reborda interna com sutura em "U" utilizando fio bi-agulhado de Prolene 5-0®. O músculo orbicular é fechado meticulosamente com fio Vycryl 6-0®, pontos simples e sepultados. Pequeno excesso de pele e músculo orbicular são ressecados horizontalmente. O canto lateral e seu ângulo são refeitos após reavivação de 2 mm da margem palpebral superior e sutura ao tarso inferior com fio de Vycryl® 6,0, tomando-se o cuidado para deixar o nó no canto lateral. Por fim a pele é suturada continuamente com fio 6,0 não absorvível.

Capítulo 12

Lagoftalmo Paralítico

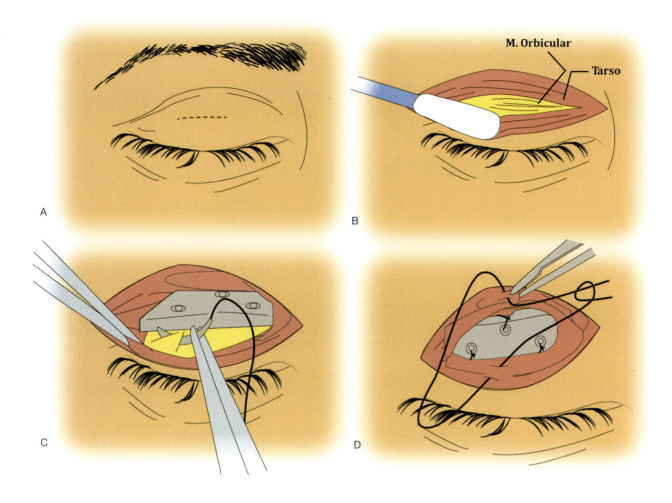

▶ **Figura 12.3** (**A**) Local da incisão da pele na pálpebra superior. (**B**) Exposição da placa tarsal anterior. (**C**) Passagem do fio de sutura na placa tarsal anterior para fixação do peso. (**D**) Sutura do músculo orbicular com pontos separados.

SUMÁRIO

Paralisia facial motora periférica associada a lagoftalmo paralítico causa desfiguração da aparência, alteração emocional e da função visual do paciente. Tumores que afetam o nervo facial acima do gânglio geniculado causam associadamente diminuição da secreção lacrimal, agravando sobremaneira o quadro clínico ocular. Se a sensibilidade corneana estiver diminuída ou ausente, o quadro se torna grave, com necessidade de rápido tratamento, a fim de se evitar maiores complicações à córnea e ao globo ocular. Tratamento conservador com colírios aquosos e em gel, pomadas, tampões do ponto lacrimal e, se necessário, cirurgias de simples realização para melhora da oclusão palpebral devem ser instituídos de maneira escalonada no seguimento do paciente, proporcionando conforto e saúde ocular.

REFERÊNCIAS CONSULTADAS

1. Anderson RL, Gordy DD. The tarsal strip procedure. Arch Ophthalmol. 1979;97:2192-6.
2. Bair RL. Noninfectious inflammatory response to gold weight eyelid implants. Ophthal Plast Reconstr Surg. 1995;11(3):209-14.
3. Cunha MC, Vital Filho J, Socol O, Almeida GV. Implante pré-tarsal de peso de ouro para correção do lagoftalmo. Estudo preliminar. Arq Bras Oftalmol. 1990;53(3):107-10
4. Forno EA, Alves MR. Implantação de peso de ouro em lagoftalmo paralítico irreversível. In: Alves MR. Conjuntiva cirúrgica. São Paulo: Roca, 1999. p.40-2.
5. Forno EA, Romero LP, Cunha MC. Paralisia Facial Periférica. In: Órbita, Sistema Lacrimal e Oculoplástica. São Paulo: Roca, 2013. p.327-41.

6. Lazarini PR, Fouquet ML. Paralisia facial – avaliação, tratamento e reabilitação. São Paulo: Lovise, 2006. ISBN 85-85274-94-8
7. Nunes TP, Sardinha M, Pereira ICL, Matayoshi S. [Gold weight implantation: premature and late complications]. Arq Bras Oftalmol. 2007;70(4):599-602.
8. Portelinha WM, Genta CB, Sobrinho EF, Cunha MC, Moura EM. Paralisia Facial – Lagoftalmo. In: Soares EJC. Cirurgia Plástica Ocular. São Paulo: Roca, 1997. p.193-202.
9. Rofagha S, Seiff SR. Long-term results for the use of gold eyelid load weights in the management of facial paralysis. Plast Reconstr Surg. 2010;125(1):42-149.
10. Valença MM, Valença LP, Lima MC. Paralisia facial idiopática de Bell: a propósito de 180 pacientes. Arq Neuropsiquiatr. 2001;59(3B):733-9.
11. Wesley RE, Jackson CG, Tiedeken P, Glasscock III ME. Reconstruction of the Eyelid After Facial Nerve Paralysis. In: Nunery WR. Ophthalmic Plastic and Reconstructive Surgery. Ophthalmology Clinics of North America. Philadelphia: Saunders Company, 1991. p.47-71.
12. Wesley RE. Diagnosis and management of facial palsy. In: Stewart W.B. Surgery of the Eyelid, Orbit and Lacrimal System. 1.ed. San Francisco: AAO, 1994.

capítulo 13

Célia Simões Cardoso de Oliveira Sathler

Blefaroptose

Ptose palpebral é a condição em que a margem da pálpebra superior está situada em uma posição anormal, deslocada inferiormente, na posição primária do olhar.

Pode cobrir uma porção da pupila levando a prejuízo visual ou simplesmente levar a uma alteração estética quando não obstrui o eixo visual.

A grande maioria dos casos é corrigida cirurgicamente, porém alguns deles requerem o uso de medicamentos, outros são contraindicados para qualquer tratamento. A correção será discutida melhor no decorrer deste capítulo.

Os melhores resultados cirúrgicos são obtidos nos pacientes com distrofia do Músculo Levantador da Pálpebra Superior (MLPS) com função moderada ou boa e os de ptose involucional.

É importante salientar que o resultado da correção cirúrgica da ptose é imprevisível, a obtenção da simetria nem sempre é alcançada e que existe uma chance de aproximadamente 30% de necessitar de uma reoperação a fim de melhorar a simetria.

PSEUDOPTOSE

Algumas afecções podem simular uma ptose verdadeira e por isso são classificadas como pseudoptose, entre elas:

- Dermatocalaze
- Epicanto
- Assimetria facial
- Retração palpebral do olho contralateral
- Hipotropia do olho contralateral
- Síndrome de Duane
- Enoftalmo
- Exoftalmo contralateral

PROPEDÊUTICA DA BLEFAROPTOSE

História clínica

Com ela é possível estabelecermos se a ptose é congênita ou adquirida.

Indagar sobre traumas, cirurgias oftalmológicas prévias e uso de lentes de contato.

Questionar sobre mudanças na ptose no decorrer do dia e se existem outros sintomas concomitantes com a ptose.

Exame ocular

- **Acuidade visual:** para determinarmos se a ptose está causando ou se já causou ambliopia.
- **Motilidade ocular extrínseca:** avaliar se há estrabismo concomitante, além de descartar a ptose por hipotropia.
- **Pesquisa do fenômeno de Marcus Gunn:** entidade rara, porém, se presente, requer cuidados especiais na correção.
- **Pesquisa do fenômeno de Bell:** é imprescindível que esteja presente para prevenir complicações pós-operatórias como a ceratite de exposição, uma vez que toda cirurgia para correção de ptose leva a lagoftalmo parcial.
- **Quantificação da ptose:**
  a) **Medida da rima vertical:** mede geralmente de 9,0 mm a 11 mm de altura, em posição primária do olhar, a pálpebra superior cobre 2 mm a córnea superior. Essa medida vai da margem palpebral superior ao limbo inferior.

A medida da rima vertical é utilizada por Beard (Tabela 13.1) para classificar a ptose em três grupos: leve, moderada e grave.

TABELA 13.1 Medida da rima vertical utilizada por Beard.

Intensidade da ptose	Medida	Distância borda-limbo
Discreta	< 2 mm	Entre 2 mm e 4 mm
Moderada	Entre 2 mm e 4 mm	Entre 4 mm e 6 mm
Grave	> 4 mm	> 6 mm

b) **Distância margem reflexo:** é a distância medida em mm que vai da margem palpebral superior ao reflexo de Hirschberg. Se a pálpebra cobre a pupila, ela é levantada pelo examinador e a medida obtida é dada em mm negativo. O valor normal é de 4 mm a 5 mm.

c) **Função do músculo levantador da pálpebra superior (MLPS):** é medida após a imobilização do músculo frontal ipsilateral pressionando-o com o polegar do examinador; a seguir, pedimos ao paciente que olhe para baixo e para cima e, com uma régua colocada diante da pálpebra do paciente, conseguimos obter a medida em mm da excursão da mesma.

A função é considerada pobre abaixo de 4 mm, regular de 5 mm a 7 mm e boa acima de 8 mm. A função normal é acima de 14 mm.

- **Sulco palpebral superior:** sulco alto é sinal de desinserção da aponeurose, porém não é patognomônico; a ausência de sulco é relacionada à baixa função do MLPS.
- **Sensibilidade corneana:** é importante pesquisar para prevenir lesões corneais pela exposição pós-cirúrgica provocada pelo lagoftalmo.
- **Fenômeno de Bell:** se ausente, contraindica a correção cirúrgica da ptose, uma vez que a córnea ficará exposta durante a noite.
- **Filme lacrimal:** sua avaliação é importante também para prevenir lesões corneais; uma vez alterado a correção da ptose, deve ser pensada.
- **Exame das pupilas:** paciente com miose associada a ptose e anidrose facial trata-se de síndrome de Horner.
- **Teste do gelo:** exame de baixa sensibilidade e especificidade; pode auxiliar no diagnóstico de miastenia gravis. Na suspeita de tal doença podemos aplicar gelo durante dois a cinco minutos sobre a pálpebra superior – se ocorrer a melhora da ptose, sugere ser miastenia gravis; isso acontece porque em baixas temperaturas ocorre inibição da acetilcolinesterase.

Testes farmacológicos

a) **Teste do Tensilon** (edrofônio) 10 mg ev – para investigar miastenia gravis.
b) **Teste do Prostigmine** (Neostigmina) 0,5 mg ev a 2 mg ev – também usado para investigar miastenia gravis.
c) **Teste da Fenilefrina:** instila-se fenilefrina 10% no fórnice superior e aguardamos 5 a 10 minutos. Esse teste avalia a eficácia da correção cirúrgica da ptose atuando-se no músculo de Müller (conjuntivomullerectomia ou Fasanella Servatt).

CLASSIFICAÇÃO DA PTOSE

A ptose pode ser classificada em congênita ou adquirida, porém, de acordo com os mecanismos fisiopatogênicos, ela é mais bem classificada em: miogênica, aponeurótica ou neurogênica.

Ptose miogênica

- **Isolada (congênita):** ocorre por alteração no músculo elevador da pálpebra superior, que se encontra distrófico, e em 60% a 70% dos casos é unilateral. Tendem a melhorar parcialmente com os anos e não apresentam alteração no decorrer do dia, ou seja, são estáveis.
- **Blefarofimose:** trata-se de um tipo especial de ptose congênita miogênica.
- **Constitui uma síndrome:** diminuição da rima horizontal e vertical (ptose), ptose bilateral grave, epicanto inverso e telecanto. Pode haver também ectrópio por encurtamento da lamela anterior, porém nem sempre presente. Estrabismo, às vezes, pode estar presente, porém é raro.

Miopatias

Miastenia *gravis*: caracteriza-se pela destruição dos receptores da acetilcolina na junção neuromuscular, levando ao bloqueio do estímulo de contração da fibra muscular, com isso o paciente vai apresentar aumento da fatigabilidade da musculatura voluntária ou estriada dos músculos inervados por nervos cranianos. Na região orbitopalpebral, os músculos extraoculares, o levantador da pálpebra superior e o orbicular.

Sua prevalência é maior dos 18 aos 40 anos de idade.

Uma característica importante é a flutuação dos sinais e sintomas: o paciente acorda bem e vai piorando no final do dia; além disso, é progressiva.

Pode apresentar outros sinais e sintomas como dificuldade para deglutição, fala ou mastigação, fraqueza dos músculos das mãos e das pernas e, se os músculos intercostais forem acometidos, há risco de vida.

O tratamento é clínico, porém, quando a ptose não melhora com os medicamentos, podemos fazer a suspensão frontal com fio de silicone somente para promover a abertura do eixo visual.

Distrofia miotônica: é uma degeneração heredofamiliar, provavelmente autossômica dominante, caracterizada por atrofia ou hipotrofia muscular, presente ao nascimento ou aparecendo nas primeiras décadas de vida.

Acomete os músculos das mãos, face, mastigação, deglutição, pescoço, quadril, músculos extraoculares, extensores e flexores dos antebraços e pés.

O paciente vai apresentar ptose e fraqueza dos orbiculares inicialmente; então passa a usar os músculos frontais e, quando isso não é o suficiente, começa a elevar o mento para ver através de estreitas fendas

palpebrais. Pela atrofia dos orbiculares e lagoftalmo, o paciente, apesar da ptose, pode apresentar ceratopatia de exposição. Também é progressiva.

O tratamento consiste na suspensão frontal com fio de silicone com o objetivo de liberar apenas o eixo visual, ou seja, hipocorretiva para evitar a exposição corneal.

Quando o caso for avançado junto com a correção da ptose, pode-se colocar um enxerto de palato duro na lamela posterior da pálpebra a fim de se evitar a exposição corneal (transposição de rima palpebral).

Ptose aponeurótica

É também conhecida por involucional, e é a ptose adquirida mais frequente. Ocorre geralmente na terceira idade, associada à degeneração ou à deiscência da aponeurose do MLPS. Com os anos, a ptose vai se acentuando.

Na anamnese o paciente pode relatar trauma, cirurgias oculares, edemas orbitopalpebrais, prurido ocular e uso de lentes de contato.

O quadro clínico vai apresentar: ptose acompanhada por uma prega palpebral alta, boa função do MLPS e, na infradução, queda da pálpebra superior acometida.

O tratamento consiste em identificar e refixar a aponeurose no terço superior do tarso, porém, nos casos de ptose severa com diminuição da função do MLPS, pode ocorrer a necessidade de uma ressecção pequena da aponeurose.

Ptose neurogênica

Ocorre por alteração da inervação.

a) **Síndrome de Marcus Gunn:** é uma alteração congênita, responsável por 2% a 13% dos casos de ptose.
Trata-se de uma sincinesia mandibulopalpebral congênita, que se apresenta na forma de ptose unilateral, de grau variável, notada ao nascimento e acompanhada de movimentos rítmicos de elevação da pálpebra quando a criança está mamando ou fazendo movimentos com a mandíbula.

b) **Síndrome de Horner:** caracteriza-se por ptose mínima, miose e anidrose. Ocorre por lesão da via simpática em seu trajeto em direção ao globo ocular e à órbita.
A ptose é discreta associada à elevação da pálpebra inferior, que causa a impressão de enoftalmia.
Miose mais acentuada na obscuridão.
Anidrose vai estar presente se a lesão for proximal à bifurcação da artéria carótida comum.
Heterocromia da íris afetada (fica mais clara) é característica dos casos congênitos.
A técnica mais indicada para tratar a ptose na síndrome de Horner é a müllerectomia ou a Fasanella-Servat.

c) **Paralisia do nervo oculomotor:** ptose palpebral associada à exotropia com grande limitação de adução, do abaixamento e da elevação, e há anisocoria, determinada por midríase paralítica do lado afetado.
Pode ser congênito ou adquirido: isquemia, trauma, ruptura de aneurisma, neoplásica.

d) **Ptose associada à enxaqueca oftalmoplégica:** apresenta curta duração e regride espontaneamente na maioria dos casos. Também pode ocorrer por neurotoxinas como sífilis ou botulismo.

Ptose mecânica

É provocada por afecções que causam peso sobre a pálpebra superior, levando a sua queda, como hemangioma e tumorações.

Tratamento

- **Ptose congênita:** a melhor época para ser operada é entre 4 e 5 anos de idade, porque nessa idade conseguimos uma melhor avaliação da propedêutica e com isso estabelecemos melhora técnica cirúrgica. Porém se a criança apresentar posição viciosa de cabeça ou ambliopia, a cirurgia deve ser realizada o mais rápido possível a fim de preservarmos a visão. Nesses casos fazemos uma técnica provisória como a suspensão frontal com fio de silicone.
- **Blefarofimose:** o epicanto e a ptose não devem ser resolvidos cirurgicamente ao mesmo tempo. Em geral devemos corrigir o epicanto por volta dos 2 a 3 anos de idade e a ptose aos 5 anos. Antecipar a correção de ptose se houver ambliopia ou posição viciosa de cabeça.
- **Estrabismo associado com ptose:** o estrabismo deve ser operado antes, uma vez que a correção do estrabismo vertical pode modificar os parâmetros da ptose e também porque, ao corrigir a ptose, pacientes com estrabismo podem ter diplopia.
- **Ptose pós-trauma:** se não diagnosticado no momento da sutura da pálpebra, devemos aguardar em média seis meses para corrigir a ptose.

ESCOLHA DA TÉCNICA CIRÚRGICA

Ptose congênita: existem algumas técnicas utilizadas no tratamento da ptose congênita, porém as mais usadas são a ressecção da aponeurose do MLPS quando a função é acima de 4 mm, suspensão ao frontal quando a função é abaixo de 4 mm e, se houver função boa (acima de 8 mm), podemos utilizar a refixação da aponeurose do MLPS numa posição mais alta (podendo chegar até o ligamento de whitnal).

O material mais utilizado para a suspensão ao frontal é a fáscia lata autóloga.

Utilizamos de rotina o protocolo de Beard para as ptoses congênitas, como na Tabela 13.2. E o posicionamento da margem palpebral superior no final da cirurgia em relação ao limbo do paciente, ou seja, função ruim, deixamos a pálpebra superior 2 mm acima do limbo, função moderada no limbo e função boa 2 mm abaixo do limbo.

TABELA 13.2 Protocolo de Beard nas ptoses congênitas.

Intensidade	Boa (> 8 mm)	Função muscular moderada 5 mm a 7 mm)	Fraca (< 4 mm)
Discreta (< 2 mm)	10 mm a 13 mm	Rara	Não existe
Moderada (3 mm)	10 mm a 17 mm	18 mm a 22 mm	> 23 mm
Grave (> 4 mm)	Não existe	23 mm	23 mm + reforço

Ptose adquirida:

a) **Ptose involucional:** apresenta ótimo resultado através da técnica de refixação da aponeurose do MLPS, porém nos casos de ptose moderada a severa, onde a função do músculo levantador está abaixo do normal indicando uma degeneração das fibras, faz-se necessário ressecções do levantador.

Ptoses leves (até 2 mm) com teste de fenilefrina positivo têm apresentado bons resultados com a conjuntivomüllerectomia.

b) **Paralisia do III par:** em geral aguardamos em média seis meses para proceder ao tratamento cirúrgico, uma vez que a ptose pode regredir parcial ou totalmente. Deve-se corrigir o estrabismo primeiramente a fim de evitarmos a diplopia.

A técnica utilizada é a suspensão ao frontal com fio de silicone quando a ptose é severa e a ressecção quando a ptose apresenta função acima de 4 mm. É comum esses pacientes apresentarem diminuição ou perda total do reflexo de Bell, o que frequentemente pode levar à ulceração da córnea, portanto pacientes com perda desse reflexo terão a cirurgia contraindicada. Já aqueles com diminuição do reflexo, se vierem a apresentar alteração corneal, devem ser submetidos à retirada do fio de silicone.

c) **Ptose miogênica:** a técnica é a suspensão ao frontal com fio de silicone. Vale lembrar que pacientes jovens têm resposta melhor que os mais idosos uma vez que o lagoftalmo produzido pela cirurgia é mais bem tolerado pelos primeiros.

d) **Síndrome de Horner:** utilizamos a técnica de Fasanella-Servat (ressecção de tarso, conjuntiva e músculo de Müller) ou müllerectomia. Também podemos fazer uma ressecção da aponeurose do MLPS.

e) **Ptose mecânica:** o tratamento visa remover a causa da ptose: retirada de massas e tecidos que estejam levando a ptose.

TÉCNICA CIRÚRGICA
Ressecção da aponeurose do MLPS

Pode ser realizada por via transcutânea ou via posterior (pela conjuntiva superior), porém a primeira é a mais utilizada por ser mais fácil de executar, ensinar e reabordar caso necessite de uma nova reintervenção para ajuste.

A anestesia mais indicada é a local com sedação nos adultos, uma vez que permite acordar o paciente e sentá-lo na mesa cirúrgica a fim de procedermos a uma comparação com a pálpebra contralateral, para atingirmos uma boa simetria. Já nas crianças a anestesia é geral, porém a anestesia local sempre é realizada conjuntamente, uma vez que permite melhor separação dos tecidos, melhora a vasoconstrição local e permite um pós-operatório com menos dor.

Passos cirúrgicos:

a) Marcação da pele onde será realizada a incisão e posteriormente será criada a prega palpebral superior, em geral é utilizada o sulco do paciente e, se este estiver ausente, devemos fazer a marcação na altura do sulco da pálpebra contralateral. Se a cirurgia for bilateral e não houver sulco, então a altura deve ser realizada ao nível da borda superior, ou seja, pacientes do sexo feminino sulco mais alto, em torno de 9 mm a 10 mm, e do sexo masculino, de 6 mm a 8 mm.

b) Incisão da pele na linha marcada. Com o auxílio de uma pinça, dois cirurgiões vão segurar em cada uma das bordas da pele excisada no centro da pálpebra e levantar para cima a fim de que o músculo orbicular se separe da aponeurose; então procedemos a uma abertura nessa região de ponta a ponta com a exposição do espaço pré-aponeurótico.

c) Abaixo do orbicular devemos proceder à dissecção em direção ao tarso expondo sua superfície até 3 mm de distância da raiz dos cílios para não lesá-los.

d) Dissecção abaixo do orbicular em direção à reborda orbitária superior. Para facilitar esse passo, pedimos ao médico auxiliar que comprima o globo ocular para o fundo da órbita; vai ocorrer a exposição do septo e a protusão da bolsa de gordura pré-aponeurótica. Aberto o septo e afastado a bolsa de gordura para trás através de um afastador, vamos encontrar a aponeurose totalmente exposta.

e) Dissecção da aponeurose iniciando-se do tarso em direção ao rebordo orbitário superior. A conjuntiva é poupada, porém, como o músculo de Müller está firmemente aderido à aponeurose, nesse passo ele acaba sendo ressecado junto a ele. Essa dissecção é maior nos casos de ptose severa, podendo chegar à dissecção até o ligamento de Whitnall, sem, no entanto, seccioná-lo. A aponeurose pode ser apreendida com a pinça de Berke a fim de facilitar a dissecção e a apreensão da estrutura.

f) Passagem de três suturas em "U" utilizando fio de poliéster 5,0; alguns serviços utilizam o fio de seda 6,0, no terço superior do tarso. Os fios são passados na aponeurose no local onde se pretende ressecar e então são anodados com um laço para observarmos o resultado da abertura palpebral. Se o paciente for adulto, sentamos ele na mesa cirúrgica e avaliamos o resultado final; vale lembrar que ocorrerá uma queda natural da pálpebra, portanto é necessário hipercorrigir. Se o paciente for criança, utilizamos a tabela de Beard, que nos indica onde deixar a pálpebra no final da cirurgia. A seguir, o laço é solto e os nós são confeccionados.

g) Ressecção da aponeurose com tesoura.

h) Confecção do sulco palpebral, através da sutura de pele-aponeurose-pele com fio vicryl 6,0 em crianças que não deixarão retirar a sutura, ou com fio de náilon 6,0 naquelas que colaboram; o sulco também pode ser confeccionado através de sutura do orbicular pré-tarsal à aponeurose com pontos separados e fio absorvível de vicryl 6,0. Sutura da pele.

Reinserção da aponeurose do MLPS

São utilizados os mesmos passos da técnica da ressecção com a única diferença que a aponeurose só é ressecada se a ptose for intensa com função diminuída, ou seja, naqueles casos em que a aponeurose se encontra com rarefação ou deiscência. E nesses casos a ressecção é pequena e jamais deve chegar até o ligamento de Whitnall, uma vez que frequentemente pode ocorrer hipercorreção.

Nos demais casos, após a identificação da aponeurose, segue-se o passo f) anteriormente descrito.

TARSO-CONJUNTIVO-MÜLLERECTOMIA
(Cirurgia de Fasanella-Servat)

Constitui um encurtamento posterior da pálpebra através da ressecção de tarso, conjuntiva e Müller. Essa técnica apresenta um resultado bastante previsível, melhora a abertura palpebral em aproximadamente 1 mm a 2 mm. Utilizada em ptoses leve (até 2 mm), com boa excursão palpebral e teste da fenilefrina positivo. Portanto, utilizada na síndrome de Horner, nas ptoses congênitas discretas e nas reoperações.

a) Passagem de sutura de tração no centro da margem palpebral superior e eversão desta utilizando um desmarre.

b) Colocação de duas pinças hemostáticas curvas em toda a extensão horizontal do tarso de frente uma com a outra, de forma que suas pontas se encostem, distantes 3 mm a 4 mm da borda ciliar. As pinças devem ter sua concavidade em direção à borda palpebral superior.

c) Passagem da sutura transfixante atrás da parte convexa da pinça, utilizando fio de náilon 5,0, cuja entrada é feita através da pele no canto temporal da prega palpebral, saindo internamente no ângulo da ferida conjuntival; então, continua-se com a sutura contínua profunda englobando o tarso e o músculo de Müller, até atingir a extremidade nasal, quando a agulha transfixa a ferida e sai na pele.

d) Remoção das pinças e ressecção dos tecidos com tesoura ao longo da marca do esmagamento dos mesmos.

e) Passagem da sutura da conjuntiva com fio de náilon 6,0, contínua, com suas extremidades saindo na pele medial e lateralmente.

f) Os fios são aderidos à pele com fita adesiva.

g) As suturas são removidas após oito a 10 dias.

CONJUNTIVO-MÜLLERECTOMIA

Essa técnica foi descrita por Putterman & Urist em 1975, e tem a vantagem de preservar o tarso, o contorno e a prega palpebral, além de apresentar resultados previsíveis, melhora em aproximadamente 2 mm a abertura ocular.

Utilizada somente em pacientes com teste da fenilefrina positivo.

a) Sutura de tração na região central da margem palpebral e eversão desta utilizando um desmarre.

b) Marca-se a altura da ressecção a partir da borda superior do tarso e passamos uma sutura contínua de seda 6,0 na conjuntiva.

c) Colocação de uma pinça de apreensão (pinça de Putterman) incluindo a conjuntiva e o músculo de Müller.

d) Sutura transfixante com fio de náilon 5,0 ou 6,0, da mesma maneira descrita na técnica de Fasanela-Servat.

e) Secção dos tecidos incluídos na pinça.

f) Sutura da conjuntiva com náilon 6,0.

SUSPENSÃO FRONTAL

Utilizada nos casos de ptose congênita com função ruim (abaixo de 4 mm) e ptose miopática.

Os materiais podem ser sintéticos ou orgânicos.

Os materiais sintéticos (fio de goretex, supramid, tela de mersilene e fio de silicone) oferecem a vantagem por serem facilmente adquiridos, sem a necessidade de um outro procedimento com sitio doador. Porém, além de adicionarem um custo maior para a cirurgia, apresentam maior incidência de granulomas de corpo estranho (rejeição), infecção e recorrência da ptose. A fáscia lata pode ser obtida do próprio paciente (geralmente a partir de crianças de 4 anos de idade), com menor risco de formação de granulomas, porém prolongam o tempo do procedimento cirúrgico.

O fio de silicone é o preferido para os casos de ptose miopática por ser mais elástico e, com isso, permitir uma oclusão parcial das pálpebras.

Dos materiais orgânicos: esclera e dura-máter homóloga, fáscia lata e fáscia temporal autógena; a fáscia lata é o melhor material utilizado, porém necessita de uma cirurgia para sua obtenção, em geral realizada no mesmo ato cirúrgico que a correção da ptose por volta dos 5 anos de idade, quando a perna já estará um pouco mais desenvolvida.

Retirada da fáscia lata

Para a retirada da fáscia lata, é necessário posicionar o paciente com o pé rodado internamente. A seguir, fazemos a marcação da perna que inicia a aproximadamente 5 cm do joelho, numa linha que une a cabeça da fíbula à crista ilíaca superior. Fazemos 2,5 cm de linha pontilhada, 5 cm de linha contínua e novamente 2,5 cm de linha pontilhada; a linha contínua representa o local pelo qual passaremos o bisturi para fazer a incisão da pele, e a linha pontilhada representa a extensão da fáscia que iremos retirar por debaixo da pele.

Após a anestesia local da região que auxilia na vasoconstrição local, inicia-se a incisão da pele conforme descrito acima. Abaixo da pele iremos encontrar gordura subcutânea e abaixo desta a fáscia. Com bisturi fazem-se duas pequenas incisões paralelas, distantes 8 mm uma da outra, que devem ser continuadas até o final da linha demarcada na pele tracejada.

O fechamento é feito através da aproximação da fáscia com vicryl 4,0, do subcutâneo com categute ou vicryl 4,0 e da pele com mononylon 5,0.

Geralmente a fáscia retirada é dividida em fitas com largura de 2 mm.

Passagem da fáscia lata na pálpebra

Utilizamos a técnica de Fox descrita em 1966, que consiste em unir a pálpebra superior à região frontal passando a faixa suspensora em forma de pentágono.

Fazemos a marcação da pele 3 mm de distância da linha dos cílios, duas incisões de 3 mm cada uma, distantes entre si 6 mm, aproximadamente, ou seja, ao dividirmos a pálpebra em três porções, a marcação ficaria entre a junção do terço central com o medial e outra entre o terço central com o lateral. Essas incisões devem alcançar a região supratarsal.

A marcação do supercílio é realizada acima da última fileira do supercílio, uma lateral e outra medial distantes entre si 1 cm a mais que as incisões palpebrais. A última incisão é feita um cm mais alto entre as incisões medial e lateral. Essas incisões devem alcançar o plano do periósteo.

Passamos a agulha de Wright com a fáscia lata e ela é amarrada na incisão superior central.

É importante deixarmos a pálpebra 1 mm abaixo do limbo superior, estando o olho na posição primária do olhar, e se desejarmos hipocorrigir podemos deixar a 3 mm a 4 mm abaixo da parte superior do limbo.

E para finalizar, devemos passar uma sutura de Frost na pálpebra inferior para proteger a córnea por 2 dias.

COMPLICAÇÕES DA CORREÇÃO DA PTOSE

- Hipocorreção;
- Hipercorreção;
- Lagoftalmo;
- Entrópio e Ectrópio;
- Prolapso conjuntival;
- Perda de cílios;
- Granulomas;
- Hemorragia;
- Infecção;
- Irregularidade do sulco palpebral.

REFERÊNCIAS CONSULTADAS

1. Anderson RL, Gordy DD. Aponeurotic defects in congenital ptosis. Ophthalmology. 1979;86:1493-99.
2. Beard C. Examination and evaluation of ptosis patiente. In: Smith BC. Opthalmic Plastic and Reconstructive Surgery. 1.ed. St. Louis: Mosby, 1987.
3. Chen WP. Cirurgia plastica oftalmológica – princípios e prática. Rio de Janeiro: Revinter, 2005.
4. Crawford JS. Repair of ptosis using frontalis muscle and fascia lata: a 20-year review. Ophthalmic Surg. 1977;8:31-40.
5. Dortzbach RK, Sutula FC. Involutional blepharoptosis: a histopathological study. Arch Ophthalmol. 1980;98:2045.
6. Filho JV, Cruz AAV, Schellini, Matayoshi S, Figueiredo ARP, Neto GH. Mórbita, Sistema Lacrimal e Oculoplástica. 2.ed. Rio de Janeiro: Cultura Médica, 2011.
7. Frueh BR. The mechanistic classification of ptosis. Ophthalmology. 1999;106:1282-6.
8. Hecht SD. Blepharoptosis. etiology and diagnostic evaluation. In: Stewar W. Ophthalmic Plastic and Reconstructive Surgery. San Francisco: Ophtahalmology, 1984. p.160-3.
9. Matayoshi S, Forno EA, Moura EM. Manual de Cirurgia Plástica Ocular – Atualidades oftalmologia USP. 1.ed. São Paulo: Roca, 2004.
10. Rush JA, Younge BR. Paralysis of cranial nerves III, IV and VI. Cause and prognosis in 1000 cases. Arch Ophthalmol. 1981;34:29-32.
11. Shields M, Putterman A. Blepharoptosis correction. Otolar Head Neck Surg. 2003;11(4):261-6.
12. Soares EJC, Figueiredo ARP, Portelinha WM. Blefaroptose. In: Cirurgia Plástica Ocular. 1.ed. São Paulo: Roca, 1997.

capítulo 14

Tatiana Rizkallah Nahas • Jorge Agi

Ptose de Supercílio

INTRODUÇÃO

A ptose de supercílio ainda é um grande desafio para o cirurgião oculoplasta. O que torna mais difícil resolver esse tipo de problema estético é o fato de que apenas uma técnica não atende a todos os casos.

Geralmente, independentemente da patologia, cada cirurgião sente-se à vontade com uma determinada técnica e a aplica para todos os casos. No entanto, para a ptose de supercílio, isso não funciona. Dependendo das características físicas de cada paciente, uma ou outra técnica é a mais indicada. Assim sendo, o oculoplasta deve desenvolver-se no maior número possível de técnicas para poder tratar a ptose do supercílio de cada paciente. Abaixo descrevemos algumas delas.

HISTÓRICO

Inicialmente, a cirurgia para elevação do supercílio era restrita a pequenas incisões no escalpo. Em 1926, Hunt e colaboradores descreveram a técnica coronal, mais invasiva, mas apenas por volta de 1960 que essa técnica ficou popularizada. Em 1992, Vasconez e colaboradores introduziram a elevação do supercílio pela via endoscópica (*lift* endoscópico), mas logo apareceram artigos na literatura questionando a eficiência dessa técnica. Atualmente, tem-se dado ainda mais valor à queda do supercílio, uma vez que estudos têm sido publicados sobre a piora dessa situação após a blefaroplastia, cirurgia muito realizada em nosso meio. Sabe-se que o supercílio é responsável pela expressão e harmonia facial tornando a ptose do supercílio muito significativa nos sinais de envelhecimento.

AVALIAÇÃO PRÉ-OPERATÓRIA

Ainda na consulta de pré-operatório, com o auxílio de um espelho mostra-se ao paciente o quanto o supercílio pode estar influenciando na expressão facial. Deve-se atentar para a quantidade de pelos nas sobrancelhas e para a assimetria entre elas, para as rugas frontais pré-existentes e até para os cortes de cabelo (franja) a fim de se esconder uma cicatriz pós-operatória.

Observar que, nas mulheres, o supercílio é mais arqueado, sendo a parte temporal mais alta que a medial, enquanto nos homens o supercílio é mais retilíneo.

Importante considerar antecedentes pessoais como hipertensão arterial, diabetes, cardiopatias, tabagismo e uso de anticoagulantes. Indagar alergias e avaliar cicatrizes prévias de outras cirurgias.

INDICAÇÃO CIRÚRGICA (FIGURA 14.1)

Resumidamente pode-se dizer que, se a distância da pupila ao supercílio (margem inferior) for menor do que 2,5 cm, provavelmente esse paciente vai se beneficiar com uma cirurgia de elevação de supercílio. Caso o paciente tenha um frontal (testa) com mais de 5,5 cm a 6 cm, a incisão deve ser anterior à linha do cabelo. Se for menor do que 5,5 cm a 6 cm, a incisão deve ser posterior à linha do cabelo. Nos homens, as incisões diretas (Castañares e incisão nas rugas da testa) são mais consideradas, geralmente pela perda de cabelos mais precocemente do que nas mulheres.

Técnicas cirúrgicas

1. Pexia através da incisão da blefaroplastia
2. Elevação direta (Castañares)
3. Elevação de rugas da fronte (Midforehead)
4. Elevação bitemporal
5. Elevação pretriquial
6. Elevação coronal
7. Via endoscópica

Pexia através da incisão da blefaroplastia

Trata-se da fixação do supercílio através da incisão da blefaroplastia. Evitando-se novas cicatrizes, pelo acesso temporal da blefaroplastia, fixa-se o músculo orbicular no periósteo. Com fio inabsorvível Nylon 5,0

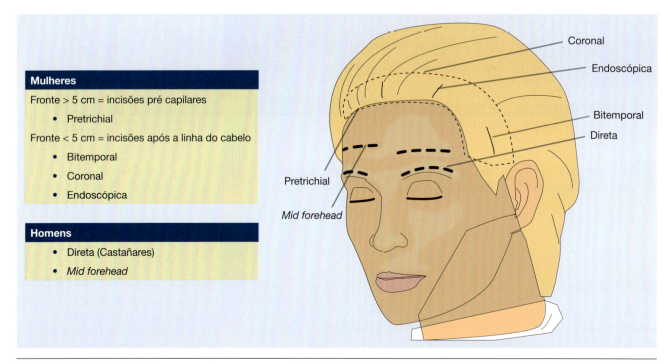

▶ **Figura 14.1** Tipos de incisões para elevação do supercílio.

envolve-se o músculo orbicular orbital fixando-os no periósteo acima da fossa lacrimal. Essa técnica não promove elevação do supercílio, mas sim a manutenção de sua altura por alguns anos.

Elevação direta (Castañares)

A elevação direta do supercílio é uma das técnicas mais efetivas, pois age bem próxima ao local a ser tratado. A grande desvantagem dessa técnica é a cicatriz aparente e inestética. Escolhida geralmente para homens não muito jovens, mais precisamente na terceira idade, que possuem sobrancelha com bastante pelos.

Faz-se uma incisão ao longo do supercílio e retira-se uma cunha de pele e subcutâneo. O fechamento deve ser por planos com o mínimo de tensão possível, pontos na pele bem próximos uns aos outros. Subcutâneo com vicryl 5,0 e pele com Nylon 6,0.

Elevação de rugas da fronte (mid forehead)

A técnica assemelha-se muito com a técnica de elevação direta, com o diferencial que as incisões são feitas paralelas a rugas profundas de expressão, que, ao final do procedimento, unem-se; tem as mesmas vantagens e desvantagens da técnica anterior.

Elevação bitemporal

A elevação bitemporal é uma técnica especialmente usada para ptoses de cauda de supercílio. Retira-se um fuso de pele do couro cabeludo na região temporal acima do pavilhão auricular; descola-se toda a região que liga a incisão até a cauda do supercílio, no plano entre a fáscia temporal superficial e a profunda; traciona-se o retalho obtido fixando-o mais temporal e superiormente com Nylon 4,0. Por fim, aproxima-se do subcutâneo com Vicryl 5,0 e fecha a pele com Nylon 5,0.

A vantagem de uma incisão escondida nos fios do cabelo também pode ter a desvantagem de apresentar alopecia, caso haja muita tensão na pele ao final da cirurgia.

Elevação pretriquial

Essa técnica envolve a abertura da pele anterior à linha capilar quase em toda sua extensão. A pele e o subcutâneo da fronte são descolados pelo plano supraperiostal e pelo plano entre as fáscias temporal superficial e profunda. Esses planos são unidos através da secção da linha de fusão parietal (*tight junction*), chegando até a visão direta dos músculos corrugadores e prócero. Abre-se o periósteo na reborda orbital e descola-se o ligamento orbital temporal de cada lado.

Com o retalho da fronte solto, traciona-o até a outra borda da pele e retira-se o excesso do retalho que se sobrepõe à pele capilar. O fechamento é realizado por planos: plano profundo Vicryl 4,0 e sutura ancorada na pele com Nylon 5,0.

Elevação coronal

Tem o mesmo princípio de elevação pré-triquial, porém a incisão é feita a 4 cm posterior à linha capilar. Tem a vantagem de a cicatriz ficar mais camuflada, mas tem a desvantagem do risco de alopécia.

Via endoscópica

Através de pequenas incisões escondidas no cabelo, essa técnica também inclui a dissecção das regiões frontal e temporais até a rima orbital e o dorso do nariz, porém com visão indireta, através do endoscópio. Além da aparelhagem endoscópica, são também necessárias tesouras e colheres de dissecção específicas, uma desvantagem dessa via de acesso.

A fixação do retalho frontal adquirido pode ser feita de diversas formas, desde a utilização de parafusos fixos no crânio até a utilização de materiais absorvíveis específicos para esses fins.

CONCLUSÃO

Nem sempre a técnica mais adequada para determinado caso coincide com a técnica que o cirurgião mais domina. Dessa forma, o oculoplasta deve desenvolver-se no maior número possível de técnicas para tratar caso a caso a ptose do supercílio.

REFERÊNCIAS CONSULTADAS

1. Angelos PC, Stallworth CL, Wang TD. Forehead lifting: state of the art. Facial Plast Surg. 2011 Feb;27(1):50-7.
2. Chiu ES, Baker DC. Endoscopic brow lift: a retrospective review of 628 consecutive cases over 5 years. Plast Reconstr Surg. 2003 Aug;112(2):628-33.
3. Fagien S. Eyebrow analysis after blepharoplasty in patients with brow ptosis. Ophthal Plast Reconstr Surg. 1992;8(3):210-4.
4. Holck DE, Ng JD, Wiseman JB, Foster JA. The endoscopic browlift for forehead rejuvenation. Semin Ophthalmol. 1998 Sep;13(3):149-57.
5. Lee JM, Lee TE, Lee H, Park M, Baek S. Change in brow position after upper blepharoplasty or levator advancement. J Craniofac Surg. 2012 Mar;23(2):434-6.
6. Matarasso A, Hutchinson OH. Evaluating rejuvenation of the forehead and brow: an algorithm for selecting the appropriate technique. Plast Reconstr Surg. 2000 Sep;106(3):687-94.
7. McKinney P, Mossie RD, Zukowski ML. Criteria for the forehead lift. Aesthetic Plast Surg. 1991;15(2):141-7.
8. Mellington F, Khooshabeh R. Brow ptosis: are we measuring the right thing? The impact of surgery and the correlation of objective and subjective measures with postoperative improvement in quality-of-life. Eye (Lond). 2012 Jul;26(7):997-1003.
9. Michelow BJ, Guyuron B. Rejuvenation of the upper face. A logical gamut of surgical options. Clin Plast Surg. 1997 Apr;24(2):199-212.
10. Naif-de-Andrade NT, Hochman B, Naif-de-Andrade CZ, Ferreira LM. Computerized photogrammetry used to calculate the brow position index. Aesthetic Plast Surg. 2012 Oct;36(5):1047-51.
11. Patel BC. Endoscopic brow lifts uber alles. Orbit. 2006 Dec;25(4):267-301.
12. Paul MD. The evolution of the brow lift in aesthetic plastic surgery. Plast Reconstr Surg. 2001 Oct;108(5):1409-24.
13. Powell B, Younes A, Friedman O. Evaluation of the midforehead brow-lift operation. Arch Facial Plast Surg. 2011 Sep-Oct;13(5):337-42.
14. Prado RB, Silva-Junior DE, Padovani CR, Schellini SA. Assessment of eyebrow position before and after upper eyelid blepharoplasty. Orbit. 2012 Aug;31(4):222-6.
15. Yeatts RP. Current concepts in brow lift surgery. Curr Opin Ophthalmol. 1997 Oct;8(5):46-50.

capítulo 15

Ana Beatriz Diniz Grisolia • Talita Luciano Matsuhashi

Tumores Palpebrais

TUMORES DE PÁLPEBRAS

As pálpebras possuem diferentes tecidos e, por isso, podem dar origem a diferentes tipos de tumores.

TUMORES MALIGNOS

Há fatores relacionados ao desenvolvimento desses tumores, como idade avançada, raça caucasiana, exposição solar e doenças genéticas, por exemplo, o xeroderma pigmentoso. É mais encontrado na pálpebra inferior, mas pode ocorrer em diferentes locais das pálpebras.

Carcinoma basocelular (CBC)

O carcinoma de células basais é o tipo de tumor maligno que mais acomete as pálpebras, representando 90% dos casos. Afeta principalmente indivíduos idosos e está relacionado à exposição solar crônica, bem como a doenças como xeroderma pigmentoso. É um tumor de crescimento lento, localmente invasivo e que raramente gera metástases (0,02% a 0,55%). Clinicamente, pode surgir como um nódulo endurecido, como bordas peroladas que pode ulcerar com a evolução da doença (forma nódulo-ulcerativa – Figura 15.1 ou como uma placa infiltrativa (forma esclerosante). Acomete principalmente a pálpebra inferior (55%) e o canto medial (30%).

O tratamento é cirúrgico, devendo a lesão ser removida completamente, uma vez que as recorrências tendem a ser agressivas. Em casos de invasão pós-septal, exenteração pode ser necessária ou uso de radioterapia de feixe externo para pacientes que não tenham condições de serem submetidos à cirurgia ou nos casos em que a excisão completa não foi possível. Estudos recentes com retinoides e imunomoduladores têm mostrado resultados interessantes para propostas de tratamento tópico.

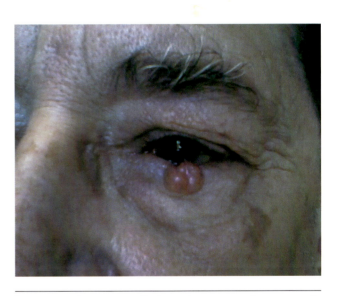

▶ **Figura 15.1** CBC na pálpebra inferior esquerda acometendo margem ciliar.

Carcinoma espinocelular (CEC)

O carcinoma de células escamosas é menos frequente (5% a 10% dos casos) do que o CBC, com incidência relativa variando de 1:4 a 1:11. Tem comportamento mais agressivo, podendo gerar metástases. Também acomete mais pacientes idosos e os com exposição solar crônica, mas pode ocorrer em locais de pele sã. Clinicamente, a diferenciação do CBC pode ser difícil, mesmo para examinadores experientes, porém o CEC tende a não possuir vasos superficiais e apresentar crescimento mais rápido. Apresenta-se como nódulo hiperceratótico com fissuras e descamação ou como lesão ulcerada (Figura 15.2), com bordas endurecidas e evertidas. Pode desenvolver-se a partir de ceratose actínica (geralmente nódulos ou placa hiperceratótica, eritematosa e descamativa), doença de Bowen ou de um ceratoacantoma.

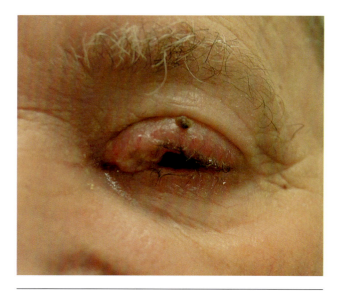

▶ **Figura 15.2** CEC.

O tratamento com remoção cirúrgica completa também é indicado para o CEC, porém os limites cirúrgicos tendem a ser mais dificilmente determinados. O CEC é associado a risco de metástase para linfonodos regionais; na região periocular, o risco pode ser de até 30%. Pesquisa de linfonodo sentinela deve ser considerada em pacientes com lesões recorrentes, lesões maiores do que 2 cm e invasão perineural.

A radioterapia é uma opção para pacientes em que a cirurgia não é possível e adjuvante nos casos de metástase, condição a que também se reserva a quimioterapia atualmente.

Carcinoma de glândulas sebáceas

Tumor raro (1% a 5% dos casos), de crescimento lento e que também acomete mais pacientes idosos. Origina-se principalmente das glândulas de meibômio, mas pode originar-se de qualquer glândula sebácea; ocorre mais na pálpebra superior.

Clinicamente, surge como um nódulo que se assemelha a um calázio, podendo ulcerar. A forma pagetoide, de apresentação infiltrativa, assemelha-se à blefaroconjuntivite, como eritema, descamação e espessamento da pele da margem palpebral; por isso, a demora no diagnóstico é comum (Figura 15.3). Sinais de alerta para o diagnóstico diferencial são o aspecto vascular, o crescimento anômalo e a ausência de cílios no local.

O tratamento é a remoção cirúrgica com controle das margens. Biópsias de pálpebra e conjuntiva são indicadas para excluir a forma pagetoide. Em casos de forma pagetoide intraepitelial da conjuntiva ou da pálpebra e nos casos de invasão orbitária pós-septal, a exenteração é a melhor opção para o controle da doença. Radioterapia de feixe externo é reservada para casos de doença recorrente ou localmente avançada ou quando a excisão completa não foi possível. A mitomicina C tem sucesso nos casos intraepiteliais. É importante o acompanhamento porque é uma neoplasia associada a alto risco de recorrência e risco de 10% de metástase para linfonodo regional. Órgãos distantes como pulmões, fígado, cérebro e crânio podem receber metástases. A mortalidade relacionada a esse tumor é de 10% a 15%. A forma pagetoide apresenta pior prognóstico.

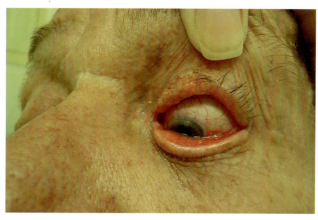

▶ **Figura 15.3** Carcinoma de glândulas sebáceas acometendo mais da metade da pálpebra superior esquerda.

Melanoma cutâneo

Relativamente raro, representa menos de 1% de todas as neoplasias malignas da pálpebra. Clinicamente, se apresenta como nódulo de pigmentação variável e pode demonstrar crescimento progressivo. Melanoma cutâneo periocular geralmente ocorre na região malar sobre uma região de lentigo.

O manejo é semelhante aos outros melanomas de pele. Remoção cirúrgica ampla é o tratamento de escolha. Controle das margens cirúrgicas com biópsia de congelação ou cirurgia de Mohs. A Organização mundial de saúde recomenda ao menos 1 cm de margem de segurança cirúrgica para melanomas menores ou iguais a 1 mm, o que sempre é possível se há objetivo de preservar o olho e suas funções. O paciente recém-diagnosticado com melanoma deve ser submetido a ultrassonografia dos linfonodos regionais. São relacionados à metástase para órgãos a distância, o que pode ocorrer anos após o diagnóstico, justificando acompanhamento cuidadoso.

Carcinoma de Merkel

É uma neoplasia maligna derivada de células de Merkel, que são células presentes na camada basal da epiderme com função sensorial – mecanoreceptores. Geralmente ocorre em pacientes idosos e clinicamente trata-se de uma lesão azul-avermelhada, geralmente na pálpebra superior. Tem uma tendência a metástase para linfonodos regionais em 30% a 50% dos casos, tendo, assim, um baixo prognóstico.

Ampla excisão cirúrgica seguida de radioterapia é o tratamento de escolha.

Sarcoma de Kaposi

Neoplasia causada pelo herpes-vírus humano tipo 8. Tende a ocorrer em indivíduos imunossuprimidos, especialmente os com infecção pelo HIV. A lesão tem uma aparência similar ao granuloma piogênico, hemorragia subcojuntival e granuloma de corpo estranho (Figura 15.4). Em casos em que a lesão é nodular, pode ser excisada; em casos de apresentação difusa, radioterapia e quimioterapia podem ser indicadas.

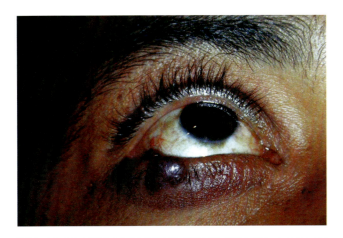

▶ **Figura 15.4** Sarcoma de Kaposi na pálpebra inferior direita.

TUMORES BENIGNOS

Ceratoacantoma

Neoplasia de pele e mucosa gera controvérsia sobre a natureza maligna *versus* benigna. Histopatologicamente, assemelha-se ao CEC (principal diagnóstico diferencial), porém, o ceratoacantoma tem rápido crescimento, de semanas a meses, seguido de uma resolução veloz e espontânea e também raramente é invasivo. Fatores como radiação solar, trauma e genética têm sido relacionados, pois ocorrem isoladamente ou em contexto de sindrômico.

Clinicamente, esses tumores apresentam-se como nódulos ou pápulas com ceratinização central, medindo de milímetros a centímetros (Figura 15.5). Ocorrem mais em pacientes a partir dos 50 anos de idade, com proporção aproximada de 2 homens para cada 1 paciente do sexo feminino.

A maioria dos cirurgiões opta por excisão cirúrgica completa, por remover completamente a lesão, excluindo a possibilidade de CEC no local da lesão, mas pode-se lançar mão de criocirurgia e curetagem. Medicações como 5-fluoracil e imiquimod tópicos têm sido usadas em estudos para propor modalidade terapêutica para lesões múltiplas ou pacientes que não podem ser submetidos a procedimento cirúrgico.

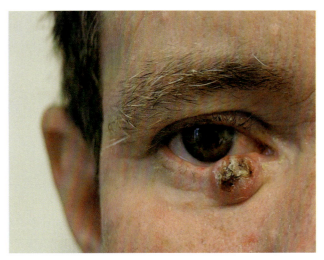

▶ **Figura 15.5** Ceratoacantoma na pálpebra inferior direita.

Ceratose actínica

Lesões consideradas pré-malignas, evoluindo para CEC. Ocorrem em regiões de exposição solar, inicialmente planas e ásperas, evoluindo para pápulas ou placas únicas, hiperemiadas e descamativas, geralmente em pacientes com 40 anos ou mais (Figura 15.6). O tratamento pode ser farmacológico (5-fluoracil, imiquimode), excisão cirúrgica e terapia fotodinâmica.

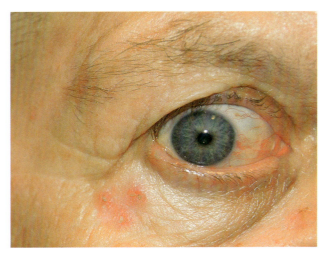

▶ **Figura 15.6** Ceratose actínica no canto externo da pálpebra inferior direita.

Papiloma

É um tumor de origem epitelial, considerado, por alguns autores, o tumor benigno mais comum da pálpebra. Clinicamente, tem aspecto vegetativo, pigmentado ou não, pediculado e de crescimento progressivo (Figura 15.7). A remoção cirúrgica completa é o tratamento de escolha e envio para estudo anatomopatológico para pesquisa de atipias.

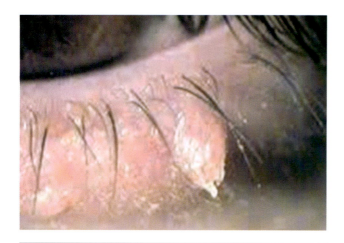

▶ **Figura 15.7** Papiloma.

Ceratose seborreica

Lesão muito comum em pacientes idosos, também em áreas com maior exposição solar. Resultam da proliferação de células da epiderme. Apresentam-se como máculas planas ligeiramente acastanhadas, esparsas ou numerosas; de crescimento lento e progressivo, espessamento e com superfície verrucosa (Figura 15.8). Tratamento expectante ou tópico com ácido tricloroacético.

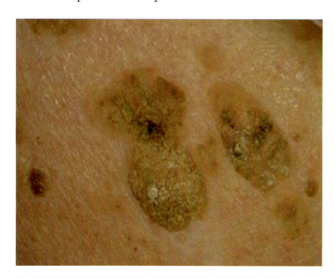

▶ **Figura 15.8** Ceratose seborreica.

Corno cutâneo

Lesão caracterizada como projeção cônica a partir da superfície da pele, por isso chamado de corno. Sua base pode ser plana, nocular ou crateriforme, e o corno é formado por queratina compacta (Figura 15.9).

Ocorre em área exposta ao sol; a hiperceratose se desenvolve a partir de uma lesão hiperproliferativa, como ceratose seborreica ou ceratose actínica (23% a 37% dos casos). Em mais da metade dos casos, é uma lesão benigna, porém, em aproximadamente 20% dos casos, são encontrados achados histopatológicos de malignidade com carcinoma de células escamosas, sendo o tipo mais comum. Ocorre mais em pacientes com idades entre 60 e 70 anos.

Para excluir malignidade, é essencial realizar uma biópsia incluindo a base da lesão. Pacientes com carcinoma espinocelular na base devem ter a lesão excisada com margens apropriadas, caso não tenha sido feito em uma primeira intervenção, e devem, ainda, ser submetidos a pesquisa de linfonodos sentinela.

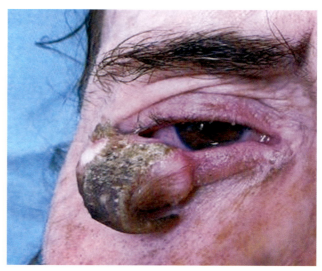

▶ **Figura 15.9** Corno cutâneo de grande extensão.

Granuloma piogênico

O termo não é adequado porque não tem natureza infecciosa ou granulomatosa. É uma lesão relativamente comum, de origem vascular e benigna, que pode ocorrer na pele ou na conjuntiva. Sua causa é desconhecida, mas alguns fatores têm sido relacionados, como oncogenes virais, trauma, uso de medicações, influências hormonais, malformações vasculares e fatores de crescimento angiogênico.

Ocorre mais frequentemente em crianças e adultos jovens com um nódulo solitário, uma pápula vermelha brilhante ou um nódulo com tendência a sangramento ou ulceração, de crescimento rápido (Figura 15.10).

A remoção da lesão está indicada para resolução de sangramento, desconforto, insatisfação estética e incerteza diagnóstica. Algumas medicações tópicas têm sido usadas com bons resultados, como o imiquimode. A lesão pode recorrer após o uso de qualquer modalidade terapêutica, porém a remoção cirúrgica de espessura total apresenta as menores taxas de recorrência.

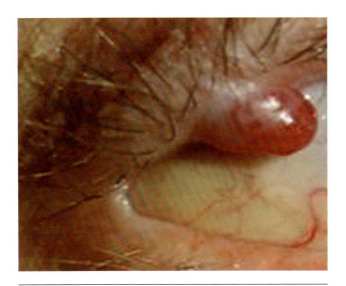

▶ **Figura 15.10** Granuloma piogênico.

REFERÊNCIAS CONSULTADAS

1. Bajaj MS, Aalok L, Gupta V, Sen S, Pushker N, Chandra M. Ultrasound biomicroscopic appearances of eyelid lesions at 50 MHz. J Clin Ultrasound. 2007;35(8):424-9.
2. Barry J, Oon SF, Watson R, Barnes L. The management of basal cell carcinomas. Ir Med J. 2006;99(6):179-81.
3. Dandurand M, Petit T, Martel P, Guillot B. Management of basal cell carcinoma in adults Clinical practice guidelines. Eur J Dermatol. 2006;16(4):394-401.
4. Donaldson MJ, Sullivan TJ, Whitehead KJ, Williamson RM. Squamous cell carcinoma of the eyelids. Br J Ophthalmol. 2002 Oct;86(10):1161-5.
5. Eshraghi B, Torabi HR, Kasaie A, Rajabi MT. The use of a radiofrequency unit for excisional biopsy of eyelid papillomas. Ophthal Plast Reconstr Surg. 2010;26(6):448-9.
6. Green A, Leslie D, Weedon D. Diagnosis of skin cancer in the general population: clinical accuracy in the Nambour survey. Med J Aust. 1988;148:447-50.
7. Gunduz K, Esmaeli B. Diagnosis and management of malignant tumors of the eyelid, conjunctiva and orbit. Expert Rev Ophthalmol. 2008;3(1):63-75.
8. Harris MN, Desai R, Chuang TY, Hood AF, Mirowski GW. Lobular capillary hemangiomas: An epidemiologic report, with emphasis on cutaneous lesions. J Am Acad Dermatol. 2000;42(6):1012-6.
9. Kersten RC, Ewing Chow D, Kulwin DR, Gallon M. Accuracy of clinical diagnosis of cutaneous eyelid lesions. Ophthalmology. 1997;104:479-84.
10. Lee BJ, Nelson CC. Intralesional Interferon for Extensive Squamous Papilloma of the Eyelid Margin. Ophthal Plast Reconstr Surg. 2012 Mar-Apr;28(2):e47-8.
11. Macedo SEM, Carnerio RC, Matayoshi S. Nova modalidade no tratamento do carcinoma basocelular periocular. Rev Bras Oftalmol. 2007;66(6):411-7.
12. Mantese SA, Diogo PM, Rocha A, Berbert AL, Ferreira AK, Ferreira TC. Cutaneous horn: a retrospective histopathological study of 222 cases. An Bras Dermatol. 2010;85(2):157-63.
13. Mencia-Gutierrez E, Gutierrez-Diaz E, Redondo-Marcos I, Ricoy JR, Garcia-Torre JP. Cutaneous horns of the eyelid: a clinicopathological study of 48 cases. J Cutan Pathol. Sep 2004;31(8):539-43.
14. Nixon RL, Dorevitch AP, Marks R. Squamous cell carcinoma of the skin: accuracy of clinical diagnosis and outcome of follow-up in Australia. Med J Aust. 1986;144:235-6.
15. Palmero ML, Pope E. Eruptive pyogenic granulomas developing after drug hypersensitivity reaction. J Am Acad Dermatol. 2009;60(5):855-7
16. Vano-Galvan S, Marques A, Munoz-Zato E, Jaen P. A facial cutaneous horn. Cleve Clin J Med. Feb 2009;76(2):92-5.
17. Yu RC, Pryce DW, Macfarlane AW, Stewart TW. A histopathological study of 643 cutaneous horns. Br J Dermatol. 1991;124(5):449-52.

capítulo 16

Ilana Yamakami Hida

Reconstrução Palpebral

INTRODUÇÃO

As reconstruções palpebrais são indicadas nos casos em que há malformação congênita palpebral (por exemplo, o coloboma), nos traumas com lacerações palpebrais e quando há tumor palpebral que requer sua exérese.

O objetivo principal da reconstrução palpebral é garantir a proteção do bulbo ocular, através de uma adequada oclusão palpebral, principalmente pela pálpebra superior.

A segunda prioridade é promover a funcionalidade palpebral, garantindo a capacidade dinâmica da pálpebra.

A pálpebra possui um papel fundamental na expressão facial. A restituição estética deve ser programada, porém, não antes de cumprir as duas prioridades acima.

O conhecimento de toda a anatomia da pálpebra é imprescindível, já que sua unidade possui particularidades nas suas diversas estruturas. A conjuntiva reveste internamente a pálpebra e promove o deslizamento atraumático da pálpebra sobre o bulbo ocular, mantendo-o úmido e garantindo sua integridade e conforto. O tarso age como o esqueleto da pálpebra, responsável pela sua estabilidade e forma, além de abrigar inúmeras glândulas secretoras que contribuem para a estabilidade do filme lacrimal. Os cílios protegem os olhos contra corpos estranhos. O músculo orbicular promove a oclusão palpebral, enquanto os levantadores, os retratores e o Müller promovem a sua abertura. Os tendões lateral e medial estabilizam e sustentam a pálpebra. O septo orbitário protege o bulbo ocular de impactos e infecções; e as glândulas lacrimais principal e acessórias secretam a lágrima. A pele palpebral é a mais fina do organismo humano. Ela protege contra infecções e, se estiver afetada, pode deformar a pálpebra.

A reconstrução da pálpebra superior é mais complexa que a inferior, pela sua maior participação na proteção e abertura palpebral.

Diante de casos de tumores palpebrais, a reconstrução só deve ser programada após realizada completa remoção da lesão com margens cirúrgicas livres.

AVALIAÇÃO PRÉ-RECONSTRUÇÃO PALPEBRAL

Alguns fatores vão influenciar diretamente no planejamento e no resultado da reconstrução palpebral.

1. **Localização:** dependendo do local onde se encontra a lesão, diferentes técnicas cirúrgicas serão mais adequadas. Para facilitar o raciocínio de como reconstruir um defeito palpebral, didaticamente dividimos quatro regiões específicas da pálpebra (pálpebra superior, pálpebra inferior, canto medial, canto lateral).
2. **Tamanho:** quanto maior a lesão, provavelmente maior será a reconstrução.
3. **Profundidade:** se a lesão acomete apenas tecidos superficiais (lamela anterior) ou os profundos (lamela posterior).
4. **Margem ciliar:** se a lesão acomete a margem ciliar ou não.
5. **Idade do paciente:** nos jovens há pouca reserva e mobilidade dos tecidos, já nos idosos, há grande quantidade e frouxidão tecidual, o que pode facilitar a reconstrução.

TÉCNICAS CIRÚRGICAS PARA DEFEITOS QUE ENVOLVEM A LAMELA ANTERIOR

Os defeitos superficiais podem acometer apenas a lamela anterior da pálpebra, ou seja, pele e/ou músculo orbicular.

1. **Sutura direta:** para os defeitos pequenos e superficiais, podemos realizar a sutura direta com o mínimo de tensão tecidual, através de adequada dissecção dos tecidos adjacentes. Quanto mais idoso for o paciente, maior reserva tecidual e mais fácil será a sutura direta.
2. **Enxerto cutâneo:** quando não há tecido suficiente para o fechamento direto da lesão, podemos utilizar um enxerto cutâneo. O melhor é aquele que mais se assemelha em cor

e textura à pálpebra. Os locais doadores de maior predileção, nessa ordem, são: pálpebra superior, região pré ou retroauricular, supraclavicular e parte interna do antebraço. Como o enxerto não possui vascularização própria, sua integração e sobrevida irá depender da vascularização do local receptor e não se deve sobrepor um enxerto em outro (reconstrução com duplo enxerto).

Entre as complicações, o enxerto pode sofrer algum grau de contração, levando à deformidade e à retração palpebral. Para evitar isso, o tamanho do enxerto deve ser maior que o defeito. O enxerto também pode sofrer afinamento (contração em sua espessura) e discoloração (hipo ou hiperpigmentação). Outra complicação é a sua necrose, que ocorre quando a vascularização do local receptor é pobre. O fracasso na integração do enxerto geralmente é visto em 3 situações: quando o local receptor já é pouco vascularizado, quando existe excesso de cauterização no ato cirúrgico e também pela presença de coágulos entre o enxerto e o local receptor. O uso de enxertos fenestrados diminue essa complicação.

3. **Retalhos cutâneos ou miocutâneos:** outra opção é o uso de retalhos cutâneos ou miocutâneos. Existem diversos desenhos para se rodar um retalho, dependendo do local do defeito. A vantagem é que existe menor risco de necrose e contratura tecidual devido ao pedículo nutridor e melhor aspecto em relação à cor e à textura, pois a pele doada é adjacente ao defeito.

TÉCNICAS CIRÚRGICAS PARA DEFEITOS QUE ENVOLVEM LAMELA POSTERIOR

A lamela posterior é constituída de tarso e conjuntiva.

1. **Enxerto tarsoconjuntival:** é o ideal em termos de compatibilidade tecidual, pois é retirado um fragmento do tarso superior e da conjuntiva da pálpebra contralateral para enxertar no defeito. Alguns cirurgiões consideram desvantagem ter que manipular uma pálpebra sadia. Quando o enxerto é muito grande, há risco de desenvolver entrópio da pálpebra doadora pela desestabilização desta. Para evitar essa complicação, deve-se preservar ao menos 4 mm da margem palpebral. Também há risco de necrose do enxerto, se a vascularização do local receptor for insuficiente (16-0).
2. **Enxerto de cartilagem auricular:** vantagem: fácil remoção, com poucas complicações no local doador, o tamanho do enxerto pode ser grande; desvantagem: há necessidade de o enxerto ser recoberto por retalho de conjuntiva, para se evitar o atrito corneano. Outra desvantagem é a ocorrência de irregularidades na sua superfície, causadas por deformidade (pois a forma da cartilagem auricular tem memória) e pelo aparecimento de espículas (a cartilagem cresce ao longo dos anos).
3. **Enxerto condromucoso do septo nasal:** vantagem: é um enxerto que é rígido e é revestido de mucosa, fazendo papel do tarso e conjuntiva simultaneamente; desvantagens: há risco de perfuração do septo para o outro lado da narina, necrose no local doador por cauterização excessiva, o enxerto pode produzir secreção mucoide no local receptor e há limitação do tamanho do enxerto (pequeno).
4. **Enxerto de palato duro:** vantagens: ele tem uma face mucosa e outra rígida, também funcionando simultaneamente como tarso e conjuntiva. É mais fino e maleável, dando poucas deformidades, além de não ter crescimento com o passar dos anos; desvantagem: o local doador demora mais para cicatrizar (cicatriz de 2ª intenção), o local doador pode ter sangramentos tardios e formação de fístula oronasal (quando há traumatismo do periósteo e cauterização excessiva).

TÉCNICAS CIRÚRGICAS PARA DEFEITOS QUE ENVOLVEM ESPESSURA TOTAL

As técnicas são didaticamente divididas, conforme o tamanho da lesão, em lesões pequenas (com até 30% da extensão da pálpebra), médias (30% a 50%) e grandes (maiores que 50%).

1. **Lesões pequenas (< 30%) – técnica de Bick:** essa técnica pode ser realizada para lesões que se encontram na pálpebra superior e na inferior. A lesão é excisada em toda sua espessura, na forma de pentágono, sendo a sua base voltada para a margem palpebral. São realizadas duas incisões paralelas entre si e perpendiculares à margem palpebral, e, ao final dessas incisões, realiza-se mais duas incisões oblíquas menores, direcionadas entre si, fechando o pentágono e excisando a peça (Figura 16.1). A seguir, é realizado o fechamento direto por planos. Inicialmente passe três suturas com fio seda 6,0 na margem palpebral (uma na linha cinzenta, outra posterior a ela e outra na linha dos cílios).

Atentar para que a agulha entre e saia em ângulos retos com a margem palpebral para que as bordas coaptadas fiquem levemente evertidas. Os pontos não devem ser anodados imediatamente. As suturas da margem palpebral devem ser anodadas após a sutura do tarso ser anodada, pois isso facilita a eversão das bordas. Aplica-se então uma sutura com fio absorvível Vicryl 6,0 através das bordas cortadas da placa tarsal, cerca de 2 mm abaixo da margem palpebral, evitando-se transfixar a conjuntiva. Anoda-se fortemente essa sutura na superfície anterior do tarso. Pode-se aplicar uma segunda sutura no tarso inferiormente, caso haja tarso restante. A seguir anoda-se as três suturas da margem palpebral e as pontas dessas suturas são mantidas mais compridas para serem envolvidas pelas suturas da pele. Aplica-se mais duas ou três suturas com fio absorvível para fechar o músculo orbicular, e, por fim, aplica-se duas ou três suturas na pele com fio seda 6,0, envolvendo os fios longos da margem palpebral (Figuras 16.2 e 16.3).

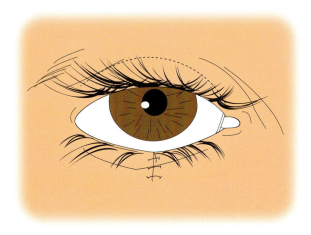

▶ **Figura 16.3** Técnica de Bick: aspecto final.

Em geral, os pontos de pele são removidos com cinco a sete dias, e os pontos da margem palpebral, com 10 a 12 dias. Em pacientes jovens, quando não há frouxidão tecidual suficiente, pode-se realizar uma cantólise lateral para que a sutura não fique sob tensão excessiva. Para isso, é feita uma incisão horizontal a partir do canto lateral, dividindo as pálpebras superior e inferior. Expõe-se o tendão cantal lateral e secciona-se verticalmente apenas a porção do tendão lateral equivalente à pálpebra a ser reconstruída (inferior ou superior).

2. **Lesões médias (30% a 50%) – retalho semicircular de Tenzel:** essa técnica cirúrgica foi originalmente criada para corrigir defeitos na pálpebra inferior, mas ela também pode ser aplicada na pápebra superior com desenho invertido.

É realizado uma marcação do retalho semicircular, medindo cerca de 22 mm verticalmente e 18 mm horizontalmente, no canto externo, a partir da linha da pálpebra a ser reconstruída. O traçado seguirá para cima (para reconstrução da pálpebra inferior) ou para baixo (para reconstrução da pálpebra superior), curvando a seguir em direção oposta, sem ultrapassar a extremidade lateral do supercílio (Figura 16.4).

Disseca-se o retalho miocutâneo (pele e músculo orbicular) e expõe-se o ângulo lateral. A seguir, secciona-se verticalmente a porção do tendão lateral equivalente à pálpebra a ser reconstruída (inferior ou superior).

Essa etapa permite o deslizamento do retalho medialmente ao defeito. Realiza-se o fechamento do defeito central como a técnica de Bick anteriormente descrita. É necessário realizar uma cantopexia lateral, para evitar-se o ectrópio, através de uma sutura (fio Nylon 5,0) do retalho no periósteo do rebordo orbitário (Figura 16.5). Fecha-se o retalho por planos (músculo orbicular com fio Vicryl 6-0; pele com fio Nylon 6,0) (Figura 16.6).

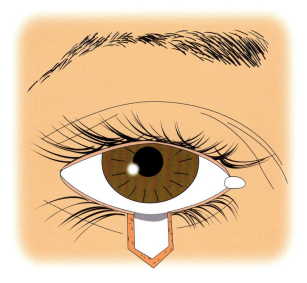

▶ **Figura 16.1** Técnica de Bick: incisão em pentágono.

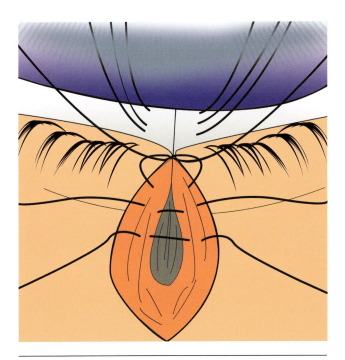

▶ **Figura 16.2** Técnica de Bick: suturas da margem e do tarso.

Compêndio de Oftalmologia Geral – Guia Prático

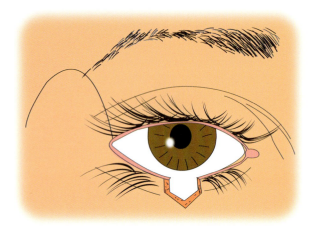

▶ **Figura 16.4** Técnica de Tenzel: marcação da pele.

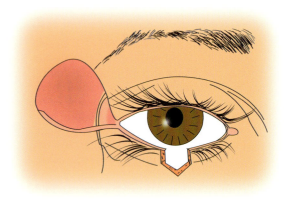

▶ **Figura 16.5** Técnica de Tenzel: cantopexia lateral.

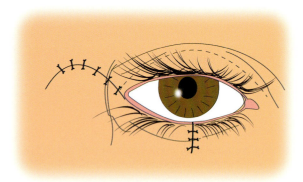

▶ **Figura 16.6** Técnica de Tenzel: aspecto final.

3. **Lesões grandes (> 50%) que afetam a pálpebra inferior (Figura 16.7):** na reconstrução dos grandes defeitos da pálpebra inferior, deve-se reconstruir, sempre que possível, as lamelas palpebrais anterior (miocutânea) e a posterior (tarsoconjuntival).

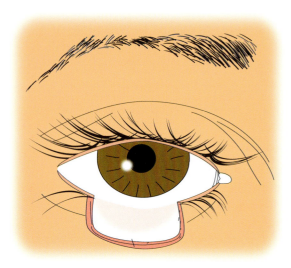

▶ **Figura 16.7** Lesões maiores que 50% da pálpebra inferior.

3.1. **Técnica de Hughes modificada:** essa é uma técnica em que se compartilha um retalho tarsoconjuntival da pálpebra superior para a inferior. Depois da eversão da pálpebra superior, realiza-se uma incisão horizontal na conjuntiva e tarso, paralela e a 4 mm da margem palpebral (Figura 16.8). A preservação dessa distância é importante para manter a estabilidade palpebral superior e evitar o entrópio desta. O tamanho da incisão horizontal vai depender da extensão do defeito a ser coberto. Faz-se duas incisões verticais paralelas entre si, ao final da incisão horizontal, e disseca-se o retalho tarsoconjuntival do músculo orbicular (Figura 16.9).

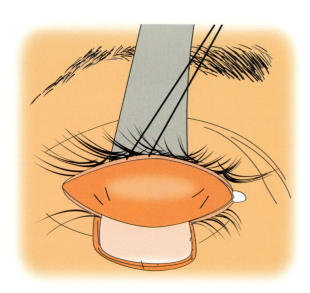

▶ **Figura 16.8** Técnica de Hughes: com a pálpebra superior evertida, a incisão horizontal deve começar a 4 mm ou mais da margem palpebral.

Capítulo 16

Reconstrução Palpebral

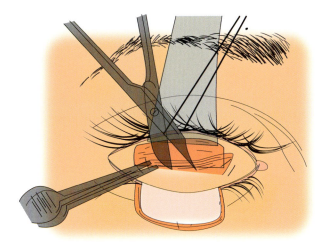

▶ **Figura 16.9** Técnica de Hughes: descolamento do retalho tarsoconjuntival.

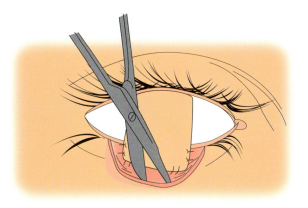

▶ **Figura 16.10** Técnica de Hughes: sutura do retalho tarsoconjuntival no defeito. Para a lamela anterior, obter retalho miocutâneo através de dissecção de tecido adjacente.

O retalho é avançado em ponte e suturado no defeito da pálpebra inferior com fio Vicryl 6,0. Para a reconstrução da lamela anterior, pode-se colocar um enxerto livre de pele sobre o retalho, ou, se houver pele adjacente suficiente, confecciona-se um retalho miocutâneo (Figuras 16.10 e 16.11). Um grande inconveniente é que essa técnica exige um segundo tempo operatório após 4 a 6 semanas para a abertura do retalho, semanas estas em que não é possível a visão desse olho.

3.2. **Retalho de rotação facial de Mustardé:** essa técnica é realizada para reconstruir grandes defeitos palpebrais inferiores, principalmente os verticais. Esse retalho corrige apenas a lamela anterior, sendo necessário um enxerto (geralmente palato duro ou cartilagem auricular) para corrigir a lamela posterior. O retalho de Mustardé é miocutâneo e envolve toda a região malar, temporal e pré-auricular. O desenho inicia-se no canto externo, com uma linha arqueada para cima em direção à cauda do supercílio, envolvendo toda a pele da região temporal, seguindo então inferiormente em direção à raiz da hélix auricular e continuando pela pele pré-auricular, até o lóbulo da orelha (Figura 16.12).

A incisão e o plano de dissecção não devem se aprofundar além do subcutâneo, para evitar lesão do nervo facial. Realiza-se a cantólise da porção inferior do tendão cantal lateral para aumentar a mobilidade do retalho. É feita a excisão de um triângulo de pele excedente abaixo do defeito, com a base voltada para o defeito. O lado medial do triângulo deve ser o mais vertical possível. Reconstrói-se a lamela posterior com enxerto de cartilagem. Uma das maiores compli-

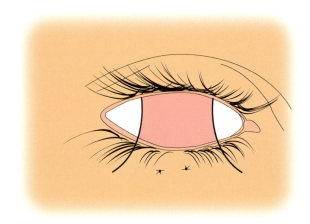

▶ **Figura 16.11** Técnica de Hughes: aspecto final do primeiro tempo cirúrgico. Privação da visão por quatro a seis semanas.

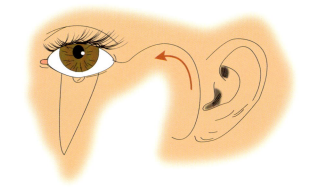

▶ **Figura 16.12** Técnica de Mustardé: marcação da pele.

cações dessa técnica é o desenvolvimento de um ectrópio, devido ao grande peso do retalho. Para se evitar que o retalho desabe, realiza-se uma ou mais suturas profundas (com fio inabsorvível) do retalho no periósteo do rebordo orbitário próximo ao canto lateral (cantopexia). Aproxima-se as bordas da pele com suturas múltiplas separadas com fio de seda.

4. **Lesões grandes (> 50%) que afetam a pálpebra superior:**

4.1. **Retalho em ponte de Cutler-Beard:** assim como na técnica de Hughes modificada, essa cirurgia abrange dois estágios, com compartilhamento da pálpebra inferior na superior e privação da visão desse olho por cerca de quatro a seis semanas. A marcação é feita após a medida do defeito a ser reconstruído. Desenha-se uma linha horizontal a 5 mm abaixo da margem palpebral para preservar a artéria marginal e a vascularização da margem palpebral. A extensão da linha horizontal vai depender do tamanho do defeito a ser coberto na pálpebra superior. Em cada extremidade dessa linha, faz se uma linha vertical, sendo ambas as linhas verticais paralelas entre si (Figura 16.13). Realiza-se incisão de toda a espessura da pálpebra conforme a marcação. O retalho é então levado superiormente ("em ponte") para recobrir o defeito, passando por baixo da margem da pálpebra inferior. O retalho é suturado em camadas no defeito da pálpebra superior (conjuntiva, músculo orbicular e pele) (Figuras 16.14 e 16.15). Se preferir, pode-se incluir um enxerto de cartilagem entre as camadas de conjuntiva e do músculo orbicular, para dar maior estabilidade e evitar entrópio da pálpebra superior. Após quatro a seis semanas, realiza-se a divisão do retalho.

4.2. **Retalho invertido de Mustardé (Mustardé *lid-switch flap*):** o retalho envolve a margem ciliar da pálpebra inferior, proporcionando um resultado estético melhor para a pálpebra superior, devido à presença de cílios na pálpebra reconstruída. Nessa técnica, também se deve atentar para não lesar a artéria marginal. É realizada uma incisão horizontal, de espessura total, abaixo de 4 mm da borda ciliar, para que o pedículo contenha a artéria nutridora e, portanto, não sofra necrose. A extensão da incisão horizontal vai depender do tamanho do defeito a ser recoberto. Em uma das extremidades, realiza-se uma incisão vertical em direção à margem ciliar. A outra extremidade será o pedículo nutridor (Figura 16.16). Quando a lesão estiver concentrada mais na região medial ou lateral, o pedículo deverá ser do mesmo lado em que o coto da pálpebra superior for maior. A seguir roda-se o retalho 180° no defeito da pálpebra superior, deixando os cílios do retalho alinhados com os cilios

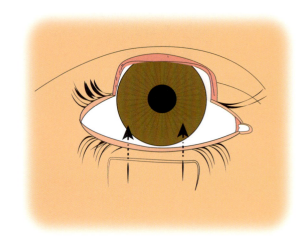

▶ **Figura 16.13** Técnica de Cutler-Beard: a incisão horizontal deve distar 5 mm ou mais da margem palpebral inferior.

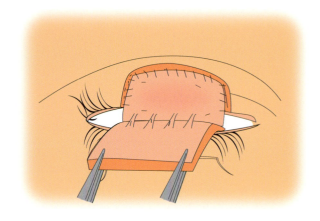

▶ **Figura 16.14** Técnica de Cutler-Beard: pode-se optar por dissecar a conjuntiva do músculo orbicular e, nesse plano, suturar um enxerto de cartilagem.

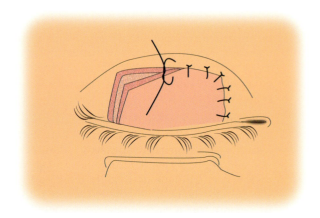

▶ **Figura 16.15** Técnica de Cutler-Beard: sutura por planos do retalho no defeito.

restantes da pálpebra superior (Figura 16.17). Realiza-se a sutura do retalho por planos, inclusive a sutura do músculo levantador da pálpebra superior no tarso. A pálpebra é mantida fechada por quatro a seis semanas e, após esse período, é feita a secção do retalho.

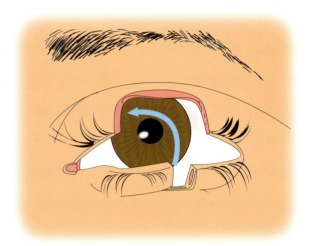

▶ **Figura 16.16** Técnica do retalho invertido de Mustardé: a incisão horizontal do retalho deve distar 4 mm ou mais da margem palpebral inferior.

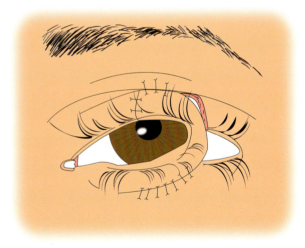

▶ **Figura 16.17** Técnica do retalho invertido de Mustardé: sutura do retalho no defeito, mantendo o alinhamento dos cílios.

TÉCNICAS CIRÚRGICAS PARA DEFEITOS QUE ENVOLVEM O CANTO LATERAL

Quando o tendão lateral não é preservado, pode-se confeccionar uma fita de periósteo, que é rebatida para suturar no tarso. Essa fita proporcionará o suporte da pálpebra inferior (Figura 16.18).

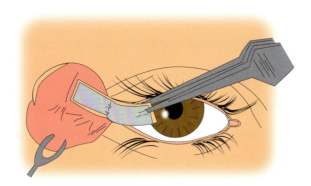

▶ **Figura 16.18** Fita de periósteo para confecção do canto lateral.

TÉCNICAS CIRÚRGICAS PARA DEFEITOS QUE ENVOLVEM O CANTO MEDIAL

O canto medial é uma região que, ao ser reconstruída, pode gerar pregas epicantais. As áreas côncavas pequenas e superficiais podem ser deixadas abertas para cicatrizarem sob segunda intenção. Áreas maiores do canto medial podem ser corrigidas rodando-se retalhos ou enxertos. O uso de um curativo compressivo sobre o enxerto/retalho (como o curativo de Brown) auxilia na integração, diminuindo as chances de necrose.

1. **Retalho glabelar:** é um retalho comumente utilizado para reparar defeitos na região medial. A marcação é feita através da realização de um V invertido no centro da fronte, sendo que a extremidade mais próxima do defeito é estendida até a borda lateral do defeito. A outra extremidade do V situa-se na altura da cabeça do supercílio oposto. Realiza-se a incisão da pele conforme a marcação (Figura 16.19). Procede-se com a dissecção do retalho no plano superficial subcutâneo. A dissecção é estendida além da marcação para facilitar o fechamento do "V" e é feita a rotação do retalho para co-

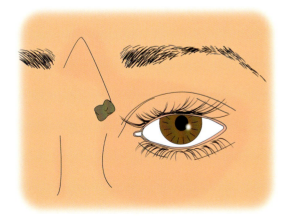

▶ **Figura 16.19** Retalho glabelar: marcação da pele.

brir o defeito, sem qualquer tensão. Sutura-se a região frontal por planos (um profundo sob tensão e outro cutâneo superficial sem tensão). Posiciona-se o retalho de modo a cobrir o defeito do canto medial. É importante aplicar no retalho suturas profundas de ancoragem (principalmente na concavidade medial) para que ocorra integração. Elimina-se a pele excedente e aplica-se sutura no restante da pele com pontos simples.

RESUMO

A reconstrução palpebral exige não apenas um conhecimento da anatomia local, mas também uma dose de criatividade. Existem inúmeros desenhos para a reconstrução, cada qual com suas vantagens e desvantagens. Cabe ao cirurgião escolher e saber aproveitar as técnicas em cada caso. É importante reconstruir, sempre que possível, as duas lamelas, e, para isso, o cirurgião pode aplicar duas ou mais técnicas em um mesmo paciente.

Deve-se atentar para outro detalhe nas reconstruções. É possível criar um duplo retalho, ou seja, colocar um retalho sobre outro retalho, já que ambos possuem vascularização própria. Também é possível criar um enxerto sobre ou sob um retalho. Dessa forma, o enxerto irá ser vascularizado pelo retalho. No entanto, não é possível a colocação de um duplo enxerto, pois fatalmente ambos irão caminhar para a necrose tecidual. Nesse caso, podemos utilizar o sanduíche de retalho, no qual um retalho é colocado entre os enxertos, tornando-se o nutridor de ambos.

REFERÊNCIAS CONSULTADAS

1. Chen WP. Cirurgia plástica oftalmológica - princípios e prática. Rio de Janeiro: Revinter, 2005.
2. Czyz CN, Cahill KV, Foster JA. Reconstructive designs for the eyelids. Oper Tech Otol. 2011(22):35-46.
3. Matayoshi S, Forno EA, Moura EM. Manual de Cirurgia Plástica Ocular – Atualidades Oftalmologia USP. 1.ed. São Paulo: Roca, 2004.
4. Mathijssen IMJ, Meulen JC. Guidelines for reconstruction of the eyelids and canthal regions. J Plast Reconstr Aesthet Surg. 2010(63):1420-33.
5. Morley AMS, deSouza JL, Selva D, Malhotra R. Techniques of upper eyelid reconstruction. Surv Ophthalmol. 2010(55):256-71.
6. Morton J. Secondary intention healing in lower eylid reconstruction – a valuable treatment option. J Plast Reconstr Aesthet Surg. 2010(63):1921-5.
7. Pak J, Putterman AM. Revisional eyelid surgery: treatment of severe postblepharoplasty lower eyelid retracion. Facial Plast Surg Clin N Am. 2005(13):561-9.
8. Renner G, Kang T. Periorbital reconstruction: Brows and eyelids. Facial Plast Surg Clin N Am. 2005(13):253-65.
9. Saito A, Saito N, Furukawa H, Hayashi T, Oyama A, Funayama E, et al. Reconstruction of periorbital defect following malignant tumour excision: A report of 50 cases. J Plast Reconstr Aesthet Surg. 2012(65):665-70.
10. Stein J, Antonyshyn OM. Aesthetic eyelid reconstruction. Clin Plast Surg. 2009;(36):379-97.
11. Suryadevara AC, Moe KS. Reconstruction of eyelids defects. Facial Plast Surg Clin North Am. 2009(17):419-28.
12. Tyers AG, Collin JRO. Atlas colorido de cirurgia plástica oftalmológica. Rio de Janeiro: Dilivros, 2006.

capítulo 17

Vanessa Bonjorno Perestrelo • José Ricardo de Abreu Reggi

Lacerações Palpebrais

INTRODUÇÃO

As pálpebras são importantes estruturas da face responsáveis pela proteção e lubrificação do bulbo ocular. Em muitos casos de trauma que envolve as pálpebras, no ato reflexo do piscar, elas são lesadas, impedindo assim que os olhos sejam afetados. Diante de um trauma de face que atinge a periorbitária, devemos estar atentos à extensão dos danos, se existe um comprometimento de outras áreas do corpo, e se o paciente encontra-se estável clinicamente antes de qualquer abordagem pelo médico oftalmologista. O exame oftalmológico deve ser minucioso, afim de afastar qualquer comprometimento ocular, uma vez que é prioritário o tratamento das lesões oculares.

QUADRO CLÍNICO

Nos traumas leves e contusos, com maior frequência encontram-se equimose periorbitária, edema e discretas escoriações.

Nos traumas perfurocortantes, nos acidentes por arma de fogo e nas mordeduras observam-se desde discretas lacerações palpebrais até lesões profundas que atingem as margens, a via lacrimal, o tendão cantal medial e lateral, o músculo levantador da pálpebra superior, podendo ocorrer grande perda tecidual.

Outros danos podem ser encontrados nos traumas mais extensos, como fratura da órbita, encarceramento ou avulsão de músculo extrínseco ocular, hemorragia retrobulbar e cegueira por neuropatia óptica traumática.

Neste capítulo será abordada a laceração palpebral mais especificamente.

ABORDAGEM

Na prática diária do oftalmologista, são mais raros os casos de politraumatismos que envolvem a face e a periórbita; os casos mais frequentes são de traumatismos localizados. Porém, nos traumas extensos que atingem vários órgãos, nesses casos, principalmente, é preciso ter certeza de que o paciente se encontra estável clinicamente, que não corre risco de vida; a abordagem multidisciplinar é fundamental e o oftalmologista só entra em ação após a estabilidade clínica e hemodinâmica do paciente.

Diante do paciente estável, o exame ocular deve ser minucioso. Antes de se pensar em qualquer abordagem de um trauma palpebral, é preciso ter certeza de que o bulbo ocular não foi atingido, pois, uma vez que existe lesão ocular, esta passa ter prioridade no tratamento. Quando a conduta é cirúrgica, após a reconstrução ocular, durante a anestesia geral, realiza-se a reconstrução palpebral, evitando assim anestesiar novamente o paciente.

O exame ocular deve ser completo, incluindo medida da acuidade visual, inspeção, palpação, avaliação dos reflexos pupilares e da motilidade extrínseca ocular, biomicroscopia, tonometria (quando não existem sinais claros de perfuração ocular) e exame do fundo do olho após dilatação pupilar.

Exames complementares de imagem podem ser necessários na suspeita de fratura de órbita e presença de corpo estranho.

Na presença de lesão palpebral, a abordagem deve ser cuidadosa no sentido de esclarecer ao paciente que a cirurgia é de reconstrução na tentativa de recuperar a função palpebral de proteção ocular, que cicatrizes podem ocorrer, assim como alterações na estética do paciente. É muito importante documentar bem os casos de lacerações palpebrais com fotos e mostrar ao paciente que foi feito o melhor possível, até mesmo como ato médico-legal. É preciso explicar bem que, diante do trauma, a anatomia encontra-se alterada, e que alterações como ptose palpebral e epífora podem permanecer.

PROFILAXIA

Deve ser feita profilaxia bacteriana, do tétano e da raiva.

A profilaxia bacteriana consiste na administração de antibióticos nos casos de ferimentos contaminados. A medicação mais utilizada é a penicilina semissintética, amoxicilina via oral 500 mg de 8/8h por sete dias, que tem cobertura contra bactérias Gram positivas, responsáveis pelas infecções palpebrais. Uma opção são as cefalosporinas, cefalexina via oral 500 mg de 6/6h por sete dias.

Na profilaxia do tétano, mais complexa, é necessário observar a extensão da lesão, o mecanismo do trauma e a história vacinal do paciente. Pode ser administrada vacina ou imunoglobulina homóloga (humana) ou heteróloga (equina); a vacina é prescrita em todos os pacientes que não completaram esquema de três doses, ou se a última dose tem mais de 10 anos, ou nos casos de ferimentos profundos e a vacina tem mais de cinco anos, e nos casos de ferimentos profundos, com menos de três doses da vacina, é aplicado, juntamente com a vacina, o soro na dose de 250 UI intramuscular. O soro heterólogo é utilizado no caso de não ter o homólogo na dose de 5.000 UI após teste de alergia.

A profilaxia da raiva é reservada para os casos de mordeduras ou arranhaduras. No nosso meio, urbano, os animais transmissores do vírus causador da doença são cães e gatos, no meio rural, também os morcegos e os macacos. A raiva causa encefalite, tem incubação de duas a 10 semanas e a letalidade é de 100%. A profilaxia é feita através da aplicação da vacina antirrábica durante o período de incubação da doença e, nos casos de fortes suspeitas de contaminação, o soro antirrábico está indicado. Nos casos de mordedura a limpeza deve ser exaustiva com água, sabão e solução de iodopovidona. O animal agressor deve ser mantido em observação de possíveis sinais de raiva por 10 dias, caso ele não tenha sido vacinado.

TRATAMENTO CIRÚRGICO

Conceitos básicos

Em muitos casos, os pacientes não deixam que um exame minucioso para analisar a extensão dos danos seja realizado, por isso após a anestesia geral, de preferência no adulto não colaborativo e obrigatório na criança, deve ser feita a irrigação copiosa das estruturas lesadas com solução salina 0,9%. Deve-se realizar a assepsia do local com solução de iodopovidona e retirada de possíveis corpos estranhos cuidadosamente. Os tecidos necrosados ou com fibrina nas bordas devem ser removidos; é importante evitar a retirada de tecidos viáveis que serão fundamentais na reconstrução palpebral. Com relação ao tempo de reparo, o ideal é o reparo imediato, mas se o paciente não apresentar condições clínicas favoráveis e/ou edema importante, pode ser aguardado por até 72 horas. E assim, diante do dano e de sua extensão, a reparação deve ser feita na melhor maneira possível de restabelecer a anatomia palpebral, e para isso o cirurgião deve estar atento às técnicas de reconstrução, que serão expostas a seguir, e ao conhecimento da anatomia local.

TÉCNICAS DE RECONSTRUÇÃO

Lacerações superficiais/não envolvem a margem palpebral

Acometendo apenas a pele e/ou o músculo superficialmente pouco extensa (0,5 cm a 1 cm), pode-se utilizar pequena tira de esparadrapo de papel (micropore®) para aproximação dos tecidos e proteção local. Quando houver maior extensão, realizam-se suturas simples com fio inabsorvível (seda ou Nylon 6,0) para reaproximar a pele.

Perpendiculares às fibras do músculo orbicular, devido às forças envolvidas, geralmente requerem suturas. A sutura da pele deve ser feita tomando o cuidado de everter as bordas. Se a lesão for profunda, todos os planos devem ser reaproximados, pois a contração das fibras musculares seccionadas causa depressão da cicatriz.

Lacerações profundas/envolvem a margem palpebral

Nessas lesões, é importante que as margens e bordas sejam retificadas permitindo um perfeito alinhamento delas. Para unir a margem palpebral, é utilizado fio inabsorvível (seda 6,0), passando pela linha cinzenta 2 mm a 3 mm de distância da borda da incisão e 2 mm a 3 mm de profundidade de cada lado dos cotos palpebrais de maneira simétrica. O fio é deixado longo para tração e será fixado na pele evitando que o nó toque na superfície ocular; mais um ou dois pontos semelhantes são realizados na linha dos cílios e das glândulas. Após a estabilidade da margem palpebral, o tarso é suturado com um a dois pontos de fio absorvível (Vicryl 6,0), e também o músculo orbicular com o mesmo fio. Por fim realiza-se a sutura da pele com pontos simples e fio inabsorvível (Nylon 6,0) (Figura 17.1).

Lesões mais graves

- **Ptose do músculo levantador da pálpebra superior:** pode ser necessária a reinserção da aponeuro-

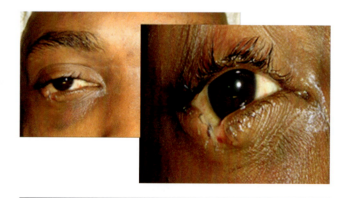

▶ **Figura 17.1** Paciente vítima de trauma com laceração da pálpebra inferior olho direito.

se no tarso, como é realizada na correção de ptose, com três suturas em "U" com fio inabsorvível.
- **Lacerações do tendão cantal medial e lateral:** realiza-se a cantopexia, fixação na forma de "U" no periósteo com fio inabsorvível 5-0 ou 6-0.
- **Perda de substância:** podem ser reparadas com retalhos ou enxertos de pele que podem ser retirados da pálpebra superior, das regiões retroauricular e supraclavicular e da face interna do braço, nessa ordem.
- **Laceração canalículo:** sempre suspeitar de lesões de canalículos quando o trauma atingir o canto medial e os pontos lacrimais. Os canalículos devem ser identificados com o auxílio do microscópio, e a sondagem com sonda de Bowman pode ser necessária; as lesões mais próximas do canalículo comum são de reparo mais trabalhoso e difícil. Após a identificação dos cotos, realiza-se a passagem de um modelador, como fio de silicone/Silastic ou arame de Jhonson/similar e agulha 30 mm × 7. O modelador é fixado na pele no caso do arame e mantido por pelo menos quatro semanas, e o silicone é fixado na cavidade nasal e mantido por pelo menos três meses.

Outras técnicas de reconstrução podem ser realizadas tanto na pálpebra inferior quanto na superior; essas técnicas são as mesmas descritas no capítulo de reconstrução palpebral, utilizadas após a retirada de tumores da pálpebra.

Cicatrização

As diversas estruturas palpebrais cicatrizam em períodos de tempo variáveis. As suturas da pele são retiradas do 4º ao 6º dia. As suturas da margem palpebral são removidas após 10 a 14 dias, devido a sua menor vascularização.

Cuidados no pós-operatório

Colírios lubrificantes e pomadas com associações de antibiótico e corticosteroide são prescritos para uso ocular e local. Anti-inflamatórios não hormonais e analgésicos são prescritos se necessário.

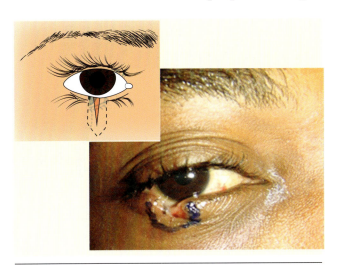

▶ **Figura 17.2** Marcação da pele, seguindo a técnica de Bick, da área que será retirada para auxiliar no alinhamento dos tecidos

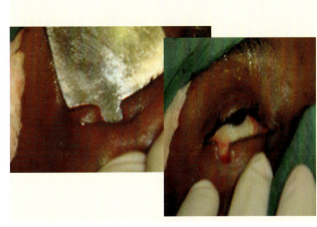

▶ **Figura 17.4** Ferida após remoção dos tecidos na forma de pentágono.

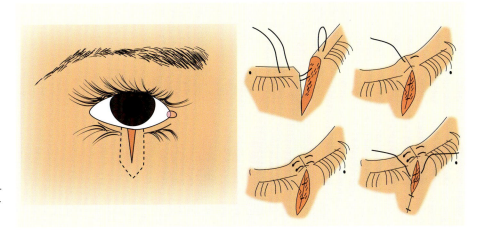

▶ **Figura 17.3** Esquema com as estruturas suturadas por planos.

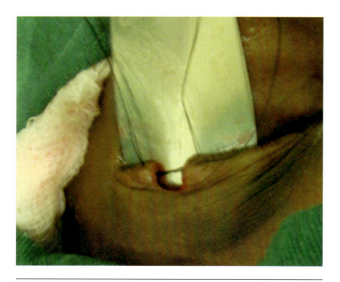

▶ **Figura 17.5** Sutura da margem palpebral.

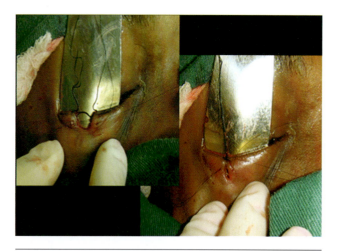

▶ **Figura 17.6** Sutura dos planos profundos – tarso e músculo orbicular.

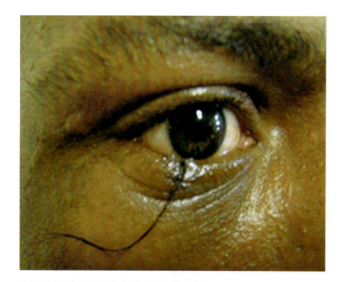

▶ **Figura 17.7** Resultado pós-operatório ainda com as suturas.

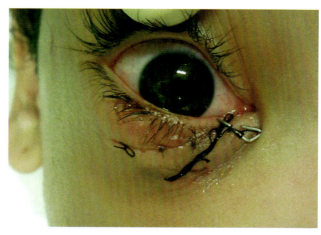

▶ **Figura 17.8** Pós-operatório imediato de criança submetida a reconstrução da pálpebra inferior associada a reconstrução do canalículo inferior do olho direito.

REFERÊNCIAS CONSULTADAS

1. Brasil. Fundação Nacional de Saúde (Funasa). Vacina contra o tétano. In: Brasil. Ministério da Saúde. Manual de Normas de Vacinação. 3.ed. Brasília: Ministério da Saúde. 2001. p.33-5.
2. Brasil. Fundação Nacional de Saúde (Funasa). Vacina e soro contra a raiva. In: Brasil. Ministério da Saúde. Manual de Normas de Vacinação. 3.ed. Brasília: Ministério da Saúde. 2001. p.53-8.
3. Matayoshi S, Santanna AEB, Bessa H, Ferreira Filho N, Moura EM. Anatomia Cirúrgica da Órbita. In: Soares E, Moura EM, Gonçalves JO. Cirurgia Plástica Ocular. São Paulo: Roca, 1997. p.7.
4. Ministério da Saúde. Guia de vigilância epidemiológica. 6.ed. Brasilia, 2005. p.696-707.
5. Putterman AM. Viable composite grafting in eyelid reconstruction. Am J Opthalmol. 1978;85:237.
6. Vidushi Sharma FRSC, Franzco RB, Franzco PAM. Techniques of periocular reconstruction. Indian J Ophthalmol. 2006;54:149-58.
7. Weinstein GS, Anderson RL, Tse DT, Kersten RC. The use of a periosteal strip for eyelid reconstruction. Arch Ophthalmol. 1985;103:357-9.
8. Wulc AE, Arterberry JF. The pathogenesis of canalicular laceration. Ophthalmology. 1991;98(8):1243-9.

capítulo 18

Aline Pimentel de Miranda • Patricia Gomes Martins de Sousa

Retração Palpebral

A retração palpebral decorre do deslocamento da pálpebra superior para cima e/ou da pálpebra inferior para baixo, expondo a esclera entre o limbo e a margem palpebral. A pálpebra superior está normalmente 2 mm abaixo do limbo superior e a pálpebra inferior é, em geral, tangente ao limbo inferior, sendo a distância margem reflexo em torno de 4,5 mm. Na presença de retração palpebral, essas medidas apresentam-se alteradas. É importante destacar que uma pequena retração palpebral inferior pode ser normal, sendo apenas uma variação anatômica em alguns pacientes com órbita rasa ou com certas características genéticas da posição palpebral.

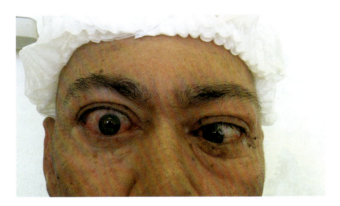

▶ **Figura 18.1** Retração palpebral + exoftalmo.

A fisiopatologia da retração palpebral consiste no encurtamento da lamela posterior da pálpebra e o seu quadro clínico varia desde apenas queixa estética até a presença de lagoftalmo e ceratite de exposição com consequente risco de perda de visão e do bulbo ocular. Durante o exame é importante que se avalie fotos antigas do paciente e que se verifique a posição das pálpebras não só na posição primária do olhar, mas também durante as versões, pois isso pode auxiliar no diagnóstico do tipo de retração palpebral. Por exemplo, na infraversão, se a pálpebra não acompanha a excursão do olhar para baixo e o limbo superior fica exposto, indica que a retração palpebral é de provável causa cicatricial e não inervacional, pois a retração palpebral cicatricial não acompanha as leis do movimento conjugado do olhar. As principais causas de retração palpebral são:

- Orbitopatia de Graves;
- Compensação de ptose contralateral (lei de Hering);
- Sequela de cirurgias ou trauma: cirurgia de estrabismo e blefaroplastias;
- Sincinesia trigêmeo oculomotora (síndrome de Marcus Gunn);
- Estímulo simpático temporário;
- Síndrome de Parinaud;
- Retração palpebral congênita (rara).

ORBITOPATIA DE GRAVES

A orbitopatia de Graves é a principal causa de retração palpebral e também de exoftalmo unilateral e bilateral; por isso é importante que se diferencie a retração palpebral verdadeira do exoftalmo através das medidas palpebrais e da exoftalmometria. Um achado comum na orbitopatia de Graves é o *flare* lateral, que é a retração mais intensa na porção lateral da pálpebra.

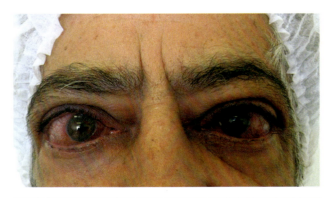

▶ **Figura 18.2** Flare.

Entre as causas da retração palpebral na orbitopatia de Graves, podem-se citar a infiltração inflamatória e a fibrose do músculo levantador da pálpebra superior e do músculo de Müller, além da hiperestimulação simpática desses músculos.

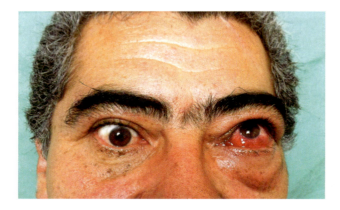

▶ **Figura 18.3** Retração palpebral na orbitopatia de Graves.

COMPENSAÇÃO DE PTOSE CONTRALATERAL

A retração palpebral como compensação da ptose contralateral ocorre devido à lei de Hering, e pode ser comprovada com a oclusão do olho com ptose ou com a elevação manual da pálpebra ptótica, manobras que provocam o desaparecimento da retração palpebral.

SEQUELA DE CIRURGIAS OU TRAUMA

- **Cirurgia de estrabismo:** retração palpebral pode ocorrer como sequela nas cirurgias de recuo dos retos verticais quando não há proteção dos ligamentos entre o reto superior e o músculo levantador da pálpebra superior e o reto inferior e a fáscia capsulopalpebral da pálpebra inferior.
- **Blefaroplastias:** a retração palpebral após blefaroplastia ocorre principalmente nas blefaroplastias inferiores, sendo devido à ressecção excessiva de pele. A frouxidão palpebral preexistente ou a órbita rasa são fatores que podem influenciar na ocorrência desse tipo de complicação.

Tratamento

O tratamento da retração palpebral deve ser baseado no seu fator etiológico. Retrações palpebrais leves podem ser tratadas conservadoramente com lubrificantes e pomadas. Nos casos leves causados por blefaroplastias intempestivas e por orbitopatias de Graves, pode haver resolução espontânea com o tempo. Na retração palpebral causada pela orbitopatia de Graves, deve-se aguardar seis meses após a estabilização do quadro (doença inativa e medidas palpebrais inalteradas) para se realizar tratamento cirúrgico. Existem inúmeras técnicas cirúrgicas para correção da retração palpebral; nos casos de retração palpebral superior, as técnicas baseiam-se no enfraquecimento do músculo de Müller e/ou do músculo levantador da pálpebra superior, como a müllerctomia via anterior ou posterior, o retrocesso da aponeurose com ou sem sutura *hang back* ou uso de outros espaçadores, a miotomia planejada do músculo levantador e a blefarotomia. Já no caso da correção da retração de pálpebra inferior, pode ser necessário o uso de espaçadores, como cartilagem autógena e palato duro entre a borda inferior do tarso e os retratores, e o enxerto de pele ou levantamento malar nas retrações palpebrais pós-blefaroplastia.

REFERÊNCIAS CONSULTADAS

1. AAO. American Academy of Ophthalmology. Orbit Eyelids and Lacrimal System. Singapore. 2011. p.213-6.
2. CBO. Conselho Brasileiro de Oftalmologia. Órbita, Sistema Lacrimal e Plástica. Rio de Janeiro: Série Oftalmologia Brasileira, 2008. p.321-6.
3. Matayoshi S, Forno E A, Mota Moura E. Manual de cirurgia plástica ocular. São Paulo: Rocca, 2004. p.109-25.

capítulo 19

Ilana Yamakami Hida

Espasmos Faciais

Um espasmo é uma contração involuntária de um músculo ou grupo muscular devido a uma disfunção neurológica.

Os principais espasmos faciais são o Blefaroespasmo Essencial Benigno (BEB) e o Espasmo Hemifacial (EH). Ambas afecções são caracterizadas por piscar constante e involuntário que podem afetar a performance do indivíduo em simples tarefas do dia a dia como andar e ler, tornando-o até mesmo, funcionalmente cego.

BLEFAROESPASMO ESSENCIAL BENIGNO (BEB)

O BEB é caracterizado por contrações focais, involuntarias e bilaterais dos músculos protatores palpebrais (m. orbicular ocular, m. corrugador, m. próceros) (Figura 19.1). Afeta geralmente adultos a partir da 5ª decada de vida, com maior incidência no sexo feminino.

O quadro inicia-se com o aumento da frequência do piscar em situações irritantes como exposição ao vento, sol, stress, exercícios etc. Progressivamente, o piscar aumenta tambem seu tempo de fechamento (espasmo), ocorrendo inicialmente em apenas um lado, e posteriormente acomete ambos os lados. Curiosamente o espasmo desaparece durante o sono.

Alguns fatores podem exacerbar o BEB: exposição a luz ou vento, dirigir, ler e situações de stress e fadiga. Ao contrário, dormir, descansar, falar, cantar e o uso de colírios lubrificantes costumam diminuir os espasmos. As vezes o espasmo pode iniciar de um lado, mas sempre progridem para a bilateralidade e de forma sincrônica.

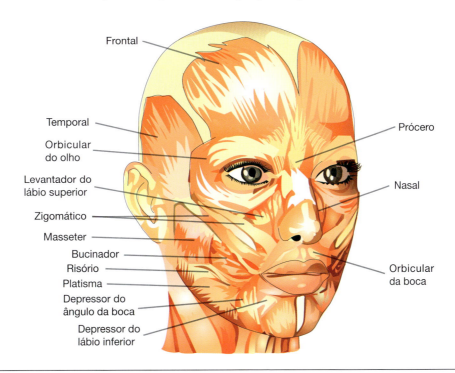

▶ **Figura 19.1** Músculos faciais.

Em alguns pacientes o BEB vem associado à distonia oromandibular e então é conhecida como Síndrome de Meige. A distonia oromandibular caracteriza-se por contrações espasmódicas da musculatura mastigatória (temporal e masseter), facial inferior (orbicular da boca, complexo submentoniano, pterigóideos lateral e medial), lingual, labial e, esporadicamente, cervical (platisma). Os espasmos causam dificuldade para abrir ou fechar a boca devido ao desvio lateral da mandíbula, trismo ou bruxismo e desvio lateral ou superior ou protrusão da língua. Desta forma, dificultam a mastigação, a deglutição e a articulação das palavras e causam limitação funcional e embaraço social para muitos pacientes.

ETIOLOGIA DO BEB

Até o momento não se conhece a causa para o BEB, por isso é chamado de "essencial ou primário". O termo "benigno" é usado pois não há risco de vida para o paciente. Estudos indicam que a doença tem causa multifatorial.

Uma hipótese para essa disfunção é atribuída a uma lesão numa parte específica do cérebro, o gânglio basal. Essa área é responsável pelo comando dos movimentos. A via aferente leva estímulos diversos (luz, vento, dor, irritação, estresse) do meio externo ao centro de controle (gânglio basal). Este, por sua vez, reage enviando um estímulo ao núcleo do nervo facial e posteriormente ao nervo facial através da via eferente. O nervo facial uma vez estimulado contrai os músculos da face, gerando o piscar. No BEB, o gânglio basal estaria hiperestimulado e sem modulação adequada. Desse modo, qualquer irritação ocular levaria a uma resposta exacerbada do nervo facial, que resultaria no blefaroespasmo. Por sua vez, o blefaroespasmo causaria mais irritação ocular, dor, estresse e esses estímulos serviriam para alimentar um ciclo vicioso.

Outra hipótese teria origem genética. Diversos estudos demonstraram blefaroespasmo presente em famílias. Em algumas famílias não foram observados casos de blefaroespasmo, mas sim de outras distonias tais como distonia oromandibular focal, distonia craniocervical segmentar, doença de Parkinson etc.

Diagnóstico diferencial

É importante a exclusão de qualquer outra causa de blefaroespasmo.
1. Alterações palpebrais (blefarite, entrópio, triquíase, lagoftalmo etc) ou de superfície ocular (olho seco, ceratite) podem ser importante causador de um blefaroespasmo reflexo.
2. Apraxia da abertura palpebral. Caracteriza-se pela dificuldade de iniciar o movimento (apraxia) da abertura palpebral.
3. Mioquimia palpebral. Caracteriza-se por uma fasciculação localizada, benigna, de baixa intensidade e de desaparecimento espontaneo. Excesso de cafeina, sono, estresse potencializam os sintomas. Dormir, ingerir liquidos e praticar esportes diminuem os sintomas.
4. Tiques. Não existe um padrão típico nos movimentos. O que caracteriza o tique é a presença de um movimento involuntário que é precedido por uma sensação de necessidade incontrolavel de executar o movimento e o paciente geralmente sente um grande alívio após executá-lo. Quando o tique se apresenta na forma de blefaroespasmos, estes são bilaterais que podem ser cessados voluntariamente ou quando a atenção do paciente é distraída para um outro objeto. Aparecem em momentos de estresse e ansiedade. Podem vir acompanhados de espasmos de outros grupos musculares não inervados pelo 7º par. Geralmente são reflexos condicionados, associados a estímulos emocionais e podem ocorrer em indivíduos normais e principalmente crianças ansiosas.
5. Espasmo hemifacial (veja a seguir).

Tratamento

Toxina botulínica

O tratamento de eleição é a injeção da toxina botulínica (TB) nos grupos musculares afetados.

A toxina botulínica é produzida pela bacteria Clostridium botulinum e age bloqueando a liberação de acetilcolina na terminação nervosa. A acetilcolina é uma neurotransmissor que permite a contração dos músculos. Em locais e doses adequadas o efeito persiste em média por 4 meses e uma nova aplicação deve ser realizada.

Os efeitos colaterais sao poucos e bem tolerados pelos pacientes. Alguns deles podem apresentar ardor e lacrimejamento (resultado da perda de força dos músculos protatores da palpebra), ptose palpebral, diplopia (por paralisia de algum musculo extrinseco dos olhos).

Alguns medicamentos orais podem complementar o tratamento com a toxina botulínica, principalmente se houver apraxia da abertura palpebral associada. O neurologista deve avaliar cada caso para indicar qual medicacao surtirá mais efeito. Dentre elas estao: agentes bloqueadores neuromusculares, agentes antiparkinsonianos, agentes anticolinérgicos e anticonvulsivantes.

ESPASMO HEMIFACIAL (EH)

O Espasmo Hemifacial (EH) é caracterizado por contrações tônico-clônicas, unilaterais, involuntárias dos músculos inervados pelo nervo facial ipsilateral.

No início as contrações ocorrem no músculo orbicular dos olho unilateral e progressivamente afetam, ao longo de vários anos, outros músculos responsáveis pela expressão facial ipsilateralmente (m. frontal, m. risório, m. zigomático maior, m. platisma). Ao contrário do BEB, os espasmos permanecem mesmo durante o sono. O EH ocorre involuntariamente, mas pode ser desencadeado e exacerbado por contração voluntaria da face, situacões de estresse, ansiedade e cansaço.

Capítulo 19 — Espasmos Faciais

O EH afeta igualmente homens e mulheres, geralmente adultos maiores de 40 anos, com uma pequena predominância do lado esquerdo da face.

Os espasmos que atingem diversos grupos musculares da hemiface são sincronicas. Muito raramente o EH pode acometer os dois lados da face, sendo que nesse caso, os espasmos ocorrem em ritmos diferentes.

Etiologia

A principal causa do EH é a compressão do nervo facial por estruturas vasculares na saída do tronco cerebral. Na maioria das vezes, o EH é causado por uma artéria que está muito próxima ao nervo facial, estimulando-o com sua pulsação (Figuras 19.2, 19.3 e 19.4).

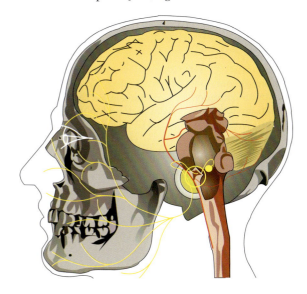

▶ **Figura 19.2** Espasmo hemifacial. Localização da compressão do 7º par.

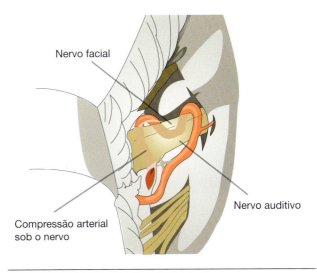

▶ **Figura 19.3** Espasmo hemifacial. Compressão do nervo facial pela artéria.

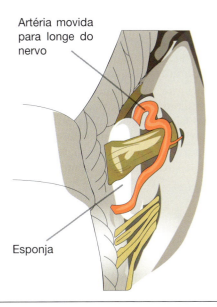

▶ **Figura 19.4** Espasmo hemifacial. Interposição para descompressão do nervo.

É importante descartar outras possíveis estruturas que possam comprimir o nervo facial, tais como tumores (meningioma, glioma, epidermoma etc) e aneurismas cerebrais.

Deste modo, é importante uma avaliação com um neurologista, para que este, através de ressonância nuclear magnética ou angiorressonância magnética possa melhor avaliar o paciente com EH.

Diagnóstico diferencial

O EH deve ser diferenciado de outros movimentos involuntários faciais.

1. A sincinesia pós-paralisia facial possui apresentação clínica muito semelhante ao EH. Ocorre contrações dos músculos da hemiface afetada, devido a uma inervação aberrante do 7º nervo que ocorre apos meses ou anos da ocorrência de uma paralisia facial ou trauma. Muitas vezes esses nervos aberrantes fazem uma nova conexão com outros músculos da face. Assim sendo, pacientes podem apresentar fechamento palpebral unilateral quando sorriem ou repuxamento da boca para um dos lados quando fecham os olhos. Também conhecido com espasmo hemifacial pós-paralítico.
2. Blefaroespasmo essencial benigno.
3. Mioquimia.
4. Tiques.

Tratamento

O tratamento de eleição é a injeção de toxina botulínica nos grupos musculares afetados. Ela deve ser periodicamente reaplicada (a cada 4 a 6 meses), proporcionando remissao dos sintomas de forma satisfatória para o retorno das atividades profissional e familiar.

Ao contrário do BEB, o EH não responde bem a medicamentos orais (anticonvulsivantes, antidepressivos etc).

Há uma cirurgia desenvolvida por Jannetta que consiste na descompressao microvascular intracraniana do nervo facial. É uma cirurgia delicada, onde se afasta a arteria que comprime o nervo. No entanto, esse procedimento envolve riscos (hemorragia intracraniana, lesao de nervos intracranianos, AVC e morte)

Conclusão

Os espasmos faciais são condições que podem ser extremamente perturbadoras. Muitas vezes o paciente permanece vários anos sem conhecer seu diagnóstico e tratamento. Os indivíduos com espasmos faciais podem se tornar depressivos, frustrados, excluídos social e profissionalmente, o que afeta gravemente sua qualidade de vida.

Portanto, cabe ao médico realizar precocemente o diagnóstico e tratamento dessas afecçoes, proporcionando ao paciente alivio dos sintomas e retorno às atividades rotineiras.

REFERÊNCIAS CONSULTADAS

1. Anderson RL, Patel BC, Holds JB, Jordan DR. Blepharospasm: past, present and future. Ophthal Plast Reconstr Surg. 1998;14(5):305-17.
2. Jankovic J, Schwartz KS. Longitudinal experience with botulinum toxin injections for treatment of blepharospasm and cervical dystonia. Neurology. 1993;43(4):834-6.
3. Jannetta PJ, Kassam A. Hemifacial spasm. J Neurol Neurosurg Psychiatry. 1999;66(2):255-6.
4. Mackie IA. Riolan's muscle: action and indications for botulinum toxin injection. Eye. 2000;14(Pt 3A):347-52.
5. Mauriello JA, Coniaris H, Haupt EJ. Use of botulinum toxin in the treatment of one hundred patients with facial dyskinesias. Ophthalmology. 1987;94(8):976-79.
6. Nicoletti AGB, Aoki L, Nahas TR, Matayoshi S. Blefaroespasmo essencial: revisão da literatura. Arq Bras Oftalmol. 2010;73(5):469-73
7. Osaki MH, Belfort Jr R. Qualidade e vida e custos diretos em pacientes com blefarospasmo essencial e espasmo hemifacial, tratados com toxina botulínica. Arq Bras Oftalmol. 2004;67(1):43-9.
8. Scott AB, Kennedy RA, Stubbs HA. Botulinum A toxin injection as a treatment for blepharospasm. Arch Ophthalmol. 1985;103(3):347-50
9. Tan NC, Chan LL, Tan EK. Hemifacial spasm and involuntary facial movements. QJM. 2002;95(8):493-500.

capítulo 20

Tatiana Rizkallah Nahas • Ricardo Menon Nosé

Preenchimento Facial

INTRODUÇÃO

Cada vez mais os pacientes procuram procedimentos estéticos menos invasivos e com mínimo tempo de recuperação. Buscam-se bons resultados em pouco tempo de afastamento social. Atendendo a essa nova demanda da medicina estética, o uso da toxina botulínica e dos preenchedores faciais vem crescendo rapidamente e o domínio da aplicação desses produtos no rejuvenescimento facial torna-se quase mandatório.

PREENCHIMENTOS

Histórico

De acordo com a literatura, o preenchimento de tecido mole para uso estético foi descrito pela primeira vez há mais de 100 anos, com a utilização de gordura autóloga. Desde então, novos preenchedores dérmicos foram desenvolvidos, novas tecnologias surgiram e a injeção tornou-se cada vez mais popular para os pacientes que procuram melhora na estética facial. Infelizmente, a história nos ensinou que as novas tecnologias devem ser utilizadas com cuidado, porque podem ocorrer complicações, razão pela qual continuamos a nossa busca pelo preenchimento "ideal".

A parafina foi o primeiro material de enchimento dérmico usado, perto do início de 1900, mas interrompida 20 anos mais tarde. A ideia de que a parafina é uma substância inerte, estável e não irritante foi provada falsa após a aparecimento de vários casos de granuloma. Em 1940 e 1950, o silicone foi amplamente utilizado, até que o Food and Drug Administration (US-FDA) instituiu a proibição do seu uso por causa da migração, da embolização e da formação de granuloma. No início dos anos 70, o material de preenchimento de tecido mole sofreu uma mudança revolucionária, quando pesquisadores da Universidade de Stanford começaram a trabalhar com colágeno bovino e humano injetável como materiais implantáveis.

Há várias indicações para preenchimento dérmico, que incluem: rugas profundas, aumento dos lábios, deformidades faciais, cicatrizes e pescoço.

Classificação

Baseado na origem do material de preenchimento

- **Autólogo:** gordura
- **Biológico:**
  - **Colágeno:** Zyderm®, Zyplast®
  - **Ácido hialurônico:** Juvederm®, Restilane®
- **Sintético:**
  - **Hidroxiapatita:** Radiesse®
  - **Ácido poli-L-láctico:** Sculptra®, Novo-Fill®
  - **Microesferas:** ArteFill®, ArteSense®
  - **Poliacrilamida:** Bio-Alcamid®
  - **Óleo de silicone:** Silicone® 1000
  - **Metacrilato:** DermaLive®, DermaDeep®

Baseado na longevidade do material

- **Temporária:** < 1 ano (colágeno, ácido hialurônico)
- **Semipermanente:** entre 1 e 2 anos (hidroxiapatita de cálcio, ácido poli-L-láctico, metacrilato)
- **Permanente:** > 2 anos (PMMA, silicone)

Baseado no sítio de localização

- Dérmico (preenchedores finos, de baixo peso molecular)
- Subdérmico
- Supraperiostal (preenchedores espessos, de alto peso molecurar)

Geralmente, a gordura autóloga é injetada mais superficialmente (subcutâneo), enquanto os agentes de preenchimento sintéticos devem ser inseridos mais profundamente; colágeno e ácido hialurônico são geralmente injetados na porção média da derme.

PREPARO

Antes de qualquer preenchimento, uma anamnese completa deve ser obtida, incluindo medicamentos em uso, alergias e terapia anticoagulante. O exame clínico da área a ser manipulada e a documentação fotográfica são imprescindíveis. O cuidado com as expectativas dos pacientes em relação ao tratamento é muito importante.

Antes de qualquer procedimento, o consentimento informado deve ser obtido após aconselhamento adequado do paciente. O termo deve incluir informações sobre o produto, a longevidade esperada dos resultados, riscos, incluindo efeitos colaterais possíveis e custos.

Técnica de aplicação

Punções seriadas

Consiste em fazer múltiplas injeções ao longo do comprimento das rugas/dobras tratadas. Os sítios de injeção devem ser estreitamente espaçados, de modo que o material injetado forme uma linha contínua. Se algumas lacunas mínimas persistirem após a injeção, a massagem pode ser utilizada para espalhar o material numa camada lisa.

Aplicação linear

O comprimento da agulha é inserido até o meio da ruga ou dobra para criar um canal. O material de preenchimento pode ser inserido ao retirar a agulha do tecido (retrógrada). Essa técnica é especialmente eficaz para a goteira lacrimal (sulco nasojugal) e sulco nasogeniano.

Fanning (leque)

A colocação da agulha é semelhante à aplicação linear, mas, imediatamente antes da retirada da agulha, a sua direção é alterada e uma nova linha é injetada (sem retirar a ponta da agulha da pele). A região malar é mais bem tratada com essa técnica.

Cross-hatching (cross-radial)

Utiliza duas séries de segmentos lineares espaçados progressivamente, cerca de 5 mm a 10 mm entre si, em ângulos retos. Essa técnica é particularmente útil para o preenchimento de comissuras orais e modelagens faciais.

Refinamentos técnicos

Antes do preenchimento da dobra nasolabial ou dos lábios, o cirurgião pode bloquear o nervo infraorbitário, que pode ser alcançado utilizando tanto a infiltração transcutânea como a técnica intrabucal. O bloqueio do nervo infraorbitário pode ser visto no Capítulo 5.

Espaço nasolabial

As áreas faciais mais comumente tratadas são os sulcos nasolabiais. Eles já apresentam um grau de assimetria natural e isso deve ser discutido com os pacientes durante sua avaliação estética, especialmente porque os dois lados não serão os mesmos após o tratamento.

Uma combinação de punções seriadas e aplicação linear na segunda metade da derme profunda é utilizada nessa região, começando inferiormente e movendo-se superiormente, medialmente a partir da dobra da bochecha. A aplicação de 0,5 mL a 1,0 mL do material de preenchimento é necessária para alcançar a correção estética desejada. A moldagem imediata do preenchimento através da massagem local ajudará a suavizar os sulcos.

Lábios

Costumam exigir uma boa anestesia, que inclui um bloqueio do nervo infraorbitário (geralmente transbucal), às vezes combinada com aplicações infiltrativa e tópica.

Em primeiro lugar, as bordas vermelhas são preenchidas para criar o contorno necessário, estabilizando a borda da pele com o polegar e o dedo indicador não dominante, criando um bloqueio para garantir que o material de preenchimento permaneça exatamente no local. A aplicação nas comissuras orais ajuda a definir os ângulos labiais. No sulco vertical é injetado volume para remodelar e ampliar a parte visível dos lábios, totalizando 0,5 mL a 1,0 mL cada lábio. A hipercorreção dos lábios pode resultar em uma aparência artificial.

Histórico de lesões herpéticas é, particularmente, importante quando se trata dos lábios, necessitando por vezes do uso de antivirais orais profilaticamente.

Sulcos glabelares

Normalmente, um anestésico tópico é utilizado para injeções glabelares, além de frio local (gelo) antes do procedimento.

A glabela não é uma área de tratamento recomendada para iniciantes, por causa do risco de oclusão vascular e necrose da pele. Independentemente da rara ocorrência desses eventos, o cuidado na área da glabela é recomendado. Trata-se de um painel de consenso que o ácido hialurônico é o tipo de preenchimento mais seguro para trabalhar com essa região. Derivados de ácido hialurônico para utilização nessa área parece ser a alternativa disponível mais segura e mais duradoura, ainda que temporária. Punções seriadas ou lineares de segmentação são realizadas ao longo das rítides, enquanto a agulha está sendo puxada para fora. Aproximadamente 0,5 cc é suficiente por paciente na região, e comprimir os vasos supratrocleares com a mão não dominante durante a injeção é uma boa opção para evitar a injeção intravascular inadvertida.

Supercílios

A anestesia infiltrativa ou tópica direta é necessária nessa área.

Essa técnica tende a preencher e a aumentar a margem superolateral. A fronte requer uma administração mais profunda do material de preenchimento, no nível do periósteo. A técnica de injeção é a retrógrada, colocando 0,2 mL na extremidade temporal de cada supercílio, e é seguida por um volume de 0,1 mL do complemento na parte medial. Movimentos do paciente devem ser restritos durante injeções, enquanto o cirurgião aperta o preenchimento ao longo da fronte entre o indicador e o polegar para corrigir contornos irregulares, a fim de suavizar as linhas.

Linhas da fronte

A anestesia infiltrativa ou tópica direta é necessária nessa área.

A fronte é uma área altamente dinâmica, em que o tratamento combinado com a toxina botulínica aumenta exponencialmente a longevidade dos resultados. O volume de material necessário nessa região é, geralmente, de 0,5 mL a 1,0 mL de cada lado, dependendo da profundidade e do número de dobras.

Antes de preencher a região malar, o bloqueio do nervo mentoniano é executado, através de uma infiltração intraoral ou técnica transcutânea. O bloqueio do nervo mentoniano pode ser visto no Capítulo 5.

Regiões malar e lacrimal

A região malar e a lacrimal são áreas semelhantes em termos de preenchimento. Ambas podem ser melhoradas quando o aumento de gordura autóloga é combinado com um *lifting* facial. Punções seriadas e aplicações lineares são usadas nessas regiões. Começando a partir de uma direção lateral para medial, 1,0 mL do material de preenchimento é necessário para a região lacrimal. O aumento da região malar pode precisar de 1,0 mL em cada lado. Moldagem do material de preenchimento através de massagem local também é necessária nessas áreas, permitindo que o material implantado adquira os contornos do tecido adjacente.

O que usar? Por onde começar?

Apesar do grande número de opções para preenchimentos, todas elas não são recomendadas para iniciantes. É geralmente reconhecido que inexperientes devem começar a usar preenchimentos reversíveis não permanentes. Preenchedores temporários têm efeitos potencialmente menos adversos do que cargas permanentes e semipermanentes. Preenchedores como o ácido hialurônico ou o colágeno permitem mais tolerâncias por dispensarem aplicações e não produzirem mudanças irreversíveis na forma facial.

Profissionais menos experientes também devem começar a preencher a metade inferior do rosto, como o sulco nasogeniano e até a região malar. Apesar de esses sítios não estarem livres de complicações, esse risco é menor, porque essas áreas estão longe de vasos importantes.

Outra consideração importante é que a hipocorreção é sempre melhor do que a hipercorreção. Duas semanas após a injeção, o cirurgião é capaz de adicionar mais preenchimento, em função do resultado desejado, enquanto na hipercorreção o manejo do resultado é mais difícil. No caso do ácido hialurônico, utiliza-se a hialuronidase: adiciona-se à ampola da hialurinidase liofilizada (pó 400 UTR/mL) a ampola do diluente (5 mL) que vem com o próprio produto. Aplicar 0,2 mL da mistura no local da hipercorreção.

COMPLICAÇÕES

Como acontece em qualquer intervenção, o aumento de tecidos moles com preenchimentos injetáveis tem o potencial para reações adversas e complicações. De maneira geral, equimoses e edema são mais comuns na região da goteira lacrimal por causa da pele fina e do aumento da vascularização da região periorbital.

Em relação aos preenchedores dérmicos biodegradáveis, a ocorrência de reações adversas é mínima, principalmente as relacionadas à injeção, apresentando autorresolução. Em geral, os efeitos adversos imediatos comuns incluem dor, eritema e hematomas, que normalmente desaparecem espontaneamente dentro de um a dois dias após a injeção. Granulomas podem ser resolvidos com massagem. Complicações mais graves incluem pápulas ou reações inflamatórias.

A colocação de implantes não permanentes muito superficialmente pode causar o "efeito Tyndall", coloração azulada subcutânea. O local mais comum é na goteira lacrimal, e pode ser tratado com a remoção do produto, utilizando a hialuronidase.

Complicações tardias descritas são granulomas e infecções (abscessos), tratados com esteroides (injeção e oral) e antibioticoterapia. Erupções acneiformes secundárias e lesões císticas também podem ser sequelas de implantação de preenchimento.

A migração, principalmente com alguns dos implantes permanentes, tem sido descrita, e a embolização vascular é uma das complicações mais graves, levando à necrose tecidual. Evite esses produtos.

Embora raras, o cirurgião deve estar apto a resolver qualquer uma dessas potenciais complicações.

REFERÊNCIAS CONSULTADAS

1. Fagien S, Carruthers J, Carruthers A. Injectable Agents for Dermal Soft-issue Augmentation of the Face: Options and Decision Making. Cosmetic Oculoplastic Surg. 2008;23:279-302.
2. Fagien S, Klein AW. A brief overview and history of temporary fillers: evolution, advantages, and limitations. Plast Reconstr Surg. 2007 Nov;120(6 Suppl):8S--16S.
3. Glicenstein J. The first "fillers", vaseline and paraffin. From miracle to disaster. Ann Chir Plast Esthet. 2007 Apr;52(2):157-61.
4. Inoue K, Sato K, Matsumoto D, Gonda K, Yoshimura K. Arterial embolization and skin necrosis of the nasal ala following injection of dermal fillers. Plast Reconstr Surg. 2008 Mar;121(3):127e-128e.
5. Kontis TC, Rivkin A. The history of injectable facial fillers. Facial Plast Surg. 2009 May;25(2):67-72.
6. Mass CS. Botulinum Neurotoxins and Injectable Fillers: Minimally Invasive Management of the Aging Upper Face. Otolaryngol Clin N Am. 2007;40:283-90.
7. Matarasso SL, Carruthers JD, Jewell ML. Consensus Recommendations for Soft-Tissue Augmentation with Nonanimal Stabilized Hyaluronic Acid (Restylane). Plast Reconstr Surg. 2006;117(3):3S-34S.
8. Rohrich RJ, Rios JL, Fagien S. Role of new fillers in facial rejuvenation: A cautious outlook. Plast Reconstr Surg. 2003;112:1899.
9. Vedamurthy M. Standard guidelines for the use of dermal fillers. Indian J Dermatol Venereol Leprol. 2008;74(Suppl):S23-S7.
10. Verdamurthy M. Soft tissue augmentation – Use of hyaluronic acid as dermal filler. Indian J Dermatol Venereol Leprol. 2004;70(6):383-7.

seção 2

Vias Lacrimais

Propedêutica das Vias Lacrimais

Ricardo Tomoyoshi Kanecadan

INTRODUÇÃO

Diante de queixa de lacrimejamento, a realização de exame oftalmológico, associada a exames simples de lacrimologia realizados no próprio consultório, é, em geral, suficiente para o diagnóstico. A conclusão diagnóstica sobre a obstrução das vias lacrimais (OVL) por anamnese, ectoscopia, biomicroscopia e testes de função da via lacrimal (VL) dependem de um pleno conhecimento da anatomia e fisiologia do sistema.

Devemos conduzir a pesquisa conforme segue os itens abaixo.

QUEIXA: LACRIMEJAMENTO

Data de início: dado fundamental, pois revela detalhes importantes a respeito da doença. Na obstrução congênita, por exemplo, a indicação da sondagem terapêutica depende da época do surgimento da retenção de lágrima.

HISTÓRIA

- Constante (OVL) ou intermitente (alergias).
- Unilateral (OVL, bomba lacrimal) ou bilateral (reflexa).
- Características da lágrima (associada a secreção, sangue ou pus).

ANTECEDENTES PESSOAIS

Podem mostrar dados importantes relacionados à moléstia atual:

- Problemas lacrimais anteriores (lacrimejamentos, lágrima sanguinolenta).
- Inflamações em região de pontos, canalículos ou saco lacrimal.
- Cirurgias das VL (sondagens), oftalmológicas, rinológicas e neurológicas. Cirurgias em cavidade nasal para sinusopatias podem levar à retenção de lágrima por alterações no meato inferior.
- Traumatismos (fraturas do osso maxilar que podem lesar o ducto lacrimonasal).
- Tratamentos com medicações sistêmicas ou tópicas, como alguns colírios antiglaucomatosos, radioterapias, radioterapias à base de iodo radioativo, quimioterapia sistêmica e transplante de medula, podem provocar alterações cicatriciais na VL, levando à obstrução.
- Histórico de doenças genéticas. Na síndrome de Down, a dacrioestenose é maior por alterações anatômicas, estenose canalicular e atresia.

ECTOSCOPIA

Em crianças, a ectoscopia é de grande importância, pois permite conclusão diagnóstica antes mesmo da realização da biomicroscopia, que, frequentemente, leva ao choro tornando o exame de difícil interpretação.

Recomenda-se realizá-la na seguinte sequência:

1. Constatação do acúmulo de lágrima.
2. Quantificação dos meniscos lacrimais (+0/+4).
3. Inspeção e classificação da causa do acúmulo de lágrima (Grupo I, II e III):
   - **Grupo I:** alterações do globo ocular e pálpebras que levam ao lacrimejamento reflexo, como uveítes, conjuntivites, ceratites, olho seco, triquíase, hordéolo etc. Enfatizamos na criança entrópio palpebral congênito e epibléfaro.
   - **Grupo II:** doenças do globo ocular ou pálpebra que dificultam o acesso da lágrima à via lacrimal, como carúncula e prega semilunar aumentadas, conjuntivocálase, mal posicionamentos palpebrais (ectrópio), flacidez palpebral (mal funcionamento da bomba lacrimal), abaulamentos etc.

- **Grupo III:** na ausência de causas dos grupos anteriores, inicia-se pesquisa de permeabilidade das vias lacrimais desde os pontos lacrimais até a porção terminal do ducto lacrimonasal. Incluem-se nesse grupo obstruções intrínsecas e extrínsecas da VL. Devemos ressaltar a importância na criança da pesquisa de obstrução dos pontos lacrimais.
4. Teste do desaparecimento da fluoresceína (Milder) no lado obstruído, com quantificação do acúmulo de corante no menisco lacrimal de +0/+4 (+0 e +1 são considerados normais, +2 limítrofe, +3 e +4 obstrução) (Figura 21.1).
5. Teste de observação da fluoresceína na orofaringe (procura-se fluoresceína na orofaringe com luz de cobalto). Feito em crianças ou pacientes em que o teste de Milder não pode ser realizado adequadamente.

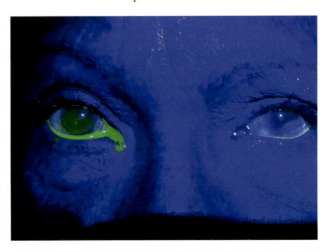

▶ **Figura 21.1** Teste de Milder OD: +4/+4. OE:+1/+4.

6. Se necessário, teste de Milder bilateral (permite comparar a progressão do corante da VL normal com a supostamente obstruída).
7. Compressão digital do saco lacrimal para averiguação de refluxo de secreção por pontos lacrimais. Sua presença pode indicar obstrução e ectasia de saco lacrimal.
8. Palpação de gânglios pré-auriculares, submandibulares e cervicais em caso de suspeita de tumores em VL.

BIOMICROSCOPIA

Basicamente repete-se o exame feito na ectoscopia, com maior magnificação e mais detalhes.

1. Constatação do acúmulo de lágrima.
2. Quantificação dos meniscos lacrimais (+0/+4).
3. Avaliação das causas Grupo I, II e III.
4. Teste do desaparecimento da fluoresceína (Milder) com quantificação de +0/+4.

5. Compressão digital do saco lacrimal para averiguação de refluxo de secreção por pontos lacrimais.
6. Palpação de gânglios pré-auriculares, submandibulares e cervicais em caso de suspeita de tumores em VL.

SONDAGEM VL

Permite identificar obstrução na via lacrimal alta (ponto lacrimal, canalículos e canalículo comum) pelo uso de sonda tipo Bowman. Quando obstruída, encontra-se resistência canalicular para progressão da sonda (*soft stop*). Quando permeável, a sonda progride até encontrar resistência da parede medial do saco lacrimal sobre ossos da fossa lacrimal (*hard stop*).

IRRIGAÇÃO VL

Usada principalmente no diagnóstico de obstruções baixas da via lacrimal (saco lacrimal e ducto lacrimonasal). Irriga-se soro fisiológico por canalículo, devendo o paciente se manifestar à sua chegada na cavidade nasal (meato inferior). Quando obstruída, há resistência à progressão líquida, às vezes com refluxo pelos canalículos e ausência de manifestação pelo paciente. Quando se deseja executar teste secundário de Jones, utiliza-se sonda de irrigação de 20 mm.

ENDOSCOPIA NASAL

Avanço na lacrimologia moderna, permite avaliar doenças nasais relacionadas a OVL, até então subvalorizadas, como hipertrofia de cornetos, inflamações, tumores, rinites e mucocele. Permite também constatar permeabilidade da dacriocistorrinostomia, não evidenciável pela propedêutica convencional, evitando-se indicação errônea de reoperação (Figura 21.2).

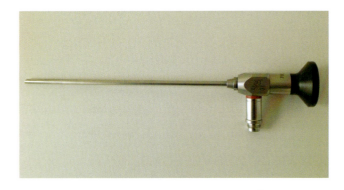

▶ **Figura 21.2** Endoscópio nasal rígido.

DACRIOCISTOGRAFIA

Exame radiológico por injeção de contraste, permite observar permeabilidade do sistema, contornos das paredes, dimensões das câmaras e visibilização do conteúdo. Útil na identificação de tumores exofíticos, cálculos e divertículos. Considerado exame complementar, é normalmente indicado quando se esgota toda investigação clínica e ainda resta dúvida diagnóstica.

DACRIOCINTILOGRAFIA

Indicada para investigação de bloqueios funcionais (quando há epífora associada a VL pérvea). O exame é realizado por instilação de material radioativo (tecnécio) em fundo de saco inferior, com paciente imóvel à frente de câmara gama, piscando normalmente. Imagens sequenciais são captadas a cada 10 segundos, por dois a três minutos e a cada cinco minutos por 20 minutos. Esse método é útil para demonstrar permeabilidade do sistema e dinâmica dos líquidos, em condições fisiológicas. Não demonstra detalhes anatômicos.

TOMOGRAFIA COMPUTADORIZADA

Nas doenças da via lacrimal, tem aplicação mais restrita. É indicada em casos de epífora associada a trauma, onde poderá se evidenciar fratura maxilar comprimindo saco ou ducto lacrimal. Quando há suspeita de tumor de VL ou das estruturas adjacentes, também pode ser utilizada, evidenciando-se massa sólida na área de saco lacrimal. Outra aplicação é na diferenciação de meningocele com amniocele, que, normalmente, se apresenta com saco dilatado, acompanhado de alterações ósseas. É um bom método para se evidenciar tecido ósseo.

RESSONÂNCIA MAGNÉTICA

É considerado teste funcional da VL, pois quando é feito com contraste, este é aplicado por instilação, permitindo seu fluxo sem uso de pressão. Pela sua precisão em diferenciar tecidos moles, é muito utilizada no diagnóstico de tumores, avaliação de extensão, sendo importante na definição do planejamento cirúrgico. Não é um bom método para estudo de tecido ósseo.

REFERÊNCIAS CONSULTADAS

1. American Academy of Ophtalmology. Basic and Clinical Science Course, Section 7. Orbit, Eyelids, and Lacrymal System, 1999-2000.
2. Conselho Brasileiro de Oftalmologia. Série Oftalmologia Brasileira, Órbita, Sistema Lacrimal e Oculoplástica, 2.ed, 2011.

capítulo 22

Bárbara Zilioli Cais Fasolin • Elisa Brasileiro Piantino

Obstrução Congênita da Via Lacrimal

Diversas são as alterações congênitas das vias lacrimais que podem resultar em obstrução, como ausência de pontos e canalículos, pontos extranumerários, mucocele, dacriocistocele, dacriocistite neonatal, fístula cutânea e obstrução do duto lacrimonasal, que é a mais frequente e responsável por 90% dos casos. Trata-se de uma falha na canalização do duto em sua terminação na mucosa nasal, na altura do meato inferior. O local mais frequente das obstruções é a válvula de Hasner. As anomalias da cavidade nasal também podem prejudicar a drenagem das lágrimas.

A afecção geralmente é unilateral e, ao contrário das obstruções do adulto, afeta ambos os sexos com a mesma incidência. A hereditariedade ocorre em apenas 5% dos casos.

A epífora é um sinal clínico sempre presente e é notada geralmente nos primeiros 15 dias de vida, quando a produção de lágrimas se inicia. O olho apresenta-se "calmo", e a presença de secreção indica obstrução baixa.

Dacriocistite aguda, amniotocele e mucocele intranasal podem ocorrer, porém são manifestações clínicas raras.

DIAGNÓSTICO

O diagnóstico é feito pela história clínica de epífora ou conjuntivite de repetição e exame clínico que inclui: exame externo, expressão do saco lacrimal, palpação da área da glândula lacrimal, teste de Milder e TOFO (teste de observação da fluoresceína na orofaringe). No exame externo, deve-se primeiramente analisar o menisco lacrimal e verificar a presença de pontos lacrimais. O teste de Milder é feito da seguinte maneira: instila-se uma gota de fluoresceína 2% no fundo de saco conjuntival inferior e, após cinco minutos, o menisco lacrimal é observado com o filtro azul de cobalto e graduado de 0-4+. A pesquisa de fluoresceína na orofaringe caracteriza o TOFO.

O diagnóstico diferencial de obstrução congênita das vias lacrimais inclui: conjuntivite neonatal, glaucoma congênito, doenças que causam lacrimejamento ativo (ceratite, blefarite, meibomite etc.), doenças alérgicas (rinite, conjuntivite etc.), alterações palpebrais (entrópio, epibléfaro, distiquíase), hemangioma e encefalocele.

TRATAMENTO

A resolução espontânea da obstrução congênita pode ocorrer até um ano de idade em 80% a 90% dos casos, pois a canalização completa do ducto lacrimonasal pode se completar logo após o nascimento ou mais tarde. A chance de cura diminui progressivamente com a idade e quando o saco lacrimal encontra-se dilatado. Quando a obstrução ocorre próxima da válvula de Hasner, o prognóstico é melhor.

A conduta terapêutica consiste basicamente na massagem de Criegler e na sondagem lacrimal. O uso tópico de antibiótico só é recomendável em casos infecciosos.

A massagem é feita pela aplicação de pressão sobre o saco lacrimal e deslocando o polegar para baixo, com o objetivo de promover a abertura da membrana mucosa que obstrui a via lacrimal. Deve ser feita diariamente, duas a três vezes ao dia, em crianças de até 2 anos de idade.

Há controvérsias sobre a idade ideal para a realização da sondagem. Alguns autores defendem a sondagem precoce em recém-nascidos feita no próprio consultório com anestesia tópica. Outros preferem a sondagem tardia baseados no alto índice de cura até 1 ano de idade, além de evitarem procedimentos desnecessários e trauma dos canalículos. Segundo a literatura, a sondagem é recomendada mesmo acima de 2 anos de idade, uma vez que são observados altos níveis de cura após essa idade. A sondagem é realizada no centro cirúrgico sob anestesia geral, e utiliza-se dilatador de via lacrimal e sonda de Bowman 0-00 com ogiva na extremidade. Em três situações recomenda-se a sondagem precoce e imediata: amniotocele, mucocele de saco lacrimal e dacriocistite aguda.

Nas crianças que não se curam com a sondagem, é recomendável solicitar dacriocistografia ou endoscopia nasal para verificar a causa do insucesso. A ressondagem é indicada para casos excepcionais, e sua taxa de sucesso é pequena. Realizar ressondagem sob visão endoscópica da cavidade nasal pode fornecer informação sobre a localização e a forma da obstrução e a oportunidade de abordagem, de acordo com a causa da falha.

A intubação da via lacrimal é uma opção para crianças nas quais a sondagem não foi resolutiva. É feita com sonda de Crawford ou de Ritleng.

A dacriocistoplastia por balão tem a finalidade de dilatar a via lacrimal excretora, porém é um procedimento pouco usado e possui resultados contraditórios.

Indica-se dacriocistorrinostomia nos casos de insucesso dos procedimentos anteriores descritos e pode ser realizada por volta dos 7 anos de idade.

Observa-se, portanto, que não há consenso quanto ao tipo de conduta ou a época de sua realização nos casos de obstrução congênita da via lacrimal. A pesquisa de doenças respiratórias/alérgicas, a boa relação do médico com os pais da criança e o bom senso são imprescindíveis e determinantes no sucesso do tratamento.

REFERÊNCIAS CONSULTADAS

1. Costa MN, Forno EA. Obstrução Congênita de Via Lacrimal. In: Matayoshi S, Forno EA, Moura EM. Manual de Cirurgia Plástica Ocular. São Paulo: Roca, 2004. p.239-46.
2. Frick KD, Hariharan L, Repka MX, Chandler D, Melia BM, Beck RW. Cost-effectiveness of 2 approaches to managing nasolacrimal duct obstruction in infants: the importance of the spontaneous resolution rate. Arch Ophthalmol. 2011 May;129(5):603-9.
3. Lorena SHT, Silva JAF. Estudo retrospectivo da obstrução congênita do ducto lácrimonasal. Rev Bras Oftalmol. 2011;70(2):104-8.
4. Moscato EE, Kelly JP, Weiss A. Developmental anatomy of the nasolacrimal duct: implications for congenital obstruction. Ophthalmology. 2010 Dec;117(12):2430-4.
5. Neto ECB, Branco BC, Cardoso CC, Carvalho RG, Mota E, Branco AC. Tratamento das obstruções congênitas do ducto nasolacrimal. Arq Bras Oftalmol. Jan./Feb. 2009;72(1):75-8.
6. Okumus S, Gürler B, Coskun E, Durucu C, Tatar MG, Yayuspayi R, et al. Efficiency of endoscopic imaging in repetitive probing following unsuccessful probing. Eur J Ophthalmol. 2012 Apr 24;22(6):882-889.
7. Pediatric Eye Disease Investigator Group. Resolution of congenital nasolacrimal duct obstruction with nonsurgical management. Arch Ophthalmol. 2012 Jun;130(6):730-4.
8. Schellini SA, Narikawa S, Ribeiro SCF, Nagagima V, Padovani CR, Padovani CRP. Obstrução nasolacrimal congênita: fatores relacionados com a melhora após sondagem terapêutica. Arq Bras Oftalmol. 2005;68(5):627-30.
9. Schellini SA. Obstrução Lacrimal Congênita. In: Filho JV, Cruz AAV, Schellini SA, Matayoshi S, Figueiredo ARP, Neto GH. Órbita, Sistema Lacrimal e Oculoplástica. São Paulo: CBO. Rio de Janeiro: Cultura Médica-Guanabara Koogan, 2008. p.173-82.
10. Takahashi Y, Kakizaki H, Chan WO, Selva D. Management of congenital nasolacrimal duct obstruction. Acta Ophthalmol. 2010 Aug;88(5):506-13.
11. Zhao W, Chen LL, Xiang DM. Impact of lacrimal obstruction type on the efficacy of probing for congenital nasolacrimal duct obstruction. Zhonghua Yi Xue Za Zhi. 2012 Sep;18;92(35):2477-80.

Obstrução Lacrimal Adquirida

Vanessa Bonjorno Perestrelo

INTRODUÇÃO

A obstrução lacrimal adquirida é aquela que se manifesta em indivíduos que antes não apresentavam epífora. A obstrução é dividida em alta, quando atinge os pontos lacrimais e os canalículos, e baixa quando afeta o saco lacrimal e o canal lacrimonasal. Os fatores de risco são idade (mais frequente nos idosos), raça branca, sexo feminino, baixa condição socioeconômica.

QUADRO CLÍNICO

O paciente se queixa de epífora, que pode ser seguida por um processo infeccioso, a dacriocistite. A dacriocistite é um processo inflamatório do saco lacrimal, decorrente de uma obstrução baixa da via lacrimal, mais especificamente no canal lacrimonasal. A obstrução faz com que ocorra acúmulo de lágrima, detritos, restos celulares e muco, gerando um meio de cultura para bactérias, causando a dacriocistite, que pode ser crônica, mais comum, ou aguda. A dacriocistite crônica leva ao aumento progressivo do saco lacrimal, que pode ser observado como uma distensão na porção ínfero-medial da órbita, não ultrapassando a topografia do tendão cantal medial (diferencial nas neoplasias dessa região). Na fase crônica os sintomas são frustros, diferente da dacriocistite aguda, na qual o paciente se queixa de muita dor, edema, hiperemia e saída de pus pelo ponto lacrimal ou até mesmo através de abscesso e fístula cutânea. Nesses casos, a atenção deve ser redobrada, pois existe uma chance maior de desenvolver celulite orbitária, podendo evoluir para trombose do seio cavernoso. O paciente também pode se queixar, nos casos crônicos, de embaçamento visual decorrente do espessamento do filme lacrimal.

DIAGNÓSTICO

O diagnóstico é clínico e pode ser confirmado com a realização de exames complementares, que também servem como respaldo médico na indicação cirúrgica. Como citado anteriormente, o paciente apresenta-se com epífora acompanhada na maioria dos casos de secreção mucopurulenta; a epífora isolada ocorre nos casos de sacos atróficos ou em pacientes em tratamento com antibióticos. No exame clínico pode ser observada a dilatação do saco lacrimal, que não ultrapassa o limite superior do tendão cantal medial. O saco, se palpado, pode levar a expressão de conteúdo mucopurulento pelos pontos lacrimais, e é observada a diminuição do seu volume.

A propedêutica evidencia um atraso no desaparecimento da fluoresceína no teste de Milder; a sondagem pode ser *soft*, que significa uma obstrução alta da via lacrimal, ou *hard stop*, que evidencia que a via alta está pérvia a irrigação negativa com soro fisiológico, ou seja, o refluxo total pelos pontos lacrimais comprova uma obstrução baixa da via lacrimal.

O teste de Jones I positivo descarta a obstrução e o teste negativo é seguido pelo Jones II, no qual é realizada a irrigação; se ele for negativo, ou seja, não se observa a fluoresceína na cavidade nasal, a cirurgia está indicada, pois evidencia uma obstrução total da via lacrimal baixa. Mas se ele for positivo, significa que existe uma obstrução parcial, e, nesse caso, a indicação cirúrgica é relativa, ou seja, os sintomas e o estado geral do paciente auxiliam na indicação.

Com relação aos exames complementares, uma dacriocistografia, exame radiológico contrastado e funcional das vias lacrimais, serve para documentar a obstrução, o grau de dilatação do saco lacrimal e sua posição. A tomografia computadorizada é muito útil nos casos de suspeita de tumor, auxilia na avaliação da estrutura óssea da região; nos casos de fratura pós-trauma é essencial, assim como na falha do tratamento cirúrgico prévio na avaliação da osteotomia e no eventual bloqueio da anastomose cirúrgica. A ressonância magnética, pouco utilizada, auxilia nos casos suspeitos de tumor. A cintilografia, também pouco utilizada, ajuda na avaliação da anatomia e nos casos de bloqueio funcional.

É importante lembrar que nos casos de dacriocistite aguda o diagnóstico é exclusivamente clínico, e não deve ser realizada a manipulação da via lacrimal afetada.

DIAGNÓSTICO DIFERENCIAL

É necessário descartar outras doenças que se apresentam com os mesmos sintomas, como canaliculite, tumores do saco lacrimal, tumores no canto interno da órbita, mucocele do saco lacrimal, dacriolitíase, sinusites em crianças, principalmente que as que atingem o seio etmoidal, e celulite orbitária.

CAUSAS DE OBSTRUÇÃO

A inflamação do saco lacrimal resulta na estase da lágrima, devido a uma obstrução do duto lacrimonasal, propiciando a proliferação de bactérias. A causa da obstrução pode ser primária ou secundária. A primária é idiopática, e a obstrução secundária ocorre devido a causas específicas, como sinusite e doenças sistêmicas. Na obstrução primária não existe um fator responsável pela obstrução; é conhecido que reações inflamatórias causam edema do canal lacrimal, na junção do saco lacrimal com o duto lacrimonasal, levando ao seu estreitamento e posterior fibrose com oclusão total da passagem da lágrima.

Obstruções podem ainda ser secundárias a corpos estranhos, radiação, trauma que envolve o canto medial, cirurgias, neoplasias, sarcoidose, granulomatose de Wegener e outras etiologias mais específicas, como leishmaniose, tuberculose e infecções pelo vírus herpes simples. Terapia com 5-fluororacil também pode obstruir o duto lacrimonasal.

AGENTES ETIOLÓGICOS

Os microrganismos mais encontrados são as bactérias Gram-positivas *Staphilococcus sp* e o *Streptococcus sp*. Entre as Gram-negativas, a *Pseudomonas aeruginosa* é a mais frequente. Bactérias anaeróbias e fungos são raros.

TRATAMENTO

Tratamento clínico

O tratamento é clínico nos casos de dacriocistite aguda e, a seguir, realiza-se a cirurgia, que é o tratamento definitivo. O tratamento clínico consiste na prescrição de antibióticos de amplo espectro que apresentam cobertura contra bactérias Gram+ por um período de 10 dias a 14 dias; caso ocorra falha terapêutica, deve-se pensar em infecção por bactérias Gram-negativas, fungos ou resistência aos antibióticos.

Opções terapêuticas

Casos mais comuns/sem complicações

Gram+

Tratamento por via oral
- Penicilina espectro ampliado:
  amoxacilina 1,5 g/dia/crianças: 20 mg a 50 mg/kg/dia
- Macrolídeo
  azitromicina 1 g/dia/ acima 45 kg dose adulto
  eritromicina 2 g/dia/crianças: 500 mg a 1 g/dia
- Cefalosporina 1ª geração:
  cefalexina 2 g/dia – 10 dia/crianças: 25 mg a 50 mg/kg/dia
- Penicilina + penicilinase resistente:
  amoxacilina + clavulanato 1,5 g/dia – 10 dia/crianças: 30 mg a 50 mg/kg/dia

Resposta inadequada/resistência Gram-/anaeróbios

Tratamento por via oral
- Cefolosporina 2ª geração:
  cefaclor 1,5 g/dia/crianças: 20 mg/kg/dia
- Penicilina + penicilinase resistente:
  amoxacilina + clavulanato 1,5 g/dia – 10 dias/crianças: 30 mg a 50 mg/kg/dia

Casos graves/imunodeprimidos/diabéticos graves/crianças

Requer internação

Tratamento por via endovenosa
- Cefalosporina 3ª geração:
  ceftriaxona 2 g/dia/crianças: 50 mg a 80 mg/kg/dia
- Cefalosporina 3ª geração + penicilina semissintética:
  ceftriaxona 2 g/dia + oxacilina 8 g/dia/crianças: 50 mg a 100 mg/kg/dia

Por ser também um processo inflamatório e muito doloroso, associam-se aos antibióticos os anti-inflamatórios não hormonais, por um período de sete dias, e os analgésicos. Compressas mornas devem ser realizadas quando há intenção de uma resolução mais rápida do quadro, principalmente em crianças, pacientes imunodeprimidos e diabéticos graves. Nos outros pacientes podem ser realizadas compressas frias, que de fato prolongarão o período agudo da doença, mas facilitarão a abordagem cirúrgica preservando a anatomia das estruturas. Deve ser evitada a drenagem de abscessos, pois esta pode aumentar a chance de formação de fístula, que também dificulta a cirurgia; a drenagem é reservada aos pacientes imunodeprimidos, diabéticos, crianças, no qual se deseja uma resolução mais rápida do quadro. Quando indicada, a drenagem deve ser realizada com lâmina 11 ou através de aspiração percutânea com agulha de 18G ou 22G. Após a remissão do quadro agudo, é programada a cirurgia, pois outras crises podem ocorrer.

TRATAMENTO CIRÚRGICO

A cirurgia de dacriocistorrinostomia (DCR) é realizada na fase crônica da doença, nos casos de obstrução do duto lacrimonasal e nas imperfurações congênitas das vias lacrimais que não se resolveram com a sondagem. O índice de sucesso encontra-se acima de 90%. A cirurgia consiste basicamente na confecção de uma anastomose entre o saco lacrimal e a mucosa nasal, com isso a via de drenagem natural que acontecia no meato inferior da cavidade nasal passa a ocorrer no meato médio. A cirurgia pode ser realizada através de duas abordagens distintas: pela via externa, mais utilizada pelos oftalmologistas, e pela via endonasal, realizada tanto por oftalmologistas quanto pelos otorrinolaringologistas. A DCR externa pode ser realizada em todos os casos, enquanto a via endonasal não é recomendada nos casos de segunda abordagem com falha cirúrgica inicial, nos sacos muito dilatados e em crianças menores de cinco anos. A DCR endonasal requer uma curva de aprendizado mais longa, e o material necessário para a realização dessa técnica é mais caro. Uma vantagem em relação à via externa é a ausência de cicatriz na pele, e, de acordo com a experiência do cirurgião, o tempo cirúrgico é menor.

A técnica cirúrgica pela via externa:

- A anestesia pode ser geral ou bloqueio com sedação.
- Antes da cirurgia é realizado o tamponamento nasal com vasoconstritor, que diminui o sangramento da mucosa nasal.
- A incisão na pele é feita na meia distância entre o perfil do nariz e o canto nasal, abaixo do tendão cantal medial com extensão de 10 mm; ela pode ser reta ou curva, ela pode ser feita através da pele, do músculo orbicular e do periósteo ao mesmo tempo, ou pele e divulsão por planos com tesoura das estruturas citadas.
- Após o afastamento do periósteo, observa-se a crista lacrimal anterior e o saco lacrimal, que deve ser descolado da parede medial da fossa.
- Após a retirada do tampão nasal com o descolador de periósteo, é realizada uma fratura na porção inferior da fossa lacrimal, na linha de sutura entre o osso maxilar e o lacrimal. A partir dessa fratura, é posicionado o osteótomo e realizada a osteotomia ampla de 10 × 10 mm anterior ao corneto médio; o limite inferior é o duto lacrimonasal, e toda parede medial da fossa lacrimal deve ser retirada. Nesse passo, deve ser cuidadosa a retirada dos fragmentos ósseos e evita-se lesar a mucosa nasal.
- Realiza-se a sondagem de um dos canalículos, o que facilita na identificação do saco lacrimal e na confecção de seu retalho em U, que pode ser feita com tesoura ou lâmina 11; a seguir, é realizado o retalho de mucosa nasal também em U com lâmina 11. Os retalhos são suturados com fio absorvível 6,0, de preferência são realizados dois pontos simples que são fixados no subcutâneo, evitando-se assim a queda dos retalhos.
- A irrigação através do canalículo sem refluxo evidencia que a abertura do saco lacrimal foi eficiente.
- Para concluir as suturas do plano muscular com pontos simples de fio absorvível 6,0, seguidas da sutura da pele com fio inabsorvível 6,0 pontos simples.
- O curativo deve ser oclusivo e compressivo, e o tampão nasal é colocado novamente com vasoconstritor. Retira-se o tampão após algumas horas do término da cirurgia, ou até mesmo no dia seguinte, com a retirada do tampão ocular.
- A intubação com silicone durante o ato operatório é reservada para as recidivas com falha cirúrgica prévia, nos sacos atróficos e nos traumas.

A técnica cirúrgica pela via endonasal:

- Realizada com endoscópico, localiza-se a mucosa nasal no meato médio, e a incisão da mucosa é feita com bisturi ou *laser*; a rinostomia é menor do que na técnica externa.
- A osteotomia é realizada a seguir
- Por fim, é removida a parede medial do saco lacrimal.
- Na maioria dos casos, faz-se a intubação temporária com silicone.

CUIDADOS NO PÓS-OPERATÓRIO

Antibioticoterapia (cefalexina 2 g/dia) por via oral durante sete dias, associada a anti-inflamatórios não hormonais. Uso local de pomada com antibiótico na ferida cirúrgica por dez dias, colírio combinado (antibiótico com corticosteroides) por sete dias, compressas frias sobre a ferida cirúrgica nos quatro dias iniciais e compressas mornas por mais duas semanas, limpeza nasal com soro fisiológico 3% de 4/4 horas por três semanas.

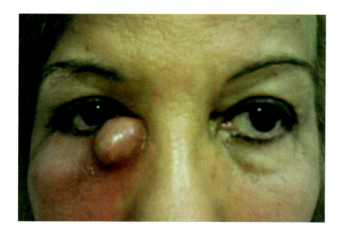

▶ **Figura 23.1** Paciente com dacriocistite aguda à direita.

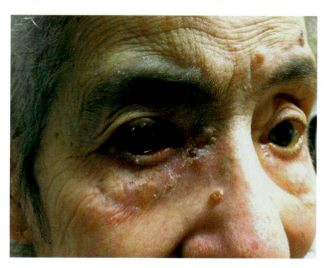

▶ **Figura 23.2** Paciente com dacriocistite aguda à direita e com fístula cutânea.

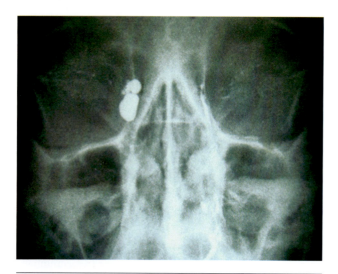

▶ **Figura 23.3** Exame de dacriocistografia que evidencia obstrução baixa da via lacrimal direita e a via lacrimal esquerda pérvia.

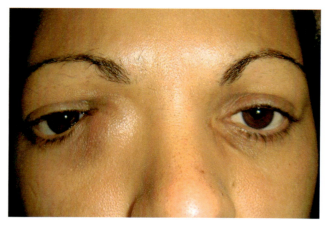

▶ **Figura 23.4** Paciente com mucocele do saco lacrimal direito, um diagnóstico diferencial de dacriocistite.

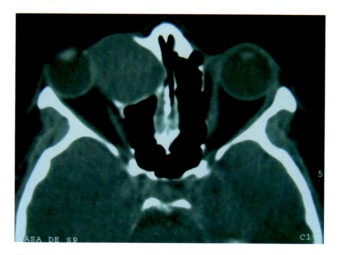

▶ **Figura 23.5** Tomografia computadorizada: corte axial da paciente da Figura 23.4.

REFERÊNCIAS CONSULTADAS

1. Almeida CR, Chechinato LH. Dacriocistorinostomia: avaliação de técnicas e resultados. Acta ORL. 2006;24(4):13-6.
2. Coden DJ, Hornblass A, Haas BD. Clinical bacteriology of dacryocystitis in adults. Ophthal Plast Reconstr Surg. 1993;9(2):125-31.
3. Costa MN, Macchiaverni N. Dacriocistorrinostomia externa. Arq Bras Oftalmol. 1989;52(4):140.
4. Garfin SW. Etiology of dacryocystitis and epiphora. Arch Ophthalmol. 1942;27:167-88.
5. Lorena SHT, Silva JAF. Dacriocistite aguda: relato de 2 casos. Rev Bras Oftalmol. 2011;70(1):37-40.
6. Lorena SHT, Silva JAF. Estudo epidemiológico da dacriocistite crônica. Rev Bras Oftalmol. 2011;70(6):396-9.
7. Martins MC, Ricardo JR, Akaishi PM, Velasco e Cruz AA. Orbital abscess secondary to acute dacryocystitis: case report. Arq Bras Oftalmol. 2008;71(4):576-8.
8. Pacheco AJT, Batista KT, Almeida Junior GL, Pacheco LMS. Resultados da dacriorinocistostomia externa no tratamento de obstrução das vias lacrimais. Rev Bras Cir Plast. 2010;25(2):238-43.

Ricardo Tomoyoshi Kanecadan

Canaliculite

Canaliculite é uma inflamação crônica dos canalículos lacrimais, pouco frequente, que no início pode se manifestar somente por um pequeno acúmulo de secreção. É subdiagnosticada, pois se confunde com conjuntivite crônica, dacriocistite, hordéolo e calázio, sendo lembrada para diagnóstico diferencial somente quando a inflamação do canalículo se torna evidente. Por isso, alguns pacientes podem permanecer meses ou até anos sem o diagnóstico apropriado.

ETIOLOGIA

Pode ser primária, quando a infecção se origina no próprio canalículo, ou secundária, em consequência de infecção de estruturas adjacentes, uso de medicamentos como alguns antivirais e antiglaucomatosos, tumores como papiloma de canalículo e carcinoma, quimioterapia tópica e sistêmica, que podem culminar com estenose dos canalículos. Na primária a infecção pode ser bacteriana, fúngica ou viral, sendo o *actinomyces israelii* (bacilo anaeróbio Gram positivo e pertencente à flora da cavidade oral), classicamente considerado o patógeno mais comum. Revisão recente mostrou estafilococos e estreptococos como principais agentes da canaliculite. Alguns autores consideram a canaliculite uma infecção mista. A literatura mostra que, em geral, as secundárias são mais frequentes que as primárias. Podem atingir ambos os canalículos, sendo mais frequente em superiores e nas mulheres em menopausa, por diminuição de produção de lágrima nessa fase. Estão cada vez mais comuns os casos de canaliculite por uso de *plugs*, indicados para tratamento de olho seco. Na Sociedade Americana de Plástica Ocular, um questionário mostrou que 38% dos membros tiveram caso de pacientes com canaliculite por uso de *plug*. Há diferentes tipos de *plugs*, e cada um apresenta seu tipo de complicação.

PATOGENIA

Alterações desconhecidas da via lacrimal levam à formação de concreções no canalículo, e estas favorecem o estabelecimento e manutenção da infecção.

QUADRO CLÍNICO

O quadro clínico clássico é de epífora, hiperemia, dor e edema, localizados na região de canalículo e ponto lacrimal. Além do eritema e do edema do canalículo, observa-se dilatação do ponto lacrimal com presença de secreção em sua luz e secreção mucosa crônica, às vezes acompanhada de conjuntivite folicular. Dacriolito pode eventualmente ser observado na entrada do ponto lacrimal. À expressão vigorosa do canalículo pode se encontrar pus ou saída de concreções.

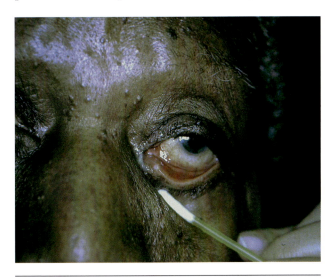

▶ **Figura 24.1** Saída de secreção à expressão.

DIAGNÓSTICO

É eminentemente clínico, porém em casos difíceis, ressonância magnética e ultrassonografia podem ser utilizadas. Em casos recorrentes, pode-se realizar coloração de Gram e cultura de secreção ou concreções. Apesar dos achados clínicos serem característicos, uma avaliação laboratorial completa deve ser feita para obter diagnóstico de certeza. Embora seja descrita 100% culturas positivas, na prática, isso nem sempre é possível. Às vezes o diagnóstico etiológico é baseado na bacterioscopia.

No diagnóstico diferencial devemos considerar outras doenças que levam à produção de secreção, como conjuntivite crônica, blefarite e dacriocistite. Hoje em dia deve-se também considerar *plug* de ponto lacrimal.

TRATAMENTO

O tratamento é cirúrgico. Tratamento clínico, com compressas mornas, antibiótico tópico e sistêmico, normalmente não é efetivo. A maioria dos pacientes se apresenta com concreções no canalículo e por isso o processo não se resolve até que sejam completamente removidos. Curetagem é utilizada para esse fim, sendo feita também canalículotomia, associada ou não a puntoplastia. Lavagem do canalículo com soro fisiológico deve ser feita com o intuito de desalojar dacriolitos remanescentes. Procede-se uma sondagem até o saco lacrimal para verificar permeabilidade do sistema. Sutura canalicular ou moldes não são indicados. Irrigação de antibiotico pode ser adjuvante no tratamento. No pós-operatório é usado colírio de antibiótico e cortisona associados.

PROGNÓSTICO

A recorrência após a remoção completa das concreções é incomum, podendo ocorrer quando associadas a divertículo. Um fechamento completo de canalículo após 15 dias do tratamento cirúrgico foi reportado, com encontro de novos dacriolitos na segunda cirurgia.

Deve-se considerar a possibilidade de obstrução canalicular após o tratamento cirúrgico.

REFERÊNCIAS CONSULTADAS

1. American Academy of Ophtalmology. Basic and Clinical Science Course, Section 7. Orbit, Eyelids, and Lacrymal System, 1999-2000.
2. Benchimol ML, Couto Junior AS, Pereira CFA, Melo AC, Barbosa RS. Canaliculite – relato de casos e conduta. Arq Bras Oftalmol. 2002;65(4):471-3.
3. Carneiro RC, Macedo EMS, Oliveira PPDG. Canaliculite: relato de caso e conduta. Arq Bras Oftalmol. 2008;71(1):107-9.
4. Carvalho RMLS, Fernandes JBVD, Volpini M, Matayoshi S, Moura EM. Tratamento cirúrgico das canaliculites crônicas: relato de nossa experiência em 7casos. Arq Bras Oftalmol. 2001;64(6):519-21.
5. Demant E, Hurwitz JJ. Canaliculitis: review of 12 cases. Can J Ophthalmol. 1980;15:73-5.
6. Lee J, Flanagan JC. Complications associated with silicone intracanalicular plugs. Ophthal Plast Reconstruct Surg. 2001;17(6):465-9.
7. Schellini SA, Sales FR, Carvalho GM, Padovani CR. Canaliculites: apresentação de série de casos atendidos na Faculdade de Medicina de Botucatu-UNESP - com ênfase no tratamento. Rev Bras Oftalmol. 2011;70(6):400-3.
8. Struck HG, Hohne C, Tost M. Diagnosis and therapy of chronic canaliculitis. Ophthalmologe. 1992;89:233-6.
9. Tost F, Bruder R, Clemens S. Clinical diagnosis of chronic canaliculitis by 20-MHz ultrasound. Ophthalmologica. 2000;214(6):433-6.
10. Vécsei VP, Huber-Spitzy V, Arocker-Mettinger E, Steinkogler FJ. Canaliculitis: difficulties in diagnosis, differential diagnosis and comparison between conservative and surgical treatment. Ophthalmologica. 1994;208(6):314-7.
11. Zaldivar RA, Bradley EA. Primary canaliculitis. Ophthal Plast Reconstruct Surg. 2009;25(6):481-4.

Ricardo Tomoyoshi Kanecadan

Tumores das Vias Lacrimais

INTRODUÇÃO

Tumores do sistema de drenagem lacrimal, especialmente de saco lacrimal, são raros, porém, com frequência são invasivos localmente, podendo levar à morte. A despeito de sua raridade, médicos devem estar inteirados das manifestações clínicas dos tumores de saco lacrimal, pois muitos deles se mascaram de processo inflamatório crônico.

QUADRO CLÍNICO

Clinicamente os tumores de saco lacrimal são mascarados por sintomas de dacrioestenose e/ou dacriocistite em decorrência de obstrução completa ou parcial do sistema de drenagem.[1-4] Pacientes sofrem de epífora crônica e muitos relatam história de dacriocistite crônica com vermelhidão, edema e secreção purulenta. Em decorrência da similaridade de sintomas, tumores de saco lacrimal acabam sendo tratados de modo conservador até que atinjam estágio avançado de evolução e também são encontrados inadvertidamente durante a dacriocistorrinostomia (DCR) indicada por obstrução baixa da via lacrimal. Esta é a razão que justificaria a realização de exame anatomopatológico em todas as amostras de saco lacrimal obtidas nas DCR.[5]

Apesar da similaridade de sintomas, há características que podem diferenciá-las. Uma tríade de sinais suspeitos de malignidade incluem: (a) massa acima do tendão cantal nasal, (b) dacriocistite com irrigação livre e (c) refluxo com sangue à irrigação.[6]

O principal sinal de tumor de saco lacrimal é massa nessa região (Figura 25.1); o quadro de massa acima do tendão cantal medial é o mais característico. Nos tumores benignos, a consistência é elástica, com margens bem definidas e móveis abaixo da pele. Em contrapartida, a maioria dos tumores malignos são firmes na consistência, não compressíveis e aderidos a estruturas subjacentes. Fístulas podem estar presentes. Sangramento espontâneo pelo ponto lacrimal ou quando se aplica pressão sobre o saco lacrimal, ou ainda epistaxe e sangramentos nasais de sangue escuro são encontrados em alguns pacientes, principalmente naqueles com tumores epiteliais.[1] Alguns pacientes com tumor maligno apresentam dor.

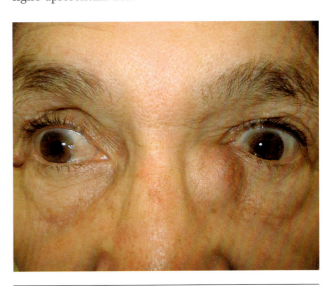

▶ **Figura 25.1** Linfoma de saco lacrimal.

Em casos avançados de tumor maligno, podem ser encontradas ulceração e telangiectasias sobre a massa, com envolvimento de linfonodos preauricular, submandibular e cervical. Em alguns caso, o envolvimento de linfonodos regionais aparecem antes da descoberta do tumor primário. Com o crescimento mais significativo do tumor e o envolvimento da órbita, proptose e limitação da motilidade ocular podem se desenvolver. Destruição de face, nariz, seios etmoidal e maxilar, pálato, assim como extensão intracranial, raramente é observada.

DIAGNÓSTICO

Diagnóstico por imagem é fundamental.[1,7,8] TC mostra massa em região de saco lacrimal (Figura 25.2). A dacriocistografia mostra defeito de enchimento e distensão do saco lacrimal. A propedêutica da via lacrimal pode mostrar desde permeabilidade total até obstrução completa, dependendo do tipo de crescimento do tumor na via lacrimal.

O diagnóstico definitivo é assegurado somente pelo exame histopatológico.

Como a maioria dos pacientes com tumor do saco lacrimal apresenta sinais e sintomas de dacriocistite, o principal diagnóstico diferencial é com a dacriocistite aguda ou crônica.

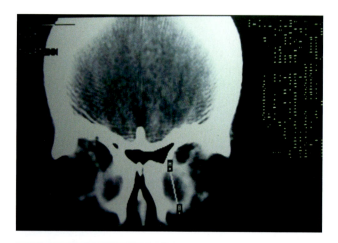

▶ **Figura 25.2** TC linfoma de saco lacrimal.

PATOLOGIA

No canalículo, o epitélio é estratificado escamoso não queratinizado, e no saco e ducto lacrimonasal, epitélio estratificado colunar (transicional), contendo glândulas mucosas.

Os tumores do saco lacrimal podem ser divididos em dois grandes grupos: tumores epiteliais, que representam cerca de 75% dos casos, e não epiteliais, que correspondem aos 25% restantes. Entre os não epiteliais, foram encontrados tipos mesenquimal, linfoproliferativo, melanocítico e neural.

PROGNÓSTICO

O sucesso do tratamento dos tumores de saco lacrimal depende do estágio de evolução da doença no momento do diagnóstico, de suas características histopatológicas, do padrão de crescimento e da adequação do tratamento escolhido. Ni e colaboradores[3] descreveram quatro estágios de evolução dos tumores de saco lacrimal: estágio 1, há sintomas e sinais, porém nenhuma massa visível ou palpável; estágio 2, presença de formação tumoral confinada ao saco lacrimal; estágio 3, tumor se estende além do saco lacrimal para estruturas adjacentes, como órbita e seios paranasais; e estágio 4, marcado por metástases.

Tumores malignos do saco lacrimal exibem três tipos de crescimento:[5] ao longo da superfície epitelial; protruindo na direção do lúmem com crescimento papilar; e infiltrando a parede do saco lacrimal como sítios celulares sólidos. Há três modos principais para o tumor se disseminar:[5] extensão direta para estruturas adjacente, como órbita, canal ósseo do ducto lacrimonasal, seios paranasais e crânio, que é o mais comum; disseminação linfática, principalmente submandibular, pré-auricular e gânglios cervicais; e remoto, mais provavelmente por disseminação hematogênica, sendo o sítio mais comum os pulmões.

Papilomas benignos do saco lacrimal têm tendência a recidivar, especialmente aqueles com padrão invertido, com 10% a 40% de recorrência.[9] A maioria dos papilomas que recorrem não apresenta alterações malignas. Carcinomas de baixo grau têm taxas de cura variável, dependendo da extensão da doença e do tipo de tratamento. A taxa de recorrência dos carcinomas de células escamosas e transicionais se mostram em torno dos 50%, com mais de 50% sendo fatais, embora algumas séries mostrem resultados melhores. As taxas de recorrência e mortalidade para tumores não epiteliais variam.[1,7,9] Histiocitoma fibroso benigno tem bom prognóstico se for completamente removido. O potencial maligno do hemangiopericitoma é imprevisível. Lesões linfoides respondem a radioterapia e quimioterapia e têm prognóstico variável, dependendo da extensão da doença e o tipo de tumor. O prognóstico mais sombrio é o de melanoma maligno, que normalmente é fatal em curto período de tempo, mesmo com tratamento agressivo.

TRATAMENTO

O tratamento dos tumores de saco lacrimal depende do tipo histológico, da malignidade e da invasão dos tecidos adjacentes ao saco lacrimal.[1,7-10] O tratamento de escolha é a remoção cirúrgica completa. Quando os tumores epiteliais e mesenquimais estão confinados ao saco lacrimal, a dacriocistectomia é feita. Normalmente é o suficiente para tumores benignos. Se for maligno, além da excisão em bloco do tumor com periósteo da fossa lacrimal, pode-se proceder radiação externa suplementar. Biópsia incisional profunda, com ou sem congelação, pode ser realizada quando há suspeita de malignidade da massa ou se por exames de imagem ela se estender além da fossa lacrimal. Em alguns casos a biópsia pode ser realizada por endoscopia nasal.

Extensão dos tumores, principalmente pré-malignos e malignos, inferiormente para o ducto lacrimonasal aumenta as chances de recorrência e falha da terapia. Nessas condições, rinostomia lateral, que oferece maior chance de cura, deve ser realizada. Em certos casos, excisão extensiva aos canalículos e ducto lacrimonasal, juntamente com o saco lacrimal, pode ser necessária. Quando o tumor se estende para além dos limites do sistema lacrimal de drenagem, atingindo o tecido adjacente, cirurgia radical incluindo exenteração dos tecidos da órbita, ressecção do seio paranasal e esvaziamento ganglionar cervical estão indicados. A radioterapia pós-operatória é recomendada para tumores malignos epiteliais, com uma dose aproximada de 60Gy.[1] Lesões recorrentes podem ser tratadas com cirurgia ou radioterapia complementar.

REFERÊNCIAS BIBLIOGRÁFICAS

1. Stefanyszyn MA, Hidayat AA, Pe'er JJ, Flanagan JC. Lacrimal sac tumors. Ophthal Plast Reconstr Surg. 1994;10:169-84.
2. Pe'er J, Hidayat AA, Ilsar M, Landau L, Stefanyszyn MA. Glandular tumors of the lacrimal sac. Their histopathologic patterns and possible origins. Ophthalmology. 1996;103:1601-5.
3. Ni C, D'Amico DJ, Fan CQ, Kuo PK. Tumors of the lacrimal sac: a clinicopathological analysis of 82 cases. Int Ophthalmol Clin. 1982;22:121-40.
4. Parmar DN, Rose GE. Management of lacrimal sac tumours. Eye (London). 2003;17:599-606.
5. Anderson NG, Wojno TH, Grossniklaus HE. Clinicopathologic findings from lacrimal sac biopsy specimens obtained during dacryocystorhinostomy. Ophthal Plast Reconstr Surg. 2003;19:173-6.
6. Flanagan JC, Stokes DP. Lacrimal sac tumors. Ophthalmology. 1978;85:1282-7.
7. Pe'er JJ, Stefanyszyn M, Hidayat AA. Nonepithelial tumors of the lacrimal sac. Am J Ophthalmol. 1994;118:650-8.
8. Yip CC, Bartley GB, Habermann TM, Garrity JA. Involvement of the lacrimal drainage system by leukemia or lymphoma. Ophthal Plast Reconstr Surg. 2002;18:242-6.
9. Parmar DN, Rose GE. Management of lacrimal sac tumours. Eye (London). 2003;17:599-606.
10. Sjo LD, Ralfkiaer E, Juhl BR, Prause JU, Kivelä T, Auw-Haedrich C, et al. Primary lymphoma of the lacrimal sac: an EORTC ophthalmic oncology task force study. Br J Ophthalmol. 2006;90:1004-9.

seção 3

Córnea, Conjuntiva e Esclera

capítulo 26

Marcos Bottene Villa Albers

Anatomia, Histologia e Fisiologia da Superfície Ocular

INTRODUÇÃO

A superfície ocular é composta pela córnea e pela conjuntiva, em suas porções bulbar e palpebral. As principais funções da superfície ocular são de barreira contra a invasão de microrganismos e também manutenção da lubricidade e umidade para que as características ópticas da córnea sejam mantidas. A função de barreira é mantida principalmente pelo epitélio, que é muito semelhante na córnea, na conjuntiva e no limbo. Trata-se de um epitélio estratificado, escamoso, não queratinizado. Estruturas anexas desempenham papel fundamental no auxílio do funcionamento normal da superfície ocular. São elas as pálpebras, que distribuem e misturam o filme lacrimal e consequentemente lubrificam a superfície ocular. Existem ainda glândulas cujas secreções auxiliam na manutenção e na defesa do bulbo ocular. São as glândulas de Meibomius, lacrimal, de Zeiss, de Moll, de Kraus e de Wolfring. Este capítulo revisará os conceitos de anatomia, histologia e fisiologia da superfície ocular.

FILME LACRIMAL

O filme lacrimal é a primeira camada refrativa do olho e exerce papel fundamental na nutrição e na defesa da superfície ocular. O filme lacrimal é composto principalmente de três camadas: a camada externa de lipídios, a camada intermediária aquosa e a mais interna de mucina. Existem autores que defendem que apenas a camada de lipídios é claramente distinta das demais, sendo que a camada aquosa e a de mucina se misturam. De qualquer forma, esses dois conceitos não interferem no entendimento da estrutura e da função do filme lacrimal (Figura 26.1).

O filme lacrimal é uma mistura complexa secretada pelas glândulas lacrimais principais e acessórias, glândulas de Meibomius, células caliciformes da conjuntiva, epitélio de superfície da córnea e da conjuntiva e dos vasos conjuntivais.

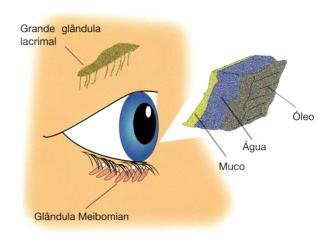

▶ **Figura 26.1** Estrutura da lágrima. Extraída de (http://www.medicinageriatrica.com.br/wp-content/uploads/2007/12/dryeye_2.jpg).

A **camada de mucina** fica em contato com o clicocálice de membrana celular que se localiza na região superior do epitélio. É nesse local que existe o contato da lágrima com os olhos. O epitélio da córnea apresenta microplicaduras e microvilosidades que aumentam a superfície de contato da lágrima com a superfície ocular. Classicamente é descrito que a produção de mucina está relacionada com as células caliciformes. Além disso, existe também expressão de mucinas por epitélio não caliciforme. Dessa forma, as células caliciformes secretam a mucina MUC5A, e o epitélio não caliciforme expressa as mucinas MUC1 e MUC4.

As células caliciformes são distribuídas na conjuntiva bulbar e palpebral e são mais densas na região medial do que na lateral. Existem evidências de que, quando a composição ou a osmolaridade do filme lacrimal sofrem alterações, inicia-se um estímulo para a liberação de mucina pelas células caliciformes. Há ainda secreção de muco após estímulo sensorial na córnea.

Além de lubrificar a córnea, o muco tem a função de aprisionar e eliminar corpo estranho e sofre acúmulo no canto medial após cada piscar. A espessura da camada de mucina é um assunto controverso, já que a própria é muitas vezes considerada como parte de um gel que consiste também da camada aquosa.

A **camada aquosa** é secretada na forma basal pelas glândulas lacrimais acessórias de Kraus, Wolfringe, Manz e de forma reflexa pela glândula lacrimal principal. A glândula lacrimal principal é uma glândula exócrina, localizada na fossa superotemporal da órbita. Ela é dividida em dois lobos, orbital e palpebral. O ácino secreta os componentes básicos da parte aquosa da lágrima enquanto os dutos modificam a concentração hidroeletrolítica da solução. A inervação da glândula é por nervos simpáticos, parassimpáticos e sensoriais. A produção de lágrima é variável e pode ser desde 2 μL/min até volumes maiores quando a glândula é estimulada.

A camada aquosa contém diversas proteínas, hormônios, neurotransmissores e outros componentes não eletrolíticos. Entre eles estão: imunoglobulinas (IgA, IgG, IgM), lactoferrina, interleucinas, fatores de crescimento, fator de necrose tumoral entre muitos outros.

O volume de lágrima no olho humano é ao redor de 7 μL sendo que mais da metade fica nos fórnices. O restante fica distribuído no filme preocular e nas margens lacrimais (menisco lacrimal).

A **camada lipídica** é a camada mais superficial e é produzida pelas glândulas de Meibomius, que estão localizadas na placa tarsal e é secretada no local em que a margem palpebral toca a superfície ocular. A contração muscular exercida pelo ato de piscar é a responsável pela secreção da camada lipídica, e o piscar também distribui os lipídios pela superfície ocular. A secreção lipídica tem aspecto de água de rocha e consistência fluida. A principal função da camada lipídica é retardar a evaporação do componente aquoso do filme lacrimal. A produção dos lipídios tem influência hormonal. Existem receptores andrógenos nas glândulas de Meibomius. Pouco se sabe sobre a regulação neural da glândula de Meibomius (Figura 26.2).

CÓRNEA

A estrutura e o funcionamento das diferentes camadas da córnea têm um objetivo principal: manter a córnea transparente. Isso ocorre particularmente para se evitar edema do estroma, cuja estrutura é extremamente susceptível a alterações que podem levar à perda de transparência e consequentemente diminuição da função óptica da córnea (Figuras 26.3 e 26.4).

O **epitélio** da córnea tem de 50 μm a 52 μm de espessura e apresenta de cinco a sete camadas de células. Algumas funções que apenas o epitélio da córnea apresenta são as de refração da luz e sobrevivência sobre um leito avascular. O aspecto refrativo é possível pela sua superfície e espessura regulares. Características metabólicas permitem que ele sobreviva sobre a estrutura avascular da córnea. A alta densidade de nervos sensoriais que enviam terminações desmielinizadas na região suprabasal e nas células escamosas permite que essas características sejam mantidas. Além disso, o epitélio também apresenta uma habilidade de resposta a lesões muito rápida e eficiente. Além dessas funções específicas, o epitélio corneal apresenta as funções clássicas de todo o epitélio, que são função de barreira para perda de fluidos e entrada de microrganismos, e também de resistir à abrasão por suas firmes conexões com as células adjacentes e à membrana de Bowman e estroma.

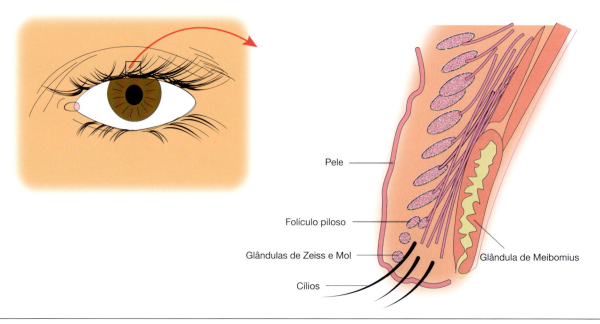

▶ **Figura 26.2** Glândula de Meibomius. Extraída de (http://4.bp.blogspot.com/-_xQ-LSlUMhU/UYF4v1evT1I/AAAAAAAACh4/4c-uCUSXAaY/s640/meibomian+glandulas.jpg).

Capítulo 26

Anatomia, Histologia e Fisiologia da Superfície Ocular

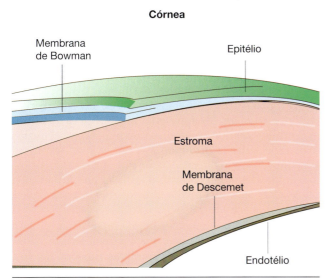

▶ **Figura 26.3** Camadas da córnea. Extraída de (http://www.infoescola.com/wp-content/uploads/2012/01/partes-da-cornea.jpg).

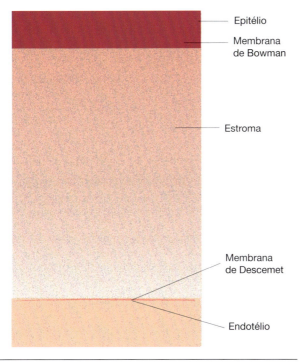

▶ **Figura 26.4** Camadas da córnea. Extraída de (http://3.bp.blogspot.com/_RAKJqI9rcig/SVtlQJwB6CI/AAAAAAAAvU/oxjXCmgIO0k/s320/cornea1.jpg).

O epitélio apresenta na sua base células colunares que apresentam grande atividade metabólica. Acima destas existem de uma a três camadas de células aladas que apresentam centro arredondado e processos celulares em forma de asa. Externamente e em contato com o filme lacrimal, existem as células achatadas e escamosas.

A renovação do epitélio ocorre a cada cinco a sete dias. As células basais são as que apresentam maior mi-tose e se diferenciarão nas células aladas e consequentemente em células escamosas.

As junções intercelulares promovem a adesão celular, a comunicação celular e a formação de barreira. Essas junções são os desmossomos e as *tight junctions*, *gap junctions* e junções aderentes.

A camada superficial do epitélio tem função de barreira e função refrativa. Suas organelas são especializadas para tal fim. Já a camada basal apresenta função de ancoragem no estroma. Para esse fim, existem estruturas de ancoragem que penetram na membrana de Bowman.

A **membrana de Bowman** é uma zona acelular de fibras colágenas desorganizadas que forma uma interface entre a lâmina basal do epitélio e o estroma lamelar subjacente. Apresenta de 8 µm a 10 µm de espessura. Ela é produzida tanto pelo epitélio quanto pelo estroma. Tem na sua composição proteoglicanos e os colágenos tipo I, V e VII. A função da membrana de Bowman não está muito clara, mas acredita-se que está relacionada à estabilidade da transição entre o epitélio e o estroma. Essa membrana pode ser considerada a primeira camada do estroma.

O **estroma** lamelar é uma camada grossa de colágeno posterior à membrana de Bowman. As principais fibras colágenas encontradas no estroma são do tipo I e V, porém, em menor quantidade, também existem fibras do tipo III, VI e XII. Keratan sulfato é o proteoglicano mais comum no estroma.

O estroma é a parte mais importante da córnea e apresenta uma organização precisa de seus componentes. A uniformidade das fibrilas de colágeno se dá pela relação entre as fibras de colágeno V e I. O colágeno é compactado e feixes paralelos que formam lamelas que atravessam a córnea de limbo a limbo. Existem cerca de 200 a 250 lamelas no estroma. Há uma teoria de que a córnea elimina a interferência destrutiva dos raios de luz que são difratados. Isso acontece por causa do espaçamento uniforme e constante das fibras colágenas. A organização lamelar do estroma também produz uma força tensora através da córnea, suportando a pressão intraocular e mantendo a curvatura corneal adequada.

Os ceratócitos são fibroblastos do estroma. Eles estão localizados entre as lamelas de colágeno. A estrutura dos ceratócitos permite que eles se comuniquem, o que pode representar uma comunicação, em associação com fibras nervosas, com o epitélio corneal. Isso pode ter papel na regeneração corneal.

A **membrana de Descemet** é uma grossa matriz extracelular sintetizada e secretada pelo endotélio corneal. É composto de duas camadas no adulto. A camada anterior, formada durante o período fetal, consiste de lamelas colágenas organizadas e proteoglicanos. A camada posterior amorfa é sintetizada após o nascimento e é menos orgazinada que a camada fetal. A membrana de Descemet é composta de colágeno do tipo IV e VIII e diversos proteoglicanos. A espessura da membrana de Descemet aumenta com o passar dos anos. Isso porque a porção amorfa é constantemente secretada pelas células endoteliais.

O **endotélio** corneal é uma camada única de células que ao nascimento apresenta uma densidade de cerca de 4.000 células/mm^2. Suas células possuem processos interdigitais que aumentam a superfície de contato de suas células. Microvilosidades na superfície posterior das células endoteliais aumentam o contato com o humor aquoso. Uma das características mais marcantes do endotélio é a forma hexagonal de suas células, que assim se mantém quando em estado fisiológico. O endotélio corneal é metabolicamente ativo e apresenta características ultraestruturais que tornam isso possível. Existe um número aumentado de mitocôndrias, ribossomos, retículos endoplasmáticos e complexos de Golgi (Figura 26.5).

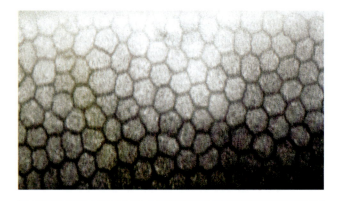

▶ **Figura 26.5** Endotélio corneal normal. Extraída de (http://fernandomoro.com.br/home/images/stories/me%202.jpg).

O endotélio apresenta duas funções principais: de barreira e de bomba. Como barreira, ele impede a hidratação do estroma. As características físico-químicas do estroma propiciam a entrada de humor aquoso seguindo um gradiente osmolar. O endotélio impede que isso ocorra. Isso ocorre através das *tight junctions*. Existe passagem intercelular seletiva de glicose, aminoácidos e vitaminas, que são necessários para o estroma. A passagem de líquido é bloqueada pelo mecanismo descrito acima. A função de bomba que mantém o estroma corneal hidratado, de maneira que sua organização estrutural e transparência não sejam afetados. A baixa hidratação estromal é mantida por bombas iônicas como sódio, potássio, cloro e bicarbonato. Dessa forma, a presença de inibidores de anidrase carbônica pode alterar o metabolismo e a função de bomba que envolvem o cloro e o bicarbonato.

As células endoteliais são capazes de divisão celular normal no período fetal, entretanto, a sua reserva no adulto é limitada. A densidade endotelial ao nascimento é de 3.500 a 4.000 células/mm^2, enquanto no adulto é de 1.400 a 2.500 células/mm^2. Atualmente é aceito que a perda de células é muito maior que a sua produção. Antigamente acreditava-se que não existia produção de células endoteliais na fase adulta. Nessa fase, as células endoteliais podem apresentar polimegatismo, isto é, diferença de tamanho entre as células endoteliais. A alteração na forma das células endoteliais é chamada pleomorfismo. Esses tipos de alteração no padrão estrutural são indícios de diminuição do total de células endoteliais. Quando a densidade celular cai para menos de 300 a 400 células/mm^2, começa o processo de descompensação corneal, caracterizado pela quebra da função de barreira e bomba e consequente hidratação do estroma e baixa da acuidade visual.

O **limbo** é a zona de transição entre a córnea, a conjuntiva e a esclera. Ele apresenta características de barreira à proliferação da conjuntiva sobre a córnea. A região mais especializada do limbo é o seu epitélio escamoso estratificado e não queratinizado, que apresenta mais camadas que o epitélio corneal. As células basais do limbo são as *stem cells* do epitélio corneal, que migram de forma centrípeta em direção ao centro da córnea.

A **conjuntiva** é uma camada de membrana mucosa que cobre a superfície interna das pálpebras e se estende até o limbo. Suas duas principais funções são fornecer muco através de células caliciformes. O muco é parte fundamental da lágrima e permite a adesão do filme lacrimal na superfície ocular. Ele é produzido pelo epitélio estratificado não queratinizado. A conjuntiva possui uma substância própria que é rica em tecido folicular, composto de linfócitos, mastócitos e outras células que têm função imune e protege da invasão e da proliferação de patógenos na superfície ocular.

REFERÊNCIAS CONSULTADAS

1. Gipson IK, Sugrue SP. Cell biology of the corneal epithelium. In: Albert DM, Jakobiec FA. Principles and practice of ophthalmology, basic sciences. Philadelphia: Lippincott, 1994.
2. Gipson IK. Anatomy of the conjunctiva, cornea, and limbus. In: Smolin G, Thoft RA. The cornea. Boston: Little, Brown and Company, 1994.
3. Hogan MJ, Alvarado JA, Wedell JE. Histology of the human eye. Philadelphia: W B Saunders, 1971.
4. Inatomi T, Spurr-Michaud S, Tisdale AS, Zhan Q, Feldman ST, Gipson IK. Expression of secretory mucin genes by human conjunctival epithelia. Invest Ophthalmol Vis Sci. 1996;37:1684-92.
5. Jakobiec FA, Iwamoto T. Ocular adnexa: introduction to lids, conjunctiva and orbit. In: Jakobiec FA. Ocular anatomy, embryology, and teratology. Philadelphia: Harper & Row, 1982.
6. Maurice DM. The location of the fluid pump in the cornea. J Physiol. 1972;221:43-54.
7. P-ster RR. The normal surface of corneal epithelium: a scanning electron microscopic study. Invest Ophthalmol Vis Sci. 1973;12:654-68.
8. Thoft RA, Friend J. The X,Y,Z hypothesis of corneal epithelial maintenance. Invest Ophthalmol Vis Sci. 1983;24:1442-3.
9. Waring 3rd GO, Bourne WM, Edelhauser HF, Kenyon KR. The corneal endothelium. Normal and pathologic structure and function. Ophthalmology. 1982;89:531.
10. Wei Z-G, Lin T, Sun T-T, Lavker RM. Clonal analysis of the in vivo differentiation potential of keratinocytes. Invest Ophthalmol Vis Sci. 1997;38:753-61.

capítulo 27

Richard Yudi Hida • Giovana A. Fioravanti Lui

Microbiologia Ocular

INTRODUÇÃO

Microbiota ocular consiste no conjunto de microrganismos que se encontram na flora conjuntival em equilíbrio com barreiras anatômicas, sistema imunológico individual, competição nutricional, inibição metabólica e produção enzimática.[1] A microbiota conjuntival é bem conhecida.[2-7] *Staphylococcus aureus*, *Staphylococcus coagulase-negativa* e *Corynebacterium* são os microrganismos mais comumente isolados em condições normais.[2,3,8] Bactérias anaeróbias também podem ser encontradas[4] no primeiro estudo com comprovação laboratorial da existência de cepas de anaeróbios na conjuntiva humana. Fungos são isolados em 2,9% dos olhos normais.[9]

Antes do nascimento, a conjuntiva e as pálpebras são estéreis. A flora bacteriana é adquirida durante a passagem pelo canal de parto. Após o nascimento, pessoas sadias de todas as idades apresentam características semelhantes quanto à microbiota.[2,8]

Existem vários fatores que influenciam a microbiota: doenças oculares ou sistêmicas, variações sazonais, temperatura, idade, quebra da barreira anatômica (traumatismo, procedimentos cirúrgicos), sistema imunológico local ou sistêmico e uso de antibióticos tópicos ou sistêmicos.[5,7,10-15]

Com a mudança das condições normais da superfície ocular, a microbiota conjuntival pode tornar-se potencialmente patogênica. Seu conhecimento auxilia a determinação da etiologia mais provável de infecções que causam danos aos tecidos oculares.[7,11,16-18] Portanto, estudos que visam ao esclarecimento da microbiota da conjuntiva ocular têm papel fundamental na prevenção de infecções oculares.

Estudos prévios têm demonstrado que a maioria das bactérias responsáveis pelas endoftalmites faz parte da microbiota conjuntival.[18-22] Uesugui e cols., em 2002, descreveram que, além das endoftalmites, o *Staphylococcus aureus* é o principal agente etiológico da ceratite bacteriana e conjuntivites.[17]

VIROLOGIA

Vírus são estruturas formadas por moléculas de RNA ou DNA.

Os vírus DNA são:

- **Vírus herpes simples 1 e 2:** após sua exposição, o hospedeiro desenvolve um quadro de infecção primária, caracterizado por blefarite e conjuntivite ou pode apresentar um quadro assintomático. Após a primoinfecção, o vírus fica latente no gânglio trigeminal. A sua reativação pode levar a diferentes quadros oculares, como lesão epitelial, comprometimento estromal, endotelite, iridociclite. O tipo 1 é o mais frequente em infecções oculares.
    - **Diagnóstico:** cultura do vírus através do raspado das lesões epiteliais, reação da cadeia da polimerase (PCR), imuno-histoquímica e hibridização *in situ*.
- **Varicela-zoster:** é o vírus causador da varicela. Sua reativação pode ocorrer muitos anos após a primoinfecção.
- **Citomegalovírus:** o quadro clínico é geralmente assintomático, mas em imunodeprimidos, como em pacientes com AIDS, pode se manifestar como uma retinite pelo CMV.
- **Eptein-Barr:** é o vírus causador da mononucleose. A manifestação ocular é rara.
    - **Diagnóstico:** detecção de anticorpos no organismo.
- **Herpes-vírus humano 8:** está associado ao sarcoma de Kaposi em pacientes com HIV positivo.
- **Adenovírus:** vírus causador da conjuntivite folicular aguda e alguns sorotipos podem levar a ceratite ponteada e infiltrados subepiteliais.
    - **Diagnóstico:** cultura, imunocromatografia e dosagem de anticorpos.
- **Poxvírus**: é o agente causador do molusco contagioso, onde observamos lesões esbranquiçadas,

umbilicadas, na borda palpebral. Pode ocorrer conjuntivite folicular crônica por toxicidade.
- **Diagnóstico:** exame histopatológico da lesão revela inclusões intracitoplasmáticas eosinofílicas entre as células epidérmicas (corpúsculos de Henderson-Patterson).

• **Papovavírus:** causam lesões verrucosas e estão relacionados com neoplasias mucocutâneas. Os sorotipos 6, 11 e 16 têm sido associados a lesões tumorais de conjuntiva e carcinomas.

Os vírus RNA são:

• **Picornavírus:** o enterovírus tipo 70 e o vírus coxsackie tipo A24 causam a conjuntivite aguda hemorrágica.
• **Orthomyxovírus:** são representados pelo *influenza* e *parainfluenza*, que causam infecção respiratória e conjuntivite leve.
• **Paramyxovírus:** são representados por três vírus:
  - **Vírus da caxumba:** pode causar parotidite, dacriocistite, conjuntivite, episclerite e ceratite estromal;
  - **Sarampo:** pode levar a conjuntivite, ceratite epitelial leve e ceratite intersticial, em casos mais graves;
  - **Vírus da doença de Newcastle:** pode afetar pessoas em contato próximo com galinha.
• **Retrovírus:** o HIV tipo 1 é o mais importante. As infecções oculares ou infecções oportunistas mais comuns são retinite pelo CMV, zoster oftálmico, toxoplasmose ocular, ceratoconjuntivite por microsporidiose, sarcoma de Kaposi na conjuntiva e órbita.
  - **Diagnóstico:** pesquisa de anticorpos anti-HIV e confirmação por *Western blot*.

BACTÉRIAS

São classificadas de acordo com sua morfologia, composição de DNA, reações bioquímicas etc.

Os agentes mais comuns causadores de ceratite infecciosa diferem na literatura, mas podemos citar, como os mais frequentes, o *S. Aureus*, o *P. aeruginosa* e o *S. pneumoniae*.

• ***Chlamydia trachomatis*:** é uma bactéria intracelular, com afinidade por células epiteliais de mucosas. Quando se multiplicam, formam corpúsculos de inclusão com corpos elementares. Os sorotipos A e C estão relacionados com o tracoma e os sorotipos E a K, causam infecções genitais e conjuntivite de inclusão no adulto e no neonato.
  - **Diagnóstico:** teste de imunofluorescência direta do raspado conjuntival, cultura de células, PCR.
• **Riquetsia:** *Bartonella henselae* e *Afipia felis* causam a doença da arranhadura do gato.
  - **Diagnóstico:** biópsia da conjuntivite granulomatosa, onde encontramos pequenos organismos pleiomórficos.
• **Cocos Gram-negativos:** alguns exemplos são *Moraxella*, *Acinetobacter* e *Neisseria*. A *Neisseria gonorrhoeae* pode causar conjuntivite purulenta aguda e é capaz de penetrar no epitélio corneal intacto.

A *N. meningitidis* pode levar a um quadro de conjuntivite, mesmo na ausência de infecção sistêmica.
  - **Diagnóstico:** raspado da secreção ocular pode mostrar estruturas Gram-negativas, diplococos em forma de rim. Em meios de cultura, crescem em ágar sangue e principalmente em chocolate com incubação em 5% a 10% de CO_2.

Bastonetes Gram-negativos:
- ***Moraxella* sp.:** pode variar de cocobacilo a diplobacilo. Essa bactéria produz exoenzimas que levam a escoriações nas margens palpebrais. Lesões epiteliais podem levar a infecções estromais.
- ***Pseudomonas aeruginosa*:** causam úlceras corneais de progressão rápida, extensas, o estroma pode apresentar infiltrado inflamatório e edema corneal ao redor da lesão. Crescem em quase todos os meios de cultura.
• ***Haemophilus* sp.:** sua morfologia varia de cocobacilos a bastonetes. Pode causar conjuntivite, celulite, ceratite e endoftalmite. O *H. influenzae* biotipo III pode penetrar o epitélio corneal íntegro.
• **Cocos Gram-positivos:** são representados por *Staphilococcus* sp., *Streptococcus* sp., *Enterococcus* sp.
  - ***Staphylococcus aureus* e *S. epidermidis*:** são bactérias que fazem parte da flora ocular normal. Elas podem produzir dermatotoxinas responsáveis pela blefarite estafilocócica. Podem ainda causar conjuntivites, ceratites e endoftalmite. Na ceratite por *S. Aureus*, podemos encontrar múltiplos infiltrados profundos e alguns infiltrados menores adjacentes à lesão principal.
  - ***Streptococcus* sp.:** produzem exotoxinas que estimulam o processo inflamatório, causando quadros graves de conjuntivite, ceratite e endoftalmite.

Bastonetes Gram-positivos:
• ***Corynebacterium* sp.:** pode causar conjuntivite membranosa.
• ***Propionibacterium acnes*:** pode causar endoftalmites tardias decorrentes de cirurgia intraocular.
• **Filamentos Gram-positivos:** fazem parte desse grupo:
  - ***Mycobacterium*:** são Gram-positivas, aeróbias, bacilo álcool-ácido-resistente. O *M. tu-*

berculosis pode crescer em ágar sangue, mas o principal meio de cultura é o Lowenstein-Jensen. O *M. leprae* não pode ser isolado em meios artificiais.
- **Nocardia**: raramente causa ceratite.
- **Actinomyces**: geralmente causa canaliculite.

- Espiroquetas:
  - **Treponema pallidum**: agente causador da sífilis. O seu diagnóstico é realizado por exames sorológicos como o VDRL e o teste treponêmico (FTA-Abs).
  - **Borrelia burgdorferi**: causador da doença de Lyme, transmitida pelo carrapato. As manifestações oculares incluem ceratite estromal e uveíte posterior. O diagnóstico é realizado por testes sorológicos.

FUNGOS

O Reino Fungi subdivide-se em dois grandes grupos: Myxomycota (fungos não patogênicos a seres humanos e animais) e Eumycota (fungos patogênicos). Quanto à morfologia, são classificados em leveduras, filamentosos e dimórficos, que podem ser filamentosos ou leveduriformes, dependendo da temperatura a que estão expostos.

- **Fungos filamentosos**: apresentam estruturas chamadas de hifas, que podem ou não serem septadas. As septadas são detectadas ao exame de microscopia óptica com maior facilidade. As infecções estão geralmente associadas a traumas com vegetais e se apresentam como ceratite supurativa, podendo ter lesão satélite. As espécies mais comuns envolvidas na infecção ocular são: *Fusarium solani*, *Aspergillus* spp., *Bipolaris* spp. e *Penicillium* spp. O diagnóstico pode ser feito por cultura em placa de ágar sangue, mas o meio mais utilizado é o ágar Sabourad ou infusão cérebro – coração com incubação em temperatura ambiente. O crescimento pode ocorrer após 24 horas ou até após algumas semanas.
- **Fungos leveduriformes**: *candida* spp. que produz pseudo-hifas para penetração nos tecidos. Acomete com maior frequência pacientes imunodeprimidos.

Acanthamoeba

É um protozoário de vida livre. Pode ser encontrado no hospedeiro na forma trofozoíta ou em forma de cistos. Os cistos são resistentes a condições extremas de temperatura, pH e produtos químicos.
  - **Diagnóstico**: citologia com coloração Giemsa ou coloração *Calcofluor White*, cultura em ágar não nutriente enriquecido com *E. Coli* e microscopia confocal.

Métodos de identificação dos agentes infecciosos

Bacterioscopia, citologia, cultura, antibiograma, citologia de impressão, biópsia, PCR e microscopia confocal.

Coleta de material da superfície ocular

É muito importante isolar o agente causador da infecção, para que se possa diminuir o tempo de infecção, o custo de tratamento, os riscos de complicações e as sequelas.

Coleta de material da córnea

- O raspado do material da córnea deve ser realizado na lâmpada de fenda ou microscópio, com uso de blefarostato;
- Flambar a espátula de Kimura (alça de platina – Figura 27.1) na chama de lamparina e, a seguir, esfriar em solução estéril, antes de cada coleta de material;

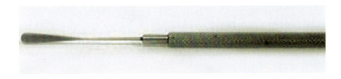

▶ **Figura 27.1** Espátula de Kimura.

- Colocar o primeiro raspado em três lâminas para bacterioscopia citológica.
  - **Bacterioscopia**: permite um rápido diagnóstico de infecções bacterianas.
  - **Citologia**: corresponde à resposta do hospedeiro ao agente. Neutrófilos estão presentes em infecções bacterianas e linfócitos e monófilos em infecções virais.

Fixar a lâmina (Figura 27.2) para o Gram com calor e as lâminas para o Giemsa e *Acridine orange* com álcool metílico. Outras lâminas podem ser usadas para outras colorações, dependendo da suspeita do agente infeccioso, por exemplo, coloração de Ziehl-Neelsen, para bacilos álcool-ácido-resistentes (*Micobacterium* sp. e *Nocardia* sp.) e *Calcofluor white* para pesquisa de *Acanthamoeba*.

  - **Gram**: essa coloração está relacionada com estrutura e composição da parede celular bacteriana. Essa coloração também está indicada principalmente para bactérias aeróbias, mas também pode ajudar a identificar fungos, micobactéria, e bactérias anaeróbias.
  - **Coloração de *Acridine orange***: pode ajudar a identificar bactérias, leveduras, cistos de *Acanthamoeba*.

- **Coloração de Giemsa:** pode identificar cistos de *Acanthamoeba*, fungos.
- Colher material para cultura na borda e no centro da lesão, semeando-o nas placas de ágar sangue, chocolate e Sabouraud. Para microrganismos anaeróbios, utilizar meio de tioglicolato.

▶ **Figura 27.2** Lâmina.

- **Ágar sangue (Figura 27.3):** principalmente bactérias aeróbias.

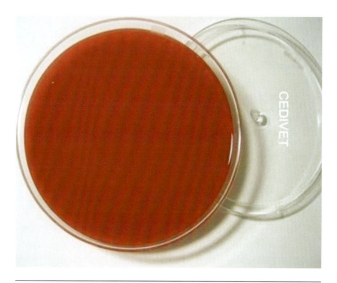

▶ **Figura 27.3** Placa de ágar sangue.

- **Ágar chocolate (Figura 27.4):** *Neisseria* e *Haemophilus* sp.

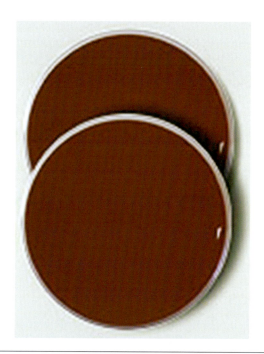

▶ **Figura 27.4** Ágar chocolate.

- **Ágar sabouraud (Figura 27.5):** fungos.

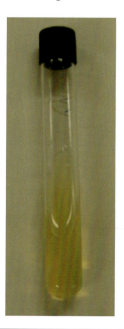

▶ **Figura 27.5** Agar sabourad.

Lembrar que a cada semeadura devemos flambar a espátula e refriá-la no soro fisiológico a 0,9%.

- Solicitar ao laboratório antibiograma, que determina a susceptibilidade *in vitro* do microrganismo isolado.

Coleta de material da conjuntiva

- Utilizar hastes de algodão flexíveis umedecidas em solução salina estéril ou zaragatoa (Figura 27.6), para coleta de material do local.

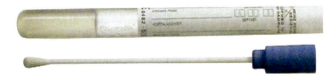

▶ **Figura 27.6** Zaragatoa.

- Colocar o material em quatro lâminas: Gram, Giemsa, *Acridine orange* e uma lâmina para imunofluorescência (para pesquisa de clamídia).
  - Teste de imunofluorescência direta para clamídia: são utilizados anticorpos monoclonais marcados com fluoresceína, que podem se ligar à proteína antigênica que existe na membrana externa da parede celular de todos os sorotipos de clamídia.
- Espalhar o material obtido nas placas de ágar sangue e ágar chocolate, no tubo com tioglicolato. Outros meios podem ser utilizados, de acordo com a suspeita clínica.

Ao final das coletas, os meios devem ser deixados em temperatura ambiente e encaminhados ao laboratório. As placas devem ficar de cabeça para baixo. As coletas podem ser feitas com ou sem anestesia tópica.

REFERÊNCIAS BIBLIOGRÁFICAS

1. Osato MS. Normal ocular flora. In: Pepose JS, Holland GN, Wilhelmus KR. Ocular Infection & Immunity. St. Louis: Morsby, 1995.
2. Tasman W, Jaeger EA. Normal bacterial ocular flora. In: Tasman W, Jaeger EA. Duane`s clinical ophthalmology. Philadelphia: JB Lippincott, 1995. p.18.
3. Moeller CT, Branco BC, Yu MC, Farah ME, Santos MA, Hofling-Lima AL. Evaluation of normal ocular bacterial flora with two different culture media. Can J Ophthalmol. 2005 Aug;40(4):448-53.
4. Matuura H. Anaerobes in the bacterial flora of the conjunctival sac. Jpn J Ophthalmol. 1971;15:116-24.
5. Liesegang TJ. Perioperative antibiotic prophylaxis in cataract surgery. Cornea. 1999 Jul;18(4):383-402.
6. Campos MS, Sato EH, Nosé W, Mós EN, Santos MA. Microbiota anaeróbia do saco conjuntival humano normal. Arq Bras Oftalmol. 1989;52(6):193-5.
7. Arantes TE, Cavalcanti RF, Diniz Mde F, Severo MS, Lins Neto J, Castro CM. Conjunctival bacterial flora and antibiotic resistance pattern in patients undergoing cataract surgery. Arq Bras Oftalmol. 2006 Jan-Feb;69(1):33-6.
8. Marcon AS, Barbosa MP, Vasques CL, Marcon IM, Dorneles IC, Kander ITA, et al. Microbiota aeróbia e anaeróbia da conjuntiva e borda palpebral de indivíduos hígidos. Arq Bras Oftalmol. 1996;56:289-94.
9. Kara-José N, Freitas D, Moreira H, Boteon JE. Doenças da Córnea e Conjuntiva. Rio de Janeiro: Cultura Médica, 2007.
10. Petrocínio R, Colombini G, Mandaino JR. Perfil da microbiota conjuntival em pacientes HIV positivos. Rev Bras Oftalmol. 2006;65(2):73-6.
11. Nakano EM, de Freitas D, Yu MCZ, Alvarenga LS, Hofling-Lima AL. Microbiota aeróbia conjuntival nas conjuntivites adenovirais. Arq Bras Oftalmol. 2002;65(3):319-22.
12. Mohan N, Gupta V, Tandon R, Gupta SK, Vajpayee RB. Topical ciprofloxacin-dexamethasone combination therapy after cataract surgery: randomized controlled clinical trial. J Cataract Refract Surg. 2001 Dec;27(12):1975-8.
13. Kramer A, Behrens-Baumann W. Prophylactic use of topical anti-infectives in ophthalmology. Ophthalmologica. 1997;211 Suppl 1:68-76.
14. Andrade AJ, Hofling-Lima AL, Yu MC, Godoy P, Gompertz OF, Bonfim Sde S, et al. [Study of mycobiota in the healthy conjunctiva of diabetics who reside in the urban area of the city of Sao Paulo, Brazil]. Arq Bras Oftalmol. 2006 Jan-Feb;69(1):75-83.
15. Albon J, Armstrong M, Tullo AB. Bacterial contamination of human organ-cultured corneas. Cornea. 2001 Apr;20(3):260-3.
16. Vieira LA, Belfort Jr R, Fischman OF, Scarpi M. Estudo da flora fúngica da conjuntiva normal e de anemófilos da região canavieira de Santa Rita-Paraíba(Brasil). Arq Bras Oftalmol. 1989;52(3):63-7.
17. Uesugui E, Cypel MC, Atique D, Goulard DG, Galucci FR, Nishiwaki-Dantas MC, et al. Identificação laboratorial dos patógenos oculares mais frequentes e sua suscetibilidade in vitro aos agentes antimicrobianos. Arq Bras Oftalmol. 2002;65(3):339-42.
18. Speaker MG, Milch FA, Shah MK, Eisner W, Kreiswirth BN. Role of external bacterial flora in the pathogenesis of acute postoperative endophthalmitis. Ophthalmology. 1991 May;98(5):639-49.
19. Sunaric-Megevand G, Pournaras CJ. Current approach to postoperative endophthalmitis. Br J Ophthalmol. 1997 Nov;81(11):1006-15.
20. Schirmbeck T, Romão E, Rodrigues MLV, Figueiredo JFC. Endoftalmite: análise de 58 casos. Arq Bras Oftalmol. 2000;63:39-44.
21. Kanellopoulos AJ, Dreyer EB. Postoperative infection following current cataract extraction surgery. Int Ophthalmol Clin. 1996 Summer;36(3):97-107.
22. Chaib AR, Freitas D, Scarpi MJ, Guidugli T. Pesquisa laboratorial em endoftalmite. Arq Bras Oftalmol. 1997;60:250-7.

capítulo 28

Exames Complementares

28.1 Microscopia Especular de Córnea

Ricardo Holzchuh • Richard Yudi Hida

INTRODUÇÃO

O endotélio corneal, monocamada de células hexagonais, é objeto de estudo na prática oftalmológica, pois seu papel é primordial para fisiologia e transparência da córnea. Seus dados morfológicos, como densidade endotelial, coeficiente de variação, área celular média e porcentagem de células hexagonais, são importantes ferramentas para avaliar a saúde fisiológica da córnea. Esses dados morfológicos podem sofrer alterações em seus parâmetros após doenças da córnea, procedimentos cirúrgicos e envelhecimento quando comparados com o que é considerado normal.

Atualmente, com o desenvolvimento de novas técnicas e com o aumento dos procedimentos cirúrgicos intraoculares, torna-se necessário estudo padronizado e reprodutível do mosaico endotelial pelo microscópio especular de córnea.

MICROSCOPIA ESPECULAR DE CÓRNEA

A microscopia especular é uma técnica não invasiva, de fácil realização, baseada na reflexão de um feixe luminoso incidente sobre a superfície do endotélio corneal, na qual uma parte reflete de forma especular, e é captada pelo microscópio especular, que apresenta imagem endotelial magnificada por um conjunto eletrônico.

CLASSIFICAÇÃO E MODELOS DOS MICROSCÓPIOS ESPECULARES DE CÓRNEA

Atualmente, existem vários tipos de microscópios especulares de córnea disponíveis no mercado, que podem ser classificados quanto à existência ou não de contato com a córnea a ser examinada:

- **Microscópio especular de contato:** faz-se necessária a presença de contato físico entre córnea e lente objetiva. O aparelho possui lentes objetivas de microscópio que aplanam a superfície da córnea. Durante a aplanação da córnea, a curvatura corneal fica mais plana, proporcionando aumento no campo do reflexo especular (Figura 28.1.1).

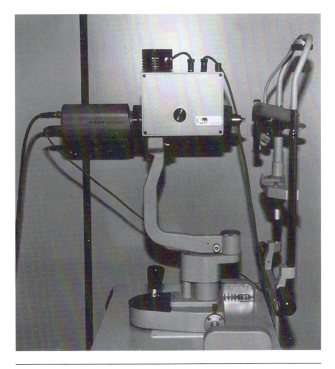

▶ **Figura 28.1.1** Microscópio especular de córnea de contato.

- **Microscópio especular de não contato:** não existe necessidade de contato da córnea em análise com a parte óptica da objetiva do aparelho. Em razão dessa falta de contato, não há aplanação da córnea, e a maior curvatura da superfície corneal torna menor o campo do reflexo especular, quando comparados com microscópios especulares de contato (Figura 28.1.2).

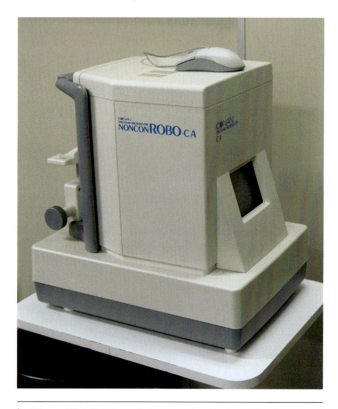

▶ **Figura 28.1.2** Microscópio especular de córnea de não contato.

Classificados quanto ao modo de análise dos dados:

- **Microscópio especular não automatizado:** o equipamento não oferece recurso para a análise endotelial, que fica a cargo do operador, através da comparação do endotélio em análise com a grade predeterminada que fornece padrões de densidade endotelial, pleomorfismo e/ou polimegetismo.
- **Microscópio especular semiautomatizado:** oferece recursos para a análise endotelial, porém necessita que o operador do equipamento interaja com seu programa e com a imagem endotelial captada para fornecer o valor estimado de densidade endotelial, pleomorfismo e polimegetismo.
- **Microscópio especular automatizado:** oferece recursos para a análise endotelial, sem que haja necessidade de o operador interagir com o programa do equipamento ou com a imagem endotelial captada para fornecer estimativa de densidade endotelial, pleomorfismo e polimegetismo.

PROGRAMA PARA ANÁLISE DAS IMAGENS ENDOTELIAIS

A imagem endotelial captada pelo aparelho é direcionada ao programa do próprio aparelho para as análises quantitativa e qualitativa. A avaliação quantitativa é realizada pela estimativa da densidade endotelial, e a avaliação qualitativa, pelo estudo do tamanho e forma das células, pela presença de estruturas depositadas na superfície endotelial e pelo estudo das alterações dismórficas do endotélio corneal e/ou membrana de Descemet.

SEMIOLOGIA DAS CÉLULAS ENDOTELIAIS

A avaliação do endotélio normal baseia-se na estimativa da densidade endotelial, no estudo do tamanho e forma de suas células, na presença de estruturas depositadas na superfície endotelial e no estudo das alterações dismórficas do endotélio da córnea e/ou membrana de Descemet.

Por densidade endotelial (DE), entende-se a estimativa numérica das células presentes em cada um dos milímetros quadrados de área existente no mosaico endotelial da córnea. Outra forma de representação desse dado semiológico é pela área celular média (ACM), que representa o tamanho médio de determinada população de células estudada. Sua unidade de área é o micrômetro quadrado. Esses valores devem ser comparados com aqueles de normalidade para a idade do paciente em exame. A densidade endotelial é determinada pela área celular média, conforme relação mostrada na Equação 1:

$$\text{Densidade endotelial} = \frac{10^6}{\text{Área celular média}} \quad \text{(Equação 1)}$$

Sendo densidade endotelial (cel/mm²), área celular média (μm²), e o valor 10^6 é usado para converter a unidade de medida.

Durante a vida, existe declínio natural da densidade endotelia,l que pode ser potencializada por trauma ocular, glaucoma, uveítes, procedimentos como cirurgias intraoculares e uso de lente de contato mal adaptada, entre outras causas.

Quando o endotélio corneal humano é lesado, em consequência da cicatrização, ocorre aumento do tamanho celular. O grau de perda das células endoteliais por trauma, doenças ou toxicidade química pode ser documentado pelo exame de microscopia especular de córnea, no qual notamos aumento na área superficial de cada célula e diminuição na densidade endotelial.

Ressalta-se que, quando a população dessas células atinge um nível crítico, a córnea perde sua transparência, sendo o transplante de córnea a única forma de restituí-la. O referido nível crítico é conhecido como limiar de descompensação corneal e situa-se entre 700 e 400 células/mm².

Polimegetismo é o termo utilizado para denotar heterogeneidade no tamanho das células endoteliais. A população de células endoteliais normalmente apresenta determinado padrão de dispersão de tamanho em torno de um tamanho médio. Essa dispersão é denominada polimegetismo e também é indicativa de diminuição da reserva funcional dessas células ou mesmo estresse ou sofrimento. O dado semiológico que avalia o polimegetismo é o coeficiente de variação (CV), que descreve a variação das áreas celulares e fornece o valor do polimegetismo. Quando temos aumento no desvio-padrão das médias das áreas celulares, a precisão na estimativa da verdadeira densidade endotelial diminui. Portanto, aumento no polimegetismo causa diminuição na precisão da medida da área celular.

O coeficiente de variação é determinado pela Equação 2:

$$CV = \frac{DP\ \text{área celular}}{\text{Área celular média}} \quad \text{(Equação 2)}$$

Sendo CV coeficiente de variação, DP como desvio-padrão da área celular média (μm^2), e área celular média (μm^2).

Pleomorfismo é o termo utilizado para denotar a variação do formato hexagonal das células endoteliais da córnea. Esse aspecto morfológico celular é avaliado pelo percentual de células com seis lados. Estas são indicativas da distribuição homogênea na tensão da membrana de superfície e das células normais. O hexágono é o polígono com mais área de superfície relativa a seu perímetro. Assim, a forma celular mais eficiente para cobrir uma área é o hexágono, por exemplo: uma córnea ideal deveria ter o endotélio com 100% de células hexagonais.

Uma córnea sadia pode se esperar que tenha 60% de suas células endoteliais de forma hexagonal. A diminuição da reserva funcional, ou mesmo o estresse ou o sofrimento das células endoteliais, resultará na diminuição da distribuição normal de 60% de células de seis lados.

PROGRAMA PARA DETERMINAÇÃO DO ERRO AMOSTRAL E DO TAMANHO DA AMOSTRA ENDOTELIAL

Atualmente, as limitações da tecnologia dos microscópios especulares de córnea disponíveis podem ser observadas nos estudos que demonstram aumento da densidade endotelial após procedimentos cirúrgicos intraoculares. Esse aumento da densidade endotelial é improvável de ocorrer após traumatismo cirúrgico e sugere possível viés de amostra.

Após revisão da literatura, Abib (2005) concluiu que os aparelhos disponíveis no mercado calculam a mediana e média, o desvio-padrão para densidade celular, o tamanho celular médio, o coeficiente de variação, o percentual de células com menos de seis e mais de seis lados e o fator de forma. Alguns aparelhos avaliam poucos desses parâmetros, outros são mais completos e avaliam todos, porém nenhum deles fornece o comparativo dos valores encontrados no paciente em exame com os valores médios verificados na população normal com mesma faixa etária, além de não fornecerem indicação alguma da quantidade de células a serem avaliadas, para que a amostra examinada tenha validade estatística e, consequentemente, validade médica.

Nos dias atuais, o único programa estatístico com finalidade de análise amostral é o Cells Analyzer$_{\text{PAT. REQ.}}$, que complementa a tecnologia dos microscópios especulares existentes, pela incorporação dos resultados obtidos nesses equipamentos, conseguindo o erro amostral e inferindo-lhes validade estatística e, consequentemente, médica, para melhor definir diagnósticos e condutas clínicas e/ou cirúrgicas. O programa Cells Analyzer $_{\text{PAT. REQ.}}$ calcula o erro amostral em exames já realizados, se é pequeno ou tolerável, grande ou não tolerável; indica o número de células que devem ser consideradas para tornar o resultado do exame endotelial representativo da realidade do mosaico endotelial como um todo.

REFERÊNCIAS CONSULTADAS

1. Abib FC, Holzchuh R, Hida RY, Holzchuh N. A Proposal for Indices of Reliability for Endothelial Exams With Specular Microscope. Invest Ophthalmol Vis Sci. 2010;51. E-Abstract 5670. (Presented at The Association for Research in Vision and Ophthalmology -ARVO; 2010; Fortlauderdale, FL, EUA).
2. Abib FC, Holzchuh R, Schaefer A, Schaefer T, Godói R. The endothelial sample size analysis in corneal specular microscopy clinical exams. Cornea. 2012 mai;31(5):546-50.
3. Abib FC. Microscopia especular de córnea com validade estatística e reprodutibilidade. Rio de Janeiro: Cultura Médica, 2005.
4. Abib FC. Microscopia especular de córnea- Manual e Atlas. Rio de Janeiro: Rio Med Livros LTDA, 2000.
5. Binder PS, Akers P, Zavala EY. Endothelial cell density determined by specular microscopy and scanning electron microscopy. Ophthalmology. 1979 Oct;86(10):1831-47.
6. Hida RY, Holzchuh N, Kara-Jose N, Holzchuh R. Reliability of endothelial specular microscope based on the number of counted cells. Invest Ophthalmol Vis Sci. 2009;50. E-Abstract 5781. (Presented at The Association for Research in Vision and Ophthalmology -ARVO; 2009; Fortlauderdale, FL, EUA).
7. Holzchuh R, Holzchuh N, Hida RY, Abib FC. Cells Analyzer – Clinical statistical lab to determine corneal endothelial cells sample size and age control analysis. Invest Ophthalmol Vis Sci. 2006;47(E-Abstract 1357).

(Presented at The Association for Research in Vision and Ophthalmology -ARVO; 2006; Fortlauderdale, FL, EUA).

8. Laing RA, Sandstrom MM, Leibowitz HM. Clinical specular microscopy. I. Optical principles. Arch Ophthalmol. 1979 Sep;97(9):1714-9.

9. McCarey BE, Edelhauser HF, Lynn MJ. Review of corneal endothelial specular microscopy for FDA clinical trials of refractive procedures, surgical devices, and new intraocular drugs and solutions. Cornea. 2008 Jan;27(1):1-16.

10. McDermott ML, Atluri HKS. Corneal endothelium. In: Yanoff M, Duker JS. Ophthalmology. 2.ed. Philadelphia: Mosby, 2004. p.422-35.

11. Melo CM, Santos PM, Santos RC, Abib FC. [Using of Cells Analyser software in the study of image of corneal specular microscope endothelial samples]. Arq Bras Oftalmol. 2008 Jan-Feb;71(1):79-82.

12. Nishida T. Cornea. In: Krachmer JH, Mannis MJ, Holland EJ. Cornea. 2.ed. Philadelphia: Elsevier Mosby, 2005. p.3-26.

13. Phillips C, Laing R, Yee R. Cornea. In: Krachmer JH, Mannis MJ, Holland EJ. Cornea. 2.ed. Philadelphia: Elsevier Mosby, 2005. p.3-26.

14. Phillips C, Laing R, Yee R. Specular microscopy. In: Krachmer JH, Mannis MJ, Holland EJ. Cornea. 2.ed. Philadelphia: Elsevier Mosby, 2005. p.3-26.

Capítulo 28

28.2 Paquimetria
Ricardo Holzchuh

A paquimetria é o exame que mede a espessura da córnea. O valor absoluto da espessura corneal é importante para a estimação da pressão intraocular e também no diagnóstico de doenças da córnea. É um método indireto de avaliação da integridade estrutural e da fisiologia endotelial corneal. As alterações na espessura da córnea refletem mudanças na hidratação e no metabolismo corneal, e essas flutuações podem comprometer as medidas paquimétricas. É imprescindível no acompanhamento de pacientes com alterações do endotélio, como nas distrofias corneais, lesões traumáticas e após o transplante de córnea. A espessura corneal central é importante fator para se avaliar os pacientes glaucomatosos, pois, atualmente, é indubitável que alteração nessa espessura afeta a precisão da tonometria de aplanação.

O uso da paquimetria é indispensável nas avaliações pré e pós-operatórias das cirurgias refrativas e no acompanhamento de usuários de lentes de contato, que podem sofrer alterações na espessura central da córnea.

A medida de espessura da córnea pela paquimetria mostra, de modo indireto, a função endotelial, porque esta reflete o estado de sua deturgescência. Os raios de curvatura das superfícies anterior e posterior da córnea são diferentes, sendo, em média, 7,8 mm e 6,5 mm, respectivmente. A diferença faz com que a região central seja mais fina, havendo um aumento progressivo da espessura em direção à periferia. A média da espessura central da córnea é de, aproximadamente, 500 μm e aumenta gradativamente em direção à periferia, ao redor de 700 μm. No entanto, a paquimetria pode variar, de acordo com o momento do dia. Paciente com córnea sadia, ao acordar, pode apresentar espessura da córnea levemente maior do que ao longo do dia. Isso ocorre porque, ao fechar a pálpebra, há perda do efeito de evaporação, bem como redução da atividade metabólica endotelial. O edema noturno é exacerbado quando se tem disfunção endotelial, provocando visão turva pela manhã, que melhora ao longo do dia.

MÉTODOS CLÍNICOS PARA AVALIAÇÃO DA ESPESSURA DA CÓRNEA

Os métodos clínicos para avaliação da espessura da córnea podem ser classificados como de contato ou de não contato. Os métodos de contato utilizam dispositivos que tocam a córnea para obter as medidas paquimétricas. Já os de não contato obtêm a medida paquimétrica sem encostar na córnea.

Entre os métodos de contato, existem a paquimetria ultrassônica convencional, a paquimetria ultrassônica de alta frequência, a biomicroscopia ultrassônica (UBM) e a microscopia confocal. Entre os métodos de não contato, estão os sistemas de varredura da luz em fenda (Orbiscan II), os sistemas de Scheimpflug (Pentacam, Oculus e Galilei, Ziemer), a tomografia de coerência óptica (OCT) da córnea e a microscopia especular da córnea. O Quadro 28.2.1 mostra as principais vantagens e desvantagens de cada método.

QUADRO 28.2.1 Vantagens e desvantagens dos métodos de avaliação da espessura da córnea.

Método de exame	Vantagem	Desvantagem
Paquimetria ultrassônica convencional	Prático, portátil e de fácil manuseio	Contato direto com a córnea, risco de infecção e dano epitelial, reprodutibilidade e acurácia dependem do examinador
Paquimetria ultrassônica de alta frequência	Fornece um mapa paquimétrico preciso e acurado	Contato direto com a córnea, risco de infecção e dano epitelial, custo elevado
Varredura de luz em fenda	Não contato, fornece mapa paquimétrico	Diminuição da acurácia em certos casos (pós-refrativa)
Sistema de Scheimpflug	Não contato, fornece mapa paquimétrico	Diminuição da acurácia em certos casos (pós-refrativa)
OCT de córnea	Não contato, fornece mapa paquimétrico, tem alta resolução axial	Custo elevado

REFERÊNCIAS CONSULTADAS

1. McDermott ML, Atluri HKS. Corneal endothelium. In: Yanoff M, Duker JS. Ophthalmology. 2nd ed. Philadelphia: Mosby, 2004. p.422-35.
2. Modis L Jr, Langenbucher A, Seitz B. Corneal endothelial cell density and pachymetry measured by contact and noncontact specular microscopy. J Cataract Refract Surg. 2002 Oct;28(10):1763-9.
3. Modis L Jr, Langenbucher A, Seitz B. Scanning-slit and specular microscopic pachymetry in comparison with ultrasonic determination of corneal thickness. Cornea. 2001 Oct;20(7):711-4.
4. Modis L Jr, Szalai E, Nemeth G, Berta A. Evaluation of a recently developed noncontact specular microscope in comparison with conventional pachymetry devices. Eur J Ophthalmol. 2010 Sep-Oct;20(5):831-8.
5. Nichols JJ, Kosunick GM, Bullimore MA. Reliability of corneal thickness and endothelial cell density measures. J Refract Surg. 2003 May-Jun;19(3):344-52.
6. William J F, Gary A V. Cornea Diagnostic Techniques. In: Krachmer JH, Mannis MJ, Holland EJ. Cornea. 2nd ed. Philadelphia: Elsevier Mosby, 2005. p.232-33.

Capítulo 28

28.3 Topografia de Córnea
Sergio Felberg

A topografia de córnea, também conhecida por videoceratoscopia, tem por objetivo o estudo da superfície anterior da córnea. Seu princípio básico baseia-se na projeção do disco de Plácido, formado por anéis concêntricos, sobre a superfície anterior da córnea. O reflexo da imagem é capturado por uma câmera e através de um *software* as distâncias entre os pontos e os anéis são calculados, gerando mapas bidimensionais. Quanto menor a distância entre os anéis, maior o poder da córnea nessa região. As diferentes curvaturas da córnea são representadas de acordo com um mapa colorido e uma escala de cores que indica o poder da córnea em cada região, do centro à periferia.

Algumas das suas principais indicações são:

- Estudo do astigmatismo de origem corneal;
- Auxílio à refratometria, tanto para determinação do poder da córnea como dos eixos dos meridianos mais curvo e mais plano;
- Auxílio na adaptação de lentes de contato;
- Auxílio no diagnóstico de doenças que alteram a superfície anterior da córnea como as ectasias e as distrofias;
- Auxílio na remoção de suturas após transplante de córnea;
- Avaliação de candidatos à cirurgia refrativa e seguimento no pós-operatório;
- Auxílio na indicação e seguimento pós-operatório de implante de anéis intraestromais.
- Avaliação qualitativa do filme lacrimal.

Preparo do paciente:
- caso o paciente seja usuário de lentes de contato, é necessário anotar no exame o número correspondente ao período em que as lentes foram interrompida;
- deve-se evitar a instilação de colírios imediatamente antes de o exame ser realizado, incluindo colírios lubrificantes ou anestésicos. Pomadas e colírios mais viscosos também devem ter seu uso interrompido pelo menos um dia antes da realização da topografia.

Nomeclatura e achados mais frequentes:
- **Córnea "esférica":** apresenta o centro relativamente esférico com baixo ou nenhum astigmatismo (Figura 28.3.1).

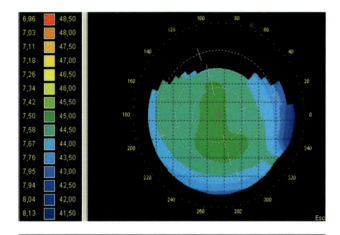

▶ **Figura 28.3.1** Córnea de centro esférico.

- **Córnea com astigmatismo regular:** apresenta o meridiano mais plano perpendicular ao mais curvo, formando mapas com aspecto de "gravata de borboleta". Pode ser classificado em:
- **Favor da regra (Figura 28.3.2):** quando o meridiano mais curvo está a 90°.

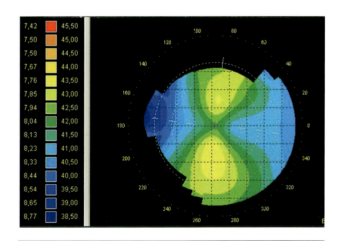

▶ **Figura 28.3.2** Astigmatismo a favor da regra.

- **Contra a regra (Figura 28.3.3):** quando o meridiano mais curvo está a 180°.

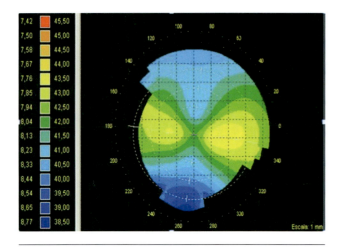

▶ **Figura 28.3.3** Astigmatismo contra a regra.

- **Oblíquo (Figura 28.3.4):** quando o meridiano mais curvo está diagonal.

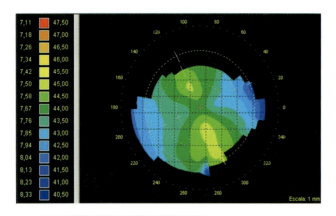

▶ **Figura 28.3.4** Astigmatismo oblíquo.

- **Simétrico** (Figura 28.3.5): quando o poder das hemicórneas ao longo do meridiano mais curvo é semelhante.

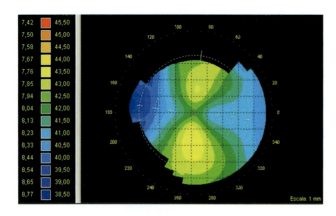

▶ **Figura 28.3.5** Astigmatismo simétrico.

- **Assimétrico (Figura 28.3.6):** quando o poder das hemicórneas ao longo do meridiano mais curvo é diferente.

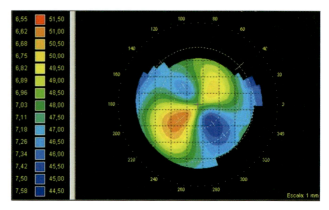

▶ **Figura 28.3.6** Astigmatismo assimétrico.

- **Córnea com astigmatismo irregular:** quando ocorre perda da ortogonalidade, não havendo mais a disposição perpendicular entre os meridianos mais curvo e mais plano (Figura 28.3.7).

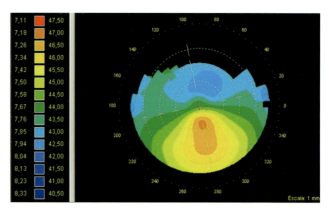

▶ **Figura 28.3.7** Astigmatismo irregular.

Exemplos de correlações entre algumas doenças e os respectivos achados topográficos:

- **Ceratocone:** os achados mais frequentes são aumento da curvatura central e periférica, geralmente superior a 47 dioptrias, aumento da asfericidade entre o centro e a periferia, astigmatismo regular e assimétrico ou irregular e assimétrico (Figura 28.3.8).
- **Degeneração marginal pelúcida:** a imagem mais típica é a do astigmatismo irregular e assimétrico em "pata de caranguejo" ou "asa de borboleta", com elevação da curvatura periférica e aumento da asfericidade entre o centro e a periferia (Figura 28.3.9).

Capítulo 28

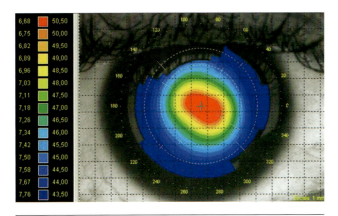

▶ **Figura 28.3.8** Astigmatismo irregular e assimétrico no ceratocone.

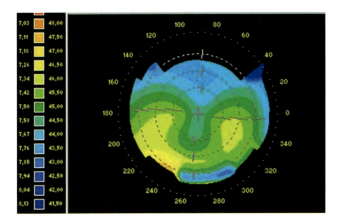

▶ **Figura 28.3.9** Astigmatismo irregular e assimétrico em "pata de caranguejo".

- **Pós-operatório de cirurgia refrativa para correção de miopia:** aplanamento central (Figura 28.3.10).
- **Pterígio:** astigmatismo regular e a favor da regra devido ao aplanamento periférico (Figura 28.3.11).

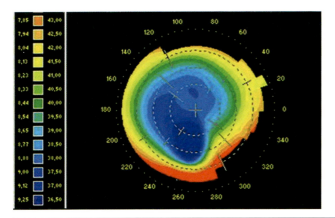

▶ **Figura 28.3.10** Aplanamento central após a cirurgia de ceratotomia radial.

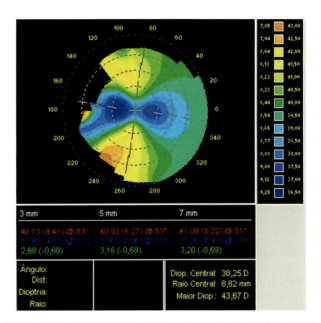
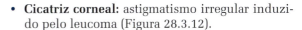

▶ **Figura 28.3.11** Aplanamento no meridiano horizontal induzido pelo pterígio.

- **Cicatriz corneal:** astigmatismo irregular induzido pelo leucoma (Figura 28.3.12).

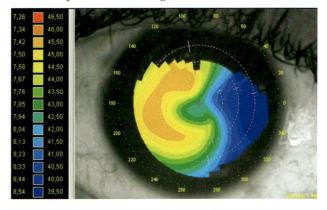

▶ **Figura 28.3.12** Astigmatismo irregular e assimétrico: leucoma após perfuração ocular.

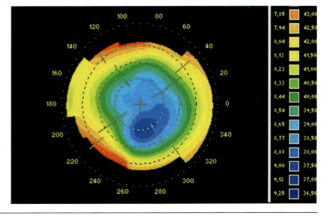

133

- **Suturas do transplante de córnea:** induzem encurvamento no local dos pontos (Figura 28.3.13).

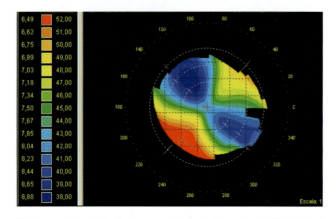

▶ **Figura 28.3.13** Suturas localizadas entre 20° e 60° e entre 220° e 240°, com indução de astigmatismo.

REFERÊNCIAS CONSULTADAS

1. Micheal B, Stephen K, Ambrósio JR. Elevation Bases Corneal Tomography. 2.ed. Panama: Jaypee Medical Publishers Inc, 2012.
2. Paulo P. Topografia de Córnea: Atlas Clínico. 3.ed. Rio de Janeiro: Guanabara-Koogan, 2010.
3. Sunita A, Athyia A, Amar A. Step By Step Corneal Topography. 2.ed. Nova Deli: Jaypee Medical Publishers Inc, 2006.

Capítulo 28

28.4 Microscopia Confocal *in vivo* da Córnea

Camilla Oliveira Xavier • Maria Cristina Nishiwaki Dantas

INTRODUÇÃO

É bem estabelecido que a microscopia confocal (MC) fornece imagens de alta resolução em nível celular e subcelular da superfície ocular.[1] Sua capacidade de corte óptico permite que as imagens sejam obtidas a partir de diferentes profundidades dentro de um espécime de tecido grosso, eliminando assim a necessidade de procedimentos de processamento e de corte. Assim, a MC é especialmente adequada para o estudo do tecido intacto em indivíduos vivos. *In vivo*, foi usada em uma variedade de aplicações de pesquisa em córneas de animais desde o seu desenvolvimento há mais de 20 anos. No entanto, somente nos últimos anos, o uso da MC em humanos se expandiu avassaladoramente.[2]

PANORAMA HISTÓRICO

O desenho óptico da MC é baseado no princípio da Lukosz, que afirma que a resolução pode ser melhorada à custa do campo de visão.[3] Em 1955, Marvin e Minsky desenvolveram a primeira MC para estudar as redes neurais no cérebro *in vivo*.[4] Nesse exame, a luz é focada pela lente condensadora em uma pequena área de tecido, com concomitante foco da lente objetiva na mesma área. Pelo fato de ambas as lentes, condensadora e objetiva, terem o mesmo ponto focal o microscópio foi chamado de confocal.[5] Desde a introdução do microscópio de Minsky, a teoria óptica da MC foi mais desenvolvida e melhorada. Na MC moderna, o raio de luz de um ponto luminoso é focado em um pequeno volume dentro do espécime, e um detector de ponto confocal é usado para coletar o sinal resultante. Essa técnica resulta numa redução da quantidade de sinal fora-de-foco e contribui melhorando a qualidade da imagem e a resolução lateral (x, y) e a axial (z), entretanto, ainda não era possível escanear o espécime.[6-8]

O primeiro microscópio de varredura confocal, desenvolvido por Petran e colaboradores em 1968, também chamado *Tandem Scanning Confocal Microscope* (TSCM), usou um disco de Nipkow modificado contendo milhares de orifícios (*pinholes*) opticamente conjugados dois a dois (iluminador/detector). Os raios de luz atravessam um orifício iluminador e são focados num espécime por uma lente objetiva, dela refletidos para um conjunto de espelhos, que os redirecionam para um orifício detector conjugado que está do outro lado do disco na mesma linha vertical do primeiro para ser observado ou filmado. A rotação do disco proporciona o escaneamento do espécime em tempo real (Figura 28.4.1).[9,10]

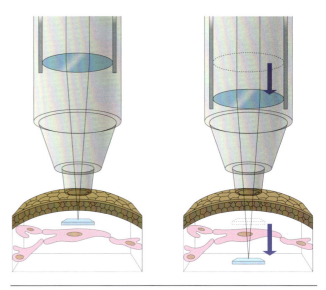

▶ **Figura 28.4.1** Esboço do TSCM, demonstrando como a posição de profundidade, ou z do plano focal, pode ser alterado movendo as lentes internas. Isso permite a aquisição de uma série de secções ópticas através de uma única célula ou de outra estrutura de tecido. Imagem por Petroll WM, Cavanagh HD, Jester JV.

SISTEMAS ATUAIS EM USO CLÍNICO

Existem três principais sistemas de MC usados clinicamente: o TSCM, HRT III (um sistema de *laser* de varredura) e o Confoscan 4 (um sistema de fenda de varredura). Grande parte das imagens *in vivo*, até os dias atuais, tem sido feita com o TSCM, pois gera imagens em tempo real e utiliza fonte de luz de banda larga, que causa menos danos aos tecidos do que as fontes de *laser*.[2]

Egger e Petran obtiveram as primeiras imagens de células a partir de blocos de tecido sem cortes de cérebro, retina e outros órgãos.[11,12] Em 1986, Lemp e colaboradores[13] foram os primeiros a utilizar técnicas de imagiologia confocal para o estudo da córnea *in vitro*. Esse trabalho levou à concepção de um TSCM com a lente objetiva orientada horizontalmente, que o tornou mais adequado para uso em oftalmologia.[2] O sistema TSCM já não está disponível comercialmente.

A HRT III (Heidelberg Engenharia, GmbH, Dossenheim, Alemanha) é um microscópio confocal de varredura a *laser*. Opera-se com um feixe de *laser* de 670 μm. Isso é conseguido usando os espelhos orientados na horizontal e na vertical no momento da digitalização. A luz refletida a partir da córnea é escaneada, com os mesmos dois espelhos, e dirigida para um fotodetector utilizando um divisor de feixe. O sistema normalmente usa uma lente objetiva 63×. O microscópio gera imagens com excelente resolução e contraste e tem melhor resolução axial que o TSCM.[2]

O Confoscan 4 é um microscópio confocal de varredura, disponível comercialmente pela Nidek®. Esse projeto foi, originalmente, descrito e aplicado à imagem da córnea por Masters e Thaer (1994).[14] Montado em um suporte de lâmpada de fenda e usando uma lâmpada halógena de 12 V para iluminação, o instrumento pode ser usado clinicamente em conjunto com uma câmera de vídeo CCD de alta sensibilidade para examinar o olho vivo. Duas fendas independentemente ajustáveis estão localizadas em planos ópticos conjugados (distantes 50 mm); um espelho de duas faces de oscilação rápida (12,5 Hz) é usado para digitalizar a imagem da fenda ao longo do plano da córnea para produzir seccionamentos ópticos em tempo real.[15] O sistema usa uma lente objetiva de 40×. Este é um instrumento de fácil utilização, que incorpora o alinhamento automático e o *software* de digitalização.[16] Há três opções de exames são: "EPI", "ENDO" e "FULL", para o exame do epitélio, do endotélio e de toda a espessura da córnea, respectivamente. A lente padrão dos aparelhos da Nidek® é a Achroplan 40/0,75 W 8/0 com distância focal de 1,98 mm. Essa lente corrige as aberrações cromáticas e reproduz o objeto plano como uma imagem plana. O número 40 significa a ampliação da lente. Com a ampliação da câmera e do monitor de 15 polegadas (1.024 × 768 pixels), o aumento total é de 500 vezes. O valor 0,75 indica a abertura numérica da lente, que se correlaciona diretamente com a resolução axial (z). A letra "w" indica que a lente foi produzida para uso na água ou gel similar (imersão). O número 8 indica que os raios de imagem saem paralelos. O número 0 indica que essa lente é feita para uso sem o pequeno corpo, frequentemente utilizado em preparações permanentes em microscópios convencionais. Antes de atingir o espécime, os raios ultravioleta e infravermelhos são filtrados. Podem ser adquiridas até 350 imagens por exame. O microscópio varre toda a espessura de uma porção da córnea no sentido do endotélio para o epitélio várias vezes durante o exame. Cada varredura completa dura aproximadamente três segundos. As imagens são digitalizadas e analisadas pelo *software* ConFoScan 2.0 for NAVIS®.[5]

Algumas limitações do uso da MC *in vivo* na córnea são: movimentação do paciente, opacidades corneais, habilidade técnica, conhecimento da microscopia, conhecimento da doença e interpretação das imagens.[5]

TÉCNICA DE EXAME

Muitos aspectos do procedimento são semelhantes para todos os três instrumentos de MC. Antes da realização, uma gota de anestésico tópico é colocada no olho do paciente. Em seguida, uma gota de metilcelulose, ou de outra solução viscosa, é aplicada na ponta da lente objetiva, a fim de acoplar opticamente a córnea (isto é, como um fluido de imersão), sendo, então, alinhada perpendicularmente à superfície da córnea, de maneira idêntica à microscopia especular. O "x", "y" é controlado pelo movimento do *joystick* e a posição "z" do plano focal é alterado usando o controle da unidade objetiva.[2]

APLICAÇÕES CLÍNICAS

Embora a MC tenha sido extensivamente utilizada em estudos experimentais em animais, o seu caráter não invasivo a torna ideal para uso clínico em oftalmologia. Nos últimos anos, a aplicação clínica da MC *in vivo* tem aumentado rapidamente.

Foi utilizada para monitorar mudanças na densidade dos ceratócitos durante o envelhecimento, em pacientes com ceratocone. Além disso, as alterações temporais na densidade e na organização dos nervos subepiteliais em resposta a cirurgia ou doença pode ser avaliada. Os efeitos do desgaste de lentes de contato sobre a morfologia e a espessura do epitélio da córnea também foram quantificados.[2]

Exame da córnea normal

No exame do epitélio corneal, observam-se células epiteliais com citoplasma grande, núcleos hiper-refletivos e aumento do espaço intercelular. No epitélio basal, notam-se células menores e mais juntas, e, consequentemente, com maior densidade celular. Logo abaixo está o plexo nervoso subepitelial.

No exame do estroma corneal, observam-se os núcleos dos ceratócitos.

Por fim, as características das células endoteliais.[5]

Ceratite infecciosa

MC pode auxiliar na detecção e no diagnóstico precoce de vários microrganismos infecciosos, pois proporciona maior ampliação do que um microscópio de lâmpada de fenda. Uma aplicação clínica importante é a localização do cisto de *Acanthamoeba* e trofozoítos para diagnóstico e avaliação da eficácia do tratamento médico em curso[2,4] (Figuras 28.4.2 e 28.4.3). A natureza tridimensional da lesão pode ser avaliada, assim como o volume espacial total delimitado pela infecção pode ser quantificado e a resposta ao tratamento medicamentoso antiamebal monitorizada.[2]

A detecção de ceratite fúngica tornou-se também importante aplicação clínica da MC, devido, em parte, ao aumento da incidência dessas infecções nos últimos anos.[17] O tratamento dessas infecções é muitas vezes difícil e lento, e o diagnóstico precoce é extremamente importante. A MC é utilizada para fornecer imagens distintivas dos filamentos de *Fusarium solani* e *Aspergillus* nos casos de ceratite.[18,19]

Capítulo 28

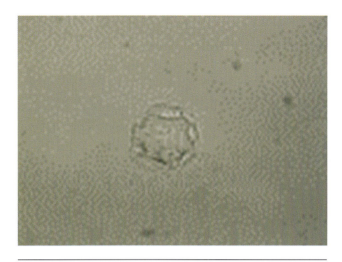

▶ **Figura 28.4.2** Iconoteca do Departamento de Oftalmologia da Irmandade Santa Casa de Misericórdia de São Paulo.

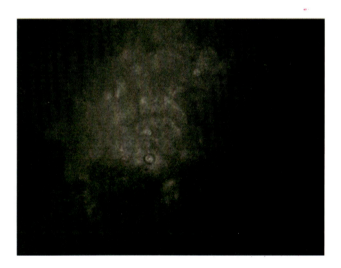

▶ **Figura 28.4.3** Cisto de *Acanthamoeba* em microscopia confocal.

Outros estudos demonstraram a utilidade potencial da MC no diagnóstico de ceratite bacteriana relacionada a lente de contato, ceratite por microsporídeos e ceratite por *Borrelia*. Importante salientar que nem todos os agentes infecciosos podem ser detectados e/ou distinguidos pela MC.[2] As imagens das infecções bacterianas e virais são difíceis para os sistemas atuais, por causa do pequeno tamanho dos infiltrados. Mais estudos são necessários para esclarecer quais os organismos infecciosos podem ser detectados de forma confiável.

Depósitos corneais por amiodarona

Os depósitos corneais de amiodarona e seu metabólito ativo, desetilamiodarona, que resultam da secreção pela glândula lacrimal (GL), estão fortemente relacionados à dose diária e à duração do tratamento.[5]

Com a MC, observa-se que os microdepósitos epiteliais corneais constituem o achado mais comum dessa ceratopatia, com maior concentração no epitélio basal, possivelmente pela maior proximidade das células *tight junctions* dessa região, que agem como barreira à penetração do fármaco. Verificou-se também que os microdepósitos não estão confinados apenas ao epitélio, mas podem aparecer em todas as camadas da córnea, quanto maior for a ceratopatia induzida.[5]

Cirurgia refrativa

Em virtude de sua capacidade de gerar imagens da córnea em várias dimensões no nível celular (x, y, z e t), a MC pode ser usada para monitorização de eventos celulares da cicatrização de feridas epiteliais e do estroma, em particular na sequência de procedimentos cirúrgicos de refração. Por exemplo, permite a medição da profundidade do crescimento epitelial e o grau de fibrose em feridas da córnea após a ceratotomia radial. Avaliações similares também podem ser realizadas no transplante penetrante de córnea. Outras utilizações incluem avaliação da resposta da córnea após a ceratectomia fotorrefrativa (PRK), *Laser-Assisted in Situ Keratomileusis* (LASIK), LASEK e epi-LASIK, bem como as técnicas cirúrgicas emergentes, como *Descemet Stripping Automated Endothelial keratoplasty* (DSAEK).[2]

CONCLUSÃO

A MC é capaz de avaliar, de forma não invasiva, a estrutura corneal e entender sua funcionalidade através de secções ópticas da córnea em tempo real. Usando a MC, os detalhes celulares como inflamação, cicatrização de feridas, toxicidade medicamentosa e infecção, que anteriormente podiam ser apenas estudadas em condições estáticas ou isoladamente, podem agora ser avaliados dinamicamente ao longo do tempo. Diversos estudos estão sendo realizados com a MC em superfície ocular abrindo um novo mundo de potenciais aplicações.

REFERÊNCIAS BIBLIOGRÁFICAS

1. Skuta GL, Cantor LB, Weiss JS. Examination Techniques for the External Eye and Cornea. In: External Disease and Cornea – American Academy of Ophthalmology. Section 2010-2011. p.35-6.
2. Holland EJ. Confocal Microscopy. In: Krachmer JH, Mannis MJ. Cornea. 3.ed. Chapter 15, 2011.
3. Lukosz W. Optical systems with resolving powers exceeding the classical limit. J Opt Soc Am. 1966;57:1190.
4. Minsky M. Memoir on inventing the confocal scanning microscope. Scanning J. 1988;10:128-38.
5. Höfling-Lima AL, Mascaro V, Victor G. Propedêutica de Córnea II: Microscopia Confocal e Especular da Córnea. In: Hofling-Lima, Nishiwaki-Dantas MC, Alves MR. Série

Oftalmologia Brasileira – Doenças Externas Oculares e Córnea. Rio de Janeiro: Livraria Cultura, 2011. p.109-17.
6. Sheppard CJR. Axial resolution of confocal fluorescence microscopy. J Microsc. 1989;154:237-41.
7. Wilson T, Sheppard CJR. Theory and practice of scanning optical microscopy. London: Academic Press, 1984.
8. Wilson T. Confocal light microscopy. Ann NY Acad Sci. 1986;483:416-27.
9. Petran M, Hadravsky M, Egger MD, Galambos R. Tandem scanning reflected light microscope. J Opt Soc Am. 1968;58:661-4.
10. Petran M, Hadravsky M, Benes J, Kucera R, Boyde A. The tandem scanning reflected light microscope: Part I: the principle, and its design. Proc R Microsc Soc. 1985;20:125-9.
11. Egger MD, Petran M. New reflected light microscope for viewing unstained brain and ganglion cells. Science. 1967;157:305-7.
12. Petran M, Sallam ASM. Microscopical observation of the living (unprepared and unstained) retina. Physiol Bohemoslov. 1974;23:369.
13. Lemp MA, Dilly PN, Boyde A. Tandem scanning (confocal) microscopy of the full thickness cornea. Cornea. 1986;4:205-9.
14. Masters BR, Thaer AA. Real-time scanning slit confocal microscopy of the in vivo human cornea. Appl Optics. 1994;33:695-701.
15. Brakenhoff GJ, Visscher K. Confocal imaging with bilateral scanning and array detectors. J Microsc. 1992;165:139-46.
16. Erie EA, McLaren JW, Kittleson KM. Corneal subbasal nerve density: a comparison of two confocal microscopes. Eye Contact Lens. 2008;34:322-5.
17. Brasnu E, Bourcier T, Dupas B. In vivo confocal microscopy in fungal keratitis. Br J Ophthalmol. 2007;91:588-91.
18. Florakis GJ, Moazami G, Schubert H, Koester CJ, Auran JD. Scanning slit confocal microscopy of fungal keratitis. Arch Ophthalmol. 1997;115:1461-3.
19. Winchester K, Mathers WD, Sutphin JE. Diagnosis of Aspergillus keratitis in vivo with confocal microscopy. Cornea. 1997;16:27-31.

28.5.1 Biomicroscopia Ultrassônica *(Ultrasound Biomicroscopy* – UBM)

Victor Dias Bergamasco • Martina Oiticica Barbosa • Patrícia Novita Garcia

Essa técnica de exame, relativamente recente, foi criada e aperfeiçoada no início da década de 1990 na Universidade de Toronto, Canadá.

A utilização de ecografia de alta frequência (25 MHz a 100 MHz) permite a obtenção de imagens em grande resolução (25 μm a 100 μm) semelhantes à biomicroscopia óptica comum.

A sonda de 35 MHz e 50 MHz é a mais utilizada para avaliação das estruturas do segmento anterior. A sonda de 100 MHz não está disponível comercialmente e é utilizada somente com finalidade científica.

Esse método ecográfico é adequado para exames da superfície ocular e estruturas imediatamente abaixo dela. Devido à característica das ondas sonoras de alta frequência, tem-se uma relação inversamente proporcional entre alcance e qualidade de imagem, o que significa que, ao utilizar frequências mais altas, é possível obter imagens com melhor resolução, porém com baixa penetração tecidual. Esse fenômeno é também conhecido como atenuação.

A biomicroscopia ultrassônica (UBM) possibilita a observação *in vivo* das estruturas da câmara posterior, assim como o estudo de meios opticamente opacos e inacessíveis à biomicroscopia óptica.

Através dessa técnica, é possível capturar, editar, digitalizar e armazenar imagens da córnea, conjuntiva, porção anterior da esclera, câmara anterior, ângulo córneo-escleral, íris, corpo ciliar, cápsula anterior e porção anterior do cristalino.

A córnea, por ser a estrutura mais anterior do globo ocular, possui uma localização privilegiada para a utilização da UBM. A baixa penetração das ondas sonoras não representa obstáculo à técnica, assim, frequências mais altas (60 MHz a 80 MHz) podem ser utilizadas provendo melhor qualidade de imagem sem comprometer a penetração do feixe sonoro. O que não ocorre com estruturas mais posteriores, como a íris ou a câmara posterior. Nesses casos, as sondas com frequência mais alta, que permitem melhor resolução da imagem, não têm penetração suficiente para atingir a profundidade dessas estruturas.

O escopo deste capítulo é dissertar especificamente sobre a utilização da UBM, sua técnica, equipamentos e limitações, nas alterações da córnea e da superfície ocular.

EQUIPAMENTO E TÉCNICA

Os componentes da UBM são essencialmente os mesmos usados na ultrassonografia em modo-B, exceto pelo transdutor que possui capacidade de gerar frequências mais altas.

Utiliza-se um pulso monocíclico de alta voltagem para a estimulação de um transdutor que produz ondas sonoras que penetram no tecido, são refletidas e captadas pelo mesmo transdutor. As ondas são então amplificadas de modo a reduzir o efeito da atenuação e, dessa forma, melhorar a resolução das imagens oriundas de estruturas mais profundas. As ondas amplificadas são convertidas do formato analógico ao digital e transmitidas a um *scanner* de alto desempenho que permite armazenamento, edição e projeção da imagem em um monitor. As imagens são captadas na velocidade de 5 a 10 quadros por segundo. Novos equipamentos possibilitam a criação de imagens tridimensionais utilizando *softwares* específicos.

Para realizar a UBM, o paciente deve estar em posição supina em um ambiente calmo e controlado. Deve estar orientado quanto à segurança e ao tempo do exame. Em geral o exame é rápido e causa pouco ou nenhum desconforto.

A iluminação da sala e a posição do olho podem influenciar no tamanho e na posição das estruturas intraoculares e devem ser padronizadas para melhorar a reprodutibilidade do exame.

O examinador deve posicionar-se na cabeceira da maca, com a mão apoiada na fronte do paciente e com o monitor a sua frente na altura dos olhos.

Por tratar-se de uma técnica de imersão, é necessária a utilização de uma cuba acrílica que é adaptada à superfície ocular, após instilação de anestésico tópico. A cuba é então preenchida com soro fisiológico ou metilcelulose 1% a 2% de maneira a permitir que o transdutor móvel fique a uma distância segura da superfície ocular.

Equipamentos modernos possuem uma cuba de imersão com conteúdo líquido que fica acoplada à sonda. Assim o *probe* fica envolto por uma fina película e permite a realização do exame em pacientes pouco colaborativos e com fendas palpebrais estreitas, condições que dificultam a adaptação da cuba convencional. Essa inovação possibilita, ainda, a realização do exame com o paciente sentado e com a cabeça inclinada para baixo, o que permite melhor avaliação dinâmica das estruturas intraoculares.

Para otimizar o exame e obter a melhor qualidade de imagem, alguns detalhes devem ser observados. As bolhas de ar devem ser rigorosamente eliminadas do meio de imersão, pois prejudicam a captação e a formação de imagens. A sonda deve ser posicionada perpendicularmente à área de interesse. Um sinal objetivo de bom posicionamento da sonda é a intensificação da captação do sinal do epitélio e do endotélio corneais. Ao contrário da ecografia em modo B convencional (10 MHz), na UBM não são utilizadas membranas de recobrimento da sonda, pois seu uso pode levar à atenuação do sinal e à perda da qualidade do exame.

EXAME NORMAL

A córnea em condições fisiológicas apresenta interfaces acústicas distintas. Anteriormente, observa-se uma linha de alta refletividade que representa o epitélio. Imediatamente abaixo, outra linha de igual refletividade compreende a membrana de Bowman (mais visível em condições patológicas com a sonda de 50 MHz). O espaço entre essas duas estruturas determina a espessura do epitélio. O estroma se traduz como a faixa mais larga, uniforme e de menor refletividade da córnea seguido de outra linha mais posterior, homogênea e altamente refletiva, que representa a união entre o endotélio e a membrana de Descemet (Figura 28.5.1.1).

A esclera é constituída por colágeno distribuído irregularmente e se mostra como uma estrutura de alta refletividade. Assim, a identificação da junção córneo-escleral é bastante clara na periferia da imagem. O esporão escleral pode ser observado sem dificuldades e é importante parâmetro anatômico no estudo do seio camerular.

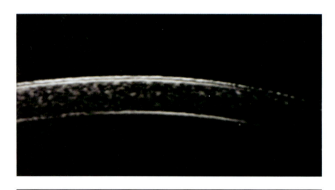

▶ **Figura 28.5.1.1** Biomicroscopia ultrassônica da córnea normal utilizando sonda de 50 MHz em técnica de imersão. Eco linear anterior de alta refletividade que representa o epitélio corneal. Subjacente, outro eco linear de alta refletividade, paralelo, que representa a membrana de Bowman. Abaixo desses ecos observa-se faixa linear, homogênea, de baixa refletividade, que representa o estroma, seguido por outro eco linear, de alta refletividade, que representa o endotélio e a membrana de Descemet.

ALTERAÇÕES DA CÓRNEA E DA SUPERFÍCIE OCULAR

Edema de córnea

Nessa condição a refletividade, a homogeneidade e a espessura das camadas da córnea encontram-se alteradas. A linha de demarcação do epitélio mostra-se irregular, atenuada e espessada. Pequenas bolhas superficiais podem ser observadas como uma disjunção hipoecogênica entre a linha do epitélio e a membrana de Bowman. O edema aumenta a espessura estromal e atenua a sua refletividade. A UBM vai além do diagnóstico do edema corneal, permite quantificá-lo através de medidas individualizadas da espessura de cada uma das camadas da córnea (Figura 28.5.1.2).

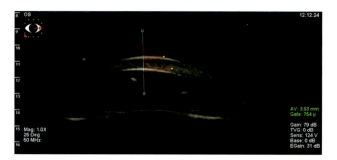

▶ **Figura 28.5.1.2** Biomicroscopia ultrassônica da córnea com edema utilizando sonda de 50 MHz em técnica de imersão. Apresenta dois ecos lineares, paralelos entre si, de alta refletividade, sugestivos de epitélio e endotélio corneais. Entre esses ecos lineares apresenta faixa linear, homogênea, de baixa/média refletividade, com a sua espessura aumentada, medindo 754 micra, sugestiva de edema de córnea.

Opacidades corneais

A UBM possui especial relevância nos casos em que a transparência da córnea limita a utilização de métodos ópticos. Por essa técnica, é possível determinar a magnitude e a extensão de afinamentos, identificar as estruturas do segmento anterior e sua relação com a córnea, assim como nortear a escolha do tratamento mais adequado: transplante lamelar ou penetrante e fotoablação.

No entanto, a presença de calcificação pode ser um obstáculo à ultrassonografia de alta frequência. Ao colidir com uma estrutura calcificada, as ondas sonoras são refletidas e absorvidas pelo cálcio, cria-se então uma sombra acústica que impede a observação das estruturas subjacentes (Figura 28.5.1.3).

Descolamento da membrana de Descemet

Essa é uma possível complicação das cirurgias intraoculares. Após o descolamento da membrana de Descemet, a região torna-se edemaciada e perde sua transparência. A UBM pode auxiliar no planejamento cirúrgico ao determinar a extensão e a localização do descolamento (Figura 28.5.1.4).

Distrofias corneais

A deposição de diferentes substâncias nas lamelas da córnea altera a refletividade do meio. Nesses casos, mais uma vez a UBM pode orientar o tratamento dessa classe de doença medindo a sua profundidade (Figura 28.5.1.5).

Capítulo 28

Exames Complementares

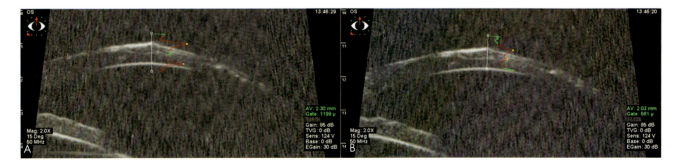

▶ **Figura 28.5.1.3** Biomicroscopia ultrassônica de leucoma de córnea utilizando sonda de 50 MHz em técnica de imersão. Apresenta dois ecos lineares, paralelos entre si, de alta refletividade, sugestivos de epitélio e de endotélio corneais. Entre esses ecos lineares, apresenta faixa linear, heterogênea, de média/alta refletividade, com presença de ecos lineares de alta refletividade no interior do estroma, sugestivo de leucoma, com medida total da córnea na região do leucoma de 1.199 micra (**A**) e com espessura do leucoma medindo 561 micra (**B**).

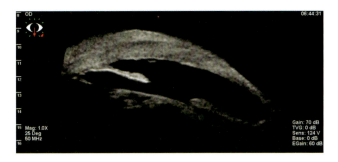

▶ **Figura 28.5.1.4** Biomicroscopia ultrassônica da córnea com descolamento da membrana de Descemet e edema utilizando sonda de 50 MHz em técnica de imersão. Na periferia da córnea, meridiano de 6 horas, observa-se interface linear, de alta refletividade, formato cupuliforme, adjacente à face posterior da córnea, sugestiva de descolamento de Descemet.

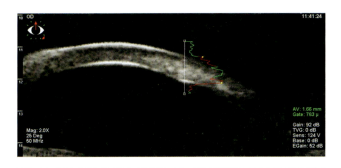

▶ **Figura 28.5.1.5** Biomicroscopia ultrassônica de distrofia de córnea (distrofia de Avelino) utilizando sonda de 50 MHz em técnica de imersão. Observa-se dois ecos lineares, paralelos entre si, de alta refletividade, sugestivos de epitélio e de endotélio corneais. Entre esses ecos, observa-se interface de refletividade heterogênea, predominantemente média/alta, que poupa o estroma anterior da córnea, sugestivo de opacidade de córnea compatível com a hipótese diagnóstica de distrofia de Avelino, com medida total da córnea na região do leucoma de 783 micra.

Tumores da córnea e conjuntiva

Vários tipos de tumores podem acometer a córnea e as estruturas adjacentes. Em sua maioria são oriundos da conjuntiva e causam invasão corneal por contiguidade, como o carcinoma espinocelular. Tumorações congênitas também podem ser observadas na junção córneo-escleral como o dermoide epibulbar. Nesses casos, a ultrassonografia de alta frequência possui um importante papel e pode ser o único exame de imagem capaz de determinar a profundidade da lesão, a invasão da córnea e da esclera e as medidas da lesão para exames seriados de acompanhamento do crescimento do tumor, orientando assim o oftalmologista na escolha do tratamento e do planejamento cirúrgico (Figura 28.5.1.6).

Alterações da esclera

Por tratar-se de um tecido de alta refletividade, a esclera não permite uma grande penetração das ondas sonoras; no entanto, alterações em sua superfície e afinamentos podem ser estudados utilizando a UBM.

Estafilomas esclerais anteriores, que permitem observação direta do tecido uveal, podem, em alguns casos, ser confundidos com tumores pigmentados como o melanoma. Nesse tipo de situação, a UBM pode elucidar o diagnóstico ao determinar a localização e a característica acústica da imagem, demostrando que não há lesão sólida e sim presença do afinamento da esclera.

Afinamentos esclerais (Figura 28.5.1.7) causados por sequelas de doenças infecciosas ou autoimunes podem ser medidos e acompanhados pela ecografia de alta frequência e auxiliar a determinar o melhor momento para abordagens cirúrgicas ou expectantes.

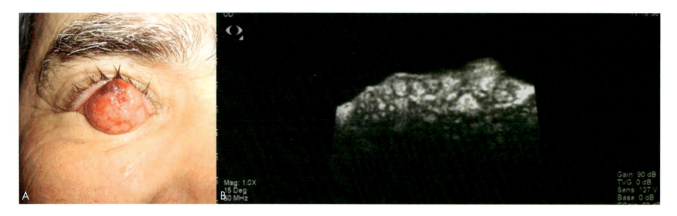

▶ **Figura 28.5.1.6** (**A**) Mostra lesão nodular na conjuntiva perilímbica superior, com superfície irregular, ulcerada, que invade a córnea. (**B**) Biomicroscopia ultrassônica de carcinoma espinocelular utilizando sonda de 50 MHz em técnica de imersão. A imagem mostra lesão sólida de grande proporção, superfície irregular, refletividade interna heterogênea, com atenuação acústica da lesão que não permite avaliação de invasão escleral. Em razão do tamanho e da densidade da lesão, essa técnica de exame permite avaliação somente da sua superfície.

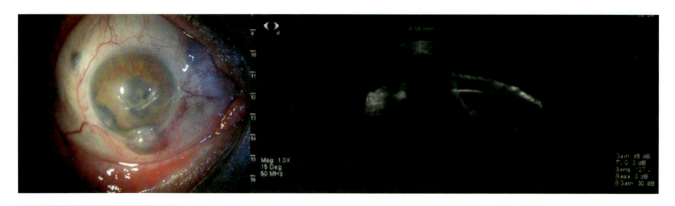

▶ **Figura 28.5.1.7** À esquerda, imagem de múltiplas lesões nodulares, pigmentadas subconjuntivais. Observa-se, também, lesão pigmentada da raiz da íris temporal inferior, sugestiva de melanoma anelar com invasão de íris. Biomicroscopia ultrassônica de suspeita de melanoma anelar utilizando sonda de 50 MHz em técnica de imersão mostra ausência de lesão sólida e presença de abaulamento de conjuntiva (medida da conjuntiva: 560 micra) com ausência de esclera subjacente, sugestivo de estafiloma anterior, compatível com história pregressa de cirurgia de vitrectomia relatada pelo paciente.

CONSIDERAÇÕES FINAIS

A UBM provou ser uma ferramenta valiosa no diagnóstico e no planejamento terapêutico das doenças do segmento anterior. Permite a obtenção de imagens em alta resolução mesmo quando existe opacidade óptica dos meios e os exames convencionais não são capazes de acrescentar informações.

REFERÊNCIAS CONSULTADAS

1. Byrne SF, Green RL. Ultrasound of the eye and orbit. 2.ed. New Delhi: Jaypee Brothers Medical Publishers, 2010. p.223-35.
2. Farah ME, Allerman N, Belfort R. Exames e diagnósticos em oftalmologia. 1.ed. Rio de Janeiro: Cultura Médica, 2006. p.101-20.
3. Krachmer JH, Mannis MJ, Holland EJ. Cornea. 3.ed. Vol 1. Morsby: Elsevier, 2011. p.221-9.
4. Pavlin CJ, Foster FS. Ultrasound biomicroscopy of the eye. 1.ed. New York: Springer-Verlag, 1995.
5. Pavlin CJ, Harasieeicz K, Sherar MD, Foster FS. Clinical use of ultrasound biomicroscopy. Ophthalmology. 1991;98:287-95.

28.5.2 Tomografia de Coerência Óptica de Córnea (Cornea Coherence Tomography – OCT)

Martina Oiticica Barbosa • Victor Dias Bergamasco • Patrícia Novita Garcia

INTRODUÇÃO

Há mais de 20 anos, foi desenvolvida a tecnologia da tomografia de coerência óptica (OCT) por Fujimoto e Huang. O experimento inicial foi usado para captar imagens detalhadas de tecidos oculares, principalmente da retina, mas o exame levava horas para obter apenas uma imagem.

Apenas em 1994, foi descrita a utilização da OCT para estudo da córnea e do segmento anterior por Izatt. Apesar de os estudos mais antigos de OCT se concentrarem na avaliação do segmento posterior, vários trabalhos vêm sendo realizados para aperfeiçoar seu uso na avaliação da córnea e do segmento anterior. Os aparelhos mais modernos apresentam melhor resolução da imagem em comparação com os exames mais antigos. Graças às inovações conseguimos, hoje em dia, uma imagem real da córnea e do segmento anterior do olho.

PRINCÍPIOS DA OCT

O aparelho utilizado para a realização da OCT de córnea e segmento anterior é um aparelho de não contato e não invasivo, que captura imagens em alta resolução e alta velocidade da córnea, câmara anterior, íris e cristalino, além de ser particularmente útil para o estudo dinâmico do olho, pois fornece estímulo acomodativo para o olho a ser estudado.

O princípio utilizado para a obtenção das imagens pode ser comparado ao princípio do exame ultrassonográfico, pois ambas as técnicas geram imagens baseadas na reflexão da estrutura a ser estudada. Enquanto na ultrassonografia é mensurado o tempo de reflexão do som, na OCT é utilizado o tempo de reflexão da luz com comprimento de onda infravermelho. Sabe-se que a velocidade da luz é muito maior que a velocidade do som, o que permite melhor resolução espacial na OCT.

A OCT utiliza o princípio da interferometria de baixa coerência para conseguir captar as imagens refletidas da luz, pois a velocidade da luz é muito alta e não permite a captação e o processamento no computador. A OCT de retina gera um feixe de luz por uma fonte diodo (843 nm), que é projetado perpendicularmente no olho do paciente. Ao ser refletido, ele retorna à sonda em um tempo da ordem de 10^{-15} segundos (femto). Dessa forma, é necessário o uso do interferômetro de Michelson para análise desse feixe luminoso. Esse interferômetro possui um diodo supraluminescente que produz um feixe de luz de baixa coerência com comprimento de onda próximo da faixa do infravermelho (820 nm). Tal feixe de luz é dividido em dois segmentos: um que vai ao olho e outro que é enviado a um espelho de referência cuja distância da fonte luminosa é conhecida. Esses feixes luminosos se combinam sofrendo um processo físico conhecido como interferência. Um fotodetector capta essa interferência e mede as distâncias entre as estruturas oculares, através da medição do tempo de atraso e da intensidade da luz refletida pelas camadas do tecido, na resolução espacial na ordem de 10 μm. Esse processo é repetido de 128 a 768 vezes ao longo de uma linha, formando uma imagem tomográfica.

A OCT de retina foi utilizada em diversos estudos para análise da córnea e segmento anterior, porém com resultados insatisfatórios. Para melhorar a qualidade e aumentar a profundidade da imagem captada, foi desenvolvido um aparelho com comprimento de onda mais longo (1.310 nm) para avaliação do segmento anterior do olho, conhecido como VISANTE (Carl Zeiss Meditec). Com um comprimento de onda maior, a dispersão do feixe é muito menor, o que permite que esse sistema penetre no limbo e na esclera, proporcionando avaliação do ângulo da câmara anterior. Além disso, o alto comprimento de onda permite que a absorção pela água seja ainda maior, de modo que apenas 9% dos feixes de luz emitidos pela córnea atingem a retina, o restante é absorvido pelas demais estruturas oculares. Outros aparelhos, como o Optovue (RTVue SD-OCT), utilizados para obtenção de imagens do segmento posterior, através de uma lente, permitem a captação da imagem também para o segmento anterior.

Apesar de a presença de opacidades de córnea não ter grande influência na obtenção das imagens pela OCT, o comprimento de onda utilizado nesse exame (1.310 nm) é bloqueado por pigmentos, o que impede o estudo de estruturas localizadas atrás da íris. Nos casos de opacidade de alta densidade, como calcificações na córnea, ocorre também bloqueio da luz que não permite avaliação de estruturas subjacentes.

UTILIDADES DA OCT DE CÓRNEA

Avaliação do ceratocone

Pode ser útil nos casos de ceratocone subclínico, quando o paciente apresenta boa acuidade visual e discreta alteração na curvatura inferior na topografia de córnea. Em estudos comparativos entre córneas com ceratocone e córneas normais foram encontrados alguns parâmetros paquimétricos suspeitos para diagnóstico de ceratocones iniciais. Parâmetros paquimétricos suspeitos (5 mm centrais):

- A diferença entre a espessura mínima e a espessura média é menor que –63 μm (mínima – média < –63 μm);
- A diferença entre a espessura média do quadrante inferior (I) e o quadrante superior (S) é menor que –31 μm (I – S < –31 μm);
- A diferença da espessura média do quadrante ínfero-temporal (IT) e do supero-nasal (SN) é menor que –48 μm (IT – SN < –48 μm);
- Espessura mínima da córnea é menor que 492 μm;
- A área mais fina da córnea está localizada fora dos 2 milímetros centrais.

Os parâmetros acima demonstram assimetria na espessura corneal. A presença de um parâmetro de um dos parâmetros é sugestivo de ceratocone. A presença de dois ou mais parâmetros fecham o diagnóstico (Figuras 28.5.2.1 A e B).

Avaliação de cirurgia refrativa

- **Avaliação do *flap* no LASIK:** Além de avaliar a espessura do *flap*, pode-se obter análise de sua morfologia (Figura 28.5.2.2). Análises por imagens de OCT demonstraram que os *flaps* criados com *laser femtosecond IntraLase* são mais uniformes em espessuras do que os *flaps* criados utilizando o microcerátomo.
- **Avaliação do leito residual:** permite avaliar a espessura do leito residual, determinando se a cirurgia pode ser realizada com segurança. É estabelecido como seguro um leito residual maior que 250 μm, visando diminuir o risco de ectasia pós-cirurgia refrativa.

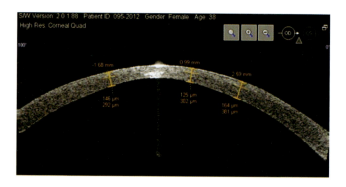

▶ **Figura 28.5.2.2** Imagem de visante (Carl Zeiss Meditec). Em caso de pós-operatório de cirurgia refrativa (LASIK). Observa-se interface de alta refletividade, mantendo distância irregular em relação à superfície com medidas variando entre 114 μm e 164 μm, compatível com interface de *flap* corneal pós LASIK.

Cálculo do poder refrativo da córnea

Permite calcular o poder central da córnea através da medida instantânea da curvatura na região central da córnea.

Avaliação das opacidades de córnea

Fornece mapa paquimétrico mais preciso nas opacidades de córnea que outros dispositivos digitais. Pode também medir a profundidade da opacidade, auxiliando no planejamento cirúrgico (Figuras 28.5.2.3 A e B), bem como ser utilizado para se obter imagens da câmara anterior através da córnea opaca.

Avaliação do transplante de córnea

- **Transplante lamelar:** usado na avaliação pós-operatória da lamela posterior, em pacientes com edema de córnea persistente, e lamela anterior (Figura 28.5.2.4).

A
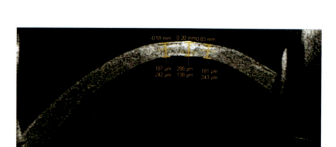

B
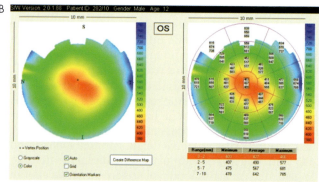

▶ **Figura 28.5.2.1** Visante (Carl Zeiss Meditec). **(A)** Em caso de ceratocone com leucoma central secundário a hidropsia pregressa, com medida central total de córnea de 426 micra e profundidade do leucoma de 288 micra; **(B)** Imagem do mapa paquimétrico mostrando a região do afinamento central de córnea (área central vermelha) com medidas mínimas, médias e máximas da espessura da córnea em diferentes regiões da córnea.

Capítulo 28

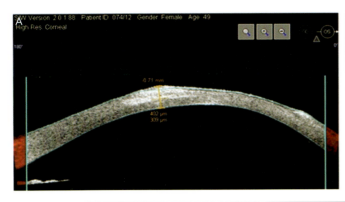
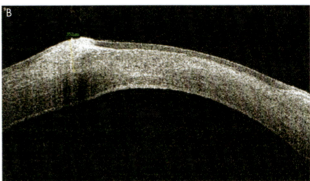

▶ **Figura 28.5.2.3** Caso de leucoma cicatricial de córnea. (**A**) Visante (Carl Zeiss Meditec). Observa-se interface de refletividade heterogênea predominantemente alta no estroma anterior da córnea, mantendo distância irregular em relação à superfície com medidas de profundidade de 309 µm; (**B**) Optovue (RTVue SD-OCT). Com medidas de profundidade de 352 µm, compatível com leucoma cicatricial. Esse paciente foi submetido aos dois exames para comparação da técnica, entretanto as medidas não foram feitas no mesmo meridiano, o que justifica a diferença entre as medidas.

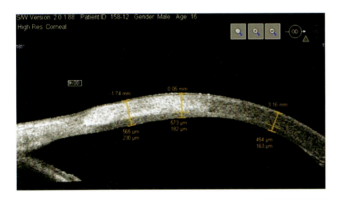

▶ **Figura 28.5.2.4** Caso de transplante de córnea lamelar anterior. Visante (Carl Zeiss Meditec). Espessura da lamela corneal transplantada que varia entre 454 µm na região central e 573 µm na periferia. Observa-se aumento da refletividade interna mais evidente em suas bordas periféricas na região medial e temporal. Posteriormente à lamela, observa-se tecido corneal receptor com refletividade interna mais baixa e espessura fina (variando entre 163 µm e 230 µm).

- **Transplante penetrante:** avalia a aposição correta entre botão doador e leito receptor (Figura 28.5.2.5).

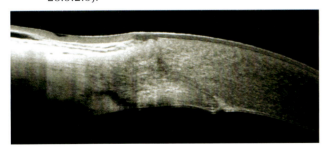

▶ **Figura 28.5.2.5** Caso de transplante penetrante de córnea. Optovue (RTVue SD-OCT). Pós-operatório de transplante de córnea com discreto degrau na face posterior da córnea (endotélio) e boa coaptação na face anterior (epitélio). Nota-se falha da junção na transição doador-receptor.

Implantes refrativos

Os implantes corneais são opticamente claros na imagem obtida pela OCT e aparecem como espaços escuros entre o *flap* lamelar e o leito residual. Assim, a OCT permite avaliar a posição e a profundidade do implante.

CONCLUSÃO

A OCT de segmento anterior permite ótima avaliação das estruturas oculares anteriores. É de fácil realização, mesmo em pacientes pouco colaborativos, não necessita contato, portanto permite exame indolor e é possível realizar em casos de infecção e grandes afinamentos de córnea e esclera. Todavia apresenta algumas desvantagens, entre elas o alto custo dos aparelhos e a dificuldade para avaliação das estruturas atrás e em opacidades densas.

REFERÊNCIAS CONSULTADAS

1. Alves MR, Chamon W, Nosé W. Cirurgia Refrativa. 2.ed. Rio de Janeiro: Ed Cultura Médica, 2007. p.43-4.
2. Basic and Clinical Science Course – External Disease and Cornea. San Francisco: American Academy Of Ophthalmology, 2010-2011. p.33-4.
3. Krachmer JH, Mannis MJ, Holland EJ. Cornea: Fundamentals, Diagnosis and Management, Volume One. 3.ed. St. Louis: Ed Mosby Elsevier, 2011. p.231-6.
4. Série Oftalmologia Brasileira – Cirurgia Refrativa. São Paulo: Conselho Brasileiro de Oftalmologia, 2008. p.99-102.
5. Série Oftalmologia Brasileira – Doenças Externas Oculares e Córnea. São Paulo: Conselho Brasileiro de Oftalmologia, 2008. p.114-5.
6. Série Oftalmologia Brasileira – Retina e Vítreo. São Paulo: Conselho Brasileiro de Oftalmologia, 2008. p.36-46.

capítulo 29

Doenças da Conjuntiva

29.1 Conjuntivites Bacterianas

Diego Ricardo Hoshino Ruiz • Maria Cristina Nishiwaki Dantas

INTRODUÇÃO

Bactérias são causa incomum de conjuntivite infecciosa. A transmissão pode ocorrer pelo contato direto com indivíduo infectado ou por microrganismos presentes na própria conjuntiva ou nas mucosas das vias aéreas superiores.

A incidência de conjuntivite bacteriana é difícil de ser determinada, pois muitos pacientes são tratados empiricamente por médicos generalistas, sem avaliação por médico oftamologista.

A grande maioria dos casos de conjuntivite bacteriana é autolimitada e raramente acomete a córnea, com exceção às bactérias muito virulentas, como a *Neisseria gonorrhoeae*, que pode atravessar o epitélio intacto da córnea e causar grave ceratite bacteriana.

A conjuntivite bacteriana pode ser classificada em hiperaguda, aguda e crônica.

A forma hiperaguda é caracterizada por início abrupto, com secreção purulenta amarela esverdeada, profusa e espessa, às vezes com formação de pseudomembrana.

A forma aguda é de distribuição mundial e representa a vasta maioria dos casos. Em geral, apresenta duração de no mínimo quatro semanas e é mais comumente causada por *Staphylococcus aureus, Streptococcus pneumoniae* e *Haemophilus* spp. A frequência e o agente etiológico variam conforme o clima, a condição social e a condição higiênica da população.

Na forma crônica os sintomas ultrapassam quatro semanas, podendo ocorrer recidivas. Normalmente é causada por bactérias Gram-positivas associadas à blefarite ou dacriocistite infecciosa.

CONJUNTIVITE BACTERIANA HIPERAGUDA

A conjuntivite hiperaguda purulenta é uma condição rapidamente progressiva caracterizada por edema palpebral, hiperemia conjuntival intensa, quemose e secreção purulenta copiosa (Figura 29.1.1), podendo estar associados à presença de membrana ou pseudomembrana e adenopatia pré-auricular.

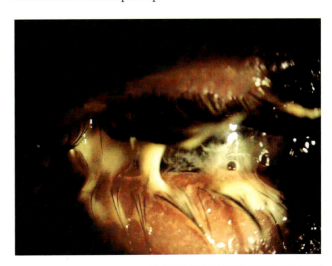

▶ **Figura 29.1.1** Presença de grande quantidade de secreção em paciente com conjuntivite bacteriana hiperaguda causada por *Neisseria gonorrhoeae*.

Os agentes mais frequentes são *Neisseria gonorrhoeae* e *Neisseria meningitidis*, sendo a primeira a mais comumente associada às conjuntivites bacterianas hiperagudas.

A conjuntivite gonocócica é considerada doença sexualmente transmissível, de transmissão possível por contato direto da secreção genital com o olho, secreção genital-mão-olho ou contaminação via canal de parto da mãe para o recém-nascido.

O período de incubação varia de poucas horas a três dias, com rápido acúmulo de secreção purulenta copiosa ao redor do quinto dia.

As infecções no período neonatal apresentam incidência de aproximadamente 0,04% e caracterizam-se por quemose que se inicia de dois a quatro dias após o parto e pode evoluir para ulceração e perfuração corneal se não tratada ou tratada incorretamente.

A conjuntivite por *N. meningitidis* tem apresentação clínica semelhante à gonocócica. A doença é transmitida através de secreções respiratórias, mas a disseminação hematogênica é a principal causa de infecção ocular. O acometimento bilateral é o mais frequente. Devido à sua alta transmissibilidade, deve ser notificada de imediato à vigilância sanitária.

O tratamento é obrigatoriamente sistêmico, podendo ou não ser instituída terapia adjuvante tópica. Deve ser iniciado imediatamente após a colheita do material para cultura visando reduzir o potencial para envolvimento corneal ou sistêmico.

Na conjuntivite gonocócica, quando não há envolvimento corneal, indica-se usar ceftriaxona 1 g dose única por via intramuscular. Outra opção é penicilina G 4,8 milhões de unidades, intramuscular, divididas em duas doses, aplicadas em locais diferentes associadas a 1 g de probenecida por via oral antes da injeção. Quando há envolvimento corneal, paciente deve ser internado para aplicação de ceftriaxona, por via intravenosa, na dose de 1 g de 12/12h por três dias. Em recém-nascidos, recomenda-se utilizar ceftriaxona intravenosa ou intramuscular na dose de 25 mg/kg a 50 mg/kg em dose única, não ultrapassando 125 mg. Deve ser feita irrigação concomitante com solução salina.

Devido à alta frequência de coinfecção por *Chlamydia*, indica-se realizar o tratamento complementar com azitromicina 1 g dose única ou doxiciclina 100 mg 12/12h por sete dias.

CONJUNTIVITE BACTERIANA AGUDA

Apresenta início rápido, mas menos grave que na conjuntivite hiperaguda. Tem caracteristicamente duração de até três semanas. Os agentes etiológicos mais comuns são *S. pneumoniae, S. aureus, H. influenzae* e *Staphylococcus* coagulase negativo.

A secreção normalmente é mucopurulenta, mas pode apresentar aspecto mucoide ou purulento. À biomicroscopia, observa-se reação conjuntival papilar (Figura 29.1.2), sem adenopatia pré-auricular.

A maioria dos casos de conjuntivite bacteriana é causada por cocos Gram-positivos. Em crianças, *H. influenzae, S. pneumoniae* e *S. aureus* são mais comuns, mas estudos recentes têm demonstrado alta incidência de *Moraxella*.

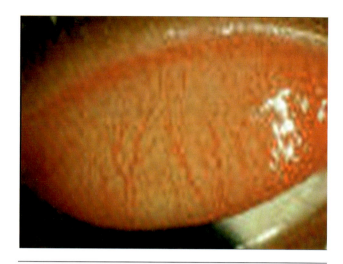

▶ **Figura 29.1.2** Presença de papilas pequenas na conjuntiva palpebral de paciente com conjuntivite bacteriana.

S. aureus é a causa mais frequente de conjuntivite bacteriana. Apesar de estar mais associado a quadros de conjuntivite crônica e blefarite, ele pode dar origem a uma conjuntivite aguda purulenta com secreção mucopurulenta e pálpebras coladas ao acordar.

Conjuntivite por *S. pneumoniae* é geralmente aguda, autolimitada e ocorre com maior frequência em áreas de clima temperado e no inverno. Apresenta incubação aproximada de dois dias e pode produzir hiperemia conjuntival e secreção mucopurulenta, além de hemorragias subconjuntivais, que geralmente acometem a conjuntiva palpebral ou o fórnice superior, e quemose.

Outras espécies de *Streptococcus* são incomuns. O *S. pyogenes* (*S.* beta-hemolítico) pode produzir quemose e ocasionalmente membranas ou pseudomembranas.

H. influenzae é o agente mais comum nas conjuntivites bacterianas agudas em crianças, mas também pode ser encontrado em adultos. *H. Influenzae* não-encapsulado promove uma conjuntivite subaguda e com quadro mais brando que o *H. Influenzae*. Este, por sua vez, no Brasil, apresenta quadro mais grave de conjuntivite mucopurulenta seguida de quadro sistêmico fulminante e por vezes fatal (febre purpúrica).

Existem diversas outras espécies que menos frequentemente causam conjuntivite bacteriana aguda, como *Clostridium diphtheriae, Moraxella* sp., *B. catarrhalis*, entre outras.

O diagnóstico é, na maioria das vezes, clínico. Há necessidade de investigação laboratorial somente para os pacientes imunodeprimidos e naqueles portadores de doenças oculares crônicas. Nesses casos, pode ser colhido material da conjuntiva para coloração por Gram, cultura e antibiograma.

Os casos mais brandos de conjuntivite bacteriana aguda muitas vezes são autolimitados e dispensam tratamento medicamentoso. Para as demais, são indicados antibióticos de amplo espectro, como as quinolonas de segunda geração (ofloxacino ou ciprofloxacino) ou de quarta geração (gatifloxacino, moxifloxacino e, mais recentemente, besifloxacino), cloranfenicol, gentamicina ou tobramicina, instilados de quatro a seis vezes ao dia, pelo período de sete a 14 dias.

Para as conjuntivites por *H. influenzae* em crianças, é indicado o tratamento sistêmico com ampicilina (50 mg/kg a 100 mg/kg/dia por via oral), devido ao risco de infecção sistêmica.

CONJUNTIVITE BACTERIANA CRÔNICA

A conjuntivite bacteriana crônica é, por definição, aquela que apresenta duração maior que três semanas, curso mais prolongado e indolente do que as formas agudas.

O *S. aureus* é o agente mais frequentemente isolado. A blefaroconjuntivite estafilocócica (Figura 29.1.3) caracteriza-se pela colonização do microrganismo na borda palpebral, causando reação conjuntival e corneal pela infecção direta ou pelas toxinas liberadas e pela resposta imunológica do hospedeiro. Os sinais mais frequentes são perda dos cílios, triquíase, eritema, telangiectasias e hordéolo; e os sintomas mais comuns são desconforto à abertura das pálpebras pela manhã e "pálpebras grudadas" por secreção de aspecto mucopurulento.

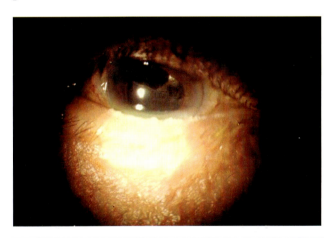

▶ **Figura 29.1.3** Blefarite posterior associada a conjuntivite bacteriana crônica.

O *S. epidermidis* é um componente da flora normal da superfície ocular, porém determinadas cepas patogênicas podem causar blefaroconjuntivite semelhante à causada pelo *S. aureus*.

A *Moraxella* (*M. lacunata*) pode causar conjuntivite crônica isolada, mas caracteristicamente está associada a blefarite cantal com ulceração, mais comum no canto lateral.

Outros agentes, como *Klebsiella* sp., *Serratia* sp., *E. coli* e *N. catarrhalis* também podem estar associadas a quadros de conjuntivite bacteriana crônica, em menor frequência.

A investigação laboratorial é recomendada somente em casos selecionados de recidiva.

O tratamento das conjuntivites crônicas deve seguir os mesmos princípios do tratamento das agudas. Porém, como as conjuntivites estafilocócicas crônicas geralmente estão associadas a envolvimento palpebral, terapia tópica de curto prazo normalmente é inefetiva.

Como terapia antimicrobiana, são recomendadas pomadas antibióticas, como bacitracina 5.000 UI, sulfas ou tetraciclina, ou colírios de antibióticos de amplo espectro (ofloxacino, ciprofloxacino, moxifloxacino, gatifloxacino, besifloxacino, cloranfenicol, gentamicina ou tobramicina).

Corticosteroides tópicos, como prednisolona 0,1% a 1% e dexametasona, são indicados nos casos de ceratites marginais.

Higiene palpebral é recomendada nos casos de blefarite associada.

REFERÊNCIAS CONSULTADAS

1. Barquet N, Gasser I, Domingo P, Moraga FA, Macaya A, Elcuaz R. Primary meningococcal conjunctivitis: report 21 patients and review. Rev Infect Dis. 1990;12:838-47.
2. Bowman RW, Dougherty JM, McCully JP. Chronic blepharitis and dry eye. Int Ophthalmol Clin. 1987;27:27-35.
3. Fuerst R. Frobisher and Fuerst's microbiology in health and disease. Philadelphia: WB Saunders, 1983.
4. Krachmer JH, Mannis MJ, Holland EJ. Cornea. Fundamentals, Diagnosis and Management. 2.ed. New York: Elsevier, 2005.
5. Laga M, Naamara W, Brunham RC, D'Costa LJ, Nsanze H, Piot P, et al. Single-dose therapy of gonococcal ophthalmia neonatorum with ceftriaxone. N Engl J Med. 1986;315:1382-5.
6. Mannis MJ. Bacteria conjunctivitis. In Tasman W, Jaeger EA. Duanes's clinical ophthalmologhy, vol. 4. Philadelphia: JB Lippincott, 1990.
7. Mondino BJ, Caster AI, Dethlefs B. A rabbit model of staphylococcal blepharitis. Arch Ophthalmol. 1987;105:409-12.
8. Ostler HB, Thygeson P, Oumoto M. Infetious diseases of the eye. Part II. Infections of the conjunctiva. J Contin Educ Ophthalmol. 1978;40:11.
9. Rothenberg R. Ophthalmia neonatorum due to Neisseria gonorrhoeae: prevention and treatment. Sex Transm Dis. 1979;6 (suppl):187-91.
10. Sheikh A, Hurwitz B. Topical antibiotics for acute bacterial conjunctivitis, a systematic review. Br J Gen Pract. 2001;467:473-7.
11. Syed NA, Hundiuk RA. Infectious conjunctivitis. In: Barza M, Baum J. Infectious disease clinics of North America, ocular infections. Philadelphia: WB Sounders, 1992.

29.2 Conjuntivites Virais

Carolina Dourado Cardoso Tonhá

Conjuntivite viral é a forma mais comum de conjuntivite infecciosa. Geralmente é autolimitada e pode ser ocasionada por uma grande diversidade de agentes, como adenovírus, herpes simples e varicela zoster, picornavírus, poxvírus e vírus da imunodeficiência humana.

Frequentemente, os pacientes se queixam de lacrimejamento, sensação de areia, fotofobia e prurido intenso. Trata-se de conjuntivite com reação folicular, que pode ser observada também nas infecções por clamídia e toxicidade medicamentosa. Os folículos são agregados de linfócitos e mastócitos no estroma superficial da conjuntiva. Durante o processo de alargamento, o aglomerado de células imunes mantém os vasos sanguíneos na periferia. Aparecem com estruturas ovais esbranquiçadas, com vascularização ao redor (Figura 29.2.1).

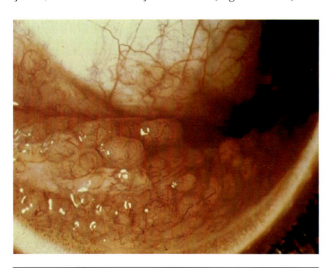

▶ **Figura 29.2.1** Conjuntivite folicular.

ADENOVÍRUS

É a causa mais comum de conjuntivite viral. Foram descritos cerca de 51 sorotipos de adenovírus humano, que são classificados em seis subgêneros (A-F). A maioria dos casos de conjuntivite adenoviral é causada pelo subgênero D.

Classicamente, a infecção ocular pelo adenovírus é dividida em quatro apresentações clínicas: febre faringoconjuntival, ceratoconjuntivite epidêmica, conjuntivite folicular aguda não específica e ceratoconjuntivite crônica.

A febre faringoconjuntival é caracterizada por febre, conjuntivite folicular, faringite e adenopatia pré-auricular e cervical. Os principais adenovírus relacionados são 3, 4 e 7. A transmissão é elevada durante os primeiros dias e pode perdurar por duas semanas após o início dos sintomas. A maioria dos pacientes apresenta sintomatologia após seis a nove dias da exposição. O quadro ocular costuma ser bilateral, com manifestação simultânea ou intervalo de três dias entre os olhos. É observada hiperemia conjuntival difusa, mais pronunciada no fórnice inferior com secreção serosa abundante. Pode ter ceratite *punctata*.

A ceratoconjuntivite epidêmica está relacionada frequentemente aos adenovírus 8, 19 e 37. A transmissão é alta no primeiro dia dos sintomas e ocorre geralmente pelo contato com mãos ou objetos contaminados. A manifestação clínica costuma ser mais intensa que a febre faringoconjuntival. Trata-se de conjuntivite folicular bilateral, com intervalo de três a quatro dias entre o acometimento de um e outro olho. Pacientes geralmente têm queixas de ardor intenso, fotofobia e lacrimejamento. Ao exame, apresentam edema palpebral, hiperemia, folículos e podem ter pseudomembranas (debris ou fibrina) (Figura 29.2.2). O acometimento corneal é frequente e pode ser dividido em estádios. Pequenas elevações epiteliais semelhantes a vesículas (estádio 0-I) e a coalescência das lesões e envolvimento do epitélio profundo (estádio II) perduram por duas a três semanas. Podem resolver espontaneamente ou evoluir para discretos infiltrados subepiteliais (estádio III) (Figura 29.2.3). Nos estádios seguintes, os infiltrados se tornam mais densos (estádio IV) e associam-se com irregularidade epitelial (estádio V). Pode haver ceratite filamentar central, geralmente associada a baixa visual, halos e *glare*.

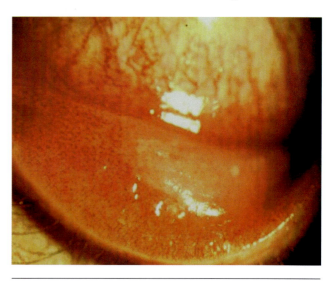

▶ **Figura 29.2.2** Pseudomembrana em paciente com conjuntivite adenoviral.

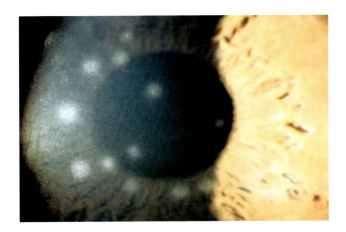

▶ **Figura 29.2.3** Infiltrados corneais em paciente com conjuntivite adenoviral.

Hemorragia subconjuntival pode ser observada em cerca de um terço dos casos, e relacionada principalmente com adenovírus 8.

Na conjuntivite folicular aguda não específica, os sinais oculares estão limitados a reação folicular, hiperemia conjuntival, edema palpebral e adenopatia pré-auricular. Pode ser ocasionada por vários sorotipos do adenovírus.

A conjuntivite crônica é a forma menos comum, causada pelos adenovírus 2, 3, 4 e 5 isolados. Os surtos intermitentes de irritação ocular, ceratite epitelial e infiltrados subepiteliais geralmente apresentam resolução espontânea. A conjuntiva exibe reação folicular ou papilar, com ambos os olhos afetados.

O diagnóstico é iminentemente clínico. Existem testes rápidos para o diagnóstico do adenovírus, como *Adenoclone Test* ou *Adenotest*, realizados a partir da secreção conjuntival. Esses testes podem nortear o tratamento das conjuntivites e evitar gastos altos, inefetivos e desnecessários no tratamento. Apesar do custo e do tempo prolongado que a cultura celular necessita para fornecer resultados, permanece como o padrão-ouro no diagnóstico laboratorial das conjuntivites virais, pois o isolamento do agente infeccioso é definitivo.

O tratamento das conjuntivites virais inclui a prevenção da transmissão e complicações e alívio dos sintomas. Pela fácil transmissibilidade, os pacientes são orientados a lavar as mãos frequentemente, separar objetos de uso pessoal e evitar contato íntimo com familiares. Compressas com água gelada e colírios lubrificantes sem conservantes minimizam a sintomatologia na maioria das vezes.

A influência das medicações anti-inflamatórias na replicação dos vírus deve ser considerada. Sabe-se que as medicações anti-inflamatórias não esteroidais não estão relacionadas ao aumento da replicação viral e duração da doença, diferente dos corticosteroides tópicos (por exemplo, acetato de prednisolona 1% e acetato de prednisolona 0,12%).

Os corticosteroides são indicados na presença de pseudomembranas, após a remoção, iridociclite, ceratite e infiltrados subepiteliais. Geralmente, é possível resultados satisfatórios com os corticosteroides de baixa potência (por exemplo, acetato de prednisolona 0,12% ou fluormetalona 0,1%) utilizados três a quatro vezes por dia.

Nos infiltrados subepiteliais, a medicação deve ser retirada lentamente e o paciente orientado sobre os riscos do tratamento com corticosteroides tópicos, como catarata e glaucoma. Em alguns casos, os infiltrados reaparecem após a suspensão da droga.

Antibióticos profiláticos são dispensáveis na grande maioria dos casos de conjuntivite, pois infecção bacteriana associada não é comum.

Outras drogas já foram testadas no tratamento da conjuntivite adenoviral, porém sem resposta satisfatória, como cidofovir, iodopovidona, ciclosporina e trifluridina. Estudos sugerem uma melhora rápida com o ganciclovir 0,15%.

HERPES SIMPLES

É geralmente uma doença benigna, exceto nos neonatos, nos quais a infecção herpética pode se associar a uma doença fatal.

A conjuntivite herpética é facilmente reconhecida quando associada com vesículas palpebrais e dendritos e úlceras geográficas. Porém deve ser sempre lembrada nos casos que apresentam apenas conjuntivite folicular unilateral.

Na maioria dos pacientes, observa-se secreção mucosa, hiperemia conjuntival, reação folicular e linfoadenopatia pré-auricular num quadro unilateral. O curso da doença é autolimitado com resolução em aproximadamente duas semanas. O envolvimento corneal é notado especialmente em pacientes imunocomprometidos ou inadvertidamente tratados com corticosteroide.

O diagnóstico laboratorial padrão-ouro é baseado na cultura celular.

O tratamento da conjuntivite herpética é obrigatório nos neonatos e deve incluir antiviral tópico e sistêmico. Nos demais casos é controverso, sendo especialmente instituído na presença de alterações corneais. Não existem evidências de que o antiviral irá reduzir o curso da doença, no entanto pode ser prescrito sob a forma tópica com aciclovir 3% pomada cinco vezes ao dia, durante 10 a 14 dias, ou sistêmica com aciclovir na posologia de 2 g por dia, durante 10 a 14 dias.

VARICELA-ZOSTER

A varicela (catapora) é uma infecção causada pelo vírus da varicela-zoster, altamente contagiosa, caracterizada por exantema mucocutâneo. Raramente ocorre o envolvimento conjuntival e a presença de flictênulas próximas ao limbo é o sinal mais comum. O tratamento é recomendado na vigência de acometimento corneal com aciclovir 3% pomada durante 10 a 14 dias.

CONJUNTIVITE PELO VÍRUS EPSTEIN-BARR

É o principal agente da mononucleose caracterizada por febre, odinofagia, linfadenopatia, poliartrite, miosite e conjuntivite folicular.

O acometimento ocular pode incluir ainda episclerite, hemorragia subconjuntval, uveíte e ceratite. A resolução é geralmente espontânea.

CONJUNTIVITE COM MOLUSCO CONTAGIOSO

Causada por um poxvírus, essa conjuntivite se manifesta em cerca de 5% dos pacientes imunodeprimidos pelo vírus da imunodeficiência humana (HIV) e é altamente contagiosa.

A apresentação ocular típica é conjuntivite folicular e lesões palpebrais, que são pequenas nodulações esbranquiçadas com uma depressão central (aspecto umbilicado) (Figura 29.2.4). Geralmente aparecem várias nodulações ao redor de toda a pálpebra. Em crianças imunocompetentes, a manifestação é unilateral, com lesões menores em tamanho e número.

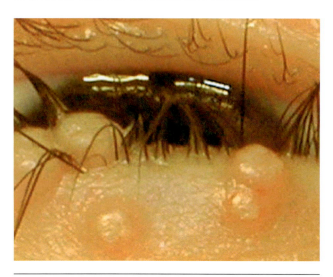

▶ **Figura 29.2.4** Lesões umbilicadas difusamente distribuídas nas pálpebras de paciente com molusco contagioso.

O tratamento é indicado para reduzir o curso da doença, que pode persistir por meses ou anos. A remoção cirúrgica dos nódulos palpebrais é o tratamento de escolha na maioria dos casos. Porém crioterapia, *laser* de dióxido de carbono ou cidofovir tópico podem ser utilizados nos casos de múltiplas lesões. Nos pacientes soropositivos, as lesões tendem a recidivar e apenas com o início do tratamento antirretroviral e restauração da imunidade o controle do poxvírus é completo.

REFERÊNCIAS CONSULTADAS

1. Bonifácio B Jr, Regatieri CVS, Paiva MT, Benega MA, Ishida MA, Corrêa KO, et al. Diagnóstico de conjuntivite adenoviral pelo RPS Adenodetector. São Paulo: Arq Bras Oftalmol, 2007.
2. Chang C, Sheu M, Chern C, Lin K, Huang W, Chen C. Epidemic keratoconjunctivitis caused by a new genotype of adenovirus type 8 (Ad8)-a chronological review of Ad8 in Southern Taiwan. Jpn J Ophthalmol. 2001 Mar-Apr;45(2):160-6.
3. Harley D, Harrower B, Lyon M, Dick A. A primary schooloutbreak of pharingoconjunctivalfever caused by adenovirus type 3. Commun Dis Intell. 2001;25:9-12.
4. JByswas J, Sudharshan S. Anterior segment manifestations of human immunodeficiency virus/acquired immune deficiency syndrome. Indian J Ophthalmol. 2008 Sep-Oct;56(5):363-75.
5. Krachmer JH, Mannis MJ, Holland EJ. Cornea. Fundamentals of cornea and external disease. St Louis: Mosby, 1998.
6. Romanowski EG, Roba LA, Wiley L, Araullo-Cruz T, Gordon YJ. The effects of corticosteroids of adenoviral replication. Arch Ophthalmol. 1996 May;114(5):581-5.
7. Uchio E, Takeuchi S, Itoh N, Matsuura N, Ohno S, Aoki K. Clinical and epidemiological features of acute follicular conjunctivitis with special reference to that caused by herpes simplex virus type I. Br J ophthalmol. 2000;84:968-72.
8. Wiley LA, Roba LA, Kowalski RP, Romanoski EG, Gordon YJ. A 5-year evaluation of the adenoclone test for the rapid diagnosis of adenovirus from conjunctival swabs. Cornea. 1996 Jul;15(4):363-7.
9. Yabiku ST, Yabiku MM, Bottós KM, Araújo AL, Freitas D, Belfort R Jr. Uso de ganciclovir 0,15% gel para tratamento de ceratoconjuntivite adenoviral. São Paulo: Arq Bras Oftalmol, 2011.

Capítulo 29

Doenças da Conjuntiva

29.3 Alergia Ocular

Maria Cristina Nishiwaki Dantas

DEFINIÇÃO

Alergia ocular é uma inflamação da conjuntiva causada por reação de hipersensibilidade do tipo I e/ou IV. Caracteriza-se pela presença de prurido, hipertrofia papilar com ou sem envolvimento corneal.

Classicamente, pode ser dividida em:

- Conjuntivite alérgica sazonal;
- Conjuntivite alérgica perene;
- Ceratoconjuntivite primaveril;
- Dermato-ceratoconjuntivite atópica;
- Conjuntivite papilar gigante.

Calonge propõe classificar alergia ocular em aguda e crônica e sugere que se evite usar o termo conjuntivite alérgica como sinônimo de alergia ocular, termo mais apropriado para definir a doença. Dessa forma, classifica as alergias oculares em:

- Aguda
  - Conjuntivite alérgica aguda
  - Conjuntivite alérgica sazonal
- Crônica
  - Conjuntivite alérgica perene
  - Ceratoconjuntivite primaveril
  - Ceratoconjuntivite atópica
  - Conjuntivite papilar gigante

IMUNOLOGIA

Caracteriza-se por reação de hipersensibilidade tipo I (mediada por imunoglobulina E) e, na ceratoconjuntivite primaveril e na dérmato-conjuntivite atópica, também reação de hipersensibilidade do tipo IV.

A reação alérgica tem início quando um alérgeno dissolvido na lágrima entra em contato com anticorpos (imunoglobulinas E) presentes na superfície de mastócitos e basófilos localizados na conjuntiva. Essa união provoca degranulação dos mastócitos, com consequente liberação dos mediadores químicos, responsáveis pelos sinais e sintomas da alergia ocular. Eosinófilos também liberam mediadores pré-formados, como a proteína básica principal (envolvida no mecanismo de formação da úlcera em escudo da ceratoconjuntivite primaveril), e mediadores recém-formados, como prostaglandina e leucotrieno. Os eosinófilos podem promover a degranulação dos mastócitos e têm também papel importante na manutenção da fase tardia.

FREQUÊNCIA

Estudos americanos mostram que cerca de 20% da população sofre de algum tipo de alergia ocular e a forma mais frequente é a conjuntivite alérgica sazonal, com cerca de 50% a 80% dos casos.

A conjuntivite alérgica sazonal é uma doença alérgica devido à sensibilização do indivíduo por polens alergizantes que estão no ar na época de liberação de polens. Em razão da baixa frequência de polinização no Brasil, a frequência de conjuntivite alérgica sazonal é também baixa, cerca de 5% a 15%, e as crises ocorrem nas épocas de polinização, isto é, na primavera com o pólen predominantemente das árvores e no outono com o pólen das plantas baixas.

No entanto, nos estudos brasileiros, as formas graves de ceratoconjuntivite primaveril e atópica representam cerca de 70% a 80% do total das alergias oculares. Considerada rara na maior parte do mundo, a ceratoconjuntivite primaveril tem maior incidência na América do Sul e Central e na região do Mediterrâneo.

O alérgeno, nesses casos, não é o pólen, mas o ácaro. O ácaro é comum em ambientes úmidos e fechados. Alimenta-se de restos de pele de seres humanos e de animais que descamam e infestam colchões, travesseiros, móveis, cortinas, carpetes, tapetes e até bichinhos de pelúcia. As partículas fecais dos ácaros são minúsculas e contêm o alérgeno, que, desta forma, pode se depositar em qualquer lugar.

Pacientes com conjuntivite alérgica perene apresentam sintomas leves, porém o ano todo, e o alérgeno geralmente é também o ácaro presente no pó doméstico, embora outros fatores, como restos de insetos e pelos de animais, possam também ter papel na origem dos sintomas.

SINAIS E SINTOMAS

A alergia ocular é caracterizada pelo prurido, isto é, não existe alergia ocular sem prurido.

Durante as crises, além do prurido, podem queixar-se de olho vermelho, lacrimejamento, fotofobia e, quando há envolvimento corneal, de visão embaçada e dor.

Portadores de alergia ocular geralmente estão aptos a identificar o fator desencadeante da crise alérgica, que pode variar entre mudança de clima, viagem, reforma da casa etc.

Conjuntivite alérgica aguda

A conjuntivite alérgica aguda é uma reação alérgica súbita que geralmente não dura mais que 24 horas.

Associação com outras formas de atopia, como asma e rinite, é frequente, assim como histórico familiar.

A queixa principal é o prurido e o lacrimejamento em grande quantidade. As pálpebras apresentam edema intenso que pode impedir a abertura dos olhos, e a conjuntiva apresenta-se intensamente hiperemiada e quemótica.

Conjuntivite alérgica sazonal deve ser considerada separadamente da conjuntivite alérgica aguda. Embora de aparecimento também agudo, o início é menos dramático e os sinais e sintomas pioram à medida que o paciente é exposto ao alérgeno.

Também é conhecida como febre do feno, embora esses pacientes não tenham febre e o fator desencadeante não seja o feno, mas o pólen.

Geralmente, têm também histórico de rinite, asma e dermatite.

Na primavera, com a liberação de pólen, os pacientes têm as crises com exacerbação dos sintomas: prurido e lacrimejamento.

Sinais clássicos nas crises incluem hiperemia conjuntival com discreta hipertrofia papilar superior, quemose e edema palpebral. Raramente ocorre acometimento corneal.

Conjuntivite alérgica perene

Os pacientes apresentam sintomas contínuos, que duram o ano todo, porém brandos, sem o padrão rígido de ocorrência das crises da conjuntivite alérgica sazonal.

O alérgeno é, frequentemente, o ácaro.

Ceratoconjuntivite primaveril

Mais frequente em regiões de clima quente e seco, principalmente no Mediterrâneo, África, Índia e América do Sul.

Associação com outras formas de atopia, como, eczema, rinite e asm, pode ser encontrada em 15% a 50% dos casos, dependendo da população estudada.

Acomete principalmente meninos (dois a três para um do sexo feminino), em idade escolar dos sete aos 10 anos de idade (rara antes do três e após os 25 anos de idade). Tende a ter resolução espontânea depois de cerca de cinco a oito anos de doença, mas o tratamento é fundamental para melhorar a qualidade de vida desses pacientes e evitar as principais complicações.

Não há predileção por raça, exceto a forma límbica que predomina em negros e em membros da mesma família.

As crises, mais frequentes na primavera e no verão, são caracterizadas por prurido, fotofobia e lacrimejamento.

É classificada em três formas:

1. **Palpebral:** caracterizada pela presença de hipertrofia papilar na conjuntiva palpebral superior. As papilas podem coalescer e formar papilas gigantes, geralmente maiores que 1 mm (aspecto de paralelepípedo) (Figura 29.3.1).

    Nos casos graves, as papilas podem exercer peso sobre as pálpebras e o paciente pode apresentar ptose palpebral superior.

    Secreção mucosa esbranquiçada em grande quantidade tende a se acumular entre as papilas gigantes e formar enormes filamentos que aumentam com o calor (Sinal de Maxwell Lyon) (Figura 29.3.2).

2. **Límbica:** hipertrofia de papilas no limbo que tendem a coalescer e deixar o limbo com aspecto "gelatinoso" e acinzentado em toda a sua extensão (Figura 29.3.3). Nos casos graves, pode haver invasão em direção à região central da córnea, com neovascularização e opacidade.

3. **Mista:** associação da forma papilar e límbica.

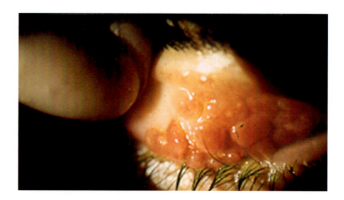

▶ **Figura 29.3.1** Presença de papilas gigantes na conjuntiva palpebral superior na ceratoconjuntivite primaveril forma palpebral.

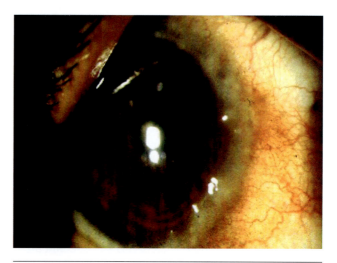

▶ **Figura 29.3.2** Presença de secreção que se acumula entre as papilas gigantes na conjuntiva palpebral superior na ceratoconjuntivite primaveril forma palpebral.

Capítulo 29

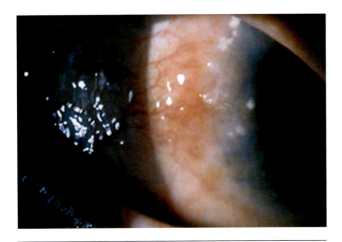

▶ **Figura 29.3.3** Limbo com aspecto gelatinoso na ceratoconjuntivite primaveril forma límbica.

Outras alterações incluem:

- Pontos de Horner-Trantas (Figura 29.3.4). São pontos esbranquiçados formados por coleções de células epiteliais degeneradas e eosinófilos, característicos de alergia ocular. Podem estar localizados no limbo, na conjuntiva bulbar e na superfície da córnea. Sua presença indica agudização do quadro e, mesmo sem tratamento, desaparecem em cerca de 10 a 15 dias.

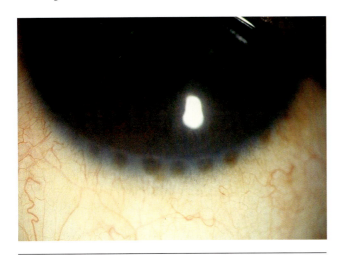

▶ **Figura 29.3.4** Presença de pontos de Horner-Trantas na ceratoconjuntivite primaveril forma límbica.

- Pseudofossetas (Figura 29.3.5). Pequenas depressões localizadas no limbo e que podem se estender por toda a circunferência, inclusive no limbo inferior. Geralmente, não apresentam vascularização e são mais comumente encontradas na forma límbica da ceratoconjuntivite primaveril.
- Da superfície da córnea. Ceratite epitelial *punctata* pode ocorrer devido ao efeito dos mediadores inflamatórios liberados pela conjuntiva e

do atrito mecânico das papilas gigantes sobre a córnea. À medida que as áreas de lesão epitelial coalescem, pode haver erosão franca e resultar em úlcera em escudo. Úlcera em escudo (Figura 29.3.6), que ocorre em cerca de 14%, é uma erosão da superfície corneal de formato oval, geralmente localizada no terço superior, com bordas regulares e frequentemente recoberta por uma camada de fibrina. O mecanismo responsável pela ceratopatia não é totalmente claro. O traumatismo provocado pelo atrito das papilas gigantes sobre a córnea pode contribuir para agravar a lesão e dificultar a cicatrização, que sofre ação de células inflamatórias e principalmente da proteína básica principal do grânulo

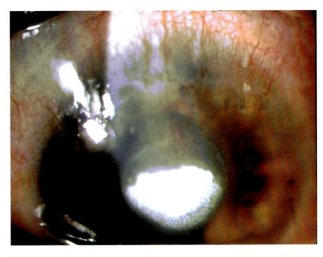

▶ **Figura 29.3.5** Presença de pseudofossetas na ceratoconjuntivite primaveril.

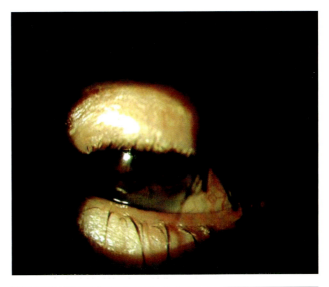

▶ **Figura 29.3.6** Presença de úlcera em escudo recoberta por placa de fibrina na ceratoconjuntivite primaveril.

eosinofílico, cuja ação tóxica foi bem documentada. Infecção secundária é rara. Cameron descreveu, em seu estudo realizado em 55 olhos de 41 pacientes com ceratoconjuntivite primaveril e úlcera em escudo, a presença de infecção em cinco olhos (9,8%), todos por bactérias Gram-positivas.

Cameron propôs esquema de classificação das chamadas "ceratopatias vernais" em ceratopatia epitelial (erosão *punctata*, ceratopatia grosseira e macroerosão), úlcera grau I (base transparente), úlcera grau II (úlcera com base translúcida, depósito opaco esbranquiçado ou amarelado) e úlcera grau III (com depósito de placa elevada).

- **Pseudogerontóxon:** lesão que se assemelha a um arco senil ou gerontóxon pode ser o sinal mais precoce de um quadro de alergia ocular. Acomete aproximadamente 3% dos pacientes.
- **Ceratocone:** pode ser causado pelo ato de coçar, promovendo apoptose das células da córnea, com consequente afinamento e formação de ceratocone. Com o auxílio da videoceratoscopia computadorizada, pode ser feito diagnóstico precoce em cerca de 21% a 26% dos casos. Com a ceratometria convencional, o diagnóstico de ceratocone era feito em cerca de 15% dos pacientes com ceratoconjuntivite primaveril.

Outras alterações da curvatura corneal também são descritas com menor frequência como degeneração marginal pelúcida, ceratoglobo e outros afinamentos periféricos.

- **Pigmentação:** a pigmentação da conjuntiva junto ao limbo parece ser um achado compatível com diagnóstico de ceratoconjuntivite primaveril ativa e inativa. Não se sabe se pode haver correlação com a raça.
- **Cílios alongados:** os cílios são mais longos, provavelmente porque a alergia ocular leva à liberação de mediadores químicos, cujo mecanismo não é conhecido, responsáveis pelo crescimento excessivo dos cílios.
- **Infecções secundárias:** portadores de ceratoconjuntivite primaveril apresentam comprometimento da imunidade sistêmica e local, que poderia explicar maior incidência de infecções estafilocócicas, herpéticas e talvez clamidianas. Além disso, esses pacientes manipulam os olhos pelo ato de coçar, podendo levar microrganismos diretamente das mãos contaminadas para os olhos e predispô-los a infecções.

DÉRMATO-CERATOCONJUNTIVITE ATÓPICA

Acomete geralmente indivíduos com mais de 40 anos de idade, que desenvolvem simultaneamente quadro de dermatite atópica e, muitas vezes, asma e rinite; também é descrita em crianças. Em razão da cronicidade e da maior possibilidade de desenvolver alterações corneais, é considerada a mais grave das alergias oculares.

Os sintomas, presentes o ano todo, são mais intensos no inverno, e caracterizados por prurido, lacrimejamento e fotofobia.

Ao exame, é característica a perda das partes laterais dos cílios e sobrancelhas (sinal de Hertoghe) pelo ato constante de coçar. As pálpebras apresentam descamação, a pele ressecada, e podem ter o aspecto macerado (Figura 29.3.7), com formação de linhas ou dobras extras na pálpebra inferior (Linha ou Dobra de Dennie-Morgan). Com a evolução, a deformidade palpebral pode causar ectrópio cicatricial, lagoftalmo e até queratinização com ectrópio do ponto lacrimal.

A hipertrofia das papilas é maior na conjuntiva palpebral inferior (Figuras 29.3.8 e 29.3.9) e é frequente a formação de fibrose e de cicatrizes na conjuntiva (Figura 29.3.10), o que pode resultar em olho seco secundário e obstrução do canal lacrimal.

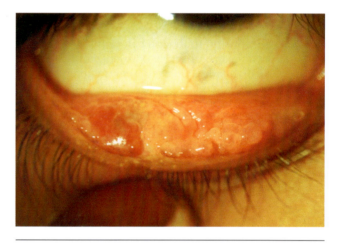

▶ **Figura 29.3.7** Presença de descamação da margem palpebral na dérmato-ceratoconjuntivite atópica.

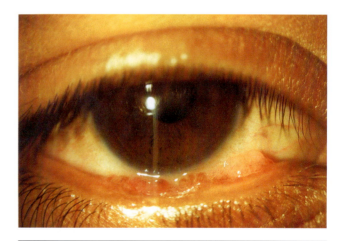

▶ **Figura 29.3.8** Presença de papilas gigantes na conjuntiva palpebral inferior na dérmato-ceratoconjuntivite atópica.

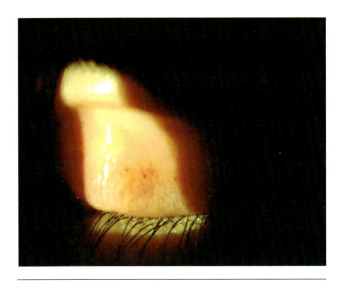

▶ **Figura 29.3.9.** Presença de papilas gigantes na conjuntiva palpebral inferior na dérmato-ceratoconjuntivite atópica.

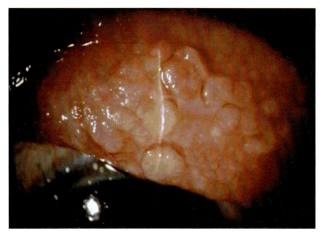

▶ **Figura 29.3.11** Presença de ceratite *punctata* na dérmato-ceratoconjuntivite atópica.

CONJUNTIVITE PAPILAR GIGANTE

Caracteriza-se pela presença de papilas gigantes na conjuntiva palpebral superior (Figura 29.3.12). Originalmente, foi descrita como a presença de papilas com pelo menos 1 mm. Atualmente, a presença de papilas com mais de 0,3 mm, associada aos sinais clássicos, confirma o diagnóstico de conjuntivite papilar gigante.

Representa uma reação imunológica desencadeada pelo atrito mecânico prolongado da conjuntiva palpebral superior com lente de contato, prótese ocular, fio de sutura exposto (Figura 29.3.13), extrusão de cintas esclerais e bolhas filtrantes.

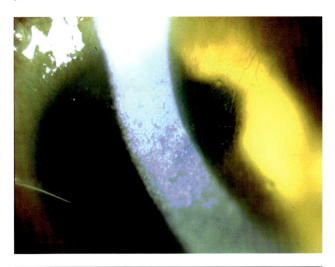

▶ **Figura 29.3.10** Conjuntiva palpebral com aspecto atrófico na dérmato-ceratoconjuntivite atópica.

Pontos de Horner-Trantas também podem estar presentes.

É frequente o envolvimento da córnea, com ceratite *punctata* (Figura 29.3.11), ulcerações e, em cerca de 60% dos casos, pode haver neovascularização periférica e formação de extensas cicatrizes na superfície corneal.

Assim como na ceratoconjuntivite primaveril, pacientes podem desenvolver ceratocone secundário.

Pela gravidade e intensidade dos sinais e sintomas, muitos pacientes usam corticosteroides cronicamente, geralmente sem orientação e cuidados médicos, e desenvolvem com frequência catarata subcapsular anterior e posterior.

Lesões típicas de dermatite atópica são comumente vistas em várias partes do corpo, especialmente na testa e nas dobras dos membros superiores e inferiores.

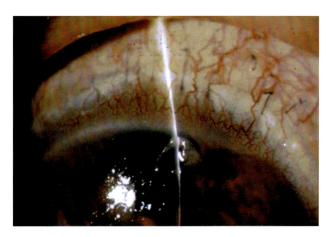

▶ **Figura 29.3.12** Presença de papilas gigantes na conjuntiva palpebral superior em paciente submetido à extração cirúrgica de catarata. Pode-se notar a presença de sutura frouxa.

Os sintomas são semelhantes à ceratoconjuntivite primaveril com prurido e secreção mucosa em quantidade variável.

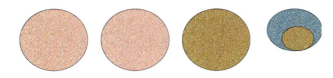

▶ **Figura 29.3.13** Paciente submetido à extração cirúrgica de catarata. Pode-se notar a presença de sutura frouxa.

DIAGNÓSTICO DIFERENCIAL

Tracoma

Embora associação entre alergia ocular, especialmente ceratoconjuntivite primaveril e tracoma, possa ocorrer, é importante que se faça o diagnóstico diferencial entre as duas formas de ceratoconjuntivite. O tracoma é uma ceratoconjuntivite folicular crônica e a primaveril é papilar. No tracoma, ocorre alteração no limbo superior, e na primaveril, o limbo pode estar acometido em toda a sua extensão. No caso de haver associação, o exame laboratorial para detecção da *Chlamydia trachomatis* é fundamental, pois as papilas gigantes da ceratoconjuntivite primaveril podem encobrir e impedir a observação dos folículos tracomatosos.

Conjuntivite bacteriana

Na ceratoconjuntivite primaveril na sua forma palpebral, é comum a presença de grande quantidade de secreção, principalmente no calor, e, muitas vezes, pode-se confundir com uma conjuntivite bacteriana. Deve-se salientar entretanto, que pode haver contaminação bacteriana de um paciente com ceratoconjuntivite primaveril.

Ceratite infecciosa

Úlcera em escudo com depósito de fibrina pode apresentar aspecto semelhante à uma ceratite infecciosa. Na ceratite infecciosa, observa-se a presença de infiltrado corneal denso, e na úlcera em escudo, observa-se a ulceração com depósito sobre a lesão e não infiltrado.

Olho seco

Pacientes com olho seco podem apresentar também o prurido como queixa principal. Entretanto, de modo geral, não apresentam a hipertrofia papilar característica das alergias oculares.

Blefarite

Blefarite crônica, não alérgica, tende a ter evolução crônica, geralmente sem hipertrofia papilar. Na atopia, as pálpebras apresentam descamação e a perda de cílios e sobrancelhas é comum. Na blefarite seborreica ou estafilocócica, as pálpebras podem apresentar espessamento, crostas e secreção.

Conjuntivite tóxica ou medicamentosa

Geralmente apresenta reação folicular persistente e o histórico de uso de drogas ou contato com substância tóxica.

DIAGNÓSTICO LABORATORIAL

O diagnóstico de alergia ocular é essencialmente clínico. Exames laboratoriais podem auxiliar na detecção do alérgeno ou na confirmação do diagnóstico em alguns casos selecionados.

Raspado conjuntival ou citologia de impressão

O raspado conjuntival corado com coloração de Wright ou a citologia de impressão revela a presença de eosinófilos, células que não são normalmente encontradas no exame citológico da conjuntiva. Positividade é encontrada em cerca de 20% a 60% dos casos, especialmente na conjuntivite alérgica sazonal.

Sua ausência não descarta o diagnóstico de alergia ocular porque os eosinófilos, principalmente nas formas mais leves, estão localizados apenas nas camadas mais profundas e não podem ser detectados pelo raspado ou pela citologia de impressão.

Avaliação do filme lacrimal

Pacientes com alergia ocular podem apresentar a lágrima espessa, especialmente na ceratoconjuntivite primaveril, ou com espessamento apenas da camada lipídica. Além disso, pode-se detectar a presença de imunoglobulina E na lágrima.

Imunoglobulina E está presente em grande quantidade na lágrima de pacientes com todas as formas de alergia ocular, inclusive na conjuntivite papilar gigante.

Testes cutâneos

Baseiam-se no princípio de que, sendo o paciente alérgico, a imunoglobulina E contra substâncias que desencadeiam reação está presente na pele, e a simples introdução dessas substâncias na forma de determinado antígeno provoca reação local.

Teste de punctura ou *prick test*

Pequena agulha é usada para fazer uma micropunctura na pele sobre uma gota de extrato de antígeno. É feita geralmente na face anterior do antebraço ou no dorso, no caso de crianças.

É considerado teste eficaz, de baixo custo e de resultado rápido em cerca de 20 minutos.

Pacientes com dermatite generalizada não podem ser submetidos ao teste porque não apresentam área de pele sadia para realização e interpretação das puncturas.

Patch test

Doses de alérgeno são colocadas em fitas adesivas que são posicionadas e deixadas na pele (geralmente nas costas) por 24 a 72 horas.

Deve-se evitar molhar ou umedecer a área.

Usado para diagnóstico de reações alérgicas tardias como dermatite de contato. Os alérgenos pesquisados normalmente são borracha, corantes, cosméticos, solventes e medicações.

Teste cutâneo intradérmico

Pequena quantidade de alérgeno diluído é injetada nas camadas superficiais da pele, com auxílio de agulha de insulina. É um teste mais sensível, mas pode ter falso positivo e é mais desconfortável do que o *prick test*, de modo que é normalmente usado apenas para testes de sensibilidade a antibióticos e veneno de inseto.

RAST (*radio allergo sorbent test*)

Mede a quantidade de imunoglobulina E específica no sangue a vários alérgenos, como ácaro e alimentos. Cerca de 400 alérgenos diferentes podem ser testados. É menos sensível e de custo mais elevado do que os testes cutâneos, de modo que é indicado quando o teste cutâneo não pode ser realizado, ou seja, em crianças com menos de três anos ou pacientes com dermatite generalizada.

Topografia

A topografia de córnea pode evidenciar a presença de ceratocone, mais comum em portadores de alergia ocular.

TRATAMENTO

Alergia ocular não tem cura, mas em crianças tende a melhorar com o tempo e, muitas vezes, desaparece. O objetivo do tratamento é melhorar a qualidade de vida dos pacientes, promover o seu bem-estar geral e prevenir as complicações. Pacientes com alergia ocular podem ser privados de realizar muitas atividades, como praticar esportes ao ar livre, viajar para o campo ou para a praia, ter dificuldade na escola por deficiência visual, dificuldade no trabalho porque estão sempre com os olhos congestos. Podem ter dificuldade de convívio social porque os olhos vermelhos crônicos às vezes fica com o aspecto de que o paciente está sempre consumindo bebida alcoólica ou que está sempre com sono; mulheres não conseguem usar maquiagem de forma alguma.

Embora possa ter resolução espontânea em alguns casos, além da má qualidade de vida, esses pacientes podem apresentar complicações graves, como lesões de córnea, glaucoma, catarata, infecções secundárias e, eventualmente, cegueira, de modo que o tratamento é fundamental.

Medidas gerais:

- **Evitar o alérgeno:** representa pelo menos 50% do tratamento e consiste na orientação ao paciente sobre como evitar o contato com o fator desencadeante da crise;
- **Evitar contato com pólen:** diminuir a exposição ao pólen nas épocas de liberação de pólen, permanecendo dentro de casa no horário de maior liberação de pólen entre 5 e 10 horas da manhã; manter janelas e portas fechadas; evitar sair de casa nos dias ensolarados e com muito vento; programar férias na praia ou qualquer outro lugar onde não haja liberação de pólen; usar ar-condicionado com filtro antipólen; evitar atividades físicas de manhã, quando a ação do pólen é mais intensa; usar máscaras e óculos.
- Evitar o ácaro.

Evitar a poeira doméstica:

- Ter poucos móveis e limpá-los diariamente com pano umedecido;
- Substituir carpetes e tapetes por pisos lisos e fáceis de limpar;
- Substituir cortinas de tecido por persianas;
- Deixar as janelas abertas para arejar o ambiente e permitir a entrada de sol;
- Evitar assistir ou fazer a limpeza da casa. Caso não seja possível, usar máscara de proteção para nariz e boca;
- Evitar permanecer em cômodo úmido e fechado.

O quarto é o local mais importante da casa, porque é onde passamos a maior parte do tempo, pelo menos 8 horas por dia. Durante a noite, descamamos de 1 a 2 g de pele e, portanto, o ambiente de escolha para proliferação dos ácaros é a nossa cama, em especial o colchão e o travesseiro. Cerca de 10% do peso de um travesseiro com 2 anos de uso pode ser pela presença de ácaros vivos e mortos. Durante a noite, o cabelo molhado no travesseiro ou o próprio suor também propiciam a proliferação de ácaros.

Cuidados com o quarto:

- Preferir colchão de espuma ou borracha sintética e preferencialmente envolvê-lo com uma capa antialérgica confeccionada em algodão e com uma membrana interna que evita proliferação do ácaro;
- Preferir travesseiros de poliéster facilmente laváveis e preferencialmente também cobri-los com uma capa antialérgica;
- Retirar do quarto objetos e móveis que possam acumular poeira, principalmente bichos de pelúcia, livros, revistas. Não fazer do quarto uma livraria ou local de estudo ou de brincar.
- Evitar animais domésticos ou, se não for possível, pelo menos mantê-los fora de casa e sub-

metê-los a banho semanal. Os animais podem causar alergia pela saliva, pela urina ou pela epiderme, que fica aderida aos pelos. Além disso, os pelos e penas podem acumular ácaros.
- Cuidados com aparelhos de ar-condicionado. Deve-se manter os filtros de ar sempre limpos para manter a umidade relativa e a temperatura adequada ao não crescimento de ácaros. Devemos nos lembrar que a umidade favorece a proliferação de ácaros.
- Aparelhos elétricos de filtração e purificação do ar podem ser úteis como complemento porque auxiliam na eliminação de bactérias e fungos, mas não atuam efetivamente contra os ácaros, que, por serem mais pesados que o ar, não flutuam e ficam aderidos à poeira que se acumula no chão e nos móveis e não entram em contato direto com o aparelho.
  - Evitar agentes e substâncias irritantes, como fumo de cigarros, substâncias e produtos com odor forte (tinta, querosene), produtos de limpeza, perfumes fortes, *sprays* de modo geral, que não causam o quadro alérgico em si, mas podem contribuir para piorar um olho já acometido pelo processo alérgico inflamatório;
  - Compressas frias com água filtrada ou água limpa promovem alívio. Evitar água boricada, pois pode causar irritação na pele;
  - Lágrimas artificiais geladas ajudam a diluir o alérgeno e os mediadores da inflamação presentes na superfície ocular, lavá-los e eliminá-los da superfície. Se estiverem frias, promovem vasoconstricção local. Preferir lágrimas artificiais com conservantes de menor toxicidade, como Systane, Genteal, Freshtears, Optive, ou sem conservantes sob a forma de flaconetes, como Refresh, hypotears DU.

TRATAMENTO MEDICAMENTOSO

Divide-se em:

- Vasoconstrictores;
- Anti-histamínicos;
- Estabilizadores da membrana de mastócitos;
- Anti-inflamatórios não hormonais;
- Corticosteroides;
- Outros.

Vasoconstrictores

Promovem melhora da hiperemia conjuntival por curto período, geralmente inferior ao necessário, pois o efeito vasoconstrictor geralmente persiste por até cerca de duas horas e podem ser utilizados apenas até quatro vezes ao dia. Usados na fase aguda, embora não haja comprovação de vasodilatação compensatória crônica, podem precipitar midríase e crise de glaucoma agudo.

Anti-histamínicos

Anti-histamínicos são classificados em bloqueadores de receptor H1, H2 e H3. Para o tratamento das alergias oculares, são usados especificamente os bloqueadores de receptor H1.

Promovem alívio imediato dos sinais e sintomas e, nos casos crônicos, são normalmente utilizados em associação aos estabilizadores de mastócitos, cujo início de ação geralmente ocorre em 7 a 15 dias. Após esse período, seu uso é suspenso.

- **Sistêmicos:** também seletivos para receptor H1, devido aos inúmeros efeitos colaterais, não são rotineiramente utilizados para tratamento das alergias oculares. Mesmo os anti-histamínicos de nova geração, que não provocam sedação, podem diminuir a produção de lágrima, que é a primeira linha de defesa do olho do paciente alérgico, e a alergia ocular tende a piorar.
- **Tópicos:** utilizados sob a forma de colírios, como:
  - Emedastina 0,05% (Emadine®). Anti-histamínico tópico de ação seletiva que bloqueia os receptores H1, também de ação imediata.
  Dose: uma gota duas a quatro vezes ao dia por até seis semanas, até obter melhora da fase aguda.
  Segurança e eficácia: não foram estabelecidas na gravidez, na lactação, em crianças menores de três anos e em adultos com mais de 65 anos. Não recomendado em pacientes com insuficiência hepática ou renal.

Estabilizadores da membrana de mastócitos

Promovem estabilização da membrana de mastócitos e impedem a degranulação dessas células e a consequente liberação de mediadores químicos pré-formados e recém-formados.

Não têm efeito imediato e são usados profilaticamente ou na fase aguda, associados a um anti-histamínico ou corticosteroide, dependendo da gravidade. Graças aos mínimos efeitos colaterais, podem ser usados por tempo prolongado e devem ser usados profilaticamente e não apenas durante as crises.

- Cromoglicato de sódio 2% a 4% (genérico, Cromolerg® 2% a 4%, Maxicrom® 2% a 4%).
  Dose: uma gota quatro vezes ao dia (de seis em seis horas), em crianças com mais de quatro anos de idade. O início da ação é a partir de 10 a 14 dias de uso.

Dupla ação

São medicamentos utilizados sob a forma de colírio e que apresentam ação estabilizadora da membrana de mastócitos e anti-histamínica.

- Olopatadina 0,1% (Patanol®) – 0,2% (Patanol S®). Anti-histamínico seletivo para receptor H1 e estabilizador da membrana de mastócitos, de uso tópico.

    Indicado para promover alívio imediato dos sinais e sintomas e para profilaxia.

    Dose:

    Patanol: Uma gota de oito em oito horas, duas vezes ao dia, e a terceira gota, que seria à noite, geralmente não é necessária.

    Patanol S: Uma gota UMA ÚNICA vez ao dia, pois tem efeito prolongado por até 24 horas.

    Efeito colateral: poucos pacientes referem cefaleia.

    Segurança e eficácia: não foram demonstradas em mulheres grávidas, lactantes e crianças menores de 3 anos de idade.

- Cetotifeno 0,025% (Zaditen®, Octifen®). Anti-histamínico de ação seletiva sobre os receptores H1, estabilizador da membrana de mastócitos e inibidor da migração de eosinófilos. Também indicado para alívio imediato dos sinais e sintomas e para profilaxia.

    Dose: uma gota de 12 em 12 horas.

    Segurança e eficácia: não foram demonstradas em mulheres grávidas, lactantes e crianças com menos de 3 anos de idade.

    Efeitos adversos leves foram relatados por apenas 1,6% dos pacientes tratados com cetotifeno tópico: olho seco, ardor, desconforto e cefaleia.

- Cloridrato de Epinastina 0,05% (Relestat®). Anti-histamínico de ação seletiva sobre os receptores H1, estabilizador da membrana de mastócitos e inibidor da migração de eosinófilos. Também indicado para promover alívio imediato dos sinais e sintomas e para profilaxia.

    Dose: uma gota de 12 em 12 horas.

    Segurança e eficácia: não foram demonstradas em mulheres grávidas, lactantes e crianças com menos de 3 anos de idade.

    Apenas 1 a 3% dos pacientes referem efeitos adversos, sempre leves, como sintomas de infecção de vias respiratórias superiores e cefaleia.

- Alcaftadina (Lastacaft®). Anti-histamínico de ação seletiva sobre os receptores H1 e H3, estabilizador da membrana de mastócitos e inibidor da migração de eosinófilos. Também indicado para promover alívio imediato dos sinais e sintomas e para profilaxia.

    Dose: uma gota uma vez ao dia.

    Segurança e eficácia: não foram demonstradas em mulheres grávidas, lactantes e crianças com menos de 3 anos de idade.

Anti-inflamatórios não hormonais

Podem ser usados em alguns casos de conjuntivite alérgica sazonal e perene, mas não têm efeito nas formas graves de dérmato-ceratoconjuntivite atópica e ceratoconjuntivite primaveril.

Tópico

- Cetorolaco de trometamina 0,5% (genérico, Acular®, Cetrolac®).

    Dose: uma gota de seis em seis horas.

    Segurança e eficácia: não foram demonstradas em mulheres grávidas, lactantes e crianças menores de 12 anos de idade.

- Diclofenaco sódico 0,1% (Voltaren®). Embora tenha demonstrado eficácia semelhante ao cetorolaco na melhora dos sinais e sintomas agudos da conjuntivite alérgica sazonal, não foi liberado o uso para tratamento das alergias oculares.

- *Sistêmico:* ácido acetilsalicílico oral na dose de 0,5 g a 1 g por dia, por seis semanas, parece ser útil no tratamento da ceratite e dos infiltrados límbicos associados aos casos graves de ceratoconjuntivite primaveril. A administração oral de aspirina em crianças com febre viral pode estar associada à síndrome de Reye e pode causar doença renal em idosos, de modo que deve ser feito estudo criterioso do caso, antes de iniciar o tratamento. Além disso, os pacientes podem apresentar distúrbios gastrointestinais, reações de hipersensibilidade e maior ocorrência de hemorragias.

Corticosteroide

Sistêmico

Promove melhora do quadro alérgico ocular, mas não são utilizados rotineiramente, pois os de aplicação tópica apresentam melhores resultados.

Tópico

É o mais potente agente utilizado para o tratamento da alergia ocular. Devido aos efeitos colaterais (retarda a cicatrização, predispõe a infecção secundária, catarata e glaucoma), e só é utilizado nos casos graves quando há acometimento corneal com risco de perda de visão.

São indicados corticosteroides tópicos potentes, em doses elevadas (pelo menos de duas em duas horas), por curto período, preferencialmente até quatro a seis semanas, com redução da dose a cada três a sete dias.

Os mais utilizados são:

- Acetato de prednisolona 1% (genérico, Pred Fort®).
- Dexametasona 0,1% (Maxidex®).

- Rimexolona 1% (Vexol®). Esteroide de potência anti-inflamatória comparável à fluormetolona, e muitas vezes ao acetato de prednisolona 1%, mas com menor risco de aumentar a pressão intraocular.
- Etabonato de lotprednol 0,2% (Alrex®), 0,5% (Loteprol®). Trata-se de um esteroide potente que, após penetrar na córnea, sofre rápida hidrólise e forma um derivado inativo, de modo que os efeitos colaterais são menores.
- Fluormetolona 0,1% a 0,25% (Flutinol®, Florate®). Análogo da progesterona, de eficácia anti-inflamatória comprovada, com baixo potencial para aumentar a pressão intraocular.

Injeção supratarsal de corticosteroide pode promover alívio temporário dos sintomas.

Apesar do efeito anti-inflamatório e antialérgico dos corticosteroides, são descritas reações alérgicas de contato na conjuntiva e na pele, principalmente palpebral, em pacientes que usam corticosteroides sob a forma de colírio.

Ciclosporina

Imunomodulador que inibe a produção de interleucina-2 pelo linfócito T, que é normalmente responsável pelo recrutamento e ativação de novas células T.

Disponível sob a forma de colírio a 2% (manipulada) e 0,05% (Restasis®) e usada de duas a seus vezes ao dia por quatro a seis semanas, tem demonstrado eficácia no tratamento dos casos de ceratoconjuntivite primaveril e atópica graves, altamente dependentes de corticoterapia. Não atua como substituto do corticosteroide nesses casos graves, mas pode oferecer algum benefício, quando associado ao corticosteroide. A forma manipulada a 2% causa ardor à instilação, entretanto os efeitos tendem a ser superiores. A administração tópica não produz níveis sistêmicos detectáveis da droga.

Tacrolimo (FK 506)

Potente imunomodulador que inibe a proliferação e a degranulação de mastócitos e reduz a produção de citocinas pelos linfócitos T. Pode ser usado sob a forma de pomada a 0,03%, uma a duas vezes ao dia, sobre as pálpebras ou manipulado sob a forma de pomada oftálmica 0,03% ou colírio 0,1%, diretamente no fundo do saco conjuntival.

Deve ser evitado uso por gestantes, durante a amamentação e em crianças menores de dois anos idade.

Mitomicina C

Inibe a síntese de DNA. Em alta concentração, inibe também a síntese proteica e de RNA. Pode ser usada sob a forma de colírio a 0,01% a 0,02% três a quatro vezes ao dia, ou pode ser aplicada pré-operatoriamente na concentração de 0,01% a 0,05%, associada ou não à ressecção cirúrgica de papilas gigantes, principalmente nos casos de ceratoconjuntivite primaveril refratária ao tratamento convencional com estabilizadores da membrana de mastócitos e corticosteroides tópicos. Está associada a graves efeitos colaterais, como ceratite, úlcera de córnea, destruição da esclera, reação alérgica e estenose do ponto lacrimal, de modo que a indicação de uso deve ser restrita somente aos casos graves e refratários ao tratamento convencional.

Tempo de tratamento

Pacientes com conjuntivite alérgica sazonal são tratados na fase aguda com anti-histamínicos tópicos e podem ser mantidos durante a estação de maior liberação de pólens com estabilizadores de membrana sob a forma tópica ou com drogas de dupla ação. Na conjuntivite alérgica aguda (não sazonal), o simples afastamento do alérgeno promove melhora importante do quadro, sem a necessidade de tratamento específico.

Na conjuntivite alérgica perene, geralmente o tratamento preventivo com medidas gerais de redução de exposição ao alérgeno é suficiente para manter o paciente relativamente assintomático.

Nas formas graves de ceratoconjuntivite primaveril e dérmato-ceratoconjuntivite atópica, se houver acometimento corneal, o tratamento com corticosteroides tópicos potentes em altas doses é fundamental, pelo menor tempo possível (geralmente de quatro a seis semanas). Se a córnea estiver intacta, o tratamento agudo é feito com anti-histamínicos tópicos por 15 a 30 dias associados a estabilizadores tópicos de membrana, que podem ser mantidos por tempo prolongado, geralmente toda a primavera e o verão (ceratoconjuntivite primaveril) e outono-inverno (dérmato-ceratoconjuntivite atópica). A associação de medicamentos tópicos pode ser substituída pelas drogas de dupla ação (olopatadina ou cetotifeno).

CIRURGIA

Ressecção das papilas gigantes

É importante lembrar que ceratoconjuntivite primaveril é uma doença autolimitada, e qualquer procedimento cirúrgico irá submeter o paciente, geralmente crianças, a riscos desnecessários, de modo que as cirurgias são indicadas apenas nos casos graves e refratários ao tratamento.

Casos graves de úlcera em escudo de repetição, apesar do tratamento clínico, com papilas gigantes exercendo papel importante na patogênese e na manutenção da lesão de córnea, podem ser tratados cirurgicamente com remoção das papilas gigantes.

As papilas gigantes localizadas na conjuntiva palpebral superior podem ser removidas cirurgicamente. A área pode ser deixada "nua", sem recobrimento, entretanto a cicatrização da conjuntiva pode ser irregular, com formação de traves de fibrose que também podem provocar lesão na superfície da córnea ou causar recidiva das papilas gigantes. A superfície pode ser recoberta com membrana amniótica, entretanto, geralmente ocorre reabsorção da membrana ou afrouxamento, antes que haja cicatrização da área submetida ao recobrimento. O recobrimento com retalho conjuntival retirado da conjuntiva bulbar inferior apresenta melhores resultados. É feita sutura com pontos separados de Mononylon 10,0 ou Polivicryl 8,0 e os pontos são retirados depois de três a quatro semanas. Estudo publicado demonstrou bons resultados e não houve recidiva das papilas gigantes em nenhum dos seis casos apresentados.

Transplante de córnea

Deficiência visual importante devido à opacidade de córnea pode ocorrer principalmente nos casos graves de dérmato-ceratoconjuntivite atópica e ceratoconjuntivite primaveril. Nesses casos, o transplante penetrante de córnea pode ser a única opção para restabelecimento da visão. É importante lembrar que a alergia ocular deve continuar sendo tratada para que o transplante de córnea apresente bons resultados. Além disso, uma vez que a ceratoconjuntivite primaveril é mais comum em crianças, deve-se ter cuidado extra nesses casos, com uso de corticosteroide tópico potente em altas doses logo após o procedimento e remoção precoce das suturas, geralmente antes de 30 dias após a cirurgia.

TRATAMENTO DA CONJUNTIVITE PAPILAR GIGANTE

O melhor tratamento é a remoção do alérgeno, como retirar fios de sutura expostos, trocar ou suspender o uso de lentes de contato ou seus produtos de limpeza e conservação.

Lentes de contato devem ser suspensas por pelo menos quatro semanas.

Após a suspensão da causa, a melhora dos sinais e dos sintomas é obtida com o uso de estabilizadores de membrana e anti-histamínicos tópicos.

Após completa resolução do quadro, recomenda-se trocar o tipo de lente, isto é, trocar gelatinosas por rígidas e vice-versa; reforçar a importância dos cuidados com limpeza, assepsia e conservação das lentes.

É importante lembrar que os medicamentos de uso tópico não devem ser usados concomitantemente ao uso das lentes de contato, principalmente devido ao conservante, que geralmente é o cloreto de benzalcônio. Recomenda-se aplicar uma gota 10 minutos antes da colocação da lente e imediatamente após a sua retirada, de modo que os colírios de dupla ação são mais facilmente utilizados.

Cerca de 80% dos pacientes voltam a usar lentes de contato com conforto.

TRATAMENTO DA ÚLCERA EM ESCUDO

Depósitos de fibrina sobre a úlcera devem ser mecanicamente removidos, pois dificultam a cicatrização. A remoção pode ser feita com espátula ou com uma lâmina de bisturi número 15.

Lentes de contato gelatinosas para estimular a cicatrização podem ser colocadas, entretanto, as papilas gigantes exercem efeito de sucção sobre as lentes, impedindo que permaneçam no local.

São geralmente indicados corticosteroides potentes em altas doses associados a um estabilizador de mastócitos, preferencialmente os que têm efeito adicional na inibição da migração de eosinófilos, como o cetotifeno e a lodoxamida tópicos.

Os corticóides indicados para tratamento da úlcera em escudo são preferencialmente acetato de prednisolona 1% ou dexametasona 0,1% de duas em duas horas nos primeiros três dias, com redução rápida da dose, conforme melhora do quadro. Evitar o uso por mais de 30 dias.

Transplante de membrana amniótica pode ser associado à remoção mecânica da fibrina, entretanto é importante lembrar que se trata de um procedimento cirúrgico que, em crianças, deve ser realizado sob anestesia geral, de modo que é indicado apenas nos casos graves e resistentes ao tratamento medicamentoso.

Antibióticos tópicos profiláticos geralmente não são necessários, pois infecção secundária não é frequente.

REFERÊNCIAS CONSULTADAS

1. Abelson MB, Butrus SI, Weston JH. Aspirin therapy in vernal conjunctivitis. Am J Ophthalmol. 1983;95:502-5
2. Abelson MB. Allergic diseases of the eye. Philadelphia: WB Saunders, 2000. p.270.
3. Akpek EK, Dart JK, Watson S, Christen W, Dursun D, Yoo S, et al. A randomized trial of topical cyclosporine 0.05% in topical steroid-resistant atopic keratoconjunctivitis. Ophthalmology. 2004;111(3):476-82.
4. Arun KJ, Jaspreet S. Low dose Mitomycin-C in severe vernal keratoconjunctivitis: A randomized prospective double blind study. Ind J Ophthalmol. 2006;54(2):111-6.
5. Attas-Fox L, Barkana Y, Iskhakov V, Rayvich S, Gerber Y, Morad Y, et al. Topical tacrolimus 0.03% ointment for intractable allergic conjunctivitis: an open-label pilot study. Curr Eye Res. 2008;33(7):545-9.
6. Belfort R, Marback P, Hsu CC, Freitas D. Epidemiological study of 134 subjects with allergic conjunctivitis. Acta Ophthalmol Scand. 2000;78:38-40.
7. Bielory L. Update on ocular allergy treatment. Expert Opin Pharmacother. 2002;3(5):541-53.
8. Bonini S, Bonini S, Lambiase A, Marchi S, Pasqualetti P, Zuccaro O, et al. Vernal keratoconjunctivitis revisited: a case series of 195 patients with long-term followup. Ophthalmology. 2000;107(6):1157-63.

9. Butrus SI, Abelson MB. Laboratory evaluation of ocular allergy. Int Ophthalmol Clin. 1988;28:324-8.
10. Calonge M. Classification of ocular atopic / allergic disorders and conditions: an unsolved problem. Acta Ophthalmol Scand Suppl. 1999;228:10-3.
11. Camargo G, Lake JC, Lima ANH, Nishiwaki-Dantas MC. Citologia de impressão na cérato-conjuntivite primaveril. Arq Bras Oftalmol. 2004;67(6):877-81.
12. Cameron JA. Shield ulcers and plaques of the cornea in vernal keratoconjunctivitis. Ophthalmology. 1995;102(6):985-93.
13. Dantas PEC, Alves MR, Nishiwaki-Dantas MC. Topographic corneal changes in patients with vernal keratoconjunctivitis. Arq Bras Oftalmol. 2005;68(5):593-8.
14. Goulart DA, Schneider DM, Tanaka E, Santos MCM, Nishiwaki-Dantas MC, Forte WCN. Participação da sensibilidade atópica em pacientes com ceratoconjuntivite alérgica primaveril. Arq Bras Oftalmol. 2004;67:411-4.
15. Hingorani M. New drug treatment for ocular allergy. Drugs. 1999;2(11):1146-64.
16. Holsclaw DS, Whitcher JP, Wong IG, Margolis TP. Supratarsal injection of corticosteroid in the treatment of refractory vernal keratoconjunctivitis. Am J Ophthalmol. 1996;121(3):243-9.
17. Kymionis GD, Goldman D, Ide T, Yoo SH. Tacrolimus ointment 0.03% in the eye for treatment of giant papillary conjunctivitis. Cornea. 2008;27(2):228-9.
18. Moscovici BK, César AS, Nishiwaki-Dantas MC, Mayor SAS, Marta AC, Marques JC. Dermatoceratoconjuntivite atópica em pacientes do Ambulatório de Dermatologia Infanto-Juvenil em centro de referência. Arq Bras Oftalmol. 2009;72(6):805-10.
19. Nishiwaki-Dantas MC, Dantas PEC, Finzi S, Pezzutti S. Surgical resection of giant papillae associated with autologous conjunctival transplantation in patients with severe vernal keratoconjunctivitis. Ophthal Plast Reconstr Surg. 2000;16(6):438-42.
20. Nishiwaki-Dantas MC, Finzi S. Conjuntivites alérgicas. In: Lima ALH, Nishiwaki-Dantas MC, Alves MR. Manual do Conselho Brasileiro de Oftalmologia. Doenças Externas Oculares e Córnea. Rio de Janeiro: Editora Cultura Médica, 1999. p.199-221.
21. Nishiwaki-Dantas MC. Imunofluorescência direta e reação em cadeia por polimerase para pesquisa de Chlamydia trachomatis em portadores de cérato-conjuntivite primaveril [tese]. São Paulo: Universidade Federal de São Paulo, 2001.
22. Rao SK, Meenakshi S, Srinavan B, Baluswamy S. Perilimbal bulbar conjunctival pigmentation in vernal conjunctivitis: prospective evaluation of a new clinical sign in an Indian population. Cornea. 2004;23(4):356-9.
23. Sengoku T, Sakuma S, Satoh S, Kishi S, Ogawa T, Ohkubo Y, et al. Effect of FK506 eye drops on late and delayed-type responses in ocular allergy models. Clin Exp Allergy. 2003;33(11):1479-80.
24. Sperr WR, Agis H, Semper H, Valenta R, Susani M, Sperr M, et al. Inhibition of allergen-induced histamine release from human basophils by cyclosporine A and FK-506. Int Arch Allergy Immunol. 1997;114(1):68-73.
25. Sridhar MS, Sangwan VS, Bansal AK, Rao GN. Amniotic membrane transplantation in the management of shield ulcers of vernal keratoconjunctivitis. Ophthalmology. 2001;108(7):1218-22.

Capítulo 29

29.4 Tracoma

Thaís Shiota Tanaka

INTRODUÇÃO

O tracoma é uma ceratoconjuntivite crônica causada pela *Chlamydia trachomatis*.[1] É a principal causa de cegueira evitável no mundo, fazendo parte do programa GET 2020 (*Global Elimination of Trachoma*) da OMS, que visa exterminar as causas preveníveis de cegueira no planeta até 2020.[2] Mantém-se como terceira causa mais comum de cegueira no mundo, atrás apenas da catarata e glaucoma.[3]

É uma doença que está relacionada com baixas condições socioeconômicas e baixos índices de desenvolvimento.[4,5] Vários fatores estão associados ao risco de tracoma: famílias com crianças pequenas (mais prevalente entre um e cinco anos),[3] acesso inadequado a água, saneamento precário, aglomerações e pobreza em geral.[1,5,6] É provavelmente transmitida entre as pessoas por vários mecanismos: propagação direta olho no olho durante o contato próximo, como durante um jogo ou dormindo; propagação de secreção infectada dos olhos ou nariz pelos dedos; propagação indireta por fômites, como toalhas; transmissão por moscas; possível disseminação da infecção nasofaríngea por aerossol.[7]

EPIDEMIOLOGIA

O tracoma é uma das doenças tropicais negligenciadas, e mantém-se como líder mundial de doença infecciosa causadora de cegueira. É responsável pela deficiência visual de aproximadamente 2,2 milhões de pessoas, dos quais, 1,2 milhão possui cegueira irreversível. Globalmente, 53 países são estimados como endêmico para cegueira devido a tracoma, sendo a maior prevalência de doença ativa e triquíase na África, predominantemente em áreas de savana do Leste e África Central, e no Oeste africano. Também é endêmico em diversos países do Oriente Médio, Ásia, América Latina e Pacífico Ocidental.[5,7,8]

Cerca de metade da carga global de doença ativa está concentrada em cinco países: Etiópia, Índia, Nigéria, Sudão e Guiné; enquanto metade da carga global de triquíase está concentrada em três países: China, Etiópia e Sudão.[7]

No Brasil, o tracoma chegou por três vertentes: região do Cariri (Ceará), São Paulo e Rio Grande do Sul, entre os séculos XVIII e XIX, e foi disseminando-se, tornando endêmico em todo o território nacional.[4]

ETIOLOGIA

O tracoma é causado pela reinfecção da bactéria Gram-negativa *Chlamydia trachomatis*. Os sorotipos podem ser classificados de acordo com as apresentações clínicas: os sorotipos A, B, Ba e C geralmente estão localizados na superfície epitelial dos olhos e causa o tracoma; os sorotipos D-K na maioria das vezes afetam a superfície epitelial do trato genital causando doença sexualmente transmissível.[6,9]

MANIFESTAÇÕES CLÍNICAS

Primeiramente, episódios de infecção por *Chlamydia trachomatis* induzem inflamação, causando os sinais clínicos do tracoma ativo, geralmente visto em crianças. Doença cicatricial é a segunda fase do tracoma, e inclui: cicatrizes, triquíase e opacidade corneal, respostas do tecido patológico à inflamação, mais prevalente em adolescentes e adultos.[6,7]

O tracoma, inicialmente, apresenta-se como uma conjuntivite folicular com irritação, hiperemia e secreção. Rinite, linfoadenopatia periauricular e infecção da via respiratória superior podem estar presentes na fase aguda da infecção. No processo inicial da doença, pode haver folículos (coleção subepitelial de células linfoides que aparecem como pequenas elevações na conjuntiva de coloração amarelo-esbranquiçado) e papilas (ingurgitamento de pequenos vasos com edema ao redor) na conjuntiva tarsal superior.[3,6,7]

Os folículos ao redor do limbo podem, eventualmente, romper, e pode ocorrer necrose do tecido com a subsequente cicatrização. Essa cicatriz é conhecida como fossetas de Herbert, sinal patognomônico do tracoma[3,6,7] (Figura 29.4.1).

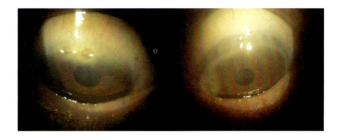

▶ **Figura 29.4.1** Fossetas de Herbert.

Cicatrizes estreladas ou lineares na conjuntiva tarsal superior podem coalescer e formar a linha de Arlt, que é sugestivo de infecção tracomatosa prévia (Figura 29.4.2). Com a progressão das cicatrizes, desenvolvem-se alterações crônicas. Alterações cicatriciais da pálpebra com a contração da placa tarsal podem ocorrer, causando entrópio e triquíase. Triquíase, rapidamente causa edema de córnea, ulceração, cicatriz, e opacidade corneal, estágio final da doença.[3,6,7]

gramas de controle do tracoma é o Sistema de Classificação Simplificada da Organização Mundial da Saúde (OMS) de 1987 (Tabela 29.4.1 e Figura 29.4.3). Ele foi projetado especificamente para permitir a rápida avaliação da prevalência e gravidade da doença dentro de uma população; e não foi destinado para o diagnóstico inequívoco de tracoma nos indivíduos.[1,3,6,7,10-12]

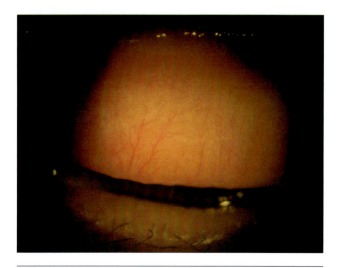

▶ **Figura 29.4.2** Linha de Arlt.

Ao longo dos anos, vários sistemas de graduação do tracoma foram propostos. O mais usado pelos pro-

TABELA 29.4.1 Sistema de classificação simplificada da OMS.

Classificação	Descrição
Inflamação tracomatosa – folicular (TF)	Presença de cinco ou mais folículos na conjuntiva tarsal superior. Os folículos devem ter diâmetro > 0,5 mm
Inflamação tracomatosa – intensa (TI)	Espessamento inflamatório pronunciado da conjuntiva tarsal que encobre mais da metade dos vasos tarsais profundos
Cicatriz tracomatosa (TS)	Presença de cicatriz na conjuntiva tarsal
Triquíase tracomatosa (TT)	Presença de pelo menos um cílio tocando a superfície ocular, ou evidência de epilação
Opacidade corneal (CO)	Opacidade corneal facilmente visível sobre a pupila

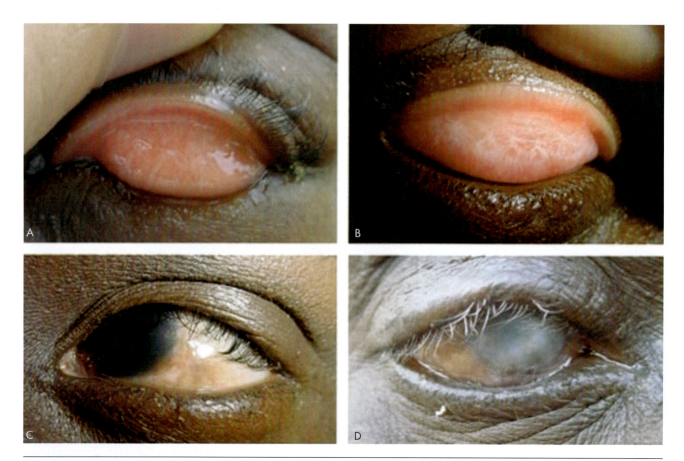

▶ **Figura 29.4.3** Características clínicas do tracoma. (**A**) Tracoma ativo, caracterizado por uma resposta mista folicular (TF) e papilar (TI); (**B**) Cicatriz conjuntival em tarso (TS); (**C**) Entrópio e triquíase (TT); (**D**) Opacificação de córnea (CO) com entrópio e triquíase (TT).

O tracoma é classificado pela presença ou ausência dos cincos sinais clínicos. Todos os sinais devem ser avaliados de forma independente com lupa binocular de 2,5 vezes de aumento e iluminação adequada (artificial com lanterna de bolso ou iluminação natural), de acordo com a técnica de Dawson *et al*.[1,6,10,12]

DIAGNÓSTICO

O diagnóstico do tracoma é essencialmente clínico.[1,4,6,11,12] Testes laboratoriais são geralmente indisponíveis ou inacessíveis para as áreas onde o tracoma é endêmico; e por serem os antibióticos usados contra a doença ativa, normalmente fornecidos a baixo ou sem custo à população e bem tolerados por crianças e adultos, torna-se válido o tratamento na suspeita clínica de infecção por clamídia.[12]

No entanto, os sinais clínicos da doença ativa não significam que a superfície ocular está infectada, no momento, pela *C. trachomatis*. A pesquisa da presença ou ausência da *C. trachomatis* é muitas vezes útil como finalidade científica. Os testes laboratoriais para a pesquisa da *C. trachomatis* são: avaliação microscópica de raspado conjuntival, isolamento em cultura de células, pesquisa direta de anticorpo monoclonal fluorescente, imunoensaio enzimático, sorologia, sondas de hibridização de ácidos nucleicos e teste de amplificação de ácidos nucleicos, sendo este último o de maior sensibilidade e especificidade.[1,6,11,12]

TRATAMENTO

O tratamento do tracoma tem como objetivo a prevenção de sequela ocular. As estratégias de prevenção primária são de fundamental importância.[1,3,6,7,11]

No estágio de inflamação tracomatosa folicular (TF), a infecção aguda está presente, e o tratamento, portanto, visa eliminar a *C. trachomatis*. A *Clamydia trachomatis* é sensível a vários antibióticos: topicamente a tetraciclina, e sistemicamente a tetraciclina, doxiciclina, eritromicina, clotrimazol, sulfonamidas, fluorquinolonas e azitromicina. A OMS recomenda dois regimes de tratamento, ou pomada de tetraciclina 1% duas vezes ao dia por seis semanas, ou dose única de azitromicina (dose de 1 g para adultos e 20 mg/kg em crianças), repetida a cada seis meses. Ensaios clínicos randomizados, comparando esses dois tratamentos, mostram a mesma eficácia. A azitromicina não é recomendada para crianças abaixo de seis meses ou mulheres grávidas, e, nesse caso, pomada de tetraciclina é o tratamento de escolha.[1,3,6,7,11]

No estágio de inflamação tracomatosa intensa (TI), o tratamento é conduzido de maneira semelhante ao estágio TF.[3]

No estágio de cicatriz tracomatosa (TS), a infecção não está mais presente, e, consequentemente, não há necessidade de terapia antimicrobiana. O tratamento é conservador, com uso de colírios lubrificantes e avaliação do desenvolvimento de triquíase tracomatosa e ulcerações crônicas.[3]

Durante o estágio de triquíase tracomatosa (TT), o tratamento cirúrgico é necessário, com a finalidade de prevenir a progressão para opacidade de córnea e cegueira, resultado da abrasão corneal causada pelos cílios. Rotação do tarso bilamelar é a cirurgia de eleição. Alternativas à essa cirurgia são as variações da rotação lamelar posterior do tarso. Um dos maiores problemas do tratamento da TT é a alta taxa de recorrência pós-cirúrgica. Diversos fatores contribuem para a recorrência da triquíase, entre eles, o tipo de procedimento utilizado, a experiência do cirurgião, a severidade da doença no pré-operatório, o tipo de sutura e o estado da infecção.[1,3,6,7,11]

A intervenção cirúrgica não é a única opção de tratamento para a TT. Epilação dos cílios é comumente praticada em regiões endêmica de tracoma. Sua eficácia é limitada e está associada a alto risco de cicatrizes na córnea. Remoção permanente dos cílios com eletroforese, crioterapia e *laser* não se revelaram eficazes para o tratamento da triquíase, assim como essas tecnologias geralmente não estão presentes nessas áreas endêmicas de tracoma.[1,3,6,7,11]

Finalmente, se a opacidade corneal (CO) ocorrer, a meta é manejar a incapacidade e restaurar a visão. As opções de tratamento são limitadas e consistem essencialmente na ceratoplastia penetrante, após a correção dos cílios e das pálpebras. Devido à existência de alterações na superfície ocular, oclusão de ponto lacrimal e tarsorrafia lateral podem ser usadas concomitantemente à cirurgia, para aumentar seu sucesso.[3]

A OMS, em seu programa GET 2020, adotou a estratégia "SAFE" (*surgery – antibiotic – face – environmental*) em 1997, para tentar eliminar a cegueira devido ao tracoma. Ela recomenda cirurgia para entrópio/triquíase; antibióticos para tratar a infecção por *C. trachomatis*; higiene facial para reduzir a transmissão; melhoria ambiental com educação, acesso à água potável e saneamento básico, melhora da economia local.[3,5,7]

Em algumas regiões, a taxa de reinfecção é muito alta, assim, um dos componentes do programa é a eliminação da *C. trachomatis* com tratamento em massa de comunidades endêmicas e hiperendêmicas[3,7] (Tabela 29.4.2).

TABELA 29.4.2 Critérios da OMS para tratamento antibiótico em massa (2004).

Prevalência de TF em crianças entre 1 e 9 anos	Recomendações
Nível distrital (área contendo entre 100.000 e 150.000 pessoas)	
≥ 10%	Tratamento em massa de todo o distrito anualmente por três anos; após esse período, reavaliar a prevalência no distrito
< 10%	Fazer avaliação igual à comunidade
Nível de comunidade	
≥ 10%	Tratamento em massa de toda a comunidade anualmente por três anos, após esse período, reavaliar a prevalência na comunidade
≥ 5% mas < 10%	Tratamento das crianças afetadas e familiares que vivem junto
< 5%	Não é recomendado tratamento antibiótico

Embora os componentes da estratégia "SAFE" isoladamente tenham demonstrado sucesso no controle do tracoma, é através da implantação dos quatro elementos juntos que se espera maiores resultados.

REFERÊNCIAS BIBLIOGRÁFICAS

1. Scarpi MJ, Chaves CC, Ribeiro EB, Cohen JM, Netto AL. Alterações da superfície ocular nas doenças tropicais. In: Gomes JAP, Alves MR, ed. Superfície Ocular: córnea, limbo, conjuntiva, filme lacrimal. 2.ed. Rio de Janeiro: Cultura Médica, 2011. p.267-80.
2. Bayley R, Lietman T. The SAFE strategy for the elimination of trachoma by 2020: will it work?. Bull World Health Organ. 2001;79(3):233-6.
3. Singal N, Rootman DS. Chlamydial Infections. In: Krachmer JH, Mannis MJ, Holland EJ. Cornea. 3.ed. USA: Mosby Elsevier, 2011. p.545-52.
4. Schellini SA, Sousa RLF. Tracoma: ainda uma importante causa de cegueira. Rev Bras Oftalmol. 2012;71(3):199-204.
5. Global WHO alliance for the elimination of blinding trachoma by 2020. Wkly Epidemiol Rec. 2012;87(17):161-8.
6. Wright HR, Turner A, Taylor HR. Trachoma. Lancet. 2008;371:1945-54.
7. Hu VH, Harding-Esch EM, Burton MJ, Bailey RL, Kadimpeul J, Mabey DCW. Epidemiology and control of trachoma: systematic review. Trop Med Int Health. 2010;15(6):673-91.
8. Burton MJ, Mabey DCW. The global burden of trachoma: a review. PLoS Negl Trop Dis. 2009;3(10):e460.
9. Seadi CF, Oravec R, Poser BV, Cantarelli VV, Rossetti ML. Diagnóstico laboratorial da infecção pela Chlamydia trachomatis: vantagens e desvantagens das técnicas. J Bras Patol Med Lab. 2002;38(2):125-33.
10. D'Amaral RKK, Cardoso MRA, Medina NH, Cunha ICKO, Waldman EA. Fatores associados ao tracoma em área hipoendêmica da região sudeste, Brasil. Cad Saúde Pública. 2005;21(6):1701-8.
11. Scarpi MJ. Infecções clamidianas. In: Höfling-Lima AL, Nishiwaki-Dantas MC, Alves MR. Doenças externas oculares e cornea. 1.ed. Rio de Janeiro: Cultura Médica, 2008. p.167-70.
12. Solomon AW, Peeling RW, Foster A, Mabey DCW. Diagnosis and assessment of trachoma. Clin Microbiol Rev. 2004;17(4):982-1011.

29.5 Ceratoconjuntivite Límbica Superior

Pedro Augusto de Andrade Poletto • Thais Maria Pinheiro Callou • Maria Cristina Nishiwaki Dantas

INTRODUÇÃO

Trata-se de uma inflamação da conjuntiva bulbar superior com envolvimento predominante do limbo superior, ceratite epitelial adjacente e hipertrofia papilar da conjuntiva palpebral superior.[1]

Descrita inicialmente em 1963, por Thygeson e Kimura,[2] como conjuntivite filamentar crônica e localizada, foi posteriormente nomeada ceratoconjuntivite límbica superior (CLS) por Theodore.[3] Em 1968, Tenzel e Corwin relataram associação entre tireoidopatias e CLS.[4,5]

Dados dos Estados Unidos relatam maior frequência de CLS (ao redor de 3%) em pacientes com oftalmopatia de Graves.[6]

O prognóstico em geral é favorável e sua história natural é a remissão.[7]

QUADRO CLÍNICO

Caracteriza-se por quadro crônico e recorrente de irritação e hiperemia ocular. É na maioria das vezes bilateral, podendo acometer um olho com maior intensidade que o contralateral.[2]

Acomete principalmente mulheres, entre a terceira e a sétima década de vida, com episódios recorrentes num período de um a 10 anos. Associação com tireoidopatias reforça a hipótese de etiologia autoimune.[3]

Os sintomas em geral são de irritação ocular, sensação de corpo estranho, hiperemia e fotofobia, e são, na maioria das vezes, desproporcionais às alterações encontradas à biomicroscopia, que podem, muitas vezes, passar despercebidas, caso, ao exame biomicroscópico, não se everta a pálpebra superior.[8]

Os sinais encontrados são inflamação da conjuntiva palpebral superior (reação papilar) e da conjuntiva bulbar adjacente (injeção ciliar e espessamento) (Figura 29.5.1), região do limbo superior hipertrófica e corando com Rosa Bengala (Figura 29.5.2) e fluoresceína (de maneira puntiforme). Frouxidão da conjuntiva bulbar superior, o que pode ser visto ao manipular essa conjuntiva com um cotonete após instilação de colírio anestésico, e queratinização límbica superior também são sinais frequentes.[3,8]

Blefarospasmo também pode ocorrer, assim como a presença de filamentos mucosos na córnea e conjuntiva bulbar superiores em cerca de um terço dos pacientes.[3]

FISIOPATOLOGIA

A fisiopatologia ainda não é ao certo conhecida.

A etiologia de trauma mecânico é a mais aceita, isto é, ocorrem microtraumas no tecido conjuntival nas áreas de atrito entre as superfícies palpebral e bulbar e entre o estroma conjuntival e a esclera.

Associação com doenças tireoidianas autoimunes também foi observada (cerca de 20% a 50% dos pacientes), o que sugere etiologia autoimune.[9]

HISTOLOGIA

Peças retiradas de pacientes com CLS apresentaram epitélio límbico anormal com células epiteliais queratinizadas, acantose e disqueratose. Foram observados depósitos intracelulares de glicogênio nas células da conjuntiva bulbar, edema do estroma da conjuntiva, sem infiltrado inflamatório significativo.[8]

À citologia de impressão, veem-se picnose celular, perda de células caliciformes e queratinização do epitélio límbico.[8]

TRATAMENTO

Há uma ampla gama de opções terapêuticas, em sua maioria com intuito de acelerar a recuperação do quadro e diminuir os sintomas.

O tratamento farmacológico inclui cauterização conjuntival com nitrato de prata a 0,5% (após o qual deve ser feita lavagem intensa ocular a fim de se evitar lesão corneal), uso de estabilizadores de mastócitos, ciclosporina A, colírio de soro autólogo, injeção de toxina botulínica no músculo de Riolan e preparados de vitamina D. Há relatos de sucesso na diminuição dos sintomas com injeções supratarsais de triancinolona.

Muitas vezes, faz-se necessária a remoção cirúrgica da conjuntiva bulbar superior ou o uso de lentes de contato terapêuticas, de grande diâmetro, além de oclusão do ponto lacrimal superior.

O tratamento cirúrgico é feito marcando-se a área afetada com corante de Rosa Bengala e removendo-se a área corada.[10-13]

Sugere-se encaminhar o paciente para avaliação endocrinológica para investigação de tireoidopatia.[1]

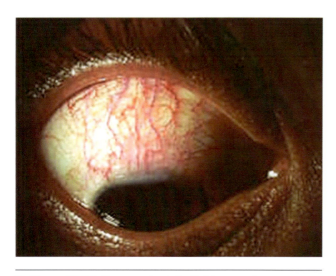

▶ **Figura 29.5.1** Ceratoconjuntivite límbica superior.

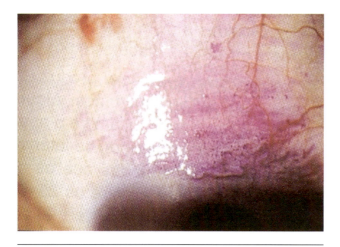

▶ **Figura 29.5.2** Ceratoconjuntivite límbica superior corada com rosa bengala.

REFERÊNCIAS BIBLIOGRÁFICAS

1. Udell IJ, Kenyon KR, Sawa M, Dohlman CH. Treatment of superior limbic keratoconjunctivitis by thermocauterization of the superior bulbar conjunctiva. Ophthalmology. 1986;93:162–6.
2. Thygeson P, Kimura SJ. Chronic conjunctivitis. Trans Am Acad Ophthalmol Otolaryngol. 1963;67:494-517.
3. Theodore FH. Further observations on superior limbic keratoconjunctivitis. Trans Am Acad Ophthalmol Otolaryngol. 1967;71:341–51.
4. Corwin ME. Superior limbic keratoconjunctivitis. Am J Ophthalmol. 1968;66(2):338-40.
5. Tenzel RR. Comments on superior limbic filamentous keratitis: II. Arch Ophthalmol. 1968;79(4):508.
6. Bartley GB, Fatourechi V, Kadrmas EF, Jacobsen SJ, Ilstrup DM, Garrity JA, et al. Clinical features of Graves' ophthalmopathy in an incidence cohort. Am J Ophthalmol. 1996 Mar;121(3):284-90.
7. Wright P. Superior limbic keratoconjunctivitis. Trans Ophthalmol Soc UK. 1972;92:555-60.
8. Theodore FH, Ferry AP. Superior limbic keratoconjunctivitis: clinical and pathological correlations. Arch Ophthalmol. 1970;84:481–4.
9. Cher I. Clinical features of superior limbic keratoconjunctivitis in Australia: a probable association with thyrotoxicosis. Arch Ophthalmol. 1969;82(5):580–6.
10. Goto E, Shimmura S, Shimazaki J, Tsubota K. Treatment of superior limbic keratoconjunctivitis by application of autologous serum. Cornea. 2001;20(8):807–10.
11. Kim JC, Chun YS. Treatment of superior limbic keratoconjunctivitis with a large-diameter contact lens and botulinum toxin A. Cornea. 2009;28(7):752–8.
12. Nelson JD. Superior limbic keratoconjunctivitis (SLK). Eye. 1989;3(Pt 2):180–9.
13. Yang HY, Fujishima H, Toda I, Shimazaki J, Tsubota K. Lacrimal punctal occlusion for the treatment of superior limbic keratoconjunctivitis. Am J Ophthalmol. 1997;124:80–7.

29.6 Ceratoconjuntivites Cicatriciais

Sergio Felberg

As ceratoconjuntivites cicatriciais são doenças da superfície ocular que têm em comum a cicatrização da conjuntiva devido à inflamação aguda ou crônica da superfície ocular, com consequente substituição do tecido mucoso por fibrose. As doenças mais frequentemente associadas ao desenvolvimento das ceratoconjuntivites cicatriciais são:

- Tracoma
- Síndrome de Stevens-Johnson
- Penfigoide ocular cicatricial
- Ceratoconjuntivite atópica e primaveril
- Sequela de queimaduras oculares por produtos químicos
- Múltiplas cirurgias oculares
- Deficiência de vitamina A

Embora cada uma das entidades acima tenha suas particularidades, todos os pacientes que desenvolvem ceratoconjuntivites cicatriciais podem apresentar:

- Cicatrizes na conjuntiva bulbar e tarsal, com espessamento e redução do brilho tecidual, encurtamento dos fórnices, aderências, simbléfaros e metaplasia conjuntival (Figura 29.6.1);

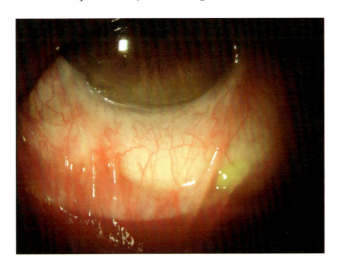

▶ **Figura 29.6.1** Encurtamento do fundo de saco inferior.

- Olho seco geralmente de intensidade moderada a grave, tanto evaporativo como causado por deficiência aquosa, associado à obstrução dos óstios de saída da secreção lacrimal e à escassez de células caliciformes;

- Deficiência límbica com conjuntivalização e neovascularização da córnea, causada pela inflamação ocular (Figura 29.6.2);

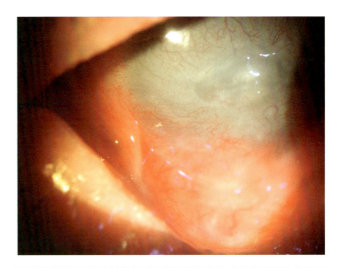

▶ **Figura 29.6.2** Encurtamento do fórnice inferior, neovascularização corneal e defeito epitelial central.

- Erosões, defeitos epiteliais persistentes e úlceras de córnea, causadas pelo ressecamento ocular intenso e pela lesão das células germinativas, principalmente do limbo.

Diagnóstico

O diagnóstico do tracoma é eminentemente clínico, no entanto, a pesquisa do agente, isolado no raspado conjuntival através da imunofluorescência direta, é método laboratorial que pode ser empregado para auxílio diagnóstico. Trata-se de conjuntivite folicular crônica e bilateral, causada pela *Chlamydia trachomatis* em regiões com baixos níveis de desenvolvimento social. A fase cicatricial é tardia, e se desenvolve após anos da infecção. Geralmente está acompanhada de triquíase e distiquíase e opacidade de córnea. A presença de cicatrizes na conjuntiva tarsal superior (linhas de Arlt) e depressões na região do limbo (fossetas de Herbert) auxiliam no diagnóstico (Figura 29.6.3). O tratamento da infecção pode ser realizado tanto com medicamentos tópicos ou sistêmicos como com a tetraciclina e seus derivados, a eritromicina e a azitromicina.

Compêndio de Oftalmologia Geral – Guia Prático

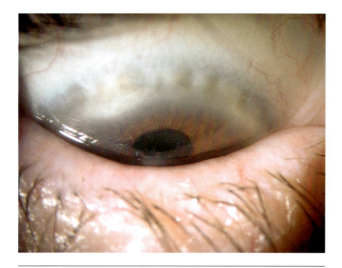

▶ **Figura 29.6.3** Fossetas límbicas de Herbert num paciente com tracoma.

A síndrome de Stevens-Johnson (ou eritema multiforme maior) é um quadro de início abrupto, com erupções cutâneas, úlceras orais, hiperemia ocular, conjuntivite aguda membranosa bilateral, febre, mal-estar e dores articulares. O processo inflamatório intenso e que se perpetua desencadeia deficiência límbica, conjuntivalização da córnea, fibrose conjuntival, com formação de simbléfaros e olho seco intenso e grave. A fase aguda pode ser precipitada pela ingestão de medicamentos como antibióticos, analgésicos e neurolépticos. Processos infecciosos e traumatismos cirúrgicos também foram associados ao desencadeamento da síndrome (Figuras 29.6.4 A e B). O tratamento da síndrome de Stevens-Johnson envolve internação hospitalar, anti-inflamação potente, sendo muitas vezes necessária a imunossupressão sistêmica, a hidratação vigorosa e a profilaxia de infecções. Muitos pacientes são acompanhados na unidade de terapia intensiva e a doença eventualmente poderá levar ao óbito. O tratamento ocular envolve anti-inflamação geralmente realizada com colírios derivados de esteroides, lubrificação ocular abundante com colírios sem conservantes, antibioticoprofilaxia, uso local e sistêmico de anticolagenolíticos como a doxicilina, remoção das membranas conjuntivais e manutenção dos fundos de saco com o rompimento diário de bridas conjuntivais.

O penfigoide ocular cicatricial é doença de evolução lenta e insidiosa, que acomete indivíduos de ambos os sexo, sendo mais prevalente em mulheres e após a quinta década de vida. Desencadeia inflamação ocular crônica e bilateral de origem imunomediada, porém, com períodos de remissão e de reativação. Os pacientes apresentam encurtamento dos fundos de saco nas fases iniciais e simbléfaro com extensas aderências nas fases mais adiantadas, podendo levar à cegueira. O diagnóstico é clínico, devendo-se excluir outras causas de ceratoconjuntivite cicatricial, sendo a biópsia da conjuntiva com pesquisa de anticorpos e de complemento

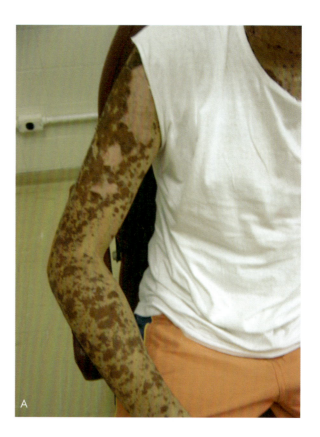

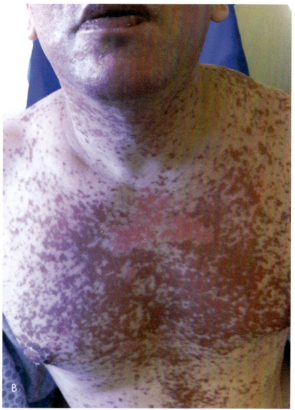

▶ **Figuras 29.6.4** (**A** e **B**) Erupções cutâneas na síndrome de Stevens-Johnson.

depositados na membrana basal do epitélio, observados pela imunofluorescência direta, o diagnóstico de certeza (Figuras 29.6.5 A, B e C). O tratamento envolve imunossupressão sistêmica, geralmente por período longo de tempo, realizada com a dapsona ou a ciclosporina, podendo haver a necessidade de pulsoterapia nos períodos de agudização.

As conjuntivites alérgicas crônicas, como a ceratoconjuntivite primaveril e a ceratocojuntivite atópica, estão associadas a quadros de prurido ocular e histórico de atopia das vias aéreas e da pele, podendo desencadear, além da ceratoconjuntivite cicatricial, ceratite crônica e úlceras de córnea em escudo. Os quadros mais graves, persistentes e resistentes ao tratamento clínico podem evoluir com a fibrose conjuntival.

Das queimaduras químicas oculares, geralmente as causadas por substâncias alcalinas são as mais graves, com maior risco de sequelas anatômicas e funcionais ao olho. O prognóstico ocular dependerá do agente causador e da rapidez com que o tratamento correto foi instituído, sendo a lavagem abundante da superfície ocular com água corrente ou soro fisiológico para remoção dos resíduos da substância a medida fundamental a ser realizada imediatamente após a queimadura.

A deficiência de vitamina A é, atualmente, causa rara de ceratoconjuntivite cicatricial, sendo secundária às cirurgias intestinais e bariátricas e hepatopatias crônicas as causas principais.

Com relação ao diagnóstico do estado da superfície ocular, deverão ser realizados os testes do tempo de ruptura do filme lacrimal, teste de Schirmer, coloração da superfície ocular com corante fluoresceína e rosa bengala. Geralmente o tempo de ruptura do filme lacrimal nesses pacientes é muito baixo, inferior a cinco segundos, caracterizando a instabilidade do filme lacrimal e a rápida evaporação. O teste de Schirmer raramente apresenta valores superiores a cinco milímetros. A conjuntiva e a córnea coram fortemente pelo corante rosa bengala, principalmente nos casos da síndrome de Stevens-Johnson, penfigoide ocular cicatricial e após queimadura ocular. A ceratite está sempre presente em intensidade variável, sendo que os defeitos persistentes do epitélio podem desencadear úlceras, afinamentos e perfurações oculares, com perda da integridade anatômica ocular.

Outros exames menos utilizados, como o citológico da conjuntiva e da córnea (mediante citologia de impressão ou esfoliativa), poderão auxiliar no diagnóstico, ao evidenciar a transformação metaplásica das células conjuntivais, a queratinização tecidual, a escassez de glândulas caliciformes na conjuntiva e a presença dessas mesmas células na córnea (caracterizando, nesse caso, a deficiência límbica).

Para o tratamento do olho seco associado às ceratoconjuntivites cicatriciais, consulte os Capítulos 31 (Olho seco) e o 42 (Técnicas de manutenção da integridade ocular).

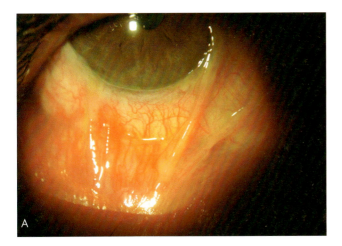
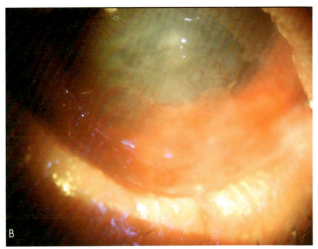
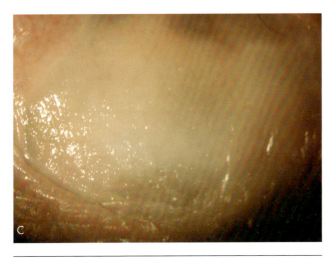

▶ **Figuras 29.6.5** (**A**, **B** e **C**) Evolução do penfigoide ocular cicatricial.

REFERÊNCIAS CONSULTADAS

1. Management and therapy of dry eye disease: report of the Management and Therapy Subcommittee of the International Dry Eye WorkShop (2007). Ocul Surf. 2007 Apr;5(2):163-78.
2. Gilbard JP. The diagnosis and management of dry eyes. Otolaryngol Clin North Am. 2005 Oct;38(5):871-85.
3. Rocha EM, Rocha FJ, Kara-José Jr N, Aguilar AJ. Olho seco. In: Gomes JAP, Alves MR. Superfície ocular. Rio de Janeiro: Cultura Médica, 2006. p.57-68.
4. Scott R. The injured eye. Philos Trans R Soc Lond B Biol Sci. 2011 Jan 27;366(1562):251-60.
5. Fish R, Davidson RS. Management of ocular thermal and chemical injuries, including amniotic membrane therapy. Curr Opin Ophthalmol. 2010 Jul;21(4):317-21.
6. Mockenhaupt M. The current understanding of Stevens-Johnson syndrome and toxic epidermal necrolysis. Expert Rev Clin Immunol. 2011 Nov;7(6):803-13.
7. Rawlin M. Exanthems and drug reactions. Aust Fam Physician. 2011 Jul;40(7):486-9.
8. Srikumaran D, Akpek EK. Mucous membrane pemphigoid: recent advances. Curr Opin Ophthalmol. 2012 Nov;23(6):523-7.
9. Calonge M. The treatment of dry eye. Surv Ophthalmol. 2001 Mar;45 Suppl 2:S227-39.
10. Schmidt E, Zillikens D. Pemphigoid diseases. Lancet. 2013 Jan 26;381(9863):320-32.

29.7 Conjuntivite Lenhosa

Rafael de Melo Franco

INTRODUÇÃO

Conjuntivite lenhosa (CL) é uma forma rara de inflamação conjuntival crônica e recorrente, não infecciosa ou alérgica, caracterizada pela formação de membranas espessas levando ao endurecimento das pálpebras. Geralmente bilateral, embora muitas vezes assimétrica, ocorre na infância.

Pode ser precedida por uma doença febril e pode ser generalizada, com a deposição de membrana em locais de mucosa extraocular, incluindo o trato respiratório (nariz, laringe, cordas vocais e traqueia), gengiva, ouvido médio, vagina e cérvix. Existe também uma associação, ainda que rara, com a hidrocefalia congênita obstrutiva.

A aparência clínica é característica, e tipicamente envolve a conjuntiva palpebral superior. A CL tem sido apresentada como uma manifestação ocular de uma desordem sistêmica secundária à deficiência de plasminogênio, e as lesões podem persistir por meses ou anos.

HISTÓRICO

O primeiro caso de CL foi publicado em 1847, por Bouisson, na França. No mesmo país, em 1933, Borel atribuiu o nome "lenhosa", querendo caracterizar a consistência peculiar semelhante à madeira ou lenha das membranas em casos graves.

O caso de CL descrito por Mingers et al., em 1997, foi o primeiro relato da deficiência de plasminogênio em humanos.

EPIDEMIOLOGIA

A CL é rara e estima-se pouco mais de 150 casos descritos na literatura. No entanto, é a manifestação mais comum da deficiência sistêmica de plasminogênio.

A doença geralmente afeta lactentes e crianças, embora ocorra em todas as faixas etárias. A idade média da primeira manifestação clínica é de 9,7 meses, variando de três dias a 61 anos, segundo estudo recente.

Devido a fatores desconhecidos, existe uma ligeira predominância do sexo feminino, e a predisposição familiar tem sido relatada; mas na maioria dos casos é esporádica.

O acometimento extraocular ocorre em cerca de 25% dos indivíduos acometidos, e sua complicação mais grave é a obstrução respiratória.

FISIOPATOLOGIA

Há evidências definitivas para sustentar que CL é resultante da deficiência de plasminogênio. Pesquisas recentes demonstraram a atividade de plasminogênio reduzida em pacientes afetados, e estudos genéticos demonstraram mutações associadas no gene responsável pela síntese de plasminogênio.

Constatou-se que o desenvolvimento das lesões lenhosas é mais comumente causado por mutações esporádicas, porém mutações heterozigotas ou homozigotas foram reportadas. Apesar de existirem dois tipos de deficiência hereditária de plasminogênio, somente a deficiência tipo I tem sido relatada como causadora de qualquer forma de doença membranosa. O conhecimento da genética da doença permite o diagnóstico pré-natal em famílias portadoras, essencial nos casos de hidrocefalia obstrutiva congênita.

Embora a síntese do plasminogênio seja efetuada principalmente pelo fígado, os ativadores de plasminogênio, normalmente, são produzidos na superfície ocular para convertê-lo em plasmina, que por sua vez promove a fibrinólise de qualquer depósito de fibrina na córnea. Com a deficiência de plasminogênio, a deposição de fibrina é iniciada por um estímulo inflamatório, o qual, em indivíduos geneticamente predispostos, leva ao acúmulo e à persistência das membranas ricas em fibrina e filamentos de muco.

A fibrinólise é falha apenas nos espaços extravasculares; já na via intravascular isso não é observado, como pode ser deduzido pela ausência de fenômenos trombóticos em portadores da doença.

Acredita-se também que a CL possa resultar de uma resposta inflamatória exacerbada à lesão tecidual, originada por uma infecção (viral ou bacteriana) ou um trauma físico, incluindo a cirurgia, como são os casos, já descritos, de pterígio, pinguécula, estrabismo, catarata, ceratoplastia, ptose e transplante autólogo de conjuntiva.

DIAGNÓSTICO

A conjuntivite é caracterizada pela cronicidade e rápida recorrência, mesmo após o tratamento clínico ou cirúrgico. Pode ser unilateral, porém é geralmente bilateral, e existir uma história familiar.

Inicialmente há desconforto, lacrimejamento, secreção e vermelhidão. Com o crescimento das lesões, aparecem inchaço das pálpebras, dor e fotofobia. Os casos graves resultam em desconforto intenso e constante que dificulta a realização de atividades da vida diária, além de originar deformidades cosméticas quando a extensão ultrapassa os limites da margem palpebral.

As lesões podem ter resolução espontânea em cerca de 10% dos pacientes e permanecerem sem desconforto grave ou perda visual por um longo período. Porém, após um período de quietude, podem reaparecer, muitas vezes concomitante à uma doença febril sistêmica.

Achados clínicos

Uma membrana espessa, branca, avascular e lenhosa se desenvolve na conjuntiva palpebral superior (Figura 29.7.1), embora as conjuntivas palpebral inferior e bulbar também podem estar envolvidas, incluindo o limbo, de onde pode estender-se sobre a superfície da córnea e, em casos mais graves, provocar neovascularização, afinamento e cicatrizes corneais, em até 25% dos pacientes.

No início, aparece como uma lesão altamente vascularizada, elevada e friável, podendo ser removida facilmente com uma pinça. Embora seja referida como pseudomembranosa na literatura, na realidade, é uma verdadeira lesão membranosa, com tendência de sangramento à remoção. Com inflamação contínua, a lesão típica aparece sobre a membrana neovascular, e, apesar da terapêutica adequada, em alguns casos, as lesões crônicas tornam-se grossas e firmes (Figura 29.7.2).

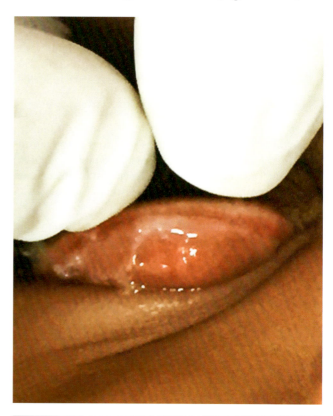

▶ **Figura 29.7.2** Membrana lenhosa da conjuntiva palpebral superior.

Achados laboratoriais

Histologicamente, as membranas consistem em depósitos subepiteliais de material amorfo, espesso e hialino, infiltrado em graus variáveis de linfócitos, plasmócitos, neutrófilos e eosinófilos, além de tecido de granulação. O epitélio sobrejacente é geralmente atrófico, e pode ser não queratinizado, contendo células caliciformes e muco.

Através da avaliação imuno-histoquímica das lesões, verifica-se o predomínio de linfócitos T-*helper* no infiltrado celular e imunoglobulina do tipo IgG como um dos principais componentes do material hialino.

Diagnóstico diferencial

- Conjuntivite infecciosa membranosa e pseudomembranosa: bacteriana, viral e clamídia.

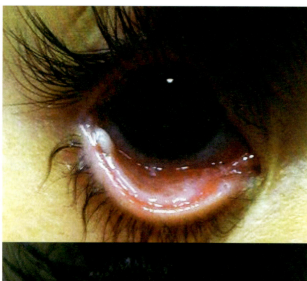
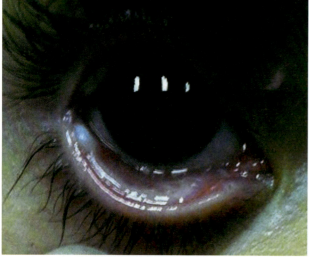

▶ **Figura 29.7.1** Lesão da conjuntiva palpebral superior e inferior.

- Queimaduras químicas.
- Síndrome de Stevens-Johnson.
- Síndrome de Lyell.
- Granuloma de corpo estranho de conjuntiva causado por fibras sintéticas (*teddy bear granuloma*).
- Conjuntivite factícia (autoprovocada).

TRATAMENTO

A substituição do plasminogênio está atualmente sendo investigada como tratamento principal para CL. Altas doses intravenosas de plasminogênio conjugado com lisina (1.000 unidades/dia) durante infusão contínua por duas semanas, seguidas de injeções diárias, em *bolus*, de mesma dosagem, têm sido utilizadas com êxito.

Além disso, o preparado de plasminogênio tópico extraído plasma fresco congelado (PFC) é uma alternativa empregada com bons resultados, evitando, assim, a necessidade do concentrado de plasminogênio, o qual tem um tempo de meia-vida muito curto e é de difícil disponibilidade.

Antes do plasminogênio, a ciclosporina A a 2% foi o elemento mais promissor no arsenal terapêutico da CL, sendo atribuída como mais eficaz do que outros agentes possivelmente em razão de sua interferência na produção local de IL-2, impedindo a ativação e recrutamento da resposta de células-T. Resultados de estudos com a hialuronidase tópica em conjunto com alfa-quimiotripsina mostraram-se controversos. Outras formas de terapia tópica, incluindo antibióticos, corticosteroides, cromoglicato de sódio, fibrinolisina, heparina e nitrato de prata tiveram um sucesso limitado.

Recentemente, os contraceptivos orais têm sido observados por mostrar um aumento acentuado nos níveis de plasminogênio devido à regulação hormonal da sua síntese e melhora em achados clínicos, podendo ser útil em pacientes do sexo feminino.

Em razão do trauma na conjuntiva ser um provável fator desencadeante da CL, a cirurgia deve ser realizada com muita prudência. Aconselha-se a terapia de plasminogênio, com regressão lenta, antes de qualquer procedimento cirúrgico. Caso contrário, a criocirurgia, eletrocoagulação e ressecção cirúrgica das lesões lenhosas resultam em recorrência dentre dias a semanas. A combinação com um ativador de plasminogênio (uPA ou tPA) pode ajudar a amaciar a membrana e facilitar sua remoção. A realização de autoenxerto conjuntival não é recomendada, devendo-se dar preferência ao transplante de membrana amniótica para reconstrução conjuntival. Pode haver a necessidade de reenxerto devido a recorrências.

O trato respiratório do paciente deve ser avaliado, em conjunto com anestesistas e otorrinolaringologistas, devido à frequente necessidade do desbridamento sob anestesia, e qualquer anormalidade traqueal ou de laringe e doença concomitante devem ser descobertas antes da indução.

O próximo passo é a realização de uma biópsia excisional completa das lesões lenhosas oculares, sendo que a eversão da pálpebra é obrigatória (Figura 29.7.3). Sangramento significativo é esperado, e adrenalina tópica e cauterização podem ser úteis. A lesão deve ser completamente removida; caso contrário resulta em recorrência rápida. Se isso acontecer, a membrana deve ser novamente desbridada, impedindo que ela atue como uma barreira física e dificulte a penetração das medicações tópicas até o tecido basal, onde se originam as membranas lenhosas.

O paciente é mantido em PFC sistêmico e tópico e inicia-se corticosteroide e antibiótico de amplo espectro tópico (quatro vezes/dia) com ciclosporina A a 2% (duas vezes/dia). Devido ao risco de recorrência precoce, devem ser administrados imediatamente após a cirurgia e reduzidos lentamente.

Algumas lesões progridem apesar da terapia tópica agressiva, e deve-se repetir a biópsia excisional bem como voltar ao regime tópico inicial. Resultados com excisões repetidas e gestão tópica agressiva têm sido satisfatórios, observando-se lesões membranosas mais finas e brandas na maioria dos pacientes sob tratamento ativo.

Quando o concentrado de plasminogênio não for acessível ou não houver resposta clínica dos pacientes, pode-se considerar a biópsia excisional seguida de hemostase minuciosa e aplicação horária de heparina e corticosteroide tópicos logo após o procedimento, até que o processo inflamatório da conjuntiva tenha diminuído.

Até que a disponibilidade do concentrado de plasminogênio se torne menos restrita e estudos maiores de tratamento com o plasminogênio tópico tenham sido realizados, a terapia conservadora deve ser considerada quando as lesões não causarem desconforto significativo ou ameaçarem a visão por causa de seu tamanho ou envolvimento corneal.

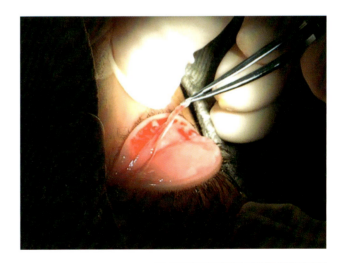

▶ **Figura 29.7.3** Biópsia excisional de lesão da conjuntiva palpebral superior.

REFERÊNCIAS CONSULTADAS

1. Barabino S, Rolando M. Amniotic membrane transplantation in a case of ligneous conjuctivitis. Am J Ophthalmol. 2004;137(4):752-3.
2. Borel MG. Un nouveau syndrome palpebral. Bull Soc Ophthalmol Fr. 1933;46:168-80.
3. Bouisson M. Ophthalmie sur-aigue avec formation de pseudomembranes a la surface de la conjonctive. Ann Ocul (Paris). 1847;17:100-4.
4. Dart JKG, Wilkins M. External Eye Disease and the Oculocutaneous Disorders. In: Taylor D. Pediatric Ophthalmology and Strabismus. 3.ed. London: Elsevier Saunders, 2005. p.178.
5. Gürlü VP, Demir M, Alimgil ML, Erda S. Systemic and topical fresh-frozen plasma treatment in a newborn with ligneous conjuctivitis. Cornea. 2008;27(4):501-3.
6. Heidemann DG, Williams GA, Hartzer M, Ohanian A, Citron ME. Treatment of ligneous conjuctivitis with topical plasmin and topical plasminogen. Cornea. 2003;22(8):760-2.
7. Kanski JJ. Conjunctiva. In: Kanski JJ. Clinical Diagnosis in Ophthalmology. Philadelphia: Elsevier Mosby, 2006. p.135.
8. Malta JBN, Nishiwaki-Dantas MC. Conjuntivite Lenhosa. In: Höfling-Lima AL, Nishiwaki-Dantas MC, Alves MR. Doenças Externas Oculares e Córnea. Rio de Janeiro, Cultura Médica/Guanabara Koogan, 2008. p.269-271.
9. Mingers AM, Heimburger N, Zeitler P, Kreth HW, Schuster V. Homozygous type I plasminogen deficiency. Semin Thromb Hemost. 1997;23(3):259-69.
10. Mingers AM, Philapitsch A, Zeitler P, Schuster V, Schwarz HP, Kreth HW. Human homozygous type I plasminogen deficiency and ligneous conjunctivitis. Apmis. 1999;107(1):62-72.
11. Neff KD, Holland EJ, Schwartz GS. Ligneous Conjunctivitis. In: Krachmer JH. Cornea Vol 1. 3.ed. St. Louis: Mosby, 2011. p.629-33.
12. Ramsby ML, Donshik PC, Makowski GS. Ligneous conjunctivitis: biochemical evidence for hypofibrinolysis. Inflammation. 2000;24(1):45-71.
13. Rodríguez-Ares MT, Abdulkader I, Blanco A, Touriño-Peralba R, Ruiz-Ponte C, Vega A, et al. Ligneous conjuctivitis: a clinicopathological, immunohistochemical, and genetic study including the treatment of two sisters with multiorgan involvement. Virchows Arch. 2007;451(4):815-21.
14. Roy FH. Roy and Fraunfelder's Current Ocular Therapy. 6.ed. Philadelphia: Saunders Elsevier, 2008.
15. Schuster V, Seidenspinner S, Zeitler P, Escher C, Pleyer U, Bernauer W, et al. Compound-heterozygous mutations in the plasminogen gene predispose to the development of ligneous conjunctivitis. Blood. 1999;93(10):3457-66.
16. Schuster V, Seregard S. Ligneous conjunctivitis. Surv Ophthalmol. 2003;48:369-88.
17. Tabbara KF. Prevention of ligneous conjuctivitis by topical and subconjuctival fresh frozen plasma. Am J Ophthalmol. 2004;138(2):299-300.
18. Watts P, Suresh P, Mezer E, Ells A, Albisetti M, Bajzar L, et al. Effective treatment of ligneous conjuctivitis with topical plasminogen. Am J Ophthalmol. 2002;133:451-5.
19. Yanoff M, Sassani JW. Conjunctiva. In: Yanoff M, Sassani JW. Ocular Pathology. 6.ed. Edinburgh: Mosby/Elsevier, 2009. p.227-9.

Capítulo 29

29.8 Conjuntivite Flictenular

Marcello Novoa Colombo Barboza

A conjuntivite flictenular (PKC) é um distúrbio inflamatório não infeccioso relacionado à hipersensibilidade tipo 4 da superfície ocular ante a antígenos bacterianos, caracterizada por nódulos subepiteliais na conjuntiva e/ou córnea. Classicamente está associada com o *M. tuberculosis* e outros microrganismos, sendo o *Staphylococcus aureus* a maior causa dos casos nos Estados Unidos (Quadro 29.8.1).

O termo "flictênula" deriva do grego *phlyctena*, que significa "bolha", devido à tendência dos nódulos ulcerarem no momento em que ocorre a necrose.

Histopatologicamente, as flictênulas são nódulos subepiteliais inflamatórios contendo histiócitos, linfócitos, células plasmáticas e neutrófilos.

QUADRO 29.8.1 Organismos ligados à patogênese da conjuntivite flictenular.

Mycobacterium tuberculosis
Staphylococcus aureus
Chlamydia trachomatis
Neisseria gonorrhea
Coccidiodes immitis
Bacillus spp.
Herpes simplex vírus
Leishmaniasis ascaris lubricoides
Hymenlepsis nana
Candida spp.

A flictenulose é uma sequela de córnea que ocorre na blefarite estafilocócica crônica, uma doença que se apresenta com conjuntivite crônica ou ceratite punctata e infiltrados marginais na córnea.

As lesões conjuntivais geralmente estão presentes com sintomas leves a moderados, incluindo sensação de corpo estranho, lacrimejamento, fotofobia, ardor e prurido. Já as lesões de córnea geralmente apresentam-se com os mesmos sintomas, embora mais intensos.

As flictênulas de córnea geralmente começam no limbo e espalham-se centripetamente, perpendicular ao limbo, não deixando nenhuma zona clara entre a lesão e o limbo. Os vasos surgem em linha reta do limbo. As lesões podem tornar-se necróticas e ulcerar dentro de duas a três semanas (Figura 29.8.1).

Após a resolução, uma cicatriz fibrovascular em forma de cunha pode permanecer (Figura 29.8.2) e, raramente, a inflamação pode levar a ceratólise e perfuração.

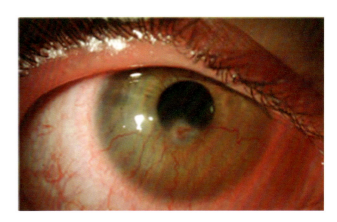

▶ **Figura 29.8.1** Lesão (flictênula) de córnea com vasos perpendiculares ao limbo.

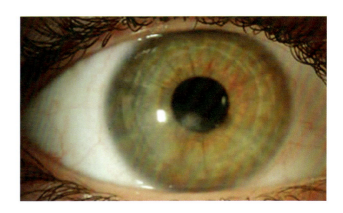

▶ **Figura 29.8.2** Cicatriz fibrovascular após tratamento da flictênula.

No tratamento da PKC é necessário o uso de terapia anti-inflamatória e antibacteriana, bem como o controle clínico da blefarite crônica. A inflamação pode ser controlada com corticoesteroides tópicos, sendo que devem ser retirados de forma lenta para evitar recorrência.

Terapia antibacteriana inclui prescrição de uma semana de antibióticos tópicos (tobramicina, ciprofloxacino) na margem da pálpebra e da conjuntiva. O controle da blefarite crônica requer higiene palpebral e compressas quentes, bem como administração sistêmica de derivados de tetraciclina, como a doxiciclina para pacientes sem contraindicações (crianças menores de 10 anos e gestantes/lactantes).

REFERÊNCIAS CONSULTADAS

1. Albert DM, Jakobiec FA. Principles and Practice of Ophthalmology. 2.ed. Philidelphia: Saunders, 2000. p.1093-9.
2. Gokhale J, Limaye SR. Etiology of Phlyctenulosis. J All India Ophthalmol Soc. 1965;13(2):65-7.
3. Jackson WB. Blepharitis: Current strategies for diagnosis and management. Can J Ophthalmol. 2008 Apr;43(2):170-9.
4. Kanski J. Oftalmología clínica. New York: Elsevier, 2009.
5. Krachmer JH, Mannis MJ, Holland EF. Cornea. 2.ed. Philadelphia: Elsevier Mosby, 2005. p.1235-8.
6. Rapuano CJ, Luchs JI, Kim T. Anterior Segment: The Requisites in Ophthalmology. St. Louis: Mosby, 2000. p.165-8.

capítulo 30

Richard Yudi Hida • Giovana A. Fioravanti Lui • Ricardo Holzchuh

Blefarite e Disfunção da Glândula de Meibomius

BLEFARITES
Conceito e classificação

A blefarite é definida como uma inflamação das pálpebras de modo geral. A blefarite pode ser anterior ou posterior, de acordo com a localização da inflamação.

A blefarite anterior é uma inflamação da borda palpebral anterior à linha cinzenta, e a blefarite posterior é uma condição inflamatória da margem palpebral posterior à linha cinzenta. A linha cinzenta é representada pela região marginal do músculo orbicular.

Não existe um consenso com relação à classificação das blefarites. A blefarite pode ser classificada em:

- Aguda ou crônica;
- Anterior ou posterior; e
- De acordo com a causa.

Existem mais de 80 agentes possíveis de infecção palpebral, porém os mais comuns são *Staphylococcus*, *Streptococcus*, *Propionibacterium acnes* e o *Demodex*.

Na literatura médica, o termo blefarite posterior era confundido com a disfunção da glândula de Meibomius (DGM). A blefarite posterior é descrita como uma inflamação da margem palpebral posterior em que a DGM é apenas uma das possíveis causas. Outros termos, como meibomite, são descritos como inflamação da glândula de Meibomius com ou sem obrigatoriedade de ter DGM.

DISFUNÇÃO DA GLÂNDULA DE MEIBOMIUS
Conceito

A disfunção da glândula de Meibomius (DGM) é definida, segundo a *International Workshop on Meibomian Gland Dysfunction* (2011), como uma anormalidade difusa e crônica da glândula de Meibomius (GM), frequentemente caracterizada por obstrução dos ductos terminais e/ou alterações quantitativas e/ou qualitativas da secreção glandular. Isso pode causar alterações do filme lacrimal, sintomas de irritação ocular, inflamação clinicamente importante e doença da superfície ocular.

A DGM pode ser classificada:

- De acordo com sua função:
    - **Hiposecretora:** de causa primária ou secundária;
    - **Hipersecretora:** de causa primária ou secundária.
- De acordo com a severidade de:
    - **Sintomas de desconforto ocular, prurido e fotofobia:** leve, moderada e severa;
    - Sinais clínicos baseados na secreção após expressão da glândula;
    - Coloração de fluoresceína;
    - **Doença "plus":** queratinização, alterações palpebrais, calázio, blefarite anterior, presença de Demodex;
- Segundo a *International Workshop on Meibomian Gland Dysfunction* (2011), os estágios da doença foram classificados para ajudar na sua terapêutica (Tabela 30.1).

Não existe até hoje um estudo epidemiológico bem definido devido a limitações com relação a um consenso ou padronização da definição, da classificação e da caracterização dessa entidade. A prevalência de DGM varia de 3,5% a 69,3%. Acredita-se que, após essa padronização, os dados epidemiológicos poderão ser mais concretos.

PATOGENIA

A secreção lipídica da GM é de grande interesse devido à sua capacidade de manter a superfície ocular estável evitando evaporação do filme lacrimal, função de barreira para debris/microrganismos cutâneos, diminui a tensão superficial da lágrima e promove uma superfície lisa, regular e opticamente favorável. O comprometimento da camada lipídica pode piorar esses fatores e resultar em sintomas semelhantes ao olho seco, mesmo com produção normal da parte aquosa da lágrima.

\multicolumn{2}{l}{**TABELA 30.1 Estágios da DGM**}
Estágio	graduação da DGM
1	Sintomas: sem sintomas de **desconforto** ocular, prurido ou fotofobia
	Sinais clínicos de DGM baseados na expressão da GM: secreção minimamente alterado (grau ≥ 2-4)
	Expressibilidade: 1
	Superfície ocular não cora
2	Sintomas: de **desconforto** ocular, prurido ou fotofobia mínimos ou leve
	Sinais clínicos mínimos ou leve: alterações palpebrais localizados, expressão da GM: secreção levemente alterado (grau ≥ 4-8)
	Expressibilidade: 1
	Superfície ocular não cora ou cora pouco (DEWS grau 0-7 ou Oxford grau 0-3)
3	Sintomas: de **desconforto** ocular, prurido ou fotofobia moderados com limitação nas atividades
	Sinais clínicos moderado: aumento da margem palpebral (*plugging*, vascularidade), expressão da GM: secreção moderadamente alterado (grau ≥ 8 a < 13)
	Expressibilidade: 2 Conjuntiva e córnea periférica cora leve ou moderadamente (DEWS grau 8-23 ou Oxford grau 4-10)
4	Sintomas: importantes de **desconforto** ocular, prurido ou fotofobia moderados com limitação considerável nas atividades
	Sinais clínicos graves: aumento da margem palpebral ("dropout", alteração no posicionamento), expressão da GM: secreção severamente alterado (grau ≥ 13)
	Expressibilidade: 3 Conjuntiva e córnea periférica ou central cora gravemente (DEWS grau 24-33 ou Oxford grau 11-15)
	Aumento dos sinais inflamatórios: ≥ hiperemia conjuntival moderado e flictenuloses
Doença "*plus*"	Condições específicas que podem ocorrer em qualquer estágio acima (primário ou secundário)
	1. doença inflamatória exacerbada da superfície ocular
	2. queratinização da mucosa
	3. ceratite flictenular
	4. triquíase
	5. calázio
	6. blefarite anterior
	7. blefarite anterior relacionada com Demodex com granuloma cilíndrica na base do folículo

O mecanismo fisiopatológico da DGM ainda não é totalmente esclarecido. Acredita-se que a função da GM seja regulada através de hormônios, ácido retinoico, fatores de crescimento e até neurotransmissores. A DGM é causada primariamente através da obstrução do ducto terminal com aumento da viscosidade da secreção. A causa do processo obstrutivo da GM está relacionada diretamente com idade, sexo, alterações hormonais, uso de medicações tópicas, fatores ambientais (ar-condicionado) ou a poluição.

Acredita-se também que exista uma influência dos microrganismos da flora conjuntival. O desequilíbrio na flora bacteriana pode desencadear um predomínio maior de um microrganismo específico causando alterações na pálpebra e, como consequência, uma DGM. Especificamente, o predomínio de alguns microrganismos, como *Staphylococcus aureus, Corynebacterium* e *P. acnes,* pode produzir lipases que alteram a composição dos lipídios da GM. Outros microrganismos, como o *Demodex folliculorum*, têm sido estudados como potencial causadores de inflamações palpebrais, porém seu mecanismo ainda é controverso.

DIAGNÓSTICO

O exame biomicroscópico na lâmpada de fenda ainda é considerado o principal meio diagnóstico da DGM. A abordagem diagnóstica da DGM deve ser similar ao contexto diagnóstico de quaisquer doenças da superfície ocular. Para o médico generalista os seguintes exames são sugeridos:

- **Questionário de sintomas:** existem vários questionários padronizados, porém sugere-se adequar os questionários para cada condição populacional. O MGD workshop sugere realizar o questionário *Ocular Surface Disease Index* (OSDI), recentemente validado em alguns centros diagnósticos.

- **Medida da frequência do piscar e cálculo do intervalo do piscar:** os padrões de normalidade da frequência do piscar são entre oito e 12 piscadas por minutos, e o intervalo de piscar, entre quatro e oito segundos. Porém, esses padrões podem variar de acordo com diferentes autores na literatura médica.

- **Medida do menisco lacrimal inferior:** em sua parte pré-corneal, o menisco inferior tem altura de 0,3 mm, embora muitos autores considerem como normal altura superior a 0,2 mm. Existem outros métodos quantitativos da medida como a videomeniscometria, mas é possível medir o menisco lacrimal na lâmpada de fenda, tomando cuidado para não estimular o lacrimejamento com a fonte luminosa intensa.

- **Medida da osmolaridade lacrimal:** é uma prova que determina o número de moles de partículas osmoticamente ativas por litro de lágrima (mOsm/litro). A medida da osmolaridade é uma das melhores provas diagnósticas de ceratoconjuntivite seca, principalmente nos estágios iniciais da doença, quando existem poucas alterações histológicas na superfície ocular. Porém existem limitações relacionadas à técnica, padronização e acesso limitado. Segundo DEWS, a alteração da osmolaridade da lágrima está relacionada diretamente na fisiopatogenia do olho seco. O valor de normalidade recomendado é acima de 316 mOsm/litro, porém outros valores também são descritos. No passado, a medida da osmolaridade da lágrima era considerada padrão-ouro, porém tem caído em desuso devido à baixa reprodutibilidade e a necessidade de suporte de um técnico bem treinado. Novos equipamentos têm sido estudados para tornar o teste mais reprodutível.
- **Avaliação da estabilidade do filme lacrimal:** pode ser representada basicamente pela avaliação direta da condição da camada lipídica do filme lacrimal indicada pelo tempo de ruptura do filme lacrimal (TRFL) e a interferometria.
- **Tempo de ruptura do filme lacrimal (Break-up-time – BUT):** consiste na determinação do intervalo de tempo que transcorre desde o pestanejar até o aparecimento do primeiro ponto de dessecação corneal. A técnica é realizada durante o exame biomicroscópico com lâmpada de luz de cobalto, no aumento de 10 vezes. Após a instilação de (padronizada de 3 microlitros ou não) de fluoresceína no fórnice inferior, pede-se ao paciente que pestaneje normalmente e, após, determina-se o tempo em segundos, que leva até o aparecimento do primeiro ponto de dessecação da superfície da córnea. Sugere-se repetir o teste três vezes, sem interrupções intermediárias, e não se deve anotar a média, e sim os três valores achados. Considera-se normal valores acima de 10 segundos, porém as variações individuais podem ser grandes.

Outros intrumentos diagnósticos também são utilizados para avaliar direta ou indiretamente a estabilidade do filme lacrimal, como:

- **Acuidade visual funcional:** método não invasivo de medir, de forma contínua, a acuidade visual durante um tempo predeterminado para avaliar a oscilação visual provocada pelas alterações/irregularidades da superfície ocular.
- **Interferometria do filme lacrimal:** consiste em um método não invasivo de investigação da camada lipídica do filme lacrimal pré-corneal (DR-1®, Kowa Co., Tokyo, Japão). Uma única imagem interferométrica do filme lacrimal é obtida para quantificar a espessura da camada lipídica.
- ***Ocular protecion index* (OPI):** é a relação do TRFL e o intervalo de piscar (TRFL/IP). Quanto menor o valor, pior a estabilidade do filme lacrimal.
- **Fluoresceína:** uma vez diluída na lágrima, a fluoresceína cora áreas da córnea sem epitélio (Figura 30.1). Para acompanhamento de parâmetros de melhora, existem escalas de pontuação para graduar a severidade de coloração de fluoresceína após a instilação de uma concentração predeterminada de fluoresceína. Outras escalas também são adotadas para essa quantificação.

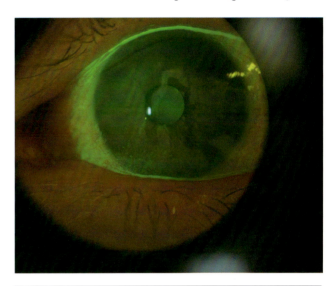

▶ **Figura 30.1** Córnea inferior corando com fluoresceína.

- **Teste de Schirmer ou fenol vermelho:** trata-se de um teste quantitativo da secreção das glândulas lacrimais, que avalia diretamente a deficiência da camada aquosa da lágrima. O teste de Schirmer I é realizado utilizando tiras de papel filtro Whatman número 41 de 35 mm × 5 mm, com uma dobra de 5 mm em uma de suas extremidades (Figura 30.2). Estas são colocadas no terço lateral da pálpebra inferior em cada um dos olhos do paciente durante cinco minutos. É conveniente realizar esse exame com os olhos fechados. Não se deve manipular as pontas dobradas com as mãos, pois qualquer modificação na qualidade do filtro pode alterar o resultado (por exemplo, oleosidade das mãos). Sua finalidade é medir a secreção total de lágrima, ou seja, secreção basal somada à secreção reflexa trigeminal conjuntivo-lacrimal. Antes do exame, não se deve instilar nenhum colírio nos olhos, em particular, o anestésico. Recentemente, os valores normais têm sido considerados acima de 5 mm em cinco minutos, embora outros valores sejam considerados na literatura.

Compêndio de Oftalmologia Geral – Guia Prático

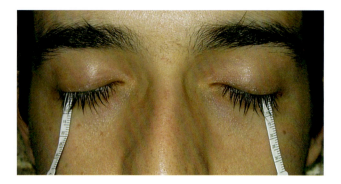

▶ **Figura 30.2** Voluntário realizando teste de Schirmer I em ambos os olhos.

O teste do filamento de algodão com vermelho fenol consiste em medir o volume de lágrima acumulada no fórnice usando um filamento de algodão estéril amarelado de 70 mm de comprimento, com uma dobra de 3 mm na extremidade (Figura 30.3). A medida é feita após 15 segundos, observando-se a parte umidificada do filamento pela lágrima, que se torna avermelhado. Na população geral, é considerada a medida menor de 9 mm como córnea com alto risco de alterações corneais e acima de 15 mm como córnea de baixo risco.

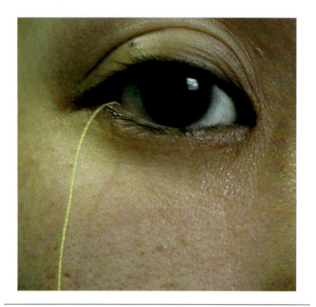

▶ **Figura 30.3** Filamento de fenol vermelho utlizado para medir o volume de lágrima acumulada no fórnice.

QUANTIFICAÇÃO DAS ALTERAÇÕES MORFOLÓGICAS DA PÁLPEBRA

Margem palpebral: a espessura normal da margem palpebral em adultos é de aproximadamente 2 mm. Qualquer aumento ou irregularidade da espessura palpebral pode diminuir a luz da desembocadura da GM. A presença de secreção espumosa é um sinal indireto da DGM (Figura 30.4).

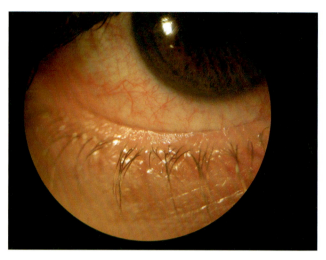

▶ **Figura 30.4** Presença de secreção espumosa na base da margem palpebral inferior.

Vascularização palpebral: existe uma tendência no aumento da vascularização, teleanjectasia e queratinização cutânea da margem palpebral desencadeada por agressões locais relacionadas com a idade (radiação ultravioleta, poeira, urbanização, cosméticos etc.). As pálpebras em sofrimento apresentam-se com sua margem hiperemiada, com escamas ou úlceras e linha cinzenta borrada por alteração da vascularização (Figuras 30.5 e 30.6).

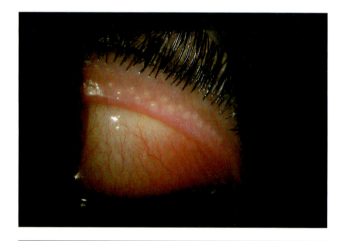

▶ **Figura 30.5** Pálpebra superior mostrando aumento da vascularização da margem palpebral e ao redor dos orifícios da glândula de Meibomius. Algumas glândulas de Meibomius se encontram elevadas e dilatadas, podendo indicar obstrução.

Cílios: presença de processo inflamatório granulomatoso na base do cílios e aumento da oleosidade podem indicar presença de *Demodex folliculorum* (Figura 30.7). O diagnóstico da blefarite por *Demodex folliculorum* deve ser feito em pacientes com blefarite refratária através da retirada de cílios e visualização do parasita em microscópio óptico sob magnificação de 75 vezes.

Capítulo 30

Blefarite e Disfunção da Glândula de Meibomius

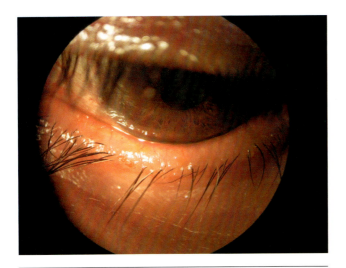

▶ **Figura 30.6** Pálpebra inferior mostrando aumento da vascularização da margem palpebral, e orifícios amarelados representando estase da secreção da glândula de Meibomius.

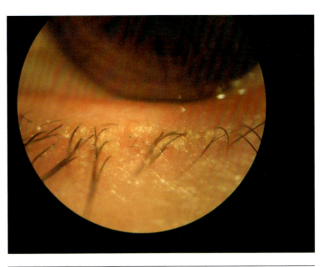

▶ **Figura 30.8** Pálpebra inferior mostrando margem palpebral recoberta de gordura em toda sua extensão irregular.

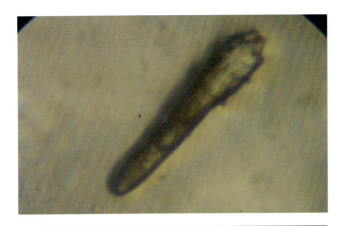

▶ **Figura 30.7** Parasita *Demodex folliculorum* em microscopia óptica sob magnificação de 75 vezes encontrado nos cílios retirado de paciente com blefarite crônica refratária (cortesia do grupo de estudo em superfície ocular do Hospital das Clínicas da Universidade de São Paulo).

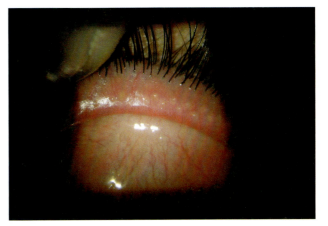

▶ **Figura 30.9** Pálpebra superior mostrando aumento da vascularização da margem palpebral e ao redor dos orifícios da glândula de Meibomius. Algumas glândulas de Meibomius se encontram elevadas e dilatadas, podendo indicar obstrução. Observa-se secreção difusamente turva na glândula central.

Junção mucocutânea (imediatamente posterior à GM): pode ocorrer uma mudança no local da JMC na DGM, acne rosácea e doenças atópicas. Geralmente na DGM, a JMC está anteriorizada, dando a impressão que a GM desemboca no tecido mucoso.

Orifícios da glândula de Meibomius: os orifícios das glândulas de Meibomius são bem delimitados e rodeados por epitélio regular. Os orifícios da GM podem indicar DGM quando estiver:

- Recobertos com gordura em toda sua extensão irregular (Figura 30.8);
- Elevado e dilatado (indicando obstrução) (Figuras 30.5 e 30.9);
- Não visível em razão de estreitamento e ausência de secreção (Figura 30.10);
- Obstruídos por queratina ou células epiteliais descamadas;
- Pérvio, porém em fase não secretora;
- Exposição dos ductos terminais.
- Todas as condições acima podem piorar com a idade ou em condições patológicos, como a DGM, rosácea e doenças cicatriciais.

EXPRESSÃO DAS GM

A função secretora da GM pode ser avaliada com compressão do tarso contra os orifícios a avaliar. A compressão pode ser realizada com os dedos ou com cotonete. Detalhes sobre a padronização dessa avaliação já são mundialmente discutidos. A secreção dentro

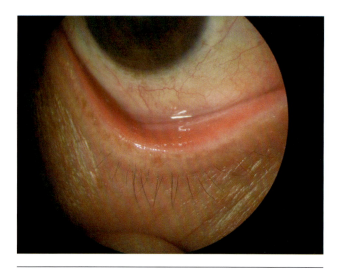

▶ **Figura 30.10** Pálpebra inferior com dificuldade na visualização dos orifícios da glândula de Meibomius devido a estreitamento ou ausência de secreção.

dos padrões de normalidade é clara, translúcida e oleosa. Quando alterada, pode ser:

- Difusamente turva (Figura 30.9);
- Granular, com pequenas partículas esbranquiçadas ou amareladas;
- Pastosa, quando muito grave.

Existem sistemas de graduação da severidade da obstrução dos orifícios das glândulas de Meibomius e que podem ser utilizados, juntamente com outros critérios clínicos, na avaliação do olho seco. A meibomiometria avalia a qualidade da secreção lipídica das glândulas de Meibomius de maneira semi-invasiva coletando amostra do conteúdo lipídico com uma fita adesiva específica.

A critério de diagnóstico, a qualidade da secreção da glândula é avaliada em cada uma das oito glândulas do terço central da pálpebra inferior numa escala de 0 a 24 (0 – transparente; 1 – nublado; 2 – nublado com debris granular; e 3 – espesso como "pasta de dente").

A expressibilidade é avaliada de 0 a 3 nas cinco glândulas da pálpebra inferior ou superior e graduada de acordo com número de glândulas que possuem secreção (0 – todas as glândulas; 1 – três a quatro glândulas; 2 – uma ou duas glândulas; e 3 – nenhuma glândula).

MEIBOMIOGRAFIA

A simples observação da glândula de Meibomius por transiluminação (meibomiografia ou meibomioscopia) pode avaliar se as glândulas estão bloqueadas ou estenosadas, consequentemente alterando a camada lipídica, facilitando a evaporação da lágrima e deixando-a hiperosmótica, sinal indireto de sua disfunção.

TRATAMENTO

O tratamento ainda é controverso entre os oftalmologistas e não existe um consenso a respeito.

- Higiene palpebral: é considerada o tratamento mais eficaz quando a aderência é favorável. Os detalhes da limpeza devem ser bem orientados ao paciente. Sugere-se a aplicação de compressas mornas alguns minutos antes da higiene palpebral ou orientar a realizá-la no final do banho.
- Compressas mornas.
- Expressão das secreções das glândulas.
- Colírios lubrificantes: de preferência sem conservantes.
- Derivados de tetraciclina oral:
  - Doxiciclina (1 comprimido de 100 mg, uma a duas vezes ao dia, por 25 a 40 dias);
  - Minociclina (1 comprimido de 100 mg, uma a duas vezes ao dia, por 25 a 40 dias);
  - Azitromicina (comprimido de 500 mg por três dias, repetindo mais dois ciclos com sete dias de intervalo).
- Tratamento anti-inflamatório tópico em casos graves: corticosteroides.
- Pomadas combinadas de antibiótico e corticosteroides.
- Suplementos alimentares ricas em ômega-3 e ômega-6.
- Colírios lubrificantes: de preferência sem conservantes.

Segundo a International Workshop on Meibomian Gland Dysfunction (2011), preconize-se o seguinte tratamento de acordo com a gravidade do quadro.

Alguns autores garantem bom resultado evitando quaisquer medicações que possam piorar a blefarite (todas citadas no quadro acima) e preconiza apenas a realização de higiene palpebral ao banho e eventualmente na lâmpada de fenda.

Estágio	Tratamento
1	Informar paciente sobre a doença Orientação do potencial impacto da dieta Orientação sobre evaporação da lágrima no trabalho e outros ambientes Orientação da relação com algumas medicações sistêmicas Considerar higiene palpebral, incluindo compressas mornas e expressão da GM (descrito abaixo)
2	Sugerir melhorar umidade do ambiente e dieta rica em ômega-3 Intituir higiene palpebral com compressas mornas (durante 4 minutos 1 a 3 vezes ao dia) + massagem com expressão da GM Lubrificantes artificiais, antibiótico tópico, gel lubrificante tópico Considerar as tetraciclinas orais
3	Todas as condutas citadas acima e: tetraciclinas oraispomadas lubrificantes orais ao deitarterapia anti-inflamatória para olho seco
4	Todas as condutas citadas acima e: terapia anti-inflamatória para olho seco
Doença "plus"	Condições específicas que podem ocorrer em qualquer estágio acima (primário ou secundário) 1. Doença inflamatória exacerbada da superfície ocular: pulsoterapia tópica de corticosteroide 2. Queratinização da mucosa: lente de contato terapêutica ou lente escleral 3. Ceratite flictenular: corticosteroide tópico 4. Triquíase: epilação ou crioterapia 5. Calázio: excisão ou injeção intralesional de corticosteroide 6. Blefarite anterior: antibiótico tópico e corticosteroide tópico 7. Blefarite anterior relacionado com *De modex* com granuloma cilíndrica na base do folículo: tratamento com óleo de melaleuca ou ivermectina via oral

REFERÊNCIAS CONSULTADAS

1. Bron AJ, Tiffany JM. The meibomian glands and tear film lipids. Structure, function, and control. Adv Exp Med Biol. 1998;438:281-95.
2. Doughty MJ. Further assessment of gender- and blink pattern-related differences in the spontaneous eyeblink activity in primary gaze in young adult humans. Optom Vis Sci. 2002 Jul;79(7):439-47.
3. Gao YY, Di Pascuale MA, Li W, Liu DT, Baradaran-Rafii A, Elizondo A, et al. High prevalence of Demodex in eyelashes with cylindrical dandruff. Invest Ophthalmol Vis Sci. 2005 Sep;46(9):3089-94.
4. Geerling G, Tauber J, Baudouin C, Goto E, Matsumoto Y, O'Brien T, et al. The international workshop on meibomian gland dysfunction: report of the subcommittee on management and treatment of meibomian gland dysfunction. Invest Ophthalmol Vis Sci. 2011 Mar;52(4):2050-64.
5. Hida RY, Nishiwaki-Dantas MC, Hida MM, Tsubota K. Tear quantitative study using red phenol test in Brazilian population: final result. Arq Bras Oftalmol. 2005;68(4):433-7.
6. Holzchuh FG, Hida RY, Moscovici BK, Villa Albers MB, Santo RM, Kara-Jose N, et al. Clinical treatment of ocular Demodex folliculorum by systemic ivermectin. Am J Ophthalmol. 2011 Jun;151(6):1030-4 e1.
7. Igami TZ, Holzchuh R, Osaki TH, Santo RM, Kara-Jose N, Hida RY. Oral Azithromycin for Treatment of Posterior Blepharitis. Cornea. 2011 Aug 16.
8. Ishida R, Kojima T, Dogru M, Kaido M, Matsumoto Y, Tanaka M, et al. The application of a new continuous functional visual acuity measurement system in dry eye syndromes. Am J Ophthalmol. 2005 Feb;139(2):253-8.
9. Nichols KK, Foulks GN, Bron AJ, Glasgow BJ, Dogru M, Tsubota K, et al. The international workshop on meibomian gland dysfunction: executive summary. Invest Ophthalmol Vis Sci. 2011 Mar;52(4):1922-9.
10. Ousler GW 3rd, Hagberg KW, Schindelar M, Welch D, Abelson MB. The Ocular Protection Index. Cornea. 2008 Jun;27(5):509-13.
11. Robin JB, Jester JV, Nobe J, Nicolaides N, Smith RE. In vivo transillumination biomicroscopy and photography of meibomian gland dysfunction. A clinical study. Ophthalmology. 1985 Oct;92(10):1423-6.
12. Serruya LG, Nogueira DC, Hida RY. Schirmer test performed with open and closed eyes: variations in normal individuals. Arq Bras Oftalmol. 2009 Jan-Feb;72(1):65-7.
13. The definition and classification of dry eye disease: report of the Definition and Classification Subcommittee of the International Dry Eye WorkShop (2007). Ocul Surf. 2007 Apr;5(2):75-92.
14. Tomlinson A, Bron AJ, Korb DR, Amano S, Paugh JR, Pearce EI, et al. The international workshop on meibomian gland dysfunction: report of the diagnosis subcommittee. Invest Ophthalmol Vis Sci. 2011 Mar;52(4):2006-49.
15. Yokoi N, Mossa F, Tiffany JM, Bron AJ. Assessment of meibomian gland function in dry eye using meibometry. Arch Ophthalmol. 1999 Jun;117(6):723-9.

capítulo 31

Sergio Felberg

Olho Seco

De acordo com o manuscrito *Dry Eye Workshop*, olho seco pode ser definido como: "Doença multifatorial, da lágrima e da superfície ocular, que resulta em sintomas de desconforto, distúrbios visuais e instabilidade do filme lacrimal e que pode potencialmente desencadear dano à superfície ocular. É acompanhado do aumento da osmolaridade do filme lacrimal e da inflamação da superfície ocular".

Basicamente, existem duas formas de olho seco que podem ocorrer isoladamente ou em conjunto:

- Olho seco causado por diminuição na produção lacrimal;
- Olho seco causado por aumento na evaporação e instabilidade do filme lacrimal.

O estabelecimento do diagnóstico do olho seco será baseado em:

- História clínica;
- Exame oftalmológico completo;
- Testes específicos para o diagnóstico da função lacrimal.

HISTÓRIA CLÍNICA

- Pacientes com olho seco podem apresentar queixas intermitentes ou permanentes, inespecíficas, de irritação ocular, ardor, sensação de corpo estranho ou de ressecamento e até prurido ou lacrimejamento paroxístico. Geralmente os sintomas pioram em ambientes secos, empoeirados, com correntes de ar ou na presença de ar-condicionado.
- É necessário conhecer os antecedentes pessoais, principalmente doenças que podem estar associadas ao olho seco, como rosácea, hipotireoidismo ou as colagenoses, entre outras.
- Arguir com relação às medicações em uso, como anticoncepcionais, neurolépticos, anti-histamínicos, ansiolíticos, entre outros, podem desencadear ressecamento ocular.

EXAME OFTALMOLÓGICO

- A medida da acuidade visual pode estar relacionada à integridade da córnea.
- São sinais que podem estar relacionados ao ressecamento ocular: margem palpebral espessa, hiperemiada, teleangiectásica, com crostas e espumas, queda de cílios, estenose dos orifícios das glândulas de Meibomius, secreção espessa e viscosa à expressão das glândulas de Meibomius, cicatrizes e simbléfaros na conjuntiva, redução do brilho da conjuntiva e da córnea, redução ou ausência do menisco lacrimal, ceratite de intensidade variável, muco e filamentos aderidos à córnea (Figura 31.1).
- Miras ceratométricas irregulares, faixas irregulares à retinoscopia ou reflexo irregular do disco de Plácido na córnea podem indicar ruptura precoce do filme lacrimal.

TESTES ESPECÍFICOS PARA O DIAGNÓSTICO DA FUNÇÃO LACRIMAL

Diversos testes foram descritos para que o diagnóstico de olho seco seja estabelecido. Muitos deles são utilizados para fins de pesquisa, apenas, em função do:

- **Teste de Schirmer:** teste que procura avaliar o fluxo lacrimal. É realizado com auxílio de tiras padronizadas de papel-filtro milimetrado. As tiras são colocadas no terço lateral da pálpebra inferior e o paciente deverá manter os olhos fechados durante cinco minutos, quando a medida do umedecimento será avaliada. Existem duas variáveis do teste de Schirmer mais utilizadas (Figura 31.2):
  - **Teste de Schirmer sem anestesia tópica:** tem por objetivo avaliar o lacrimejamento basal e também o reflexo. Valores inferiores a 5 mm são fortemente sugestivos de olho seco.

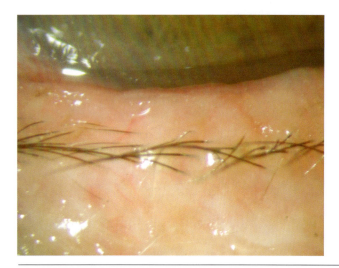
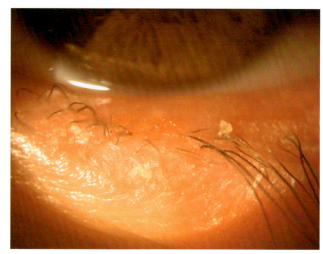

▶ **Figura 31.1** Sinais de blefarite.

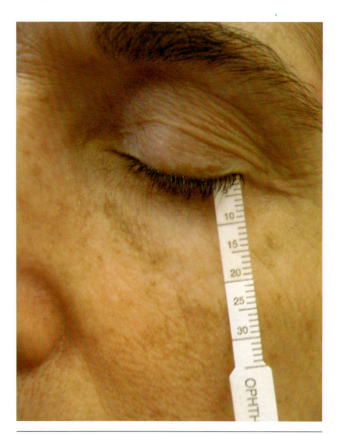

▶ **Figura 31.2** Teste de Schirmer.

- **Teste de Schirmer com anestesia tópica:** tem por objetivo avaliar principalmente o lacrimejamento basal. Valores superiores a 10 mm são considerados normais.
- **Tempo de ruptura do filme lacrimal (também conhecido como *break-up time*):** após a instilação de uma gota de fluoresceína sódica no fundo do saco e com auxílio da luz azul de cobalto, o primeiro ponto escuro, corresponde à primeira quebra do filme lacrimal, é cronometrado e anotado. Tempo inferior a 10 segundos pode indicar evaporação excessiva. Recomenda-se a obtenção da média de pelo menos três medidas (Figura 31.3).
- **Coloração da córnea com fluoresceína sódica:** para avaliar intensidade e localização da ceratite. A fluoresceína sódica ocupa espaços celulares onde células estão mortas (Figura 31.4).
- **Coloração da superfície ocular com corante de rosa bengala ou de lisamina verde:** são corantes capazes de corar espaços celulares correspondentes a células mortas e a células vivas, em sofrimento pelo ressecamento ocular. A lisamina verde tem a vantagem de causar menos ardor do que a rosa bengala. Diversos escores são utilizados para graduar o dano na superfície ocular, sendo o descrito por van Bijesterveld um dos mais utilizados. Nesse sistema, cada terço da superfí-

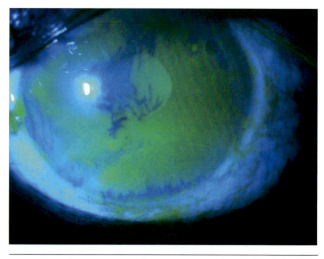

▶ **Figura 31.3** Tempo de ruptura do filme lacrimal.

Capítulo 31

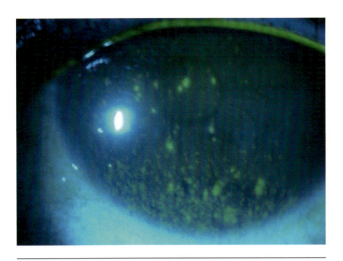

▶ Figura 31.4 Ceratite evidenciada com fluoresceína.

cie ocular exposta será avaliado separadamente num escore que pode variar de 0 a 3, sendo 0, ausência de coloração; 1, pontos esparsos; 2, pontos próximos; e 3, a coloração máxima. A soma dos valores obtidos em cada um dos terços é avaliada, sendo que valores iguais ou superiores a 4 indicam sofrimento e olho seco (Figura 31.5).

- Osmolaridade do filme lacrimal, citologia esfoliativa ou de impressão da superfície ocular, testes de cristalização do filme lacrimal, medida da concentração de imunoglobulinas, lisozima e de lactoferrina no filme, teste do fenol vermelho, entre outros, são menos usados na prática clínica diária.

TRATAMENTO

O tratamento do olho seco pode ser:

- Clínico
- Cirúrgico

TRATAMENTO CLÍNICO DO OLHO SECO

Em algumas situações, o tratamento é capaz de curar o olho seco, mas em grande parte, apenas alivia os sintomas e minimiza ou evita as consequências, melhorando, dessa maneira, a qualidade de vida dos portadores.

- **Medidas gerais:** os pacientes devem ser orientados a evitar locais poluídos, secos ou com correntes de ar. O trabalho com computador e as leituras prolongadas devem ser feitas com intervalos frequentes de descanso. Umidificadores ambientais estão disponíveis comercialmente para elevar a umidade relativa do ar no recinto no qual o paciente desenvolve suas atividades, óculos especiais com protetores laterais podem criar uma câmara úmida, reduzindo a taxa de evaporação do filme lacrimal.
- **Lubrificação ocular:** é a modalidade de tratamento mais utilizada no controle do olho seco e das suas consequências. Derivados da carboximetilcelulose, hipromelose, álcool polivinílico e hialuronato de sódio são os lubrificantes mais usados. Alguns possuem conservantes mais tóxicos para as células da superfície ocular, como o cloreto de benzalcônio; outros contêm conservantes menos prejudiciais, como o perborato de sódio, o Poliquad® (Alcon Laboratórios Brasil Ltda.) e o Purite® (Allergan Produtos Farmacêuticos Ltda.). Existem ainda produtos sem conservantes, ideais para serem utilizados quando a lubrificação muito frequente é necessária. Com relação à viscosidade, quanto mais fluida a formulação, menor a duração do alívio no desconforto. Por outro lado, quanto maior a viscosidade, mais prolongado o efeito, porém, haverá mais embaçamento visual nos momentos que se seguem à aplicação.

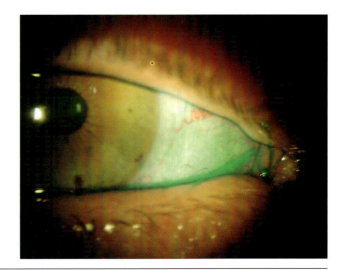

▶ Figuras 31.5 Rosa bengala e lisamina verde, respectivamente.

191

- **Controle da inflamação ocular:** fundamental no tratamento do olho seco, especialmente naqueles associados às disfunções do sistema imune. Formulações tópicas derivadas dos **anti-inflamatórios hormonais**, como a metilprednisolona ou a dexametasona podem ser utilizadas. Devido aos potenciais efeitos adversos locais, devem ser sempre prescritos na menor dose e concentração necessária e, se possível, por curto período de tempo.
- Os **imunomoduladores**, como a ciclosporina A e mais recentemente o tacrolimus, têm sido empregados em diferentes concentrações no controle da inflamação ocular por meio de formulações tópicas. Atuam inibindo a ação dos linfócitos T e, consequentemente, a liberação de mediadores inflamatórios que promovem a ativação e o recrutamento de células do sistema imune para o local da inflamação.
- **Soro autólogo:** utilizado em concentração variável, de 0% a 100%, na forma de colírio, para os casos graves de olho seco, com intensa supressão da secreção lacrimal, principalmente quando há defeitos epiteliais persistentes e úlceras tróficas da córnea.
- **Medicamentos sistêmicos:** também podem ser prescritos em casos selecionados para o tratamento do olho seco. A tetraciclina e seus derivados são utilizados como adjuvantes no controle das meibomites moderadas e graves. Tornam a secreção lipídica mais fluida por atuarem nas lipases. Seus efeitos sobre colagenases também fazem com que sejam prescritas quando os portadores de olho seco apresentam úlceras de córnea de difícil cicatrização.
- **Suplementação alimentar com ácidos graxos essenciais:** dos grupos do ômega-3, podem ser usados sistemicamente nos casos de olho seco associado às doenças autoimunes ou às disfunções das glândulas de Meibomius.
- **Secretagogos:** são substâncias capazes de induzir a produção dos componentes do filme lacrimal e podem ser administrados tópica ou sistemicamente. Não são considerados parte do tratamento de primeira linha nos casos de olho seco, principalmente pelos efeitos adversos descritos quando prescritos sistemicamente ou pela fraca ação das formulações tópicas. Pilocarpina, cevimelina, bromexina e o ambroxol são os mais estudados.

TRATAMENTO CIRÚRGICO DO OLHO SECO

Reversão de condições que possam causar ou agravar o olho seco: correção das deformidades palpebrais como triquíase, distiquíase, entrópio, ectrópio e lagoftamo, correção das anormalidades da conjuntiva (conjuntivocálases e simbléfaros) e de anormalidades da superfície que possam prejudicar a distribuição normal da película lacrimal (ptérigio, granulomas, entre outras).

Contenção da lágrima produzida, seja por meio da obstrução das vias de escoamento, com a oclusão reversível ou definitiva dos pontos lacrimais, seja com a diminuição da área da superfície ocular exposta ao meio ambiente e consequentemente da evaporação da lágrima, por meio de tarsorrafias.

Aumento da oferta de fluido ou de muco para o olho, com enxertos de glândulas salivares menores ou de mucosa oriunda da cavidade nasal na superfície ocular ou, ainda, por meio da transposição de ductos das glândulas salivares maiores para os olhos são opções reservadas para casos muito graves e selecionados.

Procedimentos cirúrgicos para o restabelecimento da função visual nos casos de olho seco graves e crônicos incluem desde técnicas de reconstrução da superfície ocular com transplante de córnea, conjuntiva, enxerto de membrana amniótica, transplante de limbo autólogo ou halógeno e transplante de células límbicas *ex-vivo*, até o implante de córneas artificiais (ceratoprótese).

REFERÊNCIAS CONSULTADAS

1. Calonge M. The treatment of dry eye. Surv Ophthalmol. 2001 Mar;45 Suppl 2:S227-39.
2. Foulks GN. Topical cyclosporine for treatment of ocular surface disease. Int Ophthalmol Clin. 2006 Fall;46(4):105-22.
3. Gilbard JP. The diagnosis and management of dry eyes. Otolaryngol Clin North Am. 2005 Oct;38(5):871-85.
4. Management and therapy of dry eye disease: report of the Management and Therapy Subcommittee of the International Dry Eye WorkShop (2007). Ocul Surf. 2007 Apr;5(2):163-78.
5. Manning FJ, Wehrly SR, Foulks GN. Patient tolerance and ocular surface staining characteristics of lissamine green versus rose bengal. Ophthalmology. 1995 Dec;102(12):1953-7.
6. Nishiwaki-Dantas M. Atualização em olho seco. Arq Bras Oftalmol. 1999;62(1):101-5.
7. Rocha EM, Rocha FJ, Kara-José Jr N, Aguilar AJ. Olho seco. In: Gomes JAP, Alves MR. Superfície ocular. Rio de Janeiro: Cultura Médica, 2006. p.57-68.
8. The definition and classification of dry eye disease: report of the Definition and Classification Subcommittee of the International Dry Eye WorkShop (2007). Ocul Surf. 2007 Apr;5(2):75-92.
9. Tiffany JM. The normal tear film. Dev Ophthalmol. 2008;41:1-20.
10. van Bijsterveld OP. Diagnostic tests in the Sicca syndrome. Arch Ophthalmol. 1969 Jul;82(1):10-4.

capítulo 32

Doenças da Córnea

32.1 Ceratite Bacteriana

Maria Cristina Nishiwaki Dantas

A ceratite bacteriana deve ser considerada uma emergência!

- Possibilidade de progressão rápida (ex.: infecção por *Neisseria gonorrhoeae*) (Figura 32.1.1);
- Risco de perda de visão;
- Pode haver perfuração;
- Risco de perda do globo ocular.
- O que fazer para evitar?
  - Diagnóstico precoce;
  - História clínica detalhada, pois dados da anamnese podem auxiliar a identificar um possível agente etiológico;
  - Exame oftalmológico cuidadoso;
  - Exame laboratorial rotineiro;
  - Tratamento adequado.

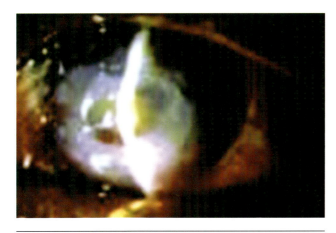

▶ **Figura 32.1.1** Infecção por *Neisseria gonorrhoeae*.

FATORES PREDISPONENTES

Inúmeros fatores podem contribuir para a presença de infecção por determinado tipo de micro-organismos, como:

- Trauma causado por planta, madeira (infecção por fungos filamentosos);
- Lente de contato (*Pseudomonas, Acanthamoeba*);
- Doença palpebral (*Staphylococcus*);
- Doenças oculares prévias (ceratite herpética);
- Uso crônico de colírio (*Pseudomonas*);
- Atopia (agentes oportunistas);
- Cirurgia ocular;
- Imunodepressão, velhice, alcoolismo.
- Infecções graves causadas por bactérias que podem atravessar o epitélio intacto e sadio da córnea, como a *Neisseria gonorrhoeae*, a *Neisseria meningitidis*, a *Corynebacterium diphtheriae*, a *Haemophilus influenzae* biotipo III (antigo *Haemophilus aegyptius*), a *Listeria monocytogenes* e a *Shigella sonnei*.

SINTOMAS

Olho vermelho, dor, fotofobia, secreção, visão embaçada e lacrimejamento.

SINAIS

O exame biomicroscópico deve ser sempre representado graficamente (Figura 32.1.2) para facilitar a avaliação da evolução do quadro. Nele, devem constar todas as dimensões possíveis, como a medida (em milímetros) da altura e da largura da lesão, altura do hipópio, do hifema e presença de edema (descrever se o edema é epitelial, estroma, endotelial e graduar em +, ++, +++, de acordo com a gravidade).

- Pálpebra e conjuntiva.
  - Secreção (presença ou ausência, coloração, quantidade);
  - Edema de pálpebra, quemose (quantificar de + a +++);
  - Hiperemia de conjuntiva (quantificar de + a +++);
  - Papilas podem estar presentes.
- Córnea.
  - Epitélio ausente, com possibilidade de estar intacto;
  - Estroma com infiltrado celular denso e esbranquiçado. Pode haver necrose;
  - Endotélio: edema, placa de fibrina;
  - Quantificar o grau de edema de cada uma das camadas (+ a +++).
  - Medir o maior diâmetro horizontal e vertical do infiltrado e da área que cora com fluoresceína.
  - Colocar fluoresceína apenas após medir o tamanho do infiltrado. Lembrar que o tamanho da área que cora por fluoresceína nem sempre corresponde ao tamanho do infiltrado.
  - Precipitados ceráticos.
  - Placas endoteliais.
- Câmara anterior.
  - Reação entre leve, moderada e grave.
  - Hipópio (medir).
  - Hifema.
- Sinéquia anterior ou posterior.
- Catarata secundária.
- Aumento da pressão intraocular.
- Uso de lente de contato terapêutica.

- Alguns detalhes podem auxiliar na suspeita de um determinado agente etiológico:
  - **Evolução rápida:** provável bactéria Gram-negativa, principalmente *Pseudomonas sp* (Figura 32.1.3);
  - **Evolução lenta, com blefarite:** provável bactéria Gram-positiva (Figura 32.1.4), principalmente *Staphylococcus;*
  - **Epitélio intacto com evolução lenta:** provável *Mycobacterium, Nocardia,* anaeróbios.

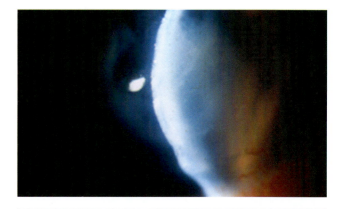

▶ **Figura 32.1.3** Ceratite causada por *Pseudomonas aeruginosa.*

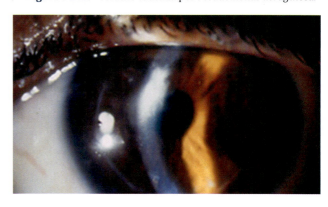

▶ **Figura 32.1.4** Ceratite causada por bactéria Gram-positiva.

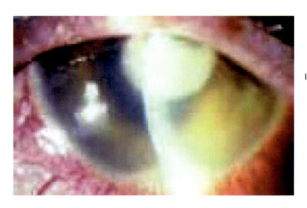

▶ **Figura 32.1.2** Ceratite bacteriana.

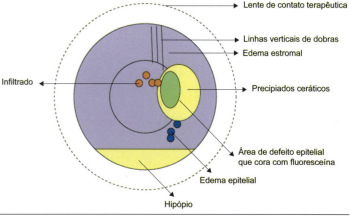

Capítulo 32 — Doenças da Córnea

DIAGNÓSTICO LABORATORIAL

Colher material da lesão de córnea. Outras fontes de coleta, como pálpebras, conjuntiva, lente de contato, caixa da lente de contato etc, podem ser utilizadas, mas a coleta do material da córnea é obrigatória.

O material é coletado com espátula de Kimura ou zaragatoa (preferencialmente alginatada). Colher material da borda da lesão e do centro (caso não haja afinamento importante).

- **Raspado:** 0 a 57% de positividade.
  - Coloração com:
    a) Gram;
    b) Giemsa;
    c) Calcoflúor branco;
    d) Laranja de acridine.
- **Cultura:** 40% a 73% de positividade.
- Indicação: Sempre lembrar que cerca de 10% dos casos não melhoram com tratamento inicial de amplo espectro e alto índice de resistência;
- Os meios de cultura devem estar em temperatura ambiente. Portanto, lembrar de retirá-los do refrigerador pelo menos 30 minutos antes da coleta do material (dependendo da temperatura) para que atinjam a temperatura ambiente. Após semeá-los, levá-los imediatamente ao laboratório. Caso não seja possível, não colocá-los na geladeira. Mantê-los em temperatura ambiente até que seja possível o encaminhamento ao laboratório de microbiologia.
- Colírio anestésico, se necessário (lembrar do efeito bacteriostático do colírio).
- Debridar, remover necrose e fibrina.
- Coleta com espátula de Kimura.
- Semear em "C".
- Para cada placa, deve-se realizar nova coleta.
- Semear nos três meios principais: ágar sangue, chocolate e Sabouraud. Se necessário, semear em tioglicolato, BHI, Lowenstein-Jensen (micobactérias) e Thayer Martin (*Neisseria*).
- Biópsia, se necessário.
  - Casos refratários.
  - Exames laboratoriais inconclusivos.
  - Suspeita de fungo ainda não identificado.

TRATAMENTO

Antibióticos

- Se o paciente estiver usando algum antibiótico tópico, suspender por pelo menos 48 horas, desde que não haja risco de progressão rápida e perfuração, para aumentar a possibilidade de positividade do exame.
- Escolha do antibiótico: Iniciar com antibióticos de amplo espectro (fortificados ou monoterapia). Caso não haja melhora clínica, a troca do antibiótico deve ser feita de acordo com o resultado da cultura/lâmina e do antibiograma, lembrando da sensibilidade dos micro-organismos aos antibióticos específicos.
- Fortificado *versus* monoterapia depende de:
  - Gravidade da lesão.
a) Lesão < 2 mm, fora do eixo visual, sem risco de perfuração (afinamento < 50%) pode ser tratada com monoterapia.
b) Lesões maiores, mais profundas, com comprometimento do eixo visual, preferir antibióticos fortificados.
- Antibióticos fortificados:
  - Cefalosporina de 1ª geração (cefalotina = Keflin – apenas em farmácia de manipulação) – 50 mg/mL.
  - Aminoglicosídeos (gentamicina ou tobramicina preparadas em farmácia de manipulação) – 9-14 mg/mL.
- Monoterapia:
  - Fluoroquinolonas:
  - Ofloxacina 0,3% = Oflox®, Norflox®, Ofloxacina – genérico
  - ciprofloxacina 0,3% = Ciloxan®, Biamotil® (melhor para Gram +)
  - gatifloxacina = Zymar®
  - moxifloxacina = Vigamox®
  - besifloxacina = Besivance®
- Outros antibióticos (preparados em farmácia de manipulação):
  - Vancomicina 25 mg/mL (Gram + resistentes à penicilina).
  - Amicacina 20 mg/mL (*Mycobacterium*).
  - Ceftazidima (Cefalosporina de 3ª geração) 50 mg/mL (Gram –, principalmente *Pseudomonas*).
- Gestação: Lembrar antibióticos que podem e não podem ser usados durante a gestação:

Sim	Não
Penicilina (G)	Carbenicilina (dist. coagul.)
Cefalotina	Aminoglicosídeo (ototoxicid.)
Estearato de eritromicina	Cloranfenicol (S. cinzenta RN)
Espiramicina	Sulfa (teratogênico, anemia hemolítica)
	Quinolona (deposição nos ossos e cartilagens)
	Tetraciclina (teratogênica)
	Polimixina B (nefro/ototoxic.)
	Vancomicina (neuro/nefrotoxic.)

- Vias de administração:
  - Colírio;
  - Subconjuntival;
  - Sistêmico;
  - Intravítreo.

- **Colírio:** melhor via de administração do antibiótico.
a) Permite administração de antibióticos que só podem ser utilizados em forma de colírio.
b) Posologia: de 30/30 minutos ou de 1/1 hora, de acordo com a gravidade, com redução lenta da dose a cada 3-7 dias, conforme melhora do quadro. Manter por pelo menos 10-14 dias. Lembrar que antibiótico tópico usado três vezes ao dia é dose profilática, de modo que, se não houver mais sinal de infecção, o antibiótico deve ser suspenso e não mantido em dose profilática.
c) Concentração:

Cocos Gram-positivos
- Cefalotina/Cefazolina 50 mg/m
- Vancomicina 25 mg/mL

Cocos Gram-negativos
- Ceftriaxona 50 mg/mL
- Ceftazidima 50 mg/mL
- Gentamicina 9-14 mg/mL
- Tobramicina 9-14 mg/mL
- Amicacina 20 mg/mL
- Ceftazidima 50 mg/mL
- Carbenicilina 4 mg/mL

Subconjuntival:
a) Dolorosa
b) Indicações:
- Perfuração;
- Endoftalmite;
- Crianças, quando da realização de narcose para coleta de material.

Concentração:
- Cefalotina 100 mg/0,5 mL;
- Tobra/genta 20 mg/0,5 mL;
- Vancomicina 25 mg/0,5 mL.

Sistêmico:
a) Indicações:
- Úlcera perfurada.
- Comprometimento escleral.
- Endoftalmite.
- Infecção por *Neisseria-Haemophilus*.

Intravítreo: somente quando houver endoftalmite posterior.

Concentração:
- Gentamicina 200 µg;
- Tobramicina 500 µg;
- Amicacina 750 µg;
- Vancomicina 1-2 µg;
- Cefalotina 2,25 µg.

Outros
- Cicloplégico, para diminuir a dor.
- Corticosteroide tópico pode ser usado para diminuir a reação inflamatória em olhos muito inflamados ou com necrose, desde que haja controle do processo infeccioso, ou seja, pelo menos 50% de cura.
- Lente de contato terapêutica deve ser evitada.
- Cola pode ser feita quando houver afinamento grave com risco de perfuração ou com perfuração < 2 mm. Cuidado porque a cola pode dificultar a avaliação da evolução do infiltrado.

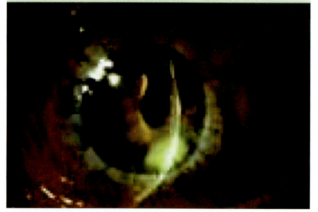

Lesão < 2 mm
Fora do eixo visual

Monoterapia – 1/1 hora

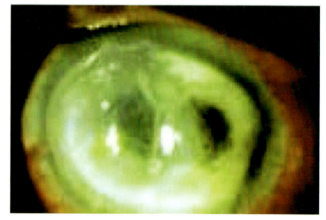

Lesão > 2 mm
No eixo visual

Colírios fortes – 1/1 hora

▶ **Figura 32.1.5**

- Recobrimento conjuntival deve ser evitado, pois impede a avaliação do infiltrado.
- *Patch* de córnea.
- Transplante terapêutico de córnea.
- Transplante de córnea, com finalidade óptica.
- Rotina:
  - Suspender ou manter AB? Depende da gravidade e do bom senso.
a) Em lesões pequenas, sem risco de perfuração, com mais tempo de evolução, pode-se suspender a medicação por 48 horas e colher o material após, com mais chance de positividade do exame.
b) Para lesões graves, extensas ou muito profundas, deve-se colher o material, mesmo na vigência da medicação.
- Colher material para lâmina.
- Colher material para cultura.

REFERÊNCIAS CONSULTADAS

1. Hanet MS, Jamart J, Chaves AP. Fluoroquinolones or fortified antibiotics for treating bacterial keratitis: systematic review and meta-analysis of comparative studies. Can J Ophthalmol. 2012;47(6):493-9.
2. Kowalski RP, Kowalski TA, Shanks RM, Romanowski EG, Karenchak LM, Mah FS. In vitro comparison of combination and monotherapy for the empiric and optimal coverage of bacterial keratitis based on incidence of infection. Cornea. 2013;32(6):830-4.
3. Lalitha P, Srinivasan M, Rajaraman R, Ravindran M, Mascarenhas J, Priya JL, et al. Nocardia keratitis: clinical course and effect of corticosteroids. Am J Ophthalmol. 2012;154(6):934-9.
4. Reggi JRA, Nishiwaki-Dantas MC, Paolera MD. Primeiros socorros. São Paulo: Phoenix Comunicação Integrada, 2009. p.244.
5. Sousa LB, Hofling-Lima AL. Doenças Infecciosas bacterianas. In: Hofling-Lima, Nishiwaki-Dantas MC, Alves MR. Série Oftalmologia Brasileira – Doenças Externas Oculares e Córnea. Rio de Janeiro: Livraria Cultura, 2011. p.138-46.

32.2 Ceratites Virais

Erika Alessandra Galembeck Silvino Rodrigues • Maria Cristina Nishiwaki Dantas

CERATITE HERPÉTICA

O vírus herpes simples (VHS) apresenta o homem como único reservatório natural. É dividido em tipos 1 e 2. O tipo 1 geralmente acomete os olhos. A doença primária normalmente é assintomática e somente 1% a 6% das pessoas apresentam manifestação clínica. A transmissão acontece por contato direto com lesões orais ou secreção de portadores do vírus. O período entre o contato com vírus e a doença é de três a nove dias. Oitenta por cento dos adultos apresentam sorologia positiva para o vírus herpes.

Após a infecção primária, o vírus entra no nervo periférico e permanece em estado latente nos gânglios trigêmeo, cervical, simpático e tronco cerebral. O gânglio trigêmeo é o sítio de latência envolvido na doença ocular recorrente. O mecanismo que leva o vírus latente a tornar-se ativo não está bem definido, porém alguns fatores estão associados a sua reativação e recorrência, como estresse, trauma, cirurgias, menstruação, exposição solar, febre e alguns medicamentos como colírios de prostaglandinas. Existem relatos que sugerem a doença atópica sistêmica como fator de risco para infecção pelo HSV.

De acordo com a fisiopatologia, a doença ocular herpética pode ser infecciosa (blefaroconjuntivites, ceratites epiteliais), inflamatória (ceratites estromais e endotelites) e mista (ceratite estromal necrotizante, irite e ceratouveíte).

Infecção primária

Geralmente assintomática. Apresenta manifestação clínica variada. Ocorre geralmente entre os seis meses e os cinco anos de vida.

A blefarite (Figura 32.2.1) é a manifestação ocular mais frequente. Caracteriza-se pela presença de vesículas na pele, bordas das pálpebras e região periocular. As vesículas podem se romper e formar úlceras e crostas. Pode ocorrer conjuntivite folicular aguda, gânglio pré-auricular e formação de pseudomembrana, o que dificulta o diagnóstico diferencial com conjuntivite por adenovírus. O comprometimento corneal é raro e limita-se ao epitélio com possibilidade de haver formação de ceratite *punctata* difusa, vesículas e dendritos.

A infecção ocular congênita e neonatal é causada pelo vírus tipo 2 em 80% dos casos. A contaminação ocorre durante a passagem pelo canal de parto. Entre 60% e 80% das mães apresentam infecção assintomática ou não diagnosticada durante a gestação. Pode haver envolvimento do sistema nervoso central e até óbito.

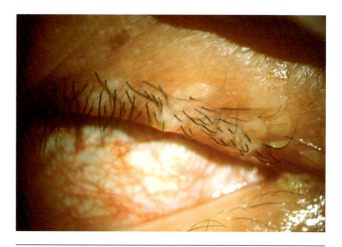

▶ **Figura 32.2.1** Blefarite herpética.

Infecção recorrente

A recorrência nas infecções pelo VHS é comum. Após um ano do primeiro episódio, aproximadamente 9,6% dos pacientes apresentam recorrência; este número aumenta para 23% em dois anos, 36% em cinco anos, 49% em 10 anos e 63% em 20 anos. Após o segundo episódio, 70 a 80% dos pacientes tem outra recorrência em 10 anos e o intervalo das recorrências diminui conforme o número delas aumenta. Na maioria dos pacientes (85% a 90%), a recorrência é unilateral. A forma mais comum de recorrência é a ceratite, que pode manifestar-se em diversas formas. Holland e Schwartz, em 1999, classificaram as ceratites herpéticas, como: ceratites epiteliais infecciosas (vesículas corneais, ceratite dendrítica, ceratite geográfica, ceratite marginal), ceratopatia neurotrófica, ceratites estromais (necrotizante e imune) e endotelites (disciforme, linear e difusa).

Ceratite epitelial infecciosa

É causada por ação direta do vírus vivo, cursa com replicação viral local. A maioria dos pacientes apresenta fotofobia, dor e lacrimejamento. Baixa acuidade visual ocorre quando a lesão envolve o eixo visual. Os tipos mais comuns são as ceratites dendríticas e as geográficas.

As vesículas corneais são pequenas, discretamente elevadas e não coram com fluoresceína. Pacientes nesta fase não apresentam muita sintomatologia e por isso essa é uma manifestação raramente vista. As vesículas se rompem, originam a ceratite *punctata* e coalescem para formar linhas até o aparecimento dos dendritos.

A ceratite dendrítica (Figura 32.2.2), considerada a lesão clássica do herpes simples ocular, é uma lesão linear composta de ramificações, que apresentam característicos bulbos terminais. As bordas das lesões são discretamente elevadas com presença de vírus vivo. O dendrito é geralmente central e pode ser único ou múltiplo.

A ceratite geográfica (Figura 32.2.3) tem aspecto ameboide ou em mapa e nada mais é do que o dendrito que perdeu seu padrão linear em virtude da extensão dos seus ramos por ação direta do vírus vivo (replicação). A evolução do dendrito para lesões geográficas pode estar associada ao uso prévio de corticoide.

A ceratite marginal tem aspecto semelhante à ceratite dendrítica, porém ocorre na periferia da córnea. Pode haver injeção límbica ou até vasculite, o que causa neovascularização e infiltrado, além de dificultar o diagnóstico.

Todas as lesões são melhores observadas com uso de corantes como fluoresceína e rosa bengala. É comum haver diminuição da sensibilidade corneal relacionada ao comprometimento da membrana basal devido ao número de recorrências.

Ceratopatia neurotrófica (Figura 32.2.4)

Secundária à lesão da membrana basal em razão da alteração da inervação corneal que é ocasionada por efeitos do vírus no gânglio do nervo trigêmeo associada à diminuição do filme lacrimal. Pode ser exacerbada pelo uso crônico de medicações, especialmente os antivirais tópicos. Não há presença de vírus na lesão, nem associação com processos autoimunes. O quadro inicial inclui irregularidade da superfície corneal e alteração do seu brilho. Há formação de ceratite *punctata* que, comumente, evolui para defeito epitelial crônico. Esses defeitos são rasos, transparentes ou acinzentados, possuem formato arredondado, com bordas elevadas pelo empilhamento epitelial, caracterizam-se pela ausência de infiltrado estromal e frequentemente são localizadas no centro ou região inferior da córnea. Quadros mais arrastados podem apresentar estroma opaco e infiltrado, além de neovascularização ao redor da lesão. Casos que não respondem bem ao tratamento têm maior chance de apresentar infecção bacteriana secundária, bem como evoluir para necrose e perfuração.

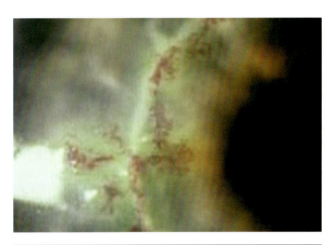

▶ **Figura 32.2.2** Lesão epitelial dendrítica corada com rosa bengala.

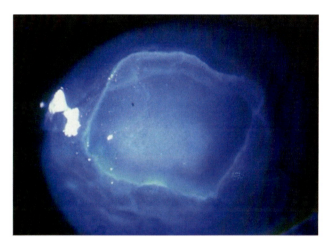

▶ **Figura 32.2.4** Ceratopatia neurotrófica herpética.

Ceratite estromal

É a inflamação do estroma corneal que pode ser necrotizante (ação direta do vírus) ou imune (ação dos imunocomplexos). A ceratite estromal imune ocorre pela presença do antígeno viral no estroma que forma um complexo antígeno-anticorpo-complemento e gera uma inflamação intraestromal. Pode apresentar-se como infiltrado, neovascularização, anel imunológico (anel de Wessely) (Figura 32.2.5), cicatriz e afinamento. Neste tipo de ceratite, o epitélio está sempre íntegro, exceto nas associações com infecção epitelial. O infiltrado estromal geralmente vem acompanhado de reação de câmara anterior, injeção ciliar e desconforto ocular. Edema estromal, decorrente de infecções estromais de repetição, pode estar presente. Inflamações graves com infiltrados densos causam diminuição da acuidade visual e cicatrizes. Neovascularização pode

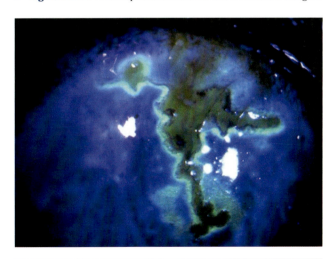

▶ **Figura 32.2.3** Ceratite geográfica herpética.

existir em qualquer camada da córnea. Pode ocorrer somente em um quadrante ou envolver toda córnea. O anel imunológico, denominado anel de Wessely, quando ocorre, pode ser completo ou incompleto, único ou múltiplo, geralmente localizado no estroma médio.

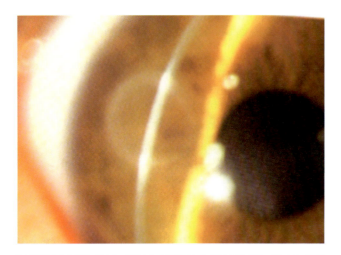

▶ **Figura 32.2.5** Anel de Wessely.

A ceratite estromal necrotizante (Figura 32.2.6) é uma manifestação rara que ocorre pela invasão direta do vírus no estroma e caracteriza-se por necrose, ulceração, infiltrado estromal denso e defeito epitelial. Casos graves podem evoluir com afinamento e perfuração em poucos dias.

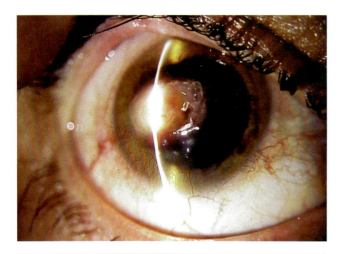

▶ **Figura 32.2.6** Ceratite necrotizante herpética.

Endotelite

Reação inflamatória do endotélio caracterizada por edema estromal e epitelial secundários à disfunção endotelial além de precipitados ceráticos. Irite pode estar presente. Não ocorre neovascularização, nem infiltrados estromais, exceto em casos não tratados corretamente ou muito graves. Endotelites crônicas causam diminuição permanente da acuidade visual em razão de edema proveniente do dano às células endoteliais. A patogênese ainda não foi muito bem elucidada. Sabe-se, no entanto, que ocorre uma reação de hipersensibilidade tardia (tipo IV) às partículas virais no estroma ou às alterações corneais decorrentes de inflamações anteriores. Alguns estudos referem presença de vírus ativo no humor aquoso. Apresenta-se sob três formas clínicas: disciforme (Figura 32.2.7), difusa e linear. A endotelite disciforme é a forma mais comum e cursa com edema estromal localizado em forma de disco com precipitados ceráticos atrás da lesão. Pode haver dobras na membrana de Descemet e iridociclite. Os pacientes apresentam olho calmo e queixa de diminuição moderada da acuidade visual.

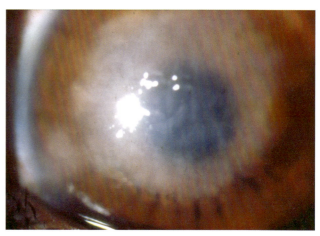

▶ **Figura 32.2.7** Endotelite disciforme herpética.

A endotelite difusa é uma forma rara, caracterizada por edema estromal difuso, com precipitados ceráticos em toda superfície posterior da córnea. Os sintomas são mais intensos e pode haver hipópio e hipertensão ocular.

A forma mais grave e de difícil tratamento, conhecida como endotelite linear, apresenta edema estromal e epitelial periféricos acompanhados por precipitados ceráticos lineares da periferia para o centro da córnea.

DIAGNÓSTICO DIFERENCIAL

- **Infecção primária:** as formas palpebrais devem ser diferenciadas das blefarites bacterianas (em especial a estafilocóccica) e blefarite seborreica. Casos onde há presença abundante de vesículas podem ser confundidos com herpes-zóster. A conjuntivite folicular é muito semelhante à conjuntivite por adenovírus. Embora a conjuntivite folicular seja bilateral na maioria dos casos, diferenciá-las é muito difícil na ausência de comprometimento palpebral ou corneal.
- **Ceratite epitelial infecciosa:** o diagnóstico diferencial é feito principalmente com as doen-

ças oculares que apresentem pseudodendritos, como: olho seco, herpes-zóster ocular, ceratite por adenovírus, lesões ocasionadas por uso de lentes de contato, ceratite por *Acanthamoeba* e traumatismo.

- **Ceratite estromal imune:** quando há presença de neovascularização, a diferenciação é feita com outras causas de ceratite intersticial. As principais são sífilis, tuberculose e síndrome de Cogan. Ceratites bacterianas, fúngicas ou por *Acanthamoeba* devem ser descartadas na presença de infiltrado estromal denso. Quadros que apresentam anel imunológico também devem ser diferenciados de ceratites causadas por *Acanthamoeba*.
- **Ceratite estromal necrotizante:** os principais diagnósticos diferenciais são as ceratites infecciosas (bacterianas, fúngicas e por *Acanthamoeba*).
- **Endotelites:** o diagnóstico diferencial é feito com uveítes anteriores e cicatrizes corneais (traumatismos e ceratites infecciosas). Autores relatam endotelites causadas por citomegalovírus.

Diagnóstico laboratorial

O diagnóstico da doença herpética ocular é geralmente clínico. A sorologia raramente auxilia no diagnóstico em razão da grande prevalência na população geral. Nos casos de dúvida no diagnóstico, podem ser realizados os seguintes testes: imunofluorescência direta, cultura viral e reação em cadeia da polimerase com amplificação da cadeia de DNA. Citologia de impressão também pode ser realizada, porém é pouco específica.

Tratamento

Infecção primária

- **Conjuntivite:** tratamento sintomático com colírios lubrificantes, preferencialmente sem conservantes, usados de 6 a 8 vezes ao dia. Compressas geladas podem ser feitas 4 vezes ao dia.
- **Blefarite:** quando as lesões ocorrem próximo às pálpebras, sem acometimento ocular, o tratamento é feito com Aciclovir 3% creme dermatológico 5 vezes ao dia. Se houver acometimento da pálpebra, deve ser orientado o uso de pomada oftalmológica Aciclovir 3% 5 vezes ao dia nas lesões palpebrais e dosagem profilática no fundo de saco conjuntival inferior. O tratamento com antiviral tópico é feito por um período de 14 a 21 dias. É importante orientar limpeza das pálpebras com sabonete ou xampu neutro ou soluções oftalmológicas para limpeza. Nos casos de lesões extensas ou refratárias ao tratamento tópico, pode ser indicado uso de antivirais sistêmicos em dose terapêutica.

Recorrências

- **Infecção epitelial:** o tratamento consiste na introdução de antivirais tópicos em dosagem terapêutica (Quadro 32.2.1). Nos casos refratários ao tratamento tópico, recidivas frequentes (mais de dois episódios ao ano), pacientes imunocomprometidos e falta da medicação tópica, são indicados antivirais sistêmicos em dose terapêutica e, nos dois últimos casos, deve-se manter o antiviral sistêmico em dose profilática por 4 a 6 meses para diminuir as chances de novas recidivas. Corticoides devem ser evitados na presença de lesão epitelial. Os pacientes devem ser avaliados em dias alternados até que haja resposta clínica, ou seja, início de cicatrização do epitélio e a cada 4 a 5 dias até cicatrização (aproximadamente 14 dias).
- **Ceratite neurotrófica:** o tratamento depende do tamanho e da gravidade da lesão e consiste em:
  - Eliminação da medicação tópica;
  - Aplicação de lubrificantes sem conservantes várias vezes ao dia;

QUADRO 32.2.1 Antivirais tópicos usados no tratamento da infecção ocular por herpes simples.

Drogas	Nome comercial	Dose terapêutica	Dose profilática
Aciclovir 3% (pomada)	Zovirax®* oftálmico	5 vezes ao dia 14-21 dias	2-3 vezes ao dia
Idoxuridina 0,1% (gotas)	Idu®*, Stoxil®	9 vezes ao dia 7-10 dias	4-5 vezes ao dia
Idoxuridina 0,5% (pomada)	Herpex®, Dendrid®, Idu®*, Stoxil®	5 vezes ao dia 7-10 dias	2-3 vezes ao dia
Trifluoridina 1,0% (gotas)	Viroptic®	9 vezes ao dia 14-21 dias	4-5 vezes ao dia
Trifluoridina 1,0% (pomada)	Zost®	5 vezes ao dia 14-21 dias	2-3 vezes ao dia
Vidarabina 3,0% (pomada)	Vira – A®	5 vezes ao dia 14-21 dias	2-3 vezes ao dia

* Medicações produzidas no Brasil.

- Aplicação de curativo oclusivo com pomada de antibiótico geralmente à noite para evitar que o paciente acorde de hora em hora para instilar colírios;
- Se não houver melhora entre 5 e 7 dias após iniciado tratamento acima proposto, deve-se utilizar lente de contato terapêutica. Neste caso, recomenda-se adicionar uma gota de antibiótico tópico profilaticamente 3 vezes ao dia (ofloxacino ou levofloxacino, por exemplo). Evitar ciprofloxacino, pois pode impregnar a lente.
- Pode ser feita tarsorrafia temporária com ou sem oclusão do ponto lacrimal pelo menos após 5 a 7 dias se não houver melhora. Nos casos refratários ao tratamento, pode ser necessário recobrimento conjuntival tipo Gundersen.
- **Ceratite estromal:** o tratamento depende da gravidade da ceratite. Nos casos de ausência de sintomas, pode ser feito somente com lubrificantes. Nas ceratites estromais moderadas, devem ser usados corticoides tópicos associados ao antiviral em dosagem terapêutica. Deve-se dar preferência ao uso de antivirais sistêmicos (Quadro 32.2.3) dado que a medicação tópica não penetra bem o epitélio íntegro. O uso e regressão do corticoide são mostrados no Quadro 32.2.2. Nos casos mais graves, associa-se corticoide sistêmico à medicação acima para desarmar o processo imune, bem como antivirais em dosagem terapêutica para neutralizar a ação necrótica do vírus no estroma. Nas ceratites estromais necrotizantes, os pacientes devem ser avaliados diariamente até o controle do processo inflamatório. Alguns casos podem evoluir para perfuração, o que torna necessário o uso de adesivo de cianoacrilato (perfurações até 2 mm) ou realização de transplante de córnea terapêutico.
- **Endotelites:** Nas endotelites disciforme e difusa, o tratamento segue o esquema do Quadro 32.2.2. Em ambos os casos, os pacientes devem ser acompanhados semanalmente até a melhora dos sintomas. A endotelite linear é de difícil tratamento, o que torna necessária a associação de antivirais em dosagem terapêutica à medicação tópica. Os pacientes devem ser acompanhados de 2 a 3 vezes por semana. As consultas de controle serão espaçadas conforme a evolução.
- **Tratamento cirúrgico:** consiste no transplante de córnea terapêutico (perfurações) ou óptico (cicatrizes que comprometam o eixo visual). Após a cirurgia, deve-se fazer uso de antivirais sistêmicos em dosagem terapêutica por pelo menos 12 meses.

HERPES-ZÓSTER OCULAR

É provocado pela reativação do vírus Varicela-Zóster latente no gânglio do nervo trigêmeo após infecção primária, geralmente na infância. Em geral, a reativação pode ser relacionada a uma imunodepressão ou imunodeficiência aguda ou crônica (estresse, regimes para

QUADRO 32.2.2 Esquema de tratamento das ceratites estromais herpéticas e endotelites com uso de corticoide tópico e antiviral profilático.

Semanas	Dexametasona 0,1% Prednisolona 1%	Aciclovir sistêmico profilático Zovirax®
Primeira	A cada 3 horas	800 a 1.000 mg ao dia
Segunda	A cada 4 horas	800 a 1.000 mg ao dia
Terceira	A cada 6 horas	800 a 1.000 mg ao dia
Quarta	A cada 8 horas	800 a 1.000 mg ao dia
Quinta	A cada 12 horas	Não necessário
Semanas	Dexametasona 0,01% Prednisolona 0,1%	Antiviral profilático
Sexta	A cada 6 horas	Não necessário
Sétima	A cada 8 horas	Não necessário
Oitava	A cada 12 horas	Não necessário

QUADRO 32.2.3 Antivirais sistêmicos para tratamento do herpes simples ocular.

Antiviral sistêmico	Nome comercial	Dosagem terapêutica	Dosagem profilática
Aciclovir 200 mg	Genérico, Aviral® e Zovirax®	1.600 mg a 2.000 mg	800 a 1.000 mg
Aciclovir 400 mg	Genérico Zovirax®	1.600 mg a 2.000 mg	800 a 1.000 mg
Valaciclovir 500 mg	Valtrex®	1.000 mg	500 mg
Famciclovir 125 mg	Famvir®	250 mg	125 mg

Capítulo 32

perda de peso, infecção pelo vírus da imunodeficiência humana adquirida, câncer, terapia imunossupressiva etc.). O comprometimento do ramo oftálmico dá origem ao quadro característico do herpes-zóster ocular (HZO).

Quadro clínico

Caracteriza-se pela presença de vesículas e crostas na pele, com respeito ao dermátomo correspondente ao nervo trigêmeo. Essas vesículas não cruzam a linha média e normalmente acometem a fronte e a pálpebra superior. O comprometimento da pálpebra e da conjuntiva é mais comum do que o da córnea.

Na fase aguda, a córnea pode apresentar ceratite *punctata*, pseudodendritos (Figura 32.2.8), ceratite numular (forma de moeda), ceratite límbica (casos mais graves) e ceratite estromal imune (intersticial). Na fase crônica, pode haver formação de placa mucosa, diminuição da sensibilidade da córnea, ceratite neurotrófica, neovascularização, ceratopatia em faixa e endotelite. A ceratite neurotrófica (Figura 32.2.9) acomete por volta de 50% dos pacientes, é de difícil tratamento e pode evoluir para inflamações graves com necrose, perda de tecido e perfuração.

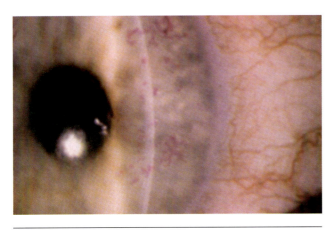

▶ **Figura 32.2.8** Pseudodendritos em paciente com herpes-zóster ocular.

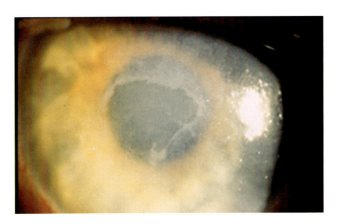

▶ **Figura 32.2.9** Ceratopatia neurotrófica em paciente com herpes-zóster ocular.

Coroidite multifocal, vasculite retínica, descolamento de retina e necrose aguda de retina são reportadas.

Diagnóstico laboratorial

São utilizados os mesmos testes da infecção por herpes simples (imunofluorescência direta, cultura viral e reação em cadeia da polimerase).

Tratamento

O antiviral sistêmico deve ser introduzido o mais prontamente possível (de preferência, até 72 horas do início do quadro clínico). Nos pacientes imunocompetentes, faz-se uso de antivirais por via oral (Quadro 4) por um período de 7 a 10 dias. Em imunocomprometidos, opta-se pela via endovenosa (Aciclovir 5-10 mg/kg/dia a cada 8 horas diluído em soro fisiológico e administrado lentamente entre 1 e 2 horas para evitar deposição renal) e após 5 a 7 dias de antiviral endovenoso deve-se manter o paciente com antiviral oral por tempo indeterminado.

Corticoides sistêmicos devem ser indicados nos casos de inflamação grave e dor intensa (Prednisona – Meticorten® 1 mg/kg/dia por via oral). Ceratites estromais, endotelites e ceratopatia neurotrófica são tratadas como as ceratites causadas pelo vírus herpes simples. Casos de neuralgia pós-herpética e dor após 6 semanas do quadro agudo, podem ser tratados com antidepressivo tricíclico. O inibidor de substância P (capsaicina 0,025%) é um antineurálgico tópico que pode ser associado ao antidepressivo.

QUADRO 32.2.4 Antivirais sistêmicos para o tratamento do herpes-zóster ocular.

Antiviral sistêmico	Nome comercial	Dosagem terapêutica
Aciclovir 200 mg	Genérico, Aviral® e Zovirax®	4.000 mg/dia
Aciclovir 400 mg	Genérico, Zovirax®	4.000 mg/dia
Valaciclovir 500 mg	Valtrex®	3.000 mg/dia
Famciclovir 125 mg/250 mg	Famvir®	750 mg/dia

REFERÊNCIAS CONSULTADAS

1. Fillet AM. Prophylaxis of Herpesvirus Infections in Immunocompetent and Immunocompromised Older Patients. Drugs Aging. 2002;19(5):343-54.
2. Herpetic Eye Disease Study. Predictors of Recurrent Herpes Simplex Virus Keratitis. Cornea. 2001;20(2):123-8.
3. Kamimura A, Takata MI, Neves JP, Viegas MT, Murata VY, Nogueira ML, et al. Detecção do vírus herpes simples por reação em cadeia da polimerase em pacientes com ceratite herpética típica ou atípica. Arq Bras Oftalmol. 2008;71(6)827-30.
4. Kandori M, Inoue T, Takamatsu F, Kojima Y, Hori Y, Maeda N, et al. Prevalence and features of keratitis with quantitative polymerase chain reaction positive for cytomegalovirus. Ophthalmology. 2010 Feb;117(2):216-22.

5. Koizumi N, Suzuki T, Uno T, Chihara H, Shiraishi A, Hara Y, et al. Cytomegalovirus as an etiologic factor in corneal endotheliitis. Ophthalmol. 2008 Feb;115(2):292-7.
6. Liesegang TJ. Herpes Simplex Virus Epidemiology and Ocular Importance. Cornea. 2001;20(1):1-13.
7. Matos K, Muccioli C, Belfort Junior R, Rizzo LV. Correlation between clinical diagnosis and PCR analysis of serum, aqueous, and vitreous samples in patients with inflammatory eye disease. Arq Bras Oftalmol. 2007;70(1)109-14.
8. Rezende R, Lima ALH. Infecções Virais. In: Lima ALH, Nishiwaki-Dantas MC, Alves MR. Doenças Externas Oculares e Córnea. Rio de Janeiro: Cultura Médica; São Paulo: Série Oftalmologia Brasileira CBO, 2011. p.147-64.

Capítulo 32

32.3 Ceratite Fúngica

Priscila Rymer

ETIOLOGIA

Micro-organismos eucarióticos, não realizadores de fotossíntese, reproduzem-se tipicamente por meio da produção de esporos. A maioria se agrupa em filamentos denominados hifas, que formam os micélios, embora alguns exibam uma forma unicelular.

CLASSIFICAÇÃO

1. **Fungos leveduriformes:** organismos unicelulares, ovais, que podem formar pseudo-hifas quando em baixa concentração de oxigênio tecidual. Nessas condições, apresentam maior potencial contaminante e capacidade de invasão tecidual. São mais frequentes em regiões de climas temperados e o principal fungo leveduriforme é o *Candida sp.* (64%). Geralmente acomete olhos com doenças pré-existentes ou com uso crônico de corticoide.
2. **Fungos filamentosos:** organismos multicelulares que assumem o aspecto de hifas. Podem ser septados ou não septados e, quando septados, pigmentados (*Moniliaceae*) ou não pigmentados (*Dematiaceae*). Compõe 60% de todos os fungos isolados. Os agentes etiológicos mais frequentes são os fungos filamentosos não pigmentados, sendo o *Fusarium sp.* o mais comum (60%); o *Fusarium solani* o mais patogênico; além do *Aspergillus sp.* (11%) e do *Penicillium sp.* (7,0%) os mais frequentes em regiões de climas tropicais e de menor resposta ao tratamento. São geralmente relacionadas às infecções pós-trauma com material vegetal em olhos previamente sadios.
3. **Fungos dimórficos:** possuem as duas características conforme a temperatura do ambiente que os cercam. Raramente ocorre acometimento ocular. O *Blastomyces coccidioides* integra essa classificação.

EPIDEMIOLOGIA

Os fungos fazem parte da flora ocular externa. Os micro-organismos mais frequentemente encontrados são o *Rhodotorula spp.*, o *Candida spp.*, o *Penicillium spp.*, o *Cladosporium spp.*, o *Alternaria spp.* e o *Aspergillus sp.*, sendo esse o mais comum. Já o *Candida parapsilosis* é o fungo isolado mais frequentemente encontrado em olhos saudáveis. A frequência de ceratite fúngica é baixa quando comparada com a ceratite bacteriana.

INCIDÊNCIA

Fatores de risco: o trauma ocular é o principal deles. Além disso, podem ser considerados também o uso crônico e indiscriminado de corticoides e antibióticos de largo espectro, imunodepressão, cirurgias oculares, uso de drogas, lente de contato hidrofílica, ceratite herpética crônica, alergia ocular, entre outros. Tais fatores associados às melhores técnicas laboratoriais e reconhecimento que diversas espécies de fungos, usualmente saprófitos ou não patogênicos, têm capacidade de infectar o olho podem contribuir para o aumento de incidência de ceratite micótica, que varia entre 1% e 30%, com maioria no sexo masculino e idade entre 16 e 49 anos.

FISIOPATOLOGIA

A virulência entre os fungos que acometem a córnea do ser humano tem um grande espectro. As defesas do paciente são, em muitos casos, suficientes para evitar infecções mais sérias.

Os fungos levam à destruição de tecido corneal por meio de reações inflamatórias do hospedeiro ou de substâncias tóxicas liberadas pelo próprio micro-organismo, como o *Fusarium sp.*, um dos fungos mais contagiosos em virtude de seu potencial de replicação a 35 °C e da liberação de micotoxinas. Ele possui ainda a capacidade de penetrar na membrana de Descemet intacta. Pode levar à endoftalmite anterior e posterior.

O *Candida spp.* destrói o tecido corneal pela liberação de enzimas proteolíticas e lipase. Sua eliminação é dificultada pela presença de substâncias na parede celular que previnem o contato com neutrófilos.

CARACTERÍSTICAS CLÍNICAS

Possuem evolução lenta, menor reação inflamatória inicial do que a bacteriana, embora não seja regra, e em estágios avançados torna-se indistinguível.

Achados inespecíficos: hiperemia conjuntival, injeção escleral, defeito epitelial, edema corneal, infiltrado estromal, reação de CA e hipópio.

Achados característicos

1. **Fungo leveduriforme:** infiltrado ovalado, supuração densa, úmida e focal, de bordas bem delimitadas, não hifadas, sem lesão satélite e coloração amarelada (Figura 32.3.1).

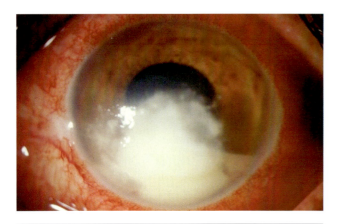

▶ **Figura 32.3.1** Ceratite por Levedura.

2. **Fungo filamentoso:** infiltrado, aspecto "seco", margens hifadas, pigmentação acastanhada ou acinzentada, bordas elevadas e irregulares, presença de infiltrado em anel corneal, textura áspera, placa endotelial, lesões satélites, com possibilidade de hipópio e extensão da infecção para CA (Figura 32.3.2).

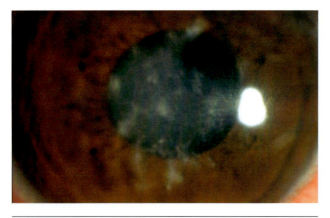

▶ **Figura 32.3.2** Ceratite Filamentar.

Ceratite com pigmentação: dematiáceos (*curvularia lunata*).

As manifestações clínicas não são suficientes para o diagnóstico definitivo de uma ceratite infecciosa. Em muitos casos, há características que podem ser tanto bacterianas quanto fúngicas. Mesmo que os achados sejam sugestivos de um determinado agente patogênico, o diagnóstico laboratorial com coleta do material para exame microscópico direto e cultura é obrigatório.

Em casos avançados pode haver necrose corneal, afinamento, perfuração ocular e endoftalmite, o que torna importante o diagnóstico precoce e o tratamento específico ao patógeno.

Deve-se considerar a lavagem da câmara anterior com anfotericina B (30 mcg/mL) se houver presença de úlcera fúngica ultrapassando o estroma profundo, membrana de Descemet e endotélio, associado à presença de placa de fibrina endotelial atrás da lesão, reação de CA e hipópio.

- **Endoftalmite endógena (fungemia):** 2 a 15%. Vitreíte com ou sem lesão focal. Maioria causada por *Candida*.
- **Endoftalmite externa:** pós ceratite: *Fusarium sp.* e pós-trauma: *Aspergillus sp.*

DIAGNÓSTICO LABORATORIAL

Deve-se coletar material das bordas e da região central da úlcera, pálpebra, conjuntiva e lentes (em usuários de lente de contato) sob biomicroscopia na lâmpada de fenda com espátula de Kimura para pesquisa de microscopia direta com resultado imediato: Giemsa e Gram (Figura 32.3.3), com positividade de 27% a 60%, microscópio de fluorescência para o corante acridine orange (excelente para fungo) (Figura 32.3.4), hidróxido de potássio e cultura em meios agar chocolate, agar sangue, agar Sabouraud e tioglicolato antes do início do tratamento tópico.

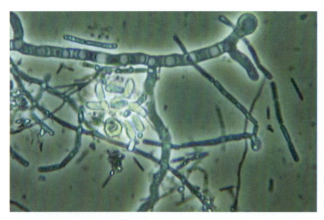

Fusarium

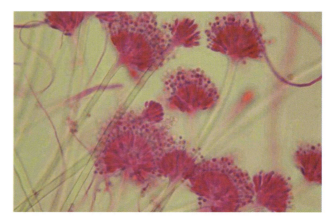

Aspergillus

▶ **Figura 32.3.3** Gram/Giemsa.

Capítulo 32

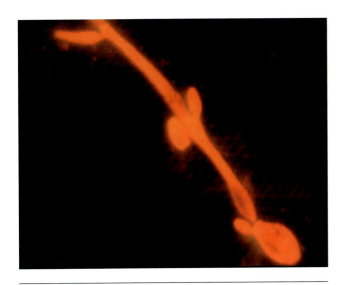

▶ **Figura 32.3.4** Coloração pelo acridine Orange.

O crescimento do fungo causador da ceratite ocorre em 72 horas, mas 25% dos fungos podem não crescer até 14 dias. O meio agar Sabouraud sem ciclo-heximida pode ser acrescido de gentamicina para evitar crescimento bacteriano. É armazenado em temperatura ambiente e estudos indicam sensibilidade de 80%. O meio agar sangue também muito utilizado para identificação de todas as espécies de *Candida* quando mantidos a 35 °C. O BHI (*brain heart infusion*) é um meio que também pode ser utilizado para crescimento do fungo.

Pode-se obter também material por biópsia da córnea e novas técnicas, como o PCR (reação em cadeia da polimerase ou *polimerase chain reaction*) e microscopia confocal (Figura 32.3.5). Esta última permite identificar hifas no estroma da córnea e acompanhar a evolução do processo infeccioso.

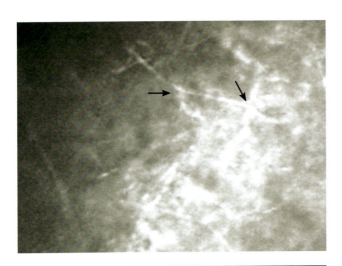

▶ **Figura 32.3.5** Microscopia Confocal, setas mostram presença de hifas.

TRATAMENTO

Após coleta do material, deve-se iniciar antibiótico fortificado até resultado. O tratamento fúngico só pode começar com o diagnóstico laboratorial confirmado.

Após confirmação diagnóstica, inicia-se o tratamento específico imediatamente. Pode-se realizar desbridamento diário das lesões com objetivo de retirar material necrótico, epitelial e fúngico, além de aumentar em 10% a penetração da droga no estroma da córnea.

O tratamento pode ser por administração tópica, subconjuntival, intracameral, intravítrea e sistêmica, dependendo da gravidade do caso e do tipo de medicação usada (Tabela 32.3.1).

1. **Para fungo filamentoso: poliênico:** natamicina 5% (pimaricina). Apresenta amplo espectro contra fungos filamentosos e contra leveduras. Sua eficácia não é tão boa quando há invasão profunda do estroma corneal.

Inicia-se o tratamento de 1/1 hora até melhora, com redução em seguida.

2. **Para fungo leveduriforme: poliênico:** anfotericina B: Efetivo contra *Aspergillus* e *Candida*. Via tópica: 0,15%. A via tópica penetra o estroma corneal. Intracameral: 30 microgramas/mL, intravítrea: 0,05 mg/mL.

Imidazólicos e triazólicos: agem na membrana celular dos fungos interferindo na síntese do ergosterol.

Imidazólicos:

Tiabendazol: 500 mg/dia via oral

Miconazol: tópica 1%, subconjuntival 5 a 10 mg/dia, 200 a 3.600 mg/dia IV e intravítrea 0,25 a 0,5 mg.

Clotrimazol: tópica a 1%

Econazol: tópica a 1%

Cetoconazol: tópica 1% ou 2% ou oral 400 a 800 mg/dia

Triazólicos:

Itraconazol: 1% tópica ou 200 mg/dia via oral

Fluconazol: 0,1% a 0,2% tópica, 200 mg/dia via oral e 100 mg/dia IV.

Voriconazol: tópica 1%, 200 mg/dia oral ou IV de 12/12 horas, podendo chegar até 800 mg/dia, subconjuntival: 5-10 mg, intraestromal: 5 µg/mL, intracameral: 250 µg/mL e intravítreo 100 µg.

> **OBSERVAÇÃO**
>
> Pode ocorrer elevação das enzimas hepáticas.

O tratamento se estende por diversas semanas e pode alcançar três meses ou mais. Mesmo após aparente resolução clínica, o tratamento deve ser continuado por algumas semanas, pois há chance de o fungo permanecer nas camadas mais profundas do estroma corneal. A erradicação da endoftalmite por *Fusarium sp.* é notoriamente difícil, pois a persistência e a recorrência da infecção são frequentes. O tratamento refratário pode acionado devido a infecções intraoculares não detectadas que podem ser um ninho para infecção persistente.

Ceratite moderada: tratamento tópico.

Ceratite intensa: esclerite, endoftalmite ou após ceratoplastia penetrante: via subconjuntival ou sistêmica.

A associação com corticoide deve ser evitada e retirada gradativamente. É permitida após tratamento específico para ceratite por *Candida* e contraindicada para *Fusarium sp.*

TABELA 32.3.1 Tratamento da ceratite fúngica.

Agente	Tratamento tópico	Associação sistêmica
Fungo Filamentoso	Natamicina 5%	Cetoconazol/Voriconazol (casos resistentes) oral
Fungo Leveduriforme	Anfotericina B 0,15%	Ceroconazol/Fluconazol/Voriconazol (casos resistentes) oral

Tratamento cirúrgico

Indicado quando há progressão da doença com uso de medicação sistêmica, perfuração ocular iminente ou comprovada.

Os principais procedimentos realizados são a ceratoplastia penetrante, o recobrimento conjuntival após desbridamento da lesão, patch de córnea, vitrectomia quando presente infecção vítrea, de íris, corpo ciliar e a lensectomia.

Estudos demonstraram que em alguns casos de ceratite por *Fusarium sp.* após tratamento prolongado com medicação máxima (anfotericina B 0,15% colírio + natamicina 5% colírio + voriconazol 400 mg 2×/dia + injeção intravítrea 0,05 mg/mL) só obtiveram melhora após vitrectomia com a remoção de toxinas, reação inflamatória, fibrina e micro-organismos presentes nas estruturas internas oculares (íris, corpo ciliar e vítreo) com melhora da acuidade visual de até 20/50.

Nos casos submetidos à ceratoplastia penetrante terapêutica (Figura 32.3.6), uma alternativa ao corticoide que está contraindicado na ceratite fúngica filamentosa é a ciclosporina 1% a 2%, que possui propriedades antifúngicas e anti-inflamatórias com ótimos resultados.

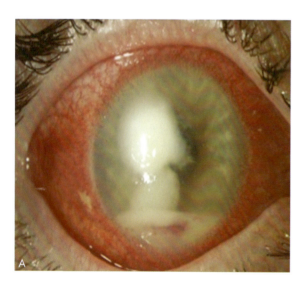 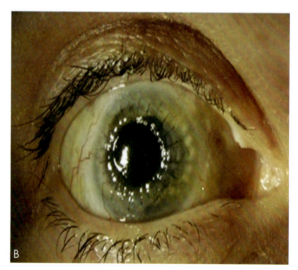

▶ **Figura 32.3.6** (**A**) Cerattite fúngica e (**B**) mesmo olho após ceratoplastia penetrante terapêutica com erradicação da infecção.

REFERÊNCIAS CONSULTADAS

1. Alfonso EC, Galon A, Miller D. Fungal keratitis. In: Krachmer JH, Mannis MJ, Holland EJ. Cornea: Fundamentals, Diagnosis and Management. 3.ed. New York: Mosby Elsevier, 2011. p.1009-22.
2. Comer GM, Stem MS, Saxe SJ. Successful salvage therapy of Fusarium endophthalmitis secondary to keratitis: an interventional case series. Cin Ophthalmol. 2012;6:721-6.
3. Cresta FB, Alves MR. Ceratite Fúngica. In: Alves MR, Gomes JA. Superfície Ocular: Córnea, Limbo, Conjuntiva, Filme lacrimal. 2.ed. Rio de Janeiro: Cultura Médica, 2011. p.244-50.

4. Fadzillah MT, Ishak SR, Ibrahim M. Refractory Keratitis Successfully Treated with Combination of Amphotericin B and Voriconazole. Case Rep Ophthalmol Med. 2013;2013:413953. Epub 2013 Feb 20.
5. Goldschmidt P, Degorge S, Sarria PC, Benallaoua D, Semoun O, Borderie V, et al. New Strategy for Rapid Diagnosis and Characterization of Fungal Infections: The Example of Cornea Scrapings. PLoS One. 2012;7(7):e37660.
6. Kanski, JK. Ceratite Fúngica. In: Kanski, JK. Oftalmologia Clínica: Uma abordagem sistemática. 6.ed. Rio de Janeiro: Elsevier Editora Ltda, 2008. p.260-2.
7. Proenca-Pina J, Ssi Yan Kai I, Bourcier T, Fabre M, Offret H, Labetoulle M. Fusarium keratitis and endophthalmitis associated with lens contact wear. Int Ophthalmol. 2010;30(1):103–107.
8. Wright TM, Afshari NA: Microbial keratitis following corneal transplantation. Am J Ophthalmol. 2006;142(6):1061-2.

32.4 Ceratites Parasitárias

Diego Ricardo Hoshino Ruiz

CERATITE POR *ACANTHAMOEBA*

Introdução

A ceratite por *Acanthamoeba* é uma infecção causada por um protozoário classificado como ameba de vida livre (AVL) que pode levar a graves complicações.

Foi relatada em humanos pela primeira vez em 1973 nos Estados Unidos e publicada em 1974, na Inglaterra. Os primeiros casos no Brasil foram descritos por Nosé e colaboradores em 1988.

A *Acanthamoeba* é um dos três parasitas amebianos associados à doença humana, que incluem a *Entamoeba* (responsável pela gastroenterite) e a *Naegleria* (responsável pela meningoencefalite). A *Acanthamoeba* pode causar ceratite e encefalite.

Encontrada no ar, nas águas doce e salgada, além de mucosas e tecidos humanos, a *Acanthamoeba* apresenta-se em duas formas biológicas: a trofozoítica e a cística, ambas com diâmetro de 13-23 µm. A forma metabolicamente ativa é a trofozoítica, que se alimenta de partículas orgânicas, outros micro-organismos e realiza mitose em condições ótimas (suprimento alimentar, pH neutro e temperatura próxima a 30 °C). Quando em condições inóspitas (alta temperatura, dessecação e na presença de alguns desinfetantes químicos), sofre diferenciação celular para forma cística, mais resistente, que apresenta parede externa dupla cujas camadas são separadas por um espaço, exceto em alguns pontos onde se formam opérculos no centro de óstios (pontos de saída para trofozoítas que excisam).

Fatores de risco

O fator de risco mais frequentemente associado à ceratite por *Acanthamoeba* é a lente de contato (LC). Todos os tipos de LC já foram associados à doença, principalmente em condições de má higiene, uso de LC em ambientes com água contaminada (piscinas, lagos etc.) e preservação das LC em soluções salinas sem conservantes e sujeitas à contaminação com mais facilidade.

Existem regiões onde as LCs não são o principal fator de risco para infecção. Em um estudo publicado na Índia, apenas 0,9% das ceratites por *Acanthamoeba* foram associados à LC e o principal fator de risco foi o trauma ocular.

Enquanto a encefalite por *Acanthamoeba* acomete apenas indivíduos imunocomprometidos, a ceratite ocorre também em imunocompetentes. Indivíduos saudáveis formarão uma resposta imune humoral à infecção, que será efetiva em regiões vascularizadas do organismo. Entretanto, nas córneas saudáveis avasculares, a destruição oxidativa normal pelos neutrófilos é deficitária, visto que eles dependem da memória imunológica cujos responsáveis são os anticorpos.

Quadro clínico

A quase totalidade dos casos de ceratite por *Acanthamoeba* é unilateral. Comumente apresenta-se com dor de forte intensidade, desproporcional aos sinais biomicroscópicos, o que a diferencia de outras ceratites infecciosas, como a ceratite pelo vírus herpes simplex. Outros sintomas frequentes são vermelhidão, fotofobia, lacrimejamento, perda de visão e secreção mucosa.

Sinais biomicroscópicos precoces incluem irregularidade epitelial com edema microcístico no epitélio sem que haja perda regular desse tecido. À medida que a doença progride, aparecem lesões pseudodendríticas (sem os característicos bulbos terminais do dendrito herpético), ceratite *puntacta* e infiltrados estromais (únicos ou múltiplos), além do característico infiltrado em anel (Figuras 32.4.1 e 32.4.2). Pode ocorrer limbite tanto nas fases precoces quanto tardias. Hipópio é incomum e ocorre nos casos graves ou avançados ou por toxicidade da medicação tópica utilizada.

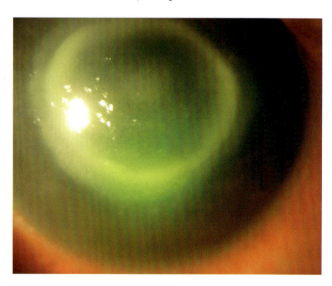

▶ **Figura 32.4.1** Ceratite por *Acanthamoeba* com característico infiltrado em anel.

Infiltrado perineural radial é um sinal típico, porém não patognomônico, pois pode ocorrer em outras situações, como na ceratite por *Pseudomonas*. Ocorre em virtude da migração de trofozoítos pelos nervos utilizados pela *Acanthamoeba* para sua disseminação na córnea. Pode se manifestar nos estágios precoces da doença, porém é mais comum nos quadros mais prolongados.

A velocidade de progressão da doença normalmente é lenta. Este fato talvez esteja associado à velocidade de multiplicação do micro-organismo.

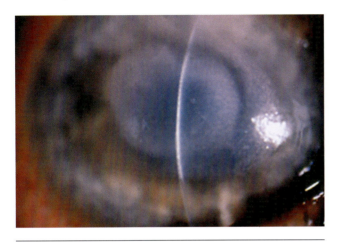

▶ **Figura 32.4.2** Ceratite por *Acanthamoeba* com característico infiltrado em anel.

Diagnóstico

O primeiro e mais importante passo é a suspeita clínica. A investigação epidemiológica faz-se necessária, visto que é pouco comum o paciente relatar espontaneamente detalhes importantes, como o uso irregular de LCs ou trauma prévio.

É importante a identificação laboratorial da *Acanthamoeba* o quanto antes, pois o tratamento é mais efetivo quando iniciado precocemente. O aspecto clínico, apesar de muitas vezes apresentar características peculiares, pode ser confundido com diversas outras ceratites infecciosas, como a ceratite herpética. Frequentemente é esse o direcionamento terapêutico inicial, que pode durar de semanas a meses. A ausência de resposta à terapia antiviral ou antibacteriana aumenta a suspeita da presença de *Acanthamoeba*.

Feita a suspeita clínica e nos casos de não crescimento bacteriano em repetidas culturas, a comprovação laboratorial da etiologia amebiana pode ocorrer pelo raspado corneal para a realização de esfregaço e cultura. Análise das LC e seu respectivo líquido de preservação pode colaborar com o diagnóstico.

Para a coleta do material, deve-se primeiramente instilar colírio anestésico estéril. Em seguida, deve-se realizar a semeadura deste material em meio de cultura e a sua colocação em lâmina. O mais utilizado é o agar não nutriente enriquecido com *E. coli*. Bactérias Gram-negativas entéricas, como as espécies de *E. coli* ou *Enterobacter*, formam um suprimento alimentar para a *Acanthamoeba*. A proliferação dos trofozoítas, após incubação, pode ser identificada no meio de cultura. Para as lâminas, os corantes usados são o Giemsa (Figura 32.4.3) ou a hematoxilina férrica, que identificam tanto cistos quanto trofozoítos. O calcoflúor branco pode ser utilizado apenas para a identificação de cistos, uma vez que se liga somente à quitina e à celulose, estruturas presentes na parede dos cistos.

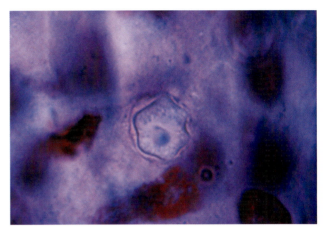

▶ **Figura 32.4.3** Cisto de *Acanthamoeba* evidenciado por coloração com Giemsa.

A biópsia corneal é uma opção diagnóstica, especialmente para as lesões estromais na vigência de epitélio íntegro, quando o agente não for identificado por coleta comum.

A imunofluorescência pode ser de utilidade tanto para os raspados quanto para o material de biópsia corneal, com identificação tanto de cistos quanto de trofozoítos.

A microscopia confocal é uma ferramenta útil para o diagnóstico da infecção *in vivo*, que tem as vantagens de ser rápida e não invasiva, pois não necessita de espera pela cultura, análise microbiológica e pode substituir a biópsia corneal. A desvantagem é que depende de um examinador experiente.

A PCR (*polymerase chain reaction* ou reação em cadeia da polimerase) apresentou maior sensibilidade do que a cultura em pacientes com ceratite por *Acanthamoeba*. Em trabalho recente, demonstrou-se que esta técnica aplicada no material de biópsia foi positiva em 77% dos pacientes com diagnóstico clínico de ceratite amebiana.

Tratamento

Existem diversas formas de tratamento descritas na literatura que variam de acordo com a extensão da doença, o estado geral da córnea e a experiência pessoal do especialista. Recentemente, houve um avanço no conhecimento do tratamento das ceratites amebianas e algumas medicações têm sido utilizadas com melhores resultados.

Terapias tópicas frequentemente utilizam uma biguanida (polihexametilbiguanida 0,02% = PHMB ou clorexidina 0,02%) em associação com uma diamidina (isotioato de propamidina 0,1% ou hexamidina 0,1%), inicialmente em alta frequência (inicialmente a cada 30 minutos nas primeiras 12 horas; depois de hora em hora por poucos dias com regressão de acordo com a evolução clínica). A PHMB apresentou, em estudo, menor toxicidade em relação às outras medicações tópicas estudadas. Paralelamente, tanto a PHMB quanto a hexamidina mostraram maior poder cisticida em relação à propamidina.

Os triazóis têm demonstrado eficácia quando utilizados como adjuvantes no tratamento das ceratites amebianas. Convencionalmente utilizados como antifúngicos, eles têm sido testados empiricamente na ceratite por *Acanthamoeba*. Os tópicos (miconazol 1%, clotrimazol 1-2% e mais recentemente voriconazol 1%) ou sistêmicos (cetoconazol, itraconazol e voriconazol) são os utilizados atualmente.

Indica-se o tratamento cirúrgico para as lesões com risco iminente de perfuração ou as refratárias ao tratamento clínico.

A cirurgia fotorrefrativa tem sido estudada no tratamento da ceratite por *Acanthamoeba*. Em pesquisa recente, foi utilizada a ceratectomia fototerapêutica (PTK) em lesões superficiais na córnea com bons resultados.

O cross-linking de colágeno tem sido empregado em estudos recentes com resultados promissores em casos individuais. Entretanto, ainda não há segurança para recomendar a incorporação deste procedimento à prática clínica atual.

CERATITE POR MICROSPORÍDEO

Introdução

O microsporídeo é um protozoário intracelular obrigatório do filo *Microspora*, termo criado em 1882 por Balbini para a classificação de um novo grupo de parasitas: eucariotas primitivos, desprovidos de mitocôndrias, cujo desenvolvimento se faz no interior da célula do hospedeiro. As manifestações clínicas da microsporidiose humana variam desde o acometimento ocular, muscular ou intestinal isolados, até o comprometimento sistêmico.

A infecção ocular foi descrita pela primeira vez em 1973 em um paciente do Sri Lanka e em 1990 foi descrito pela primeira vez associado à Síndrome de Imunodeficiência Adquirida (Aids).

Quadro clínico

De acordo com a literatura, existem duas formas clínicas:

1. Epitelite difusa, que frequentemente afeta a visão, ocorre em pacientes imunocomprometidos e está associada ao gênero *Encephalitozoon*;

2. Ceratite estromal, que ocorre em pacientes imunocompetentes, é associada aos gêneros *Vittaforma* e *Trachipleistophora*.

A ceratite por microsporídeo permaneceu definida como uma doença comum em indivíduos imunocomprometidos até a publicação da primeira série de múltiplos casos em imunocompetentes em 2003.

Diagnóstico

É incomum o crescimento de microsporídeos em cultura. O diagnóstico da infecção por microsporídeo depende da demonstração morfológica do parasita por microscopia óptica (MO) ou eletrônica (ME).

Exame direto: A microscopia óptica pode ser suficiente na maioria dos casos, o achado de esporos do parasita em amostras colhidas no local da infecção ou em líquidos corporais;

Biópsias: Tecidos adquiridos por biópsias são, normalmente, processados em parafina com cortes finos ou semifinos e corados com Giemsa, hematoxilina-eosina, Warthin-Starry, Brenner ou PAS.

A identificação da espécie é feita mediante exame de cortes ultrafinos do tecido em ME, exame bastante oneroso e menos sensível que o método direto, mas que permite a classificação ultraestrutural do parasita com identificação das características dos seus estágios de desenvolvimento.

Tratamento

O tratamento da microsporidiose consiste no uso de antimicóticos por via oral (itraconazol 200 mg, duas vezes ao dia) e tópica (isotionato de propamidina 0,1% – Brolene 6 vezes ao dia).

REFERÊNCIAS CONSULTADAS

1. Alvarenga LS, Freitas D, Hofling-Lima AL. Ceratite por Acanthamoeba. Arq Bras Oftalmol. 2000;63(2):155-9.
2. Bacon AS, Frazer DG, Dart JKG, Matheson M, Ficker LA, Wright P. A review of 72 consecutive cases of acanthamoeba keratitis 1984-1992. Eye. 1993;7:719-25.
3. Chan CM, Theng JT, Li L, Tan DT. Microsporidial keratoconjunctivitis in healthy individuals: a case series. Ophthalmology. 2003;110(7):1420-5.
4. Epstein RJ, Wilson LA, Visvesvara GS, Plourde EG Jr. Rapid diagnosis of Acanthamoeba keratitis from corneal scapings using indirect fluorescent antibody staining. Arch Ophthalmol. 1986;104:1318-21.
5. Illingworth CD, Cook SD. Acanthamoeba Keratitis. Surv Ophthalmol. 1998;42(6):493-508.
6. Kandori M, Inoue T, Shimabukuro M, Hayashi H, Hori Y, Maeda N, et al. Four cases of Acanthamoeba keratitis treated with phototherapeutic keratectomy. Cornea. 2010;29(10):1199-202.
7. Lalitha P, Lin CC, Srinivasan M, Mascarenhas J, Prajna NV, Keenan JD, et al. Acanthamoeba keratitis in South

India: a longitudinal analysis of epidemics. Ophthalmic Epidemiol. 2012;19(2):111-5.
8. McCulley JP, Alizadeh H, Niederkorn JY. Acanthamoeba keratitis. CLAO J. 1995;21(1):73-6.
9. Naginton J, Watson PG, Playfair TJ, McGill J, Jones BR, Steele AD. Amoebic infection of the eye. Lancet. 1974;2(7896):1537–40.
10. Nelson SE, Mathers WD, Folberg R. Confirmation of confocal microscopy diagnosis of Acanthamoeba keratitis using polimerase chain reaction analysis. Invest Ophthalmol Vis Sci. 1999;40(4):S263.
11. Nosé W, Sato EH, Freitas D, Ribeiro MP, Foronda AS, Kwittko S, et al. Úlcera de córnea por Acanthamoeba: quatro primeiros casos no Brasil. Arq Bras Oftalmol. 1988;51:223-6.
12. Parmar DN, Awwad ST, Petroll WM, Bowman RW, McCulley JP, Cavanagh HD. Tandem scanning confocal corneal microscopy in the diagnosis of suspected acanthamoeba keratitis. Ophthalmology. 2006;113(4):538-47.
13. Siddiqui R, Khan NA. Biology and pathogenesis of Acanthamoeba. Parasit Vectors. 2012;5:6.

32.5 Ceratite Intersticial

Carolina Dourado Cardoso Tonhá

A ceratite intersticial é caracterizada por vascularização e infiltração celular do estroma corneal. A sífilis congênita é a causa mais comum e os primeiros casos relatados são de 1858 por Jonathan Hutchinson. Em 1940, cerca de um milhão de pessoas apresentavam ceratite ou ceratopatia intersticial. O advento da penicilina e dos corticoides tópicos nesse período revolucionaram o controle da sífilis ocular.

A ceratite intersticial pode ser manifestação clínica de doenças infecciosas e não infecciosas e pode ser dividida em: infecção bacteriana, parasitária, viral e doenças sistêmicas.

INFECÇÃO BACTERIANA

Sífilis

Segundo estimativas da Organização Mundial de Saúde (OMS), a cada ano ocorrem cerca de doze milhões de novos casos de sífilis por transmissão sexual no mundo. No Brasil, estimam-se 937 mil casos por ano na população sexualmente ativa. Em 2011, foram diagnosticados 9.374 casos de sífilis congênita no Brasil, com taxa de incidência de 3,3 casos para cada mil nascidos vivos. O Ministério da Saúde (MS) pretende eliminar a doença até 2015 e apresenta como grande estratégia a oferta do teste rápido de sífilis no período pré-natal. O MS recomenda a realização do exame no primeiro e no terceiro trimestre da gravidez e na maternidade antes do parto.

A ceratite por sífilis é causada por reação imunomediada, mas o estímulo antigênico permanece desconhecido. Estudos prévios que demonstram o *Treponema pallidum* nas córneas com ceratite intersticial permanecem inconclusivos apesar da evolução tecnológica.

A ceratite estromal é o sinal inflamatório mais comum da sífilis congênita e ocorre mais frequentemente dos 5 aos 20 anos de idade. Não é possível correlacionar a idade do início das alterações com a gravidade e bilateralidade do quadro ocular.

Os principais sintomas relacionados são dor, fotofobia, lacrimejamento e turvação visual. A ceratite estromal pode se apresentar com infiltração periférica ou central, múltiplos infiltrados, ceratouveíte estromal necrotizante, vascularização profunda ou precipitados ceráticos e irite. A disfunção do endotélio corneal acompanha os infiltrados estromais ocasionando edema estromal e epitelial em muitos casos. Frequentemente são reconhecidas variações dessas apresentações clínicas.

A neovascularização é bastante comum e encontra-se intimamente relacionada à gravidade da inflamação e ao uso de medicações anti-inflamatórias.

A uveíte anterior pode acompanhar os casos de ceratite intersticial. Os precipitados ceráticos geralmente são pequenos. A quantidade de células e *flare* na câmara anterior e vítreo anterior é bastante variável. Outros achados raramente são encontrados, como hipópio, hifema e sinéquias posteriores.

Sífilis congênita

Predominam os casos bilaterais de ceratite intersticial por sífilis congênita. Geralmente, o acometimento do olho contralateral demora de semanas a meses para se manifestar.

A remissão do quadro sem o uso de corticoides é lento e pode durar semanas ou meses. O tratamento com os corticosteroides tópicos auxiliam na redução da vascularização e opacidade, além de aumentar a transparência corneal.

Sífilis adquirida

A ceratite intersticial é a manifestação incomum da sífilis adquirida. Frequentemente aparece meses ou anos após o surgimento do primeiro cancro e o trauma corneal pode ser fator desencadeante. O quadro clínico é similar ao observado nos casos congênitos, porém mais brando, pois tende à unilateralidade, apresenta menor neovascularização e resolução mais rápida.

Os achados corneais de ceratopatia intersticial pós-sífilis congênita ou adquirida são: opacidade estromal focal ou difusa, pleomorfismo endotelial e "vasos fantasmas". Podem ser observadas associações com degenerações corneais, como a esferoidal ou nodular de Salzmann e ceratopatia lipídica ou "em faixa".

Ocorrem ainda atrofia irídica, discoria, anisocoria, sinéquias anteriores ou posteriores e catarata secundária como sequela da ceratouveíte grave ou prolongada. Cerca de 20% dos pacientes podem desenvolver glaucoma.

Testes laboratoriais

Testes sorológicos devem ser considerados nos pacientes com ceratite estromal bilateral ou ceratouveíte, primeiro episódio de ceratite estromal profunda sem causa determinada, ceratite estromal durante a infância, ceratite estromal associada com *rash* cutâneo da sífilis secundária ou ceratite estromal associada com atrofia óptica ou outro sinal de neurossífilis.

Nesses casos, podem ser realizados testes treponêmicos ou não treponêmicos.

Os testes treponêmicos, como imunofluorescência indireta (FTA-ABs), hemaglutinação (TPHA ou HATTS) e imunoensaio enzimático (ELISA) detectam imunoglobulinas específicas para o *Treponema pallidum*.

Os não treponêmicos detectam imunoglobulinas contra material lipídico liberado após lesão de mitocôndrias do hospedeiro e cardiolipina liberada pelos treponemas (VDRL ou RPR).

Nos casos de crianças com testes sorológicos positivos, devem ser considerados exames adicionais, como radiografia simples de tórax e ossos longos, função hepática, ultrassonografia abdominal e avaliação neurológica.

Tratamento

A antibioticoterapia sistêmica visa a cura sistêmica e a prevenção da neurossífilis. É consenso que a ceratite intersticial pode manifestar-se tardiamente ou no olho contralateral a despeito da terapêutica adequada. A Tabela 32.5.1 mostra o esquema de tratamento detalhado.

Os testes sorológicos devem ser repetidos para determinar a eficácia da terapêutica instituída. Considera-se resposta satisfatória quando houver redução de duas diluições ou mais no mesmo teste não treponêmico após três meses de tratamento.

A inflamação corneal deve ser tratada com corticosteroides tópicos que reduzem o curso da doença e as chances de opacificação. A dosagem e frequência devem ser modificadas de acordo com a gravidade da inflamação ocular.

Micobactérias

O bacilo *Mycobacterium tuberculosis* nos olhos pode desencadear uveíte, coroidite, vasculite retínica, conjuntivite, esclerite e ceratite. A ceratite é geralmente associada à infecção sistêmica, uma vez que a do tipo ocular primária é muito rara.

Quando ocorre, a ceratite intersticial secundária à tuberculose é geralmente unilateral, acomete o estroma anterior e posterior, é periférica, focal e associada ao edema e vascularização corneal.

O curso natural da inflamação perdura por semanas ou meses, exceto quando instituída a corticoterapia tópica que acelera a resolução da doença, o que suporta a teoria de que a ceratite intersticial está relacionada com a resposta imune localizada nos antígenos tuberculínicos.

O esquema de tratamento da tuberculose preconizado pelo MS desde outubro de 2009 para todos os casos novos de tuberculose pulmonar e extrapulmonar, assim como para todos os de recidiva e retorno após abandono, é a utilização de quatro drogas em um único comprimido com dose fixa combinada: rifampicina (R), isoniazida (H), pirazinamida (Z) e etambutol (E) por dois meses e, em segunda fase, isoniazida e rifampicina por mais quatro meses (esquema 2RHZ2/4RH).

A *Mycobacterium leprae* infecta caracteristicamente a pele e os nervos periféricos, mas pode se acumular na córnea, tipicamente na forma lepromatosa ou multibacilar da doença.

Em contraste com a ceratite intersticial decorrente da tuberculose, o acometimento geralmente é bilateral e a presença da micobactéria no estroma suporta a etiologia infecciosa nesses casos. O envolvimento dos nervos corneais contribui para o prognóstico reservado.

O tratamento específico do portador de hanseníase, preconizado pelo MS é a poliquimioterapia constituída pelo conjunto dos seguintes medicamentos: rifampicina, dapsona e clofazimina. A duração deve obedecer aos prazos estabelecidos de, no mínimo, seis meses para os paucibacilares e doze meses para os multibacilares.

Doença de Lyme

É uma infecção causada pela espiroqueta *Borrelia burgdorferi que* pode apresentar sinais inflamatórios oculares no estádio mais avançado, como episclerite, ceratite, uveíte, vasculites, descolamento exsudativo de retina e endoftalmite.

Nos casos de ceratite intersticial, o envolvimento comumente é bilateral com múltiplos infiltrados estromais com bordas imprecisas. Pode ocorrer vascularização tardia em alguns casos, e precipitados ceráticos com uveíte já foram descritos.

O tratamento descrito na literatura é feito com corticosteroides tópicos que previnem a progressão da inflamação, o aparecimento da vascularização e as opacidades.

INFECÇÃO VIRAL

Herpes simples

A doença herpética estromal se manifesta como ceratite intersticial, ceratite numular ou ceratite necrotizante. A ceratite intersticial pode vir acompanhada de esclerite e uveíte.

TABELA 32.5.1 Tratamento sistêmico da sífilis.	
Crianças (< 12 anos) com sífilis congênita	Penicilina G aquosa intravenosa 50.000 U/kg a cada 8 ou 12 horas por 10 a 14 dias
Adolescentes (> 12 anos) ou adultos com sífilis congênita ou adquirida sem sinais de neurossífilis	Penicilina G benzatina intramuscular 50.000 U/kg (máximo 2,4 milhões de unidade), três aplicações com intervalo de uma semana
Adolescentes (> 12 anos) ou adultos com neurossífilis	Penicilina G aquosa intravenosa 3 a 4 milhões de unidades a cada 4 horas por 10 a 14 dias

A infiltração estromal frequentemente unilateral pode ser central ou periférica, focal ou multifocal, superficial ou profunda (Figura 32.5.1).

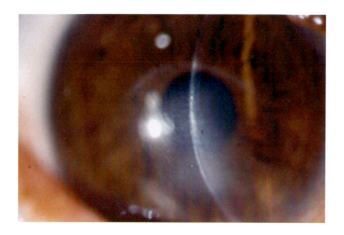

▶ **Figura 32.5.1** Ceratite intersticial herpética.

O tratamento preconizado por diversos autores baseado no *Herpetic Eye Disease Study* (HEDS) é feito com aciclovir 800 mg/dia e corticosteroides tópicos com posologia variável conforme a severidade do quadro.

DOENÇA SISTÊMICA

Síndrome de Cogan

Descrita pela primeira vez em 1945 por David G Cogan, essa rara síndrome caracteriza-se por ceratite intersticial não sifilítica e distúrbios vestibulares, como zumbido, vertigem, náuseas, vômitos e perda progressiva da audição.

Provavelmente ela representa manifestações clínicas decorrentes da resposta imune contra antígenos encontrados no estroma corneal e ouvido interno, mas a etiologia exata permanece desconhecida. Na metade dos casos, apresenta achados sistêmicos sugestivos de doença reumatológica.

A ceratite intersticial pode ser uni ou bilateral, associada à dor intensa, lacrimejamento e fotofobia. Os sintomas vestibulares tendem a ocorrer entre 1 e 6 meses após o início do quadro ocular. Administrar os corticosteroides tópicos impede perdas visuais significativas. Sistemicamente, melhora a audição e reduz a frequência da perda auditiva.

REFERÊNCIAS CONSULTADAS

1. Duke-Elder S. Tuberculous interstitial keratitis. In System of ophthalmology. Diseases of the outer eye, vol VIII, part 2. London: Klimpton, 1965.
2. Grant WM. Late glaucoma after interstitial keratitis. Am J Ophthalmol. 1975;79(1):87-91.
3. Herpetic Eye Disease Study Group: A controlled trial of oral acyclovir for iridocyclitis caused by herpes simplex virus. Arch Ophthalmol. 1996;114:1065-72.
4. Krachmer JH, Mannis MJ, Holland EJ. Cornea. Fundamentals of cornea and external disease. St Louis: Mosby, 1998.
5. Laguado F, Garcia NP, Juliana M. Enfoque global de La sífilis congênita/Comprehensive approach to congenital syphilis. Med UIS. 2011;24(2):201-15.
6. Ministério da Saúde. Secretaria de Políticas de Saúde. Departamento de Atenção Básica. Guia para o Controle da Hanseníase. Brasília. Ministério da Saúde, 2002.
7. Ministerio da Saúde. Secretaria de Vigilância em Saúde. Departamento de Vigilância Epidemiológica. Programa Nacional de Controle da Tuberculose. Nota técnica sobre as mudanças no tratamento da tuberculose no Brasil para adultos e adolescentes – versão 2. Brasília: Ministério da Saúde, 2009.
8. Ministério da Saúde. Secretaria de Vigilância em Saúde. Programa Nacional de DST/Aids. Diretrizes para o controle da sífilis congênita: manual de bolso. – 2.ed. – Brasília: 2006.
9. Orsoni JG, Zavota L, Pellistri I, Piazza F, Cimino L. Cornea. 2002;21(4):356-9.
10. Rosen E. Embryonal cataract associated with interstitial keratitis and syphilitic choroiditis. Arch Ophthalmol. 1949;42:749-54.
11. Wilhelmus KR. The history of ocular syphilis. In Bialasiewick AA, Shcaal KP. Infectious diseases of the eye. Buren: The Netherlands, 1994. p.494-9.

32.6 Erosões Recorrentes

Marcello Novoa Colombo Barboza

A síndrome de erosão recorrente é uma condição frequente que resulta de traumas epiteliais mal cicatrizados na superfície da córnea e também das distrofias estromais anteriores, como a distrofia epitelial da membrana basal.

As alterações ultraestruturais que reduzem a aderência do epitélio incluem:

- Membrana basal epitelial deficiente
- Falta e anormalidade de hemidesmossomas
- Perda da ancoragem interfibrilar.[1-3]

Lacrimejamento, vermelhidão ocular e fotofobia geralmente ocorrem ao acordar e podem estar associados com o estágio REM (movimentação rápida dos olhos) durante o sono.

Há duas formas principais de erosão:

1. **Microforme:** possui pequeno intervalo epitelial entre as lesões, como as erosões espontâneas associadas com a distrofia da membrana basal.
2. **Macroforme:** a quebra epitelial é maior e possui formato pouco aderente circundante à lesão epitelial, como os associados à etiologia traumática.[1]

A recorrência é variável desde um episódio a cada manhã até um episódio mensal ou separado por vários meses. A duração de cada um varia de 1-4 horas na condição microforme e de 1-21 dias na macroforme.[1]

O tratamento da síndrome de erosão recorrente pode ser feito aplicação de pomada lubrificante de dia e à noite nos casos agudos e pomadas hipertônicas no tratamento das lesões crônicas.[4,5] Colírios antibióticos podem ser prescritos profilaticamente três vezes ao dia nos casos agudos.

Outros tratamentos mais invasivos são a ceratectomia superficial,[5] a micropuntura do estroma anterior,[6] ou uso de Nd:YAG *Laser*[7] e *excimer laser*.[6-10]

REFERÊNCIAS BIBLIOGRÁFICAS

1. Brown N, Bron AJ. Recurrent erosion of the cornea. Ophthalmology. 1976;60:82-96.
2. Tripathi RC, Bron AJ. Ultrastructural study of non-traumatic recurrent erosion. Br J Ophthalmol. 1972;56:73-85.
3. Goldman JN, Dohlman CH, Kravitt BA. The basement membrane of the human cornea in recurrent epithelial ero-sion syndrome. Trans Am Acad Ophthalmol Otolaryngol. 1969;73:471-81.
4. Williams R, Buckley RJ. Pathgogenesis and treatment of recurrent erosion. Br J Ophthalmol. 1985;69:435-8.
5. Buxton JN, Fox ML. Superficial epithelial keratectomy in the treatment of epithelial basement membrane dystrophy. Arch Ophthalmol. 1983;101:392-463.
6. McLean EN, MacRae SM, Rich LF. Recurrent erosion: treatment by anterior stromal puncture. Ophthalmology. 1986;93:784-7.
7. Geggel HS. Successful treatment of recurrent corneal ero- sion with Nd:Yag anterior stromal puncture. Am J Ophthalmol. 1990;110:404-7.
8. Fagerholm P, Fitzsimmons TD, Örndahl M, Öhman L, Tengroth B. Phototherapeutic keratectomy: Long-term results in 166 eyes. Refract Corneal Surg. 1993;9:76-81.
9. Öhman L, Fagerholm P, Tengroth B. Treatmentofrecurrent corneal erosions with the excimer laser. Acta Ophthalmol. 1994;72:461-3.
10. Bernauer W, De Cock R, Dart JKG. Phototherapeutic kera- tectomy in recurrent corneal erosions refractory to other forms of treatment. Eye. 1996;10:561-4.

32.7 Distrofias de Córnea

Maria Cristina Nishiwaki Dantas

DEFINIÇÃO

As distrofias da córnea são opacidades corneais, geralmente bilaterais, não inflamatórias, simétricas e avasculares. O início é precoce, usualmente na infância e sua evolução é lenta, sem associação com outras doenças oculares ou sistêmicas.

Classificação

De acordo com a camada da córnea primariamente afetada, podemos classificá-las em distrofias anteriores, estromais e posteriores, além das desordens ectásicas da córnea.

Com o avanço dos estudos genéticos, tal classificação poderá ser alterada, pois mutações em um mesmo gene (como no *BigH3*) podem se expressar tanto como distrofias estromais (distrofia *lattice* e distrofia granular), quanto distrofias epiteliais (distrofia Reis-Bücklers). Novos estudos estão sendo realizados para codificar geneticamente todas as distrofias.

Sinais e sintomas

As manifestações clínicas das distrofias dependem da camada da córnea afetada. As distrofias anteriores geralmente causam embaçamento visual em razão do astigmatismo irregular induzido pelas alterações do epitélio, membrana basal e camada de Bowman, além do desconforto e dor oriundos das erosões recorrentes.

As distrofias estromais em geral cursam com diminuição da acuidade visual pela opacidade da córnea decorrente da deposição de metabólitos no estroma corneal. Já as distrofias posteriores evoluem com edema de córnea e seus comemorativos em razão da disfunção da bomba endotelial.

DISTROFIAS ANTERIORES

Dividem-se clinica e histologicamente de acordo com a camada epitelial afetada.

Distrofia epitelial de Meesman

Descrita por Meesman e Wilke em 1939, apresenta-se na primeira década de vida e normalmente é um achado de exame. Observam-se microcistos intraepiteliais centrais e na média periferia da córnea, simétrica e bilateralmente em biomicroscopia (Figuras 32.7.1 e 32.7.2).

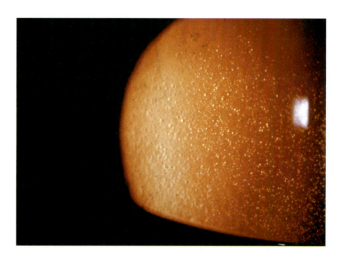

▶ **Figura 32.7.1** Microcistos intraepiteliais vistos à lâmpada de fenda com técnica de iluminação indireta (fundo vermelho) em paciente com distrofia de Meesman.

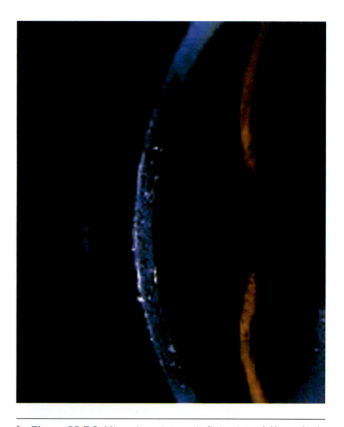

▶ **Figura 32.7.2** Microcistos intraepiteliais vistos à lâmpada de fenda em paciente com distrofia de Meesman.

Os sintomas são frustros a partir da quarta década. Inicialmente a distrofia não interfere na qualidade da visão, mas pode causar diminuição da acuidade visual com o aumento no número de cistos e irregularidade da superfície corneal. Os cistos podem se romper e causar microerosões superficiais que trazem ao paciente efeitos de ardor, fotofobia e lacrimejamento. No exame histológico, nota-se que os microcistos epiteliais são formados por células epiteliais degeneradas e *debris* citoplasmático e nuclear, com depósito de material fibrilogranular (PAS positivo), que à microscopia eletrônica de transmissão recebe o nome de "substância peculiar". A membrana basal encontra-se espessada e há aumento de glicogênio nas células epiteliais basais.

O padrão de herança envolvido é autossômico dominante com penetrância incompleta em virtude das alterações nos genes *keratan 3 (krt3) e keratan 12 (krt12)*.

O tratamento para diminuir os sintomas de desconforto consiste na aplicação de colírios lubrificantes e, eventualmente, oclusão ou lente de contato terapêutica. Raramente há necessidade de ceratectomia superficial ou transplante de córnea.

Distrofia da membrana basal do epitélio

Descrita por Cogan *et al.* em 1964, é a mais comum das distrofias anteriores. É conhecida como distrofia em mapa-ponto-impressão digital (*map-dot-fingerprint*) em alusão às formas de acometimento da córnea anterior que parecem com pontos, mapas e impressões digitais e que são causados por inadequada síntese e espessamento da membrana basal, além de depósito de material fibrilar entre a membrana basal e a camada de Bowman (Figura 32.7.3). Acomete principalmente mulheres após os 30 anos de idade.

Os pacientes queixam-se de desconforto ocular, dor e embaçamento visual quando ocorrem erosões recorrentes do epitélio da córnea. Os sintomas aparecem tipicamente pela manhã, quando o paciente abre os olhos ao acordar. Pacientes com história de traumatismo ocular superficial com folhas de papel e dedos tendem a apresentar erosões recorrentes mais frequentes e intensas.

Ao exame, são observadas lesões em forma de pontos que correspondem aos microcistos epiteliais acinzentados ou vesículas maiores. São mapas que aparecem como lesões superficiais difusas, acinzentadas, de formato irregular, porém bem delimitadas, com espaços ovalados de córnea clara no seu interior e impressões digitais formadas por linhas refráteis paralelas e concêntricas.

O padrão de herança é autossômico dominante, mas o gene envolvido ainda é desconhecido. O tratamento consiste em resolver a erosão recorrente com oclusão e aplicação de pomadas antibióticas, lentes de contato terapêuticas, colírio e/ou pomada hiperosmótica de cloreto de sódio a 5%. Indica-se nos casos mais persistentes o debridamento do epitélio frouxo, micropuntura estromal ou ceratectomia fototerapêutica a *laser* (PTK). Transplante lamelar superficial ou penetrante reservam-se para casos extremos.

Distrofias da camada de Bowman

A duas formas descritas de distrofia da camada de Bowman, tipo I e tipo II, são clinicamente semelhantes e se diferenciam somente por meio da microscopia eletrônica. Ambas manifestam-se na infância com quadro de erosões recorrentes frequentes e diminuição da acuidade visual, mais precocemente no tipo I do que no tipo II. Sua repetição pode levar à hipoestesia da córnea. São autossômicas dominantes com forte penetrância e estão associadas às mutações no gene *BIGH3*.

A distrofia da camada de Bowman tipo I (CDB I) é a distrofia de Reis-Bückers, considerada hoje uma variante da distrofia granular superficial por apresentar alterações histológicas semelhantes e afetar o estroma anterior, com lesões branco-acinzentadas em forma de anel ou crescente e projeções espiculadas para o epitélio (Figura 32.7.4). Cora-se positivamente com tricromo de Masson.

A distrofia da camada de Bowman tipo II (CDB II), também conhecida como distrofia de Thiel-Behnke, apresenta alterações também com aspecto de favo de mel, mas cora-se fracamente com tricromo de Masson.

O tratamento inclui todo o arsenal terapêutico já descrito para as erosões recorrentes da distrofia da membrana basal do epitélio. Indica-se ceratectomia superficial manual ou com excimer, transplante lamelar ou penetrante de córnea quando ocorrem opacidades. São frequentes as recidivas dessa distrofia após transplante.

DISTROFIAS ESTROMAIS

Compõem o grupo mais numeroso de distrofias da córnea.

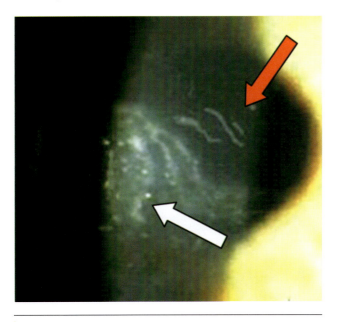

▶ **Figura 32.7.3** Iluminação direta de área acometida com pontos (seta branca) e impressões digitais (seta vermelha).

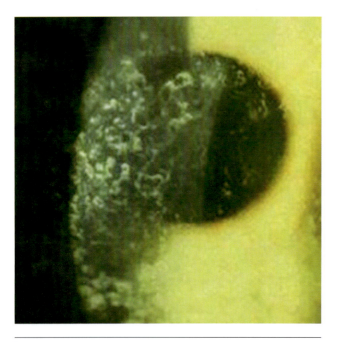

▶ **Figura 32.7.4** Característico aspecto de opacidades reticulares superficiais semelhantes a "favos de mel".

Distrofia granular (Groenouw tipo I)

Descrita em 1890 pelo oftamologista alemão Arthur Groenouw, apresenta-se com opacidades geralmente arredondadas no estroma anterior da córnea entremeadas por córnea clara e que poupam os 3 mm periféricos justalímbicos. Podem se assemelhar às migalhas de pão, flocos de neve, pipocas ou até mesmo galhos de árvore de Natal (Figura 32.7.5).

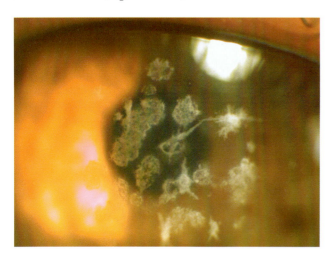

▶ **Figura 32.7.5** Aspecto biomicroscópico característico das lesões estromais na distrofia granular tipo I com especial atenção às áreas transparentes de córnea entre as lesões.

Com início na primeira ou segunda década de vida, normalmente é assintomática nesta fase. Alguns pacientes podem referir fotofobia e nos casos de acome-timento da camada de Bowman e membrana basal do epitélio, podem ter astigmatismo irregular e episódios raros de erosões epiteliais com o decorrer do tempo. O início da distrofia Groenouw tipo II, ou granular superficial, se dá em torno dos 20 anos, com lesões menos densas e superficiais (Figura 32.7.6). As erosões recorrentes são mais frequentes nessa forma.

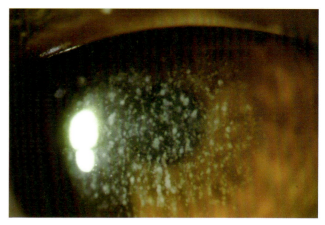

▶ **Figura 32.7.6** Corte biomicroscópico de distrofia granular superficial mostrando lesões estromais menores e superficiais.

O exame histopatológico revela depósitos característicos de material hialino no estroma e abaixo do epitélio da córnea que se coram fortemente de vermelho pelo tricromo de Masson e fracamente pelo ácido periódico de Schiff (PAS). Há espessamento irregular da membrana basal e depósito de substancia amorfa entre as lamelas estromais e os ceratócitos. Essas substâncias hialinas provavelmente são produtos de degradação das membranas celulares dos ceratócitos estromais e/ou epiteliais (Figura 32.7.7).

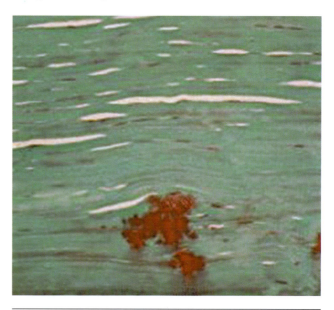

▶ **Figura 32.7.7** Coloração típica com tricromo de Masson.

Apresenta padrão de herança autossômico dominante com mutações no gene *BigH3* (Arg124Ser e Arg555Trp). Os pacientes com distrofia granular normalmente não requerem tratamento específico. Nos casos que cursam com erosões epiteliais recorrentes, o uso de oclusão com antibiótico e lente de contato terapêutica estão indicados. Eventualmente há necessidade de transplante de córnea, que pode ser lamelar ou penetrante e a probabilidade de recorrência da distrofia granular após o transplante.

Distrofia macular (Groenouw tipo II)

É considerada a mais grave, porém é a menos frequente das distrofias estromais.

A partir da primeira década de vida, aparece como pontos branco acinzentados, difusos, de limites imprecisos no estroma anterior da porção axial da córnea que rapidamente progridem para a periferia e para o estroma profundo sem espaços claros entre as opacidades (Figura 32.7.8).

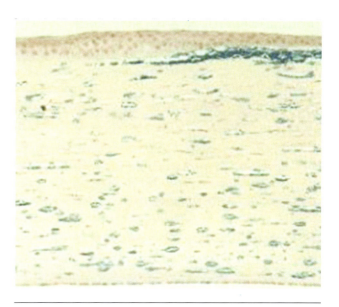

▶ **Figura 32.7.9** Coloração com azul alcian de córnea com distrofia macular.

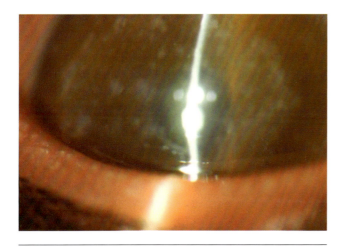

▶ **Figura 32.7.8** Típicas lesões estromais da distrofia macular que não deixam intervalo transparente entre as lesões.

Os pacientes queixam-se de fotofobia, desconforto ocular e evoluem para diminuição progressiva da visão. Por volta dos 20 anos a visão se perde de forma significativa.

Ao exame histopatológico, as opacidades correspondem ao depósito de glicosaminoglicanos no estroma e coram-se com azul alcian, ferro coloidal, tinturas metacromáticas e PAS (Figura 32.7.9). Duas formas são descritas. No tipo I, que é o mais comum, ocorre soro, cartilagem, síntese normal de dermatan sulfato e anormal de keratan sulfato na córnea. No tipo II, a proporção de dermatan e keratan sulfato é normal, porém a síntese total é 30% menor que a normal.

O padrão de herança é autossômico recessivo e apresenta alteração no gene *carboidrato sulfotransferase (CHST6)*.

O tratamento inicial deve ser instituído para dar conforto ao paciente e aliviar os sintomas das erosões epiteliais como descrito anteriormente. Quando há perda de visão, pode-se indicar o transplante lamelar conforme a profundidade das opacidades. O transplante penetrante é o mais comumente indicado. Recidivas podem ocorrer tanto nos transplantes lamelares quanto nos penetrantes.

Distrofia *lattice*

Apresenta como característica linhas estromais refráteis que se dispõem radialmente, como galhos de árvore ou treliças, com aparecimento na primeira década de vida. Também podem apresentar infiltrados arredondados subepiteliais que causam erosões recorrentes e, com o evoluir da doença, levam à opacidade estromal difusa.

Apresenta-se sob três formas: tipo I, II e III:

- **Distrofia *lattice* tipo I:** (Bieber Haab *dimmer*). É a forma clássica de amiloidose corneal primária localizada e caracterizada pela presença de pontos esbranquiçados, pequenas linhas refráteis e uma opacidade difusa leve no estroma anterior central, sem comprometimento da periferia. O início ocorre antes dos 10 anos de idade e, com a evolução, as linhas e pontos aumentam em tamanho, tornam-se mais opacas e menos distintas Pode cursar com erosões recorrentes. Tem herança autossômica dominante.
- **Distrofia *lattice* tipo II:** (Síndrome de Meretoja ou polineuropatia amiloide familiar tipo IV): É a distrofia *lattice* associada à amiloidose familiar sistêmica.

Manifesta-se por volta dos 20 a 30 anos com linhas refráteis, menos numerosas, porém mais grosseiras e com distribuição radial com início na periferia da córnea. São acompanhadas de alterações sistêmicas típicas, como blefarocálase; orelhas caídas; lábios protrusos; paralisia central e periférica progressivas; pele seca e pruriginosa; e alterações neurológicas (neuropatias centrais e periféricas).

Os sintomas oculares são mais brandos. Erosão recorrente é rara e tardia e a diminuição da acuidade visual ocorre somente a partir dos 60 anos.

Está associada à amiloidose sistêmica com alterações neurológicas (neuropatias centrais e periféricas) e dermatológicas (blefarocálase). Possui herança autossômica dominante.

- **Distrofia *lattice* tipo III:** de herança autossômica recessiva, inicia-se aos 40 anos e apresenta linhas refráteis características mais grosseiras e periféricas, com perda visual mais insidiosa e sem curso de erosões recorrentes (Figura 32.7.10).

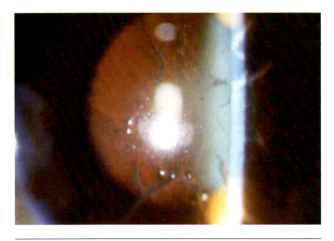

▶ **Figura 32.7.10** Linhas refráteis largas da distrofia *lattice* tipo III.

O achado histopatológico característico consiste em depósitos amiloides que se coram com vermelho congo (Figura 32.7.11), tioflavina e cristal violeta.

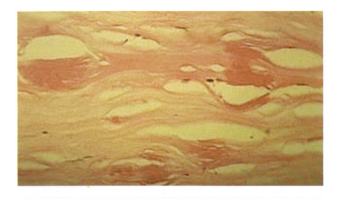

▶ **Figura 32.7.11** Coloração com vermelho congo na *lattice* tipo III.

As distrofias *lattice* tipo I e II apresentam herança autossômica dominante com mutações no gene *BIGH3*; a tipo III apresenta padrão de herança autossômico recessivo e o gene relacionado ainda permanece desconhecido.

O tratamento é o mesmo indicado para as distrofias estromais descritas anteriormente. O índice de rejeição após o transplante de córnea é maior.

Distrofia de Avellino

Descrita por Folberg em 1988, caracteriza-se pela associação dos depósitos hialinos superficiais da distrofia granular e das linhas refráteis amiloides da distrofia *lattice* (Figura 32.7.12).

A alteração de Avellino está relacionada à mutação no cromossomo 5q31 (gene queratoepitelina).

Erosões recorrentes são mais comuns do que na distrofia granular.

Pós transplante penetrante de córnea, pode haver recorrência dos depósitos granulares.

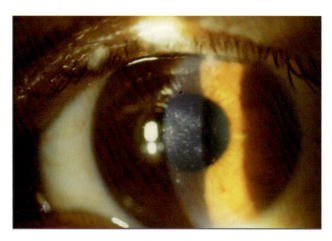

▶ **Figura 32.7.12** Distrofia de Avellino. Podem-se observar pequenas opacidades granulares centrais e algumas linhas em paciente proveniente da região de Avellino, na Itália.

Distrofia gelatinosa em gota

Descrita por Nakaizumi em 1914, parece ser uma forma de amiloidose primária localizada. Tem característica genética autossômica dominante e apresenta-se esporadicamente. É comum na população japonesa.

Caracteriza-se inicialmente por protuberâncias semiesféricas de aspecto leitoso que evoluem para lesões elevadas e aspecto gelatinoso no eixo visual, que pode se vascularizar. Seu aspecto biomicroscópico é confundido com a ceratopatia em banda. Pode haver necessidade de transplante de córnea se a acuidade visual estiver comprometida.

Apresenta-se como depósito amiloide no exame histopatológico.

Capítulo 32

Distrofia cristalina central de Schnyder

Trata-se de uma distrofia autossômica dominante. Por volta da primeira década de vida, surgem cristais finos, policromáticos, branco amarelados, dispostos de forma discoide, arredondada ou anular no estroma anterior da córnea central, sem neovascularização (Figura 32.7.13). Apresenta progressão lenta até os 20-30 anos. Após os 40 anos, 80% dos pacientes desenvolvem arco corneal denso e faixa limbar de Vogt.

Hipercolesterolemia e *genu valgum* podem estar associados. Erosões recorrentes são muito raras e a diminuição da acuidade visual é mínima.

São acúmulos de colesterol não esterificado e gordura neutra na membrana de Bowman e estroma anterior da córnea.

O transplante penetrante de córnea pode ser indicado para os raros casos em que houver acometimento visual importante; contudo, são descritas recidivas.

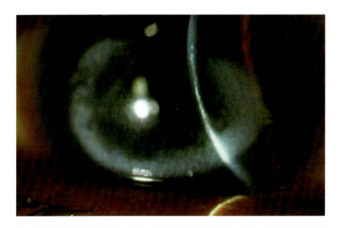

▶ **Figura 32.7.13** Aspecto anular ou em guirlanda característico da distrofia cristalina central.

Distrofia cristalina de Bietti

Os depósitos cristalinos de colesterol ocorrem na periferia da córnea em associação à degeneração retínica. A acuidade visual é preservada.

Distrofia nebulosa central de François

Descrita em 1936 por François, caracteriza-se por lesões acinzentadas, poligonais e centrais localizadas no estroma profundo (Figura 32.7.14). Em geral, não comprometem a acuidade visual e são assintomáticas. Tem caráter autossômico dominante.

DISTROFIAS POSTERIORES

Distrofia polimorfa posterior (DPP)

Descrita por Koeppe, em 1916, de herança autossômica dominante ou recessiva, caracteriza-se por ser geralmente bilateral, assimétrica e estável.

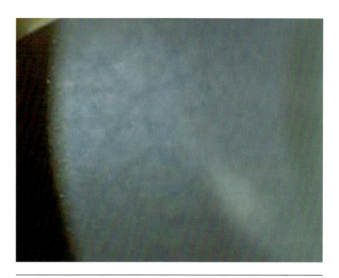

▶ **Figura 32.7.14** Lesões poligonais acinzentadas típicas da distrofia de François.

Pode manifestar-se com vesículas, lesões estelares e linhas acinzentadas paralelas na superfície corneal posterior (Figuras 32.7.15 e 32.7.16).

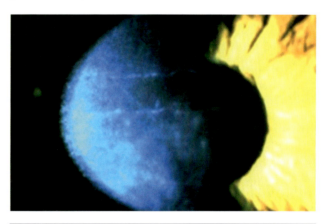

▶ **Figura 32.7.15** Distrofia polimorfa posterior. Nota-se aspecto em faixa de uma lesão endotelial em paciente assintomático.

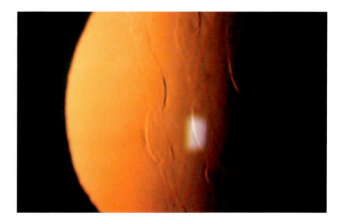

▶ **Figura. 32.7.16** Distrofia polimorfa posterior melhor evidenciada à retroiluminação.

Edema estromal, corectopia, adesões iridocorneais e glaucoma podem eventualmente estar presentes.

Genética: Cromossomos: PPCD1: 20p11.2-q11.2; PPCD2; 1p34.3-p32.3; PPCD3: 10p11.2. Gene: PPCD1: desconhecido; PPCD2: colágeno tipo VIII alfa 2 (*COL8A2*); PPCD3: *ZEB1*. (Categorias genéticas: 1 e 2)

Histopatologicamente, as células endoteliais se comportam como células epiteliais, ou seja, apresentam microvilos, coram positivamente para queratina, apresentam crescimento rápido em cultura de células, desmossomos intercelulares e tendências proliferativas.

À microscopia eletrônica, observa-se aumento de tamanho das células endoteliais e do número de camadas do endotélio.

O diagnóstico diferencial deve ser feito com a síndrome iridocorneal endotelial (síndrome ICE), que também cursa com adesões iridocorneais, atrofia de íris, corectopia, aumento da pressão intraocular e edema de córnea.

Apresenta herança autossômica dominante com alteração nos genes *visual system homeobox gene 1 (VSX1)* e *colagen type subunit alpha 2 (COL8A2)*.

O tratamento, quando necessário, é cirúrgico (transplante penetrante de córnea).

Distrofia de Fuchs

Descrita em 1910 por Fuchs, é a distrofia que mais frequentemente leva ao transplante de córnea. Os sintomas iniciam-se por volta dos 50 anos e as mulheres são mais acometidas do que os homens (2,5:1,0). Pode cursar em três fases distintas:

a) **Fase 1:** assintomática, presença de *guttata* pigmentada, espessamento e opacificação da membrana de Descemet (Figuras 32.7.17 e 32.7.18).
b) **Fase 2:** edema epitelial e estromal (com bolhas estromais subepiteliais).
c) **Fase 3:** fibrose subepitelial com aumento da pressão intraocular e neovascularização (Figura 32.7.18).

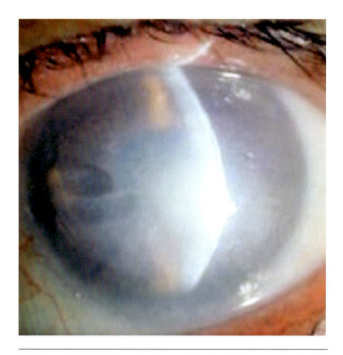

▶ **Figura 32.7.18** Opacidade em virtude da fibrose subepitelial após repetidas crises de edema corneal na distrofia de Fuchs.

A diminuição na função de bomba do endotélio leva ao edema estromal e epitelial. Essa alteração na função endotelial ocorre provavelmente em razão das alterações histopatológicas observadas no endotélio que se encontra afinado com *guttata* e células com variação de tamanho e forma. A microscopia especular é exame complementar útil para o diagnóstico e acompanhamento da distrofia de Fuchs. No exame pode-se observar áreas de endotélio com diminuição da contagem celular, variação do tamanho celular (polimegatismo) e variação do formato celular (polimorfismo). A paquimetria pode evidenciar edema corneal precoce, mesmo subclínico.

O padrão de herança é autossômico dominante com alteração no gene *colagen type 8 subunit alpha 2 (COL8A2)*. O tratamento deve ser instituído quando

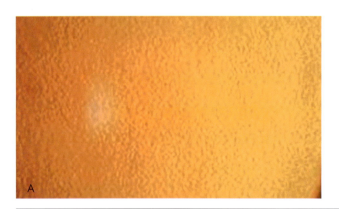 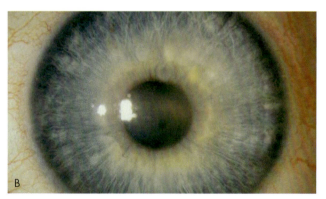

▶ **Figura 32.7.17** (A) Presença de gutatta no endotélio corneal melhor observada à retroiluminação. (B) Aspecto de "metal batido" da córnea na distrofia de Fuchs.

houver edema de córnea que afete a qualidade da visão. Nas fases iniciais, o uso de agente hiperosmótico tópico (cloreto de sódio a 5% ou dimetilpolisiloxane) e lente de contato terapêutica ajudam a amenizar o desconforto provocado pelo edema epitelial secundário. Micropuntura da camada de Bowman pode ser usada em casos crônicos de edema epitelial com bolhas rotas.

Em casos mais graves de ceratopatia bolhosa dolorosa e com mau prognóstico visual (degeneração macular, retinopatias graves), a termocauterização da camada de Bowman (técnica de Salleras) pode ser útil. O transplante penetrante de córnea e, mais recentemente, o transplante lamelar endotelial profundo são opções cirúrgicas para o tratamento da distrofia de Fuchs com bom prognóstico de recuperação visual.

Distrofia endotelial hereditária congênita (CHED)

Distrofia rara, bilateral, simétrica, caracterizada por opacidade corneal difusa, não inflamatória e usualmente nas camadas mais profundas da córnea que se estende até o limbo sem intervalo lúcido e é acompanhada por aumento da espessura, em geral duas a três vezes o valor normal.

Genética: cromossomo 20p11.2-q11.2, gene desconhecido. Categoria genética: 2.

São descritas duas formas da CHED. A autossômica recessiva apresenta-se no nascimento ou após poucas semanas. Embora a opacidade seja mais densa e acompanhada de nistagmo, não há progressão. O prognóstico para transplante penetrante de córnea nestes casos é pobre. A forma autossômica dominante, relacionada com a alteração do cromossomo 20, aparece mais tardiamente, entre o primeiro e o segundo ano de vida. Essa opacidade é inicialmente mais leve, sem nistagmo, mas progride lentamente e permite que os portadores dessa forma da doença aprendam a ler e escrever antes de ter deterioração visual intensa (Figura 32.7.19).

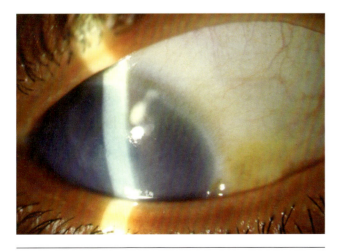

▶ **Figura 32.7.19** Distrofia corneal endotelial congênita tipo autossômica dominante em paciente de 18 anos de idade.

DESORDENS ECTÁSICAS
Ceratocone anterior

Trata-se de um afinamento corneal central ou paracentral (geralmente inferior), progressivo, que faz com que a córnea apresente um abaulamento anterior em forma de cone.

História familiar está presente de 6% a 8% dos casos, o que sugere herança familiar, talvez autossômica dominante, com penetrância incompleta.

Geralmente é bilateral, assimétrica e a progressão maior acontece na adolescência.

Apresentação clínica: depósito de ferro no epitélio corneal ao redor da base do cone constitui o anel de Fleischer (Figura 32.7.20), que é melhor observado sob a luz de cobalto.

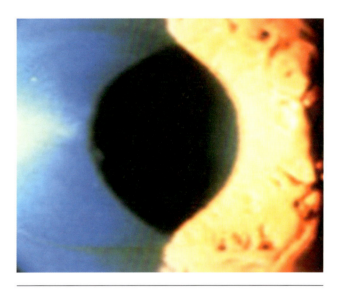

▶ **Figura 32.7.20** Anel de Fleischer em paciente com ceratocone.

Linhas paralelas, verticais e finas podem ser observadas no estroma corneal. Correspondem às linhas de estresse e são conhecidas como linhas de Vogt (Figura 32.7.21).

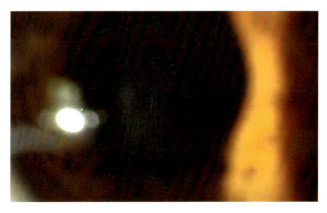

▶ **Figura 32.7.21** Ceratocone anterior. Linhas de Vogt.

Um reflexo cônico que pode ser visto precocemente na córnea nasal quando se ilumina diretamente a córnea temporalmente é o sinal de Rizzutti.

O cone, em estágio avançado, projeta a pálpebra inferior para a frente e para baixo, quando os olhos são voltados para baixo (sinal de Munson) (Figura 32.7.22).

Pequenas cicatrizes podem ser observadas secundárias às roturas focais na membrana de Bowman.

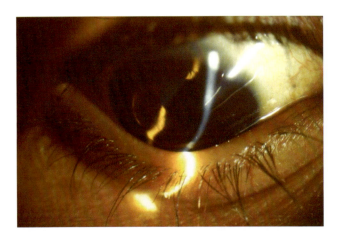

▶ **Figura 32.7.22** Ceratocone anterior. Sinal de Munson.

A rotura da membrana de Descemet pode produzir edema corneal agudo severo (hidropsia aguda) (Figura 32.7.23), mas indolor. A cicatrização espontânea ocorre entre 6 e 12 semanas, geralmente com piora importante da acuidade visual conforme a localização e a extensão da cicatriz deixada pela hidropsia.

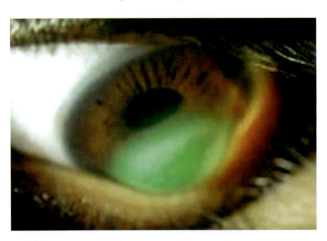

▶ **Figura 32.7.23** Ceratocone anterior. Hidropsia aguda.

Perfuração espontânea é muito rara. Pode ser encontrado em associação com síndrome de Down, síndrome de Marfan, atopia e catarata.

Exames complementares: a ceratometria mostra precocemente a presença de astigmatismo irregular ou simplesmente irregularidade das miras ceratométricas.

Imagem em tesoura à retinoscopia é outro sinal precoce, mas a videoceratoscopia computadorizada é o exame que melhor evidencia um ceratocone incipiente.

Tratamento: pode inicialmente ser corrigido com óculos. Para astigmatismos maiores, lentes de contato rígidas, preferencialmente gás permeáveis podem ser adaptadas com êxito.

Casos mais avançados ou com cicatrizes extensas devem ser tratados cirurgicamente com transplante penetrante de córnea. O prognóstico é excelente.

Ceratectomia fotorrefrativa com *excimer laser* não está indicada, pois produziria afinamento maior em uma córnea já afinada.

A hidropsia é tratada apenas clinicamente com agentes hiperosmóticos tópicos. Alguns autores recomendam o uso de medicações anti-hipertensivas e anti-inflamatórios tópicos.

Ceratocone posterior

O afinamento, que pode ser localizado ou difuso, resulta de aumento da curvatura posterior da córnea. Na forma difusa, a córnea permanece clara e no ceratocone posterior circunscrito pode estar presente uma opacidade estromal na área do afinamento (Figuras 32.7.24 e 32.7.25).

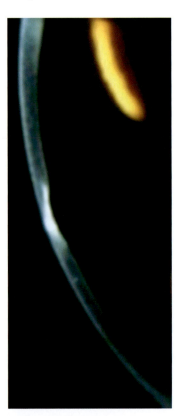

▶ **Figura 32.7.24** Ceratocone posterior circunscrito.

Capítulo 32

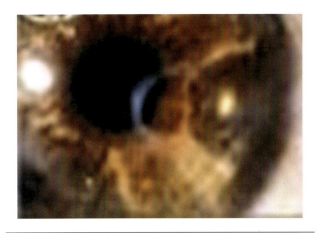

▶ **Figura 32.7.25** Ceratocone posterior circunscrito sob iluminação difusa.

Trata-se de uma alteração não progressiva, geralmente unilateral, embora casos bilaterais tenham sido descritos. Pode ser familiar ou secundário a trauma ou processo inflamatório localizado na córnea.

Não há envolvimento da superfície anterior da córnea, de modo que apenas astigmatismos leves e moderados são descritos.

Tratamento: óculos e lentes de contato são recomendados quando houver comprometimento da visão. Transplante penetrante de córnea pode ser indicado para melhora da visão, porém muitos são amblíopes.

Ceratoglobo

Condição rara, bilateral, presente no nascimento e sem padrão familiar.

A córnea tem aspecto difusamente globular, com aumento da curvatura e afinamento difuso, principalmente na meia periferia. O diâmetro corneal pode aumentar.

Linhas de ferro, de *stress* e cicatrizes corneais anteriores não são descritas, mas pode haver rotura da membrana de Descemet, com consequente hidropsia. Pode ocorrer perfuração com o mínimo trauma.

Associação com esclera azul, fratura, hiperextensibilidade das articulações e síndrome de Ehlers-Danlos é descrita.

Tratamento: Uma vez que a rotura espontânea é mais frequente, os pacientes devem ser orientados sobre proteger bem os olhos contra traumas, por exemplo, na prática de esportes.

O transplante lamelar deve ser considerado para reforço da periferia da córnea.

O prognóstico para transplante penetrante de córnea é pior do que no ceratocone.

Degeneração pelúcida marginal

Afecção relativamente comum, bilateral, não hereditária, caracterizada por afinamento corneal periférico, sem inflamação, em forma de linha horizontal (1-2 mm), usualmente inferior, na posição entre 4 e 8 horas, embora tenha sido também descrita uma forma de afinamento superior (Figuras 32.7.26 e 32.7.27).

Em virtude do afinamento, a córnea adjacente superior sofre protrusão anterior, o que resulta em ceratocone secundário.

O diagnóstico é feito após os 20 anos em razão da diminuição da acuidade visual provocada pelo astigmatismo irregular. A imagem de uma topografia de córnea evidencia essa característica (Figura 32.7.28). Pode haver hidropsia.

Tratamento: Como no ceratocone, o tratamento inicial consiste na correção óptica com óculos ou lente de contato.

Ressecção em cunha da área afinada ou transplante lamelar periférico em meia-lua devem ser considerados para os casos mais avançados.

Transplante penetrante de córnea de diâmetro maior também deve ser considerado quando o ceratocone se apresenta em fase muito avançada.

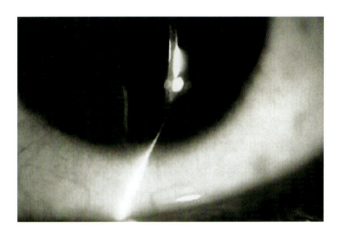

▶ **Figura 32.7.26** Degeneração marginal pelúcida.

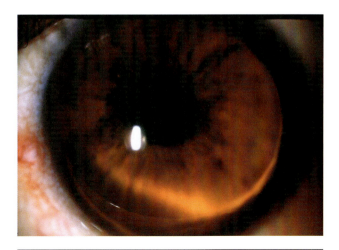

▶ **Figura 32.7.27** – Degeneração marginal pelúcida com afinamento inferior (observe o reflexo do afinamento na íris).

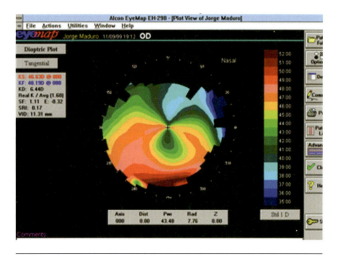

▶ **Figura 32.7.28** Topografia de córnea em paciente com degeneração pelúcida marginal.

REFERÊNCIAS CONSULTADAS

1. Cavara V. Keratoglobus and keratoconus: a contribution to the nosocologica interpretation of keratoglobus. Br J Ophthalmol. 1950;34:62-106.
2. Cogan DG, Donaldson DD, Kuwabara T, Marshalll D. Microcystic dystrophy of the corneal epithelium. Trans Am Ophthalmol Soc. 1964;63:213.
3. Coleman CM, Hannush S, Covello SP, Smith FJ, Uitto J, McLean WH. A novel mutation in the helix termination motil of keratin K12 in a US family with Messmann corneal dystrophy. Am J Ophthalmol. 1999;128(6):687-91.
4. Hogan MJ, Wood I, Fine M. Fuch's endothelial dystrophy of the córnea. Am J Ophthalmol. 1974;78:363-83.
5. Irvine AD, Coleman CM, Moore JE. A novel mutation in KRT12 associated with Meesmann's epithelial corneal dystrophy. Br J Ophthalmol. 2002;86:729-32.
6. Klintworth GK. Advances in the molecular genetics of corneal dystrophies. Am J Ophthalmol. 1999;128:747-54.
7. Krachmer JH, Rodrigues MM. Posterior keratoconus. Arch Ophthalmol. 1978;96:1867-73.
8. Küchle M, Green WR, Volcker HE, Barraquer J. Reevaluation of corneal dystrophies of Bowman's layer and the anterior stroma (Reis-Büclkers' and Thiel-Behnke types): a light and electron microscopic study of eight córneas and a review of the literature. Córnea. 1995;14:333-54.
9. Kuwabara T, Cicarelli EC. Meesman's corneal dystrophy. A pathological study. Arch Ophthalmol. 1964;71:676-82.
10. Maguire LJ, Bourne WM. Corneal topography of early keratoconus. Am J Ophthalmol. 1989;108:107-12.
11. Munier FL, Korvatska E, Djemai A. Kerato-epithelin mutations in four 5q31-linked corneal dystrophies. Nature Genet. 1997;15:247-51.
12. Okada M, Yamamoto S, Tsujikawa M. Two distinct kerato-epithelin mutations in Reis-Bucklers corneal dystrophy. Am J Ophthalmol. 1998;126:535-42.
13. Rasheed K, Rabinowitz TS. Surgical treatment of advanced pelucid marginal degeneration. Ophthalmology. 2000;2:1:17-20.
14. Rodrigues MM, Krachmer JH. Recent advances in corneal stromal dystrophies. Cornea. 1988;7:19.
15. Trobe JD, Laibson PR. Dystrophic changes in the anterior cornea. Arch Ophthalmol. 1972;87:378-83.
16. Waring GO, Rodrigues MM, Laibson PR. Corneal dystrophies. I. Dystrophies of the epithelium, Bowman's layer and stroma. Surv Ophthalmol. 1978;23:71-122.
17. Weber FL, Bazbel J. Gelatinous drop-like dystrophy. Arch Ophthalmol. 1980;98:144.
18. Weiss JS. Schnyder's dystrophy of the cornea. Cornea. 1992;1:93-101.
19. Werblin TP, Hirst LW, Stark WJ, Maumenee IH. Prevalence of map-dot-fingerprint dystrophy of the cornea. Br J Ophthalmol. 1981;65:401-9.

32.8 Ceratopatia Neurotrófica

Ana Paula Chaves de Oliveira • Maria Cristina Nishiwaki Dantas

CONCEITO

Trata-se de uma afecção caracterizada pela regeneração anormal das células epiteliais da córnea, secundária à diminuição da sensibilidade local associada à diminuição da secreção lacrimal.

ETIOLOGIA

É uma complicação corneal provocada pela desnervação do quinto par craniano.

A falta de inervação da córnea diminui a mitose das células epiteliais, a migração celular e consequente cicatrização do tecido. Aumenta a permeabilidade celular, provoca a dessecação da córnea e causa diminuição de neurotransmissores.

Causas de hipoestesia corneal:

- **Paralisia do nervo trigêmeo:** por trauma, aneurisma, neoplasia, vasculopatia, síndromes congênitas (de Riley-Day, de Mobius, hipoestesia corneal familiar) síndromes adquiridas (de Adie, do ápice da órbita, cavernosa) ou doenças autoimunes;
- **Infecções:** herpes-zóster, herpes simples, hanseníase;
- **Cirurgias corneais:** LASIK, ceratoplastia penetrante, ceratoplastia lamelar;
- Queimaduras oculares;
- Uso de lente de contato;
- **Medicações tópicas:** anestésicos, ß-bloqueadores, diclofenaco;
- **Doenças sistêmicas:** esclerose múltipla, diabetes;
- Cirurgia de neuralgia do trigêmeo.

PATOGENIA

Os mecanismos específicos que levam à manifestação da doença são pouco conhecidos. Estudos de bases moleculares têm sido realizados e sabe-se que a regeneração celular da córnea é regulada por duas ações: de inervação sensorial e de inervação simpática e seus neurotransmissores. Deficiências nessas funções podem levar a uma dificuldade de regeneração tecidual. Contudo, nem todo portador de hipoestesia corneal desenvolve a ceratopatia.

QUADRO CLÍNICO (FIGURAS 32.8.1 E 32.8.2)

Existem três estádios da ceratopatia. O primeiro distingue-se por hiperemia conjuntival discreta, opacidade corneal e superfície irregular com evolução para ceratite ponteada.

O segundo caracteriza-se por defeito epitelial associado a uma inflamação leve do estroma anterior. Dobras de Descemet podem estar presentes e o epitélio, nos limites da lesão, pode estar elevado, acinzentado e com edema.

O último estágio envolve necrose estromal e pode evoluir para perfuração.

A úlcera é encontrada, tipicamente, em região paracentral inferior, mais exposta da córnea e tem formato oval e circular.

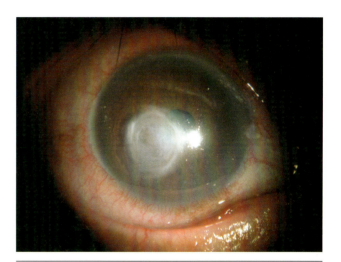

▶ Figuras 32.8.1 Úlceras neurotróficas.

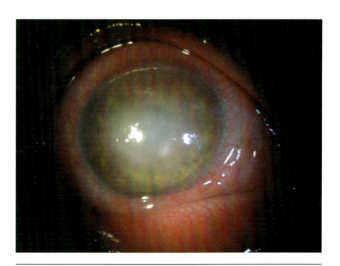

▶ Figuras 32.8.2 Úlceras neurotróficas.

DIAGNÓSTICO

O diagnóstico é clínico e feito por exame de biomicroscopia à lâmpada de fenda. A avaliação de sensibilidade corneal é essencial e pode ser realizada com auxílio de cotonetes o estesiômetro de Cochet-Bonnet.

TRATAMENTO

O tratamento é direcionado no sentido de manter a boa lubrificação da superfície ocular para prevenir a rotura do epitélio, auxiliar a cicatrização do tecido e impedir infecção secundária.

- **Estádios um e três:**
  - Lubrificantes tópicos sem preservativos, em alta frequência, na forma de colírios ou pomadas.
  - Oclusão temporária de pontos lacrimais com *plugs* de colágeno ou fio de sutura categute.
  - Lente de contato associado ao de antibiótico em razão de maior risco de infecção.
  - Soro autólogo.
- **Estádio três:**
  - Derivados de tetraciclina (uso sistêmico) para redução da atividade colagenolítica.
  - Oclusão definitiva do ponto lacrimal.
  - Recobrimento com membrana amniótica ou recobrimento conjuntival.
  - Bioadesivos ou adesivos de cianoacrilato em casos de perfuração menor que dois milímetros.
  - Transplante penetrante de córnea tectônico e ou terapêutico em casos de perfuração maior que dois milímetros.

REFERÊNCIAS CONSULTADAS

1. Belfort jr R, Kara-José N. Córnea clínica-cirúrgica. 1.ed. São Paulo: Roca Ltda, 1997. p.126;11,312-314;26.
2. Cvintal T. Complicações do transplante de córnea. 1.ed. São Paulo: Livraria Santos Editora Ltda, 2004. p.151-75.
3. Grey F, Carley F, Biswas S, Tromans C. Scleral contact lens management of bilateral exposure and neurotrophic keratopathy. Cont Lens Anterior Eye. 2012;35(6):288-91.
4. Kara-José N, Freitas D, Moreira H, Boteon JE. Doenças da córnea e conjuntiva. 1.ed. Rio de Janeiro: Cultura médica, 2007. p.163;25.
5. Khakshoor H, Moshirfor M, Simpson RG, Gharaee H, Vejdani AH, Christian SM, et al. Anesthetic keratopathy presenting as bilateral Mooren-like ulcers. Clin Ophthalmol. 2012;6:1719-22.
6. Krachmer JH, Mannis MJ, Holland EJ. Cornea. 3.ed. New York: Elsevier inc., 2011. p.1101-8.
7. Putz C. Oftalmologia - Ciências Básicas, primeira edição. Rio de Janeiro: Cultura Médica, 2001. p.122-127;6,190-191;6.
8. Rao K, Leveque C, Pflugfelder SC. Corneal nerve regeneration in neurotrophic keratopathy fallowing autologous plasma therapy. Br J Ophthalmol. 2010;94(5):584-91.
9. Terzis JK, Dryer MM, Bodnec BI. Corneal neurotization: a novel solution to neurotrophic keraopathy. Plast Reconstr Surgery. 2009;123(1):112-20.
10. Yagci A, Bogkurt B, Egrilmer S, Palamar M, Ozturk BT, Pekel H. Topical anesthetic abuse Keratopathy: a commonly overlooked health care problem. Cornea. 2011;30(5):571-5.
11. Yanoff M, Duker JS. Ophthalmology. 2.ed. St. Louis: Mosby, 2004. p.460-1.

32.9 Ceratite Superficial de Thygeson

Ricardo Holzchuh • Diego Ricardo Hoshino Ruiz • Paulo Elias Correa Dantas

INTRODUÇÃO

A ceratite superficial *punctata* de Thygeson foi descrita pela primeira vez por Phillips Thygeson em 1950. É uma ceratopatia epitelial incomum, de causa desconhecida e sem associação com outras doenças oculares ou sistêmicas.

EPIDEMIOLOGIA

Não tem predileção por sexo ou raça e pode acometer pacientes de qualquer idade, com maior frequência na segunda e terceira década de vida.

ETIOPATOGENIA

A patogenia é desconhecida. Cogita-se que tenha etiologia viral em razão das diversas similaridades com lesões corneais do sarampo, varicela, caxumba e adenovírus. Isto inclui lesão intraepitelial, longa duração, remissão e exacerbação, bem como uma resposta celular mononuclear. A doença, contudo, não é contagiosa e as inúmeras tentativas de isolar um agente viral no epitélio corneal foram negativas. Estudos propõem pesquisa do agente em regiões mais profundas da córnea, como o estroma anterior.

A boa resposta aos corticosteroides tópicos sugere que se as lesões forem causadas por vírus, devem representar uma resposta imunológica a ele e seus componentes. Foi descrita maior incidência em portadores do antígeno de histocompatibilidade HLA-DW3 e HLA-DR3.

Especula-se que, após exposição ao vírus, inicia-se uma intensa replicação viral nas células epiteliais da córnea. O vírus modificaria o metabolismo celular para seu próprio uso e sobrevivência. Após meses de latência, a doença se tornaria clinicamente ativa pela reação inflamatória inespecífica, com morte celular e surgimento de lesões epiteliais.

O processo poderia ser reiniciado e manter-se-ia de 2 a 4 anos em geral, com descrições de pacientes com quadro de 15 a 20 anos, principalmente quando associado ao uso prolongado e não controlado de corticosteroides. Foi descrita também recorrência da doença em pacientes que foram submetidos à cirurgia refrativa, como PRK e LASIK.

Quadro clínico

O paciente tem longa história, com episódios de exacerbação e remissão espontânea, sensação de corpo estranho, lacrimejamento, fotofobia, além de ausência ou discreto comprometimento conjuntival.

Não apresenta história de conjuntivite prévia ou perda da sensibilidade corneal e raramente queixa-se de baixa acuidade visual. À biomicroscopia, verificam-se depósitos intraepiteliais agrupados em forma de finos pontos redondos ou ovais, de cor branco acinzentado, discretamente elevados, com tendência a confluir para pontos maiores. O epitélio entre as lesões é normal e não há edema corneal ou reação de câmara anterior (Figuras 32.9.1 e 32.9.2).

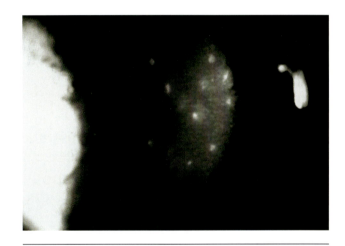

▶ **Figura 32.9.1** Ceratite *punctata* superficial de Thygeson (olho direito).

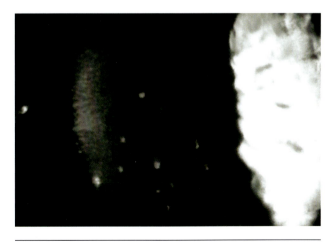

▶ **Figura 32.9.2** Ceratite *punctata* superficial de Thygeson (olho esquerdo).

No período de exacerbação da doença, tais opacidades intraepiteliais apresentam uma elevação no centro da lesão que pode romper a superfície epitelial e corar com fluoresceína na forma de finos pontos com aparência de dendritos e levar a um falso diagnóstico de ceratite herpética. Em média, têm-se de 15 a 20 lesões que acometem as áreas central e paracentral da córnea. A resolução do quadro agudo normalmente ocorre após 1 ou 2 semanas, independentemente da medicação usada e com possibilidade de haver reativação entre 6 e 8 semanas. Esse período, contudo, é extremamente variável.

Durante a etapa de inativação, as lesões podem desaparecer por completo ou permanecer como cicatrizes subepiteliais discretas e planas, que não coram com fluoresceína ou rosa bengala. Pode haver períodos de meses ou até anos sem exacerbação dos sintomas.

Geralmente é bilateral e sua evolução crônica pode prolongar-se por mais de duas décadas. Sinais e sintomas normalmente resolvem-se espontaneamente e são autolimitados.

DIAGNÓSTICO DIFERENCIAL

Deve ser feito com todas as ceratites superficiais *punctatas* (Quadro 32.9.1).

QUADRO 32.9.1 Diagnóstico diferencial.

Olho seco
Blefarite
Trauma
Ceratopatia de exposição
Ceratites tóxicas (IDU, neomicina, tobramicina, maleato de timolol ou drogas que contenham preservantes, inclusive lágrimas artificiais)
Ceratopatia fótica (radiação ultravioleta)
Queimadura química leve
Corpo estranho oculto (sob a pálpebra superior)
Ceratopatia por lente de contato
Distúrbios de posicionamento da pálpebra e cílios (triquíase, distiquíase, entrópio e ectrópio)
Conjuntivites
Síndrome da pálpebra caída
Outras ceratites epiteliais infecciosas (herpes simples, herpes-zóster, *Staphylococcus*)

TRATAMENTO

O tratamento deve ser proporcional ao quadro clínico apresentado. O paciente deve ser muito bem orientado sobre o curso da doença, sua evolução e seu caráter autolimitado e benigno.

Os casos brandos devem ser tratados com lubrificantes tópicos, sem conservante, sob forma de colírio, várias vezes ao dia. Corticosteroides tópicos, em baixa concentração, como dexametasona a 0,01% ou acetato de prednisolona a 0,12% podem ser usados em casos moderados a graves com bons resultados. Entretanto, alguns autores acreditam que a terapia com corticosteroides pode prolongar o curso natural da doença, principalmente quando seu uso for prolongado e sem controle.

Outros agentes tópicos tentados, como os antivirais idoxuridina (IDU) e trifluortimida, produziram cicatrizes subepiteliais e por isso não obtiveram sucesso.

O uso de lente de contato terapêutica pode promover imediato alívio dos sintomas e rápida resolução das lesões epiteliais.

Vários estudos referem o uso da ciclosporina A a 2% tópica com bons resultados. Seu único efeito colateral é uma sensação de ardência durante a instilação.

O acompanhamento deve ser feito semanalmente durante o período de crise e, posteriormente, a cada 3 meses, por 1 ano.

REFERÊNCIAS CONSULTADAS

1. Connell PP, O'Reilly J, Coughlan S, Collum LM, Power WJ. The role of common viral ocular pathogens in Thygeson's superficial punctate keratitis. Br J Ophthalmol. 2007;91(8):1038-41.
2. Freitas D, Belfort R Jr. Ceratites Virais e Provavelmente Virais. In: Belfort RJr, Kara-José N. Córnea Clínica - Cirúrgica. 1.ed. São Paulo: Editora Roca, 1997. p.205-27.
3. Jabbur NS, O'Brien TP. Recurrence of keratitis after excimer laser keratectomy. J Cataract Refract Surg. 2003;29(1):198-201.
4. Schawb IR, Adrean SD. The Superficial Punctate Keratitis of Thygeson. In: Krachmer JH, Mannis MJ, Holland EJ. Cornea and External Disease: Clinical Diagnosis and Management. 2.ed. St. Louis: Mosby, 2005. p.1183-7.

Capítulo 32

32.10 Edema de Córnea

Thaís Shiota Tanaka

INTRODUÇÃO

A transparência corneal é essencial para a manutenção da função refrativa do olho. Sua transparência deve-se à barreira epitelial, ao arranjo das fibras de colágeno no estroma e às células endoteliais. Quando ocorre um distúrbio, o acúmulo de líquido dá origem a uma córnea edemaciada com perda de transparência.[1,2,3]

ANATOMIA DA CÓRNEA

A córnea é um tecido transparente, avascular, viscoelástico, com uma superfície lisa, uniforme e brilhante. É muito resistente às deformações e forças de tração. Possui defesa imunológica contra infecções, especialmente pela atuação dos componentes da lágrima. Tem grande capacidade de cicatrização, embora não possua vasos.[4,5]

Apresenta um diâmetro horizontal (11 a 12,5 mm) discretamente maior do que o vertical (10 a 11,5 mm) e poder dióptrico, em média, de 43 dioptrias. As superfícies anterior e posterior não são absolutamente paralelas entre si em toda a extensão, a não ser na região central, onde são perfeitamente paralelas. Sua espessura aumenta do centro (em média 0,52 mm) em direção à periferia, com 0,7 mm no limbo.[5,6]

É composta de cinco camadas: epitélio anterior ou corneal, membrana limitante anterior (Bowman), estroma ou substância própria, membrana limitante posterior (Descemet) e epitélio posterior ou endotélio.[5]

O epitélio contém entre cinco e sete camadas celulares, mede aproximadamente 50 μm de espessura e atinge dez camadas na transição córnea-conjuntiva. Possui grande capacidade de regeneração e cicatrização. As células da camada superficial têm forma achatada e são unidas por junções intercelulares muito resistentes, as zônulas de oclusão, especializações indispensáveis para manter o filme lacrimal e a barreira epitelial. Essas junções restringem o fluxo de eletrólitos e líquido através da rota paracelular.[1,5,6,7]

A membrana de Bowman é homogênea, transparente e constituída por fibras colágenas. Não é capaz de se regenerar.[5,6,7]

O estroma apresenta 500 μm de espessura (90% da espessura corneal) e é composto por matriz extracelular, fibroblastos e fibras nervosas. A matriz extracelular é formada basicamente por colágeno tipo I e glicosaminoglicanas. O estroma anterior possui menos água do que o estroma posterior. Estudos bioquímicos mostraram que o estroma anterior da córnea possui uma taxa maior de dermatan sulfato do que de queratan sulfato. Similarmente, o estroma anterior possui menos glicose do que o estroma posterior. O dermatan sulfato tem menor capacidade de absorção da água, mas grande capacidade retentora, enquanto o queratan sulfato é altamente absortivo, mas retém pouca água. Assim, quando ocorre edema corneal, o edema estromal é predominante no estroma posterior.[2,5,6,7]

A membrana de Descemet é uma camada hialina, espessa e situada entre o estroma e o endotélio. Possui colágeno tipo IV, laminina e fibronectina em sua composição.[5,6,7]

O endotélio é composto por uma camada única de células com morfologia regular e hexagonal de fibronectina e colágeno. Não possui capacidade regeneradora e seu número de células diminui com a idade (3.500 a 4.000 células/mm² no nascimento e 1.400 a 2.500 células/mm² na vida adulta). Suas células fixam-se através de zônulas de oclusão e possuem grande quantidade de mitocôndrias. Através das bombas ativadas por ATP (trifosfato de adenosina), as células endoteliais transportam água para o interior da córnea e também para o humor aquoso, o que mantém o nível de hidratação constante no estroma da córnea.[5,6,7,8]

FISIOLOGIA

Uma série de mecanismos regula a hidratação da córnea. O epitélio e o endotélio permitem regular a hidratação da substância própria e lutar contra o edema estromal. Quando ocorre uma desepitelização, o edema localiza-se na substância própria anterior. Porém, quando há destruição do endotélio, o edema corneal é muito mais importante e a espessura corneal pode atingir cinco vezes o valor normal. A função da bomba endotelial é fundamental para contrabalançar a pressão do edema do estroma.[6]

BARREIRA EPITELIAL

As células epiteliais regulam o movimento das substâncias pela sua superfície. Elas podem cruzar a barreira epitelial por duas vias: a paracelular, que é a difusão entre as células adjacentes do epitélio limitada pela presença de zônulas de oclusão; e a transcelular, que refere-se ao movimento para o interior da célula epitelial através das membranas basolaterais pela difusão através do citoplasma e saída pela membrana oposta. O movimento da água no epitélio é obtido pela osmose resultante do transporte ativo de solutos, especialmente o sódio. Os íons de sódio que penetram na célula com a glicose são bombeados para fora pela bomba de Na+/K+ ATPase que estão localizados somente na membrana basolateral. A integridade da barreira epitelial pode ser clinicamente avaliada pela aplicação do colírio de fluoresceína.[1,4,6]

BARREIRA ENDOTELIAL E BOMBA ENDOTELIAL

A barreira endotelial é a soma de todos os complexos juncionais existentes entre todas as células endoteliais que recobrem a superfície posterior da córnea e diminuem a hidratação corneal. As junções apertadas são componentes integrais da barreira endotelial. O fato de as junções apertadas serem conhecidas como "mal vedadas", a permeabilidade é vantajosa, o que permite a difusão de muitos nutrientes do humor aquoso para o estroma. A bomba endotelial (ou bomba metabólica) é o mecanismo pelo qual a córnea retira a água que hidratou sua substância própria. A bomba metabólica situa-se nas membranas laterais das células endoteliais, transporta íons Na+ do estroma corneal para o humor aquoso e resulta no retorno da água para a câmara anterior.

As enzimas envolvidas nesse processo são a Na+-K+-ATPase e a anidrase carbônica. Essa dinâmica da bomba metabólica mantém a deturgescência corneal e permite a nutrição adequada do estroma e epitélio corneais. Uma disfunção das células endoteliais geralmente resulta em edema de córnea. Acredita-se que a bomba endotelial da córnea tenha função limítrofe quando a densidade endotelial é de aproximadamente 700 células/mm² e ocorre descompensação franca da córnea com densidade de 400 células/mm² aproximadamente. Para a bomba metabólica funcionar apropriadamente, as junções apertadas têm de estar intactas e funcionais como barreira endotelial.[2,6,8]

Há outros mecanismos que regulam a hidratação da córnea, como a evaporação da lágrima, embora ainda controversa, e a pressão intraocular, que pode causar dano endotelial e subsequente edema quando cronicamente aumentada. Alto valor de pressão intraocular aguda pode causar tanto aumento quanto diminuição da hidratação da córnea.[1]

DIAGNÓSTICO

O diagnóstico depende de uma boa história clínica, além de exames clínicos e complementares cuidadosos.

Na história clínica, o paciente pode se apresentar assintomático ou com dor severa e diminuição visual. A localização do edema também influencia nos sintomas. Pacientes que apresentam edema estromal não possuem desconforto, enquanto aqueles com edema epitelial e formação de bolhas podem se queixar de muita dor. Uma boa investigação clínica consiste em detalhar a idade de aparecimento; a duração, uni ou bilateralidade dos sintomas; história familiar de doença corneal; uso de colírios; doença ou cirurgia oculares prévias; variação diurna dos sintomas e efeitos ambientais sobre os sintomas.[1]

Falência epitelial, endotelial, ou mesmo endotélio e epitélio normais podem ser as causas do edema corneal[1] (Tabela 32.10.1).

TABELA 32.10.1 Causas de edema de córnea.

Classificação	Etiologia	Características
Falência epitelial	Defeito epitelial	Estromal, defeito circunjacente e agudo
Falência endotelial primária	Distrofia endotelial hereditária congênita (CHED), distrofia de Fuchs, síndrome iridocorneoendotelial (ICE), distrofia polimorfa posterior	Primeiramente estromal, difuso e progressivo
Falência endotelial secundária	Trauma agudo ou crônico, medicamentos, inflamação, hipóxia	Primeiramente estromal, focal ou difuso, agudo ou crônico
Endotélio normal	Pressão intraocular elevada	Primeiramente epitelial, microcístico, central ou difuso, agudo

O exame clínico é realizado com lâmpada de fenda para avaliar o epitélio, o estroma e o endotélio da córnea. No edema epitelial, há perda do brilho corneal e, na presença de bolhas, observa-se uma divisão da linha de perfil anterior em duas partes nesses locais. A visualização das bolhas pode ser aprimorada também com colírio de fluoresceína (Figura 32.10.1). O edema estromal apresenta-se com aumento da espessura da córnea, diminuição da transparência e dobras na membrana de Descemet. Um estroma claro, entretanto, não descarta a presença de edema, já que em edemas moderados, a córnea pode estar opticamente transparente (Figura 32.10.2). No edema endotelial, o mosaico do endotélio torna-se enfumaçado, e em patologias, como a distrofia de Fuchs, pode-se encontrar irregularidades no endotélio e pigmentos caracterizados pela gutata[1,9] (Figura 32.10.3).

Os exames complementares podem ajudar na determinação do estágio e severidade da doença, assim como fornecer provas diagnósticas. Os mais utilizados são:

- **Paquimetria:** mede a espessura corneal e pode ser ultrassônica ou óptica;
- **Microscopia especular:** determina a densidade e a morfologia das células endoteliais. A exceção é a presença de edema grave em virtude da dispersão luminosa em vez de reflexão especular, o que não permite a visualização do mosaico endotelial;

Capítulo 32

Doenças da Córnea

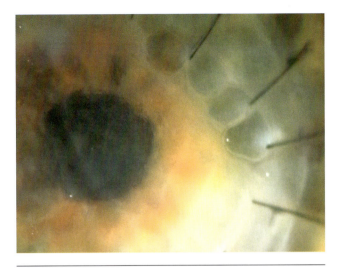

▶ **Figura 32.10.1** Edema corneal após ceratectomia penetrante. Observa-se perda do brilho corneal, presença de bolhas e dobras na membrana de Descemet.

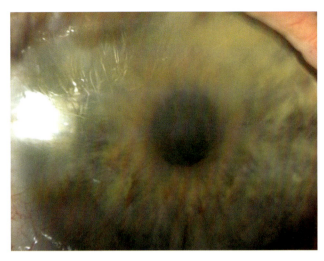

▶ **Figura 32.10.3** Distrofia de Fuchs. Presença de edema corneal com dobras na membrana de Descemet.

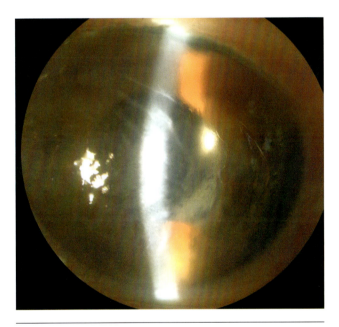

▶ **Figura 32.10.2** Edema corneal com perda do brilho da córnea. Presença de algumas microbolhas, aumento da espessura corneal e dobras na membrana de Descemet.

- **Microscopia confocal:** amplamente utilizada como ferramenta de imagem não invasiva para estudar detalhes histológicos de várias condições da córnea. É útil na determinação da etiologia do edema de córnea baseado na morfologia celular;
- **Tomografia de coerência óptica do segmento anterior:** embora não seja tão útil no diagnóstico, auxilia no acompanhamento de pacientes pós ceratoplastia lamelar posterior para tratamento de edema de córnea.[1,9,10,11]

TRATAMENTO

O tratamento do edema de córnea depende da causa e dos sintomas que o paciente apresenta. Pode ser por controle das anormalidades associados ao edema de córnea e/ou manejo do edema.[1]

Cuidar da inflamação e suas causas subjacentes é uma ferramenta importante na resolução do edema corneal. Um exemplo é o uso de corticosteroides na rejeição do enxerto corneal e na ceratite estromal herpética. Também o tratamento da elevação da pressão intraocular pode melhorar ou resolver o edema de córnea e prevenir danos adicionais às células endoteliais. O uso tópico de inibidores da anidrase carbônica diminui o fluxo de fluido do estroma para o humor aquoso e aumenta o edema de córnea. Por essa razão deve ser evitado. O tratamento sistêmico com essa droga não tem efeito sobre a hidratação da córnea.[1,6]

O manejo do edema de córnea pode ser realizado de diversas formas:[1,12-15]

- **Agentes hipertônicos:** facilitam a transição de líquido do epitélio, o que melhora a ceratopatia bolhosa e microcística. Possuem mínimo efeito em edemas estromais. Os mais comuns são o cloreto de sódio a 5% e a glicerina, que tem efeito transitório e é mais utilizada para diagnóstico;
- **Lentes de contato terapêuticas:** promovem alívio do desconforto causado pela ceratopatia bolhosa. A lente escolhida deve ter alta transmissibilidade de oxigênio. O uso de antibiótico tópico profilático diminui o risco de complicações;
- **Cauterização do estroma anterior:** aplicação de queimaduras leves na membrana de Bowman com cauterização térmica que forma cicatrizes e fortes adesões entre o epitélio e o estroma subjacente. Isso diminui a formação de bolhas e ede-

ma microcístico. Leva à fibrose e vascularização com alteração da curvatura, anatomia da córnea e aplanamento. É indicada para olhos com potencial visual pobre e candidatos à cirurgia;

- **Micropuntura corneal:** é realizada por meio de múltiplas penetrações com agulha número 25 até o estroma anterior (2/3 anteriores da córnea) e formação de pequenas cicatrizes, o que melhora a adesão do epitélio da córnea. São realizados 100 micropunturas em cada quadrante da córnea;
- **Recobrimento conjuntival:** promove a cobertura dos nervos corneais após a remoção do epitélio da córnea. É indicado para pacientes com potencial visual pobre e não candidatos à transplante de córnea;
- **Membrana amniótica:** é utilizada para reconstrução de superfície ocular. Facilita a epitelização, diminui a inflamação, a vascularização e a cicatrização;
- **Ceratectomia fototerapêutica (PTK):** utiliza o *laser* excimer com envolvimento do tratamento da camada de Bowman ou estroma anterior. Resulta em uma superfície modificada ultramicroscopicamente para ancorar o epitélio da córnea. Promove alívio da dor em córneas com ceratopatia bolhosa;
- **Ceratoplastia penetrante:** tratamento definitivo para as doenças da córnea. O objetivo é a reabilitação visual e o alívio dos sintomas provocados pelo edema da córnea;
- **Ceratoplastia endotelial:** realizado em patologias que acometem o endotélio;
- ***Cross-linking*:** utiliza raios UVA e riboflavina. A luz UVA, associada à riboflavina, cria novas ligações entre as moléculas de colágenos adjacentes, o que reduz a elasticidade e aumenta a resistência biomecânica do tecido corneal. Possui efeito temporário no edema de córnea. Seu uso ainda é controverso.

REFERÊNCIAS BIBLIOGRÁFICAS

1. Feiz V. Corneal Edema. In: Krachmer JH, Mannis MJ, Holland EJ. Cornea. 3.ed. USA: Mosby Elsevier, 2011. p.283-7.
2. Edelhauser HF. The balance between corneal transparency and edema. Invest Ophthalmol Vis Sci. 2006;47(5):1755-67.
3. Qazi Y, Wong G, Monson B, Stringham, Ambati BK. Corneal transparency: genesis, maintenance and dysfunction. Brain Res Bull. 2010;81(2-3):198-210.
4. Simpson GV. Corneal edema. Trans Am Ophthalmol Soc. 1949;47:692-737.
5. Ferreira FN, Nogueira JC. Bases morfofuncionais do aparelho da visão. In: Lima FAAS, Dantas AM, Sallum JMF, Ferreira FN, Marback RL. Bases da Oftalmologia, volume 1. 1.ed. Rio de Janeiro: Cultura Médica, 2008. p.3-86.
6. Dantas AM. Fisiologia da túnica fibrosa. In: Filho AASL, Dantas AM, Sallum JMF, Filho NF, Marback RL. Bases da Oftalmologia, volume 2. 1.ed. Rio de Janeiro: Cultura Médica, 2008. p.505-71.
7. Sousa SJF, Romano ACO, Pazos HSB, Espana E, Tseng SCG, Dua HS, et al. Anatomia funcional da superfície ocular. In: Gomes JAP, Alves MR. Superfície Ocular: córnea, limbo, conjuntiva, filme lacrimal. 2.ed. Rio de Janeiro: Cultura Médica, 2011. p.3-14.
8. Srinivas SO. Dynamic regulation of barrier integrity of the corneal endothelium. Optom Vis Sci. 2010;87(4):239-54.
9. Ávila M, Tavares IM. Curvatura, paquimetria e microscopia especular da córnea. In: Yamane R, ed. Semiologia Ocular. 3.ed. Rio de Janeiro: Cultura Médica, 2009. p.91-106.
10. Maimone AL, Maimone N, Rossi RM. Comparação entre as medidas da espessura central corneana usando a paquimetria óptica e a ultrassônica. Rev Bras Oftalmol. 2007;66(5):309-14.
11. Alomar TS, Al-Aqaba M, Gray T, Lowe J, Dua HS. Histological and confocal microscopy changes in chronic corneal edema: implications for endotelial transplantation. Invest Ophthalmol Vis Sci. 2011;52(11):8193-207.
12. Rubinfeld RS. Corneal micropuncture in recurrent erosion syndromes. In: Krachmer JH, Mannis MJ, Holland EJ. Cornea. 3.ed. USA: Mosby Elsevier, 2011. p.1081-91.
13. Gomes JAP, Haraguchi DKM, Zambrano DU, Villavicencio LI, Cunha MC, Freitas D. Punções do estroma anterior no tratamento da ceratopatia bolhosa. Arq Bras Oftalmol. 2000;63(2):133-7.
14. Gonçalves ED, Campos M, Paris F, Gomes JAP, Farias CC. Ceratopatia bolhosa: etiopatogênese e tratamento. Arq Bras Oftalmol. 2008;71(6):61-4.
15. Bettis DI, Hsu M, Moshirfar M. Corneal collagen cross-linking for nonectatic disorders: a systematic review. J Refract Surg. 2012;28(11):798-807.

32.11 Ceratite Ulcerativa Periférica

Roberta Matschinske • Maria Cristina Nishiwaki Dantas • Paulo Elias Correa Dantas

INTRODUÇÃO

A ceratite ulcerativa periférica (*peripheral ulcerative keratitis – PUK*) é uma doença corneal grave e considerada como a principal desordem de origem inflamatória da periferia da córnea e da esclera. Apresenta-se de várias formas, desde episódios leves e autolimitados até processos rapidamente progressivos e destrutivos. Assumem papel importante pela frequente associação com doenças sistêmicas potencialmente letais.

CLASSIFICAÇÃO

A suscetibilidade da periferia da córnea às afecções imunológicas pode ser explicada pela proximidade com a vasculatura do limbo e com o tecido linfoide conjuntival, o que justifica sua maior ocorrência em doenças do colágeno e vasculites, como artrite reumatoide, poliarterite nodosa e granulomatose de Wegener.

A artrite reumatoide é uma doença multissistêmica que envolve primariamente as articulações periféricas e é a causa mais comum de PUK. Outras manifestações oculares comuns a esse grupo de doenças que podem ocorrer simultaneamente ou sem relação com a atividade da doença sistêmica são ceratoconjuntivite seca, episclerite, esclerite e vasculite da coroide e da retina.

A ceratoconjuntivite seca é descrita em 25% dos pacientes com artrite reumatoide. A esclerite é a segunda manifestação ocular mais frequente, com ocorrências entre 0,67% e 6,3% dos casos, seguida pela ceratite, que mais comumente se desenvolve associada à esclerite. O aparecimento de esclerite necrosante ou ceratite ulcerativa periférica no curso clínico da artrite reumatoide pode refletir a presença de lesões vasculíticas viscerais e estar relacionado a um prognóstico reservado.

A poliarterite nodosa é uma vasculite sistêmica que afeta o olho em aproximadamente 20% dos casos. Pode apresentar quadro de ceratite periférica bilateral que se inicia sob a forma de infiltrados isolados localizados no estroma médio, além de confluir e causar *melting* de córnea.

A granulomatose de Wegener apresenta quadro ocular de ceratite periférica bilateral e acometimento inflamatório da órbita (proptose), associada a alterações do trato respiratório, mucosa nasal e glomerulonefrite. O envolvimento ocular pode ser a primeira manifestação dessa vasculite.

PATOGÊNESE

A teoria mais aceita hoje em dia para a patogênese da PUK é o depósito de complexos imunes nos vasos sanguíneos do limbo associado a uma vasculite imunomediada, que resulta em vazamento de células inflamatórias e proteínas para o espaço extravascular. Em seguida, ocorre ativação do sistema completo e aumento da produção de citoquinas inflamatórias com recrutamento de neutrófilos e macrófagos que aumentarão a produção de colagenases e proteases, compostos responsáveis pela destruição tecidual. Pode haver infecção secundária.

QUADRO CLÍNICO

A PUK é caracterizada por acometer o estroma superficial e médio, é geralmente associada à esclerite não necrotizante. As áreas de infiltrado podem coalescer e aumentar de tamanho (Figura 32.11.1) e pode haver rotura do epitélio. Geralmente surgem áreas de afinamento corneal periférico (Figura 32.11.2) sem infiltrado, com o epitélio intacto e rara progressão para perfuração. Casos graves podem sofrer ceratólise com *melting* e perfuração e são geralmente acompanhados de esclerite.

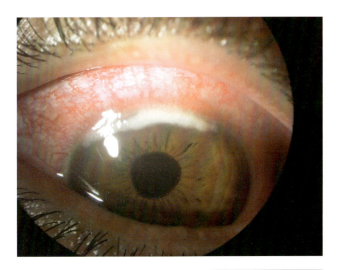

▶ **Figura 32.11.1** Afinamento corneal periférico com infiltrado em paciente com artrite reumatoide.

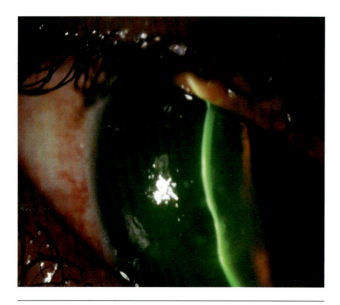

▶ **Figura 32.11.2** Afinamento corneal periférico em paciente com artrite reumatoide.

A progressão da ulceração ou do afinamento corneal tende a ser circunferencial e concêntrica ao limbo.

DIAGNÓSTICO

Diante do quadro de PUK, é importante estabelecer o diagnóstico da doença de base. A investigação clínica e reumatológica por meio de exames laboratoriais, dosagem de autoanticorpos e provas de atividade inflamatória (velocidade de hemossedimentação – VHS e proteína C reativa) são essenciais.

Os principais autoanticorpos envolvidos são fator reumatoide, anticorpo anticitoplasma de neutrófilo (ANCA) e anticorpos dirigidos contra peptídeos citrulinados (anti-CCP). É interessante que o paciente seja avaliado clinicamente por um médico generalista ou reumatologista.

Diagnóstico diferencial

Qualquer infecção ocular pode estar associada com ulceração da periferia da córnea, assim como as infecções sistêmicas por *Neisseria*, tuberculose, sífilis e as causadas pelo vírus da imunodeficiência humana.

A ceratite marginal causada por reações de hipersensibilidade às toxinas produzidas por bactérias que colonizam as pálpebras produz infiltrados e ulceração marginal que apresentam zona de córnea sadia entre a lesão e o limbo.

A úlcera de Mooren localiza-se na periferia da córnea e é reconhecida como rara doença inflamatória de provável etiologia autoimune. Seus achados clínicos podem ser indistinguíveis daqueles da PUK associada às doenças do tecido conectivo. Entretanto, a úlcera de Mooren é, por definição, idiopática e, portanto, não está associada com qualquer doença sistêmica que possa contribuir para doença corneal. Tende a ser mais extensa, com crescimento não apenas circunferencial ao redor do limbo, mas para o centro da córnea.

TRATAMENTO

Os principais objetivos a serem alcançados no tratamento da PUK são: reduzir a inflamação ocular, promover a integridade do epitélio e minimizar a perda estromal. É importante descartar causas infecciosas.

O tratamento tópico consiste no uso de colírios lubrificantes várias vezes ao dia para manter a integridade da superfície ocular. Ciclosporina tópica pode ser associada com bons resultados.

Em razão do conhecido aumento de atividade das proteases em olhos com diagnóstico de PUK, o uso de derivados das tetraciclinas é benéfico para a prevenção da perda estromal.

Anti-inflamatórios não hormonais por via oral podem aliviar a dor e a inflamação ocular. Os mais utilizados são o naproxeno, o ibuprofeno e a indometacina.

Em quadros que apresentam inflamação aguda, prednisona oral na dose de 1mg/kg deve ser utilizada. Pacientes não responsivos à terapia oral podem ser tratados com pulsos de metilprednisolona 1g/dia por 3 dias por via endovenosa.

A terapia imunossupressora é fundamental no tratamento tanto da doença de base quanto da inflamação ocular. Elas atuam como drogas "poupadoras" de corticoesteroides, compostos que apresentam inúmeros e conhecidos efeitos colaterais quando usadas de maneira prolongada. As drogas imunomoduladoras mais utilizadas em doenças inflamatórias oculares são: antimetabólitos, agentes alquilantes, inibidores de células T e agentes biológicos. No grupo dos antimetabólitos estão: metotrexato, azatioprina, leflunomida e mofetil micofenolato. Dentre os agentes alquilantes, podemos citar: ciclofosfamida e clorambucil. Segundo Messmer e Foster, a ciclofosfamida pareceu ser o agente imunossupressor mais efetivo nos casos de PUK, porém o metotrexato mostrou-se menos tóxico e preferível como medicação inicial.

Pacientes com artrite reumatoide que se submeteram à cirurgia de catarata desenvolveram PUK em 31% dos casos. Portanto, esses pacientes podem se beneficiar de imunossupressão sistêmica antes do procedimento.

A mais nova classe de agentes imunossupressores, conhecidos como biológicos e representados pelo infliximab, um bloqueador do fator de necrose tumoral alfa (TNF-alfa), tem demonstrado sucesso no tratamento de pacientes com PUK. Contudo, apresenta como possíveis efeitos colaterais suscetibilidade à infecções e carcinogênese.

Nos casos em que ocorre afinamento grave e iminência de perfuração, procedimentos tectônicos devem ser instituídos para manter a integridade do globo ocular. Podem ser realizados com cola biológica de cianoacrilato associada à lente de contato terapêutica, enxertos com esclera doadora e *patch* corneoescleral lamelar. O uso de membrana amniótica associada a esses procedimentos ou isolada pode auxiliar a dar suporte tectônico.

Tarsorrafia pode ser instituída para manter a lubrificação e integridade da superfície ocular.

O transplante penetrante pode ser considerado uma tentativa de reabilitação visual do paciente, mas seu sucesso é limitado em razão da gravidade da doença de base e dificuldade em manter a superfície ocular estável.

REFERÊNCIAS CONSULTADAS

1. Foster CS, Forstot SL, Wilson LA. Mortality rate in rheumatoid arthritis patients developing necrotizing scleritis or peripheral ulcerative keratitis. Ophthalmology. 1984;91(10):1253-63.
2. Foster CS, Maza MS M. The Sclera. New York: by Springer-Verlag, 1994.
3. Hamideh F, Prete PE. Ophthalmologic Manifestations of Rheumatic Diseases. Semin Arthritis Rheum. 2001;30(4):217-41.
4. Harper SL, Foster CS. The Ocular Manifestations of Rheumatoid Disease. Int Ophthalmol Clin. 1998;38(1):1-19.
5. Krachmer JH, Mannis MJ, Holland EJ. Cornea: Fundamentals, Diagnosis and Management, Volume One. 3.ed. St Louis: Ed Mosby Elsevier, 1997. p.1120-8.
6. Maza MS, Foster CS, Jabbur NS. Scleritis Associated with Systemic Vasculitic Diseases. Ophthalmology. 1995;102(4):687-92.
7. Messmer EM, Foster CS. Destructive Corneal and Scleral Disease Associated with Rheumatoid Arthritis. Cornea. 1995;14(4):408-17.
8. Shiuey Y, Foster CS. Peripheral Ulcerative Keratitis and Collagen Vascular Disease. Int Ophthalmol Clin. 1998;38(1):21-32.
9. Watson PA. The diagnosis and management of scleritis. Ophthalmology. 1980;87(7):716-20.

capítulo 33

Thaís Shiota Tanaka • Maria Cristina Nishiwaki Dantas

Doenças da Episclera e da Esclera

INTRODUÇÃO

A degeneração de um tecido é caracterizada por deterioração e redução de sua função. A degeneração de córnea é geralmente unilateral, mas pode ser bilateral simétrica ou, mais frequentemente, assimétrica. Não possui padrão de herança e acontece, na maioria das vezes, em idades mais avançadas. É de progressão variável, vascularizada e comumente associada à doença sistêmica ou local.

DEGENERAÇÕES CORNEAIS

Arco senil

Também conhecido como gerontóxon, o arco senil (Figura 33.1) é o depósito de lipídios no estroma corneal, geralmente bilateral, simétrico e de progressão lenta. É mais comum em homens de meia idade. No jovem, é conhecido como arco juvenil ou embriotóxon anterior que, nesse caso, pode estar relacionado à hiperlipidemia familiar, xantelasma, síndrome nefrótica ou hipotireoidismo. O arco unilateral pode estar associado à oclusão da artéria carótida ou hipotonia ocular.

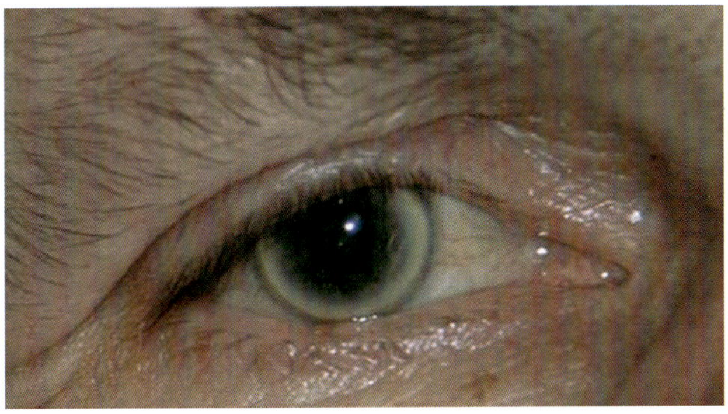

Os depósitos lipídicos são branco acinzentados, começam na periferia inferior e depois migram para a superior. Com a progressão, os arcos podem se unir e formar um anel completo com cerca de 1 mm de largura. A borda central geralmente é mal delimitada e a periférica bem definida e separada do limbo por uma zona clara (intervalo lúcido de Vogt). Os lipídios são primeiramente depositados na membrana de Descemet e depois na membrana de Bowman.

Histoquimicamente, a opacidade é composta de colesterol, ésteres de colesterol, fosfolipídeos e triglicerídeos. Estudos mostraram que os lipídios são de origem vascular. A hiperemia na região dos vasos do limbo associa-se à maior rapidez de formação do arco.

Como o arco senil não traz prejuízo à visão, não necessita de tratamento.

Corpos de Hassal-Henle

São excrescências da membrana de Descemet encontradas na periferia da córnea. Representam alterações senis e se projetam para o endotélio em direção à câmara anterior.

São histologicamente semelhantes à *guttata* presente no centro da córnea na distrofia de Fuchs.

Arco límbico de Vogt

É uma faixa em forma de crescente, de coloração esbranquiçada e localizada no limbo interpalpebral (Figura 33.2). É simétrico e mais comumente encontrado no limbo medial. Sua incidência aumenta com a idade.

▶ **Figura 33.1** Arco senil.

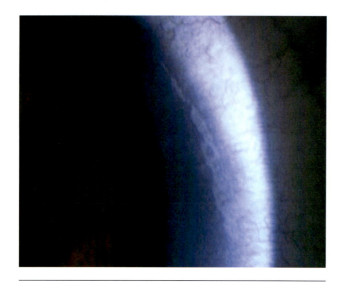

▶ **Figura 33.2** Arco límbico de Vogt.

Pode ser de dois tipos:

- **Tipo 1:** faixa esbranquiçada que contém furos, separada do limbo por uma faixa estreita de córnea normal (intervalo lúcido). Representa ceratopatia em faixa inicial.
- **Tipo 2:** não há furos ou intervalo lúcido que separa o limbo. É o arco límbico verdadeiro.

Histologicamente, a lesão é subepitelial, caracterizada por degeneração elastótica das fibras de colágeno e pode ter atrofia epitelial sobrejacente. Por se tratar de um achado incidental, é assintomática e não necessita de tratamento.

Córnea farinácea

Opacidades minúsculas, acinzentadas, encontradas bilateralmente no estroma posterior próximo à membrana de Descemet. Essa condição pode ser herdada (Figura 33.3).

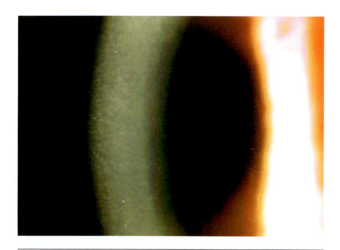

▶ **Figura 33.3** Córnea farinácea.

Histologicamente, são encontrados vacúolos com substância semelhante à lipofucsina nos ceratócitos do estroma posterior.

É assintomática, não interfere na acuidade visual e por isso não necessita de tratamento.

Degeneração em mosaico (*shagreen*)

Trata-se de uma opacidade corneal central bilateral caracterizada por lesões poligonais branco-acinzentadas na córnea anterior (membrana de Bowman) ou posterior (membrana de Descemet) e separadas por faixas de córnea sadia.

A forma anterior pode ser vista em alterações senis, também associada com trauma, ceratopatia em faixa, hipotonia, megalocórnea juvenil ligada ao X, ceratocone e usuários de lentes de contato rígidas.

A forma posterior é relacionada com a idade.

Histologicamente, o estroma é dobrado tanto na camada de Bowman, na forma anterior, quanto em torno da membrana de Descemet, na forma posterior. O padrão em dente de serra do arranjo irregular do colágeno corresponde à opacidade acinzentada (Figura 33.4).

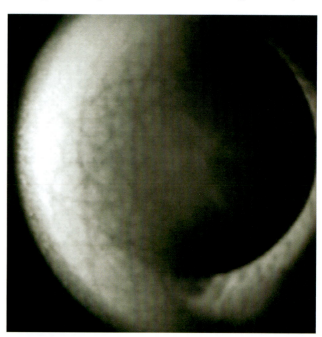

▶ **Figura 33.4** Degeneração em mosaico.

A acuidade visual geralmente é preservada e por isso não necessita de tratamento.

Ceratopatia em faixa

Pode ser calcificada ou não calcificada (degeneração esferoidal avançada ou ceratopatia por urato). O termo ceratopatia em faixa corresponde tipicamente à forma calcificada. São depósitos de cálcio na membrana de

Bowman e na região interpalpebral, embora possam acometer a membrana basal do epitélio e o estroma superficial. Inicia-se na periferia da córnea nas posições de 3 e 9 horas, mas em caso de inflamação crônica ocular pode ocorrer centralmente. A forma periférica é separada do limbo por um intervalo lúcido. Áreas translúcidas são encontradas no centro da opacidade e correspondem à penetração dos nervos corneais na membrana de Bowman, o que resulta em um aspecto de "queijo suíço".

A ceratopatia em faixa pode ser causada por estados hipercalcêmicos, doenças oculares crônicas (uveítes, síndrome do olho seco, ceratite intersticial, óleo de silicone intraocular, *phthisis bulbii*, glaucoma, edema de córnea, degeneração esferoidal, tracoma), químicos (colírios e irritantes), doenças hereditárias (distrofia endotelial hereditária congênita), doenças sistêmicas (lúpus discoide, doença renal crônica, sarcoidose, hipertireoidismo, intoxicação por vitamina D, nefrocalcinose, mieloma, uremia) e idiopatias.

Histopatologicamente, são encontrados finos grânulos basofílicos que fragmentam a camada de Bowman e substituem o estroma superficial. Material do tipo hialino é depositado no tecido subepitelial ao redor dos depósitos de cálcio, dando a aparência de dupla membrana de Bowman. Um *pannus* fibroso, associado à calcificação, também separa o epitélio da camada de Bowman. O epitélio sobrejacente pode ser atrófico. Depósitos de cálcio na conjuntiva podem ser encontrados em associação à hipercalcemia. O cálcio é depositado na forma de hidroxiapatita.

Os estádios iniciais da doença são assintomáticos. Os tardios podem causar baixa acuidade visual, fotofobia, lacrimejamento, dor e sensação de corpo estranho.

O tratamento nos casos de baixa acuidade visual ou dor consiste na aplicação de quelante de cálcio (EDTA – ácido etilenodiaminotetracético) 1,5%, seguida de remoção mecânica do cálcio com lâmina de bisturi ou ceratectomia fototerapêutica por *excimer laser* ou transplante lamelar de córnea. A membrana amniótica pode ser utilizada após remoção cirúrgica primária da ceratopatia em faixa para reestabelecer a estabilidade da superfície ocular (Figura 33.5).

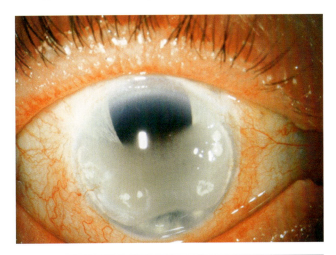

▶ **Figura 33.5** Ceratopatia em faixa.

Degeneração calcárea

É um segundo tipo de degeneração por cálcio que atinge olhos doentes. Diferentemente da ceratopatia em faixa, essa degeneração ocorre no estroma posterior. O depósito de cálcio pode acometer a espessura total da córnea ou poupar a camada de Bowman e o epitélio da córnea (Figura 33.6).

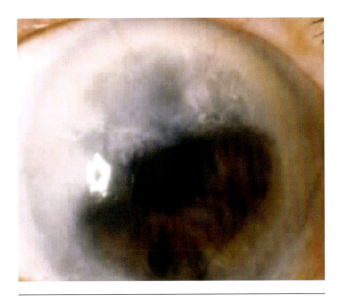

▶ **Figura 33.6** Degeneração calcárea.

Degeneração esferoidal

Também conhecida como ceratopatia climática em gota, degeneração corneal nodular de Bietti, ceratopatia do Labrador, elastose corneal, ceratite do pescador e ceratopatia crônica actínica (Figura 33.7).

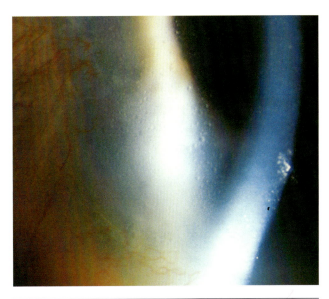

▶ **Figura 33.7** Degeneração esferoidal.

São depósitos amarelados subepiteliais em forma de "gotas de azeite". Pode ser classificada em três tipos:

- **Tipo 1:** bilateral, sem evidência de doença ocular, aparece na zona interpalpebral, na região límbica (3 e 9 horas);
- **Tipo 2:** ocorre em associação com outra doença ocular; as alterações são difusas ou ocorrem centralmente;
- **Tipo 3:** é a forma conjuntival e pode estar associada ao tipo 1 e 2.

Os tipos 1 e 3 são geralmente bilaterais e secundários à radiação ultravioleta e microtraumas (areia, pó, vento). O tipo 2 é unilateral e está associado à neovascuarização da córnea, degeneração *lattice*, ceratite herpética e glaucoma.

Histopatologicamente, depósitos de material do tipo hialino são encontrados no estroma, camada de Bowman e subepitélio.

Os pacientes são assintomáticos, mas na doença avançada podem cursar com baixa acuidade visual. Podem ocorrer lesões nodulares, que rompem o epitélio e causam irritação, além de sensação de corpo estranho.

O tratamento é realizado somente nos estádios sintomáticos e incluem remoção das lesões conjuntivais, ceratectomia lamelar superficial, ceratectomia fototerapêutica por *excimer laser* e transplante lamelar de córnea ou penetrante. A degeneração pode recorrer, porém não há dados de recorrência após transplante penetrante.

Degeneração amiloide

A amiloidose pode ser sistêmica ou localizada e primária ou secundária. Há ainda a forma familiar e não familiar na amiloidose primária.

A forma secundária ocorre em associação com trauma ou condições inflamatórias prolongadas e é a causa mais comum de amiloidose na córnea. Apresenta-se como nódulo subepitelail ou *pannus*, no estroma profundo ou em associação com neovascularização corneal.

Degeneração amiloide polimórfica ocorre em pacientes acima de 50 anos e caracteriza-se por depósitos em forma de filamentos e pontos branco-acinzentados no estroma posterior, de aparecimento tardio e bilateral.

Do ponto de vista histopatológico, a degeneração amiloide é uma substância amorfa extracelular que cora com vermelho congo e tioflavina T.

Geralmente são assintomáticos, mas transplante penetrante de córnea pode ser indicado nos casos com baixa acuidade visual. O risco de recorrência e rejeição é grande em razão do alto índice de neovascularização.

Degeneração nodular de Salzmann

São lesões nodulares elevadas de coloração branco azulada. Podem ser únicas ou múltiplas e dispostas de forma anular na média periferia da córnea, próximas às cicatrizes ou *pannus*. São mais comuns em mulheres. Pode ser encontrada vascularização adjacente à lesão (Figura 33.8).

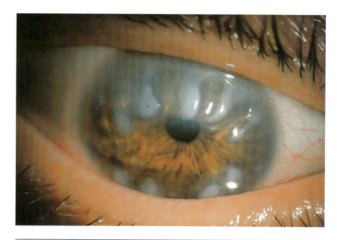

▶ **Figura 33.8** Degeneração nodular de Salzmann.

Quando aparecem adjacentes a uma área de *pannus*, geralmente estão associados a uma doença crônica da superfície ocular, como doença flictenular, ceratoconjuntivite primaveril, tracoma, sarampo, escarlatina e ceratite intersticial. Pode estar vinculada, embora com menor frequência, a doenças não inflamatórias, como a distrofia da membrana basal do epitélio e pós-operatório de cirurgia de córnea.

Histologicamente, são formadas por placas de colágeno denso com hialinização entre o epitélio e a membrana de Bowman.

A degeneração de Salzmann é geralmente assintomática, mas pode ocorrer erosão epitelial e causar lacrimejamento, fotofobia e irritação. Se estiver no eixo visual, pode haver piora da acuidade visual.

Nos casos sintomáticos, o tratamento consiste no uso de colírios lubrificantes para os casos leves. Nas lesões subepiteliais, podem ser usados ceratectomia superficial ou ceratectomia fototerapeutica por excimer *laser*, e nas lesões mais profundas, transplante lamelar de córnea ou penetrante, com a possibilidade de recorrência no botão doador.

Anel branco de Coats

Tem formato de anel completo ou incompleto, de coloração branco acinzentada. É formado por pontos que se coalescem ao redor de uma área onde foi removido um corpo estranho (ferro). Geralmente apresenta 1 mm de diâmetro ou menos, situa-se na camada de Bowman ou estroma superficial e poupa o epitélio.

Histopatologicamente apresenta ferro em sua composição, o que indica corpo estranho metálico antigo.

É um achado incidental e não provoca sintomas. Não necessita de tratamento.

Degeneração lipídica

É uma opacidade amarelo esbranquiçada densa causada por depósito de colesterol, tem aspecto de penugem na margem e fica geralmente próxima a um vaso sanguíneo. O início é súbito e pode causar rápida redução da acuidade visual (Figura 33.9).

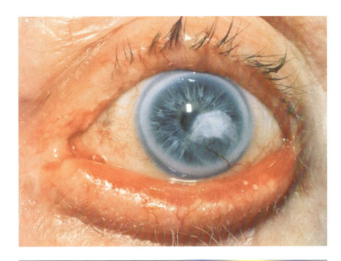

▶ **Figura 33.9** Degeneração lipídica.

Pode ser primária (rara) e secundária (mais comum, com ocorrência em córneas vascularizadas por ceratite intersticial, trauma, hidropsia ou úlcera de córnea).

A causa da degeneração lipídica é incerta, mas acredita-se que ocorra em razão do aumento da permeabilidade dos vasos do limbo ou da impossibilidade das células corneais em sofrimento de metabolizar os lipídios. É mais comum nas mulheres.

Há diminuição da celularidade do estroma com lipídios encontrados no estroma posterior e na membrana de Descemet nas áreas de degeneração lipídica conforme análises histopatológicas.

Os pacientes geralmente são assintomáticos, exceto quando há acometimento do eixo visual. Nestes casos, pode ser feito transplante lamelar ou penetrante de córnea, com risco de recorrência. Tem-se estudado o uso da terapia fotodinâmica e verteporfirina nas degenerações lipídicas associadas à neovascularização.

Degeneração hialina

É uma opacidade nodular elevada em forma de faixa na metade inferior da córnea, de coloração amarelada e separada do limbo por um intervalo lúcido. Corresponde histologicamente às massas hialinas sob o epitélio (Figura 33.10).

Lesões localizadas no eixo visual podem causar baixa da visão com necessária realização de transplante lamelar de córnea.

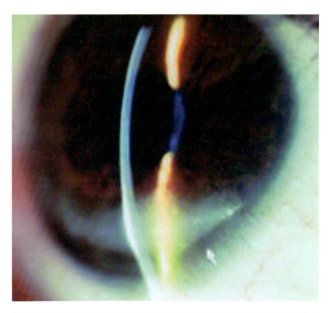

▶ **Figura 33.10** Degeneração hialina.

Linhas de ferro

São depósitos amarelo acastanhados no epitélio corneal (Figura 33.11). Podem ser encontradas em diversas condições:

- **Linha de Stähli-Hudson:** ocorre no terço inferior da córnea. É uma linha horizontal, bilateral e simétrica que corresponde à linha superior do menisco lacrimal. A incidência aumenta com a idade;
- **Linha de Ferry:** deposição de ferro ao redor de uma bolha filtrante pós-cirurgia de glaucoma;
- **Linha de Stocker:** delimita a cabeça do pterígio;
- Anel de Fleischer: é encontrado na base do ceratocone, mas pode dar a volta completa no cone.

As linhas de ferro foram descritas também em ocasiões pós-cirurgia de córnea, como epiceratofacia, transplante penetrante, ceratomileusis, ceratotomia radial, ceratectomia fototerapêutica por *excimer laser*, anel intraestromal e LASIK.

O ferro, predominantemente a ferritina, é encontrado intra e extracelularmente na membrana basal do epitélio corneal no contexto hematológico. Retenção lacrimal ou trauma no local da irregularidade corneal podem causar depósito sem alterar a visão e criar necessidade de tratamento.

Degeneração marginal de Terrien

É uma condição inflamatória periférica da córnea, bilateral, simétrica e de etiologia desconhecida. É mais comum em homens do que mulheres, entre a segunda e quarta décadas de vida (Figura 33.12).

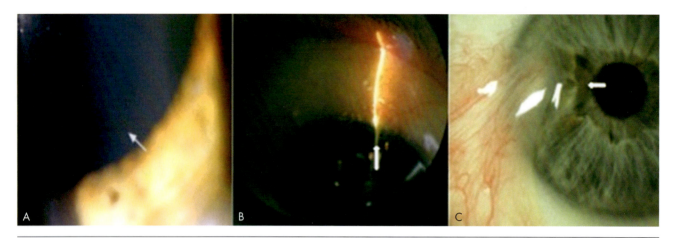

▶ **Figura 33.11** (**A**) Linha de Stähli-Hudson. (**B**) Linha de Ferry. (**C**) Linha de Stocker.

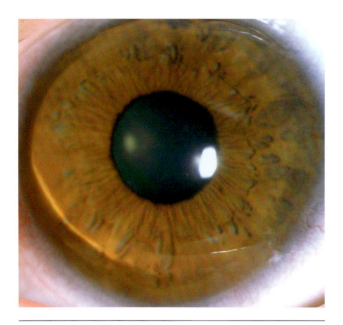

▶ **Figura 33.12** Degeneração marginal de Terrien.

A lesão inicia-se superonasal com opacidades *punctatas* finas no estroma anterior. Com a progressão, elas coalescem e formam um afinamento paralelo com o limbo, mas separadas por intervalo lúcido. O epitélio geralmente permanece intacto. Depósitos de lipídios, de coloração amarelo esbranquiçados, podem ser vistos na porção mais axial do afinamento. São raros casos de perfuração.

Há dois tipos. O mais comum ocorre em pacientes idosos e geralmente é assintomático. O tipo inflamatório é mais comum em pacientes jovens, com episódios recorrentes de inflamação, episclerite ou esclerite.

Histopatologicamente, observa-se degeneração fibrilar do colágeno.

Em razão do afinamento marginal, pacientes podem ter astigmatismo contra a regra tratado com óculos ou lentes de contato. Com a evolução, pode ser necessário transplante de córnea em anel ou de diâmetro aumentado.

Degeneração corneal senil (*Furrow*)

É um afinamento periférico que ocorre entre o arco senil e a arcada vascular límbica em pacientes idosos (Figura 33.13). O afinamento pode ser uma ilusão em virtude do arco senil, mas pode ocorrer afinamento verdadeiro. A lesão não vasculariza e não perfura. Por ser assintomática, não requer tratamento.

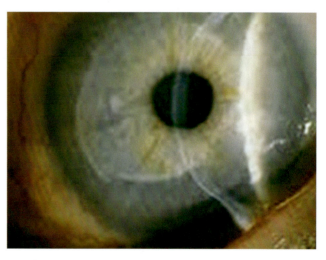

▶ **Figura 33.13** Degeneração corneal senil.

Dellen

São depressões na periferia da córnea que podem ocorrer por alterações relacionadas à idade ou secundárias a outras anormalidades oculares devidas à falta de lubrificação em áreas adjacentes às elevações (Figura 33.14). Geralmente persistem por 24 a 48 horas. Podem

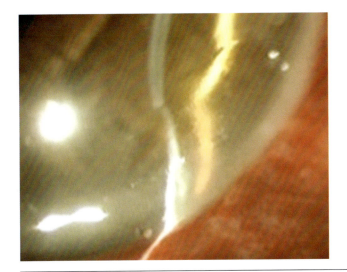
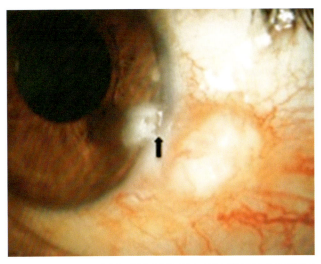

▶ **Figura 33.14** Dellen.

ser encontradas após cirurgia de extração de catarata próximos a áreas de quemose ou de estrabismo e glaucoma, além de áreas de pinguécula ou pterígio.

Histopatologicamente, são encontradas áreas de afinamento do epitélio, camada de Bowman e estroma anterior.

O tratamento consiste no uso de colírios lubrificantes ou remoção da lesão subjacente.

Queloide corneal

Ocorre após trauma ou em associação com inflamação crônica da superfície ocular. Pode ser clinicamente similar à degeneração nodular de Salzmann, porém sua incidência ocorre em idades menores e é mais frequente em homens. São formados por nódulos brancos superficiais que podem se estender para o estroma corneal (Figura 33.15).

Histopatologicamente, há a presença de proliferação fibroblástica com feixes de colágenos hialinizados.

O queloide corneal pode causar irritação ou diminuição da acuidade visual. Pode ser tratada com ceratectomia superficial, transplante lamelar ou penetrante de córnea.

Degeneração reticular de Koby

É um retículo fino esbranquiçado na camada de Bowman. É mais comum em pacientes com inflamação crônica (Figura 33.16). Clinicamente, assemelha-se a uma forma atípica da ceratopatia em faixa. Geralmente é indolor, mas pode causar redução da acuidade visual. O tratamento nos pacientes sintomáticos pode ser realizado com aplicação tópica de EDTA.

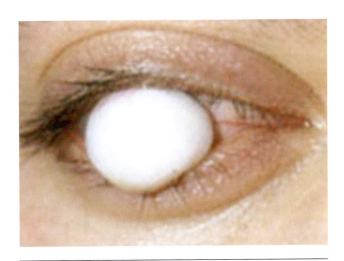
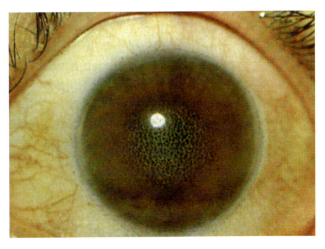

▶ **Figura 33.15** Queloide corneal.

▶ **Figura 33.16** Degeneração reticular de Koby.

DEGENERAÇÕES CONJUNTIVAIS

Pinguécula

É uma degeneração elastótica. Consiste em uma massa elevada da conjuntiva de coloração amarelo acinzentada, bilateral, situada na região interpalpebral, mais comumente medial do que temporal e cuja prevalência aumenta com a idade (Figura 33.17). É de origem actínica e relacionada à radiação ultravioleta. Outras causam incluem trauma, vento e poeira.

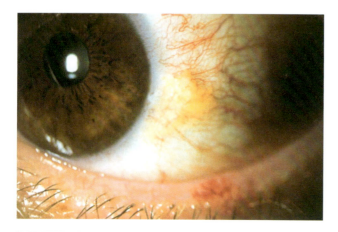

▶ **Figura 33.17** Pinguécula.

Histopatologicamente pode ter epitélio conjuntival normal, atrófico ou hiperceratótico.

A pinguécula é clinicamente insignificante, mas há casos de irritação e inflamação que podem ser tratados com lubrificantes, anti-inflamatórios tópicos ou até excisão cirúrgica por motivos estéticos.

Pterígio

É uma massa fibrovascular que se estende da conjuntiva até a córnea. Tem formato triangular com o ápice voltado para a córnea e é mais comum no tipo medial do que no temporal (Figura 33.18). Pode derivar da pinguécula, com características histológicas similares. A radiação ultravioleta é um importante fator causador. É encontrado mais comumente em homens e sua prevalência aumenta com a idade.

Pode ser divido em 3 partes:

- **Cabeça:** parte corneal que apresenta uma faixa não transparente, esbranquiçada e vascularizada e pode ter também uma orla avascular, semitransparente e gelatinosa, que é a capa cinzenta;
- **Corpo:** parte conjuntival que corresponde à porção mais vascularizada e espessa que pode atingir a carúncula;
- **Pescoço:** une a cabeça ao corpo.

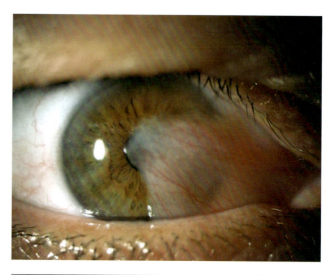

▶ **Figura 33.18** Pterígio.

Pode ser classificado em:

- **Tipo I:** a cabeça avança sobre a córnea menos de 2 mm;
- **Tipo II (primário ou recorrente):** ocupa de 2 a 4 mm de córnea. Pode causar astigmatismo e redução da acuidade visual;
- **Tipo III (primário ou recorrente):** avanço sobre a córnea por mais de 4 mm com invasão da zona óptica e consequente redução da acuidade visual.

Alguns pacientes são assintomáticos, porém outros podem apresentar além de baixa acuidade visual, irritação, fotofobia e sensação de corpo estranho.

O tratamento para o pterígio tipo I é feito com lubrificantes e compressas frias.

Nos pterígios tipo II e III realiza-se geralmente excisão cirúrgica, associada às técnicas diversas para evitar recidiva, fato bastante comum. A área de esclera nua deixada pelo pterígio removido pode ser coberta com transplante autólogo de conjuntiva ou membrana amniótica ou tratada com mitomicina. Pode haver recorrências.

Concreções

São pontos branco amarelados presentes na conjuntiva palpebral encontrados em pessoas idosas ou secundários à inflamação crônica (Figura 33.19). As concreções são formadas por material amorfo composto de mucopolissacarídeos e mucina.

Geralmente são encontrados no exame oftalmológico de rotina, por serem assintomáticos. Causam erosões do epitélio conjuntival e em algumas ocasiões podem causar ceratite e sensação de corpo estranho. Nesses casos, pode-se fazer sua remoção com agulha.

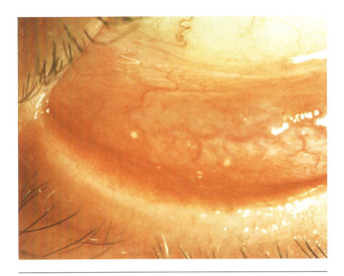

▶ **Figura 33.19** Concreções.

Cistos de retenção

Lesão que contém um fluido claro, de parede bem fina, geralmente assintomático. O tratamento, quando necessário, é realizado com punção do cisto com agulha (Figura 33.20).

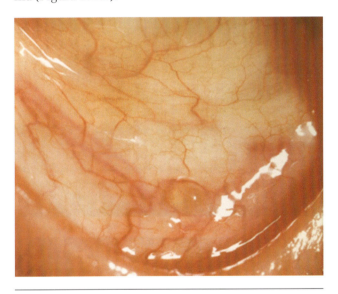

▶ **Figura 33.20** Cisto de retenção.

REFERÊNCIAS CONSULTADAS

1. Alves MR, Pires RTF, Cunha RN, Pires JLTF, Alves MC, et al. Pterígio. In: Gomes JAP, Alves MR. Superfície Ocular: córnea, limbo, conjuntiva, filme lacrimal. 2.ed. Rio de Janeiro: Cultura Médica, 2011. p.115-39.
2. Brooks BJ, Ambati BK, Marcus DM, Ratanasit A. Photodynamic therapy for corneal neovascularization and lipid degeneration. Br J Ophthalmol. 2004;88(6):840.
3. Chang RI, Ching S. Corneal and conjunctival degenerations. In: Krachmer JH, Mannis MJ, Holland EJ. Cornea. 3rd edition. USA: Mosby Elsevier, 2011. p.901-17.
4. Dantas PEC, Malta JBNS. Degenerações corneais. In: Höfling-Lima AL, Nishiwaki-Dantas MC, Alves MR. Doenças externas oculares e cornea. 1.ed. Rio de Janeiro: Cultura Médica, 2008. p.375-82.
5. Garner A, Fraunfelder FT, Barras TC, Hinzpeter EN. Spheroidal degeneration of cornea and conjunctiva. Br J Ophthalmol. 1976;60(6):473-8.
6. Jung JJ, Wojno TH, Grossniklaus HE. Giant corneal keloid: case report and review of the literature. Cornea. 2010;29(12):1455-8.
7. Kanski JJ. Degenerações corneanas. In: Kanski JJ. Oftalmologia clínica: uma abordagem sistemática. 7.ed. Rio de Janeiro: Elsevier, 2012. p.303-8.
8. Perry HD, Scheie HG. Superficial reticular degeneration of Koby. Br J Ophthalmol. 1980;64(11):841-4.
9. Rathi VM, Vyas SP, Sangwan VS. Phototherapeutic keratectomy. Indian J Ophthalmol. 2012;60:5-14.
10. Sinha R, Chhabra MS, Vajpayee RB, Kashyap S, Tandon R. Recurrent Salzmann's nodular degeneration: Report of two cases and review of literature. Indian J Ophthalmol. 2006;54:201-2.
11. Tuft S. Degenerações e alterações pós inflamatórias da córnea. In:Spalton DJ, Hitchings RA, Hunter PA, ed. Atlas de oftalmologia clínica. 3.ed. Rio de Janeiro: Elsevier, 2006. p.168-9.
12. Zarei-Ghanavati S, Javadi MA, Yazdani S. Bilateral Terrien's marginal degeneration and posterior polymorphous dystrophy in a patient with rheumatoid arthritis. J Ophthalmic Vis Res. 2012;7(1):60-3.

capítulo 34

Paulo Elias Correa Dantas

Anomalias Congênitas da Córnea e Esclera

CONCEITOS BÁSICOS DAS ANOMALIAS CONGÊNITAS DA CÓRNEA E ESCLERA

As anomalias congênitas manifestam-se como alterações morfológicas evidentes logo ao nascimento, sendo resultado do desenvolvimento anormal durante a vida fetal ou embrionária. Elas podem ser esporádicas ou familiares, uni ou bilaterais.

Embriologicamente, o neuroectoderma, as células da crista neural e o ectoderma superficial apresentam-se como os principais responsáveis pelo desenvolvimento da porção externa do olho.

Considera-se que o período da organogênese de maior risco de desenvolvimento dessas anomalias ocorre do 18º ao 60º dia.

Essas anomalias oculares podem ocorrer associadas a uma variedade de anormalidades somáticas, craniais e faciais, dificultando o diagnóstico causal, seja anormalidade cromossômica, infecção intrauterina ou toxina materna.

Os fatores que podem interromper ou alterar a sequência natural de eventos embriogênicos são intrínsecos e extrínsecos.

Entre os fatores intrínsecos, destacam-se:

- Genes alterados, imperfeitos ou com defeito;
- Impedimento da indução e da proliferação celular;
- Migração celular defeituosa;
- Morte celular;
- Substratos extracelulares anormais;
- Diferenciação inadequada.

Os fatores extrínsecos incluem a saúde materna e a natureza do teratógeno, assim como seu tempo e grau de ação. Teratógenos (*theratos* = monstros; *genus* = gerar) são agentes infecciosos, farmacológicos, químicos ou físicos que produzem defeitos deletérios no desenvolvimento do embrião ou feto.

São teratógenos oculares conhecidos:

- Radiação;
- Síndrome fetal do álcool;
- Rubéola;
- Citomegalovírus;
- Sífilis;
- Vírus do herpes simples;
- Diabetes materno;
- Talidomida, cumarínicos, anticoagulantes, ácido retinoico e medicamentos para vertigem.

PROPEDÊUTICA DIAGNÓSTICA DAS ANOMALIAS CONGÊNITAS OCULARES

Deve incluir a história clínica familiar e pré-natal da mãe, a avaliação oftalmológica dos genitores e o exame clínico minucioso do recém-nascido com investigação laboratorial das infecções congênitas (TORCH – Toxoplasmose, Outras, Rubéola, Citomegalovírus e Herpes tipo 2).

O exame oftalmológico do recém-nascido deve conter:

- Documentação da orientação, formação e anatomia das pálpebras e órbitas;
- Medida do diâmetro corneal vertical e horizontal (10 a 10,5 mm);
- Biomicroscopia da córnea, com especial atenção para o limbo, membrana de Bowman, transparência do estroma e membrana de Descemet;
- Gonioscopia, quando possível;

- Estudo da íris e pupila;
- Investigação de anomalias no cristalino e segmento posterior;
- Medida da pressão intraocular; e
- Biomicroscopia ultrassônica do segmento anterior.

O auxílio de um geneticista para identificar síndromes familiares (estudo cromossômico) e prover aconselhamento genético e prognóstico para o paciente e seus familiares é importante.

Com os avanços tecnológicos recentes, como ultrassonografia fetal, análise cromossômica de células fetais obtidas por amniocentese entre a 14ª e a 20ª semana de gestação, biópsia do vilo coriônico para análise cromossômica das células entre a 9ª e a 12ª semana de gestação, pela colheita de sangue materno para pesquisa de células sanguíneas fetais, pela pesquisa de alfa-proteína do soro materno (MSAFP), entre outros, é possível realizar o diagnóstico pré-natal nas gestações com alto risco de anomalias cromossômicas.

APRESENTAÇÃO CLÍNICA DAS ANOMALIAS CONGÊNITAS DA CÓRNEA E ESCLERA, ANORMALIDADES DO BULBO E DA ESCLERA

Criptoftalmo

É condição extremamente rara, geralmente bilateral e associada com outras múltiplas malformações sistêmicas, formando a **síndrome de Fraser** (criptoftalmos, sindactilia, malformações laríngeas, geniturinárias, dismorfismo craniofacial, retardo mental e anomalias musculoesqueléticas), descrita pelo geneticista canadense George R. Fraser. Atualmente existem mais de 200 casos publicados de criptoftalmos associados à síndrome de Fraser.

Há falha na formação das pálpebras e estruturas associadas, com fusão da córnea com a epiderme e ausência ou não da câmara anterior, íris e cristalino. A patogênese é desconhecida, porém se sugere que esteja relacionada ao metabolismo do ácido retinoico.

Ocorre igualmente em ambos os sexos e não tem transmissão genética vertical, sugerindo herança autossômica recessiva. Clinicamente, observa-se transformação da córnea e conjuntiva em derme, ausência da pálpebra, glândulas lacrimais e canalículos, assim como ausência de tecido conjuntivo da íris, canal de Schlemm, malha trabecular, câmara anterior e cristalino.

O diagnóstico diferencial deve ser feito com o pseudocriptoftalmo, no qual há falha na separação das pálpebras e estruturas associadas. A separação cirúrgica das pálpebras resolve o problema.

O criptoftalmo requer tratamento cirúrgico somente para fins cosméticos ou para alívio da dor provocada pelo glaucoma absoluto, geralmente associado.

Anoftalmo/microftalmo

São condições definidas pela *The International Clearinghouse for Birth Defects Surveillance and Research* (*ICBDSR* ou simplesmente *Clearinghouse*), afiliada à Organização Mundial da Saúde, respectivamente como ausência completa do globo na presença de anexos oculares (pálpebras, conjuntiva e aparelho lacrimal) e de um olho pequeno. No microftalmo, o diâmetro corneal é inferior a 10 mm e o comprimento anteroposterior do globo menor que 20 mm. Não há predileção por gênero ou raça, e a prevalência ao nascimento pode chegar a 3%, sendo que aproximadamente 11% das crianças cegas apresentam microftalmo diagnosticado.

A patogênese permanece obscura, porém alterações cromossômicas, monogênicas e ambientais foram descritas. Dentre os genes envolvidos foi identificado como principal envolvido o *SOX2* (*locus* cromossômico 3q26.3-q27).

As infecções adquiridas durante a gestação são reconhecidas como importante evidência de causa ambiental, particularmente a rubéola, a toxoplasmose, a varicela e a citomegalovirose. São também relatadas como fatores ambientais a deficiência de vitamina A, a exposição à radiação e drogas como Talidomida, Warfarina e álcool.

A anoftalmia isolada é considerada herança autossômica recessiva, na maioria das vezes, tendo sido observada em famílias de consanguíneos.

O microftalmo pode ocorrer associado a anormalidades oculares, como leucoma, displasia de retina, colobomas, cistos, órbita pequena, ptose e blefarofimose. Também pode estar associado a anormalidades sistêmicas, como retardamento mental e nanismo, entre outras.

A estimulação visual deve ser realizada sempre que possível. O tratamento é, em geral, iniciado precocemente para melhorar o desenvolvimento visual dessas crianças. Usualmente, a conduta é conservadora com o uso de próteses com tamanhos progressivamente maiores para o desenvolvimento da órbita.

Nos casos de microftalmo importante e anoftalmia, o tratamento deve ser iniciado nas primeiras semanas de vida para aumentar a rima palpebral, o fundo de saco conjuntival e a cavidade orbitária. Osteotomias orbitais são reservadas para os casos muito acentuados. Em todos os casos, está indicado o aconselhamento genético.

Nanoftalmo

Consiste em olho pequeno, porém funcional, com organização e proporções relativamente normais.

Os pacientes apresentam alta hipermetropia, fendas palpebrais estreitas, esclera fina e câmara anterior rasa, com ângulo estreito e/ou goniodisgenesia.

Correção óptica da hipermetropia e tratamento clínico-cirúrgico do glaucoma são mandatórios. Efusão uveal está associada à manipulação cirúrgica do cistalino nessa condição.

ANOMALIAS DE TAMANHO E FORMA DA CÓRNEA

Microcórnea

Refere-se a córneas com diâmetro horizontal menor que 11 mm, na presença de globo ocular de tamanho normal. Não tem caráter progressivo, nem predileção por gênero. Geralmente mantém a transparência e a espessura habitual.

Pode ocorrer isoladamente ou associada a anormalidades oculares, como nanoftalmo, microftalmo e microftalmo anterior (segmento anterior pequeno). Geralmente, acompanha-se de hipermetropia, córnea plana, leucoma, coloboma de íris, catarata congênita e glaucoma (20% dos pacientes com microcórnea desenvolvem glaucoma de ângulo aberto).

É transmitida de forma autossômica dominante, porém formas recessivas são descritas. Pode ser associada a alterações sistêmicas, como as síndromes de Weill-Marchesani, Ehlers-Danlos e Rieger.

Megalocórnea

São córneas com diâmetro superior a 13 mm horizontalmente, de caráter não progressivo. Usualmente transmitida de forma recessiva ligada ao X, provavelmente localizada na região cromossômica Xq12-q26.

Por essa razão, 90% dos pacientes são do sexo masculino. Usualmente é bilateral, quase sempre associada a aumento no tamanho das estruturas do segmento anterior (megaloftalmo anterior). A forma isolada é extremamente rara e transmitida de maneira autossômica dominante. Pacientes com megalocórnea são míopes, em sua maioria, e podem apresentar subluxação do cristalino, catarata subcapsular posterior, degeneração em mosaico anterior e hipoplasia do estroma da íris.

Alterações sistêmicas podem estar associadas, como craniossinostoses, boça frontal, retardamento mental, síndrome de Down, síndrome de Marfan, síndrome de Alport e outras.

Clinicamente, o diagnóstico diferencial mais importante a ser feito é com glaucoma congênito, que também produz aumento do diâmetro da córnea (buftalmo).

Ceratoglobo

É uma rara doença caracterizada por afinamento de limbo a limbo, geralmente mais acentuado na periferia, e protrusão globosa da córnea (Figura 34.1). Ceratoglobo adquirido tem sido descrito com oftalmopatias tireóideas, ceratoconjuntivite vernal e blefarite marginal crônica. A forma congênita tem sido associada à Amaurose Congênita de Leber e Síndrome da Esclera Azul. Tem sido relacionado a outras desordens do tecido conectivo, como as síndromes de Rubinstein-Taybi, Marfan e Ehlers-Danlos tipo VI.

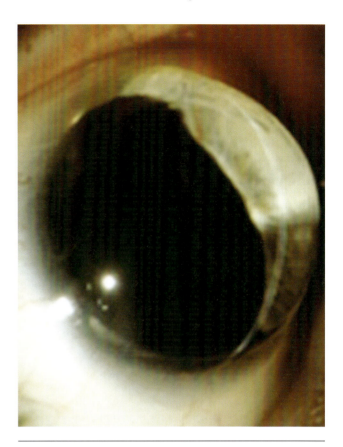

▶ **Figura 34.1** Ceratoglobo em paciente de 15 anos.

Geralmente, os achados histológicos apresentam afinamento estromal e cicatrizes, ausência completa da camada de Bowman e afinamento da membrana de Descemet. Relatos recentes sugerem que o afinamento estromal do ceratoglobo é decorrente de complexos processos de degradação, porém a etiopatogenia permanece inexplicada.

Acompanhado de déficit visual significativo, inicialmente pode ser corrigido com óculos. Entretanto, os casos que necessitam abordagem cirúrgica ainda apresentam resultados insatisfatórios.

Córnea plana

Comumente associada à microcórnea e esclerocórnea, pode ser transmitida de forma autossômica dominante ou recessiva. Em geral, o raio de curvatura da córnea é inferior a 43 dioptrias, porém não são raras leituras ceratométricas de 20 dioptrias, produzindo hipermetropia variável. A câmara anterior apresenta-se rasa, com estreitamento de ângulo, o que facilita o aparecimento de glaucoma.

O defeito acontece na quarta semana de gestação, impedindo a córnea de aumentar a sua curvatura de maneira natural. Pode estar associado à osteogênese imperfecta e às mucopolissacaridoses.

ANOMALIAS QUE OPACIFICAM OS MEIOS TRANSPARENTES

Glaucoma congênito

Glaucoma congênito primário é o mais frequente tipo de glaucoma pediátrico, representando 55% dos casos. Os três *loci* gênicos identificados são *GLC3A* (2p21), *GLC3B* (1p36) e *GLC3C* (14q24.3-q31.1), porém a maioria dos casos é esporádica.

Presença de lacrimejamento, fotofobia e edema de córnea (nos primeiros 5 dias de vida) são os sinais clínicos mais evidentes. Ao exame biomicroscópico, roturas na membrana de Descemet (estrias de Haab), associadas ao aumento da pressão intraocular, buftalmo, alterações gonioscópicas e aumento da relação escavação/disco, auxiliam no diagnóstico.

O tratamento é cirúrgico e pode incluir goniotomia, trabeculotomia, trabeculectomia e até mesmo implantes de drenagem do humor aquoso.

Esclerocórnea

Caracteriza-se por esclerificação parcial (periférica) ou total da córnea, geralmente vascularizada. Pode ser uni ou bilateral, assimétrica, não progressiva e não inflamatória, afetando homens e mulheres em igual proporção.

A apresentação pode ser esporádica ou familiar; quando herdada, a forma recessiva demonstra fenótipo mais agressivo que a dominante. Os *loci* gênicos relatados são Xp22.31 (esclerocórnea associado com microftalmia e dermal aplasia), 18q21.3 (relacionado com autismo, anoftalmia, microftalmia e esclerocórnea) e em associação com a síndrome da deleção cromossômica 22q11.2.

É anormalidade da chamada segunda onda mesodérmica, durante a qual, em vez de tecido corneal transparente, é formado tecido escleral opaco. Pode apresentar-se isoladamente ou associada às síndromes de clivagem do segmento anterior do olho.

Em geral, a área central da córnea é menos opaca que a periferia. Pode ser acompanhada por aniridia, microftalmo, nistagmo e glaucoma.

O tratamento dessa condição é geralmente complexo por meio da correção dos erros refrativos, manejo da ambliopia e do glaucoma, transplante de córnea e acompanhamento de outras alterações associadas. Apresenta frequentemente resultados desfavoráveis.

Dermoide ou coristoma epibulbar

Caracteriza-se pela presença de tecido normal de outras áreas sobre o limbo, contendo elementos do ectoderma e mesoderma, como tecido epitelial queratinizado, pelos, gordura, vasos sanguíneos, nervos, músculos e tecido cartilaginoso. A lesão em geral é arredondada ou ovalada, com elevação central, podendo ser vistos cabelos ou tecido ósseo no seu interior. Aparecem com frequência no limbo inferotemporal, sem exibir crescimento (Figura 34.2).

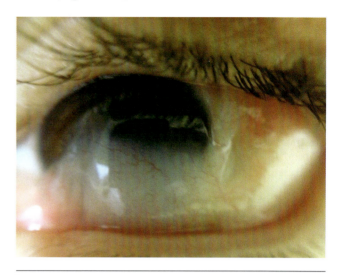

▶ **Figura 34.2** Dermoide epibulbar tomando toda a metade inferior da córnea.

São em geral assintomáticos, porém lesões maiores podem produzir astigmatismo e alterar a acuidade visual. Raramente acometem a área central da córnea. Em 33% dos casos, anomalias congênitas podem estar associadas, sendo a principal delas a displasia óculo-aurículo-vertebral (síndrome de Goldenhar), que se caracteriza por dermoide epibulbar, apêndices pré-auriculares, fístulas pré-tragais e anormalidades da coluna vertebral.

Em caso de comprometimento da acuidade visual, seu tratamento consiste na remoção cirúrgica cuidadosa para evitar perfuração corneal. Transplante terapêutico (*patch*) de córnea pode ser associado, se sua remoção resultar em afinamento corneal grave ou perfuração. Em casos de dermoides centrais, transplante penetrante de córnea é a melhor solução para a restauração da visão, dada a possibilidade de comprometimento da espessura total da córnea.

SÍNDROMES DE CLIVAGEM DO SEGMENTO ANTERIOR OU DISGENESIAS MESODÉRMICAS DO SEGMENTO ANTERIOR

Envolvem malformações dos tecidos mesodérmicos e ectodérmicos, e podem ser divididos conforme segue a baixo.

Envolvimento da periferia da córnea e câmara anterior

1. **Embriotóxon posterior**: caracteriza-se por um anel de Schwalbe anormalmente visível, proeminente e anteriorizado de 0,5 a 2 mm do limbo. O anel de Schwalbe representa a junção da

malha trabecular com a terminação da membrana de Descemet. Pode ser encontrado em olhos normais (10% a 15%). Quando isolado, não representa problema para o paciente. Pode estar associado a doenças, como ictiose ligada ao X, aniridia familiar e síndrome de Alagille (displasia arterioepática) (Figura 34.3).

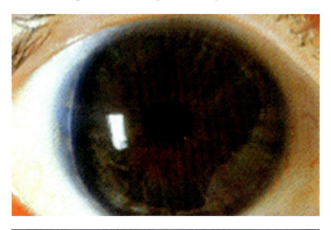

▶ **Figura 34.3** Embriotóxon posterior.

2. **Anomalia de Axenfeld**: é a combinação de um embriotóxon posterior com processos de íris proeminentes ou aderências iridocorneais. Os processos de íris se inserem sobre a linha de Schwalbe proeminente. Quando associada a glaucoma, o que ocorre em 50% dos casos, recebe a denominação de síndrome de Axenfeld. Pode estar ocasionalmente associada a hipertelorismo, assimetrias faciais e ombros hipoplásicos.

3. **Anomalia de Rieger**: caracteriza-se pela combinação de embriotóxon posterior, aderências iridocorneais, atrofia do estroma da íris, corectopia (72% dos casos), pseudopolicoria e *Ectropium uveae*. É transmitida de forma autossômica dominante (70%) com expressão variável. Cerca de 60% dos pacientes desenvolvem glaucoma entre 5 e 30 anos de idade. Recebe o nome de síndrome de Rieger, quando associada a anomalias faciais e de dentição. Atualmente, alguns autores referem-se à síndrome de Axenfeld-Rieger como um quadro clínico que engloba achados de ambas as síndromes, aventando a possibilidade de representarem espectro clínico de uma mesma doença.

Envolvimento da córnea central

1. **Ceratocone posterior**: caracteriza-se por discreta indentação da córnea central posterior ou discretamente paracentral, preservando sua curvatura anterior. É unilateral, na maioria das vezes. Pode apresentar discreta perda de transparência focal na área de adelgaçamento.

Em geral, não afeta a acuidade visual; entretanto, se houver erro refracional, pode levar à ambliopia. Duas formas são descritas: circunscrito (*keratoconus posticus circumscriptus*) (Figura 34.4) ou difuso (*keratoconus posticus generalis*) (Figura 34.5).

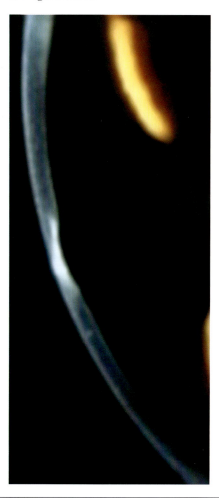

▶ **Figura 34.4** Ceratocone posterior localizado.

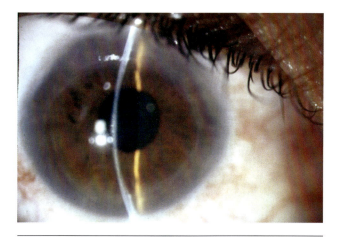

▶ **Figura 34.5** Ceratocone posterior extenso.

2. **Anomalia de Peters**: apresenta-se sob várias formas, todas acompanhadas de leucoma central denso com defeito no estroma posterior (Figura 34.6). Na forma mesodérmica ou tipo 1, faixas de íris aderem ao leucoma posteriormente. Histopatologicamente, há ausência da membrana de Descemet e endotélio. Cerca de 80% desses casos são bilaterais e aproximadamente 50% deles desenvolvem glaucoma. A causa é a falha na migração para a área central, de tecido mesodérmico, deixando-a defeituosa; a absorção é incompleta do mesoderma da íris central.

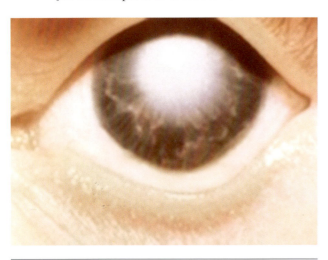

▶ **Figura 34.6** Leucoma central denso em caso de síndrome de Peters.

Na forma ectodérmica ou tipo 2, ocorre defeito posterior associado à catarata polar anterior ou adesão ceratolenticular. A câmara anterior em geral é rasa, com sinéquias anteriores, o que aumenta significativamente a associação com glaucoma. Resulta da falha da separação da vesícula lenticular do ectoderma superficial. Há ainda a forma inflamatória, por inflamação intrauterina, que também pode produzir defeito corneal central. É difícil a distinção dessa forma das anteriores.

A anomalia de Peters pode ser herdada de forma autossômica dominante ou recessiva ou podem ocorrer casos isolados na família, nos quais o modo de herança é desconhecido. Atualmente, existem relatos de associação com mutação nos seguintes genes: *PAX6*, *CYP1B*, *PITX2*, *PITX3*, *FOXE3* e *FOXC1*.

Os casos de herança recessiva podem vir acompanhados de baixa estatura desproporcional, alterações faciais e variável déficit motor, constituindo a síndrome de Peters *Plus*, decorrente de mutações no gene *B3GALTL*.

Seu principal diagnóstico diferencial é com esclerocórnea, que em geral poupa parcialmente a área central da córnea, enquanto a anomalia de Peters é tipicamente mais densa na área central da córnea.

O tratamento de todas as anomalias do segmento anterior do olho requer pronto diagnóstico e completo envolvimento familiar em todas as fases. A formação de equipe multidisciplinar composta de clínicos, cirurgiões, ortoptistas, geneticistas, especialistas em visão subnormal, glaucoma e transplante de córnea garante mais abrangência e solidez nas condutas que envolvem múltiplos procedimentos (transplante de córnea, cirurgia filtrante, oclusão para tratamento de ambliopia).

REFERÊNCIAS CONSULTADAS

1. Aubertin G, Weiss MM, Oberstein SAJL. Peters plus syndrome. In: Pagon RA, Bird TC, Dolan CR, Stephens K. GeneReviews [Internet]. Seattle (WA): University of Washington, Seattle, 1993-2007.
2. Bardakjian T, Weiss A, Schneider AS. Anophthalmia/Microphthalmia Overview. In: Pagon RA, Bird TC, Dolan CR, Stephens K. GeneReviews [Internet]. Seattle (WA): University of Washington, Seattle, 1993-2004.
3. Binebaum G, McDonald-McGinn DM, Zaccai EH, Walker BM, Coleman K, Adam M, et al. Sclerocornea associated with the chromossome 22q11.2 deletion syndrome. Am J Med Genet A. 2008;146(7):904-9.
4. Coran JB, Smith Jr E, Arentsen JJ. Congenital corneal opacities. In: Krachmer JH, Mannis MJ, Holland EJ. Cornea vol I. St. Louis: Mosby-Year Book, 1997. p.367-86.
5. Meghpara B, Nakamura H, Vemuganti GK, Murthy SI, Sugar J, Yue BY, et al. Histopathologic and immunohistochemical studies of keratoglobus. Arch Ophthalmol. 2009;127(8):1029.
6. Shields MB, Buckley E, Kllintworth GK, Thresher R. Axenfeld-Rieger syndrome: A spectrum of developmental disorders. Surv Ophthalmol. 1985;29:387-409.
7. Slavotinek AM, Tifft CJ. Fraser syndrome and cryptophthalmos: review of the diagnostic criteria and evidence for phenotypic modules in complex malformation syndromes. J Med Genet. 2002;39:623-33.
8. Tanwar M, Dada T, Sihota R, Dada R. Mitochondrial DNA analysis in primary congenital glaucoma. Mol Vis. 2010;16:518-33.
9. Towsend WM. Congenital anomalies of the cornea. In: Kaufman HE. Cornea. New York: Churchill Livingstone, 1988.
10. Velasco JGV. Radios de curvature corneal encontrados en diferentes condiciones corneales de carácter hereditário, genético e iatrogênico. Ciencia y Tecnologia para La Salud Visual y Ocular, 2009. p.109-18.
11. Verma AS, FitzPatrick DR. Anophthalmia and microphthalmia. Orphanet J Rare Dis. 2007;2:47.
12. Waring GO, Rodriguez MM, Laibson PR. Anterior chamber clivage syndrome: A stepladder classification. Surv Ophthalmol. 1975;20(1):3-27.

capítulo 35

Doenças Inflamatórias da Episclera e da Esclera

35.1 Esclerite

Nilo Holzchuh

A esclerite é uma doença inflamatória grave, com quadro gradual de dor ocular severa e característica de irradiação para a face ipsilateral. Acomete mais mulheres jovens e de meia-idade. É associada frequentemente com doenças sistêmicas reumáticas (75%), principalmente artrite reumatoide, granulomatose de Wegener, pan-arterite nodosa e lúpus eritematoso sistêmico. As complicações oculares são frequentes e severas, com possibilidade de evolução para perda ocular por perfuração, descolamento de retina, edema do nervo óptico, alterações corneais, uveíte, glaucoma, entre outras.

A esclera constitui os 5/6 posteriores da túnica externa do globo ocular e possui conformação esférica de 22 mm de diâmetro. Apresenta um orifício anterior que continua com a córnea e um posterior para entrada do nervo óptico. Sua espessura é variável e depende do ponto anatômico: 1 mm próximo ao nervo óptico; 0,5 mm no equador; 0,8 mm no anterior; e 0,2 mm na porção posterior das inserções dos músculos retos.

As camadas da esclera denominadas episclera, estroma e lâmina fosca. A episclera é constituída por um tecido conjuntivo vascular denso que se origina do estroma escleral superficial e da cápsula de Tenon que a recobre. O estroma escleral é constituído por fibras colágenas (10-15 µm de espessura e 100-150 µm de comprimento) dispostas em um padrão xadrez irregular paralelo à superfície do globo. A lâmina fosca, camada mais interna, tem contato íntimo com a úvea e apresenta células pigmentadas.

O estroma escleral é avascular e o suprimento sanguíneo depende do plexo episcleral e da circulação da coroide. O plexo vascular profundo recobre a esclera e não apresenta resposta vasoconstritora com fenilefrina a 10%.

A inervação da esclera é realizada pelos nervos ciliares posteriores longos e curtos, ramos do trigêmeo.

Por ser resistente e elástica, a principal função da esclera é proteger o conteúdo intraocular. Possui atividade metabólica baixa, com nutrição por meio da vascularização episcleral, coroidal e permeabilidade à água, glicose e proteínas. A opacidade da esclera deve-se à maior birrefringência de suas fibras, irregularidade de intervalos entre as fibras, variação maior no diâmetro da fibra e elevada hidratação. A esclera pode se tornar transparente quando desidratada (conteúdo da água < 40%), como observado nos afilamentos esclerais.

As doenças clínicas mais frequentes da esclera são inflamatórias, mas ocorrem também enfermidades metabólicas, degenerativas, neoplásicas e traumáticas.

Para fins didáticos, as inflamações da esclera são divididas de acordo com a camada acometida. A esclerite é caracterizada por infiltração dos tecidos episcleral superficial, profundo e escleral. A classificação em esclerite anterior e posterior identifica sua localização em relação ao equador do globo ocular.

ESCLERITE ANTERIOR

Esclerite anterior difusa

Apresenta hiperemia superficial e profunda associada a edema escleral com envolvimento parcial ou total da esclera. A distorção do plexo vascular é característica, com perda do padrão radial normal. É benigna e raramente progride para forma nodular.

Esclerite anterior nodular

É a mais comum das doenças esclerais. Caracteriza-se por hiperemia e edema, com nódulo escleral localizado, doloroso e imóvel. A mobilidade do nódulo faz diagnóstico diferencial com episclerite nodular anterior. É doença de severidade intermediária, com possibilidade rara de evolução para necrose.

Esclerite anterior necrotizante com inflamação

É a forma mais severa de esclerite. O início é gradual, com dor e hiperemia ocular localizada. Esse tipo de esclerite está associada com doença do tecido conjuntivo. Pode ser vaso-oclusiva ou granulomatosa, além de indicar inicialmente uma doença sistêmica com potencial letal. Em razão de doença sistêmica, pode ocorrer morte em 25% dos pacientes no intervalo de 5 anos.

Tipo vaso-oclusiva

Apesar de incomum, é de extrema gravidade. Trata-se de uma inflamação intensa similar à esclerite difusa, com distorção ou oclusão dos vasos, o que resulta em áreas avasculares que podem ser observadas ao exame biomicroscópico com maior aumento e filtro verde. Ocorre em vários locais, mas em geral na área entre os músculos retos. Se não houver controle, pode evoluir para necrose tecidual. A esclera afilada torna-se transparente, com visibilização da úvea subjacente. A presença de uveíte anterior é indicativa de doença severa com envolvimento do corpo ciliar.

Tipo granulomatosa

É encontrada nas vasculites sistêmicas. O exame biomicroscópico com maior aumento e uso de filtro verde evidencia superfície irregular repleta de pequenos vasos permeáveis. Pode haver fluxo diminuído ou ausente nos vasos episclerais remanescentes. Essas alterações são mais comuns e fáceis de serem detectadas no limbo. Hiperemia ocular intensa e extravasamento plasmático das arcadas limbares são os sinais mais precoces e detectados como manchas acinzentadas de cada lado do capilar. Os sinais desaparecem poucas horas após o tratamento.

Esclerite anterior necrotizante sem inflamação

Escleromalácia perfurante

Este termo é usado para diagnosticar uma condição específica, quase sempre associada a mulheres com artrite reumatoide de longa duração. Os vasos conjuntivais e episclerais apresentam-se bastante estreitados e o tecido episcleral quase desaparece. O quadro é assintomático, com inflamação mínima e mudança da coloração da esclera para tom amarelado. Essas áreas amareladas se desintegram e são absorvidas em um período entre 1 e 2 meses, com exposição da coroide subjacente. A perfuração espontânea é rara e pode ocorrer sem sintomas.

O exame com biomicroscopia ultrassônica (UBM) fornece dados complementares para o diagnóstico e análise da evolução dessas doenças. Na esclerite, há regiões de baixa refletividade dentro da esclera, o que evidencia edema e infiltrado inflamatório. A esclerite difusa é caracterizada por espessamento escleral heterogêneo de aspecto opaco. A nodular apresenta-se com lesão escleral bem delimitada, homogênea, hiporrefletiva, com espessamento localizado e hiporrefletividade dos tecidos adjacentes. A esclerite necrotizante ocorre com perda de tecido, afinamento escleral e alterações vítreas adjacentes.

Esclerite posterior

A inflamação do segmento escleral posterior é pouco diagnosticada e corresponde de 5% a 20% das esclerites. Em até 35% desses pacientes o acometimento é bilateral com recorrência frequente. O quadro pode começar com inflamação atrás do equador do globo ocular ou resultar da extensão da esclerite anterior.

DIAGNÓSTICO

As manifestações clínicas são variadas. Pode haver quadro com dor periocular intensa, proptose, restrição da musculatura ocular extrínseca, baixa da acuidade visual e associação com esclerite anterior. Outro tipo de apresentação é um quadro indolor, com diminuição da acuidade visual e pouco ou nenhum sinal inflamatório. A fundoscopia pode evidenciar edema do disco óptico, edema macula e descolamento de retina exsudativo. Outros achados são de vitreíte, descolamento anular da coroide, pregas coroidais, massa sub-retiniana, depósitos retínicos esbranquiçados semelhantes a exsudatos duros e exsudação sub-retiniana.

A ultrassonografia ocular modo-B (ecografia) pode evidenciar espessamento escleral, fluido no espaço episcleral, distensão da bainha do nervo óptico, massa sub-retiniana e descolamento de retina exsudativo. É importante ressaltar que, em alguns pacientes, mesmo após a resolução clínica, os sinais ultrassonográficos de massa residual ou edema persistem por um período variável.

A angiofluoresceinografia ocular permite avaliar o envolvimento coroidal e serve como parâmetro para acompanhar a doença e a resposta ao tratamento. Ocorre hiperfluorescência difusa da coroide nas fases intermediária (10 minutos) e tardia (40 minutos) que tendem a regredir com o tratamento.

Os principais diagnósticos diferenciais da esclerite posterior são melanoma de coroide, celulite orbitária, oftalmopatia de Graves, trombose do seio cavernoso e fístula carotídocavenosa.

A esclerite posterior pode ser idiopática ou associada a doenças sistêmicas reumatológicas (30%). Os pacientes idosos têm maior probabilidade de associação com doença do tecido conjuntivo. A perda visual independe de idade, tipo ou apresentação da doença.

A detecção da associação com doenças sistêmicas (75% dos casos) é importante para a conduta adequada das esclerites. As mais encontradas são: colagenosas (artrite reumatoide, espondilite anquilosante, síndrome de Reiter), doenças infecciosas, rosácea, atopia, granuloma de corpo estranho e lesão química.

A avaliação diagnóstica é importante em todos os casos de esclerite e inclui avaliação clínica geral, com interrogatório dos sistemas e investigação laboratorial. É aconselhável encaminhamento para o reumatologista na cooperação do diagnóstico e tratamento. As doenças do tecido conjuntivo podem apresentar severidade variável.

As esclerites ou ceratoesclerites infecciosas são devastadoras e de difícil erradicação. Os fatores predisponentes são história prévia de cirurgia ocular, trauma local, doença escleral ou imunossupressão. A destruição tecidual pode evoluir para necrose e infecção secundária. A cirurgia mais associada à esclerite infecciosa é exerese de pterígio com uso de mitomicina, tiotepa, betaterapia ou cauterização excessiva. Cirurgias de catarata, glaucoma ou descolamento de retina também podem estar associadas à esclerite infecciosa.

O quadro clínico é de dor ocular de moderada à severa, edema palpebral, proptose, hiperemia ocular, lacrimejamento, fotofobia, associados ou não à diminuição de acuidade visual. O exame biomicroscópico pode evidenciar ulceração no local da exerese do pterígio associada ou não à ulceração corneana periférica e nódulos esclerais múltiplos com epitélio conjuntival intacto. Acredita-se que os nódulos esclerais representem disseminação intraescleral da infecção ou resposta autoimune. Pode haver uveíte anterior e/ou esclerite posterior associadas. Após resolução da infecção, surgem afinamento e placas esclerais.

Há relatos de cegueira com ausência de percepção luminosa. Pode haver perda do olho pela infecção e perfuração. A disseminação da infecção para o sistema nervoso central pode ser fatal.

O diagnóstico diferencial entre esclerite necrotizante inflamatória e infecciosa é difícil. No início, os casos de esclerite infecciosa descritos na literatura foram tratados como esclerite inflamatória e, diante da progressão da esclerite, a despeito da terapia imunossupressora, foram depois investigados e diagnosticados como esclerite infecciosa. Sugere-se que o diagnóstico de esclerite infecciosa seja aventado nos casos de esclerite necrotizante com fator de risco para infecção. A cultura externa da lesão não é efetiva na identificação do agente, po isso devese ser realizada biópsia dos nódulos esclerais.

COMPLICAÇÕES

As complicações oculares são frequentes:

a) Nas esclerites difusa e nodular podem ocorrer alterações corneais em 37% dos casos com diferentes padrões de acometimento corneal:
- **Ceratite estromal difusa:** opacidades mesoestromais com padrão imune e precipitados ceráticos;
- **Ceratite estromal esclerosante:** edema, inflamação estromal, vascular e cicatrizes que resultam em formação cristalina;
- **Ceratite profunda:** lâminas brancas e opacas de infiltração na membrana de Descemet;
- **Sulcos límbicos:** evoluem para ectasia e são caracterizados por depósitos lipídicos com ou sem vascularização.

Na esclerite necrotizante, as alterações corneais são mais graves e ocorrem em três formas:
- **Ceratite estromal aguda:** edema, infiltração branca e densa associada a infiltrados anulares e precipitados ceráticos;
- **Sulcos corneais:** adelgaçamento marginal com inflamação proeminente indicativa de vasculite e diagnóstico diferencial com úlcera de Mooren;
- **Ceratólise:** áreas difusas de infiltração corneal que se adelgaçam em razão da dissolução estromal e resultam em descemetocele circundada por tecido vascularizado e cicatrizes irregulares.

b) Uveíte em 35%;
c) Adelgaçamento escleral em 27%;
d) Glaucoma (ângulo aberto e fechado) em 13,5%;
e) Outros: catarata, descolamento de retina, edema do nervo óptico, perfuração ocular e *phthisis bulbi*.

TRATAMENTO

O tratamento das esclerites difusa e nodular é realizado com anti-inflamatórios não-hormonais sistêmicos. Nos casos de resistência ao tratamento inicial, deve-se optar pela prescrição de corticoides sistêmicos. O tratamento com corticoide tópico tem pouco resultado clínico.

Casos de esclerite difusa ou nodular resistentes a corticoterapia sistêmica ou esclerite necrotizante tem indicação de quimioterapia sistêmica. O tratamento deve ser realizado em conjunto com o hematologista e/ou oncologista.

Casos de esclerite necrotizante progressiva com necrose escleral podem necessitar de transplante de esclera e quimioterapia sistêmica. Na esclerite anterior necrotizante sem inflamação (escleromalácia perforans) não há tratamento eficaz para o quadro ocular. Isso conduz a terapia para doença reumática e complicações oculares.

As esclerites e ceratoesclerites infecciosas são de difícil tratamento. A penetração do antibiótico na esclera é baixa e a persistência do micro-organismo nas lamelas avasculares intraesclerais sem incitar resposta inflamatória dificulta a resolução da infecção. O tratamento com antibiótico tópico geralmente é ineficaz. A associação cirúrgica ao tratamento tem evidenciado melhores resultados prognósticos nas esclerites infecciosas. O tratamento proposto é de ressecção conjuntival com crioterapia da esclera subjacente associada ou não a transplante escleral ou corneoescleral.

Os tecidos utilizados para recomposição escleral são esclera autóloga ou homóloga, fáscia lata, periósteo, derme, tecido sintético (goretex) ou tecido aórtico. Há relatos de melhora da esclerite infecciosa com tratamento tópico e venoso prolongados com ceftazidime e aminoglicosídeo, sem necessidade de intervenção cirúrgica.

REFERÊNCIAS CONSULTADAS

1. Albertlbert DM, Miller JW, Azar DT, Blodi BA. Albert & Jakobiec's, Principles and Practice of Ophthalmology. 3.ed. 4 vols. Philadelphia: Elsevier/Saunders, 2008.
2. Benson WE. Posterior scleritis. Surv Ophthalmol. 1988;32:297.
3. Calthorpe CM, Watson PG, McCartney ACE. Posterior scleritis: a clinical and histopathological survey. Eye. 1988:2-267.
4. Fong LP, Sainz de la Maza M, Rice BA, Kupferman AE, Foster CS. Immunopathology of scleritis. Ophthalmology. 1991;98:472-9.
5. Foster CS, Maza MS, Sangwan V, et al. Scleritis diagnosis and treatment. In: Annual Meeting, American Academy of Ophthalmology. Orlando, 1999.
6. Hakin KN, Watson PG. Systemic associations of scleritis. Int Ophthalmol Clin. 1991;31:111.
7. Jabs DA, Mundun A, Dunn JP, Marsh MJ. Episcleritis and Scleritis: clinical features And treatment results, AM J Ophthalmo. 2000;130:469.
8. McGavin DDM, Williamson J, Forrester JV, Foulds WS, Buchanan WW, Dick WC, et al. Episcleritis and scleritis: a study of their clinical manifestations and association with rheumatoid arthritis. Br J Ophthalmol. 1976;60:192-226.
9. Phillips PE. Evidence implicating infectious agents in rheumatoid arthritis and juvenile rheumatoid arthritis. Clin Exp Rheumatol. 1988;6:87.
10. Sainz de La Maza M. Scleritis immunopathology and therapy. Dev Ophrhalmol. 1999;30:84.
11. Sridhar MS, Bansal AK, Rao GN. Surgically induced necrotizing scleritis after pterygium excision and conjunctival autograft. Cornea. 2002;21:305.
12. Urbano AP, Urbano AP, Urbano I, Kara-José N. Atualização continuada, episclerite e esclerite. Arq Bras Oftalmol. 2002;65:5.
13. Watson PG, Hayreh SS. Scleritis and episcleritis, Br J Ophthalmo. 1976;60:163.
14. Watson PG. Diseases of the sclera and episclera. In: Tasman W, Jaeger EA. Duane's clinical ophthalmology. Philadelphia: Lippincott, 1992.

Capítulo 35

35.2 Episclerite

Nilo Holzchuh

A episclera é o tecido que envolve a esclera, constituída de tecido conjuntivo denso, tendo origem do estroma superficial da esclera e cápsula de Tenon. A episclera é responsável por compor os 5/6 da túnica externa do bulbo ocular, com conformação esférica de aproximadamente 22 mm de diâmetro. Possui um orifício localizado anteriormente que se comunica com a córnea e um posterior para entrada do nervo óptico.

A episclera tem função de fornecer suporte nutricional à esclera, revestimento sinovial escleral e resposta inflamatória às agressões as quais a esclera é submetida. Ela é vascularizada pelo plexo episcleral superficial e profundo. As veias esclerais têm incumbência de promover a drenagem sanguínea dos capilares esclerais e limbares.

Episclerite é uma afecção benigna da episclera, aguda e autolimitada, caracterizando-se por infiltração de células inflamatórias do tecido episcleral superficial. Apresenta sintomatologia de desconforto ocular, hiperemia e lacrimejamento, com duração variável entre 2 e 20 dias, acometendo geralmente mais mulheres, entre 20 e 60 anos. Pode reaparecer no mesmo olho ou no contralateral.

Em cerca de 30% dos casos, a episclerite está relacionada a doenças sistêmicas, sendo mais comuns as doenças do tecido conjuntivo, como artrite reumatoide, granulomatose de Wegener, pan arterite nodosa, lúpus eritematoso sistêmico, doença do colágeno, como rosácea, doença de Crohn e atopia, além de doenças infecciosas, como tuberculose, hanseníase, doença de Lyme, parotidite, toxoplasmose e sífilis.

Dois tipos dela são descritos: simples e nodular; e a forma simples é a mais encontrada.

Episclerite simples: este tipo apresenta hiperemia setorial e, em certos casos, difusa da episclera. Habitualmente é benigna, recorrente e idiopática.

Episclerite nodular: este tipo caracteriza-se por inflamação episcleral localizada com hiperemia, edema e desenvolvimento de nódulo que pode ser movimentado sobre a esclera. Comumente recorre no mesmo local e pode estar relacionada a afecções sistêmicas. Para um primeiro episódio de episclerite, não se faz necessária a investigação da possível presença de doença sistêmica; contudo, episódios recorrentes ou persistência do quadro clínico necessitam de uma avaliação clínica sistemática.

A maioria das episclerites é idiopática. Como na maior parte dos casos ocorre resolução espontânea, é difícil determinar sua incidência.

Os casos de episclerites causadas por agente infeccioso não são tão frequentes. Outras afecções oculares também são causadoras de episclerite, tais como: hanseníase, brucelose, herpes simples e zóster, injúria química e trauma.

O diagnóstico diferencial com episclerite inflamatória não é fácil de ser realizado. Normalmente, suspeita-se quando não há sinais de melhora do quadro com tratamento à base de anti-inflamatório e a sorologia é positiva para determinado agente infeccioso. Estresse e alterações hormonais já foram relatados como fatores desencadeantes, porém não foram comprovados.

O início é agudo, em particular na forma simples. Tem como principal característica a hiperemia, que persiste por 24 a 72 horas, com resolução espontânea na maioria dos casos. Além da hiperemia, alguns pacientes podem se queixar de desconforto ocular.

A episclerite simples é bilateral em 40% dos casos, pode ser difusa (30%) e setorial, localizada na região interpalpebral, em especial perto de pinguécula e tem caráter recorrente, podendo ser ou não no mesmo local. Os vasos sanguíneos caminham na direção do plexo capilar episcleral superficial, sem modificar sua configuração, e apresentam coloração avermelhada, não intensa. A área afetada pode deslizar sobre a esclera com auxílio de cotonete. Nos casos da forma nodular (13% bilateral), nota-se presença de nódulo móvel sobre a área hiperemiada.

O diagnóstico é feito pela avaliação clínica. A instilação de uma gota de fenilefrina 10% clareia a área afetada em razão da vasoconstrição dos vasos esclerais superficiais, e o mesmo não ocorre nas esclerites.

Exames complementares para pesquisa de associações sistêmicas somente são necessários nos casos de múltiplas recorrências.

Estudo histopatológico revela inflamação não granulomatosa, com dilatação vascular e infiltração perivascular de linfócitos e células plasmáticas, com acúmulo de fluído proteico.

As complicações oculares na episclerite são incomuns, mas podem ocorrer como alterações corneais; uveítes em 7% dos casos e glaucoma em 7,8% dos casos.

A episclerite simples, como já frisamos, tem resolução espontânea em uma ou duas semanas. O tratamento realizado é sintomático, por meio de compressas frias e lágrimas artificiais geladas. Podem-se instilar anti-inflamatórios não esteroides tópicos, na forma nodular, cuja duração é mais prolongada. Nas doenças recorrentes que não respondem ao tratamento tópico, o uso de anti-inflamatório sistêmico, como a indometacina 50 mg, três vezes ao dia, pode abortar a crise.

Corticosteroides de uso tópico aliviam os sintomas e encurtam o tempo de resolução; todavia, são vistos com ressalva em consequência da possibilidade de recorrência por efeito rebote. Nos casos das episclerites infecciosas, o tratamento varia de acordo com o agente etiológico responsável por causar a afecção.

REFERÊNCIAS CONSULTADAS

1. Aspek EK, Uy H, Christen W, Gurdal C, Foster CS. Severity of episcleritis and systemic disease association. Ophthalmology. 1999;106:729-31.
2. Duke-Elder S, Leigh AG. Diseases of the outer eye. Córnea and Sclera. In: Duke-Elder S. System of ophthalmology. St Louis: Mosby, 1965.
3. Gungor K, Bekir NA, Namiduru M. Recurrent episcleritis associated with brucellosis. Acta Ophthalmo Scand. 2001;79:76-8.
4. Jabs DA, Mundun A, Dunn JP, Marsh MJ. Episcleritis and Scleritis: clinical features And treatment results. AM J Ophthalmo. 2000;130:469-76.
5. Liu CSC, Ramirez-Florez S, Watson PG. A randomised double blind trial comparing the treatment of episcleritis with topical 2-(2-hidroxy-4-methylphenyl) aminothiazole hidrochloride 0.1%(CBS113A) and placebo. Eye. 1991;5:678.
6. Lyne AJ, Pitkeathley DA. Episcleritis and Scleritis. Arch Ophthalmo. 1968;80:171-6.
7. Watson PG, Halzleman BL. The sclera and systemic disorders. Philadlephia: Saunders, 1976.
8. Watson PG, Hayreh SS. Scleritis and episcleritis. Br J Ophthalmo. 1975;60:163-7.
9. Watson PG, McKay DA, Clemett RS, Wilkinson P. Treatement of episcleritis. A double blind trial comparing betamethasone 0.1%, oxyphenbutazone 10% and placebo eye ointment. Br J Ophthalmo. 1973;57:866.
10. Watson PG. Diseases of the sclera and episclera. In: Tasman W, Jaeger EA. Duane's clinical ophthalmology. Philadelphia: Lippincott, 1992.

capítulo 36

Sergio Felberg

Doenças Metabólicas

A córnea poderá apresentar alterações relacionadas aos erros inatos do metabolismo, em que ocorre defeito de uma enzima específica, causando acúmulo de substâncias anormais. Como a córnea é transparente, os depósitos que nela ocorrem são facilmente detectados.

DESORDENS DO METABOLISMO PROTEICO E DOS AMINOÁCIDOS

São exemplos de doenças metabólicas com envolvimento corneal associadas à desordem do metabolismo proteico e dos aminoácidos: tirosinemia tipo II, cistinose, síndrome oculocerebral de Lowe, porfiria, amiloidose, gota, paraproteinemias (mieloma múltiplo), dentre outras.[1,2,3]

A tirosinemia é uma doença autossômica recessiva, com depósito de tirosina em excesso no sangue e na urina, caracterizada pela hepatoesplenomegalia, cirrose, febre, vômitos, glicosúria, proteinúria e fosfatúria. Não há lesões dermatológicas ou oculares típicas. As manifestações da córnea aparecem precocemente, sendo as erosões epiteliais recorrentes pelos depósitos cristalinos, puntiformes e superficiais. Opacidades intraepiteliais múltiplas ou isoladas também podem estar presentes. A restrição dietética da ingesta de fenilalanina e de tirosina pode reduzir as alterações corneais.[3,4]

A cistinose é uma doença metabólica rara, que ocorre pela grande quantidade depositada de cistina livre no interior das células, com consequente depósito de cristais de cistina nos tecidos oculares, renais, da medula óssea, dos linfonodos, dos leucócitos etc.

Os depósitos corneais de cistina ocorrem no estroma e podem ser observados no exame realizado na lâmpada de fenda, sendo os responsáveis pela fotofobia descrita pela maioria dos pacientes (Figura 36.1). Os pacientes frequentemente apresentam redução na sensibilidade da córnea.

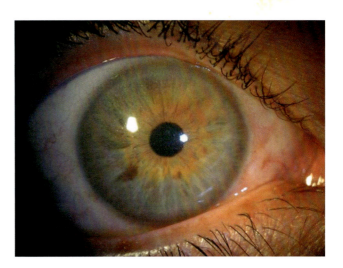

▶ **Figura 36.1** Cristais na córnea na cistinose.

O tratamento realizado com uso de cisteamina sistêmica permite o adiamento do transplante renal, mas não reduz os depósitos corneais. Colírio de cisteamina diminui a dor ocular ao reduzir a densidade dos depósitos e das erosões. Embora transplante de córnea possa ser necessário nos quadros mais avançados, os depósitos costumeiramente voltam a ocorrer no enxerto.[5]

A amiloidose caracteriza um grupo heterogêneo de doenças que tem em comum o depósito extracelular de amiloide em vários tecidos e órgãos. A amiloidose na sua forma primária costuma estar associada com depósitos na córnea e nos anexos oculares, originando a chamada distrofia *lattice*, na qual depósitos estromais de amiloide assumem formato reticular e são separados por intervalos de córnea clara e localizados predominantemente na porção central da córnea[3-5] (Figura 36.2).

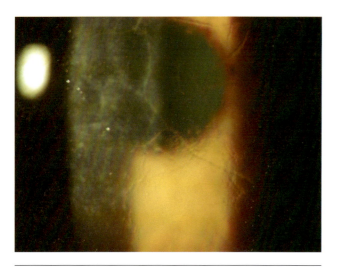

▶ **Figura 36.2** Aspecto característico de depósito amiloide na distrofia *lattice*.

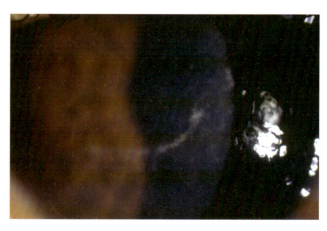

▶ **Figura 36.3** Córnea verticilata.

DESORDENS DO METABOLISMO MINERAL

As manifestações mais comuns são a hemocromatose, na qual o ferro sérico se acumula em vários órgãos, inclusive na córnea, e a doença de Wilson, na qual ocorre depósito de cobre nos tecidos como fígado, rins, cérebro e na membrana de Descemet da córnea. Esse depósito corneal de coloração alaranjada tem aspecto característico anelar ao redor de toda a periferia da córnea (anel de Kayser-Fleischer). O anel tende a desaparecer quando a doença é tratada com penicilamina.[1,4,5]

DESORDENS DO METABOLISMO LIPÍDICO

As doenças da córnea relacionadas às desordens do metabolismo lipídico mais frequentemente encontradas são as hiperlipoproteinemias, hipolipoproteinemias (raras), esfingolipidoses e as mucolipidoses.[1,3,4]

Nas hiperlipoproteinemias há aumento das lipoproteínas séricas ocasionadas por erros inatos do metabolismo ou secundárias a doenças sistêmicas, com consequente depósito de triglicérides, colesterol e fosfolípides nos tecidos.

O depósito de lipídios na córnea em forma de arco, quando assimétrico nos idosos ou quando presente nos jovens, poderá revelar dislipidemia. Na distrofia cristaliniana de Schnyder, os depósitos corneais de colesterol indicam defeito localizado do metabolismo lipídico, no entanto avaliação laboratorial do perfil lipídico pode revelar dislipidemia sistêmica.[4,5]

Nas esfingolipidoses, as alterações inatas são das esfingomielinas e dos gangliosídios. Na doença de Fabry, que é uma doença recessiva ligada ao cromossomo X, os depósitos corneais adquirem o aspecto de linhas em rodamoinho ou turbilhão (chamada de córnea verticilata) (Figura 36.3). Ocorrem tanto nos homens doentes como nas mulheres portadoras.[3,4,5]

DESORDENS DO METABOLISMO DE CARBOIDRATOS

Mucopolissacaridoses são erros inatos do metabolismo dos carboidratos devido à deficiência de enzimas que degradam mucopolissacarídeos e glicosaminoglicanas. Estas, por sua vez, acabam se depositando em diversos tecidos. Podem cursar com opacidades corneais, que nas fases mais adiantadas da doença coalescem e comprometem a córnea em toda a sua extensão. Caso haja necessidade de transplante de córnea, há risco de novos depósitos ocorrerem no enxerto.[6,7,8,9]

REFERÊNCIAS BIBLIOGRÁFICAS

1. Höfling-Lima AL, Nishiwaki-Dantas MC, Alves MR. Manual CBO de Doenças Externas Oculares e Córnea. Rio de Janeiro: Editora Cultura Médica, 1999.
2. Belfort Jr R, Kara-José N. Córnea clínica e cirúrgica. São Paulo: Editora Roca, 1996.
3. Krachmer JH, Mannis MJ, Holland EJ. Cornea: fundamentals, diagnosis and management. [on CD-ROM]. São Paulo: Mosby, 2005.
4. Iwata F, Kaiser-Kupfer MI. Ocular manifestations of metabolic disorders. Curr Opin Ophthalmol. 1995;6(6):77-81.
5. Vinals AF, Kenyon KR. Corneal manifestations of metabolic diseases. Int Ophthalmol Clin. 1998;38(1):141-53.
6. Ashworth JL, Biswas S, Wraith E, Lloyd IC. Mucopolysaccharidoses and the eye. Surv Ophthalmol. 2006;51(1):1-17.
7. Kitzberger R, Madl C, Ferenci P. Wilson disease. Metab Brain Dis. 2005;20(4):295-302.
8. Poll-The BT, Maillette de Buy Wenniger-Prick LJ, Barth PG, Duran M. The eye as a window to inborn errors of metabolism. J Inherit Metab Dis. 2003;26(2-3):229-44.
9. Burton BK. Inborn errors of metabolism in infancy: a guide to diagnosis. Pediatrics. 1998;102(6):E69.

REFERÊNCIAS CONSULTADAS

1. Berk AT, Saatci AO, Ercal MD, Tunc M, Ergin M. Ocular findings in 55 patients with Down's syndrome. Ophthalmic Genet. 1996;17(1):15-9.
2. Catalano RA. Down syndrome. Surv Ophthalmol. 1990;34(5):385-98.
3. Cisarik-Fredenburg P. Discoveries in research on diabetic keratopathy. Optometry. 2001;72(11):691-704.
4. da Cunha RP, Moreira JB. Ocular findings in Down's syndrome. Am J Ophthalmol. 1996;122(2):236-44.
5. Delatycki M, Gardner RJ. Three cases of trisomy 13 mosaicism and a review of the literature. Clin Genet. 1997;51(6):403-7.
6. Farber JM. The eye and systemic disease. Emerg Med Clin North Am. 1988;6(1):95-109.
7. Ohguro N, Matsuda M, Ohashi Y, Fukuda M. Topical aldose reductase inhibitor for correcting corneal endothelial changes in diabetic patients. Br J Ophthalmol. 1995;79(12):1074-7.
8. Rabinowitz YS. Keratoconus. Surv Ophthalmol. 1998;42(4):297-319.
9. Sargent RA. Syndromes and systemic diseases with eye findings. Pediatrician. 1990;17(3):183-93.

capítulo 37

Depósitos e Pigmentações da Córnea

MELÂNICAS

Melanose epitelial

Compromete o epitélio da córnea e pode aparecer como resultado de inflamações, sequelas de tracoma, melanoma maligno causado por melanoblastos e, em pessoas negras, em razão de melanócitos.

Melanose endotelial

Localiza-se no endotélio da córnea e aparece com maior frequência nos indivíduos de idade avançada, por isso são denominadas de senil. Pode ser degenerativa e apresenta precipitados ceráticos de cor marrom amarelado. Ocorre também por inflamações e doenças sistêmicas, como diabetes, catarata, glaucoma crônico e cirurgias intraoculares.

As formas mais comuns dos depósitos são difusa, mosaico e fuso, como no fuso de Krukenberg, que consiste em uma elipse orientada verticalmente no endotélio e pode estar associado ao glaucoma pigmentar.

HEMATOGÊNICAS

Impregnação

As pigmentações por impregnação sanguínea ocorrem em virtude de hemorragias na córnea e podem estar presentes no epitélio, membrana de Bowman e estroma. No endotélio, a causa mais comum é o hifema.

Linhas pigmentadas da córnea

Estão relacionadas em sua maioria a irregularidades da superfície corneal, como ao redor dos nódulos de Salzmann, ao redor do botão doador nos transplantes de córnea, nas incisões da ceratotomia radial e outros processos invasivos que atingem a córnea.

Linha de Stahli-Hudson

Aparece na região interpalpebral e no epitélio da córnea de pacientes idosos, possui coloração castanha e não tem comprometimento clínico.

Linha de Dalgleisch

Consiste em uma linha circular pigmentada, bilateral, de cor marrom e localização epitelial e subepitelial. Aparece na esferocitose hereditária.

Linha de Stocker

Linha de cor castanha no epitélio da córnea que surge na frente e junto à cabeça do pterígio.

Linha de Ferry

Linha marrom no epitélio de córnea adjacente às bolhas filtrantes.

Anel de Fleischer

Anel marrom ao redor do ceratocone que impregna o epitélio corneal.

Sangue

Produz uma pigmentação de coloração arroxeada ou amarelada em razão da hemossiderina resultante da degradação das hemácias. Deposita-se entre as camadas da córnea (hematocórnea).

METAIS

Ouro

Os depósitos de ouro na córnea são chamados de crisíase ocular. São grânulos finos de cor dourada ou violeta púrpura que podem ocorrer em trabalhadores que manuseiam o metal ou por uso de drogas que contenham compostos de ouro, como as utilizadas para tratamento da artrite reumatoide, tuberculose e lúpus.

A presença dos depósitos de ouro na córnea está relacionada com a dose, a duração e a intensidade do tratamento. O metal se deposita na periferia do estroma corneal e dos estromas posterior e inferior. Pode haver ceratite ulcerativa marginal e irite. Na transiluminação a córnea pode parecer arroxeada.

Os depósitos podem ser em formato de linha ou difuso. Não alteram a visão e não têm indicação para suspensão do tratamento a não ser que ocorra um quadro mais drástico na córnea por reação de hipersensibilidade. A alergia ao ouro pode se manifestar como hiperemia, dor e infecção. Interromper o tratamento com sais de ouro é fundamental para promover a cura.

Mercúrio

O mercúrio se deposita na superfície da conjuntiva, no estroma central da córnea e na face anterior do cristalino das pessoas que trabalham ou fazem uso de medicação com esse elemento. Tem aspecto de depósitos cinza azulados ao redor de vasos sanguíneos e na membrana de Descemet periférica. Pode aparecer na forma de ceratopatia em faixa. O mercúrio está presente nas substâncias usadas como antissépticos ou preservantes, como o timerosol, o óxido de mercúrio, o nitrato de fenilmercúrio, entre outros.

Cobre

O depósito de cobre na córnea é denominado chalcose, calcose ou chalcosis. Ocorre por invasão de corpo estranho à base de cobre puro ou combinado e pode produzir inflamação supurativa. Observa-se o anel de Kayser-Fleischer nos trabalhadores com degeneração hepatolenticular (Doença de Wilson). A terapêutica prolongada pode acometer epitélio, membranas de Bowman e Descemet, periferia da córnea, íris, cristalino e vítreo. Os depósitos de cobre corneais são alaranjados.

Prata

Argirose é a denominação de depósitos provocados por drogas que contêm sais de prata utilizadas para tratamento de infecções externas, como o argirol. São de cor prateada ou acinzentada (cinza sujo), periféricos e com formato de linhas entrelaçadas ou puntiformes. Aparecem no estroma da córnea, na membrana de Descemet e nas conjuntivas bulbar e palpebral, que podem ser permanentes. Os depósitos na conjuntiva são intracelulares, na substância própria e na membrana basal do epitélio. Em geral não há diminuição da acuidade visual e os depósitos corneais podem regredir quando cessa a exposição. Tratamento com tiossulfato de sódio pode trazer melhora.

Ferro

Siderose é o nome dado aos depósitos que ocorrem no estroma da córnea com a presença de corpo estranho metálico ferroso. São de cor marrom dourado sujo. É comum após a remoção de corpos estranhos metálicos ferrosos da superfície corneal o surgimento e persistência de um pequeno anel de depósito denominado anel branco de Coats.

Bismuto

Os depósitos de tonalidade escura no epitélio da córnea decorrentes do uso de drogas que contenham bismuto são chamamos de bismutase. Esse elemento é utilizado na elaboração de remédios de ação gastrointestinal e tratamento da sífilis. O bibrocathol é um composto de bismuto usado para tratar infecções dos olhos.

DROGAS

Clorpromazina

É um medicamento utilizado no tratamento de doenças mentais que, se administrado em altas doses, pode produzir depósitos em forma de linhas e estrias no epitélio, além de grânulos finos no estroma da córnea.

Cloroquina

Antimalárico de administração crônica que provoca depósitos acastanhados no epitélio corneal profundo em forma de redemoinho. Os depósitos aparecem mais no terço inferior da córnea, com ramificações para periferia superior (córnea verticillata) e na retina. Desaparecem com suspensão da droga.

Indometacina

Substância anti-inflamatória que ocasiona opacidade branco amarelada fina no epitélio profundo e estroma da córnea.

Epinefrina

A administração prolongada de compostos da epinefrina pode produzir depósitos escuros (marrom escuros ou pretos) na córnea e na conjuntiva. A epinefrina possui adenocromo, produto de sua oxidação. Tais depósitos semelhantes à melanina podem aparecer entre o epitélio e a membrana de Bowman sem padrão definido. Podem pigmentar a córnea ou as lentes de contato, é inócuo e não requer tratamento.

Ciprofloxacina

Depósito de precipitado calcáreo branco acompanhado de defeito epitelial, pode ser observado na terapia tópica com ciprofloxacina. O precipitado é composto de cristais da droga e, apesar da predominância das placas brancas, também pode ser observado um padrão cristalino.

Amiodarona

Vaso dilatador coronariano que produz depósitos castanhos no epitélio corneal em forma de rede, turbilhão ou verticilo. São depósitos lisossomais na camada basal do epitélio da córnea. Em geral, não causam sintomas oculares ou diminuição da acuidade visual. O aparecimento não indica suspensão do medicamento uma vez que desaparecem com sua descontinuidade. São característicos da córnea *verticillata*.

REFERÊNCIAS CONSULTADAS

1. Brodrick JD. Corneal blood staining after hyphaema. Br J Ophthalmol 56:589-593,1972.
2. Chang RI, Ching SST. Corneal and conjuctival degenerations. In: Krachmer JH, Mannis MG, Holland EJ. Cornea – Vol. 1, 2nd ed. Philadelphia: Elsevier Mosby, 2005; 987-1004.
3. Hanna C, Fraunfelder FT, Sanchez J. Ultrastructural study of argyrosis of the cornea and conjunctiva. Arch Ophthalmol 92:18, 1974.
4. Hashimoto A, Maeda Y, Ito H, Okozaki M, Hora T. Corneal chrysiasis. A clinical study in rheumatoid arthritis receiving gold therapy. Arthritis Rheum 15:309, 1972.
5. Johnson AW, Buffaloe WJ. Chlorpromazine epithelial keratopathy. Arch Ophthalmol 76:664, 1966.
6. Kincaid MC, et al. Ocular chrysiasis. Arch Ophthalmol 100:1791-1794, 1982.
7. McDonnell PJ, et al. Blood staining of the cornea. Ophthalmology 92:1668-1674, 1985.
8. Moss AP, et al. The ocular manifestations and functional effects of occupational argyrosis. Arch Ophthalmol 97:906-908, 1979.
9. Rao NA, Tso MOM, Rosenthal R. Chalcosis in the human eye. Arch Ophthalmol 94:1379, 1976.
10. Reinach NW, Baum J. A corneal pigmented line associated with Salzmann's nodular degeneration. Am J Ophthalmol 91:677, 1981.
11. Reinecke RD, Kuwabara T. Corneal deposits secondary to topical epinephrine. Arch Ophthalmol 70:170, 1963.
12. Stocker FW. Eine pigmentierte Hornhautline bei Pterygium. Schweiz. Med Wochenschr 20:19, 1939.
13. Talamo JH, et al. Ultrastructural studies of cornea, iris and lens in a case of siderosis bulbi. Ophthalmology 92:1675-1680, 1985.
14. Vogt A. Corneal degeneration of various etiology. In: Blondi FC. Textbook and Atlas of Slit-Lamp Microscopy of the Living Eye. Bonn, Wayenbergh, 1991.

capítulo 38

Paulo Elias Correa Dantas

Tumores da Superfície Ocular – Conjuntiva e Córnea

De difícil classificação, os tumores da conjuntiva e córnea, apresentam variável espectro de apresentação, que vão de lesões benignas e superficiais até lesões malignas, agressivas ao ponto de ameaçarem a integridade vital dos pacientes.[1,2]

São categorizados em dois grandes grupos: congênitos e adquiridos.

TUMORES CONGÊNITOS

Os tumores congênitos manifestam-se ao nascer ou imediatamente após o nascimento. Por apresentarem tecido anômalo ou atópico são chamados de coristomas, que podem ser simples (constituídos de um só tipo de tecido) ou compostos (mais de um tecido, como osso, cartilagem e glândula lacrimal). Todos são esporádicos e não demonstram tendência de hereditariedade.

Dermoides

Podem envolver a conjuntiva e o limbo corneoconjuntival. Apresentam-se como massas sólidas branco amareladas, circunscritas e que envolvem mais caracteristicamente o quadrante inferolateral. Apresentam invariavelmente pelos visíveis à lâmpada de fenda (Figura 38.1).

Conforme a extensão das lesões, os dermoides podem ser subdivididos em três categorias ou tipos[2]:

- **Tipo 1:** confinam-se ao limbo, são superficiais e não ultrapassam 5 mm (Figura 38.2). (Fototeca do Ambulatório de Superfície Ocular e Lágrima-SOL, Santa Casa de SP).
- **Tipo 2:** acometem toda a superfície da córnea, mas são superficiais (Figura 38.3).

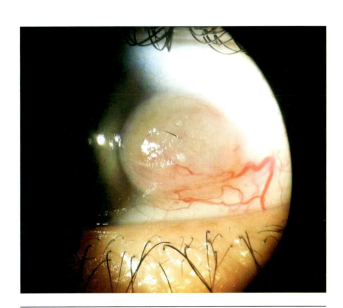

▶ **Figura 38.1** Coristoma ou dermoide epibulbar com presença de pelos. (Fototeca do Ambulatório de Superfície Ocular e Lágrima-SOL, Santa Casa de SP.)

- **Tipo 3:** podem envolver toda a espessura da córnea, câmara anterior e até mesmo a íris.

Histologicamente, consistem em tecido fibroso denso, coberto por tecido epitelial conjuntival associado a elementos dérmicos, como folículo piloso e glândula sebácea, o que caracteriza classicamente a lesão como coristoma.

É importante salientar que, eventualmente, os dermoides podem vir acompanhados de alterações extraoculares características, como apêndice pré-auricular, perda de audição, coloboma de pálpebra, dermolipomas orbitoconjuntivais e anomalias da coluna cervical, que compõem um quadro clínico não hereditário conhecido como síndrome de Goldenhar (Figura 38.4).

Compêndio de Oftalmologia Geral – Guia Prático

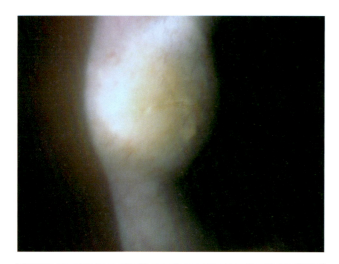

▶ **Figura 38.2** Dermoide perilimbar.

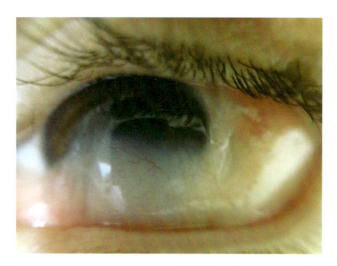

▶ **Figura 38.3** Dermoide perilimbar extenso no limbo inferior.

drante superolateral da órbita quase nada interfere na motilidade ocular, sendo melhor visto quando o paciente olha no sentido inferomedial. Diferencia-se da hérnia de gordura orbital pela presença de pelos e impossibilidade de redução com pressão manual ou digital (Figura 38.4).

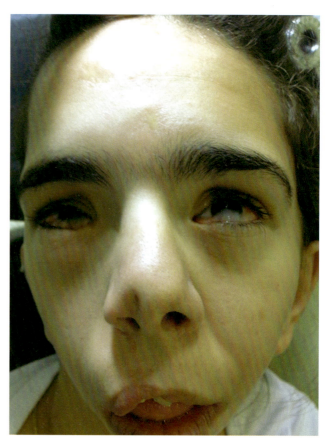

▶ **Figura 38.4** Paciente com quadro complexo de dermoide epibulbar, associado a anomalias faciais. (Fototeca do Ambulatório de Superfície Ocular e Lágrima-SOL, Santa Casa de SP.)

Após a confirmação diagnóstica, planeja-se o tratamento, que pode incluir observação e acompanhamento (se a lesão for assintomática e não interferir na acuidade visual) ou até mesmo remoção cirúrgica.

Com o advento da tomografia de coerência óptica do segmento anterior, consegue-se delimitar de modo preciso o grau de comprometimento das camadas da córnea.

A remoção cirúrgica passa por ceratoesclerectomia lamelar isolada ou, quando a lesão é profunda, adição de enxertos, como esclera, córnea, *fascia lata*, pericárdio bovino ou materiais similares. Quando central, transplante lamelar ou penetrante são indicados.

Dermolipomas

Com manifestação clínica tardia na idade adulta, este coristoma localizado caracteristicamente no qua-

Em geral não requerem tratamento. Nas lesões grandes e cosmeticamente incomodativas, excisão cirúrgica por via transconjuntival é recomendada, mesmo que parcialmente (Figura 38.5).

Incluem-se ainda neste grupo de lesões congênitas coristomatosas, o coristoma ósseo epibulbar, o coristoma de glândula lacrimal, o coristoma cístico ou respiratório e os coristomas complexos (que contêm variedade de tecido anômalo como cartilagens, ossos, dentes etc.).[2]

TUMORES ADQUIRIDOS

Tumores benignos adquiridos da superfície ocular

Entre as várias lesões tumorais benignas da superfície epitelial do olho, destacamos, por frequência e severidade.

Capítulo 38

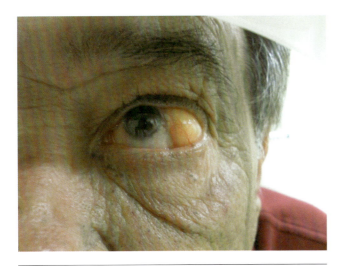

▶ **Figura 38.5** Dermolipoma típico. (Fototeca do Ambulatório de Superfície Ocular e Lágrima-SOL, Santa Casa de SP.)

Papiloma

Comumente associado à infecção por papilomavírus (subtipos 6, 11, 16 e 18)[3], os papilomas podem acometer pacientes em qualquer faixa etária.

Ao exame, o papiloma caracteriza-se por lesão fibrovascular elevada ou exofítica, que pode ser séssil ou pediculada, com tufos vasculares ramificados (Figura 38.5). Podem ser únicos ou múltiplos. Os isolados são mais comuns em adultos e podem ser grandes ao ponto de serem confundidos com lesões malignas. Apesar disso, é pouco provável sua transformação em lesão maligna. Os múltiplos são comuns na infância e têm preferência pelo fundo de saco inferior (Figura 38.6).

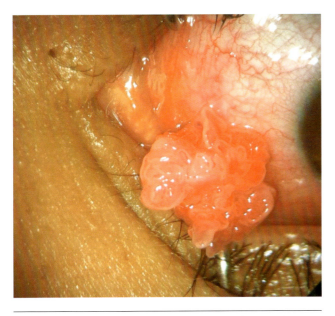

▶ **Figura 38.6** Papiloma com característicos tufos vasculares ramificados. (Fototeca do Ambulatório de Superfície Ocular e Lágrima-SOL, Santa Casa de SP.)

A remoção cirúrgica visa tratar lesões que provoquem sintomas, como sensação de corpo estranho, produção de secreção mucopurulenta, epífora sanguinolenta e má cosmética. Considera-se necessária a utilização de técnica cirúrgica limpa conhecida como *no touch technique* (não tocar diretamente a lesão) para evitar a disseminação de partículas virais, além da troca frequente de material cirúrgico. A criocauterização das margens e até mesmo da própria lesão podem ser utilizados. Complementa-se o procedimento com suturas absorvíveis da conjuntiva remanescente.

Após a remoção, o exame histológico mostra epitélio acantótico com múltiplos vasos em lesões papilares (Figura 38.7).

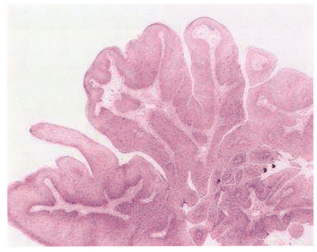

▶ **Figura 38.7** Anátomo-patológico mostrando epitélio acantótico com mútiplos vasos em lesões papilares. (Cortesia da Profa. Dra. Sylvia Temer Cursino, do setor de Patologia Ocular do Depto de Oftamologia da Santa Casa de SP).

Em casos de lesões conjuntivais recidivadas ou nas quais queira se evitar manipulação cirúrgica, podem ser usados interferon ou mitomicina tópica pré ou peroperatória com respostas variadas.[4]

Há descrição do uso de cimetidina oral no tratamento de lesões recidivadas. Admite-se que seu uso leve a um aumento da imunidade e estimule a regressão da lesão.[5] Sua dosagem é de 400 a 800 mg por dia por via oral (Figura 38.8).

Cisto epitelial de inclusão epitelial

Geralmente espontâneos, podem também ocorrer após processo inflamatório, traumatismos oculares e cirurgias. Podem ser observados caso sejam benignos. Remoção cirúrgica, quando indicada, deve ser finalizada com fechamento da conjuntiva. Histologicamente, consistem em cistos epiteliais, com conteúdo claro, composto por células descamativas e *debris* celulares.

Compêndio de Oftalmologia Geral – Guia Prático

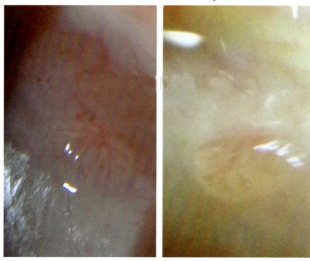

▶ **Figura 38.8** Antes e depois do uso de cimetidina oral. Nota-se retração e diminuição do tufo vascular. (Fototeca do Ambulatório de Superfície Ocular e Lágrima-SOL, Santa Casa de SP.)

Podem ser encontrados em qualquer área da conjuntiva e apresentar tamanhos variáveis (Figura 38.9).

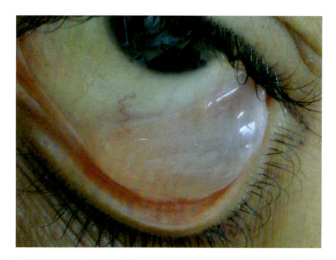

▶ **Figura 38.9** Cisto ocupando o fundo de saco conjuntiva. (Fototeca do Ambulatório de Superfície Ocular e Lágrima-SOL, Santa Casa de SP.)

Pode-se ainda citar o ceratoacantoma, a ceratose actínica, a disqueratose intraepitelial hereditária benigna e o dacrioadenoma como lesões benignas menos comuns da superfície epitelial do olho.[2]

Tumores malignos adquiridos da superfície ocular

As lesões malignas da superfície ocular podem ocorrer em duas formas:

- Localizadas e confinadas ao epitélio e sua membrana basal, com pouco poder invasivo ou metastático;

- Ou invasivas, atingindo o estroma da córnea, com possibilidade de acesso aos linfonodos regionais.

As mais comuns são:

1. **Neoplasia intraepitelial da conjuntiva (NIC):** a neoplasia intraepitelial da conjuntiva (NIC) é uma lesão de progressão lenta com baixo potencial de malignidade e muito comum na superfície ocular. É constituída por células epiteliais displásicas que não invadiram nem a *substantia propria* da conjuntiva, nem a camada de Bowman da córnea. Ao exame, caracteriza-se por lesões de aspecto gelatinoso ricamente vascularizadas, minimamente elevadas e que acometem mais comumente a região do limbo corneoescleral na área de exposição da fenda palpebral.[2] Pode vir acompanhada de leucoplasia (placas brancas queratinizadas) e vasos nutridores (Figura 38.10).

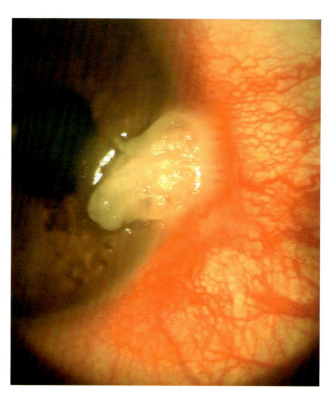

▶ **Figura 38.10** Placa leucoplásica com queratinização visível. (Fototeca do Ambulatório de Superfície Ocular e Lágrima-SOL, Santa Casa de SP.)

Quando ocorre extensão para a córnea, as lesões aparecem como manchas opacas pouco elevadas que podem assumir aspecto geográfico (Figura 38.11).

Capítulo 38

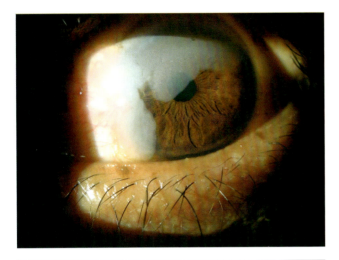

▶ **Figura 38.11** Neoplasia da superfície ocular com aspecto geográfico. (Fototeca do Ambulatório de Superfície Ocular e Lágrima-SOL, Santa Casa de SP.)

São mais comuns em caucasianos, portadores do vírus HIV, indivíduos com maior exposição à radiação ultravioleta, fumantes e casos associados ao HPV tipos 16 e 18.[1]

Um grupo especial que tem fator de risco elevado é o dos portadores de xeroderma pigmentoso que apresentam problemas em regenerar o DNA danificado pela ação direta da radiação ultravioleta, o que gera um ciclo de reparação celular anômalo (Figura 38.12).

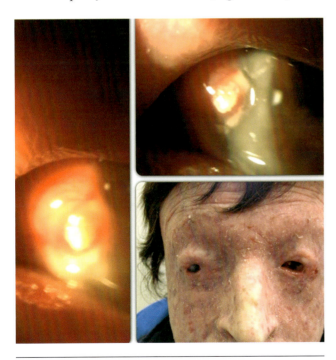

▶ **Figura 38.12** Paciente com xeroderma pigmentoso e lesões tumorais na conjuntiva e córnea de ambos os olhos. (Fototeca do Ambulatório de Superfície Ocular e Lágrima-SOL, Santa Casa de SP.)

Durante a avaliação de extensão da lesão, pode-se utilizar os corantes fluoresceína e azul de toluidina para definir seus limites, esse último extremamente específico e sensível na detecção de lesões ativas.[6]

Atualmente há uma discussão sobre a melhor forma de tratamento. Faz-se tradicionalmente a excisão total com técnica *no touch* e crioterapia das margens da conjuntiva remanescente. Com esse recurso, há relatos de recidiva de até 56%.[7]

Dependendo da extensão da lesão removida, há risco de indução de doença da superfície ocular por danos às células germinativas do limbo e indução de simbléfaro.

Por essa razão, há hoje uma tendência de crescimento na adoção do tratamento clínico quimioterápico tópico com drogas como a mitomicina, o 5-fluorouracil e interferon alfa-2-beta (IFNα2b).[8]

Opta-se por quimioterapia tópica, também chamada de quimiorredução da lesão, em lesões extensas que comprometam mais de 50% do limbo corneoescleral. Dos vários esquemas e protocolos terapêuticos, há dois preferíveis: tratamento tópico com mitomicina 0,02% em forma de colírio aplicado 4 vezes ao dia por 7 a 15 dias, com período de repouso de 15 dias sem medicação, seguido por mais um ciclo de mitomicina 0,02% 4 vezes ao dia por 7 a 15 dias ou IFNα2b 1.000.000 UI 3 vezes ao dia por 3 meses. Evidências científicas recentes foram capazes de demonstrar a equivalência da eficácia terapêutica em pacientes operados ou tratados com colírio de mitomicina C (MMC) e IFNα2b, no que tange à recidiva.

O IFNα2b pode ainda ser usado em forma injetável diretamente na área da lesão a 3.000.000 UI semanais, quinzenais ou mensais com resultados similares. Os efeitos sistêmicos indesejáveis são como febre, dor local e mal-estar, além do desconforto das injeções sublesionais.

As reações adversas oculares secundárias ao uso dos antimitóticos tópicos geralmente são leves, mas incluem hiperemia conjuntival, conjuntivite folicular, oclusão do ponto lacrimal e desenvolvimento de microcistos epiteliais.

Para minimizar esses sintomas, pode-se associar lubrificantes oculares e esteroide tópico ao esquema terapêutico quando necessário.

2. **Carcinoma de células escamosas (CEC):** a NIC é geralmente uma precursora do carcinoma de células escamosas. No carcinoma, há invasão da *substantia propria* da conjuntiva pelas células neoplásicas através da membrana basal subjacente. Semelhante à NIC, o carcinoma de células escamosas geralmente manifesta-se como uma lesão gelatinosa saliente no limbo na fenda interpalpebral.

Os achados clínicos que sugerem invasão incluem imobilidade do tumor, inflamação da câmara anterior, sinéquias, glaucoma e esclerite. Exame ultrassonográfico pode auxiliar na avaliação da profundidade e extensão do envolvimento do tumor (Figura 38.13).

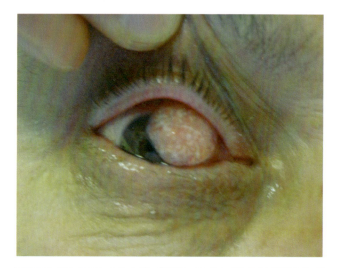

▶ **Figura 38.13** Tumor da superfície ocular com oclusão parcial da visão da córnea. (Fototeca do Ambulatório de Superfície Ocular e Lágrima-SOL, Santa Casa de SP.)

O tratamento do carcinoma de células escamosas geralmente envolve a excisão local ampla aliada à crioterapia, à epiteliectomia corneal com álcool em caso de envolvimento da córnea e ressecções esclerais parciais em áreas com aderência tumoral ao globo ocular.[7]

A doença extensa e recorrente pode ser tratada com MMC ou IFNα2b de uso tópico. O envolvimento intraocular ou orbital geralmente exige enucleação ou exenteração, respectivamente, em razão do risco de comprometimento sistêmico. O carcinoma de células escamosas é raramente associado às metástases regionais ou distantes.

Seu comportamento mais agressivo pode ser observado em casos de imunossupressão, como em transplantes de órgãos ou indivíduos com síndrome da imunodeficiência adquirida (AIDS) cuja doença está mal controlada. Os carcinomas mucoepidermoide, adenoide escamoso e de células fusiformes (*spindle cells*) representam variantes agressivas do carcinoma de células escamosas com um maior risco de invasão intraocular e metástase.

Tumores pigmentados da superfície ocular

Nevo de conjuntiva

São observados mais frequentemente em pacientes caucasianos entre 10 e 40 anos de idade. Os nevos são salientes e raramente se estendem até o epitélio da córnea. Caracterizam-se histologicamente como juncionais (intraepiteliais), subepiteliais, compostos (intraepitalial e subepitelial) e nevo azul. A maioria dos nevos conjuntivais é composta ou subepitelial, embora uma grande porcentagem de nevos juncionais esteja presente em pacientes com menos de 20 anos de idade.[2]

O diagnóstico é geralmente clínico, baseado na presença de cistos intralesionais e raramente observado no melanoma conjuntival (Figura 38.14).

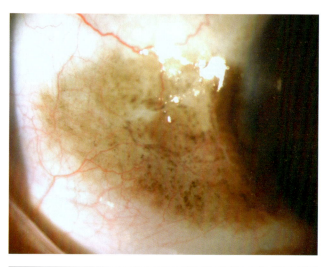

▶ **Figura 38.14** Lesão pigmentada da conjuntiva com cistos intralesionais. (Fototeca do Ambulatório de Superfície Ocular e Lágrima-SOL, Santa Casa de SP.)

Melanocitose ocular

Caracteriza-se por um aumento congênito na pigmentação da esclera e da episclera, geralmente unilateral. Clinicamente, agrupamentos de melanócitos produzem áreas marrom acinzentadas no interior da conjuntiva sobrejacente que geralmente permanecem sem pigmentação. A melanocitose ocular também pode estar associada à pigmentação dos tecidos orbitais, meninges e à derme periocular (nevo de Ota) na área correspondente à distribuição das divisões oftálmicas e maxilares do nervo trigêmeo. Tanto a melanocitose ocular quanto a oculodérmica são mais frequentemente observadas em indivíduos asiáticos. Há risco de 1 em 400 de desenvolvimento de melanoma uveal.[9]

Melanose adquirida primária (MAP)

A melanose adquirida primária (MAP) é uma pigmentação conjuntival adquirida plana e em forma de placas que pode sofrer transformação maligna para melanoma. Manifesta-se em pacientes brancos de meia-idade ou idosos como uma área unilateral de pigmentação superficial presente na conjuntiva bulbar (Figura 38.15). A simples inspeção pode não revelar a extensão total da MAP, já que as áreas podem ser amelanóticas (MAP *sine pigmento*).[2]

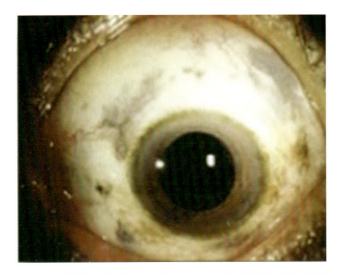

▶ **Figura 38.15** Melanoma perilímbico. (Fototeca do Ambulatório de Superfície Ocular e Lágrima-SOL, Santa Casa de SP.)

O risco de evolução para melanoma em caso de atipia grave varia de 13% a 90%.[10] Os sinais histopatológicos de atipia grave incluem a presença de células epitelioides, assim como a proliferação de pagetoides dentro do epitélio além da camada basilar.

As recomendações de tratamento para a MAP variam de acordo com a extensão da melanose. Lesões maiores devem ser tratadas com excisão completa e crioterapia. Em casos de MAP difusa, biópsias podem ser realizadas com crioterapia em todas as áreas pigmentadas. As regiões de MAP da córnea podem ser tratadas com epiteliectomia com álcool. Colírio de MMC tópica pode ser usado em casos de recorrência, excisão incompleta ou como alternativa à crioterapia.

Melanoma conjuntival

É um tumor maligno raro de melanócitos atípicos, responsável por aproximadamente 2% de todas as malignidades oculares. Afeta predominantemente indivíduos de meia-idade ou idosos brancos, sendo extremamente raro em populações não brancas. Apresenta-se como massa saliente sobre a superfície conjuntival bulbar na região perilímbica. Os tumores do limbo geralmente se estendem até penetrarem no epitélio da córnea, mas raramente invadem o estroma.[2] Os melanomas detectados no fórnice, na conjuntiva palpebral, na *plica semilunaris* e na carúncula estão associados a um pior prognóstico (Figura 38.16).

O melanoma conjuntival pode surgir de regiões de MAP (36% a 75%), de um nevo conjuntival pré-existente (4% a 16%) ou *de novo* (12% a 47%).[2] Histologicamente, são classificados pelo tipo de célula: fusiformes, mistas ou epitelioides.

O comportamento dos melanomas conjuntivais assemelha-se mais aos melanomas cutâneos do que aos uveais. Ao contrário dos melanomas uveais, que se propagam hematogenicamente, os melanomas cutâneos e conjuntivais se propagam predominantemente por meio dos vasos linfáticos. Após a invasão da *substantia propria* subjacente, as células tumorais propagam-se inicialmente até os gânglios linfáticos pré-auriculares e submandibulares. A metástase distante, geralmente até pulmões, coração, cérebro, fígado, pele, ossos e trato gastrintestinal, pode ocorrer sem evidências de comprometimento anterior ou concomitante dos gânglios linfáticos.[11]

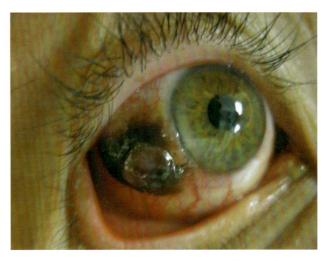

▶ **Figura 38.16** Melanoma de conjuntiva com infiltração escleral. (Cortesia do Dr. Jeffery Gallo, EUA.)

Em cinco anos, as taxas de recorrência local variam de 26% a 61%. A estimativa das taxas de mortalidade relacionadas ao melanoma é de 7% a 23% em cinco anos e 27% a 38% em 10 anos.[2]

O manejo ideal do melanoma conjuntival inclui a escleroconjuntivectomia lamelar parcial, com a técnica *no touch*, crioterapia adjuvante para as margens conjuntivais e epiteliectomia corneal com álcool, como descrito por Shields e colaboradores. Margens amplas (de aproximadamente 3 a 4 mm) são recomendadas e toda margem positiva exige uma nova excisão com crioterapia. Em casos selecionados, outras opções de tratamento incluem a braquiterapia, a radioterapia de feixe de prótons e aplicação de MMC ou o IFNα2b tópicos pós-operatórios. A exenteração orbital atualmente é recomendada apenas como terapia paliativa.

Tumores vasculares

Sarcoma de Kaposi

É um tumor vascular multifocal que pode afetar as membranas mucosas, o trato gastrintestinal, o fígado, o baço e os gânglios linfáticos. Embora fosse um tumor ocular raro antes da epidemia AIDS, o sarcoma de Kaposi dos anexos oculares (pálpebras e conjuntiva) ocorre em até 20% dos pacientes infectados pelo

HIV e pode ser o primeiro sinal clínico evidente da manifestação da doença nesses pacientes. Os sarcomas de Kaposi da conjuntiva são encontrados com maior frequência no fórnice inferior como massas salientes vermelho escuras profundas que podem ser tanto nodulares quanto difusas (Figura 38.17).[12]

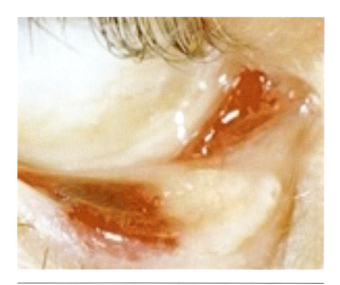

▶ **Figura 38.17** Sarcoma de Kaposi de conjuntiva. (Fototeca do Ambulatório de Superfície Ocular e Lágrima-SOL, Santa Casa de SP.)

O sarcoma de Kaposi tem sido atribuído à infecção pelo vírus do herpes humano tipo 8.[2] A disseminação exige quimioterapia sistêmica, mas a doença conjuntival localizada pode ser tratada por meio de observação, excisão cirúrgica, radiação, crioterapia ou injeções locais de quimioterapia/imunoterapia (interferon alfa-2a, vimblastina e gonadotropina coriônica humana). A supressão da replicação viral e a reconstituição da imunidade com terapia antirretroviral altamente eficaz (HAART) reduziram a incidência e melhoraram o prognóstico do sarcoma de Kaposi relacionado ao HIV.[12]

Tumores linfoides

Os tumores linfoproliferativos da conjuntiva, que geralmente se desenvolvem nos idosos, englobam um espectro de distúrbios neoplásicos que variam da hiperplasia linfoide benigna (Figura 38.18) ao linfoma maligno. Clinicamente, os pacientes geralmente apresentam massas difusas de coloração salmão, salientes, que podem ser unilaterais ou bilaterais, além de localizadas no estroma conjuntival ou no interior da fáscia de Tenon.[2]

Os tumores linfoides da conjuntiva são geralmente encontrados na meia periferia da conjuntiva bulbar, na porção superior abaixo da pálpebra ou na porção inferior no fórnice.

É geralmente difícil diferenciar os tumores linfoides benignos dos malignos com base em características clínicas, o que torna necessária a realização de biópsia tecidual e propedêutica completa em cada paciente para avaliar se há doença sistêmica. Além da avaliação por microscópio óptico convencional, técnicas mais modernas, como citometria de fluxo, imuno-histoquímica e PCR, podem ser cruciais na diferenciação entre a hiperplasia linfoide reativa e os linfomas de baixo grau.

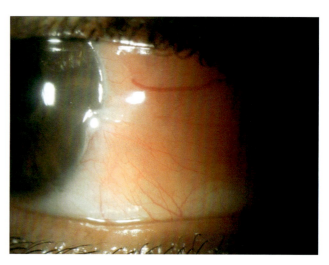

▶ **Figura 38.18** Hiperplasia linfoide benigna. (Fototeca do Ambulatório de Superfície Ocular e Lágrima-SOL, Santa Casa de SP.)

A maioria dos tumores linfoides conjuntivais em adultos é caracterizado como linfoma da célula B de baixo grau pertencente ao subtipo linfoma do tecido linfoide associado à mucosa (MALT). Em seguida, observa-se a ocorrência do linfoma folicular, relatos raros de linfoma difuso de grandes células, linfoma de células T e outros subtipos mais agressivos. A maioria dos tumores linfoides em crianças representa uma hiperplasia linfoide benigna. Os indivíduos com infiltração conjuntival possuem um risco entre 20% e 37% de apresentar ou desenvolver o linfoma sistêmico.

Na ausência da doença sistêmica, as opções de tratamento para a infiltração conjuntival localizada incluem radioterapia, biópsia excisional, crioterapia ou injeções intralesionais de IFNα2b. Em pacientes com hiperplasia linfoide benigna, a injeção intralesional de corticoide, como a triancinolona, pode levar à resolução e desaparecimento da lesão (Figuras 38.19 e 38.20).

Em caso de presença de linfoma sistêmico, a biópsia incisional ou excisional pode ser realizada em conjunto com a quimioterapia sistêmica. A extensão intraocular do linfoma conjuntival é rara e a maioria dos casos de linfomas conjuntivais está associada a um bom prognóstico. Contudo, é necessário acompanhamento atento, pois a doença sistêmica pode surgir muitos anos depois do comprometimento inicial da conjuntiva.[2]

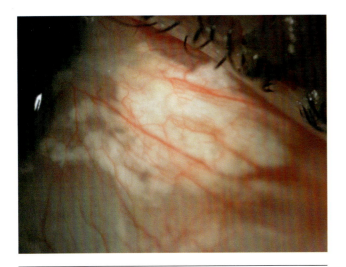

▶ **Figura 38.19** Infiltração sublesional com triancinolona em caso de hiperplasia linfoide benigna. (Fototeca do Ambulatório de Superfície Ocular e Lágrima-SOL, Santa Casa de SP.)

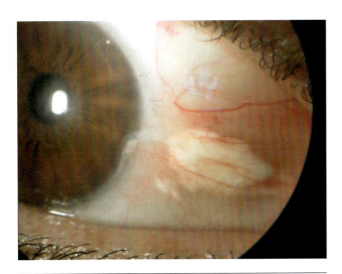

▶ **Figura 38.20** Diminuição da lesão um mês após a injeção. Nota-se depósito de esteroide abaixo da conjuntiva. (Fototeca do Ambulatório de Superfície Ocular e Lágrima-SOL, Santa Casa de SP.)

Carcinoma de glândula sebácea

É um tumor ocular raro que pode surgir das glândulas meibomianas no tarso, das glândulas de Zeiss na margem palpebral e das glândulas sebáceas na carúncula. Geralmente ocorre em idosos, com prevalência ligeiramente maior em mulheres. O carcinoma de glândula sebácea pode surgir de uma única glândula ou de várias (multicêntrico).

Pode se apresentar como uma massa nodular, possivelmente confundida com um calázio, ou como doença infiltrativa difusa, diagnosticada erroneamente como blefaroconjuntivite crônica unilateral ou ceratite límbica superior. A invasão intraepitelial e a disseminação pagetoide ocorrem entre 40% e 80% dos casos, embora a extensão da invasão geralmente não seja evidente no exame clínico.

O tratamento do carcinoma de glândula sebácea requer uma excisão com margens amplas.

As opções de tratamento em casos de disseminação pagetoide significativa incluem crioterapia coadjuvante, MMC tópica e exenteração. A radioterapia pode ser reservada ao tratamento paliativo. Apesar da excisão cirúrgica, a recorrência local varia entre 6% e 36% em cinco anos com relatos de taxas de mortalidade de até 45%.

REFERÊNCIAS BIBLIOGRÁFICAS

1. Grosnikllaus HE, Green WR, Luchembach M, Chan CC. Conjunctival lesions in adults. A clinical and histopathologic review. Cornea. 1987;6:78-116.
2. Shields LC, Shields JA. Tumors of the conjunctiva and cornea. Surv Ophthalmol. 2004;49(1):3-24.
3. Sjo NC, Heegaard S, Prause Ju, von Buchwald C, Lindeberg H. Human papilomavirus in conjunctival papiloma. Br J Ophthalmol. 2001;85:785-7.
4. Schecheter BA, Rand WJ, Velazquez GE, Williams WD, Starasoler L. Treatment of conjunctival papilomata with topical interferon Alpha-2b. Am J Ophthalmol. 2002;134:268-70.
5. Chang SW, Huang ZL. Oral cimetidine adjuvant therapy for recalcitrant, diffuse conjunctival papillomatosis. Cornea. 2006;25(6):687-90.
6. Romero IL, Barros Jde N, Martins MC, Ballalai PL. The use of 1% toluidine blue eye drops in the diagnosis of ocular surface squamous neoplasia. Cornea. 2013;32(1):36-9.
7. Shields JA, Shields CL. Management of ocular tumors. In Shields JA, Shields CL (eds): Atlas of eyelid and conjunctival tumors. Philadelphia: Lippincott Williams and Wilkins Co. 1999. p.145-52.
8. Poothullil AM, Colby KA. Topical medical therapies for ocular surface tumors. Semin Ophthalmolo. 2006;21(3):161-9.
9. Singh AD, De Potter P, Fijal BA, et al. Lifetime prevalence of uveal melanoma in white patients with oculo(dermal) melanocytosis. Ophthalmology. 1998;105:195-8.
10. Folberg R, McClean IW. Primary acquired melanosis and melanoma of the conjunctiva: terminology, classification, and biologic behavior. Hum Pathol. 1986;17:652-4.
11. Shields CL, Shields JS, Gunduz K, Cater J, Mercado GV, Gross N, et al. Conjunctival melanoma: risk factors for recurrence, exenteration, metastasis and death of 150 consecutive patients. Arch Ophthalmol. 2000;118:1497-507.
12. Shields JA, De Potter P, Shields CL, Komarnicky LT. Kaposi sarcoma of the eyelids response to radiotherapy. Arch Ophthalmol. 1992;110:1689.

capítulo 39

Giovana A. Fioravanti Lui • Richard Yudi Hida

Alterações Nutricionais

A desnutrição constitui-se em um dos principais problemas de saúde coletiva em escala mundial, afetando principalmente países em desenvolvimento. A seguir, descreveremos as principais manifestações oculares decorrentes da carência das vitaminas A e C.

DEFICIÊNCIA DE VITAMINA A

A deficiência de vitamina A constitui um problema grave em mais de 60 países no mundo. Sua prevalência é particularmente alta em regiões como Ásia, África e América Latina. A Organização Mundial da Saúde (OMS) estima que cerca de 250 milhões de crianças possuam deficiência de vitamina A em todo o mundo e que lesões oculares secundárias à deficiência de vitamina A são a principal causa de cegueira em crianças menores que 5 anos.

Nos países em desenvolvimento, a carência dessa vitamina ocorre por uma dieta pobre nos alimentos ricos em vitamina A. A hipovitaminose também pode estar relacionada a outros fatores, como alcoolismo crônico, alterações hepáticas e doenças que causam má absorção intestinal de nutrientes.

Absorção da vitamina A

A vitamina A está presente nos alimentos sob duas formas: a vitamina A pré-formada (ésteres de retinol), de origem animal, encontrada em alimentos, como leite, ovo e carne; e a pró-vitamina A (carotenoides), de origem vegetal, encontrada em verduras escuras e frutas amarelas.

A absorção dos compostos vitamínicos parece sofrer a interferência de alguns fatores, como as parasitoses intestinais, sobretudo a giardíase, a ascaridíase e a estrongiloidíase.

Foi observado que pacientes com ressecções intestinais têm um nível de absorção precário e que doenças pancreáticas diminuem a absorção de preparações lipossolúveis.

A quantidade de gordura na dieta é outro fator que merece consideração quando se trata da absorção de vitamina A. A limitação na absorção de carotenoides (pró-vitamina) é particularmente importante na criança jovem, cuja dieta tem pouca gordura.

Quase todo o retinol absorvido é armazenado nas células do parênquima hepático, o que corresponde a cerca de 90% da reserva de vitamina A do organismo. Os 10% restantes são distribuídos pelas células do sangue, medula óssea, tecido adiposo e baço. O retinol circula do fígado para os tecidos periféricos através de uma proteína carreadora específica, a RBP, que possui um sítio receptor para o retinol. Após a ligação aos receptores de membrana, o retinol entra na célula alvo e a RBP é novamente liberada na circulação, sendo posteriormente degradada ou reciclada.

Papel fisiológico

A vitamina A é essencial para a manutenção das funções fisiológicas normais do organismo. Podemos destacar as funções ligadas ao ciclo visual, à integridade das membranas biológicas, à manutenção e diferenciação epitelial, bem como à formação de glicoproteínas, à produção de muco e à resistência contra as infecções, mediada pela ação moduladora da resposta imune.

Para o olho, o retinol é essencial para o bom funcionamento das células fotorreceptoras da retina e manutenção da integridade do epitélio ocular. A deficiência dessa vitamina pode ocasionar diminuição das células caliciformes produtoras de mucina e ceratinização do epitélio.

Xeroftalmia

É o conjunto das manifestações oculares causado pela hipovitaminose A.

A classificação dada pela OMS para as manifestações oculares decorrentes da carência de vitamina A está descrita a seguir:

- XN Cegueira noturna ou nictalopia;
- X1A Xerose conjuntival;
- X1B Manchas de Bitot;
- X2 Xerose corneal;
- X3A Úlcera de córnea/ceratomalácia < 1/3 da superfície corneal;
- X3B Úlcera de córnea/ceratomalácia maior ou igual a 1/3 da superfície corneal;
- XS Cicatrizes corneais;
- XF fundo xeroftálmico.
- **Cegueira noturna ou nictalopia:** é a manifestação mais comum e precoce da xeroftalmia.
- **Fundo xeroftálmico:** ocorre por defeitos focais do epitélio pigmentar da retina (EPR) na periferia da retina. É uma manifestação incomum.
- **Xerose conjuntival:** ocorre por metaplasia ceratinizante do epitélio conjuntival, com o desaparecimento das células mucina e a consequente instabilidade do filme lacrimal. A conjuntiva se torna seca, podendo ocorrer espessamento, perda da sua transparência e brilho. Pela subjetividade do sinal clínico, a xerose conjuntival não tem valor no diagnóstico da xeroftalmia como critério isolado.
- **Manchas de Bitot:** são formadas nas áreas da conjuntiva onde a xerose é mais intensa. São depósitos de material espumoso ou caseoso, resultantes do acúmulo de células epiteliais descamadas, fosfolipídeos das glândulas de Meibomius e bacilos saprófitas. São lesões assintomáticas e, em geral, facilmente removíveis. São formações ovaladas ou triangulares, concentradas ou dispersas, geralmente adjacentes ao limbo corneoescleral, nas regiões temporal e nasal da conjuntiva bulbar, correspondente à fenda interpalpebral.
- **Xerose corneal:** ocorre por declínio na produção do muco. A córnea fica com um aspecto áspero, seco, enrugado e sem brilho. A região nasal inferior da córnea é a primeira a ser acometida.
- **Úlcera de córnea:** a xerose corneal pode evoluir para úlcera de córnea se não tratada. Em casos mais graves podemos encontrar ceratomalácia. A quebra da integridade da barreira anatômica favorece a liberação de enzimas proteolíticas, o que provoca um quadro de necrose do estroma corneano, caracterizando a ceratomalácia.

Apesar de o quadro ocular representar um processo de extrema gravidade, o olho permanece calmo, hiporeativo, sem sinais inflamatórios significativos, exceto se há uma infecção secundária concomitante.

É importante saber que quando o envolvimento corneal limita-se ao estágio de xerose, com um tratamento adequado, observamos uma regeneração completa da superfície ocular sem deixar sequelas. Se a lesão atinge a membrana de Bowman e/ou o estroma, ocorre a formação de cicatriz corneal como sequela.

O comprometimento corneal pode preceder o envolvimento retiniano e conjuntival, principalmente em crianças muito jovens, desnutridas e gravemente enfermas.

Diagnóstico

Pode ser clínico ou ser realizado por dosagem sérica da vitamina A (< 35 micromol/dL) ou pela proteína carregadora de retinol. Citologia de impressão também pode ser realizada, na qual encontraremos perda de células caliciformes e células epiteliais irregulares e queratinizadas (metaplasia escamosa).

Tratamento

A deficiência de vitamina A deve ser tratada como uma emergência médica. O esquema terapêutico padrão deve ser instituído de imediato. São recomendadas 200.000 UI de vitamina A (110 mg de palmitato de retinol ou 69 mg de acetato de retinol) no diagnóstico, repetindo-se a dose 24 horas após. Uma terceira dose, quando possível, deve ser administrada ao cabo de quatro semanas. Nas crianças menores de um ano ou com peso inferior a 8 kg, administra-se a metade dessa dose. No caso particular de mulheres na idade reprodutiva, recomendam-se no máximo 10.000 UI diárias durante duas semanas, em virtude do potencial risco teratogênico da megadose.

DEFICIÊNCIA DE VITAMINA C

Essa vitamina, também chamada de ácido ascórbico, é essencial para a síntese de colágeno. É uma vitamina hidrossolúvel, presente em frutas, vegetais, leite e carnes.

A dose recomendada para manutenção de nível de saturação da vitamina C no organismo varia de 60 a 100 mg por dia.

A vitamina C encontra-se na natureza sob duas formas: reduzida ou oxidada. As funções dessa vitamina são: prevenção do escorbuto, que é uma doença potencialmente fatal, é importante na defesa do organismo contra infecções, é fundamental na integridade das paredes dos vasos sanguíneos e é essencial para a formação das fibras colágenas existentes em praticamente todos os tecidos do corpo humano (derme, cartilagem e ossos).

O escorbuto é uma doença decorrente da falta de vitamina C, em que o paciente apresenta hematomas, artralgia, alterações ósseas, gengivorragia, perda de dentes e anemia. Essas manifestações ocorrem quando a concentração de vitamina C no organismo é menor que 350 mg, sendo a concentração normal de 1500 mg.

A concentração de ácido ascórbico na córnea é de aproximadamente 14 vezes maior que a concentração no aquoso e quase 300 vezes maior que no plasma sanguíneo. Essa vitamina alcança o humor aquoso através do plasma e chega ao epitélio corneal através do humor aquoso.

Em queimaduras corneais por álcalis, há uma deficiência localizada de vitamina C, levando a uma diminuição da produção do colágeno necessário para a restauração estromal. Nesses casos, faz-se um tratamento com ácido ascórbico tópico ou sistêmico, na tentativa de evitar uma perfuração corneal.

Existem trabalhos que demonstram uma função de proteção corneal contra as ações dos raios UVB.

O diagnóstico de deficiência de vitamina C é predominantemente clínico, mas também se podem medir os níveis séricos.

REFERÊNCIAS CONSULTADAS

1. Dantas AP, Brandt CT, Leal DNB. Manifestações oculares em pacientes que tiveram desnutrição nos primeiros seis meses de vida. Arq Bras Oftalmol. 2005;68(6):753-6.
2. Diniz AS, Santos LMP. Hipovitaminose A e xeroftalmia: Artigo de Revisão. J Pediatr. 2000;76(Supl.3):s311-s22.
3. García Álvarez H, González Mesa MI, Cabarga Haro C, Alegre JR. Xerosis conjuntival y corneal ligera por déficit de vitamina A. Rev Cuba Oftalmol. 1999;12(1).
4. Hayes S, Cafaro TA, Boguslawska PJ, Kamma-Lorger CS, Boote C, Harris J, et al. The effect of vitamin C deficiency and chronic ultraviolet-B exposure on corneal ultrastructure: a preliminary investigation. Mol Vis. 2011;17:3107-15.
5. Hofling-Lima AL, Vieira ACC. Alterações Nutricionais. In: Hofling-Lima AL, Nishiwaki-Dantas MC, Alves MR. Doenças Externas Oculares e Córnea. Rio de Janeiro: Cultura Médica, 2011. p.401-5.
6. Kupfer C. Public health ophthalmology. Br J Ophthalmol. 1987;71(2):116-7.
7. Manela-Azulay M, Mandrim-de-Lacerda CA, Perez MA, Filgueira AL, Cuzzi T. Vitamina C. An Bras Dermatol. 2003;78(3):265-74.
8. Pacheco Santos LM, Filho MB, Silva Diniz A. Epidemiologia da carencia de vitamina A no Nordeste do Brasil. Bol Oficina Sanit Panam. 1996;120(6):525-37.
9. Ramalho RA, Flores H, Saunders C. Hipovitaminose A no Brasil: um problema de saúde pública. Rev Panam Salud Publica/Pan Am J Public Health. 2002;12(2):117-22.
10. Suh MH, Kwon JW, Wee WR, Han YK, Kim JH, Lee JH. Protective effect of ascorbic Acid against corneal damage by ultraviolet B irradiation: a pilot study. Cornea. 2008;27(8):916-22.

capítulo 40

Paulo Elias Correa Dantas

Indicações de Transplante de Córnea

Em razão dos avanços em técnicas e tecnologia na área de transplantes de córnea, torna-se indispensável uma revisão geral das principais indicações para esse tipo de procedimento.

Com a revitalização das técnicas de transplante lamelares anteriores e o advento dos transplantes lamelares posteriores, até mesmo a racionalização do uso e a manipulação dos tecidos doadores pelos bancos de olhos foram modificadas, fazendo com que, atualmente, uma córnea doadora sirva até três receptores em condições diferenciadas:

- Uma lamela anterior, contendo epitélio, Bowman e estroma, serviria para os transplantes lamelares anteriores;
- Uma lamela posterior, contendo Descemet e endotélio, serviria para os transplantes lamelares posteriores ou endoteliais;
- O anel corneoescleral residual, que serviria para cirurgias de reconstrução da superfície ocular nas falências de limbo.

Em pouco tempo, certamente, tornar-se-á possível a prática de oferecer tecido pré-cortado e preservado em banco de olhos, facilitando sobremaneira e otimizando o tempo de cirurgia, o que já é feito em grandes centros.

Descreveremos a seguir as principais técnicas cirúrgicas vigentes e suas indicações.

TRANSPLANTE LAMELAR ANTERIOR

Pode ser superficial (interface estroma-estroma ou SALK – *superficial anterior lamellar keratoplasty*) ou profundo (interface estroma-Descemet ou DALK – *deep anterior lamellar keratoplasty*), sendo que o profundo apresenta melhor prognóstico de acuidade visual final ao longo do tempo, devido às consequências da interação estroma-estroma.

É indicado nas doenças da córnea que apresentem o endotélio funcional e inalterado, como as cicatrizes superficiais, o ceratocone, a degeneração marginal pelúcida, a ectasia pós-cirurgia refrativa e várias distrofias da córnea, principalmente as estromais.

TRANSPLANTE LAMELAR POSTERIOR

Também chamado de transplante endotelial, é considerado a grande vedete da revolução no manejo e tratamento das endoteliopatias da córnea. Várias técnicas com diversas denominações estão descritas, tais como a ceratoplastia lamelar posterior (PLK), descrita por Melles; a ceratoplastia endotelial posterior profunda (DLEK), nomeada assim por Terry; a ceratoplastia endotelial por desnudamento endotelial (DSEK), descrita por Melles e difundida por Price; o mesmo procedimento anterior, usando-se de automatização (DSAEK), descrito por Gorovoy; e, mais recentemente, a técnica de ceratoplastia endotelial com membrana de Descemet (DMEK), descrita por Melles e sua forma automatizada (DMAEK), descrita por Price.

A última década mostra uma grande tendência de migração de cirurgiões de córnea habituados a fazerem transplante penetrante em buscarem melhores resultados com a reposição lamelar de endotélio.

As principais indicações dessas técnicas são distrofia endotelial de Fuchs, ceratopatia bolhosa pseudofácica, endoteliopatias genéticas como a distrofia iridocorneoendotelial e a distrofia endotelial hereditária congênita, disfunções endoteliais como aquelas resultantes de irites, pós-falência endotelial de transplante penetrante ou falência endotelial após implante de lentes de câmara anterior ou mecanismos de drenagem antiglaucomatosos.

TRANSPLANTE PENETRANTE

Mesmo com os avanços nas técnicas descritas anteriormente, o transplante penetrante mantém-se como técnica prioritária naquelas condições que comprometam ou envolvam toda a espessura da córnea, como nas endoteliopatias crônicas com cicatrizes estromais e superficiais, nos transplantes terapêuticos de processos infecciosos das ceratites bacterianas, virais, fúngicas e parasitárias, dentre outras.

ESTATÍSTICAS DAS PRINCIPAIS INDICAÇÕES PARA TRANSPLANTE DE CÓRNEA

As doenças mais frequentes que levam à necessidade de transplante de córnea, fundamentalmente, diferenciam-se em razão do local e da região da coleta dos dados.

Hospitais terciários (característicos do serviço universitário) têm estatísticas diferentes das clínicas privadas; assim como diferenças regionais fazem esses dados variarem.

Em estudos realizados em diferentes épocas no Departamento de Oftalmologia da Santa Casa de São Paulo, observamos mudanças interessantes. Em 1995, Nishiwaki-Dantas et al., estudando dados do Banco de Olhos da Santa Casa de SP de 1991 a 1995, concluíram como sendo o ceratocone a indicação mais frequente de transplante de córnea. Vários outros estudos nacionais, a seguir, confirmaram essa preponderância.

Recentemente, em nova revisão de dados do banco de olhos de 1995 a 2005, o mesmo grupo detectou tendência de mudança na principal causa de transplante naquele hospital. Nesse estudo, ceratite infecciosa, trauma, ceratopatia bolhosa do pseudofácico e herpes tornaram-se mais frequentes, com cada vez menos indicação nos casos de ceratocone e reoperação.

Um estudo realizado no Paraná, no ano de 2007, que envolveu o Hospital de Olhos do Paraná, Hospital de Clínicas da Universidade Federal do Paraná e Hospital Universitário Evangélico de Curitiba, fez uma análise retrospectiva dos prontuários de 320 pacientes inscritos na fila de Central de Transplantes. Nesse estudo, constatou-se que a indicação mais frequente para o transplante de córnea foi o ceratocone, representando 62,5% das indicações do total. Leucoma de diversas causas representou 10% das indicações; ceratopatia bolhosa do pseudofácico representou 10%; rejeição corneana a transplante prévio correspondeu a 5%; falência secundária, a 4%; ceratopatia bolhosa do afásico, a 2%; distrofias corneanas, a 2%; e leucoma por herpes, a 2%.

Em contrapartida, nos EUA, uma pesquisa realizada por Gosheh et al., analisando as tendências do transplante de córnea nos últimos 25 anos, identificou um expressivo aumento do número de transplantes realizados na década de 1980, correspondendo ao aumento da ceratopatia bolhosa do pseudofácico.

Mais recentemente, foi observado um leve declínio anual do número de ceratoplastias por essa alteração, mantendo-se, entretanto, ainda como a principal causa. Retransplantes têm se mostrado como uma importante indicação de ceratoplastia à medida que enxertos antigos vão à falência. Ceratocone, distrofia de Fuchs e outras desordens hereditárias têm permanecido como uma consistente indicação de ceratoplastia nos últimos 25 anos, mesmo em países mais adiantados, com abundância de tecido para o transplante.

No Brasil, fica ainda mais evidente a influência dos fatores sociais na cirurgia do transplante de córnea. Devido à fragilidade dos organismos nos extremos da vida (infância e senilidade) e às dificuldades inerentes ao acompanhamento de um transplante de córnea, é necessário pesar qual o real benefício que o paciente terá com o procedimento.

As indicações para transplante de córnea podem variar não somente pela doença corneal, mas outros fatores devem ser levados em consideração.

A idade do paciente é um fator importante. Pacientes nos extremos da vida (idosos e crianças) devem ser considerados à parte. Descrevemos a seguir algumas considerações aplicáveis a idosos e crianças quanto à indicação do transplante de córnea:

1. Doença corneal bilateral progressiva, sem melhora com correção (óculos e/ou lentes de contato), causando baixa de acuidade visual no idoso ou ambliopia na criança, e com bom prognóstico visual no período pós-operatório.
2. Doença corneal unilateral no olho de melhor visão e com bom prognóstico de recuperação visual.
3. Olho doloroso crônico que não obtenha melhora com lentes de contato terapêuticas ou recobrimento conjuntival em idosos e que tenha bom prognóstico visual.
4. Considerar a causa da doença e a possibilidade de recidiva.
5. Avaliar o estado geral do paciente (comprometimento sistêmico) para ser submetido à anestesia geral ou local com sedação, além do prognóstico de sobrevida (este no idoso).
6. Ter capacidade de compreensão sobre a complexidade do procedimento cirúrgico e sobre o tempo de recuperação da visão e/ou conforto ocular, cuidados pós-operatórios (visitas periódicas, uso correto de medicação, risco de rejeição etc.) e capacidade de perceber sinais e sintomas de possível rejeição. No caso das crianças, os pais devem estar cientes desses quesitos.
7. Avaliar a real contribuição do procedimento para melhora da qualidade de vida do paciente, como independência nas atividades de vida diária.

Analisando as considerações anteriores, nota-se que o transplante de córnea pode se tornar um problema maior que a doença preexistente.

Deve-se considerar que, especialmente em doenças unilaterais, a qualidade de vida pode piorar com a realização de um transplante de córnea. Um dos fatores mais importantes para o sucesso de um transplante a longo prazo é a capacidade do paciente de retornar ao médico e utilizar adequadamente seus medicamentos no período pós-operatórios. O custo real desse acompanhamento para o paciente varia de acordo com a região do Brasil, bem como com a distância que o paciente reside em relação ao centro oftalmológico mais próximo.

Além disso, temos as dificuldades técnicas inerentes a cada transplante, em que a acuidade visual final nem sempre é a almejada, muitas vezes demandando o uso de correção óptica como as lentes de contato para correção do astigmatismo residual e/ ou anisometropia.

Essas características não podem ser negligenciadas em qualquer paciente candidato ao transplante de córnea, especialmente nas crianças e nos idosos.

Recentes estudos demonstram melhora no prognóstico do transplante em crianças. Os avanços técnicos permitem esses resultados e nas doenças bilaterais têm toda validade. O acompanhamento dessas crianças por tempo mais prolongado pode alterar o quadro de resultados iniciais.

Em crianças, podemos dividir as indicações em três categorias básicas:

- Opacidades congênitas.
- Opacidades traumáticas.
- Opacidades adquiridas não traumáticas.

Um estudo multicêntrico importante realizado ainda na década de 1990 com 108 crianças com até 12 anos de idade demonstrou que 18% dos olhos submetidos ao transplante de córnea apresentaram piora da acuidade visual após a cirurgia. Porém, 62% das córneas permaneceram claras, e 20% foram ao retransplante, em média 17 meses pós-operatórios. São muito comuns procedimentos adicionais como facectomias, vitrectomias ou cirurgias antiglaucomatosas.

Segundo os autores, existiu forte correlação entre pobre acuidade visual e falta de correção óptica adequada, vitrectomia associada, falta de tratamento da ambliopia, bem como outras complicações pós-operatórias. Já se a indicação do transplante for herpes simples, em crianças até 12 anos de idade, o sucesso pode chegar a 87% dos casos. Recentemente, em crianças portadoras de síndrome de Peters, com média de idade de 4,4 meses e seguimento de 11 anos, o índice de sucesso chegou a 35% dos 144 transplantes estudados, demonstrando avanço técnico e melhora dos resultados.

INDICAÇÕES DE URGÊNCIA

Devem ser considerados como urgência todos os transplantes de córnea em que a demora na sua realização gere sequelas irreversíveis apenas pela realização do transplante de córnea programado.

Os pacientes inscritos em um banco de olhos como necessitando de transplante de córnea urgente terão prioridade sobre os demais.

As urgências em transplante de córnea incluem (Portaria MS nº 3.407/98 – http://www.adote.org.br/pdf/portaria_3407.pdf:

- Falência primária de enxerto de córnea até o nonagésimo (90º) dia consecutivo a transplante de córnea com córnea viável para transplante óptico.
- Úlcera de córnea não responsiva ao tratamento.
- Risco iminente de perfuração corneal (descemetocele).
- Perfuração corneal já estabelecida.
- Receptor com idade inferior a 7 (sete) anos que apresente opacidade corneal bilateral.

Somente quando tivermos córneas em número adequado poderemos resolver os problemas de urgências e prioridades. O atendimento de uma pessoa com sua visão prejudicada bilateralmente que a impede de exercer sua profissão ou casos de dor intensa sem possibilidade de tratamento clínico adequado, assim como as urgências, tais como epitelização do segmento anterior e necessidade de cirurgia de retina de urgência em córnea opaca são apenas alguns exemplos dessa diversidade. É muito importante que se aumente o número de córneas para transplante, para que possamos atender adequadamente a todos esses pacientes.

REFERÊNCIAS CONSULTADAS

1. Chen ES, Shamie N, Terry MA. Descemet-stripping endothelial keratoplasty: improvement in vision following replacement of a healthy endothelial graft. J Cataract Refract Surg. 2008;34:1044-6.
2. Chen ES, Terry MA, Shamie N, Hoar KL, Phillips PM, Friend DJ. Endothelial keratoplasty: vision, endothelial survival, and complications in a comparative case series of fellows vs attending surgeons. Am J Ophthalmol. 2009;148:26-31.
3. Chen ES, Terry MA, Shamie N. Retention of an anterior chamber IOL versus IOL exchange in endothelial keratoplasty. J Cataract Refract Surg. 2009;35:613.
4. Esquenazi S, Esquenazi K. Endothelial cell survival after Descemet stripping with automated endothelial keratoplasty with retained anterior chamber intraocular lens. Cornea. 2010;12:1368-72.
5. Esquenazi S, Rand W. Effect of the shape of the endothelial graft on the refractive results after descemet stripping with automated endothelial keratoplasty. Can J Ophthalmol. 2009;44:557-61.
6. Esquenazi S. Safety of DSAEK in pseudophakic eyes with anterior chamber lenses and fuchs endothelial dystrophy. Br J Ophthalmol. 2009;93:558-9.
7. Ghosheh FR, Cremona FA, Rapuano CJ, Cohen EJ, Ayres BD, Hammersmith KM, et al. Trends in penetrating keratoplasty in the United States 1980-2005. Int Ophthalmology. 2008;28(3):147-53.

8. Hafezi F, Mrochen M, Fankhauser F. Anterior lamellar keratoplasty with a microkeratome: a method for managing complications after refractive surgery. J Refract Surg. 2003;19:52-7.
9. Ham L, Dapena I, van Luijk C. Descemet's membrane endothelial keratoplasty (DMEK) for Fuchs' endothelial dystrophy: review of the first 50 consecutive cases. Eye (Lond). 2009;23:1990-8.
10. Krumeich JH, Schoner P, Lubatschowski H, et al. Excimer laser treatment in deep lamellar keratoplasty 100 mm over Descemet's membrane. Ophthalmologe. 2002;99:946-8.
11. Mannis MJ, DeSousa LB, Gross RH. The stromal dystrophies. In: Krashmer JH, Mannis MJ, Holland EJ. Cornea. St. Louis: Mosby, 1997. p.1043-62.
12. Marchi PAH, Marchi Júnior WA, Hueb LA, Arieta CEL. Transplante de córnea no Hospital das Clínicas da Unicamp. Revista Ciências Médicas. 2002;11(2):115-22.
13. Nishiwaki-Dantas MC, Dantas PEC, Holzchuh N, Lui Netto A, Giovedi Filho R, Giovedi M, et al. Indicações de transplante penetrante de córnea. 1991-1995. Arq Bras Oftalmol. 1998;61(1):23-33.
14. O'Brien PD, Lake DB, Saw VP, Rostron CK, Dart JK, Allan BD. Endothelial keratoplasty: case selection in the learning curve. Cornea. 2008;27:1114-8.
15. Pineda R 2nd, Jain V, Shome D, et al. Descemet's stripping endothelial keratoplasty: is it an option for congenital hereditary endothelial dystrophy? Int Ophthalmol. 2009;30:307-10.
16. Price FW Jr. Air lamellar keratoplasty. Refract Corneal Surg. 1989;5:240-3.
17. Price MO, Giebel AW, Fairchild KM, Price FW Jr. Descemet's membrane endothelial keratoplasty: Prospective multicenter study of visual and refractive outcomes and endothelial survival. Ophthalmology. 2009;116:2361-8.
18. Russ HHA, Kara-José N. Processos degenerativos da conjuntiva, córnea e esclera. In: Kara-José N, Almeida GVA. Senilidade Ocular. São Paulo: Roca, 2001. p.85-98.
19. Sano FT, Dantas PEC, Silvino WR, Sanchez JZ, Sano RY, Adams F, et al. Tendência de mudança nas indicações de transplante penetrante de córnea. Arq Bras Oftalmol. 2008;71(3):400-4.
20. Straiko MD, Terry MA, Shamie N. DSAEK under PK: a surgical strategy to minimize complications. Am J Ophthalmol. 2011;151:233-7.
21. Teixeira MF, Almeida Junior GC, Rodrigues ML, Kamimoto OS, Kashiwabuchi LK. Resultados e indicações de ceratoplastias penetrantes realizadas por médicos em treinamento num país em desenvolvimento. Arq Bras Oftalmol. 2001;64(6):577-61.
22. Terry MA, Shamie N, Chen ES, Phillips PM, Hoar KL, Friend DJ. Pre-cut tissue for Descemet's stripping endothelial keratoplasty: vision, astigmatism, and endothelial survival. Ophthalmology. 2009;116:248-56.
23. Terry MA. The evolution of lamellar grafting techniques over twenty-five years. Cornea. 2000;19:611-6.
24. Victor G, Barth B, Júnior AS. Avaliação das indicações em ceratoplastia penetrante. Rev Bras Oftalmol. 2002;61(3):174-8.
25. Yoo SH, Kymionis GD, Deobhakta AA, Ide T, Manns F, Culbertson WW, et al. One-year results and anterior segment optical coherence tomography findings of Descemet stripping automated endothelial keratoplasty combined with phacoemulsification. Arch Ophthalmol. 2008;126:1052-5.

capítulo 41

Rafael de Melo Franco • Maria Cristina Nishiwaki Dantas

Toxicidade e Hipersensibilidade a Fármacos

INTRODUÇÃO

As preparações tópicas oftalmológicas de todas as categorias terapêuticas podem ter efeitos colaterais e causar irritação ocular a partir de um efeito direto da substância química ativa, de seus produtos de degradação ou preservantes, levando a um quadro de ceratoconjuntivite tóxica.

Isso ocorre muitas vezes em virtude das elevadas concentrações necessárias para penetrar a barreira da córnea, além de certas estratégias destinadas a diminuir a absorção sistêmica da aplicação tópica das medicações, como oclusão dos pontos lacrimais e fechamento das pálpebras, aumento da viscosidade do veículo tópico, alteração do pH e uso de preparações de liberação controlada, favorecendo o potencial tóxico dessas substâncias.

Outros agentes, como cosméticos, produtos para cuidados capilares, armas de gás lacrimogêneo e produtos químicos industriais, podem causar o mesmo cenário.

PRINCÍPIOS DA TOXICOLOGIA OCULAR

A resposta tóxica ocorre consequente a um subproduto do metabolismo do fármaco e, geralmente, é dose-dependente. Radicais livres, sobretudo, e outros subprodutos causam dano ao tecido, que se manifesta como sinais clínicos de toxicidade. O fator mais determinante para o grau de toxicidade tecidual é a facilidade com a qual o corpo pode converter o medicamento nesses subprodutos e excretá-los.

DIAGNÓSTICO

Muitas vezes, é difícil estabelecer se os sinais e sintomas são devidos ao processo de agravamento da doença subjacente ou à toxicidade dos medicamentos. A dificuldade diagnóstica aumenta quando a resposta à droga aparece de maneira individual, não relacionada à dose e em um pequeno número de pessoas. No entanto, toda e qualquer irritação ocular crônica ou inflamação que não melhora com suposto tratamento adequado ou cujo diagnóstico clínico não é facilmente perceptível, sempre se deve considerar a possibilidade de toxicidade pelo fármaco.

Ainda, dois mecanismos fisiopatológicos diferentes, tóxico e alérgico, podem estar atuantes, em graus variáveis, de acordo com a frequência, a duração e a intensidade da medicação. No entanto, certas características ajudam a distingui-los na maioria das situações em que um ou outro é dominante (Quadro 41.1).

QUADRO 41.1 Características que auxiliam reconhecer uma reação por toxicidade ou alergia.

Características	Toxicidade	Alergia
Local de lesão tecidual	Conjuntiva nasal inferior	Difuso
Sinais biomicroscópicos típicos	Folículos (conjuntiva palpebral inferior)	Papilas (conjuntiva palpebral superior)
Secreção	Mucopurulenta ou purulenta	Mucosa
Sintomas característicos	Ardência, ausência prurido	Lacrimejamento, fotofobia, prurido
Substâncias mais associadas	Antivirais (idoxuridina, vidarabina, trifluorotimidina), cicloplégicos (atropina), antiglaucomatosos (pilocarpina, maleato de timolol e análogos de prostaglandina), cosméticos, sprays de cabelo, gás lacrimogênio e spray de pimenta	Antivirais, cicloplégicos, antiglaucomatosos (agonistas adrenérgicos), antibióticos (aminoglicosídeos – neomicina), anestésicos tópicos (proparacaína, tetracaína) e preservantes (cloreto de benzalcônio)
Tempo de exposição	Pode ocorrer na primeira exposição	Exposições repetidas (sensibilização)

Mecanismos celulares

Reações alérgicas podem ser de hipersensibilidade do tipo 1 (aguda), caracterizada pela degranulação dos mastócitos e a consequente liberação de múltiplos mediadores, ou do tipo IV (tardia), na qual a resposta inflamatória é mediada por meio de várias linfocinas elaboradas pelos linfócitos T.

Em geral, as reações alérgicas são caracterizadas pela cronicidade, com exposições repetidas ao agente e necessidade de um tempo de sensibilização, que pode variar de dias a anos, para a reação se desenvolver.

Por outro lado, uma reação tóxica pode ocorrer com a primeira exposição ao agente.

SINAIS E SINTOMAS

Manifestações comuns da alergia são vermelhidão conjuntival, quemose, inchaço palpebral ou periorbitário, secreção mucosa, reação papilar da conjuntiva palpebral e prurido, que pode ser o mais forte sinal de conjuntivite alérgica. Atropina, antibióticos da classe dos aminoglicosídeos, principalmente a neomicina, e agonistas adrenérgicos são os medicamentos tópicos que rotineiramente podem causar esse tipo de reação, que é a mais comumente encontrada. Antivirais (idoxouridina, vidarabina, trifluorotimidina), anestésicos tópicos (proparacaína, tetracaína) e preservantes (cloreto de benzalcônio) também podem gerar reação de hipersensibilidade.

As reações oculares produzidas pelo cloreto de benzalcônio, substância usada como conservante de soluções oftálmicas e como solução germicida de limpeza para lentes de contato, não são incomuns. Mesmo em concentrações extremamente baixas, podem causar danos celulares por emulsificação dos lipídeos da parede celular em razão de sua ação surfactante, similar a um detergente.

Menos frequente que as reações aos preservativos oftalmológicos, a ceratoconjuntivite tóxica por anestésicos tópicos, utilizados em diagnósticos e procedimentos cirúrgicos, pode causar danos graves e permanentes à córnea, incluindo a perda visual, se utilizados de forma prolongada e contínua. Eles inibem a taxa de migração das células epiteliais, o que propicia o rompimento do filme lacrimal e defeitos epiteliais persistentes na córnea.

Conjuntivites tóxicas podem apresentar reações papilares, mas também foliculares, um sinal determinante que sugere toxicidade. Além disso, hiperemia e quemose são mais proeminentes na região medial inferior, local de colocação direta das gotas tópicas e de drenagem dos colírios, e não tão difusamente distribuídas, como na reação alérgica.

A reação conjuntival alérgica é muitas vezes associada a uma descarga de muco fina e clara. Por outro lado, a toxicidade pode estar mais relacionada a uma secreção mucopurulenta ou purulenta.

Conjuntivite folicular

A presença de folículos, com predominância na conjuntiva palpebral inferior, é presumivelmente irritativa por natureza e não alérgica. Talvez as drogas mais associadas a uma resposta folicular sejam os antivirais, cicloplégicos (atropina) e antiglaucomatosos (pilocarpina, análogos de prostaglandinas). Os corticosteroides têm pouca ou nenhuma eficácia e, em geral, os folículos resolvem-se gradualmente com a suspensão da medicação.

PENFIGOIDE CICATRICIAL INDUZIDO POR FÁRMACOS

Uma síndrome clínica ("pseudopenfigoide") muito semelhante ao penfigoide cicatricial ocular pode ser vinculada a medicamentos tópicos oftalmológicos, incluindo antivirais, mióticos (pilocarpina), agentes simpaticomiméticos (epinefrina) e betabloqueadores (maleato de timolol).

Esse quadro é caracterizado por conjuntivite crônica, encurtamento do fórnix conjuntival, formação de simbléfaro, triquíase, ceratopatia *sicca*, *pannus* e queratinização da superfície ocular nos casos mais graves. Agentes imunossupressores (corticosteroides, dapsona, ciclofosfamida) podem ser utilizados em situações de evidente progressão.

OUTRAS CAUSAS DE CERATOCONJUNTIVITE TÓXICA

Cosméticos, como rímel ou delineador, podem produzir resposta folicular assintomática na conjuntiva palpebral. Igualmente, certos produtos de cuidados da pele podem causar desconforto ocular. A interrupção do seu uso não é necessária, a menos que a condição origine sintomas. Além disso, produtos como *sprays* de cabelo, geralmente compostos de uma resina dissolvida em álcool para a pulverização, são ocasionalmente dirigidos para os olhos de maneira imprudente, causando desconforto e ardência temporários.

Armas de gás lacrimogêneo e agentes lacrimejantes, como o *spray* de pimenta, comumente utilizados como instrumentos de autodefesa, tornaram-se populares, principalmente entre policiais, como um meio não letal de repressão a agressores. O gás lacrimogêneo tem como princípio ativo a cloroacetofenona, um potente lacrimejante, que é misturado em um solvente, e sua exposição é melhor tratada com irrigação abundante.

Os olhos de pacientes submetidos ao *spray* de pimenta, uma forma de aerossol da *oleoresina capsicum*, geralmente retornam à normalidade, sem sequelas, incluindo a sensibilidade corneal, mesmo sem nenhuma intervenção terapêutica.

TERAPÊUTICA

O reconhecimento do diagnóstico é essencial para o tratamento, pois, se omitido, a continuação da medicação e ainda adição de outras podem agravar o quadro.

O controle da toxicidade é conseguido pela restrição do agente agressor, o máximo possível. Muitas vezes, simplesmente a substituição da solução por uma nova preparação, isenta de preservativos, ou por um medicamento alternativo, que aborda o mesmo problema, é suficiente, quando uma medicação tópica específica não puder ser interrompida, e também auxiliar em diferenciar alergia de toxicidade. Se uma preparação nova alivia a conjuntivite, provavelmente o processo é mais irritativo ou tóxico. Da mesma forma, preparações orais podem ser práticas em situações em que o agente tópico não é tolerado.

Lubrificantes, colírio ou pomada, sem preservativos podem ser eficazes no alívio dos sintomas após a interrupção do agente hipoteticamente responsável.

Quando um defeito epitelial está presente, além da suspensão da medicação considerada tóxica, a oclusão ocular ou uso de lentes de contato terapêuticas podem ser convenientes, embora cuidado deva ser tomado quando as mesmas drogas julgadas tóxicas não são descontinuadas, pois as lentes podem aumentar o tempo de permanência da medicação na superfície ocular.

Nos casos de persistência dos defeitos epiteliais, tarsorrafia parcial ou completa deve ser considerada. Em casos mais graves, com grandes defeitos, recobrimento conjuntival pode ser realizado, principalmente nos casos de ceratoconjuntivite factícia ou abuso de anestésicos. Transplante de córnea tectônico ocasionalmente é necessário, indicado quando há perfuração ou iminência de perfuração.

REFERÊNCIAS CONSULTADAS

1. Crick RP, Khaw PT. Iatrogenic Disorders. In: A Textbook of Clinical Ophthalmology. 3.ed. Singapore: World Scientific Publishing Co, 2003. p.619-24.
2. Fraunfelder FT, Fraunfelder FW, Chambers WA. Drug-induced ocular side effects. In: Clinical Ocular Toxicology. 1.ed. Philadelphia: Elsevier Inc., 2008. p.245-87.
3. Lane KJ, Chen Z, Chapin MJ. Principles of Toxicology of the Eye. In: Albert DM, Miller JW. Principles and Practice of Ophthalmology. 3.ed. Philadelphia: Elsevier Inc., 2008. p.337-44.
4. Marques JC, Nishiwaki-Dantas MC. Conjuntivite e Hipersensibilidade a Drogas. In: Höfling-Lima AL, Nishiwaki-Dantas MC, Alves MR. Doenças Externas Oculares e Córnea - Série Oftalmologia Brasileira. Rio de Janeiro: Cultura Médica/Guanabara Koogan, 2008. p.197-201.
5. Palmer ML. Toxicology of Ophthalmic Agents by Class. In: Albert DM, Miller JW. Principles and Practice of Ophthalmology. 3.ed. Philadelphia: Elsevier Inc., 2008. p.345-77.
6. Reilly CD, Mannis MJ. Toxic Conjunctivitis. In: Krachmer JH. Cornea Vol 1. 3.ed. St. Louis: Mosby, 2011. p.613-21.

capítulo 42

Sergio Felberg

Técnicas de Manutenção da Integridade Ocular

Diversas condições oculares colocam em risco não somente a visão, mas também a integridade anatômica do olho, como as ceratites infecciosas, os afinamentos e as perfurações de córnea e esclera, a ceratite persistente causada pelo ressecamento ocular intenso, entre outras.

As chamadas "técnicas de manutenção da integridade ocular" compreendem procedimentos, geralmente realizados de modo urgente, cujo objetivo é permitir num primeiro momento a prevenção do dano permanente à estrutura anatômica ocular, reduzindo desse modo o risco de situações que possam evoluir com extrusão do conteúdo intraocular ou disseminação de uma infecção para o interior do olho. As técnicas podem ser utilizadas isoladamente ou em conjunto. As mais utilizadas são as descritas a seguir.

APLICAÇÃO DE ADESIVOS TECIDUAIS

Os adesivos teciduais (também chamados "colas teciduais") têm por objetivo ocluir regiões de afinamento ou pequenas perfurações corneais, a fim de impedir a comunicação do conteúdo intraocular com o meio extraocular. Funcionam como "rolhas" de reforço numa área perfurada ou em perigo de perfuração iminente. Os adesivos podem ser solução provisória ou então, em alguns casos, permanente, uma vez que podem auxiliar como substrato para a cicatrização tecidual subjacente. Clinicamente dois tipos distintos de adesivos estão disponíveis:

- **Derivados do cianoacrilato**: são resinas industriais plásticas e líquidas que, ao entrarem em contato com água, sofrem o processo de polimerização, com endurecimento instantâneo. Como resultado, uma placa rugosa, resistente e duradoura é formada (Figura 42.1). Devido à sua

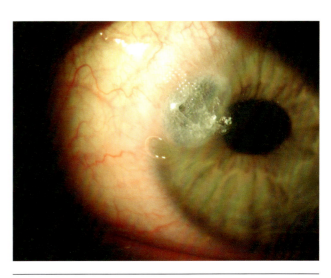

▶ **Figura 42.1** Adesivo de cianoacrilato no afinamento periférico.

toxicidade, devem ser utilizados na córnea em pequena quantidade, geralmente em lesões menores que 2 milímetros, sempre evitando a injeção inadvertida do adesivo na câmera anterior. O procedimento pode ser realizado ambulatorialmente e, por causa da superfície áspera da cola, será necessário o uso de lente de contato terapêutica e antibioticoprofilaxia tópica durante o período em que a cola permanecer na superfície ocular (realizado geralmente com colírio derivado de quinolona, três a quatro vezes ao dia).

- **Derivados da fibrina**: trata-se de adesivo orgânico, formado pelo fibrinogênio e pela trombina, que, ao entrarem em contato, formam um coágulo suave, pouco tóxico, relativamente estável e que é completamente reabsorvido em até duas semanas (Figura 42.2). A maior vantagem com relação aos adesivos derivados do cianoacrilato é a baixa toxicidade, principalmente se aplicados num olho muito inflamado, além de dispensarem o uso da lente de contato terapêutica. Por outro lado, são mais caros, menos disponíveis, mais instáveis e de menor duração.

ENXERTOS LAMELARES DE CÓRNEA E ESCLERA

Os enxertos lamelares (ou *patch*) de córnea e esclera são utilizados nos afinamentos de córnea e esclera, geralmente como opção de tratamento definitivo. Para os afinamentos esclerais, tanto a esclera como a córnea obtidas de banco de olhos podem ser utilizadas. Enxertos esclerais são mais resistentes, porém apresentam pior integração ao leito e obrigatoriamente devem ser recobertos pela conjuntiva. Já os enxertos de córnea na esclera são incorporados mais rapidamente e dispensam a cobertura conjuntival (Figuras 42.3).

RECOBRIMENTO CONJUNTIVAL

Defeitos epiteliais persistentes a despeito do tratamento clínico ou até pequenas perfurações de córnea, preferencialmente periféricas, em olhos amauróticos ou de pobre prognóstico visual, podem ser solucionados definitivamente ou então temporariamente por meio do recobrimento conjuntival.

A conjuntiva aderida à córnea por meio de suturas ou adesivo de fibrina favorece a cicatrização, impede o afinamento progressivo e previne o aparecimento de infecções. Deve-se evitar o procedimento em lesões previamente infectadas, uma vez que o recobrimento impedirá a observação e o acompanhamento da lesão.

Os candidatos ideais são aqueles cujos olhos apresentam prognóstico ruim para a reabilitação visual e necessitam de uma solução em caráter mais definitivo. Os recobrimentos parciais são aqueles em que uma pequena fração da córnea é recoberta por uma faixa de conjuntiva, enquanto no recobrimento total (também chamado recobrimento "em ponte" ou de Gundersen), toda a cór-

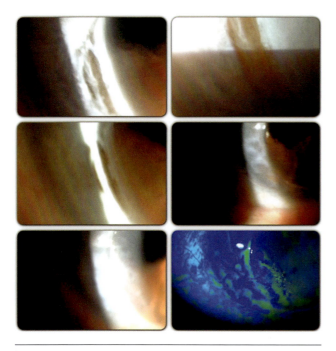

▶ **Figura 42.2** Evolução de um caso de afinamento periférico tratado com adesivo de fibrina.

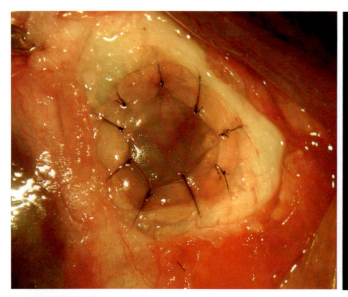
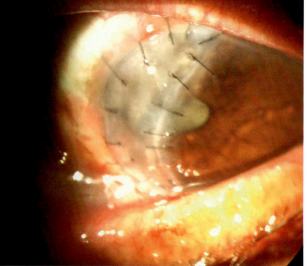

▶ **Figuras 42.3** *Patch* de córnea na esclera e na córnea, respectivamente.

nea é recoberta por uma faixa fina de conjuntiva, livre da cápsula de Tenon, confeccionada geralmente a partir da conjuntiva bulbar superior (Figura 42.4).

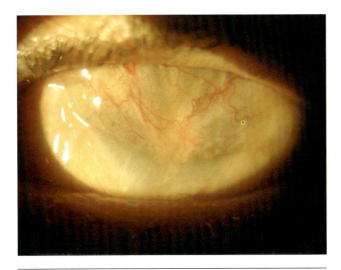

▶ **Figura 42.4** Recobrimento total da córnea.

MICROPUNCTURA DA CÓRNEA

Pacientes que apresentam falência endotelial, com consequente ceratopatia bolhosa dolorosa, são candidatos à micropunctura da córnea. Trata-se de procedimento em que múltiplas punções superficiais da córnea são realizadas com agulha fina, penetrando todo o epitélio e a membrana de Bowman.

O objetivo da micropunctura é o de promover fibrose subepitelial, diminuindo a formação de bolhas epiteliais e consequentemente quadros dolorosos logo após suas rupturas. Pode ser realizada tanto no candidato ao transplante de córnea, a fim de amenizar os sintomas enquanto a cirurgia aguarda para ser realizada, como de modo definitivo nos pacientes que apresentam olhos com pobre prognóstico visual e que por isso não serão transplantados (como nos glaucomas neovasculares ou nos edemas de córnea em olhos amauróticos ou associados a doenças graves da retina).

As punções são realizadas ambulatorialmente, com auxílio da lâmpada de fenda. Logo após, uma lente de contato terapêutica é adaptada e deverá permanecer por cerca de uma semana, associada ao uso de antibioticoprofilaxia realizada com colírio derivado de quinolona (Figura 42.5).

OCLUSÃO DOS PONTOS LACRIMAIS

A oclusão temporária ou definitiva dos pontos lacrimais tem por objetivo permitir o aumento da lubrificação da superfície ocular e favorecer a cicatrização dos defeitos epiteliais recorrentes ou persistentes. Geralmente está indicada quando o tratamento clínico, feito à base de lubrificantes tópicos utilizados em alta frequência, foi incapaz de fazê-lo.

A oclusão temporária dos pontos lacrimais permite verificar se a epífora será desencadeada após o procedimento. Caso não ocorra, os pontos lacrimais poderão ser obstruídos definitivamente, se houver necessidade. Excepcionalmente, os pontos lacrimais superior e inferior são ocluídos de forma simultânea. Preferencialmente ocluído é o ponto inferior, permitindo que células mortas, muco e outros debris sejam eliminados pelo ponto lacrimal superior.

A oclusão temporária pode ser realizada com a inserção de fios de sutura absorvíveis (como o categute) ou de segmentos de colágeno no canalículo lacrimal (Figura 42.6 A). Eles permitem a obstrução da drenagem lacrimal por tempo variável, geralmente inferior a três semanas. É realizada ambulatorialmente, sob anestesia tópica. Da mesma maneira, *plugs* de silicone

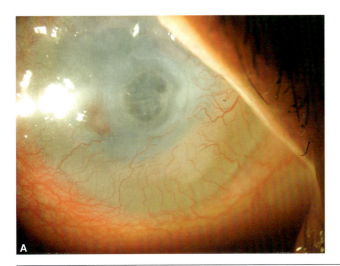 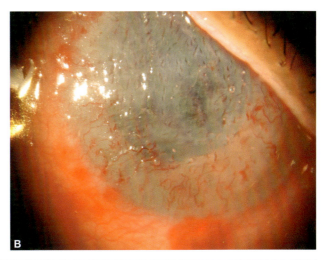

▶ **Figura 42.5** Micropunctura na ceratopatia bolhosa.

de diâmetro variável podem ser utilizados com a mesma finalidade, apresentando a vantagem de não serem reabsorvidos e facilmente removidos, caso haja necessidade (Figura 42.6 B).

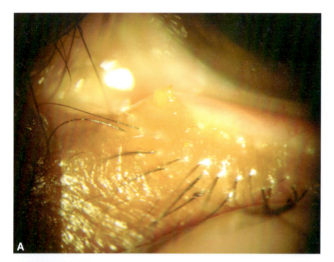

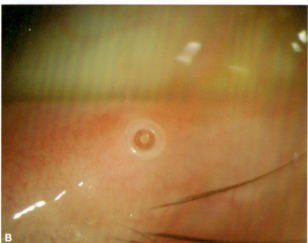

▶ **Figura 42.6** (**A** e **B**) Categute e *plug* de silicone para oclusão temporária do ponto lacrimal.

Já a oclusão definitiva dos pontos lacrimais está indicada nos casos graves e irreversíveis que levam ao defeito epitelial persistente ou à úlcera de córnea, como a anestesia corneal ou a ausência primária de produção lacrimal. Geralmente realizada em ambiente cirúrgico, com a termocauterização dos pontos lacrimais (Figura 42.7).

TARSORRAFIA

A tarsorrafia compreende a sutura das pálpebras superior e inferior, geralmente na extensão de um a dois terços, realizada com a finalidade de diminuir o tamanho da fenda palpebral e consequentemente a evaporação do filme lacrimal. Deve ser realizada em ambiente cirúrgico. Os defeitos epiteliais persistentes e as úlceras neurotróficas são as principais indicações.

Muitas vezes a tarsorrafia será definitiva, porém, quando possível, poderá ser revertida se o risco de aparecimento de nova lesão for baixo. Úlceras persistentes, defeitos neurotróficos e ceratite severa nos casos de olho seco intenso são algumas das indicações para a tarsorrafia (Figura 42.8).

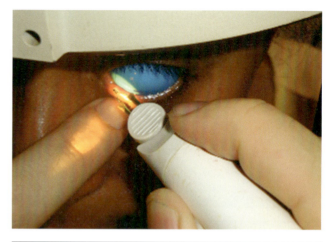

▶ **Figura 42.7** Oclusão definitiva do ponto lacrimal.

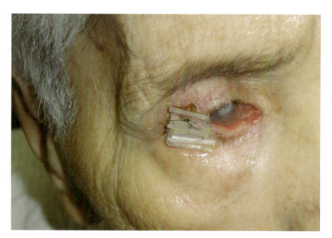

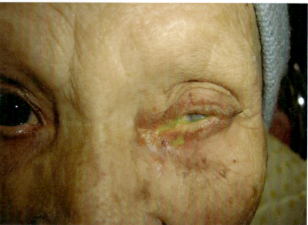

▶ **Figura 42.8** Tarsorrafia provisória e definitiva, respectivamente.

REFERÊNCIAS CONSULTADAS

1. Calonge M. The treatment of dry eye. Surv Ophthalmol. 2001 Mar;45 Suppl 2:S227-39.
2. Gilbard JP. The diagnosis and management of dry eyes. Otolaryngol Clin North Am. 2005 Oct;38(5):871-85.
3. Management and therapy of dry eye disease: report of the Management and Therapy Subcommittee of the International Dry Eye WorkShop (2007). Ocul Surf. 2007 Apr;5(2):163-78.
4. Rocha EM, Rocha FJ, Kara-José Jr N, Aguilar AJ. Olho seco. In: Gomes JAP, Alves MR. Superfície ocular. Rio de Janeiro: Cultura Médica, 2006. p.57-68.

seção 4

Catarata Adulto

capítulo 43

Ivan Corso Teixeira • Eduardo Noboru Kagohara

Anatomia do Cristalino

MACROSCOPIA

O cristalino é uma estrutura intraocular altamente organizada transparente, biconvexa e avascular. Seu índice de refração é de 1,39, com poder dióptrico em torno de 16-18 dioptrias. É um importante componente do sistema óptico do olho, pois apresenta a função de alterar seu poder dióptrico e com isso variar sua distância focal, permitindo resolução ideal em diversas distâncias diferentes. Tal variação ocorre a partir da alteração de seu formato sobre influência dos músculos ciliares e é denominada acomodação.

O cristalino está posterior à íris e anterior ao corpo vítreo. É delimitado por sua cápsula e circundado pelos processos ciliares, os quais estão ligados à sua cápsula pelas zônulas. Em condições normais, é transparente e avascular, após regressão da túnica vascular presente no desenvolvimento fetal. Sua nutrição é proveniente do humor aquoso e vítreo. É uma estrutura biconvexa com curvaturas anterior e posterior diferentes.

O cristalino mede aproximadamente 10 mm (diâmetro) e 4 mm (espessura) no adulto. Seu crescimento continua ao longo da vida e seu formato tende a ficar cada vez mais arredondado. Apresenta curvatura anterior de 10 mm (variando de 8-14 mm) e curvatura posterior de 6 mm (4,5 a 7,5 mm). Ambos os centros das superfícies anterior e posterior são denominados polos (anterior e posterior) e são conectados por uma linha imaginária denominada eixo do cristalino. As faces anterior e posterior são separadas pelo equador, região de aspecto denteado devido às inserções zonulares presentes.

MICROSCOPIA

O cristalino é constituído por três partes: a cápsula, o epitélio da lente (epitélio anterior) e as fibras lenticulares.

A cápsula é uma membrana basal espessada produzida pelo epitélio anterior e pelas fibras lenticulares. Envolve completamente a lente e apresenta regiões de espessura variável, sendo mais espessa nas regiões pré e pós-equatoriais, pois são os locais com mais concentração de inserções zonulares e com mais densidade de células epiteliais e atividade mitótica do cristalino.

A cápsula no polo posterior é mais fina que no polo anterior por não apresentar epitélio, já que, durante o desenvolvimento fetal, o epitélio posterior migra para a região anterior, formando as fibras primárias do cristalino. Apresenta uma estrutura fibrilar com material interfibrilar composto de colágeno tipo 4 e glicosaminoglicanos, os quais são Ácido Periódico de Schiff (PAS) positivo em cortes histológicos. Apresenta características elásticas e, em repouso, tende a manter a forma do cristalino mais arredondada.

O epitélio lenticular é do tipo cuboide simples e restrito à superfície anterior da lente. Suas células migram para a região equatorial e tornam-se cada vez mais alongadas, com sua porção apical se distanciando da cápsula anterior, transformando-se nas fibras lenticulares. As regiões pré-equatorial e equatorial são denominadas zonas germinativas devido a suas elevadas atividades mitóticas.

CITOLOGIA

As fibras lenticulares constituem a maior parte do volume do cristalino. Em corte transversal, são pequenas estruturas hexagonais com 4 a 7 micrômetros de largura. Porém, longitudinalmente, estendem-se por até 12 milímetros. A porção apical de tais células passa anteriormente e sua porção basal, posteriormente. O núcleo das células periféricas migra para a região anterior à medida que tais células são empurradas para o centro do cristalino por novas fibras provenientes do epitélio da lente.

Os locais de encontro das extremidades das fibras formam duas suturas em forma de Y: uma anterior com orientação para cima e outra posterior, sendo esta invertida. A sobreposição de fibras é contínua ao longo de toda a vida e as fibras que se aprofundam tornam-se anucleadas. Formam-se camadas concêntricas de densidade maior em direção ao centro da lente, tanto pela compactação das fibras como pela perda de material intracelular. Há muito pouco espaço intercelular e as fibras são conectadas por interdigitações citoplasmáticas e "gap junctions" que mantêm o arranjo concêntrico das fibras e a nutrição das fibras mais profundas. As fibras superficiais são ricas em ribossomos e retículos endoplasmáticos rugosos e sintetizam ativamente proteínas específicas do cristalino (cristalinas).

APARATO ZONULAR

A lente é mantida em posição por um sistema tridimensional complexo de zônulas (Zônulas de Zinn ou ligamento suspensório do cristalino). Essas delicadas fibras são conectadas à cápsula do cristalino na região que compreende os 2 mm anteriores e 1 mm posterior ao equador. Originam-se no epitélio ciliar da pars plana, seguem em direção à pars plicata e imergem em direção à lente. São formadas de fibrilas com diâmetro de 8-12 nanômetros que se agrupam em feixes de 5-30 micrômetros de diâmetro.

Essas fibras são proteínas fibrosas não colágenas semelhantes à elastina, envoltas por uma camada de glicoproteínas e glicosaminoglicanos. O local de síntese exato desse material é desconhecido, porém provavelmente é sintetizado e mantido pelo epitélio não pigmentado da pars plana, onde suas ligações podem ser traçadas até a membrana basal das células neuroepiteliais próximas à ora serrata.

Ao chegarem ao cristalino, as zônulas se misturam ao material da cápsula da lente nos seus 1-2 micrômetros superficiais em ângulos oblíquos (zônula anterior e posterior) ou retos (zônula equatorial). As zônulas posteriores são intimamente associadas ao material da membrana hialoidea anterior. Alguns grupos de fibras secundárias são responsáveis por ligarem grupos zonulares distintos, apresentando trajeto perpendicular ao da maioria das fibras. Teorias atuais sugerem que tais fibras secundárias exercem uma importante função na fisiologia da acomodação.

FISIOLOGIA

Transporte interno

O cristalino se comporta como uma única célula, sendo sua cápsula a membrana celular e as fibras seu citoplasma. Suas principais barreiras são a própria cápsula e as membranas celulares do epitélio anterior e das fibras. A cápsula é permeável a proteínas de baixo peso molecular (< 50.000 kDa), porém impede a difusão de grandes moléculas.

Na barreira epitelial, as células apresentam a polaridade típica de outros epitélios, porém sem a presença de zônulas de oclusão (tight junctions). Em seus lugares, uma grande quantidade de junções comunicantes (gap junctions) possibilita uma rápida comunicação intercelular, permitindo que as células ajam como uma só. Entre o epitélio e as fibras lenticulares, a principal via de transporte é a endocitose, enquanto a grande quantidade de junções comunicantes entre as fibras permite uma rápida passagem intercelular de metabólitos.

As bombas Na^+/K^+ ATPase presentes no epitélio ativamente trocam sódio (bombeado para fora) por potássio (bombeado para dentro). O sódio atravessa passivamente a partir de um gradiente de concentração do vítreo pela cápsula posterior em direção ao corpo da lente, onde rapidamente se difunde para o epitélio anterior para ser bombeado em direção ao humor aquoso. Ions K^+ são manipulados na direção oposta: eventualmente atravessando a cápsula posterior em direção ao vítreo passivamente.

Outras bombas de íons estão presentes em menor quantidade, além de proteínas de transporte específicas para glicose e aminoácidos nas membranas plasmáticas do epitélio e das fibras lenticulares. O transporte de água no cristalino também ocorre anteroposteriormente e acredita-se que funcione como um mecanismo de enxágue de produtos do metabolismo para assim manter a transparência da lente.

Metabolismo da glicose

A glicose proveniente do humor aquoso é a principal fonte de energia do cristalino. Ela entra nas células via um transportador insulinodependente localizado na membrana plasmática. Tanto a via glicolítica como a de pentoses-fosfato são usadas e, sobre circunstâncias de excesso de glicose, a via de sorbitol também é utilizada. Aproximadamente 80% da glicose é consumida via glicólise anaeróbica. A via de pentoses-fosfato corresponde a 10%, liberando resíduos que são utilizados na síntese de nucleotídeos. Glicólise aeróbica via ciclo de ácido cítrico (ciclo de Krebs) ocorre apenas nas células epiteliais, pois são as únicas células cristalinas que possuem mitocôndrias.

Manutenção da transparência

A transparência da lente é consequência do alto estado de organização de suas células e da matriz extracelular. Essencialmente, a matriz extracelular é confinada à cápsula, enquanto suas células formam o sincício já descrito. Tal transparência pode variar, dependendo da natureza e da idade do tecido.

A camada epitelial não dissipa ou refrata a luz, pois seu índice de refração é o mesmo do humor aquoso. Porém, pela sua importante função de mantenedor da homeostasia cristalina, qualquer agressão ao epitélio terá importante efeito na transparência da lente.

Cristalinas

Durante o desenvolvimento das fibras da lente, elas se tornam anucleadas e especializadas na produção de proteínas específicas, as cristalinas. Elas compreendem aproximadamente 90% das proteínas da lente e são responsáveis pelo alto poder refrativo da lente. Na periferia do cristalino, o índice refrativo é menor (1.38) que no centro (1.41). O conteúdo de água da lente também é maior na periferia que no centro.

As cristalinas por si só não justificam a transparência da lente, a qual é resultado do empacotamento das fibras da lente, tornando praticamente nula a presença de material extracelular. Estudos biofísicos sobre interações moleculares entre proteínas indicam que qualquer proteína capaz de adotar a propriedade de transição de fase e pressão osmótica das cristalinas pode manter a transparência cristalina.

Três cristalinas foram identificadas em mamíferos: alfa, beta e gama (baseadas em peso molecular). Existem dois tipos de cristalinas alfas, A e B, com aproximadamente 20 kDa de peso molecular.

No estado natural, as α-cristalinas formam grandes polímeros de 300-1200 kDa ligados por interações não covalentes. As β-cristalinas variam de 23 a 35 kDa e ocorrem em diversos subtipos: βB1, βB2 e βB3; βA2, βA3 e βB4. Agregados mistos de aproximadamente 50 a 200 kDa ocorrem naturalmente. As γ-cristalinas são monoméricas em seu estado natural. Existem seis tipos (γA-E, e γS). Nem todos os tipos estão presentes no cristalino humano em todas as idades; alguns, como γS e γC, estão em maior concentração no período fetal. A quantidade relativa de cada cristalina também varia muito de acordo com a idade, mas sua razão típica α : β : γ é 40 : 35 : 25.

Proteínas estruturais

A porção insolúvel das proteínas lenticulares pode ser separada em duas frações, uma solúvel à ureia e outra não. A fração solúvel à ureia contém proteínas citoesqueléticas que formam uma armação estrutural das células da lente. Microfilamentos e microtúbulos achados nas células da lente são similares aos encontrados em outros tipos de células.

No entanto, a lente contém dois tipos de filamentos intermediários que são incomuns: uma classe formada por proteínas denominadas vimentinas e outra formada pelas proteínas facininas e filentinas, sendo as duas últimas específicas do tecido lenticular. Perda da estrutura de tais proteínas leva à perda estrutural interna da lente e à catarata.

A porção insolúvel à ureia contém membranas plasmáticas das fibras do cristalino. Diversas proteínas são relacionadas a essas membranas. Uma corresponde a 50% das proteínas de membrana e é conhecida como proteína intrínseca maior (MIP). A MIP aparece na lente logo no início de seu desenvolvimento: a partir do alongamento das fibras primárias.

No feto, a MIP apresenta 28 kDa de peso molecular, porém, com a idade, essa proteína passa por quebra proteolítica, formando fragmentos menores que 22 kDa. A proporção entre essas duas proteínas fica igual por volta de 20 a 30 anos de idade. Depois, a concentração de fragmentos menores é majoritária, principalmente no núcleo da lente. A MIP pertence à classe de aquaporinas (seu outro nome é aquaporina 0). Outros membros dessa família são encontrados pelo corpo e servem principalmente como canais de água. Na lente, não é comprovado se as MIPs atuam também como canais aquosos, como moléculas de adesão ou ambos.

Proteínas solúveis e o envelhecimento

Com o tempo, os agregados de proteínas da lente formam partículas muito grandes que se tornam insolúveis e desviam a luz, aumentando a opacidade da lente. Porém, deve-se notar que essa fração de proteínas insolúveis aumenta mesmo em cristalinos aparentemente transparentes. A conversão de proteínas solúveis em insolúveis parece ser um processo natural de maturação da lente, mas em cristalinos cataratosos está exacerbada.

Em cataratas nucleares avançadas, a quantidade de proteína insolúvel corresponde bem ao grau de opacidade. Em opacidades brunescentes, mais de 90% das proteínas nucleares estão na forma insolúvel. Tal forma apresenta pigmentos vermelho e marrom semelhantes aos da melanina, dando assim a coloração típica de tais cataratas avançadas. Alterações oxidativas também ocorrem e são parte da fisiopatologia da catarata.

REFERÊNCIAS CONSULTADAS

1. American Academy of Ophthalmology. Fundamentals and principles of ophthalmology BCSC vol 2. San Francisco: AAO, 2011.
2. American Academy of Ophthalmology. Lens and cataract BCSC vol 11. San Francisco: AAO, 2011.
3. Beebe DC. Lens. In: Kaufman PL, Aim A. Adler's Physiology of the Eye: Clinical Application. St Louis: Mosby, 2003.
4. Bloemendal H, de Jong W, Jaenicke R, Lubsen NH, Slingsby C, Tardieu A. Ageing and vision: structure, stablity, and function of lens crystallins. Prog Biophy Mol Biol. 2004;86:407-85.
5. Davson H. Physiology of the eye. 5.ed. New York: Pergamon Press, 1990.
6. François J. Les Cataractes Congênitales. Paris: Masson, 1959.
7. Harding JJ. Biochemistry of the Eye. London: Chapman and Hall Medical, 1997.
8. Jakobiec FA. Ocular anatomy, embriology and teratology. Philadelphia: Harper and Row, 1982.
9. Snell RS, Lemp MA. Clinical Anatomy of the Eye. 2.ed. Boston: Blackwell, 1998.
10. Wolff E. The anatomy of the eye and orbit. London: Lewis, 1954.

capítulo 44

Luiz Otávio Belluzzo Guarnieri • Henock Borges Altoé • Gustavo Ricci Malavazzi

Etiologia da Catarata

A catarata é uma patologia dos olhos provocada pela degeneração das proteínas cristalinas, processo esse que evolui com opacificação parcial ou total do cristalino e ou de sua cápsula. Geralmente, ela se apresenta como embaçamento visual progressivo que se inicia com diminuição da acuidade visual, mesmo com correção óptica, podendo levar à visão subnormal e até mesmo cegueira. É a causa mais comum de cegueira reversível do mundo segundo a OMS.

É uma doença ocular que pode ser: congênita (mais rara) ou adquirida, forma essa mais frequente, em geral ocorrendo em pessoas acima dos 60 anos, também conhecida como catarata senil (envelhecimento do cristalino).

Existem inúmeros mecanismos de opacificação como: metaplasia fibrosa do epitélio do cristalino (subcapsular), depósitos de pigmento urocromo (nuclear), hidratação do córtex (cortical), entre outros.

Fatores que podem acelerar a formação da catarata:

- Histórico familiar de catarata precoce;
- Cirurgias oftalmológicas prévias;
- Traumatismos oculares;
- Infecções oculares;
- Uveítes;
- Exposição excessiva a raios ultravioleta (luz do sol);
- Diabetes;
- Fumo;
- Álcool;
- Uso indiscriminado de corticosteroides orais e tópicos (colírios);
- Radiação.

Doenças associadas:

- Alta miopia;
- Diabetes melito;
- Dermatite atópica;
- Distrofia miotônica;
- Neurofibromatose tipo 2;
- Glaucoma de ângulo fechado;
- Distrofias hereditárias do fundo do olho (retinite pigmentosa, atrofia girata, síndrome de Stickler, entre outras).

AVALIAÇÃO E CLASSIFICAÇÃO DA CATARATA

A avaliação e a classificação da catarata (Figura 44.1) são úteis em sua pesquisa, em estudos para explorar suas causas e em testes de drogas anticatarata. A oftalmoscopia direta com retroiluminação pode ser usada para avaliar e classificar a catarata.

O sistema de classificação de opacidade do cristalino (LOCS-II), usando o sistema de classificação pela lâmpada de fenda, é reprodutível e foi validado. Usando lâmpada de fenda direta e retroiluminação, a catarata nuclear, a cortical e a subcapsular posterior são classificadas por comparação com fotografias padronizadas. Têm sido desenvolvidos aparelhos para quantificação da opacidade do cristalino (como o detector precoce de catarata Koma e a lâmpada de fenda fotográfica de Scheimpflug).

Compêndio de Oftalmologia Geral – Guia Prático

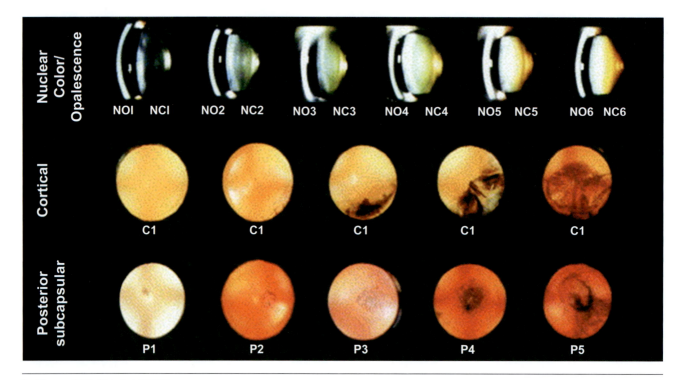

▶ **Figura 44.1** Tabela LOCS-II.

REFERÊNCIAS CONSULTADAS

1. Freitas LL. Cristalino e Catarata, Diagnóstico e Tratamento. Livraria Santos Editora, 2004.
2. Kanski JJ. Oftalmologia Clínica – 6ª edição.
3. Yanoff M, Ducker JS, Myron – Oftalmologia. 3ed. Rio de Janeiro: Elsevier, 2011.

capítulo 45

Jonathan Clive Lake • Gustavo Ricci Malavazzi

Facoemulsificação

TÉCNICA E PARÂMETROS

A facoemulsificação como meio de extração do cristalino foi descrita inicialmente no final da década de 1960. A evolução dos aparelhos e dos insumos utilizados na facoemulsificação refinou o conhecimento da anatomia cirúrgica do cristalino e, como consequência, a técnica cirúrgica de extração.[1]

Em aparelhos mais antigos, o conhecimento dos parâmetros nos mínimos detalhes era fundamental para uma cirurgia bem-sucedida. A margem de erro do comportamento fluídico intraocular era muito pequena, e isso se tornava ainda mais evidente nos casos desafiadores.

As técnicas de pré-fratura e o advento do uso do *laser* de femtossegundo para a confecção das etapas iniciais da cirurgia do cristalino – associado à pressão da indústria na aquisição e *upgrade* de novos aparelhos – disseminam a ilusão de facilidade da cirurgia. No entanto, mais do que nunca, o cirurgião de catarata deve conhecer em profundidade as técnicas cirúrgicas e o aparelho que está utilizando para cirurgia. Para isso, o cirurgião em formação ou o cirurgião experiente deve se prender ao básico. Com o domínio dos conceitos básicos da cirurgia, o cirurgião poderá se adequar a qualquer aparelho e técnica que surgir.

TÉCNICA

Incisões

A excelência no resultado refracional na facoemulsificação moderna faz com que as incisões sejam mais importantes do que nunca. As abordagens das incisões podem ser esclerais, límbicas ou corneais. A decisão do tipo de abordagem deve ser de acordo com o conforto do cirurgião.

Atenção: é fundamental que o cirurgião conheça o quanto de astigmatismo é induzido por suas incisões. Isso varia de acordo com a posição e o local de incisão. Não é possível padronizar isso para todos. Cada cirurgião deve calcular sua indução de astigmatismo por meio da coleta de astigmatismo pré e pós-operatório. Quanto mais dados o cirurgião coletar, mais previsibilidade ele terá com suas incisões.

O tamanho da incisão varia de acordo com o tipo de lente a ser implantada e o cartucho que será utilizado com o implante. O cirurgião deve evitar a realização de incisões menores do que a lente permite, uma vez que a ampliação da incisão para facoemulsificação não tem o mesmo nível de precisão do que a incisão realizada somente com um passo cirúrgico.

Os principais tamanhos de incisões variam de 1,8 a 2,8 mm. Os tipos de lentes intraoculares implantados nos diferentes tamanhos de incisão devem seguir a recomendação do fabricante. Incisões até 2,75 mm podem ser autosselantes.

Capsulorrexe

A capsulorrexe circular contínua (CCC) é um dos passos que viabilizou a facoemulsificação. Isso ocorre porque, uma vez realizada de maneira adequada, ela não só permite a realização da facoemulsificação dentro do saco capsular como oferece um local estável para o implante da lente intraocular. Essa última característica foi fundamental no desenvolvimento das lentes intraoculares voltadas para correção do astigmatismo e presbiopia.

A programação do tamanho da capsulorrexe deve ser de forma a oferecer cobertura do corpo da lente intraocular. Desse modo, deve apresentar um tamanho de 0,5 a 1,0 mm do corpo da lente. A confecção da capsulorrexe pode ser realizada com pinça adequada ou cistítimo. Na opinião deste autor, a pinça oferece mais versatilidade e permite manejo de intercorrências. No entanto, uma pinça adequada deve apresentar mobilidade de acordo com a incisão escolhida e não deve distorcer as estruturas adjacentes. Aparelhos que confeccionam a capsulorrexe por meio de *laser* de femtossegundo são opções de alto custo, porém com potencial maior de reprodutibilidade.[2]

Facoemulsificação

Uma rápida busca nos bancos de dados bibliográficos mostra diversas técnicas que podem apresentar nomes diferentes colocados como onomatopeias (choo-choo chop) ou variações sobre técnicas já descritas.[3] Independente dos nomes utilizados para técnica, é possível reduzir qualquer técnica a alguns passos cirúrgicos. É o domínio desses passos cirúrgicos que garantem o objetivo final da cirurgia: a remoção de um corpo de diâmetro maior que 12 mm por uma incisão de até 2,75 mm.

A remoção do cristalino de dentro do saco capsular utilizando aspiração e emulsificação por ponteira de vibração ultrassônica envolve as seguintes etapas: confecção de sulco, fratura e conquista dos fragmentos lenticulares.

Sulco

A confecção do sulco é um passo que deve ser realizado de maneira obrigatória para o cirurgião em formação nos seus primeiros 50 casos. As técnicas mais recentes têm abandonado o sulco devido à energia ultrassônica utilizada durante sua confecção. No entanto, uma fratura incompleta leva a uma cirurgia mais demorada e com maior potencial de dano e complicações intraoculares. O sulco bem realizado permite que o cirurgião observe e se familiarize com a anatomia do cristalino. O cirurgião que fez um número alto de sulcos com a caneta do ultrassom sabe se posicionar dentro do cristalino e otimizar seus movimentos dentro do olho.

Um sulco deve ser realizado de forma que divida o cristalino em duas metades ou quatro quadrantes. Os parâmetros devem ser ajustados a fim de manter aspiração adequada (de 20 a 30 cc/min), um mínimo de vácuo para não prender fragmentos lenticulares (até 150 mmHg) e ultrassom suficiente para permitir a confecção (ou "escultura") do sulco de acordo com a densidade do cristalino. Uma fratura pode ser realizada facilmente com a confecção de sulco em torno de 90% de profundidade. Quanto menor a profundidade, mais difícil é a fratura e maior é a chance de ela ser incompleta.

Fraturas e pré-fraturas

A fratura "clássica" é um passo subsequente à confecção do sulco. Ela deve ser realizada por meio de apoio de instrumental cirúrgico (ganchos ou a própria caneta de ultrassom) no assoalho do sulco confeccionado. O movimento de fratura pode ser de oposição do instrumental ou de cruzamento do instrumental. Uma fratura adequada deve criar fragmentos de tamanhos semelhantes. Sulcos de profundidade insuficiente fazem com que o excesso de material lenticular gere resistência à fratura e criação de fragmentos de tamanhos assimétricos.

Atualmente, as pré-fraturas são utilizadas como substitutas da realização de sulcos no ultrassom. Devem ser adotadas após domínio completo do sulco. A pré-fratura pode ser realizada por meio de dois ganchos de 2 mm que atravessam o cristalino em direções opostas até atingir a fratura completa. Pode ser realizada por meio de prefraturador que penetra o cristalino e gera a fratura de dentro para fora. Outro tipo de pré-fratura em núcleos de menor consistência pode ser realizado por injeção de viscoelástico nas suturas do cristalino.[4] Por fim, estão surgindo equipamentos de *laser* femtossegundo que podem teoricamente fraturar o cristalino em qualquer número ou formato de fragmentos.[2]

Conquista

A conquista do fragmento envolve cuidados na seleção dos parâmetros, uma vez que parâmetros mais altos podem gerar instabilidades e aumentam os riscos de complicações pré-operatórias. Devemos considerar que é possível emulsificar um quadrante do cristalino com uma caneta de ultrassom. Os parâmetros devem envolver vácuo elevado (a partir de 300 mmHg) o suficiente para garantir uma preensão do quadrante sem apresentar risco para as estruturas adjacentes por meio de surge após desoclusão da ponteira.

Irrigação e aspiração (I/A) de remanescentes corticais

A I/A utiliza instrumentos compostos por uma via de irrigação para manutenção da câmara anterior e uma via de aspiração. O lúmen da via de aspiração pode variar até diâmetro de no máximo 0,3 mm para evitar aspiração de outras estruturas além dos remanescentes corticais.

As vias de I/A podem ser coaxiais ou bimanuais. A utilização de vias bimanuais exige a confecção de duas paracenteses para adequada manutenção da câmara. A vantagem de vias bimanuais é o acesso a todo o saco capsular para aspiração e polimento. As vias coaxiais podem apresentar como vantagem acesso rápido à câmara anterior. A opção por uma ou pela outra depende de decisão do cirurgião em relação a conforto e rotina cirúrgica.

PARÂMETROS

Não é possível reunir em um manual de oftalmologia todos os parâmetros possíveis para realização da cirurgia de facoemulsificação. Além disso, a configuração de parâmetros é um processo dinâmico que muda com a preferência, a experiência do cirurgião e com o caso a ser operado.

Os aparelhos de facoemulsificação (qualquer laboratório) têm apresentado como característica a possibilidade de parametrizar fluídica e o ultrassom em qualquer nível desejado pelo cirurgião. Mais uma vez, para adequada parametrização de aparelhos, é importante que o cirurgião conheça o básico para que possa adaptar o aparelho ao seu estilo e não adaptar seu estilo ao aparelho.

Bombas

O controle de sensores fluídicos fez com que os principais laboratórios adotassem bombas peristálticas e bombas venturi nos seus aparelhos. A escolha de uma bomba ou outra varia de acordo com a preferência do cirurgião.

Bombas peristálticas

As bombas peristálticas são conhecidas como bombas de fluxo. Isso acontece porque a geração do vácuo de preensão ocorre após oclusão da ponteira de ultrassom e depende do fluxo gerado pela bomba.

Configuração de parâmetros de bombas peristálticas:

1. O fluxo (ou aspiração) é gerado por compressão e descompressão da via de aspiração de maneira rotacional.
2. O fluxo é programado pelo cirurgião: as unidades são em cc (ou mls) por minuto. Quanto maior a unidade, maior é o fluxo.
3. O vácuo (ou preensão) é gerado por oclusão da caneta. O LIMITE do vácuo é estabelecido pelo cirurgião. Quanto maior o LIMITE do vácuo, maior a possibilidade de surge com desoclusão. O valor do vácuo é dado no monitor do aparelho ou por sinal sonoro.
4. Quanto maior o fluxo, maior é a velocidade em que o vácuo chega ao seu LIMITE.
5. A dinâmica entre fluxo e vácuo pode ser configurada eletronicamente em aparelhos mais novos.
6. Atenção: aspiração e vácuo não são termos iguais.

Bombas venturi

As bombas venturi são conhecidas como bombas de vácuo. Isso acontece porque a geração do vácuo ocorre diretamente dentro de um cassete que está dentro do aparelho por meio do efeito venturi gerado por um gás. Desse modo, o vácuo é gerado de forma direta e o fluxo é consequência da geração do vácuo.

Configuração de parâmetros de bombas venturi:

1. O vácuo é gerado no aparelho. Vácuos mais altos levam à perda de câmara. Opte por metade do valor de vácuo possível no aparelho e observe o comportamento intraocular.
2. Opte por vácuo de controle linear. Dessa forma, o controle do vácuo é realizado no pedal.
3. Atenção: se o fragmento não for atraído pela ponteira é porque o vácuo está baixo. Aumente o vácuo no aparelho ou no pedal.

ULTRASSOM

A combinação dos diferentes tipos de configuração de ultrassom é praticamente ilimitada. O que se deve entender na configuração do ultrassom é que se deve atingir um equilíbrio entre as forças de repulsão (ultrassom) e as forças de atração (aspiração).

O "ultrassom" é caracterizado na realidade pela vibração ultrassônica de uma ponteira de material resistente. A frequência de vibração é fixa e varia de acordo com o aparelho do fabricante. A potência do ultrassom dita a amplitude de vibração da ponteira. Quanto maior a potência, maior a amplitude longitudinal da ponteira. Potências maiores aumentam o efeito de "britadeira" da ponteira, porém aumentam a quantidade de energia dispendida durante o procedimento – um potencial fator de dano às estruturas intraoculares internas.

Configuração de parâmetros de ultrassom:

1. Ultrassom contínuo tem o maior efeito possível, porém a maior repulsão possível.
2. Alternando ultrassom com momentos "sem ultrassom" permite que ocorram intervalos de "silêncio aspirativo".
3. A parametrização do ultrassom envolve a distribuição de intervalos aspirativos com aplicação de ultrassom.
4. Quanto maior a potência ultrassônica, maior a energia que pode ser danosa às estruturas intraoculares. Dessa forma, menos potência e tempo ultrassônico é melhor para o olho. No entanto, pouca potência pode ser menos eficiente na emulsificação.
5. Um excelente parâmetro deve manter uma boa preensão do fragmento lenticular para emulsificação no menor tempo possível. Isso varia de aparelho para aparelho e de acordo com o estilo do cirurgião.
6. Cada cirurgião deve buscar o melhor parâmetro para seu estilo e personalizá-lo de acordo.

Ultrassom elíptico e transversal

Alguns fabricantes alteram suas canetas ultrassônicas de modo que a ponteira vibre de outras formas que não a longitudinal, gerando padrões de vibração elíptico ou transversal. Essa abordagem em teoria permite mais área de contato da ponteira com o cristalino.[5] Algumas vantagens seriam emulsificação mais eficiente com menos energia. Esse tipo de aplicação depende dos parâmetros programados no aparelho para garantir melhor continuidade fluídica.

Exemplo de parâmetro como ponto de partida:

Bomba peristáltica
Fluxo (aspiração): 35 cc/min
Limite de vácuo: 380 mmHg
Ultrassom: torsional contínuo 80

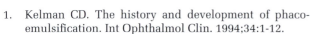

REFERÊNCIAS BIBLIOGRÁFICAS

1. Kelman CD. The history and development of phacoemulsification. Int Ophthalmol Clin. 1994;34:1-12.
2. Mamalis N. Femtosecond laser: the future of cataract surgery? J Cataract Refract Surg. 2011;37:1177-8.
3. Fine IH, Packer M, Hoffman RS. Use of power modulations in phacoemulsification. Choo-choo chop and flip phacoemulsification. J Cataract Refract Surg. 2001;27:188-97.
4. Malavazzi GR, Nery RG. Visco-fracture technique for soft lens cataract removal. J Cataract Refract Surg. 2011;37:11-2.
5. Chen M, Sweeney HW, Luke B, Chen M, Brown M. A retrospective randomized study to compare the energy delivered using CDE with different techniques and OZil settings by different surgeons in phacoemulsification. Clin Ophthalmol. 2009;3:401-3.

capítulo 46

Frederico França Marques • Daniela Meira Villano Marques • Gustavo Ricci Malavazzi

Lentes Intraoculares

Com o avanço da tecnologia aplicada à cirurgia de catarata, esta passou a exercer uma função não somente restauradora da transparência de meios, mas também a ter fins refrativos, tornando o paciente, quando possível e desejado, menos dependente de correção após o procedimento. Isso é resultante de melhores aparelhos diagnósticos, como biômetros ópticos e principalmente uma variedade de lentes intraoculares disponíveis para diferentes situações.

Desde o primeiro implante feito por Harold Ridely, em 1949, as lentes vêm passando por modificações cada vez mais relevantes no intuito de reestabelecer a função fisiológica do cristalino, ou seja, proporcionar através de uma lente monofocal acomodativa uma visão confortável para todas as distâncias, sem a presença de imagens inadequadas chamadas disfotopsias, sem opacidade de cápsula posterior, com boa biocompatibilidade e que seja inserida através de uma incisão pequena. Esta é sem dúvida a lente intraocular ideal a qual não dispomos até o presente momento, entretanto existem excelentes alternativas para oferecermos aos pacientes em busca da redução da dependência de correção no pós-operatório.

As lentes intraoculares (LIOs) podem ser divididas de acordo com seu local de fixação (câmara anterior, iriana, câmara posterior), material (polimetilmetacrilato, silicone, acrílico hidrofílico e acrílico hidrofóbico), desenho (peça única e três peças), zona óptica (monofocal, bifocal, multifocal, acomodativa, tórica e bifocal tórica) e asfericidade (positiva, negativa e neutra), cujas indicações variarão de acordo com os parâmetros de cada olho a ser tratado em particular.

LIOS MONOFOCAIS NÃO ACOMODATIVAS

As lentes monofocais proporcionam a convergência dos raios de luz para um mesmo ponto, tornando a imagem de um objeto desejado focado, o que pode estar longe, intermediário ou perto. Dentre elas temos: esféricas convencionais, tóricas, amarelas (bloqueadoras de luz azul), ajustáveis pela luz (*light adjustable lens*) e asféricas.

As lentes mais comumente utilizadas, em geral, são de três peças e destinadas ao saco capsular, porém com excelente habilidade para implante no sulco ciliar ou mesmo fixação iriana. Essas lentes são indicadas virtualmente para todos os casos, sendo uma boa opção para pacientes com pouco grau de astigmatismo corneano ou mesmo como uma lente reserva em casos de contraindicação intraoperatória de implantes de peça única, como uma rotura extensa de cápsula posterior com necessidade de implante em sulco ciliar ou mesmo fixação iriana. Como exemplo podemos citar: Sensar® (Abbott) e MA60AC® (Alcon).

LIOS ESFÉRICAS CONVENCIONAIS

LIOs tóricas

De 15% a 29% dos pacientes com indicação de cirurgia de catarata apresentam astigmatismo corneano acima de 1,50 dioptrias.[1] Sendo assim, as lentes tóricas, indicadas para a correção do astigmatismo corneano, proporcionam melhor resultado visual quando comparadas às LIOs monofocais esféricas associadas às incisões relaxantes limbares, uma vez que elas são capazes de compensar não somente o *defocus* (hipermetropia e miopia) como também o astigmatismo com mais precisão, podendo corrigir altos graus de astigmatismo com alguns laboratórios disponibilizando até 12D de cilindro.[2]

Importante salientar que para seu cálculo devemos levar em consideração somente o astigmatismo corneano e não refracional e adicionar os dados referentes ao paciente na calculadora *on-line* de cada laboratório responsável pela LIO a ser utilizada. Atualmente, existem as calculadoras da Alcon (www.acrysoftoriccalculator.com), Rayner (www.toriciol.rayner.com) Zeiss (www.iolmaster-online.zeiss.com) e Abbott (www.amoeasy.com/calc), sendo necessário ainda adicionar, para o cálculo correto do eixo e da lente a ser implantada, o astigmatismo cirúrgico induzido (SIA – *surgical induced astigmatism*) pela incisão. Esse dado pode ser calculado através da inserção dos dados ceratométricos de cirurgias prévias na planilha disponibilizada pelo Dr. Warren Hill, Arizona, EUA (www.doctor-hill.com/physicians/sia_calculator.htm)

Esta LIO é muito bem indicada para correção de astigmatismos corneanos regulares e simétricos, podendo ser utilizada com a técnica de monovisão para o tratamento da "presbiopia pseudofácica", entretanto tem sido utilizada com grande sucesso em casos de astigmatismos irregulares (ex.: ceratocone), resultando em excelente satisfação por parte dos pacientes[3,4] (Figura 46.1). Como exemplo de LIO tórica podemos citar: AcrysofToric® (Alcon), TecnisToric® (Abbott), AT-Torbi 709M® (Zeiss) e T-flex® (Rayner). As LIOs bifocais tóricas serão abordadas à frente.

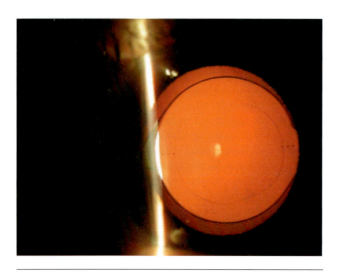

▶ **Figura 46.1** LIO tórica Acrysof Toric SN60T4® alinhada a 10°.

LIOs amarelas *blue blocker*

As lentes com zona óptica constituídas de um cromóforo amarelo destinadas a bloquear os raios de luz com comprimento < 500 nm foram introduzidas na década de 1990 e desde então sua eficácia tem sido alvo de debates constantes. Isso se originou no conceito que a luz azul proporciona lesões no epitélio pigmentar da retina e consequentemente leva à degeneração macular relacionada à idade; por outro lado, o bloqueio da luz azul pode alterar o ciclo circadiano e levar à depressão e à insônia, por supressão da melatonina.[5]

Em um estudo realizado recentemente com uma revisão da literatura apontou que, embora os efeitos tanto benéficos como deletérios sejam muito questionáveis, a presença do cromóforo não proporcionou perda de acuidade visual, percepção de cores, sensibilidade ao contraste e, por sua vez, alteração do ciclo circadiano não foi relevante[6] (Figura 46.2).

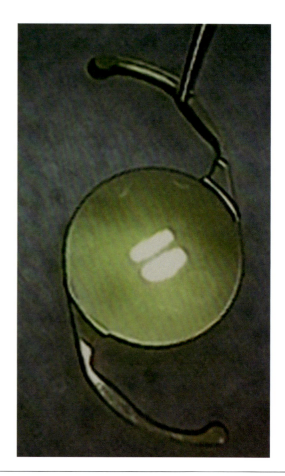

▶ **Figura 46.2** LIO com cromóforo amarelo – *blue blocker* – SN60WF®.

LIO ajustável pela luz – *light adjustable lens*

Esta LIO é única em seu conceito por ser capaz de poder ser ajustada do ponto de vista refracional, se necessário, no pós-operatório, o que se torna muito útil especialmente nos pacientes que apresentam desafios para o correto cálculo da biometria (ex.: pós-refrativa).

Ela possui um desenho de três peças e zona óptica de silicone composta por um material especial denominado macrômero, que é capaz de se modificar mediante à exposição de radiação ultravioleta em um processo conhecido como fotopolimerização e com isso há um aumento na curvatura anteroposterior no caso de precisar adicionar grau à LIO (erro hipermetrópico) ou pode-se ajustá-la na periferia, tornando mais fina no centro e com isso compensando para erro miópico.

Esse processo possui capacidade de correção de aproximadamente +/-2.0D esféricas e cilíndricas, e recentemente possui tratamento para presbiopia, bem como asfericidade personalizada ao tamanho de pupila de cada paciente (www.calhounvision.com/intl/Technology). Após a confirmação do grau "alvo", um novo tratamento é efetuado para travar a lente e não haver modificação do grau[7] (Figura 46.3).

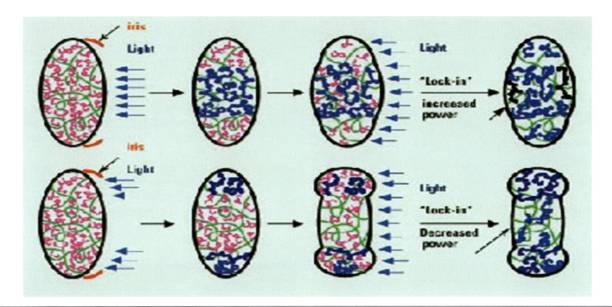

▶ **Figura 46.3** *Light adjustable lens* – esquema de tratamento com UV para aumento do poder da LIO acima e redução abaixo.

LIOs asféricas

São lentes que incorporam o conceito da aberrometria óptica. Elas possuem um desenho destinado a compor a convergência dos raios todos em um mesmo ponto, a fim de compensar a aberração esférica (AE) positiva da córnea. Isso ocorre pela compensação do seu poder através da curvatura variável em direção à periferia, sendo denominadas de LIOs com AE negativa (Figura 46.4), destinadas a compor um sistema óptico com AE próximo de zero para obter melhora da qualidade visual (Figura 46.5). Estão indicadas principalmente para implantes no saco capsular, muito sensível à descentração, produzindo coma.

LIOS ACOMODATIVAS

As lentes acomodativas são lentes monofocais, porém com a capacidade de movimentação anteroposterior durante o esforço acomodativo. Existem muitos

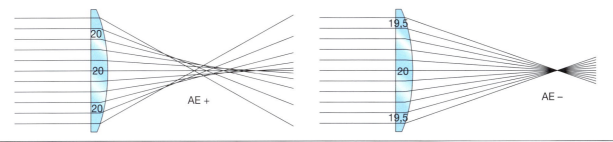

▶ **Figura 46.4** Diferença esquemática entre sistema óptico com LIO esférica (AE+) × asférica (AE-).

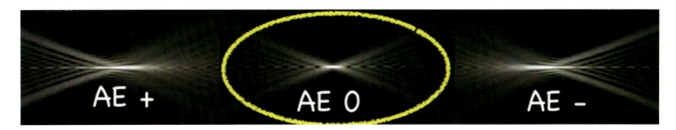

▶ **Figura 46.5** Sistema óptico sem AE ou AE = 0 (melhor qualidade de imagem).

estudos experimentais, como o caso da DynaCurve (NuLens Ltd, Israel), FluidVision Lens (PowerVision Ltd. USA) com bons resultados experimentais que provavelmente no futuro terão seu lugar, porém nos deteremos em dados literários para embasamento do estado atual das principais lentes disponíveis. Indubitavelmente, podemos nos referir a basicamente duas lentes: Crystalens® (Baush&Lomb, USA) e Synchrony® IOL (Abbott, USA).

Crystalens®

É uma lente na plataforma silicone com longas hastes e com sulcos entre sua junção ao corpo da LIO para permitir sua movimentação durante o esforço acomodativo (Figura 46.6). Os estudos não são muito animadores, uma vez que a capacidade acomodativa não se perpetua em muitos pacientes. Além disso, a capacidade acomodativa não é previsível, sendo que o próprio laboratório orienta a fazer uma discreta monovisão com olho não dominante almejado para leve miopia (–0,75D).

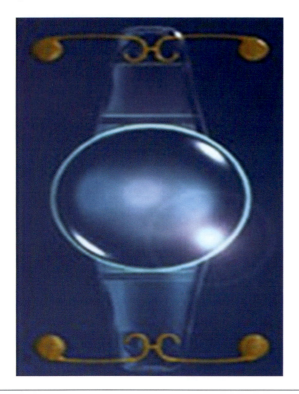

▶ **Figura 46.6** Crystalens®.

Em um estudo recente comparando a LIO implantada bilateralmente com um grupo de controle de LIO monofocal também com monovisão leve, não houve diferença estatística entre os dois grupos em relação à AV de longe, intermediária, perto e sensibilidade ao contraste, não apresentando benefício relevante desta lente acomodativa sobre a monofocal.[8]

Synchrony IOL®

Esta lente tem o interessante conceito de duas ópticas unidas pela sua periferia. Ela é feita de silicone com óptica anterior de 5,5 mm, com poder de 32D. Na posterior de 6 mm, o poder variará de acordo com a necessidade do paciente.

Essas óticas são unidas por hápticos com propriedades de mola, possuindo total de 9,8 mm × 9,5 mm (Figura 46.7). Um ponto interessante é a redução significante de halos e glare, bem como opacidade de cápsula posterior e melhor qualidade de visão de perto quando comparada à Crystalens.[9] Além disso, sua capacidade acomodativa tem proporcionado uma leitura estável ao longo de dois anos com adequada velocidade de leitura.[10]

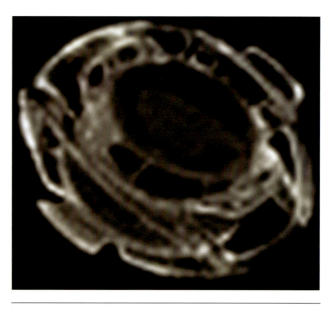

▶ **Figura 46.7** Synchrony Dual-Optic IOL®.

LIOS BIFOCAIS OU MULTIFOCAIS

São lentes caracterizadas por proporcionarem mais de um ponto focal, sendo dois pontos no caso das LIOs bifocais (em geral, longe e perto) ou vários pontos focais no caso das LIOs multifocais.

As LIOs multifocais são compostas por uma zona óptica refrativa que, apesar de proporcionar foco em várias distâncias, proporciona mais disfotopsias caracterizadas por intensos halos e ofuscamento principalmente durante a visão mesópica, sendo por vezes intolerados.

Já as LIOs bifocais apresentam uma tecnologia difrativa caracterizada por apresentar dois pontos focais nítidos com significante redução da disfotopsia (Figura 46.8).

Atualmente como exemplo de LIOs multifocais refrativas podemos citar a Rezoom® (www.amo-inc.com/products/cataract/refractive-iols/rezoom-multifocal-iol) em fase de descontinuidade no Brasil e a Rayner M-Flex® (www.rayner.com/products/multifocal/). São

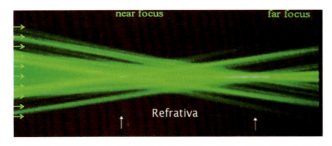 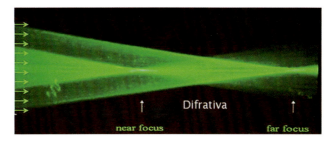

▶ **Figura 46.8** Diferenças entre LIO multifocal (refrativa) e bifocal (difrativa).

lentes caracterizadas por possuírem zonas ópticas intercaladas em longe e perto ao longo de toda sua superfície, sendo que essas LIOs são pupilodependentes, ou seja, pacientes com pupilas pequenas não obterão todo o benefício dessa tecnologia.

Por sua vez, as LIOs com propriedades difrativas independem da zona pupilar, uma vez que sua tecnologia permite a divisão da imagem para longe e perto em cada área da zona óptica, podendo ter adição de +4,0D, +3,75D, +3,00D ou +2,50D, consideradas LIOs bifocais e não multifocais como erroneamente presenciamos em artigos e palestras.

Como exemplo de LIOs bifocais, podemos citar a Restor® – Alcon/ Novartis (www.alconsurgical.com/Acrysof-IQ-Restor-IOL.aspx), a Tecnis® – Abbott (www.tecnismultifocal.com) e a ATLisa 809M® – Zeiss (www.meditec.zeiss.com). Recentemente, um novo conceito de LIO difrativa trifocal foi apresentado – FineVision® (PhysIOL) – com três focos: longe, intermediário (adição +1,75D) e perto (adição +3,50D), com bons resultados iniciais[11] (Figura 46.9).

Essas LIOs são excelente alternativa para a correção da presbiopia pseudofácica, entretanto é importante que a indicação seja bem apurada. Como critérios de indicação, podemos citar: mácula normal se possível confirmada por exame de tomografia de coerência óptica, vítreo transparente, córnea sem alteração de sua transparência, filme lacrimal normal e perfil psicológico adequado para compreender e entender o tratamento.

Anteriormente, o astigmatismo corneano maior que 0,75D era uma limitação, porém isso foi alterado com os novos modelos de LIOs bifocais e multifocais tóricas, proporcionando ao cirurgião uma gama de opção no tratamento da multifocalidade (Restor Tórica® – Alcon/Novartis; TecnisMToric® – Abbott; M-flexT® – Rayner). Mesmo assim, cabe a ressalva que, na presença do astigmatismo > 0,75D, é de suma importância que este seja regular e simétrico, pois, caso contrário, haverá significante perda de qualidade visual.

A literatura tem mostrado resultado constantemente superior dessa tecnologia na avaliação da AV longe, intermediária e perto quando comparada à correção com LIOs monofocais para longe em ambos os olhos.[12]

LIOS SUPLEMENTARES

São lentes destinadas à correção do grau residual após cirurgia de catarata e desenhadas exclusivamente para serem implantadas no sulco ciliar, sendo melhor alternativa ao implante tradicional do tipo *piggyback* com lentes desenhadas para o saco capsular.

Elas possuem ainda a versatilidade de sua zona óptica, podendo ser multifocal e/ou tórica, servindo como uma alternativa para a correção de perto em pacientes pseudofácicos com LIO monofocal. Como exemplo, podemos citar a Sulcoflex® (www.rayner.com/products/sulcoflex).[13]

LIOS × ASFERICIDADE

Atualmente, com a precisão dos cálculos biométricos e resultados mais previsíveis, a cirurgia de catarata incorporou conceitos da cirurgia refrativa, entre eles o mais utilizado é a aberração esférica conforme mencionada anteriormente.

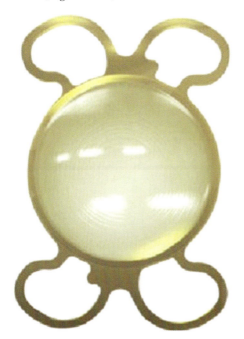

▶ **Figura 46.9** FineVision®.

Quanto menor a aberração esférica (AE) de um sistema óptico, melhor será a qualidade de sua imagem. No entanto, isso ocorre em detrimento da profundidade de foco presente no sistema com AE residual positiva. Em córneas sadias sem tratamento a *laser* prévio, encontra-se em média uma AE+ de aproximadamente 0,28 μm.

Por sua vez, córneas tratadas a *laser* por hipermetropia (H-Prk, H-Lasik) possuem AE < 0,28 μm e, inversamente, olhos tratados de miopia possuem AE > 0,28 μm, surgindo assim um novo conceito de personalização de LIO baseado na AE de cada paciente em particular.[14,15]

Para citar exemplos, em paciente sem cirurgia refrativa prévia ou após Prk ou Lasik miópico, pode-se utilizar uma LIO com AE-: Acrysof IQ® -0,18 μm (Alcon) ou TecnisZA® -0,27 μm (Abbott); já em paciente pós-Prk ou Lasik hipermetrópico, uma LIO com AE+ pode compor melhor o sistema óptico: Sensar® (Abbott) ou MA60AC® (Alcon).

Além disso, podemos para cada paciente em particular aferir através da aberrometria o valor da AE corneana e programar o alvo desejado, utilizando em alguns casos LIOs com AE neutra ou zero (Akreos® – Bausch&Lomb).

Uma recente discussão é exatamente sobre qual deve ser a AE alvo ideal para que haja um balanço entre qualidade e profundidade de foco, sendo o valor entre 0,07 e 0,10 μm sugerido por alguns autores como o ponto de melhor equilíbrio.[16]

Um fator de extrema importância muitas vezes negligenciado na avaliação pré-operatória é o tamanho da pupila em ambiente mesópico, uma vez que a AE se manifestará ao longo da periferia da zona óptica, ou seja, pacientes com pupila pequena terão menos ou nenhuma vantagem em utilizar uma lente com AE-; por sua vez, pacientes com pupilas maiores terão aumento significativo da qualidade visual com seu uso.

LIOS × PRESBIOPIA PSEUDOFÁCICA

Entre as possibilidades existentes na cirurgia de catarata para redução e/ou eliminação da dependência de correção no pós-operatório, podemos citar as LIOs bi/multifocais, LIOs acomodativas e LIOs monofocais sob a técnica de monovisão. As duas primeiras técnicas já foram abordadas, por isso daremos ênfase à monovisão, para a qual possui os mesmos critérios de indicação.

Essa técnica consiste em corrigir um olho para longe (plano) e o seguinte para perto (-1,0 a -2,0D), preferencialmente o olho dominante para longe, embora isso não seja mandatório, sendo possível ter excelente resultado com a situação inversa.

Os resultados em relação à taxa de independência de óculos são os mesmos encontrados em implantes bilaterais de LIO bi/multifocais, porém apresentam uma velocidade de leitura maior, melhores resultados em relação à sensibilidade ao contraste por causa de sua zona óptica sem componente difrativa e/ou refrativo.

Apesar da diminuição leve da estereopsia, isso não foi clinicamente relevante nos casos de trabalhos almejando um *defocus* de -2,0D.[17,18]

CONSIDERAÇÕES FINAIS

Este tema é simplesmente fascinante, especialmente com o advento do *laser* de femtossegundo na manufatura das incisões e capsulorrexis, pois, assim, teremos excelentes nomogramas de comparação com menos variáveis, tornando a LIO a principal variável a ser estudada. Portanto, o conhecimento das LIOs disponíveis junto aos parâmetros individuais da aberrometria de cada paciente trarão sem dúvida mais qualidade aos olhos dos pacientes.

REFERÊNCIAS BIBLIOGRÁFICAS

1. Hoffer KJ. Biometry of 7,500 cataractous eyes. Am J Ophthalmol. 1980;90:360-8.
2. Agresta B, Knorz MC, Donatti C, Jackson D. Visual acuity improvements after implantation of toric intraocular lenses in cataract patients with astigmatism: a systematic review. BMC Ophthalmol. 2012 Aug 15;12:41.
3. Nanavaty MA, Lake DB, Daya SM. Outcomes of pseudophakic toric intraocular lens implantation in Keratoconic eyes with cataract. J Refract Surg. 2012;28(12):884-9.
4. Marques FF, Marques DMV. Pseudophakic monovision technique with Toric IOL using the SN60T5 platform. Rev Bras Oftalmol. 2010 Apr;69(2):121-4.
5. Charman WN. Age, lens transmittance, and the possible effects of light on melatonin suppression. Ophthalmic Physiolog Opt. 2003;23(2):181-7.
6. Henderson BA, Grimes KJ. Blue-blocking IOLs: a complete review of the literature. Surv Ophthalmol. 2010 May-Jun;55(3):284-9.
7. Hengerer FH. [Current state of the "light-adjustable lens"]. Klin Monbl Augenheilkd. 2012 Aug;229(8):784-93.
8. Beiko GH. Comparison of visual results with accommodating intraocular lenses versus mini-monovision with a monofocal intraocular lens. J Cataract Refract Surg. 2013 Jan;39(1):48-55.
9. Alió JL, Plaza-Puche AB, Montalban R, Ortega P. Near visual outcomes with single-optic and dual-optic accommodating intraocular lenses. J Cataract Refract Surg. 2012 Sep;38(9):1568-75.
10. Bohórquez V, Alarcon R. Long-term reading performance in patients with bilateral dual-optic accommodating intraocular lenses. J Cataract Refract Surg. 2010 Nov;36(11):1880-6.
11. Sheppard AL, Shah S, Bhatt U, Bhogal G, Wolffsohn JS. Visual outcomes and subjective experience after bilateral implantation of a new diffractive trifocal intraocular lens. J Cataract Refract Surg. 2013;39(3):343-9.
12. Agresta B, Knorz MC, Kohnen T, Donatti C, Jackson D. Distance and near visual acuity improvement after implantation of multifocal intraocular lenses incataract patients with presbyopia: a systematic review. J Refract Surg. 2012 Jun;28(6):426-35.
13. Falzon K, Stewart OG. Correction of undesirable pseudophakic refractive error with the Sulcoflex intraocular lens. J Refract Surg. 2012 Sep;28(9):614-9.

14. Wang L, Dai E, Koch DD, Nathoo A. Optical aberrations of the human anteriorcornea. J Cataract Refract Surg. 2003 Aug;29(8):1514-21.
15. Beiko GH. Personalized correction of spherical aberration in cataract surgery. J Cataract Refract Surg. 2007 Aug;33 (8):1455-60.
16. Nochez Y, Majzoub S, Pisella PJ. Effect of residual ocular spherical aberration on objective and subjective quality of vision in pseudophakic eyes. J Cataract Refract Surg. 2011 Jun;37(6):1076-81.
17. Ito M, Shimizu K. Reading ability with pseudophakic monovision and with refractive multifocal intraocular lenses: comparative study. J Cataract Refract Surg. 2009 Sep;35(9):1501-4.
18. Marques FF, Sato RM, Chiacchio BB, Marques DM, Barreiro J, Caetano RL. Evaluation of visual performance and patient satisfaction with pseudophakic monovision technique. Arq Bras Oftalmol. 2009 Mar-Apr;72(2):164-8.

capítulo 47

Wilson Takashi Hida • Gustavo Ricci Malavazzi

Biometria

INTRODUÇÃO

Nos últimos anos, a técnica cirúrgica de facectomia reduziu o tempo cirúrgico e a frequência de complicações, aumentou a previsibilidade refrativa, desenvolveu novas tecnologias de biometria e fórmulas de cálculo, bem como incrementou a qualidade e a versatilidade das LIOs. As lentes assumiram um papel multifuncional, deixando de ter o objetivo de apenas recompor a transparência do meio e corrigir a afacia.

Desde o primeiro implante feito por Harold Ridley, em 1949, a evolução das lentes intraoculares (LIO) permitiu a melhora do resultado da cirurgia de catarata. Na década de 1970, havia um percentual alto de erros refrativos na cirurgia de catarata. Um dos primeiros métodos de cálculo era o da "LIO *standard*", ou seja, o mesmo poder de LIO para todos os pacientes. Posteriormente, surgiu o método "clínico", baseado na refração básica do paciente. Surgem as primeiras fórmulas teóricas para o cálculo de LIOs, baseadas na óptica geométrica por meio da ultrassonografia e da ceratometria.

Nick Mamalis e colegas da Ocular Intermountain Research Center, da Universidade de Utah, por meio de um projeto em conjunto com o Comitê da Sociedade de Catarata Americana e Europeia, realizaram um levantamento sobre as principais causas de explante ou intervenção secundária de LIOs dobráveis. Na maioria dos estudos até 2010, o erro biométrico foi uma das duas principais causas para explante ou troca de LIO. A partir de 2011, estudos mostraram que as medições biométricas estão cada vez mais precisas. A incidência de erro biométrico caiu acentuadamente ao longo da pesquisa.

Descentração de LIO foi o principal problema associado com explante de LIO siliconada e acrílico hidrofóbico, seguido de erro biométrico. No entanto, para LIOs acrílico hidrofílicas, calcificação e opacificação são os principais motivos para explantes. Para LIOs multifocais peça única, fenômenos fóticos e aberrações ópticas foram responsáveis por mais de 60% dos explantes. Para as multifocais três peças, o erro biométrico foi responsável por 50% dos explantes de LIO (Figura 47.1).

BIOMETRIA

A biometria é essencial para os resultados da cirurgia de catarata. Pode ser realizada pelo método ultrassônico ou óptico (Figura 47.1). A medida do comprimento axial por meio do ultrassom foi o padrão ouro durante muitos anos, sendo realizada por imersão ou contato. A biometria por imersão tem melhor reprodutibilidade, o que leva a um aumento da precisão. No entanto, todas as formas de biometria têm limitações (Tabela 47.1).

TABELA 47.1 Vantagens e desvantagens dos diferentes tipos de biômetros.

Biometria	Vantagens	Desvantagens
Contato	Mais prático, mais rápido, realizado sentado	Compressões sobre o epitélio corneano; pode ocorrer abrasão de córnea; necessita da presença do menisco lacrimal; dificuldade de alinhamento
Imersão	Menor dependência técnica; mais precisa que contato; não há compressões sobre o epitélio corneano; pode ser realizada na ausência de menisco lacrimal, olhos falsamente longos, alinhamento mais seguro, estafiloma posterior	Decúbito dorsal ou cadeira reclinável; menos prática; mais demorada; não pode ser realizada em cirurgia ocular recente ou trauma perfurante, dificuldade em fenda palpebral estreita
Óptica	Mais precisa; mais rápida que a ultrassônica; mais confortável; técnica de não contato; mais fácil de aprender; não depende do operador, depende da refração da luz	Incapaz de obter medições em cataratas mais densas; maior custo em relação ao ultrassônico; depende da fixação do indivíduo.

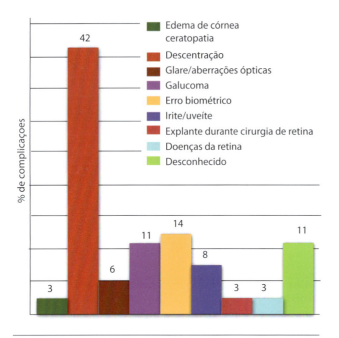

▶ **Figura 47.1** Causas de explante de lente intraocular acrílica monofocal peça-única.

Biometria óptica por interferometria de coerência parcial trata-se de feixe infravermelho a *laser* (780-855 nm), emitido para um divisor coaxial de feixes da córnea até o epitélio pigmentar da retina, com a precisão de aproximadamente 2 a 10 um (Figura 47.2).

O comprimento de onda da biometria óptica tem uma resolução nove vezes maior que a onda sonora de 10 MHz da biometria ultrassônica. Há um índice no IOL Master (Carl Zeiss Meditec, Alemanha) que mensura a qualidade da medida, denominado SNR (*signaltonoise ratio*), o que torna o exame impossível se o índice for menor que 1,6, resultado duvidoso se estiver entre 1,6 e 2,0 e confiável se maior que 2,0. O tempo de emissão luminosa para cada medida do comprimento axial é em torno de 0,5 segundo e é possível realizar no máximo 20 medidas no mesmo olho por dia, devido ao limite.

No entanto, uma das desvantagens da biometria óptica é a incapacidade de obter as medições em cerca de 10% dos olhos por causa das cataratas densas, hemorragias vítreas, edema de mácula, opacidade de córnea ou outras causas, que são a razão para a falha na medição.

Nesses casos, a relação sinal-ruído (SNR) é muito baixa. Existem picos de alta refletividade, mas não são reconhecidos em razão de sua baixa amplitude. A versão da nova atualização de software para o IOLMaster (Carl Zeiss Meditec 5.0v) permite uma varredura composta por medidas ópticas consecutivas, melhorando a SNR.

Recentemente, surgiram novos dispositivos de biometria ópticos, tais como o Lenstar (Haag-Streit, Koeniz, Suíça), que utiliza reflectometria de baixa coerência óptica ou a nova versão IOLMaster 500 ou o AL--Scan (Tabela 47.2).

CERATOMETRIA

A medida do comprimento axial e da ceratometria é necessária para o cálculo do poder da lente LIO. No entanto, algumas LIOs focam em corrigir aberrações esféricas e parte das aberrações de alta ordem, com o objetivo de melhorar a qualidade do paciente de visão.

A ceratometria, ou o poder corneano, pode ser realizada pelo método manual, automatizado, por topografia da córnea ou tomografia da córnea (Tabela 47.4). Outra função importante da ceratometria é que, com o diâmetro corneano, pode-se calcular a distância do ápice da córnea à superfície anterior da LIO e, com isso, o cálculo da "constante A", a profundidade da câmara anterior

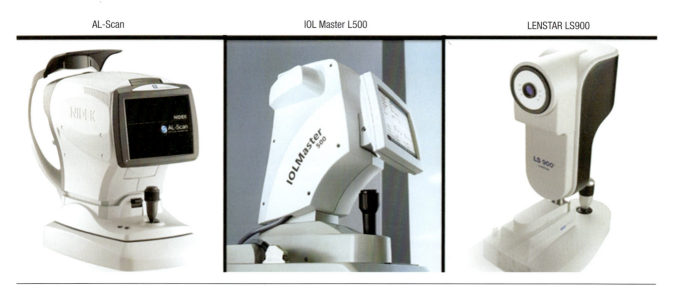

▶ **Figura 47.2** Diferentes tipos de biometros ópticos.

Capítulo 47

Biometria

TABELA 47.2 Diferentes tipos de biômetros ópticos.

	AL-Scan	IOL Master L500	LENSTAR LS900
Comprimento axial princípio de medição	LCI 830nm Low time Coherence Interferometry	PCI 780nm Partial Coherence interferometry	OLCR 820nm refelectometria Optical Low Coherence
Mensurabilidade (al)	95%	95%	85%
Ceratometria	2,4 mm/3,3 mm 2 anéis de mira – 360 pontos	2,4 mm 6 pontos	2,3 mm/1,65 mm 16 pontos
Acd / cct (profundidade de câmara anterior, espessura central córnea)	Scheimpflug	Imagem de fenda *CCT (paquimetria não disponível)	OLCR
Branco a branco e tamanho de pupila	Sim	Sim	Sim
Auto alinhamento	Sim (3D)	Não	Não
Disparo automático	Sim	Sim	Não
Assistente tórico	Sim	Opcional (CALISTO)	Opcional (SMI)
Biometria ultrassônica	Opção integrada (sonda opcional)	Opção externa (A-Scan Synergy/Accutome)	Não

(ACD) e do "Surgeon Factor" (SF). Essas constantes, embora com denominações diferentes, determinam o índice mais importante no cálculo biométrico, a posição da lente dentro do olho ou *effective lens position* (ELP).

FÓRMULAS

A primeira fórmula biométrica teve início com o método clínico, baseado nas antigas prescrições de óculos do paciente. O poder da LIO era calculado de forma empírica por meio do erro refracional. Após a fórmula empírica, novas fórmulas foram surgindo, como a de Fyodorov (1967), as fórmulas de Colenbrander (1972), Hoffer (1974), Binkhorst (1975), SRK (1980), Holladay-1 (1988), SRK/T (1990), Hoffer-Q (1992), Holladay-2 (1996), Haigis (2000), Hoffer-H (2004). Atualmente a biometria é calculada por meio de diversas variáveis, como:

- Lente intraocular (LIO), ceratometria (K);
- Comprimento axial ou *axial length* (AL);
- Posição da lente dentro do olho (A);
- Diâmetro da câmara anterior ou *anterior chamber diameter* (ACD);
- Diâmetro corneano branco a branco ou *white-to-white* (WTW);
- Posição efetiva da lente ou *efective lens position* (ELP);
- Fator cirurgião ou *surgeon factor* (SF);
- Refração pré-operatória e refração alvo pós-operatória;
- Distância vértice, espessura do cristalino e idade do paciente.

A fórmula SRK/T faz uma correlação entre a fórmula SRK de regressão linear e as fórmulas teóricas. Para prever a posição da LIO, essa fórmula utiliza a altura corneana. Foram usadas novas medidas pré-operatórias da curvatura da córnea e do diâmetro da córnea para determinar uma variável, a "constante A".

A fórmula Hoffer Q surgiu com a correlação correta entre o comprimento axial e o ACD, resultante de uma progressão em curva tangencial. Nesse caso, utiliza-se a constante ACD.

A fórmula Holladay calcula o ACD por meio da correlação da curvatura da córnea com o diâmetro corneano branco a branco. Nesse caso, utiliza-se a constante do fator cirurgião ou *surgeon factor*. A nova fórmula Holladay 2 considera a espessura do cristalino para o cálculo da posição da LIO.

A fórmula Haigis correlaciona o comprimento axial e o ACD para cálculo da posição da LIO por meio de três constantes, A1, A2 e A3.

Após a análise dos resultados pós-operatórios, podem-se otimizar as constantes de cada fórmula.

Recomenda-se:

Olhos pequenos AL < 22 mm: Hoffer Q ou Haigis (ou Holladay 2)
Olhos médios 22 < AL < 24,5: Hoffer Q ou Holladay 1 ou SRK/T ou Haigis
Olhos longos AL > 24,5: Holladay 1 ou SRK/T ou Haigis
Olhos miopia extrema AL > 30 mm: hiperestimar (+2.0D da LIO)

Além da fórmula básica propriamente dita, existem diversas fórmulas para biometria em situações especiais, como altas ametropias, óleo de silicone no vítreo, póscirurgia ceratorrefrativa, *piggyback*, LIO em pacientes pediátricos e muitas outras.

BIOMETRIA EM SITUAÇÕES ESPECIAIS: APÓS CIRURGIAS CERATORREFRATIVAS

É importante ressaltar que os pacientes devem compreender que os cálculos de lentes intraoculares após cirurgia ceratorrefrativa são sempre hipotéticos e representam apenas uma estimativa. Deve-se informar ao paciente o fato de que, apesar das novas tecnologias e fórmulas, o resultado refracional final pode acabar mais hipermétrope ou mais míope.

Cálculos de LIO após cirurgia ceratorrefrativa (RK, PRK, LASIK) não devem ser feitos com o uso de ceratometria padrão. Ceratometria padrão mede uma área intermediária e excede o poder central da córnea. Nesses casos, deve-se utilizar o verdadeiro poder da córnea ou true cornea power, em que as curvaturas anterior e posterior da córnea apresentam uma correlação equilibrada.

Recomenda-se utilizar a CALCULADORA ON-LINE PÓS-CIRURGIA CERATORREFRATIVA DA ASCRS (*American Society of Cataract and Refractive Surgery*) para LASIK miópico, LASIK hipermetrópico e ceratotomia radial na http://iolcalc.org (Tabela 47.3 e Figura 47.3).

BIOMETRIA EM SITUAÇÕES ESPECIAIS: CATARATA CONGÊNITA

Os avanços técnicos em cirurgia de catarata favoreceram a cirurgia no paciente pediátrico, reduziram as complicações e tornaram o objetivo refrativo do olho cada vez mais importante. O crescimento do olho fácico na infância é influenciado por três variáveis: diâmetro axial, curvatura da córnea e o poder dióptrico do cristalino. Essas variáveis se modificam de forma dinâmica para buscar a emetropia do olho.

No olho da criança fácica, o diâmetro axial aumenta seu tamanho, passando de quase 16,8 mm no nascimento para aproximadamente 23,6 mm na fase adulta. Esse comprimento axial aumenta rapidamente durante os primeiros dois anos e continua a crescer mais lentamente com a estabilização por volta dos dez anos. O tamanho do globo ocular no primeiro ano de vida da criança é de aproximadamente 75% daquele do adulto.

A curvatura da córnea tende a se estabilizar no final do primeiro ano de vida. A maior curvatura corneana pode chegar até 52D+ ou –4D no nascimento. Em crianças menores de um ano de idade, a ceratometria não é um parâmetro importante para o cálculo da LIO, porque seus parâmetros se modificam rapidamente nos primeiros seis meses de vida até um ano. A ceratometria então deverá ser substituída pela média do adulto 43,5-44,00D. Em crianças maiores, poderá ser utilizada a ceratometria manual ou computadorizada.

O cristalino natural reduz o seu poder dióptrico de cerca de 35,00D para cerca de 20,0 D com o crescimento da criança. Quando se realiza o cálculo biométrico na criança, podem-se programar a hipermetropia, a emetropia (que facilita o tratamento da ambliopia) e a miopização: de 2 a 3D, que possibilita melhor visão de perto para bebês e auxiliaria no tratamento da ambliopia.

Podem-se também customizar os resultados, considerando tabelas por faixa etária, fatores familiares, genéticos, a ametropia do olho contralateral, a colaboração da criança e, inclusive, questões sociais. A maioria dos cirurgiões tende a hipermetropizar os resultados para permitir a miopização com o crescimento do olho.

Awnwer propõe a seguinte hipermetropização:

0 a 2 anos: alvo refracional +4,00D

de 2 a 4 anos: +3,00D

Dahan propõe:

De 0 a 2 anos: deve-se hipocorrigir em 20%

De 2 a 8 anos: fazer ecobiometria e hipocorrigir em 10%

Buckley e colaboradores recomendam:

1 ano: hipemetropia de +3

3 anos: hipermetropia de +2,00

7 anos: hipermetropia +1,00

TABELA 47.3 Diferentes fórmulas para determinar o poder da lente intraocular em pacientes submetidos à cirurgia refrativa prévia.

PÓS-LASIK/PRK MIÓPICA	PÓS-LASIK/PRK HIPERMETRÓPICA	PÓS-RK
História clínica	História clínica	EyeSys EffRP
Fórmula de Feiz-Mannis	Fórmula de Feiz-Mannis	Poder central da córnea
Bypass da córnea	Bypass da córnea	Fórmula com Atlas 1-4
EffRP ajustável	EffRP ajustável	Fórmula com Pentacam
Atlas 9000 ajustável	Atlas ajustável 0-3	Fórmula com IOLMaster
Atlas valor dos anéis ajustável	Fórmula de Masket	Fórmula com Lenstar
Fórmula de Masket	Fórmula de Masket Modificado	
Fórmula de Masket Modificado	Fórmula Haigis-L	
ACCP/ACP/APP ajustável		
Fórmula de Wang-Koch-Maloney		
Fórmula de Shammas		
Fórmula Haigis-L		
Fórmula com Galilei		

Fonte: http://iolcalc.org/Warren Hill, Li Wang, Douglas D. Koch.

Capítulo 47

Biometria

▶ **Figura 47.3** Diferentes fórmulas para determinar o poder da lente intraocular em pacientes submetidos a cirurgia refrativa pévia.

Atualmente, a Sociedade Brasileira de Oftalmologia Pediátrica sugere o seguinte cálculo teórico do poder da LIO em crianças com catarata congênita:

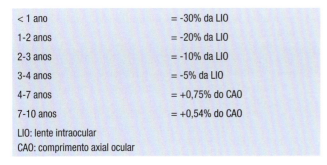

< 1 ano	= -30% da LIO
1-2 anos	= -20% da LIO
2-3 anos	= -10% da LIO
3-4 anos	= -5% da LIO
4-7 anos	= +0,75% do CAO
7-10 anos	= +0,54% do CAO

LIO: lente intraocular
CAO: comprimento axial ocular

Preferem-se utilizar as fórmulas teóricas como SRK-T ou Hoffer Q, Holladay I ou II. Porém, são fórmulas que não foram elaboradas para olhos de crianças.

Nos casos de bebês, se a LIO escolhida for maior que 30D, haverá a opção para implante de múltiplas LIO (*piggyback*). A LIO implantada na posição posterior deverá ter maior poder dióptrico (2/3) que a LIO anterior (1/3). Devem-se orientar as famílias quanto às dificuldades técnicas para a realização do cálculo da LIO e a necessidade do tratamento para a ambliopia.

A biometria vem evoluindo por meio de novos instrumentos e aparelhos, além do desenvolvimento e do aperfeiçoamento das lentes intraoculares. A qualidade da visão é ainda mais prejudicada quando se desenvolve catarata.

Ao se submeterem à facectomia, os pacientes têm expectativas de melhora da visão, com consequente melhora na qualidade de vida. Pensando em satisfazer essas expectativas com uma boa visão funcional, com o melhor entendimento das aberrações visuais e o intuito de melhorar ainda mais a qualidade da visão do paciente pseudofácico, modificações nas LIOs foram realizadas. Através da correção das aberrações de alta ordem, por meio da redução na espessura central das LIOs e com a implementação de superfície asférica, foi possível alcançar melhor qualidade na visão após a cirurgia de catarata.

A evolução no desenvolvimento do cálculo das lentes intraoculares está relacionada à ideia de se alcançar melhor acuidade visual. Partindo desse princípio, a invenção de novos biômetros e as diferentes tecnologias têm influenciado o aparecimento e o aperfeiçoamento de novas fórmulas biométricas. No entanto, pacientes que hoje procuram a cirurgia de catarata são mais exigentes. O que eles procuram é uma reabilitação visual com mais compromisso com os resultados refracionais. Portanto, rejeitam erros refracionais no pós-operatório nessa nova fase, na qual o objetivo da cirurgia de catarata passa a ser refrativa.

REFERÊNCIAS CONSULTADAS

1. Alter KA, Gagnon MR, Hoopes PC Jr, Dickinson PJ. Accurate intraocular lens power calculation after myopic laser in situ keratomileusis, bypassing corneal power. J Cataract Refract Surg. 2006;32(3):425-9.

2. Aramberri J. Intraocular lens power calculation after corneal refractive surgery: Double K method. J Cataract Refract Surg. 2003;29:2063-8.
3. Awwad ST, Dwarakanathan S, Bowman RW, Cavanagh HD, Verity SM, Mootha VV, et al. Intraocular lens power calculation after radial keratotomy: estimating the refractive corneal power. J Cataract Refract Surg. 2007;33:1045-50.
4. Awwad ST, Manasseh C, Bowman RW, Cavanagh HD, Verity S, Mootha V, et al. Intraocular lens power calculation after myopic laser in situ keratomileusis: Estimating the corneal refractive power. J Cataract Refract Surg. 2008;34:1070-6.
5. Brändle J in Haigis W. IOL calculation in long and short eyes. In Mastering the Techniques of IOL Power Calculations. In: Hoyos GA, Dementiev JE. Jaypee Brothers Medical Publishers (P) Ltd. New Delhi, 2005.
6. Byrne SF, Green RL. Ultrasound of the Eye and Orbit. New York: Mosby Year-Book, 1992. p.234-6.
7. Byrne SF. A-scan axial length measurements. A handbook for IOL calculations. Mars Hill: Grove Park Publishers, 1995.
8. Cruysberg LP, Doors M, Verbakel F, Berendschot TT, De Brabander J, Nuijts RM. Evaluation of the Lenstar LS 900 non-contact biometer. Br J Ophthalmol. 2010;94:106-10.
9. Curtin BJ. The Myopias, Basic Science and Clinical Management. Philadelphia: Harper & Row Publishers Inc., 1985. p.277-385.
10. Dietlein TS, Roessler G, Luke C, Dinslage S, Roters S, Jacobi PC, et al. Signal quality of biometry in silicone oil--filled eyes using partial coherence laser interferometry. J. Cataract Refract Surg. 2005;31:1006-10.
11. Fang JP, Hill WE, Wang L, Chang V, Koch DD. Advanced Intraocular Lens Power Calculations. In: Kohnen and Koch. Essentials in Ophthalmology - Cataract and Refractive Surgery. Berlin: Springer-Verlag, 2007.
12. Feiz V, Mannis MJ, Garcia-Ferrer F, Kandavel G, Darlington JK, Kim E, et al. Intraocular lens power calculation after laser in situ keratomileusis for myopia and hyperopia: a standardized approach. Cornea. 2001;20:792-7.
13. Fenzl RE, Gills JP, Cherchio M. Refractive and visual outcome of hyperopic Cataract cases operated on before and after implementation of the Holladay 2 formula. Ophthalmology. 1998;105:175964.
14. Gale RP, Saldana M, Johnston RL, Zuberbuhler B, Mckibbin M. Benchmark standards for refractive outcomes after NHS cataract surgery. Eye (Lond). 2009;23(1):149-52.
15. Gayton JL, Sanders VN. Implanting two posterior chamber intraocular lenses in a case of microphthalmos. J Cataract Refract Surg. 1993;19:776-7.
16. Gayton JL. Secondary implantation of a double intraocular lens after penetrating keratoplasty. J Cataract Refract Surg. 1998;24:281-2.
17. Gills JP, Gayton JL, Raanan M. Multiple intraocular lens implantation. In: Gills JP. Cataract Surgery, The State of the Art 1998; SLACK Incorporated, Thorofare, p.183-95.
18. Gills JP. Piggyback minus-power lens implantation in keratoconus. J Cataract Refract Surg. 1998;24:566-8.
19. Haigis W, Lege B, Miller N, Schneider B. Comparision of immersion ultrasound biometry and partial coherence interferometry for IOL calculation according to Haigis. Graefe's Arch Clin Exp Ophthalmol. 2000;238:76573.
20. Haigis W. Intraocular lens calculation after refractive surgery for myopia: Haigis-L formula. J Cataract Refract Surg. 2008;34:1658-63.
21. Hamed AM, Wang L, Misra M, Koch DD. A comparative analysis of five methods of determining corneal refractive power in eyes that have undergone myopic laser in situ keratomileusis. Ophthalmology. 2002;109:651-8.
22. Hill WE. What IOL should I use in the post-keratorefractive patient? In: Chang D. Curbside Consultation in Cataract Surgery. Slack Incorporated, 2007.
23. Hoffer KJ. Triple procedure for IOL exchange. Arch Ophthalmol. 1987;105:609-10.
24. Holladay JT, Gills JP, Leidlein J, Cherchio M. Achieving emmetropia in extremely short eyes with two piggyback posterior chamber intraocular lenses. Ophthalmology. 1996;103(7):1118-23.
25. Holladay JT, Praeger TC. Accurate ultrasonic biometery in pseudophakia. Am J Ophthalmology. 1989;107(2):189.
26. Holladay JT. Achieving emmetropia in extremely short eyes with Piggy Back posterior chamber IOL s. ASCRS Symposium on Cataract, IOL and Refractive Surgery. Seattle, WA, 1996. p.1-5.
27. Holladay JT. Consultations in refractive surgery (letter). Refract Corneal Surg. 1989;5:203.
28. Holladay JT. IOL calculations following radial keratotomy surgery. Refract Corneal Surg. 1989;5:36 A.
29. Holladay JT. Standardizing constants for ultrasonic biometry, keratometry, and intraocular lens power calculations. J Cataract Refract Surg. 1997;23:1356-70.
30. Holladay JT. Refractive Power Calculations for Intraocular Lenses in the Phakic Eye. Am J Ophthalmology. 1993;116:63-6.
31. Jin GJ, Crandall AS, Lyle WA. Corneal power measurement after Laser in situ Keratomileusis. Arch Ophthalmol. 2005;123(3):41011.
32. Kiss B, Findl O, Menapace R, Wirtitsch M, Drexler W, Hitzenberger CK, et al. Biometry of cataractous eyes using partial coherence interferometry, clinical feasibility study of a commercial prototype I. J Cataract Refract Surg. 2002;28:224-9.
33. Kiss B, Findl O, Menapace R, Wirtitsch M, Petternel V, Drexler W, et al. Refractive outcome of cataract surgery using partial coherence interferometry and ultrasound biometry: clinical feasibility study of a commercial prototype II. J Cataract Refract Surg. 2002;28(2):2304.
34. Lenhart PD, Hutchinson AK, Lynn MJ, Lambert SR. Partial coherence interferometry versus immersion ultrasonography for axial length measurement in children. J Cataract Refract Surg. 2010;36:2100-4.
35. Mackool RJ. The Cataract extractionrefraction-implantation technique for IOL calculation in difficult cases [letter]. J. Cataract Refract Surg. 1998;24:4345.
36. Mamalis N, Davis B, Nilson CD, Hickman MS, Leboyer RM. Complications of foldable intraocular lenses requiring explantation or secondary intervention – 2003 survery update. J Cataract Refract Surg. 2004;30(10):22092218.
37. Masket S. A simple regression formula for IOL power adjustment in eyes requiring cataract surgery following excimer laser photoablation. J Cataract Refract Surg. 2006;32(3):430-4.
38. Masket SA. Piggyback intraocular lens implantation. J Cataract Refract Surg. 1998;24:569-70.

39. Moore DB, Zion IB, Neely DE, Plager DA, Ofner S, Sprunger DT, et al. Accuracy of biometry in pediatric cataract extraction with primary intraocular lens implantation. J Cataract Refract Surg. 2008;34:1940-7.
40. Olsen T. Prediction of the effective postoperative (intraocular lens) anterior chamber depth. J Cataract Refract Surg. 2006 Mar;32(3):41924.
41. Potvin R, Hill W. New algorithm for post-radiaç keratotomy intraocular lens power calculations based on rotating Scheimpflug camera data. J Cataract Refract Surg. 2013 Mar;39(3):358-65.
42. Sanders DR, Kraff MC. Improvement of intraocular lens power calculation using empirical data. J Am Intraocul Implant Soc. 1980;6:26367.
43. Sanders DR, Retzlaff JA, Kraff, MC. A-scan biometry and IOL implant power calculations. In: Focal Points, Clinical Modules for Ophthalmologists. 1995;13(10):1-14.
44. shammas HJ, Shammas MC, Garabet A, Kim JH, Shammas A, Labree L. Correcting the corneal power measurements for intraocular lens power calculations after myopic laser in situ keratomileusis. Am J Ophthalmol. 2003;136:426-32.
45. Shammas HJ. A comparison of immersion and contact techniques for axial length measurement. J Am Intraocul Implant Soc. 1984;10(4):444-7.
46. Shammas HJ. Intraocular lens power calculations. Avoiding the errors. Glendale: The News Circle Publishing House, 1996.
47. Shugar JK, Lewis C, Lee A. Implantation of multiple foldable acrylic posterior chamber lenses in the capsular bag for hyperopia. J Cataract Refract Surg. 1996;22:1368-72.
48. Shugar JK, Schwartz T. Interpseudophakos Elschnig pearls associated with late hyperopic shift: A complication of piggyback posterior chamber intraocular lens implantation. J Cataract Refract Surg. 1999;25:863-7.
49. Verçosa IC, Tartarella M. Catarata na Criança. São Paulo: Ed. Celigráfica, 2008.
50. Wang L, Booth MA, Koch DD. Comparison of intraocular lens power calculation methods in eyes that have undergone laser in-situ keratomileusis. Ophthalmology. 2004;111(10):1825-31.
51. Wang L, Booth MA, Koch DD. Comparison of intraocular lens power calculation methods in eyes that have undergone laser in-situ keratomileusis. Ophthalmology. 2004;111(10):1825-31.
52. Wang L, Jackson DW, Koch DD. Methods of estimating corneal refractive power after hyperopic laser in situ keratomileusis. J Cataract Refract Surg. 2002;28:954-61.
53. With this method, the IOL power is calculated using a double-K modified Holladay1 formula using a pre-op K of 43.86 D and post-op mean K from the IOLMaster or Lenstar.
54. Yugar J. Ecografia Ocular. 2.ed. Rio de Janeiro: Editora cultura médica. In: Rezende F. Cirurgia da Catarata. 3.ed. Rio de Janeiro: Editora Guanabara-Cultura médica, 2010.

capítulo 48

Rachel Lopes Rodrigues Gomes • Fabio Luis de Arruda Zantut • Gustavo Ricci Malavazzi

Recursos Auxiliares na Cirurgia de Facoemulsificação

INTRODUÇÃO

Os recursos auxiliares na facoemulsificação são de grande valia para o cirurgião atualmente, já que médicos e pacientes estão cada vez mais exigentes com esse tipo de cirurgia. Além de fornecer excelentes resultados, permitem indicar casos cada vez mais complicados, considerados inoperáveis antigamente. Ajudam em pacientes com meios opacos, proteção endotelial em casos de córneas doentes, pouca dilatação pupilar, estabilização do saco capsular em cataratas traumáticas, além de novas tecnologias que serão discutidas neste capítulo.

SOLUÇÕES VISCOELÁSTICAS

Nos dias atuais, o uso das substâncias viscoelásticas se tornou obrigatório para a cirurgia de catarata, não somente pela facilidade que oferece no intraoperatório, como também pelo resultado alcançado.

O conhecimento detalhado dos diferentes tipos de substâncias viscoelásticas pode fornecer resultados cada vez melhores. São responsáveis por estabilizar a câmara anterior e proteger o endotélio corneal durante a facoemulsificação.[1]

Os tipos podem ser classificados de acordo com suas propriedades físicas e químicas[2] e são divididos em agentes coesivos e dispersivos. Cada uma dessas propriedades deve ser conhecida para que possamos usar um determinado tipo de substância em um passo cirúrgico específico.

Propriedades

- **Viscosidade:** reflete a habilidade da solução de criar e manter espaços anatômicos. Quanto mais viscosa a solução, maior a resistência para que seja deslocada de sua posição original. É diretamente proporcional ao peso e ao comprimento molecular da solução e aumenta com a diminuição da temperatura ambiente. É indicada na manutenção da câmara anterior durante a capsulorrexe, já que tem maior peso molecular e portanto maior viscosidade.
- **Pseudoplasticidade:** é o grau de diminuição na viscosidade do agente viscoelástico conforme o aumento do *shear rate* (velocidade com que a solução se movimenta em relação ao meio adjacente). Todo agente apresenta máxima viscosidade quando em repouso, ou seja, quando não estamos realizando a facoemulsificação. Portanto, na cirurgia de catarata, o agente viscoelástico se mostra com sua menor viscosidade quando for injetado, momento máximo do *shear rate*.
- **Elasticidade:** tendência de o material retornar à sua forma habitual após ser manipulado, garantindo o preenchimento e a manutenção dos espaços intraoculares.
- **Revestimento tecidual:** corresponde à aderência e ao revestimento do agente viscoelástico a tecidos oculares ou mesmo materiais cirúrgicos. É inversamente proporcional à sua tensão superficial e ao seu ângulo de contato. Soluções com baixo peso e pequena cadeia molecular são as que possuem menor tensão superficial e também menor ângulo de contato, proporcionando melhor proteção às estruturas oculares. Outro fator que interfere com a adesão aos instrumentos cirúrgicos e lentes intraoculares é a carga elétrica, positiva no caso da lente intraocular e material cirúrgico. Portanto, quanto mais negativa a carga do agente viscoelástico, maior será a afinidade entre eles. Em relação à proteção das estruturas oculares, os agentes que conferem melhor prote-

ção são os dispersivos, já que apresentam menor tensão superficial e ângulo de contato.[3]

Agentes coesivos

São agentes de alto peso e longa cadeia molecular, portanto alta viscosidade e pseudoplasticidade. Esse tipo de viscoelástico proporciona a manutenção dos espaços necessários na câmara anterior, onde forma uma massa coesa.

Sua aspiração no final do procedimento cirúrgico é de suma importância, já que, se esses agentes permanecerem na câmara anterior, tendem a obstruir a malha trabecular por seu alto peso e resultar em grandes aumentos da pressão intraocular com suas indesejáveis repercursões.[4]

Agentes viscoadaptativos

Em 1998, Arshinoff propôs uma nova classe de agentes viscoelásticos, os viscoadaptativos.[5] Esses agentes possuem comportamento diferente quando submetidos a diversas condições de turbulência. Eles se comportam de forma semelhante aos coesivos sob pressão reduzida, mas também um pouco como sólidos, quando expostos ao estresse elevado. Nesse caso, eles se fraturam, liberando pequenos pedaços.

Fraturabilidade é uma propriedade exclusiva dos agentes sólidos, geralmente não associados ao comportamento de fluídos. Essa natureza bifásica (antes e após a fratura) resultou nesses agentes viscoadaptativos, referidos na cirurgia oftalmológica como pseudodispersivo, já que são bem retidos no segmento anterior.

Quando expostos a menor turbulência, imitam o comportamento dos agentes dispersivos. No entanto, eles são aspirados em condições de fluxo mais elevado, como os agentes coesivos.

Agentes dispersivos

São agentes de baixo peso e pequena cadeia molecular, como a metilcelulose. Apresentam baixa viscosidade e pseudoplasticidade. Suas moléculas se quebram e se dispersam pela câmara anterior.

Como comentado anteriormente, são excelentes para proteção dos tecidos oculares pela baixa tensão superficial e pequeno ângulo de contato. Sua aspiração ao fim do procedimento pode ser mais trabalhosa, já que suas moléculas estão espalhadas e se ficarem no olho não elevam a pressão intraocular como os coesivos.

CORANTES

Os corantes vitais são cada vez mais efetivos na cirurgia oftalmológica para identificação das estruturas oculares. Seu uso é de grande importância na cirurgia de catarata, principalmente quando a opacidade não permite ter um bom reflexo vermelho.

Diversos tipos de corantes já foram testados, incluindo fluoresceína, indocianina verde, sangue autólogo e violeta genciana,[6,7,8] mas nos dias atuais o azul de tripan é o corante mais utilizado na cirurgia de catarata. Sua forma comercial mais comumente utilizada é na concentração de 0,1%.

Em cataratas hipermaduras, brancas, opacidades corneais, hemorragia vítrea ou cataratas infantis (onde a elasticidade da cápsula anterior do cristalino é maior) o azul de tripan facilita consideravelmente a visibilidade, dando um passo importante da cirurgia como a capsulorrexis.

O tempo suficiente para corar a cápsula do cristalino sugerido em testes *in vitro* é de 60 segundos,[9] mas na prática usamos por apenas alguns segundos com bons resultados. A taxa de conversão em cataratas brancas por rasgos na cápsula anterior foi de 3,85%, quando usado o corante, contra 28,3%, quando ele não foi usado.[10]

O uso do azul de Tripan parece não alterar a resistência da cápsula do cristalino conforme aventado anteriormente.[11]

A indocianina é muito utilizada nas angiografias e, já que vem liofilizada, deve ser diluída em 0,5 cc de diluente estéril. Dessa solução, diluímos com 4,5 cc de BSS (solução salina balanceada) imediatamente antes do uso.

Em 1998, Horiguchi e Miyake avaliaram a eficácia e a segurança da indocianina em um estudo prospectivo de 20 pacientes com cataratas brancas. Em 10 pacientes, a indocianina foi usada como corante e outros 10 foram grupo controle. Microscopia especular e fotometria pelo laser *flare cell* foram utilizados para comparação dos dois grupos e não mostraram diferença entre eles em relação à lesão endotelial.

Portanto, o uso de corantes utilizados na capsulorrexis não apresenta até o momento nenhuma complicação para o endotélio corneal e deve ser sempre empregado quando a realização da capsulorrexis for dificultada pela densidade da catarata ou outra opacidade de meio.

GANCHOS E ANÉIS EXPANSORES DE PUPILA

A presença de pupila pequena é uma causa importante de complicações durante a facoemulsificação. Pode ser causada por fibrose, sinequias posteriores e atrofia do músculo dilatador da pupila.

A primeira alternativa para aumentar a midríase é o uso de agentes farmacológicos, como a adrenalina intracameral. O uso de agentes viscoelásticos de alto peso molecular aumenta a pressão na margem pupilar, permitindo a manutenção do diâmetro pupilar.

Quando essas alternativas falharem, pode-se lançar mão do uso de ganchos e anéis expansores de pupila. Esses materiais proporcionam uma midríase adequada e duradoura, permitindo a facoemulsificação com segurança.

Os ganchos de íris disponíveis são de nylon com uma luva de silicone. É necessário uma paracentese para cada gancho e, geralmente, quatro ou cinco ganchos são colocados. Apesar de esse procedimento demandar tempo e causar perda de fluídos pelas paracenteses, é um método muito eficaz.

Os anéis expansores de pupila são outra alternativa. Esses anéis são colocados pela incisão principal, sem necessidade de outras paracenteses. Os modelos disponíveis vêm com injetores, o que permite uma colocação rápida e segura. O modelo mais conhecido é o anel de Malyugin. Ele é confeccionado de prolene e está disponível em 2 diâmetros, 6,25 ou 7 mm. Pela facilidade e rapidez de implante, esse tem sido o método preferido pelos cirurgiões de catarata.

ANÉIS DE TENSÃO CAPSULAR

Os anéis de tensão capsular são materiais de polimetilmetacrilato em forma de C. Seu uso é recomendado durante a facoemulsificação para estabilizar o saco capsular. Está indicado em diversas condições, incluindo zonulólise, trauma, cataratas hipermaduras, pseudoesfoliação etc. Também pode ser útil em doenças que alteram a zônula ciliar, como é o caso da síndrome de Marfan, homocistinúria e síndrome de Marchesani.

O momento de implante do anel depende de cada caso. Ele deve ser colocado para promover a estabilidade do saco capsular. Em alguns casos, com grande instabilidade do cristalino, ele deve ser implantado logo após a capsulorrexe. Em outros casos, se faz necessário para a aspiração do córtex aderido à cápsula ou para implante da lente intraocular.

Os anéis podem ser colocados manualmente ou com injetores. As versões do anel que possuem alça para fixação escleral, como o anel de Cionni e os segmentos de Ahmed, devem ser colocadas manualmente. Antes da colocação, o saco capsular deve estar preenchido por substância viscoelástica dispersiva. Deve se certificar de que a cápsula posterior não está rota para implantar o anel. A inserção deve se iniciar pela área de maior fragilidade zonular, no sentido horário. A parte final do anel é a mais difícil de ser colocada, o que deve ser feito com bastante cuidado e com o auxílio de instrumento pela paracentese.

Há diversos diâmetros disponíveis no mercado, devendo se basear no tamanho da câmara anterior para escolha do diâmetro ideal. A decisão de usar o anel simples ou com alça de sutura varia de acordo com a extensão de fragilidade zonular. Se a diálise for maior que 5 horas e houver comprometimento da zônula remanescente, pode se optar pelo anel para fixação. Nos casos em que a diálise for extensa e houver outros fatores que podem dificultar a cirurgia, como miose e catarata hipermadura, a facectomia extracapsular é a melhor abordagem.

POLIDORES DE CÁPSULA

Atualmente, mesmo com a mais alta tecnologia disponível, a opacidade de cápsula posterior (OCP) continua sendo a principal complicação pós-operatória na cirurgia de catarata.

As células epiteliais do cristalino que permanecem no saco capsular após a cirurgia de catarata são as responsáveis primárias pelo desenvolvimento da OCP. Acredita-se que a cirurgia de catarata induz proliferação das células epiteliais, que migram pela cápsula posterior e sofrem regeneração fibrosa e transição epitelial a mesenquimal.

Há dois tipos morfológicos de OCP: fibrótico e regenerativo (pérolas). O tipo fibrótico é causado pela proliferação e migração das células epiteliais, que sofrem transição epitelial a mesenquimal, resultando em metaplasia fibrótica, que causa dobras e rugas na cápsula posterior e consequente perda visual. O tipo pérola é causado pelas células localizadas na região equatorial do cristalino. Elas induzem regeneração das fibras lenticulares que formam as pérolas de Elschnig. O mecanismo molecular que promove essas alterações ainda não é completamente entendido.

Existem diversas razões para erradicar a presença da OCP: primeiramente por continuar sendo a principal complicação pós-operatória; segundo por a taxa de OCP em crianças ser extremamente alta; terceiro, a capsulotomia com YAG *laser*, principal forma de tratar a OCP, não ser isenta de complicações, como descolamento de retina, edema macular cistoide e deslocamento da LIO, além de promover uma comunicação entre o segmento anterior e posterior do olho.

São estudadas maneiras de prevenir a OCP, entre elas técnicas cirúrgicas, material e desenho das LIOs e agentes terapêuticos.

Diversas técnicas cirúrgicas foram desenvolvidas e avaliadas para remoção das células epiteliais, incluindo: aspiração da cápsula anterior utilizando irrigação/aspiração ou polimento manual da cápsula anterior ou posterior.

Existem instrumentos próprios para polimento da cápsula e cânulas de aspiração com pontas desenvolvidas para auxiliar no polimento. Aspirar e polir a cápsula reduz a quantidade de células epiteliais, retardando o aparecimento da opacidade de cápsula posterior, mas não evita a longo prazo seu aparecimento. Os cirurgiões aplicam essas técnicas atualmente em especial nos casos com implante das lente intraoculares multifocal, tórica e pseudoacomodativa.

LASER DE FEMTOSEGUNDO

Cirurgia de catarata com o uso do *laser* femtossegundo representa uma mudança de paradigma potencial, mas esse tema envolve diversas controvérsias.

Os defensores dessa tecnologia a encaram como uma revolução que promete resultados superiores e maior segurança para os pacientes. Por outro lado, outros apontam os altos custos envolvidos e afirmam que resultados semelhantes são obtidos com a facoemulsificação tradicional.

O *laser* femtossegundo está comercialmente disponível para três passos fundamentais na cirurgia de catarata: construção da incisão, capsulotomia anterior e fragmentação do cristalino.[12]

Já foi mostrado que existe uma curva de aprendizado nesse tipo de cirurgia com taxas de complicações maiores para cirurgiões iniciando a técnica.[13]

Alguns estudos recentes demonstraram precisão maior na capsulotomia anterior e menor descentralização da lente intraocular utilizando o *laser* quando comparado com a técnica padrão.[14,15] Outros autores mostraram menor energia de ultrassom utilizando o *laser* para fragmentação do cristalino, mas não encontraram diferenças no endotélio corneal no pós-operatório tardio.[16]

Já em relação às incisões cirúrgicas, estudos mostram maior reprodutibilidade e menor vazamento em olhos de cadáver, mas isso ainda não foi demonstrado *in vivo*, assim como a relação com as taxas de endoftalmites.[17]

Hoje os resultados da cirurgia de catarata são cada vez melhores com as técnicas atuais, com o uso de lentes *premiuns* e por cirurgiões cada vez mais treinados. As novas tecnologias devem ser colocadas à prova antes de qualquer conclusão, já que os custos devem ser sempre levados em conta.

REFERÊNCIAS BIBLIOGRÁFICAS

1. Schwenn O, Dick HB, Krummenauer F, Christmann S, Vogel A, Pfeiffer N. Healon5 versus Viscoat during cataract surgery: intraocular pressure, laser flare and corneal changes. Graefes Arch Clin Exp Ophthalmol. 2000;238(10):861-7.
2. Arshinoff SA. Comparative physical properties of ophthalmic viscoelastic materials. Curr Can Ophthalmic Pract. 1989;7:1.
3. Buratto L. Viscoelastic substances and cataract surgery. In: Buratto L. Phacoemulsification: Principles and thecnique, 1998. p.263-71.
4. Arshinoff AS, Wong E. Understanding, retaining, and removing dispersive and pseudodispersive ophthalmic viscosurgical devices. J Cataract Refract Surg. 2003;29(12):2318-23.
5. Why Healon5? The meaning of viscoadaptive S.A. Arshinoff Ophthalmic Pract. 1999;17:332-4.
6. Fritz WL. Fluorescein blue, light-assisted capsulorhexis for mature or hypermature cataract. J Cataract Refract Surg. 1998 Jan;24(1):19-20.
7. Dada VK, Sharma N, Sudan R, Sethi H, Dada T, Pangtey MS. Anterior capsule staining for capsulorhexis in cases of white cataract: comparative clinical study. J Cataract Refract Surg. 2004 Feb; 30(2):326-33.
8. Pandey SK, Werner L, Escobar-Gomez M, Roig-Melo EA, Apple DJ. Dye-enhanced cataract surgery. Part 1: anterior capsule staining for capsulorhexis in advanced/white cataract. J Cataract Refract Surg. 2000 Jul;26(7):1052-9.
9. Fritz WL. Digital image analysis of trypan blue and fluorescein staining of anterior lens capsules and intraocular lenses. J Cataract Refract Surg. 2002 Jun;28(6):1034-8
10. Jacob S, Agarwal A, Agarwal A, Agarwal S, Chowdhary S, Chowdhary R, et al. Trypan blue as an adjunct for safe phacoemulsification in eyes with white cataract. J Cataract Refract Surg. 2002 Oct;28(10):1819-25.
11. Jaber R, Werner L, Fuller S, Kavoussi SC, McIntyre S, Burrow M, et al. Comparison of capsulorhexis resistance to tearing with and without trypan blue dye using a mechanized tensile strength model. J Cataract Refract Surg. 2012 Mar;38(3):507-12.
12. He L, Sheehy K, Culbertson W. Femtosecond laser-assisted cataract surgery. Curr Opin Ophthalmol. 2011;22:43-52.
13. Roberts TV, Sutton G, Lawless MA, Jindal-Bali S, Hodge C. Capsular block syndrome associated with femtosecond laser-assisted cataract surgery. J Cataract Refract Surg. 2011;37:2068-70.
14. Friedman NJ, Palanker DV, Schuele G, Andersen D, Marcellino G, Seibel BS, et al. Femtosecond laser capsulotomy. J Cataract Refract Surg. 2011;37:1189-98.
15. Kránitz K, Miháltz K, Sándor GL, Takacs A, Knorz MC, Nagy ZZ. Intraocular lens tilt and decentration measured by scheinpflug camera following manual or femtosecond laser-created continuous circular capsulotomy. J Refract Surg. 2012;28:259-63.
16. Palanker DV, Blumenkranz MS, Andersen D, Wiltberger M, Marcellino G, Gooding P, et al. Femtosecond laser-assisted cataract surgery with integrated optical coherence tomography. Sci Transl Med. 2010;2:58ra85.
17. Masket S, Sarayba M, Ignacio T, Fram N. Femtosecond laser-assisted cataract incisions: architectural stability and reproducibility. J Cataract Refract Surg. 2010;36:1048-9.

capítulo 49

Catarata

49.1 Complicações Intraoperatórias

Bruno Bortot de Souza • Vivian Nappi Chaves • Gustavo Ricci Malavazzi

Descrever em um texto de maneira generalizada quais são as possíveis complicações de uma cirurgia de catarata (e como sair delas) é uma tarefa tão complexa quanto a cirurgia em si. A infinidade de situações adversas possíveis é tão vasta quanto as possibilidades de saída de cada uma delas.

Por ser a técnica mais utilizada hoje, este capítulo será focado na facoemulsificação. As outras técnicas cirúrgicas apresentam praticamente as mesmas complicações, com variações nas suas incidências, e as soluções nesses casos são parecidas, com algumas adaptações.

Considerando ser uma cirurgia onde a etapa seguinte depende diretamente do sucesso da anterior, didaticamente tentaremos descrever, passo a passo, algumas das complicações mais frequentemente observadas durante a curva de aprendizado dos residentes do nosso serviço de Catarata. Deixaremos também algumas sugestões a serem consideradas pelos cirurgiões que se depararem com tais situações.

INCISÃO MUITO APERTADA

As lâminas utilizadas para a cirurgia de facoemulsificação devem ser utilizadas na largura compatível com a ponteira escolhida pelo cirurgião. Existem no mercado modelos que variam de 1,2 mm a 3,2 mm de largura. Caso o cirurgião utilize uma lâmina menor que a ideal, a incisão final fica apertada, não permitindo o fluxo adequado de BSS e o devido resfriamento da ponteira.

O resultado disso é a dificuldade de manutenção e estabilidade da câmara anterior por desequilíbrio da relação infusão/aspiração, com consequente *surge*. Além disso, a proximidade da ponteira com as bordas da incisão pode gerar queimaduras que posteriormente impedem seu fechamento adequado, com *Seidel* positivo e possível presença de um astigmatismo significativo no pós-operatório.

Sugestões: checar se a lâmina é adequada antes da cirurgia; ampliar a incisão assim que detectar o problema; suturar a incisão em caso de *Seidel* positivo ao final da cirurgia; manejar o astigmatismo gerado no pós-operatório em um segundo momento (garantir primeiro a recuperação da cirurgia de catarata e evitar infecções).

INCISÃO MUITO AMPLA

Se durante a cirurgia for observado o vazamento contínuo de BSS através de uma incisão (principal ou paracentese), com dificuldade de manutenção da estabilidade da câmara anterior e consequente *surge*, provavelmente a causa é uma incisão muito ampla.

Sugestões: aumentar a altura da garrafa de BSS; diminuir parâmetros de aspiração; realizar sutura radial de uma parte da incisão[1] (com cuidado para não transformar uma incisão muito ampla em uma muito apertada) ou sutura total da incisão ampla e realização de uma nova incisão.

INCISÕES MUITO ANTERIORES/POSTERIORES OU CURTAS/LONGAS

Quanto mais próximo do eixo visual, maior o astigmatismo gerado e maior a perda de células endoteliais decorrentes da cirurgia. Por outro lado, uma incisão que se inicia próxima da esclera acaba sendo frequentemente muito "longa", o que dificulta a movimentação dos instrumentos dentro do olho e gera distorção da córnea, complicando a visualização e realização da cirurgia. Incisões muito curtas podem também apresentar dificuldade de selagem.

Sugestões: considerar a realização de incisão *near-clear*; suturar a incisão em caso de *Seidel* positivo ao final da cirurgia. Em casos de câmara anterior muito rasa: interromper a incisão assim que a ponta da lâmina cruzar o endotélio para preencher a câmara anterior com viscoelástico e posteriormente completar a incisão.

DESCOLAMENTO DE DESCEMET

Pode ser provocado por trauma direto da ponteira ou de qualquer instrumento e frequentemente se inicia na incisão principal. Se não tratado, ocasiona edema corneano crônico, podendo evoluir para ceratopatia bolhosa.

Sugestões: reposicionar o *flap* endotelial com ajuda de viscoelástico dispersivo (durante) e bolha de ar (ao final da cirurgia); eventualmente pode ser necessária sutura do *flap* para garantir seu posicionamento adequado.

MIDRÍASE POBRE

Pacientes diabéticos, glaucomatosos, com antecedentes de uveíte ou trauma e usuários de medicamentos alfa-agonistas (por exemplo, para tratamento de hiperplasia prostática) são alguns daqueles que mais apresentam midríase pobre. Na avaliação pré-operatória, o cirurgião pode observar essa complicação e se preparar adequadamente para a realização da cirurgia. Casos de uveíte ou trauma anterior muitas vezes apresentam sinéquias e/ou fragilidade zonular. Em todos esses casos, o uso de colírios pode não ser suficiente para garantir uma boa abertura pupilar.

Sugestões: usar de viscoelástico coesivo; injetar epinefrina diluída (1:10) intracameral após a realização da incisão; realizar manobras de *stretch*[2] para romper parte do esfíncter pupilar; sinequiálise com espátula de íris; usar de ganchos de íris ou anéis expansores da pupila (Malyugin, Graether, entre outros).

HÉRNIA DE ÍRIS

Pode ocorrer por excesso de pressão intracameral durante a cirurgia, por uma midríase ruim ou por incisão incompetente ou mal posicionada. Para os casos relacionados à midríase ou incisões ruins, ficam as sugestões prévias.

Em caso de pressão intracameral aumentada, devemos ficar atentos a causas posteriores, como hemorragia supracoroidal expulsiva ou retrobulbar.[3] Nesses casos, junto à hérnia de íris ocorre anteriorização do diafragma iridocristaliniano e atalamia. A conduta aqui é de urgência, com suspensão imediata do procedimento, fechamento de todas as incisões com sutura o mais rápido possível, relaxamento do blefarostato e prescrição imediata de hipotensores orais e venosos.

Felizmente as causas mais frequentes são anteriores, e nesses casos a correção é bem mais simples.

Sugestões: baixar a altura da garrafa de BSS; reduzir a hérnia com o olho em hipotonia, utilizando-se de viscoelástico coesivo para ajudar a mantê-la posicionada; injetar bolha de ar para manter a íris posicionada e suturar incisões ao final do procedimento; hidratar incisões antes da remoção final do viscoelástico.

CAPSULORREXE

Para muitos, é a manobra mais importante da cirurgia. Uma boa capsulorrexe garante condições de implante da LIO, mesmo em casos de outras intercorrências. Deve ser contínua, circular, centralizada e de cerca de 5,0 mm de diâmetro.

Capsulorrexe descontínua

O formato circular ameniza as forças de tensão exercidas em sua borda, permitindo manobras mais seguras durante a cirurgia. Quando uma capsulorrexe apresenta um ângulo apontado para o equador do cristalino (formando uma imagem de gota), a manipulação necessária para a realização da cirurgia pode provocar a rotura da cápsula nesse ângulo. Por isso é considerado um ponto de fragilidade e deve se considerar esta região como propensa a complicações até o final da cirurgia.

Sugestões: diminuir os parâmetros de infusão e aspiração do aparelho; usar a técnica da capsulorrexe em "abridor de latas";[3] evitar manipulação na região em questão; luxar ou subluxar o núcleo e realizar parte da cirurgia na câmara anterior, protegendo endotélio com viscoelástico dispersivo e saco capsular com viscoelástico coesivo; deixar sempre um fragmento de núcleo protegendo a região, enquanto aspira o restante; deixar para retirar massas corticais na região depois de fazê-lo no restante da cápsula; posicionar a alça da LIO longe da região para diminuir a tensão local.

Capsulorrexe pequena

Uma abertura pequena significa pouco espaço para trabalhar durante a cirurgia e a possibilidade de síndrome de contração capsular no pós-operatório. No pós-operatório, o paciente pode sofre de síndrome de contração capsular.

Sugestões: ampliar a capsulorrexe com a ajuda de um cistítomo; realizar roturas radiais simétricas na cápsula anterior, após o posicionamento da LIO.

Capsulorrexe grande

Quando a capsulorrexe é muito grande, pode não haver espaço suficiente para acondicionar os hápticos da LIO. Durante a cirurgia, o núcleo tende a se anteriorizar e não raramente podem acontecer toques e roturas na cápsula posterior em função disso. No pós-operatório a lente pode apresentar captura pupilar.

Sugestões: utilizar viscoelástico coesivo para tentar manter o núcleo posicionado durante a cirurgia; implantar LIO de três peças para evitar uveítes por atrito ciliar.

Capsulorrexe "corrida"

Quando a pressão anterior à cápsula é menor que a posterior, a tendência da linha de corte é se aproximar do equador do cristalino, aumentando o diâmetro da abertura capsular. Se a linha de corte começa a atingir as fibras zonulares anteriores, se torna difícil redirecioná-la para o centro, mesmo para cirurgiões experientes.

Sugestões: sempre observe se não existe compressão da incisão com perda de viscoelástico e diminuição da pressão da intracameral; antes de o *flap* atingir um diâmetro muito grande, pode-se tentar a técnica de *ripping*, que consiste no tracionamento cuidadoso da cápsula no sentido do eixo visual, tentando diminuir o diâmetro do corte; abandone o *flap* e faça um novo, com ajuda de um cistítomo, no mesmo ponto inicial, porém em sentido contrário, e leve-o até o ponto do primeiro *flap* (capsulorrexe em "coração"); neste caso, considere os cuidados já mencionados para capsulorrexe descontínua.

Bandeira argentina e catarata intumescente

Uma catarata intumescente deve ser diagnosticada em consultório, de maneira que o cirurgião possa se precaver da ocorrência da complicação de capsulorrexe chamada de "bandeira argentina". Quando a pressão intracapsular é muito grande em relação à pressão da câmara anterior, o início da manobra de capsulorrexe provoca a rotura radial súbita da cápsula anterior, podendo se estender inclusive para a parte posterior. Como esses casos ocorrem na presença de catarata total branca, onde se faz necessário o uso de corantes capsulares para a cirurgia, a imagem formada lembra a da bandeira argentina.

Sugestões: na suspeita de intumescência cristaliniana, antes da realização da capsulorrexe deve-se preencher a câmara anterior com viscoelástico coesivo e, com uma seringa e uma agulha de insulina, realizar uma pequena perfuração no centro da cápsula anterior, seguido pela imediata aspiração do cristalino liquefeito. Essa manobra permite a equalização das pressões intracapsular e intracameral e posterior realização da capsulorrexe com segurança; caso aconteça a "bandeira argentina", pode-se optar pela luxação do núcleo, injeção cautelosa de viscoelástico intracapsular e conversão da cirurgia em extracapsular.

FRAGILIDADE ZONULAR E FACODONESE

A facodonese deve ser observada no consultório, em exame prévio à cirurgia. Pacientes com histórico de trauma ou portadores de glaucoma pseudoexfoliativo sabidamente tendem a apresentar fragilidade zonular. Nestes casos, a cirurgia deve ser executada buscando poupar a cápsula de movimentos bruscos e preservar as estruturas zonulares existentes. Quando ocorrem complicações como a desinserção ou diálise zonular, a perda vítrea é muito frequente.

Sugestões: para evitar lesões zonulares, pode-se diminuir os parâmetros de infusão e aspiração; evitar capsulorrexe pequena; realizar uma boa hidrodissecção e, com cuidado, girar o núcleo dentro do saco capsular algumas vezes, a fim de diminuir o volume de córtex aderido à cápsula a ser posteriormente aspirado; subluxar o núcleo e realizar parte da facoemulsificação na câmara anterior; aspirar cautelosamente as massas corticais restantes, alternando o ponto de tração para não sobrecarregar as fibras zonulares. Quando ocorre a desinserção de menos de 120 graus do saco capsular, pode-se fazer uso de um anel endocapsular para sua estabilização. Evitar injetar a LIO diretamente no saco capsular se o ponto de desinserção estiver no eixo da incisão; considerar injetar a LIO na câmara anterior e posicioná-la com ajuda de um gancho Lester; procurar posicionar os hápticos da LIO de maneira perpendicular ao ponto central da desinserção. Para o manejo da perda vítrea, considerar as sugestões do segmento específico a seguir.

ROTURA DE CÁPSULA POSTERIOR

Quanto mais precoce a ocorrência de rotura da cápsula posterior, maior a dificuldade de seu manejo. Uma das complicações mais comuns da facoemulsificação, a RCP geralmente ocorre em um dos três momentos seguintes:[4]

Durante a facoemulsificação

A rotura da cápsula posterior neste momento provoca perda da estabilidade da câmara anterior, *surge* importante e súbito, diminuição da eficácia da fluídica e, se não observada a tempo, pode levar ao aumento de seu diâmetro e perda de material cristaliniano para a cavidade vítrea.

Durante a aspiração das massas corticais

Geralmente ocorre quando a abertura da via de aspiração é inadvertidamente apontada em direção à cápsula posterior. Em geral começa com uma rotura pequena, facilmente visualizada e que, se não detectada a tempo, se expande por causa da infusão contínua do BSS. A ocorrência de *surge* e perda de eficácia da fluídica intracameral também existe, mas é mais sutil.

Durante o implante da LIO

Nesse momento, geralmente a ocorrência de rotura de cápsula posterior está relacionada a dificuldades na montagem e na manobra de implante da LIO, que, ao se abrir, pode rasgar a cápsula posterior. Caso a rotura não seja detectada nesse momento, a manobra do implante pode fazer com que a LIO se perca na cavidade vítrea.

Sugestões: assim que houver suspeita de uma rotura de cápsula posterior, interromper a infusão de BSS sem retirar os instrumentos da câmara anterior do olho, para permitir uma melhor avaliação da integridade da cápsula; injetar cuidadosamente viscoelástico para diminuir a perda vítrea, com atenção para não aumentar demais a pressão anterior e expandir a rotura capsular; luxar os fragmentos de núcleo restantes para a câmara anterior; ampliar a incisão e retirar os fragmentos de núcleo (considerar conversão da cirurgia em extracapsular); aspirar as massas corticais a seco (possivelmente com ajuda de dupla via de Simcoe); realizar vitrectomia anterior antes e após o implante da LIO; implantar a LIO no sulco e "abotoar" sua zona óptica na cápsula posterior (se possível); injetar miostático (Carbacol) para detecção de vítreo na câmara anterior; utilizar bolha de ar e sutura da incisão principal ao final do procedimento; considerar implante secundário (com ou sem fixação da LIO), caso não exista segurança para o implante da lente no momento da cirurgia.

PERDA VÍTREA

Muitos colegas consideram o vítreo um vilão durante a cirurgia da catarata. Certamente isso se relaciona ao fato de que sua presença implica que algo não correu conforme o esperado no procedimento. Uma perda vítrea pode ser decorrente à desinserção ou diálise zonular, ou rotura de cápsula posterior. Deve-se tentar usar o vítreo a seu favor, uma vez que ele impede que os fragmentos de núcleo mergulhem diretamente em direção à mácula. Com paciência e cautela, muitas vezes é possível terminar a cirurgia com a LIO implantada.

Sugestões: utilizar viscoelástico (preferencialmente coesivo) para conter a saída do vítreo; observar se é possível relaxar parcialmente a tensão do blefarostato para diminuir a pressão intraocular; realizar vitrectomia sempre que observar presença de vítreo na câmara anterior; injetar miostático (Carbacol) para detecção de vítreo na câmara anterior e incisões; fazer uso de bolha de ar e sutura da incisão principal ao final do procedimento.

SEIDEL POSITIVO

O vazamento de humor aquoso e BSS da câmara anterior ao final da cirurgia deve ser estancado para garantir condições de segurança para a recuperação do paciente. A conduta depende diretamente da quantidade de líquido perdido. A realização de incisões próximas a pterígios, cicatrizes ou degenerações lipídicas corneanas pode significar maior dificuldade em obter uma selagem adequada.

Sugestões: hidratar as incisões (em suas bordas laterais e teto); confeccionar um *pocket* estromal para auxiliar a selagem da incisão; utilizar lentes de contato (por um período limitado); suturar a incisão com retirada do ponto em não menos que 14 dias.

Como dissemos no início deste capítulo, as possibilidades de complicações são muitas. Possivelmente cada colega poderia acrescentar suas experiências pessoais às sugestões dadas aqui. Nossa intenção é apenas proporcionar algumas ideias que podem ser úteis no momento em que a ocorrência de um fato inesperado tira a concentração do cirurgião, principalmente em sua fase de aprendizado. E, por fim, deve ficar claro que qualquer cirurgião está sujeito a ter intercorrências. Sua experiência as torna mais raras e o deixa mais confortável com a maneira de lidar com elas.

REFERÊNCIAS BIBLIOGRÁFICAS

1. Osher RH, Cionni RJ, Burk SE, Chang DF. Intraoperative Complications of Phacoemulsification. In: Steinert RF. Cataract Surgery. 3rd ed. Irvine CA: Elsevier; 2010. p. 541-562.
2. Carneiro AJ, Toledo RML. Complicações Perioperatórias. In: Arieta CEL, Padilha MA, Bechara SJ. Série Oftalmologia Brasileira – Cristalino e Catarata. Rio de Janeiro: Cultura Médica; 2008. p. 147-164.
3. Centurion V, Medeiros AO, Lacava A, Leal EB, De Lucca ES, Porto RB, et al. Complicações Per e Pós-operatórias na Facoemulsificação. In: Rezende F. Cirurgia da Catarata. 3ª ed. Rio de Janeiro: Cultura Médica; 2010. p. 301-359.
4. Centurion V. Prevenção e manejo de complicações perioperatórias. In: Ambrósio Jr R, Crema A. Tratado Brasileiro de Catarata & Cirurgia Refrativa. Rio de Janeiro: Cultura Médica; 2014. p. 304-309.

Capítulo 49

49.2 Complicações Pós-operatórias

Bruno Bortot de Souza • Vivian Nappi Chaves • Gustavo Ricci Malavazzi

INTRODUÇÃO

As intercorrências que podem acontecer no pós-operatório são inúmeras e abrangem todos os segmentos do olho. Neste capítulo as apresentaremos de forma breve e objetiva.

CÓRNEA

Edema de córnea

Ocorre no pós-operatório imediato por dano endotelial (mecânico, queimadura pela radiação ultrassônica), aumento da pressão intraocular, restos corticais, nucleares ou vítreo na câmara anterior.

Edemas corneais decorrentes do trauma cirúrgico duram em média entre 3 e 7 semanas. Nesse período, o uso de hiperosmóticos tópicos pode ajudar a diminuir momentaneamente o edema. Quando perduram por mais de três meses, geralmente o dano endotelial foi intenso e irreversível, evoluindo para ceratite bolhosa. Nesses casos, o tratamento é transplante de córnea.

Descolamento de Descemet

Esta complicação se dá por trauma direto, à face posterior da córnea durante o ato cirúrgico. Na área do descolamento, há a formação de edema estromal adjacente. O tratamento se dá com o reposicionamento de Descemet. Deixar uma bolha de ar na câmara anterior ajuda a manter o posicionamento e a aderência da membrana de Descemet.

Seidel

Este epônimo é usado para descrever a saída de humor aquoso por incisão corneoescleral ou corneal. Ocorre em casos onde a incisão não foi devidamente selada. Pode ocorrer espontaneamente ou sob leve pressão. Em casos leves, o uso de lente de contato terapêutica e a diminuição do uso do corticoide são medidas suficiente para cessar a drenagem do humor aquoso. Em casos refratários ou em casos onde o volume drenado for grande, não se deve hesitar em fechar a incisão com pontos. Seidel é um importante fator de risco para endoftalmite e pode também levar à atalamia.

Crescimento intraepitelial

Esta é uma complicação rara. É caracterizada pelo crescimento de células epiteliais através do túnel da incisão, podendo recobrir o endotélio ou estruturas intraoculares. O diagnóstico é feito por biomicroscopia. Como tratamento, pode ser feita a remoção mecânica ou o uso de 5-fluorouracil.

CÂMARA ANTERIOR

Aumento da PIO

O aumento da pressão intraocular no pós-operatório de catarata não é uma condição rara. Na maioria das vezes é uma condição benigna e autolimitada causada pelo processo inflamatório do trauma cirúrgico. Outra causa para esse aumento pressórico é a obstrução do trabeculado, que pode ocorrer pela presença de viscoelástico na câmara anterior, por hifema, por restos corticais ou nucleares na câmara anterior, por dispersão de pigmentos irianos ou sinequias no ângulo. Além disso, o uso de corticoide tópico pode também ser responsável pelo aparecimento de glaucoma cortisônico no pós-operatório. O tratamento deve ser feito com uso de drogas antiglaucomatosas. Inibidores da anidrase carbônica via oral (Diamox 250 mg no máximo 3x/dia) são uma boa opção para o início do tratamento. Drogas tópicas também podem ser usadas, devendo evitar as prostaglandinas em razão de seu efeito pró-inflamatório. Em alguns casos, medidas específicas causais devem ser tomadas, como: lavagem de câmara anterior em casos de hifemas e restos corticais; redução da dose do corticoide nos casos de glaucoma cortisônico. Existe também uma forma rara de glaucoma que pode acontecer também no intra e pós-operatório de cirurgia de catarata, o glaucoma maligno ou também conhecido por Misdirection Glaucoma. Nessa síndrome, o humor aquoso passa a migrar não para a câmara anterior, e sim para a posterior, aumentando a pressão intraocular, deslocando o diafragma íris/LIO anteriormente e causando diminuição da câmara anterior e bloqueio angular. Tratamento clínico em alguns casos pode ser efetivo. O uso de cicloplégicos, antiglaucomatosos (ex.: inibidores da anidrase carbônica) e hiperosmóticos (ex.: Manitol) podem reestabelecer o fluxo normal do humor aquoso. No entanto, em muitos casos, intervenção cirúrgica (drenagem da câmara vítrea ou mesmo vitrectomia) pode ser necessária.

Síndrome tóxica do segmento anterior

Também conhecida pela sigla do nome em inglês TASS, essa síndrome se caracteriza por intensa reação inflamatória, estéril do seguimento anterior, muitas vezes associada ao edema de córnea. Como sintomatologia, temos: dor ocular, fotofobia, baixa na acuidade visual, reação de câmara anterior, eventualmente hipópio estéril. Ainda também pode compor o quadro clínico, edema de córnea, diminuição de reflexo pupilar e aumento da pressão intraocular. O início dos sintomas geralmente ocorre dentro das primeiras 24 horas. Esae início tão precoce é útil na diferenciação entre TASS e endoftalmite. Esta última geralmente ocorre entre 3 e 7 dias. O tratamento da TASS é feito com corticoide tópico e, em alguns casos sistêmico, importante no acompanhamento para monitorar a pressão intraocular.

Uveíte crônica

No pós-operatório tardio de catarata, podemos ter o quadro de uveíte crônica. Na maioria das vezes esse processo está relacionado com a localização da LIO. Lentes capturadas ou lentes alocadas no sulco ciliar podem provocar inflamação por atrito. É importante lembrarmos que lentes de peça única não devem ser colocadas no sulco.

LIO

Erro biométrico

Cálculo do poder dióptrico da LIO é de extrema importância e, em alguns casos, engano na medida axial do olho ou da ceratometria pode levar ao erro na escolha da LIO a ser implantada. Em pacientes que foram submetidos à cirurgia refrativa ou que serão submetidos à cirurgia combinada de facectomia com transplante de córnea, o cálculo da LIO se torna mais impreciso. Para corrigir erros biométricos, temos algumas opções: troca da LIO, implante de uma segunda lente, como *piggyback* ou ceratoplastia refrativa.

Descentração

Vários são os motivos que podem causar a descentração da LIO. Os mais comuns são: rotura zonular, falta de suporte capsular, fibrose do saco capsular e assimetria dos ápticos, ou por estarem alocados um no sulco outro no saco, ou por estarem deformados (geralmente por complicação durante a injeção da LIO). Como consequência podemos ter astigmatismo, aumento de glare e baixa da acuidade visual. Nesses casos, fica indicado o reposicionamento ou troca de LIO.

LIO no vítreo

Esta é uma das complicações mais indesejadas no pós-operatório de catarata. Na maioria das vezes acontece em casos de rotura de cápsula posterior onde houve perda do suporte para a lente. Em casos raros, pode acontecer após trauma. Frente a essa intercorrência, o caso deve ser conduzido por um cirurgião de polo posterior para vitrectomia, retirada da LIO e sua fixação escleral.

CÁPSULA POSTERIOR

Opacidade de cápsula posterior

A opacidade de cápsula posterior é uma das complicações mais comuns pós-cirurgia de catarata. Após a retirada do núcleo e córtex, restos celulares de material lenticular podem sobrar no saco capsular, principalmente na região equatorial. Essas células podem proliferar e migrar entre a LIO e a cápsula posterior, muitas vezes formando estruturas semelhantes a pérolas conhecidas por Pérolas de Elsching. Quando atingem o eixo, causam baixa da acuidade visual. O tratamento dessa desordem é simples e eficaz: capsulotomia posterior com YAG *laser*.

Prolapso vítreo

Em cirurgias com rotura da cápsula posterior e da hialoide, o humor vítreo se desloca para a câmara anterior e em direção às incisões. Vitrectomia anterior nesses casos é mandatória! Traves vítreas podem tracionar a retina e aumentar o risco de descolamentos e de edema macular e de córnea. Vítreos na incisão, além dos riscos já mencionados, funcionam como porta de entrada para infecções. A manipulação da incisão com cotonete permite o fácil diagnóstico dessa condição, podendo muitas vezes observar a movimentação intracameral, inclusive iriano. No intraoperatório, o uso de carbacol e a avaliação do fechamento regular da pupila é um método eficaz para se avaliar a existência de traves vítreas. Apesar de todos os cuidados as traves, há casos em que as vítreas se fazem presente no pós-operatório, lise com YAG *laser* ou reintervenção cirúrgica são opções de tratamento.

RETINA

Edema macular cistoide

Também conhecido por síndrome de Irvine-Gass, é caracterizado por acúmulo de líquido nas camadas profundas da retina no pós-operatório de catarata. Algum grau de edema macular é frequentemente visto na angiografia pós-facectomia, cerca de 70% dos casos, mas só caracterizam síndromes aqueles em que há comprometimento da acuidade visual definida como menor ou igual a 20/40. Sua incidência estimada é de 1 a 10% dos pacientes submetidos à cirurgia de catarata. Sua etiologia não está bem definida; acredita-se que se dê pela quebra da barreira hematoaquosa e aumento da permeabilidade vascular dos capilares perifoveais, liberação de fatores inflamatórios. Como fatores de risco temos rotura da cápsula posterior, perda vítrea, tração macular, exposição prolongada à luz do microscópio (fototoxicidade) e hipotonia. O diagnóstico é feito clinicamente e com auxílio de exames de imagem. Na angiografia, há formação de um aspecto cístico petaloide. Na tomografia de coerência óptica (OCT), há aumento da espessura macular e retenção de líquido entre as camadas da retina. O tratamento é feito com uso de colírio de anti-inflamatório não hormonal por 1 a 2 meses, inibindo a produção de prostaglandinas. Das drogas, a mais bem estudada e estabelecida é o cetorolaco. Em casos refratários, fica indicada injeção periocular de corticoide de depósito (acetato de triancinolona ou de metilprednisolona) na dose de 10 a 40 mg, repetida de 3 a 4 vezes em intervalos de 4 a 6 semanas. Inibidores da anidrase carbônica (acetazolamida) também podem ser adjuvantes nos casos refratários.

Descolamento de retina e coroide

Descolamento de retina é uma grave complicação que pode ser encontrada no pós-operatório de facectomias. Felizmente essa condição é rara; segundo a literatura, sua incidência é de aproximadamente 1%. O início do quadro pode ocorrer no pós-operatório imediato ou ainda dentro dos próximos seis meses seguintes. Como fatores de risco bem estabelecidos, temos: altas miopias axiais (diâmetro ocular > 25 mm), história familiar de descolamento de retina, degenerações retinianas (*ex lattice*), buracos retinianos prévios e capsulotomia com YAG *laser*. A aplicação de YAG pode aumentar em quatro vezes a chance de descolamento de retina. Por esse motivo, é prudente aguardar de 3 a 6 meses após a cirurgia de catarata para se realizar capsulotomia a *laser*.

Descolamento de coroide felizmente também é uma complicação rara. Geralmente ocorre no intraoperatório e em casos onde o procedimento cirúrgico foi mais traumático. Na clínica o que mais chama a atenção é a hipotonia. Muitas vezes o descolamento de coroide também está associado ao choque ciliar. O diagnóstico pode ser feito através da fundoscopia indireta, com a identificação de um bolsão elevado de tecido uveal. O tratamento é feito com prednisona via oral. E em alguns casos drenagem cirúrgica pode ser necessária.

Endoftalmite

É sem dúvida a complicação mais temida no pós-operatório oftalmológico. Sua incidência varia na literatura de 0,06% a 0,29%. Alguns fatores de risco estão bem estabelecidos, como: aumento do tempo cirúrgico, contaminação do campo ou material cirúrgico (ex.: viscoelástico), incisão não bem selada, rotura de cápsula posterior, paciente imunossuprimido (ex.: diabético). Os agentes causais na grande maioria das vezes são da flora natural do olho. Portanto, uma boa assepsia e tratamento de infecções, como blefarites, conjuntivites e infecções de vias lacrimais, são de suma importância. Em aproximadamente 90% das endoftalmites, os agentes são bactérias gram-positivas. *Staphylococcus epidermidis*, *Staphylococos aureus* e outros estafilococos coagulase negativos são os principais. Estreptococos, enterococos e bactérias gram-negativas (ex.: *Pseudomonas*) são menos comuns e estão associadas a quadros mais agressivos e com pior prognóstico. Raramente bactérias anaeróbias e fungos podem causar endoftalmites. Dos fungos o mais comum é a *Candida albicans*. Infecções por esses agentes mais incomuns estão frequentemente associados à imunossupressão ou contaminação intraoperatória. O *Propionibacterium acnes* está relacionado a endoftalmites crônicas. As endoftalmites que acontecem dentro das primeiras seis semanas de pós-operatório são classificadas como agudas; após esse período, elas são consideradas crônicas. O período mais crítico para o surgimento da infecção é, em geral, dos 3 aos 10 primeiros dias de pós-operatório. Os sinais e sintomas clínicos podem ser: diminuição da acuidade visual, dor, hiperemia, edema de córnea, reação de câmara anterior, defeito pupilar aferente, hipópio, turvação vítrea e retinite. A incidência de descolamento de retina associada à endoftalmite, de acordo com a literatura, é estimada entre 10% e 16%. Os quadros de endoftamite crônica podem apresentar qualquer um dos sinais dos quadros agudos, mas normalmente são mais brandos, se assemelhados a um processo infamatório inespecífico e que responde no início ao uso de corticoides. O micro-organismo típico nesses casos é o *P. acnes*. Ele geralmente fica retido no saco capsular, onde muitas vezes forma colônias que podem ser vistas como placas esbranquiçadas. O diagnóstico das endoftalmites é feito clinicamente, associado à cultura do material intraocular (punção vítrea ou de humor aquoso) e teste terapêutico. Entram como diagnóstico diferencial a síndrome toxica anterior (TASS) e os quadros de inflamação estéril. Ajuda na diferenciação entre TASS e endoftalmite o tempo de início do quadro clínico. Na TASS, os sintomas normalmente já estão presentes no primeiro dia pós-cirúrgico, o que raramente ocorre na endoftalmite, que inicia os sintomas após o terceiro dia. Já o diagnóstico diferencial entre endoftalmite e inflamação estéril é muitas vezes difícil. E por isso, não raramente, ambos acabam sendo conduzidos como infeccioso. O tratamento deve ser instituído o mais precocemente possível. É preconizada a injeção intravítrea de antibiótico, em alguns casos associa-se corticoide intravítreo e, na de suspeita de infecção fungica, anfotericina B. Em casos onde a visão já está bem comprometida, com percepção luminosa, fica indicada a vitrectomia. A tabela a seguir sintetiza a dose preconizada para injeção intravítrea dos antibióticos.

Droga (mg/ampola)	Dose intravítrea
Vancomicina (500 mg)	1,0 mg em 0,1 mL
Amicacina (250 mg e 500 mg)	0,4 mg em 0,1 mL
Ceftazidima (1 mg e 2 mg)	2,0 mg em 0,1 mL
Anfotericina B (50 mg)	5 a 10 mg em 0,1 mL

seção 5

Catarata Infantil

capítulo 50

Mauro Waiswol

Catarata Congênita

EMBRIOLOGIA

A lente cristaliniana é derivada da superfície ectodérmica após o contato e a interação da parede anterior da vesícula óptica neuroectodérmica com o sistema epitelial do embrião.

O primeiro traço da lente cristaliniana aparece no 25º dia da gestação. Ao contrário do resto do olho, que é derivado principalmente do ectoderma neural, a lente é derivada do ectoderma de superfície. O primeiro estágio de diferenciação da lente tem lugar quando a vesícula óptica aproxima-se do ectoderma. A vesícula óptica induz o ectoderma de superfície a formar o placoide da lente. O placoide da lente é uma monocamada de células colunares únicas (Figura 50.1).

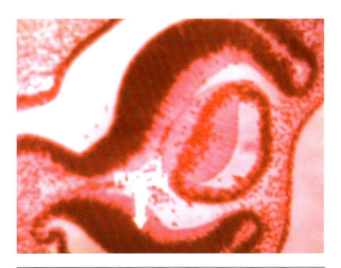

▶ **Figura 50.1** Embriologia – vesícula do cristalino.

Com o desenvolvimento, o placoide da lente começa a se aprofundar e invaginar. À medida que o placoide continua a aumentar, a abertura para o ectoderma contrai e as células da lente formam uma estrutura conhecida como vesícula do cristalino, que se separará do ectoderma da superfície. O lúmen da vesícula formará as fibras primárias, que se tornam o núcleo embrionário da lente madura. As células da porção anterior da vesícula do cristalino darão origem ao epitélio da lente.

Fibras adicionais secundárias são derivadas de células epiteliais da lente, localizadas na região equatorial do cristalino. Essas células se alongam anterior e posteriormente e rodeiam as fibras primárias. Essas uniões são facilmente visíveis e são denominadas suturas. Os padrões de sutura se tornam mais complexos à medida que mais camadas de fibras da lente são adicionadas na porção externa da lente.

Na nona semana de desenvolvimento humano, a lente é circundada e alimentada por uma rede de vasos, a *tunica vasculosa lentis*, que é derivada da artéria hialoide. A partir do quarto mês de desenvolvimento, a artéria hialoide começa a atrofiar e desaparece completamente ao nascimento. Após a regressão da artéria hialoide, a lente recebe todos os seus nutrientes do humor aquoso.

A glicose é a fonte primária de energia para a lente. Como as fibras da lente maduras não possuem mitocôndrias, cerca de 80% da glicose é metabolizada anaerobicamente.

A lente continua a crescer após o nascimento com as novas fibras secundárias adicionadas nas camadas exteriores. Fibras novas são geradas das células equatoriais do epitélio do cristalino numa região denominada zona germinativa. Desde o desenvolvimento até o início da idade adulta, haverá adição de novas fibras, ocasionando o contínuo crescimento da lente.

ANATOMIA DA LENTE CRISTALINIANA

O cristalino é uma estrutura transparente biconvexa que, em conjunto com a córnea, auxilia na refração. A lente altera sua forma de modo que possa focar objetos a distâncias diversas, permitindo uma imagem nítida a ser formada na retina. Esse ajuste da lente é conhecido como acomodação. Essa focalização é semelhante ao de uma câmara fotográfica, por meio do movimento das suas lentes. A lente é mais plana na sua face anterior que na posterior (Figura 50.2).

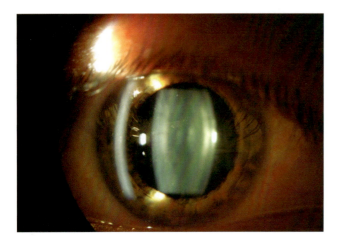

▶ **Figura 50.2** Lente cristaliniana normal.

Em humanos, o poder de refração da lente em seu ambiente natural é de aproximadamente 18 dioptrias, cerca de um terço da potência total do olho.

A lente é parte do segmento anterior do olho. A íris está situada anteriormente à lente e regula a quantidade de luz que entra no olho. A lente está suspensa pela zónula e esta, por sua vez, ao corpo ciliar. O corpo vítreo está situado posteriormente à lente e, com o humor aquoso (na superfície anterior), banha a lente. A lente tem uma forma biconvexa. No adulto, a lente mede aproximadamente 10 mm de diâmetro e tem um comprimento axial de cerca de 4 mm.

A lente é formada por cápsula, epitélio e fibras. A cápsula da lente forma a camada mais exterior e as fibras constituem a maior parte do interior da lente. As células do epitélio do cristalino localizam-se entre a cápsula da lente e as camadas mais externas das fibras da lente e são encontradas apenas na face anterior da lente. A lente carece de nervos, vasos sanguíneos, ou tecido conjuntivo.

A cápsula é lisa e transparente e circunda completamente a lente. A cápsula é elástica e é composta por colágeno. A elasticidade faz com que a lente possa assumir uma forma mais globular, quando não está sob a tensão das fibras zonulares que ligam a cápsula da lente ao corpo ciliar. A cápsula varia de 2 a 28 micrômetros de espessura, sendo mais espessa próximo ao equador e mais fina próximo ao polo posterior.

O epitélio do cristalino, localizado na porção anterior da lente, entre a cápsula da lente e as fibras da lente, é um epitélio cúbico simples. As células do epitélio do cristalino regulam a maior parte das funções homeostáticas da lente para manter a osmolaridade adequada.

As células do epitélio da lente são responsáveis pelas novas fibras que crescem durante toda a vida. As fibras são longas, finas e transparentes, com diâmetro entre 4 e 7 micrômetros e comprimento de até 12 mm.

A lente está dividida em regiões: núcleo embrionário, núcleo fetal, núcleo do adulto e o córtex exterior. As novas fibras da lente, geradas a partir do epitélio do cristalino, são adicionadas ao córtex exterior. As fibras maduras da lente não possuem organelas ou núcleos.

ETIOLOGIA DA CATARATA INFANTIL

A catarata na criança pode ser classificada em congênita, infantil ou juvenil, dependendo da idade do aparecimento. Catarata congênita está presente ao nascimento, mas pode passar despercebida até que afete a função visual da criança ou desenvolva o reflexo branco na pupila. Catarata infantil é aquela que se desenvolve nos primeiros dois anos de vida e catarata juvenil tem a sua instalação na primeira década de vida.

- **Cataratas hereditárias**: passam de uma geração para outra. A transmissão autossômica dominante é responsável por 75% das cataratas congênitas hereditárias e não costuma estar associada a doenças sistêmicas. Menos comuns são as heranças autossômicas recessivas, que são bilaterais e podem ser assimétricas. Há uma variabilidade entre os membros da família afetados e em alguns casos a opacificação da lente é pouco intensa.
- **Cataratas metabólicas**: podem ocorrer na forma congênita, infantil e juvenil. A *galactosemia*, por exemplo, é uma alteração metabólica na qual a criança não consegue metabolizar a galactose. O bebê terá vômitos e diarreia e poderá desenvolver a catarata em até 30% dos casos nas primeiras semanas de vida. Quando o paciente estiver observando a dieta restritiva de galactose, a catarata poderá ser evitada.

A *deficiência de 6 fosfatase desidrogenase* é ligada ao X e afeta os homens. As crianças apresentam anemia hemolítica e podem desenvolver catarata. Se essa condição não for diagnosticada e tratada, esses pacientes podem evoluir a óbito.
- *Hipoglicemia* pode levar à opacidade da lente, convulsões e lesão cerebral permanente. *Hipocalcemia* pode resultar em catarata, porém com grau de opacidade pouco significativo. Pode-se citar ainda o *hipoparatireodismo* como causa de catarata.
- **Cataratas traumáticas**: representam causa frequente de perda unilateral de visão em crianças. Os ferimentos penetrantes são mais comuns que os contusos.
- **Cataratas secundárias**: a causa mais comum é a *uveíte*, que pode ocorrer em conjunção com a artrite ou como resultado de uveíte intermediária ou posterior. A catarata pode advir como resultado da inflamação ou do corticoide utilizado para o tratamento. Menos frequentes são as cataratas secundárias a *tumores, corpo estranho, descolamento de retina antigo ou pós-laser* para tratamento de retinopatia da prematuridade.

Capítulo 50

- **Cataratas secundárias a infecções maternas durante a gravidez**: a causa mais comum é a *rubéola*, que pode causar danos ao feto especialmente se ocorrer nos primeiros três meses de gravidez. Além de catarata, pode estar associada a cardiopatias, surdez e retardo mental. Outras infecções podem também produzir catarata, tais como *toxoplasmose, toxocaríase, citomegalovírus, varicela e sífilis*.
- **Cataratas iatrogênicas**: ocorrem mais comumente em pacientes que sofreram *irradiação pós-leucemia* ou em *casos de transplante de órgãos com uso prolongado de corticoides*. A catarata também poderá se desenvolver no *pós-vitrectomia* para remover hemorragia vítrea pós-trauma ao nascimento ou para tratar casos de descolamento de retina. Deve-se citar também a catarata provocada por radiação.
- **Síndromes e cataratas congênitas**: há uma grande variedade de síndromes cromossômicas e dismórficas nas quais a criança tem grande risco de ter catarata congênita. É importante ressaltar que crianças sindrômicas com catarata podem apresentar-se com aspecto facial pouco usual, alterações nos dedos, pele não usual, baixa ou elevada estatura, desenvolvimento retardado e microcefalia ou hidrocefalia. Entre as principais, encontram-se a *síndrome de Down, síndrome de Hallermann-Streiff, síndrome de Lowe, síndrome de Marfan, síndrome de Alport, Trissomia 13-15, distrofia miotônica e síndrome de Conradi*. Nesses casos, os pais devem ser encaminhados a aconselhamento genético à parte do tratamento oftalmológico.
- **Cataratas de etiologias desconhecidas (idiopáticas ou esporádicas)**: a grande maioria das cataratas unilaterais não traumáticas encontra-se nessa categoria. É fundamental a exclusão de trauma ou inflamação.

MORFOLOGIA DA CATARATA INFANTIL

Serão enfatizadas as cataratas infantis baseadas na localização anatômica da estrutura da lente.

- **Catarata total ou difusa**: é comumente observada pós-trauma. Muitos tipos de catarata, se deixados sem tratamento, vão lentamente evoluir para catarata total. A cirurgia nesses casos pode revelar a presença de material líquido associado a material parcialmente reabsorvido. Em alguns casos pode ocorrer a presença de membranas fibróticas, que fundem a capsular anterior e posterior (Figura 50.3).
- **Catarata polar anterior**: geralmente é bilateral, hereditária e afeta pouco a visão. Apresenta-se como um ponto branco no centro da cápsula anterior, medindo 1 mm de diâmetro e nunca progride. Astigmatismo corneal pode estar presente e causar ambliopia. A *catarata piramidal* é uma forma mais severa de opacidade e é assim chamada pela sua semelhança à pirâmide. Seu aspecto é fibrótico, associado à catarata subcapsular anterior e progride até afetar significativamente a visão (Figura 50.4). É comumente bilateral, simétrica e pode ter herança dominante.

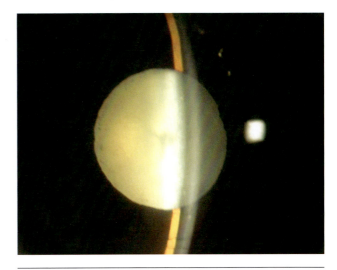

▶ **Figura 50.3** Catarata congênita com opacidade total.

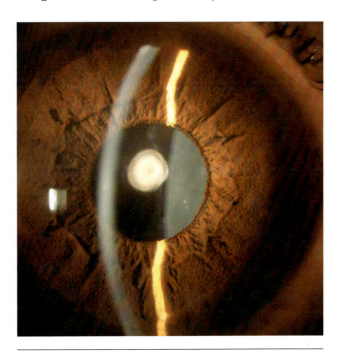

▶ **Figura 50.4** Catarata polar anterior.

O *lenticone anterior* é usualmente associado à síndrome de Alport e é menos comum que o lenticone posterior. A catarata pode se desenvolver, porém o erro refrativo secundário à alteração capsular anterior causa sintomas visuais que justificam a extração da lente e a implantação da LIO (lente intraocular).

- **Catarata lamelar**: afeta uma camada ou lamela do córtex que envolve o núcleo fetal. Quase sempre é bilateral, mas comumente é assimétrica. Em geral, é hereditária, com transmissão autossômica dominante. O prognóstico é usualmente melhor, mesmo quando a cirurgia é postergada. A opacidade costuma ser pouco intensa no início e pode lentamente piorar com o passar do tempo (Figura 50.5). Esse tipo de catarata tem cerca de 5 a 6 mm de diâmetro e uma fina camada transparente de córtex que envolve a opacidade. O núcleo interno à opacidade é transparente.

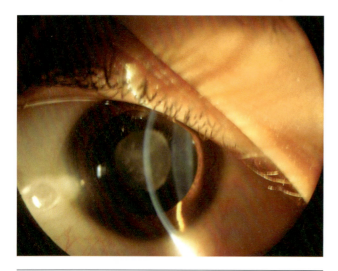

▶ **Figura 50.5** Catarata lamelar.

- **Catarata nuclear**: é o tipo mais comum de catarata congênita. Apresenta-se como uma opacidade central, uni ou bilateral, com 3,5 mm de diâmetro, envolvida por córtex transparente que pode se tornar difusamente opaco. Pode estar associada à microcórnea ou microftalmia. A dilatação costuma ser pobre e a íris mostra sinais de imaturidade. Pode ser uni ou bilateral. Algumas vezes pode estar presente a artéria hialoide remanescente (Figura 50.6).

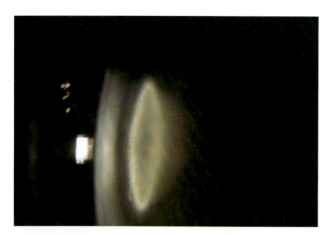

▶ **Figura 50.6** Catarata nuclear.

- **Catarata polar posterior**: tem tendência à rotura espontânea da cápsula posterior. Pode ser uni ou bilateral, leve ou severa. Na cirurgia é contraindicada a hidrodissecção, pois poderá provocar rotura da cápsula posterior (Figura 50.7).

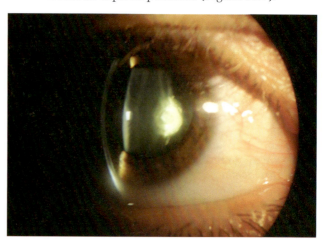

▶ **Figura 50.7** Catarata polar posterior.

- **Lentiglobo posterior**: costuma ser esporádico e é predominantemente unilateral. O defeito da cápsula posterior está relacionado com uma fraqueza causada secundariamente na área, onde havia o contato com a artéria hialoide. A protrusão da cápsula posterior está usualmente presente ao nascimento, porém progride com o passar do tempo e pode chegar a romper espontaneamente (Figura 50.8).

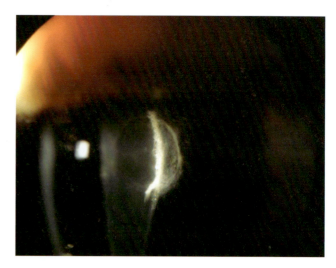

▶ **Figura 50.8** Lentiglobo posterior.

- **Catarata subcapsular anterior e posterior**: são geralmente associadas a *trauma, radiação, uveíte, uso de esteroides, síndrome de Alport e doenças atópicas de pele*. O aspecto assemelha-se ao de vidro fosco. Tendem a ser progressivas e

Capítulo 50

reduzem muito a visão, especialmente quando exposta à luz brilhante (Figura 50.9).

- **Vítreo hiperplástico persistente primário ou vasculatura fetal persistente**: aparece como uma membrana inseparável da cápsula posterior com vasos sanguíneos. É comum essa membrana estar aderida aos processos ciliares. Em raros casos, a secção pelo vitreofágo pode provocar hemorragia (Figura 50.10).

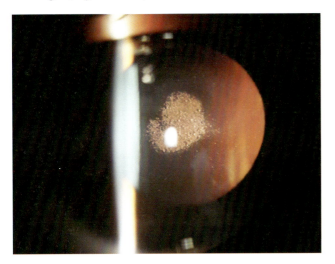

▸ **Figura 50.9** Catarata subcapsular posterior.

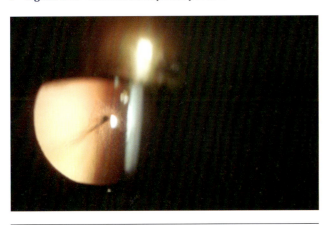

▸ **Figura 50.10** Vítreo hiperplástico persistente primário ou vasculatura fetal persistente.

- **Catarata traumática**: traumas penetrantes podem comumente causar cataratas totais (rompimento da lente). Trauma contuso pode provocar opacidades em placas fibróticas, subcapsulares anteriores e posteriores. As zónulas são frequentemente danificadas Figura 50.11).

CATARATA CONGÊNITA UNILATERAL

Esse tipo está entre os problemas mais desafiadores que o oftalmologista pediátrico enfrenta. Catarata congênita unilateral não está geralmente associada com doença sistêmica e raramente é herdada; na maioria dos casos, a causa é idiopática. Alguns casos estão associados com lenticone, lentiglobo e vasculatura fetal persistente. Essa condição pode mascarar um quadro bilateral de catarata devido ao envolvimento assimétrico da lente (Figuras 50.12).

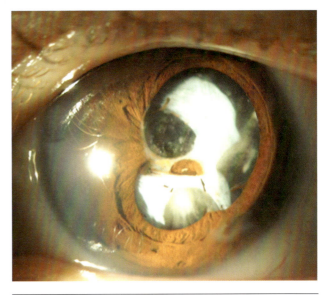

▸ **Figura 50.11** Catarata traumática.

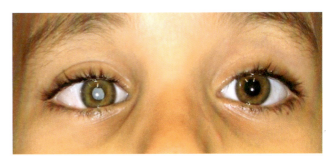

▸ **Figura 50.12** Catarata congênita unilateral.

Uma das decisões mais difíceis é quando operar uma criança com catarata parcial. Uma regra prática muito eficiente é usar o reflexo vermelho. Se a opacidade ocupar mais de 3 mm da área central, ela compromete a visão e o paciente deverá ser operado. O potencial evocado e o olhar preferencial podem colaborar na decisão de operar o paciente.

Cataratas congênitas unilaterais densas podem comprometer o desenvolvimento visual por meio da privação e da competição interocular. A privação visual é ativa como um fator ambliogênico durante as primeiras semanas de vida. Quando a privação unilateral se prolonga por mais de 12 semanas, a competição desigual desempenhará um papel fundamental na ambliogênese. As cataratas congênitas densas unilaterais podem resultar em privação, afetando o desenvolvimento do sistema visual em função da competição com o olho normal durante o período crítico do desenvolvimento.

Estudos recentes sugerem que os efeitos adversos de uma catarata congênita unilateral densa são minimizados quando o tratamento é iniciado durante as primeiras seis semanas de vida. Para uma reabilitação visual de sucesso, serão necessárias cirurgia precoce, correção óptica imediata com lentes de contato ou lentes intraoculares (LIO) e terapia agressiva, com oclusão do olho de melhor visão.

Glaucoma, doenças da retina e do nervo óptico, cirurgia após três meses de idade ou a combinação desses fatores estão associados com pior prognóstico. Certamente a presença de associações de malformações oculares, tais como microftalmia ou persistência do vítreo primário hiperplástico e anomalias retrolentais, piora o prognóstico para a reabilitação visual. Baixa acuidade visual levou vários investigadores a recomendarem a cirurgia precoce e a correção óptica nos primeiros dias de vida.

A idade em que ambliopia por privação visual torna-se irreversível é desconhecida precisamente, mas estudos com primatas sugerem que ocorre entre três e quatro meses de idade.

Estudos recentes documentaram a facilidade de tolerância com a adaptação de lentes de contato gelatinosas. A terapia por oclusão deve ser iniciada tão logo a correção óptica seja alcançada. O melhor programa de oclusão é discutível, porém nossa conduta é manter a oclusão em pelo menos metade do dia em que o paciente se encontra acordado. É importante que o paciente seja monitorado por meio do potencial evocado visual e o olhar preferencial.

Os especialistas concordam que a acuidade visual excelente não pode ser alcançada em cataratas monoculares densas presentes ao nascimento. Falhas na utilização de correção óptica são comumente relatadas como fatores de risco para resultados visuais pobres. Os avanços na técnica cirúrgica e a nova tecnologia das lentes intraoculares adicionaram novos recursos aos oftalmologistas.

Todos concordam que o primeiro passo é remover cirurgicamente a catarata e embora o método pela facoemulsificação seja possível, deve ser evitado, em função das dimensões diminutas da câmara anterior e também pela possibilidade maior de rutura de cápsula posterior, quando comparado com as técnicas manuais.

As complicações imediatas pós-cirúrgicas incluem o bloqueio pupilar, glaucoma, vazamentos na incisão, hérnia de íris, fibras vítreas encravadas na incisão e endoftalmite, que embora seja rara é devastadora. As complicações tardias incluem opacificação do eixo visual, glaucoma, descolamento de retina e edema cistoide macular.

A indicação de implantação de lente intraocular mesmo nos primeiros meses de vida tem ganhado adeptos, a despeito da maior incidência de complicações.

Em resumo, o melhor prognóstico visual é esperado nos pacientes submetidos à cirurgia precoce (preferentemente entre 30 e 45 dias) com correção óptica – LIO, lentes de contato ou óculos – o mais breve possível, mais o tratamento oclusivo do olho bom.

CATARATA CONGENITAL BILATERAL

Catarata congênita bilateral é a causa mais comum de cegueira infantil tratável, representando 5% a 20% da cegueira em crianças em todo o mundo. Nos países em desenvolvimento, a prevalência de cegueira por catarata é maior, cerca de 1 a 4 por 10 mil crianças (Figuras 50.13).

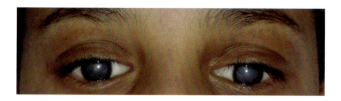

▶ **Figura 50.13** Catarata congenital bilateral.

Mesmo em países desenvolvidos, a causa idiopática é apontada em grande número de casos. Cerca de um terço dos casos é hereditário, sem doença sistêmica. As cataratas hereditárias são principalmente autossômicas dominantes, mas podem ser autossômicas recessivas e ligadas ao X. Causas raras de catarata na infância são doenças metabólicas, como galactosemia e hipocalcemia.

A catarata congênita pode ser combinada com alterações sistêmicas, como a trissomia 21 e a síndrome de Turner. O retardo mental é comumente associado com catarata congênita bilateral e há muitas síndromes hereditárias com combinações ligadas a outras anormalidades, como deformidades craniofaciais ou esquelética, miopatia ou outros distúrbios neurológicos. Muitos genes envolvidos na cataratogênese foram identificados. Várias infecções intrauterinas, como toxoplasmose, rubéola, doença de inclusão citomegálica, herpes, varicela e sífilis, podem causar catarata congênita. Dessas, a rubéola é a mais importante, sendo geralmente bilateral, mas pode ser unilateral. Doenças oculares, tais como aniridia, coloboma da íris e coloboma da lente, são muitas vezes associadas à catarata.

As opacidades densas centrais maiores que 3 mm de diâmetro geralmente têm indicação cirúrgica, corroborada pelo potencial evocado e o olhar preferencial.

As crianças com catarata congênita bilateral significativa podem parecer ter atrasado no desenvolvimento neurológico, bem como, obviamente, prejudicar o comportamento visual. As crianças com cataratas monoculares quase sempre são diagnosticadas mais tarde que aquelas com catarata bilateral. A maioria dos casos de catarata monocular não há história familiar e as crianças são saudáveis. A presença de nistagmo aos 2 ou 3 meses de idade geralmente indica um prognóstico visual pobre.

Um exame completo das crianças muitas vezes requer anestesia geral ou sedação. Ambos os olhos devem ser examinados sob midríase por causa da possível presença de malformações associadas à catarata. Devem-se medir o diâmetro corneal e a pressão intraocular por meio do TonoPen (Mentor) ou um tonômetro Perkins (Clement Clark Int.). Sempre que possível deve-se realizar a oftalmoscopia indireta e a ultrassonografia.

Nossa conduta em cataratas congênitas bilaterais é operar o primeiro olho, entre 30 e 45 dias de vida e, o segundo olho, uma semana após. Ambos os olhos serão submetidos à facectomia e capsulorrexe posterior mais vitréctomia anterior, sem implantação de lente intraocular. Será prescrita a correção com óculos e dever-se-a promover a estimulação visual e tratamento antissupressivo, se necessário. O implante secundário de lente intraocular será indicado após os dois anos de idade.

Se a catarata é incompleta ao nascimento, essas crianças deverão ser acompanhadas com frequência periódica e sistemática por um oftalmologista pediátrico.

CIRURGIA DA CATARATA CONGÊNITA

O prognóstico visual para crianças com catarata congênita melhorou dramaticamente desde que foi reconhecido pela primeira vez que a cirurgia precoce é fundamental para um bom resultado visual.

Estudos revelam excelentes resultados visuais em recém-nascidos submetidos à cirurgia de catarata durante as primeiras seis semanas de vida. Foi proposto que o período crítico para o tratamento de crianças com catarata congênita bilateral pode estender-se até a oitava semana de vida.

Uma das complicações mais graves que ocorrem após uma cirurgia de catarata pediátrica é o glaucoma, geralmente de ângulo aberto. Fatores de risco conhecidos para o glaucoma incluem a microcórnea, vasculatura fetal persistente e cirurgia de catarata durante a infância. Autores como Lundvall e Kugelberg informaram que 80% das crianças em sua série com catarata congênita bilateral que desenvolveram glaucoma foram submetidas à cirurgia de catarata durante as quatro primeiras semanas de vida.

Watts e colaboradores relataram que o glaucoma foi mais prevalente em crianças submetidas à cirurgia com 14 a 34 dias de idade. Por essa razão, Vishwanath e colaboradores propuseram que a cirurgia de catarata deve ser adiada após as quatro primeiras semanas de vida. O glaucoma, nesses casos, é atribuído a danos na malha trabecular por inflamação, à perda de suporte mecânico da malha trabecular, ou uma substância tóxica que alcança a malha trabecular a partir do humor vítreo. Os fatores essenciais para obtenção de bons resultados na cirurgia de catarata congênita são:

1. Oftalmologistas com experiência no tratamento de crianças;
2. Anestesistas com equipamento adequado e habilidades para tratar bebês;
3. Vitreófago;
4. Acesso a cuidados pediátricos para crianças com alterações associadas;
5. Acesso a serviço complementar de baixa visão.

Nossa técnica de escolha é a utilização de um mantenedor de câmara anterior inserido através da córnea (para aspiração poderá ser usada alternativamente a cânula de dupla via ou o sistema de irrigação-aspiração); em seguida é realizada a capsulorrexe circular contínua anterior (deixando uma borda da cápsula intacta). A lente é aspirada e, em seguida, é feita a capsulorrexe na cápsula posterior e o vítreo anterior é removido utilizando-se a ação de corte do vitréofago. A borda capsular servirá como suporte para a inserção da lente intraocular no momento da cirurgia, ou mais tarde, como um processo secundário.

Em crianças menores, a opacidade da cápsula pode causar a ambliopia e, portanto, deve ser combatida. A estratégia para o tratamento da cápsula posterior na cirurgia da catarata infantil é a descrita a seguir (Figura 50.14).

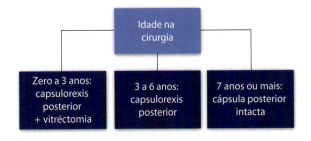

▶ **Figura 50.14** Tratamento da cápsula posterior da catarata infantile, de acordo com a idade.

A cápsula anterior em crianças é muito elástica e, portanto, poderá ser difícil a realização da capsulorrexe circular contínua. A integridade de tamanho, forma e borda da capsulotomia anterior é muito importante, bem como a centração e a estabilidade da lente intraocular. O tamanho da capsulorrexe posterior deve ser suficientemente grande para proporcionar um eixo visual central livre, mas menor que a óptica da lente intraocular, de modo que permita a presença estável da lente no saco capsular.

Durante o primeiro ano de vida, se a catarata for bilateral, a prescrição de óculos ou lentes de contato é a nossa opção. Nos casos unilaterais, até um ano de idade, lentes de contato (preferencialmente) ou lentes intraoculares podem ser utilizadas. Os refinamentos nas técnicas cirúrgicas, associados a lentes intraoculares de qualidade e dimensões compatíveis ao olho infantil e uma melhor compreensão do crescimento do olho pediátrico, deverão impulsionar a opção pelo implante primário de LIOs.

IMPLANTAÇÃO DE LENTES INTRAOCULARES NA CIRURGIA DA CATARATA INFANTIL

O uso de lentes intraoculares em crianças menores de dois anos ainda é controverso. A razão para isso é que o olho muda muito rapidamente o poder dióptrico em crianças pequenas. A título de exemplo, em um bebê de três meses de idade, será necessário uma LIO com 28-30D para emetropia, o que levaria à miopia significativa na vida adulta (Figura 50.15). Ao contrário de uma lente de óculos ou lentes de contato, não é fácil alterar o poder dióptrico de uma lente intraocular implantada.

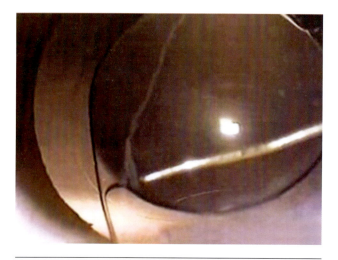

▶ **Figura 50.15** Implantação da lente intraocular.

Uma resposta inflamatória exacerbada continua sendo um óbice na implantação de lentes intraoculares em bebês. A uveíte fibrinosa é muitas vezes observada em aproximadamente 3 a 7 dias após a cirurgia. Os riscos da utilização dos esteroides devem ser considerados. A despeito de sua utilização, alguns pacientes desenvolvem uma membrana fibrosa densa, o que pode exigir a remoção cirúrgica.

A LIO implantada corrige a afacia, porém não corrige o astigmatismo e a hipermetropia residual para longe e perto. Isso significa que os óculos ainda serão necessários para alcançar a melhor visão. Persistem ainda alguns fatores de discussão na implantação de lentes intraoculares em pacientes infantis: previsão precária do poder da lente intraocular, opacificação do eixo visual, uveíte fibrinosa, captura óptica da LIO, fibrose capsular, inflamação, dificuldade técnica na cirurgia (LIO de adulto sendo implantada em olho infantil) e a rigidez escleral diminuída (dificultando a implantação).

Por outro lado, a correção com lentes de contato apresenta as seguintes dificuldades: pouca aderência ao tratamento e consequentemente ambliopia, alto índice de perda da lente, custo elevado, ceratites, vascularização e úlceras corneais. Por esses motivos, as lentes de contato não são aplicáveis em todos os casos, especialmente na maioria dos países em desenvolvimento.

A despeito dessas controvérsias, as lentes intraoculares estão gradualmente aumentando sua frequência. Em casos unilaterais é mais comum a indicação da implantação de LIO mais os óculos para corrigir a hipermetropia residual, especialmente quando a família teria dificuldades nos cuidados com lentes de contato. A implantação de LIO em casos bilaterais pode favorecer crianças com retardo mental, pois seriam candidatas limitadas para o uso de óculos ou lentes de contato.

O olho cresce rapidamente nos dois primeiros anos de vida. Se for implantada a LIO após dois anos de idade, o cálculo da LIO deverá ser mais preciso. O valor dióptrico residual projetado da refração pós-operatória é baseado na idade do paciente e na situação do olho contralateral. Como regra geral, adota-se o cálculo biométrico proposto por Elie Dahan, reduzindo em 20% o poder da LIO em pacientes de zero a dois anos de idade e reduzindo em 10% de dois a oito anos de idade. Como complemento, prescreve-se o residual da hipermetropia para a melhor visão de longe, mais a adição para perto na lente bifocal.

Alguns olhos são inadequados para a inserção de LIO: olhos microftálmicos, olhos com diâmetro corneal menor que 9 mm, olhos com uveíte crônica, associados à artrite reumatoide juvenil e síndrome da rubéola.

A principal vantagem da LIO é que fornece a correção contínua e permanente da afacia, atuando, dessa forma, na prevenção de ambliopia e propiciando o desenvolvimento visual normal. Recomenda-se que lentes de câmara anterior não sejam implantadas em crianças.

As LIOs em princípio devem ser dobráveis, de material acrílico hidrofóbico (biocompatibilidade), com diâmetro máximo de 12 mm e implantadas no saco capsular (para reduzir a inflamação intraocular e o risco de complicações). É possível que a pseudofacia boa possa ser melhor que a afacia boa corrigida. No entanto, é absolutamente certo que a pseudofacia ruim é muito pior que a afacia boa corrigida.

IMPLANTAÇÃO SECUNDÁRIA DE LIO

Para indicar o implante secundário de LIO, devem ser realizados exames que incluam acuidade visual, refração, biomicroscopia, fundoscopia sob midríase, tonometria e microscopia especular. O sucesso técnico do implante secundário depende muito de quanto restou de suporte capsular e da cirurgia primária de catarata.

A implantação secundária de lente intraocular deve ser realizada principalmente quando houver intolerância a óculos ou lentes de contato. Porém, deve ser evitada em casos de glaucoma, microftalmia, uveíte e vascularização fetal persistente. Nos casos em que a visão tenha bom desenvolvimento e não haja intolerância ao uso do óculos ou lentes de contato, a implantação secundária poderá ser realizada a partir de dois a três anos de idade.

Com suporte capsular presente

A avaliação pré-operatória deverá ser feita com dilatação pupilar para verificar a integridade do suporte capsular e a presença de sinéquias iridocapsulares.

Se a cirurgia de catarata foi realizada deixando-se uma borda da cápsula presente, o implante de uma lente intraocular secundária de câmara posterior será realizado.

Inicia-se a cirurgia com uma paracentese e é injetado viscoelástico na câmara anterior para o revestimento e proteção do endotélio e criar espaço para facilitar manobras adicionais. Se a dilatação pupilar é pobre ou se houver sinéquias, utiliza-se um gancho de Sinskey para retrair a íris e auxiliar na análise das relações iridocapsulares. As sinéquias caso ocorram, deverão ser desfeitas utilizando-se uma espátula de íris.

A seguir, injeta-se triancinolona na câmara anterior para identificar eventuais traves vítreas na câmara anterior. Se for detectado vítreo residual, uma vitrectomia anterior será realizada.

Na maioria das vezes, os folhetos anterior e posterior da cápsula estão aderidos e devem ser separados utilizando-se uma espátula e viscodissecção, para permitir o implante da LIO no saco capsular. Nos casos que essa manobra não seja possível, deixa-se o háptico no sulco e a óptica abotoada atrás da cápsula posterior (evita a descentração futura da LIO).

Em caso de fibrose severa, a margem deverá ser excisada utilizando microtesoura. O material proliferativo entre os dois folhetos deverá ser aspirado utilizando-se cânula de dupla via, ou irrigação-aspiração automatizada. O saco capsular será inflado com viscoelástico e a LIO de acrílico hidrofóbica será implantada.

Com suporte capsular ausente

Diversas técnicas têm sido preconizadas para fixação escleral de LIOs de câmara posterior. As lentes desenhadas para implante secundário, com orifício no háptico, proporcionam mais estabilidade e consequentemente são menos propensas ao mau posicionamento.

É fundamental a realização de retalhos esclerais para sepultar o nó da sutura, evitando a erosão, o que poderia levar à endoftalmite. A fixação das alças em meridianos ligeiramente oblíquos evita os grandes vasos arteriais do corpo ciliar e da íris, diminuindo a probabilidade de hemorragia, com a passagem das suturas de fixação.

CUIDADOS PÓS-OPERATÓRIOS

Em crianças, a cirurgia é apenas o início de um tratamento prolongado, fato que necessita ser enfatizado desde o princípio. O olho infantil reage comumente à cirurgia de catarata com muita inflamação. Para neutralizar essa reação, prescrevem-se colírios de prednisolona 1% a cada duas horas na primeira semana, a cada três horas na segunda semana, com redução gradual até a décima segunda semana. Associa-se o colírio antibiótico de ciprofloxacina 0,3%, a cada seis horas por duas semanas. Em casos em que a inflamação é exacerbada, prescreve-se prednisolona oral ou injetável. O uso de midriáticos e hipotensores oculares é prescrito ocasionalmente.

É de extrema importância realizar consultas semanais no primeiro mês de pós-operatório, quinzenais no segundo e terceiro mês e mensais entre o terceiro e o sexto mês. Serão necessários exames sob narcose para a prescrição da refração (e suas atualizações), medidas da pressão intraocular e fundoscopia.

Uma das prioridades é a correção da afacia e deve ser feito o mais breve possível. Nos países desenvolvidos, as lentes de contato são amplamente utilizadas, pois podem ser facilmente substituídas com as dioptrias modificadas. No entanto, exigem higiene meticulosa e isso as torna inadequadas em situações de higiene e saneamento precários. Nesses casos, as alternativas são óculos ou implantação de lentes intraoculares. A refração (com prescrição de óculos bifocais) deve ser verificada periodicamente, pelo menos a cada quatro meses até dois anos de idade, reduzindo a um controle semestral até cinco anos e anual após cinco anos de idade.

Ambliopia

As crianças com catarata congênita poderão desenvolver ambliopia em função da imagem embaçada, que é projetada na retina. O intuito da cirurgia de catarata é restaurar a nitidez da imagem, mas o cérebro ainda precisará aprender a "ver", e isso levará tempo.

A maneira eficiente de detecção e combate à ambliopia é manter atualizada a melhor visão corrigida em cada olho e a adesão ao tratamento antissupressivo, se necessário. Se um olho é de duas ou mais linhas pior que o outro, sem outra explicação aparente, provavelmente é amblíope e a criança precisará de tratamento, com oclusão do olho preferencial. O risco de ambliopia é maior durante o primeiro ano de vida e diminui muito após cinco anos de idade.

Complicações

A cirurgia da catarata congênita requer um procedimento cirúrgico que proporcione um eixo visual claro imediato (e a longo prazo), um método de correção da afacia e terapia agressiva para ambliopia se estiver presente. Extração extracapsular da catarata, com ou sem implante de LIO, é a técnica utilizada por muitos cirurgiões para remover cataratas pediátricas.

A elasticidade da cápsula anterior dos bebês dificulta a realização da capsulorrexe e a ocorrência de rasgaduras radiais não é infrequente. A pressão vítrea intraoperatória poderá estar elevada em função da baixa rigidez escleral. A miose intraoperatória é muito frequente e resulta da combinação da imaturidade do desenvolvimento da íris e da manipulação na íris, que pode ocorrer durante a cirurgia. A ruptura da cápsula posterior é uma ocorrência grave. Pode ser reconhecida pelo aprofundamento da câmara anterior, seguido de midríase. A diálise zonular aumenta muito o risco de perda vítrea e de material lenticular para a câmara posterior.

O olho infantil é conhecido por apresentar mais inflamação aos procedimentos. Uveíte pós-operatória pode ocorrer a partir da ativação mecânica e imunológica e resultar na formação de sinéquias posteriores, deposição de pigmento sobre a LIO, formação de membranas, captura pupilar e edema corneal. Em pacientes abaixo de dois anos de idade, a realização da capsulorrexe posterior e vitrectomia anterior é imperativa para manter o eixo visual livre. Quando a cápsula posterior é deixada intacta, tende a opacificar na maioria dos casos. Edema macular cistoide, descolamento da retina, subluxação e luxação da LIO e endoftalmite são ocorrências raras.

Não é demais relembrar que a remoção da catarata antes da quarta semana de idade aumenta o risco de desenvolvimento do glaucoma, enquanto a espera por mais de seis semanas de idade pode comprometer o resultado visual.

O glaucoma pode surgir no pós-operatório imediato, ou muitos anos mais tarde, e a sua frequência varia segundo alguns autores de 5% a 14% dos casos. Um fator complicativo é que as crianças comumente não cooperam com as medidas de pressões intraoculares, com a avaliação do disco óptico e com a documentação do campo visual.

ESTÍMULO SENSORIAL

Após a correção cirúrgica e a prescrição óptica adequada, faz-se necessário o imediato tratamento da ambliopia instalada por deprivação de estímulo visual. A orientação da oclusão dependerá da idade da criança e da intensidade da ambliopia. A acuidade visual nas crianças pré-verbais pode ser monitorada através dos métodos de acuidade visual de resolução (comportamental – Cartões de Acuidade de Teller ou eletrofisiológico-potencial visual evocado de varredura).

A deprivação de estímulos visuais, nos casos de catarata congênita bilateral, pode levar a um comprometimento às vezes severo no desenvolvimento visual. Sendo a visão o nosso principal canal de captação de informações e o que mais estimula o desenvolvimento global e a aprendizagem, é fundamental oferecer a esse bebê o mais cedo possível estimulação adequada por meio de um serviço de intervenção precoce.

Ao fim deste capítulo, enfatiza-se que há um elemento de urgência no atendimento de crianças portadoras de catarata. Caso elas não recebam o tratamento durante o período crítico, serão condenadas a terem baixa visão para sempre. Para se opor a essa situação, deve-se estimular a maior formação de profissionais habilitados e a multiplicação de postos de atendimento multidisciplinar para diagnóstico, cirurgia precoce e seguimento ambulatorial, criando condições de um futuro pleno de cidadania e de independência para esses pacientes.

REFERÊNCIAS CONSULTADAS

1. American Orthoptic Council, American Association of Certified Orthoptists, American Academy of Ophthalmology. Management of Infantile Cataracts. EUA: University of Wisconsin Press, 1997.
2. Claude Speeg-Schatz C, Flament J, Weissrock M. Congenital cataract extraction with primary aphakia and secondary intraocular lens implantation in the ciliary sulcus. J Cataract Refract Surg. 2005;31(4):750-6.
3. Cotlier E, Lambert SR, Taylor D. Congenital cataracts. Texas: Landes, 1994.
4. Ejzembaum F, Salomão SR, Waiswol M, Berezovsky A, Tartarella MB, Sacai PY, et al. Amblyopia after unilateral infantile cataract extraction after six weeks. Arq Bras Oftalmol. 2009;72(5):645-9.
5. Hiles DA. Intraocular Lens Implants in Children. New York: Grune & Stratton, 1980
6. Kuhli-Hattenbach C, Lüchtenberg M, Kohnen T, Hattenbach LO. Risk Factors for Complications After Congenital Cataract Surgery without Intraocular Lens Implantation in the First 18 Months of Life. Am J Ophthalmol. 2008;146(1):1-7.
7. Santana A, Waiswol M. The genetic molecular basis of congenital cataract. Arq Bras Oftalmol. 2011;74(2):136-42.
8. Vasavada AR, Praveen MR, Tassignon MJ, Shah SK, Trivedi RH, Van Looveren J, et al. Posterior capsule management in congenital cataract surgery. J Cataract Refract Surg. 2011;37(1):173-93.
9. Verçosa IC. Tartarela MB. Catarata na criança. Ceará: Celigrafica, 2008.
10. Waardenburg PJ, Franceschetti A, Klein D. Genetics and Ophthalmology. Springfield: Thomas, 1961.
11. Waiswol M, Almeida GV. Frequência de glaucoma pós cirurgia de catarata congenita. Arquivos Brasileiros de Oftalmologia, volume 58, 1995.
12. Waiswol M, Kasahara N. Lens subluxation grading system: predictive value for ectopia lentis surgery. Einstein. 2009;7:81-7.
13. Wilson ME, Trivedo RH, Pandey SK. Pediatric Cataract Surgery. Philadelphia: Lippincott Williams & Wilkins, 2005.
14. Zetterstrom C, Lundvall A, Kugelberg M. Cataracts in children. J Cataract Refract Surg. 2005;31(4):824-40.

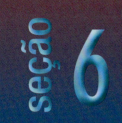

Glaucoma

Carmo Mandia Junior

Glaucoma

INTRODUÇÃO

O glaucoma foi citado pela primeira vez, por volta do ano 400 a.C., pelos gregos. A associação do glaucoma com pressões oculares elevadas foi encontrada nas escrituras árabes, no século X. Somente no século XIX, o glaucoma foi reconhecido como um grupo distinto de doenças oculares. Atualmente, o glaucoma é considerado como a maior causa de cegueira irreversível no mundo.

Em 1995, a Organização Mundial de Saúde apontava que o glaucoma era responsável pela cegueira de 5,1 milhões de pessoas e a segunda causa de cegueira bilateral. Os glaucomas de ângulo aberto e de ângulo fechado afetaram aproximadamente 66,8 milhões de pessoas e 6,7 milhões tinham cegueira bilateral no ano 2000.

Apesar de o glaucoma incidir com mais frequência em idosos, pode ocorrer em qualquer idade e trazer consequências significantes nas áreas da saúde e da economia, o que o torna um grande problema de saúde pública.

DEFINIÇÃO

O termo glaucoma não se refere a uma única doença, e sim a um grande grupo de doenças com diversos tipos de manifestações clínicas e histopatológicas que tem como denominador comum uma neuropatia óptica de características peculiares. Vários são os fatores de risco para o desenvolvimento do glaucoma e a elevação da pressão intraocular é o mais importante.

Compreender a dinâmica do humor aquoso, que se relaciona intimamente com a pressão ocular, é fundamental para o entendimento do glaucoma. A elevação da pressão ocular é o maior fator de risco e também o único entre todos os outros fatores de risco que se pode intervir para evitar a progressão da doença.

O avanço no conhecimento do glaucoma, das doenças sistêmicas e da genética permitirá melhor entendimento dos fatores que levam à neuropatia óptica glaucomatosa e poderá alterar nossa atual forma de classificar e tratar essa doença.

CLASSIFICAÇÃO

São vários os critérios utilizados para classificar os glaucomas. Podemos nos basear na etiologia ou no mecanismo, porém nenhuma classificação satisfaz plenamente. A classificação mais utilizada é a baseada no mecanismo fisiopatológico em que se separam os glaucomas de ângulo aberto dos de ângulo fechado e inclui os glaucomas relacionados às anomalias do desenvolvimento.

CLASSIFICAÇÃO DOS GLAUCOMAS

Glaucoma de ângulo aberto

1. Glaucoma primário de ângulo aberto
2. Glaucoma secundário de ângulo aberto

    a) Forma pré-trabecular
    - Membranas
    b) Forma trabecular
    - Acúmulo de material celular, pigmentar etc.
    c) Forma pós-trabecular
    - Aumento da pressão venosa episcleral
3. Glaucomas desenvolvimentais de ângulo aberto

    a) Glaucoma congênito primário
    b) Glaucomas desenvolvimentais associados a anomalias congênitas

Glaucoma de ângulo fechado

1. Glaucoma primário de ângulo fechado
2. Glaucoma secundário de ângulo fechado
3. Glaucomas desenvolvimentais de ângulo fechado

Glaucoma de ângulo aberto

O glaucoma ocorre em olhos com ângulo aberto e o mecanismo de resistência à drenagem do aquoso pode ser de etiologia primária, secundária ou desenvolvimental.

Glaucoma primário de ângulo aberto

A causa da obstrução trabecular nesse tipo de glaucoma é ainda desconhecida.

Glaucoma secundário de ângulo aberto

O glaucoma nesses casos pode ser devido a vários mecanismos. Na forma pré-trabecular, a drenagem do aquoso pode ser impedida pela presença de vários tipos de membranas que cobrem o seio camerular. Essas membranas podem ser de tecido fibrovascular do glaucoma neovascular, epitelial da síndrome endotelial iridocorneal etc.

Na forma trabecular, a obstrução ocorre na malha trabecular e pode ser devida a células pigmentares, restos de cristalino, fibrina, macrófagos, humor vítreo etc.

O tipo pós-trabecular pode ser por causa de um aumento da resistência no canal de Schlemm em razão de colapso ou ausência do canal, obstrução do canal por hemácias na anemia falciforme etc. A causa mais comum desse tipo de obstrução pós-trabecular é a elevação da pressão venosa episcleral.

Glaucomas desenvolvimentais de ângulo aberto

Glaucoma congênito primário

Ocorre geralmente devido à presença de tecido embrionário no seio camerular.

Glaucomas desenvolvimentais associados a anomalias congênitas

O glaucoma resulta de um desenvolvimento incompleto do sistema de drenagem do aquoso.

Glaucoma de ângulo fechado

Nessas formas de glaucoma, a câmara anterior é rasa e a drenagem do aquoso é bloqueada pela aposição da íris à malha trabecular.

Glaucoma primário de ângulo fechado

Nesses casos, a aposição da íris à malha trabecular pode ser devida a um bloqueio pupilar. Quando não há bloqueio pupilar, a causa mais comum é a íris em *plateau*.

Glaucoma secundário de ângulo fechado

Podem ocorrer dois tipos de mecanismos que contribuem para o fechamento angular: mecanismo anterior e posterior.

O **mecanismo anterior** ocorre quando a presença de tecido anormal preenche o seio camerular e subsequentemente se contrai, puxando a íris periférica em direção ao ângulo da câmara anterior.

No **mecanismo posterior**, a pressão aumentada atrás da íris a empurra sobre o ângulo da câmara anterior. Isso pode ocorrer com ou sem bloqueio pupilar.

A forma **com bloqueio pupilar** pode ocorrer devido à intumescência do cristalino, subluxação do cristalino, inflamação com sinequias posteriores etc.

A forma **sem bloqueio pupilar** ocorre quando o diafragma iridocristaliniano (ou íris-vítreo) é "empurrado" para a frente devido a formações que ocupam o espaço posterior, como tumor, hemorragia, congestão do corpo ciliar etc.

Glaucomas desenvolvimentais de ângulo fechado

Resultam do desenvolvimento incompleto do ângulo da câmara anterior ou de um fechamento secundário do ângulo devido a anomalias das estruturas oculares adjacentes (aniridia, anomalia de Peters etc.)

REFERÊNCIAS CONSULTADAS

1. Allingham RR, Damji KF, Shields MB. Shields textbook of glaucoma. 6.ed. Philadelphia: Lippincott Willians & Wilkins, 2011.
2. Barkan O. Glaucoma: Classification causes and surgical control – results of microgonioscopic research. Am J Ophthalmol. 1938;21:1099-17.
3. Susanna Jr R. Glaucoma. Rio de Janeiro: Cultura Médica, 1999.

capítulo 52

Niro Kasahara • Paula K. Nakamura • Carmo Mandia Junior

Glaucoma Primário de Ângulo Aberto

DEFINIÇÃO E EPIDEMIOLOGIA

O glaucoma é um grupo de neuropatias ópticas progressivas que resulta em uma aparência distinta do disco óptico, perda de campo visual e tem em comum a degeneração lenta e progressiva das células ganglionares da retina e seus axônios. A base biológica da doença e os fatores que contribuem para sua progressão ainda não são totalmente entendidos e caracterizados. Entretanto, a pressão intraocular (PIO) é o único fator comprovadamente tratável. Sem o tratamento adequado, o glaucoma pode progredir para incapacidade visual e eventual cegueira.

O tipo mais comum de glaucoma, o primário de ângulo aberto (GPAA) é definido como uma neuropatia óptica crônica e progressiva cujo principal fator de risco é a PIO. A estimativa do número de pessoas com as diversas formas de glaucoma, em 2010, era de 60,5 milhões, com projeção de 79,6 milhões em 2020. A cegueira bilateral por glaucoma afetaria 8,4 milhões de pessoas, em 2010, e 11,2 milhões, em 2020.[1]

Embora seja a segunda causa de cegueira no mundo, o glaucoma ainda é uma doença relativamente pouco conhecida do público geral e seu diagnóstico na prática clínica é subestimado. Estudos populacionais sugerem que mais da metade dos indivíduos nos Estados Unidos identificados com glaucoma não sabiam ser portadores da doença. No *Baltimore Eye Survey*, 56% e no *Proyecto VER*, 62% alegaram não saber que tinham glaucoma antes de participarem dos estudos.[2,3] Dados referentes à doença no Brasil são escassos. Em estudo de Almeida *et al* foi observada prevalência de 1,9% em pessoas com mais de 35 anos.[4]

FATORES DE RISCO E PATOGENIA

Em termos histológicos, o GPAA leva à perda progressiva das células ganglionares da retina e de seus axônios por apoptose. A patogenia da doença não é plenamente conhecida e acredita-se que diversos fatores atuem simultaneamente no seu desenvolvimento e progressão. Alguns deles foram descritos no glaucoma, como a PIO elevada (o mais importante), a fina espessura central da córnea (ECC), hemorragia no disco óptico, relação escavação/disco maior que 0,4, além dos fatores não oculares como idade avançada, etnia (indivíduos negros), história familiar (predisposição genética) e doenças vasculares (hipertensão arterial, vasoespasmo e hipotensão arterial noturna).

Duas grandes vertentes de pensamento investigacional sugerem possíveis mecanismos patogênicos: a teoria mecânica e a teoria vascular. É improvável que apenas uma delas possa explicar exclusivamente a patogenia da doença em todos os casos. Contudo, é possível elas atuem paralelamente no desenvolvimento da doença, uma mais intensamente em alguns casos do que a outra.

Teoria mecânica

Mais de 90% do humor aquoso deixa a câmara anterior do olho pela via convencional (trabecular). O humor aquoso atravessa as três partes do trabeculado, a saber, corneoescleral, uveal e justacanalicular. Após passar pela parede do canal de Schlemm por um mecanismo ainda não completamente esclarecido, o humor aquoso é conduzido pelos canais coletores até as veias aquosas, que fazem parte do sistema venoso episcleroconjuntival. O ponto de maior resistência à drenagem do humor aquoso, tanto nos indivíduos normais como nos glaucomatosos, é a parede interna do canal de Schlemm-trabeculado justacanalicular. Não se sabe, entretanto, porque a resistência à drenagem do humor aquoso aumenta no GPAA.

Quando a PIO atinge níveis além dos fisiológicos, o gradiente através da lâmina crivosa aumenta proporcionalmente e acarreta em estresse mecânico e deformação dos axônios das células ganglionares. Ainda em resposta ao aumento da PIO, o abaulamento posterior da lâmina crivosa, sua compressão e remodelamento contribuem para o característico aumento da escavação observado nos pacientes glaucomatosos. Desta forma, o fluxo axoplasmático retrógrado e anterógrado das fibras ganglionares da retina fica interrompido e leva à morte celular por insuficiência trófica. O efeito deletério da PIO é mais intenso nas porções superior e inferior do disco óptico, regiões que apresentam menor densidade de fibras colágenas e são mais sensíveis ao aumento da PIO.[5]

Teoria vascular

É grande a suspeita entre investigadores de que a isquemia tem início ou participa de alguma forma na lesão glaucomatosa do disco óptico. A teoria vascular considera que o GPAA ocorre por insuficiência circulatória no disco óptico. O fluxo sanguíneo em qualquer tecido é resultado da pressão de perfusão (diferença entre pressão arterial e pressão venosa) e da resistência ao longo da via entre artérias e veias. Quando a pressão venosa no disco óptico excede a PIO, a pressão de perfusão intraocular é reduzida.

Mesmo em olhos normais, a PIO exerce impacto na pressão de perfusão e a nutrição é mantida somente pela autorregulação, ou seja, trata-se de um fenômeno fisiológico em que a resistência se altera de forma dinâmica para manter o fluxo sanguíneo em nível constante para as atividades metabólicas, apesar de alterações na pressão de perfusão. Assim, a isquemia pode ocorrer no glaucoma se a autorregulação estiver prejudicada em um paciente, seja por deficiência inata ou, talvez, como resultado de doença vasoespástica.

O prejuízo à autorregulação pode ocorrer também se outra doença (um ateroma, por exemplo) tenha causado uso além da capacidade autorregulatória de modo que pouco ou nada possa ser utilizado para corrigir um insulto adicional provocado pela elevação da PIO. Além disso, a isquemia pode ser consequência de oclusões microvasculares provocadas por anormalidades plaquetárias ou na coagulação, o que talvez induza a uma forma de neuropatia óptica glaucomatosa independente da elevação da PIO.[6]

Outros fatores

A estimulação excessiva do sistema glutamatérgico, em particular o subtipo N-metil-D-aspartato pode contribuir para a morte das células ganglionares. Não se sabe, porém, se o excesso de glutamato tem efeito positivo ou negativo nas células ganglionares e se todas as diferentes classes de células respondem de modo diferente ao glutamato. Outros mecanismos incluem o funcionamento insuficiente da bomba celular e transportadores de glutamato, estresse oxidativo e formação de radicais livres, citocinas inflamatórias (fator de necrose tumoral e óxido nítrico) e imunidade aberrante. A resposta ao insulto inicial ao nervo óptico pode levar à neurodegeneração secundária entre as células ganglionares sobreviventes. Assim, apesar do insulto primário não afetar diretamente todas as células ganglionares e suas fibras, ele causa alterações no ambiente neuronal que, por sua vez, aumenta a vulnerabilidade dos neurônios restantes.[7]

Antecedente familiar e genética

Diferentes estudos populacionais avaliaram a importância do antecedente familiar para glaucoma no risco de desenvolvimento da doença. O *Baltimore Eye Survey* observou que 16% dos pacientes com GPAA referiram antecedente familiar positivo para a doença, comparados com os 7,2% dos indivíduos controle. O risco relativo para desenvolvimento de glaucoma foi, em média, de 2,85, com 3,69 para irmãos e 1,12 para os filhos de glaucomatosos.[8] No *Barbados Eye Study*, o risco relativo para aparecimento de GPAA foi de 2,43 para os indivíduos com história familiar positiva para glaucoma e 7,88 para os indivíduos do sexo masculino.[9] Posteriormente, Wu e Leske observaram associação positiva entre PIO mais elevada e história familiar positiva.[10] A importância da história familiar positiva no desenvolvimento do glaucoma foi estudada no *Blue Mountain Eye Study*. Dos 323 indivíduos com história familiar positiva, 18 (5,57%) apresentavam glaucoma e 32 (9,90%) hipertensão ocular. Se forem consideradas as 3.331 pessoas sem antecedente familiar para o glaucoma, 90 (2,7%) apresentavam a doença e 128 (3,84%) diagnóstico de hipertensão ocular.[11]

Ao estudar populações de gêmeos monozigóticos e dizigóticos, Kalenak e Paydar observaram que a média de variação da PIO entre os pares de gêmeos monozigóticos era menor do que a média de variação da PIO entre os pares de gêmeos dizigóticos, o que sugere o envolvimento de fatores hereditários na determinação da PIO.[12] Teikari *et al* avaliaram a ocorrência de glaucoma em dois pares de gêmeos monozigóticos. No primeiro, os dois irmãos apresentavam GPAA, ao passo que no segundo, um dos irmãos apresentava GPAA e o outro tinha PIO elevada sem lesão de nervo óptico ou defeito de campo visual.[13] Os mesmos autores avaliaram a concordância de diagnóstico entre gêmeos monozigóticos e dizigóticos com GPAA na Finlândia. Ao analisar um banco de dados epidemiológicos governamentais sobre pares de gêmeos e pacientes que tinham assistência ao tratamento pelo estado, o autor observou maior concordância de diagnóstico de GPAA com envolvimento de pares monozigóticos sugerindo que fatores genéticos tenham seu papel no desenvolvimento da moléstia.[14]

Atualmente são conhecidos três diferentes genes envolvidos na patogenia do glaucoma: *TIGR/MYOC*, *OPTN* e *WDR36*. Pelo menos 20 *loci* genéticos foram relatados e 11 *loci* cromossômicos designados GLC1A a GLC1K pelo Comitê de Nomenclatura do Genoma (HUGO HGNC). O papel de cada gene na patogenia do glaucoma é conforme população específica, ou seja, mutações em um gene em indivíduos glaucomatosos chineses podem, varia na maioria das vezes são, diferentes daquelas observadas em indivíduos latinos ou brancos europeus.

O primeiro gene a ser descoberto foi o miocilina (*TIGR/MYOC*). Até 20% dos pacientes com GPAA inicial apresentam defeitos neste gene. A maioria das famílias com mutações no *TIGR/MYOC* apresentam forma grave de GPAA com aparecimento precoce (antes dos 40 anos) e valores de PIO altos (acima de 30 mm Hg) e muitos necessitam de cirurgia. A herança deste gene é autossômica dominante.

O gene optineurin foi (*OPTN*) identificado em uma família britânica nos quais 15 dos 46 membros eram afetados por GPAA de pressão normal. A idade do diagnóstico variava entre 23 e 65 anos. Os valores da PIO se apresentavam nos valores normais com defeitos avançados de disco óptico e campo visual.

O gene *WD repeat domain 36* (*WDR36*) foi o terceiro gene a ser descoberto e mapeado no cromossomo 5q33-q35. Embora a função da proteína traduzida pelo gene seja desconhecida, sabe-se que ela participa de respostas imunes. Evidências recentes sugerem que o gene não é causa independente de glaucoma, mas possivelmente o gene modificador da gravidade da doença em indivíduo afetado.

DIAGNÓSTICO

O GPAA na fase inicial não causa qualquer sintoma aos portadores, mas ocorre perda periférica do campo visual com a progressão da doença. Mesmo nesta fase, uma vez que funcionalmente o campo visual do olho direito sobrepõe-se ao do olho esquerdo e vice-versa, o paciente raramente percebe alguma limitação na visão. Somente nas fases mais tardias, com a constrição do campo de visão e eventual acometimento da visão central (10° centrais do campo visual) o paciente pode referir diminuição da acuidade visual.

A autopercepção do paciente em relação à sua saúde também é seriamente comprometida nos pacientes glaucomatosos. A qualidade de vida foi avaliada por Cypel *et al* por meio do *Medical Outcome Study 36-item short-form Survey* em pacientes com diferentes tipos de glaucoma (inclusive GPAA). Os autores observaram que os pacientes com glaucoma apresentam pior estado funcional e pior sensação de bem-estar do que indivíduos não glaucomatosos.[15]

O diagnóstico do glaucoma baseia-se eminentemente na medida da PIO, na avaliação do disco óptico (DO) e camada de fibras nervosas da retina (CFNR) e avaliação do campo visual.

Medida da pressão intraocular

Como referido anteriormente, a PIO é considerada, no conceito moderno do GPAA, um fator de risco para o desenvolvimento da doença. Isto, porém, não diminui sua importância na propedêutica do glaucoma, uma vez que até agora é o único fator de risco controlável e sua redução é a modalidade terapêutica eficaz para impedir a progressão da doença.

Tonometria de aplanação de Goldmann e paquimetria

A tonometria é um método pouco eficaz para o diagnóstico do glaucoma. No entanto, é um exame fundamental para o acompanhamento de pacientes glaucomatosos e avaliação da eficácia do tratamento hipotensor ocular. A tonometria de aplanação de Goldmann (TAG) ainda é o exame utilizado na prática clínica diária e é considerado padrão-ouro nos ensaios clínicos. Tem como base o princípio de Imbert-Fick, que define a pressão no interior de uma esfera de paredes infinitamente finas como a força necessária para aplanar sua superfície dividida pela área de aplanação. A TAG é influenciada por um número de variáveis do tecido corneal, como curvatura, espessura e astigmatismo. Em córneas com astigmatismo acima de 3 dioptrias, as medidas com o tonômetro de Goldmann podem ser imprecisas e a PIO fica hipoestimada em córneas relativamente finas, bem como falsamente superestimadas nas córneas mais espessas.

Neste contexto, a paquimetria, ou medida da ECC assume grande importância. De fato, o *Ocular Hypertension Treatment Study* (OHTS) determinou que a ECC menor que 555 µm é um fator de risco independente para a conversão da hipertensão ocular em glaucoma.[16] Essa observação pode ser interpretada de modo simples como a influência da ECC na medida da PIO com a TAG. De qualquer forma, a paquimetria para determinação da ECC é importante nos pacientes com hipertensão ocular para avaliar o risco de desenvolvimento de glaucoma e evitar o tratamento desnecessário em pacientes com baixo risco. A determinação da ECC é importante também nos pacientes com tecidos mais finos e cuja medida da PIO pela TAG é hipoestimada.

Pacientes que apresentam sinais de progressão da doença e PIO aparentemente normal ou controlada podem ter córneas finas com valores de PIO hipoestimados pela TAG. Embora não exista um nomograma absolutamente preciso para corrigir as medidas da PIO pela TAG em função do desvio da ECC do seu valor médio, a incorporação da paquimetria na semiologia do glaucoma auxilia o raciocínio clínico e ajuda a quantificar a diminuição relativa da PIO em casos específicos. O tonômetro de Perkins é similar ao de Goldmann, porém é portátil e pode ser usado com o paciente em posição supina.

Histerese da córnea e *Ocular Response Analyzer* (ORA)

As propriedades biomecânicas da córnea incluem, além da sua espessura central, aquelas referentes aos materiais do tecido, a saber, fibras colágenas e matriz de sustentação, hidratação e a variação fisiológica provocada pela idade (a córnea tende a se tornar mais rígida com o envelhecimento). Esses fatores influenciam diretamente a medida da PIO pela TAG. A histerese representa um valor mais direto das propriedades biomecânicas da córnea.

O *Ocular Response Analyzer* (ORA, Reichert Corporation, EUA) é um instrumento novo que mede a resposta da córnea à indentação por um rápido pulso de ar. O equipamento faz duas medidas consecutivas em menos de um segundo: mede a força na qual a córnea se achata à medida que a pressão do pulso de ar aumenta e, depois, a força na qual ela volta ao normal quando a pressão do pulso diminui. Em razão das propriedades biomecânicas da córnea, ocorre diferença entre a primeira aplanação e a segunda, o que resulta em duas medidas diferentes de pressão. A diferença entre os dois eventos é o valor de histerese da córnea. O ORA corrige a medida da PIO pela histerese da córnea e, teoricamente, uma medida mais precisa da PIO. A dimensão objetiva da histerese da córnea abre perspectiva para medidas mais precisas da PIO. Esse método e a histerese, contudo, necessitam de maior comprovação científica.

Tonometria de não contato

A tonometria de não contato mede a PIO sem tocar o olho pelo cálculo do tempo necessário para uma força de ar achatar uma determinada área da córnea. As medidas obtidas com ela variam muito e frequentemente superestimam a PIO. São mais utilizados em programas de triagem em larga escala e por profissionais não médicos.

Tonopen

O tonopem é instrumento eletrônico portátil que aplana uma pequena área da córnea. É particularmente útil na presença de cicatrizes corneanas ou edema.

Tonometria com o *Pascal Dynamic Contour*

O tonômetro Pascal é um instrumento eletrônico que mede a PIO e a amplitude do pulso ocular. O aparelho não funciona conforme a tonometria de aplanação, mas sim no princípio de que a força aplicada na face interna da córnea pela PIO é igual à força da pressão medida em sua superfície externa quando o tecido se encontra em estado neutro (sem a ação de forças tangenciais). O tonômetro é composto por um sensor de pressão sólido montado em uma sonda aplicada na superfície da córnea. Ao tocar a córnea durante a medição, a PIO é detectada 100 vezes por segundo. As medidas então são digitalizadas e armazenadas na memória do aparelho. Um microprocessador determina a PIO e as flutuações pulsáteis causadas pelos batimentos cardíacos (amplitude do pulso ocular). A ponta da sonda foi projetada para causar mínima deformação na córnea. Acredita-se que as medidas da PIO com esse aparelho sejam menos influenciadas pela biomecânica da córnea.

Avaliação do disco óptico e da camada de fibras nervosas da retina

A semiologia estrutural do glaucoma inclui métodos qualitativos para avaliação do DO e da camada de fibras nervosas da retina (CFNR), além de métodos quantitativos para avaliação do DO e da CFNR peripapilar. Os axônios das células ganglionares da retina são as primeiras estruturas oculares a sofrerem o dano glaucomatoso. De fato, muitos pacientes podem ser diagnosticados pela observação cuidadosa do DO sem a confirmação do correspondente dano funcional (glaucoma pré-perimétrico). Por isso, é importante estudar detalhadamente o disco óptico e conhecer sua anatomia biomicroscópica e variações não glaucomatosas do padrão normal.

Avaliação qualitativa do disco óptico e da camada de fibras nervosas da retina

O exame do DO é o método mais valioso no diagnóstico precoce de glaucoma, uma vez que a aparência do nervo óptico geralmente muda antes que a perda do campo visual seja detectada. A literatura tem mostrado que até metade das células ganglionares da retina e seus axônios podem ser perdidos antes que o campo visual mostre evidência de glaucoma. Dessa forma, a perda visual geralmente não é percebida a menos que a doença esteja em estado avançado.

Os métodos qualitativos de avaliação do DO são realizados com a utilização do oftalmoscópio direto que permite a visão do disco sem a visão estereoscópica ou através da biomicroscopia de fundo com lente de Volk de 78 D ou 90 D. A documentação das características do disco óptico ao longo do tempo é muito importante. Antigamente, ela era feita com lápis colorido e desenhos das papilas, mas foi substituída por fotografias estereoscópicas seriadas que são uma forma útil de avaliar alterações do DO no seguimento dos pacientes com glaucoma.

Os sinais característicos observados na biomicroscopia da papila descritos na literatura incluem: assimetria de escavação (diferença superior a 0,2) entre ambos os olhos, atrofia setorial da camada de fibras nervosas

Capítulo 52

da retina (sinal de Hoyt), atrofia da retina peripapilar, defeito localizado da rima neural até a borda do disco (*notch*), aumento concêntrico da escavação, aumento vertical da escavação, discrepância palidez-escavação (escavação pintada de rosa), escavação nasal, desnudamento de vaso circunlinear, vaso em passarela, vaso em baioneta e hemorragia do disco.[17] (Ver Figuras 52.1 a 52.6). Muitos destes sinais são, por si mesmos, suficientes para o diagnóstico da neuropatia óptica glaucomatosa. Entretanto, todos são qualitativos, o que torna difícil a avaliação da progressão da neuropatia pelo aumento da escavação ou da atrofia da CFNR baseado na fotografia do DO.

Avaliação quantitativa do disco óptico e da camada de fibras nervosas da retina

Os equipamentos que avaliam de forma objetiva os parâmetros estruturais do DO e da CFNR foram uma adição útil na semiologia do glaucoma. Eles utilizam tecnologias como a oftalmoscopia confocal a *laser*, a tomografia de coerência óptica e a polarimetria de varredura a *laser* que serão descritas brevemente a seguir.

Oftalmoscopia confocal a *laser*

A oftalmoscopia confocal a *laser* (HRT II, Heidelberg Engineering, Heidelberg, Alemanha) fornece uma imagem topográfica tridimensional da cabeça

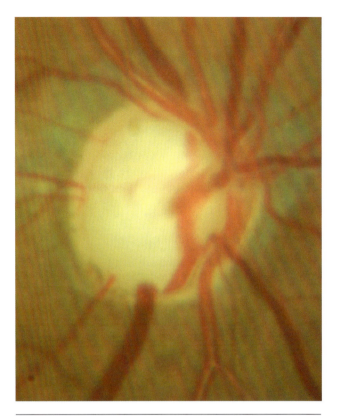

▶ **Figura 52.2** Vaso em baioneta. Observe que na região inferior do disco o vaso se esconde atrás do plano da retina.

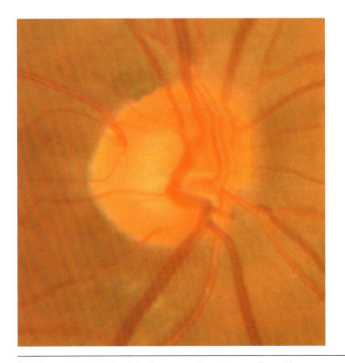

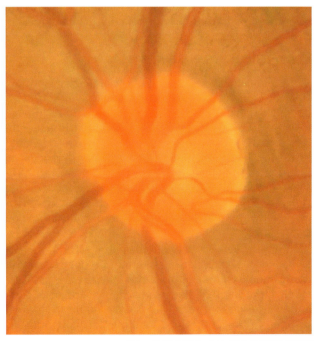

▶ **Figura 52.1** Assimetria de escavação entre os olhos. Observe que a escavação do OD é maior que a do OE. A escavação é definida pela deflexão dos vasos, que neste caso é maior que a palidez do disco (escavação pintada de rosa).

do nervo óptico construída por uma série de imagens seccionais de vários planos focais com resolução de 256 × 256 *pixels*. Cada *pixel* representa a altura da retina naquela localização em relação ao plano de referência. Trinta e dois cortes coronais são obtidos em intervalos de 3,5 mm. Além da imagem colorida da topografia da cabeça do nervo óptico, medidas da área e volume da escavação e área e volume da rima neural são fornecidas. O contorno da imagem do DO é desenhada pelo próprio examinador. A diferenciação entre glaucoma e condição normal pode ser realizada com a *Moorfields regression analysis* que está impressa no próprio exame.

Tomografia de coerência óptica

A tomografia de coerência óptica (*Optical coherence tomography* ou OCT, Carl-Zeiss Meditec, Dublin, Califórnia, EUA) é feita por um aparelho com tecnologia que provê imagens em cortes seccionais da cabeça do nervo óptico de alta resolução (7 µm) com uma fonte de luz de diodo (LED). O feixe de luz é escaneado transversalmente através do olho, como na ultrassonografia, para produzir imagens transversais do tecido em estudo. Para a análise específica do glaucoma, o OCT fornece cortes lineares do DO e cortes circulares ao seu redor para análise da CFNR peripapilar.

O corte circular ao redor do DO tem diâmetro de 3,37 mm e fornece uma medida da espessura da CFNR. O valor é apresentado para cada quadrante e setor de 1 hora nos 360°. Eventuais defeitos focais da CFNR podem ser detectados, medidos e comparados com avaliações posteriores. Os parâmetros *inferior average* e *average thickness* parecem ser os mais específicos para diferenciar os indivíduos normais dos glaucomatosos.

Polarimetria de varredura a *laser*

A polarimetria a *laser* (GDx, Carl-Zeiss Meditec, Dublin, Califórnia, EUA) provê avaliação quantitativa da CFNR peripapilar por meio de uma fonte de luz *laser* de diodo polarizada (780 nm). A distribuição paralela da CFNR em forma de microtúbulos cria uma birrefringência linear de modo que as alterações na polarização podem ser medidas quando a luz atravessa o tecido. A alteração na polarização do feixe de luz (retardo) é proporcional à espessura do meio birrefringente e computado pelo equipamento como índice de espessura da CFNR.

Em sua versão mais atualizada, o GDx VCC (*variable corneal compensation*) analisa a polarização da córnea que é calculada individualmente para cada paciente e proporciona uma avaliação mais precisa. Uma atualização do *software* (GDx ECC, *enhanced corneal compensation*) permitiu a melhora da qualidade das imagens de modo que os padrões de birrefringências atípicos relacionados à idade e à miopia tornaram-se menos frequentes. Entre todos os índices fornecidos pela análise do aparelho, o NFI (*nerve fiber indicator*) parece ser o mais sensível e específico para o diagnóstico de glaucoma.

Avaliação do campo visual

A semiologia funcional do glaucoma é realizada pela avaliação do campo visual (perimetria) por meio de exames seletivos e não seletivos quanto ao subtipo de célula ganglionar da retina. A perimetria computadorizada acromática convencional é o exame mais utilizado tanto

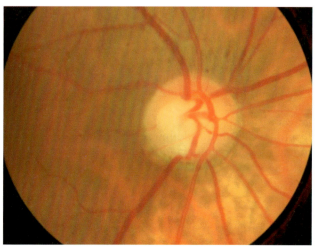

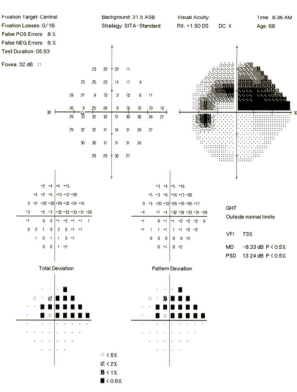

▶ **Figura 52.3** *Notch* inferior. A perda da rima neural chega até a borda do disco óptico. A perimetria computadorizada revela defeito superior correspondente.

Capítulo 52

para o diagnóstico como acompanhamento do glaucoma e serve ainda para determinar a gravidade da doença. A perimetria computadorizada é um exame psicofísico subjetivo e, por isso, é influenciado pela atenção do paciente.

Por serem tipicamente secundários aos defeitos da CFNR, os defeitos perimétricos no glaucoma apresentam particularidades que ajudam a diferenciá-lo de outras doenças. Eles quase sempre são localizados nos 30° centrais, iniciam-se do lado nasal, respeitam o meridiano horizontal no aspecto nasal do campo visual e, em geral, são localizados.

Perimetria acromática convencional

A perimetria convencional é o exame mais utilizado na prática clínica. Não é útil para o diagnóstico precoce da doença, mas é o principal método funcional para o seguimento de pacientes glaucomatosos. Ela pesquisa o limiar de sensibilidade para cada ponto específico do campo visual e é inespecífico quanto ao subtipo de célula ganglionar da retina. Os campímetros Humphrey (Carl-Zeiss Meditec, Dublin, Califórnia, EUA) e Octopus (Haag-Streit, Suíça) são os mais utilizados nos ensaios clínicos. Os programas Central 24-2 e SITA 24-2 do campímetro Humphrey são os de preferência. A estratégia SITA foi desenvolvida com o objetivo de reduzir o tempo de realização do exame sem prejuízo à sua sensibilidade. Ela praticamente substituiu a estratégia convencional na prática clínica. A estratégia TOP é equivalente à SITA do perímetro Octopus.

Para a interpretação dos resultados do exame de campo visual, utilizam-se critérios específicos de anormalidade. Os critérios definidos por Anderson (1992) são os mais utilizados na prática clínica (Quadro 52.1).[18] Eles podem ser utilizados na estratégia SITA ao substituir o índice CPSD pelo PSD.[19] A aplicação de qualquer desses critérios sugere a presença de defeito glaucomatoso, mas o bom senso clínico diferenciará o defeito de fato de possíveis artefatos.

QUADRO 52.1 Critérios de Anderson para defeito glaucomatoso mínimo.

Três ou mais pontos adjacentes com p < 5% no *pattern deviation*, um deles com P < 1%

GHT *outside normal limits*

CPSD com *P* < 5%

Na perimetria convencional, o estímulo luminoso apresentado durante o exame tem o tamanho III de Goldmann. Recentemente, Mattos *et al* observaram que ao diminuir o tamanho do estímulo (tamanho I de Goldmann, 0,25 mm²) o exame perimétrico torna-se mais sensível para o diagnóstico funcional precoce do glaucoma.[20]

A perimetria computadorizada é utilizada também para a avaliação da progressão do dano funcional dos pacientes glaucomatosos. O defeito glaucomatoso pode progredir com o aumento da extensão do defeito inicial, piora da profundidade (diminuição do limiar de sensibilidade) do defeito inicial ou com o aparecimento de um defeito em outra região do campo visual. A análise de progressão funcional do glaucoma é difícil pela própria subjetividade do exame e, por isso, a progressão deve ser sempre confirmada por dois ou três exames consecutivos.

O perímetro Humphrey oferece programas específicos para análise de progressão, como o *Glaucoma*

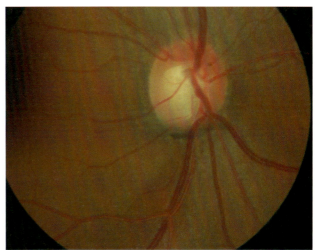

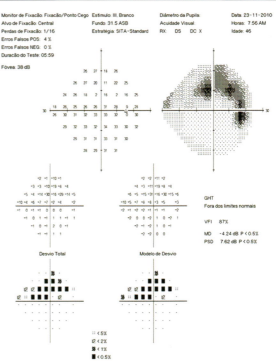

▶ **Figura 52.4** Defeito localizado da CFNR inferior (sinal de Hoyt) associado à *notching* do disco. Observe a correspondência com o escotoma arqueado superior na perimetria computadorizada.

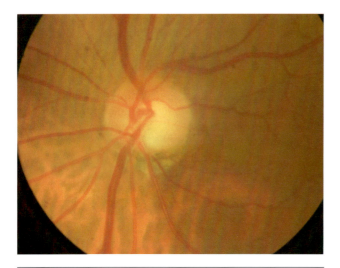

▶ **Figura 52.5** Atrofia peripapilar associada ao defeito inferior da rima neural.

Change Probability e o *Glaucoma Progression Analysis*, que é específico para a estratégia SITA. Outra forma para avaliar a progressão é pela análise ponto a ponto. Nesse método, a progressão é definida pela piora em dois pontos contíguos ou adjacentes ao defeito inicial em 10 dB.

A frequência com que se realizam os exames de campo visual varia conforme a gravidade da doença, mas, em geral, dois a três exames por ano são suficientes nos pacientes relativamente estáveis e nos estádios iniciais. Para os casos mais graves e de suspeita de progressão, exames adicionais devem ser realizados.

Perimetria azul-amarelo

A perimetria azul-amarelo ou perimetria de ondas curtas (SWAP) foi desenvolvida para antecipar o diagnóstico funcional precoce do glaucoma. O exame utiliza um estímulo azul que é projetado sobre a cúpula iluminada em amarelo. O SWAP está disponível tanto nos campímetro Humphrey quanto no Octopus. Esse método perimétrico pesquisa especificamente a subpopulação de células ganglionares biestratificadas B-Y. Acredita-se que seja capaz de detectar o dano funcional até 5 anos antes do que a perimetria convencional e a progressão pode ser observada mais precocemente.

Para a interpretação dos resultados da SWAP, pode-se utilizar critérios específicos, como os de Polo et al (Quadro 52.2).[21] A interpretação do exame nos casos iniciais pode ser mais precisa pela análise do gráfico *pattern deviation* e dos índices PSD e GHT.

QUADRO 52.1 Critérios de Polo para defeito glaucomatoso na SWAP.
Quatro ou mais pontos no *total deviation* com $P < 5\%$
Três ou mais pontos no *total deviation* com $P < 1\%$

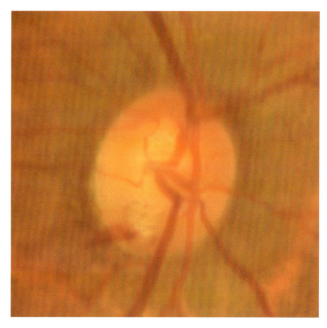

▶ **Figura 52.6** Hemorragia do disco óptico.

A SWAP apresenta algumas desvantagens. É um exame demorado, pois leva de 14 a 18 minutos em média para ser realizado. Esse problema foi resolvido com o SITA-SWAP, versão mais recente do exame que utiliza a estratégia rápida com acentuada redução no tempo de exame. A variabilidade interteste (*longterm fluctuation*) também limita seu uso rotineiro. Além disso, o exame é sensível às alterações na densidade do cristalino e impreciso nos pacientes com catarata.

Perimetria de dupla frequência

A perimetria de dupla frequência (FDT) é baseada no princípio da dupla frequência, ou seja, a alternância de barras escuras e claras dá a impressão de ter o dobro do número de barras quando apresentadas em baixa frequência espacial e alta frequência temporal. É um fenômeno mediado pelas células ganglionares My que correspondem a 15% das células ganglionares da retina e apresentam a propriedade de resposta não linear.

O FDT *Visual Field Instrument* (Carl Zeiss Meditec, Dublin, Califórnia, EUA) oferece os programas *full-threshold* e *screening* para a pesquisa da sensibilidade ao contraste nos 20° ou 30° centrais. É um exame rápido e pode ser realizado com a correção óptica do próprio paciente. Para a interpretação dos resultados do exame, pode-se estabelecer como critério diagnóstico a presença de uma única área com $P < 5\%$ (mais sensível e menos específico) ou duas áreas adjacentes com $P < 5\%$ (menos falsos positivos). É utilizado no diagnóstico funcional precoce do glaucoma e, em comparação com a SWAP, mais sensível nos casos de glaucoma pré-perimétrico.

A versão mais recente do aparelho, o FDT *Matrix*, apresenta estímulos menores e, consequentemente, maiores áreas do campo visual podem ser estudadas. Entretanto, a possível superioridade dessa versão ainda necessita de comprovação.

Perimetria *flicker*

Esse método de avaliação funcional mede a frequência de fusão crítica (FFC) em diferentes pontos do campo visual. A FFC é a frequência máxima que um estímulo luminoso piscante funde-se em um aparente estímulo luminoso contínuo. O perímetro (Octopus) apresenta um estímulo luminoso de contraste fixo e, durante o exame, a frequência com que pisca é aumentada. O paciente é instruído a responder se percebe o estímulo como uma luz piscante ou contínua. Nos estádios iniciais do glaucoma, uma pequena diminuição no limiar de sensibilidade corresponde a uma importante perda da FCC. Portanto, a perimetria *flicker* é mais sensível no diagnóstico precoce da doença. Outra vantagem desse método é que não sofre influências das opacidades dos meios ópticos.

Avaliação do seio camerular (gonioscopia)

A gonioscopia é o exame que avalia a amplitude e as características do seio camerular, ou seja, o ângulo formado entre a face anterior da íris e o endotélio da córnea. Nessa região do olho, são encontradas as estruturas que formam o sistema de drenagem do humor aquoso. O exame gonioscópico é fundamental para diferenciar os glaucomas de ângulo aberto dos glaucomas de ângulo estreito. Os tecidos observáveis à gonioscopia num seio camerular aberto e normal são a linha de Schwalbe, o trabeculado pigmentado, o esporão escleral, a sombra do músculo ciliar e a raiz da íris.

O exame deve ser realizado com lentes específicas para gonioscopia, pois os raios luminosos provenientes do ângulo da câmara anterior são refletidos internamente por excederem o ângulo crítico da interface corneal de 46°. Podem ser usados os tipos de lente direta e indireta.

Gonioscopia direta

As lentes de gonioscopia direta são côncavas de 50 dioptrias que permitem a observação simultânea dos dois olhos para comparação (com aplicação de uma lente em cada olho). As lentes de Koeppe, Worst e Barkan são exemplos de lentes utilizadas para gonioscopia direta.

Gonioscopia indireta

As lentes de gonioscopia indireta neutralizam o poder dióptrico da córnea e refletem, por meio de espelho, os raios luminosos, em ângulo reto e geram uma imagem invertida. As lentes de Goldmann e Magnaview são as mais utilizadas e permitem excelente imagem do seio camerular. As lentes de Zeiss e Sussman têm diâmetro menor e, por isso, permitem a indentação da córnea (gonioscopia dinâmica), o que permite diferenciar o ângulo estreito por aposição da íris das goniossinéquias.

Biomicroscopia ultrassônica (UBM)

A UBM (Paradigm Medical Industries Inc., Salt Lake City, Utah, EUA) utiliza sonda com frequência de 50 MHz e profundidade de penetração de 5 mm para fornecer imagens com resolução tissular de 50 μ. O exame é realizado com técnica de imersão. A sonda necessita de solução salina como meio de contato e as imagens em tempo real são observadas num monitor. A estrutura mais importante para avaliação e orientação no seio camerular é o esporão escleral, visível como o ponto mais anterior e interno na linha que separa a esclera do corpo ciliar. A técnica é utilizada no glaucoma para se avaliar o seio camerular, principalmente nos casos de bloqueio pupilar, síndrome da íris em *plateau*, glaucoma maligno e glaucoma traumático. A UBM não substitui a gonioscopia, mas é um método objetivo e permite medições específicas para avaliação do ângulo da câmara anterior.

Tomografia de coerência óptica do segmento anterior

Essa técnica permite a aquisição de imagens numa frequência de oito quadros por segundo (2.000 A *scans* por segundo) com resolução transversal de 60 μm e resolução transversal de 10 a 20 μm. Além disso, o uso de varredura óptica de largo campo (16 mm) e amplitude axial profunda (8 mm) faz com que o OCT do segmento anterior capte a imagem transversal da câmara anterior em apenas um quadro. Após a aquisição, elas são processadas por um *software* específico que compensa o índice de refração entre a interface lágrima-ar, córnea e humor aquoso para corrigir as dimensões físicas das imagens.

Essa tecnologia permite que diferentes medidas oculares sejam executadas sem contato, como a paquimetria, a goniometria, configuração da íris e lente, bem como a documentação do resultado de cirurgias antiglaucomatosas. Duas unidades estão disponíveis comercialmente: SL OCT (Heidelberg Engineering, Heidelberg, Alemanha) e Visante OCT (Zeiss Meditec, Jena, Germany). O OCT de segmento anterior demonstrou alta reprodutibilidade inter e intraobservador, é tão preciso quanto a ultrassonografia e é mais confortável para o paciente.

TRATAMENTO

O objetivo do tratamento do GPAA é preservar a função visual do paciente e manter a um custo razoável sua qualidade de vida, que é influenciada diretamente pela doença, pelas drogas antiglaucomatosas (efeitos colaterais locais e sistêmicos e frequência de instilações) e pelo temor de possível cegueira.[22]

O único tratamento comprovadamente eficaz no glaucoma é a redução da PIO. O EMGT demonstrou claramente o efeito benéfico do tratamento hipotensor ocular em pacientes com glaucoma em fase inicial.[23] Esse estudo acompanhou dois grupos de pacientes com glaucoma em fase inicial. O grupo de estudo foi submetido à trabeculoplastia a *laser* e terapia tópica ocular com betaxolol. Já o grupo controle foi acompanhado sem nenhum tratamento. Após seguimento de seis anos, 45% dos pacientes do grupo de estudo evoluíram com progressão estrutural e/ou funcional do glaucoma comparados com 62% dos indivíduos do grupo controle.

Para cada paciente é definida uma pressão alvo, ou seja, o valor teórico da PIO que se acredita ser a ideal para impedir a progressão do glaucoma no paciente específico. Seu cálculo é individual e ajustável ao longo do tratamento. Para a determinação da pressão alvo, deve se considerar a idade e expectativa de vida do paciente, o nível da PIO em que ocorreu a lesão glaucomatosa, o estádio evolutivo da doença e fatores de risco adicionais. A PIO pode ser reduzida por meio de medicamentos tópicos oculares, *laser* e meios cirúrgicos.[22]

Tratamento clínico

O princípio básico do tratamento clínico do glaucoma é a monoterapia. Inicia-se o tratamento com uma única droga eficaz com poucos efeitos colaterais e que possa ser instilada uma ou duas vezes ao dia. Se a resposta hipotensora for insuficiente, recomenda-se a substituição da droga de primeira escolha. Se o efeito hipotensor for adequado, mas a pressão alvo não foi atingida, inicia-se a associação de drogas de outras classes terapêuticas. A associação se faz até que se tenha atingido a máxima terapia clínica tolerada pelo paciente.[22]

As medicações hipotensoras diminuem a PIO por reduzir a produção do humor aquoso ou aumentar sua facilidade de escoamento pelas vias convencionais ou não convencionais. Atualmente, existem cinco grandes classes de drogas utilizadas no tratamento do GPAA:

- Agonistas do receptor de acetilcolina (colinérgicos ou mióticos);
- Agonistas adrenoceptores (α-2 agonistas);
- Inibidores da anidrase carbônica;
- Antagonistas beta-adrenérgicos (β-bloqueadores);
- Análogos das prostaglandinas.

Qualquer medicação disponível para o tratamento da neuropatia óptica glaucomatosa apresenta efeitos adversos potenciais e envolve uma medida de risco e gasto financeiro. A medicação de primeira escolha geralmente é um β-bloqueador (seletivo ou não seletivo) ou um análogo da prostaglandina tópicos. As drogas de segunda escolha incluem os agentes alfa agonistas e os inibidores da anidrase carbônica. Os agentes parassimpatomiméticos, mais comumente a pilocarpina, são considerados opções de terceira linha.[24] As medicações de segunda escolha também são eficazes para promover redução adicional da PIO nos pacientes não controlados com monoterapia (uma única medicação).

A introdução de novas classes de medicações hipotensoras (α-2 agonistas, inibidores da anidrase carbônica e análogos das prostaglandinas) na última década contribuiu para uma mudança no padrão de prescrição médica. O número de combinações de tratamento medicamentoso possível aumentou proporcionalmente. Webers *et al* revisaram as combinações de duas, três ou quatro medicações para apresentar evidências científicas da eficácia hipotensora das opções medicamentosas na situação em que a droga de primeira escolha tenha sido eficaz mas, redução adicional da PIO é necessária.[25]

Revisão sistemática da literatura inicialmente revelou 2.729 artigos. Após processo de seleção criterioso, 42 deles foram considerados elegíveis para inclusão. Alguns foram excluídos quando o objetivo primário do estudo não era a PIO. Adicionalmente, aqueles que relatassem resultados de monoterapias também foram excluídos. A grande maioria dos braços de estudo relatou combinações de um β-bloqueador com inibidor da anidrase carbônica ou combinações de um β-bloqueador com análogo da prostaglandina. Para um grande número de combinações, nenhum estudo elegível estava disponível nem puderam ser incluídos.

A revisão demonstrou que a combinação de drogas resulta em redução adicional da PIO. A magnitude exata dessa redução e os pacientes que dela se beneficiariam permanece obscura. Em muitos estudos, nenhuma informação quanto ao valor da PIO na fase de *run in* foi encontrada. Esse tipo de informação é importante para determinar se foram incluídos preferencialmente pacientes com PIO elevada não tratados ou pacientes não responsivos às medicações da fase *run in*.

Outra questão que limita a interpretação é o fato de que os *time points* das medidas da PIO antes e depois da introdução das medicações deveriam estar relacionados, respectivamente, com seus horários de pico de ação e de menor efeito. Além disso, as diferenças entre o uso concomitante das medicações e combinações fixas de drogas também podem interferir na interpretação dos resultados.[25]

Como em qualquer doença crônica, o tratamento eficaz depende da minimização dos efeitos adversos da terapia concomitante ao aumento da fidelidade. A introdução de uma variedade de medicações potentes e bem toleradas nos últimos anos permitiram aos oftalmologistas escolher um regime terapêutico individualizado para cada paciente e, portanto, tratar do glaucoma de modo mais efetivo.[26]

Antagonistas adrenérgicos

Os antagonistas adrenérgicos (β-bloqueadores) são utilizados no tratamento do glaucoma desde a década de 1960. Os β-bloqueadores diminuem a PIO por bloquear a capacidade das catecolaminas de se unir aos receptores e inibir a ativação da adenilciclase e síntese de AMP cíclico (diminui a produção ativa de humor aquoso). O início de sua ação se dá em 30 minutos, o pico de ação se dá em duas horas, com prescrição a cada 12 h ou uma vez pela manhã.

Seus efeitos colaterais locais são poucos e infrequentes; já os sistêmicos são os maiores limitadores de seu uso contínuo e incluem broncoespasmo, bradicardia, aumento da fração LDL de colesterol, impotência sexual e depressão. Os β-bloqueadores disponíveis na formulação tópica ocular são o maleato de timolol, betaxolol, levobunolol, metipranolol e o carteolol. Esse último, porém, não está disponível comercialmente no Brasil.

O betaxolol faz parte de uma classe específica de inibidores cardiosseletivos e é estatisticamente menos efetivo para reduzir a PIO em relação ao timolol. Apresenta, contudo, a vantagem de provocar menos efeitos colaterais, especialmente no sistema pulmonar.

Agonistas α-2 adrenérgicos

Os agonistas α-2 adrenérgicos (brimonidina) diminuem a PIO por causar a diminuição da produção do humor aquoso e, em menor quantidade, por aumentar a drenagem do humor aquoso. Sua eficácia é semelhante a do timolol com prescrição a cada 8h (quando prescritas como monoterapia) ou a cada 12h (quando em associação com β-bloqueadores). São utilizados também para prevenir o pico hipertensivo imediato após aplicações de Nd:YAG laser.[27] Os efeitos colaterais locais incluem ardor, alergia e midríase leve. A brimonidina deve ser usada com cautela em crianças por causar depressão respiratória.

Mióticos

Os mióticos foram as primeiras drogas a serem utilizadas no tratamento do glaucoma. Podem diminuir a PIO por meio de dois mecanismos de ação diferentes: ação direta nos receptores muscarínicos ou potencialização da ação das enzimas que hidrolizam a acetilcolina.

O miótico mais utilizado é a pilocarpina. Trata-se de alcaloide extraído do jaborandi (*Pilolarpus penatifolius*) – (*Pilocarpus jaborandi*) e conhecido desde 1876. A pilocarpina tem ação direta sobre o músculo ciliar. A contração das fibras longitudinais traciona o esporão escleral, separa as lâminas trabeculares e facilita a drenagem do humor aquoso. É apresentada na concentração de 2% e 4%, tem seu início de ação após 1h e o efeito dura de 4 a 8h, devendo, por isso, ser instilada a cada 6 ou 8 h. Os efeitos colaterais locais mais importantes são miose (e consequente diminuição da acuidade visual), miopia acomodativa, cefaleia e dor ocular. Os efeitos colaterais sistêmicos são poucos e incluem salivação e sudorese. Atualmente, a pilocarpina tem sido pouco utilizada no tratamento do glaucoma.

Inibidores da anidrase carbônica

Os inibidores da anidrase carbônica existem na forma tópica e sistêmica. A anidrase carbônica catalisa a reação de formação de íons bicarbonato (HCO_3^-) de uma molécula de água (H_2O) e gás carbônico (CO_2). Como essa reação está envolvida na produção do humor aquoso nas células do epitélio não pigmentado do corpo ciliar, a inibição da anidrase carbônica leva à diminuição da PIO. Os inibidores sistêmicos podem diminuir a PIO em até 50%. Os efeitos colaterais limitam seu uso crônico e incluem hipocalemia, sensação de formigamento nas extremidades dos membros, mal-estar geral, calculose renal e anemia aplásica.

Por serem estruturalmente semelhantes às sulfonamidas, os inibidores da anidrase carbônica não devem ser usados em indivíduos com alergia a sulfas. A acetazolamida é a principal droga dentro desta classe e prescrita na concentração de 250 mg a cada 6h por via oral. A metazolamida e a daranida não estão disponíveis para uso no Brasil. Os inibidores da anidrase carbônica tópicos são mais seguros e causam menores efeitos colaterais. São prescritos a cada 8h quando em monoterapia ou a cada 12h quando em associação com o timolol. Os efeitos colaterais locais mais comuns são ardor ocular e embaçamento visual. As duas representantes desta classe são a dorzolamida e a brinzolamida.

Análogos de prostaglandina e prostamida

São as drogas que se tornaram primeira linha no tratamento do glaucoma em razão de sua única aplicação diária, dos mínimos efeitos colaterais sistêmicos e efetiva capacidade da abaixar a pressão intraocular.

As prostaglandinas são ácidos graxos naturais derivados do ácido araquidônico pela via da cicloxigenase. Várias classes de prostaglandinas são conhecidas e as que estão envolvidas na regulação da PIO agem nos receptores prostanoides, a saber, DP (PGD_2), EP_{1a4} (PGE_2), FP ($PGF_{2\alpha}$), IP (PGI_2) e TP (TxA_2). Seu efeito hipotensor é conhecido desde a década de 1980, porém sua utilização clínica era impossível, pois causava dor ocular, cefaleia e intensa hiperemia conjuntival. O desenvolvimento de análogo sintético da $PGF_{2\alpha}$ permitiu a inauguração dessa nova classe terapêutica antiglaucomatosa.

A latanoprosta é uma pró-droga esterificada lipofílica que sofre hidrólise na córnea e se transforma em ácido de latanoprosta. É seletiva para os receptores FP e diminui a PIO por aumentar a drenagem pela via uveoscleral. Clinicamente é utilizada uma vez ao dia e seu efeito hipotensor é superior a qualquer outra medicação tópica ocular. Praticamente inexistem efeitos colaterais sistêmicos (sua concentração é de apenas 0,005%) e os efeitos colaterais locais incluem sensação de corpo estranho, hiperemia conjuntival leve, edema cistoide de mácula em pacientes predispostos, alteração na coloração da íris por aumento da melanogênese e crescimento dos cílios. A latanoprosta necessita de refrigeração, pois se degrada e se torna instável em temperaturas superiores a 25 °C.

A travoprosta é um isopropil-éster análogo da prostaglandina com afinidade pelo receptor FP. Seus efeitos hipotensor e colaterais são semelhantes à latanoprosta. É também é utilizada uma vez ao dia e dispensa refrigeração, por ser mais estável à temperatura ambiente. Por utilizar atualmente o *Polyquad* como preservativo em sua composição, causa menos efeitos deletérios na superfície ocular.

A bimatoprosta é um análogo sintético da prostamida derivado da anandamida e não do ácido araquidônico. Diminui a PIO por causar aumento do fluxo uveoescleral (50%) e também do fluxo trabecular (35%). O efeito hipotensor é semelhante aos análogos da prostaglandina e seus efeitos colaterais incluem hiperemia ocular intensa que melhora com o uso crônico, hipertricose dos cílios e hiperpigmentação da pele na região das pálpebras.

A tafluprosta é análogo fluorinado da prostaglandina F_2 e contém agonista potente e seletivo do receptor FP prostanide. A ativação da matriz de metaloproteinase causa a fragmentação do colágeno e facilita a drenagem do humor aquoso pela via uveoescleral. Sua apresentação em flaconetes de dose única não contém conservante e, por isso, provoca menos efeitos tóxicos na superfície ocular. Os efeitos hipotensor e colateral são semelhantes a outros análogos das prostaglandinas.

Agentes hiperosmolares

Os agentes hiperosmolares diminuem o volume vítreo por criar um gradiente osmótico de 30 mOsm entre o plasma e o vítreo. São indicados nas situações em que se necessita da diminuição imediata da PIO, especialmente no glaucoma agudo. Seus efeitos colaterais são relacionados ao aumento do volume intravascular: insuficiência cardíaca congestiva, edema agudo de pulmão e desidratação. Os agentes mais utilizados são o glicerol 50% na dosagem de 1 a 2 g/kg de peso corporal via oral e o manitol 20% de utilização endovenosa (1 a 1,5 g/kg de peso corporal).

Tratamento com *laser*

O tratamento a *laser* utilizado no GPAA é a trabeculoplastia. Essa técnica objetiva aumentar a facilidade de escoamento do humor aquoso pela via de drenagem convencional (trabecular). A trabeculoplastia consiste na aplicação do *laser* de argônio, diodo ou *Q-switch* 532-nm Nd:YAG na transição entre o trabeculado pigmentado e não pigmentado observado pela lente de gonioscopia indireta. Inicialmente, 180° do seio camerular são tratados. Acredita-se que a energia do *laser* provoque estiramento da malha trabecular e consequente aumento de seus poros. A lesão térmica das células trabeculares estimula sua regeneração e melhora a função fagocítica com melhora na facilidade de drenagem do humor aquoso. O tratamento não é eficaz em todos os casos e, invariavelmente, após cinco anos, deve ser repetido.[28] Pacientes com mais de 40 anos e aqueles com maior pigmentação do trabeculado tendem a responder melhor do que pacientes mais jovens.

Tratamento cirúrgico

As técnicas de tratamento cirúrgico para o glaucoma compreendem as cirurgias fistulizantes (trabeculectomia e esclerotomia não penetrante), os dispositivos artificiais de drenagem e os procedimentos ciclodestrutivos.

Trabeculectomia

Descrita inicialmente por Cairns em 1968, a trabeculectomia é a técnica de eleição no tratamento cirúrgico do glaucoma e consiste na criação de uma comunicação entre a câmara anterior e o espaço subconjuntival. A fístula criada é protegida por pequeno retalho da esclera através do qual o humor aquoso passa. Caracteristicamente, os pacientes submetidos à trabeculectomia apresentam uma vesícula na conjuntiva bulbar denominada bolha filtrante, que corresponde histologicamente ao acúmulo de humor aquoso no tecido conjuntivo.

Essa técnica permite o controle adequado dos níveis pressóricos sem a necessidade do uso de medicações tópicas oculares. Entretanto, a trabeculectomia pode perder sua função ao longo dos anos em razão do constante processo cicatricial que leva ao fechamento da fístula. Com o objetivo de impedir a cicatrização e propiciar a longevidade da trabeculectomia, antimitóticos como a mitomicina-C e o 5-fluorouracil são aplicados, respectivamente, no peroperatório e no pós-operatório. Esses agentes revolucionaram a cirurgia, especialmente em pacientes com alto risco de falência por cicatrização.

Vários aprimoramentos técnicos têm sido introduzidos para melhorar os resultados da trabeculectomia e reduzir as complicações pós-operatórias. Suturas apertadas com manipulação no pós-operatório reduzem o risco de hiperfiltração e hemorragia. As principais complicações no período pós-operatório imediato da cirurgia são: câmara anterior rasa, vazamento na bolha filtrante e hipotonia ocular. As complicações tardias incluem falência da bolha, aparecimento ou progressão da catarata e infecção da bolha filtrante, principalmente nos casos de aplicação de mitomicina-C que determinam a formação de bolhas filtrantes com parede isquêmica.[29]

Esclerotomia não penetrante

Desenvolvida mais recentemente, a esclerotomia não penetrante consiste na criação de uma pequena janela na membrana de Descemet da córnea por onde o humor aquoso transuda. Superiormente, um pequeno retalho de esclera guarda o espaço intraescleral que contém o humor aquoso. O líquido ali represado é drenado para o espaço subconjuntival e, em menor quantidade, para o espaço supracoroidal.

A técnica é mais segura do que a trabeculectomia por apresentar menores complicações no período pós-operatório precoce; contudo, não se sabe se em longo prazo sua função hipotensora se perpetuará. A goniopuntura com Nd:YAG *laser* pode ser útil em alguns casos com complicação por aumento da PIO em curto prazo. A mitomicina-C também pode ser utilizada no transoperatório.[30]

Dispositivos artificiais de drenagem

Os dispositivos artificiais de drenagem constituem-se basicamente em um tubo de *silastic* conectado a um prato de superfície variável. Uma vez que a ponta do tubo é inserida na câmara anterior do olho, cria-se uma via alternativa para a drenagem do humor aquoso. Alguns dispositivos podem ser valvulados, como o tubo de Ahmed, ao passo que outros (tubos de Molteno, Suzanna e Baerveldt) necessitam da ligadura temporária em sua extremidade distal para prevenir a hipotonia, principal complicação. Esses implantes são indicados nos casos em que houve falência de uma trabeculectomia prévia, casos de glaucoma refratário ou na inviabilidade de se fazer a trabeculectomia.[31]

O implante de Molteno possui um tubo de silicone conectado a um disco de material acrílico com perfurações para a fixação escleral. O implante de Susanna é totalmente feito com silicone, o que o torna flexível e de manuseio mais fácil. Também elaborado com silicone, o implante de Baerveldt apresenta o corpo dotado de uma forma elíptica em três diferentes tamanhos, é fixado em um quadrante sob os músculos reto superior e temporal e tem fenestrações por onde traves de tecido fibroso crescem de modo a diminuir a altura da bolsa filtrante e melhorar a fixação do dispositivo. O de Ahmed, também conhecido como implante valvulado, conta com um corpo em polipropileno. Sua válvula é composta por duas membranas de silicone que se abrem com pressões oculares acima de 8 mmHg.

Procedimentos ciclodestrutivos

Os procedimentos ciclodestrutivos objetivam provocar a diminuição da produção do humor aquoso pelo corpo ciliar. Inicialmente desenvolvida como técnica de criocauterização transconjuntival, os procedimentos ciclodestrutivos atualmente são realizados quase exclusivamente com técnicas de *laser*. A endociclofotocoagulação constitui-se de uma sonda introduzida no olho via *pars plana* ou via anterior em que a energia *laser* é aplicada nos vários corpos ciliares através de observação videoendoscópica direta.

Outro método comum é a ciclofotocoagulação transescleral com *laser* de diodo. O *laser* é aplicado por meio de sonda específica através da conjuntiva-esclera por cerca de dois segundos. Em ambas as técnicas, a principal complicação é hipotonia severa pela falência do corpo ciliar até a atrofia bulbar. Os procedimentos ciclodestrutivos são a última instância do tratamento cirúrgico e indicados quando todas as outras foram insuficientes para o controle pressórico em olhos com baixa acuidade visual e prognóstico reservado.

REFERÊNCIAS BIBLIOGRÁFICAS

1. Quigley HA. Number of people with glaucoma worldwide. Br J Ophthalmol. 1996;80:389-93.
2. Sommer A, Tielsch JM, Katz J, Quigley HA, Gottsch JD, Javitt J, et al. Relationship between intraocular pressure and primary open angle glaucoma among white and black Americans. The Baltimore Eye Survey. Arch Ophthalmol. 1991;109:1090-5.
3. Quigley HA, West SK, Rodriguez J, Munoz B, Klein R, Synder R. The prevalence of glaucoma in a population-based study of Hispanic subjects: Proyecto VER. Arch Ophthalmol. 2001;119:1819-26.
4. Almeida GV, Mandia Júnior C, Paolera MD, Kasahara N, Caixeta-Umbelino C, Almeida PB, et al. The role of frequency doubling perimetry in the diagnosis of glaucoma: screening in employees of a public hospital in an urban area of São Paulo. Arq Bras Oftalmol. 2005;68:49-53.
5. Quigley HA, Nickells RH, Kerrigan LA, Pease ME, Thibault DJ, Zack DJ. Retinal ganglion cell death in experimental glaucoma after axotomy occurs by apoptosis. Invest Ophthalmol Vis Sci. 1995;36:774-86.
6. Anderson DR. Introductory comments on blood flow autoregulation in the optic nerve head and vascular risk factors in glaucoma. Suv Ophthalmol. 1999;43[suppl 1]:S5-S9.
7. Weinreb RN, Khaw PT. Primary open angle glaucoma. Lancet. 2004;363:1711–20.
8. Tielsch JM, Katz J, Sommer A, Quigley HA, Javitt JC. Family history and risk of primary open angle glaucoma. Arch Ophthalmol. 1994;112:69-73.
9. Leske MC, Connel AMS, Wu SY, Human LG, Schachat AP. Risk factors for open-angle glaucoma: the Barbados eye study. Arch Ophthalmol. 1995;113:918-24.
10. Wu SY, Leske MC. Associations with intraocular pressure in the Barbados eye study. Arch Ophthalmol. 1997;115:1572-76.
11. Mitchell P, Cumming RG, Mackey DA. Inhaled corticosteroid, family history, and risk of glaucoma. Ophthalmol. 1999;106:2301-6.
12. Kalenak JW, Paydar F. Correlation of intraocular pressures in pairs of monozygotic and dizygotic twins. Ophthalmol. 1995;102:1559-664.

13. Teikari JM, Airaksinen PJ, Kaprio J, Koskenvui M. Primary open-angle glaucoma in 2 monozygotic twin pairs. Acta Ophthalmol. 1987;65:607-11.
14. Teikari JM. Genetic factors in open-angle (simple and capsular) glaucoma. Acta Ophthalmol. 1987;65:715-20.
15. Cypel MC, Kasahara N, Atique D, Umbelino CC, Alcântara MP, Seixas FS, et al. Quality of life in patients with glaucoma who live in a developing country. Int Ophthalmol. 2004;25:267-72.
16. Gordon MO, Beiser JA, Brandt JD, Heuer JD, Higginbotham EJ, Johnson CA, et al. The ocular hypertensive treatment study: baseline factors that predict the onset of primary open-angle glaucoma. Arch Ophthalmol. 2002;120:714-20.
17. Caprioli J. Evaluation of optic disc and nerve fiber layer in glaucoma. In: Nussdorf JD. Glaucoma in the Millennium. The Hague: Kugler Publications, 2003. p.107-14.
18. Anderson DR. Automated Static Perimetry. St Louis: Mosby – Year Book, 1992. p.123.
19. Takahashi GS, Kasahara N. Comparison of different analytic algorithms for interpretation of the Swedish interactive threshold algorithm strategy. Clinics. 2008;63:333-8.
20. Mattos TCL, Kasahara N, Paolera MD, Cohen R, Mandia Junior C, Almeida GV. Sensibilidade do estímulo de tamanho I na perimetria computadorizada acromática para a detecção de defeitos glaucomatosos no campo visual: análise comparativa com as perimetrias de ondas curtas e acromática convencional (SITA). Arq Bras Oftalmol. 2008;71:142-8.
21. Polo V, Larrosa JM, Pinnila I, Pablo L, Honrubia FM. Optimum criteria for short-wavelength automated perimetry. Ophthalmol. 2001;108:285-9.
22. American Academy of Ophthalmology. Preferred Practice Patterns Committee Glaucoma Panel: Primary Open-Angle Glaucoma. Ophthalmol. 2003;110:783-91.
23. Heijl A, Leske MC, Bengtsson B, Hyman L, Bengtsson B, Hussein M. Reduction of intraocular pressure and glaucoma progression: results from the Early Manifest Glaucoma Trial. Arch Ophthalmol. 2002;120:1268-79.
24. Lee DA, Higginbotham EJ. Glaucoma and its treatment: a review. Am J Health Syst Pharm. 2005;62:691-9.
25. Webers CA, Beckers HJ, Nuijts RM, Schouten JS. Pharmacological management of primary open angle glaucoma: second-line options and beyond. Drugs Aging. 2008;25:729-59.
26. Marquis RE, Whitson JT. Management of glaucoma: focus on pharmacological therapy. Drugs Aging. 2005;22:1-21.
27. Kasahara N. Brimonidine 0.2% to prevent post laser IOP elevation. Ophthalmol. 2002;109:828-9.
28. Stein JD, Challa P. Mechanisms of action and efficacy of argon laser trabeculoplasty and selective laser trabeculoplasty. Curr Opin Ophthalmol. 2007;18:140-5.
29. WuDunn D, Cantor LB, Palanca-Capistrano, Hoop J, Alvi NP, Finley C, et al. A prospective randomized trial comparing intraoperative 5-fluorouracil vs mitomycin C in primary trabeculectomy. Am J Ophthalmol. 2002;134:521-8.
30. Carassa R. Surgical alternative to trabeculectomy. Prog Brain Res. 2008;173:255-61.
31. Assaad MH, Baerveldt G, Rockwood EJ. Glaucoma drainage devices: pros and cons. Curr Opin Ophthalmol. 1999;10:147-53.

capítulo 53

Diego Tebaldi de Queiroz Barbosa • Shan Lin

Glaucoma Primário de Ângulo Fechado

EPIDEMIOLOGIA

Até o ano de 2020, calcula-se que aproximadamente 21 milhões de pessoas em todo o mundo sejam afetadas pelo glaucoma primário de ângulo fechado (GPAF). Esse total representará de um terço à metade de todos os pacientes com glaucoma em diferentes etnias. Atualmente, o GPAF acomete 0,7% da população mundial acima dos 40 anos, sendo responsável por quase metade dos casos de cegueira causadas por glaucoma e a principal causa de cegueira bilateral.[1,2]

A prevalência do GPAF é muito variável sendo mais frequente entre povos inuítes (2,5 – 3,8%) e asiáticos, principalmente, chineses (1,1 – 3,0%), e menos prevalente entre africanos e afrodescendentes (0,5 – 2,3%) e, europeus e seus descendentes (0,04 – 0,60%).[1,3]

Dados do Brasil, apesar de escassos, apontam para uma prevalência de 0,7% de GPAF entre a população geral, no entanto deve-se levar em consideração que a população brasileira é composta por várias etnias e existe grande miscigenação; dessa forma a prevalência do GPAF pode ser diferente em diversas regiões do país.[4]

FATORES DE RISCO

Oculares

O maior fator de risco ocular para desenvolvimento do GPAF é o diâmetro diminuído do segmento anterior, câmara anterior rasa e comprimento axial pequeno. A posição e espessura do cristalino têm papel fundamental na amplitude da câmara anterior e sua correlação com GPAF tem sido amplamente estudada. Cristalinos espessos e posicionados anteriormente diminuem o espaço na câmara anterior, propiciando o fechamento do ângulo.

Indivíduos hipermétropes, por muitas vezes apresentarem tais características, correm maior risco de desenvolver este tipo de glaucoma. Em míopes a ocorrência de ângulo estreito é rara e muitas vezes relacionada a mecanismos secundários.[5-9]

Demográficos

Entre os fatores demográficos, o sexo feminino tem maior risco do que o masculino, uma vez que apresenta dimensões menores da câmara anterior. Pessoas de idade avançada também sofrem maior risco por apresentarem espessura cristaliniana aumentada. A ascendência asiática também é considerada fator de risco importante para o GPAF.[3,10-15]

Assim como no glaucoma primário de ângulo aberto, a história familiar tem bastante importância, sendo que parentes de primeiro grau de indivíduos com GPAF têm maior risco de desenvolver a doença.

As bases genéticas dessa doença ainda não foram bem definidas, no entanto, sugerem-se que tanto fatores genéticos como ambientais colaborem para provocar as alterações anatômicas que predispõem ao fechamento angular.

A Tabela 53.1 resume os fatores de risco.

TABELA 53.1 Fatores de risco para o desenvolvimento do GPAF.
Câmara anterior rasa
Ângulo camerular estreito
Comprimento axial pequeno
Cristalino espesso e anteriormente posicionado
Hipermetropia
Sexo feminino
Idade avançada
Ascendência asiática
História familiar

DEFINIÇÃO

Para que ocorra o GPAF é necessário que se tenha um fechamento angular primário, definido como o fechamento aposicional ou sinequial do ângulo camerular, causado por múltiplos fatores, que levam a periferia da íris a entrar em contato com a parede externa da malha trabecular, elevando a pressão intraocular (PIO) e posteriormente causando neuropatia óptica glaucomatosa.

A morfologia da íris é especialmente importante nessa situação e por isso deve ser bem avaliada. O volume da íris, local de inserção no corpo ciliar e também a espessura do corpo ciliar, bem como tamanho, posição e forma do cristalino, podem ajudar a identificar e classificar ângulos com maior predisposição. O contato da íris com o trabeculado aumenta as chances de se desenvolverem sinéquias periféricas e consequente dano funcional.

Mecanismos de fechamento angular

Entre os mecanismos que causam fechamento angular, o bloqueio pupilar recebe maior importância por ser a forma mais frequente de fechamento primário. O bloqueio ocorre na maioria das vezes em média midríase em olhos anatomicamente predispostos, quando a pressão na câmara posterior é maior do que na câmara anterior, causando abaulamento da íris e consequente bloqueio à drenagem do humor aquoso. Ele pode ser absoluto, quando não há nenhum fluxo de humor aquoso através da pupila, decorrente de sinéquia posterior em 360 graus (essa situação é denominada seclusão pupilar), ou relativo, quando existir resistência ao fluxo do humor aquoso através da pupila, sem o completo impedimento.

Além do bloqueio pupilar, o fechamento angular também pode ocorrer em condições em que não se identifica o bloqueio, como na configuração da íris em platô, condição anatômica da íris onde há um posicionamento anterior da inserção da base da íris ou dos processos ciliares, causando angulação na periferia da íris e estreitamento do ângulo de drenagem do humor aquoso. Durante a gonioscopia de indentação é possível visibilizar o sinal de dupla corcova, formado pelo abaulamento da íris seguindo o contorno do cristalino e, perifericamente, dos processos ciliares. O termo síndrome da íris em *plateau* refere-se ao desenvolvimento de fechamento angular em olhos com configuração da íris em platô, mesmo após iridotomia pérvia.[16]

Outros mecanismos anatômicos que podem levar ao fechamento angular incluem alterações retrolenticulares e fechamento angular causado pelo cristalino e (não relacionados ao aumento natural do cristalino pode propiciar o fechamento angular). Esses são normalmente considerados processos secundários e devem ser lembrados durante a avaliação. A Tabela 53.2 apresenta alguns dos diagnósticos diferenciais de fechamento angular primário:

TABELA 53.2 Diagnósticos diferenciais do fechamento angular primário.

Tumores intraoculares
- Retinoblastoma

Fechamento angular pelo cristalino
- Subluxado
- Intumescente

Uveítes
Glaucoma maligno
Edema uveal
Cisto de íris e corpo ciliar
Contração de membrana
- Síndrome ICE
- Glaucoma neovascular

O uso de medicações tópicas e sistêmicas também pode causar sintomas de fechamento angular. Antidepressivos tricíclicos e inibidores seletivos de receptação de serotonina podem causar midríase em alguns pacientes através de efeito antimuscarínico.[17] Nebulizadores com brometo de ipratrópio e salbutamol também já foram associados com glaucoma agudo.[18]

CLASSIFICAÇÃO

A classificação do fechamento angular primário se baseia na presença de contato iridotrabecular, definido como o contato da íris à parte pigmentada da malha trabecular, observado à gonioscopia.

1. **Suspeito de fechamento angular**
   Contato iridotrabecular presente em dois ou mais quadrantes (mais de 180 graus de acometimento), sem aumento de PIO, disco óptico e campo visual normais, ausência de goniossinéquias e sintomas oculares.

2. **Fechamento angular primário**
   Contato iridotrabelcular em mais de 180 graus, aumento da PIO e/ou presença de goniossinéquias. Disco óptico e campo visual normais.

3. **Glaucoma primário de ângulo fechado**
   Contato iridotrabecular em mais de 180 graus, aumento da PIO e/ou presença de goniossinéquias, associados à presença de danos estruturais do disco óptico e alterações do campo visual compatíveis com glaucoma.

4. **Fechamento angular primário agudo (glaucoma agudo)**
   Ocorre quando há um aumento abrupto da PIO em decorrência de uma obstrução aguda do ângulo camerular. Na maioria das vezes é acompanhado de sintomas como dor ocular de moderada a forte intensidade, cefaleia, distúrbios visuais (halos multicoloridos e visão borrada), náuseas e vômitos. O fechamento agudo pode ter resolução espontânea sem apresentar todos os sintomas; muitas vezes o paciente apresenta recorrência do ataque sem que procure assistência médica.

DIAGNÓSTICO

Para o diagnóstico de fechamento angular deve-se estar atento aos sintomas e à história clínica do paciente. O exame oftalmológico deve sempre incluir acuidade visual e refração, uma vez que pacientes hipermétropes, especialmente idosos, têm maior chance de desenvolver fechamento angular, pois apresentam câmaras anteriores menos amplas.

Biomicroscopia

Durante o exame à lâmpada de fenda deve-se observar se existem sinais de fechamento angular prévio ou se há possibilidade de ocorrer futuramente, identificando alterações ou danos anatômicos que possam estar presentes, causando o estreitamento da câmara anterior. Deve-se ainda determinar a profundidade periférica da câmara anterior através da classificação de Van Herick, onde um feixe fino de luz é posicionado perpendicularmente sobre o limbo temporal e a profundidade da parte periférica da câmara anterior é medida em frações da espessura da córnea adjacente.

Gonioscopia

A gonioscopia continua sendo o "padrão ouro" para a avaliação do ângulo camerular e é necessária para se identificar áreas de contato periférico iridotrabecular, bem como áreas de sinéquia anterior periférica. Quando se suspeita que um paciente possa ter fechamento angular primário, é interessante utilizar uma lente de gonioscopia de quatro espelhos, pois permite realizar indentação da córnea e diferenciar bloqueio aposicional de sinéquia. Na falta de tal lente, pode-se utilizar a borda da lente de Goldmann para se realizar a identação, porém essa manobra requer maior experiência.

Para a classificação da gonioscopia existem diferentes esquemas de graduação da amplitude de abertura do ângulo. Os mais utilizados são o de Scheie, Shaffer e o esquema de Spaeth. O uso desses pode ajudar no acompanhamento de alterações no ângulo camerular.

Ao fazer a documentação esquemática ou a descrição dos achados gonioscópicos, deve-se atentar para as estruturas visíveis e a presença de contato iridotrabecular e/ou sinéquias.

Nos casos em que há edema de córnea, o uso de glicerina tópica ajuda a diminuir temporariamente o edema permitindo a realização adequada do exame.

Exames de imagem

O uso de tecnologias de imagem do segmento anterior pode ajudar a avaliar as causas adjacentes do fechamento angular.

A biomicroscopia ultrassônica (UBM) é útil para avaliação de todo o segmento anterior, podendo fornecer imagens do corpo ciliar e/ou alterações retrolenticulares ou retroirianas, como tumores e cistos, não visíveis à gonioscopia. No entanto é uma técnica que requer contato com o olho do paciente, podendo causar desconforto durante o exame.

O uso da tomografia de coerência óptica de segmento anterior (AS-OCT) tem se tornado mais frequente e demonstrado boa correlação quando comparado a outras técnicas.[19] É um exame rápido, que não necessita de contato com o olho do paciente e fornece imagens de boa resolução da câmara anterior e ângulo camerular que complementam o exame clínico, ajudando a identificar e documentar as alterações. Quando comparado ao UBM, no entanto, o OCT apresenta desvantagem pois não permite avaliar o corpo ciliar e é um exame limitado por meios transparentes, sendo que em olhos com edema ou opacidade de córnea, muitas vezes, não é efetivo[20] (Figura 53.1) (Figura 53.2).

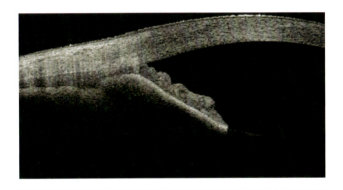

▶ **Figura 53.1** Exame de AS-OCT de um cisto de corpo ciliar causando abaulamento anterior da íris, sem identificação da localização do cisto.

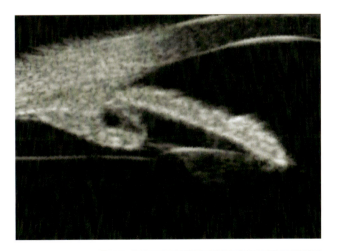

▶ **Figura 53.2** UBM de um caso semelhante identificando posição do cisto de corpo ciliar.

Imagens mais detalhadas da anatomia do ângulo podem ser adquiridas com a última geração de OCTs *Spectral Domain* (SD-OCT), tecnologia que facilita a captação de imagens, aumentando a quantidade de informação em cada exame, porém, reduzindo a área examinada (Figura 53.3).

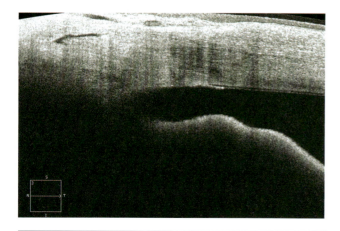

▶ **Figura 53.3** Imagem de SD-OCT onde é possível avaliar a anatomia do ângulo com maior definição.

Uma vantagem apresentada por esses exames de imagem em relação à gonioscopia, é a possibilidade de realizá-los em vários níveis de iluminação ambiente, demonstrando as alterações sofridas pela íris em ambiente claro e escuro[21] (Figura 53.4).

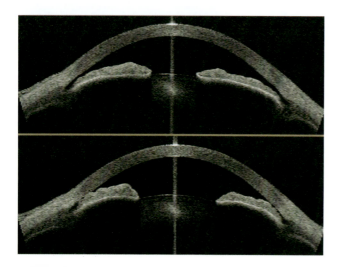

▶ **Figura 53.4** Duas imagens do mesmo olho. A superior realizada em ambiente claro e a inferior em ambiente escuro.

APRESENTAÇÃO, SINAIS E SINTOMAS

Grande parte dos pacientes com GPAF não apresenta sintomas e descobre que tem alguma forma de fechamento angular durante uma consulta de rotina.

Sintomas

Pacientes com fechamento angular intermitente podem apresentar sintomas esporádicos com resolução espontânea. Nesses casos o diagnóstico é feito através de uma história clínica detalhada, achados típicos de câmara anterior rasa e alterações gonioscópicas. Normalmente pacientes com fechamento angular primário agudo apresentam sintomatologia mais exacerbada, de início súbito, com alterações oculares e cefaleia. O aumento da PIO também pode causar quadro de náuseas, muitas vezes sendo confundido com crises de enxaqueca.

Sinais

Quanto aos sinais, durante uma crise aguda, o paciente pode apresentar:

- Diminuição da acuidade visual
- PIO elevada, acima de 40 mmHg
- Lacrimejamento
- Hiperemia conjuntival e episcleral
- Edema epitelial de córnea
- Câmara anterior rasa
- Abaulamento periférico da íris
- Poucas células ou *flare*
- Midríase média ou pouco reativa

Após repetidas crises de fechamento angular agudo, é possível identificar opacidades subcapsulares do cristalino associadas à necrose focal do epitélio da cápsula anterior (*glaukomflecken*), provocados pelos aumentos da PIO. Além disso, sinéquias anteriores periféricas e atrofia de íris também podem estar presentes. Em todos os pacientes que se suspeita de GPAF devem procurar por sinais de fechamento angular.

A camada de fibras nervosas da retina (CFNR) também pode apresentar alterações após uma crise aguda com aumento da PIO. Estudos apontam que a CFNR diminui significativamente de espessura dentro de 4 meses após um fechamento angular primário agudo.[22]

TRATAMENTO

Fechamento angular primário agudo

Nos casos de fechamento agudo a primeira providência é retirar o paciente da crise e instituir medidas para que novas crises não ocorram.

Medicações tópicas

- **Pilocarpina 2%:** 1 gota a cada 15 minutos por até 3 vezes. Manter o uso de 6 em 6 horas. – Pouco efetivo em níveis de PIO acima dos 40 mmHg devido à isquemia e baixa reação dos músculos ao estímulo causada pela PIO elevada.
- **Maleato de timolol 0,5%:** 1 gota de 12 em 12 horas.
- **Tartarato de brimonidina:** 1 gota de 12 em 12 horas.
- **Corticosteroides:** acetato de prednisolona ou dexametasona, 1 gota a cada 2 horas nas primeiras

24 horas. Regredir o uso após melhora do processo inflamatório.

Medicações sistêmicas

- **Manitol a 20% por via intravenosa:** 1,5 a 2 g/kg (80 a 100 gotas/minuto) – O médico deve estar atento às condições clínicas e hemodinâmicas do paciente e doenças associadas que possam contraindicar o uso do manitol, como por exemplo insuficiência renal.
- **Glicerina 50% gelada por via oral:** 1,5 g/kg – Pode provocar náuseas e vômitos e é relativamente contraindicada em diabéticos.
- **Inibidores da anidrase carbônica:** acetazolamida 250 a 500 mg por via oral ou metazolamida 50 a 100 mg por via oral – Contraindicadas nos casos de insuficiência renal e anemia falciforme.

Depressão da córnea

A indentação da parte central da córnea, concomitante ao tratamento medicamentoso, pode abrir o ângulo mecanicamente tirando o paciente da crise.

Paracentese da câmara anterior

A paracentese pode ser necessária caso não haja diminuição da PIO e melhora da crise após outras medidas. O procedimento pode ser realizado à lâmpada de fenda utilizando uma agulha de pequeno calibre (26-gauge), após anestesia tópica e assepsia local. Em olhos com câmara rasa e pupila dilatada é necessário estar atento para evitar tocar o cristalino.[23, 24]

Iridotomia a *laser*

A iridotomia a *laser* é o procedimento de escolha para o tratamento do paciente com fechamento angular. Deve ser realizada após melhora do edema de córnea. O tratamento do olho contralateral deve ser realizado para evitar crises posteriores de fechamento angular agudo.

Deve ser realizada da seguinte forma:

- Pilocarpina tópica 2% para induzir miose e facilitar a visualização de criptas periféricas;
- Utilizar lente de Abraham para magnificar a imagem e concentrar a energia do *laser* no ponto de aplicação;
- Com *laser* de Nd:YAG utilizar potências entre 5 e 8 mJ;
- Fazer a aplicação em uma cripta periférica (onde a íris é mais fina), na região superior, entre 11 e 1h (diminui a fotofobia por ficar coberta pela pálpebra superior) ou temporal.
- O *laser* de argônio também pode ser usado tanto para realizar a iridotomia, quanto para facilitar o procedimento com YAG *laser*. Para o tratamento utiliza-se mira de 50 µm, 700 a 1000 mW de potência e duração de 0,02 a 0,2 segundos. Quando realizado antes do YAG, utiliza-se mira maior e menos energia. É útil nos casos de íris espessas e para evitar sangramentos.[25]

Fechamento angular primário e glaucoma primário de ângulo fechado

O tratamento dos casos de fechamento angular primário tem como objetivo manter aberto o ângulo camerular, diminuir os riscos de uma crise aguda e controlar a PIO, evitando danos ao nervo óptico.

Nos pacientes com diagnóstico de glaucoma, o tratamento segue os mesmos princípios, porém o paciente necessita acompanhamento mais rigoroso e maiores cuidados para garantir um controle adequado da PIO e evitar a progressão da doença.

Iridotomia a *laser*

Assim como no tratamento do fechamento agudo, a iridotomia irá criar um pertuito para a passagem do humor aquoso à câmara anterior, evitando um fechamento agudo. O olho contralateral sempre deve ser avaliado quanto à necessidade de tratamento.

Quando não for possível realizar a iridotomia com *laser* deve-se realizar a iridectomia incisional no centro cirúrgico.

Iridoplastia

Utilizada principalmente na síndrome da íris em platô. Na iridoplastia, o *laser* de argônio em baixa intensidade e mira grande é realizado na periferia da íris, provocando contração do tecido iriano, ampliando a abertura do ângulo.

- Tratar o olho previamente com brimonidina para evitar picos de PIO;
- Utilizar parâmetros para contrair a íris: mira 500 µm, 0,5 a 0,7 segundos de duração e 80 a 100 mW de potência;
- Usar a lente de Abraham para posicionar o *laser* na periferia da íris;
- Tratar 360° com 20 a 24 pontos deixando 2 miras de diâmetro entre cada ponto de tratamento, evitando os vasos sanguíneos;
- Corticosteroides após o tratamento são necessários para evitar inflamação.

Medicações tópicas

Seguem os mesmos princípios do tratamento do glaucoma primário de ângulo aberto e visam manter níveis adequados de PIO.

Cirurgia de catarata

Nos pacientes que apresentam catarata com prejuízo à visão e fechamento angular primário, a cirurgia de catarata deve ser ponderada como tratamento de primeira escolha. A retirada do cristalino irá ampliar a câmara anterior aumentando o ângulo de drenagem do humor aquoso.[26, 27]

Trabeculectomia

Está indicada nos pacientes em que o tratamento com *laser* e medicações não for efetivo ou não for possível. Pode também ser combinada com a facoemulsificação em casos mais complexos.

Suspeito de fechamento angular

O tratamento do suspeito de fechamento angular é controverso. Existem poucos estudos na literatura que demonstrem a evolução desses pacientes, bem como comprovem a eficácia do tratamento profilático com iridotomia a *laser*. Nesses casos é importante obter uma boa história clínica do paciente, atentando para possíveis episódios de fechamento angular. O exame clínico deve ser completo e bem documentado para facilitar o acompanhamento. Em especial, a gonioscopia deve ser bem detalhada, indicando as mudanças anatômicas que possa apresentar.

REFERÊNCIAS BIBLIOGRÁFICAS

1. Quigley HA, Broman AT. The number of people with glaucoma worldwide in 2010 and 2020. Br J Ophthalmol. 2006;90(3):262-7.
2. Resnikoff S, Pascolini D, Etya'ale D, Kocur I, Pararajasegaram R, Pokharel GP, et al. Global data on visual impairment in the year 2002. Bull World Health Organ. 2004;82(11):844-51.
3. Foster PJ, Johnson GJ. Glaucoma in China: how big is the problem? Br J Ophthalmol. 2001;85(11):1277-82.
4. Sakata K, Sakata LM, Sakata VM, Santini C, Hopker LM, Bernardes R, et al. Prevalence of glaucoma in a South brazilian population: Projeto Glaucoma. Invest Ophthalmol Vis Sci. 2007; 48(11): 4974-4979.
5. Devereux JG, Foster PJ, Baasanhu J, Uranchimeg D, Lee PS, Erdenbeleig T, et al. Anterior chamber depth measurement as a screening tool for primary angle-closure glaucoma in an East Asian population. Arch Ophthalmol. 2000;118(2):257-63.
6. Congdon NG, Youlin Q, Quigley H, Hung PT, Wang TH, Ho TC, et al. Biometry and primary angle-closure glaucoma among Chinese, white, and black populations. Ophthalmology. 1997;104(9):1489-95.
7. Aung T, Nolan WP, Machin D, Seah SK, Baasanhu J, Khaw PT, et al. Anterior chamber depth and the risk of primary angle closure in 2 East Asian populations. Arch Ophthalmol. 2005;123(4):527-32.
8. He M, Friedman DS, Ge J, Huang W, Jin C, Cai X, et al. Laser peripheral iridotomy in eyes with narrow drainage angles: ultrasound biomicroscopy outcomes. The Liwan Eye Study. Ophthalmology. 2007;114(8):1513-9.
9. He M, Friedman DS, Ge J, Huang W, Jin C, Lee PS, et al. Laser peripheral iridotomy in primary angle-closure suspects: biometric and gonioscopic outcomes: the Liwan Eye Study. Ophthalmology. 2007;114(3):494-500.
10. Wolfs RC, Grobbee DE, Hofman A, de Jong PT. Risk of acute angle-closure glaucoma after diagnostic mydriasis in nonselected subjects: the Rotterdam Study. Invest Ophthalmol Vis Sci. 1997;38(12):2683-7.
11. Foster PJ, Alsbirk PH, Baasanhu J, Munkhbayar D, Uranchimeg D, Johnson GJ. Anterior chamber depth in Mongolians: variation with age, sex, and method of measurement. Am J Ophthalmol. 1997;124(1):53-60.
12. Ramakrishnan R, Nirmalan PK, Krishnadas R, Thulasiraj RD, Tielsch JM, Katz J, et al. Glaucoma in a rural population of southern India: the Aravind comprehensive eye survey. Ophthalmology. 2003;110(8):1484-90.
13. Salmon JF, Mermoud A, Ivey A, Swanevelder SA, Hoffman M. The prevalence of primary angle closure glaucoma and open angle glaucoma in Mamre, western Cape, South Africa. Arch Ophthalmol. 1993;111(9):1263-9.
14. Yamamoto T, Iwase A, Araie M, Suzuki Y, Abe H, Shirato S, et al. The Tajimi Study report 2: prevalence of primary angle closure and secondary glaucoma in a Japanese population. Ophthalmology. 2005;112(10):1661-9.
15. Wang D, Qi M, He M, Wu L, Lin S. Ethnic difference of the anterior chamber area and volume and its association with angle width. Invest Ophthalmol Vis Sci. 2012;53(6):3139-44.
16. Mandell MA, Pavlin CJ, Weisbrod DJ, Simpson ER. Anterior chamber depth in plateau iris syndrome and pupillary block as measured by ultrasound biomicroscopy. Am J Ophthalmol. 2003;136(5):900-3.
17. Fraunfelder FW, Fraunfelder FT, Keates EU. Topiramate-associated acute, bilateral, secondary angle-closure glaucoma. Ophthalmology. 2004;111(1):109-11.
18. Fernandez-Barrientos Y, Jimenez-Santos M, Martinez-de-la-Casa JM, Mendez-Hernandez C, Garcia-Feijoo J. [Acute angle-closure glaucoma resulting from treatment with nebulised bronchodilators]. Arch Soc Esp Oftalmol. 2006;81(11):657-60.
19. Sakata LM, Lavanya R, Friedman DS, Aung HT, Gao H, Kumar RS, et al. Comparison of gonioscopy and anterior segment ocular coherence tomography in detecting angle closure in different quadrants of the anterior chamber angle. Ophthalmology. 2008;115(5):769-74.
20. Radhakrishnan S, Goldsmith J, Huang D, Westphal V, Dueker DK, Rollins AM, et al. Comparison of optical coherence tomography and ultrasound biomicroscopy for detection of narrow anterior chamber angles. Arch Ophthalmol. 2005;123(8):1053-9.
21. Quigley HA, Silver DM, Friedman DS, He M, Plyler RJ, Eberhart CG, et al. Iris cross-sectional area decreases with pupil dilation and its dynamic behavior is a risk factor in angle closure. J Glaucoma. 2009;18(3):173-9.
22. Aung T, Husain R, Gazzard G, Chan YH, Devereux JG, Hoh ST, et al. Changes in retinal nerve fiber layer thickness after acute primary angle closure. Ophthalmology. 2004;111(8):1475-9.
23. Lam DS, Chua JK, Tham CC, Lai JS. Efficacy and safety of immediate anterior chamber paracentesis in the treatment of acute primary angle-closure glaucoma: a pilot study. Ophthalmology. 2002;109(1):64-70.
24. Arnavielle S, Creuzot-Garcher C, Bron AM. Anterior chamber paracentesis in patients with acute elevation

of intraocular pressure. Graefe's Arch Clin Exp Ophthalmol. 2007;245(3):345-50.
25. Goins K, Schmeisser E, Smith T. Argon laser pretreatment in Nd: YAG iridotomy. Ophthalmic Surg. 1990;21(7):497-500.
26. Huang G, Gonzalez E, Peng PH, Lee R, Leeungurasatien T, He M, et al. Anterior chamber depth, iridocorneal angle width, and intraocular pressure changes after phacoemulsification: narrow vs open iridocorneal angles. Arch Ophthalmol. 2011;129(10):1283-90.
27. Lam DS, Leung DY, Tham CC, Li FC, Kwong YY, Chiu TY, et al. Randomized trial of early phacoemulsification versus peripheral iridotomy to prevent intraocular pressure rise after acute primary angle closure. Ophthalmology. 2008;115(7):1134-40.

capítulo 54

Ralph Cohen • Gabriel Camargo Corrêa

Glaucomas Secundários

GLAUCOMA PSEUDOEXFOLIATIVO

A síndrome de pseudoexfoliação (PEX) constitui a causa mais comum de glaucoma secundário de ângulo aberto. O glaucoma secundário à PEX representa aproximadamente entre 20% e 25% de todos os casos de glaucoma de ângulo aberto no mundo e, em alguns países escandinavos, é a maioria dos ocorrências.

Trata-se de uma manifestação ocular comum de uma doença sistêmica da matriz celular caracterizada por elastose generalizada associada à produção excessiva e agregação anormal de proteínas elásticas, como a fibrilina-1 e a elastina.

Recentes estudos genéticos em múltiplas populações identificaram o gene *lysyl oxidase like* (LOXL-1) como principal agente contribuidor para o desenvolvimento de PEX e glaucoma pseudoexfoliativo.

Diagnóstico clínico

A suspeita clínica de ocorrência de PEX ocular é feita pelo achado de material de PEX em forma de cinza de cigarro ou caspa de cabelo sobre a borda pupilar. O diagnóstico da síndrome, entretanto, é realizado pela observação biomicroscópica de material de PEX sobre a cápsula anterior do cristalino depositado caracteristicamente em forma de um disco central de 1 a 2,5 mm de diâmetro (nem sempre presente), uma zona periférica de tamanho variável, com estrias radiais, sempre presente sob midríase e separados por uma zona intermediária, lisa ou translúcida. Esse aspecto decorre do processo de atrito do material de PEX sobre a superfície posterior da íris, que também produz dispersão, acúmulo de pigmento e atrofia do esfíncter pupilar observada por transiluminação.

A gonioscopia revela, na grande maioria dos casos, ângulo aberto com pigmentação da malha trabecular não contínua e menos acentuada do que na síndrome de dispersão pigmentar. Há ainda acúmulo de pigmento anterior à linha de Schwalbe na porção inferior do seio camerular, conhecido como sinal de Sampaolesi.

É importante ressaltar que em alguns olhos portadores de PEX é difícil a obtenção de midríase adequada pela formação de sinéquias posteriores. Deve-se sempre considerar a possibilidade de facodonese pela fragilidade zonular, que pode ser fundamental no diagnóstico pré-operatório quando necessária a facectomia (Figura 54.1).

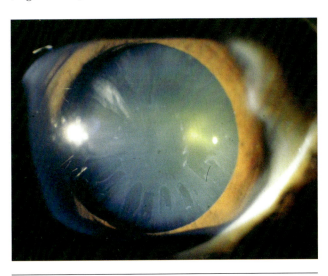

▶ **Figura 54.1** Aspecto biomicroscópico do depósito de material de PEX em 3 zonas: disco central e zona periférica separada por zona intermediária livre de material.

A PEX é uma doença tipicamente unilateral que incide com o envelhecimento. Em aproximadamente 40% dos casos a ocorrência é binocular com comprometimento inicialmente monocular e acometimento do olho adelfo quando decorridos muitos anos.

Patogenia

O glaucoma secundário à PEX ocorre em aproximadamente 50% dos afetados. A hipertensão ocular resulta da obstrução da malha trabecular por material de PEX, pigmento e *debris* celulares.

A principal forma de apresentação do glaucoma pseudoexfoliativo é como glaucoma crônico de ângulo aberto. Cursa com níveis de pressão intraocular (PIO) mais elevados do que os do glaucoma primário de ângulo aberto, é refratário ao tratamento clínico, traz maior dano ao nervo óptico e ao campo visual, maior necessidade de tratamento cirúrgico e pior prognóstico.

A frouxidão zonular pode permitir o movimento do cristalino para frente, diminuir a profundidade da câmara anterior e promover bloqueio pupilar ou glaucoma de ângulo fechado.

Tratamento

O objetivo primordial do tratamento clínico é reduzir os níveis de PIO. Alguns autores experimentam secundariamente promover a redução da fricção iridozonular para minimizar a progressão da doença.

São indicados agentes hipotensores oculares que inibem a formação de humor aquoso (betabloqueadores, alfa-1 adrenérgicos, inibidores da anidrase carbônica), bem como os que promovem seu escoamento (análogos das prostaglandinas). Entre os mióticos, a pilocarpina em concentração reduzida (a 0,5%) possui ação hipotensora ocular e dificulta o constante exercício pupilar e fricção iridozonular. Pode, além disso, ser usada com reserva, pois tende a promover a formação de sinéquias posteriores e, em olhos com catarata nuclear, diminuir a visão e a qualidade de vida.

Em razão da acentuada pigmentação do seio camerular, o pseudoexfoliativo e o pigmentar são as formas de glaucoma que apresentam melhores resultados em médio prazo com trabeculoplastia com *laser* de argônio.

O tratamento cirúrgico consiste na realização de trabeculectomia com uso de mitomicina, cujos resultados são favoráveis. Entretanto, complicações cirúrgicas em razão dos altos níveis de PIO como hemorragia de coroide e efusão uveal são comuns.

GLAUCOMA PIGMENTAR

Denomina-se glaucoma pigmentar (GP) a afecção ocular caracterizada por síndrome de dispersão pigmentar (SDP) acompanhada de hipertensão ocular. A SPD caracteriza-se por um conjunto de achados biomicroscópicos:

1. Pigmentação cerática mais ou menos fusiforme (fuso de Krukenberg);
2. Câmara anterior profunda;
3. Pigmentação retrolenticular linear e anular, única ou dupla, sob midríase;
4. Rarefação do epitélio pigmentar da porção ciliar da íris em fendas meridionais (radiais) dispostas anelarmente como uma "roda de carroça";
5. Pigmentação negra, exuberante, na faixa trabecular do seio camerular (gonioscopia).

A SDP ocorre em indivíduos de cor branca e jovens a partir da terceira década com decrescimento drástico a partir da sexta. Cerca de 80% dos acometidos são míopes (Figura 54.2).

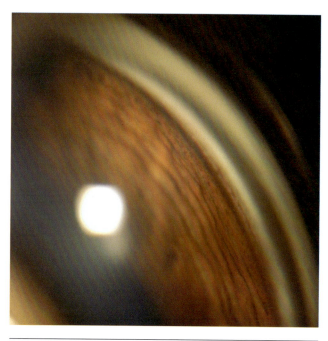

▶ **Figura 54.2** Aspecto gonioscópico típico da síndrome de dispersão pigmentar. Seio camerular com pigmentação acentuada na região da malha trabecular, especialmente na que corresponde ao canal de Schlemm (banda escura marrom ou negra).

O glaucoma pigmentar ocorre em cerca de 30% dos portadores de SDP.

Patogenia

O mecanismo patogenético do glaucoma pigmentar ainda não está completamente estabelecido. A teoria mais aceita atualmente sugere que o atrito entre o epitélio pigmentar da íris e as fibras zonulares anteriores seja o responsável pela liberação de pigmento que circula no humor aquoso e deposita-se no seio camerular e na face posterior da córnea. O autor também acredita que as íris desses pacientes tenham configuração diferente daqueles com olhos normais, ou seja, a ocorrência de uma concavidade posterior associada à iridodonese periférica facilitaria o contato e permitiria maior atrito.

O depósito súbito e abundante de pigmento nos espaços intertrabeculares explicaria os surtos hipertensivos agudos que ocorrem às vezes. A exaustão da fagocitose pelo endotélio trabecular em digerir o excesso de pigmento acumulado seria responsável pela hipertensão ocular permanente. Deve-se diferenciar a síndrome de dispersão pigmentar da síndrome de pseudoexfoliação. A primeira se manifesta em jovens, com pigmentação cerática abundante, fusiforme ou não, e atrofia da periferia média da íris (porção ciliar), o que permite transiluminação com aspecto de roda de carroça. A síndrome de pseudoexfoliação prevalece em idosos, com pigmentação cerática menos acentuada e rarefação do epitélio pigmentar da íris na porção pupilar junto ao esfíncter.

TRATAMENTO

O tratamento do glaucoma pigmentar inclui abordagem clínica, procedimentos com *laser* e cirurgia.

No tratamento clínico, são prescritas drogas hipotensoras oculares à semelhança do glaucoma primário de ângulo aberto (betabloqueadores, alfa adrenérgicos, inibidores da anidrase carbônica e análogos das prostaglandinas). Os mióticos devem ser evitados ou utilizados com parcimônia.

A trabeculoplastia com *laser* de argônio é muito bem indicada como tratamento coadjuvante no glaucoma pigmentar. A iridectomia por YAG *laser*, indicada para tentar aliviar o possível bloqueio pupilar retrógrado, tornou-se secundária por falta de comprovação de sua eficácia.

Nos olhos em que o controle da lesão glaucomatosa estrutural ou funcional não é possível com as alternativas mais conservadoras, recorre-se à trabeculectomia com mitomicina.

GLAUCOMA POR INTUMESCÊNCIA DO CRISTALINO

A intumescência do cristalino constitui-se como uma urgência ocular, pois pode provocar crise de glaucoma agudo similar à do glaucoma primário de ângulo fechado. Mesmo com dificuldade, é importante que ela seja diferenciada desse último, pois a crise primária envolve de algum modo o cristalino.

O comprimento axial do olho normal permanece constante após os 10 anos de idade, enquanto a espessura do cristalino aumenta durante toda a vida. Assim, ao longo do tempo, ocorre estreitamento do seio camerular à custa do cristalino, independentemente da configuração anatômica da câmara anterior. Essa situação dinâmica evidencia, na verdade, uma alteração entre os volumes do cristalino e do globo ocular. Se o volume do cristalino aumenta, a câmara anterior torna-se mais rasa e o seio camerular mais estreito em virtude do deslocamento da íris para frente.

O crescimento da aposição iridolenticular aumenta a resistência à passagem de humor aquoso da câmara posterior para a anterior e eleva a pressão na câmara posterior. Essa dinâmica promove o abaulamento da porção periférica da íris e produz estreitamento adicional do ângulo da câmara anterior em um fenômeno conhecido como íris bombé.

Assim, para que ocorra a oclusão do seio camerular, contribuem, em proporções relativas, a expansão periférica da íris (íris bombé) e a pressão exercida pelo cristalino. Se este último crescer demais, não é necessária grande expansão irídica para desencadear o bloqueio angular. Em casos extremos, o cristalino pode aumentar significantemente de volume e, ao empurrar a íris, comprimir diretamente o espaço entre a periferia da íris e a malha trabecular.

A catarata senil de progressão rápida e a catarata secundária por traumatismo perfurante são as duas circunstâncias clínicas que predispõem o olho a uma situação de bloqueio do seio camerular. Ademais, em alguns casos, o deslocamento anterior do cristalino decorrente da flacidez zonular, senil ou traumática, também pode ser fator contribuinte para a explicação da hipertensão ocular secundária (Figura 54.3).

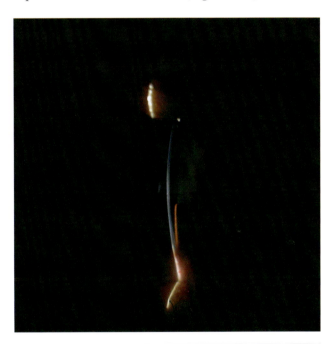

▶ **Figura 54.3** Intumescência do cristalino. Note a câmara anterior rasa.

Embora seja possível a ocorrência de bloqueio do seio camerular consequente à intumescência do cristalino, num olho sem alterações e cujo olho adelfo tenha câmara anterior profunda, o quadro mais comum é a ocorrência de seio camerular do olho contralateral também estreito. Disso talvez resulte, em poucos casos, a dificuldade de determinar, no período pré-operatório, o grau de responsabilidade do cristalino, numa crise de glaucoma de ângulo fechado.

A biomicroscopia fornece alguns sinais muito significativos que devem ser considerados quando há suspeita de bloqueio do seio camerular por intumescência do cristalino. O mais importante deles é a assimetria de profundidade de câmara anterior entre os dois olhos, bem como a assimetria de abertura dos seios camerulares, na gonioscopia. Quando essa disparidade não é flagrante, a assimetria de progressão da opacificação entre os cristalinos pode ser o sinal sugestivo do envolvimento do cristalino na gênese da hipertensão ocular.

Nos casos de catarata madura unilateral, o diagnóstico pode ficar facilitado, ao passo que, nos olhos cuja catarata está evoluindo simetricamente, a diferença de acuidade visual pode sugerir intumescência do cristalino de acuidade mais reduzida. Quando o grau de anteriorização da periferia da íris é pequeno ou inexistente, seu contorno segue intimamente o do cristalino formando um vértice bem definido, ao passo que, na presença de grande componente de bloqueio pupilar, observa-se uma superfície mais abaulada, sem vértice nítido.

Tratamento

Perante de um caso de intumescência do cristalino, o tratamento a ser seguido pode ser determinado pelo grau de opacificação do cristalino. Nos olhos portadores de catarata madura, a conduta é a facectomia associada à iridectomia periférica. Em casos duvidosos, nos quais a opacidade lenticular é pequena e não justifica a lensectomia, o procedimento mais cauteloso é a iridectomia por *laser* ou cirurgia. Recomenda-se a primeira por ser menos agressiva ao olho e permitir avaliação gonioscópica imediata do grau de interferência do cristalino na produção do fechamento angular. A observação de um seio camerular amplo, no exame gonioscópico pós-operatório, traduz maior contribuição do bloqueio pupilar no fechamento angular, ao passo que, se o seio camerular continua fechado ou torna-se estreito após a iridectomia, a responsabilidade do fechamento deve ser atribuída em maior proporção ao cristalino.

A manutenção da oclusão do seio camerular, mesmo após a realização de iridectomia por *laser* ou cirurgia, impõe a extração do cristalino. É importante ressaltar que os olhos nos quais o seio camerular permanece estreito depois do alívio do bloqueio pela iridectomia, devem ser seguidos de perto uma vez que o cristalino continua a crescer e provocar novas crises. Da mesma maneira, pacientes previamente submetidos à cirurgia fistulizante não estão livres, posteriormente, de bloqueio do seio camerular por intumescência do cristalino

GLAUCOMA FACOLÍTICO

O glaucoma facolítico é uma urgência ocular. É uma afecção geralmente monocular caracterizada por dor súbita acompanhada de hiperemia do olho afetado.

Quadro clínico

A acuidade visual, que gradualmente se reduzia por conta da formação de catarata madura, sofre decréscimo brusco, às vezes, apenas percepção de luz. Esta redução pode não ser relatada quando a catarata já é hipermadura.

O exame biomicroscópico revela congestão conjuntival acentuada com hiperemia ciliar, edema epitelial difuso da córnea, câmara anterior profunda, por vezes mais do que a do olho adelfo, com *flare* acentuado e quantidade moderada de células, geralmente grandes e reluzentes. Grumos de material esbranquiçado ao redor do humor aquoso também podem ser observados.

Na maioria dos casos, há depósitos esbranquiçados sobre a cápsula anterior de material que se acredita serem macrófagos que tentam tamponar os sítios de vazamento. Na gonioscopia, o seio camerular está aberto. A PIO fica elevada, às vezes, em níveis comparáveis aos de uma crise de fechamento angular (Figura 54.4).

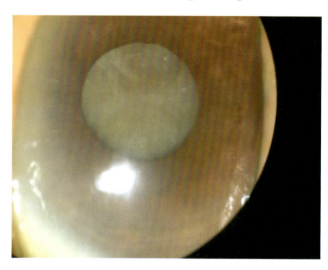

▶ **Figura 54.4** Catarata madura e crise de glaucoma facolítico, com edema difuso de córnea.

Patogenia

A hipertensão ocular ocorre por obstrução direta da malha trabecular decorrente da migração de proteínas lenticulares desintegradas do córtex liquefeito e opaco através de defeitos microscópicos das cápsulas anterior e posterior em cataratas preferencialmente hipermaduras (morganianas). Esse material fagocitado por macrófagos é observado no humor aquoso, nas criptas da íris e nos espaços intertrabeculares.

Diagnóstico diferencial

Inclui outras formas de glaucoma agudo:

- Primário de ângulo fechado, cuja diferenciação é óbvia, pois no facolítico o ângulo está aberto e a câmara anterior, profunda;
- Com o glaucoma de ângulo aberto secundário à uveíte, a formação prévia de catarata auxilia no diagnóstico e os achados na câmara anterior juntamente com os depósitos sobre o cristalino são característicos do glaucoma facolítico. Na maioria dos glaucomas inflamatórios, a reação celular

da câmara anterior deve-se à presença de pequenos leucócitos em contraposição aos grandes e reluzentes macrófagos observados no facolítico;
- No glaucoma secundário a traumatismo ocular contuso recente, a história e a presença de células inflamatórias na câmara anterior, com ou sem retrocesso angular, facilitam o diagnóstico;
- Glaucoma de "células fantasma" (células caqui na câmara anterior).

Tratamento

O tratamento clínico tem por objetivo aliviar os sintomas dolorosos e inflamatórios, reduzir a PIO e otimizar condições cirúrgicas. Os agentes hipotensores oculares que podem ser utilizados incluem inibidores da anidrase carbônica por via oral, quando possível; agentes hiperosmóticos; colírio de timolol e inibidor da anidrase carbônica. Esteroides de uso tópico são prescritos como anti-inflamatórios.

A cirurgia de eleição é a remoção da catarata em curto espaço de tempo por extração extracapsular do cristalino com implantação de lente intraocular. Nos casos em que há grande fragilidade da cápsula e risco de luxação do núcleo para o humor vítreo, aconselha-se a crioextração. O cirurgião deve estar preparado para realizar vitrectomia.

GLAUCOMA NEOVASCULAR

É um dos glaucomas secundários mais refratários a tratamento e, por isso, de prognóstico reservado na maioria dos casos. A formação de neovasos no segmento anterior é consequência de uma afecção de base do segmento posterior do olho.

As principais causas de glaucoma neovascular são a oclusão da veia central da retina e a retinopatia diabética, ambas com partes semelhantes em cerca de 80% dos casos. Outras afecções incluem oclusão arterial (carótida), doenças sistêmicas, como fístulas carotidocavernosas, arterite de células gigantes, uveítes (doença de Behçet, Vogt-Koyanaghi-Harada), descolamento de retina, tumores (retinoblastoma, carcinoma metastático) e secundárias a procedimentos cirúrgicos (facectomia, vitrectomia).

Patogenia

A origem dos neovasos está intimamente ligada à isquemia retínica e liberação de fatores angiogênicos que promovem a formação e proliferação neovascular.

O glaucoma neovascular resulta da formação de uma membrana fibrovascular que recobre a malha trabecular. Inicialmente, o seio camerular está aberto. Em seguida, há retração do tecido fibrovascular e formam-se gradualmente sinéquias anteriores periféricas que fecham por completo o ângulo com elevação acentuada da PIO (fechamento do seio camerular em "zíper").

O conhecimento da causa primária é fundamental para a profilaxia e tratamento desse glaucoma.

Quadro clínico

O achado biomicroscópico inicial é a observação de pequenos tufos capilares dilatados na borda pupilar, que podem passar despercebidos ou confundidos com acúmulos de pigmento de íris se o exame não for detalhado em grande aumento.

Depois de iniciado o processo de neoformação vascular, observa-se delicada trama de neovasos sobre toda a superfície da íris com disposição irregular e aspecto arborizado com anastomoses, que os diferenciam da trama vascular normal.

No seio camerular, os vasos neoformados também podem ser facilmente diferenciados dos normais, que tem disposição radial na periferia da íris, sempre sob o estroma, e não ultrapassam o esporão escleral.

Na contração do tecido fibrovascular, o estroma da íris é tracionado anterior e perifericamente ao longo dos troncos vasculares em direção à malha trabecular. Formam-se sinéquias anteriores periféricas que tendem a se unir e fechar o seio por completo.

Finalmente, a íris se encontra soldada à malha trabecular podendo estender-se até a linha de Schwalbe, com sepultamento da trama vascular neoformada (*ziper angle*).

O quadro é dramático, com dor acentuada e congestão ocular. Há elevação acentuada da PIO, de 40 a 80 mmHg e edema de córnea também acentuado, o que dificulta o exame da íris. A instilação de colírio de glicerina a 50% promove de modo fugaz a transparência da córnea e permite a biomicroscopia do segmento anterior e gonioscopia breve em casos fortuitos (Figura 54.5).

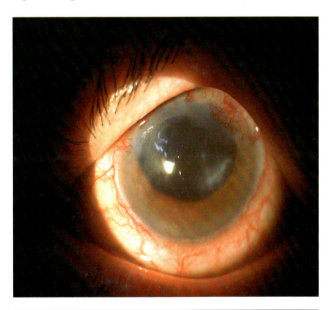

▶ **Figura 54.5** Glaucoma neovascular em estádio avançado com PIO = 40 mmHg, congestão conjuntival, edema de córnea e neovascularização exuberante da íris.

Tratamento

Além de promover o tratamento da causa primária, o objetivo é prevenir ou impedir a proliferação neovascular.

O tratamento profilático ou curativo do glaucoma tem amplo arsenal, porém, o prognóstico visual é reservado ou sombrio em muitos casos. Quando a acuidade visual do olho acometido é nula, deve-se lutar para o alívio dos sintomas (instilação de colírio de atropina e corticoides, analgesia por injeção retrobulbar e, em casos extremos, evisceração). Nos olhos videntes, a luta pela preservação da visão inclui:

- Tratamento clínico;
- Fotoablação da retina;
- Fotocoagulação da íris;
- Cirurgia fistulizantes;
- Dispositivos de drenagem do humor aquoso;
- Ciclodestruição;
- Injeção de agentes antiangiogênicos.

O controle da angiogênese constitui uma estratégia promissora, tanto na fase de neovascularização da íris, quanto na de glaucoma neovascular. Assim, o uso de anticorpos anti-VEGF tem trazido benefícios no tratamento do glaucoma neovascular pela regressão de neovasos na íris e no ângulo pelo melhor controle da PIO quando o ângulo se mantém aberto ou utilizado na realização de procedimentos cirúrgicos. Várias publicações evidenciam resultados positivos no uso de anti-VEGF (intravítreo ou intracameral) para o tratamento do glaucoma neovascular.

Apesar dos estudos iniciais mostrarem resultados promissores quanto ao uso de bevacizumab e ranibizumab em glaucoma neovascular e trabeculectomia, ainda são necessários grandes ensaios clínicos randomizados e estudos que comparem os dois anticorpos anti-VEGF em relação à eficácia e segurança para auxiliar o oftalmologista a escolher melhor o tratamento adequado ao paciente.

GLAUCOMA SECUNDÁRIO À UVEÍTE

O glaucoma secundário à uveíte pode se manifestar em olhos cujo ângulo pode estar aberto, parcial ou completamente fechado.

Glaucoma de ângulo aberto

O glaucoma de ângulo aberto secundário às uveítes ocorre por disfunção da via de drenagem, o que diminui a facilidade de escoamento do humor aquoso ou bloqueio mecânico da malha trabecular em razão da presença de precipitados, células inflamatórias, *debris*, edema, malha trabecular ou de suas células endoteliais que podem causar redução no diâmetro dos poros do trabeculado e aumentar a resistência da drenagem do humor aquoso. Os níveis pressóricos dependem da produção de humor aquoso pelo corpo ciliar. Se ela for normal, a PIO se eleva; se diminuir, a PIO se mantém normal ou baixa.

A hipertensão secundária à inflamação aguda é geralmente transitória e responde favoravelmente à terapia com anti-inflamatórios. Todavia, inflamações crônicas e recorrentes do segmento anterior podem causar dano permanente à malha trabecular e ao canal de Schlemm.

Ademais, alterações induzidas nas vias de drenagem do humor aquoso pelo uso de corticosteroides por via tópica, periocular ou sistêmica, podem também causar elevação da PIO.

O aumento da PIO pode ocorrer em qualquer fase do tratamento, mas é mais comumente observado após duas semanas de seu início. Na maioria das vezes, a PIO se normaliza com a suspensão da droga. No entanto, se há suspeita de glaucoma induzido por corticoide, deve-se iniciar a regressão ou até a suspensão da medicação, embora tal procedimento possa levar à piora do quadro inflamatório. Trata-se de uma situação de difícil solução, na qual devem ser considerados os danos que a inflamação causará aos tecidos sem o controle medicamentoso. Uma abordagem alternativa é diminuir a concentração dos corticoides e/ou associar hipotensores oculares.

O diagnóstico de glaucoma ou de hipertensão secundários ao uso de corticosteroides deve ser sempre considerado em pacientes com uveítes submetidos à essa medicação.

A presença de glaucoma na vigência de uveítes não indica necessariamente que ele seja secundário. A possibilidade de glaucoma primário de ângulo aberto pré-existente deve ser sempre considerada.

Glaucoma de ângulo fechado

Os mecanismos pelos quais esse tipo de glaucoma pode ocorrer como consequência de inflamações intraoculares incluem bloqueio pupilar secundário a:

- A formação de sinéquias posteriores, em pacientes com uveítes anteriores, é estimulada pela presença de células inflamatórias, proteínas, fibrina e *debris* no humor aquoso. O tempo de formação e extensão das sinéquias está relacionado com o tipo e a gravidade do processo inflamatório. Quando ocorre seclusão pupilar, a passagem do humor aquoso da câmara posterior para a anterior é bloqueada e seu represamento provoca o abaulamento anterior da íris (íris "em tomate" ou "bombé");
- Sinéquias anteriores periféricas podem ser secundárias à inflamação, neovascularização ou íris bombé. São mais comumente observadas em uveítes do tipo granulomatosa e podem resultar no fechamento progressivo do seio camerular.

Mesmo quando parte da malha trabecular permanece visível à gonioscopia, o seio camerular pode estar funcionalmente inoperante. Apesar da presença de extensas goniossinéquias, a PIO pode permanecer normal ou diminuída, dependendo do grau de redução de produção do humor aquoso pelo corpo ciliar;

- Os processos inflamatórios da úvea posterior podem ainda provocar edema, rotação anterior do corpo ciliar e levar à insólita situação de glaucoma agudo sem bloqueio pupilar.

Embora infrequente, pode ocorre glaucoma primário de ângulo fechado em olhos anatomicamente predispostos desencadeado por estresse ou midríase medicamentosa na vigência de uveítes. Nessas circunstâncias, muitas vezes é difícil estabelecer se a inflamação é causa ou consequência do bloqueio do seio camerular (Figura 54.6).

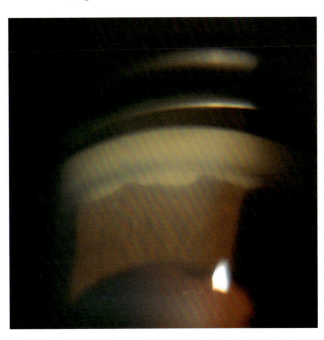

▶ **Figura 54.6** Goniofotografia do portador de uveíte anterior revelando ângulo completamente fechado por aderências (goniossinéquias) da íris sobre a córnea.

Tratamento

Antes da instituição do tratamento, é imprescindível a definição do diagnóstico de uveíte hipertensiva ou de glaucoma secundário.

De modo geral, o tratamento da hipertensão ocular que acompanha a inflamação em atividade, ou seja, a uveíte hipertensiva, consiste no uso combinado de anti-inflamatórios, agentes cicloplégicos e hipotensores oculares. Já nos casos de glaucoma secundário, o tratamento é geralmente cirúrgico. São indicados os agentes hipotensores oculares:

- Betabloqueadores;
- Alfa-2 agonistas;
- Inibidores da anidrase carbônica de uso tópico ou sistêmico;
- Agentes hiperosmóticos;

Os agentes mióticos são contraindicados nas uveítes em atividade por aumentarem a congestão ocular e propiciarem a formação de membranas pupilares. Podem ser utilizados com cautela em glaucomas pós-inflamatórios. O uso de análogos de prostaglandinas deve ser feito com parcimônia, pois há possibilidade de inflamação ocular e edema cistoide de mácula, principalmente em indivíduos pseudofácicos.

Quanto aos procedimentos cirúrgicos, são indicados:

- Iridectomia por *laser* ou cirurgia na impossibilidade da primeira;
- Trabeculectomia com mitomicina;
- Implantes de dispositivos de drenagem;
- Ciclofotodestruição.

REFERÊNCIAS CONSULTADAS

1. Almeida GV, Cohen R, Sibinelli MAF. Glaucoma secundário às uveítes. In: Orefice F. Uveíte clínica e cirúrgica. Rio de Janeiro: Cultura Médica, 2000.
2. Almeida HG, Lacerda R, Rehder JR. Glaucoma secundário a uveítes. In: Almeida HG, Cohen R. Glaucoma Secundários. 2.ed. São Paulo: Roca, 2006.
3. Almeida HG. Glaucoma neovascular: In: Almeida HG, Cohen R. Glaucoma Secundários. 2.ed. São Paulo: Roca, 2006.
4. Calixto N, Cronemberger S. Glaucoma Pigmentar. In: Almeida HG, Cohen R. Glaucoma Secundários. 2.ed. São Paulo: Roca, 2006.
5. Cohen R, Almeida GV, Waiwol M, Paolera MD. Ectopia e intumescência do cristalino. In: Almeida HG, Cohen R. Glaucoma Secundários. 2.ed. São Paulo: Roca, 2006.
6. Mandia Jr C, Almeida GV, Almeida PB, Cohen R. Glaucoma facolítico. In: Almeida HG, Cohen R. Glaucoma Secundários. 2.ed. São Paulo: Roca, 2006.
7. Park SC, Su D, Tello C. Anti-VEGF therapy for the treatment of glaucoma: a focus on ranibizumab and bevacizumab. Expert Opin Biol Ther. 2012 Dec;12(12):1641-7.
8. Susanna Jr R, Vessani RM. Pseudoexfoliação capsular. In: Almeida HG, Cohen R. Glaucoma Secundários. 2.ed. São Paulo: Roca, 2006.

Glaucomas da Infância

55.1 Glaucoma Congênito Primária

Mauricio Della Paolera • Arthur Van Der Berg

DEFINIÇÃO DE GLAUCOMA CONGÊNITO

O glaucoma congênito (GC) é uma doença ocular rara, que se manifesta antes dos três anos de idade, caracterizada pela pressão intraocular elevada ao nascimento ou na infância.

Ele pode ser dividido em primário e secundário. A primeira forma é caracterizada por alteração restrita ao desenvolvimento embriológico do seio camerular, com consequente aumento da pressão intraocular (PIO), aumento excessivo do globo ocular (incluindo aumento do diâmetro e edema corneano) e escavação glaucomatosa do disco óptico. Já a forma secundária está associada às alterações adicionais oculares e/ou sistêmicas que culminam com o aumento da PIO e escavação glaucomatosa do disco óptico.[1]

Classificação do glaucoma congênito

As primeiras descrições de buftalmo (do grego: *bous* = *boi* + *ophthalmos* = *olho*, ou seja, olho de boi) ou aumento do globo ocular datam da época de Hipócrates, no período de 460-377 a.C., Celsus, no primeiro século d.C. e Galen, de 130 a 201 d.C.

Apesar de várias referências ao buftalmo no século XVI, principalmente as de Ambroise Pare (1517-1590), a associação dessa condição ocular com o glaucoma foi estabelecida somente no século XIX por von Muralt (1869). Esses relatos logo foram confirmados por von Hippel (1897), Parsons (1904), Reis (1905-1911), Seefelder (1906-1920), entre outros, os quais sugeriram que essa forma de glaucoma seria decorrente de alterações no desenvolvimento do segmento anterior.[2]

A classificação do GC é controversa, com diferentes propostas descritas a seguir. DeLuise e Anderson em 1983 sugeriram uma divisão em glaucoma primário infantil (glaucoma congênito/trabeculodisgenesia) e glaucoma secundário infantil, associado a malformações do segmento anterior (iridocorneotrabeculodisgenesias e iridotrabeculodisgenesias), facomatoses e hamartomas, doenças metabólicas e inflamatórias, tumores e outras doenças congênitas.

A classificação de Shaffer-Weiss sugere uma divisão em três segmentos: glaucoma congênito isolado (glaucoma congênito infantil), glaucomas associados a anomalias de desenvolvimento do olho ou sistêmicas (aniridia, síndrome de Marfan, rubéola, entre outras) e glaucomas adquiridos (decorrentes de tumores, inflamação e trauma).

Hoskins, por sua vez, propôs uma classificação anatômica, baseada na observação de malformações do segmento anterior, incluindo o seio camerular, a íris e a córnea. Dessa forma, o glaucoma é subdividido em trabeculodisgenesias isoladas (malformação da malha trabecular sem alterações da íris ou da córnea), iridotrabeculodisgenesias e corneotrabeculodisgenesias.[3,4]

Ho e Walton, em 2004, propuseram que o termo glaucoma congênito primário (GCP) refere-se à trabeculodisgenesia isolada ou iridotrabeculodisgenesias, porém os autores não referem se a alteração de íris é primária ou secundária à trabeculodisgenesia.

Quando o diagnóstico é realizado ao nascimento, denominou-se glaucoma primário do recém-nascido; entre um mês de idade e dois anos, nomeou-se glaucoma infantil primário; e, a partir dos dois anos de idade, a denominação foi de glaucoma infantil tardio, ressaltando-se que as três denominações referem-se ao grupo de glaucomas congênitos primários.

Os autores ainda classificaram em primário e secundário os glaucomas da infância e da criança, de acordo com a presença ou a ausência de outras anormalidades oculares ou sistêmicas. Nesse estudo, utilizou-se a classificação proposta por Ho e Walton em 2004.[5]

Epidemiologia

O GCP apresenta incidência geral de um para cada 10 mil nascimentos, podendo variar entre populações e continentes.[6] Devido à consanguinidade, o GCP é mais frequente em populações isoladas, como na Arábia Saudita (1:2.500),[7] entre ciganos da Eslováquia (1:1.250)[8] e entre habitantes de Andhra Pradesh, na Índia (1:3.300).

Essa forma de glaucoma é responsável por 2% a 15% dos indivíduos cegos acompanhados em instituições de referência para deficientes visuais.[2] No Japão, o sexo feminino é mais afetado, com razão de meninas para meninos de 3:2, enquanto nos EUA e na Europa, o sexo masculino é o mais afetado, com razão de 3:2.

A maioria dos casos de GCP (75%) é bilateral, mais de 80% dos casos manifesta-se clinicamente no primeiro ano de vida, dos quais 25% são diagnosticados no período neonatal e 60% nos primeiros seis meses de vida.[5] Não existem dados disponíveis sobre a epidemiologia do GC na população brasileira.

Fisiopatologia

Quanto à fisiopatologia do GC, Bach e Seefelder, em 1914, associaram-na a mecanismos alterados na reabsorção e clivagem dos tecidos do seio camerular. Barkan, em 1949, propôs que a alteração principal no seio camerular seria a presença de uma membrana que recobriria a malha trabecular, dificultando o escoamento do humor aquoso e levando, consequentemente, à elevação da PIO.

Posteriormente, Anderson *et al.*, em 1981, constataram a existência de tal membrana, sugerindo que o mecanismo que levaria ao desenvolvimento do GCP seria secundário a alterações do desenvolvimento embrionário do corpo ciliar e malha trabecular.

A elevação da pressão ocular no glaucoma congênito é secundária ao desenvolvimento anormal do ângulo da câmara anterior, o qual leva à obstrução da drenagem do humor aquoso. O desenvolvimento do ângulo da câmara anterior ocorre a partir da contribuição das células da crista do tecido neural,[9,10] porém não há ainda consenso quanto à natureza das anormalidades que o comprometem.[3,4]

Inicialmente, a primeira forma do trabeculado é triangular, constituído por células mesenquimais, com o ápice entre o endotélio e o estroma corneal. Posteriormente não há distinção entre o tecido mesenquimal, que será diferenciado em outras estruturas, tais como trabeculado e músculo ciliar.

No final do 3º mês de gestação, uma linha fina se forma entre a região corneoescleral e a íris, com uma formação em fuso e arredondada. Essas células aumentarão de número por ocasião do 5º mês, já com a presença de finos capilares da região. Há intensa formação de fibrilas colágenas e elásticas, sendo observado o esporão escleral, já iniciado no 4º mês, e o músculo ciliar.

No 7º mês, as fibras longitudinais do músculo ciliar são visíveis assim como o alargamento do canal de Schlemm. No 8º mês, são proeminentes as fibras circulares e meridionais do músculo. Os processos iridotrabeculares se desenvolvem como uma parte, ligando a raiz da íris ao trabeculado uveal. Devemos observar esses processos em aproximadamente 1/3 dos olhos normais, com diferenças entre tamanho, forma e número.[11]

Várias hipóteses são levantadas na tentativa de explicar a fisiopatologia do GCP, dentre elas a de que a atrofia incompleta do mesoderma do ângulo da câmara anterior resultaria na persistência de um tecido anormal que bloquearia o fluxo do humor aquoso. Em 1955, Barkan sugeriu que a reabsorção incompleta das células mesodérmicas pelos tecidos adjacentes deixaria uma membrana que recobriria o ângulo da câmara anterior. Embora sua existência não tenha sido comprovada, esta ficou conhecida como membrana de Barkan.[12]

Maumenee, em 1959 e 1963, observou que a inserção anterior anormal da musculatura ciliar na malha trabecular poderia comprimir o esporão escleral, consequentemente estreitando o canal de Schlemm. Alguns achados anatômicos relatados por Maumenee em 1963 indicam a inexistência do canal de Schlemm, que poderia contribuir para a etiologia do glaucoma congênito.

Estudos subsequentes com microscopia óptica mostram uma falha no mesoderma do ângulo da câmara anterior, que, desorganizado, leva a alterações estruturais dentro da malha trabecular.[1,13-15] Achados histológicos como a inserção alta da úvea na malha trabecular sugere a parada do desenvolvimento da migração normal da úvea no terceiro trimestre de gestação.[1,16]

Outra teoria segundo a qual haveria clivagem incompleta do mesoderma no ângulo da câmara anterior devido à malformação congênita foi postulada, porém sua veracidade também não foi comprovada.[17]

Worst, em 1979, propôs uma teoria combinada que incluía conceitos de atrofia e reabsorção, rejeitando a teoria da clivagem. Este sugeriu que o desenvolvimento incompleto do esporão escleral levaria à inserção alta da porção longitudinal do músculo ciliar no trabeculado e acreditava que uma única camada de células endoteliais cobriria o ângulo anterior e que sua persistência constituiria a membrana de Barkan. Anderson, em 1972 e 1981, por meio de estudos baseados em microscopia eletrônica, não revelou a existência dessa estrutura gonioscópica.

O mecanismo mais provável é descrito por Anderson (1981), em que o excesso de formação de colágeno na malha trabecular resulta em espessamento das traves trabeculares, evitando a separação da íris periférica e corpo ciliar, bem como resultando na anteriorização do tracto uveal e involução do recesso angular.

Avaliação e seguimento clínico

Apesar da variação dos sinais e sintomas do indivíduo com GCP, dependentes da idade da criança, gravidade do glaucoma e anormalidades da córnea, a tríade clássica do glaucoma congênito é: epífora, fotofobia e lacrimejamento, sintomas que ocorrem devido à irritação corneana que acompanha o edema epitelial secundário à elevação da PIO.

O aumento das dimensões oculares decorre da hipertensão nos três primeiros anos de vida, pois as fibras de colágeno que compõem a túnica ocular são mais elásticas.[18,19] Após essa época, o aumento ocular é pouco expressivo.

A distensão da esclera é decorrente da hipertensão que a torna fina e com aspecto azulado. Em virtude da distensão ocular, ocorre o aumento do diâmetro da córnea e a distensão da membrana de Descemet e endotélio, podendo causar rupturas com formação de estrias (estrias de Haab), consequentemente levando ao edema epitelial e estromal, com diminuição da transparência.[20-24]

Além disso, a distensão do anel escleral através do qual passa o nervo óptico pode estar aumentada, sem que obrigatoriamente signifique perda do tecido neural, característica que pode indicar um sinal precoce da doença, assim como a observação de assimetria entre os canais esclerais.[4,21,25]

As medidas do diâmetro anteroposterior e da córnea são importantes para o diagnóstico e o acompanhamento do GCP. O diâmetro anteroposterior ao nascimento situa-se entre 21,05 ± 1,14 mm, sendo que no GCP medidas de 23,91 ± 2,49 mm são consideradas suspeitas. O diâmetro corneano, aparentemente, tem mais sensibilidade para o diagnóstico do GCP e, ao nascimento, este varia de 10,0 a 10,5 mm, alcançando 12 mm no primeiro ano de vida. Assim, diâmetros corneanos acima de 12 mm devem ser interpretados como suspeitos.[13,20-22,26]

A espessura corneal no adulto é menor na área central, praticamente constante nos três milímetros centrais (de 500 a 570 mícrons), aumentando em direção à periferia.[27,28] Não ocorrem diferenças significativas na espessura corneal entre sexos e olhos. Esta também independe do peso ao nascimento, erro refracional, acuidade visual, anormalidades do nervo óptico e/ou retina.[29]

As crianças apresentam córneas mais espessas que as de adultos, sendo seu valor definitivo estabelecido aproximadamente aos três anos de idade.[30,31] A espessura central da córnea é significativamente menor em crianças com glaucoma congênito, sendo um fator de confusão para a medida da PIO. A paquimetria nesses casos deve ser considerada durante o exame.[26]

Para a medida da PIO, o tonômetro de Goldmann é o mais utilizado, porém outros podem ser empregados, incluindo o tonômetro de Perkins e o Tonopen.[13,22] Vários fatores influenciam a medida da PIO, tais como a rigidez escleral, a espessura da córnea e a curvatura. Muitos erros podem ser evitados por meio da realização da técnica adequada.[32-34]

A aparência do seio camerular no GCP pode variar de acordo com a gravidade das anomalias. Tipicamente, a íris se insere mais anteriormente que o usual, variando muito a observação da banda do corpo ciliar. A transparência encontra-se alterada, causando uma dificuldade na diferenciação das estruturas angulares. A periferia da íris aparece hipoplásica com fenestrações nas inserções e visão do epitélio pigmentado da periferia da íris. A presença de múltiplos processos ciliares anormais sugere o diagnóstico de disgenesia do segmento anterior.[5]

O exame do nervo óptico pode ser feito com oftalmoscópio direto ou indireto. A oftalmoscopia indireta permite um exame tridimensional, bem como o exame do segmento posterior. A ultrassonografia do tipo A permite avaliar o comprimento axial, que aumenta com a gravidade e a duração do glaucoma, enquanto a ultrassonografia do tipo B é útil nas córneas opacas que impedem a visão do segmento posterior.[5]

Para a avaliação clínica da criança com glaucoma, é necessário que o oftalmologista tenha paciência, tempo e experiência. No consultório, uma história clínica detalhada (alterações sistêmicas associadas ao glaucoma), incluindo antecedentes familiares (dados sobre o padrão de herança), pode indicar o diagnóstico de GCP ou de outros glaucomas congênitos secundários ou de desenvolvimento.

De modo geral, o tratamento do GCP é cirúrgico. A goniotomia é o procedimento de escolha nos casos em que encontramos a córnea clara com visão plena do seio camerular. A trabeculotomia, por sua vez, é indicada quando a visão do seio camerular está prejudicada. Alternativas cirúrgicas para o controle da PIO são os implantes de drenagem e procedimentos ciclodestrutivos.

Com relação ao procedimento cirúrgico para o GC, em 1893 o oftalmologista italiano Carlo De Vicentis sugeriu que a incisão nos tecidos do seio camerular seria a cirurgia indicada. Essa técnica foi retomada por Otto Barkan, em 1938, como uma cirurgia para o glaucoma primário infantil, denominada goniotomia (do grego: *gonio* = ângulo + *tomein* = cortar). As técnicas cirúrgicas introduzidas por Barkan praticamente não sofreram mudanças até hoje, mas um procedimento alternativo, a trabeculectomia, foi introduzido por Allen e Burian e posteriormente popularizado por Harms e Dannhein.[2,3]

REFERÊNCIAS BIBLIOGRÁFICAS

1. Anderson DR. Pathology of the glaucomas. Br J Ophthalmol. 1972 Mar;56(3):146-57.
2. deLuise VP, Anderson DR. Primary infantile glaucoma (congenital glaucoma). Surv Ophthalmol. 1983 Jul-Aug;28(1):1-19.
3. Dickens CJ. Diagnosis and treatment of congenital glaucoma. 2.ed. St. Louis: Mosby, 1996.
4. Hoskins HD Jr, Shaffer RN, Hetherington J. Anatomical classification of the developmental glaucomas. Arch Ophthalmol. 1984 Sep;102(9):1331-6.
5. Ho CL, Walton DS. Primary congenital glaucoma: 2004 update. J Pediatr Ophthalmol Strabismus. 2004 Sep-Oct;41(5):271-88.
6. Sarfarazi M, Stoilov I, Schenkman JB. Genetics and biochemistry of primary congenital glaucoma. Ophthalmol Clin North Am. 2003 Dec;16(4):543-54.
7. Bejjani BA, Xu L, Armstrong D, Lupski JR, Reneker LW. Expression patterns of cytochrome P4501B1 (Cyp1b1) in FVB/N mouse eyes. Exp Eye Res. 2002 Sep;75(3):249-57.
8. Plasilova M, Stoilov I, Sarfarazi M, Kadasi L, Ferakova E, Ferak V. Identification of a single ancestral CYP1B1 mutation in Slovak Gypsies (Roms) affected with primary congenital glaucoma. J Med Genet. 1999 Apr;36(4):290-4.
9. Kupfer C, Kaiser-Kupfer MI. Observations on the development of the anterior chamber angle with reference to the pathogenesis of congenital glaucomas. Am J Ophthalmol. 1979 Sep;88(3 Pt 1):424-6.
10. Kupfer C, Ross K. The development of outflow facility in human eyes. Invest Ophthalmol. 1971 Jul;10(7):513-7.
11. Dias JFP, Almeida HG, Prata Jr JA. Glaucoma. 2.ed. Rio de Janeiro: Cultura Medica, 2007.
12. Barkan O. Pathogenesis of congenital glaucoma: gonioscopic and anatomic observation of the angle of the anterior chamber in the normal eye and in congenital glaucoma. Am J Ophthalmol. 1955 Jul;40(1):1-11.
13. Sampaolesi R, Argento C. Scanning electron microscopy of the trabecular meshwork in normal and glucomatous eyes. Invest Ophthalmol Vis Sci. 1977 Apr;16(4):302-14.
14. Smelser GK, Ozanics V. The development of the trabecular meshwork in primate eyes. Am J Ophthalmol. 1971 Jan;71(1 Pt 2):366-85.
15. Tawara A, Inomata H. Developmental immaturity of the trabecular meshwork in juvenile glaucoma. Am J Ophthalmol. 1984 Jul 15;98(1):82-97.
16. Wright JD Jr, Robb RM, Dueker DK, Boger WP 3rd. Congenital glaucoma unresponsive to conventional therapy: a clinicopathological case presentation. J Pediatr Ophthalmol Strabismus. 1983 Sep-Oct;20(5):172-9.
17. Allen L, Burian HM, Braley AE. A new concept of the development of the anterior chamber angle; its relationship to developmental glaucoma and other structural anomalies. AMA Arch Ophthalmol. 1955 Jun;53(6):783-98.
18. Cibis GW. Congenital glaucoma. J Am Optom Assoc. 1987 Sep;58(9):728-33.
19. Drance SM. The coefficient of scleral rigidity in normal and glaucomatous eyes. Arch Ophthalmol. 1960 Apr;63:668-74.
20. Betinjane AJ. Glaucoma infantil. In: Susanna Jr R. Glaucoma. Rio de Janeiro: Cultura Médica, 1999.
21. Carvalho CA. Semiologia do glaucoma congênito. In: Congresso CdAd. XV Congresso Brasileiro de Oftalmologia. São Leopoldo: Oficinas gráficas Rotermund, 1969.
22. Cohen R, Almeida G, Mandia Jr C, Borges M. Glaucoma congênito primário. In: Cohen R, Almeida G, Mandia Jr C, Borges M. Glaucoma. 2.ed. São Paulo: Cultura Médica, 2000.
23. Detry-Morel M. [Congenital glaucoma]. Bull Soc Belge Ophtalmol. 2001;(281):49-58.
24. Faulkner W, Varley G. Corneal diagnostic techniques. In: Krachemer JH, Mannis MJ, Holland EJ. Cornea: Fundamentals of cornea and external disease. St. Louis: Mosby, 1997.
25. Duke-Elder S. Glaucoma. In: Duke-Elder S. Enfermidades de los ojos. México: Interamericana, 1970.
26. Henriques MJ, Vessani RM, Reis FA, de Almeida GV, Betinjane AJ, Susanna R Jr. Corneal thickness in congenital glaucoma. J Glaucoma. 2004 Jun;13(3):185-8.
27. Martola EL, Baum JL. Central and peripheral corneal thickness. A clinical study. Arch Ophthalmol. 1968 Jan;79(1):28-30.
28. Rapuano CJ, Fishbaugh JA, Strike DJ. Nine point corneal thickness measurements and keratometry readings in normal corneas using ultrasound pachymetry. Insight. 1993 Dec;18(4):16-22.
29. Herse P, Yao W. Variation of corneal thickness with age in young New Zealanders. Acta Ophthalmol (Copenh). 1993 Jun;71(3):360-4.
30. Portellinha W, Belfort R Jr. Central and peripheral corneal thickness in newborns. Acta Ophthalmol (Copenh). 1991 Apr;69(2):247-50.
31. Remon L, Cristobal JA, Castillo J, Palomar T, Palomar A, Perez J. Central and peripheral corneal thickness in full-term newborns by ultrasonic pachymetry. Invest Ophthalmol Vis Sci. 1992 Oct;33(11):3080-3.
32. Chisholm IA, Drance SM, Chauhan BC. The glaucoma suspect: differentiation of the future glaucomatous eye from the non-glaucomatous suspect eye. 1. Ultrasonic measurements and eye-wall stress. Graefes Arch Clin Exp Ophthalmol. 1989;227(1):17-20.
33. Goldmann H, Schmidt T. [Applanation tonometry]. Ophthalmologica. 1957 Oct;134(4):221-42.
34. Whitacre MM, Stein R. Sources of error with use of Goldmann-type tonometers. Surv Ophthalmol. 1993 Jul-Aug;38(1):1-30.

Capítulo 55

55.2 Glaucoma do Desenvolvimento

João Paulo Essado Figueiredo

Os glaucomas são classificados por apresentarem alguma anormalidade no desenvolvimento do ângulo da câmara anterior, proporcionando variados níveis de obstrução do escoamento do humor aquoso. Aproximadamente 40% dos glaucomas infantis estão associados a alguma anomalia.

A maioria das estruturas oculares e faciais envolvidas nessas enfermidades do desenvolvimento tem origem na crista neuronal (neurocristopatias). Variações fenotípicas são frequentes entre indivíduos com carga genética idêntica para uma doença; as variações podem ocorrer entre membros da mesma família.

SÍNDROME DE AXENFELD-RIEGER

É um grupo de anomalias bilaterais congênitas que inclui anormalidades no desenvolvimento da córnea, do ângulo da câmara anterior, da íris e da malha trabecular. Apresenta-se na maioria dos casos como herança autossômica dominante, mas pode ocorrer esporadicamente. Aproximadamente 50% dos casos estão associados ao glaucoma.

Na córnea, é característico um deslocamento anterior e proeminente da linha de Schwalbe (embriotoxon posterior), que aparece à biomicroscopia como uma linha branca na córnea posterior próxima ao limbo, com endotélio geralmente de aspecto normal.

No ângulo, o exame gonioscópico mostra aderências de tecido conectadas do ângulo da câmara anterior à periferia da íris até a linha de Schwalbe proeminente e esta adesão pode variar em número e tamanho.

Excluindo as alterações periféricas, a íris pode apresentar-se normal em alguns casos, mas os defeitos apresentados variam desde um afinamento médio do estroma até uma atrofia intensa com formação de buracos (Figura 55.2.1), corectopias e ectrópio uveal.

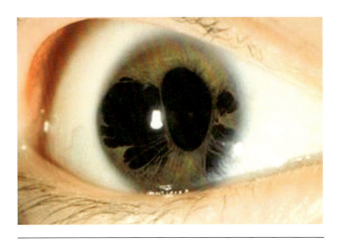

▶ **Figura 55.2.1** Anomalia da íris na síndrome de Axenfeld-Rieger.

Apesar de essa síndrome ter sido inicialmente separada em anomalia de Axenfeld (embriotoxon posterior com múltiplas aderências das partes periféricas da íris), anomalia de Rieger (anomalia de Axenfeld associada à hipoplasia da íris e corectopia) e síndrome de Rieger (anomalia de Rieger associada a deficiências no desenvolvimento dos dentes e dos ossos faciais, incluindo hipoplasia maxilar, pele periumbilical redundante, anormalidades na pituitária ou hipospádias) (Figura 55.2.2), estas doenças são agora consideradas variações da mesma entidade clínica e estão combinadas com o nome de Síndrome de Axenfeld-Rieger.

Diagnóstico diferencial

- Síndrome Iridocorneoendotelial (ICE):
  - Unilateral
  - Ausência de história familiar
  - Adulto jovem

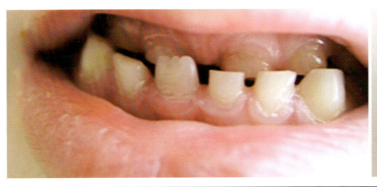
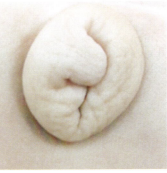

▶ **Figura 55.2.2** Anomalia dentária e pele periumbilical redundante (síndrome de Axenfeld-Rieger).

- Distrofia polimorfa posterior
  - Anormalidade endotelial da córnea
- Anomalia de Peters
  - Alterações centrais na córnea
  - Acomete o cristalino
- Aniridia
  - Íris rudimentar
  - Anomalia da câmara anterior (glaucoma)
- Displasia oculodentodigital
  - Anomalias dentárias similares
  - Hipoplasia esporádica da íris
- Ectopia *Lentis et Pupilae*
  - Ausência do defeito do ângulo da câmara anterior

Tratamento

A principal preocupação é a detecção precoce do glaucoma e conduta. Exceto na infância, o tratamento clínico deve ser iniciado antes da intervenção cirúrgica. Drogas que inibem a produção do humor aquoso são mais eficazes.

ANOMALIA DE PETERS (FIGURA 55.2.3)

É uma condição de alterações presentes ao nascimento e geralmente bilateral (80%). A maioria dos casos é esporádica, mas há casos de herança autossômica recessiva e, menos comum, autossômica dominante.

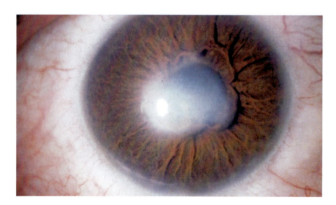

▶ **Figura 55.2.3** Opacidade congênita central da córnea (anomalia de Peters).

Clinicamente, apresenta-se como característica principal um defeito central na membrana de Descemet e no endotélio da córnea, acompanhado de afinamento e opacidade da região correspondente ao estroma corneal. Traves entre o centro da íris e a córnea posterior podem ser observadas. O cristalino pode estar na posição normal, com ou sem catarata, ou estar aderido às camadas posteriores da córnea. A frequência é alta (70%) de catarata ou contato corneolenticular.

Nos casos de contato corneolenticular, são frequentes as anomalias vitreorretínicas e também as malformações sistêmicas. De acordo com as alterações sistêmicas, pode-se dividir a anomalia em:

- **Peters-plus:** retardo de crescimento, fendas palatinas, anomalias cardíacas, auditivas, urogenitais, faciais, macroglossia e outras alterações oculares associadas (microftalmia, estafiloma anterior, embriotoxon posterior, aniridia, persistência do vítreo primário).
- **Peters-minus:** ausência de alterações sistêmicas associadas ao quadro ocular. A incidência de aderências corneolenticulares é menor, mas também são comuns outras alterações oculares associadas (embriotoxon posterior, esclerocórnea, coloboma de íris, persistência do vítreo primário).

Diagnóstico diferencial

Deverá ser realizado com as diversas causas de leucomas em crianças recém-nascidas: glaucoma congênito primário, trauma do parto, mucopolissacaridose, distrofia endotelial hereditária congênita, ceratite por rubéola, ceratocone posterior.

Tratamento

É fundamental o exame oftalmológico detalhado da criança com córnea opaca, a fim de diagnosticar um possível glaucoma associado. Frente a opacidades muito densas, o uso de exames de imagem é muito útil.

Embora trabeculotomia ou trabeculectomia sejam usadas em casos mais leves quando há profundidade adequada da câmara anterior, um implante de drenagem ou cirurgia ciclodestrutiva é frequentemente necessário em casos refratários ou mais graves. Transplante penetrante de córnea, apesar do prognóstico reservado, pode ser necessário.

ANIRIDIA (FIGURA 55.2.4)

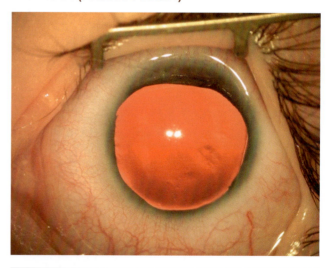

▶ **Figura 55.2.4** Visão externa do paciente com aniridia.

É uma doença de desenvolvimento bilateral caracterizada pela ausência congênita de íris normal (hipoplasia). A aparência da íris pode variar profundamente de um coto até uma íris completa, ou quase completa, porém fina.

Anomalias oculares e sistêmicas associadas também são descritas.

Hipoplasia da fóvea pode estar relacionada à acuidade visual baixa e nistagmo. Alterações nas células germinativas do limbo podem levar à formação de *pannus* na periferia da córnea que cresce em direção ao centro. Opacidade lenticular congênita é comum, mas geralmente insignificante.

O tipo de herança é autossômico dominante e cerca de 1/3 dos casos são mutações isoladas esporádicas. Aproximadamente 68% com uma deleção do cromossomo 11 e aniridia desenvolvem tumor de Wilms antes dos 3 anos de idade. Foi determinado que a aniridia é causada pela redução da atividade de PAX6, localizado no braço curto do cromossomo 11.

Em 13% dos pacientes com aniridia observou-se síndrome de forma dominante autossômica e inclui o tumor de Wilms, aniridia, anomalias genitourinárias e retardo mental; e em 2% dos pacientes com aniridia a forma autossômica recessiva, também chamada síndrome de Gillespie, está associada à ataxia e ao retardo mental.

O glaucoma aparece em torno de 50 a 75% dos pacientes com aniridia e geralmente não aparece antes da fase tardia da infância.

Tratamento

Medicações tópicas, especialmente com agentes que diminuem a produção do humor aquoso, podem inicialmente controlar a pressão ocular, mas tornam-se ineficazes a longo prazo. Trabeculotomia é frequentemente usada como primeiro procedimento cirúrgico.

OUTRAS SÍNDROMES COM GLAUCOMA ASSOCIADO

Síndrome de Sturge-Weber

- Glaucoma em 30% a 70% das crianças
- Elevação da pressão venosa episcleral (1ª década de vida)

Neurofibromatose

- Facomatoses

Anomalias cromossômicas

- Síndrome de Down (Trissomia do 21)
- Síndrome de Edwards (Trissomia do 18)
- Síndrome de Turner

Síndrome alcoólica fetal

- Teratogenicidade do álcool
- Acometimento do segmento anterior (semelhante a Axenfeld-Rieger e Peters)

Síndrome de Lowe

- Síndrome oculocerebrorenal
- Glaucoma em 2/3 dos casos
- Catarata bilateral

Síndrome de Zellweger

- Síndrome hepatocerebrorrenal
- Nistagmo/opacidade corneal/lesões na cabeça do nervo óptico

Síndrome de Cockayne

- Nanismo e face de "pássaro"
- Alterações angulares semelhantes ao glaucoma congênito e à Síndrome de Axenfeld-Rieger

Displasia oculodentodigital

- Glaucoma
- Gonioscopia semelhante ao glaucoma infantil

REFERÊNCIAS CONSULTADAS

1. Barsoum-Homsy M, Cherrette L. Incidence and prognosis of childhood glaucoma: a study of 63 cases. Ophthalmology. 1986;93:1323.
2. Elsas FJ, Maumenee IH, Kenyon KR, Yoder F. Familial aniridia with preserved ocular function. Am J Ophthalmol. 1977;83:718-24.
3. Hanson I, Jordan T, van Heyningen V. Molecular genetics of inherited eye desorders. In: Wright AF, Jay B. Switzerland: Harwood Academic, 1994. p.445.
4. Kwito ML. Glaucoma in infants and children. New York: Appleton Century Crofts, 1973.
5. Série Oftalmologia Brasileira – CBO; Glaucoma. Rio de Janeiro: Cultura Médica, 2009.
6. Shields MB. Axenfeld-Rieger syndrome: a theory of mechanism and distinctions from the iridocorneal endothelial syndrome. Trans Am Ophtalmol Soc. 1983;81:736.
7. Shields MB. Tratado de Glaucoma. 5.ed. Philadelphia: Williams & Wilkins, 2008.
8. Stamper RL, Lieberman MF, Drake MV. Becker Shaffer's Diagnosis and Therapy of the Glaucoma. 7.ed. St Luis: Mosby, 1999.
9. Townsed WM, Font RL, Zimmerman LE. Congenital corneal leukomas. II Histopathologic findings in 19 eyes with central defect in Descemet membrane. Am J Ophthalmol. 1974;77:192-206.

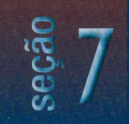

Uveítes

capítulo 56

Talita Luciano Matsuhashi • Aline Cristina Fioravanti Lui • Carlos Roberto Neufeld

Ceratouveítes Causadas pelo Vírus Herpes

Parte 1 Uveítes infecciosas

Os seres humanos são extremamente suscetíveis à infecção pelo vírus herpes simplex, além de serem os únicos reservatórios naturais desse patógeno. A soroprevalência ocorre em até 100% dos casos e depende da população estudada, embora a grande maioria dos acometidos apresente a forma subclínica da doença.

O contágio ocorre pelo contato com secreções, pele e mucosas de alguém infectado com a doença, esteja ela ativa ou não. O período médio de incubação é de 4 a 8 dias, com ocorrência de manifestações clínicas no ponto de inoculação ou próximo a ele. A recorrência é maior no herpes genital, oral e ocular, respectivamente.

O quadro clínico do herpes ocular engloba manifestações, como conjuntivite, blefarites, ceratites, uveítes e retinites. As ceratites herpéticas podem levar à diminuição da acuidade visual e são classificadas em epiteliais, disciformes, estromais necrotizantes e meta-herpéticas.

A ceratite epitelial é a forma mais comum da doença. O vírus fica na camada do epitélio corneal, destrói a célula infectada e propaga-se para as vizinhas. Apresenta-se clinicamente sob as formas *punctata*, dendrítica e geográfica (ou ameboide) (Figura 56.1).

Em sua modalidade dendrítica, ela apresenta lesão linear com ramificações de bulbo terminal. É a forma mais comum e caso não seja tratada, pode evoluir para forma geográfica.

A ceratite disciforme caracteriza-se pela presença de edema em forma de disco central (mais comum) ou periférico com precipitados ceráticos no endotélio (Figura 56.2).

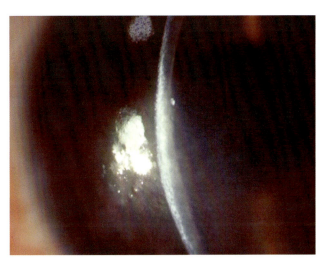

▶ Figura 56.2 Ceratite disciforme.

Cerca de 20% dos pacientes com herpes ocular são acometidos pela ceratite estromal necrotizante (Figura 56.3), que se manifesta clinicamente por opacidade do estroma decorrente de reação de hipersensibilidade às partículas virais presentes nessa camada. Pode acarretar comprometimento das camadas de Bowman e Descemet, necrose do estroma, formação de neovasos e cicatriz corneal.

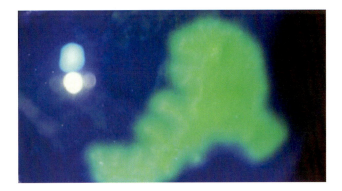

▶ Figura 56.1 Ceratite herpética geográfica.

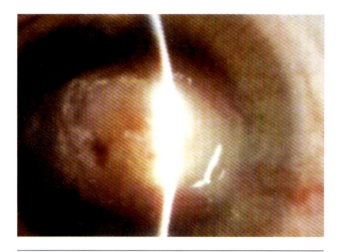

▶ **Figura 56.3** Ceratite estromal necrotizante.

Por último, as úlceras meta-herpéticas surgem por alteração da membrana basal e do estroma, acometimento dos nervos e toxicidade das drogas antivirais. Geralmente são arredondadas e possuem margens elevadas.

As ceratites herpéticas podem estar acompanhadas de inflamação da câmara anterior e irite, quando são denominadas de ceratouveítes. Na ceratite epitelial raramente há irite e, se ocorre, é leve, transitória, moderada na forma disciforme e mais intensa na forma estromal.

Essa apresentação é caracterizada por ser aguda, unilateral, hipertensiva, com dor, fotofobia, injeção ciliar, presença de precipitados ceráticos granulomatosos e *flare* na câmara anterior, edema da íris, sinéquias posteriores e, nos casos mais graves, hifema. Atrofia setorial da íris com presença de transiluminação positiva por destruição desse tecido pode ser observada, sendo mais comum nas uveítes causadas por herpes-zóster (Figura 56.4). A hipoestesia da córnea é outro dado clínico importante para o diagnóstico da doença.

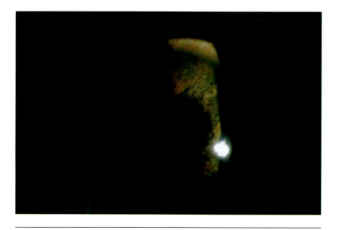

▶ **Figura 56.4** Atrofia setorial da íris.

O diagnóstico é eminentemente clínico, embora a colheita dos humores aquoso e vítreo possa ser realizada para pesquisa da presença do vírus pela técnica de PCR (reação em cadeia pela polimerase).

O herpes-zóster *ophthalmicus* é causado pelo vírus da varicela-zóster, responsável pela varicela (catapora) na primeira infecção. Caracteriza-se na fase prodrômica por dor, parestesia ou hiperestesia ao longo do dermátomo do primeiro ramo do nervo trigêmeo, cefaleia e febre baixa em algumas ocasiões. Após 3 a 5 dias aparece exantema focal e unilateral que não ultrapassa a linha mediana da face. As lesões cutâneas são vesiculobolhosas e tendem a coalescer com formação crostas. No olho, observa-se hiperemia conjuntival com hemorragia, hipertrofia folicular e lacrimejamento. Episclerite e esclerite podem ocorrer e resultar em afinamento escleral e estafiloma.

A ceratite pelo vírus herpes-zóster ocorre em 65% dos casos. Caracteriza-se pela presença de hipoestesia da córnea e formação de pseudodendritos (sem bulbo terminal). A ceratite disciforme não pode ser distinguida daquela causada pelo vírus herpes simplex e a neurotrófica é uma das manifestações corneais mais graves pelo dano causado à sensibilidade deste tecido. O tratamento da ceratouveíte herpética tem como pilares erradicar a inflamação e tratar a infecção.

O padrão de tratamento para a forma epitelial da doença consiste no uso tópico de pomada de aciclovir a 3%, 5 vezes ao dia por 14 dias. Caso haja presença de iridociclite, deve-se associar colírio cicloplégico. Entretanto, colírios de corticoide são contraindicados enquanto não houver recuperação do epitélio corneal.

As formas estromais, necrotizantes ou não (menos frequentes), são tratadas com pomada de aciclovir a 3% e corticoide tópicos. Esse último deve ser utilizado em regime de regressão com respeito à evolução clínica da doença. Se houver iridociclite, o cicloplégico tópico é indicado. Com base no *Herpetic Eye Desease Study* (HEDS) e o advento de novas drogas nos últimos 15 anos, tem-se associado o aciclovir ou valaciclovir oral nesses casos com melhores resultados do que aqueles tratados somente com a medicação tópica.

A profilaxia com 400 mg de aciclovir 2 vezes ao dia ou valaciclovir 500 mg 1 vez ao dia para casos de recorrência tem mostrado resultados promissores.

Casos de resistência ao aciclovir têm sido descritos. Nessa condição, as opções para tratamento incluem outros antivirais, como foscarnet, vidarabina e codofovir. Entretanto, nem todos são de fácil acesso em nosso meio. O tratamento com o foscarnet endovenoso disponível na dose de 30 mg/kg, três vezes ao dia por 10 dias mostrou-se eficaz em uma série de casos.

REFERÊNCIAS CONSULTADAS

1. Barsoum-Homsy M, Cherrette L. Incidence and prognosis of childhood glaucoma: a study of 63 cases. Ophthalmology. 1986;93:1323.
2. Elsas FJ, Maumenee IH, Kenyon KR, Yoder F. Familial aniridia with preserved ocular function. Am J Ophthalmol. 1977;83:718-24.
3. Hanson I, Jordan T, van Heyningen V. Molecular genetics of inherited eye desorders. In: Whright AF, Jay B. Switzerland: Harwood Academic, 1994. p.445.
4. Kwito ML. Glaucoma in infants and children. New York: Appleton Century Crofts, 1973.
5. Série Oftalmologia Brasileira – CBO; Glaucoma. Rio de Janeiro: Cultura Médica, 2009.
6. Shields MB. Axenfeld-Rieger syndrome: a theory of mechanism and distinctions from the iridocorneal endothe-lial syndrome. Trans Am Ophtalmol Soc. 1983;81:736.
7. Shields MB. Tratado de Glaucoma. 5.ed. Philadelphia: Williams & Wilkins, 2008.
8. Stamper RL, Lieberman MF, Drake MV. Becker Shaffer's Diagnosis and Therapy of the Glaucoma. 7.ed. St Luis: Mosby, 1999.
9. Townsed WM, Font RL, Zimmerman LE. Congenital corneal leukomas. II Histopathologic findings in 19 eyes with central defect in Descemet membrane. Am J Ophthalmol. 1974;77:192-206.

Toxoplasmose

Aline Cristina Fioravanti Lui • Carlos Roberto Neufeld • Maria Auxiliadora Monteiro Frazão

A toxoplasmose ocular é a causa mais frequente de uveíte posterior no nosso meio. O agente etiológico da toxoplasmose, o *toxoplasma gondii*, é um parasita intracelular obrigatório. Esse protozoário tem alta prevalência sorológica e ampla distribuição geográfica.

Sua apresentação sistêmica é frequentemente subclínica, podendo ser assintomática ou com sintomas de um resfriado comum em hospedeiros imunocompetentes ou ter efeitos devastadores em pacientes imunocomprometidos. Os recém-nascidos podem ser acometidos com formas graves da doença, como calcificações intracranianas, encefalite, hidrocefalia, microcefalia, retinocoroidite e hepatomegalia.

A doença ocular afeta principalmente crianças e adultos jovens e pode ser caracterizada por períodos de recorrência. As causas das recorrências ainda não foram completamente elucidadas, mas hipóteses relacionadas ao hospedeiro (como alterações hormonais e imunidade celular), relacionadas ao parasita (como a patogenia da cepa, crescimento e rompimento dos cistos), além de fatores externos (como estresse e traumas), podem levar a recorrência da doença.

Apesar de ser uma doença autolimitada, a toxoplasmose pode comprometer gravemente a acuidade visual, principalmente se a doença acometer a mácula, o nervo óptico ou se vier acompanhada de vitreíte grave.

Ela pode ser transmitida por meio da ingestão de oocistos (eliminados através das fezes dos gatos e contaminando alimentos e reservatórios de água), ingestão de cistos teciduais (presentes em carne crua ou malpassada), infecção transplacentária e ingestão de leite ou saliva contaminados.

QUADRO CLÍNICO

Turvação e baixa da acuidade visual acompanhadas de moscas volantes (miiodopsias) são as principais queixas. Os pacientes ainda podem apresentar fotofobia, hiperemia e dor, caso haja comprometimento do segmento anterior.

Quadro ocular

Apresenta-se como uma uveíte posterior com lesão de retinocoroidite granulomatosa focal necrosante, geralmente acompanhada de lesão satélite (lesão cicatricial). Oftalmoscopicamente, observa-se uma exsudação branca – amarelada ou acinzentada –, oval ou circular, com limites mal definidos por causa do edema retiniano.

A lesão pode ser única ou múltipla, com aspecto de "farol de neblina". Hemorragias e vasculite (geralmente venular) também podem estar presentes. Pode apresentar ainda vitreíte, que pode variar na intensidade, e reação de câmara anterior com células, flare e precipitados ceráticos geralmente granulomatosos.

DIAGNÓSTICO

- **Clínico:** lesão exsudativa acompanhada de lesão satélite.
- **Testes sorológicos:** anticorpo antitoxoplasma por imunofluorescência indireta e ELISA IgM, presentes na primeira semana de infecção e IgG que surgem a partir do final da primeira semana e atingem seu máximo em oito semanas.

COMPLICAÇÕES

Glaucoma, catarata, intensa vitreíte, descolamento de retina, hemorragia vítrea, hemorragias retinianas, membrana epiretiniana, edema macular e atrofia óptica são exemplos de complicações da toxoplasmose ocular.

TRATAMENTO

- Sulfametoxazol 800 mg + Trimetropima 160 mg (Bactrim F) de 12/12 horas por 6 a 8 semanas.
- Pirimetamina 25 mg, dose de ataque 100 mg seguido de 1 comprimido de 12/12 horas + Sulfadiazina 500 mg de 6/6 horas + ácido folínico 15 mg 1×/dia + Prednisona por 6 a 8 semanas.

- Pirimetamina 25 mg, dose de ataque 100 mg seguido de 1 comprimido de 12/12 horas + Sulfadiazina 500 mg de 6/6 horas + Clindamicina 300 mg de 6/6 horas + ácido folínico 15 mg 1×/dia por 6 a 8 semanas.
- Pirimetamina 25 mg, dose de ataque 100 mg seguido de 1 comprimido de 12/12 horas + Clindamicina 300 mg de 6/6 horas + ácido folínico 15 mg 1×/dia por 6 a 8 semanas.
- Clindamicina 300 mg de 6/6 horas + Sulfadiazina 500 mg de 6/6 horas por 6 a 8 semanas.
- Clindamicina 300 mg de 6/6 horas + Espiramicina 1,5 mUI de 6/6 horas por 6 a 8 semanas.

Quando houver a necessidade do uso da prednisona via oral, iniciar juntamente com a antibioticoterapia e retirar 10 dias antes do final do tratamento.

Esquema de tratamento em gestantes

São usadas doses por três semanas, podendo ser repetidas após intervalos de 21 dias.

- **Primeiro trimestre:** Espiramicina 1,5 mUI de 6/6 horas + Sulfadiazina 500 mg de 6/6 horas.
- **Segundo trimestre:** Espiramicina 1,5 mUI de 6/6 horas + Sulfadiazina 500 mg de 6/6 horas + Pirimetamina 25 mg de 12/12 horas + ácido folínico 15 mg 1×/dia (após a 14ª semana).
- **Terceiro trimestre:** Espiramicina 1,5 mUI de 6/6 horas + Pirimetamina 25 mg de 12/12 horas + ácido folínico 15 mg 1×/dia.

O prognóstico visual do paciente dependerá do local de acometimento da lesão.

REFERÊNCIAS CONSULTADAS

1. Bosch-Driessen LH, Plaisier MB, Stilma JS, Van der Lelij A, Rothova A. Reactivations of ocular toxoplasmo-sis after cataract extration. Ophthalmology. 2002;109:41-5.
2. sMoshfeghi DM, Dodds EM, Couto CA, Santos CI, Nicholson DH, Lowder CY, et al. Diagnostic approaches to severe, atypical toxoplasmosis mimicking acute retinal necrosis. Ophthalmology. 2004;111:716-25.
3. Soheilian M, Ramezani A, Azimzadeh A, Sadoughi MM, Dehghan MH, Shahghadami R, et al. Pyrimetham-ine, sulfadiazine, and pednisolone in treatment of ocular toxoplasmosis. Ophthalmology. 2011;118:134-41.
4. Soheilian M, Sadoughi MM, Ghajarnia M, Dehghan MH, Yazdani S, Behboudi H, et al. Prospective random-ized trial of trimethoprim/sulfamethoxazole versus pyrimethamine and sulfadiazine in the treatment of ocular toxoplasmosis. Ophthalmology. 2005;112:1876-82.
5. Stanford MR, See SE, Jones LV, Gilbert RE. Antibiotics for toxoplasmatic retinochoroiditis an evidence-based systematic review. Ophthalmology. 2003;110:926-32.

capítulo 58

Talita Luciano Matsuhashi

Sífilis

A sífilis, causada pelo Treponema pallidum, é uma doença sexualmente transmissível, mas que também pode ser adquirida por transfusão sanguínea ou contato direto com a lesão infectada.

A sífilis pode ser dividida em congênita ou adquirida. A sífilis adquirida pode ser dividida em precoce e tardia. A forma adquirida precoce pode ser dividida em primária, secundária e precoce latente. A forma tardia pode ser dividida em tardia latente, forma gomatosa, sífilis cardiovascular e neurossífilis, sendo essas três últimas formas denominadas sífilis terciária.

QUADRO CLÍNICO

A sífilis ocular pode se manifestar com alterações no sistema lacrimal, pálpebras, conjuntiva, esclera, cristalino, úvea, retina e nervo óptico.

- **Sífilis primária:** cancro de pálpebra e conjuntiva, conjuntivite e ceratite.
- **Sífilis secundária:** a principal manifestação é de uveíte anterior.
- **Sífilis terciária:** o achado mais comum é a uveíte anterior, porém pode-se manifestar ainda com esclerite, vasculite retiniana, coriorretinite, além da pupila de Argyll-Robertson.
- **Sífilis congênita:** achados mais comuns são a coriorretinite e vasculite, levando ao fundo de "sal e pimenta", porém ainda podem ocorrer atrofia óptica, uveíte anterior e ceratite intersticial.

DIAGNÓSTICO

Por meio de testes sorológicos treponêmicos e não treponêmicos e pela pesquisa direta do treponema por meio da microscopia em campo escuro nas fases iniciais da doença.

- **Testes sorológicos treponêmicos:** FTA-ABS e TPHA identificam os anticorpos contra os antígenos do treponema.
- **Testes sorológicos não treponêmicos:** VDRL e RPR são utilizados para triagem e atividade da doença de acordo com a sua titulação.
- **Líquido cefalorraquidiano (LCR):** para a pesquisa de neurossífilis.

TRATAMENTO

Sífilis primária, secundária ou latente precoce

- Penicilina benzatina 2,4 mUI intramuscular dose única.
- Penicilina procaine 1,2 mUI intramuscular 1x/dia por 10 dias.
- Doxiciclina 100 mg de 12/12 horas ou tetraciclina 500 mg de 6/6 horas por 14 dias.

Sífilis tardia ou latente

- Penicilina benzatina 2,4 mUI intramuscular 1x/semana por 3 semanas.
- Penicilina procaine 1,2 mUI intramuscular 1x/dia por 20 dias.
- Doxiciclina 100 mg de 12/12 horas ou tetraciclina 500 mg de 6/6 horas por 30 dias.

Sífilis ocular e neurossífilis

- Penicilina aquosa 3 a 4 mUI intravenosa de 4/4 horas por 10 a 14 dias.
- Penicilina procaina 1,2 mUI intramuscular 1x/dia associada a probenecida 500 mg via oral de 6/6 horas por 10 a 14 dias.

Após o tratamento inicial, complementar com penicilina benzatina 2,4 mUI intramuscular 1x/semana por 3 semanas.

Sífilis durante a gravidez deverá ser tratada de acordo com o estágio da doença.

REFERÊNCIAS CONSULTADAS

1. Browning DJ. Posterior segment manifestations of active ocular syphilis, their response to a neurosyphilis regimen of penicillin therapy, and the influence of human immunodeficiency virus status on response. Ophthalmology. 2000;107:2015–23.
2. Margo CE, Hamed LM. Ocular syphilis. Surv Ophthalmol. 1992;37:203-20.
3. Tamesis RR, Foster CS. Ocular syphilis. Ophthalmology. 1990;97:1281–7.

capítulo 59

Carlos Roberto Neufeld • Maria Auxiliadora Monteiro Frazão • Aline Cristina Fioravanti Lui

Tuberculose Ocular

Quanto à morbidade e à mortalidade, a tuberculose (TB) ainda é a principal causa infecciosa. Mesmo antes de a resistência aos medicamentos tornar-se um problema, a tuberculose era endêmica em muitas nações.

Estima-se que um terço da população do mundo está infectado de forma latente por TB, e mais de 9 milhões de casos novos são diagnosticados a cada ano. Em cerca de 20% desses casos, a infecção atinge sítios extrapulmonares, incluindo o olho. Em pacientes com confirmação de TB pulmonar ou extrapulmonar não ocular ativa, a incidência de envolvimento ocular varia de 1,4% a 5,74%. Em pacientes com HIV, a incidência pode ser maior, isto é, de 2,8% a 11,4%.

Na maioria dos indivíduos, o sistema imunológico produz uma resposta eficaz para a tuberculose e a doença permanece dormente. No entanto, a infecção latente pode evoluir para a doença ativa quando há fatores que comprometem o sistema imunitário, como a SIDA (síndrome da imunodeficiência adquirida) e/ou a utilização de drogas imunossupressoras para o tratamento de outro processo sistêmico. Velhice também é um fator de risco para a TB ocular, uma vez que o sistema imune pode ser mais débil em idosos.

Em pessoas com sistemas imunitários saudáveis, o risco de reativação da infecção latente é de cerca de 10%, mas o risco aumenta outros 10% por ano para aqueles com uso de imunossupressoras ou com AIDS.

TB OCULAR

A tuberculose afeta apenas cinco a cada 100 mil pessoas nos Estados Unidos, e o envolvimento ocular é ainda menos comum que a doença extraocular, afetando apenas 1,4% das pessoas diagnosticadas com tuberculose pulmonar, mas a TB ocular pode ser vista em risco se não for tratada.

Precisamente porque a tuberculose ocular é incomum nos Estados Unidos e de difícil diagnóstico, muitas vezes ela é diagnosticada numa fase tardia, após danos irreversíveis de cegueira já terem ocorrido. No Brasil, por causa da maior frequência da doença, o diagnóstico é mais precocemente realizado, pois é lembrada de rotina em quase todos os casos de uveítes.

Precipitados ceráticos em "gordura de carneiro" formando, no endotélio, o triângulo de Arlt podem produzir ainda edema da córnea, mais inferior, e no ângulo pode haver tamponamento do trabeculado pelo material inflamatório, elevando a pressão intraocular, particularmente em indivíduos com sinequias anteriores periféricas e posteriores preexistentes. Em alguns casos há a formação de granulomas a íris e na câmera anterior (Figura 59.1)

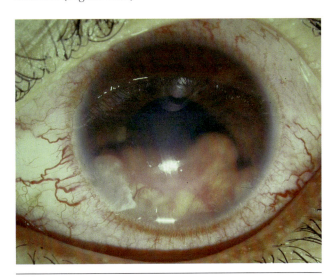

▶ **Figura 59.1** Tuberculose com granuloma de C.A. confirmada por biópsia.

A TB ocular pode-se manifestar como uveíte posterior, causando edema e inflamação da coroide e da retina, o que, se houver envolvimento macular, pode resultar em cegueira. A forma de coroidite multifocal e membrana neovascular sub-retinal com cicatrizes pode ser encontrada, assim como vasculite e descolamentos de retina.

Antigamente, especialmente antes de 1950, quase toda uveíte granulomatosa era rotulada como causada por tuberculose. Atualmente, a incidência relatada é de

0,3% a 0,5% de pacientes com uveíte. Mas esse número pode estar subestimado.

A TB ocular é difícil de diagnosticar porque muitas vezes se apresenta com sintomas vagos e variáveis, como déficits visuais, dor nos olhos e lacrimejamento, sintomas que podem ser facilmente atribuídos a outras causas.

Em pacientes com SIDA, por exemplo, a tuberculose pode passar por outras infecções que afetam o olho, como infecções por fungos. Flictenas, doença de Eales e ceratite intersticial são consideradas como reações de hipersensibilidade, assim como casos de uveíte sem a replicação bacteriana local mas com reação a distância.

O oftalmologista pode diagnosticar uveíte por tuberculose como condição inflamatória e tratá-la com corticosteroides, arriscando a ter resultados desastrosos. Ao tratar a infecção com os esteroides, as bactérias podem multiplicar-se e destruir a retina e coroide, levando à cegueira. E se há uma infecção latente em outros lugares, o paciente pode desenvolver uma tuberculose sistêmica, e, assim, a mortalidade se torna um risco.

Em pacientes de áreas endêmicas de tuberculose, como a Ásia, a África ou mesmo nosso país, deve-se sempre levantar a possibilidade para o diagnóstico de uveíte por TB.

Dr. Rao e colaboradores relataram as características clínicas da coroidite serpiginosa-like por tuberculose em pacientes de áreas endêmicas e constataram terem as características da coroidite serpiginosa clássica com quadro unilateral e lesões multifocais, envolvendo o polo posterior e a periferia, geralmente poupando a área justapapilar. Em contraste, naqueles com coroidite serpiginosa clássica, as lesões são bilaterais e primariamente envolvem o polo posterior, especialmente em torno do disco óptico, estendendo-se até a mácula.

ROTEIRO DIAGNÓSTICO

Uma vez que o oftalmologista suspeita de infecção por tuberculose, existem vários métodos para verificar o diagnóstico. Mas todos esses testes têm limitações. Mesmo a biópsia, que é o padrão-ouro para outros diagnósticos, é difícil de obter e isolar o bacilo de Koch. A histopatologia típica de TB é o granuloma composto de células gigantes e com necrose caseosa central.

Testes cutâneos de hipersensibilidade aos antígenos de micobactérias (PPD), mesmo se positivas, não são indicativos de tuberculose ativa, pois o teste também pode ser positivo a partir da vacina BCG ou da exposição a outras micobactérias atípicas. Também não faz distinção entre infecções latentes e doença ativa.

Raio X de tórax positivo também pode indicar que o paciente tem tuberculose pulmonar ativa, assim como sintomas sistêmicos, como perda de peso, febre e sudorese noturna, ou BK no escarro. Mas a maioria dos pacientes com tuberculose ocular tem resultados de raio X de tórax negativos.

TB ocular, de fato, pode manifestar-se sem sintomas sistêmicos aparentes ou provas de envolvimento pulmonar. Os pacientes podem até ter um teste cutâneo negativo e ainda assim ter TB extrapulmonar, como ocorre, por exemplo, na TB miliar.

Novos métodos para diagnóstico da tuberculose incluem a prova de liberação de gama-interferon (IGRA) e a reação da cadeia da polimerase (PCR) medida em fluidos oculares ou sistêmicos. Enquanto um resultado positivo do IGRA é um indicador forte de infecção por tuberculose mais que o teste cutâneo, este teste não faz distinção de TB latente e infecção ativa, podendo também ser influenciado por condições de imunossupressão.

O PCR é uma poderosa ferramenta para o diagnóstico rápido e tem alta especificidade, mas a sensibilidade é variável.

TRATAMENTO

Se os testes de TB são inconclusivos ou há sintomas de uveíte, mas o tratamento com esteroides faz a doença piorar, então pode-se tentar a terapêutica com medicamentos anti-TB.

Uma vez que a tuberculose ocular é estabelecida, então o tratamento com medicamentos é mantido por seis a nove meses. Tal como acontece com TB sistêmica, a resistência à droga pode ser um problema. Os pacientes devem ser submetidos à terapêutica com quatro medicamentos para neutralizar quaisquer possíveis cepas resistentes de TB. Pequenas doses de esteroides por via oral administrados em dose reduzida de 0,5 ou 0,75 mg por kg também podem ser indicadas, mas sempre com o tratamento sistêmico.

Se a TB ocular for diagnosticada, é importante que o paciente também seja acompanhado por um pneumologista. Geralmente é necessário trabalho em equipe, pois os medicamentos podem levar a graves complicações, incluindo danos ao nervo óptico ou fígado, bem como interações adversas com antirretrovirais para o HIV.

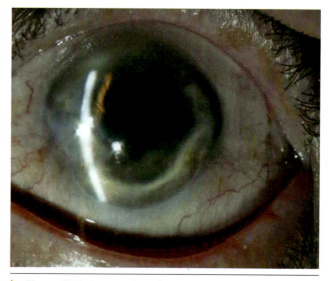

▶ **Figura 59.2** Aspecto de escleroceratuveíte por TBC após tratamento.

REFERÊNCIAS CONSULTADAS

1. AAO BCSC Section 9: Intraocular Inflammation and Uveitis, 2008-2009 Uveíte: clínica & cirúrgica: atlas & texto Fernando Oréfice. Rio de Janeiro: Editora Cultura Médica, 2000.
2. Albert T. Diagnosis and treatment of uveitis Charles Stephen Foster. Saunders: Vitale W.B, 2002.
3. Albini TA, Karakousis PC, Rao NA. Interferon-gamma release assays in the diagnosis of tuberculous uveitis. Am J Ophthalmol. 2008;146(4):486-8.
4. Clinical Ophthalmology: A Test Yourself Atlas Jack J. Kanski Butterworth-Heinemann, 2002.
5. Cutrufello NJ, Karakousis PC, Fishler J, Albini TA. Intraocular tuberculosis. Ocul Immunol Inflamm. 2010;18(4):281-91.
6. Lyon F, Gale RP, Lightman S. Recent developments in the treatment of uveitis: an update. Expert Opin Investig Drugs. 2009 May;18(5):609-16.
7. Nussenblatt R, Whitcup S, Palestine A. Uveitis: Fundamentals and Clinical Practice. 2.ed. St. Louis: Mosby, 1996.
8. Rao NA, Albini TA, Kumaradas M, Pinn ML, Fraig MM, Karakousis PC. Experimental ocular tuberculosis in guinea pigs. Arch Ophthalmol. 2009;127(9):1162-6.
9. Recent developments in the treatment of uveitis: an update. Expert Opin Investig Drugs. 2009;18(5):609-16.
10. Vasconcelos-Santos DV, Rao PK, Davies JB, Sohn EH, Rao NA. Clinical features of tuberculous serpiginous-like choroiditis in contrast to classic serpiginous choroiditis. Arch Ophthalmol. 2010;128(7):853-8.
11. Vasconcelos-Santos DV, Zierhut M, Rao NA. Strengths and weaknesses of diagnostic tools for tuberculous uveitis. Ocul Immunol Inflamm. 2009;17(5):351-5.
12. Yanoff M, Duker JS. Uveitis and other intraocular inflammations. In: Ophthalmology. 3.ed. St. Louis: Mosby, 2008.

capítulo 60

Maria Auxiliadora Monteiro Frazão • Aline Cristina Fioravanti Lui • Carlos Roberto Neufeld

Síndrome da Imunodeficiência Adquirida

As manifestações oculares em pessoas com diagnóstico clínico de AIDS podem ocorrer em até 50% dos pacientes portadores da doença e acometer os segmentos posterior (mais frequentemente) e anterior.[1]

ALTERAÇÕES DO SEGMENTO ANTERIOR

As alterações observadas no segmento anterior abrangem condições não infecciosas e benignas, como olho seco e blefarite; malignas, como adenocarcinoma de conjuntiva e sarcoma de Kaposi; e infecciosas, como as causadas por vírus, bactérias, fungos, protozoários e outras.[1]

Os anexos podem ser atingidos por vírus ou neoplasias, cujo patógeno mais frequente é o *Molluscum contagiosum*. Os pacientes apresentam múltiplos nódulos palpebrais com centro umbilicados geralmente bilaterais (Figura 60.1).

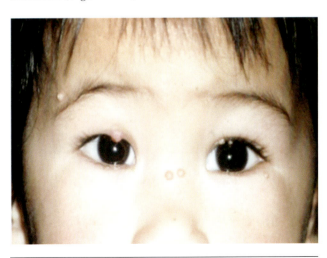

▶ **Figura 60.1** Criança com diagnóstico clínico de AIDS com *Molluscum contagiosum*.

O tratamento preconizado é o de crioterapia ou ressecção cirúrgica das lesões. Entretanto, como as recorrências são frequentes, são necessárias várias intervenções.

A neoplasia dos anexos oculares característica apresentada por esses pacientes é o sarcoma de Kaposi. Possui progressão rápida, preferencialmente central e visceral. As lesões externas iniciam-se com máculas violáceas que clareiam e são indolores à digitopressão.

O acometimento ocular, palpebral e/ou conjuntival, é relatado entre 10% e 20% dos casos. O sarcoma de Kaposi palpebral apresenta-se como uma massa elevada de cor de vinho, bilateral na maioria dos casos e não traz dúvida para realização do diagnóstico, uma vez que o quadro clínico é bastante típico. Já o acometimento da conjuntiva pode ser confundido com hemorragia desse tecido. O tratamento é feito com radioterapia e/ou quimioterapia. Em alguns casos raros de tumores de pequeno tamanho, pode-se optar pela ressecção cirúrgica.

Observa-se frequentemente ceratoconjuntivite *sicca* nesses pacientes. Assim como na síndrome de Sjögren, há infiltração de linfócitos T CD8 nas glândulas salivares e lacrimais. A ceretoconjuntivite *sicca*, se diagnosticada, pode predispor às úlceras corneais infecciosas pela qualidade inadequada do filme lacrimal, o que demanda a utilização de lubrificantes oculares.

Parasitas do gênero *Microspora* podem causar ceratites epiteliais bilaterais em pacientes com diagnóstico clínico de AIDS. Muitos se queixam de fotofobia, olho seco e visão borrada, mas o quadro restringe-se ao segmento externo do olho com ceratite epitelial *punctata* difusa e discreta hiperemia conjuntival sem atingir a úvea. O tratamento consiste na aplicação da fumagilina tópica e lubrificantes oculares.

A ceratite fúngica pode ocorrer raramente e muitas vezes o início do quadro é de ceratite bilateral. A

Candida sp. é o agente mais comum. O tratamento é realizado com anfotericina B tópica e cetoconazol oral.

A ceratite por herpes não é comum em pacientes com diagnóstico clínico de AIDS, porém, quando ocorre, apresenta algumas peculiaridades, embora o aspecto da lesão não seja diferente daquele apresentado pelo indivíduo imunocompetente. A lesão dendrítica pode se localizar mais perifericamente do que o habitual. Apresentam em algumas ocasiões maior resistência ao tratamento clínico e recorrências frequentes. O tratamento instituído é o mesmo descrito no capítulo de ceratouveítes herpéticas.

O herpes-zóster *ophthalmicus* é causado pelo vírus da varicela-zóster. É caracterizado pela presença de lesões vesiculobolhosas que se estendem pelo trajeto do ramo oftálmico do nervo trigêmeo e podem estar associadas com lesões dendríticas, ceratite estromal, conjuntivite, blefarite, uveíte com presença de hifema e/ou hipópio, esclerite, retinite e encefalite. A incidência dessa doença é maior em pessoas com diagnóstico clínico de AIDS e, nestes pacientes, apresenta-se de forma mais grave e prolongada. Entre 10% e 15% dos indivíduos HIV positivos são acometidos por este vírus.

O diagnóstico é eminentemente clínico, embora alguns testes para confirmação estejam disponíveis, como a cultura para vírus.[2] Nesses indivíduos, o tratamento deve ser agressivo com aciclovir endovenoso na dose de 10 mg/kg de 8/8 horas seguido de manutenção da droga por via oral na dose de 800 mg 5 vezes ao dia por pelo menos 6 semanas na tentativa de prevenir recorrências. A instituição do tratamento nas fases iniciais da doença diminui o tempo do acometimento da pele, bem como complicações oculares em 50% dos casos.[2,3]

Alterações do segmento posterior

As alterações do segmento posterior podem ser divididas basicamente em quatro categorias: vasculopatia retínica, infecções oportunistas, doenças malignas e neuro-oftalmológicas.[1]

A microvasculopatia da retina é a manifestação ocular mais frequente em pessoas com diagnóstico clínico de AIDS e observada entre 40% e 60% dos pacientes. Acomete indivíduos cujo CD4, em geral, está abaixo de 100 céls/μl e caracteriza-se pela presença de exsudatos algodoados com bordos bem definidos e hemorragias superficiais no polo posterior. Representam áreas focais de isquemia das camadas de fibras nervosas.

As infecções oportunistas do polo posterior são manifestações de doença disseminada e podem acometer a retina e/ou coroide.[4]

A retinite por citomegalovírus (CMV), é a infecção ocular mais comum relacionada à AIDS com acometimento entre 40% e 50% dos indivíduos que não tem acesso à HAART (Terapia antirretroviral altamente ativa). Assim, embora sua incidência tenha diminuído em alguns países com o advento desta terapia, ainda é causa importante de cegueira naqueles em desenvolvimento.

Em geral, acomete pacientes com CD4 abaixo de 50 céls/μl. São descritas três formas de apresentação clínica: a clássica exsudativa (pizza com *ketchup*), caracterizada por áreas de necrose e hemorragia da retina que se iniciam ao redor das arcadas vasculares e se confluem em todo polo posterior (Figura 60.2); a granular periférica com pouca ou nenhuma hemorragia, que pode cursar de forma assintomática ou com queixa de *floaters*; e mais raramente a forma de galho congelado (*frosted branch* angiitis) (Figura 60.3).

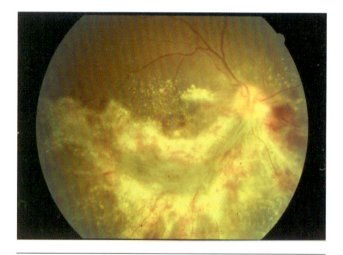

▶ **Figura 60.2** Retinite por citomegalovírus, forma exsudativa.

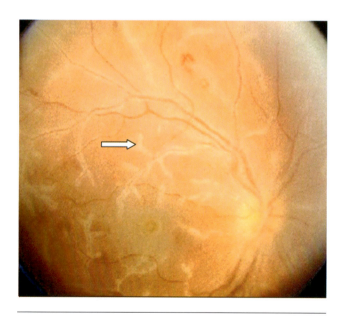

▶ **Figura 60.3** Retinite por citomegalovírus (*frosted angiitis*).

Como aproximadamente 15% dos pacientes com retinite por CMV ativa não apresentam sintomas, indica-se a realização de exames a cada 3 meses em pacientes com CD4 abaixo de 50 céls/μL. A via e duração do tratamento deve considerar a localização da lesão e o *status* imunológico do paciente. As drogas mais utilizadas para o tratamento são o ganciclovir e forcarnet endovenosos. O ganciclovir é a droga de escolha: a dose de indução é de 5 mg/kg 2 vezes ao dia durante 21 dias, seguida da manutenção de 5 mg/kg ao dia até a remissão da doença. O tratamento opcional é com foscarnet com dose de ataque de 90 mg/kg 2 vezes ao dia por 21 dias seguido de manutenção de 90 a 120 mg/kg ao dia até a remissão da doença.

O critério para acompanhamento é clínico por oftalmoscopia indireta e laboratorial. Com o advento da HAART, consegue-se suspender o tratamento sem reativação da retinite na grande maioria dos pacientes que recuperam a imunidade e atingem níveis de CD4 maiores de 150 céls/mm^3.

Injeções intraoculares de ganciclovir na dosagem de 2.000 µg, bem como os implantes de liberação lenta que podem manter níveis da droga intraocular por até 9 meses (Vitracert®, Chiron Vision) são considerados em casos de doença unilateral ou refratariedade ao tratamento sistêmico.[4]

A necrose da retina herpética, mais comumente causada pelo vírus da varicela-zóster, tem duas apresentações clínicas nestes pacientes: a necrose aguda da retina (ARN) e a necrose progressiva da retina externa (PORN). A primeira ocorre em pacientes ainda saudáveis com elevados níveis de CD4 (sem diferenças na apresentação clínica entre os indivíduos) enquanto a segunda acomete os gravemente imunodeprimidos. Caracteriza-se por extensa área de necrose nas camadas mais profundas da retina com pouca ou nenhuma reação vítrea ou da câmara anterior em pacientes com diagnóstico clínico de AIDS. Observa-se em todos os pacientes constrição do campo visual ou diminuição importante da acuidade visual central.

O exame fundoscópico revela áreas extensas de retinites, multifocais, de tamanhos variados na retina periférica, média periferia e polo posterior que progridem rapidamente, confluem e acometem toda a retina. Geralmente são bilaterais e alguns achados como vasculite e neurite óptica são menos frequentes do que os observados na necrose aguda da retina. O diagnóstico é clínico e realizado apela oftalmoscopia indireta.

O tratamento clássico é realizado com aciclovir na dose de 10 mg/kg 8/8 horas por 21 dias, seguido de manutenção oral com a mesma droga com 4 g/dia nos primeiros 3 meses e 2 g/dia nos 3 meses seguintes no total de 6 meses. Alguns autores preconizam a associação com ganciclovir ou foscarnet via oral e intravítreo em razão da alta taxa de insucesso no tratamento clássico.

O prognóstico visual, a despeito do tratamento, é muito ruim pela refratariedade, bem como pela alta incidência de descolamento de retina.[5,6,7]

A toxoplasmose ocular nos pacientes imunodeprimidos é frequentemente bilateral, multifocal e não está associada à cicatriz de retinocoroidite. Pode cursar com amplo espectro de alterações como irites, vitreítes, coroidites, retinites necrotizantes difusas, papilites, neurites retrobulbares ou acometimento da retina externa.

Por vezes, pode se assemelhar à retinite por CMV, entretanto, a inflamação intraocular usualmente é mais intensa e raramente há presença de hemorragias. O tratamento preconizado é o esquema clássico com associação de sulfa 4 gramas ao dia (2 cp de 500 mg de 6/6 horas) e pirimetamina 75 mg no primeiro dia, seguido de 50 mg (cp de 25 mg) até o final do tratamento. Sua duração depende do status imunológico do paciente, bem como da resposta à medicação.

As coroidites são mais frequentemente observadas em pessoas com diagnóstico clínico de AIDS e decorrentes da pneumocistose e criptococose.

A coroidite por *Pneumociste carinii*, classicamente é bilateral com lesões multifocais, amareladas e bem delimitadas localizadas no polo posterior. Outras apresentações clínicas, embora mais raras, são conjuntivite, massa orbitária e neurite óptica. A maioria dos casos responde bem ao tratamento com Bactrim ou Dapsona.

A coroidite causada pelo criptococus pode se manifestar como lesão única, multifocal ou confluente e pode estar associada a nódulos palpebrais e conjuntivais, uveíte anterior granulomatosa, retinite necrotizante, neurite óptica e endoftamite. O tratamento consiste na administração de fluoconazole na dose de 200 mg/dia usada em regime de manutenção mesmo em pacientes submetidos à HAART.

A manifestação da tuberculose ocular, mesmo nos pacientes com doença sistêmica, é incomum. Quando ocorre, usualmente se apresenta como coroidite multifocal caracterizada por lesões branco amareladas no polo posterior e pode vir associada ao descolamento seroso da retina e vitreíte. Uma rara manifestação é a presença de granuloma solitário no polo posterior.

O tratamento é feito com drogas antituberculosas, como isoniazida, rifampicina, pirazinamida e etambutol nas mesmas doses utilizadas em pacientes imunocompetentes.

A sífilis ocular pode se apresentar nas formas de irite, vitreíte, neurite óptica retrobulbar, papilite, neurorretinite, descolamento da retina seroso e retinite necrotizante, esta últimas semelhante às decorrentes de CMV e herpes-zóster.

O tratamento recomendado é o mesmo de pacientes com neurossífilis e consiste na administração de 24 milhões UI de penicilina cristalina endovenosa por 10 a 14 dias.

As manifestações neuro-oftalmológicas ocorrem geralmente por causas infecciosas, como criptococose ou doenças malignas, como linfoma não Hodking do cérebro, meninges e/ou intraocular e ocorre em 6% dos pacientes com diagnóstico clínico de AIDS.[8]

MUDANÇA DAS MANIFESTAÇÕES OCULARES COM O ADVENTO DA HAART

A HAART teve profundo impacto nas manifestações oculares em pacientes com diagnóstico clínico de AIDS. Como as drogas utilizadas melhoram a função imunológica, os pacientes apresentam menor incidência de infecções oportunistas, como a diminuição expressiva da retinite por CMV. Além disto, na maioria dos pacientes com CMV que responde à HAART e apresenta CD4 maior que 100 céls/mm^3 por 3 meses consecutivos, a terapia anti-CMV tem sido suspensa sem que se observe reativação da retinite.

SÍNDROME DA RECUPERAÇÃO IMUNOLÓGICA

Consiste em uma inflamação intraocular não infecciosa, geralmente acompanhada de um edema cistoide da mácula que se desenvolve em pacientes com retinite por CMV cicatrizada (Figuras 60.4 A e 60.4 B) que apresentaram elevação substancial dos níveis de CD4 com HAART. É causa importante de perda visual e acomete entre 16% e 63% dos pacientes que responderam bem a essa terapêutica.[9]

REFERÊNCIAS BIBLIOGRÁFICAS

1. Freitas NA, Oréfice F. Uveítes virais. In: Oréfice F. Uveíte Clínica e Cirúrgica. Rio de Janeiro: Ed. Cultura Médica, 2000. p.464-95.
2. Biswas J, Sudharshan S. Anterior segment manifestation of human immunodeficiency virus/ acquired deficiency syndrome. Indian J Ophthalmol. 2008;58:363-78.
3. Jeng BH, Holland GN, Lowder WF, Raisman MB, Meisler DM. Anterior segment and external ocular disorders associated with human immunodeficiency virus disease. Surv Ophthalmol. 2007;52:329-68.
4. Alay SB. Posterior segment manifestation of immunodeficiency virus/acquired immune deficiency syndrome. Indian J Ophthalmol. 2008;56(5):363-75.
5. Margolis TP, Atherton SS. Herpex Simplex Viral Disease: posterior segment of the eye. In: Pepose JS, Holand GN, Wilhelmus KR. Ocular Infection and Immunity. St Louis: Mosby CO,1996. p.1155-66.
6. Lau CH, Missotten T, Salzmann J, Lightman SL. Acute retinal necrosis features. Management, and outcomes. Ophthalmol. 2008;115(6):1104-5.
7. Wimmersberger Y, Gervaix A, Baglivo E. VZV retinal vasculitis without systemic infection: diagnosis and monitoring with quantitative Poliymerase Chain Reaction. Int Ophthalmol. 2010;30(1):73-5.
8. Unaids, AIDS epidemic update: Special report on HIV/AIDS: December 2006.
9. Jabs DA, Bartlett JG. AIDS and Ophthalmology: A period of transition. Am J Ophthalmol. 1997;124:227-33.

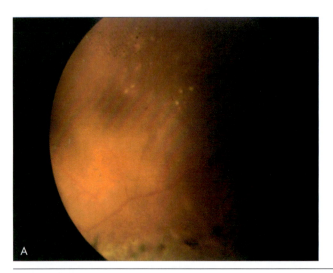
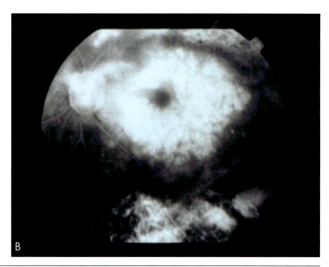

▶ **Figura 60.4** (**A**) Retinite por citomegalovírus cicatrizada e células inflamatórias no vítreo. (**B**) Edema cistoide de mácula em paciente com Síndrome da recuperação imunológica.

capítulo 61

Maria Auxiliadora Monteiro Frazão • Aline Cristina Fioravanti Lui • Carlos Roberto Neufeld

Necrose Aguda de Retina

Trata-se, como o próprio nome conceitua, de uma entidade que resulta na necrose do tecido retínico, cuja causa recai sobre o vírus herpes.

Culbertson e cols., em 1982, demonstraram pela primeira vez, por meio da microscopia eletrônica, presença de partículas virais do grupo herpes nas camadas da retina de olho enucleado, o que veio a corroborar a suspeita da etiologia viral para essa entidade clínica.

Artigos publicados posteriormente ao de Culbertson confirmaram seu achado, demonstrando presença de partículas virais e corpúsculos intranucleares e intracitoplasmáticos. Mais recentemente, encontrou-se o DNA viral nos olhos desses pacientes através do exame da reação em cadeia da polimerase (PCR). O vírus herpes-zóster foi o mais encontrado, seguido do herpes simplex.

A tríade clássica descrita como critério para o seu diagnóstico consiste na presença de vasculite, necrose da retina e vitreíte intensa. Embora não faça parte dessa tríade, o acometimento do nervo óptico é bastante comum. Os achados que caracterizam seu envolvimento são: edema da cabeça do nervo óptico, discromatopsia, defeito pupilar aferente e defeito do campo visual (central e/ou arqueado).

O envolvimento bilateral ocorre em um terço dos casos, sendo que o acometimento do segundo olho ocorre mais comumente nas seis semanas subsequentes.

A vasculite é predominantemente arteriolar e oclusiva, evidenciada clinicamente por estreitamento e embainhamento desses vasos com hemorragias superficiais ao longo de seu trajeto. A angiofluoresceínografia pode confirmar a presença das zonas de não perfusão nos capilares da retina periférica, em adição ao envolvimento das arteríolas retínicas.

A necrose do tecido retínico, observada pela oftalmoscopia indireta, caracteriza-se pela presença de placas branco-amareladas bem delimitadas e periféricas, que acometem um ou mais quadrantes e que, se não tratadas, tendem a coalescer, acometendo os 360° do fundo do olho (Figura 61.1).

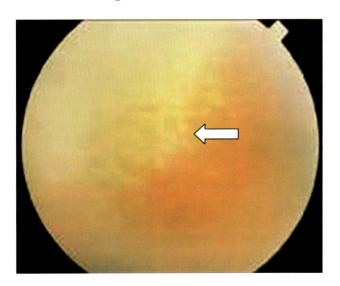

▶ **Figura 61.1** Extensa área de necrose da retina.

A vitreíte intensa é achado constante e sua ausência praticamente exclui o diagnóstico dessa doença. Após a fase aguda, a organização do corpo vítreo e rupturas da retina, que frequentemente se formam entre as áreas de tecido normal e lesado, contribuem para elevado índice de seu descolamento, que ocorre em até 75% dos casos.

Dor e hiperemia ocular moderadas estão usualmente presentes. O paciente queixa-se de fotofobia, embaçamento da visão e moscas volantes. Diminuição acentuada da visão central é rara e quando ocorre logo no início da doença em geral indica comprometimento do nervo óptico.

A iridociclite pode estar presente, com precipitados ceráticos granulomatosos ou não. A pressão intraocular frequentemente se apresenta elevada nas fases iniciais da doença, abaixando à medida que a inflamação melhora.

Ela acomete indivíduos saudáveis de qualquer idade, sem predominância por um dos sexos, sem qualquer fator de risco, ou imunodeprimidos portadores da síndrome da imunodeficiência adquirida (SIDA), neoplasias linfoproliferativas ou usuários de drogas imunossupressoras.

O diagnóstico é clínico na maioria dos casos, embora o exame de PCR do vítreo possa ser utilizado para elucidação diagnóstica, essencialmente naqueles casos atípicos onde possa haver dúvida.

O tratamento clínico consiste na administração de drogas antivirais. O aciclovir endovenoso na dose de 10 mg/Kg/dia de 8/8 horas por 14 dias, seguido da manutenção oral da mesma dose de 800 mg 4/4 horas por 6 a 24 semanas é o tratamento padrão.

Entretanto, na impossibilidade de administração do aciclovir endovenoso, o Valaciclovir (pró-droga do aciclovir), na dose de 1 comprimido via oral de 500 mg de 6/6 horas por 6 a 14 semanas, tem sido reportado como forma efetiva de tratamento para a doença.

Alguns trabalhos relatam ainda que a associação de injeções intravítreas de Foscarnet ao tratamento com drogas endovenosas reduzem a porcentagem de descolamento de retina. Preconiza-se também, com o intuito de diminuir o risco de descolamento da retina, independentemente da via de administração da droga, a realização de sua panfotocoagulação com *laser* de argônio, se possível nas duas primeiras semanas do início da doença.

Outra medida que vem se firmando como efetiva para a diminuição da progressão da necrose em casos agressivos, bem como do risco de descolamento de retina significantemente, e melhorando o prognóstico dessa doença é a vitrectomia profilática. Realiza-se esse procedimento como tratamento de rotina durante o período de inflamação com infusão de aciclovir, juntamente com a medicação endovenosa.

Concluindo, a necrose aguda de retina é uma doença grave, de evolução rápida, com alta taxa de descolamento de retina e prognóstico visual reservado a despeito do tratamento instituído. Entretanto, os últimos estudos têm mostrado melhores resultados se associarmos tratamento clínico com aciclovir, fotocoagulação da retina com *laser* de argônio e vitrectomia profilática.

REFERÊNCIAS CONSULTADAS

1. Freitas NA, Oréfice F. Uveítes Virais. In: Oréfice, F. Uveíte Clínica e Cirúrgica. Rio de Janeiro: Ed. Cultura Médica, 2000. p.472-81.
2. Hillenkamp J, Nölle B, Bruns C, Rautenberg P, Fickenscher H, Roider J. Acute retinal necrosis: clinical features, early vitrectomy, and outcomes. Ophthalmology. 2009;116(10):1971-5.
3. Lau CH, Missotten T, Salzmann J, Lightman SL. Acute retinal necrosis features, management, and out-comes. Ophthalmology. 2007;114(4):756-62.
4. Luo YH, Duan XC, Chen BH, Tang LS, Guo XJ. Efficacy and necessity of prophylactic vitrectomy for acute retinal necrosis syndrome. Int J Ophthalmol. 2012;5(4):482-7.
5. Taylor SR, Hamilton R, Hooper CY, Joshi L, Morarji J, Gupta N, et al. Valacyclovir in the treatment of acute retinal necrosis. Ophthalmol. 2012;5;12:48.
6. Wong R, Pavesio CE, Laidlaw DA, Williamson TH, Grahan EM, Stanford MR. Acute retinal necrosis: the effects of intravitreal foscarnet and virus type on outcome. Ophthalmology. 2010;117(3):556-60.
7. Wong RW, Jumper JM, McDonald HR, Johnson RN, FU A, Lujan BJ, et al. Emerging concepts in the management of acute retinal necrosis. Br J Ophthalmol. 2013 May;97(5):545-52.

capítulo 62

Aline Cristina Fioravanti Lui • Carlos Roberto Neufeld • Maria Auxiliadora Monteiro Frazão

Doença da Arranhadura do Gato

INTRODUÇÃO

A doença da arranhadura do gato, também denominada bartonelose, é uma infecção sistêmica e autolimitada, causada pela *Bartonella Henselae*.

A bartonela é um bastonete gram-negativo, transmitido através da mordida ou arranhadura de um animal infectado, geralmente o gato, mas há relatos que a pulga desse animal também aja como vetor para a infecção do ser humano.

Apresenta-se clinicamente com linfoadenopatia (que pode ser pré-auricular, submandibular e cervical), e no local da mordida pode aparecer uma pápula ou pústula geralmente 3 a 10 dias depois. Os sintomas sistêmicos podem variar e o paciente pode apresentar cefaleia, anorexia, náuseas e vômitos.

QUADRO CLÍNICO

A síndrome oculoglandular de Parinaud consiste em conjuntivite folicular, linfadenopatia e febre. Os sinais e sintomas são sensação de corpo estranho, hiperemia conjuntival, edema palpebral, epífora, ulceração e necrose do epitélio conjuntival.

O acometimento do segmento posterior é variável. Podem-se encontrar lesões esbranquiçadas de coroide e retina, profundas ou superficiais, uveíte intermediária, lesões angiomatosas, oclusões arteriolares e venulares, descolamento seroso da retina, massa inflamatória, neurite óptica e neurorretinite.

A neurorretinite é descrita por alguns autores como a principal alteração ocular. O paciente pode apresentar perda da acuidade visual uni ou bilateral, que pode variar de 20/25 a percepção luminosa, defeito pupilar aferente e escotoma central. É caracterizada por edema do nervo óptico associado ao descolamento seroso da mácula. Assim que esse líquido é reabsorvido, ocorre a precipitação dos exsudatos duros na camada plexiforme externa da mácula, o que resulta na estrela macular (Figura 62.1).

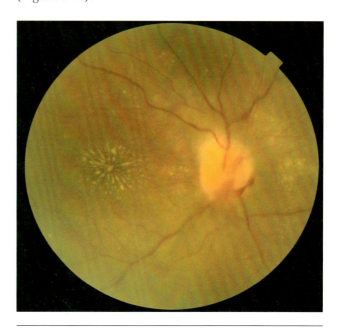

▶ **Figura 62.1** Neurorretinite e formação de estrela macular.

DIAGNÓSTICO

O diagnóstico é clínico, associado aos exames sorológicos.

- **Clínico:** história de contato com gatos ou lesão cutânea primária, adenomegalia e teste cutâneo com antígeno positivo.
- **Laboratoriais:** reação em cadeia de polimerase (PCR) é o método mais avançado de diagnóstico, já a imunofluorescência para anticorpos anti-*bartonella henselae* tem sensibilidade e especificidade de 90%, sendo um bom método diagnóstico.

Diagnóstico diferencial

Síndrome oculoglandular de Parinaud: sífilis, tuberculose, mononucleose, esporotricose e coccidioidomicose.

Neurorretinite e lesões do segmento posterior: toxoplasmose, sífilis, tuberculose, infecções virais, doença de lyme e síndrome dos pontos brancos.

TRATAMENTO

Controverso por ser uma doença autolimitada e de boa evolução sem tratamento.

Antibioticoterapia:

- Doxiciclina 100 mg: de 12/12 horas por 30 dias em imunocompetentes e por 4 meses em imunocomprometidos.
- Ciprofloxacino, eritromicina, azitromicina, sulfametoxazol-trimetropim também podem ser usados.

REFERÊNCIAS CONSULTADAS

1. Kalogerpoulus C, Koumpoulis I, Mentis A, Pappa C, Zafeiropoulos P, Aspiots M. Bartonella and intraocular inflammation: a series cases review of literature. Clin Ophthalmol. 2011;5:817-29.
2. Reed JB, Scales DK, Wong MT, Lattuada CP Jr, Dolan MJ, Schwab IR. Bartonella henselea neuroretinitis in cat scratch disease diagnosis, management, and sequelae. Ophthalmology. 1998;105:459-66.
3. Solley WA, Martin DF, Newma NJ, King R, Callanan DG, Zacchei T, et al. Cat stratch disease posterior manifestation. Ophthalmology. 1999;106:1546-53.
4. Suhler EB, Lauer AK, Rosenbaum JT. Prevalence of serologic evidence of cat scratch disease in patients with neuroretinitis. Ophthalmology. 2000;107:871-76.

Toxocaríase

Maria Auxiliadora Monteiro Frazão • Aline Cristina Fioravanti Lui • Carlos Roberto Neufeld

A toxocaríase, doença causada pelo *Toxocara canis*, um parasita de caninos, ou pelo *Toxocara cati*, é uma infestação parasitária que ocorre após a ingestão de ovos infectantes, resultando na migração de larvas através da corrente sanguínea até os órgãos internos do hospedeiro. No homem, quando o acometimento é sistêmico, causa uma síndrome chamada Larva Migrans Visceral (LMV), e quando o acometimento é ocular é denominada Larva Migrans Ocular (LMO) ou toxocaríase.

Os filhotes de cães de até seis meses de idade são os principais agentes disseminadores da doença, e as crianças são as principais afetadas.

QUADRO CLÍNICO

A toxocaríase geralmente acomete crianças entre quatro e seis anos de idade, com envolvimento ocular unilateral (embora existam quadros bilaterais, e em adultos), e pode apresentar-se com baixa da acuidade visual, leucocoria e estrabismo.

Com relação ao acometimento ocular podemos observar diversas manifestações tais como: endoftalmite, granuloma do polo posterior, granuloma periférico, larva móvel sub-retiniana, Neurorretinite Subaguda Unilateral Difusa (DUSN), neurite óptica, ceratite, conjuntivite, acometimento do cristalino, hemorragia retiniana isolada, embolização larvária, iridociclite, granuloma na câmara anterior, e lesões orbitárias.

DIAGNÓSTICO

Clínico: O diagnóstico, na maioria das vezes, é presumido devendo-se observar dados da história dos pacientes, como contato com filhotes de cães e gatos, crianças entre quatro e seis anos de idade, geofagia, e aspecto da lesão.

A oftalmoscopia pode confirmar o diagnóstico ao observar uma larva móvel, mas não possibilita a identificação da espécie.

Laboratorial: Elisa (IgG 1/128 ou maiores), eosinofilia através do hemograma é mais frequente na LMV, porém presente também na LMO.

Imagem: Ecografia (massas inflamatórias, descolamento de retina, endoftalmite), radiografia e tomografia.

Parasitológico de fezes: É negativo, pois o homem não abriga o verme adulto.

Definitivo: Demonstração das larvas através das biópsias.

Diagnóstico diferencial

Doença de Coats, retinoblastoma, persistência do vítreo primário hiperplásico, toxoplasmose, retinopatia da prematuridade, endoftalmite endógena ou por traumas, uveíte intermediária, vitreorretinopatia familiar exsudativa.

TRATAMENTO

É discutível, devido à baixa penetração ocular dos anti-helmínticos, porém pode-se associar ao corticoide quando não há resposta deste.

Albendazol 200 mg a cada 12 horas, por trinta dias.
Prednisona de 0,5 a 1 mg/kg/dia.

PROGNÓSTICO

O prognóstico da toxocaríase é variável. Depende do tipo de acometimento ocular, sendo a endoftalmite ocular a que apresenta o pior prognóstico.

REFERÊNCIAS CONSULTADAS

1. Bertelmann E, Velhagen KH, Pleyer U. Ocular Toxocariasis: from biology to therapy. Ophthalmology. 2007;104:35-9.
2. Besirli CG, Elner SG. Retinal Vasculitis in Toxocara canis in neuroretinitis. J Ophthalmic Inflamm Infect. 2013;10:1186-869.
3. Searl SS, Moazed K, Albert DM, Marcus LC. Ocular toxocariasis presenting as leukocoria in a patient with low ELISA titer to Toxocara canis. Ophthalmology. 1981;88(12):1302-6.
4. Woodhall D, Starr MC, Montgomery SP, Jones JL, Lum F, Read RW, et al. Ocular Toxocariasis: Epidemiologic, Anatomic, and Therapeutic Variations Based on a Survey of Ophthalmic Subspecialists. Ophthalmolo-gy. 2012;119:1211-7.

capítulo 64

Carlos Roberto Neufeld • Silvana Brasilia Sacchetti • Maria Auxiliadora Monteiro Frazão

Artrite Idiopática Juvenil e Uveítes

Parte 2 — Uveítes de causas não infecciosas

A causa mais frequente de inflamação intraocular crônica em crianças é a uveíte associada à Artrite Idiopática Juvenil (AIJ).

Iridociclite crônica, bilateral, não granulomatosa, ocorre em 10% a 20% de todos os pacientes com AIJ. A uveíte crônica, em crianças com AIJ, é caracteristicamente assintomática, levando a morbidade insidiosa, progressiva, e a possível cegueira. Os olhos envolvidos frequentemente são brancos e de aspecto calmo, mas 30 a 40% dos pacientes com uveíte por AIJ sofrem grave perda de visão.

O critério de classificação da AIJ da ILAR (International League of Associations for Rheumatology) é de sete tipos de início, de acordo com as manifestações articulares e extra-articulares:

- Sistêmica.
- Poliarticular FR +.
- Poliarticular FR –.
- Oligoarticular (persistente ou estendida).
- Artrite Relacionada à Entesite (ERA).
- Artrite psoriásica.
- Indiferenciada.

A forma oligoarticular é a mais frequente (40-60%). É bem mais comum em meninas (5:1). Idade de início com pico aos dois anos. Quatro ou menos articulações estão envolvidas durante os primeiros seis meses de doença (frequentemente assimétricas). A forma oligoarticular comumente acomete os joelhos e, menos frequentemente, os tornozelos e os punhos. A artrite pode ser evanescente, raramente destrutiva, e radiologicamente insignificante. Cerca de 75% desses pacientes têm anticorpo antinuclear positivo (FAN +). Esse modo, de início, raramente está associado a manifestações extra-articulares, exceto a uveíte. Esse tipo de início é o que mais está associado à uveíte.

A forma poliarticular FR negativo (20-40%) é mais comum em meninas (3:1). São dois picos de idade de início: de um a três anos, e na infância tardia e adolescência. Acomete cinco ou mais articulações durante os primeiros seis meses da doença. Início da AIJ poliarticular FR negativo comumente envolve as pequenas articulações das mãos e as grandes articulações: joelho, tornozelo ou punho. A artrite é simétrica e crônica podendo ser erosiva em 15% dos pacientes.

O tipo de início poliarticular Fator Reumatoide (FR) positivo está presente em 3% das crianças com AIJ, com quadro semelhante à Artrite reumatoide (AR) do adulto. Em alguns pacientes observa-se associação com nódulos subcutâneos, vasculites e erosões ósseas, e o prognóstico articular é mais reservado. Aproximadamente 40% desses pacientes têm FAN positivo. Os sintomas sistêmicos incluem anorexia, anemia, e evoluem com retardo de crescimento. Risco de uveíte existe, porém é menor.

Outra forma de início: a artrite relacionada à entesite atinge mais meninos acima de seis anos de idade, com HLA B-27 positivo em 75% dos casos, e pode ter comprometimento das articulações da coluna lombar e sacroilíacas. Essa forma se assemelha às espondiloartropatias soronegativas do adulto. Uveíte aguda, de início súbito, mais frequentemente unilateral, ocorre em 10% das crianças com AIJ, de início Artrite Relacionada à Entesite (ERA). A forma da AIJ sistêmica ocorre em 5 a 15%, tem igual frequência em meninos e meninas, e pico de início entre um e cinco anos de idade. Está associada a febre alta, um ou dois picos diários, erupção cutânea macular, linfadenopatia, hepatomegalia e leucocitose. Pleurite, pericardite, esplenomegalia, dor abdominal são menos observadas. O comprometimento articular, em geral, é uma poliartrite simétrica e pode ser erosiva em 25% dos pacientes. Joelhos, tornozelos, punhos, coluna cervical e quadris são as articulações mais comprometidas, e em metade dos casos mãos, pés e articulação temporomandibular podem estar envolvidos. FAN é positivo em apenas 10% dos pacientes. Raramente estão associadas a uveítes.

PATOFISIOLOGIA

A causa da artrite e da uveíte na AIJ permanece desconhecida.

Fatores associados podem incluir processos infecciosos, predisposição genética, resposta autoimune, estresse psicológico, sexo feminino e interação hormonal.

A incidência da doença ocular na população com AIJ, como descrito, varia de acordo com o tipo de início. Uveíte crônica ocorre em até 15% a 20% das AIJ de início oligoarticular, 10% na artrite psoriásica, e 15% nas poliarticulares FR negativo. É muito rara na AIJ de início sistêmico e poliarticular FR positivo.

FAN-positivo está presente na maioria das crianças com início da AIJ oligoarticular e uveíte. FAN negativo pode ser uma ajuda na previsão de que a criança não desenvolverá uveíte.

FAN positivo em crianças e adolescentes com AIJ oligoarticular apresenta maior risco de desenvolver uveíte.

A grande maioria dos pacientes com AIJ que desenvolve uveíte é FR negativo. Meninos acima de seis anos de idade com artrite relacionada à entesite têm maior risco de desenvolver uveíte aguda. Muitas vezes, são positivos para o HLA-B27 e negativos para FR e FAN.

ESTUDOS DE IMAGEM

Radiografia das articulações revelam alterações crônicas, muitas vezes com erosão, exceto no tipo de início oligoarticular que raramente evolui com deformidade ou erosão óssea.

TRATAMENTO MEDICAMENTOSO

O tratamento de pacientes com uveíte associada à AIJ era feito de forma escalonada, porém atualmente em alguns casos de AIJ já não é mais escalonada. De acordo com o quadro já iniciamos com Metotrexato.

O tratamento deve começar com corticosteroides e midriáticos tópicos. A maioria dos pacientes responde a esse tratamento inicial. Cerca de 20% dos pacientes com uveíte associada à AIJ têm pouca ou nenhuma resposta.

A presença de células do vítreo, doença grave ou inflamação crônica aumentam o risco de edema cístico de mácula. A esses pacientes podem ser adicionados Anti-Inflamatórios Não Hormonais (AINH).

A decisão para usar corticosteroides regionais depende da resposta à terapia tópica e/ou a presença de envolvimento do segmento posterior. Envolvimento monocular também pesa mais para a utilização de corticosteroide regional. Bilateralidade pode indicar o uso de corticosteroides sistêmicos.

Agentes imunomoduladores sistêmicos podem ser úteis para pacientes com resposta limitada ou ausente a corticosteroides sistêmicos ou aqueles com efeitos adversos inaceitáveis.

TRATAMENTO CIRÚRGICO

A quelação com ácido etilenodiaminotetracético (EDTA) para ceratopatia em faixa, que ocorre em 30% a 80% dos casos e que frequentemente se forma em qualquer uveíte crônica na infância, pode ser realizada. Há a opção de se realizar o PTK com *excimer laser* (Figura 64.1).

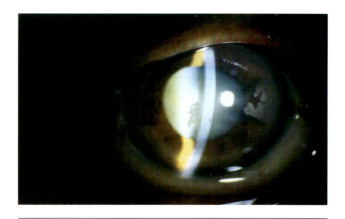

▶ **Figura 64.1** Ceratopatia em faixa, e catarata em paciente com AIJ.

A cirurgia de catarata, que ocorre em 40% a 80% dos casos, é reservada para aqueles pacientes com baixa acuidade visual ou nos casos em que o vítreo e a retina não podem ser visualizados. A decisão de realizar a cirurgia de catarata deve ser pesada contra os riscos e benefícios. A implantação de lente intraocular é contraindicada na maioria dos pacientes com AIJ. Em casos de pacientes com mais idade e menos alterações do segmento anterior o resultado da cirurgia com Lente Intraocular (LIO) é bem melhor.

A cirurgia de glaucoma, que ocorre em 10% a 30% dos casos, é reservada para os pacientes nos quais a terapia medicamentosa falhou e há evidências de dano do nervo óptico progressivo.

Se os debris vítreos impedem a visão ideal ou o exame do fundo de olho, a vitrectomia para limpar os detritos inflamatórios é necessária com a cirurgia de catarata, para obtermos melhores resultados visuais.

Membranectomia com vitrectomia para membranas ciclíticas pode ser realizada para tentar evitar a *phthisis*, resultante da hipotonia prolongada.

CONSULTAS

É importante a interação do oftalmologista com o reumatologista pediátrico para o tratamento dos pa-

Capítulo 64

cientes, pois a doença é agressiva, crônica e, com frequência, necessita de tratamento imunomodulador sistêmico.

O psiquiatra pediátrico muitas vezes é importante para controlar as alterações psicológicas que comumente se manifestam.

DROGAS

1. **Anti-inflamatórios tópicos e sistêmicos:** Ibuprofeno, Naproxeno, Indometacina.
2. **Metotrexato:** Diminui a inflamação com efeito poupador de corticosteroides. Útil em uveíte associada à AIJ por reduzir a inflamação que não responde adequadamente ao tratamento com corticoides ou quando é necessário utilizá-lo por tempo prolongado. É a droga de eleição como alternativa aos corticosteroides.
3. **Ciclosporina, Ciclofosfamida, Clorambucil e o Micofenolato Mofetil** são drogas alternativas na imunossupressão.
4. **Corticosteroides**

    Principal medicamento tópico no controle da inflamação. Muito usado também via oral. Deve-se ter cuidado com os efeitos adversos em pediatria.

    Triancinolona periocular ou até intravítrea são reservados a pacientes com doença mais grave, ou àqueles com inflamação do segmento posterior. Também é usado em pacientes com Edema Cístico Macular (ECM).
5. **Drogas biológicas**
    a) Inibidores do fator de necrose tumoral (antialfaTNFα):
    - Adalimumabe (Humira).
    - Infliximab (Remicade).
    - Etarnecept (Embrel) menos eficiente em uveítes.
    b) Imunomodulador:
    - Abatacept (Orencia).

ACOMPANHAMENTO

Pacientes com uveíte associada à AIJ precisam ser vistos regularmente por um oftalmologista, a cada três ou quatro meses (com maior frequência se apresentarem uveíte ativa). É fácil perder os surtos de inflamação devido à apresentação silenciosa desse tipo de uveíte. Além disso, as crianças, muitas vezes pela baixa idade, não se queixam de problemas visuais, o que impede a possibilidade de detecção precoce.

Crianças com uveíte associada à AIJ sob medicamentos sistêmicos exigem acompanhamento mais meticuloso com hemograma, função hepática e renal devido à toxicidade das drogas (medula óssea, fígado, rim), complicações da doença (por exemplo, glaucoma, catarata, ceratopatia em faixa), exacerbações da doença ou avanço da inflamação (Figura 64.2).

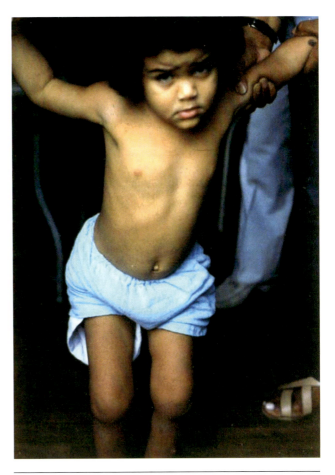

▶ **Figura 64.2** AIJ pauciarticular com os dois joelhos comprometidos.

PROGNÓSTICO

Dos pacientes com os olhos afetados, 30% a 40% mantêm, a longo prazo, acuidade superior a 20/40. Por outro lado, aproximadamente 30% a 40% deles desenvolvem grave incapacidade visual, com acuidade inferior a 20/200.

Complicações do tratamento

1. Catarata, ceratite e glaucoma induzidas por corticoides tópicos.
2. Anormalidades palpebrais, contração da gordura orbital e perfuração do globo nas injeções perioculares de corticosteroides.
3. Catarata, glaucoma e endoftalmite nas aplicações intravítreas.
4. Sangramento gastrointestinal e nefrotoxicidade com AINH.
5. Retardo de crescimento, ganho de peso, acne, alterações de humor, e infecções com corticosteroides sistêmicos.
6. Supressão da medula óssea e pancitopenia com a terapia imunossupressora.

CONCLUSÃO

A evolução da uveíte é variável. A atividade ocular muitas vezes independe da presença de manifestações articulares ativas.

Avaliação oftalmológica periódica, em especial nos casos com FAN positivo, pode ser de fundamental importância para evitar possível sequela em alguns casos de AIJ, principalmente no tipo de início oligoarticular persistente.

REFERÊNCIAS CONSULTADAS

1. AAO BCSC Section 9: Intraocular Inflammation and Uveitis, 2008-2009
2. Adalimumab in juvenile idiopathic arthritis-associated chronic anterior uveitis. Rheumatology (Oxford). 2008;47(3):339-44.
3. Albert T, Vitale WB. Diagnosis and treatment of uveitis Charles Stephen Foster. Philadelphia: Saunders, 2002
4. Clinical Ophthalmology: A Test Yourself Atlas Jack J. Kanski Butterworth-Heinemann, 2002
5. Juvenile idiopathic arthritis-related uveitis. Int Ophthalmol Clin. 2008;48(3):21-38.
6. Juvenile rheumatoid arthritis and uveitis: minimizing the blinding complications. Int Ophthalmol Clin. 1996;36(1):91-107.
7. Low-dose methotrexate in the treatment of severe juvenile rheumatoid arthritis and sarcoid iritis. J Pediatr Ophthalmol Strabismus. 1999;36(3):125-8.
8. Methotrexate for uveitis associated with juvenile idiopathic arthritis: value and requirement for additional anti-inflammatory medication. Eur J Ophthalmol. 2007;17(5):743-8.
9. Nussenblatt R, Whitcup S, Palestine A. Uveitis: Fundamentals and Clinical Practice. 2.ed. St. Louis: Mosby, 1996.
10. Treatment of juvenile idiopathic arthritis-associated uveitis: challenges and update. Curr Opin Rheu-matol. 2011;23(5):432-6.
11. Uveíte: clínica & cirúrgica: atlas & texto Fernando Oréfice. Rio de Janeiro: Editora Cultura Médica, 2000
12. Yanoff M, Duker JS. Uveitis and other intraocular inflammations. Ophthalmology. 3.ed. St. Louis: Mosby, 2008.

capítulo 65

Carlos Roberto Neufeld • Dawton Torigoe • Maria Auxiliadora Monteiro Frazão

Uveíte e Espondiloartrite Seronegativa (EASN)

O termo espondiloartrite é utilizado para denominar um conjunto de doenças que compartilham algumas características clínicas e laboratoriais. Do ponto de vista clínico, as características mais marcantes dessas doenças são o comprometimento do esqueleto axial, a oligoartrite assimétrica, principalmente das articulações dos membros inferiores, a dactilite e a entesite. É comum também o comprometimento oftalmológico, de pele, a doença inflamatória intestinal concomitante, e a infecção urogenital ou intestinal precedendo a artrite. Laboratorialmente há uma grande associação entre as espondiloartrites e o HLA-B27.

As espondiloartrites compreendem as seguintes doenças: Espondilite anquilosante, Artrite Reativa (anteriormente síndrome de Reiter), Espondiloartrite Indiferenciada, Artrite Psoriásica, Espondiloartrite Juvenil e a Artrite associada à Colite Ulcerativa ou doença de Crohn. Os pacientes com espondiloartrite frequentemente apresentam lombalgia de caráter inflamatório. A lombalgia inflamatória, diferentemente da lombalgia mecânica comum, inicia-se antes dos 40 anos de idade, é pior à noite, melhora com o exercício, não melhora ou mesmo piora com o repouso. O comprometimento das articulações periféricas caracteriza-se por ser habitualmente uma oligoartrite assimétrica, mais frequentemente acometendo os membros inferiores. A entesite é o processo inflamatório das enteses, que é o local de inserção de ligamentos, tendões, fáscia e cápsula articular nos ossos. As enteses mais comumente acometidas nas espondiloartrites são o tendão de Aquiles, a fáscia plantar, na região costocondral, e na crista ilíaca. Esses locais tornam-se muito dolorosos e às vezes apresentam nítido processo inflamatório.

A dactilite é outra manifestação clínica bastante comum. Também chamada de dedo em salsicha, pois ocorre o aumento de volume de todo o dedo e não apenas da articulação, resulta da inflamação da bainha do tendão flexor do dedo, da cápsula articular e dos tecidos moles adjacentes. A maioria dos pacientes com espondiloartrite apresenta evidência de processo inflamatório intestinal, embora grande parte destes pacientes seja assintomática. A inflamação intestinal, principalmente na fase crônica, pode ser indistinguível da doença de Crohn ou de Retocolite ulcerativa. As uveítes são anteriores, de forma aguda, não granulomatosa, recorrentes, alternando os dois olhos, em geral acompanhadas de muita sintomatologia tal como: dor intensa, hiperemia, principalmente pericerática, fotofobia, lacrimejamento e discreto embaçamento visual. São frequentemente acompanhadas de hiperemia conjuntival mais difusa, e às vezes com edema palpebral no olho afetado provocadas pelo trauma que o paciente acaba provocando com as mãos ou lenços procurando aliviar os sintomas intensos de desconforto que sofre com o quadro inflamatório ocular. Isso acaba muitas vezes confundindo o diagnóstico com conjuntivite aguda, levando ao frequente erro diagnóstico e, consequentemente, de conduta, podendo agravar o quadro apresentado. Ocorre em geral quando o paciente é atendido por generalista, não por oftalmologista, que está no pronto-socorro e é procurado pelo paciente na urgência provocada pelo quadro agudo e rico em sintomas incapacitantes. Ao exame oftalmológico o quadro é unilateral, com hiperemia pericerática acompanhada por diminuição da abertura palpebral provocada pelo possível edema, já descrito, e também pela posição antálgica assumida pelos pacientes por causa da dor e da fotofobia. É mais frequente no sexo masculino entre 25 e 50 anos de idade.

A acuidade visual, em geral, é pouco comprometida.

À ectoscopia observa-se diminuição do diâmetro pupilar em relação ao outro olho. Essa miose observada ajuda a diferenciar de possível quadro de glaucoma agudo, que apresenta sintomas semelhantes, mas, com

AV pior e acompanhada de midríase em relação ao olho contralateral. À biomicroscopia observam-se precipitados finos e difusos de tipo não granulomatoso. A presença de células e *flare* variam de + a 4 + de acordo com a intensidade inflamatória, podendo até haver fibrina na câmara anterior e até hipópio em casos mais severos da chamada crise hiperaguda. São muito sinequiantes e, se não forem rápida e eficientemente dilatados com midriáticos e cicloplégicos podem formar aderências permanentes com o cristalino. O cristalino em geral é preservado, mas pode se opacificar se as crises se repetirem. O vítreo pode apresentar células no 1/3 anterior como consequência da ciclite. Poucas vezes observamos envolvimento do vítreo posterior e alguma alteração do polo posterior. A pressão intraocular é baixa na fase aguda e vai se normalizando com a melhora do quadro. É interessante comparar as medidas dos dois olhos, e em geral o lado inflamado está alguns mmHg mais baixo que o outro.

O quadro clínico pode revelar dores lombossacras que se irradiam para as nádegas, piores pela manhã e que melhoram com o exercício, e pioram com o repouso. O paciente pode reclamar de cansaço, inapetência e perda de peso. Pode ter dor à palpação nos pontos de entesite descritos anteriormente. Exames laboratoriais podem revelar aumento das provas de atividade inflamatória como VHS, mucoproteína, proteína C reativa. A positividade do HLA-B27 é forte indício de se tratar de EASN, principalmente se já houver algum histórico familiar pregresso que, com frequência, é observado nesses casos. Chega a ser positivo em até 90% com uveítes, contra 5% da população normal. Cerca de 90% dos pacientes com espondilite anquilosante apresentam HLA-B27 positivo. O fator reumatoide é negativo, e os outros exames não auxiliam no diagnóstico. Os exames de imagem com raios X são fundamentais para o diagnóstico das EASN, tanto na pesquisa de alterações das articulações sacroilíacas, que vão desde a esclerose observada com o borramento ao redor da articulação, até a fusão identificada pelo desaparecimento da área negra ao raio X correspondente ao espaço articular, por linha branca devido à fusão dos ossos com desaparecimento do espaço articular (Figura 65.1). A posição do raio X que mais evidencia a articulação sacroilíaca é a de Ferguson.

A avaliação radiográfica da coluna pode revelar a diminuição até o desaparecimento do espaço intervertebral com fusão das vértebras levando à formação da "coluna em bambu" observada na espondilite anquilosante. Há, também, o desaparecimento dos arcos vertebrais, a retificação da parede anterior da coluna lombar ao raio X de perfil, a presença de sindesmófitos, que são formações cartilaginosas que ligam um corpo vertebral a outro.

No entanto, é importante ressaltar que as alterações radiológicas descritas, embora específicas para o diagnóstico da espondiloartrites, são também tardias, o que diminui o seu valor no diagnóstico precoce desse grupo de doenças. Caso o raio X solicitado seja normal deve ser solicitada a ressonância magnética. A ressonância pode detectar alterações de maneira mais precoce que o raio X simples, auxiliando no diagnóstico da doença.

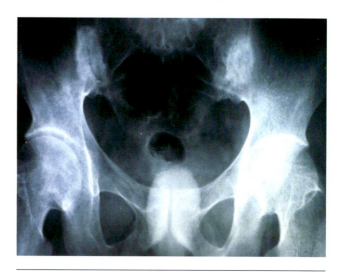

▶ **Figura 65.1** Sacroileíte em paciente com uveítes anteriores agudas recorrentes.

O tratamento local é realizado com drogas parassimpaticomiméticas associadas às simpaticomiméticas para dilatar a pupila e relaxar o músculo ciliar, aliviar a dor e evitar as sinéquias posteriores. Na fase aguda a resposta dos músculos intrínsecos a essas drogas é bem diminuída, portanto é necessário instilar os colírios várias vezes até se obter boa midríase antes de liberar o paciente para casa e continuar com as instilações. O esteroide tópico deve ser usado com alta frequência no início. Dependendo da intensidade da inflamação pode ser necessária a instilação a cada 15 minutos nas primeiras horas, e posteriormente mais espaçadas.

O tratamento sistêmico na fase aguda, em casos mais rebeldes, pode ser feito com esteroides ou anti-inflamatórios não hormonais (AINH), mas na maioria dos casos o tratamento tópico controla a crise com boa recuperação. O paciente deve ser encaminhado ao reumatologista para acompanhamento da doença sistêmica.

O tratamento varia desde a observação até o uso de AINH, esteroides imunossupressores e, em casos mais severos, com as drogas biológicas. É importante a fisioterapia com exercícios de extensão, incluindo natação para tentar evitar que as soldaduras vertebrais, caso ocorram, resultem em importante encurvamento do paciente podendo limitar ainda mais as suas atividades. Alguns pacientes sofrem tal deformidade, incluindo a cadeia cervical, que não conseguem se posicionar na lâmpada de fenda, o que dificulta muito a avaliação oftalmológica (Figura 65.2).

Capítulo 65

Uveíte e Espondiloartrite Seronegativa (EASN)

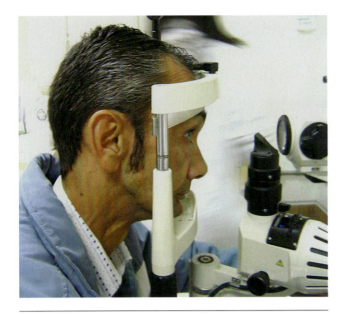

▶ **Figura 65.2** Paciente com espondilite anquilosante, com dificuldade de se posicionar à lâmpada de fenda devido à soldadura da coluna cervical.

REFERÊNCIAS CONSULTADAS

1. AAO BCSC Section 9: Intraocular Inflammation and Uveitis, 2008-2009.
2. Albert T, Vitale WB. Diagnosis and treatment of uveitis Charles Stephen Foster. Philadelphia: Saunders, 2002.
3. Clinical Ophthalmology: A Test Yourself Atlas Jack J. Kanski Butterworth-Heinemann, 2002.
4. Lyon F, Gale RP, Lightman S. Recent developments in the treatment of uveitis: an update. Expert Opin Investig Drugs. 2009;18(5):609-16.
5. Nussenblatt R, Whitcup S, Palestine A. Uveitis: Fundamentals and Clinical Practice. 2.ed. St. Louis: Mosby, 1996.
6. Uveíte: clínica & cirúrgica: atlas & texto Fernando Oréfice. Rio de Janeiro: Editora Cultura Médica, 2000.
7. van der Linden S, van der Heijde D. Ankylosing spondylitis. Clinical features. Rheum Dis Clin North Am. 1998;24(4):663-76, vii.
8. Yanoff M, Duker JS. Uveitis and other intraocular inflammations. Ophthalmology. 3.ed. St. Louis: Mosby, 2008.
9. Zochling J. Assessment and treatment of ankylosing spondylitis: current status and future directions. Curr Opin Rheumatol. 2008;20(4):398-403.

capítulo 66

Maria Auxiliadora Monteiro Frazão • Aline Cristina Fioravanti Lui • Carlos Roberto Neufeld

Doença de Behçet

A doença de Behçet caracteriza-se por uma vasculite necrotizante, sistêmica, recorrente, de etiologia desconhecida, provavelmente de etiologia autoimune. Acomete preferencialmente veias de pequeno calibre e pode causar alterações em praticamente todos os órgãos e sistemas.

Embora se postule que tenha sido inicialmente descrita em 1937 por um dermatologista turco chamado Hulüsi Behçet – que indicou os três sinais básicos para diagnosticar a doença: úlcera oral, úlcera genital e uveíte –, alguns autores afirmam que, em 1930, um oftalmologista grego chamado Adamantíades foi o primeiro a descrever essa entidade, motivo pelo qual em alguns países da Europa essa doença seja conhecida como Adamantíades-Behçet.

É mais prevalente em países ao longo da área correspondente à antiga rota da seda, sendo mais rara nas Américas e na Europa. O Japão apresenta a maior prevalência da doença no mundo.

Além desses sinais, a doença pode se manifestar com lesões dermatológicas, e alterações dos sistemas neurológico, cardiovascular, pulmonar, reumatológico e urogenital.

O acometimento ocular é frequente, e ocorre aproximadamente em 85% dos casos em alguma fase da doença. Em geral é bilateral, caracteriza-se por iridociclite aguda não granulomatosa, com presença de *flare* e células na câmara anterior. Embora o hipópio seja descrito como um sinal clássico da doença, não é comum observarmos (Figura 66.1). No polo posterior, a vasculite retínica é o achado característico dessa doença (Figura 66.2). Edema, exsudatos e hemorragias muitas vezes observados nesse tecido são devidos à oclusão tanto de vênulas quanto de arteríolas. Pode ocorrer edema da retina, mácula e hiperemia do disco óptico.

Nos casos mais graves pode haver neovascularização da retina e do disco óptico, hemorragia vítrea e formação de membranas vitreoproliferativas que tracionam a retina e frequentemente a descolam. Se não tratada precocemente, evolui de forma desfavorável com atrofia difusa da retina e do nervo óptico, alteração do epitélio pigmentar e presença de vasos fantasmas.

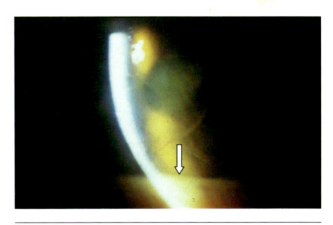

▶ **Figura 66.1** Hipópio e intensa reação da câmara.

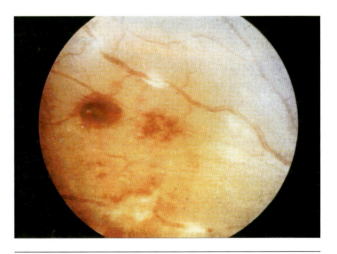

▶ **Figura 66.2** Vasculite retínica com exsudatos e hemorragias.

O diagnóstico dessa doença é eminentemente clínico. Não existem exames laboratoriais que nos auxiliem, e tomamos por base a apresentação dos sinais e sintomas que a caracterizam, de acordo com os critérios propostos pelo Grupo Internacional de Estudo da Doença de Behçet (Tabela 66.1).

TABELA 66.1 Critérios diagnósticos da doença de Behçet.

Manifestações	Definição
Ulceração oral recorrente	Úlceras maiores ou menores ou herpetiformes, observadas por médico ou paciente, com pelo menos três episódios em período de um ano
Ulceração genital recorrente	Úlcera aftosa ou cicatriz observada pelo médico ou pelo paciente
Lesão ocular	Uveíte anterior ou posterior, células no vítreo ao exame da lâmpada de fenda ou vasculite retiniana detectadas por oftalmologista
Lesões cutâneas	Eritema nodoso observado por médico ou paciente, pseudofoliculite ou lesões pápulo-pustulosas ou acneifomes em pacientes fora do período de adolescência e que não estejam em uso de corticosteróides
Teste da patergia positivo	Teste considerado positivo por médico em 24 a 48 horas de sua realização

Para o diagnóstico de doença de Behçet, o paciente deve apresentar úlceras orais recorrentes, associadas a pelo menos duas outras manifestações, na ausência de outras condições clínicas.

O tratamento segue os mesmos critérios apresentados no capítulo de vasculites. Cabe ressaltar que, uma vez realizado o diagnóstico, a imunossupressão tem indicação absoluta. Preferimos iniciar com prednisona em altas doses (1 mg/kg e ir diminuindo à medida que os níveis de ciclosporina sérica aumentam), e ciclosporina, por apresentar efeitos colaterais mais brandos (ver capítulo de vasculites retínicas). Nos casos de refratariedade a esse tratamento, optamos por outro(s) imunossupressor(es) tais como: methotrexate, ciclofosfamida ou azatiopina.

Os agentes biológicos, como Infliximab têm sido reportados com resultados promissores na doença de Behçet, naqueles casos refratários aos tratamentos citados anteriormente. Pode ser administrado nas dosagens de 3, 5 e 10 mg/kg por via endovenosa. De forma geral, inicia-se com 3 mg/kg no dia 1, na segunda semana administra-se a segunda dose, e na sexta semana a terceira. A partir daí, segue-se com a manutenção com uma aplicação a cada oito semanas. É importante ressaltar que, embora existam relatos mostrando bons resultados com o uso desse medicamento, ainda não há consenso com relação à dose, ao intervalo entre as aplicações e o tempo ideal de tratamento, bem como acompanhamento de longo prazo desses pacientes.

A tolerabilidade a essa droga parece ser boa, de forma geral, sendo o principal efeito colateral o desconforto gastrointestinal e vômitos.

REFERÊNCIAS CONSULTADAS

1. Benitah NR, Sobun L, Papaliodis GN. The use of biologic agents in the treatment of ocular manifestation oh Behçet Disease. Semin Ophthalomol. 2011;26(4-5):295-303.
2. Cheema RA, Al-Askar E, Cheema HR. Infliximab therapy for idiopathic retinal vasculitis, aneurysm, and neuro-retinitis syndrome. J Ocul Pharmacol Ther. 2011;27(4):407-10.
3. Adler S, Baumgartner I, Villiger PM. Behçet's disease: successful treatment with infliximab in 7 patients with severe vascular manifestations. A retrospective analysis. Arthritis Care Res. 2012;64(4):607-11.
4. Abreu MT, Bonfioli AA, Oréfice F. Doença de Behçet. In: Oréfice F. Uveíte clínica e cirúrgica. Rio de Janeiro: Ed. Cultura Médica, 2000. p.955-73.
5. Deuter CM, Zierhut M, Doycheva D, Kötter I. Treatment of Behçet's disease yesterday and today. Ophthalmologe. 2012;109(6):568-74.
6. Stübiger N, Pleyer U. Typical and atypical ocular manifestations of Behçet's disease. Ophthalmologe. 2012;109(6):558-62.
7. Guidelines for the clinical management of ocular Behçet's disease. 2012;116(4):394-426.
8. Saadoun D, Wechsler B. Behçet's disease. Orphanet J Rare Dis. 2012;12;7:20.

capítulo 67

Carlos Roberto Neufeld • Maria Auxiliadora Monteiro Frazão • Aline Cristina Fioravanti Lui

Vogt-Koyanagi-Harada

Vogt-Koyanagi-Harada (VKH) é uma panuveíte granulomatosa, bilateral, associada às manifestações do sistema nervoso central, acústico, e tegumentar. Manifesta-se inicialmente com sintomas prodrômicos semelhantes à meningite asséptica, seguida de uveíte posterior com descolamentos exsudativos da retina e hiperemia de disco. Despigmentação extensa do fundo muitas vezes segue com envolvimento variável da pele e do cabelo. VKH pode recidivar, como uma uveíte anterior, e pode levar a marcada perda visual por causa de complicações. A terapêutica precoce e agressiva pode ajudar a diminuir as chances de maus resultados. Ainda é necessária muita pesquisa para identificar a causa, desenvolver testes específicos de diagnóstico e definir a melhor estratégia terapêutica para pacientes com essa entidade.

DEMOGRAFIA

A doença de VKH ocorre mais frequentemente nas raças mais pigmentadas, como negros, asiáticos, hispânicos, americanos nativos e povos do Oriente, que são os mais afetados. Nos Estados Unidos ocorre em 1 a 4% das uveítes; no Brasil de 2% a 4%, e no Japão em 8% das uveítes endógenas.

Vogt-Koyanagi-Harada ocorre mais em mulheres, na terceira e quarta décadas de vida, mas foi relatada em qualquer idade, mesmo em crianças. A visual acuidade final foi significativamente pior em crianças do que em adultos.

CAUSA

Considera-se a síndrome de Vogt-Koyanagi-Harada como processo autoimune mediado por células T dirigidas contra um ou mais componentes antigênicos de melanócitos, ou a antígenos retinais como Ag S, IRBP, LPS.

Áreas de envolvimento dessa condição incluem os olhos, a pele e o cabelo, a orelha interna, e do sistema nervoso central todas as áreas que contêm melanócitos. Os resultados de vários estudos em vários grupos étnicos demonstraram uma associação entre a classe II, HLA subtipo DR4 e a doença de VKH. O alelo HLA-DRB1* 0405 tem sido considerado o mais significativo. Esses peptídios são derivados da família proteica da tirosinase. Os resultados de estudos em animais mostraram que pode-se induzir em ratos quadro semelhante à síndrome de VKH por injeção de péptidos derivados dessas proteínas da família da tirosinase, seguido de despigmentação do fundo em dois a três meses. Histopatologicamente a doença revelou inflamação granulomatosa na coroide e íris semelhante à observada em pacientes com doença VKH. Assim, há evidências de causa autoimune para a doença de VKH. Se, de fato, VKH é uma doença autoimune, ela ocorre espontaneamente ou é desencadeada por um fator exógeno?

O vírus Epstein-Barr (EBV) tem sido apontado como desencadeante do papel patogênico da doença, e foi isolado no vítreo de pacientes com doença de VKH. Foi demonstrado que linfócitos B são mais facilmente ativados pelo EBV do que com uveítes de outras entidades. A ocorrência de sintomas prodrômicos de meningismo e zumbido antes do início da uveíte, em muitos pacientes com doença VKH, pode apoiar a hipótese de ter um gatilho viral.

MANIFESTAÇÕES DA DOENÇA E DIAGNÓSTICO

O diagnóstico normalmente é feito com base nos sinais prodrômicos de envolvimento do SNC, com quadro de meningismo, com forte cefaleia, náuseas e prostração, acompanhados de hipoacusia ou zumbido, seguidos de uveíte posterior exsudativa bilateral severa e, em geral, com Acuidade Visual (AV) muito comprometida. Há envolvimento do nervo óptico, que fica hiperêmica e borrado (Figura 67.1). A punção lombar pode revelar pleocitose à base de linfomononucleares até a oitava semana. Alterações audiométricas podem ser observadas até a quarta semana. A angiofluoresceinografia (AFG) tipicamente revela vários pontos hiperfluorescentes, que coalescem ao longo do tempo e preenchem o espaço sub-retiniano. A presença de pontos hiperfluorescentes, chamados de *pin points*, já na fase inicial do exame, pode servir para controle de atividade da doença. A ultrassonografia mostra espessamento difuso da coroide. Outros exames, como ressonância magnética, não se provaram úteis. Como o principal local de envolvimento no olho na doença de VKH é a coroide, a indocianina verde, que permite melhor visualização da coroide, revelou atraso do preenchimento da coroide nas fases iníciais, com vazamento progressivo dos vasos da coroide nas fases mais tardias. No entanto, a semelhança desses achados aos encontrados em outras entidades uveíticas deixa incerteza diagnóstica.

lho do pôr do sol", comparando o número de pixels do vermelho. Esses índices vão aumentando durante o curso da doença, indicando despigmentação progressiva da coriorretina. O sinal da transiluminação escleral, que ocorre na fase tardia da doença, pode auxiliar nesse diagnóstico, até mesmo nos casos em que os meios oculares estão comprometidos, impedindo a avaliação fundoscópica adequada da retina. Sugiura descreveu o vitiligo perilímbico observado também na fase tardia.

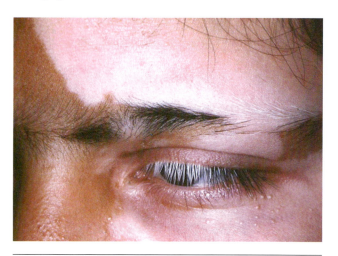

▶ **Figura 67.2** Fase tardia com vitiligo e poliose.

TRATAMENTO

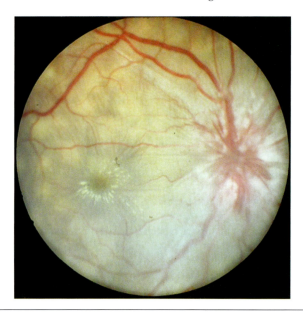

▶ **Figura 67.1** Fase inicial com DR seroso extenso e envolvimento do NO. Quadro bilateral.

Quando um paciente se apresenta na fase crônica, sem mais descolamentos, sem achados dermatológicos como vitiligo, alopecia ou poliose (pelos brancos) (Figura 67.2), e não há boa descrição dos sintomas prodrômicos na anamnese, o estabelecimento do diagnóstico pode se tornar dificultado, principalmente se o fundo de olho (FO) não evidenciar os clássicos achados tardios de despigmentação alternados com focos de acúmulo do pigmento, em geral, nos limites das áreas que estavam descoladas. Pontos brancos e pequenos na média periferia, em aspecto de saca-bocado, correspondem aos locais em que estavam os nódulos de Dallen Fuchs na fase ativa, quando aparece como elevação amarelada no meio das áreas do descolamento. A AFG aparece como defeito em janela. Os nódulos de Dallen Fuchs são formados por células epitelioides e células gigantes entre a membrana de Bruch e o EPR.

O clássico sinal do fundo em "brilho do pôr do sol", causado pela despigmentação da coroide, pode não estar presente, mas em geral é útil. Foram utilizadas imagens digitais do fundo de olho de pacientes com doença de VKH para quantificar índices de "bri-

Fechado o diagnóstico da doença de VKH, o tratamento deve ser tanto rápido quanto agressivo. Começar com doses elevadas de corticosteroides orais, em doses imunossupressoras entre 1,2 e 2 mg/kg/dia. Manter o esteroide no mínimo por seis meses, mas muitas vezes por anos, acertando a dose. Quando não se consegue controlar a doença, o uso do corticosteroide em forma de pulsoterapia, geralmente com metilprednisolona 1 g/dia durante três a cinco dias consecutivos, pode ser indicado. Atualmente há a tendência de já se iniciar com a pulsoterapia para depois manter com via oral. O uso de injeções intravítreas de triancinolona na fase bem aguda da doença tem dado bons resultados em curto tempo, segundo algumas poucas publicações recentes, mas precisa ser mais bem comprovado. Pacientes com doença resistente ou recorrente podem necessitar de terapia imunossupressora ou imunomoduladora complementar. A ciclosporina, azatioprina, ciclofosfamida, clorambucil, metotrexato, micofenolato mofetil podem ser opções no tratamento dessas uveítes. Antialfa TNF tem sido usado no tratamento de várias doenças inflamatórias graves, e tem obtido sucesso também na síndrome de VKH.

COMPLICAÇÕES

As complicações são comuns na doença de VKH. As mais frequentes incluem catarata, glaucoma e formação de membrana neovascular de coroide. A ocorrência dessas complicações está associada ao pior resultado visual e ocorre com maior frequência quando o quadro é mais prolongado e há maior número de episódios recorrentes da inflamação. Os investigadores relataram o desenvolvimento de fibrose sub-retiniana em cerca de 8% dos casos. O tratamento da doença da membrana neovascular de coroide em VKH é problemático. O aumento da terapia anti-inflamatória tem sido relatado para promover a resolução da membrana em outras entidades uveíticas posteriores, incluindo oftalmia simpática, uma condição clínica e patologicamente semelhante à doença VKH. É possível que essa terapia funcione diminuindo o estímulo inflamatório subjacente, que resulta na formação da membrana neovascular, permitindo, assim, que haja a regressão da membrana vascular.

REFERÊNCIAS CONSULTADAS

1. AAO BCSC Section 9: Intraocular Inflammation and Uveitis, 2008-2009.
2. Albert T, Vitale WB. Diagnosis and treatment of uveitis Charles Stephen Foster. Philadelphia: Saunders, 2002.
3. Andreoli CM, Foster CS. Vogt-Koyanagi-Harada disease. Int Ophthalmol Clin. 2006;46(2):111-22.
4. Clinical Ophthalmology: A Test Yourself Atlas Jack J. Kanski Butterworth-Heinemann, 2002.
5. da Silva FT, Damico FM, Marin ML, Goldberg AC, Hirata CE, Takiuti PH, et al. Revised diagnostic criteria for vogt-koyanagi-harada disease: considerations on the different disease categories. Am J Ophthalmol. 2009;147(2):339-45.
6. Lyon F, Gale RP, Lightman S. Recent developments in the treatment of uveitis: an update. Expert Opin Investig Drugs. 2009;18(5):609-16.
7. Nussenblatt R, Whitcup S, Palestine A. Uveitis: Fundamentals and Clinical Practice. 2.ed. St. Louis: Mosby, 1996.
8. Perente I, Utine CA, Cakir H, Kaya V, Tutkun IT, Yilmaz OF. Management of ocular complications of Vogt-Koyanagi-Harada syndrome. Int Ophthalmol. 2009;29(1):33-7.
9. Uveíte: clínica & cirúrgica: atlas & texto Fernando Oréfice. Rio de Janeiro: Editora Cultura Médica, 2000.
10. Yanoff M, Duker JS. Uveitis and other intraocular inflammations. In: Ophthalmology. 3.ed. St. Louis: Mosby, 2008.

capítulo 68

Carlos Roberto Neufeld • Maria Auxiliadora Monteiro Frazão • Aline Cristina Fioravanti Lui

Sarcoidose e Uveíte

A sarcoidose é uma doença multissistêmica granulomatosa, de etiologia desconhecida, que se manifesta em quadros clínicos variáveis, com inflamação granulomatosa tipo não caseosa em um ou mais órgãos.

PATOGÊNESE E IMUNOLOGIA

O granuloma característico, em contraste com a tuberculose, é não caseoso.

Os granulomas podem tornar-se crônicos, e o resultado é cicatrização e fibrose progressivas que, se acometem os pulmões, tornam-se radiologicamente visíveis como fibrose pulmonar intersticial, comprometendo a função pulmonar (Figura 68.1).

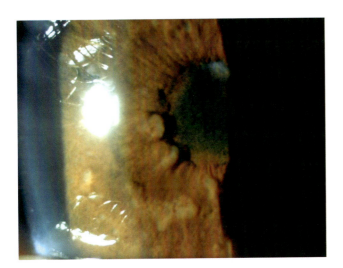

▶ **Figura 68.1** Granulomas de íris e sinéquias posteriores extensas em uveíte granulomas.

O precipitador dessa sequência de eventos permanece desconhecido, mas presume-se que seja um possível gatilho microbiano, embora não haja evidência convincente. Assim, supõe-se que, em pacientes predispostos, a sarcoidose seja uma resposta imune aberrante a mais de um antígeno.

DEMOGRAFIA E PREVALÊNCIA

A prevalência de sarcoidose varia consideravelmente entre os países, a partir de 1.2 até 64:100.000. Há clara predileção racial em negros, com prevalência de 200:100.000 no Reino Unido, e risco dez vezes maior em comparação com os brancos nos Estados Unidos. A doença pode se apresentar em qualquer idade, porém é mais comum em jovens e indivíduos de meia-idade. Pode haver elemento de predisposição genética para a doença, tal como sugerido pelos relatos de casos familiares que se aproximam de um quinto de todos os casos.

A sarcoidose é a causa de cerca de até 7% das uveítes em clínicas especializadas. Uveíte se desenvolve em 20 a 30% dos pacientes com sarcoidose em algum momento, 80% das quais dentro de um ano de início da doença, e 30% apresentam-na como queixa inicial. Um quarto dos pacientes com sarcoidose por mais de cinco anos têm uveíte. Uveíte assintomática e vasculite retiniana devem ser mais frequentes do que é diagnosticado, o que sugere que pelo menos um exame oftalmológico deve ser realizado nos pacientes com sarcoidose.

UVEÍTE ANTERIOR E INTERMÉDIA

Os precipitados ceráticos em "gordura de carneiro", células e *flare* significantes na câmara anterior, sinéquias posteriores, e muitas vezes a pressão intraocular elevada caracterizam a uveíte granulomatosa. A sarcoidose é a causa mais frequente desse tipo de apresentação, contudo, muitas outras uveítes podem se apresentar do mesmo modo, incluindo causas bacterianas, tais como: tuberculose, sífilis, lepra e a doença de Lyme. Outras infecções, tais como: toxoplasmose, e necrose aguda de retina; esclerose múltipla; oftalmia simpática; Vogt-Koyanagi-Harada; e uveíte facoanafilática.

Essa característica pode ser um paradigma para uveíte por sarcoidose, mas estatisticamente a uveíte não granulomatosa é a apresentação mais encontrada. Na verdade, é mais provável que o paciente com sarcoidose sistêmica aguda do tipo síndrome de Löfgren se apresente com uveíte anterior bilateral, não granulomatosa. Nesses casos, a inflamação é geralmente autolimitada, assim como a doença sistêmica.

A forma não granulomatosa de uveíte anterior por sarcoidose é bem sensível a esteroide tópico e, muitas vezes, autolimitada depois de alguns meses, assim como a doença em si. Em contraste, a apresentação de uveíte granulomatosa é frequentemente tardia e pode significar que algumas semanas de tratamento serão necessárias antes de o controle total ser alcançado. A pressão intraocular elevada, que é comum na apresentação, geralmente diminui conforme há a reabsorção do exsudado que oclui o ângulo da câmara anterior, mas que pode persistir devido à formação de Sinéquias Anteriores Periféricas (SAP).

A forma de uveíte intermediária é vista em uma minoria dos pacientes com sarcoidose. Por outro lado, a sarcoidose é responsável por cerca de 7% dos casos de uveíte intermediária, sendo a segunda associação sistêmica mais importante após a desmielinização.

UVEÍTE POSTERIOR E VASCULITE RETINIANA

Sarcoidose pode causar coroidite multifocal. Caracteristicamente, essas lesões são pequenas (menos de meio diâmetro do disco), cremosas ou brancas, que normalmente não afetam a mácula, mas são predominantemente pós-equatoriais, e mais comumente estão na metade inferior. Menos frequentemente uma massa sub-retiniana única é vista, caso em que o diagnóstico diferencial deve incluir o tumor metastático. Infiltrações peripapilar e coroidal coalescentes também têm sido relatadas. Sarcoidose também tem sido descrita em associação com a epiteliopatia placoide aguda e imitando *birdshot*.

Vasculite retiniana é uma manifestação comum de uveíte por sarcoidose. Na forma típica há apenas flebite, que a distingue de outras causas de vasculite da retina, pois não tem arteriolite e é, geralmente, não oclusiva, podendo exibir dramática exsudação cremosa perivenosa branca chamada de "cera de vela derretida". O olho pode ter coroidite e vasculite simultaneamente. Alguns casos com vasculite retiniana têm neovascularização e hemorragia (Figura 68.2).

Angiofluoresceinografia na sarcoidose revela tingimento e vazamento da parede venular, edema macular, peripapilar e difusa, isquemia e neovascularização. Indocianina verde, no entanto, é capaz de revelar características adicionais da coroide, incluindo hipofluorescência lobular precoce, vasculite coroidal, e hiperfluorescência tardia focal e difusa.

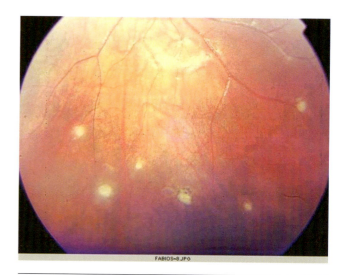

▶ **Figura 68.2** Coroidite multifocal periférica em criança com sarcoidose comprovada.

Edema macular é a complicação mais frequente e importante que causa baixa acuidade visual em uveíte por sarcoidose e provavelmente é a indicação mais comum para o uso de corticoide sistêmico.

Granuloma na cabeça do nervo óptico é uma complicação rara, mas importante de sarcoidose, pois pode levar à perda substancial de campo visual ou possível oclusão vascular. Envolvimento retrobulbar do nervo óptico ocorre na neurossarcoidose.

Sarcoidose pode afetar crianças, incluindo aquelas com menos de sete anos de idade. As manifestações oculares são semelhantes às observadas em adultos, com a exceção de que periflebite de retina não ocorre. O envolvimento pulmonar, frequente no adulto, não é observado nas crianças, que apresentam principalmente artrite e alterações dermatológicas.

MANIFESTAÇÕES SISTÊMICAS

Sarcoidose pulmonar

A linfadenopatia mediastinal hilar bilateral assintomática afeta muitos dos pacientes com sarcoidose. Em paciente com uveíte os principais diagnósticos diferenciais são a tuberculose e o linfoma. Pode haver sintomas pulmonares como a dispneia aos esforços, tosse não produtiva juntamente com sintomas gerais associados, incluindo cansaço, perda de peso e febre. Se a infiltração pulmonar torna-se mais grave com fibrose, a dispneia e a tosse pioram, às vezes até com dor no peito. Pequena minoria é incapacitada por fibrose pulmonar e doença pulmonar progressiva, e é responsável por mais de 3% de mortalidade da doença.

Sarcoidose da pele

A pele é frequentemente envolvida. A sarcoidose cutânea pode ser uma erupção maculopapular multifocal, uma única lesão nodular, ou um rash vascular. Eritema nodoso também pode ocorrer.

Neurossarcoidose

O envolvimento neurológico, de alguma forma, atinge mais de 10% dos doentes acometidos. O risco é maior quando a uveíte posterior está presente e persiste por até 15 anos após o diagnóstico. Possíveis manifestações incluem paralisia do nervo craniano (paralisia do nervo facial em especial, que pode ocorrer como um componente da síndrome de Heerfordt, que compreende a uveíte e o aumento da parótida, da glândula salivar e até da glândula lacrimal, por vezes). Neuropatia óptica é incomum e pode se manifestar de várias formas; granuloma da cabeça do nervo óptico, papilite profunda com congestionamento ou atrofia óptica progressiva.

Sarcoidose cerebral é difícil de se diagnosticar. Além de paralisias dos nervos cranianos, pode causar encefalopatia ou sinais de compressão e pode afetar o hipotálamo ou a hipófise, causando hipopituitarismo em alguns pacientes. Compressão quiasmática ocorre às vezes. No caso de uma uveíte posterior granulomatosa não diagnosticada, linfoma e esclerose múltipla provocam um dilema no diagnóstico diferencial.

Outras manifestações extrapulmonares

O envolvimento hepático é muito comum, mas dano significativo do fígado é raro. Sarcoidose cardíaca é subclínica, menos frequente, mas pode causar pericardite, miocardiopatia ou insuficiência cardíaca congestiva. Poliartropatia pode ocorrer. Nefrocalcinose também em pessoas com a excreção de cálcio aumentado.

DIAGNÓSTICO

Existem vários testes que são realizados para comprovar a doença.

Radiografia de tórax e prova de função pulmonar

Qualquer paciente com sinais oculares sugerindo a possibilidade de sarcoidose deve ser submetido à radiografia de tórax; linfadenopatia hilar assintomática é comum e pode auxiliar no diagnóstico, e é essencial para identificar sinais de fibrose intersticial, o mais cedo possível. TC de alta resolução do tórax tem grande valor diagnóstico, comparável em valor à biópsia de pulmão, e é cada vez mais utilizado.

Enzima conversora de angiotensina sérica (ECA)

A enzima é secretada por macrófagos dentro dos granulomas de sarcoidose e o nível sérico de ACE reflete a massa total de granulomas ativos. Um nível elevado de ACE tornou-se um pilar para o diagnóstico de sarcoidose. Não é patognomônico, e os níveis podem também ser elevados em alguns outros distúrbios inflamatórios. ACE normal não exclui a doença. Em adolescentes e especialmente em crianças púberes, os níveis da ECA são mais elevados do que no adulto.

Lisozima sérico

Lisozima sérico está muitas vezes aumentado na sarcoidose. Se ambos ACE e lisozima são elevados, o valor preditivo para a sarcoidose se eleva a 83%.

Metabolismo do cálcio

Metabolismo do cálcio pode ser anormal na sarcoidose, mas a sua importância clínica tanto no diagnóstico quanto na conduta é por vezes exagerada. Granulomas tipo sarcoide secretam vitamina D e a hipercalcemia é detectada em aproximadamente 10% dos pacientes, podendo aumentar a excreção urinária de cálcio de 24 horas.

Induzido por corticosteroides, a perda óssea é frequente e deve ser lembrado que, muitos dos doentes com sarcoidose apresentam, além disso, metabolismo anormal do cálcio, aumentando o risco de osteoporose.

Anergia

O paciente com sarcoidose, que já foi exposto à vacinação com BCG, pode deixar de ter uma resposta à tuberculoproteína intradérmica. Esta é a manifestação mais bem conhecida de anergia, que também pode ser vista depois da estimulação com outros agentes.

Cintilografia com gálio

Está concentrado nos locais de inflamação em sarcoidose, e em algumas outras doenças. O isótopo Gálio 67 é injetado por via intravenosa e, após 72 horas, a imagem mostra locais de absorção. Na cabeça e no pescoço, podem incluir as glândulas salivares, as lacrimais, e os olhos; no tórax, tanto no pulmão e mediastino, e no abdome tipicamente tanto fígado e baço são afetados dando a imagem de "urso Panda".

O teste tem baixa especificidade para a sarcoidose, mas é altamente sensível.

Citologia e biópsia

A confirmação definitiva do diagnóstico, entretanto, só pode ser feita por biópsia de tecido sólido, mostrando granulomas não caseosos clássicos. Muitos pacientes são tratados na presunção de sarcoidose. O oftalmologista tem a oportunidade de obter uma biópsia da conjuntiva, cuja utilidade é controversa, exceto se houver algum granuloma.

Sarcoidose frequentemente envolve a glândula lacrimal, com ou sem alargamento, e pode ser útil obter uma biópsia de glândula alargada. Devido ao risco de danos aos canais lacrimais, e porque a sarcoidose pode ocasionalmente causar fibrose dentro da glândula, no entanto, deve-se ter cuidado para fazê-lo por causa do risco de olho seco subsequente.

Embora o eritema nodoso seja muitas vezes visto nessa doença, há outras causas possíveis, e também é observado na doença de Behçet. Deve-se notar que a reação de Kveim já não está mais disponível por razões de segurança, e deve ser agora considerada histórica.

Com sinais radiológicos ou sintomas pulmonares, é usual se realizar a broncoscopia com lavado broncoalveolar ou biópsia. Biópsia transbrônquica ou endobrônquica tem valor substancial para o diagnóstico, mas alguns riscos, incluindo pneumotórax e hemoptise. É, no entanto, justificada, tendo eficácia diagnóstica um pouco maior do que por CT de tórax.

ROTEIRO DE DIAGNÓSTICO

O oftalmologista diante de um paciente com sinais sugestivos de sarcoidose deve buscar o diagnóstico com nível razoável de segurança. Uma abordagem é a realização de ECA, lisozima e tomografia computadorizada de tórax de rotina. Obter uma biópsia de qualquer área de pele visível e acessível ou com lesão conjuntival. Encaminhar qualquer paciente com sintomas ou sinais de tórax para o pneumologista para uma investigação mais aprofundada, especialmente quando a tuberculose é uma possível causa.

Considera-se a biópsia mostrando granuloma não caseoso a partir de qualquer local, como sarcoidose confirmada; sinais oculare s consistentes em associação com linfadenopatia hilar e um nível elevado de ACE ou ambos, ACE e lisozima aumentadas como sarcoidose presumível, e em um paciente com sinais oculares típicos da sarcoidose, mas sem qualquer evidência de doença sistêmica, nomeamos de uveíte por sarcoidose.

A uveíte anterior da sarcoidose é caracteristicamente corticossensível. Naqueles com precipitados ceráticos em "gordura de carneiro", e exsudato na câmara anterior, há um alto risco de sinéquia posterior e a midríase e a cicloplegia são necessárias. Glaucoma é frequente. Como acontece com qualquer uveíte crônica que requer tratamento tópico ou sistêmico de corticosteroides, a cirurgia de catarata pode ser necessária.

Tratamento com corticosteroide sistêmico é frequentemente utilizado para tratar a uveíte. Em alguns pacientes há dupla indicação, tanto da doença sistêmica que requer tratamento, como da uveíte. Quando a doença sistêmica não necessita de tratamento, no entanto, cabe ao oftalmologista identificar os critérios para introduzi-lo. Em pacientes com edema macular significativo e que não respondem à injeção de depósito de esteroides, pacientes com vasculite oclusiva (incluindo aqueles com neovascularização, que pode regredir), e aqueles com comprometimento do nervo óptico são tratados com prednisona.

Corticosteroides sistêmicos são geralmente eficazes em uveíte por sarcoidose, mas um pequeno número de pacientes é corticosteroide-resistente ou requer uma dose inaceitável de esteroides para manter a remissão. Nesses casos, a imunossupressão adicional é usada. O metotrexato, a azatioprina, o micofenolato mofetil e a ciclosporina podem ser opções no tratamento de uveíte por sarcoidose. Antialfa TNF tem sido eficiente no tratamento de uma variedade de doenças inflamatórias graves, e tem sido utilizado com sucesso também na sarcoidose.

Prognóstico visual

Vários estudos examinaram as perspectivas para pacientes com sarcoidose e uveíte. Embora uma minoria substancial seja autolimitada, os demais seguem um curso recidivante. Perda visual parece mais comum em pessoas com mais de quarenta anos de idade, e em negros.

REFERÊNCIAS CONSULTADAS

1. AAO BCSC Section 9: Intraocular Inflammation and Uveitis, 2008-2009.
2. Albert T, Vitale WB. Diagnosis and treatment of uveitis Charles Stephen Foster. Philadelphia: Saunders, 2002.
3. Clinical Ophthalmology: A Test Yourself Atlas Jack J. Kanski Butterworth-Heinemann, 2002.
4. Cox CE, Davis-Allen A, Judson MA. Sarcoidosis. Med Clin North Am. 2005;89(4):817-28.
5. Facco M, Cabrelle A, Teramo A, Olivieri V, Gnoato M, Teolato S, et al. Sarcoidosis is a Th1/Th17 multisystem disorder. Thorax. 2011; 66(2):144-50.
6. Nussenblatt R, Whitcup S, Palestine A. Uveitis: Fundamentals and Clinical Practice. 2.ed. St. Louis: Mosby, 1996.
7. Shorr AF, Torrington KG, Hnatiuk OW. Endobronchial biopsy for sarcoidosis: a prospective study. Chest. 2001;120(1):109-14.
8. Shorr AF, Torrington KG, Hnatiuk OW. Endobronchial biopsy for sarcoidosis: a prospective study. Chest. 2001 Jul;120(1):109-14.
9. Takase H, Shimizu K, Yamada Y, Hanada A, Takahashi H, Mochizuki M. Validation of international criteria for the diagnosis of ocular sarcoidosis proposed by the first international workshop on ocular sarcoidosis. Jpn J Ophthalmol. 2010 Nov;54(6):529-36.
10. Uveíte: clínica & cirúrgica: atlas & texto Fernando Oréfice. Rio de Janeiro: Editora Cultura Médica, 2000.
11. Validation of international criteria for the diagnosis of ocular sarcoidosis proposed by the first international workshop on ocular sarcoidosis. Jpn J Ophthalmol. 2010;54(6):529-36.
12. Yanoff M, Duker JS. Uveitis and other intraocular inflammations. In: Ophthalmology. 3.ed. St. Louis: Mosby, 2008.

capítulo 69

Farid André João Filho

Coroidites Não Infecciosas

As coroidites não infecciosas são afecções inflamatórias que acometem predominantemente a retina externa, o epitélio pigmentar da retina e o coroide, e serão descritas a seguir.

EPITELIOPATIA PIGMENTAR PLACOIDE MULTIFOCAL POSTERIOR AGUDA

A Epiteliopatia Pigmentar Placoide Multifocal Posterior Aguda (APMPPE) é uma doença inflamatória aguda, geralmente bilateral e assimétrica, que acomete indivíduos saudáveis, com idade entre vinte e trinta anos, sem predileção por sexo, podendo aparecer após um pródromo viral.

Os principais sintomas são: baixa da acuidade visual, inicialmente unilateral, com acometimento do olho contralateral após alguns dias, além de metamorfopsia, fotopsia e escotomas.

Sugere-se que a APMPPE ocorra por uma disfunção primária do Epitélio Pigmentar Retiniano (EPR), ou por uma epiteliopatia secundária a não perfusão coroidal.

É caracterizada por lesões placoides arredondadas, planas, amarelo-acinzentadas, ao nível do EPR, localizadas no polo posterior. Podem estar associadas à presença de células inflamatórias no vítreo, edema de disco óptico, vasculite cerebral, cefaleia e zumbidos.

Na angiografia fluoresceínica apresenta-se, na fase aguda, com hipofluorescência inicial por bloqueio pelas lesões do EPR ou por não perfusão da coriocapilar, seguida de hiperfluorescência por *staining*. A angiografia por indocianina verde apresenta hipofluorescência por infarto coroídeo.

Evolui com alteração pigmentar da retina, mas geralmente tem bom prognóstico visual, com melhora espontânea da visão em semanas. O uso de corticosteroides parece não interferir na melhora das lesões.

COROIDITE SERPIGINOSA

A coroidite serpiginosa ou coroidopatia geográfica helicoidal é uma doença inflamatória da coroide, que geralmente acomete indivíduos saudáveis, sem predileção de sexo ou raça, com idade entre vinte e setenta anos, e é quase sempre bilateral, podendo ser assimétrica.

Os sintomas principais são escotomas centrais ou paracentrais, e diminuição da acuidade visual indolor.

As lesões são originadas do disco óptico, ou atipicamente da região macular, e se espalham centrifugamente para fora do polo posterior. Na fase aguda apresentam-se como lesões em formato de serpente ou mapas, de coloração amarelo-acinzentada, com edema retiniano e do epitélio pigmentar retiniano. Evoluem com lesões atróficas em semanas ou meses, formando cicatrizes serpiginosas ou geográficas, e por serem crônicas ou recorrentes, podem apresentar novas lesões adjacentes às antigas, ou mais raramente em outras localizações da retina. Podem desenvolver membrana neovascular sub-retiniana nas margens das lesões atróficas em um terço dos pacientes. Podem apresentar leve reação inflamatória em câmara anterior ou no vítreo.

A angiografia fluoresceínica nas fases agudas apresenta um padrão de hipofluorescência inicial, seguida de hiperfluorescência por impregnação nas fases tardias, principalmente em suas bordas. Nas lesões cicatrizadas, apresentam hiperfluorescência transmitida.

O tratamento com uso isolado de corticosteroide sistêmico ou agentes imunossupressores não apresentam bons resultados. A combinação de azatioprina, ciclosporina e prednisona tem mostrado resultados satisfatórios para a não progressão da doença. As membranas neovasculares sub-retinianas em atividade devem ser tratadas com terapia antiangiogênica ou com fotocoagulação a *laser* em lesões extramaculares.

SÍNDROME DOS MÚLTIPLOS PONTOS BRANCOS EVANESCENTES

A síndrome dos múltiplos pontos brancos evanescentes (MEWDS) é uma coriorretinopatia inflamatória, unilateral, que acomete geralmente mulheres jovens saudáveis, com idade entre vinte e quarenta anos, e acompanham pródromo viral em metade dos pacientes.

Cursa frequentemente com diminuição indolor da acuidade visual, em graus variados, aumento da mancha cega e fotopsias.

Os achados fundoscópicos característicos são múltiplos pontos branco-acinzentados, ao nível da retina profunda e do Epitélio Pigmentar Retiniano (EPR), localizados no polo posterior. Na fase aguda, a região foveal apresenta aspecto granular. Pode ou não haver inflamação vítrea e edema do disco óptico.

A angiografia fluoresceínica apresenta padrão de hiperfluorescência ponteada nas lesões por tingimento ao nível do EPR, e hiperfluorescência por vazamento no disco óptico. A angiografia por indocianina verde mostra múltiplos pontos de hipofluorescência, geralmente em maior número que os pontos brancos vistos na oftalmoscopia. Ao OCT apresenta edema macular, que geralmente é o responsável pela baixa da acuidade visual. O campo visual mostra aumento da mancha cega, e o eletrorretinograma apresenta redução da amplitude das ondas A.

Por ser autolimitada e apresentar prognóstico visual satisfatório, nenhum tratamento deve ser instituído. As lesões brancas desaparecem em algumas semanas, exceto nos casos recorrentes e nos raros casos de ocorrência de neovascularização coroidal, e não costumam deixar cicatrizes.

RETINOCOROIDOPATIA DE BIRDSHOT

A retinocoroidopatia de Birdshot ou coriorretinite vitiliginosa é uma afecção inflamatória coriorretiniana bilateral, que afeta indivíduos sadios, com idade entre quarenta e sessenta anos, com ligeira predileção ao sexo feminino, e a associação com HLA-A29 ocorre em 90% dos pacientes.

Os sintomas iniciais são *floaters*, embaçamento visual e fotopsias, e com a evolução da doença podem desenvolver nictalopia e alteração da visão de cores.

As alterações características são lesões ovoides ou arredondadas, amareladas, com aspecto de despigmentação, pequenas e numerosas, em *birdshot* (tiro de chumbo), localizadas no polo posterior, ao nível da coroide e coriocapilar. Apresentam ainda vitreíte, além de edema de disco óptico e embainhamento vascular.

Apresentam na angiografia fluoresceínica sinais inespecíficos como hiperfluorescência por vazamento do disco óptico e edema macular cistoide, que é a principal causa de diminuição da acuidade visual e uma ligeira hiperfluorescência tardia das lesões. Na angiografia por indocianina verde as lesões se apresentam como hipofluorescência inicial e tardia, e o eletrorretinograma está reduzido ou extinto.

O tratamento deve ser iniciado com o uso de corticosteroides tópicos, sistêmicos e peri ou intraoculares, e uma terapia imunomodulatória deve ser instituída por um tempo mais prolongado, com ciclosporina, azatioprina, metotrexato, entre outros. A monitorização da evolução da doença deve ser realizada com eletrorretinogramas seriados, podendo evoluir de forma desfavorável com a progressão da doença mesmo em vigência do tratamento. Atrofia óptica e membrana neovascular sub-retiniana podem ocorrer raramente.

COROIDITE MULTIFOCAL E SÍNDROME PANUVEÍTE

A Coroidite Multifocal e síndrome Panuveíte (MCP) é uma doença inflamatória bilateral, com predileção ao sexo feminino, com idade entre vinte e sessenta anos.

Os pacientes apresentam diminuição da acuidade visual, aumento da mancha cega, *floaters* e fotopsias.

As lesões iniciais são branco-amareladas, ao nível da coroide e EPR, que evoluem para cicatrizes coriorretinianas atróficas ou fibróticas, com acúmulo de pigmentos semelhantes às lesões da síndrome da histoplasmose ocular. Por serem crônicas e recorrentes, podemos encontrar lesões em diversos estágios de evolução. Reação inflamatória de câmara anterior e vitreíte são comuns, e em diferentes graus, além de edema de disco óptico. A neovascularização coroidal é comum nas lesões atróficas e é uma das principais causas de diminuição da acuidade visual, além da formação de membranas epirretinianas e edema macular cistoide.

Observamos na angiografia fluorescente hipofluorescência inicial por bloqueio, com posterior hiperfluorescência por impregnação nas fases tardias das lesões em atividade. Nas lesões atróficas observamos hiperfluorescência por defeito em janela. A angiografia por indocianina verde apresenta múltiplos pontos de hipofluorescência nos locais de coroidite ativa, e aumento da mancha cega no campo visual.

O uso de corticosteroide tópico, sistêmico e periocular é eficaz, e terapias imunossupressoras mais prolongadas podem ser necessárias. As membranas neovasculares sub-retinianas devem ser abordadas, dependendo de sua localização, com fotocoagulação a *laser*, terapia fotodinâmica e terapia antiangiogênica.

COROIDOPATIA INTERNA *PUNTACTA*

A Coroidopatia Interna *Puntacta* (PIC) é uma doença inflamatória bilateral, que atinge predominantemente mulheres jovens, entre vinte e quarenta anos de idade, saudáveis e míopes.

Os principais sintomas são a diminuição da acuidade visual, escotomas centrais ou paracentrais, e fotopsia intensa.

Observam-se, na fundoscopia, pequenas lesões profundas, ao nível da coroide e do epitélio pigmentar retiniano, de coloração branco-amareladas, localizadas no polo posterior e média periferia, podendo haver descolamento seroso da retina adjacente às lesões. Pode ocorrer discreto edema do disco óptico e geralmente não cursam com reação inflamatória em câmara anterior ou vítrea. Evoluem com cicatrizes atróficas, branco-amareladas, com acúmulo de pigmento, e podem aumentar de tamanho com o passar do tempo. Neovascularização coroidea pode ocorrer em 25% a 30% dos casos, em lesões cicatrizadas e geralmente extrafoveais.

A angiografia fluoresceínica apresenta hiperfluorescência precoce das lesões com posterior *staining*, podendo haver vazamento do contraste para o espaço sub-retiniano nos casos de descolamento seroso da retina. A angiografia por indocianina verde apresenta hipofluorescência das lesões.

A coroidopatia interna *puntacta* tem curso natural autolimitado, e geralmente apresenta resolução espontânea dos sintomas, sem nenhum tratamento. Em casos de descolamento seroso podem ser administrados corticosteroides sistêmicos ou perioculares. O prognóstico visual geralmente é bom, com acuidade visual melhor que 20/25 em 80% dos casos. As membranas neovasculares coroídeas, por serem usualmente extrafoveais, podem ser tratadas com fotocoagulação a *laser*, terapia fotodinâmica, corticoide e antiangiogênico intravítreo.

RETINOPATIA ZONAL EXTERNA AGUDA OCULTA

A Retinopatia Zonal Externa Aguda Oculta (AZOOR) é uma doença degenerativa dos fotorreceptores, de etiologia desconhecida, podendo ser uni ou bilateral, predominantemente em mulheres, com idade entre vinte e quarenta anos.

Os pacientes apresentam inicialmente fotopsia, escotomas e aumento da mancha cega, que podem se tornar persistentes.

A fundoscopia em casos iniciais geralmente não apresenta alterações, podendo haver vitreíte leve em alguns casos. Casos menos frequentes apresentam lesões puntiformes profundas, ao nível da retina externa e epitélio pigmentar retiniano. Evoluem com extensas áreas de despigmentação, com estreitamento vascular nessas áreas, que correspondem aos escotomas.

A angiografia fluorescente nos casos iniciais pode ser normal ou mostrar vazamento capilar e do disco óptico. Em casos crônicos observam-se áreas de hiperfluorescência transmitida nas lesões despigmentadas. O eletrorretinograma (ERG) apresenta redução da amplitude dos fotorreceptores e o campo visual apresenta aumento da mancha cega e áreas de escotomas, que tendem a aumentar durante meses.

Geralmente o prognóstico visual é satisfatório, e nenhum tratamento tem mostrado efetividade.

REFERÊNCIAS CONSULTADAS

1. Aaberg TM, Campo RV, Joffe L. Recurrences and bilaterality in the multiple evanescent white-dot syndrome. Am J Ophthalmol. 1996;15;100(1):29-37.
2. Aaberg TM, Campo RV, Joffe L. Recurrences and bilaterality in the multiple evanescent white-dot syndrome. Am J Ophthalmol. 1985;100:29-37.
3. Bock CJ, Jampol LM. Serpiginous choroiditis. In: Albert DM, Jakobiec FA, eds. Principles and Practice of Ophthalmology. Vol. 1. Philadelphia: WB Saunders Co, 1994. p.517-23.
4. Chan WM, Lai TY, Liu DT, Lam DS. Intravitreal bevacizumab (Avastin) for choroidal neovascularization secondary to central serous chorioretinopathy, secondary to punctate inner choroidopathy, or of idio-pathic origin. Am J Ophthalmol. 2007;143:977-83.
5. Dreyer RF, Gass DJ. Multifocal choroiditis and panuveitis. A syndrome that mimics ocular histoplasmosis. Arch Ophthalmol. 1984;102(12):1776-84.
6. Folk JC, Reddy CV. White dot chorioretinal inflammatory syndromes. In: Lewis H, Ryan SJ. Medical and Surgical Retina: Advances, Controversies, and Management. St Louis: Mosby-Year Book, 1994. p.385-400.
7. Gass JD, Agarwal A, Scott IU. Acute zonal occult outer retinopathy: A long-term follow-up study. Am J Ophthalmol. 2002;134:329-39.
8. Gass JDM. Acute posterior multifocal placoid pigment epitheliopathy. Arch Ophthalmol. 1968;80:177-85.
9. Jones NP. Acute posterior multifocal placoid pigment epitheliopathy. Br J Ophthalmol. 1995;79(4):384-9.
10. Khorram KD, Jampol LM, Rosenberg MA. Blind spot enlargement as a manifestation of multifocal choroidi-tis. Arch Ophthalmol. 1991;109:1403-7.
11. Laatikainen L, Erkkila H. A follow-up study on serpiginous choroiditis. Acta Ophthalmol. 1981;59:707-18.
12. Mamalis N, Daily MJ. Multiple evanescent white dot syndrome. A report of eight cases. Ophthalmology. 1987;94:1209-12.
13. Monnet D, Brézin AP. Birdshot chorioretinopathy. Curr Opin Ophthalmol. 2006;17(6):545-50.
14. Moorthy RS, Rao N. Noninfectious chorioretinal inflammatory conditions. In: Regillo CD, Brown GC, Flynn HW Jr. Vitreoretinal Disease: The Essentials. New York: Thieme, 1999. p.417-38.
15. Polk TD, Goldman EJ. White-dot chorioretinal inflammatory syndromes. Int Ophthalmol Clin. 1999;39(4):33-53.
16. Savino PJ, Weinberg RJ, Yassin JC, Pilkerton AR. Diverse manifestations of acute posterior multifocal plac-oid pigment epitheliopathy. Am J Ophthalmol. 1974;77:659-62.
17. Shah KH, Levinson RD, Yu F, Goldhardt R, Gordon LK, Gonzales CR, et al. Birdshot retinochoroidopathy. Surv Ophthalmol. 2005;50:519-41
18. Vianna RNG, Socci D, Nehemy MB, Deschênes J, Burnier MN Jr. The white dot syndromes. Arq Bras Of-talmol. 2007;70(3)554-62.
19. Watzke RC, Packer AJ, Folk JC, Benson WE, Burgess D, Ober RR. Punctate inner choroidopathy. Am J Oph-thalmol. 1984;98:572-84.
20. Wilson CA, Choromokos EA, Sheppard R. Acute posterior multifocal placoid pigment epitheliopathy and cerebral vasculitis. Arch Ophthalmol. 1988;106(6):796-800.

capítulo 70

Maria Auxiliadora Monteiro Frazão • Aline Cristina Fioravanti Lui • Carlos Roberto Neufeld

Vasculites Retínicas

INTRODUÇÃO

A vasculites retínicas é uma doença ocular rara, que acomete a parede dos vasos da retina.

O conceito de vasculite baseia-se fundamentalmente nos achados histopatológicos, que revelam necrose da parede do vaso, acompanhada de proliferação endotelial e acúmulo de células inflamatórias como linfócitos e/ou neutrófilos.

Embora artérias também sejam acometidas, na maioria das vezes são as veias as mais afetadas e o termo periflebite é o utilizado para descrever esta condição.

Os sinais clínicos que observamos pela "quebra da barreira" entre a parede do vaso sanguíneo e da retina são causados pela inflamação dessa estrutura em qualquer uma de suas camadas (interna ou média).

O diagnóstico clínico é realizado pela oftalmoscopia indireta, em que se observa o embainhamento da parede dos vasos (Figura 70.1), e deve ser confirmado pelo exame da Angiofluoresceinografia, que revela tingimento das mesmas, bem como vazamento do contraste através delas (Figura 70.2). Como consequência dessa inflamação, outras alterações fundoscópicas podem ocorrer tais como: edema cistoide da mácula, hemorragias retínicas (Figura 70.3), oclusões de ramos venosos e/ou arteriais, hemorragias vítreas, *snow balls*, desenvolvimento de neovasos secundários à isquemia causada pela hipóxia da retina, uma vez que o vaso lesado é incapaz de oxigená-la adequadamente, e até mesmo atrofia do nervo óptico.

No exame de biomicroscopia frequentemente observamos a presença de células inflamatórias no vítreo anterior, e também na câmara anterior.

Raramente, essa entidade transcorre de forma assintomática, sendo que os pacientes queixam-se de visão borrada, *floaters* ou perda da visão.

Pode ocorrer como doença primária, restrita à retina, à vasculite retínica idiopática, sem evidência de associação com doença sistêmica ou comprometimento de qualquer outro tecido ocular. Entretanto, frequente-

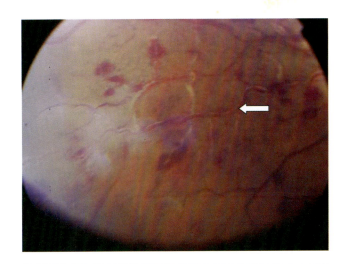

▶ **Figura 70.1** Vasculite retínica grave em que se observa o embainhamento vascular (seta).

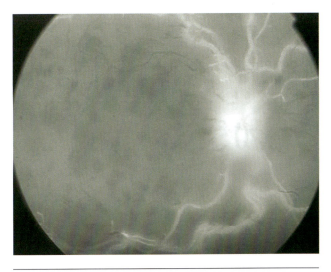

▶ **Figura 70.2** Exame de angiofluoresceinografia revelando tingimento dos vasos da retina.

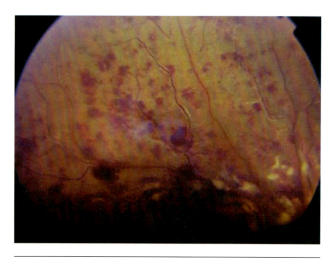

▶ **Figura 70.3** Áreas de hemorragias e exsudatos retínicos secundários à vasculite.

mente essa entidade é observada como manifestação de doença sistêmica infecciosa ou não infecciosa, sendo muitas vezes difícil a realização do diagnóstico etiológico num primeiro momento.

Dentre as doenças infecciosas estão: sífilis, tuberculose, toxoplasmose, necrose aguda da retina, doença da arranhadura do gato, doença de Lyme e retinite por citomegalovírus são entidades que devem ser lembradas, obviamente sempre associando-se o exame ocular, anamnese e exame físico para a formulação da(s) hipótese(s) diagnóstica(s) mais provável(is), seguida(s) da investigação laboratorial dirigida. Entretanto, não é incomum termos unicamente como manifestação de uma doença infecciosa a vasculite retínica, sem qualquer outro sinal ou sintoma ocular ou sistêmico. Nessa situação, realizamos extensa investigação laboratorial para todas as possíveis causas desta doença.

Dentre as não infecciosas ressaltamos a doença de Behçet, cujo diagnóstico é eminentemente clínico, sendo que a vasculite retínica é um dos maiores sinais para sua conclusão. Outras vasculites sistêmicas que, em geral, acometem os vasos da retina, e muitas vezes como sua primeira manifestação: sarcoidose, poliarterite nodosa, doença de Chron e as vasculites relacionadas ao ANCA, dentre outras.

Diante do exposto, fica claro que se trata de um desafio a realização do diagnóstico etiológico do quadro de vasculite retínica. Assim, devemos realizar anamnese criteriosa na tentativa de identificarmos dados que possam nos levar à formulação de hipóteses diagnósticas e então solicitarmos os exames laboratoriais, caso sejam necessários, para estabelecer ou excluir os diagnósticos sugeridos.

Uma vez com o diagnóstico realizado institui-se o tratamento específico para cada doença. No caso das infecciosas, a antibioticoterapia específica para cada doença está indicada. Pode-se associar a corticoterapia em doses anti-inflamatórias (até 0,5 mg/kg) após obter-se níveis adequados de antibiótico na circulação sanguínea.

Nas não infecciosas, o tratamento pode ser corticoterapia por via oral na dose de 1mg/kg/dia (dose imunossupressora) ou infusão intravítrea, se acharmos necessário. Nos casos mais graves, em que não observamos melhora clínica com essa medicação, está indicada a introdução de imunossupressores.

Preferimos, inicialmente, introduzir ciclosporina na dose de 3 a 4 mg/kg/dia. Trata-se de droga imunomoduladora que inibe seletivamente a proliferação das células T. Ao contrário dos demais imunossupressores, não promove a depressão da medula óssea. Seus principais efeitos colaterais são nefrotoxicidade, hirsutismo, comprometimento da função hepática e predisposição a infecções virais. O paciente deve ser acompanhado mensalmente para avaliação da resposta clínica e exames laboratoriais.

Outras opções são:

- Metotrexato, que embora seja um dos mais antigos medicamentos desse arsenal terapêutico, ainda é amplamente utilizado. Inibe a síntese de DNA e RNA (é um antifolato). Está disponível em comprimidos de 2,5 mg e em ampolas de 50, 100, 250 e 1.000 mg. Pode-se utilizar de 5 a 15 mg/semana. Não exceder 50 mg/semana. O principal efeito colateral é a mielodepressão. Portanto, o paciente deve ser monitorizado mensalmente com hemograma completo. Função renal e hepática também deve ser solicitada.
- Azatioprina, um antagonista do metabolismo das purinas, inibe a síntese de DNA e RNA, proteínas e interfere no metabolismo celular inibindo a mitose. Tem ação citotóxica sobre as células B, interferindo no funcionamento do DNA (alquilação). Está disponível em comprimidos de 50 mg e a dose recomendada é de 1,5 a 3,0 mg/kg/dia, em dose única. Tem como principais efeitos colaterais a mielodepressão, anemia, leucopenia, doenças renais e hepáticas.
- Ciclofosfamida atua deprimindo a imunidade humoral. Está disponível em comprimidos de 50 mg e a dose recomendada é de 1,0 a 2,0 mg/kg/dia. A exemplo dos demais, apresenta como efeitos colaterais a mielodepressão, anemia e leucopenia. Assim, conclui-se que todos os pacientes sob imunossupressão devem ser monitorados clinicamente por um especialista experiente.

É importante enfatizar que essas drogas demoram um período em torno de um mês para iniciar o efeito desejado, motivo pelo qual as iniciamos com altas doses de corticoide, que vão sendo diminuídas progressivamente, à medida que a imunossupressão se instala.

Recentemente agentes biológicos têm sido amplamente estudados e reportados como opção terapêutica nos casos refratários ao tratamento convencional.

Dentre eles, o Infliximab (anticorpo monoclonal antiTNF-α) tem revelado bons resultados no tratamento de doenças autoimunes, muitas das quais que cursam com vasculite.

Outras drogas desse grupo são: Adalimumab (anticorpo humanizado antiTNF-α), Etarnecept (molécula semelhante ao receptor para TNFα) e Rituximab (anticorpo anti CD 20/depleta cél. B CD20+).

A maioria dos relatos do tratamento com esses agentes recai sobre a doença de Behçet, porém essas drogas têm sido utilizadas em outras doenças inflamatórias não infecciosas com resultados promissores.

REFERÊNCIAS CONSULTADAS

1. Adler S, Baumgartneri, Villiger PM. Behçet's disease: successful treatment with infliximab in 7 patients with severe vascular manifestations. A retrospective analysis. Arthritis Care Res. 2012;64(4):607-11.
2. Benitah NR, Sobun L, Papaliodis GN. The use of biologic agents in the treatment of ocular manifestation oh Behçet. Disease Semin Ophthalomol. 2011;26(4-5):295-303.
3. Cheema RA, Al-Askar E, Cheema HR. Infliximab therapy for idiopathic retinal vasculitis, aneurysm, and neuroretinitis syndrome. J Ocul Pharmacol Ther. 2011;27(4):407-10.
4. Cronin KM, Manning RA, Richards CP, Rothova A, Tabbara, KF. Diagnostic and therapeutic challenges. Bilateral occlusive retinal vasculitis. Retina. 2012;32(7):1428-34.
5. Siqueira RC, Oréfice F.Vasculite Retiniana In: Oréfice F. Uveíte clínica e cirúrgica. Rio de Janeiro: Ed. Cul-tura Médica, 2000. p.989-1010.
6. Wimmersberger Y, Gervaix A, Baglivo E. VZV retinal vasculitis without systemic infection: diagnosis and monitoring with quantitative Poliymerase Chain Reaction. Int Ophthalmol. 2010;30(1):73-5.

seção 8

Órbita

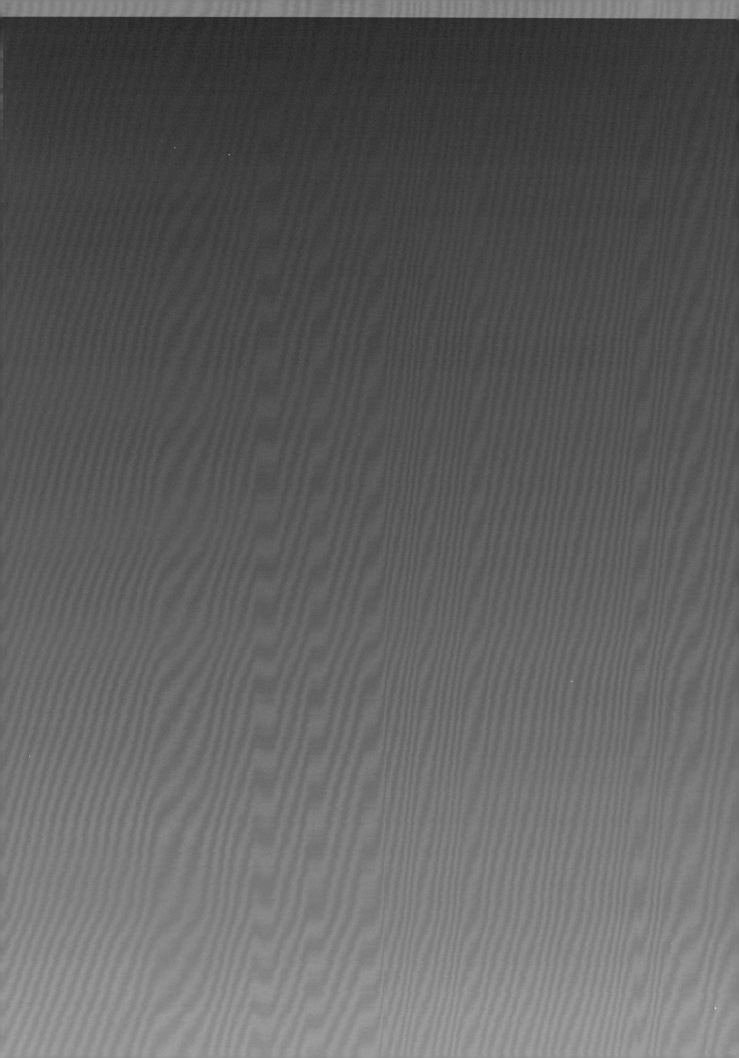

capítulo 71

Ivana Lopes Romero Kusabara • Adriano Namo Cury

Orbitopatia de Graves

INTRODUÇÃO

A Orbitopatia de Graves (OG) é uma doença autoimune e representa a manifestação extratireoidiana mais frequente e mais expressiva da doença de Graves, ocorrendo em 25% a 50% dos casos.[1,2,3]

Na literatura encontramos diferentes denominações: oftalmopatia de Graves[2,4,5] doença ocular tireoidiana (Lehmann et al., 2008) ou oftalmopatia associada à tireoide.[6] Independentemente da denominação utilizada, essa condição inflamatória ainda tem patogênese obscura, manifestações clínicas heterogêneas e tratamento complexo.

PATOGÊNESE

Na oftalmopatia de Graves o aumento do volume da musculatura ocular extrínseca e da gordura orbital é resultante de um processo complexo, que envolve os fibroblastos da órbita, células imunes (células T e B), citoquinas, autoanticorpos, genética e fatores ambientais.[1,7,8]

A oftalmopatia é consequência da ativação dos fibroblastos orbitários por autoanticorpos que podem ser específicos para antígenos, tais como receptor do hormônio estimulante da tireoide (TSH-R) e receptor do fator 1 de crescimento semelhante à insulina (IGF1-R), que estão presentes na superfície do fibroblasto.[9,10]

A disfunção imune modifica os fibroblastos com liberação de citoquinas (interleucina 16 e cicloxigenase 10) que atraem linfócitos T para a órbita. Esses linfócitos, por sua vez, interagem com os fibroblastos e potencializam a resposta inflamatória através da liberação de mais citoquinas, como interferon gama (IFNγ), fator de necrose tumoral alfa (TNFα), prostaglandina D2 (PGD2) e secreção de fatores ativadores de linfócitos T, além da secreção de interleucina 6 (IL-6), que promove diferenciação de linfócitos B. A presença de PGE2, IL-6, interleucina 8 (IL-8) provoca proliferação e produção de glicosaminoglicanos (GAG), responsáveis pelo aumento do volume da musculatura extraocular. A presença de PGD2 pode agir no fator de transcrição do fibroblasto orbitário, denominado PPARγ, promovendo neoadipogênese e, portanto, aumento da gordura orbitária.[11,12] Esse processo pode ser representado pela Figura 71.1.

FATORES DE RISCO

Os fatores de risco para ocorrência ou progressão da GO foram parcialmente identificados e podem ser divididos em não preveníveis e preveníveis, sendo genética, idade e gênero componentes do primeiro grupo, e hábito de fumar, disfunção tireoidiana e radioiodoterapia componentes do segundo grupo.[2,3]

QUADRO CLÍNICO

As características clínicas da orbitopatia de Graves podem ser explicadas pela anatomia da órbita associada ao processo inflamatório descrito previamente. Ou seja, a reação autoimune leva ao aumento do conteúdo da órbita, localizado em um continente rígido e fixo, o que promove o aumento do volume retrobulbar e desloca o bulbo ocular para fora da cavidade orbitária, originando a exoftalmia. Esta, por sua vez, pode contribuir para a retração das pálpebras, que prejudica o adequado fechamento ocular, podendo resultar na exposição da córnea.[13-14] Além disso, o aumento da pressão orbitária pode contribuir para a formação do edema tecidual local secundário à congestão venosa.[15]

Sintomas visuais incluem diplopia, causada por restrição da motilidade ocular devido à infiltração da musculatura ocular extrínseca pelas células inflamatórias e subsequente fibrose, além da Neuropatia Óptica Distireoidiana (NOD). Esta constitui uma das complicações mais temidas da OG, pelo risco de deficiência visual grave e permanente. Segundo a maioria dos autores, o principal mecanismo aventado para perda visual na OG é a compressão do nervo óptico, no ápice orbitário, pela muscu-

Compêndio de Oftalmologia Geral – Guia Prático

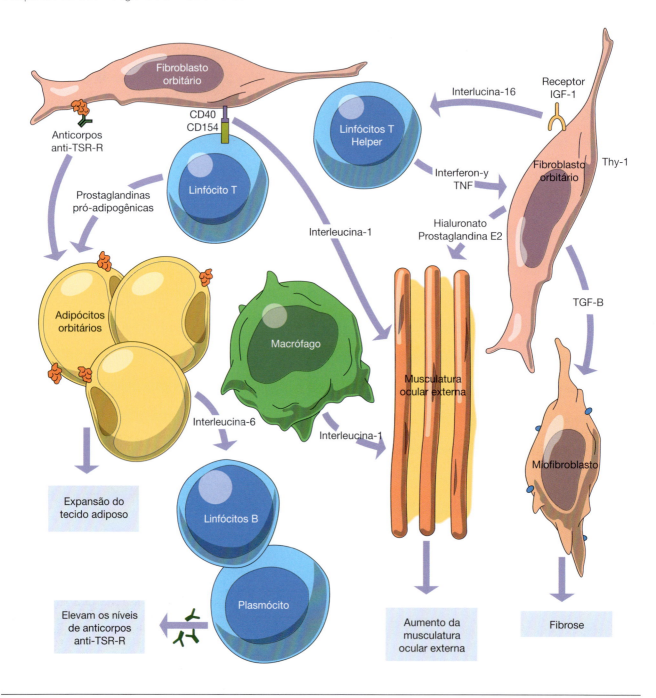

▶ **Figura 71.1** Modelo esquemático das interações entre os fibroblastos orbitários e o processo autoimune, levando a mudanças teciduais características da GO (modificada de Bahn, 2010).

latura alargada (*apical crowding*).[16-19] Outros acreditam que a inflamação[20] e a vasculopatia[21,22] também possam ser fatores etiológicos da neuropatia óptica.

A OG tem amplo espectro de apresentação, variando desde formas leves, caracterizadas por irritação ocular, discreta hiperemia e lacrimejamento, até quadros graves, nos quais há desfiguração facial e prejuízo da função visual.

DIAGNÓSTICO

Bartley e Gorman, em 1995, definiram critérios diagnósticos específicos para a OG, que deve ser considerada quando há presença da retração palpebral associada a pelo menos um dos seguintes sinais: disfunção tireoidiana, exoftalmo, neuropatia óptica e/ou acometimento da musculatura ocular extrínseca. Na ausência de retração palpebral, o diagnóstico somente é estabelecido diante da disfunção tireoidiana com exoftalmo, neuropatia óptica e/ou envolvimento da musculatura ocular externa.[23]

Na ausência de sinais clínicos evidentes da OG, exames de imagem como tomografia computadorizada ou ressonância magnética das órbitas auxiliam no diagnóstico por demonstrarem características típicas da OG, tais como o envolvimento de músculos extraoculares, particularmente os retos inferior e medial, poupando as inserções musculares tendinosas.[24]

Atualmente, sabe-se que a maioria dos casos de OG está associada ao hipertireoidismo, embora ocorra com menor frequência em pacientes hipotireoideos ou eutireoideos.[4,25] Para o paciente que se apresenta primariamente com características da OG e sem suspeita de tireotoxicose, a investigação laboratorial é recomendada, incluindo mensuração de TSH e T4 livre, já que o hipertireoidismo pode estar em fase subclínica ou para demonstrar o eutireoidismo. Outros testes também podem ser utilizados, como a pesquisa de anticorpos tireoideos e testes de receptores de anticorpos antiTSH (TRAb), que pode estar presente mesmo na ausência do quadro clínico de hipertireoidismo.[26] O TRAb, ainda, está relacionado com maior atividade e gravidade da OG[27,28] apresentando valor prognóstico no curso da orbitopatia.

CLASSIFICAÇÃO

Um dos desafios da OG é como classificar e graduar a doença da órbita com tantas manifestações clínicas diferentes. Grande parte dos oftalmologistas conhece e utiliza a classificação de Werner,[29] que gradua vários sinais e sintomas associados à doença (Tabela 71.1). Embora essa classificação seja fácil devido ao acróstico mnemônico (NOSPECS), é fraca quanto à definição da conduta.

TABELA 71.1 Classificação de Werner.

Werner	Achados clínicos
0	Sem sinais e sem sintomas
1	Com sinais e sem sintomas
2	Com sinais e com sintomas
3	Exoftalmia
4	Envolvimento da musculatura ocular extrínseca
5	Ceratite infecciosa
6	Neuropatia óptica compressiva

Fonte: Werner, 1969.

Em 1987, Bahn e Gorman enfatizaram a necessidade de estabelecer critérios objetivos e reprodutíveis para avaliar novas terapias. Em 1989, Mourits e colaboradores introduziram o escore de atividade clínica (CAS) para graduar a fase inflamatória da doença (Tabela 71.2) (Figura 71.2). Em 2006, Dolman e Rootman lançaram o sistema de classificação VISA, baseado em quatro pontos da doença: visão, inflamação, estrabismo e aparência.

TABELA 71.2 Medida da atividade da doença com base nas características clínicas da inflamação: *Clinical Activity Score*.

CAS	Achados clínicos
1	Dor retrobulbar espontânea
2	Dor ao olhar para cima ou para baixo
3	Hiperemia das pálpebras
4	Hiperemia da conjuntiva
5	Edema das pálpebras
6	Inflamação da carúncula e/ou plica
7	Edema conjuntival

CAS ≥ 3/7 indica GO em atividade. Modificada de Mourits *et al.*, 1989.

Em 1991, Nunery descreveu dois subtipos clínicos da OG com base no acometimento variável dos tecidos adiposo e muscular da órbita.[30] Os pacientes portadores da orbitopatia subtipo 1, conhecida como lipogênica, caracterizam-se pelo aumento da gordura orbitária e pouco ou nenhum aumento muscular. Esses pacientes são predominantemente femininos (relação feminino/masculino 8:1), e em geral apresentam motilidade ocular normal, proptoses simétricas, ausência de sinais inflamatórios da órbita e evolução com caráter benigno (Figura 71.3).

Na orbitopatia subtipo 2, também chamada de miogênica, o comprometimento muscular é predominante. E, com isso, esse subtipo da OG apresenta maior predisposição para desenvolver diplopia, proptose assimétrica, processos inflamatórios e neuropatia óptica compressiva. Esse tipo de OG tende a se iniciar em idades mais avançadas e ter menor relação feminino/masculino (2:1) (Figuras 71.2 e 71.4).[30,31]

TRATAMENTO

Segundo Perros e Krassas (2009), o tratamento multidisciplinar é a melhor estratégia na condução dos casos de OG e deve seguir três principais pontos: interrupção do hábito de fumar, recuperação e manutenção do estado de eutireoidismo, além de restaurar a função visual e a aparência.

Tratamento clínico

Como tratamento clínico ativo da OG, medidas conservadoras podem ser adotadas nos casos leves, ou o uso de corticoterapia e/ou radioterapia para os casos ativos e doença progressiva. As medidas conservadoras incluem elevar a cabeça do paciente na cama para reduzir o edema periorbitário, uso de compressas geladas e de lubrificante ocular. Nos casos de diplopia, recomenda-se o uso de prismas ou oclusão ocular.[35] Outra medida conservadora importante é convencer o paciente a parar de fumar, pois é conhecida a relação com a gravidade da OG.[33-36]

Compêndio de Oftalmologia Geral – Guia Prático

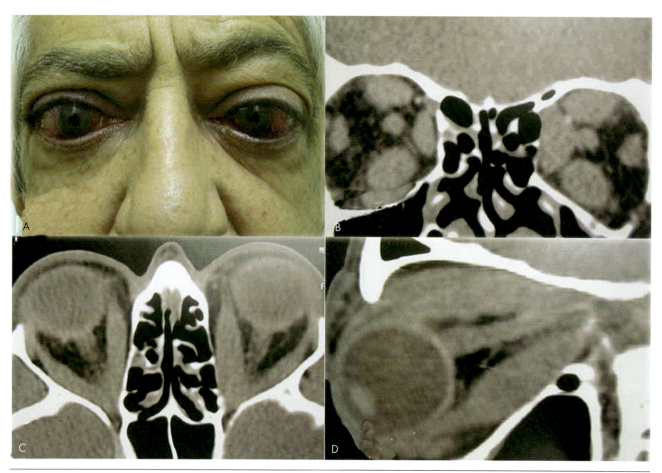

▶ **Figura 71.2** (**A**) Paciente com orbitopatia de Graves – subtipo 2 e em atividade (CAS 5); (**B**) TC de órbitas, em corte coronal, mostrando o grande aumento da MOE; (**C**) TC de órbitas, em corte axial, mostrando o grande aumento da MOE e compressão do nervo óptico; (**D**) TC de órbitas, em corte sagital, também mostrando o importante aumento da MOE.

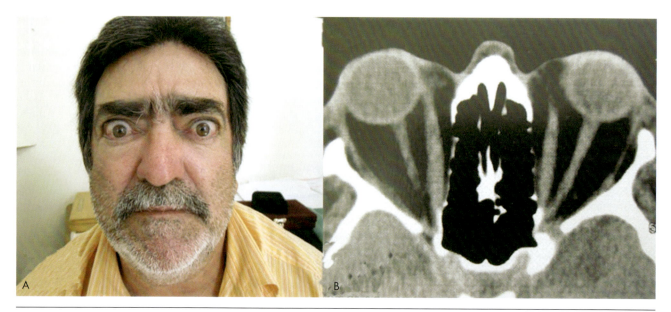

▶ **Figura 71.3** (**A**) Paciente com orbitopatia de Graves – subtipo 1; (**B**) TC de órbitas, em corte axial, mostrando musculatura ocular extrínseca normal e proptose secundária ao aumento do conteúdo adiposo orbitário.

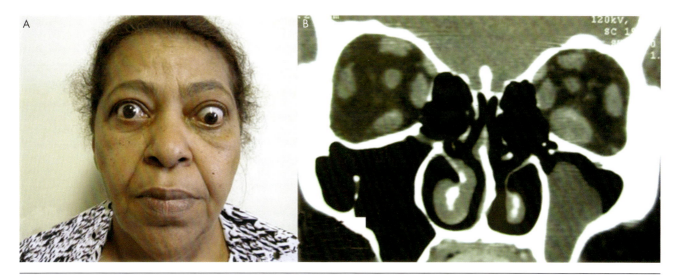

▶ **Figura 71.4** (**A**) Paciente com orbitopatia de Graves – subtipo 2, e estrabismo; (**B**) TC de órbitas, em corte coronal, mostrando aumento da musculatura ocular extrínseca, principalmente o músculo reto inferior do olho esquerdo.

O papel do GC no tratamento dessa doença é bem estabelecido. Os glicocorticoides parecem não afetar somente o componente anti-inflamatório da doença, mas também a proliferação e função dos fibroblastos retrobulbares. A pulsoterapia endovenosa trouxe maiores benefícios linfocitários em comparação a baixas doses de corticoterapia oral.[37]

A irradiação orbitária usando técnicas modernas parece ser eficaz e, quando realizada de modo limitado e cuidadoso, produz rápido alívio paliativo dos sintomas de congestão e alterações visuais. A radioterapia atua não só na inflamação, mas também na prevenção da infiltração dos fibroblastos.[2,3,36]

Tratamento cirúrgico

Existem duas situações nas quais a cirurgia de urgência é realmente necessária e a descompressão orbitária deve ser combinada com terapia medicamentosa anti-inflamatória agressiva para minimizar os efeitos do traumatismo cirúrgico:

1. Ceratite infecciosa por exposição da córnea secundária à exoftalmia e à retração palpebral;
2. Compressão apical não controlada, acompanhada de sinais de ameaça visual significativa, como baixa acuidade visual, alterações no campo visual e distúrbios na visão de cores (Bartalena *et al.*, 2008).

A indicação de cirurgia eletiva deve ser criteriosa, pois os efeitos de muitos procedimentos nas estruturas orbitárias, principalmente a descompressão, podem afetar a posição palpebral ou causar estrabismo.[2,6,35] Por esse motivo, estabeleceu-se que a sequência cirúrgica de tratamento para a GO tem início com a descompressão orbitária, é seguida pela cirurgia para correção de estrabismo e, por fim, a correção do posicionamento palpebral.[3] A descompressão pode ser definida como um procedimento cirúrgico que atua na relação continente/conteúdo orbitário, seja aumentando o continente através da descompressão óssea ou diminuindo o conteúdo através da descompressão de gordura.[38] A descompressão óssea é realizada ao se retirar uma ou mais paredes de órbita, de modo a permitir a expansão das dimensões da cavidade. Já na descompressão de gordura, tenta-se diminuir a proptose retirando-se tecido adiposo do conteúdo orbitário. As duas modalidades não são excludentes e podem ser associadas em uma única cirurgia[14,19,20,39]

REFERÊNCIAS CONSULTADAS

1. Bahn RS, Heufelder AE. Pathogenesis of Graves ophthalmopathy. N Engl J Med. 1993;329:1468-75.
2. Wiersinga WM, Bartalena L. Epidemiology and prevention of Graves' ophthalmopathy. Thyroid. 2002;12:855-60.
3. Bartalena L, Marcocci C, Pinchera A. Graves' ophthalmopathy: a preventable disease? Eur J Endocrinol. 2002;146:457-61.
4. Fatourechi V, Garrity JA, Bartley GB, Bergstralh EJ, Desanto LW, Gorman CA. Graves ophthalmopathy. Results of transantral orbital decompression performed primarily for cosmetic indications. Ophthalmology. 1994;101:938-42.
5. Fatourechi V, Bartley GB, Eghbali-Fatourechi GZ, Powell CC, Ahmed DDF, Garrity JA. Graves' dermopathy and acropachy are markers of severe Graves' Ophthalmopathy. Thyroid. 2003;13(2):1141-4.
6. Kuriyan AE, Phipps RP, Feldon SE. The eye and thyroid disease. Curr Opin Ophthalmol. 2008;19:499-506.
7. Lehmann GM, Feldon SE, Smith TJ, Phipps RP. Immune mechanisms in thyroid eye disease. Thyroid. 2008; 18:959-65.

8. Garrity JA, Bahn RS. Pathogenesis of Graves ophthalmopathy: implications for prediction, prevention, and treatment. Am J Ophthalmol. 2006;142:147-53.
9. Eckstein AK, Johnson KT, Thanos M, Esser J, Ludgate M. Current insights into the pathogenesis of Graves' orbitopathy. Horm Metab Res. 2009;41:456-64.
10. Naik VM, Naik MN, Goldberg RA, Smith TJ, Douglas RS. Immunopathogenesis of thyroid eye disease: emerging paradigms. Surv Ophthalmol. 2010;55:215-26
11. Smith TJ, Tsai CC, Shih MJ, Tsui S, Chen B, Han R, et al. Unique attributes of orbital fibroblasts and global alterations in IGF-1 receptor signaling could explain thyroid-associated ophthalmopathy. Thyroid. 2008;18:983-8.
12. Bahn RS. Graves' ophthalmopathy. N Engl J Med. 2010;362:726-38.
13. Bartley GB, Fatourechi V, Kadrmas EF, Jacobsen SJ, Ilstrup DM, Garrity JA, et al. Clinical features of Graves' ophthalmopathy in an incidence cohort. Am J Ophthalmol. 1996;121:284-90.
14. Rootman J, Dolman PJ. Thyroid Orbitopathy. In: Rootman J. Diseases of the orbit - A multidisciplinary approach. 2.ed. Philadelphia: Lippincott Williams & Wilkins, 2003. p.169-212.
15. Monteiro MLR, Angotti-Neto H, Benabou JE, Betinjane AJ. Color Doppler imaging of the superior ophthalmic vein in different clinical forms of Graves'Orbitopathy. Jpn J Ophthalmol. 2008;52:483-8.
16. Kennerdell JS, Rosenbaum AE, El-Hoshy MH. Apical optic nerve compression of dysthyroid optic neuropathy on computed tomography. Arch Ophthalmol. 1981;99:807-9.
17. Trobe JD. Optic nerve involvement in dysthyroidism. Ophthalmology. 1981;88:488-92.
18. Neigel JM, Rootman J, Belkin RI, Nugent RA, Drance SM, Beattie CW, et al. Dysthyroid optic neuropathy. The crowded orbital apex syndrome. Ophthalmology. 1988;95:1515-21.
19. Leme VR, Akaishi PMS, Cruz AA. Reversão de amaurose por neuropatia óptica em orbitopatia de Graves após descompressão orbitária - Relato de caso. Arq Bras Oftalmol. 2003;66:881-3.
20. Kroll AJ, Kuwabara T. Dysthyroid ocular myopathy. Anatomy, histology, and electron microscopy. Arch Ophthalmol. 1966;76:244-7.
21. Kalmann R, Mourits MP. Diabetes mellitus: a risk factor in patients with Graves' orbitopathy. Br J Ophthalmol. 1999;83:463-5.
22. Mourits MP, Koornneef L, Wiersinga WM, Prummel MF, Berghout A, van der Gaag R. Clinical criteria for the assessment of disease activity in Graves' ophthalmopathy: a novel approach. Br J Ophthalmol. 1989:73:639-44.
23. Bartley GB, Gorman CA. Diagnostic criteria for Graves' ophthalmopathy. Am J Ophthalmol. 1995;119:792-5.
24. Trokel SL, Jakobiec FA. Correlation of CT scanning and pathologic features of ophthalmic Graves' disease. Ophthalmology. 1981;88:553-64.
25. Marcocci C, Bartalena L, Bogazzi F, Panicucci M, Pinchera A. Studies on the occurrence of ophthalmopathy in Graves' disease. Acta Endocrinologica. 1989;120:473-8.
26. Khoo DH, Eng PH, Ho SC, Tai ES, Morgenthaler NG, Seah LL, et al. Graves' ophthalmopathy in the absence of elevated free thyroxine and triiodothyronine levels: prevalence, natural history, and thyrotropin receptor antibodies. Thyroid. 2000;10:1093-100.
27. Gerding MN, van der Meer JWC, Broenink M, Bakker O, Wiersinga WM, Prummel MF. Association of thyrotropin receptor antibodies with the clinical features of Graves' ophthalmopathy. Clin Endocrinol. 2000;52:267-71.
28. Lytton SD, Ponto KA, Kanitz M, Matheis N, Kohn LD, Kahaly GJ. A novel thyroid stimulating bioassay is a functional indicator of activity and severity of Graves' orbitopathy. J Clin Endocrinol Metab. 2010;95:2123-31.
29. Werner SC. Classification of the eye changes of Grave's disease. J Clin Endocrinol Metab. 1969;29:982-4.
30. Nunery WR. Ophthalmic Graves' disease. A dual theory of pathogenesis. Ophthal Clin North America. 1991;4:73-87.
31. Rubin PA, Watkins LM, Rumelt S, Sutula FC, Dallow RL. Orbital computed tomographic characteristics of globe subluxation in thyroid orbitopathy. Ophthalmology. 1998;105:2061-4.
32. Bartalena L, Baldeschi A, Dickinson A, Eckstein A, Kendall-Taylor P, Marcocci C, et al. Consensus statement of the European Group on Graves' orbitopathy (EUGOGO) on management of GO. Eur J Endocrinol. 2008;158:273-85.
33. Prummel MF, Wiersinga WM. Smoking and risk of Graves disease. JAMA. 1993;269:479-82.
34. artalena L, Pinchera A, Marcocci C. Management of Graves' ophthalmopathy: reality and perspectives. Endocr Rev. 2000;21:168-99.
35. Wiersinga WM. Management of Graves'ophthalmopathy. Nat Clin Endocrinol Metab. 2007;3(5):396-404.
36. Perros P, Krassas GE. Graves orbitopathy: a perspective. Nat Rev Endocrinol. 2009;5:312-18.
37. Kahaly GJ. Randomized, single blind trial of intravenous methylprednisolone therapy versus oral steroid monotherapy in Graves'Orbitopathy. J Clin Endocrinol Metab. 2005;90:5234-40.
38. Olivari N. Transpalpebral decompression of endocrine ophthalmopathy (Graves' disease) by removal of intraorbital fat: experience with 147 operations over 5 years. Ophthalmic Plast Reconstr Surg. 1991;87:627-41
39. Dolman PJ, Rootman J. VISA Classification for Graves Orbitopathy. Ophthal Plast Reconstr Surg. 2006;22(5):319-24.

capítulo 72

Maria Auxiliadora Monteiro Frazão • Aline Cristina Fioravanti Lui • Carlos Roberto Neufeld

Tumores Intraoculares

RETINOBLASTOMA

O retinoblastoma é o tumor intraocular mais frequente da infância, cuja incidência varia de 1/10.000 a 1/29.000 nativivos. Representa de 2,5 a 4% de todos os tumores da infância.

O diagnóstico é feito antes dos três anos de idade. Os casos bilaterais e unilaterais multicêntricos (tumores gênicos ou familiares) são diagnosticados mais cedo, entre 5 e 12 meses de vida. Nos casos unilaterais (tumores somáticos), a idade média do diagnóstico é entre 24 a 29 meses de idade. Em 2/3 dos casos é encontrado tumor unilateral e unifocal; no outro 1/3 é de casos bilaterais ou unilateral multicêntrico.

O diagnóstico é essencialmente clínico, baseado na oftalmoscopia binocular indireta sob narcose. Quando feito sem dilatação pode-se ter perda de 70% do olho examinado.

O diagnóstico é feito através de uma história clínica benfeita; onde se pesquisa a história familiar, a história do pré-natal, antecedentes pessoais, exame oftalmológico completo.

O sinal mais frequente e comum é a leucocoria, "reflexo do olho de gato"; o segundo mais frequente é o estrabismo – lesões de localização macular. Pode-se também encontrar glaucoma secundário, pseudo-hipópio, hemorragia vítrea, massa orbitária, entre outros.

À fundoscopia observa-se na retina massa branco-amarelada, com áreas de calcificação. O crescimento pode ser de três diferentes tipos:

- **Endofítico:** o tumor cresce da retina para a cavidade vítrea; geralmente são mais friáveis e podem gerar sementes vítreas e câmara anterior.
- **Exofítico:** o tumor cresce da retina para a coroide (espaço sub-retiniano), podendo ser observado descolamento seroso da retina, invasão das estruturas oculares e externas.
- **Misto ou infiltrativo difuso:** padrão que pode apresentar características de ambos os tipos previamente descritos. Apresenta maior dificuldade de diagnóstico, podendo simular uma uveíte e até mesmo endoftalmite.

Os exames complementares vão ajudar no diagnóstico e no planejamento terapêutico.

- **Ultrassonografia:** é um exame complementar bastante importante e de grande auxílio para confirmação do diagnóstico, além de ser de fácil realização – sem anestesia – e de baixo custo. O padrão é variável, podendo mostrar calcificações intralesionais – mais bem vistas com a diminuição do ganho do aparelho – não é característico da lesão, mas de grande ajuda. Porém, a USG tem suas limitações, como avaliação da extensão da lesão e infiltração do nervo óptico.
- **Tomografia computadorizada de órbita:** mostra lesão intraocular com calcificação interna, de mesma densidade óssea. Nesse exame pode-se observar extensão extra-ocular, massa orbitária. Lembrar que há liberação de radiação ionizante nessa técnica.
- **Ressonância nuclear magnética:** excelente exame, em que se pode observar tanto o tumor quanto sua apresentação em relação às demais estruturas, como nervo óptico, cérebro e partes moles orbitárias.

T1 tumor tem imagem hiperintensa.

T2 tumor tem imagem hipointensa, com realce ao contraste.

Não mostra muito bem áreas de calcificação.

O diagnóstico diferencial vai variar entre as patologias que podem ser parecidas com o retinoblastoma, podendo ser consideradas lesões neoplásicas, e não neoplásicas.

Entre as de origem neoplásica:

- Meduloepitelioma.
- Hemangioma capilar.

- Hamartoma astrocítico.
- Glioneuroma.
- Leucemia.

E as de origem não neoplásica, que podem ser inflamatórias, estar relacionadas a acontecimentos durante o desenvolvimento intrauterino, e outras.

Entre as inflamatórias, temos:

- Toxocaríase.
- Toxoplasmose congênita.
- Endoftalmite por metástase, entre outras.

As relacionadas a acontecimentos intrauterinos:

- Catarata.
- Persistência de fibras de mielina.
- Persistência do vítreo primário hiperplásico.
- Coloboma.
- Opacidades corneanas congênitas.

Existem, ainda, outras causas, como desordens vasculares – doença de Coats; uso de oxigenoterapia – retinopatia da prematuridade, e até mesmo hemorragias vítreas.

O retinoblastoma, como qualquer outra neoplasia maligna, deve ser estadiado. Com o passar do tempo, novas técnicas de tratamento e drogas passaram a ser usadas. Sendo assim, a classificação de Reese-Ellsworth teve de ser adequada e passou a ser usada a Classificação Internacional do Retinoblastoma.

CLASSIFICAÇÃO INTERNACIONAL DO RETINOBLASTOMA

Grupo A

Pequenos tumores intrarretinianos afastados da fóvea e do disco óptico.

- Focos tumorais confinados à retina que medem 3 mm ou menos.
- Focos tumorais localizados a mais de 3 mm da fóvea e a 1,5 mm do disco óptico.

Risco de perda ocular muito baixa.

Grupo B

Olhos sem disseminação tumoral não incluídos no grupo A.

- Sem sinais de disseminação: sem sementes vítreas e sem sementes no fluido sub-retiniano.

Risco de perda ocular baixa.

Grupo C

Olhos com disseminação local do tumor.

- Sinais de disseminação: sementes vítreas e sementes no fluido sub-retiniano até 3 mm do foco tumoral.

Risco de perda ocular moderado.

Grupo D

Olhos com disseminação ocular difusa.

- Sementes vítreas podem ser grandes, difusas e/ou grosseiras. Massas avasculares do tumor podem ser encontradas no vítreo.
- Disseminação sub-retiniana em forma de finas sementes, placas tumorais avasculares ou extensas massas abaixo da retina descolada.

Risco de perda ocular alto.

Grupo E

Presença de qualquer uma ou mais das características de mau prognóstico: glaucoma neovascular; hemorragia vítrea maciça; impregnação hemática da córnea; necrose tumoral maciça associada a celulite asséptica da órbita; pré-phthisis ou phthisis; tumor anterior a face anterior do vítreo; tumor tocando o cristalino; tumor no segmento anterior; infiltração ocular difusa pelo retinoblastoma.

Risco de perda ocular muito alto.

O tratamento do retinoblastoma é sempre multidisciplinar e pode ser bastante complexo, combinando duas ou mais formas terapêuticas. A escolha de qual tratamento será realizado baseia-se na Classificação Internacional do Retinoblastoma. Deve-se ter em mente, também, aspectos socioeconômicos da família e origem genética do tumor (familiar/gênico ou somático).

O tratamento com *laser* vem sendo bastante utilizado, e com bons resultados. O mais utilizado é a Termoterapia Transpupilar, *laser* diodo, muitas vezes associado à quimioterapia, o que potencializa a ação do quimioterápico, efeito citotóxico direto. O objetivo desse tratamento é elevar a temperatura do tumor a níveis de subcoagulação. As complicações são raras. Pode-se ainda usar o *laser* para fotocoagulação em lesões pequenas.

A *crioterapia* leva à morte do tumor através do congelamento rápido deste, e consequentemente à morte das células do tumor. Bastante utilizada em tumores mais anteriores e pequenos.

A *braquiterapia* consiste de placas radioativas esclerais, que são usadas por um período curto, colocadas cirurgicamente. Geralmente podem ser de dois tipos: Iodo 125 e Rutênio 107. Tem mostrado bons resultados, e algumas vezes é empregada como tratamento único, dependendo do tamanho do tumor.

A *radioterapia de feixe* externo vem caindo em desuso, pois há grande temor em relação a efeitos colaterais; além disso, alguns autores temem a indução de uma segunda neoplasia.

A *quimioterapia* tem avançado muito nos últimos anos, e tem contribuído bastante para a melhora do tratamento do retinoblastoma, ajudando a aumentar a taxa de conservação do bulbo ocular em nosso país. Pelo fato de fazermos o diagnóstico mais tardio, essa taxa é de até 50%. Existem protocolos diferentes a serem seguidos, dependendo de cada serviço. Em geral o tratamento consiste da combinação de etoposídeo e carboplatina, que pode ou não ter a associação da vincristina. O número de ciclo vai depender do protocolo em questão. A QT visa à redução do volume do tumor, permitindo que grandes massas possam ser tratadas localmente e quando pequenos tumores próximos a estruturas nobres sejam tratados diminuindo o prejuízo a essas estruturas.

A enucleação do bulbo ocular ainda é um método eficiente para o tratamento do retinoblastoma, e infelizmente bastante utilizado, e isso se deve ao fato de os tumores serem bastante grandes quando chegam ao nosso serviço, num país em desenvolvimento. Durante a execução cirúrgica deve-se ter cuidado com a retirada do nervo óptico, que deve ser um coto o mais longo possível. A reconstrução deve ser feita com implantes orbitários, visando à estética e também melhor aceitação psicológica por parte dos familiares e do próprio paciente. O bulbo ocular retirado deve ser encaminhado para estudo anatomopatológico, e após o estadiamento do tumor avaliar a necessidade de complementação do tratamento. A adaptação de prótese ocular pode ser realizada após trinta dias da cirurgia. O retinoblastoma pode ter se tornado um tumor extraocular e, sendo assim, o tratamento deve ser mais agressivo, e as taxas de sobre vida vão cair. Em geral, é associada mais de uma técnica de tratamento, por exemplo: QT + Enucleação; QT + Rt feixe externo + Enucleação etc.

MELANOMA UVEAL

O melanoma uveal é a neoplasia primária intraocular mais frequente. Os melanócitos da crista neural estão localizados na úvea (coroide, corpo ciliar e íris). A incidência é de 2.000 a 2.500 indivíduos brancos, cerca de cinquenta vezes menos frequente em negros. A idade média do diagnóstico do melanoma é entre 55 e 60 anos de idade. Quando se trata de melanoma da íris, esse diagnóstico é feito cerca de 10 anos – 45 a 50 anos. A incidência pode variar de 1: 1.000.000 aos trinta anos até 50: 1.000.000 aos setenta anos de idade. O melanoma da coroide e do corpo ciliar é mais agressivo que o da íris, talvez pelo fato de o diagnóstico ser feito mais tardiamente, mais difícil diagnóstico por não ser tão aparente. Os melanomas da úvea têm disseminação hematogênica, podendo levar à morte; o principal sítio de metástase é o fígado, e essas metástases podem aparecer até vinte anos após o primeiro diagnóstico.

O quadro clínico vai depender da localização; os mais posteriores são geralmente assintomáticos. O melanoma da íris se caracteriza por uma mancha escura na íris, em geral é assintomático, e é diagnosticado durante exame oftalmológico de rotina. Em relação aos tumores mais posteriores, de corpo ciliar e coroide, são na grande maioria assintomáticos. Os melanomas da coroide são acastanhados, mais ou menos escuros, e podem apresentar depósito de lipofucsina na sua superfície. Na maioria das vezes apresenta um descolamento de retina com liquido sub-retiniano na periferia da lesão, que pode mudar com o decúbito do paciente. Geralmente são cupuliformes, e quando há ruptura da membrana de Bruch, tomam formato de cogumelo.

O diagnóstico dos melanomas da úvea vai depender de alguma manifestação clínica ou em um exame oftalmológico de rotina. Como a maioria dos melanomas da úvea são da coroide (80%) o diagnóstico através de sintomatologia é mais pobre, dependendo de um bom exame clínico oftalmológico, o que torna seu diagnóstico mais tardio.

Os exames complementares mais usados são: oftalmoscopia binocular indireta, angiografia fluoresceínica, podendo esta ser feita com indocianina verde, ultras-sonografia, tomografia computadorizada e ressonância nuclear magnética.

Para o melanoma da íris, é interessante observar através de documentação fotográfica o crescimento da lesão, gonioscopia, transiluminação e a utilização da biomicroscopia ultrassônica.

Já os melanomas de corpo ciliar podem ser utilizados os seguintes métodos: gonioscopia, fundoscopia direta/ indireta e com três espelhos, angiografia fluoresceínica e/ou com indocianina verde, biomicroscopia ultrassônica (tumores mais anteriores, corpo ciliar) /ultrassonografia, tomografia computadorizada e ressonância nuclear magnética.

À ultrassonografia dos tumores coroide nota-se o chamado ângulo Kapa, não patognomônico, mas bastante característico; na angiografia fluoresceínica há a presença de dupla circulação, retina e coroide/tumor. À angiografia com indocianina são tumores bastante hipofluorescentes. À tomografia computadorizada nota-se um tumor bastante captante de contraste, o que pode ser visto em uma série de outros tumores; e a ressonância magnética são lesões hiperintensas em T2, também não característico.

O paciente com melanoma de coroide deve ser seguido sistemicamente por equipe multidisciplinar para avaliação de comprometimento metastático. São de importância, exames de hemograma, provas de função hepática, raio X de tórax, ultrassonografia de abdome total e, muitas vezes, TC e RNM.

Na grande maioria das vezes não se observa metástase ao diagnóstico do tumor intra- ocular.

Estudos recentes mostram que o estudo genético do tumor, com avaliação de alterações nos cromossomos

3 e 8, são bastante preditivos em relação ao prognóstico do paciente, com maior ou menor probabilidade de metástase.

Entre os *diagnósticos diferenciais* do melanoma da coroide estão: nevo de coroide, tumores metastáticos, hemangioma de coroide, osteomas de coroide, melanocitoma do nervo óptico, hiperplasia congênita do epitélio pigmentar da retina, cicatrizes diciformes de DMRI, entre outras.

O tratamento para o melanoma da coroide deve levar em conta o quadro clínico sistêmico do paciente e, se possível, preservar a visão. O tratamento pode consistir apenas na observação periódica, notando se há crescimento ou quando o paciente tem um quadro clínico comprometido.

Em casos de tumores mais anteriores, íris e corpo ciliar, pode ser feita a retirada local.

A fotocoagulação e a termoterapia transpupilar são outras alternativas, sempre associadas a outros métodos, como complementação do tratamento. A radioterapia/*braquiterapia*, método mais utilizado nos últimos anos, consiste da utilização de placas radioativas episclerais, que são usadas por um período curto e são colocadas cirurgicamente. Geralmente podem ser de dois tipos: Iodo 125, Rutênio 107, Cobalto 60. Tem mostrado bons resultados e algumas vezes é empregada como tratamento único, dependendo do tamanho do tumor. O de melhor prognóstico para esse tipo de tratamento são os tumores de até 10 mm de espessura e 16 mm de base.

A enucleação é utilizada quando os tumores são muito grandes, e qualquer outro método de tratamento seja contraindicado. O bulbo ocular retirado deve ser encaminhado para estudo anatomopatológico, e após o estadiamento do tumor avaliar a necessidade de complementação do tratamento. A adaptação de prótese ocular pode ser realizada após trinta dias da cirurgia.

A exenteração é reservada para tumores com extensão extraocular ou para recidivas, apesar de ser contestada, pois em geral quando há esse tipo de acometimento já há metástase, com sobrevida bastante reservada.

TUMOR METASTÁTICO INTRAOCULAR

As metástases intraoculares constituem um grupo de neoplasia importante não só para os oftalmologistas, assim como para oncologistas e patologistas. Através da via hematogênica, os êmbolos tumorais chegam até a úvea e acometem com maior frequência a coroide (95%), principalmente o polo posterior, íris e corpo ciliar (5%). As metástases intraoculares não são diagnosticadas com tanta frequência e nem são tão frequentes quanto o melanoma da úvea. A maioria das metástases é de carcinomas, que podem ser primários, de qualquer parte do corpo.

As metástases afetam igualmente homens e mulheres, principalmente entre 40 e 70 anos de idade, e o diagnóstico precoce ajudará a diminuir a morbidade da doença, garantindo melhor qualidade de vida. Outra particularidade do tumor metastático da coroide é sua multifocalidade, acometendo um ou ambos os olhos.

Os que mais comumente causam metástases oculares são:

- Mama, cerca de 40% das metástases uveais originárias da mama vão se apresentar com múltiplo foco; 95% dos tumores da mama vão apresentar metástases para úvea.
- Pulmão (tumores broncogênicos e carcinoides), cerca de 25% das metástases uveais originadas do pulmão apresentarão em múltiplos focos; 45% das vezes apresentarão metástases para a úvea.
- Origem não determinada.
- Trato gastrointestinal.
- Pele (melanoma).
- Rim.
- Tireoide.
- Próstata.
- Laringe.

Em cerca de 25% dos casos, a metástase uveal é a primeira a ter seu diagnóstico feito, posteriormente procurando-se a neoplasia primária. O oftalmologista será o primeiro a fazer o diagnóstico e orientar o paciente, encaminhando-o para o oncologista.

As características clínicas dos tumores metastáticos para a úvea dependerão da sua localização. Na íris, os nódulos são assintomáticos, com leve alteração da visão. Pode haver dor por obstrução do fluxo do humor aquoso. Observam-se nódulos de crescimento rápido e tamanhos variados. As metástases para o corpo ciliar são de difícil diagnóstico clínico; procurar por câmara anterior rasa, subluxação do cristalino e catarata. As metástases da coroide podem apresentar-se assintomáticas ou, ainda, mostrar descolamento de retina seroso, glaucoma secundário causando dor, e alterações visuais.

O diagnóstico pode ser feito através da história clínica, confirmada com oftalmoscopia indireta binocular. Os exames complementares que, com frequência ajudam, são: angiofluoresceinografia e ultrassom/UBM. A biópsia por aspiração com agulha fina (PAAF) pode ser utilizada, em alguns casos, a enucleação pode ser indicada e ajudar no diagnóstico primário da neoplasia. Sendo preferida a enucleação, o material deve ser encaminhado para exame anatomopatológico. À macroscopia nota-se um tumor de crescimento plano ou difuso, cupuliforme algumas vezes, e multinodular. São tumores quase nunca pigmentados, e podem ter descolamento de retina não regmatogênico. Haverá variação à microscopia, dependendo do tumor primário, nos casos em que não possa ser feito o diagnóstico do tumor primário pelos meios habituais – coloração de rotina H&E e A, e algumas colorações especiais – pode-se lançar mão da imuno-histoquímica.

O *tratamento* de escolha do tumor metastático intraocular vai depender da localização e do tamanho; levar em conta também o estado geral do paciente. Tumores pequenos muitas vezes são controlados com quimioterapia sistêmica que o paciente está realizando para o tumor primário. Em lesões maiores, com comprometimento visual e mais ativos, a radioterapia é indicada; em tumores únicos pode-se utilizar a braquiterapia. A maioria dos tumores metastáticos responde muito bem à radioterapia. Em casos extremos, olhos dolorosos e sem visão, pode-se fazer a enucleação.

O prognóstico visual do paciente com carcinoma metastático para a úvea frequentemente é bom, mas depende da localização e extensão da neoplasia. O prognóstico sistêmico é reservado; não se sabe o porquê, mas pacientes com metástases intraoculares de carcinoma de mama têm um período de sobrevida maior que os de outros sítios primários de metástase, como pulmão, rim, trato gastrointestinal e melanoma de pele.

REFERÊNCIAS CONSULTADAS

1. Abramson DH, Schefler AC. Update on retinoblastoma. Retina. 2004;24(6):828-848.
2. Ferry AP, Font RL. Carcinoma metastatic to the eye and orbit. I a clinicopathologic study of 277 cases. Arch Ophthalmol. 1974;92:276-86.
3. Ferry AP, Font RL. Carcinoma metastatic to the eye and orbit. Ii a clinicopathologic study of 26patients with carcinoma metastatic to the anterior segment of the eye. Arch Ophthalmol. 1975;93:472-582.
4. Green WR. Pathology of cancer metastatic to the eye. In: Spencer WH, et al. Ophthalmic pathology; an atlas and text book 4Th edition vol. 3 the uveal tract. Philadelphia: Saunders, 1996. p.1736-40.
5. Murphree AL. Local therapy, brachiterapy, and enucleation. Section 6, Chapter 75. Ocular oncology. In: Singh AD, Damato BE, Peer J, Murphree AL, Perry JD. Clinical Ophthalmic Oncology. Cinha: Ed. Saunders-Elsevier, 2007. p.456-61.
6. Reese AB, Ellsworth RM. The evaluation and concept of retinoblastoma therapy. Trans Am Acad Ophthalmol Otolaryngol. 1963;67:164-72.
7. Shields CL, Shields já, Materin M, Gershenbaum E, Singh AD, Smith A. Iris melanoma: risk factors for metastasis in 169 consecutive patients. Ophthalmology. 2001;108:172-8.
8. Shields JA, Sanborn GE, Augsburger JJ. The differential diagnosis of malignant melanoma of the iris. A clinical study of 200 pacients. Ophthalmology. 1983;90:716-20.
9. Shields JA, Shields CL. Management and prognosis of retinoblastoma with chemotherapy. In: Intraocular tumors: A text and atlas. Philadelphia: Saunders, 1992. p.377-91.
10. Shields já, Shields CL. Metastatic tumors to the intraocular structures. In: Shields JA, Shiels CL. A text and atlas. Philadelphia: Saunders, 1992.
11. Shields JA, Shields CL. Retinoblastoma. In: Atlas of intraocular tumors. Philadelphia: Lippincott Willians & Wilkins, 1999. p.207-32.

capítulo 73

José Vital Filho • Sylvia Regina Temer Cursino • Ivana Lopes Romero Kussabara

Celulite Orbital

DEFINIÇÃO

Celulite orbital é o processo inflamatório da órbita e das estruturas próximas a esta. Geralmente é um quadro agudo e, dependendo da imunidade do paciente, pode evoluir com a perda da visão ou até a morte. A celulite orbital, na maioria das vezes, é secundária à sinusite, corpo estranho orbital, foco dental ou trauma na face.

AGENTES ETIOLÓGICOS

A celulite orbital, na grande maioria dos casos, tem origem bacteriana, e os agentes bacterianos mais frequentes são os *Streptococcus*, *Staphylococcus*, *Haemophilus* e, nos casos mais graves, temos a presença do *Pseudomonas*.

Outros agentes causadores da celulite orbital são os vírus (Adenovírus, *Rynovirus*, *Arbovirus*), fungos (*Phycomycetes*, *Aspergillus*) e parasitas.

CLASSIFICAÇÃO

A celulite pode ser pré-septal, pós-septal ou mista. Quando a celulite orbital está ultrapassando o septo ela é pós-septal ou orbital, e quando o septo orbital não foi comprometido é considerada pré-septal. A celulite mista se dá quando existe associação da pré e pós-septal.

Outra classificação da celulite orbital pode ser em relação à gravidade da infecção. Existe a celulite leve, moderada e grave, e pode variar de acordo com o estado em que o paciente se encontra. Em geral a celulite pré-septal apresenta um quadro leve e apenas sinais inflamatórios discretos. Nos casos das celulites moderadas o paciente apresenta comprometimento mais intenso e a visão pode ser comprometida; nas celulites graves, além de o paciente ter a possibilidade de perder a visão, também tem risco de perder a vida ou sofrer danos neurológicos irreversíveis.

FOCOS DE ORIGEM

Um fator importante das celulites orbitais é saber o foco original que levou ao comprometimento da órbita. Em 85% dos casos a origem é a sinusite, porém outros focos são frequentes, tais como: a presença de corpo estranho na órbita, endoftalmites, dacriocistite aguda, infecção das vias aéreas superiores, dentes cariados, e trauma na face. Esses focos são considerados fatores exógenos nas celulites. Existem fatores endógenos causadores de celulite em que os pacientes apresentam disseminação hematogênica da doença. Geralmente são pacientes com *diabetes mellitus*, leucemia, alcoólatras e com HIV +.

QUADRO CLÍNICO

Celulite pré-septal

Edema palpebral, dor ocular discreta, não existe limitação dos movimentos oculares, a visão encontra-se preservada, e geralmente o paciente não apresenta febre. Nesses casos o paciente pode ser portador de meibomite ou calázio pequeno.

Celulite pós-septal ou orbital

Na celulite orbital o quadro é mais rico em sinais e sintomas, e o paciente apresenta dor forte no olho comprometido, febre alta ou moderada, edema palpebral intenso, os movimentos oculares estão diminuídos e às vezes ausentes no olho comprometido (Figura 73.1 A e B). O paciente refere baixa da visão, e há proptose, que pode ser intensa, dependendo do grau da celulite. A córnea apresenta-se edemaciada ou com úlcera secundária ao não fechamento das pálpebras.

Nos casos mais graves, o paciente apresenta midríase, edema de papila e sinais de irritação meníngea, às vezes convulsão e coma neurológico.

Compêndio de Oftalmologia Geral – Guia Prático

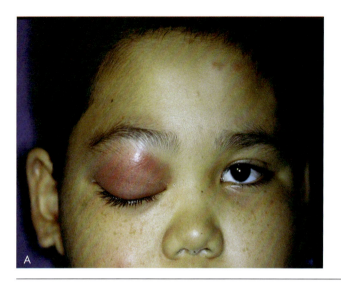
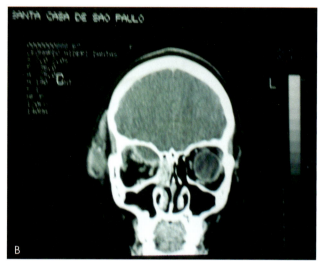

▶ **Figura 73.1** (A) e (B) Celulite orbital. Oftalmologia da Santa Casa de São Paulo.

EXAME DIAGNÓSTICO

No raio X dos seios da face geralmente são encontrados velamentos dos seios etmoidais, frontais, maxilares ou comprometimento de pansinusite. O hemograma evidencia leucocitose, e plaquetas normais. Os pacientes imunodeprimidos podem apresentar anemia, leucopenia ou pancitopenia.

A tomografia computadorizada das órbitas pode mostrar velamento dos seios da face, presença de corpo estranho, comprometimento das estruturas moles da órbita e, no caso de abcesso subperiostal, mostrará imagem típica do mesmo.

Nos pacientes suspeitos de mucormicose o exame de cultura para fungo é de importância fundamental para diagnóstico e tratamento.

O exame do líquor será solicitado aos pacientes com rigidez de nuca e cefaleia forte que não melhora com analgésico.

TRATAMENTO

O tratamento vai depender da classificação da doença, do estado imunológico do paciente, se é ou não portador de diabetes, alcoólatra, HIV+, se sofreu traumatismo na face, extração dental, ou apresentou a celulite após ter ficado internado em hospital, e assim adquiriu a celulite endógena (infecção hospitalar). Nas celulites pré-septal vamos iniciar com antibiótico por via oral e o paciente não necessita ficar internado. Nas celulites orbitais (pós-septal) o paciente deve ficar internado e ser monitorado a cada 4 horas, observando-se os sinais inflamatórios, os movimentos oculares, a acuidade visual e o seu estado geral.

Os agentes etiológicos das celulites orbitais são em 90% bactérias gram-positivas. Assim sendo, devem ser tratadas com antibióticos adequados a esses germes.

Nas celulites pré-septal o tratamento tem início com Amoxacilina 500 mg associado ao Ácido Clavulônico, via oral, a cada 8 horas nos adultos, e 40 mg/kg/dia nas crianças. Outra opção são as cefalosporinas de primeira geração (Cefaclor ou Cefadroxil 500 mg por via oral a cada 8 horas, ou 50 mg/kg/dia nas crianças).

Os casos em que exista calázio devem ser drenados com agulha de insulina, entrar com colírios e pomada de antibiótico (tetraciclina) e acrescentar os antiabióticos por via oral. Se o paciente tem história de alergia às penicilinas o antibiótico pode ser substituído por Azitromicina ou outro similar. A vantagem desse antibiótico é ser de dosagem única, o que facilita a fidelidade ao tratamento.

Nas celulites pós-septais o paciente deve ficar internado, receber antibiótico endovenoso, hidratação adequada, antitérmico, anti-inflamatório, às vezes corticoide endovenoso e/ou até anticoagulante.

Nesses casos, em geral, o agente etiológico são bactérias resistentes e deve-se usar cefalosporinas de terceira geração (Cetriaxoma 1 g/ev a cada 12 horas ou 100 mg/kg/dia nas crianças). Outra droga que responde ao tratamento são os inibidores de Beta-lactamases, e entre essas a associação de Ticarcilina/Ácido clavulônico.

Se o paciente for resistente aos antibióticos, poderá apresentar abscesso subperiostal ou pansinusite, que precisam ser drenados, e assim o médico otorrino deve ser solicitado a entrar junto no ato cirúrgico.

Lembrar que a grande maioria das celulites tem origem nas sinusites, e que esses pacientes são portadores de rinite alérgica, há grande edema dos seios da face, e se a drenagem da secreção nasal está prejudicada é indicado o uso de corticoide endovenoso para facilitar a desobstrução desse ósteo e facilitar o escoamento do material secretado nos seios da face.

Naqueles pacientes com celulites com corpo estranho é mandatório fazer a extração desse material. Nos corpos estranhos com madeira sempre pensar nas infecções por fungos e assim a droga de escolha continua sendo a Anfotericina b.

Nos casos com história de trauma e lesão da pele com infecção secundária é necessário fazer debridamento da pele com o uso de pomada à base de bacitracina ou gentamicina e drogas antiestafilococo. Nos casos de suspeita de trombose do seio cavernoso, entrar com anticoagulante, pois o paciente poderá ir a óbito se não for tratado corretamente.

COMPLICAÇÕES

As complicações mais frequentes são: abscesso subperiostal, meningite por contiguidade, abscesso cerebral, neurite óptico-compressiva, endoftalmite e, nos casos mais graves, amaurose por isquemia da artéria oftálmica. Outra complicação temida é a trombose do seio cavernoso, que pode levar paciente ao óbito.

Para evitar essas complicações precisamos ficar atentos em todos os casos de celulite, fazer o diagnóstico mais rápido, e entrar com tratamento adequado.

Quando a celulite não melhora com antibióticos, devemos pensar no diagnóstico de mucormicose, que é um quadro que ocorre em pacientes imunodeprimidos e que não respondem à antibioticoterapia. Nesses pacientes o diagnóstico histológico é de fundamental importância, pois o quadro geralmente é fatal.

REFERÊNCIAS CONSULTADAS

1. Dantas AM. Inflamações da Órbita. In: Dantas AM, Monteiro MLR. Doenças da Órbita. Rio de Janeiro: Cultura Médica, 2002. p.153-68.
2. Rootman J. Orbital Cellulit. I:n Rootman J. Diseases of the Orbit. 2.ed.. Philadelphia: JB Lippincott Company, 2000. p.467-78.

capítulo 74

José Vital Filho • Sylvia Regina Temer Cursino • Ivana Lopes Romero Kussabara

Tumores de Órbita na Infância

HEMANGIOMAS CAPILARES

Hemagiomas são hamartomas com intensa proliferação vascular, classificados como capilar, cavernoso e misto.[1-3] Os hemangiomas capilares são os tumores mais frequentes da órbita na infância, acometendo mais o sexo feminino (2:1 até 5:1).[1] Têm incidência de 10% a 12%, maior nas crianças prematuras.[2-5]

Aproximadamente metade dos hemangiomas está presente ao nascimento, e o restante se apresenta no primeiro mês de vida. A fase de crescimento progressivo do tumor é de 6 a 12 meses, sendo a fase com maior resposta terapêutica, o que justifica o tratamento precoce nos casos que requerem intervenção.[4] Geralmente, o crescimento cessa aos 18 meses, seguido de período lento, involutivo, até os dez anos de idade. Alterações cutâneas residuais como cicatrizes e telangiectasias persistem em mais de 40% dos casos.[5]

Clinicamente, se apresentam como massa subcutânea, azulada ou violácea (Figuras 74.1 e 74.2), que empalidecem à compressão, circunscritos e de crescimento lento, podendo, ainda, cursar com proptose progressiva indolor, estrabismo, alteração visual e ptose palpebral.[6,7] O estudo de imagem é útil no diagnóstico diferencial e na definição da extensão da lesão. A ressonância nuclear magnética mostra finos canais vasculares e alto fluxo sanguíneo ao exame de ultrassonografia.[1-2, 4,6]

Quanto ao tratamento, a conduta pode ser expectante, uma vez que a grande maioria das lesões regride espontaneamente. Contudo, para lesões que comprometem a saúde visual e ocular, são propostos o uso de corticosteroide intralesional ou sistêmico, bem como *laserterapia* e intervenção cirúrgica.[8,9,10,11]

Novas modalidades terapêuticas têm sido desenvolvidas com o objetivo de se obter melhores resultados, evitar efeitos adversos e possibilitar o tratamento de lesões de difícil acesso cirúrgico, refratárias às modalidades terapêuticas rotineiras. Com base nos efeitos antiangiogênicos, interferon-alfa e betabloqueadores têm sido usados e revelam resultados promissores.[12-15]

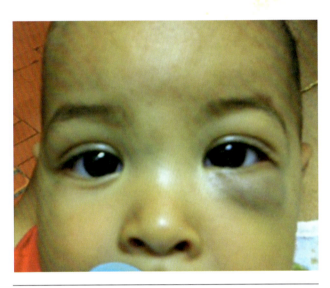

▶ **Figura 74.1** Hemangioma capilar acometendo pálpebra inferior esquerda.

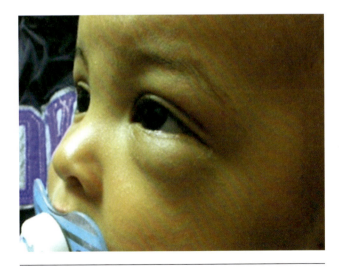

▶ **Figura 74.2** Hemangioma capilar acometendo pálpebra inferior esquerda.

LINFANGIOMAS

Linfangioma é um hamartoma venolinfático. O termo linfangioma é utilizado de forma apropriada quando não há relação com o sistema arterial ou venoso,[2] embora sejam propensos a hemorragia intrínseca de pequenos vasos, expandindo porções da cadeia vascular nos chamados "cistos-chocolate".

Histologicamente constituem espaços revestidos por endotélio, não encapsulados, o que predispõe a recidivas após ressecção cirúrgica.

O linfangioma pode acometer apenas a conjuntiva e a pálpebra (Figuras 74.3 e 74.4), localizar-se na órbita ou apresentar-se com os dois componentes, superficial e profundo. É comum encontrarmos lesões em outras localizações, como no palato duro (Figura 74.5).

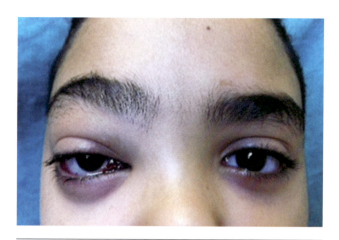

▶ **Figura 74.3** Linfangioma acometendo a conjuntiva do olho direito.

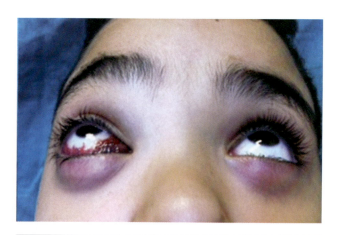

▶ **Figura 74.4** Linfangioma acometendo a conjuntiva do olho direito.

Pode se manifestar clinicamente como tumoração palpebral, proptose, restrição da motilidade ocular extrínseca, ptose, dor, diplopia, exposição corneana, perda visual por neuropatia óptica compressiva, e ambliopia. Exacerbações do quadro clínico tendem a ocorrer em casos de hemorragia intralesional e episódios de infecção das vias aéreas superiores, onde há reativação da lesão por hiperplasia linfoide causada por reação do sistema imunológico.

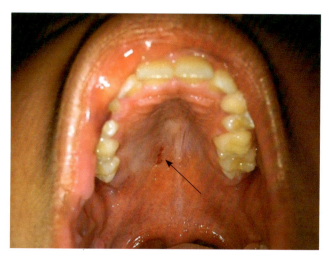

▶ **Figura 74.5** Linfangioma acometendo palato duro.

O exame de tomografia computadorizada mostra lesão de padrão heterogêneo.

Entre os diagnósticos diferenciais destacam-se as varizes orbitárias, celulite orbitária e rabdomiossarcoma; o que justifica a biópsia nos casos em que se observa progressão no tamanho da lesão.

RABDOMIOSSARCOMA

Sarcomas são neoplasias malignas de origem mesenquimal, de rara ocorrência. Em crianças, juntamente com linfomas, equivalem a cerca de 50% dos tumores malignos de cabeça e pescoço.

O rabdomiossarcoma, subtipo originário da musculatura esquelética, é o tipo mais comum de sarcoma de tecidos moles em crianças, correspondendo a 50% desses tumores, com incidência de 3,5% em crianças até 14 anos, e 2% em adolescentes e adultos jovens de 15 a 19 anos de idade.

O sítio primário mais comum de apresentação na criança e em adolescentes é a região da cabeça e do pescoço, seguida pelo trato geniturinário, extremidades, tórax e retroperitônio.

Os subsítios tumorais na região da cabeça e do pescoço incluem a órbita (Figura 74.6), a nasofaringe, a cavidade nasal, os seios paranasais, o osso temporal, a fossa pterigopalatina e a fossa infratemporal, e os sítios não parameníngeos. Os tumores orbitários têm melhor prognóstico.

Histologicamente, podem ser: embrionário (o qual se subdivide em embrionário, botrioide e *spindle cell*), alveolar e pleomórfico. Em crianças, aproximadamente

Capítulo 74

Tumores de Órbita na Infância

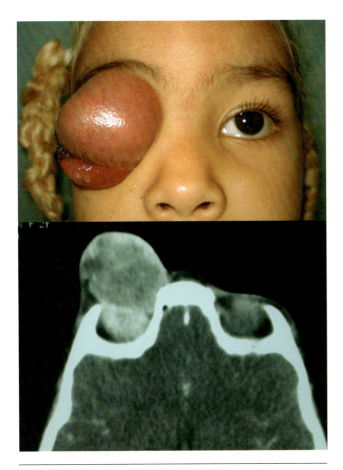

▶ **Figura 74.6** Rabdomiossarcoma de órbita direita, apresentação clínica e tomografia computadorizada da órbita.

musculatura, secreções e espessamento mucoso, assim como a avaliação de estruturas perineurais, perivasculares e invasão intracraniana.

O prognóstico depende do sítio primário, do tamanho do tumor, do subtipo histológico e do estágio tumoral, este sendo realizado segundo critérios, conforme a extensão da doença e a ressecabilidade locorregional (Quadro 74.1).

QUADRO 74.1 Classificação dos tumores de órbita

Grupo	Definição
I	Tumor localizado, completamente ressecado, com margens livres, sem envolvimento de linfonodos regionais.
II	Tumor localizado macroscopicamente ressecado: A. Doença microscópica nas margens. B. Envolvimento de linfonodos regionais. C. Ambos, A e B.
III	Tumor localizado, com doença residual após ressecção incompleta ou apenas biópsia.
IV	Metástases a distância ao diagnóstico.

Após o diagnóstico estabelecido, deve-se realizar uma extensiva avaliação para determinar a extensão da doença previamente à instituição do tratamento. Isso inclui TC de tórax, punção de medula óssea, cintilografia óssea e ressonância magnética de base de crânio e cérebro. O local mais comum de metástase a distância é o pulmão.

O tratamento deve ser escolhido individualmente para cada paciente.

A resposta clínica ao tratamento depende do sítio do tumor primário, do subtipo histológico, do tamanho do tumor, da idade do paciente, e da extensão da doença.

O desenvolvimento de protocolos de estudos internacionais como os realizados pelo Intergrupo para RMS, iniciado em 1972 nos Estados Unidos, e o Estudo de Tumor Mesenquimal Maligno (MMT) realizado pela Sociedade Internacional de Oncologia Pediátrica (SIOP), na Europa, propiciaram sucessivos avanços no conhecimento e na curabilidade da doença, melhorando a sobrevida dos pacientes com RMS. Tais estudos foram revisados de 1978 a 1984, mostrando resultados do uso dos principais quimioterápicos (vincristina, actinomicina e ciclofosfamida). A taxa de sobrevida a longo prazo para tais pacientes com doença não metastática é maior do que 70%. Porém, ao diagnóstico, os tumores se encontram em sua maioria avançados e com invasão local.

A sobrevida dos casos que acometem a órbita aumentou com a instituição de tratamentos multidisciplinares, incluindo quimioterapia, ressecção cirúrgica e radioterapia.

CISTOS DERMOIDES

Os coristomas são tumores originários de tecido primordial aberrante, contendo tecidos normais em localiza-

60% dos tumores são embrionários, 20% alveolares, 15% não classificados, e 5% pleomórficos. O subtipo embrionário apresenta melhor prognóstico em crianças, porém em adultos é mais agressivo. Já o subtipo alveolar apresenta pobre sobrevida devido à maior propensão a metástases a distância. O subtipo pleomórfico é quase exclusivo de adultos.

O diagnóstico deve incluir uma história clínica completa, exame físico, hemograma, perfil bioquímico sanguíneo incluindo enzimas hepáticas, nasofibroscopia, tomografia computadorizada, ressonância magnética e biópsia com anatomopatológico.

Nos tumores orbitários, proptose rapidamente progressiva é a manifestação mais comum. As massas orbitárias têm crescimento rápido, podendo, inicialmente, ser confundidas com outros processos, como celulite orbitária.

A tomografia computadorizada mostra a extensão da doença e suas relações com estruturas vitais. Remodelamento ósseo sugere um tumor de comportamento mais benigno ou de crescimento lento, enquanto destruição óssea e perda de tecidos moles indicam malignidade. A ressonância magnética oferece resolução superior para tecidos moles, com melhor diferenciação entre tumor,

463

ção anômala. No fechamento de duas suturas cranianas durante o desenvolvimento embrionário, elementos da derme ou epiderme podem invaginar e formar cistos.

Aproximadamente 50% dos cistos dermoides que envolvem a cabeça são encontrados dentro ou adjacentes à órbita, sendo responsáveis por aproximadamente 2% dos tumores orbitários sob intervenção cirúrgica. Não há predileção de raça, nem de sexo, podendo ocorrer ou aumentar em qualquer idade.

Cistos dermoides podem desacomodar estruturas orbitárias, especialmente o olho. Se o processo for grande, pode comprimir o nervo óptico e a musculatura ocular extrínseca, resultando em diplopia.

O quadro clínico geralmente compreende uma massa, mais comumente região temporal superior da órbita, de crescimento lento e, ocasionalmente, com sinais flogísticos devido à ruptura do mesmo. Cistos de localização mais profunda podem causar proptose e distopia inferior do olho. Em alguns casos dormentes e de crescimento intermitente, podem se manifestar pela primeira vez na idade adulta.

Em crianças, as lesões são massas firmes, geralmente menores de 1 cm de diâmetro, não dolorosas, ovalares, não aderidas à pele (diagnóstico diferencial de cisto sebáceo). É comum a aderência dos mesmos ao periósteo das suturas ósseas.

Radiografias podem mostrar defeitos radiolucentes onde o cisto erodiu o osso craniano. Tomografia computadorizada mostra lesão com conteúdo similar a gordura, calcificações, nível líquido, apesar de tipicamente o lúmen ser homogêneo e não sofrer realce com contraste. A ressonância nuclear magnética mostra características típicas de lesão cística, atenuação de gordura interna (hiperintensidade em T1), calcificação interna e nível líquido. A parede do cisto pode mostrar realce com Gadolínio, o que diferencia do rabdomiossarcoma. Ultrassonografia inclui um contorno suave com ecogenicidade variável, exame de Doppler não mostra fluxo sanguíneo intralesional, diferenciando-o de hemangioma ou rabdomiossarcoma. Os cistos dermoides representam uma questão cosmética, o que justifica a conduta conservadora. Em casos de ruptura espontânea ou traumática, o tratamento pode ser feito com corticosteroide oral e intervenção cirúrgica.

REFERÊNCIAS BIBLIOGRÁFICAS

1. Oak SN, Viswanath N. Management of hemangiomas in children. Indian J Dermatol Venereol Leprol. 2006;72(1):1-4
2. Damas Mateache B, Menéndez Suso JJ, Abelairas Gómez JM, Albajara Velasco L, Peralta Calvo J, Verdú Sánchez C, et al. [Interferon alpha and infantile orbital hemangioma]. Arch Soc Esp Oftalmol. 2003;78(11):623-9.
3. O'Keefe M, Lanigan B, Byrne SA. Capillary haemangioma of the eyelids and orbit: a clinical review of the safety and efficacy of intralesional steroid. Acta Ophthalmol Scand. 2003;81(3):294-8.
4. Waner M, North PE, Scherer KA, Frieden IJ, Waner A, Mihm MC Jr. The Nonrandom Distribution of Facial Hemangiomas. Arch Dermatol. 2003;139:869-75.
5. Metry DW, Hebert DW. Benign cutaneous vascular tumors of infancy: when to worry, what to do. Arch Dermatol. 2000;136:905-14
6. Dubois J, Milot J, Jaeger BI, McCuaig C, Rousseau E, Powell J. Orbit and Eyelid Hemangiomas: Is There a Relationship Between Location and Ocular Problems? J Am Acad Dermatol. 2006;55:614-9.
7. Sullivan TJ, Aylward GW, Wright JE, Moseley IF, Garner A. Bilateral multiple cavernous haemangiomas of the orbit. Br J Ophtalmol. 1992;76:627-9
8. Lloret P. [Medical treatment of haemangiomas]. An Sist Sanit Navar. 2004;27 Suppl 1:81-92.
9. Kushner BJ. The treatment of periorbital infantile hemangioma with intralesional corticosteroid. Plast Reconstr Surg. 1985;76(4):517-26.
10. França VP, Soares EJC, Alvarenga DP. Hemangioma da infância, infiltração intralesional de triamcinolona: nossa experiência com 13 casos. Arq Bras Oftalmol. 1992;55(3):124-8.
11. David LR, Malek MM, Argenta LC. Efficacy of pulse dye laser therapy for the treatment of ulcerated haemangiomas: a review of 78 patients. Br J Plast Surg. 2003;56(4):317-27.
12. Deans RM, Harris GJ, Kivlin JD. Surgical dissection of capillary hemangiomas. An alternative to intralesional corticosteroids. Arch Ophthalmol. 1992;110(12):1743-7.
13. Szymik-Kantorowicz S, Kobylarz K, Krysta M, Górecki W, Bysiek A, Celmer E, et al. Interferon-alpha in the treatment of high-risk haemangiomas in infants. Eur J Pediatr Surg. 2005;15(1):11-6. Comment in: Eur J Pediatr Surg. 2007;17(2):147.
14. Fledelius HC, Illum N, Jensen H, Prause JU. Interferon-alfa treatment of facial infantile haemangiomas: with emphasis on the sight-threatening varieties. A clinical series. Acta Ophthalmol Scand. 2001;79(4):370-3.
15. Tamayo L, Ortiz DM, Orozco-Covarrubias L, Durán-McKinster C, Mora MA, Avila E, et al. Therapeutic efficacy of interferon alfa-2b in infants with lifethreatening giant hemangiomas. Arch Dermatol. 1997;133(12):1567-71.

REFERÊNCIAS CONSULTADAS

1. Abbas A, Awan S. Rhabdomyosarcoma of the middle ear and mas¬toid. A case report and review of the literature. Ear Nose Throat J. 2005;84(12):780-4.
2. Anderson GJ, Tom LWC, Womer RB, Handler SD, Wetmore RF, Potsic WP. Rhabdomyosarcoma of the Head and Neck in Children. Arch Otolaryngol Head Neck Surg. 1990;116:428-31.
3. Beverly R, Anderson J, Breneman J, Donaldson SS, Huh W, Maurer H, et al. Results in Pacients With Cranial Parameningeal Sarcoma and Metastases Treated in Intergroup Rhabdomyosarcoma Study Group (IRSG) Protocols II-IV, 1978-1997: Report From the Children´s Oncology Group. Pediatr Blood Cancer. 2008;51:17-22.
4. Breitfeld PP, Meyer WH. Rhabdomyosarcoma: New Windows of Opportunity. Oncologist. 2005;10:518-2.
5. Burkat CN, Lucarelli MJ. Rhabdomyosarcoma Masquerading as Acute Dacryocystitis. Ophthal Plast Reconstr Surg. 2005;21:456-8.

6. Burke M, Anderson JR, Kao SC, Rodeberg D, Qualman SJ, Wolden SL, et al. Assessement of Response to Induction Therapy and Its Influence on 5-Year Failure Free Survival in Group III Rhabdomyosarcoma: The Intergroup Rhabdmyosarcoma Study-IV Experience- A Report from the Soft Tissue Sarcoma Committee of the Children´s Oncology Group. J Clin Oncol. 2007;25:4909-13.
7. Callander TA, Weber BS, Janjan N, Benjamin R, Zaher M, Wolf P, et al. Rhabdomyosarcoma of nose and paranasal sinuses in adults and children. Otolaryngol Head Neck Surg. 1991;117:1185-8.
8. Cavazza S, Laffi GL, Lodi L, Gasparrini E, Tassinari G. Orbital dermoid cyst of childhood: clinical pathologic findings, classification and management. Int Ophthalmol. Apr 2011;31(2):93-7.
9. Chawda SJ, Moseley IF. Computed tomography of orbital dermoids: a 20-year review. Clin Radiol. Dec 1999;54(12):821-5.
10. Childhood Rhabdomyosarcoma Treatment: National Cancer Institute. J Clin Oncol. 2008;26(3):406-13.
11. Chung EM, Smirniotopoulos JG, Specht CS, Schroeder JW, Cube R. From the archives of the AFIP: Pediatric orbit tumors and tumorlike lesions: nonosseous lesions of the extraocular orbit. Radiographics. 2007;27(6):1777-99.
12. Dutton JJ, Byrne SF, Proia AD. Diagnostic atlas of orbital diseases. Philadelphia: WB Saunders, 2000.
13. Farias TP, Filho PCM, Dias FL, Rangel LG, Camara MVM, Peryassu BC, et al. Efetividade do tratamento cirúrgico em sarcomas de partes moles da cabeça e pescoço. Rev Bras Cir Cabeça Pescoço. 2008;37(1):51-5.
14. Ferman SE. Análise de sobrevida de pacientes pediátricos portadores de rabdomiossarcoma: 18 anos de experiência do Instituto Nacional de Câncer - RJ. Tese apresentada à Faculdade de Medicina da Universidade de São Paulo, 2005.
15. Garza G, Fay A, Rubin P. Treatment of pediatric vascular lesions of the eyelid and orbit. Int Ophthalmol Clin. 2001;41(4):43-55.
16. Golden RP, Shields WE 2nd, Cahill KV, Rogers GL. Percutaneous drainage and ablation of orbital dermoid cysts. J AAPOS. Oct 2007;11(5):438-42.
17. Goto H, Usui M, Okada S. Histopathological study of orbital lymphangioma in an infant. Jpn J Ophthalmol. 2004;48(6):594-7.
18. Hermann BW, Sotelo-Avila C, Eisenbeis JF. Pediatric Sinonasal Rha¬bdomyosarcoma: Three Cases and a Review of the Literature. Am J Otolaryngol. 2003;24(3):174-80.
19. Hsuan J, Malhotra R, Davis G, Selva D. Orbital descompression for gross proptosis associated with orbital lymphangioma. Ophthal Plast Reconstr Surg. 2004;20(6):463-5.
20. Jung BY, Kim YD. Orbital dermoid cysts presenting as subconjunctival fat droplets. Ophthal Plast Reconstr Surg. 2008;24(4):327-9.
21. Kalisa P, Van Zieleghem B, Roux P, Meire F. Orbital lymphangioma: clinical features and management. Bull Soc Belg Ophthalmol. 2001;(282):59-68.
22. Kraus DH, Saenz NC, Gollamud S, Heller G, Moustakis M, Gardiner S, et al. Pediatric Rhabdomyosarcoma of Head and Neck. Am J Surg. 1997;174(5):556-60
23. Luu QC, Kasky JL, Moore TB, Nelson S, Wang MB. Treatment of em¬bryonal rhabdomyosarcoma of the sinus and orbit with chemotherapy, radiation and endoscopic surgery. J Pediatr Surg. 2006;41(6):15-7.
24. McNab A. Manual of Orbital and Lacrimal Surgery. Butterworth-Heinemann Medical, 1998.
25. Meza JL, Anderson J, Pappo AS, Meyer WH. Analysis of Prognostic Factors in Patients With Nonmetastatic Rhabdomyosarcoma Treated on Intergroup Rhabdomyosarcoma Studies III and IV: The Children´s Oncology Group. J Clin Oncol. 2006;24:3844-51.
26. Moretti G, Guimarães R, Oliveira KM, Sanjar F, Voegels RL. Rhabdomyosarcoma of the head and neck: 24 cases and literature review. Braz J Otorhinolaryngol. 2010;76(4):533-7.
27. Neudorfer M, Leibovitch I, Stolovitch C, Dray JP, Hermush V, Nagar H, et al. Intraorbital and periorbital tumors in children--value of ultrasound and color Doppler imaging in the differential diagnosis. Am J Ophthalmol. 2004;137(6):1065-72.
28. Neves BMJ, Pontes PAL, Caran EM, Figueiredi C, Weckx LLM, Fujita RR. Rabdomiossarcoma de cabeça e pescoço na infância. Rev Bras Otorrinolaringol. 2003;69(1):24-8.
29. Pereira FJ, Trindade SP, Cruz AAV, Müller TPS. Linfangioma orbitário: relato de caso. Arq Bras Oftalmol. 2010;73(1):84-7
30. Prabhakaran VC, Hsuan J, Selva D. Endoscopic-Assisted Removal of Orbital Roof Lesions via a Skin Crease Approach. Skull Base. 2007;17(5):341-5.
31. Rootman J. Orbital Surgery: A Conceptual Approach. Raven Press, 1995.
32. Schick U, Hassler W. Pediatric tumors of the orbit and optic pathway. Pediatr Neurosurg. 2003;38(3):113-21.
33. Schoen FJ. Vasos sanguíneos. In: Cotran RS, Kumar V, Robbins SL, Schoen FJ. Patologia estrutural e funcional. 5.ed. Rio de Janeiro: Guanabara Koogan, 1996. p.453-4.
34. Shields JA, Bakewell B, Augsburger JJ, Donoso LA, Bernardino V. Space-occupying orbital masses in children. A review of 250 consecutive biopsies. Ophthalmology. 1986;93(3):379-84.
35. Shields JA, Bakewell B, Augsburger JJ, Flanagan JC. Classification and incidence of space-occupying lesions of the orbit. A survey of 645 biopsies. Arch Ophthalmol. 1984;102(11):1606-11.
36. Shields JA, Kaden IH, Eagle RC Jr, Shields CL. Orbital dermoid cysts: clinicopathologic correlations, classification, and management. The 1997 Josephine E. Schueler Lecture. Ophthal Plast Reconstr Surg. 1997;13(4):265-76. [Medline].
37. Shields JA, Shields CL, Scartozzi R. Survey of 1264 patients with orbital tumors and simulating lesions: The 2002 Montgomery Lecture, part 1. Ophthalmology. 2004;111(5):997-1008.
38. Shields JA, Shields CL. Orbital cysts of childhood--classification, clinical features, and management. Surv Ophthalmol. 2004;49(3):281-99.
39. Sires BS, Goins CR, Anderson RL, Holds JB. Systemic corticosteroid use in orbital lymphangioma. Ophthal Plast Reconstr Surg. 2001;17(2):85-90.
40. Sreetharan V, Kangesu L, Sommerlad BC. Atypical congenital dermoids of the face: a 25-year experience. J Plast Reconstr Aesthet Surg. 2007;60(9):1025-9.
41. Suzuki Y, Obana A, Gohto Y, Miki T, Otuka H, Inoue Y. Management of orbital lymphangioma using intralesional injection of OK-432. Br J Ophthalmol. 2000;84(6):614-7.
42. Tucker SM. Vascular lesions of the orbit. In: Duane's clinical ophthalmology. [CD-ROM]. Philadelphia: Lippincott-Raven, 2000.

43. Tunç M, Sadri E, Char DH. Orbital Lymphangioma: an analysis of 26 patients. Br J Ophthalmol. 2000;84(1):124-5.
44. Walterhouse D, Watson A. Optimal Management Strategies for Rhabdomyosarcoma in Children. Pediatric Drugs. 2007;9(6):391-400.
45. Wurm J, Constantinidis J, Grabenbauer GG, Iro H. Rhabdomyosar¬comas of the Nose and Paranasal Sinuses: Treatment Results in 15 Cases. Otolaryngol Head Neck Surg. 2005;133:42-50.

capítulo 75

Vanessa Bonjorno Perestrelo

Tumores Vasculares da Órbita

INTRODUÇÃO

São as neoplasias orbitais mais frequentes, incluindo hamartomas e as neoplasias verdadeiras. Os principais tumores vasculares são o hemangioma capilar, o hemangioma cavernoso, o linfangioma, e o hemangiopericitoma.

Hemangioma Capilar

É o tumor benigno da órbita mais frequente na criança. Pode estar presente logo após o nascimento como uma massa violácea de limites imprecisos e crescer nas primeiras semanas de vida. Atinge com mais frequência caucasianos do sexo feminino (3:1), e prematuros (22%).

Quadro clínico

Apresenta-se como uma tumoração avermelhada, de superfície irregular, mais evidente quando a criança chora, e fica branca quando comprimida. A localização mais frequente é na pálpebra, no quadrante nasal superior da órbita, e pode surgir em outras áreas do corpo. Em apenas 7% dos casos podem envolver a órbita e outras estruturas mais profundas causando proptose e deslocamento do bulbo ocular. O hemangioma capilar pode crescer durante os seis primeiros meses de vida, e passa a regredir espontaneamente até os quatro a cinco anos. É geralmente unilateral.

Diagnóstico

O diagnóstico é clínico, e os exames são complementares. O raio X simples pode mostrar uma massa de densidade mole, com alargamento da órbita, sem erosão óssea, a ultrassonografia pode evidenciar uma massa com refletividade interna alta, a tomografia computadorizada evidencia uma massa orbitária que pode ser delimitada a irregular, com grande captação de contraste. Na imagem por ressonância magnética apresenta-se isointensa aos músculos e hipointensa à gordura em T1, e hiperintensa em T2.

Patologia

Tumor multinodular composto de proliferação de células endoteliais capilares bem diferenciadas.

Tratamento

Com o objetivo de evitar ou minimizar a ambliopia e melhorar a estética. Como apresenta regressão espontânea na maioria dos casos, o acompanhamento clínico e a correção das alterações ópticas, como o uso do tratamento oclusivo são suficientes.

As principais indicações de tratamento são: oclusão do eixo visual pelo tumor que infiltra a pálpebra e a periórbita, exposição da córnea e compressão do nervo óptico. O tratamento com corticosteroides pode ser via oral ou injetável. A dose de prednisona oral é de 1 a 2 mg/kg/dia, e a dose recomendada para injeção é de 40 mg/mL de triancinolona associada a 6 mg/ml de fosfato sódico de betametasona. Os efeitos colaterais encontra-

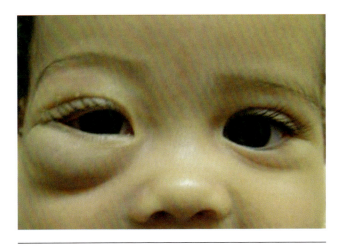

▶ **Figura 75.1** Criança com hemangioma capilar nas pálpebras, olho direito.

dos são depressão, agitação e insônia; atraso no crescimento ósseo, dispepsia gástrica, supressão do eixo hipotalâmico-pituitário-adrenal, e complicações severas, tais como: hipertensão, catarata, glaucoma, necrose asséptica femural e osteoporose, raras em crianças. Em grandes centros, recentemente, tem sido realizado o uso do propranolol via oral, a dose administrada se inicia com 0,16 mg/kg, a cada 8 horas, até no máximo 2 mg/kg/dia. Os riscos são hipotensão, bradicardia e hipoglicemia. Os pacientes são acompanhados por cardiologista pediátrico e realizam ecocardiograma, monitoramento da pressão arterial e cardíaco, e controle dos níveis glicêmicos. Uma opção terapêutica é a aplicação do interferon alfa nos casos refratários aos corticosteroides, e nos tumores grandes a dose aplicada é de 3 milhões U/m² diariamente, por via subcutânea. Geralmente o tratamento é realizado por um período de 3 a 12 meses. Os efeitos colaterais são: febre, neutropenia, e aumento da aminotransferase sérica. A cirurgia é reservada para os casos em que não houve resposta favorável ao tratamento clínico.

Hemangioma cavernoso

É o tumor benigno orbitário mais frequente no adulto. Considerado um hamartoma, malformação vascular de baixo fluxo. Atinge mulheres, entre terceira e quinta décadas de vida. Podem atingir qualquer região da órbita, porém sua localização mais comum é intraconal. É unilateral, raramente bilateral, e múltiplo.

Quadro clínico

Proptose axial de evolução lenta e progressiva, associada ou não ao deslocamento horizontal ou vertical do bulbo ocular. Pode ocorrer alteração da acuidade visual secundária à compressão do nervo óptico, dobras da coroide ou devido achatamento do bulbo induzindo hipermetropia. Pode ocorrer também diplopia e limitação da motilidade ocular. E também pode se apresentar assintomático, sendo diagnosticado como um achado de exame de imagem.

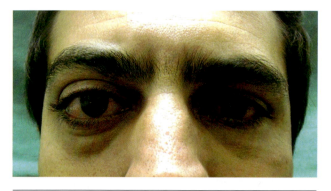

▶ **Figura 75.2** Paciente com hemangioma cavernoso à direita. Note a proptose com relação ao olho esquerdo.

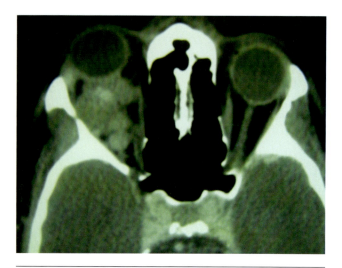

▶ **Figura 75.3** Tomografia computadorizada do paciente da Figura 75.2, corte axial. Note a extensão do tumor intraconal.

Diagnóstico

Após a suspeita clínica, associado a exames complementares como ultras-sonografia que evidencia uma massa bem delimitada, com alto grau de refletividade interna. A tomografia computadorizada apresenta uma lesão intraconal, de limites precisos, arredondada, que realça ao contraste endovenoso e às vezes é possível observar flebolitos no interior da lesão. Na imagem por ressonância magnética a mesma lesão é isointensa em T1 e hiperintensa em T2.

Patologia

Tumores arredondados, com superfície nodular delimitada por uma cápsula fibrosa. São compostos por canais vasculares revestidos por células endoteliais preenchidos por sangue e separados por septos fibrosos.

Tratamento

A remoção cirúrgica completa é o tratamento de escolha e o acesso depende da localização do tumor. Nos casos em que o tumor é pequeno, e não apresenta complicações, pode ser realizado o acompanhamento clínico.

Linfangioma

Tumor benigno, congênito, porém sua manifestação pode ocorrer meses ou anos após o nascimento. Na maioria dos casos se manifesta na infância. As lesões podem ser superficiais ou profundas, e acometem pálpebras, conjuntiva, órbita e outras áreas da face como maxila e palato. Esse tumor pode apresentar crescimento rápido relacionado a sangramento e formação de cistos hemorrágicos, desencadeado por infecções de vias aéreas superiores. Ele para de crescer na vida adulta, na terceira década de vida.

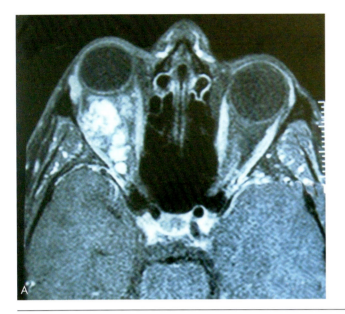
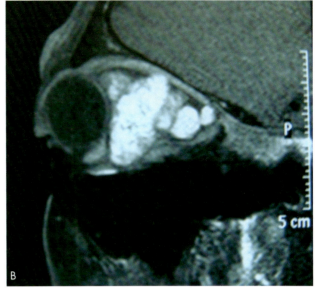

▶ **Figura 75.4** Imagem por ressonância magnética do paciente da Figura 75.2. (**A**) Axial. (**B**) Corte sagital.

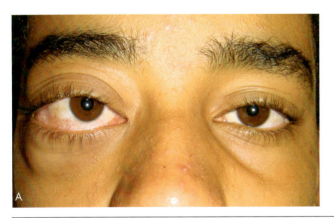
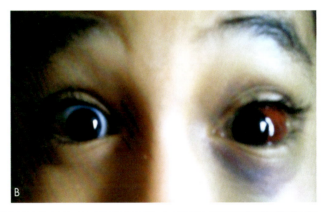

▶ **Figura 75.5** Crianças com linfangioma. (**A**) Linfangioma de órbita direita. (**B**) Linfangioma de conjuntiva, olho esquerdo que sangrou.

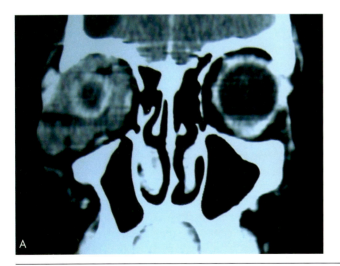
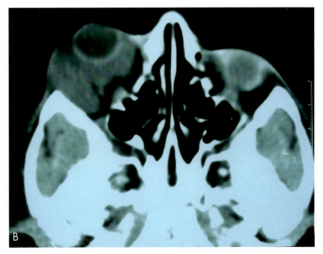

▶ **Figura 75.6** Tomografia computadorizada do paciente da Figura 75.5A. (**A**) Corte coronal. (**B**) Corte axial.

Quadro clínico

Múltiplas lesões lobuladas violáceas, mais frequente nas pálpebras e na conjuntiva, podem sangrar espontaneamente ou por trauma. Pode ocorrer proptose no caso de lesões orbitárias, mas na maior parte dos casos de lesões profundas a manifestação clínica ocorre por sangramento dentro do tumor.

Diagnóstico

Clínico associado aos exames complementares. A ultrassonografia pode mostrar padrão cístico multilobulado. A tomografia computadorizada evidencia uma massa multilobulada, que infiltra as estruturas vizinhas com captação de contraste na periferia da lesão, como nos cistos. A imagem por ressonância magnética pode mostrar a degradação da hemoglobina nas diferentes sequências, e também nível líquido.

Patologia

Massa não capsulada, com cistos de vários tamanhos preenchidos por sangue "cistos de chocolate". Os canais vasculares são formados por células endoteliais achatadas.

Tratamento

É cirúrgico, não responde a outros tratamentos. Porém sua remoção é difícil por não ser encapsulado, e quando ela não é completa pode ocorrer recidiva. Nos casos de sangramento ativo e risco de comprometimento visual, a drenagem cirúrgica é realizada na urgência. Lesões extensas, em que o risco cirúrgico é maior, a conduta é conservadora.

Hemangiopericitoma

Tumor raro na órbita, é primário ou secundário dos seios paranasais, acomete ambos os sexos, e é mais frequente na fase adulta.

Quadro clínico

Tumor de crescimento lento, que se apresenta na forma de proptose e diplopia. Outros sinais e sintomas são: dor, perda visual, edema de papila e dobras na coroide. Pode levar a óbito nos casos de metástases a distância para pulmão, ossos e fígado.

Diagnóstico

Clínico, difícil de diferenciar dos outros tumores vasculares. Na tomografia computadorizada é observada lesão oval que realça ao contraste, podendo apresentar calcificações e ocorrer concomitante nos seios paranasais com erosão óssea associada. Na imagem por ressonância magnética o tumor é hiperintenso em T1 e isointenso em T2.

Patologia

Tumor mesenquimal ovalado e encapsulado, com proliferação de pericitos entre os capilares normais, mais bem identificado pela coloração com prata. Com diferentes níveis de atipia celular, pode significar transformação maligna ou metástase. Como é um tumor de difícil diagnóstico, é necessária a imuno-histoquímica, sendo indispensável o uso da coloração para reticulina. Esses tumores também são positivos para a vimentina, o antígeno CD34, e a proteína S-100.

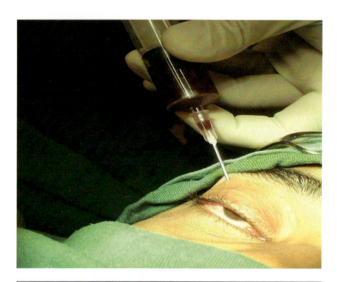

▶ **Figura 75.7** Drenagem cirúrgica do linfangioma orbitário.

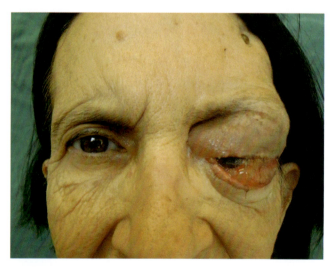

▶ **Figura 75.8** Paciente com hemangiopericitoma acometendo a órbita esquerda.

Tratamento

Remoção cirúrgica total, com margens amplas, que não elimina a possibilidade de recidiva ou transformação maligna. Seguida de radioterapia na dose superior a 50 Gy, também pode ser realizada quimioterapia com resposta variável.

REFERÊNCIAS CONSULTADAS

1. Alves APX, Félix PR, Cruz AAV. Hemagiopericiotoma de Órbita – relato de caso. Arq Bras Oftalmol. 2001;64:159-62.
2. Cavaleiro LHS, Viana FO, Unger DAA, Bittencourt MJS. Hemangiomas extensos da infância tratados com propranolol: relato de dois casos. J Vasc Bras. 2011;10(2):173-6.
3. Ferreira RC, Wolff FRL, Morschbacher R. Oral propranolol as a new treatment for facial infantile hemangioma: case report. Arq Bras Oftalmol. 2011;74(3):207-8.
4. Fonseca Junior NL, Cha SB, Cartum J, Rehder JRCL. Eficácia terapêutica do interferon alfa em criança com hemangioma gigante craniofacial: relato de caso. Arq Bras Oftalmol. 2008;71(3):423-6.
5. Harris GJ. Orbital vascular malformations – A consensus statement on terminology and its clinical implica-tions. Orbital society. Am J Ophthalmol. 1999;127:453-5.
6. Khouqeer ZA, Figueiredo AP, Correia CP, Oliver KM, Burnier Jr MN. Immunohistochemical profile of hemangiopericytomas of the orbit. IOVS. 2000;41:S125.
7. McNab AA, Wright JE. Cavernous hemangiomas of the orbit. Aust NZ J Ophthalmol. 1989;17:337-45.
8. Pereira PMR, Rodrigues CA, Lima LL, Mariano AV, Romero SA. Hemangiomas periorbitários: necessidade de conduta ativa - relato de dois casos. An Bras Dermatol. 2011;86(3):545-8.
9. Werner JA, Dunne AA, Folz BJ, et al. Current concepts in the classification, diagnosis and treatment of hemangiomas and vascular malformations of the head and neck. Eur Ach Otorhinolaryngol. 2001;258:141-9.

capítulo 76

Fernanda Marcio

Linfomas dos Anexos Oculares

Os linfomas são neoplasias malignas geralmente de aspecto sólido, originadas principalmente, dos linfócitos, e que acometem os linfonodos, mas também locais extranodais, como o trato gastrointestinal, medula óssea, fígado, baço, nasofaringe, pulmão e pele, e raramente se infiltrando na tireoide, testículos, rins, ovários, pericárdio e anexos oculares.[1]

Podem ser divididos em Linfoma Hodgkin (LH) e Linfoma não Hodgkin (LNH), com base na presença histológica da célula de Reed-Sternberg (RS) no LH. Esta célula apresenta núcleo bilobulado e nucléolo eosinofílico, dando aspecto de "olho de coruja".[1,2]

Somente cerca de 14% dos linfomas são LH e raramente tem comprometimento extranodal, o que, em geral, ocorre tardiamente em pacientes com doença sistêmica disseminada. Classicamente se inicia em um único linfonodo, disseminando-se para os outros contíguos, podendo acometer cadeias cervicais, maxilares ou inguinais, e a presença dos sintomas B (inexplicáveis febre acima de 38 °C e perda de peso de mais 10% em seis meses, além de sudorese noturna) piora o prognóstico. A dor nodal após ingestão de álcool e a febre de Pel-Ebstein, com semanas de febre seguidas por períodos afebris, são patognomônicos do LH.[1,3] Pode ser classificado em:

1. Predominância linfocitária nodular;
2. Clássico, com os subtipos esclerose nodular; ricos em linfócitos; celularidade mista e depleção linfocitária.

Nos países desenvolvidos, apresenta curva bimodal (aumento progressivo até a terceira década de vida, começa a declinar até os 45 anos de idade, aumentando, novamente, após essa fase), sendo diferente nos países subdesenvolvidos e em desenvolvimento, onde essa curva não se repete.[4]

O LNH é muito mais frequente do que o LH e forma um grupo de neoplasias muito heterogêneo, podendo derivar da proliferação clonal de linfócitos T e B, e células *Natural Killer,* sendo o tipo B o mais comum entre os linfomas dos anexos oculares (80% dos casos).[1,2]

Os anexos oculares são um sítio raro dessa doença, correspondendo a 1% a 2% dos LNHs e 4% a 8% dos linfomas extranodais. Considera-se linfoma dos anexos oculares (LAO) aquele linfoma que cresce tanto na parte anterior da cavidade orbitária (pálpebra, glândula lacrimal e conjuntiva) como na parte posterior (retrobulbar). Os tecidos moles retrobulbares, a glândula lacrimal e a musculatura ocular extrínseca (MOE) estão inclusos como órbita, enquanto o músculo orbicular, a pele palpebral e as vias lacrimais de drenagem como pálpebra, e a carúncula como conjuntiva.[5] Os linfomas intraoculares não pertencem ao grupo dos LAOs devido a sua história natural distinta, fazendo, então, parte dos linfomas primários do SNC. São mais raros que os dos anexos oculares e o tipo histológico mais frequente são os linfomas de alto grau, especialmente o LDGCB, podendo também estarem associados à infecção por HIV.[5] Os linfomas dos anexos oculares podem ser primários (53% a 92% dos LAOs) ou secundários a um linfoma sistêmico (10% a 47% dos LAOs). O anexo ocular mais acometido pelos LAOs é a órbita (35% a 76% dos casos, sendo 10% a 28% na glândula lacrimal e 5% a 13% na MOE), apesar não possuir linfócitos residentes e canais linfáticos (com exceção da glândula lacrimal), seguida pela conjuntiva em 12% a 34% e pelas pálpebras em 2% a 36% dos casos, sendo em 1,6% na via lacrimal de drenagem. Também pode haver o envolvimento de mais de um anexo ocular (10% a 20% dos casos).[6-13]

O LNH atinge, preferentemente, entre a quinta e sétima décadas de vida, sendo rara a apresentação antes dos vinte anos de idade (tanto no sistêmico como nos anexos oculares). Já em relação ao gênero, tanto o LH como o LNH têm uma discreta prevalência do sexo masculino em relação ao feminino (razão de 1,15 no LNH e 1,12 no LH), porém, quando consideramos somente os LAOs, observa-se um predomínio do sexo feminino (razão homem/mulher de 0,5 e 0,91).[6,7,14]

Em algumas poucas séries, especialmente da Ásia, houve igualdade na proporção entre os sexos ou um leve predomínio do sexo masculino, além de alguns estudos que demonstraram que os LAOs se desenvolvem em coreanos numa idade mais jovem (entre a quarta e quinta décadas de vida) do que em ocidentais e no Japão, o que, supostamente, é causado por fatores genéticos ou variações raciais, os quais levam a uma maior proporção, nos coreanos, dos linfoma da zona marginal extranodal do tecido linfoide associado à mucosa (linfoma MALT) em paciente mais jovens e à raridade dos linfomas foliculares e linfoplasmocíticos (1%), que, em geral, ocorrem em indivíduos bem mais idosos (entre 50 e 70 anos de idade).[9,10,15]

A distribuição dos tipos dos linfomas é variável, mas, em geral, considerando os LNH nodais e a maioria dos extranodais, os subtipos mais frequentes são o linfoma difuso de grandes células B (LDGCB – 30% a 40%), linfoma folicular (22%), linfoma MALT (5% a 7,6%), linfoma de células T (7%), linfoma linfocítico (6,7%), linfoma de células do manto (6%), entre outros. Já em países orientais, como na Coreia, há uma mudança nessa ordem, vindo o linfoma MALT logo após o LDGCB, com frequência de 16,7%, o que é uma taxa bem maior do que a reportada na população europeia. Já os LAOs têm como subtipo mais frequente o linfoma MALT, cuja participação varia de 35% a 82% em países Ocidentais e 70% a 98% nos Orientais, seguido pelo linfoma folicular (4% a 53%), LDGCB (3% a 26%), plasmocitoma (2% a 6%), linfoma linfocítico crônico (4% a 6%), linfoma de células do manto (1% a 18%), linfoma de células T (1% a 7%), linfoma linfoplasmocítico (1% a 24%) e LH (4%). Supõe-se que a maior proporção dos linfomas MALT nos países asiáticos ocorra devido a diferenças raciais que causam um número bem menor de linfomas foliculares, linfoplasmocíticos e LDGCB, porém a real causa dessa diferença ainda é desconhecida.[5,6,7,10,14,16,17,18,19]

Os linfomas podem ocorrer como resultado de um defeito imunorregulador devido a mutações somáticas, as quais resultam na ativação de protoncongenes, fatores de regulação da mitose e diferenciação dos linfócitos em células de memória e plasmócitos, e também por estimulação inflamatória/antigênica crônica, que resultam em resposta linfoproliferativa. Assim, como exemplo do primeiro caso temos os pacientes com imunossupressão primária ou adquirida (pós transplante de órgãos e AIDS) e, no segundo caso, as doenças auto imunes (tireoidite de Hashimoto, síndrome de Sjogren) e os agentes infecciosos, como *Helicobacter pylori* (responsável por mais de 90% dos linfomas MALT gástricos), vírus da Hepatite C, vírus de Epstein-Baar, Chlamydia pscitacci etc.[1,20] Alguns estudos da Áustria, Coréia do Sul e Itália demonstraram um possível papel de antígenos exógenos, como *Chlamydia psittaci*, na patogênese do linfoma MALT dos anexos oculares tanto primário como secundário, porém outras séries, como da Alemanha, Japão e EUA, não conseguiram fazer essa mesma correlação, sugerindo que possa haver uma variação geográfica na distribuição desse microorganismo, o que causa possíveis diferenças em relação a sua significância na patogênese do linfoma MALT dos anexos oculares.[11,21-25] Outra interpretação para a inabilidade de se demonstrar a *Chlamydia pscittaci* pela imunoistoquímica nos linfomas MALT dos anexos oculares é a indicação de um mecanismo tipo bater e correr (*hit and run*), no qual o microorganismo produz uma resposta inflamatória pela sua presença transitória e a inflamação torna-se autosustentada mesmo na ausência do agente. Essa proposta traria um mecanismo patogênico diferente dos LAOs MALT em relação ao linfoma MALT gástrico induzido pelo *Helicobacter pylori* ou na tireoide causada pela tireoidite de Hashimoto, pois nestes dois últimos casos, a inflamação crônica é induzida pela infecção persistente ou autoimunidade.[17]

Os LAOs geralmente apresentam um curso clínico indolente pois seu subtipo mais frequente é o linfoma MALT, o qual se caracteriza, na maioria das vezes, por permanecer localizado nos anexos oculares e ter uma baixa taxa de mortalidade (0% a 16%).[9,13,19]

A apresentação clínica varia de acordo com a localização do linfoma. Na órbita podem apresentar-se como massas indolores com limites bem ou mal definidos e que se moldam ao redor das estruturas orbitárias sem destruí-las (55% a 80% dos casos),[10] além da proptose (45% a 52% dos casos), diplopia (27% dos casos) e alteração da motilidade ocular (16% a 45% dos casos). Caso atinja somente a glândula lacrimal, o tumor será temporal superior (26% dos casos) e haverá uma distopia medial inferior. Nos tumores palpebrais geralmente há ptose palpebral sem proptose (43% dos casos), e edema palpebral (36% dos casos). Os linfomas conjuntivais normalmente são as clássicas lesões de cor salmão/avermelhado tipo "*salmon patch*" nos fórnices e superfície epibulbar (29% dos casos), podendo ser assintomáticas (achados de exame) ou estarem associadas à hiperemia e irritação ocular. Epífora (9% a 24% dos casos) e massa medial inferior (3% dos casos) são observadas geralmente nos linfomas do saco lacrimal. A alteração da motilidade ocular pode ocorrer por edema muscular devido à compressão e amoldamento do tumor, ou, mais raro, pelo linfoma situado dentro do músculo extraocular.[3,7,8,9,20,26]

As manifestações clínicas usualmente consistem pelo crescimento lento e indolor desses tumores, causando um deslocamento das estruturas adjacentes, porém, algumas vezes, por ser agudo, havendo sinais e sintomas semelhantes à inflamação, baixa da acuidade visual (11% dos casos) e/ou perda do campo de visão. A infiltração do globo ocular ou destruição óssea são infrequentes nos LAOs, especialmente no linfoma MALT e, na presença daqueles, suspeita-se de linfomas mais agressivos, como LDGCB ou plasmocitoma, ou transformação do linfoma MALT, sendo que a erosão óssea orbital pode levar à infiltração de estruturas intracranianas e disseminação meníngea (Figuras 76.1 A, B e C, 76.2 A, B e C).[1,9,18,26] A inexistência de sintomas sistêmicos (sintomas B), no momento do exame (febre, perda de peso e/ou sudorese noturna), é comum nas formas localizadas, podendo também estar ausente na sistêmica.[25]

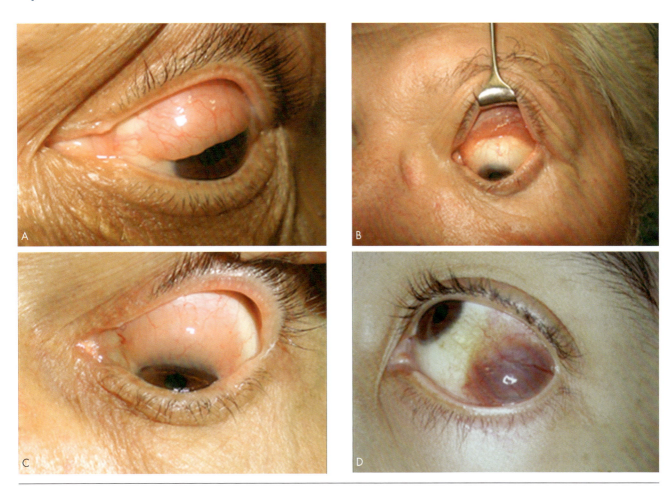

▶ **Figura 76.1** (A) a (D) Lesão conjuntival tipo *"salmon patch"*.

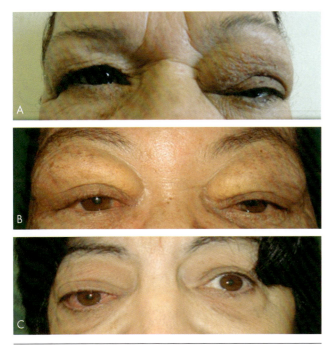

▶ **Figura 76.2** (A) Massa orbital uni ou bilateral, (B) ptose palpebral e (C) proptose.

Para a divisão dos tipos de linfomas, atualmente se utiliza a classificação da Organização Mundial da Saúde (OMS) para os tumores do tecido hematopoiético e linfoide (4ª edição, 2008), mantendo o mesmo princípio da classificação *Revised European-American Classification of Lymphoid Neoplasms* (REAL) de 1994, a qual lista aquelas neoplasias de acordo com parâmetros clínicos, morfológicos, imunofenotípicos e genéticos (Tabela 76.1).[4] As Classificações *REAL* e da OMS não separam esses linfomas com base no seu prognóstico clínico ou grau de diferenciação, assim, utiliza-se também um sistema de prognóstico que, de acordo com aquelas classificações, divide os linfomas em indolentes (baixo grau/risco), agressivos (grau/risco intermediário) e muito agressivos (alto grau/risco), Tabela 76.2.[1]

É importante a solicitação de exame de imagem da órbita, especialmente a Tomografia Computadorizada (TC), durante a avaliação clínica de um paciente com suspeita de linfoma dos anexos oculares, para melhor planejamento cirúrgico, entretanto, o diagnóstico final dos linfomas dos anexos oculares depende principalmente da combinação das informações histopatológicas, imunofenotípicas e genética molecular, realizadas numa amostra tumoral obtida através da biópsia feita pelo oftalmologista, e que tenha tamanho suficiente para permitir uma definição rigorosa do subtipo do linfoma pelo patologista. A TC, em geral, demonstra uma massa moldando as estruturas da órbita, sem erosão óssea, exceto no LDGCB e no plasmocitoma (Figura 76.3 A e B).[1,27,28]

Após o diagnóstico do linfoma dos anexos oculares, o paciente precisará ser submetido a um estadiamento para avaliar a possibilidade de ter linfoma sistêmico concomitante, conforme Tabela 76.3.[1,15,29]

Com essa avaliação, o LNH pode ser classificado de acordo com o estadiamento de Ann Harbor, conforme Tabela 76.4 e Figura 76.4. Os linfomas dos anexos oculares sempre serão tipo E, pois são extranodais. A diferença é se será localizado (tipo IE e IIE) ou sistêmico (IIIE e IV).[1,15,29]

TABELA 76.1 Classificação da OMS para tumores do tecido hematopoiético e linfoide.

Neoplasias de células linfoides precursoras

- Leucemia/linfoma linfoblástico B
  - Leucemia/linfoma linfoblástico B, SOE
  - Leucemia/linfoma linfoblástico B, com anormalidades genéticas recorrentes
  - Leucemia/linfoma linfoblástico B com t(9;22)(q34;q11.2); BCR-ABL1
  - Leucemia/linfoma linfoblástico B com t(v;11q23); MLL rearranjado
  - Leucemia/linfoma linfoblástico B com t(12;21) (p13;q22); TEL-AML1(ETV6-RUNX1)
- Leucemia/linfoma linfoblástico B com hiperdiploidia
- Leucemia/linfoma linfoblástico B com hipodiploidia
- Leucemia/linfoma linfoblástico B com t(5;14)(q31;q32); IL3/IGH
- Leucemia/linfoma linfoblástico B com t(1;19)(q23;p13.3); E2A-PBX1 (TCF3-PBX1)
- Leucemia/linfoma linfoblástico T

Neoplasias de células linfoides B maduras

- Leucemia linfoide crônica/linfoma linfocítico
- Leucemia prolinfocítica B
- Linfoma B da zona marginal esplênica
- Tricoleucemia
- Linfoma/leucemia esplênico de células B, inclassificável
  - Linfoma esplênico difuso da polpa vermelha, de linfócitos B pequenos
  - Tricoleucemia variante
- Linfoma linfoplasmocítico
  - Macroglobulinemia de Waldeström
- Doenças da cadeia pesada
  - Doença da cadeia pesada alfa
  - Doença da cadeia pesada gama
  - Doença da cadeia pesada mu
- Mieloma múltiplo (MM)
- Plasmocitoma solitário do osso
- Plasmocitoma extraósseo
- Linfoma da zona marginal extranodal do tecido linfóide associado à mucosa (Linfoma MALT)
- Linfoma da zona marginal nodal
  - Linfoma da zona marginal nodal pediátrico
  - Linfoma folicular pediátrico
- Linfoma centrofolicular primário da pele
- Linfoma de células do manto
- Linfoma difuso de grandes células B, SOE
  - Linfoma de grandes células B rico em células T e histiócitos
  - Linfoma difuso de grandes células B do sistema nervoso central
  - Linfoma difuso de grandes células B da pele, tipo "da perna"
  - Linfoma difuso de grandes células B EBV-positivo do idoso
- Linfoma difuso de grandes células B associado à inflamação crônica
- Granulomatose linfomatoide
- Linfoma de grandes células B do mediastino (tímico)
- Linfoma de grandes células B intravascular
- Linfoma de grandes células B ALK-positivo
- Linfoma plasmoblástico
- Linfoma de grandes células B com origem na D. de Castleman multicêntrica associada ao HHV-8
- Linfoma primário de efusões
- Linfoma de Burkitt
- Linfoma de células B inclassificável, com características intermediárias entre o LDGCB e o Linfoma de Burkitt
- Linfoma de células B inclassificável, com características intermediárias entre o LDGCB e o Linfoma de Hodgkin

Neoplasias de células T e NK maduras

- Leucemia prolinfocítica de células T
- Leucemia linfocítica de células T granulares grandes
  - Doença linfoproliferativa crônica de células NK
- Leucemia agressiva de células NK
- Doença linfoproliferativa sistêmica de células T EBV+ da pediátrica
- Linfoma Hydroa vacciniforme símile
- Leucemia/linfoma de células T do adulto
- Linfoma de células NK/T, tipo nasal
- Linfoma de células T associado à enteropatia
- Linfoma de células T hepatoesplênico
- Linfoma de células T subcutâneo paniculite-símile
- Síndrome de Sézary
- Doenças linfoproliferativas de células T CD30 positivas primárias da pele
  - Papulose linfomatoide
  - Linfoma de grandes células anaplásicas primário da pele
- Linfoma de células T gama-delta primário da pele
- Linfoma agressivo de células T citotóxicas CD8 positivas, epidermotrópico primário da pele
- Linfoma de células T pequenas/médias CD4 positivas, primário da pele
- Linfoma de células T periféricas, SOE
- Linfoma de células T angioimunoblástico
- Linfoma de grandes células anaplásicas, ALK positivo
- Linfoma de grandes células anaplásicas, ALK negativo

Linfoma de Hodgkin

- Linfoma de Hodgkin, predominância linfocítica nodular (LH-PLN)
- Linfoma de Hodgkin clássico (LH-C)
  - Linfoma de Hodgkin clássico, esclerose nodular (LHC-EN)
- Linfoma de Hodgkin clássico, rico em linfócitos (LHC-RL)
- Linfoma de Hodgkin clássico, celularidade mista (LHC-CM)
- Linfoma de Hodgkin clássico, depleção linfocitária (LHC-DL)

TABELA 76.2 Classificação de acordo com prognóstico clínico.

Grau do tumor	Tipos de linfoma
Baixo (linfomas indolentes)	Linfoma linfocítico/leucemia linfóide crônica (LLC/LL) Linfoma linfoplasmocítico/ magroglobulinemia de Waldestrom Tricoleucemia Linfoma B da zona marginal esplênica Linfoma MALT extranodal Linfoma da zona marginal nodal Linfoma folicular grau I e grau II Leucemia linfocítica de células T e células NK granulares grandes Micose fungoide Síndrome de Sézary
Intermediário (linfomas agressivos)	Leucemia prolinfocítica B Plasmocitoma/Mieloma múltiplo Linfoma de células do manto Linfoma folicular grau III Linfoma difuso de grandes células B Linfoma de grandes células B do mediastino (tímico) primário Leucemia prolinfocíticca de células T Linfoma de células T periféricas Linfoma de células T angioimunblástico Linfoma de células T associado à enteropatia Linfoma de grandes células anaplásicas
Alto (linfomas muito agressivos)	Leucemia/linfoma linfoblástico B (precursora) Linfoma de Burkitt Leucemia/linfoma linfoblástico T (precursora) Leucemia/linfoma de células T do adulto

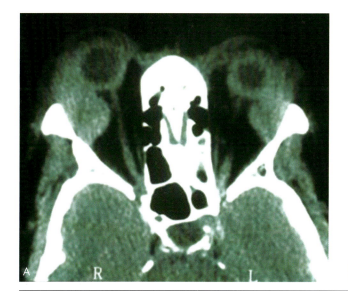 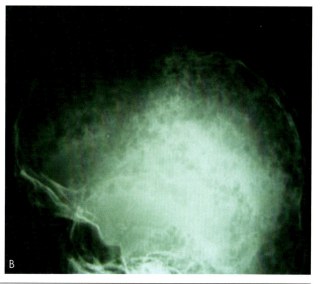

▶ **Figura 76.3** (**A**) TC órbita com tumor moldando estruturas da orbitárias sem erosão óssea; (**B**) – Raio X crânico com lesões osteolíticas tipo sal e pimenta no plasmocitoma/mieloma múltiplo.

TABELA 76.3 Avaliação de estadiamento para linfoma não Hodgkin.

- Exame físico
- Documentação de sintomas B
- Avaliação laboratorial: HMG completo, exame de função hepática, ácido úrico, cálcio, eletroforese de proteína sérica, beta 2-microglobulina sérica
- Raio X de tórax
- TC de abdome, pelve, tórax e crânio/órbita
- Biópsia de medula óssea
- Punção lombar no linfoma linfoblástico, de Burkitt e difuso de grandes células B com biópsia de medula positiva
- Cintilografia com gálio ou PET

TABELA 76.4 Estadiamento (Ann Harbor).

I: envolvimento de uma cadeia linfonodal ou de um local extranodal (E).
II: envolvimento de 2 ou mais cadeias linfonodais do mesmo lado do diafragma; ou envolvimento localizado de local extranodal (E) e um ou mais cadeias linfonodais do mesmo lado do diafragma.
III: regiões nodais em ambos os lados do diafragma IE: envolvimento de um órgão ou sítio extranodal IIE: um sítio ou órgão extranodal em adição aos critérios para estádio II IIIE: um sítio ou órgão extranodal em adição aos critérios para estádio III IIIS: baço em adição aos critérios para estádio III IIISE: baço e um sítio ou órgão extranodal em adição aos critérios para estádio III
IV: envolvimento difuso ou disseminado de um ou mais locais extranodais com ou sem associação de comprometimento das cadeias linfonodais. Acometimento da medula óssea sempre indica estádio IV.
A: sem sintomas constitucionais
B: com sintomas constitucionais (febre e/ou sudorese noturna e/ou emagrecimento de 10% do peso habitual em um período de seis meses)

O tratamento dos linfomas dos anexos oculares pode ser feito por:

- Acompanhamento clínico-laboratorial nos LAOS indolentes, localizados e assintomáticos, especialmente o tipo MALT, em pacientes idosos ou com severas comorbidades ou nos casos onde houve ressecção completa da lesão, como na conjuntiva (*salmon patch*); caso haja progressão posterior da doença, pode-se instituir um tratamento complementar, como radioterapia (Rt) ou quimioterapia (Qt).[7,10,20,30]
- A Rt é a terapêutica de escolha para a grande maioria dos LAOs, especialmente os casos primários, localizados e os indolentes/baixo grau. Pode ser empregada também como tratamento adjuvante à Qt, dependendo do grau de resolução alcançada por esta. Alguns estudos recomendam doses mais altas (entre 36 Gy e 40 Gy) para linfomas de grau intermediário e alto em relação aos de baixo grau (em geral entre 30 Gy e 36 Gy);[9,30]
- A Qt normalmente é indicada a depender do tipo histológico e do estadiamento, em geral não sendo uma abordagem única. Pode ser composta por um agente único como clorambucil ou fludarabina para linfomas de baixo grau, ou regime combinado como ciclofosfamida, doxorrubicina, vincristina e prednisona (CHOP) para linfomas de alto grau.[9,30] e/ou
- A exérese cirúrgica, que é o primeiro passo na conduta dos LAOs, é realizada pelo oftalmologista e consiste na excisão o mais completa possível da lesão, particularmente nos tumores conjuntivais e da glândula lacrimal (neste último caso por serem lesões encapsuladas), tentando não danificar as estruturas adjacentes, e, assim, retirar material suficiente para boa avaliação pelo patologista a fim de determinar o diagnóstico histopatológico. Pode ter um uso isolado em lesões exclusivamente na conjuntiva ou órbita, mas se deve evitar essa opção pois, em geral, não é um terapia curativa devido à dificuldade de ressecção completa com preservação da função e alto risco de recidiva local, além da possibilidade de haver múltiplas lesões conjuntivais ou em outros anexos oculares ainda não detectáveis clinicamente ou microinfiltração do linfoma no tecido ao redor do tumor, também levando a um maior risco de recidiva do tumor. Deve-se evitar a citologia aspirativa pois a morfologia da lesão fica incapaz de ser avaliada corretamente, levando a um alto índice de lesões linfóides indeterminadas.[7,9,12] (Figura 76.5).

Capítulo 76

Linfomas dos Anexos Oculares

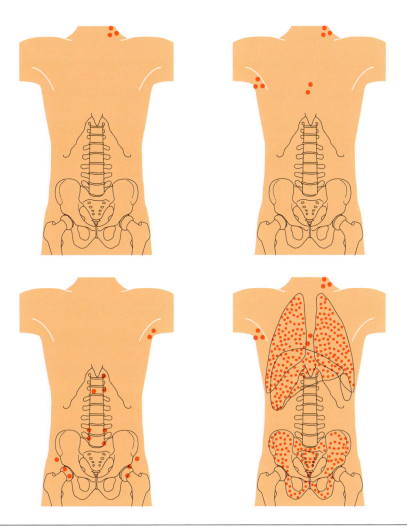

▶ **Figura 76.4** Estadiamento Ann Harbor.

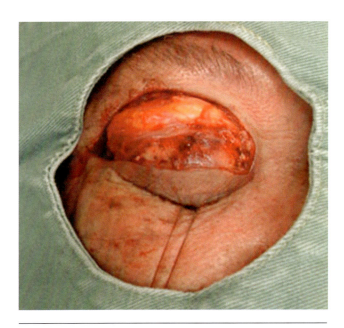

▶ **Figura 76.5** Exérese do tumor.

Em alguns poucos casos pode ser indicado o uso de outras modalidades terapêuticas, como anticorpos monoclonais, antibioticoterapia anti-*C. psittaci* e transplante de medula óssea. O Rituximabe é um anticorpo monoclonal anti-CD20, e seu uso é baseado no fato de que antígenos CD20 são expressados por todas as células B e por mais de 90% dos LAOs. É muito utilizado, sozinho ou em combinação com Qt, no tratamento dos LNH B, e induz uma taxa de resposta de 42% a 70% nos linfomas MALT recidivados.[9,30]

A antibioticoterapia anti-*C. psittaci* (doxiciclina) é uma nova conduta terapêutica para LAO, particularmente para o LNH conjuntival, e se baseia em estudos que demonstraram uma associação entre a *C. psittaci* e o linfoma MALT dos anexos oculares (79% e 89%) e melhora da taxa de resposta com erradicação dessa bactéria com doxiciclina. Entretanto, alguns trabalhos não encontraram efetividade no tratamento com antibiótico em LAOs MALT ou tiveram baixa prevalência da *C. psittaci* nos linfomas dos anexos oculares.[11,23,24,31]

O seguimento a longo prazo pelo hematologista/oncologista (pelo menos cinco anos) dos pacientes com linfomas dos anexos oculares, mesmo os tipos indolentes como o MALT, é importante devido ao risco de ocorrer comprometimento sistêmico pelo linfoma ou no anexo ocular contralateral subsequente, mesmo nos casos isolados nos anexos oculares e após a Rt e Qt. Esse mesmo acompanhamento também deve ser feito com o oftalmologista depois o diagnóstico do LAO para avaliação de possíveis sequelas funcionais causadas pelo próprio linfoma ou pós-cirurgia, além do período após a Rt devido à possibilidade de ocorrer efeitos colaterais oftalmológicos precoces ou tardios, como olho seco, triquíase, estenose do ponto lacrimal, catarata e retinopatia.[13]

REFERÊNCIAS BIBLIOGRÁFICAS

1. Konrad H, Clark BJ, Rose GE. Lymphocytic, plasmacytic, histiocytic, and hematopoietic tumors of the orbit. In: Duane's Ophthalmology. Philadelphia: Lippincott Williams & Wilkins, 2006.
2. Coupland SE, Damato B. Lymphomas involving the eye and the ocular adnexa. Curr Opin Ophthalmol. 2006;17:523-31.
3. Garcia MM, Azevedo AFF, Argolo DEC. Linfoma em cabeça e pescoço: várias faces de um tumor. Rev Imagem. 2008;30(3):103-11.
4. Zerbini MCN, Soares FA, Morais JC, Vassallo J, Velloso EDRP, Chaufaille MLLF, et al. Classificação dos tumores hematopoéticos e linfoides de acordo com a OMS: padronização da nomenclatura em língua portuguesa. 4.ed. J Bras Patol Med Laborat. 2011;47(6):643-8.
5. Zucca E, Roggero E, Bertoni F, Conconi A, Cavalli F. Primary extranodal non-Hodgkin's lymphomas. Part 2: Head and neck, central nervous system and other less commom sites. Ann Oncol. 1999;10:1023-33.
6. Coupland SE, Krause L, Delecluse HJ, Anagnostopoulos I, Foss HD, Hummel M, et al. Lymphoproliferative lesions of the ocular adnexa. Analysis of 112 cases. Ophthalmology. 1998;105(8):1430-40.
7. Sullivan TJ, Whitehead K, Williamson R, Grimes D, Schlect D, Brown I, et al. Lymphoproliferative disease of the ocular adnexa: A clinical and pathologic study with statistical analysis of 69 patients. Ophthal Plast Reconstr Surg. 2005;21(3):177-88.
8. Knowles DM, Jakobiec FA, McNally L, Burke JS. Lymphoid hyperplasia and malignant lymphoma occurring in the ocular adnexa (orbit, conjunctiva and eyelids): A prospective multiparametric analysis of 108 cases during 1977 to 1987. Hum Pathol. 1990;21(9):959-73.
9. Mckelvie PA. Ocular adnexal lymphoma: a review. Adv Anat Pathol. 2010;17(4):251-61.
10. Mannami T, Yoshino T, Oshima K, Takase S, Kondo E, Ohara N, et al. Clinical, histopathological, and immunogenetic analysis of ocular adnexal lymphoproliferative disorders: characterization of MALT lymphoma and reactive lymphoid hyperplasia. Mod Pathol. 2001;14(7):641-9.
11. Rosado MF, Byrne Jr GE, Ding F, Fields KA, Ruiz P, Dubovy SR, et al. Ocular adnexal lymphoma: a clinicopathologic study of a large cohort of patients with no evidence for an association with Chlamydia psittaci. Blood. 2006;107(2):467-72.
12. Lee J-L, Kim M-K, Lee KH, Hyun MS, Chung HS, Kim DS et al. Extranodal marginal zone B-cell lymphomas of mucosa-associated lymphoid tissue-type of the orbit and ocular adnexa. Ann Hematol. 2005;84:13-8.
13. Ahmed S, Shahid RK, Sison CP, Fuchs A, Mehrotra B. Orbital lymphomas: a clinicopathologic study of a rare disease. Am J Med Sci. 2006;331(2):79-83.
14. A clinical evaluation of the International Lymphoma Study Group classification of Non-Hodgkin's lymphoma. The Non-Hodgkin's Lymphoma Classification Project. Blood. 1997;89(11):3909-18.
15. Makepeace AR, Fermont DC, Bennett MH. Primary non-Hodgkin's lymphoma of the orbit. J R Soc Med. 1988;81:640-2.
16. Oh D-E, Kim Y-D. Lymphoproliferative diseases of the ocular adnexa in Korea. Arch Ophthalmol. 2007;125(12):1668-73.
17. Lagoo AS, Haggerty C, Kim Y, Hammons M, Neufeld K, Redher C, et al. Morphologic features of 115 lymphomas of the orbit and ocular adnexa categorized according to the World Heath Organization Classification. Arch Pathol Lab Med. 2008;132:1405-16.
18. Jakobiec FA. Ocular adnexal Lymhoid: progress in need of clarification. Am J Ophthalmol. 2008;145(6):941-50.
19. Cho EY, Han JJ, Ree HJ, Ko YH, Kang Y-K, Ahn HS, et al. Clinicopathologic analysis of ocular adnexal lymphomas: extranodal marginal zone B-cell lymphoma constitues the vast majority of ocular lymphomas among Koreans and affects yonger patients. Am J Hematol. 2003;73:87-96.
20. Verma V, Shen D, Sieving PC, Chan C-C. The role of infectious agentes in the etiology of ocular adnexal neoplasia. Surv Ophthalmol. 2008;53(4):312-31.
21. Aigelsreiter A, et al. Association between Chlamydia psittaci infection and extranodal zona B-cell lymphoma of mucosa associated lymphoid tissue (MALT)-lymphomas. J Clin Oncol. 2006;24(18S):7568.
22. Ferreri AJ, Guidoboni M, Ponzoni M, De Conciliis C, Dell'Oro S, Fleischhauer K, et al. Evidence for an association between Chlamydia psittaci and ocular adnexal lymphomas. J Natl Cancer Inst. 2004;96(8):586-94.
23. Yoo C, Ryu M-H, Huh J, Park JH, Kang HJ, Ahn HS, et al. Chlamydia psittaci Infection and clinico-pathologic analysis of ocular adnexal lymphomas in Korea. Am J Hematol. 2007;82:821-3.
24. Daibata M, Nemoto Y, Togitani K, Fukushima A, Ueno H, Ouchi K, et al. Abscence of Chlamydia psittaci in ocular adnexal lymphoma from Japanese patients. Br J Haematol. 2006;132(5):651-2.
25. Ponzoni M, Govi S, Licata G, Mappa S, Resti AG, Politi LS, et al. A reappraisal of the diagnostic and therapeutic management of uncommon histologies of primary ocular adnexal lymphoma. Oncologist. 2013;18:876-84.
26. White WL, Ferry JA, Harris NL, Grove Jr AS. Ocular adnexal lymphoma. A clinicopathologic study with identification of lymphomas of mucosa-associated lymphoid tissue type. Ophthalmology. 1995;102(12):1994-2006.
27. Swerdlow SH, Campo E, Harris NL, Jaffe ES, Pileri SA, Stein H, et al. WHO Classification of Tumours of Haematopoietic and Lymphoid Tissues. 4.ed. Lyon: IARC Press, 2008. p.194-334.

28. Cockerham GC, Kakobiec FA. Lymphoproliferative Disorders of the Ocular Adnexa. Int Ophthalmol Clin. 1997;37(4):39-59.
29. Carbone PP, Kaplan HS, Musshoff K, Smithers DW, Tubiana M. Report of the Committee on Hodgkin's Disease Staging Classification. Cancer Res. 1971;31:1860-1.
30. Cohen VML. Treatment options for ocular adnexal lymphoma (OAL). Clin Ophthalmol. 2009;3:689-92.
31. Grunberger B, Hauff W, Lukas J, Wohrer S, Zielinski C C, Streubel B, et al. "Blind" antibiotic treatment targeting Chlamydia is not effective in patients with MALT lymphoma of the ocular adnexa. Ann Oncol. 2006;17(3):484-7.

capítulo 77

Patricia Gomes Martins de Sousa • Aline Pimentel de Miranda

Tumores da Glândula Lacrimal

A glândula lacrimal é uma glândula écrina, bilobulada, localizada na órbita superotemporal. O lobo orbital é maior do que o lobo palpebral, que são divididos pelo corno lateral da aponeurose do músculo levantador da pálpebra. Somente o lobo palpebral pode ser visualizado no fórnice superior, com a eversão da pálpebra. Por este motivo, doenças que afetam somente o lobo orbital podem ter manifestação tardia (Figura 77.1).

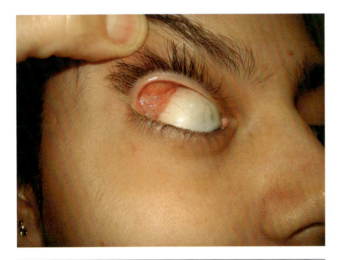

▶ **Figura 77.1** Porção palpebral da glândula lacrimal.

Lesões em massa da glândula lacrimal podem ser classificadas em subtipos inflamatório e neoplásico. Etiologias inflamatórias são as mais comuns e incluem dacrioadenite, sarcoidose e pseudotumor inflamatório, respondendo bem a medicações anti-inflamatórias.

TUMORES EPITELIAIS DA GLÂNDULA LACRIMAL

A maioria das lesões neoplásicas é de origem epitelial; aproximadamente 50% é benigna e 50% maligna.

- **Lesões neoplásicas benignas** incluem adenomas pleomórficos (tumores benignos de células mistas), hiperplasia linfoide reativa benigna, e oncocitomas. Essas lesões têm crescimento lento, comumente encontradas em adultos na quarta e quinta décadas de vida. O **adenoma pleomórfico** é o tumor epitelial mais comum da glândula lacrimal. É um tumor de progressão lenta, com sintomas presentes por mais de 12 meses. Manifesta-se com deslocamento progressivo inferomedial, e proptose axial (Figura 77.2). Uma massa firme, de consistência borrachenta e indolor, que pode ser palpada, causando tumefação na região da pálpebra superior e na órbita superotemporal. À tomografia computadorizada, lesões epiteliais benignas aparecem bem delimitadas, pseudoencapsuladas na fossa superotemporal, com expansão e remodelamento da fossa lacrimal sem invasão ou erosão óssea (Figura 77.3).

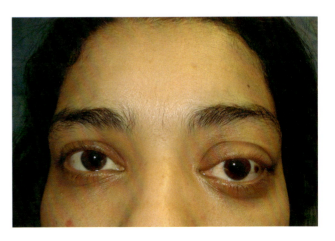

▶ **Figura 77.2** Tumor glândula lacrimal esquerda.

Compêndio de Oftalmologia Geral – Guia Prático

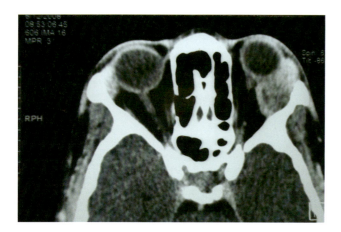

▶ **Figura 77.3** Tomografia computadorizada adenoma pleomórfico.

- **Lesões neoplásicas malignas** incluem o carcinoma adenoide cístico, adenocarcinoma, carcinoma de células escamosas, carcinoma mucoepidermoide, e linfomas malignos.
- **Carcinoma adenoide cístico** é o tumor maligno mais comum da glândula lacrimal, representando 50% dos tumores malignos e 25% de todos os tumores da glândula lacrimal. Na maioria dos casos apresenta-se na terceira década de vida, com o segundo pico bimodal na adolescência. Essas lesões têm progressão rápida, caracteristicamente com proptose subaguda e perda sensorial temporal na trajetória do nervo lacrimal em um terço dos pacientes. Dor é observada em lesões inflamatórias, mas carcinomas adenoides císticos ou outras malignidades também podem cursar com comprometimento ósseo ou perineural gerando dor intensa. Diplopia e acuidade visual diminuída também são observados em lesões de rápida progressão. Deslocamento ocular com ou sem proptose é a apresentação mais comum das lesões malignas (75% dos casos), caracteristicamente não axial, com distopia inferomedial (Figura 77.4). Lesões malignas aparecem

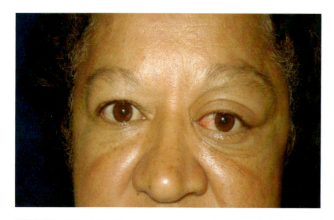

▶ **Figura 77.4** Tumor glândula lacrimal esquerda.

na tomografia computadorizada como massas irregulares, com erosão óssea (70%) e, ocasionalmente, calcificação (20%) (Figura 77.5).

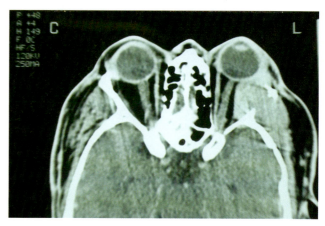

▶ **Figura 77.5** Tumor maligno de glândula lacrimal-observar destruição óssea.

Contorno em forma de S da pálpebra superior é comum, mas não é específica de um tipo de tumor. Achados menos comuns incluem restrição da motilidade ocular, aumento da pressão intraocular, e pregas coriorretinianas.

A maioria das tumefações sem sinais inflamatórios representa processos linfoproliferativos. Processos linfoproliferativos apresentam forma excêntrica com realce de contraste. Radioterapia é o tratamento principal para lesões linfoides. De 20% a 30% dos pacientes com linfoma da glândula lacrimal desenvolvem linfoma sistêmico. A incidência aumenta quando a apresentação inicial é com envolvimento bilateral. Uma vez identificado, o linfoma deve ser tratado segundo o estadiamento, e o paciente acompanhado por equipe multidisciplinar.

Tratando-se de condição rara, neoplasias malignas da glândula lacrimal representam 2% de todas as neoplasias da órbita, e neoplasias epiteliais representam apenas 4% de todas as lesões da glândula lacrimal. Pacientes com tumores da glândula lacrimal, especialmente as malignas, devem ter longo acompanhamento para que o tratamento seja considerado bem-sucedido. A taxa de mortalidade em 15 anos se aproxima de 75%.

O **tratamento** pode ser dividido em duas grandes categorias, com base na duração dos sintomas, na avaliação clínica e nas características radiográficas da lesão. Lesões consideradas benignas têm a excisão cirúrgica como tratamento, com orbitotomia lateral e remoção intracapsular de todo o tecido tumoral. Biópsias incisionais são contraindicadas porque estudos mostram que excisões incompletas frequentemente levam a recorrências e a transformação maligna. Lesões dolorosas de curta duração, com envolvimento ósseo, sugerem malignidade. O tratamento clássico consiste de exenteração radical, com excisão do osso frontal, maxilar e fossa temporal (devido à natureza infiltrativa difusa e tendência à invasão perineural). Remoção completa seguida de radioterapia geram menor sobrevida a longo prazo do que a exenteração radical, porém com menor morbidade.

Quanto ao prognóstico, adenomas pleomórficos podem sofrer transformação maligna (10% em 20 anos, e 20% em 30 anos), associados a recorrências múltiplas para lesões submetidas a biópsias incisionais ou remoção incompleta do tumor primário, denominados carcinomas ex-adenoma pleomórfico. Acompanhamento anual é sugerido para monitorar os efeitos do tratamento e observar recorrência ou envolvimento sistêmico. Adenocarcinomas adenoide císticos têm prognóstico pobre devido à extensão óssea e infiltração perineural. Esses pacientes têm uma taxa de mortalidade de 50% em cinco anos, e 75% em 15 anos. O óbito é geralmente causado por invasão intracraniana ou metástase pulmonar.

REFERÊNCIAS CONSULTADAS

1. Ahmad SM, Esmaeli B, Williams M, Nguyen J, Fay A, Woog J. American Joint Committee on Cancer classifi-cation predicts outcome of patients with lacrimal gland adenoid cystic carcinoma. Ophthalmology. 2009;116(6):1210-5.
2. Esmaeli B, Ahmadi MA, Youssef A, Diba R, Amato M, Myers JN, et al. Outcomes in patients with adenoid cystic carcinoma of the lacrimal gland. Ophthal Plast Reconstr Surg. 2004;20(1):22-6.
3. Farmer JP, Lamba M, Lamba WR, Jordan DR, Gilberg S, Sengar DP, et al. Lymphoproliferative lesions of the lacrimal gland: clinicopathological, immunohistochemical and molecular genetic analysis. Can J Oph-thalmol. 2005;40(2):151-60.
4. Jenkins C, Rose GE, Bunce C, Cree I, Norton A, Plowman PN, et al. Clinical features associated with survival of patients with lymphoma of the ocular adnexa. Eye (Lond). 2003;17(7):809-20.
5. Rasmussen P, Ralfkiaer E, Prause JU, Sjö LD, Siersma VD, Heegaard S. Malignant lymphoma of the lacrimal gland: a nation-based study. Arch Ophthalmol. 2011;129(10):1275-80.
6. Snaathorst J, Sewnaik A, Paridaens D, de Krijger RR, van der Meij EH. Primary epithelial tu-mors of the lacrimal gland; a retrospective analysis of 22 patients. Int J Oral Maxillofac Surg. 2009;38(7):751-7.
7. Tse DT, Benedetto P, Dubovy S, Schiffman JC, Feuer WJ. Clinical analysis of the effect of intraarterial cytoreductive chemotherapy in the treatment of lacrimal gland adenoid cystic carcinoma. Am J Oph-thalmol. 2006;141(1):44-53.

capítulo 78

Aline Pimentel de Miranda • Watfa de Oliveira Faneco

Glioma de Nervo Óptico

O glioma de nervo óptico é um tumor benigno e raro, de origem glial, do tipo astrocitoma pilocítico, com baixo potencial biológico de crescimento, considerado por alguns autores como tendo comportamento mais semelhante ao dos hamartomas do que ao das lesões neoplásicas. Representa de 1,5% a 3,5% de todos os tumores orbitários. Ocorre preponderantemente na infância, principalmente na primeira década de vida, e apresenta associação com a neurofibromatose tipo I (Figura 78.1), variando de 10% a 70%, dependendo do estudo, sendo que a apresentação bilateral do tumor é patognomônica da síndrome de Von Recklinghausen.

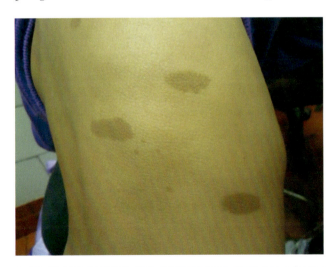

▶ **Figura 78.1** Manchas café com leite.

Apenas 15% dos pacientes com neurofibromatose desenvolvem glioma de nervo óptico, e nesses casos a neoplasia apresenta um comportamento biológico diferente: nos pacientes com neurofibromatose o tumor prolifera e invade o espaço subaracnoide, mas não invade a dura-máter; já nos pacientes sem neurofibromatose o tumor tende a expandir-se dentro do nervo óptico.

Em torno de 1/4 dos gliomas acomete apenas um dos nervos ópticos; os 3/4 restantes podem atingir os dois nervos: o quiasma óptico e o trato óptico.

QUADRO CLÍNICO

O principal sintoma do glioma de nervo óptico é a baixa da acuidade visual, presente em quase 90% dos casos, podendo haver também defeito pupilar aferente, palidez papilar, edema e atrofia de papila, dobras de coroide, nistagmo, estrabismo e proptose axial. Se houver acometimento intracraniano pode ocorrer hipertensão intracraniana e diminuição da função do hipotálamo e da hipófise. Em geral, não há dor e a progressão dos sintomas é gradual.

HISTOPATOLOGIA

Entre os achados histopatológicos podemos citar a hiperplasia aracnoide, as fibras de Rosenthal, a proliferação de astrócitos pilocíticos estrelados do tipo astrocitoma pilocítico juvenil, com espaços microcísticos e acúmulo de ácido mucopolissacarídeo.

DIAGNÓSTICO

A neuroimagem em geral é diagnóstica; já a biópsia, na maior parte das vezes, é desnecessária para o diagnóstico. A biópsia pode produzir perda visual adicional, e ao exame histopatológico o glioma pode ser facilmente confundido com o meningioma.

Na Tomografia Computadorizada (TC) observa-se alargamento fusiforme do nervo óptico, margens bem definidas e membrana dural preservada, presença de dobras típicas do nervo e degeneração cística no interior do nervo, vista como áreas de baixa densidade na TC. Na Ressonância Magnética (RNM) nota-se lesão isointensa ou hipotensa em T1 comparada ao nervo normal, e em T2 imagem hiperintensa, sendo que a RNM é melhor que a TC para definir extensão do tumor (Figura 78.2).

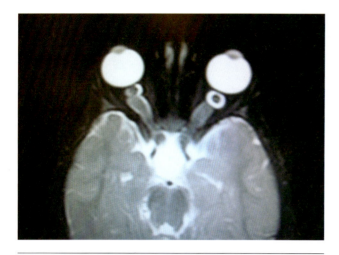

▶ **Figura 78.2** RNM: glioma de nervo óptico bilateral.

TRATAMENTO

O tratamento ainda é controverso, mas o que se preconiza é que seja individualizado para cada paciente. As possibilidades terapêuticas são:

- **Observação clínica com exames de imagem rotineiros:** em casos que o paciente apresente boa visão e tumor restrito à órbita.
- **Excisão cirúrgica:** indicada em caso de tumores com crescimento intraorbital rápido para impedir invasão do quiasma óptico, em casos de ceratite de exposição devido à proptose axial ou por estética inaceitável ou, ainda, na presença de hipertensão intracraniana.
- **Radioterapia e quimioterapia:** são tratamentos controversos, com eficácia ainda não bem comprovada, utilizados em casos que a lesão se estende ao quiasma, ao hipotálamo ou ao nervo óptico contralateral. Parece que a radioterapia pode retardar a progressão da doença, mas os seus efeitos adversos, principalmente nas crianças, limitam seu uso. A quimioterapia, por sua vez, pode auxiliar na estabilização ou redução da taxa de crescimento do tumor, porém aumenta o risco de neoplasias hematológicas.

GLIOMA ÓPTICO MALIGNO (GLIOBLASTOMA)

Tumor raro que ocorre em adultos na meia-idade, preferencialmente do sexo masculino, causando baixa de visão súbita, simulando quadro de neurite óptica, com dor retrobulbar intensa e hemorragia de cabeça de papila. O prognóstico é ruim, apesar do tratamento com radioterapia e quimioterapia.

SCHWANNOMA DE NERVO ÓPTICO

O schwannoma é um tumor benigno, não invasivo, que ocorre em adultos de 20 a 50 anos de idade, e que é derivado das células de Schwann originárias da crista neural, sendo responsável por 1% a 6% dos tumores de órbita. Possui uma história clínica insidiosa, com quadro clínico muito variável, dependendo do nervo que é acometido, do tamanho da lesão e do tempo de evolução da doença. É um tumor bem definido, encapsulado, com crescimento lento e excêntrico proveniente dos nervos periféricos, em geral é solitário e acomete preferencialmente cabeça e pescoço. Pode estar associado à síndrome de Von Recklinghausen. A transformação maligna é rara e ocorre mais em pacientes com neurofibromatose.

Quadro clínico

Caracteriza-se por proptose, edema palpebral, identação do globo, diplopias às versões extremas, flutuação da visão ao movimento lateral do olhar.

Diagnóstico

O diagnóstico é feito pela história clínica e pela RNM. O schwannoma apresenta-se como lesão orbitária retrobulbar isolada e bem definida. Em T1 a imagem é isodensa quando comparada ao cérebro, e em T2 com supressão de gordura a imagem é hiperdensa comparada ao cérebro.

A ultrassonografia também é útil se o tumor estiver no terço anterior da órbita, demonstrando no modo B uma lesão bem delimitada, e no modo A massa com diferenças de densidade, sugerindo dois padrões histológicos distintos.

HISTOPATOLOGIA

Há dois padrões histopatológicos:

- **Antoni A:** núcleos que se dispõem em paliçada. Padrão mais denso.
- **Antoni B:** células multipolares dispersas em matriz mixoide. Padrão mais frouxo.

Tratamento

Os tumores grandes e sintomáticos têm indicação de exérese cirúrgica; como são encapsulados e bem delimitados, geralmente não há grande dificuldade na sua retirada. Podem recorrer mesmo com aparente excisão completa. A malignização é rara.

SCHWANNOMA MALIGNO

Em torno da metade dos schwannomas malignos está relacionada à síndrome de Von Recklinghausen.

Apresenta prognóstico ruim devido ao grande tamanho do tumor no momento do diagnóstico, e o prognóstico é ainda pior quando associado à síndrome de Von Recklinghausen.

O tratamento é a exenteração.

NEUROFIBROMA

O neurofibroma pode ocorrer em três diferentes padrões: na forma isolada, na difusa e na plexiforme. Os três podem fazer parte das diversas manifestações da neurofibromatose, sendo que a forma isolada é a menos associada à neurofibromatose. O neurofibroma consiste da proliferação de células de Schwann e de elementos endoneurais em separação aos axônios do nervo de origem.

O neurofibroma plexiforme é o tumor de nervo periférico da órbita mais comum e complexo, surge em geral na primeira década de vida, o que demonstra sua relação com a neurofibromatose. Em geral, a pele sobrejacente ao tumor mostra-se enrijecida. O neurofibroma plexiforme apresenta-se muito vascularizado e com grande infiltração nos tecidos vizinhos, o que dificulta a sua exérese, embora sua transformação maligna seja rara. Afeta a pálpebra e a região periorbitária, envolvendo musculatura ocular extrínseca, gordura retrobulbar, nervo óptico e ossos orbitários. O tratamento cirúrgico é frustrante, a taxa de recorrência é alta, e é restrita aos casos de ameaça à visão e deformidades estéticas inaceitáveis (Figura 78.3).

O neurofibroma isolado ocorre em pessoas de meia-idade, como massa isolada, sólida, circunscrita e de crescimento lento. O manejo do neurofibroma isolado não implica os mesmos riscos das outras formas de neurofibroma.

O neurofibroma difuso é raro na órbita, e é caracterizado por infiltração da gordura, músculos e tecidos moles, e a sua ressecção é tão difícil como no neurofibroma plexiforme.

REFERÊNCIAS CONSULTADAS

1. AAO. American Academy of Ophthalmology. Orbit Eyelids and Lacrimal System. Singapore, 2011. p.69-76.
2. CBO. Conselho Brasileiro de Oftalmologia. Órbita, Sistema Lacrimal e Plástica. Rio de Janeiro: Série Oftalmologia Brasileira, 2008. p.101-5.
3. CBO. Conselho Brasileiro de Oftalmologia. Òrbita, Sistema Lacrimal e Plástica. Rio de Janeiro: Série Oftalmologia Brasileira, 2008. p.129-31.
4. Rootman J. Diseases of the orbit. A multidisciplinary approach. Philadelphia: Lippincott Williams & Wilkins, 2003.

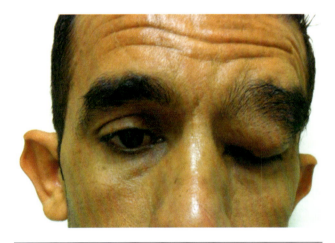

▶ **Figura 78.3** Neurofibroma plexiforme.

capítulo 79

Sylvia Regina Temer Cursino • José Wilson Cursino

Tumores das Pálpebras

INTRODUÇÃO

Os tumores das pálpebras são classificados em benignos ou malignos. Também podem ser classificados em não pigmentados ou pigmentados.

Outra importância dos tumores das pálpebras é quanto à sua localização anatômica. A pálpebra inferior é a mais frequentemente acometida, seguida pela superior, pelo canto interno e, menos frequente, o canto externo.

Deve-se levar em conta a cor da pele dos pacientes com tumores das pálpebras. Os de pele, olhos e cabelos claros são muito mais acometidos. Os pacientes de pele escura têm muito menos tumores de pálpebra.

A idade dos pacientes geralmente é acima dos 45 anos, por terem ficado expostos à radiação solar. São trabalhadores braçais, que não fizeram uso de protetores solares, não usaram camisa de manga comprida, óculos escuros e chapéu ou boné.

A evolução do tumor é de fundamental importância para poder classificá-lo em benigno ou maligno. O benigno tem evolução lenta, e o maligno cresce mais rápido. Apesar de os tumores malignos terem crescimento lento, deve-se ficar atento com os tumores considerados mais agressivos. Estes têm crescimento bem mais rápido (Melanoma, Carcinoma de Glândula Sebácea, Carcinoma de Célula de Merkel, e Sarcoma de Kaposi).

Diante de qualquer tumor maligno das pálpebras, sempre temos de observar e palpar os gânglios cervicais e submandibulares dos pacientes (linfonódulos sentinelas). Sabe-se que os tumores malignos podem apresentar disseminação por esses gânglios. O ideal seria fazer a pesquisa do linfonodo sentinela através de imagem com radioisótopos (medicina nuclear).

QUADRO CLÍNICO

Os tumores das pálpebras apresentam quadro clínico muito rico, que pode variar desde pequena verruga até grandes tumores. No início o paciente não apresenta qualquer queixa, mas, com o passar do tempo e evolução do tumor, o paciente refere: prurido, massa tumoral, lacrimejamento, perda dos cílios (ptilose). A ptilose é um sinal muito importante nos casos de carcinoma de glândula sebácea. Os tumores podem apresentar base ulcerada ou não. Em sua grande maioria são nodulares, e o tamanho vai depender do tempo de evolução da doença, e se é benigno ou maligno. A coloração dos tumores é outro fator que facilita o diagnóstico. Nos tumores pigmentados escuros vamos pensar em melanoma. Naqueles com coloração violácea podemos diagnosticar hemangioma capilar. O sarcoma de Kaposi tem coloração característica (mistura de negro e violáceo), e a grande maioria dos pacientes apresenta tumores na planta dos pés ou na região pré-tibial. Nem sempre referem ser portadores do HIV.

Nos tumores maiores os pacientes vão apresentar sensação de corpo estranho, ollhos vermelhos e, nos casos mais graves, podem ter ceratite, úlcera de córnea e endoftalmite.

Os tumores de pálpebra podem crescer tanto que apresentam ptose palpebral (pálpebra superior) ou ectrópio (pálpebra inferior).

CLASSIFICAÇÃO DOS TUMORES DA PÁLPEBRA

Os tumores da pálpebra são classificados em benignos ou malignos, e também podem ser pigmentados e não Pigmentados.

Tumores benignos

1. Ceratose seborreica.
2. Ceratoacantoma.
3. Nevo de pálpebra.
4. Calázio (Figura 79.1).
5. Papiloma (Figura 79.2).
6. Hemangioma capilar.
7. Lentigo simples.

8. Nevo de Ota.
9. Pilomatrixoma.
10. Granuloma piogênico.
11. Xantelasma.
12. Cisto seroso.

Tumores pré-malignos

1. Ceratose actínica.
2. Nevo atípico.
3. Carcinoma *in situ*.
4. Lentigo maligno (Figura 79.3).

Tumores malignos

1. Carcinoma basocelular (Figuras 79.4 e 79.5).
2. Carcinoma espinocelular (Figura 79.6).
3. Carcinoma de glândula sebácea (Figura 79.7).
4. Melanoma da pálpebra (Figura 79.8).
5. Sarcoma de Kaposi (Figura 79.9).
6. Carcinoma de células de Merkel.

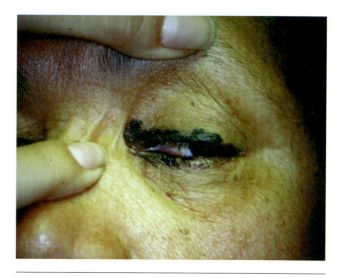

▶ **Figura 79.3** Lentigo maligno.

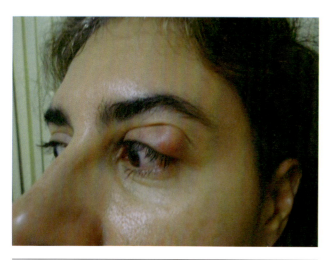

▶ **Figura 79.1** Calázio.

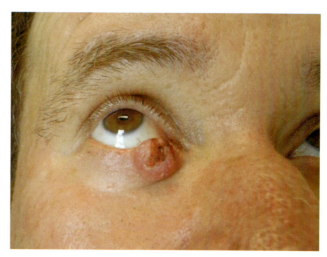

▶ **Figura 79.4** Carcinoma basocelular.

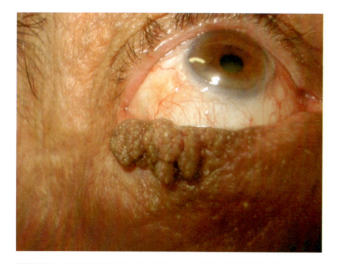

▶ **Figura 79.2** Papiloma.

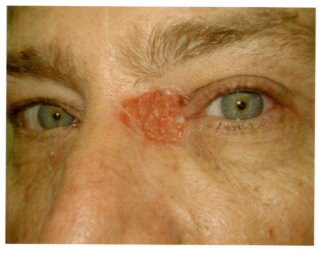

▶ **Figura 79.5** Carcinoma basocelular.

Capítulo 79

Tumores das Pálpebras

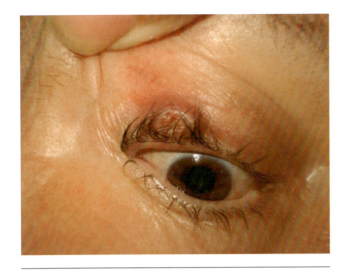

▶ **Figura 79.6** Carcinoma espinocelular.

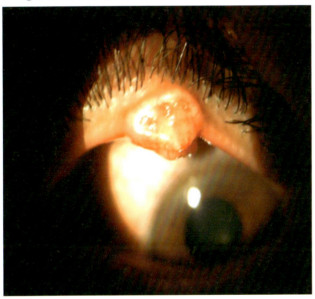

▶ **Figura 79.7** Carcinoma de célula sebácea.

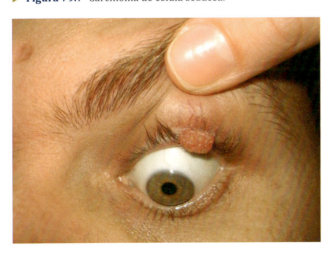

▶ **Figura 79.8** Metástases de melanoma.

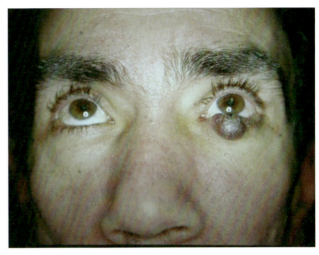

▶ **Figura 79.9** Sarcoma de Kaposi.

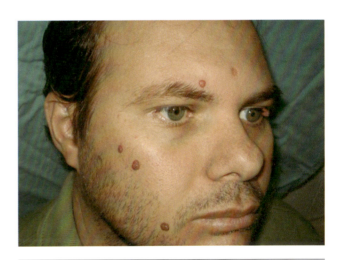

▶ **Figura 79.10** Melanoma de pele.

TRATAMENTO DOS TUMORES DAS PÁLPEBRAS

O tratamento dos tumores das pálpebras vai depender do tamanho, da localização, da profundidade, do tempo de evolução (lento ou rápido), congênito ou não, da idade e do estado geral do paciente. A melhor conduta nos tumores malignos das pálpebras é exérese cirúrgica, com margem de segurança.

Nos tumores menores, superficiais, e não próximos dos cílios podemos usar drogas como o 5 Fluorouracil (Figura 79.12), Imiquimode. Também podem ser usadas crioterapia ou terapia fotodinâmica. O maior inconveniente desses tratamentos é a grande chance de recidiva dos tumores. Essa conduta deve ser aplicada em paciente que não aceita a cirurgia ou tenha idade muito avançada e os familiares têm medo da anestesia local ou da sedação com bloqueio.

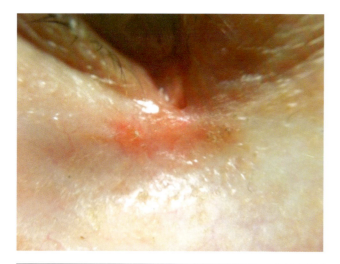

▶ **Figura 79.11** Carcinoma.

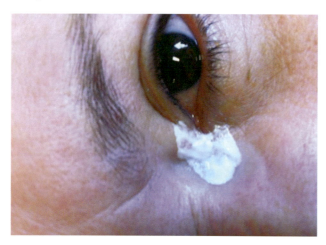

▶ **Figura 79.12** 5 Fluorouracil

A regra básica da exérese dos tumores é o tamanho do tumor e a sua localização (pálpebra superior, inferior, canto interno ou externo).

Tumor de pálpebra inferior

1. Tumor menor que ¼ da pálpebra
   Exérese do tumor e reconstrução pela técnica de Bick (Figura 79.14).
2. Tumor maior que ¼ da pálpebra e menor que 50%
   Exérese do tumor e reconstrução pela técnica de Tenzel.
3. Tumor até 75% da pálpebra
   Exérese do tumor e reconstrução pela técnica de Hughes (Figura 79.15).
4. Tumor maior que 75% da pálpebra
   Exérese do tumor e reconstrução pela técnica de Mustardé.

Tumor de canto interno

1. Aproximação da pele.
2. Enxerto de pele.
3. Retalho frontal.

Tumor da pálpebra superior

1. Técnica de Bick (Figura 79.14).
2. Técnica de Hughes (Figura 79.15).
3. Técnica de Cutler-Beard.

Tumor de canto externo

1. Aproximação direta.
2. Técnica de Tenzel.
3. Enxerto de tarso e rotação de retalho.

TÉCNICA CIRÚRGICA (FIGURAS 79.13 A, B, C, D)

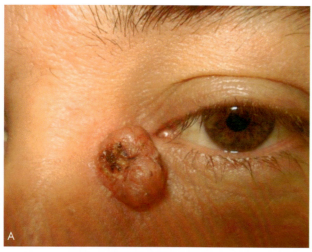
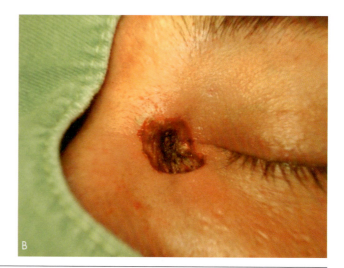

▶ **Figura 79.13** Enxerto de pele retoauricular.

(Continua)

Capítulo 79 Tumores das Pálpebras

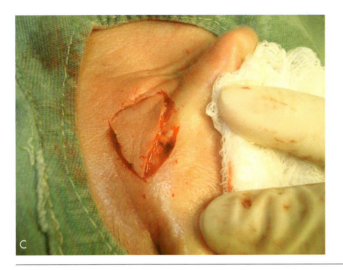
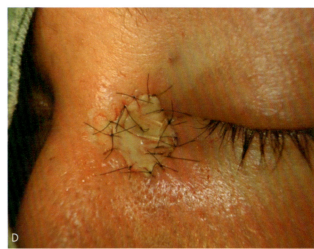

▶ **Figura 79.13** Enxerto de pele retoauricular. (*Continuação*)

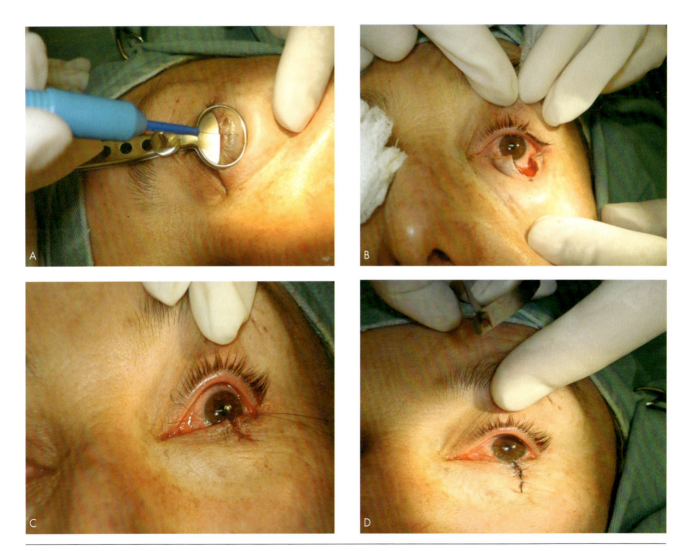

▶ **Figura 79.14** Técnica de Bick.

495

Compêndio de Oftalmologia Geral – Guia Prático

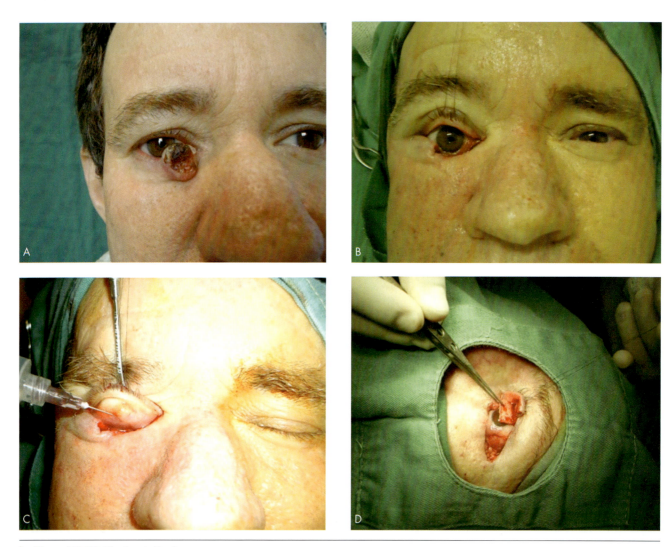

▶ **Figura 79.15** Técnica de Hughes.

REFERÊNCIAS CONSULTADAS

1. Couto Jr AS, Araf D, Matayoshi S. Reconstrução Palpebral. In: Série Oftalmologia Brasileira – Órbi-ta, Sistema Lacrimal e Oculoplástica. Rio de Janeiro: Cultura Médica, 2008. p.347-57.
2. Harris GJ. Atlas of Oculofacial Reconstruction- Principles and Techniques for the Repair of Periocular Defects. Philadelphia: Lippincott Williams & Wilkins, 2009.
3. Levine M. Manual de Cirurgia plástica ocular. Rio de Janeiro: Rio Med, 1994.
4. Singh AD, Damato BE, Pe'er J, Murphree AL, Perry JD. Clinical Ophthalmic Oncolgy. Eyelid Tumors. 2.ed. Phil-adelphia: Saunders Elsevier, 2007. p.59-123.
5. Soares EJC, Mour EM, Gonçalves JOR. Cirurgia Plástica Ocular. São Paulo: Roca, 1997.
6. Tyeres AG, Collin JRO. Colour Atlas of Ophthalmic Plastic Surgery. Eyelid reconstruction. United Kingdom: Butterworth-Heinemann, 1997. p.235-307.

seção 9

Retina

capítulo 80

Leão Gabbay Serruya • Roberta Pereira de Almeida Manzano

Retinopatia Diabética

CONCEITO

O termo Retinopatia Diabética (RD) é utilizado para o conjunto de alterações retinianas causadas pelo Diabetes Melito (DM).[1]

EPIDEMIOLOGIA

Dados recentes da Organização Mundial da Saúde (OMS) demonstram que aproximadamente 347 milhões de indivíduos são portadores de diabetes melito. Dentre estes, 80% reside em países subdesenvolvidos.[2] O aumento dessa concentração nos países em desenvolvimento parece estar relacionado ao crescimento populacional, ao aumento da expectativa de vida, aos hábitos alimentares inadequados, à obesidade e ao sedentarismo.[3]

Segundo dados da Sociedade Brasileira de Diabetes, a prevalência do diabetes melito na população brasileira, com idade eia 30 e 69 anos, é de aproximadamente 7,6%. As capitais com maior prevalência são: São Paulo, Porto Alegre e João Pessoa.[4]

As principais alterações oculares que podem conduzir à cegueira no DM são: retinopatia diabética (70%), catarata, glaucoma e neuroftalmopatia.[3]

A RD constitui a principal complicação do DM e tem causa multifatorial. É a principal causa de cegueira legal em pacientes na idade laboratival (20 a 65 anos) nos países desenvolvidos.[5,6] O risco de cegueira nos diabéticos é 25 vezes maior do que no restante da população.[7] A prevalência da RD é mais alta no diabetes tipo 1 (40%) do que no tipo 2 (20%).[8]

FATORES DE RISCO PARA O DESENVOLVIMENTO DA RETINOPATIA DIABÉTICA

- **Tempo de evolução do diabetes melito**
  É considerado o principal fator de risco. Nos diabéticos usuários de insulina, com até dois anos de evolução, a incidência de RD é de aproximadamente 2%. Após 15 anos de evolução, a RD é encontrada em até 98% dos diabéticos.[3]

- **Controle metabólico**
  A hiperglicemia é considerada o segundo fator de risco mais importante para o desenvolvimento da RD. Quanto pior o controle glicêmico, mais precoce e mais grave é o surgimento da RD.[9-11]

- **Tipo e tratamento do DM**
  Apesar da maior prevalência do diabetes tipo 2 na população geral, os diabéticos tipo 1 apresentam RD com maior precocidade e gravidade dos que o tipo 2.[1,3,8]

- **Hipertensão arterial**
  Níveis elevados da pressão arterial sistólica ou diastólica induzem a uma maior incidência e gravidade de RD. O controle rígido da pressão arterial parece ser fortemente benéfico no controle da maculopatia diabética nos diabéticos tipo 2.[8]

- **Tabagismo**
  Parece ser responsável pela redução do fluxo sanguíneo e piora da autorregulação dos vasos retinianos, levando à hipóxia tecidual e piora da RD.[3,7,10]

- **Gravidez**
  Geralmente é associada com piora progressiva da RD. Os principais motivos são: dificuldade no controle metabólico, alterações hormonais e hemodinâmicas gestacionais.[3,7]

- **Nefropatia**
  Quando a doença renal é severa está relacionada com piora da RD. Por conseguinte, o controle adequado da função renal pode levar à melhora da RD (ex.: transplante renal).[8]
  A proteinúria é considerada mais como indicador de gravidade da doença do que propriamente fator de risco.[3]

- **Fatores oculares**
  Pacientes portadores de glaucoma parecem ter menor prevalência e severidade de RD.[12] Míopes têm menor prevalência de RD[13] e parecem

ter certa proteção para o desenvolvimento da RD proliferativa, porém não para os quadros não proliferativos.[3, 7]

FISIOPATOGENIA

A retinopatia diabética é uma doença multifatorial e o mecanismo exato pelo qual a hiperglicemia crônica causa o desenvolvimento da doença ainda não é completamente conhecido.[1] Os principais fatores implicados são: acúmulo do sorbitol e de produtos da glicação avançada, estresse oxidativo, ativação da proteinoquinase C e inflamação crônica.[1-3,12]

Esses fatores culminam com a lesão e a disfunção do endotélio vascular, acarretando espessamento da membrana basal capilar, perda seletiva dos pericitos capilares, proliferação de células endoteliais e oclusões microvasculares que, por sua vez, induzem a isquemia retiniana e ao aumento da permeabilidade vascular.[8, 12, 14]

A isquemia retiniana, caracterizada pela obliteração dos capilares e má perfusão capilar, leva ao aumento dos níveis de eritropoetina e VEGF (Fator de Crescimento Endotelial Vascular), que induzem à neovascularização da retina e do disco óptico, e complicações como hemorragia vítrea e pré-retiniana.[3, 12, 14]

O aumento da permeabilidade vascular, com consequente extravasamento de fluido, lipoproteínas e sangue, é causado principalmente pela quebra da barreira hematorretiniana interna (gerada pela perda seletiva dos pericitos capilares e formação de microaneurismas) e pela elevação da expressão do VEGF.[1, 12, 14]

Além disso, podem ocorrer distúrbios na barreira hematorretiniana externa, formada pelo Epitélio Pigmentado da Retina (EPR), que controla o influxo de fluido e nutrientes da coriocapilar para o terço avascular externo da retina, potencializando a formação do edema macular, com exsudação de fluido, lipoproteínas e sangue para o espaço intrarretiniano.[15]

O diabetes pode ainda causar danos precoces à retina neurossensorial, através do aumento da apoptose neuronal e do dano metabólico às células de suporte da retina. Esse comprometimento neurorretiniano pode anteceder os danos microvasculares, contrariando a tradicional suposição de que a RD é gerada somente pelas anormalidades microvasculares.[14, 16]

DIAGNÓSTICO

A biomicroscopia de fundo ou fundoscopia (observação do fundo do olho na lâmpada de fenda, com a utilização de lentes condensadoras de 20, 78 e 90 dioptrias) ainda permanece o melhor e mais utilizado método diagnóstico da RD.[3]

A retinografia colorida é utilizada no diagnóstico, estadiamento e seguimento de pacientes com RD (Figura 80.1). Pode detectar e registrar alterações sutis no polo posterior, que podem passar despercebidas à fundoscopia.[17, 18]

A angiografia fluoresceínica revela informações complementares importantes, que nos auxiliam na classificação da retinopatia diabética e no planejamento do tratamento. Algumas das informações mais importantes fornecidas por esse método diagnóstico são: a localização e extensão do vazamento através dos microaneurismas; áreas de isquemia tecidual (áreas de má perfusão e não-perfusão capilar); neovascularização de retina e nervo óptico.[3, 8]

A Tomografia de Coerência Óptica (OCT) é um importante método para diagnosticar o edema macular e para acompanhamento da evolução do edema pós-tratamento com *laser* ou injeções intravítrea (Figura 80.2). A OCT tem a vantagem sobre a biomicroscopia de fundo, de fornecer dados quantitativos objetivos, mesmo nos casos de edema macular precoce, e apresenta alta reprodutibilidade, sensibilidade e especificidade. Os novos aparelhos de OCT de domínio espectral geram detalhes morfológicos com qualidade de imagem comparada a cortes histológicos.[19-21]

A ultrassonografia ocular é utilizada para detectar descolamento tracional da retina, na presença de opacidade de meios, principalmente nos casos de hemorragia vítrea e catarata.[8, 12]

A primeira manifestação clínica da RD são os microaneurismas. Na fundoscopia aparecem como pequenos pontos vermelhos arredondados. Na angiografia aparecem como pontos hiperfluorescentes precoces, podendo apresentar vazamento nas fases tardias do exame. O número de microaneurismas aumenta proporcionalmente com a evolução da RD.[3, 8, 12]

Outro achado frequente no curso da RD é a dilatação venosa difusa, que pode evoluir para ingurgitamento venoso e aumento da tortuosidade vascular. Com a evolução, observam-se as hemorragias intrarretinianas superficiais (em forma de chama de vela) e profundas (puntiformes), que aparecem na angiografia como áreas de hipofluorescência por bloqueio.[3, 8]

Temos, ainda, os exsudatos algodonosos e duros. Os exsudatos algodonosos correspondem a dano isquêmico retiniano em zonas de não perfusão capilar. Fundoscopicamente apresentam-se como manchas esbranquiçadas, com limites imprecisos. Os exsudatos duros são gerados pelo extravasamento de lipoproteínas através dos microaneurismas. Podem estar isolados, agrupados em forma de anel (circinada) ou em forma de estrela macular, têm limites precisos e coloração amarelada. Na angiografia apresentam-se como áreas de hipofluorescência por bloqueio.[3, 8]

Quando áreas isquêmicas retinianas acometem a região macular, são observadas na angiografia como áreas de hipofluorescência por falta de enchimento (má perfusão capilar), havendo aumento da zona avascular foveal, caracterizando a maculopatia diabética isquêmica.[3, 8, 12]

Na fase proliferativa da RD (Figura 80.3), temos a formação de neovasos de retina e/ou disco óptico. Estes apresentam-se como capilares dilatados, retorcidos

Capítulo 80

Retinopatia Diabética

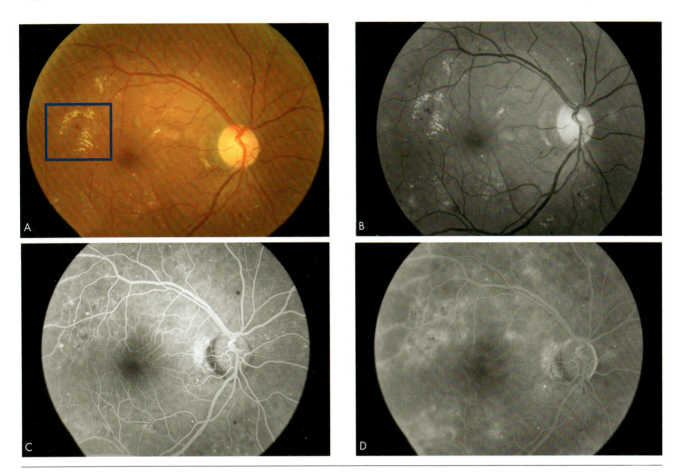

▶ **Figura 80.1** Retinografia colorida e angiografia fluoresceínica: retinopatia diabética não proliferativa moderada. (**A**) retinografia colorida demonstrando RDNP moderada associada a edema macular focal com exsudatos duros, poucas hemorragias profundas e microaneurismas nos quatro quadrantes. Presença de circinada (quadrado azul). (**B**) filtro aneritra com realce dos microaneurismas e hemorragias puntiformes profundas. (**C e D**) fase precoce e tardia da angiografia fluoresceínica demonstrando vazamento pelos microaneurismas.

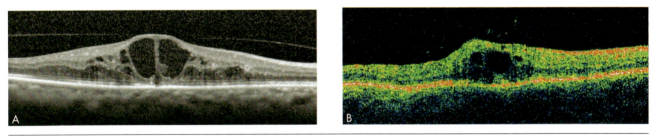

▶ **Figura 80.2** Tomografia de Coerência Óptica (OCT). (**A**) OCT de domínio espectral (SD-OCT) da região macular de paciente com edema macular clinicamente significativo (EMCS), demonstrando espaços cistoides confluentes intrarretinianos e poucos exsudatos duros. (**B**) Stratus® OCT (Zeiss, USA) demonstrando, além do EMCS, perda da linha de junção dos segmentos internos e externos dos fotorreceptores na região foveal.

e aglomerados em tufos.[3] Podem ser diferenciados das IRMA (Alterações Microvasculares Intrarretinianas) pelo extravasamento de contraste durante as fases da angiografia fluoresceínica.[7,12] Com a progressão dos neovasos, ocorre a formação de proliferação fibrovascular intensa ao longo da hialoide posterior. Quando há ruptura dos neovasos ocorre hemorragia vítrea e pré--retiniana. Nas fases subsequentes, quando há aumento da tração vitreorretiniana, ocorre o descolamento de retina tracional, principalmente na região das arcadas vasculares e região macular. Com a evolução da RDP, os neovasos podem alcançar a câmara anterior, com neovascularização de íris e trabeculado, gerando os quadros de glaucoma neovascular.[3,7,8,12]

501

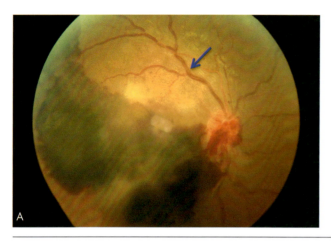 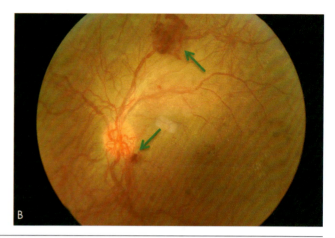

▶ **Figura 80.3** Retinopatia diabética proliferativa. (**A**) retinografia colorida demonstrando quadro de Retinopatia Diabética Proliferativa (RDP), com extensa hemorragia pré-retiniana comprometendo a região macular. Note o ingurgitamento venoso importante (seta azul). (**B**) RDP com neovascularização de disco óptico e retina nos quatro quadrantes. Observar hemorragia pré-retiniana sobre o disco óptico e arcada temporal superior devido à ruptura de neovasos (setas verdes).

CLASSIFICAÇÃO

A RD é dividida em: Retinopatia Diabética não Proliferativa (RDNP) e Retinopatia Diabética Proliferativa (RDP). A Tabela 80.1 apresenta a classificação da RD em ordem crescente de gravidade e os achados fundoscópicos correspondentes a cada estágio.[3]

TABELA 80.1	Classificação da retinopatia diabética.
RDNP muito leve	1 ou 2 microaneurismas em ambos os olhos ou 4 ou mais microaneurismas em 1 olho
RDNP leve	Múltiplos microaneurismas e/ou hemorragias intrarretinianas leves em menos de 4 quadrantes
RDNP moderada	Microaneurismas e/ou hemorragias intrarretinianas leves a moderadas em 4 quadrantes, ou graves em menos de 4 quadrantes, ou presença de IRMA leves e/ou ingurgitamento venoso leve em 1 quadrante
RDNP grave	Microaneurismas e/ou hemorragias intrarretinianas graves em 4 quadrantes ou ingurgitamento venoso em 2 ou mais quadrantes, ou presença de IRMA moderadas em 1 ou mais quadrantes
RDNP muito grave	2 ou mais características de RDNP grave
RD proliferativa	Presença de neovasos de disco e/ou retina

IRMA = alterações microvasculares intrarretinianas; RD = retinopatia diabética; RDP = retinopatia diabética proliferativa; RDNP = retinopatia diabética não proliferativa.

Independentemente dessa classificação pode-se encontrar, em quaisquer das fases da retinopatia diabética, o Edema Macular Diabético (EMD), que é definido como espessamento da retina com ou sem exsudatos duros, dentro de um diâmetro de disco do centro da fóvea.[22, 23]

Segundo o ETDRS,[22, 23] o termo Edema Macular Clinicamente Significativo (EMCS) é utilizado quando um dos seguintes critérios está presente:

- Espessamento retiniano de qualquer extensão localizado dentro de 500 µm da fóvea.
- Exsudatos duros localizados dentro de 500 µm da fóvea associados com espessamento de retina adjacente de qualquer extensão.
- Espessamento retiniano de pelo menos 1.500 µm (1 diâmetro de disco), localizado a pelo menos um diâmetro de disco do centro da fóvea.

O edema pode ainda ser classificado em: focal e difuso. O edema focal é causado pelo vazamento de microaneurismas isolados ou agrupados, que gera pequena área de espessamento retiniano, com ou sem anel de demarcação de exsudatos duros (circinada). O edema difuso é causado por extenso dano à microcirculação, com quebra generalizada da barreira hematorretiniana, e é caracterizado por espessamento difuso na região macular.[24]

SEGUIMENTO

A regularidade das consultas oftalmológicas, aliada ao exame de fundoscopia, auxiliam no diagnóstico precoce da RD. A Tabela 80.2 apresenta as recomendações de seguimento e/ou tratamento conforme a fase da retinopatia diabética.[3]

TRATAMENTO

O controle glicêmico rigoroso, além do controle da hipertensão arterial sistêmica e dos níveis de colesterol e triglicerídeos constituem fase primordial do tratamento da RD. Por se tratar de patologia sistêmica com curso crônico e caráter progressivo, o controle sistêmico rígido e adequado retarda a progressão da RD e permite melhor prognóstico para qualquer tratamento ocular aplicado.[3, 4, 8, 12]

TABELA 80.2 Diagnóstica basal e indicação de seguimento.

Estágio da RD	Seguimento
Ausência de RD ou RDNP muito leve	Anual
RNDP leve a moderada sem edema macular	6 a 12 meses
RDNP leve a moderada com edema macular	4 a 6 meses
RDNP grave	3 a 4 meses
RDNP muito grave	Considerar tratamento
RDP ou EMCS	Recomendar tratamento
Durante a gravidez	A cada trimestre

RDP = retinopatia diabética proliferativa; RDNP = retinopatia diabética não proliferativa; EMCS = edema macular clinicamente significativo.

A fotocoagulação a *laser* ainda permanece como o tratamento-padrão na RD.[3, 8, 18] Nas fases não proliferativas, o *laser* é utilizado para o tratamento do edema macular diabético. A fotocoagulação reduz em 50% o risco de perda visual grave em olhos com edema macular. Nas fases proliferativas é utilizado para o tratamento da neovascularização de retina e/ou disco óptico.

Olhos classificados pelo ETDRS, como edema macular clinicamente significativo, que apresentem edema focal sem comprometimento central, devem ser tratados com *fotocoagulação a laser focal*, diretamente sobre os microaneurismas que apresentem extravasamento na angiografia, localizados entre 500 e 3.000 micra distantes da fóvea. Inicialmente, utiliza-se miras de 50 a 100 micra, com duração de 0,1 segundo, com energia inicial de 100 mW, até que se observe o clareamento do microaneurisma.[1, 3, 8, 22] O tratamento focal visa à oclusão dos microaneurismas, diminuindo o extravasamento desses vasos incompetentes, além de estimular o EPR a aumentar a absorção do fluido intrarretiniano, com consequente melhoria do edema macular.[3, 12, 18]

O edema macular difuso pode ser tratado com fotocoagulação *a laser em grade (grid)*, que consiste de aplicações de baixa intensidade com miras de 50 a 100 micra com 0,1 segundo de duração sobre áreas de vazamento difuso ou de não perfusão capilar. Pode ser repetido após três meses caso não haja melhora do quadro. Deve-se preservar a zona avascular foveal e o feixe papilomacular, em formato de "C" no olho direito e "C" invertido no olho esquerdo.[3, 12, 22] Entretanto, o edema macular difuso, na maioria dos casos, não responde bem ao tratamento com *laser*, sendo necessário associar outras opções terapêuticas.

Atualmente, diversas modalidades de tratamento com fotocoagulação a *laser* subliminar (sem marcas visíveis pós-tratamento), com o uso de *lasers* de micropulso,[25] parecem ter um efeito benéfico no tratamento do edema macular focal e difuso, sem as complicações descritas com o tratamento a *laser* convencional pelo protocolo do ETDRS, tais como: escotomas centrais, formação de neovascularização de coroide, diminuição ou perda da visão periférica.[18, 23]

As injeções intravítreas de corticosteroides (acetato de triancinolona) e os implantes intravítreos de liberação lenta de corticosteroides (OZURDEX®) podem ser utilizados em casos de edema macular diabético. O tratamento promove, de forma temporária, a rápida redução da espessura macular e melhora da acuidade visual. Entretanto, os efeitos colaterais tais como: desenvolvimento de catarata, aumento da pressão intraocular, pseudoendoftalmite e endoftalmite bacteriana limitam seu uso indiscriminado na prática clínica.[1, 3, 18]

Um estudo multicêntrico importante foi realizado pelo Diabetic Retinopathy Clinical Research Network (DRCR network) para avaliar a eficácia e a segurança de 1 mg e 4 mg de triancinolona intravítrea em comparação com a fotocoagulação focal/*grid* para o tratamento do edema macular diabético. Foi realizado em 88 centros nos Estados Unidos. Foram avaliados 840 olhos (693 pessoas) com edema macular diabético acometendo a fóvea e com acuidade visual entre 20/40 e 20/320. Em quatro meses a média da acuidade visual foi melhor no grupo de 4 mg de triancinolona do que no grupo do *laser* (P < 0,001) ou de 1 mg de triancinolona (P = 0,001). Em um ano não houve diferença significativa entre os grupos na acuidade visual. Entretanto, de 16 meses até dois anos, a média da acuidade visual foi melhor no grupo do *laser* (P = 0,02 no grupo de 1 mg e P = 0,002 no grupo 4 mg). Em dois anos, a fotocoagulação focal/*grid* foi mais efetiva e teve menos efeitos colaterais do que a injeção intravítrea de 1 mg e 4 mg de triancinolona.[26]

O uso de injeções intravítreas de anti-VEGF (pegaptanibe, bevacizumabe, ranibizumabe e mais recentemente aflibercept) têm se mostrado, em diversos estudos recentes, como uma opção segura e eficaz para o tratamento do edema macular diabético,[27, 28] embora sejam necessárias várias injeções para se obter a melhora do edema.[1,3,27,28]

Um importante estudo multicêntrico realizado pelo DRCR network comparou: 1) *Laser* isolado X; 2) Ranibizumabe + *laser* precoce X; 3) Ranibizumabe + *laser* tardio X; 4) Triancinolona + *laser* precoce. O Ranibizumabe com *laser* focal/*grid* foi melhor, tanto em relação à acuidade visual como no OCT, do que o *laser* em um e dois anos de seguimento. Aproximadamente 50% dos pacientes tratados com Ranibizumabe ganharam 10 letras de acuidade visual e 30% ganharam 15 letras. A triancinolona combinada com *laser* não foi superior ao *laser* sozinho em relação à acuidade visual, entretanto, analisando apenas olhos pseudofácicos, o grupo da triancinolona + *laser* apresentou acuidade visual semelhante à do grupo do ranibizumabe.[29]

Outro estudo multicêntrico, randomizado, duplo cego, chamado RESTORE, avaliou 345 pacientes com edema macular diabético por um período de 12 meses. O grupo que recebeu apenas Ranibizumabe apresentou a média de ganho de acuidade visual de 6,1 letras, comparado a 5,9 letras no grupo do Ranibizumabe + *laser*, e apenas 0,8 letras no grupo do *laser*.[30]

Nos casos de RDNP muito grave ou RD proliferativa, com neovasos de retina e/ou disco, o tratamento preconizado é a *panfotocoagulação a laser periférica*. A técnica consiste da utilização de 2 mil a 3 mil disparos em três a quatro sessões, com intervalos de uma a duas semanas. A mira deve ser de 200 a 500 micra, potência dependente da pigmentação (iniciar com 200 mW), tempo de exposição de 0,1 a 0,5 segundo. Deve-se evitar o feixe papilomacular, áreas de gliose e cicatrizes, além de artérias, veias e neovasos. O tratamento tem como objetivo provocar a regressão dos neovasos e impedir a futura neovascularização.[1,3,12]

A vitrectomia posterior via *pars plana* pode ser empregada em casos de edema macular refratário ao tratamento a *laser*, sobretudo quando esse edema está associado a hemorragia vítrea e a fatores tracionais, tais como: tração vitreomacular, membrana epirretiniana e descolamento de retina próximo à região macular.[1,3,12]

Nas fases proliferativas, a vitrectomia posterior via *pars plana* é utilizada com o objetivo de remover hemorragia vítrea ou sub-hialoidea densa, que não apresentaram absorção espontânea, e para os casos de descolamento tracional de retina comprometendo a região macular. As complicações mais comuns relacionadas à vitrectomia são: formação de catarata, hemorragia vítrea, e, com menor frequência, o descolamento regmatogênico de retina.[1]

O uso de antiangiogênicos poucos dias antes da vitrectomia é indicado para facilitar o ato cirúrgico, reduzindo a hemorragia durante a remoção das membranas fibrovasculares. Entretanto, não está indicado o tratamento com antiangiogênicos se houver tração na retina sem indicação de vitrectomia, pois ele pode induzir a contração das membranas e piora do descolamento tracional de retina.[1]

REFERÊNCIAS BIBLIOGRÁFICAS

1. Hooper P, Boucher MC, Cruess A, Dawson KG, Delpero W, Greve M, et al. Canadian Ophthalmological Society evidence-based clinical practice guidelines for the management of diabetic retinopathy. Can J Ophthalmol. 2012;47(2 Suppl):S1-30, S1-54.
2. Danaei G, Finucane MM, Lu Y, Singh GM, Cowan MJ, Paciorek CJ, et al. National, regional, and global trends in fasting plasma glucose and diabetes prevalence since 1980: systematic analysis of health examination surveys and epidemiological studies with 370 country-years and 2.7 million participants. Lancet. 2011;378(9785):31-40.
3. Ávila M, Lavinsky J, Júnior CAM. Série Oftalmologia Brasileira: Retina e Vítreo. Rio de Janeiro: Cultura Médica, 2008. p.169-91.
4. SBD. Diretrizes da Sociedade Brasileira de Diabetes. 3.ed. Itapevi – SP, 2009. p.9-10.
5. Fong DS, Aiello LP, Ferris FL 3rd, Klein R. Diabetic retinopathy. Diabetes Care. 2004;27(10):2540-53.
6. Zhang X, Saaddine JB, Chou CF, Cotch MF, Cheng YJ, Geiss LS, et al. Prevalence of diabetic retinopathy in the United States, 2005-2008. JAMA. 2010;304(6):649-56.
7. Lavinsky J. Retinopatia Diabética. Doenças Prevalentes da Retina e Vítreo. Rio de Janeiro: Cultura Médica, 2002. p.471-91.
8. Kanski JJ. Clinical ophthalmology: a systematic approach. 6.ed. Edinburgh; New York: Butterworth-Heinemann/Elsevier, 2007. p.566-84.
9. Higgins GT, Khan J, Pearce IA. Glycaemic control and control of risk factors in diabetes patients in an ophthalmology clinic: what lessons have we learned from the UKPDS and DCCT studies? Acta Ophthalmol Scand. 2007;85(7):772-6.
10. Marshall G, Garg SK, Jackson WE, Holmes DL, Chase HP. Factors influencing the onset and progression of diabetic retinopathy in subjects with insulin-dependent diabetes mellitus. Ophthalmology. 1993;100(8):1133-9.
11. Takao T, Okayasu M, Yanagisawa H, Kikuchi M. [Influence of plasma glucose variability and age on onset of diabetic retinopathy in diabetic patients analysis of results of long-term outpatient follow-up for 30 years or more]. Nihon Ronen Igakkai Zasshi. 2009;46(6):528-36.
12. Ryan SJ. Retina. In: Schachat AP. Medical retina: Elsevier Mosby, 2006. p.1241-319.
13. Rand LI, Krolewski AS, Aiello LM, Warram JH, Baker RS, Maki T. Multiple factors in the prediction of risk of proliferative diabetic retinopathy. N Engl J Med. 1985;313(23):1433-8.
14. Cheung N, Mitchell P, Wong TY. Diabetic retinopathy. Lancet. 2010;376(9735):124-36.
15. Johnson MW. Etiology and treatment of macular edema. Am J Ophthalmol. 2009;147(1):11-21.
16. Antonetti DA, Barber AJ, Bronson SK, Freeman WM, Gardner TW, Jefferson LS, et al. Diabetic retinopathy: seeing beyond glucose-induced microvascular disease. Diabetes. 2006;55(9):2401-11.
17. Klein R, Klein BE, Neider MW, Hubbard LD, Meuer SM, Brothers RJ. Diabetic retinopathy as detected using ophthalmoscopy, a nonmydriatic camera and a standard fundus camera. Ophthalmology. 1985;92(4):485-91.
18. Bosco A, Lerario AC, Soriano D, Dos Santos RF, Massote P, Galvao D, et al. [Diabetic retinopathy]. Arq Bras Endocrinol Metabol. 2005;49(2):217-27.
19. Farah MEF. OCT – Tomografia de Coerência Óptica: Texto e Atlas. 2.ed. Rio de Janeiro: Cultura Médica, 2009.
20. Hannouche RZ, Avila MP. Retinal thickness measurement and evaluation of natural history of the diabetic macular edema through optical coherence tomography. Arq Bras Oftalmol. 2009;72(4):433-8.
21. Yeung L, Lima VC, Garcia P, Landa G, Rosen RB. Correlation between spectral domain optical coherence tomography findings and fluorescein angiography patterns in diabetic macular edema. Ophthalmology. 2009;116(6):1158-67.
22. Photocoagulation for diabetic macular edema. Early Treatment Diabetic Retinopathy Study report number 1. Early Treatment Diabetic Retinopathy Study research group. Arch Ophthalmol. 1985;103(12):1796-806.
23. Photocoagulation for diabetic macular edema: Early Treatment Diabetic Retinopathy Study Report no. 4. The Early Treatment Diabetic Retinopathy Study Research Group. Int Ophthalmol Clin. 1987;27(4):265-72.
24. Bandello F, Battaglia Parodi M, Lanzetta P, Loewenstein A, Massin P, Menchini F, et al. Diabetic macular edema. Developments in ophthalmology. 2010;47:73-110.

25. Lavinsky D, Cardillo JA, Melo LA Jr, Dare A, Farah ME, Belfort R Jr. Randomized clinical trial evaluating mETDRS versus normal or high-density micropulse photocoagulation for diabetic macular edema. Invest Ophthalmol Vis Sci. 2011;52(7):4314-23.
26. Diabetic Retinopathy Clinical Reseach Network. A randomized trial comparing intravitreal triamcinolone acetonide and focal/grid photocoagulation for diabetic macular edema. Ophthalmology. 2008;115(9):1447-9, 9 e1-10.
27. Ho AC, Scott IU, Kim SJ, Brown GC, Brown MM, Ip MS, et al. Anti-vascular endothelial growth factor pharmacotherapy for diabetic macular edema: a report by the American Academy of Ophthalmology. Ophthalmology. 2012;119(10):2179-88.
28. Do DV, Schmidt-Erfurth U, Gonzalez VH, Gordon CM, Tolentino M, Berliner AJ, et al. The DA VINCI Study: phase 2 primary results of VEGF Trap-Eye in patients with diabetic macular edema. Ophthalmology. 2011;118(9):1819-26.
29. Elman MJ, Bressler NM, Qin H, Beck RW, Ferris FL 3rd, Friedman SM, et al. Expanded 2-year follow-up of ranibizumab plus prompt or deferred laser or triamcinolone plus prompt laser for diabetic macular edema. Ophthalmology. 2011;118(4):609-14.
30. Mitchell P, Bandello F, Schmidt-Erfurth U, Lang GE, Massin P, Schlingemann RO, et al. The RESTORE study: ranibizumab monotherapy or combined with laser versus laser monotherapy for diabetic macular edema. Ophthalmology. 2011;118(4):615-25.

Retinopatia Hipertensiva

Leão Gabbay Serruya

CONCEITO

É o conjunto de alterações no sistema vascular da retina e coroide, causado pelo aumento da pressão arterial sistêmica, de forma persistente, acima dos níveis considerados normais.[1,2]

EPIDEMIOLOGIA

A Hipertensão Arterial Sistêmica (HAS) é uma doença multifatorial. Apesar de a maioria dos casos de hipertensão (90% a 95%) ser do tipo essencial ou primário, diversos fatores de risco corroboram para o seu surgimento, tais como: *idade* (a pressão arterial aumenta desde a infância, estabilizando-se na adolescência); *hereditariedade* (aproximadamente 80% dos hipertensos têm história familiar de hipertensão); *obesidade, dieta* (dietas ricas em sódio parecem predispor a HAS); *raça* (a raça negra e indivíduos afro-americanos têm maior prevalência e severidade de HAS).[2-5]

A HAS leva a lesão de diversos órgãos-alvo, dentre eles a retina.[6,7] Diversos trabalhos inferem que a severidade das alterações microvasculares encontradas na retinopatia hipertensiva serve como indicadores confiáveis para estratificação de risco de complicações cardíacas e cerebrais, tais como doença arterial coronariana e acidente vascular cerebral.[8-11]

FISIOPATOGENIA

A magnitude das alterações vasculares retinianas, causada pela HAS, depende da duração e severidade da doença, da idade e da velocidade de sua instalação.[3,11,12] As alterações podem ser agrupadas em: hipertensivas ou arterioscleróticas; agudas ou crônicas, e são primariamente decorrentes da vasoconstrição e de mudanças estruturais nas camadas íntima e muscular das arteríolas da retina.[2,3]

A elevação permanente da pressão arterial causa primeiramente vasoconstrição ou espasmo, que pode ser focal ou difuso, das arteríolas retinianas, que caracterizam a *fase vasoconstritiva*.[1,11,13]

Níveis elevados e persistentes de HAS causam danos ao endotélio vascular, que geram depósitos de material proveniente do plasma nas camadas médias dos vasos sanguíneos (arterioloesclerose hialina) e proliferação das camadas musculares arteriolares (arterioloesclerose hiperplásica), caracterizando a *fase esclerótica*, na qual ocorre espessamento da parede vascular, com estreitamento arteriolar, aumento do reflexo dorsal arteriolar e cruzamentos arteriovenosos patológicos.[3,11,13]

A fase posterior e mais grave é denominada de *fase exsudativa*, geralmente presente nos casos de hipertensão arterial maligna. Há quebra da barreira hematorretiniana interna, com extravasamento de plasma e sangue para a retina, gerando o edema retiniano, com exsudatos duros e as hemorragias intrarretinianas. Em casos severos ocorrem áreas extensas de oclusão capilar e acometimento das arteríolas da coroide, que sofrem necrose fibrinoide, com oclusão de áreas da coriocapilar, gerando também a quebra da barreira hematorretiniana externa. Nessa fase o nervo óptico também pode ser afetado, apresentando-se com edema de papila.[2,3,11,13]

Entretanto, devido ao maior arsenal terapêutico atual e ao melhor controle clínico da HAS, na grande maioria dos casos, as alterações hipertensivas são mais leves e não induzem à quebra da barreira hematorretiniana, estando associadas principalmente ao processo de arterioloesclerose.[3,14]

ETIOLOGIA DA HIPERTENSÃO ARTERIAL

1. **Hipertensão arterial primária ou essencial:** não apresenta fatores causais definidos.
2. **Hipertensão secundária**
   - **Renal:** renovascular; parenquimatosa e traumática.
   - **Endócrina:** tireoide; suprarrenal (ex.: feocromocitoma) e paratireoide.
   - **Toxemia gravídica:** pré-eclampsia e eclampsia.
   - **Mecânica:** fístulas arteriovenosas; coarctação e arteriosclerose da aorta.

- **Exógenas:** envenenamentos, medicamentos, alimentos, iatrogenia.
- Neurogênica.

QUADRO CLÍNICO

Geralmente assintomático e bilateral nos casos de HAS crônica.[2,3,15] Na fase aguda da hipertensão arterial maligna, no geral, ocorre comprometimento macular, que leva a baixa da acuidade visual. Complicações hipertensivas e arterioscleróticas, tais como oclusões venosas e arteriais podem causar diminuição da visão, caso haja acometimento macular ou opacidades de meios (hemorragia vítrea).

ACHADOS FUNDOSCÓPICOS

Com base anatômica, podemos encontrar alterações na retina (retinopatia hipertensiva), coroide (coroidopatia hipertensiva) e nervo óptico (neuropatia óptica hipertensiva).

Retinopatia hipertensiva

Pode apresentar sinais de fase aguda e crônica.

Dependendo da severidade da crise hipertensiva, na **fase aguda**, pode-se observar:

- Espasmo arteriolar focal ou difuso.
- Exsudatos algodonosos (indicam isquemia aguda da camada de fibras nervosas) e exsudatos duros (com ou sem *estrela macula*).
- Hemorragias retinianas superficiais em "chama de vela".
- Edema de retina e descolamento seroso da retina (Figura 81.1).

Na **fase crônica** (Figura 81.2) predominam as alterações arterioscleróticas:

- Estreitamento arteriolar (consequente ao espessamento da parede vascular).
- Aumento da tortuosidade arteriolar.
- Aumento do reflexo dorsal arteriolar: **arteríolas em fio de cobre** (apresentam tom avermelhado, consequente ao espessamento de parede); **arteríolas em fio de prata** (têm coloração branca, devido à ocultação da coluna de sangue, em decorrência do agravamento do espessamento da parede arteriolar).
- Cruzamentos arteriovenosos patológicos (Figura 81.3): **sinal de Salus** (deflexão do trajeto venoso pela arteríola, no cruzamento); **sinal de Gunn** (aparente interrupção da coluna venosa pré e pós-cruzamento); **sinal de Bonnet** (represamento da coluna venosa de um lado do cruzamento).

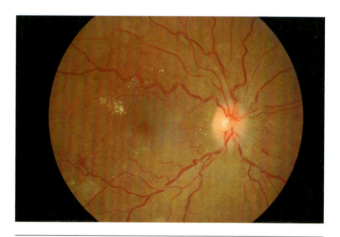

▶ **Figura 81.2** Retinopatia hipertensiva: fase crônica. Observa-se estreitamento arteriolar, aumento da tortuosidade arteriolar, aumento do reflexo dorsal arteriolar, cruzamentos arteriovenosos patológicos.

Coroidopatia hipertensiva

É encontrada mais raramente e aparece nas formas agudas e severas de hipertensão (hipertensão arterial acelerada ou maligna). É causada por necrose fibrinoide dos vasos da coroide, que determinam áreas de não perfusão da coriocapilar, podendo gerar necrose isquêmica do Epitélio Pigmentado da Retina (EPR). Os achados clínicos principais são:

- **Manchas de Elschnig:** pontos escuros circundados por halos amarelados, que representam infartos focais da coroide.
- **Estrias de Siegrist:** manchas lineares no trajeto dos vasos coroidais, indicativas de necrose fibrinoide.
- **Descolamento seroso da retina:** particularmente encontrado na toxemia gravídica.

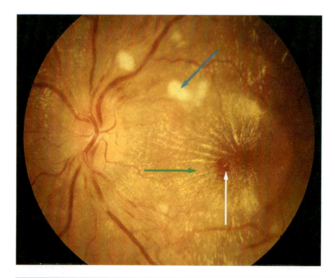

▶ **Figura 81.1** Retinopatia hipertensiva: fase aguda. Observa-se estrela macular (seta verde), exsudatos moles (seta azul), edema de fibras nervosas, hemorragia intrarretiniana (seta branca).

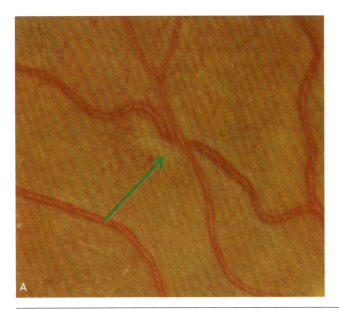 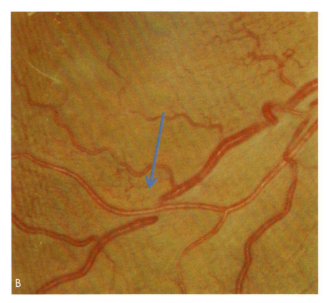

▶ **Figura 81.3** Cruzamentos arteriovenosos patológicos. (**A**) Sinal de Salus (seta verde). (**B**) Sinal de Gunn (seta azul).

Neuropatia óptica hipertensiva

Também ocorre nas formas graves e agudas de hipertensão (hipertensão arterial acelerada ou maligna). Observa-se edema do disco óptico, com borramento e elevação de suas bordas, além de dilatação dos capilares do disco óptico (Figura 81.4).

Uma das mais conhecidas é a de Keith-Wagner-Barker (Tabela 81.1), que se baseia no nível de severidade dos achados retinianos com correlações prognósticas quanto à morbimortalidade.[16] No entanto, a classificação mais utilizada clinicamente é a de Jerome Gans (Tabela 81.2). Ela diferencia as alterações causadas pela hipertensão, isoladamente das alterações arterioloescleróticas.

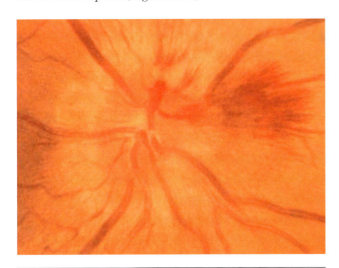

TABELA 81.1	Classificação de Keith-Wagner-Barker.
Grau I	Leve estreitamento arteriolar e discreta tortuosidade (arterioloesclerose leve). Pacientes nesse grupo têm, geralmente, hipertensão leve.
Grau II	Estreitamento generalizado ou localizado com moderada esclerose das arteríolas, com entrecruzamentos patológicos. Pacientes nesse grupo são geralmente assintomáticos, com pouco envolvimento sistêmico.
Grau III	As anormalidades vistas no fundo de olho incluem as acima, com hemorragias e exsudatos duros e algodonosos. Pacientes desse grupo podem apresentar disfunções cardíacas e cerebrais.
Grau IV	Inclui as anormalidades prévias, mais edema de papila. As manchas de Elschnig podem estar presentes. As manifestações cardíacas e cerebrais nesses pacientes eram mais acentuadas no estudo de Keith e Wagner.

▶ **Figura 81.4** Edema do disco óptico. Observa-se edema do disco óptico (com bordas borradas e elevadas), e hemorragia em chama de vela.

CLASSIFICAÇÃO

Diversas classificações foram publicadas na tentativa de organizar as alterações retinianas hipertensivas e arterioscleróticas, em classificações clinicamente úteis.

PROPEDÊUTICA

O exame de mapeamento de retina e a biomicroscopia de fundo são suficientes para o diagnóstico e a classificação da retinopatia hipertensiva. A retinografia colorida pode ser utilizada para o registro fotográfico e acompanhamento da evolução do quadro fundoscópico. A angiografia fluorescente pode evidenciar áreas de não perfusão capilar e vazamento por capilares dilatados ao redor do nervo óptico, pelos microaneurismas ou pelos macroaneurismas. A Tomografia de Coerência Óptica (OCT) pode ser empregada para o diagnóstico e acompanhamento dos quadros de descolamento de retina serosos maculares.

TABELA 81.2 Classificação de Jerome Gans.

Alterações arterioloescleróticas	
A 0	Fundo de olho sem alterações arterioloescleróticas
A 1	Arterioloesclerose discreta, com aumento do reflexo dorsal, irregularidades do calibre, e entrecruzamentos patológicos mínimos
A 2	Arterioloesclerose severa, com arteríolas em fio de cobre e fio de prata, e acentuados fenômenos de entrecruzamento
A 3	Os sinais anteriores acrescidos de oclusões venosas de ramo
Alterações hipertensivas	
H 0	Fundo de olho sem alterações hipertensivas
H 1	Espasmos arteriolares focais e discreto edema de retina
H 2	Os sinais acima acrescidos de hemorragias e exsudatos
H 3	Os sinais acima acrescidos de edema de papila

DIAGNÓSTICO DIFERENCIAL

Algumas patologias retinianas podem apresentar sinais fundoscópicos semelhantes à retinopatia hipertensiva, tais como: retinopatia diabética, doenças do colágeno, doença falciforme, retinopatia por radiação, oclusão de veia central da retina e oclusão de ramo venoso.[2,3,15]

TRATAMENTO

Não há tratamento específico para as lesões da retinopatia hipertensiva, sendo a prevenção e o controle clínico da pressão arterial sistêmica, o foco principal do tratamento.[1-3]

Alguns relatos de caso demonstraram efeito benéfico com o uso de bevacizumabe (Avastin®) intravítreo em pacientes com retinopatia hipertensiva maligna e edema macular importante. Houve redução do edema macular e espessura central retiniana na tomografia de coerência óptica (OCT).[17]

O controle rígido dos fatores predisponentes à HAS, como controle da obesidade, redução dos níveis de colesterol e triglicerídeos, controle do diabetes melito, incentivo à atividade física têm papel importante na redução da pressão arterial e, consequentemente, podem postergar ou evitar o surgimento da retinopatia hipertensiva.

Quando já existem as alterações hipertensivas e arterioloescleróticas na retina, o tratamento volta-se para suas complicações. Algumas dessas complicações (oclusão de veia central da retina ou de seus ramos, macroaneurismas, neovasos, hemorragia vítrea) necessitam de tratamentos específicos, mencionados nos respectivos capítulos deste livro.

REFERÊNCIAS BIBLIOGRÁFICAS

1. Kanski JJ. Clinical ophthalmology: a systematic approach. 6.ed. Edinburgh; New York: Butterworth-Heinemann/Elsevier, 2007. p.599-602.
2. Lavinsky J. Retinopatia Hipertensiva. Doenças Prevalentes da Retina e Vítreo. Rio de Janeiro: Cultura Médica, 2002. p.493-500.
3. Ryan SJ. Retina. Medical retina. Rio de Janeiro: Elsevier Mosby, 2006. p.1377-81.
4. Wong TY, Klein R, Duncan BB, Nieto FJ, Klein BE, Couper DJ, et al. Racial differences in the prevalence of hypertensive retinopathy. Hypertension. 2003;41(5):1086-91.
5. Sharp PS, Chaturvedi N, Wormald R, McKeigue PM, Marmot MG, Young SM. Hypertensive retinopathy in Afro-Caribbeans and Europeans. Prevalence and risk factor relationships. Hypertension. 1995;25(6):1322-5.
6. Porta M, Grosso A, Veglio F. Hypertensive retinopathy: there's more than meets the eye. J Hypertens. 2005;23(4):683-96.
7. Hyman BN. The Eye as a Target Organ: An Updated Classification of Hypertensive Retinopathy. J Clin Hypertens (Greenwich). 2000;2(3):194-7.
8. Duncan BB, Wong TY, Tyroler HA, Davis CE, Fuchs FD. Hypertensive retinopathy and incident coronary heart disease in high risk men. Br J Ophthalmol. 2002;86(9):1002-6.
9. Wong TY, McIntosh R. Hypertensive retinopathy signs as risk indicators of cardiovascular morbidity and mortality. Br Med Bull. 2005;73-74:57-70.
10. Cuspidi C, Meani S, Valerio C, Fusi V, Catini E, Sala C, et al. Prevalence and correlates of advanced retinopathy in a large selected hypertensive population. The Evaluation of Target Organ Damage in Hypertension (ETODH) study. Blood Press. 2005;14(1):25-31.
11. Wong TY, Mitchell P. Hypertensive retinopathy. N Engl J Med. 2004;351(22):2310-7.
12. Erden S, Bicakci E. Hypertensive retinopathy: incidence, risk factors, and comorbidities. Clin Exp Hypertens. 2012;34(6):397-401.
13. Silva APBD, Silva AVBD, Herkenhoff FL. Retinopatia hipertensiva: revisão; Hypertensive retinopathy: review. Arq Bras Oftalmol. 2002;65(4):487-93.
14. Ávila M, Lavinsky J, Júnior CAM. Série Oftalmologia Brasileira: Retina e Vítreo. Rio de Janeiro: Cultura Médica, 2008. p.224-41.
15. Gerstenblith AT, Rabinowitz MP. The Wills eye manual: office and emergency room diagnosis and treatment of eye disease. 6.ed. Philadelphia: Wolters Kluwer/Lippincott Williams & Wilkins, 2012. p.308.
16. Keith NM, Wagener HP, Barker NW. Some different types of essential hypertension: their course and prognosis. Am J Med Sci. 1974;268(6):336-45.
17. Kim EY, Lew HM, Song JH. Effect of intravitreal bevacizumab (Avastin((R))) therapy in malignant hypertensive retinopathy: a report of two cases. J Ocular Pharmacol Ther. 2012;28(3):318-22.

Oclusões Vasculares da Retina

OCLUSÕES ARTERIAIS DA RETINA

Oclusão da artéria central da retina

Conceito

Esse tipo de oclusão é mais frequente em adultos, do sexo masculino, na sexta década de vida, sendo geralmente unilateral.[1]

Etiologia

Êmbolos são vistos em até 20% das oclusões arteriais. Geralmente são formados por colesterol e provavelmente originários de placas ateroscleróticas da artéria carótida. Quando visíveis à oftalmoscopia, são conhecidos como de *Placa de Hollenhorst*.[1]

Êmbolos de cálcio são mais raros e se originam, em geral, de válvula cardíaca.[1]

As causas mais comuns associadas às oclusões arteriais da retina são: hipertensão arterial sistêmica, aterosclerose da carótida, doença valvular, trombo mural pós-infarto do miocárdio, drogas intravenosas, tumores, trauma, coagulopatias e doenças do colágeno, entre outras.[2]

Quadro clínico

O quadro clínico típico é de perda súbita e indolor de acuidade visual.

A acuidade visual, geralmente, está muito comprometida, variando de conta-dedos a percepção luminosa.

Ao exame de fundo de olho, nota-se palidez da retina, no polo posterior, devida a edema difuso. A mácula apresenta um aspecto mais avermelhado, conhecido como *mácula cereja*.

Os vasos encontram-se estreitados, na fase aguda, e em alguns casos há segmentação da coluna sanguínea.

O edema regride progressivamente em aproximadamente quatro a seis semanas.

Apesar da regressão do quadro vascular, as sequelas mais frequentes são a palidez do disco óptico e a diminuição permanente da acuidade visual.

Até 20% dos casos podem evoluir com neovascularização da retina ou íris.

Quase um terço da população apresenta a artéria ciliorretiniana, derivada da circulação da coroide. Na obtrução da artéria central em indivíduos com artéria ciliorretiniana, o quadro clínico é semelhante, porém a região macular que é irrigada por essa artéria permanece normal e o paciente pode apresentar campo visual tubular.[1,2]

Tratamento

A oclusão da artéria central da retina é uma emergência na oftalmologia; mesmo assim, apenas um terço dos pacientes tratados nas fases iniciais da obstrução recupera uma visão útil no olho afetado (Figuras 82.1 A e B).[1,2]

Várias técnicas são empregadas na tentativa de se deslocar o êmbolo para um ramo menor, diminuindo as consequências da isquemia.

Paracentese de câmara anterior, acetazolamida endovenosa, massagem ocular, uso de mistura de oxigênio a 95% e gás carbônico a 5%, e injeção retrobulbar de vasodilatadores.

Todos esses tratamentos, porém, devem ser realizados nas primeiras 12 horas para que os resultados sejam mais promissores.

Na presença de neovascularização, que costuma aparecer tardiamente, está indicada a panfotocoagulação da retina.

Além do tratamento local, o paciente deve ser encaminhado para pesquisa clínica e tratamento da doença de base.[1,2]

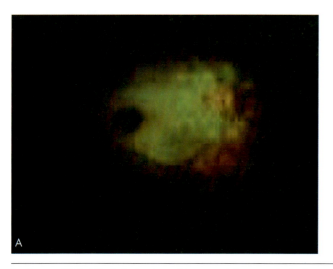 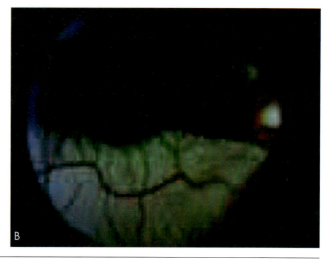

▶ **Figura 82.1** (**A**) Oclusão da artéria central da retina (mácula cereja). (**B**) Oclusão da artéria central da retina com presença da artéria ciliorretiniana.

Oclusão de ramo da artéria central da retina

Etiologia

A mesma para oclusão da artéria central da retina.[1]

Quadro clínico

Perda súbita, indolor, de parte do campo visual. À fundoscopia, observa-se edema e palidez na região irrigada pela artéria obstruída.[1]

Tratamento

Nenhum tratamento local é eficaz. Deve-se encaminhar o paciente para pesquisa clínica e tratamento da doença de base.[1]

OCLUSÕES VENOSAS DA RETINA

Oclusão da veia central da retina

Conceito

As oclusões venosas são importante causa de cegueira, juntamente com a retinopatia diabética. Em geral, acomete homens após a sexta década de vida (Figura 82.2).[3]

Etiologia

A trombose da veia central da retina está frequentemente associada à hipertensão arterial (60%) e ao glaucoma (10%). Outras doenças que devem ser pesquisadas são homocisteinemia, hipoproteinemia e alterações de coagulação.[3]

É importante identificar e tratar a doença de base.

Quadro clínico

O quadro clínico típico é de perda súbita e indolor de acuidade visual.

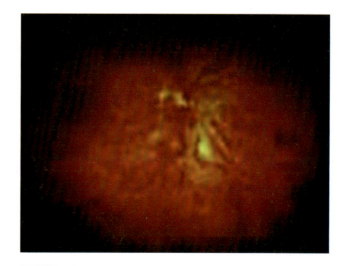

▶ **Figura 82.2** Oclusão da veia central da retina. Hemorragias superficiais e profundas, ingurgitamento venoso e aumento da tortuosidade vascular.

A acuidade visual varia de 20/20 a conta-dedos.

Pode estar presente defeito pupilar aferente.

Ao exame de fundo de olho observam-se hemorragias superficiais e profundas nos quatro quadrantes, dilatação venosa e aumento da tortuosidade vascular. A principal complicação desse tipo de oclusão é a neovascularização (16%), que pode evoluir para glaucoma neovascular.

A angiofluoresceinografia da retina pode diferenciar a oclusão com isquemia da sem isquemia. A forma isquêmica tem maior probabilidade de evoluir com neovascularização.[3,4]

Tratamento

Nos casos em que há edema de mácula, não há benefício com a aplicação de *laser*. A panfotocoagulação nas formas isquêmicas pode tratar a neovascularização e o glaucoma neovascular.[3]

Algumas cirurgias foram propostas, como a canulação da veia e injeção de tPA e a neurotomia óptica radial, porém com resultados ruins.[3]

Estudos recentes, como o Cruise, mostram benefício no uso de antiangiogênicos para o tratamento do edema macular com melhora na acuidade visual e diminuição da espessura macular.[5,6]

Oclusão de ramo da veia central da retina

Etiologia

A mesma para oclusão da veia central da retina.[7]

Quadro clínico

Perda súbita, indolor, de parte do campo visual. À fundoscopia, observam-se hemorragias superficiais e profundas na região comprometida pela obstrução.[7,8]

Tratamento

Como na oclusão da veia central, nas formas isquêmicas a fotocoagulação a *laser* da área afetada pode tratar a neovascularização. O *laser* em grade é eficaz no tratamento do edema macular secundário à oclusão de ramo venoso.[8]

Estudos recentes mostram benefício no uso de antiangiogênicos para o tratamento do edema macular com melhora na acuidade visual e diminuição da espessura macular.[5,6,9]

Identificação e tratamento da doença de base.[7]

REFERÊNCIAS BIBLIOGRÁFICAS

1. Retina e Vítreo: Clínica e Cirurgia. In: Oclusões Arteriais. São Paulo: Roca, 2000. p.506-15.
2. Retina: Stephen J. Ryan Vol II. In: Retinal arterial obstructive disease. Philadelphia: Mosby, 1989. p.403-19.
3. Retina e Vítreo: Clínica e Cirurgia. In: Obstrução da Veia Central da Retina. São Paulo: Roca, 2000. p.516-24.
4. Retina: Stephen J. Ryan Vol II. In: Central retinal vein occlusion. Philadelphia: Mosby, 1989. p.421-3.
5. Brown DM, Campochiaro PA, Singh RP, Li Z, Gray S, Saroj N, et al. CRUISE Investigators Ranibizumab for macular edema following central retinal vein occlusion: six-month primary end point results of a phase III study. Ophthalmology. 2010;117:1124-33.
6. Varma R, Bressler NM, Suñer I, Lee P, Dolan CM, Ward J, et al. Improved vision-related function after ranibizumab for macular edema after retinal vein occlusion: results from the BRAVO and CRUISE trials. Ophthalmology. 2012;119(10):2108-18.
7. Retina e Vítreo: Clínica e Cirurgia. In: Oclusão de Ramo da Veia Central da Retina. São Paulo: Roca, 2000. p.525-34.
8. Retina: Stephen J. Ryan Vol II. In: Retinal branch vein occlusion. Philadelphia: Mosby, 1989. p.427-32.
9. Scott IU, Ip MS, VanVeldhuisen PC, Oden NL, Blodi BA, Fisher M, et al. A randomized trial comparing the efficacy and safety of intravitreal triamcinolone with standard care to treat vision loss associated with macular Edema secondary to branch retinal vein occlusion: the Standard Care vs Corticosteroid for Retinal Vein Occlusion (SCORE) study report 6. Arch Ophthalmol. 2009;127:1115-28.

capítulo 83

Guilherme Machado Estevão Pires

Síndrome Ocular Isquêmica

CONCEITO

A Síndrome Ocular Isquêmica (SOI) compreende a manifestação de hipoperfusão ocular prolongada causada por uma grande estenose ou oclusão arterial, resultando em isquemia da retina e coroide.[1-2] Geralmente é secundária à aterosclerose da artéria carótida interna ipsilateral ao acometimento ocular, mas pode estar relacionada à arterite, e mais raramente à estenose da artéria oftálmica.[3-4-5]

EPIDEMIOLOGIA

A SOI acomete indivíduos do sexo masculino na proporção de dois para um em relação ao sexo feminino, e com mais de cinquenta anos de idade, associando-se frequentemente a alterações sistêmicas severas e alta taxa de mortalidade, com envolvimento bilateral em 20% dos casos.[1-6] A história pregressa inclui diabetes, hipertensão arterial e doenças coronarianas. O risco de acidente vascular cerebral em pacientes com obstrução da carótida associada à síndrome ocular isquêmica é de 83,3%, diminuindo para 20% quando não acompanhada pela síndrome.[2-3] Aproximadamente 5% dos pacientes com doença arterial carotídea significante desenvolvem a SOI. A taxa de mortalidade para quem adquire a SOI é de 40% em cinco anos.[6]

QUADRO CLÍNICO

Os sintomas mais comuns são: amaurose fugaz (perda visual momentânea durante cinco a dez minutos) e perda da acuidade visual gradual, em geral indolor, mas podendo vir acompanhada de dor ocular e/ou orbitária.[2-7] A severidade dessa perda visual no início do quadro é variável: 35% dos olhos afetados apresentam acuidade visual de 20/40, ou melhor, 30% de 20/50 a 20/400 e 35% de conta dedos ou pior. A dor é devida, geralmente, ao aumento da Pressão Intraocular (PIO) causada pelo glaucoma neovascular.[6]

Achados oculares

- **Segmento anterior:** neovascularização da íris (80% dos casos), *flare* na câmara anterior, edema de córnea (devido à PIO elevada), catarata com evolução assimétrica, uveíte anterior. A presença de neovascularização da íris é um indicador importante de mau prognóstico visual. Um estudo mostrou que a acuidade visual de 82% dos pacientes que apresentavam *rubeosis* foi de conta dedos ou pior após um ano de seguimento.[1-8]
- **Segmento posterior:** hemorragias intrarretinianas localizadas na média periferia e periferia (poupando a mácula), estreitamento arterial e dilatação venosa sem tortuosidade, neovascularização do disco óptico. Palidez de papila óptica, manchas algodonosas, além de mancha vermelho-cereja também podem ser encontradas com menor frequência.[4-9] A diminuição na pressão da artéria central da retina produz, muitas vezes, o surgimento do pulso arterial.[2]

Achados sistêmicos

Sintomas transitórios podem ocorrer, tais como: hemiplegia, hemiparestesia contralateral, e afasia.

DIAGNÓSTICO

A angiofluoresceinografia desempenha um importante papel para realizar diagnóstico diferencial com retinopatia diabética e obstrução da veia central da retina, além de ser um importante parâmetro na indicação terapêutica.[5-9] Caracteriza-se por aumento no tempo braço-coroide, retardo da circulação arteriovenosa, e tingimento das paredes arteriolares. Impregnação (*Staining*) dos vasos retinianos pode ocorrer com certa frequência. Áreas de oclusão capilar são raramente observadas.[3]

O eletrorretinograma mostra diminuição das ondas a e b. A onda a encontra-se diminuída pelo sofrimento isquêmico coroideano. Já a onda b encontra-se diminuída (às vezes negativa) devido ao comprometimento da perfusão retiniana.[5]

A ecografia com Doppler colorido é um excelente meio diagnóstico não invasivo para quantificar o fluxo sanguíneo retrobulbar. A diminuição do fluxo sanguíneo da artéria central da retina, vasos da coroide e da artéria oftálmica são achados característicos.[6]

Diagnósticos diferenciais

A Retinopatia Diabética (RD) e a Oclusão da Veia Central da Retina (OVCR) não isquêmica são os principais diagnósticos diferencias da SOI.[6] Achados como microaneurismas, hemorragias intrarretinianas e exsudatos podem ser encontrados nessas enfermidades. O aumento da assimetria entre as manifestações oculares e a evolução desfavorável do quadro a despeito do tratamento ajudam a firmar o diagnóstico de SOI.[10] Na SOI a pressão de perfusão da artéria central da retina está diminuída, enquanto na RD e na OVCR está normal.[2] Na RD os achados fundoscópicos geralmente iniciam-se no polo posterior, enquanto na SOI os achados encontram-se na periferia.[6-10]

Arterite de Takayasu é outro diagnóstico diferencial.[3-6]

TRATAMENTO

Em teoria, o tratamento consistiria em endarterectomia da carótida atingida para restabelecer o fluxo sanguíneo do olho.[2] Entretanto, trabalhos mostram que este pode não causar o efeito desejado em razão da existência de obstrução em artérias mais próximas do globo.[7] Geralmente a endarterectomia é realizada para prevenir quadro de AVC e não com o propósito de restabelecer a visão. Em pacientes com *rubeosis iridis* e ângulo aberto, a fotocoagulação a *laser* pode ser a primeira escolha; não obtido sucesso pode-se realizar a cirurgia filtrante ou o procedimento ciclodestrutivo.[11]

REFERÊNCIAS BIBLIOGRÁFICAS

1. Arcieri ES, Costa VP. Síndrome ocular isquêmica associada a glaucoma neovascular: relato de um caso. Arq Bras Oftalmol. 2001;64(3).
2. Série Oftalmologia Brasileira, Retina e Vítreo. Rio de Janeiro: Guanabara Koogan, 2008. p.248-50.
3. Vale MAB, Brito P, Ribeiro MP, Bulhões MA. Síndrome ocular isquêmica secundária à arterite de Takayasu - Relato de caso. Arq Bras Oftalmol. 2002;65(1).
4. Brown GC, Magargal LE, Simeone FA, Goldberg RE, Federman JL, Benson WE. Arterial obstruction and ocular neovascularization. Ophthalmology. 1982;69:139-46.
5. Ghirelli W, Amaro MH, Barsante C. Síndrome ocular isquêmica. In: Abujanra S, Ávila MP, Barsante C, Farah M, Gonçalves JOR, Lavinsky J, et al. Retina e vítreo clínica e cirúrgica. São Paulo: Roca, 1999. p.588-91.
6. Yanoff M. Ophthalmology. 2.ed. Philadelphia: Mosby, 2004. p.887-90
7. Brown GC, Magargal LE. The ocular ischemic syndrome: clinicalfluorescein angiographic and carotid angiographic features. Int Ophthalmol. 1988;11:239-51.
8. Sivalingam A, Brown GC, Magargal LE. The ocular ischemic syndrome. III. Visual prognosis and the effect of treatment. Int Ophthalmol. 1991;15:15-20
9. Garrido TL, Halfed Neto R, Takahashi WY. Síndrome ocular isquêmica relato de caso. Arq Bras Oftalmol. 1998;61:238-41.
10. Moura FC, Takahashi VKL, Minelli E. Síndrome ocular isquêmica simulando retinopatia diabetic unilateral: relato de caso e revisão da literatura. Arq Bras Oftalmol. 2012;71(4).
11. Shields MB. Glaucomas associated with disorders of the iris and ciliary body. In: Shieldes MB. Textbood of glaucoma. 4.ed. Baltimore: Williams & Wilkins, 1997.

capítulo 84

Miguel Zago Chignalia

Telangiectasias Justafoveais

Telangiectasias justafoveais denominam condição ocular de origem desconhecida, na qual capilares incompetentes, dilatados e irregulares estão presentes na zona foveal avascular. Como consequência, pode haver obstrução de vasos, formação de microaneurismas, surgimento de edema, exsudação lipídica e, às vezes, aparecimento de membrana neovascular sub-retínica. Desta forma, a piora da visão é frequente sintoma da doença (Figuras 84.1 e 84.2).

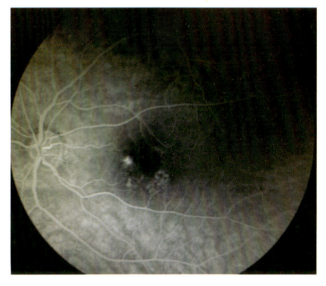

▶ **Figura 84.2** Angiofluoresceinografia do mesmo paciente.

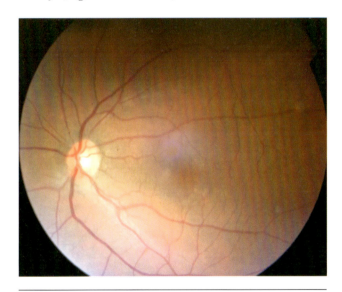

▶ **Figura 84.1** Retinografia mostra exsudação lipídica em caso de telangiectasia justafoveal.

Herança, epidemiologia e espectro de sinais e sintomas fundamentam a classificação da enfermidade em três grupos:

Grupo 1 (unilaterais)

a) Congênitas e sem associação com doenças sistêmicas, acometem, predominantemente, homens brancos, a partir dos 40 anos de idade; exsudação lipídica em disposição anelar, com diâmetro de dois discos ópticos, está presente, geralmente, na região temporal à mácula; a acuidade visual costuma se situar entre 20/25 e 20/40, mas pode, ocasionalmente, atingir 20/200; o tratamento é feito com fotocoagulação a *laser* ou com injeções intravítreas de anti-VEGF, embora, em alguns casos, haja resolução espontânea do problema.

b) Adquiridas, ocorrem em homens de meia-idade e caracterizam-se pela presença de telangiectasias na margem da zona foveal avascular; à angiofluoresceinografia, raramente observa-se vazamento de contraste; em poucos casos, a visão é inferior 20/25; não há indicação de terapia a *laser*, devido à proximidade da fóvea e à boa acuidade visual; em algumas situações, pode-se tentar o tratamento com antiVEGF intravítreo.

Grupo 2 (bilaterais adquiridas)

a) Sem componente familiar, são o tipo mais frequente da doença; ocorrem entre a 5ª e a 6ª décadas de vida, e acometem mulheres e homens brancos; atingem a região temporal à fóvea ou toda a rede de capilares perifoveais, em área menor que um diâmetro de disco óptico; vênulas em ângulo reto e edema macular discreto são possíveis manifestações; hipertrofia do epitélio pigmentar da retina, em formato estrelado, ao longo das vênulas, quando presente, é um sinal característico; depósitos cristalinos superficiais, visíveis à biomicroscopia, estão presentes em 40% a 70% dos casos; a acuidade visual, inicialmente de 20/30, pode se deteriorar, devido à atrofia foveal e à formação de membrana neovascular sub-retínica; em virtude da discrição das telangiectasias, é fundamental a realização de angiofluoresceinografia, que possibilita a identificação de alterações vasculares na fase de trânsito e de característico extravasamento tardio; devido à proximidade dos capilares à fóvea, terapia intravítrea com antiVEGF substitui a fotocoagulação a *laser*.

b) Oculta familiar idiopática juvenil.

Grupo 3 (bilaterais com oclusão capilar)

a) Associadas a doenças sistêmicas (gota, artrite, hipoglicemia).
b) Associadas a doenças do SNC.

Como diagnóstico diferencial das telangiectasias parafoveais, aparecem as telangiectasias secundárias a outras condições patológicas oculares, como oclusão de ramo venoso, retinopatia por radiação, degeneração macular relacionada à idade, retinopatia diabética e vasculites.

REFERÊNCIAS CONSULTADAS

1. Gass JD, Blodi BA. Idiopathic juxtafoveolar retinal telangiectasis: update of classification and follow-up study. Ophthalmology. 1993;100:1536-46.
2. Horn G, Rabb MF, Lewicky AO. Retinal telangiectasias of the macula: a review and differential diagnosis. Int Ophthalmol Clin. 1981;21:139-55.
3. Konstantinidis L, Mantel I, Zografos L, Ambresin A. Intravitreal ranibizumab as primary treatment for neovascular membrane associated with idiopathic juxtafoveal retinal telangiectasia. Graefes Arch Clin Exp Ophthalmol. 2009;247(11):1567-9.
4. Moon SJ, Berger AS, Tolentino MJ, Misch DM. Intravitreal bevacizumab for macular edema from idiopathic juxtafoveal retinal telangiectasis. Ophthalmic Surg Lasers Imaging. 2007;38(2):164-6.
5. Park DW, Schatz H, Mc Donald HR, Johnson RN. Grid laser photocoagulation for macular edema in bilateral juxtafoveal telangiectasis. Ophthalmology. 1997;104:1838-46.

capítulo 85

Thais Sousa Mendes • Paulo Bueno

Doença de Coats

EPIDEMIOLOGIA E FISIOPATOLOGIA

A doença de Coats é rara, com a primeira descrição em 1908. Tem caráter idiopático, com pico de incidência ao final da primeira década de vida. Há prevalência no sexo masculino, sem predileção por raça ou etnia. A maioria dos casos é unilateral, e estão presentes diminuição da acuidade visual, leucocoria e/ou estrabismo.[1-4]

A fisiopatologia da doença é desconhecida. Acredita-se que há uma perda da integridade vascular e da barreira hematorretiniana ao nível endotelial, levando ao extravasamento de plasma pelas paredes dos vasos, causando necrose e desorganização vascular *sausage-like*.[1,2] Algumas associações genéticas já foram descritas como alterações cromossômicas (mutação do gene NDP do cromossomo Xp11); síndromes genéticas (Turner e Senio-loken) e com retinose pigmentar (mutação do gene CRB1).[2,4]

ACHADOS CLÍNICOS E EXAMES DE IMAGEM

Os achados clássicos da doença de Coats incluem: exsudação sub-retiniana associada a vasos anormais, telangiectasias, tortuosidade e dilatações aneurismáticas (Figura 85.1).[1,2,4] Em casos de exsudação grave pode haver descolamento de retina atingindo todos os quadrantes. A ultrassonografia e a angiofluoresceinografia auxiliam no diagnóstico da patologia.

A ultrassonografia é essencial nos casos que apresentarem opacificação do cristalino, auxiliando a identificar descolamentos planos, múltiplos, localizados ou totais. Além disso, a presença de colesterol no espaço sub-retiniano é um sinal ultrassonográfico característico da doença de Coats. Quando há presença de lipogranuloma ou fibrose sub-retiniana é importante fazer o diagnóstico diferencial com retinoblastoma, melanoma maligno, hemangioma de coroide, metástase coroidiana e cicatriz disciforme.[1,2]

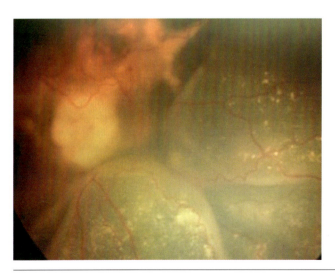
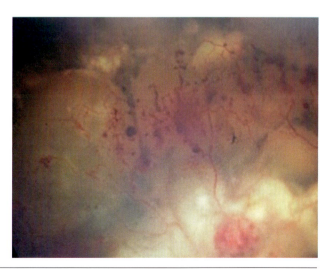

▶ **Figura 85.1** Doença de Coats: descolamento de retina exsudativo total com acometimento foveal. (Cortesia dr. Paulo E.R. Bueno e dra. Juliana F. Bueno).

Diagnóstico diferencial da doença de Coats	
Na criança	No adulto
Retinoblastoma	Oclusões venosas
Toxocaríase	Telangiectasia justafoveal
Persistência do vítreo primário hiperplásico	Retinopatia diabética
Retinopatia da prematuridade	Retinopatia por irradiação
Vitreorretinopatia exsudativa familiar	Doença de Eales
	Vasculites

Classificação da doença de Coats (Shields[1])	
Estádio 1	Telangiectasia retiniana
Estádio 2	Telangiectasia e exsudação A (extrafoveal), B (foveal)
Estádio 3	Descolamento de retina exsudativo A (subtotal) B (total), 1 (extrafoveal) e 2 (foveal)
Estádio 4	Descolamento de retina total e glaucoma
Estádio 5	Doença avançada, estádio final

Tratamento (Ghorbanian[2])	
Estádios 1 e 2	Com progressão – Fotocoagulação ou crioterapia Sem progressão – Observação
Estádios 3 e 4	Vitrectomia via *pars plana*
Estádio 5	Olho doloroso – Enucleação Olho calmo – Observação
Terapia adjuvante	Injeção intravítrea de antiangiogênicos ou triancinolona

Os achados angiofluoresceinográficos são típicos da perda da integridade vascular e quebra da barreira hematorretiniana, com inúmeras anomalias vasculares retinianas: telangiectasias, aneurismas, dilatação sacular, dilatação fusiforme dos capilares adjacentes e espessamento da parede vascular. Os vasos anormais extravasam precocemente no angiograma, podendo haver acúmulo do contraste no espaço sub-retiniano e áreas de não perfusão capilar.[4]

TRATAMENTO

O tratamento da doença de Coats visa a destruir os vasos telangiectásicos através da oclusão completa e consequente resolução da exsudação associada. O tratamento padrão é a fotocoagulação direta dos vasos anormais com mira de 200-500 micra de intensidade moderada ou, em alguns casos, crioterapia. Podem ser necessárias múltiplas sessões de *laser*, embora a taxa de sucesso seja de 80%.[1,2,4,5]

Recentemente, tratamentos adjuvantes ao *laser* vêm sendo discutidos. Alguns autores observaram melhora da acuidade visual com a utilização de triancinolona intravítrea, devido à resolução do líquido sub-retiniano e exsudação macular. No entanto, há risco aumentado de formação de catarata e aumento da pressão intraocular, o que limita o uso em crianças. Atualmente, os agentes antiangiogênicos têm sido mais utilizados como tratamento adicional nos casos selecionados, resultando em diminuição dos exsudatos e edema macular, regressão dos vasos anormais e consequente melhora da acuidade visual.[1-3,5-7]

O tratamento cirúrgico da doença de Coats é feito através da vitrectomia via *pars plana e* endolaser, está indicado nos casos mais graves de descolamento de retina e membranas pré-retinianas, visando à prevenção de complicações da doença, tais como: hemorragia, inflamação, glaucoma neovascular ou atrofia bulbar. Os estádios de 1 a 3 possuem melhor prognóstico ocular, com acuidade visual entre 20/30 e 20/200, na dependência de haver ou não acometimento foveal.[1,2,4]

REFERÊNCIAS BIBLIOGRÁFICAS

1. Shields JA, Shields CL, Honavar SG, Demirci H, Cater J. Classification and management of Coats disease: the 2000 Proctor Lecture. Am J Ophthalmol. 2001;131:572-83.
2. Ghorbanian S, Jaulim A, Chatziralli IP. Diagnosis and treatment of coats' disease: a review of the literature. Ophthalmologica. 2012;227:175-82.
3. Shields JA, Shields CL, Honavar SG, Demirci H. Clinical variations and complications of Coats disease in 150 cases: the 2000 Sanford Gifford Memorial Lecture. Am J Ophthalmol. 2001;131:561-71.
4. Knutsson KA, De Benedetto U, Querques G, Del Turco C, Bandello F, Lattanzio R. Primitive retinal vascular abnormalities: tumors and telangiectasias. Ophthalmologica. 2012;228:67-77.
5. Shapiro MJ, Chow CC, Karth PA, Kiernan DF, Blair MP. Effects of green diode laser in the treatment of pediatric Coats disease. Am J Ophthalmol. 2011;151:725-31.e2.
6. Chaudhary KM, Mititelu M, Lieberman RM. An evidence-based review of vascular endothelial growth factor inhibition in pediatric retinal diseases: part 2. Coats' disease, best disease, and uveitis with childhood neovascularization. J Pediatr Ophthalmol Strabismus. 2013;50:11-9.
7. Ray R, Barañano DE, Hubbard GB. Treatment of Coats' disease with intravitreal bevacizumab. Br J Ophthalmol. 2013;97:272-7.

capítulo 86

Bruno Bortot de Souza • Roberta Pereira de Almeida Manzano

Hemoglobinopatias

INTRODUÇÃO

As hemoglobinopatias são um grupo de doenças hereditárias caracterizadas pela formação anormal da hemoglobina. As mutações nos genes que codificam cada cadeia de globina podem resultar em alterações estruturais ou na diminuição da produção dessas cadeias.

Quando as alterações são estruturais, temos as hemoglobinopatias falciformes, que modificam a sequência dos aminoácidos da cadeia beta. A substituição da valina pelo ácido glutâmico na posição 6 da cadeia beta produz a hemoglobina S; a substituição da lisina nesta mesma posição origina a hemoglobina C. Podemos ter várias combinações, como por exemplo: CC, SS, SC, AS e AC.

Quando ocorre diminuição na produção das cadeias alfa e beta, temos as alfa talassemias e beta-talassemias.

FISIOPATOLOGIA

O evento principal na patogênese da anemia falciforme é a polimerização e a desoxigenação da hemoglobina S, que resulta na transformação do eritrócito normal em um eritrócito em forma de foice (falcização). Essa alteração do eritrócito foi primeiramente descrita em 1910 por Herrick.[1]

A hemácia sofre falcização sob condições de hipóxia e acidose. Entretanto, essa hemácia alterada é mais rígida e apresenta menor deformabilidade, podendo obstruir vasos de pequeno calibre e assim gerar isquemia tecidual, aumentando ainda mais a hipóxia e acidose, o que leva a um ciclo vicioso, chamado de "ciclo vicioso da eritrostase".[2]

Entretanto, a oclusão vascular não decorre apenas da falcização das hemácias, pois sabe-se que leucócitos e reticulócitos expressam moléculas de adesão que promovem adesão anormal à parede endotelial.[3] Essa adesão ao endotélio leva à diminuição no fluxo sanguíneo, aumento da extração do oxigênio, polimerização da hemoglobina S e oclusão vascular.[4,5]

As citoquinas inflamatórias, como o Fator de Necrose Tumoral alfa (TNF-alfa) e a interleucina 1 (IL-1), também contribuem com os fenômenos vaso-oclusivos. Eles aceleram a produção das moléculas de adesão e ativam os leucócitos polimorfonucleares. Essas citoquinas podem ser liberadas em situações adversas como infecções sistêmicas e hipóxia tecidual.[6]

Outro fator importante no fenômeno vaso-oclusivo é o hematócrito, que afeta a viscosidade sanguínea.[7] Essa pode ser uma possível explicação do porque as alterações oculares são mais frequentes nos pacientes HbSC do que nos HbSS. Sabe-se que os pacientes HbSC possuem hematócritos mais elevados, maior viscosidade sanguínea e maior frequência de fenômenos oclusivos na microcirculação retiniana do que os pacientes HbSS.

ACHADOS CLÍNICOS

Sinais e sintomas sistêmicos

Geralmente a apresentação sistêmica é mais severa em pacientes SS, uma vez que o percentual de hemoglobina anômala nestes pacientes pode chegar a 90% do total. A oclusão das arteríolas pré-capilares provoca crises de dor nas articulações, nos ossos longos, abdome e tórax. Pode haver isquemia de órgãos-alvo (entre os quais os olhos), assim como anemia hemolítica, hematúria secundária a microinfartos renais, microacidentes cerebrovasculares, microinfartos pulmonares e infartos ósseos, inclusive com evolução para necrose óssea asséptica.

Sinais e sintomas oftalmológicos

Retinopatia não proliferativa

Alterações conjuntivais

Microinfartos conjuntivais podem ser vistos na forma de pequenos pontos vermelhos, aparentemente isolados de qualquer vaso, em formato de vírgula;[8] mais frequentemente localizados na conjuntiva bulbar inferior. Essas alterações são mais visíveis em pacientes SS, e podem ser exacerbadas ao uso de vasoconstritores (p. ex.: fenilefrina).

Atrofia iriana

Atrofia segmentar da íris tem sido encontrada em indivíduos HbSC.[8] É causada por necrose isquêmica. Pode ocorrer neovascularização do estroma da íris.[9]

Hemorragia em salmon patch

A presença de sangue acumulado no espaço pré-retiniano, ou nas camadas mais superficiais da retina, pode provocar o aparecimento de lesões bem delimitadas, arredondadas, planas ou abauladas e de tamanho superior a um diâmetro de disco. Esta lesão, provocada pela rotura da parede arteriolar fragilizada por episódios isquêmicos prévios, geralmente surge na média periferia retiniana. Com a evolução da hemólise a lesão, inicialmente vermelha, se torna alaranjada, originando o nome *salmon patch*[10] (Figura 86.1).

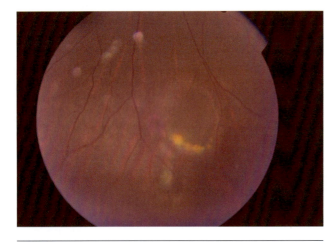

▶ **Figura 86.1** Hemorragia em *salmon patch*, em reabsorção, com pontos iridescentes em seu perímetro.

Pontos iridescentes

A hemorragia pode desaparecer totalmente, deixando em seu lugar uma área com brilho diferente devido à atrofia localizada. Pode-se formar uma área granular com pontos brilhantes, chamados de pontos iridescentes. Ao exame anatomopatológico, esta alteração corresponde a uma pequena retinosquise contendo, em seu interior, macrófagos com hemossiderina fagocitada.[10, 11]

Black Sunburst

Lesões planas, arredondadas ou ovais, escuras, com 0,5 a 2 diâmetros de disco, possuem normalmente margens espiculadas devido à deposição perivascular de pigmento. Representam migração de EPR intrarretínico em resposta à hemorragia entre o EPR e à retina neurosensorial.[10]

Estudos histopatológicos mostram hipertrofia focal do EPR e áreas de migração e hiperplasia do EPR. Afinamento e degeneração da retina sensorial abaixo do sunburst podem ser observadas.[11] Pontos iridescentes podem estar presentes nas adjacências destas lesões. Outra teoria aponta para uma resposta do EPR à uma oclusão localizada da vascularização coroidal (Figura 86.2).

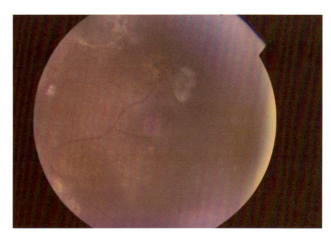

▶ **Figura 86.2** *Black sunbursts* em quadrante superior temporal, olho esquerdo.

Alterações vasculares

Normalmente os grandes vasos do polo posterior são normais; entretanto, pode ser observado um aumento na tortuosidade vascular em 47% dos pacientes SS e em 32% dos SC.[12] Têm sido reportadas oclusões de artéria central e do ramo arterial.[13-15] Oclusões arteriais periféricas são muito comuns,[16] entretanto, oclusões de veia central e de ramo venoso são muito raras na anemia falciforme.

Em indivíduos mais jovens, geralmente encontram-se sinais de fenômenos oclusivos periféricos, identificados com terminações vasculares abruptas ou em alça. Com o passar do tempo e com a recorrência destes fenômenos na retina periférica, a região pré-equatorial da retina passa a ser excluída e sofre de isquemia. Eventualmente, já em idade adulta, vasos de maior calibre podem ser afetados.[13-15]

Alterações maculares

Pode ocorrer aumento da zona avascular foveal devido à oclusão arteriolar macular.[17] Essa não perfusão causa degeneração e afinamento da retina interna, produzindo uma depressão chamada de sinal da depressão macular. Essa alteração pode levar ou não à diminuição da acuidade visual.[18]

Outras alterações que podem ser observadas são microaneurismas, alças vasculares, arteríolas pré-capilares dilatadas, infartos da camada de fibras nervosas e perda dos capilares ao redor da zona avascular foveal, com remodelamento vascular.[17,19]

Sendo assim, as alterações isquêmicas maculares são decorrentes da oclusão da circulação arteriolar ao redor da zona avascular foveal e dos ramos que suprem a rafe horizontal temporal. Estão associadas ou não à oclusão vascular periférica e podem ocorrer em crianças.

Oclusões na coroide

A não perfusão da coroide resulta de fenômenos oclusivos na artéria ciliar posterior.[20] Alguns autores sugerem que a isquemia da coroide está relacionada com a formação dos "black sunburst" e com a neovascularização da coroide.[21] A oclusão da coroide pode levar à hipertrofia do EPR, migração de pigmento e atrofia das camadas externas da retina.

Alterações na interface vítreo-retínica

A grande maioria dos pacientes SS e SC apresenta palidez retiniana periférica, similar ao branco-sem-pressão, que corresponde a uma área de aderência vítreo-retiniana anormal e mais reforçada.[22] Esse achado parece estar correlacionado inversamente às alterações vasculares periféricas.[23] Estes mesmos pacientes podem apresentar lesões arredondadas e escuras, mosqueadas, em polo posterior e média periferia, que desaparecem espontaneamente sem deixar vestígios. Especula-se que tais lesões podem estar relacionadas a micro-hemorragias, porém sua etiologia é desconhecida.

Alterações vasculares do nervo óptico

Pontos escuros, vermelhos e pequenos foram observados no nervo óptico de pacientes com hemoglobinopatia. Essa alteração é considerada uma estagnação temporária dos eritrócitos na circulação da papila.[24]

Estrias angioides

A associação entre anemia falciforme e estrias angioides foi descrita pela primeira vez em 1957.[25] Podem ocorrer em 1% a 2% dos pacientes, sendo mais comum nos indivíduos HbSS.[26] Entretanto, não há relatos de estrias angioides em crianças.[27]

Retinopatia proliferativa

O primeiro evento que dá início às alterações da retinopatia falciforme é a oclusão arteriolar da retina periférica que levará à isquemia e à produção dos fatores de crescimento endotelial, além de neovascularização, hemorragia vítrea, descolamento de retina tracional ou misto.[28]

Essa sequência de eventos foi classificada por Goldberg em 1971[29] e é amplamente utilizada e aceita.

Estágio 1

Oclusão arteriolar periférica, que resulta em não perfusão da retina periférica. Eventualmente podem aparecer arteríolas em fio de prata.

Estágio 2

Anastomoses arteriovenosas entre a retina perfundida e não perfundida. Não apresentam vazamento na angiofluoresceinografia.

Estágio 3

Neovascularização periférica de retina com a característica forma de leque. Essa morfologia foi comparada, por Welch & Goldberg, em 1966, ao invertebrado marinho *gorgonia flabelum* ou "sea fan" (SF). Surge do lado venoso e do lado arterial das anastomoses arteriovenosas,[30] após em média 18 meses, e mais frequentemente no quadrante superotemporal, seguido do inferotemporal, superonasal e inferonasal.[28, 31] A isquemia crônica leva à produção dos fatores angiogênicos, como o Fator de Crescimento Vascular Endotelial (VEGF) entre outros que promovem e mantém o tecido neovascular.[32]

Os *sea fan* tendem a se elevar para o vítreo e formar anastomoses entre si, levando ao aparecimento de extensas bandas fibrosas na periferia da retina.[28] Na angiofluoresceinografia eles mostram intenso vazamento.

Devido ao caráter tromboembólico desta doença, pode haver involução espontânea dos SF por autoinfarto em até 60% dos casos.[10, 33]

Estágio 4

É definido pela presença de hemorragia vítrea.

Estágio 5

Presença de descolamento de retina tracional ou misto (tracional e regmatogênico). A associação entre atrofia de retina pós-isquemia e tração vítrea pode levar à formação de roturas de retina.

CLASSIFICAÇÃO DE GOLDBERG – RETINOPATIA FALCIONE	
Estágio 1	Oclusão arterial e isquemia periférica
Estágio 2	*Shunts* arteriovenosos periféricos
Estágio 3	Neovasos em *sea fans* surgem a partir dos shunts Lesões fibrovasculares acinzentadas, resultantes da involução espontânea dos *sea fans*
Estágio 4	Hemorragia vítria a partir dos nervosos
Estágio 5	Proliferação fibrovascular extensa e deslocamento de retina.

A retinopatia proliferativa falciforme é mais comum e mais grave no genótipo SC.[23, 27, 28]

Em um estudo realizado com 263 pacientes pediátricos com idade máxima de 18 anos, a retinopatia proliferativa ocorreu em 8,2% dos pacientes HbSC e em 0,6% dos HbSS e em nenhum SB-Thal. A idade média do início da retinopatia proliferativa foi de 13,7 anos (9 a 18 anos) nos HbSC e de 16 anos nos pacientes HbSS. Os autores sugerem que os exames oftalmológicos para a detecção de retinopatia podem começar aos 9 anos nos pacientes HbSC e aos 13 anos nos pacientes HbSS e SB- Thal.[34]

Outro estudo realizado com 389 crianças entre 5 e 13 anos observou isquemia da retina periférica em 50% dos pacientes aos 6 anos de idade e em 90% aos 12 anos. A retinopatia proliferativa foi encontrada em apenas um caso de 8 anos e genótipo SC.[35]

DIAGNÓSTICO

O diagnóstico das hemoglobinopatias é feito exclusivamente através da eletroforese de hemoglobina. O teste da falcização, por ser inespecífico, não tem valor para esse fim.

TRATAMENTO

O tratamento está indicado no estágio 3. Não está indicado nos estágios 1 e 2 pois o tratamento da retina isquêmica não previne o aparecimento dos *sea fans* e muitos pacientes não desenvolvem *sea fans* ou suas complicações.[36]

Os SF têm sido tratados de várias maneiras, incluindo diatermia, crioterapia e fotocoagulação a *laser*. Dessas técnicas, a fotocoagulação é a que tem menos efeitos adversos e é o método mais utilizado para tratamento da retinopatia falciforme no estágio 3.[31]

FOTOCOAGULAÇÃO A *LASER*

A fotocoagulação do vaso nutridor era a técnica utilizada na década de 1970. Essa técnica era bastante efetiva na oclusão dos SF.[37] Entretanto, podia acarretar muitas complicações.[38]

A técnica mais utilizada atualmente foi preconizada em 1982 e consiste no tratamento setorial ao redor dos SF.[39,40]

É importante o seguimento desses pacientes, já que 34% dos olhos tratados podem desenvolver novas áreas de SF.[40]

TRATAMENTO CIRÚRGICO

Os pacientes com anemia falciforme são mais propensos a complicações pré e pós-operatórias. As complicações podem ser sistêmicas ou oculares.[41]

A fim de diminuir o risco cirúrgico, uma transfusão sanguínea pode ser realizada antes da cirurgia para atingir um nível de hemoglobina A de 50% a 60% e um hematócrito de 35% a 40%.[42]

Sempre que possível a cirurgia deve ser realizada com anestesia local, pois a anestesia geral pode causar hipotensão e levar à baixa perfusão ocular. Não devemos utilizar anestésicos que contenham misturas de agentes simpaticomiméticos, nem colírios como a fenilefrina, para dessa forma minimizar a vasoconstrição e a isquemia.[43]

Devido à alta morbidade ocular que estes pacientes apresentam com a cirurgia, espera-se a reabsorção da hemorragia vítrea por seis meses. O seguimento é feito com exames de ultrassom mensais para verificar a presença de descolamento de retina. Caso ocorra o descolamento da retina, a cirurgia precoce é indicada. Se houver reabsorção espontânea da hemorragia o tratamento dos SF com *laser* é iniciado.[43]

A vitrectomia é indicada para os casos de hemorragia vítrea maciça de longa duração (maior do que 6 meses). O tratamento dos SF é realizado no intraoperatório através da fotocoagulação com o endolaser.[44,45]

A vitrectomia via pars plana nestes casos apresenta desafios a mais, em função da fragilidade da retina periférica (sujeita a grandes roturas) e das paredes dos "sea fans" (que podem apresentar ressangramento significativo no intraoperatório). Antiangiogênicos podem ser injetados 2 a 3 dias antes da cirurgia para diminuir o risco de hemorragia durante o procedimento cirúrgico.

A introflexão escleral é realizada nos casos de descolamentos regmatogênicos e em combinação com a vitrectomia nos casos de hemovítreo com tração da retina e descolamentos mistos.[45]

TERAPIA ANTIANGIOGÊNICA

As medicações antiangiogênicas vêm sendo amplamente utilizadas para o tratamento da DMRI exsudativa[46] e retinopatia diabética proliferativa.[47] Entretanto, ainda não se sabe qual será o papel dessas medicações no tratamento da retinopatia proliferativa falciforme.

Existe na literatura apenas relatos de casos de regressão da neovascularização da retina de paciente com anemia falciforme após injeção intravítrea de bevacizumabe.[48,49]

Novos estudos devem ser realizados para avaliar a eficácia e segurança da terapia antiangiogênica para os pacientes com retinopatia proliferativa falciforme.

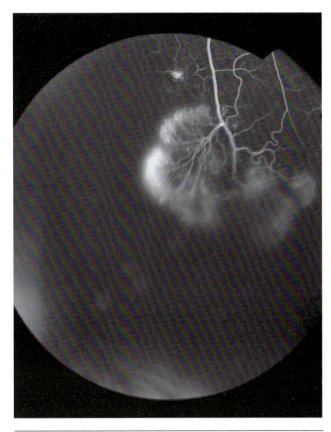

▶ **Figura 86.3** AFG mostrando hiperfluorescência por vazamento dos SF e hipofluorescência por não perfusão periférica.

REFERÊNCIAS BIBLIOGRÁFICAS

1. Herrick J. Peculiar elongated and sickle shaped red blood corpuscles in a case of severe anemia. Arch Intern Med. 1910;6:517-21.
2. Bunn HF. Pathogenesis and treatment of sickle cell disease. N Engl J Med. 1997;337(11):762-9.
3. Kunz Mathews M, McLeod DS, Merges C, Cao J, Lutty GA. Neutrophils and leucocyte adhesion molecules in sickle cell retinopathy. Br J Ophthalmol. 2002;86(6):684-90.
4. Kaul DK, Fabry ME, Nagel RL. The pathophysiology of vascular obstruction in the sickle syndromes. Blood Rev. 1996;10(1):29-44.
5. Setty BN, Stuart MJ. Vascular cell adhesion molecule-1 is involved in mediating hypoxia-induced sickle red blood cell adherence to endothelium: potential role in sickle cell disease. Blood. 1996;88(6):2311-20.
6. Francis RB Jr, Haywood LJ. Elevated immunoreactive tumor necrosis factor and interleukin-1 in sickle cell disease. J Natl Med Assoc. 1992;84(7):611-5.
7. Horne MK 3rd. Sickle cell anemia as a rheologic disease. Am J Med. 1981;70(2):288-98.
8. Chambers J, Puglisi J, Kernitsky R, Wise GN. Iris atrophy in hemoglobin SC disease. Am J Ophthalmol. 1974;77(2):247-9.
9. Galinos S, Rabb MF, Goldberg MF, Frenkel M. Hemoglobin SC disease and iris atrophy. Am J Ophthalmol. 1973;75(3):421-5.
10. Gagliano DA, Goldberg MF. The evolution of salmon-patch hemorrhages in sickle cell retinopathy. Arch Ophthalmol. 1989;107(12):1814-5.
11. Romayanada N, Goldberg MF, Green WR. Histopathology of sickle cell retinopathy. Trans Am Acad Ophthalmol Otolaryngol. 1973;77(5):OP642-76.
12. Welch RB, Goldberg MF. Sickle-cell hemoglobin and its relation to fundus abnormality. Arch Ophthalmol. 1966;75(3):353-62.
13. Conrad WC, Penner R. Sickle-cell trait and central retinal-artery occlusion. Am J Ophthalmol. 1967;63(3):465-8.
14. Roth SE, Magargal LE, Kimmel AS, Augsburger JJ, Morrison DL. Central retinal-artery occlusion in proliferative sickle-cell retinopathy after retrobulbar injection. Ann Ophthalmol. 1988;20(6):221-4.
15. Chopdar A. Multiple major retinal vascular occlusions in sickle cell haemoglobin C disease. Br J Ophthalmol. 1975;59(9):493-6.
16. van Meurs JC. Relationship between peripheral vascular closure and proliferative retinopathy in sickle cell disease. Graefes Arch Clin Exp Ophthalmol. 1991;229(6):543-8.
17. Asdourian GK, Nagpal KC, Busse B, Goldbaum M, Patriankos D, Rabb MF, et al. Macular and perimacular vascular remodelling sickling haemoglobinopathies. Br J Ophthalmol. 1976;60(6):431-53.
18. Goldbaum MH. Retinal depression sign indicating a small retinal infarct. Am J Ophthalmol. 1978;86(1):45-55.
19. Stevens TS, Busse B, Lee CB, Woolf MB, Galinos SO, Goldberg MF. Sickling hemoglobinopathies; macular and perimacular vascular abnormalities. Arch Ophthalmol. 1974;92(6):455-63.
20. McLeod DS, Goldberg MF, Lutty GA. Dual-perspective analysis of vascular formations in sickle cell retinopathy. Arch Ophthalmol. 1993;111(9):1234-45.
21. Liang JC, Jampol LM. Spontaneous peripheral chorioretinal neovascularisation in association with sickle cell anaemia. Br J Ophthalmol. 1983;67(2):107-10.
22. Nagpal KC, Huamonte F, Constantaras A, Asdourian G, Goldberg MF, Busse B. Migratory white-without-pressure retinal lesions. Arch Ophthalmol. 1976;94(4):576-9.
23. Condon PI, Serjeant GR. The progression of sickle cell eye disease in Jamaica. Doc Ophthalmol. 1975;39(1):203-10.
24. Nagpal KC, Goldberg MF, Rabb MF. Ocular manifestations of sickle hemoglobinopathies. Surv Ophthalmol. 1977;21(5):391-411.
25. Goodman G, Von Sallmann L, Holland MG. Ocular manifestations of sickle-cell disease. AMA Arch Ophthalmol. 1957;58(5):655-82.
26. Nagpal KC, Asdourian G, Goldbaum M, Apple D, Goldberg MF. Angioid streaks and sickle haemoglobinopathies. Br J Ophthalmol. 1976;60(1):31-4.
27. Condon PI, Gray R, Serjeant GR. Ocular findings in children with sickle cell haemoglobin C disease in Jamaica. Br J Ophthalmol. 1974;58(7):644-9.
28. Goldberg MF. Retinal neovascularization in sickle cell retinopathy. Trans Sect Ophthalmol Am Acad Ophthalmol Otolaryngol. 1977;83(3 Pt 1):OP409-31.

29. Goldberg MF. Classification and pathogenesis of proliferative sickle retinopathy. Am J Ophthalmol. 1971;71(3):649-65.
30. McLeod DS, Merges C, Fukushima A, Goldberg MF, Lutty GA. Histopathologic features of neovascularization in sickle cell retinopathy. Am J Ophthalmol. 1997;124(4):455-72.
31. Condon PI, Serjeant GR. Photocoagulation in proliferative sickle retinopathy: results of a 5-year study. Br J Ophthalmol. 1980;64(11):832-40.
32. Cao J, Mathews MK, McLeod DS, Merges C, Hjelmeland LM, Lutty GA. Angiogenic factors in human proliferative sickle cell retinopathy. Br J Ophthalmol. 1999;83(7):838-46.
33. Nagpal KC, Patrianakos D, Asdourian GK, Goldberg MF, Rabb M, Jampol L. Spontaneous regression (autoinfarction) of proliferative sickle retinopathy. Am J Ophthalmol. 1975;80(5):885-92.
34. Gill HS, Lam WC. A screening strategy for the detection of sickle cell retinopathy in pediatric patients. Can J Ophthalmol. 2008;43(2):188-91.
35. Talbot JF, Bird AC, Maude GH, Acheson RW, Moriarty BJ, Serjeant GR. Sickle cell retinopathy in Jamaican children: further observations from a cohort study. Br J Ophthalmol. 1988;72(10):727-32.
36. Condon PI, Serjeant GR. Behaviour of untreated proliferative sickle retinopathy. Br J Ophthalmol. 1980;64(6):404-11.
37. Jampol LM, Condon P, Farber M, Rabb M, Ford S, Serjeant G. A randomized clinical trial of feeder vessel photocoagulation of proliferative sickle cell retinopathy. I. Preliminary results. Ophthalmology. 1983;90(5):540-5.
38. Jacobson MS, Gagliano DA, Cohen SB, Rabb MF, Jampol LM, Farber MD, et al. A randomized clinical trial of feeder vessel photocoagulation of sickle cell retinopathy. A long-term follow-up. Ophthalmology. 1991;98(5):581-5.
39. Jampol LM, Farber M, Rabb MF, Serjeant G. An update on techniques of photocoagulation treatment of proliferative sickle cell retinopathy. Eye. 1991;5(Pt 2):260-3.
40. Farber MD, Jampol LM, Fox P, Moriarty BJ, Acheson RW, Rabb MF, et al. A randomized clinical trial of scatter photocoagulation of proliferative sickle cell retinopathy. Arch Ophthalmol. 1991;109(3):363-7.
41. Leen JS, Ratnakaram R, Del Priore LV, Bhagat N, Zarbin MA. Anterior segment ischemia after vitrectomy in sickle cell disease. Retina. 2002;22(2):216-9.
42. Brazier DJ, Gregor ZJ, Blach RK, Porter JB, Huehns ER. Retinal detachment in patients with proliferative sickle cell retinopathy. Trans Ophthalmol Soc U K. 1986;105(Pt 1):100-5.
43. Cohen SB, Fletcher ME, Goldberg MF, Jednock NJ. Diagnosis and management of ocular complications of sickle hemoglobinopaties: Part III. Ophthalmic Surg. 1986;17(3):184-8.
44. Zinn KM. Vitreoretinal surgery in a patient with sickle cell retinopathy. Mt Sinai J Med. 1981;48(1):79-83.
45. Goldberg MF, Jampol LM. Treatment of neovascularization, vitreous hemorrhage, and retinal detachment in sickle cell retinopathy. Trans New Orleans Acad Ophthalmol. 1983;31:53-81.
46. Rosenfeld PJ, Rich RM, Lalwani GA. Ranibizumab: Phase III clinical trial results. Ophthalmol Clin North Am. 2006;19(3):361-72.
47. Moradian S, Ahmadieh H, Malihi M, Soheilian M, Dehghan MH, Azarmina M. Intravitreal bevacizumab in active progressive proliferative diabetic retinopathy. Graefes Arch Clin Exp Ophthalmol. 2008;246(12):1699-705.
48. Siqueira RC, Costa RA, Scott IU, Cintra LP, Jorge R. Intravitreal bevacizumab (Avastin) injection associated with regression of retinal neovascularization caused by sickle cell retinopathy. Acta Ophthalmol Scand. 2006;84(6):834-5.
49. Shaikh S. Intravitreal bevacizumab (Avastin) for the treatment of proliferative sickle retinopathy. Indian J Ophthalmol. 2008;56(3):259.

capítulo 87

Thais Sousa Mendes • Marcelo C. Costa

Retinopatia da Prematuridade

EPIDEMIOLOGIA

A Retinopatia da Prematuridade (ROP) é uma das maiores causas de dano visual permanente na vida de crianças em países desenvolvidos. Desde a primeira descrição nos anos de 1940, por Terry, e após evolução no diagnóstico e tratamento desta entidade, a fisiopatologia ainda continua a ser discutida e estudada amplamente na literatura mundial.[1]

O baixo peso ao nascimento e a idade gestacional precoce estão diretamente associados à gravidade e à incidência da doença, o que já foi comprovado em diversos estudos clínicos, como o estudo multicêntrico do tratamento de crioterapia (CRYO-ROP),[2] em que 65,8% dos neonatos com peso menor do que 1.251 g apresentaram algum grau de retinopatia. E esse número pode chegar a 81,6% em recém-nascidos (RN) com menos de 1.000 g ao nascer.

Estudos realizados no Brasil apontam para uma incidência anual de aproximadamente quinhentos novos casos de cegueira causados por ROP e aproximadamente 24% das crianças cegas na América Latina tiveram a retinopatia da prematuridade como causa.[3] Os dados da Sociedade Brasileira de Triagem Neonatal citam 18 estados brasileiros cadastrados e que devem seguir as diretrizes brasileiras, estabelecidas em 2002 pelo Conselho Brasileiro de Oftalmologia e pela Sociedade Brasileira de Pediatria. Entretanto, muitas cidades brasileiras ainda carecem de triagem neonatal especializada.[4]

FISIOPATOLOGIA

Acredita-se que a hipóxia esteja diretamente relacionada ao estímulo à neovascularização, devido à isquemia e consequente regulação positiva da angiogênese por produção de fator de crescimento endotelial (VEGF).[5] Durante o processo normal da vascularização retiniana, espera-se que os vasos migrem até à *ora serrata* nas primeiras 16 semanas gestacionais e concluam o processo entre 39 e 41 semanas. Na ROP há vascularização incompleta, com desenvolvimento de uma retina patológica e neovascular. A idade gestacional ao nascer, determina a localização da interrupção da vasculatura retiniana normal.[1]

Por muitos anos, o nível baixo de oxigenação foi o grande responsável pelo desenvolvimento da ROP em recém-nascidos de baixo peso,[1] o que, em meados dos anos de 1950, levou ao tratamento com oxigênio suplementar. Mais tarde, outros estudos revelaram um risco alto de ROP nos pacientes submetidos à oxigenação suplementar e que não tinham doença pulmonar associada. A baixa saturação de oxigênio, quando cuidadosamente controlada, pode diminuir o risco de ROP grave, porém o nível de saturação ideal ainda é incerto, principalmente nos casos mais graves, onde oxigênio suplementar é vital. Em 1994, o estudo STOP-ROP (*The Suplemental Therapeutic Oxygen for Prethreshold ROP Study*) comparou dois grupos de recém-nascidos prematuros com ROP prelimiar, sendo um grupo com oxigenação a 89% a 94%, e outro com 96-99% (suplementar). Os resultados foram favoráveis ao grupo de oxigênio suplementar nos recém-nascidos com doença *plus,* e com menos de 28 semanas de gestação, apresentando uma baixa progressão.[6]

Outros fatores de risco foram estudados com a exposição à luz e herança genética. Entretanto, o estudo chamado LIGHT-ROP (*Light Reduction in Retinopathy of Prematurity Study*) não mostrou benefício no uso reduzido de exposição à luz nos recém-nascidos com ROP.[7-9] Em estudos experimentais, a supressão da expressão da proteína chamada *tubedow* (Tbdn-1) levou ao processo de neovascularização semelhante ao que ocorre na retinopatia da prematuridade.[10]

Diretrizes brasileiras de triagem neonatal nos prematuros entre 4 e 6 semanas de vida[4]

< 1.500 g e/ou idade gestacional (IG) < 32 semanas, sob oftalmoscopia binocular indireta (OBI) e dilatação pupilar*

*Considerar exame também na presença de fatores de risco como síndrome do desconforto respiratório, sepse, transfusões sanguíneas, gestações múltiplas e hemorragia intraventricular.

CLASSIFICAÇÃO

A classificação da retinopatia da prematuridade se baseia na gravidade, localização e presença de doença *plus*, que caracteriza doença ativa (dilatação arteriolar e venosa). Foi descrita em 1987 e revisada em 2005, quando foi adicionada a forma pré-*plus*, considerada mais grave e de localização posterior (Figura 87.1).[11, 12]

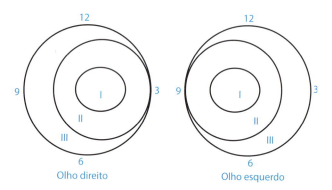

▶ **Figura 87.1** Esquema do fundo de olho dividido por zonas. Zona I: corresponde ao polo posterior, que abrange a área da papila e 30° ao seu redor; zona II: limites da zona I até a ora serrata nasal e equador temporal; zona III: a mais distante do disco e última zona a vascularizar.

Estádio 1

Linha branco-acinzentada, fina e plana, que separa a retina vascular da avascular.

Estádio 2

Crista elevada resultante do crescimento em volume e extensão da linha. É possível observar vasos pequenos posteriores à linha.

Estádio 3

Proliferação fibrovascular extrarretiniana "em ponte", a partir da crista em direção ao vítreo.

Estádio 4

A proliferação pode provocar um descolamento total de retina (funil aberto ou fechado). Subtipos: 4a área macular preservada; 4b descolamento acometendo área macular, zonas I, II e III.

Estádio 5

Descolamento de retina em funil aberto ou fechado, anterior ou posteriormente (Tabela 87.1).

ROP posterior agressiva (AP-ROP)

É uma forma incomum e grave de ROP, descrita em 2005 e caracterizada por localização posterior (zonas I ou II), doença *plus* e evolução rápida (*rush disease*) e agressiva. O descolamento de retina pode ocorrer, apesar do tratamento com *laser*. É mais frequente em recém-nascidos com idade gestacional e peso mais baixo do que outros recém-nascidos com ROP sem doença posterior. E, por isso, associada à alta taxa de mortalidade.[13]

TABELA 87.1 Classificação e estádios da retinopatia da prematuridade.

Doença limiar
Retinopatia estádio 3, zonas I ou II, com pelo menos cinco horas de extensão contínua ou oito horas descontinuas, presença de doença *plus*.
Doença pré-limiar tipo 1[13]
Qualquer zona I com doença *plus*.
Estádio 3, zona I, sem *plus*.
Estádios 2 ou 3, zona II, com *plus*.
Doença pré-limiar tipo 2[13]
Estádios 1 ou 2, zona I, sem *plus*.
Estádio 3, zona II, sem *plus*.

Tratamento

O tratamento-padrão da ROP é a fotocoagulação da retina periférica avascular 360°, anterior, utilizando-se *laser* de diodo indireto que superou o tratamento com crioterapia, muito utilizado no final dos anos de 1980.[14] Nos casos de AP-ROP, o *laser* deve ser mais denso, devido à maior área de retina avascular.[13,15]

Agentes antiangiogênicos – bevacizumab

O uso de antiVEGF no tratamento monoterápico ou em combinação à fotocoagulação vem sendo discutido em diversos estudos clínicos.[16,17] Acredita-se que ainda são necessários estudos que comprovem a segurança do uso dessa medicação em recém-nascidos, e que elucidem os efeitos sistêmicos tardios. Pois sabemos que o VEGF é um fator importante no desenvolvimento da retina normal, além de estar envolvido no processo de amadurecimento pulmonar do recém-nascido. O estudo BEAT-ROP (*Bevacizumab Eliminates the Angiogenic Threat of Retinopathy of Prematurity*) mostrou o benefício na utilização de antiVEGF no tratamento da doença na zona I quando comparado à fotocoagulação.[18]

Vitrectomia

O tratamento cirúrgico da retinopatia da prematuridade está indicado no estádio 4, através da vitrectomia via *pars plicata*. Estudos recentes mostram sucesso anatômico entre 75% e 88% nos casos de ROP submetidos à vitrectomia de pequeno calibre. No entanto, muitas vezes, é necessária mais de uma cirurgia para alcançar esse resultado.[19, 20]

Exames de imagem – RETCAM

O uso de tecnologias de imagem do segmento posterior pode ajudar no *screening* e no acompanhamento da evolução do tratamento da retinopatia da prematuridade. O RETCAM é um sistema de imagem digital *wide-field,* útil para avaliação e documentação do estádio da doença. A sensibilidade do RETCAM é maior nos casos mais graves, principalmente quando dilatação pupilar está prejudicada. A fotografia digital deve ser utilizada como coadjuvante à oftalmoscopia binocular indireta (Figura 87.2).

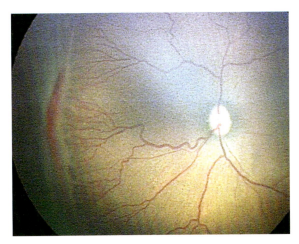
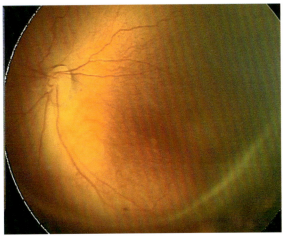

▶ **Figura 87.2** Imagens realizadas com RETCAM (cortesia do dr. Marcelo C. Costa).

Protocolo de seguimento (Grupo ROP Brasil)*	
Retina madura	A cada 6 meses
Retina imatura ou presença de ROP < pré-limiar	De duas em duas semanas
Retinopatia em regressão	De duas em duas semanas
Retinopatia imatura, zona I	Semanal
ROP pré-limiar tipo 2	A cada 3 a 7 dias
ROP pré-limiar tipo 1 ou doença limiar	Tratamento em até 72h

* Os exames podem ser suspensos quando a vascularização da retina estiver completa, idade gestacional corrigida de 45 semanas e ausência de ROP pré-limiar, ROP completamente regredida.[4]

REFERÊNCIAS BIBLIOGRÁFICAS

1. Good WV, Hardy RJ, Dobson V, Palmer EA, Phelps DL, Quintos M, et al. The incidence and course of retinopathy of prematurity: findings from the early treatment for retinopathy of prematurity study. Pediatrics. 2005;116(1):15-23.
2. Multicenter Trial of Cryotherapy for Retinopathy of Prematurity: ophthalmological outcomes at 10 years. Arch Ophthalmol. 2001;119(8):1110-8.
3. Zin A, Florêncio T, Fortes Filho JB, Nakanami CR, Gianini N, Graziano RM, et al. [Brazilian guidelines proposal for screening and treatment of retinopathy of prematurity (ROP)]. Arq Bras Oftalmol. 2007;70(5):875-83.
4. BRASIL GRDP. Relatório do I Workshop Retinopatia da Prematuridade [texto na Internet]. Pediatria SBd, ed. 2002.
5. Cavallaro G, Filippi L, Bagnoli P, La Marca G, Cristofori G, Raffaeli G, et al. The pathophysiology of retinopathy of prematurity: an update of previous and recent knowledge. Acta Ophthalmol. 2014;92(1):2-20.
6. Gaynon MW. Rethinking STOP-ROP: is it worthwhile trying to modulate excessive VEGF levels in prethreshold ROP eyes by systemic intervention? A review of the role of oxygen, light adaptation state, and anemia in prethreshold ROP. Retina. 2006;26(7 Suppl):S18-23.
7. Reynolds JD, Dobson V, Quinn GE, Fielder AR, Palmer EA, Saunders RA, et al. Evidence-based screening criteria for retinopathy of prematurity: natural history data from the CRYO-ROP and LIGHT-ROP studies. Arch Ophthalmol. 2002;120(11):1470-6.
8. Jorge EC, Jorge EN, El Dib RP. Early light reduction for preventing retinopathy of prematurity in very low birth weight infants. Cochrane Database Syst Rev. 2013;8:CD000122.
9. Kennedy KA, Fielder AR, Hardy RJ, Tung B, Gordon DC, Reynolds JD. Reduced lighting does not improve medical outcomes in very low birth weight infants. J Pediatr. 2001;139(4):527-31.
10. Gendron RL, Good WV, Miskiewicz E, Tucker S, Phelps DL, Paradis H. Tubedown-1 (Tbdn-1) suppression in oxygen-induced retinopathy and in retinopathy of prematurity. Mol Vis. 2006;12:108-16.
11. Early Treatment For Retinopathy Of Prematurity Cooperative Group. Revised indications for the treatment of retinopathy of prematurity: results of the early treatment for retinopathy of prematurity randomized trial. Arch Ophthalmol. 2003;121(12):1684-94.
12. Hellström A, Smith LE, Dammann O. Retinopathy of prematurity. Lancet. 2013;382(9902):1445-57.
13. Jones JG, MacKinnon B, Good WV, Hardy RJ, Dobson V, Palmer EA, et al. The early treatment for ROP (ETROP) randomized trial: study results and nursing care adaptations. Insight. 2005;30(2):7-13.
14. Fleck BW. Management of retinopathy of prematurity. Arch Dis Child Fetal Neonatal Ed. 2013;98(5):F454-6.
15. Gunn DJ, Cartwright DW, Gole GA. Prevalence and outcomes of laser treatment of aggressive posterior retinopathy of prematurity. Clin Experiment Ophthalmol. 2014;42(5):459-65.

17. Kim J, Kim SJ, Chang YS, Park WS. Combined intravitreal bevacizumab injection and zone I sparing laser photocoagulation in patients with zone I retinopathy of prematurity. Retina. 2014;34(1):77-82.
18. Mintz-Hittner HA. Intravitreal pegaptanib as adjunctive treatment for stage 3+ ROP shown to be effective in a prospective, randomized, controlled multicenter clinical trial. Eur J Ophthalmol. 2012;22(5):685-6.
19. Singh R, Kumari N, Katoch D, Sanghi G, Grupta A, Dogra MR. Outcome of 23-gauge pars plana vitrectomy for pediatric vitreoretinal conditions. J Pediatr Ophthalmol Strabismus .2014;51(1):27-31.
20. Gonzales CR, Boshra J, Schwartz SD. 25-Gauge pars plicata vitrectomy for stage 4 and 5 retinopathy of prematurity. Retina. 2006;26(7 Suppl):S42-6.

capítulo 88

Rafael Estevão De Angelis • Christianne Pereira Brazão Ferreira • Teruo Aihara

Macroaneurisma Arterial de Retina

Macroaneurismas retinianos são dilatações saculiformes, com formato arredondado ou fusiforme, de uma arteríola retiniana nas três primeiras ordens da árvore arterial. Localizam-se, geralmente, nas bifurcações arteriolares ou nos cruzamentos arteriovenosos do polo posterior,[1,2] e podem ser únicos ou múltiplos ao longo da mesma ou de outras arteríolas.

São mais comuns na arteríola superotemporal (52,4%), seguida da inferotemporal (48%) e nasal (9,6%).[1,3,4] A maioria dos casos é unilateral, sendo apenas 10% bilateral.[1,5,6] Ocorrem em 1:9.000 pacientes[7] e têm predileção por mulheres idosas (entre 60 e 80 anos de idade).[1,3,8] É provável que haja uma incidência maior do que a conhecida, pois, frequentemente, apenas os macroaneurismas sintomáticos são diagnosticados.

De 64% a 75% dos pacientes possuem diagnóstico de Hipertensão Arterial Sistêmica e sinais clínicos de Aterosclerose.[3,6,9,10] Altas taxas de colesterol também são citadas como fatores de risco.[11]

SINAIS E SINTOMAS

Muitos pacientes com macroaneurisma arterial de retina apresentam-se assintomáticos e são diagnosticados apenas em exames oftalmológicos de rotina. Os sintomas clínicos mais comuns são a diminuição gradativa da visão central devido ao edema retiniano, processo exsudativo envolvendo a mácula,[12] ou perda súbita da visão devido à hemorragia consequente da ruptura do aneurisma.[2]

Os macroaneurismas podem involuir espontaneamente (Figura 88.1 C), e dependem do tempo e da gravidade do edema. O edema cistoide crônico e acúmulo de lipídios podem levar a danos irreversíveis nas células que compõem a retina.

Nos casos de hemorragia, que pode ser sub-retiniana, intrarretiniana, pré-retiniana, vítrea, ou envolver várias camadas da retina ao mesmo tempo, a recuperação depende, principalmente, do local em que ocorreu (Figura 88.1 A e B). As subfoveais são de pior prognóstico, devido à toxicidade dos elementos constituintes do sangue aos fotorreceptores. Outras complicações tardias são a formação de buraco macular e membrana epirretiniana.[13,14]

DIAGNÓSTICO

No exame de fundo de olho identificam-se alterações saculiformes, com formato arredondado ou fusiforme na arteríola afetada. O diagnóstico preciso pode

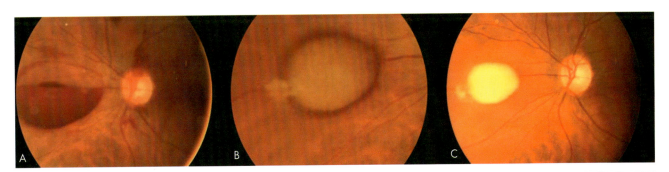

▶ **Figura 88.1** Macroaneurisma arterial roto apresentando hemorragia em mais de uma camada da retina (**A**). Mesmo paciente após duas semanas do início dos sintomas, é possível visibilizar o macroaneurisma temporal à hemorragia em absorção (**B**). Após um mês do início dos sintomas, nota-se absorção quase completa das hemorragias (**C**).

ser prejudicado pela presença de grande número de exsudatos duros, sugerindo outros diagnósticos, ou a presença de hemorragia encobrindo a lesão arteriolar. Nesses casos, a angiofluoresceinografia (AF) é o exame indicado.

A apresentação mais comum na AF é o enchimento uniforme do macroaneurisma nas fases iniciais do exame. Na fase tardia apresenta extravasamento do contraste e, em alguns casos, impregnação do contraste nas paredes arteriais. Hemorragias muito densas podem prejudicar o exame devido ao bloqueio à fluoresceína, e nesses casos está indicada a angiografia com indocianina verde.[2]

Devido às diversas formas de apresentação clínica, os macroaneurismas assemelham-se a várias doenças, sendo importante considerar diagnósticos diferenciais: retinopatia diabética, DMRI exsudativa, telangiectasia retiniana, angioma capilar de retina, melanoma maligno,[2] síndrome de Terson, retinopatia de Valsalva e trauma contuso.

TRATAMENTO

Está indicado apenas a pacientes que apresentam risco de danos estruturais à retina, devido à hemorragia e ao processo exsudativo. Olhos com boa acuidade visual, sem ameaça de dano macular, devem ser acompanhados clinicamente.

As opções de tratamento são:[12]

- Fotocoagulação a *laser*, caso edema e exsudatos ameacem a fóvea.
- Hialoidectomia com *YAG-Laser* em caso de hemorragias pré-retinianas.
- Injeção intravítrea de gás expansível, com ou sem tPA, em casos de hemorragias submaculares.
- Vitrectomia, em casos de hemorragia pré-macular ou submacular.

REFERÊNCIAS BIBLIOGRÁFICAS

1. Joussen AM, Gardner TW, Kirchhof B, Ryan SJ. Retinal Vascular Disease. Berlin, Heidelberg, New York: Springer-Verlag, 2007. p.543-58.
2. Ryan SJ. Retina Vol II. In: Acquired Retinal Macroaneurysms. 5.ed. New York: 2013. p.1026-8.
3. Moosavi RA, Fong KC, Chopdar A. Retinal artery macroaneurysms: clinical and fluorescein angiographic features in 34 patients. Eye. 2005;20(9):1011-20.
4. Tezel T, Gunalp I, Tezel G. Morphometrical analysis of retinal arterial macroaneurysms. Doc Ophthalmol. 1994;88(2):113-25.
5. Lavin MJ, Marsh RJ, Peart S, Rehman A. Retinal arterial macroaneurysms: a retrospective study of 40 patients. Br J Ophthalmol. 1987;71(11):817-25.
6. Rabb MF, Gagliano DA, Teske MP. Retinal arterial macroaneurysms. Surv Ophthalmol. 1988;33(2):73-96.
7. Xu L, Wang Y, Jonas JB. Frequency of retinal macroeurysm in adult Chinese, Beijing Eye Study. Br Ophthalmol. 2007;91:840-1.
8. Palestine AG, Robertson DM, Goldstein BG. Macroaneurysms of the retinal arteries. Am J Ophthalmol. 1982;93(2):164-71.
9. Lewis RA, Norton EW, Gass JD. Acquired arterial macroaneurysms of the retina. Br J Ophthalmol. 1976;60(1):21-30.
10. Panton RW, GoldbergMF, Farber MD. Retinal arterial macroaneurysms: risk factors and natural history. Br J Ophthalmol. 1990;74(10):595-600.
11. Cleary PE, Kohner EM, Hamilton AM, Bird AC. Retinal macroaneurysms. Br J Ophthalmol. 1975;59:355-61.
12. Kanski JJ. Doença Vascular da Retina. In: Oftalmologia Clínica. 6.ed. Rio de Janeiro: 2008. p.565-625.
13. Ciardella AP, Barile G, Schiff W, Del Priore L, Langtnon K, Chang S. Ruptured retinal arterial macroaneurysm associ-ated with a stage IV macular hole. Am J Ophthalmol. 2003;135(6):907-9.
14. Tashimo A, Mitamura Y, Ohtsuka K, Okushiba U, Imaizumi H, Takeda M. Macular hole formation following ruptured retinal arterial macroaneurysm. Am J Ophthalmol. 2003;135(4):487-92.

capítulo 89

Guilherme de Oliveira • Christianne Pereira Brazão Ferreira • Teruo Aihara

Doença de Eales

CONCEITO

Descrita por Henry Eales em 1880, a Doença de Eales (DE) é uma doença inflamatória, vascular oclusiva, periférica, idiopática. Geralmente bilateral. Nota-se isquemia retínica, neovascularização pré-retínica e hemorragia vítrea. Pode haver perivasculite, aneurismas, anastomoses e edema.

EPIDEMIOLOGIA

Mais comum em adultos jovens (20 a 35 anos de idade), do sexo masculino, e indianos.

ETIOLOGIA

Ainda não está bem esclarecida. Hipersensibilidade à tuberculoproteína, tuberculose, anormalidades hematológicas, distúrbios neurológicos, foco de sepse, infecções parasitárias, sarcoidose, colagenose e hiperomocisteinemia são possíveis causas.

PATOGENIA

Alterações imunológicas, achados bioquímicos, radicais livres e estresse oxidativo estão implicados na etiopatogenia da DE. Proliferação de linfócitos contra o antígeno retínico S, o aumento de A2 globulina, e diminuição de albumina sérica foram reportados. A liberação de oxigênio reativo (superóxido e peróxido de oxigênio) pelas células inflamatórias fagocitárias, polimorfonucleares e macrófagos, provoca dano ao tecido ocular. Esses óxidos contribuem para a síntese de citocinas e fatores de crescimento na retina, com consequente vascularização. Além dos neovasos, há presença de *shunts* arteriolovenulares, com frequentes oclusões vasculares e hemorragia vítrea.

QUADRO CLÍNICO

Frequentemente há envolvimento de retina e vítreo. A maioria dos pacientes queixa-se de moscas volantes, queda da visão e mancha visual. Pela biomicroscopia de fundo notam-se áreas de não perfusão e neovascularização retínica (no disco óptico e na periferia), mais bem observadas à Angiofluoresceinografia (AF). Oclusões e aneurismas miliares também estão presentes, bem como flebite multifocal. Com o passar do tempo, vasos ocluídos tornam-se amarelados devido ao sangue degenerado aprisionado. Extensos sangramentos e áreas de hemorragia vítrea também podem estar presentes em casos mais graves. Edema macular cistoide ocorre quando há aumento da permeabilidade vascular. A acuidade visual geralmente mantém-se melhor do que 20/200. Saxena e Kumar criaram um sistema de classificação dos estágios da DE com base na severidade da doença (Tabela 89.1). Alterações sistêmicas tais como: disfunções vestíbulo-auditivas, hemiplegia, mielopatia e anormalidades neurológicas são descritas.

TABELA 89.1 Classificação dos estágios da DE com base na severidade da doença, de acordo com Saxena e Kumar.

Estágio	Descrição
Ia	Periflebite em vasos de pequeno calibre e hemorragia superficial
IB	Periflebite em vasos de grande calibre e hemorragia superficial
IIa	Não perfusão capilar
IIb	Neovascularização, exceto no disco óptico
IIIa	Proliferação fibrovascular
IIIb	Hemorragia vítrea
IVa	Tração combinada com descolamento de retina regmatogênico
IVb	Rubeose de íris, glaucoma neovascular, atrofia de disco óptico, catarata complicada

EXAMES COMPLEMENTARES

A AF pode ser usada para determinar a natureza das anormalidades da microcirculação e diferenciação entre DE e hemoglobinopatias. Áreas de extravazamento e de não perfusão são observadas em ambas patologias, entretanto, nas fases finais da AF em pacientes com DE há vazamento inicial no local da alteração proliferativa e também impregnação vascular, o que não acontece nas hemoglobinopatias. A tomografia de coerência óptica é útil para avaliar edema macular. Raio X de tórax deve ser solicitado a fim de investigar quadro de sarcoidose e tuberculose.

DIAGNÓSTICO DIFERENCIAL

Oclusão de ramo e veia central da retina, retinopatia diabética proliferativa, hemoglobinopatias e sarcoidose.

TRATAMENTO

Pacientes com vasculite inativa podem ser observados num intervalo de seis meses a um ano. O uso de corticoides está indicado em quadros de inflamação vascular ativa. Nos casos de edema macular, injeção intravítrea de acetonildo de triancinolona apresenta melhora do edema, embora a acuidade visual possa se manter inalterada. Suplementação com antioxidantes orais (vitamina C, E e A, betacaroteno, Cu, Zn e Se) contribuem para diminuição do quadro inflamatório. O uso de bevacizumabe está indicado a fim de regredir os neovasos retínicos e evitar hemorragia vítrea. Não há consenso sobre a fotocoagulação a *laser*. Não há evidência de que a Panfotocoagulação (PFC) nos quatro quadrantes e a PFC setorial sejam benéficas nos estágios inflamatórios da doença. Nos casos de Hemorragia Vítrea (HV) o tratamento é inicialmente conservador, com observação por três meses. Quando há HV recorrente, a vitrectomia via *pars plana* associada ao *endolaser* está indicada.

REFERÊNCIAS CONSULTADAS

1. Elliot AJ. Recurrent intraocular haemorrhages in young adults, Eales' disease; a preliminary report. Treat Serv Bull. 1949;4(7):35-42.
2. Kumar A, Sinha S. Rapid regression of disc and retinal neovascularization in a case of Eales disease after intravitreal bevacizumab. Can J Ophthalmol. 2007;42(2):335-6.
3. Kumar A, Tiwari HK, Sngh RP, Verma L, Prasad N. Comparative evaluation of early vs. deferred vitrectomy in Eales' disease. Acta Ophthalmol Scand. 2000;78:77-8.
4. Madhavan HN, Therese KL, Kavitha D. Further investigations on the association of Mycobacterium tuberculosis with Eales' disease. Indian J Ophthalmol. 2002;50:35-9.
5. Patnaik B, Nagpul PN, Namperumalsamy P, Kalsi R. Eales disease- clinical features, pathophysiology, ethiopathogenesis. Ophthalmol Clin North Am. 1998;11:601-17.
6. Ramakrishnan S, Selvi R, Saijyothi AV, Biswas J, Bharathselvi M. Clinical and biochemical benefits of oral administration of antioxidant vitamins E & C in patients with Eales disease. Biomedicine. 2012. in press.
7. Saxena S, Kumar D. A new staging system for idiopathic retinal periphlebitis. Eur J Ophthalmol. 2004;14(3):236-9.
8. Saxena S, Srivastava P, Khanna VK. Antioxidant supplementation improves platelet membrane fluidity in idiopathic retinal periphlebitis (Eales' disease). J Ocul Pharmacol Ther. 2010;26(6):623-6.
9. Selvi R, Angayarkanni N, Biswas J, Ramakrishnan S. Total antioxidant capacity in Eales' disease, uveitis & cataract. Indian J Med Res. 2011;134(1):83-90.
10. Shaq M, Niazi MK. Usefulness of pars plana vitrectomy in managing asymptomatic eyes of Eales' disease. J Ayub Med Coll Abbottabad. 2003;15(1):50-3.

capítulo 90

Roberta Pereira de Almeida Manzano • Davi Chen Wu

Degeneração Macular Relacionada à Idade – DMRI

DEGENERAÇÃO MACULAR RELACIONADA À IDADE

INTRODUÇÃO

É a principal e mais severa causa de perda da acuidade visual central em pessoas com idade acima de 65 anos. A DMRI é um distúrbio bilateral que afeta a mácula de forma progressiva, caracterizada pela presença de drusas (Figura 90.1), áreas de hiperpigmentação da retina externa ou coroide, e áreas de hipopigmentação do epitélio pigmentado da retina. Pode se apresentar de duas formas: seca, a grande maioria (80%), e exsudativa ou úmida (20%).[1]

A DMRI afeta mais de um milhão de indivíduos nos Estados Unidos, com aproximadamente 200.000 casos novos diagnosticados por ano. No Brasil, são mais de 5 milhões de casos diagnosticados e 100.000 casos novos diagnosticados por ano.[2,3]

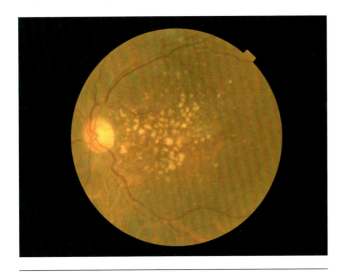

▶ **Figura 90.1** DMRI seca com drusas moles.

DMRI SECA

O olho humano normalmente envelhece demonstrando a diminuição do reflexo foveal, aumento da zona foveal avascular e a presença de raras drusas duras (30-50 micras). Drusas são debris derivados do epitélio pigmentar da retina depositados na membrana de Bruch. Os estágios iniciais da DMRI são caracterizados em indivíduos maiores que 50 anos de idade, seguidos por qualquer um dos seguintes critérios:

- Presença de drusas;
- Áreas de hiperpigmentação associadas com drusas;
- Áreas de hipopigmentação ou despigmentação associada a drusas;
- A acuidade visual não é utilizada para definir a DMRI.

SINTOMAS

Nos estágios iniciais pode ser assintomática. Com o avanço da doença o paciente apresenta diminuição progressiva da acuidade visual central.

ACHADOS CLÍNICOS

Os achados mais comuns são: drusas duras e pequenas (visíveis à angiofluoresceinografia), drusas moles, drusas reticulares, drusas em regressão (*fading*), áreas de hipo ou hiperpigmentação associadas com drusas e áreas de atrofia geográfica.

Avaliação e exames complementares

- Exame oftalmológico completo, incluindo a biomicroscopia de fundo utilizando a lente de 78 D;
- Tela de Amsler;
- Angiofluoresceinografia (AFG): permite determinar drusas pequenas e duras;

- Tomografia de coerência óptica (OCT): permite identificar as drusas e pequenos descolamentos drusenoides;
- Autofluorescência: permite acompanhar a evolução das áreas de atrofia.

EVOLUÇÃO

A incidência e a progressão da DMRI estão relacionadas com a progressão da idade. Num período de 5 anos, se compararmos um grupo de pessoas de 43 a 54 anos a outro grupo de pessoas acima de 75 anos, este último grupo tem 10 vezes mais chance de desenvolver os estágios iniciais da DMRI e 40 vezes mais de desenvolver uma drusa maior que 250 micras de diâmetro.

Um estudo que avaliou pacientes com mais de 99 anos encontrou DMRI em 100% dos casos.[3]

TRATAMENTO

Atualmente o tratamento se resume ao uso de suplementos vitamínicos e hábitos de vida saudáveis. Devemos desencorajar o tabagismo, estimular a prática de exercícios físicos, uso de óculos escuros para proteger dos raios ultravioletas. Além disso, observar sintomas de baixa acuidade visual, metamorfopsia, e o exame oftalmológico completo anual para estadiar e observar se a DMRI seca evolui para a forma exsudativa. Se observarmos a presença de líquido subrretiniano, hemorragia, lipídio ou elevação do EPR, são sinais que sugerem a presença de uma membrana neovascular. Deve-se então solicitar uma angiofluoresceinografia e o tratamento será abordado a seguir.

O Estudo AREDS encontrou evidências de que o uso de suplementos vitamínicos de antioxidantes diminui em 25% o risco de progressão da DMRI seca, forma intermediária para o estágio avançado, e também demonstrou a diminuição do risco de perda da visão nas formas avançadas, em acompanhamento por 5 anos.[4]

O uso do suplemento dietético diário se compõe de:

- **Vitamina C:** 500 mg.
- **Vitamina E:** 400 UI.
- **Betacaroteno:** 15 mg.
- **Zinco:** 80 mg.
- **Cobre:** 2 mg – adicionado para evitar anemia.

Em 2006 o estudo AREDS 2 foi iniciado para testar por 5 anos se a fórmula inicial do AREDS poderia ser melhorada adicionando-se ômega-3, luteína e zeaxantina, retirando o betacaroteno ou reduzindo o zinco. De uma forma geral não houve benefício adicional ao acrescentar omega-3, luteína e zeaxantina na formulação original. Entretanto, os pesquisadores encontraram algum benefício quando analisaram dois subgrupos de pacientes: aqueles que receberam a fórmula AREDS sem betacaroteno, mas com luteína e zeaxantina, apresentaram redução de 18% no risco de desenvolver a forma avançada de DMRI em 5 anos quando comparados ao grupo que recebeu a fórmula do AREDS com betacaroteno, mas sem luteína e zeaxantina. Além disso, o grupo que recebeu betacaroteno apresentou maior incidência de câncer de pulmão, sendo, portanto, contraindicado para pacientes tabagistas. Sendo assim, a fórmula original do AREDS pode ser melhorada substituindo-se o betacaroteno pela luteína e zeaxantina.[5]

DMRI EXSUDATIVA

Sintomas

Perda súbita e grave da acuidade visual central, metamorfopsia e escotomas centrais ou paracentrais.

Achados clínicos

Os achados mais comuns são: drusas, presença de fluido subrretiniano, descolamentos do epitélio pigmentado da retina, hemorragias subrretinianas (Figura 90.2), exsudatos duros e depósitos fibrinoides ou tecido cicatricial (Figura 90.3).

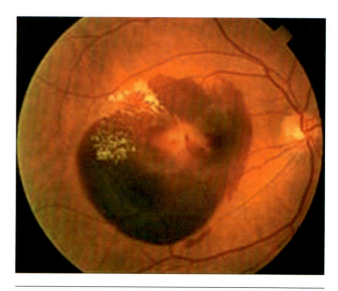

▶ **Figura 90.2** DMRI exsudativa com extensa hemorragia sub--retiniana.

Etiologia

A etiologia da DMRI não está bem estabelecida. Acredita-se que seja multifatorial, envolvendo componentes genéticos e ambientais.[2] Meyers e cols. encontraram uma taxa de 100% de concordância para DMRI em gêmeos monozigóticos e 42% em gêmeos dizigóticos.[6]

Capítulo 90 — Degeneração Macular Relacionada à Idade – DMRI

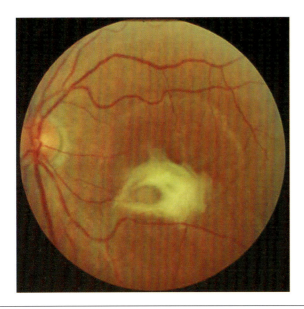

▶ **Figura 90.3** Cicatriz disciforme.

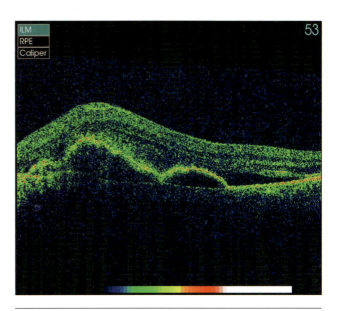

▶ **Figura 90.4** OCT demonstrando descolamento do EPR e FSR.

Fatores de risco

Vários outros possíveis fatores de risco para o desenvolvimento da DMRI têm sido estudados, tais como: hipertensão arterial sistêmica, doenças cardiovasculares, níveis de fibrinogênio plasmático, condição nutricional, fumo, uso de antioxidantes e cor dos olhos. Dentre esses, os únicos fatores de risco que tiveram comprovada a sua associação com DMRI foram idade e tabagismo.[7-9]

Os fatores de risco oculares para o desenvolvimento de MNSR são: drusas moles e grandes, acúmulo focal de pigmento subrretiniano e descolamento do EPR.

Avaliação e exames complementares

- Exame oftalmológico completo, incluindo a biomicroscopia de fundo utilizando a lente de 78 D;
- Tela de Amsler;
- Angiofluoresceinografia (AFG): permite determinar a extensão, tipo e localização da membrana neovascular (Figura 90.3), além de detectar a persistência ou recorrência da membrana após tratamento;
- Angiografia por indocianina verde é importante, principalmente para os casos de membrana neovascular oculta, descolamento do EPR, proliferação angiomatosa retiniana (RAP) e coroidopatia polipoidal;
- Tomografia de coerência óptica (OCT): permite determinar a presença de fluido subretiniano, intrarretiniano e sub-EPR, e possibilita documentar o grau de espessamento da retina, além de avaliar a resposta ao tratamento (Figura 90.4).

Tipos de MNSR

- **Clássica**: caracterizada por uma área bem delimitada de hiperfluorescência precoce (Figura 90.5);
- **Oculta**: quando existe descolamento fibrovascular do epitélio pigmentado da retina ou quando ocorre vazamento de corante de fonte indeterminada, e ainda quando apresenta extensa hemorragia, não sendo possível identificar a membrana na AFG;
- **Mista**: concomitância de componentes clássico e oculto;
- **RAP (proliferação angiomatosa retiniana)**: hiperfluorescência focal intrarretiniana na AFG e ICV.

Classificação da MNSR quanto à localização

- **Extrafoveal:** quando a MNSR dista mais de 200 micras da fóvea.
- **Justafoveal:** quando a MNSR dista menos de 200 micras da fóvea.
- **Subfoveal:** quando a MNSR fica na fóvea.

TRATAMENTO

- **Injeção intravítrea de antiangiogênicos (antagonistas do VEGF)**: é o tratamento de escolha para a DMRI exsudativa atualmente.
    - **Ranibizumabe (Lucentis®)**: fragmento do anticorpo anti-VEGF injetado intravítreo, aprovado pelo FDA para todos os tipos de membranas subfoveais. Segundo os estudos multicêntricos ANCHOR e MARINA pacientes tratados com injeções mensais de ranibizumabe por dois anos apresentaram: melhora da AV mais

537

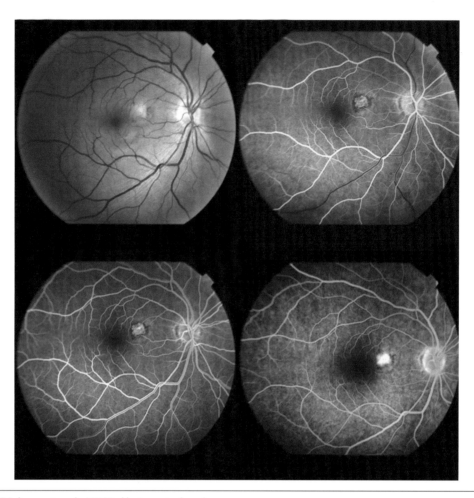

▶ **Figura 90.5** AFG demonstrando MNSR clássica extrafoveal.

de 3 linhas em 30% a 40% dos olhos e estabilização da AV em 95% dos casos.[10, 11]
- **Bevacizumabe (Avastin®):** anticorpo anti-VEGF de cadeia completa. Aprovado pelo FDA para câncer colorretal. Usado *off-label* sob injeções intravítreas de 1,25 mg devido ao seu menor custo.[12] O estudo multicêntrico que comparou a segurança e eficácia do ranibizumabe X bevacizumabe (CAAT – *Comparison of Age-Related Macular Degeneration Treatment Trial*) foi publicado em 2011. Neste estudo, o ranibizumabe e o bevacizumabe tiveram efeitos equivalentes na acuidade visual quando administrados num mesmo regime. O ranibizumabe mostrou-se superior para reduzir o fluido subretiniano no OCT.[13,14]
- **Aflibercept (Eylia®):** é um receptor solúvel de VEGF. Segundo os estudos View 1 e View 2 em todos os regimes de dosagem do Aflibercept, incluindo 2 mg a cada dois meses, foram comparáveis a 0,5 mg de ranibizumabe mensal. A eficácia com dosagem a cada 2 meses é clinicamente equivalente à dosagem mensal.[15]

A fim de diminuir o número de injeções, seguimos o esquema de três injeções mensais nos primeiros três meses e novas injeções se:

1. Perda AV 5 letras na tabela do ETDRS e OCT com fluido macular.
2. Aumento na espessura retínica > 100 μmm.
3. Nova hemorragia.
4. Nova área de vazamento na AFG.
5. Fluido persistente no OCT após um mês da injeção.

Outras formas de tratamento

PDT: terapia fotodinâmica. Aprovado pelo FDA. Consiste na infusão de um corante fotossensível, a verteporfina – 15 g (Visudyne®), seguida da aplicação do *laser*. Membranas clássicas respondem melhor. Diminui o risco de perda visual, mas não melhora a visão quando em monoterapia 30% a 40% dos pacientes tratados com PDT ainda perdem mais de 15 letras. Os resultados visuais são melhores quando associado à injeção intravítrea de triancinolona.[16]

Fotocoagulação térmica é uma opção terapêutica se MNSR for extrafoveal, entretanto apresenta alta taxa de recorrência (50% em 3 anos).

REFERÊNCIAS BIBLIOGRÁFICAS

1. Kahn HA, Leibowitz HM, Ganley JP, Kini MM, Colton T, Nickerson RS, et al. The Framingham Eye Study. I. Outline and major prevalence findings. Am J Epidemiol. 1977;106(1):17-32.
2. Klaver CC, Wolfs RC, Assink JJ, van Dujin CM, Hofman A, de Jong PT. Genetic risk of age-related maculopathy. Population-based familial aggregation study. Arch Ophthalmol. 1998;116(12):1646-51.
3. Cypel MC, Palacio G, Dantas PE, Lottenberg CL, Belfort R Jr. [Ocular findings in patients older than 99 years]. Arq Bras Oftalmol. 2006;69(5):665-9.
4. A randomized, placebo-controlled, clinical trial of high-dose supplementation with vitamins C and E and beta carotene for age-related cataract and vision loss: AREDS report no. 9. Arch Ophthalmol. 2001;119(10):1439-52.
5. Chew EY, Clemons TE, Sangiovanni JP, Danis RP, Ferris FL, Elman MJ, et al. Secondary analyses of the effects of lutein/zeaxanthin on age-related macular degeneration progression: AREDS2 report No. 3. JAMA Ophthalmol. 2014;132(2):142-9.
6. Meyers KJ, Mares JA, Igo RP Jr, Truitt B, Liu Z, Millen AE, et al. Genetic evidence for role of carotenoids in age-related macular degeneration in the Carotenoids in Age-Related Eye Disease Study (CAREDS). Invest Ophthalmol Vis Sci. 2014;55(1):587-99.
7. Risk factors for neovascular age-related macular degeneration. The Eye Disease Case-Control Study Group. Arch Ophthalmol. 1992;110(12):1701-8.
8. DeAngelis MM, Ji F, Kim IK, Adams S, Capone A Jr, Ott J, et al. Cigarette smoking, CFH, APOE, ELOVL4, and risk of neovascular age-related macular degeneration. Arch Ophthalmol. 2007;125(1):49-54.
9. McCarty CA, Mukesh BN, Fu CL, Mitchell P, Wang JJ, Taylor HR. Risk factors for age-related maculopathy: the Visual Impairment Project. Arch Ophthalmol. 2001;119(10):1455-62.
10. Rosenfeld PJ, Rich RM, Lalwani GA. Ranibizumab: Phase III clinical trial results. Ophthalmol Clin North Am. 2006;19(3):361-72.
11. Kaiser PK, Brown DM, Zhang K, Hudson HL, Holz FG, Shapiro H, Schneider S, et al. Ranibizumab for predominantly classic neovascular age-related macular degeneration: subgroup analysis of first-year ANCHOR results. Am J Ophthalmol. 2007;144(6):850-7.
12. Rosenfeld PJ. Intravitreal avastin: the low cost alternative to lucentis? Am J Ophthalmol. 2006;142(1):141-3.
13. Martin DF, Maguire MG, Ying GS, Grunwald JE, Fine SL, Jaffe GJ. Ranibizumab and bevacizumab for neovascular age-related macular degeneration. N Engl J Med. 2011;364(20):1897-908.
14. Martin DF, Maguire MG, Fine SL, Ying GS, Jaffe GJ, Grunwald JE, et al. Ranibizumab and bevacizumab for treatment of neovascular age-related macular degeneration: two-year results. Ophthalmology. 2012;119(7):1388-98.
15. Heier JS, Brown DM, Chong V, Korobelnik JF, Kaiser PK, Nguyen QD, et al. Intravitreal aflibercept (VEGF trap-eye) in wet age-related macular degeneration. Ophthalmology. 2012;119(12):2537-48.
16. Spaide RF, Sorenson J, Maranan L. Combined photodynamic therapy with verteporfin and intravitreal triamcinolone acetonide for choroidal neovascularization. Ophthalmology. 2003;110(8):1517-25.

capítulo 91

Rafael Ramos Caiado

Coriorretinopatia Central Serosa

CONCEITO

A Coriorretinopatia Central Serosa (CCS) é uma doença de espectro clínico variado. Ela é caracterizada por um descolamento seroso bem delimitado da retina neurossensorial, podendo apresentar única ou múltiplas localizações. Em alguns casos, observamos também pequenos descolamentos serosos do Epitélio Pigmentar da Retina (EPR). A patologia apresenta etiologia desconhecida, usualmente de resolução espontânea, mas com recidivas frequentes.[1,2]

FISIOPATOGENIA

A fisiopatogenia ainda não foi definida, porém a literatura atual[1,2] sugere que após uma desregulação da microcirculação coriocapilar, ocorre um acúmulo de fluido sob o EPR. Isso ocasiona uma redução da atividade das células dessa camada. O fluido pode atravessar o EPR em um movimento favorecido por uma deficiência na sua bomba e na barreira hematorretiniana externa, e atingir o espaço sub-retiniano.

QUADRO CLÍNICO

Geralmente, acomete homens (80%), entre 25 e 55 anos de idade, que referem perda parcial da acuidade visual central monocular (90%), com ou sem escotomas relativos, metamorfopsia e/ou micropsia, e alteração na visão de cores.[3] Em episódios iniciais, a acuidade pode variar de 20/20 a 20/100 (94%).[1] Associa-se frequentemente a história de estresse pessoal, seja por atividade física extenuante, seja por disfunção emocional, doença sistêmica ou traumatismo pregresso. Em alguns casos, pode estar associado ao uso de corticoides, inclusive *spray* nasal e cremes de uso tópico.[4-6]

PROPEDÊUTICA

É preponderante realizar anamnese detalhada da história pessoal e dos sintomas, em conjunto com o exame oftalmológico completo, com medida da acuidade visual, oftalmoscopia direta e indireta, biomicroscopia de fundo e tela de Amsler para esclarecer a suspeita diagnóstica. A observação do fundo de olho pode revelar desde pequena área foveal elevada até uma grande área de desprendimento da retina neurossensorial macular (Figura 91.1 A e B), sem outros sinais nos episódios iniciais. Casos recidivados podem mostrar epitélio pigmentar subjacente atrófico, bem como precipitados retínicos subsensoriais e áreas de descolamento do epitélio pigmentar associadas. As lesões podem ser bilaterais, concomitantes ou múltiplas em um mesmo olho, inclusive com localização extramacular (nasal, temporal).

A Angiofluoresceinografia (AFG) é um exame importante na confirmação diagnóstica e na caracterização do ponto de vazamento do líquido seroso sub-retínico, que migra do espaço coriocapilar, através de provável defeito do EPR. Na maioria dos casos, o corante espalha-se simetricamente em todas as direções, corando uniformemente a área de descolamento, tomando o aspecto comumente denominado de vazamento em mancha de tinta (Figura 91.2). Em 7% a 20% dos casos, o corante entra no espaço sub-retínico através de um ponto de vazamento idêntico, porém ao invés de espalhar-se por todas as direções, o mesmo vai à direção superior (fumaça de chaminé), e ao chegar ao limite superior da bolha, expande-se lateralmente em forma de cogumelo ou guarda-chuva (Figura 91.3).[7]

A Tomografia de Coerência Óptica (OCT) é uma técnica de exame útil tanto na elucidação dos mecanismos da doença quanto no seu diagnóstico e tratamento.[8] Comumente, a OCT revela, na CCS em atividade, elevação na RNS e espaço opticamente vazio acima do EPR subjacente, denominado de CCS tipo 1 (Figura 91.4 A). Pode também apresentar fluido sob o EPR, caracterizando a CCS tipo 2, ou intermediário (ambas as situações) (Figura 91.4 B).[9]

A angiografia com indocianina verde pode ser utilizada para demonstrar as anormalidades da vasculatura coroidiana. Ela é útil para o diagnóstico de CCS atípico

Compêndio de Oftalmologia Geral – Guia Prático

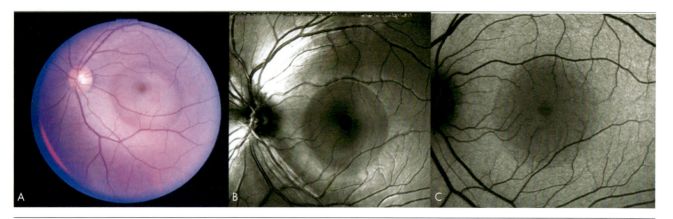

▶ **Figura 91.1** (**A**) Retinografia colorida. (**B**) Retinografia com luz aneritra. (**C**) Autofluorescência. Nota-se o descolamento seroso da retina na região macular.

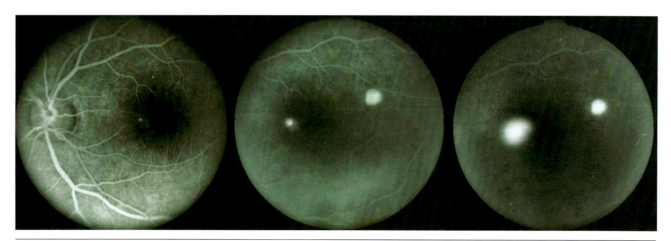

▶ **Figura 91.2** Angiograma mostrando, na fase tardia, o aspecto típico do vazamento em mancha de tinta.

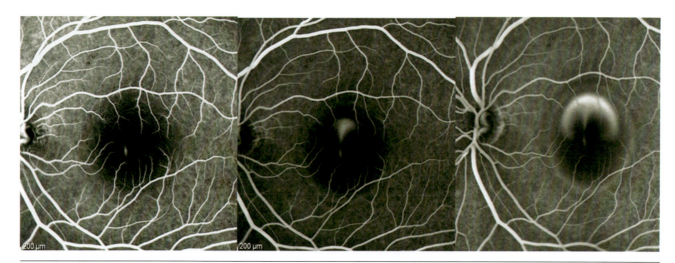

▶ **Figura 91.3** Angiograma revelando aspecto de fumaça de chaminé. Na fase tardia, o contraste expande lateralmente formando um aspecto de guarda-chuva.

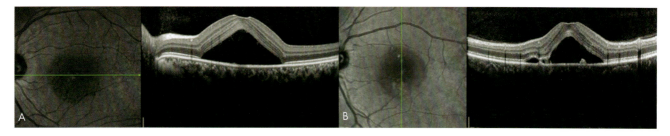

▶ **Figura 91.4** (**A**) OCT mostrando elevação e espessamento da RNS na região macular. (**B**) A OCT revela elevação e espessamento da RNS e fluido sob EPR na região macular.

difuso, diferenciando-se da neovascularização da degeneração macular relacionada à idade, e da vasculopatia polipoidal de coroide idiopática.[10-12]

Algumas informações adicionais podem ser fornecidas pelo exame de Autofluorescência (AF). Áreas de hipoautofluorescência estão presentes na serosa central aguda e são consequência do bloqueio causado pelo acúmulo de fluido sub-retiniano (Figura 91.1 C). Um aumento da AF no local de vazamento na angiografia também parece ser um achado frequente em pacientes com serosa central aguda. Uma possibilidade para essa situação é a disfunção localizada de EPR resultando em maior acúmulo de lipofuscina. Na doença crônica há um padrão misto de aumento e diminuição da AF. Áreas hiperautofluorescentes, normalmente sobre pontos de alterações no epitélio pigmentado, são sugestivas de CCS crônica e são identificadas em locais de descolamento de retina prévio. A diminuição da autofluorescência macular central, principalmente em pacientes com atrofia do EPR geográfica central, está associada à pior acuidade visual. Sendo assim, uma utilização prática para a AF nos pacientes com CCS crônica é a determinação da extensão da área de hipoautofluorescência na mácula, o que em princípio contraindicaria tratamento com *laser*, além de ajudar na diferenciação entre doença aguda e crônica.[13-15]

DIAGNÓSTICO DIFERENCIAL

Entre os diagnósticos diferenciais podemos citar: fosseta de papila, doença de Harada, DMRI, vasculopatia polipoidal idiopática, buraco de mácula no alto míope e hemangiomas.

PROGNÓSTICO

A maioria dos indivíduos tem resolução espontânea dos sintomas após três semanas a um ano de evolução, com recuperação da acuidade visual > 20/40 (75%), entre 20/40 e 20/100 (20%), e < 20/100 (5%).[3] Mesmo com boa recuperação visual, alguns pacientes se queixam de diminuição da sensibilidade ao contraste, metamorfopsia e raramente nictalopia.[16]

A recidiva ocorre em até 40% dos casos, o que pode piorar o prognóstico de recuperação visual final.

TRATAMENTO

Os casos iniciais de CCS têm conduta expectante. Se o paciente for usuário de corticoide, seja sistêmico ou tópico, ele deverá interromper o seu uso.[4,5]

As diretrizes correntes de tratamento sugerem que os pacientes sejam observados por três a quatro meses para a resolução espontânea, se o paciente não tem história de CCS prévia.[17,18]

A opção em casos prolongados e recorrentes é a fotocoagulação com *laser* de argônio no local do extravasamento de fluoresceína. Nesse caso, alguns estudos[3,18] não demonstraram que a acuidade visual em Snellen nos olhos tratados é melhor do que os não tratados, apenas houve uma resolução mais rápida da doença. Também não houve mudança em relação à taxa de recorrência.

Alguns autores têm utilizado Terapia Fotodinâmica (PDT) no tratamento da CSC crônica no intuito de reduzir a permeabilidade coroidal. Em estudo recente,[19] o PDT com fluência padrão e reduzida apresentaram melhora semelhante da acuidade visual e uma completa reabsorção do fluido sub-retiniano. A diferença observada entre os tratamentos foi **uma não perfusão moderada a significativa observada em 44% dos olhos tratados com fluência padrão, comparado com 0% dos olhos tratados com fluência reduzida. Isso significa que menos danos aos coriocapilares saudáveis adjacentes aconteceu quando o tratamento de escolha foi** o tratamento com fluência reduzida e, portanto, é considerado mais seguro.

O tratamento subliminar com *laser* micropulsado propõe uma nova modalidade terapêutica, mais efetiva e menos tóxica do que as opções de tratamento convencionais. Essa opção possibilita uma abordagem mais precoce nos casos de CSC com pontos de vazamento sub ou justafoveal, restabelecendo a anatomia e a visão. Por outro lado, a literatura ainda não apresentou um estudo prospectivo, randomizado, com um número significativo de pacientes para comparar qual intervenção é mais segura e efetiva no tratamento da CSC.

REFERÊNCIAS BIBLIOGRÁFICAS

1. Chrapek O, Rehak J. [Central serous chorioretinopathy. Etiopathogenesis, clinical picture, diagnosis. Part I]. Cesk Slov Oftalmol. 2002;58(1):61-7.
2. Gass JD. Pathogenesis of disciform detachment of the neuroepithelium. Am J Ophthalmol. 1967;63(3):Suppl:1-139.
3. Wang M, Munch IC, Hasler PW, Prunte C, Larsen M. Central serous chorioretinopathy. Acta Ophthalmol. 2008;86(2):126-45.
4. Carvalho-Recchia CA, Yannuzzi LA, Negrao S, Spaide RF, Freund KB, Rodriguez-Coleman H, et al. Corticosteroids and central serous chorioretinopathy. Ophthalmology. 2002;109(10):1834-7.
5. Wakakura M, Ishikawa S. Central serous chorioretinopathy complicating systemic corticosteroid treatment. Br J Ophthalmol. 1984;68(5):329-31.
6. Sunness JS, Haller JA, Fine SL. Central serous chorioretinopathy and pregnancy. Arch Ophthalmol. 1993;111(3):360-4.
7. Gomez-Ulla F, Seoane I, Labella F, Torreiro J, Ruiz C. An image analyzer study of central serous chorioretinopathy. Optom Vis Sci. 1993;70(2):118-22.
8. Kaluzny JJ, Szwagierek A, Wojtkowski M, Kaluzny BJ, Kowalczyk A. [Spectral optical coherence tomography (SOCT) in diagnosis of diseases of macula--own results]. Klin Oczna. 2006;108(1-3):114-8.
9. Werry H, Arends C. Untersuchung zur objektivierung von personlichkeitsmerkmalen bei patienten mit retinopathia centralis serosa. Klin Monbl Augenheilkd. 1978(172):363-70.
10. Piccolino FC, Borgia L, Zinicola E, Zingirian M. Indocyanine green angiographic findings in central serous chorioretinopathy. Eye (Lond). 1995;9(Pt 3):324-32.
11. Guyer DR, Yannuzzi LA, Slakter JS, Sorenson JA, Ho A, Orlock D. Digital indocyanine green videoangiography of central serous chorioretinopathy. Arch Ophthalmol. 1994;112(8):1057-62.
12. Scheider A, Hintschich C, Dimitriou S. [Central serous chorioretinopathy. Studies of the site of the lesion with indocyanine green]. Ophthalmologe. 1994;91(6):745-51.
13. Roisman L, Lavinsky D, Magalhaes F, Aggio FB, Moraes N, Cardillo JA, et al. Fundus Autofluorescence and Spectral Domain OCT in Central Serous Chorioretinopathy. J Ophthalmol. 2011;2011:706849.
14. Dinc UA, Tatlipinar S, Yenerel M, Gorgun E, Ciftci F. Fundus autofluorescence in acute and chronic central serous chorioretinopathy. Clin Exp Optom. 2011;94(5):452-7.
15. Framme C, Walter A, Gabler B, Roider J, Sachs HG, Gabel VP. Fundus autofluorescence in acute and chronic-recurrent central serous chorioretinopathy. Acta Ophthalmol Scand. 2005;83(2):161-7.
16. Baran NV, Gurlu VP, Esgin H. Long-term macular function in eyes with central serous chorioretinopathy. Clin Experiment Ophthalmol. 2005;33(4):369-72.
17. Loo RH, Scott IU, Flynn HW Jr, Gass JD, Murray TG, Lewis ML, et al. Factors associated with reduced visual acuity during long-term follow-up of patients with idiopathic central serous chorioretinopathy. Retina. 2002;22(1):19-24.
18. Boscia F. "When to Treat and Not to Treat Patients With Central Serous Retinopathy". Retina Today. 2010. [Internet] [Acesso em 25 may 2016]. Disponível em: http://retinatoday.com/2010/04/when-to-treat-and-not-to-treat-patients-with-central-serous-retinopathy/
19. Reibaldi M, Cardascia N, Longo A, Furino C, Avitabile T, Faro S, et al. Standard-fluence versus low-fluence photodynamic therapy in chronic central serous chorioretinopathy: a nonrandomized clinical trial. Am J Ophthalmol. 2010;149(2):307-15.e2.

capítulo 92

Rafael Ramos Caiado

Edema Macular Cistoide

CONCEITO

É o acúmulo de líquido na camada plexiforme externa (Henle). Em alguns casos envolve também a camada nuclear interna, resultando na formação de espaços císticos na região macular.[1, 2]

ETIOLOGIA

O Edema Macular Cistoide (EMC) não é uma doença primária da retina, mas sim uma manifestação secundária a uma alteração ocular pré-existente. O acometimento por determinados fatores etiológicos apresentados na Tabela 92.1 resulta no extravasamento de líquido dos capilares perifoveais, seguido de um acúmulo na região da mácula. Uma característica comum a todas essas situações é a inflamação crônica associada à quebra da barreira hematoaquosa, tanto interna quanto externa.[1, 2]

TABELA 92.1 Causas de edema macular cistoide.

Causas	Descrição
Vasculopatias retínicas	Retinopatia diabética, oclusão vascular (veia central da retina e de ramo de veia central da retina)
Cirurgias	Facectomia, trabeculectomia
Uveítes	Uveítes intermediárias
Doenças hereditárias	Retinose pigmentar, Distrofia macular cistoide autossômica dominante
Trações vítreas	Síndrome da tração vitreomacular, vítreo na incisão cirúrgica
Drogas	Adrenalina, Ácido nicotínico, Tamoxifeno, Rifabutina, Latanoprost

A cirurgia de facectomia é a principal causa de EMC. Sua incidência chega a 70% no pós-cirúrgico de facectomias estudadas pela angiofluoresceinografia, entre 4 e 16 semanas pós-operatórias, sendo que apenas 0,4% do total apresenta sintomas clínicos. Essa porcentagem aumenta caso ocorram complicações cirúrgicas (ruptura da cápsula posterior ou vítreo encarcerado na incisão cirúrgica).[3, 4]

Nas *pars planitis,* o EMC é a principal causa da grave diminuição da acuidade visual, e ocorre em até 60% dos casos.[5]

QUADRO CLÍNICO

O sintoma mais comum do EMC é a diminuição da acuidade visual, variando geralmente de 0,8 (20/25) a 0,1 (20/200); porém, o paciente pode queixar-se de metamorfopsia, escotomas centrais e micropsia.[5]

O EMC é dividido em dois tipos: angiográfico e clínico. O quadro angiográfico é mais comum, com uma incidência relatada de 3% a 70%, e revela o edema macular nos exames de Angiofluoresceinografia (AFG) ou na Tomografia de Coerência Óptica (OCT) sem que o paciente apresente perda visual. No caso do edema macular clínico há também associação com déficit visual, porém sua incidência é menor, de 1% a 2%.[6-9] O grau de disfunção visual usado para definir o quadro clínico varia. Autores sugerem que esse déficit corresponda à perda de duas linhas ou de uma acuidade visual igual ou pior do que 20/40.[3, 10] Em geral, os episódios clínicos de EMC são solucionados espontaneamente, porém casos que não apresentam melhora em até seis meses são considerados crônicos.[11-14]

DIAGNÓSTICO

A biomicroscopia de fundo da região macular é fundamental, e pode apresentar-se com diminuição da depressão ou elevação da fóvea. A depender da quantidade de líquido, cistos intrarretínicos podem ser observados. Tração vítrea pode estar presente em casos específicos (síndrome da tração vitreomacular).

A angiofluoresceinografia, nas fases precoces, apresenta o extravasamento de líquido dos capilares perifoveais, com posterior acúmulo nos cistos intrarretínicos, dando a aparência de pétalas à região macular (Figura 92.1 A a D).[9]

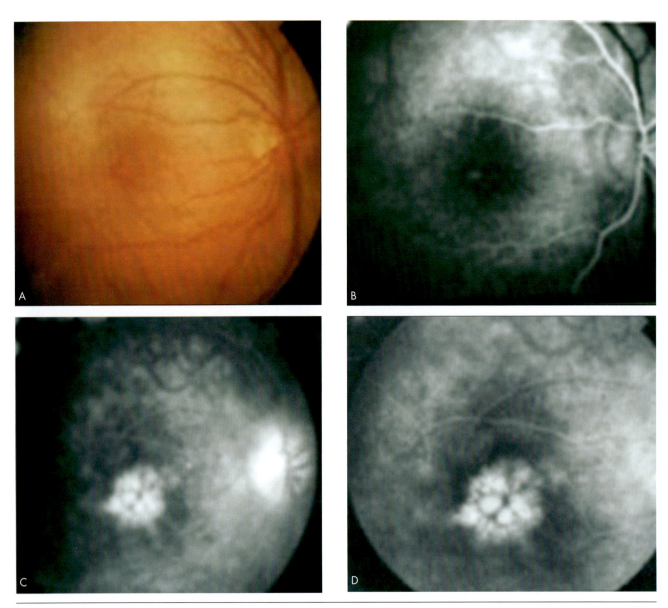

▶ **Figura 92.1** (**A**) Retinografia colorida. (**B**) Retinografia com luz aneritra. (**C**) Retinografia fluoresceínica, fase arteriovenosa, vazamento de corante com aspecto petaliforme. (**D**) Retinografia fluoresceínica, fase tardia, vazamento de corante com formação do edema cistoide de mácula.

A tomografia de coerência óptica é um excelente método para a quantificação do espessamento da retina, assim como para a identificação dos espaços cistoides (Figura 92.2 A, B e C) e das alterações do EPR. Apesar das alterações cistoides do pólo posterior serem notadas pela biomicroscopia e pela angiofluoresceinografia, a quantificação do EMC e sua relação com acuidade visual é muito mais bem avaliada com a OCT.[15]

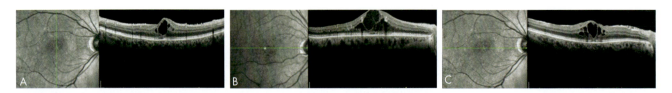

▶ **Figura 92.2** (**A, B e C**) Imagens de tomografia de coerência óptica de alta resolução demonstrando cistos intrarretínicos, em diversas patologias, que evoluem com edema macular cistoide.

Tratamento

1. Tratar a doença primária.
2. Anti-inflamatórios não hormonais (AINH).*[16]
   - Ketorolac trometamina 0,5% – 1 gota a cada 6 horas.[17]
   - Nepafenac (Nevanac) 0,1% – 1 gota a cada 8 horas.[2,18]
3. Corticosteroide tópico Prednisolona 1%.
4. Inibidor da anidrase carbônica Acetazolamida.[19]
5. Corticosteroide subtenoniano Metilprednisolona 40 mg/1 mL; Triamcinolona 40 mg/1 mL.**[20]
6. Corticosteroide intravítreo Triamcinolona 2 a 4 mg/0,1 mL.[21] A Figura 92.3 A e B exemplifica um caso tratado com essa medicação.
7. Vitrectomia: realizada para pacientes facectomizados, com uveíte ou que apresentem tração vítrea.[22-25] Não há evidência de que o peeling da membrana limitante interna interfi ra no resulta do cirúrgico.

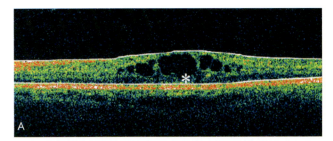

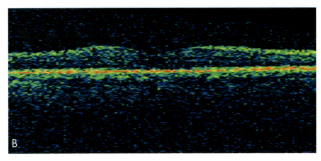

▶ **Figura 92.3** (**A**) Tomografia de coerência óptica mostra hialoide posterior descolada, superfície retiniana regular, porém espessada centralmente, com espaços cistoides (asterisco). (**B**) Aspecto tomográfico quatro semanas após injeção de 4 mg de acetonido de triancinolona. Nota-se restabelecimento de espessura retínica com contorno foveal preservado.

---

* Os AINH também podem ser usados na profilaxia do EMC pós-facectomia.

** Apresenta melhores resultados no pós-operatório de cirurgia de catarata quando associado à prednisolona tópica.

REFERÊNCIAS BIBLIOGRÁFICAS

1. Miyake K, Ota I, Ibaraki N, Akura J, Ichihashi S, Shibuya Y, et al. Enhanced disruption of the blood-aqueous barrier and the incidence of angiographic cystoid macular edema by topical timolol and its preservative in early postoperative pseudophakia. Arch Ophthalmol. 2001;119(3):387-94.
2. Ursell PG, Spalton DJ, Whitcup SM, Nussenblatt RB. Cystoid macular edema after phacoemulsification: relationship to blood-aqueous barrier damage and visual acuity. J Cataract Refract Surg. 1999;25(11):1492-7.
3. Flach AJ. The incidence, pathogenesis and treatment of cystoid macular edema following cataract surgery. Trans Am Ophthalmol Soc. 1998;96:557-634.
4. Cystoid macular edema in aphakic and pseudophakic eyes. Am J Ophthalmol. 1979;88(1):45-8.
5. Habot-Wilner Z, Sallam A, Pacheco PA, Do HH, McCluskey P, Lightman S. Intravitreal triamcinolone acetonide as adjunctive treatment with systemic therapy for uveitic macular edema. Eur J Ophthalmol. 2011;21 Suppl 6:S56-61.
6. Wright PL, Wilkinson CP, Balyeat HD, Popham J, Reinke M. Angiographic cystoid macular edema after posterior chamber lens implantation. Arch Ophthalmol. 1988;106(6):740-4.
7. Henry MM, Henry LM, Henry LM. A possible cause of chronic cystic maculopathy. Ann Ophthalmol. 1977;9(4):455-7.
8. Holekamp NM. Treatment of pseudophakic CME. Ocul Immunol Inflamm. 1998;6(2):121-3.
9. Gass JD, Norton EW. Cystoid macular edema and papilledema following cataract extraction: a fluorescein fundoscopic and angiographic study. 1966. Retina. 2003;23(6 Suppl):646-61.
10. Peyman GA, Canakis C, Livir-Rallatos C, Conway MD. The effect of internal limiting membrane peeling on chronic recalcitrant pseudophakic cystoid macular edema: a report of two cases. Am J Ophthalmol. 2002;133(4):571-2.
11. Gass JD, Norton EW. Follow-up study of cystoid macular edema following cataract extraction. Trans Am Acad Ophthalmol Otolaryngol. 1969;73(4):665-82.
12. Ray S, D'Amico DJ. Pseudophakic cystoid macular edema. Semin Ophthalmol. 2002;17(3-4):167-80.
13. Nagpal M, Nagpal K, Nagpal PN. Postcataract cystoid macular edema. Ophthalmol Clin North Am. 2001;14(4):651-9, ix.
14. Ruiz RS, Saatci OA. Visual outcome in pseudophakic eyes with clinical cystoid macular edema. Ophthalmic Surg. 1991;22(4):190-3.
15. Minnella AM, Savastano MC, Zinzanella G, Mazzone G, Federici M, Gari M, et al. Spectral-domain optical coherence tomography in Irvine-Gass syndrome. Retina. 2012;32(3):581-7.
16. Lane SS, Modi SS, Lehmann RP, Holland EJ. Nepafenac ophthalmic suspension 0.1% for the prevention and treatment of ocular inflammation associated with cataract surgery. J Cataract Refract Surg. 2007;33(1):53-8.
17. Flach AJ, Dolan BJ, Irvine AR. Effectiveness of ketorolac tromethamine 0.5% ophthalmic solution for chronic

aphakic and pseudophakic cystoid macular edema. Am J Ophthalmol. 1987;103(4):479-86.
18. Warren KA, Fox JE. Topical nepafenac as an alternate treatment for cystoid macular edema in steroid responsive patients. Retina. 2008;28(10):1427-34.
19. Steinmetz RL, Fitzke FW, Bird AC. Treatment of cystoid macular edema with acetazolamide in a patient with serpiginous choroidopathy. Retina. 1991;11(4):412-5.
20. Cellini M, Pazzaglia A, Zamparini E, Leonetti P, Campos EC. Intravitreal vs. subtenon triamcinolone acetonide for the treatment of diabetic cystoid macular edema. BMC Ophthalmol. 2008;8:5.
21. Kiernan DF, Mieler WF. Intraocular corticosteroids for posterior segment disease: 2012 update. Expert Opin Pharmacother. 2012;13(12):1679-94.
22. Fung WE. Anterior vitrectomy for chronic aphakic cystoid macular edema. Ophthalmology. 1980;87(3):189-93.
23. Kamura Y, Sato Y, Isomae T, Shimada H. Effects of internal limiting membrane peeling in vitrectomy on diabetic cystoid macular edema patients. Jpn J Ophthalmol. 2005;49(4):297-300.
24. Kiryu J, Kita M, Tanabe T, Yamashiro K, Miyamoto N, Ieki Y. Pars plana vitrectomy for cystoid macular edema secondary to sarcoid uveitis. Ophthalmology. 2001;108(6):1140-4.
25. Ikeda T, Sato K, Katano T, Hayashi Y. Improved visual acuity following pars plana vitrectomy for diabetic cystoid macular edema and detached posterior hyaloid. Retina. 2000;20(2):220-2.

Buraco Macular

Davi Chen Wu

INTRODUÇÃO

O buraco macular é uma lesão retínica na região macular que pode ser do tipo espessura total ou parcial. Os buracos maculares de espessura total envolvem desde a membrana limitante interna até os segmentos mais externos da camada de fotorreceptores, enquanto os buracos maculares parciais ou cistos maculares envolvem a lamela externa ou a lamela interna da retina naquela região. Os buracos maculares surgem a partir de trações das fibras vítreas levando a alterações patológicas progressivas da espessura total da retina.

Descrito inicialmente por Knapp e Noyes, o aparecimento do buraco macular era associado ao trauma, tratamento com *laser* e edema cistoide recorrente em doenças inflamatórias e vasculares. A respeito da fisiopatologia, postulou-se o envolvimento de tração vítrea tangencial, levando a abertura do buraco macular e anteroposterior devido ao formato de vulção que a região da fóvea adquire. Gass baseado em observação clínica identificou os estágios de formação do buraco macular, criando a classificação clássica de Gass, que foi muito utilizada até o aparecimento do OCT.

Estádio 1:
a) Pequeno descolamento foveal, visto como ponto amarelado de 100 a 200 µm.
b) Aumento do descolamento foveal – anel amarelado de 200 a 350 µm.

Estádio 2: deiscência de toda a espessura retínica – buraco com opérculo.

Estádio 3: buraco com ou sem opérculo com 500 µm.

Estádio 4: buraco com descolamento de vítreo posterior total.

Os buracos maculares lamelares externos se originam a partir do colapso da parede externa de um cisto, que pode ser originado por traumatismo, *pit* papilar ou retinopatia solar. Os buracos lamelares internos são mais comuns e acredita-se que representem o estágio inicial do buraco de espessura total. Podem ocorrer por edema macular cistoide crônico, retinopatia por irradiação ou telangiectasia parafoveal idiopática.

Os buracos maculares primários de espessura total são, em sua grande maioria, idiopáticos; os secundários podem ser originados principalmente por traumatismo, pós-tratamento de fotocoagulação da retina com *laser*, edema macular cistoide, doenças vasculares da retina, *pucker* macular, descolamento de retina, retinopatia hipertensiva, miopia patológica, lesão por eletricidade, uso de pilocarpina, degeneração viteliforme do adulto, comunicação arteriovenosa retínica congênita e pós-operatório de cirurgias intraoculares.

Neste capítulo, vamos nos ater aos buracos maculares de espessura total, sendo os buracos maculares traumáticos tratados na sessão de trauma.

QUADRO CLÍNICO

As queixas podem variar: visão borrada, metamorfopsia e diminuição progressiva da acuidade visual são frequentes. Raramente há escotoma central. Em geral, a história oftalmológica é negativa e a Acuidade Visual (AV) varia entre 20/100 e 20/400.

O tamanho do buraco macular varia entre 100 e 900 µm, sendo usual a medida de 500 µm. A grande maioria dos casos ocorre no sexo feminino (69% a 77%); o opérculo está presente em 25% dos casos; membrana epirretínica em 10% a 20%; e halo de líquido sub-retínico que provoca descolamento de retina neurossensorial em mais de 50%.

PROPEDÊUTICA

Anamnese e exame oftalmológico completo são de extrema importância na caracterização e indicação do tratamento dos casos de buraco macular (Figura 93.1). A biomicroscopia do fundo de olho é o exame mais importante para o diagnóstico da doença, mostrando *slit beam sign*, que é caracterizado por falha na observação da fenda luminosa quando esta incide na região da lesão, o que foi descrito por Watzke e Allen (Figura 93.2). A angiofluoresceinografia (AGF) mostra graus variados de defeito em janela circundado por bloqueio da fluorescência. A ultrassonografia avalia a presença ou não de descolamento do vítreo posterior, e também é de grande importância na indicação do tratamento. A oftalmoscopia de varredura a *laser* é utilizada para avaliação de escotomas relativos e absolutos. Atualmente, um exame de grande utilidade é a tomografia de coerência óptica, que é bastante esclarecedor no estadiamento e evolução da doença (Figura 93.3).

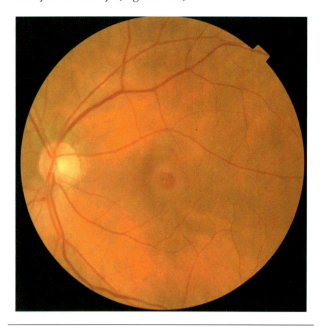

▶ **Figura 93.1** Buraco macular.

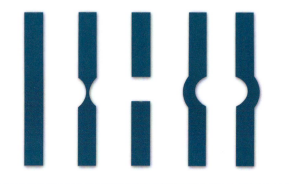

▶ **Figura 93.2** Sinal de Watzke e Allen.

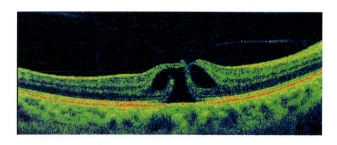

▶ **Figura 93.3** OCT mostrando buraco macular.

FISIOPATOLOGIA

Os estudos com OCT demonstram que há uma separação do vítreo perifoveal, subclínico, e esse evento precede a formação do buraco macular. A tração exercida pelo vítreo adjacente na região foveal resulta, eventualmente, na formação do buraco macular.

ESTADIAMENTO

A classificação mais usada atualmente considera os achados na Tomografia de Coerência Óptica (OCT) Figuras 93.4 a 93.6.

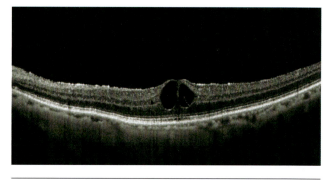

▶ **Figura 93.4** Grau 1. Presença de cisto retínico.

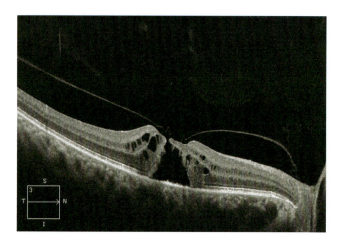

▶ **Figura 93.5** Grau 2. Buraco completo sem DVP total.

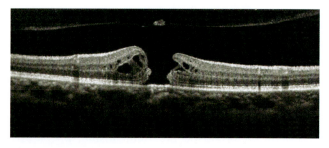

▶ **Figura 93.6** Grau 3. Buraco completo com presença de DVP total.

TRATAMENTO

O tratamento do buraco macular é indicado a partir do grau 2, quando há baixa da acuidade visual ou sintomas, principalmente quando a metamorfopsia atrapalhar as atividades de vida diárias. A caracterização da arquitetura do buraco macular pela OCT é extremamente importante para o sucesso cirúrgico. O olho contralateral desenvolve a doença entre 1% e 29% em dois anos.

Atualmente, há consenso no tratamento cirúrgico, com vitrectomia via *pars* plana com *peeling* da membrana limitante interna na área macular, utilizando-se ou não o corante Azul Brilhante para facilitar a completa remoção da MLI. Novos estudos verificam a possibilidade de toxicidade desse corante. Segue-se a injeção de C3F8 a 12,5% ou SF6 a 20% na câmara vítrea, e manutenção da postura do paciente com a face voltada para o chão por um período de quatro a sete dias. Sabe-se que buracos maculares operados com sucesso cirúrgico têm índices maiores de reabertura ou edema macular, após a realização de facectomia.

REFERÊNCIAS CONSULTADAS

1. Gass JDM. Idiopathic senile macular hole: its early stages and pathogenesis. Arch Ophthalmol. 1988;106:629-39.
2. Knapp H. Uber isolirte Zerreissungen der Aderhaut in Folge von Traumen auf dem Augapfel. Arch Augenheilkd. 1869;1:6-29.
3. Noyes HD. Detachment of the retina with laceration at the macular lutea. Trans Am Ophthalmol Soc. 1871;1:128-9.
4. Sjaarda RN, Thompson JT. Macular Hole In: Ryan SJ. Retina. 4.ed.Rio de Janeiro: Elsevier, 2006. p.2527-44.
5. Wolf S, Schnurbusch U, Wiedemann P, Grosche J, Reichenbach A, Wolburg H. Peeling of the Ba-sal Membrane in the Human Retina - Ultrastructural Effects. Ophthalmology. 2004;111:2:238-43.

capítulo 94

Davi Chen Wu

Membrana Epirretiniana

INTRODUÇÃO

A membrana epirretiniana está associada a inúmeras condições e doenças oculares tais como: uveítes, doenças vasculares, trauma, tumores intraoculares e distrofias retinianas. É encontrada comumente em pessoas com mais de cinquenta anos de idade. No estudo Blue Mountains Eye Study observou-se que 9% dos pacientes submetidos a cirurgia de catarata apresentavam uma membrana epirretiniana nova, índice semelhante em pacientes após cirurgia de descolamento de retina. Em seguimento de cinco anos, o segundo acometido foi de 13,5%.

A membrana epirretiniana é causada pela proliferação de células da glia, principalmente a Müller, que migram através de microrruturas na camada interna da retina, principalmente causadas pelo descolamento do vítreo posterior. Essas células podem adquirir o poder contrátil e exercer tração sobre a retina.

QUADRO CLÍNICO

O quadro inicial geralmente é assintomático. O sintoma mais comum é a metamorfopsia, seguido de baixa acuidade visual. Pode haver diplopia, fotopsia central ou macropsia. A acuidade visual estimada final é de 20/70 em 85% dos casos, e a visão geralmente estabiliza após dois anos de história.

Ao exame podemos encontrar alteração do brilho macular, conhecido como maculopatia em celofane, onde os limites não são bem estabelecidos. Em alguns casos, principalmente após cirurgia vitreorretiniana, as membranas são espessas, levando à elevação de todas as camadas da retina, edema, aumento da tortuosidade de vasos e baixa de acuidade visual, e são conhecidos como puker macular (Figura 94.1).

PROPEDÊUTICA

Anamnese e exame oftalmológico completo são de extrema importância na caracterização e indicação do

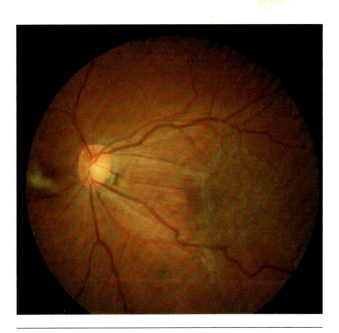

▶ **Figura 94.1** Membrana epirretiniana levando à tração da mácula e distorção do trajeto dos vasos.

tratamento dos casos de membrana epirretiniana. A biomicroscopia do fundo de olho é exame importante para o diagnóstico da doença. A Angiofluoresceinografia (AGF) mostra graus variados de tortuosidade vascular e ectopia foveal. A ultrassonografia avalia a presença ou não de descolamento do vítreo posterior, e também é de grande importância na indicação do tratamento. Atualmente, um exame de grande utilidade é a Tomografia de Coerência Óptica, que é bastante esclarecedor quanto à anatomia da retina neurossensorial e quanto à relação desta com a hialoide posterior e o epitélio pigmentar da retina (Figura 94.2). A análise da camada da retina externa é indicador do prognóstico visual do tratamento cirúrgico.

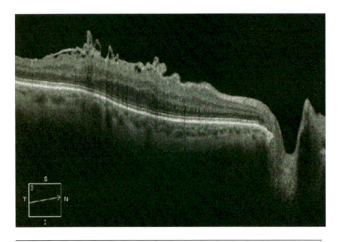

▶ **Figura 94.2** Membrana epirretiniana no exame de OCT-SD.

TRATAMENTO

A cirurgia vitreorretiniana é a opção de tratamento quando a visão reduz drasticamente. As causas para baixa acuidade visual são: dobras de toda a espessura da retina, tração sobre a fóvea, ectopia foveal, edema macular e membrana opaca. A realização da vitrectomia posterior via pars plana, associada ao peeling da membrana epirretiniana, tem o objetivo de reduzir a tração da membrana.

REFERÊNCIAS CONSULTADAS

1. Bellhorn MB FA, Wise GN, Henkind P. Ultrastruture and clinicalpathologic correlation of idiopathic preret-inal macular fibrosis. Am J Ophthalmol. 1975;79(3):366-73.
2. Fraser-Bell S, Guzowski M, Rochtchina E, Wang JJ, Mitchell P. Five-year cumulative incidence and progres-sion of epiretinal membranes: the Blue Mountain Eye Study. Ophthalmology. 2003;110(1):34-40.
3. Kim JH, Kim YM, Chung EJ, Lee SY, Koh HJ. Structural and Functional Predictor of Visual Out-come of Epiretinal Membrane Surgery. Am J Ophthalmol. 2012;153:103-11.
4. McDonald HR, Johnson RN, Ai E, Jumper JM, Fu AD. Macular Epiretinal Membranes In: Ryan SJ. Retina. 4.ed. Rio de Janeiro: Elsevier, 2006. p.2508-25.

capítulo 95

Roberta Pereira de Almeida Manzano

Estrias Angioides

Estrias Angioides (EA) são rupturas da membrana de Bruch, decorrentes do comprometimento dos tecidos elástico e colágeno, que levam a alterações secundárias do epitélio pigmentar da retina, fotorreceptores e coriocapilar. Geralmente, são de coloração vermelho escuro, aspecto linear, irradiando-se da papila para a periferia (Figura 95.1).[1]

Quem pela primeira vez descreveu a lesão EA foi Doyne, em 1889. O termo EA foi introduzido por Knapp, em 1892, por sua semelhança com os vasos sanguíneos. Kofler, em 1917, correlacionou as EA com alterações na membrana de Bruch, e Bock, em 1930, confirmou histopatologicamente esses achados.[2]

ETIOLOGIA

Pode ser idiopática ou estar associada a doenças sistêmicas. O pseudoxantoma elástico é a associação mais frequente, cuja incidência oscila entre 34% e 61% dos casos. A essa associação dá-se o nome de síndrome de Gronblad-Strandberg.[2] Também são causas reconhecidas: doença de Paget (10%),[3] hemoglobinopatia (6%), acromegalia, síndrome de Ehlers-Danlos, entre outras.[1]

QUADRO CLÍNICO

Inicialmente os pacientes são assintomáticos; mas podem apresentar diminuição da acuidade visual ou metamorfopsia se houver o desenvolvimento de membrana neovascular sub-retiniana ou hemorragias sub-retinianas que podem ocorrer após pequenos traumas.[1]

No exame de fundo de olho podemos observar as estrias de coloração vermelho escuro, aspecto linear, irradiando-se da papila para a periferia bilateralmente (Figura 95.1). Outras alterações também podem ser observadas, tais como: lesões em casca de laranja (*peau d'orange*), que são mais comumente localizadas na meia periferia temporal (Figura 95.1), lesões hiperpigmentadas, calcificações, drusas de papila (Figura 95.2), acometendo 10% dos pacientes, e cicatrizes disciformes, que são a fase final da membrana neovascular sub-retiniana.[1,2]

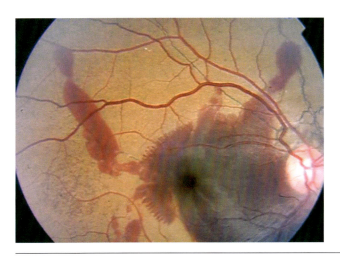 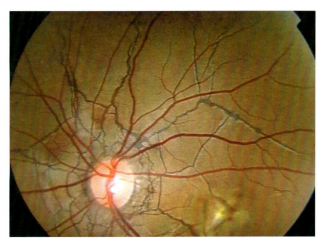

▶ **Figura 95.1** Olho direito com estrias angioides e extensa hemorragia sub-retiniana na área macular. Note na região temporal a presença de *peau d'orange*. Olho esquerdo com estrias angioides e alteração pigmentar macular.

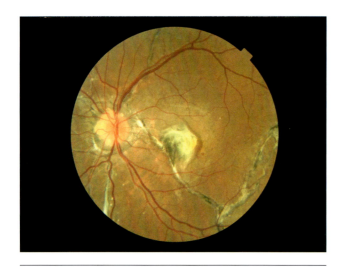

▶ **Figura 95.2** Retinografia de paciente com estrias angioides, drusas de papila e cicatriz disciforme.

AVALIAÇÃO E EXAMES COMPLEMENTARES

Para o diagnóstico das EA deve-se fazer uma anamnese minuciosa, tentando estabelecer a doença de base. Oftalmoscopia é fundamental para observar as alterações já descritas. A biomicroscopia de fundo de olho também auxilia na identificação das lesões.

A angiografia com fluoresceína é solicitada nos casos em que há suspeita de uma Membrana Neovascular Sub-Retiniana (MNSR). As estrias angioides, na grande maioria das vezes, apresentam hiperfluorescência precoce, com *staining* tardio, embora em alguns casos podem apresentar hipofluorescência inicial com hiperfluorescência tardia nas margens das estrias. Se houver membrana haverá hiperfluorescência por vazamento na região macular.[4] Entretanto, se a MNSR for oculta podemos solicitar a angiografia com indocianina verde, que facilita a identificação dessas membranas.[5]

A Tomografia de Coerência Óptica (OCT) também é um exame importante para o acompanhamento das MNSR. É um exame não invasivo, que nos mostra o espessamento foveal causado pela membrana, a presença de líquido sub-retiniano, intrarretiniano e subEPR. Com o auxílio da OCT podemos avaliar melhor a resposta ao tratamento e programar novos tratamentos.[6, 7]

Devemos excluir a presença de doenças sistêmicas associadas, solicitando os seguintes exames: eletroforese de hemoglobina, se houver suspeita de anemia falciforme; fosfatase alcalina sérica e cálcio urinário no caso de suspeita de doença de Paget, e biópsia de pele se houver suspeita de pseudoxantoma elástico.[1]

DIAGNÓSTICO DIFERENCIAL

Os principais diagnósticos diferenciais são: degeneração macular relacionada à idade, forma exsudativa, degeneração miópica com *lacquer crack*, ruptura de coroide, histoplasmose e toxoplasmose.[1]

Tratamento

1. Tratamento da doença sistêmica de base.
2. Óculos de proteção para esportes devido ao risco aumentado de hemorragia sub-retiniana ou ruptura de coroide após pequenos traumas. Às vezes, o simples esfregar dos olhos pode desencadear essas complicações. Esportes de impacto devem ser contraindicados.
3. Tratamento da membrana neovascular sub-retiniana:
   - O tratamento de escolha são as injeções intravítreas de anti-angiogênicos como o Bevacizumabe (Avastin®),[8,9] Ranibizumabe (Lucentis®) ou Aflibercept (Eylia®).[10,11] Entretanto, o maior problema é a recorrência. São necessárias várias injeções para manter a acuidade visual estável e a MNSR quiescente. Em um estudo com um ano de *follow-up* a recorrência foi de 33%.[12] E em 20% dos olhos houve o aparecimento de novas MNSR em diferentes áreas (6 a 14 meses após a última injeção).[12] Por isso, devemos ressaltar a importância do exame periódico mensal. Entretanto ainda não se sabe a frequência ideal de reinjeções, e dificilmente haverá estudo multicêntrico devido à baixa prevalência da doença.

   Outras formas menos utilizadas de tratamento são:
   - Fotocoagulação a *laser*: pode ser utilizada nas membranas neovasculares extrafoveais, embora apresente altas taxas de recorrência (68% a 77%)[13,14] e progressão da MNSR, além do aumento da cicatriz em direção à fóvea.
   - A Terapia Fotodinâmica (PDT) também pode ser utilizada, mas apresenta recorrências frequentes, necessidade de múltiplos tratamentos (em um ano média de 2.9 a 3.4),[15] atrofia coriorretinianas, e pode ocasionar novas rupturas na membrana de Bruch levando a mais recidivas.

SEGUIMENTO

Os pacientes com estrias angioides devem ser examinados a cada seis meses para detecção precoce de MNSR, e devem monitorar sintomas de metamorfopsia com a Tela de Amsler. Se houver MNSR devem fazer acompanhamento mensal para avaliar a resposta ao tratamento e a necessidade de novo tratamento.

PROGNÓSTICO

O prognóstico visual desses pacientes é ruim. A maior causa de perda visual é a neovascularização de coroide, que ocorre em 70% a 86% dos pacientes com estrias angioides, levando à cegueira legal à maior parte deles. A acuidade visual de olhos não tratados gira em torno de 20/200 ou pior.[1]

REFERÊNCIAS BIBLIOGRÁFICAS

1. Clarkson JG, Altman RD. Angioid streaks. Surv Ophthalmol. 1982;26(5):235-46.
2. Donaldson EJ. Angioid streaks. Aust J Ophthalmol. 1983;11(1):55-8.
3. Gass JD, Clarkson JG. Angioid streaks and disciform macular detachment in Pagets disease (osteitis deformans). Am J Ophthalmol. 1973;75(4):576-86.
4. Gass JD. Choroidal neovascular membranes--their visualization and treatment. Trans Am Acad Ophthalmol Otolaryngol. 1973;77(3):OP310-20.
5. Yannuzzi LA, Slakter JS, Sorenson JA, Guyer DR, Orlock DA. Digital indocyanine green videoangiography and choroidal neovascularization. Retina. 1992;32 Suppl 1:191-223.
6. Bolz M, Ritter M, Polak K, Ahlers C, Hirn C, Prünte C, et al. [The role of Stratus OCT in anti-VEGF therapy. Qualitative and quantitative assessment of neovascular AMD]. Ophthalmologe. 2008;105(7):650-5.
7. Witkin AJ, Vuong LN, Srinivasan VJ, Gorczynska I, Reichel E, Baumal CR, et al. High-speed ultrahigh resolution optical coherence tomography before and after ranibizumab for age-related macular degeneration. Ophthalmology. 2009;116(5):956-63.
8. Donati MC, Virgili G, Bini A, Giansanti F, Rapizzi E, Giacomelli G, et al. Intravitreal bevacizumab (Avastin) for choroidal neovascularization in angioid streaks: a case series. Ophthalmologica. 2009;223(1):24-7.
9. Bhatnagar P, Freund KB, Spaide RF, Klancnik JM Jr, Cooney MJ, Ho J, et al. Intravitreal bevacizumab for the management of choroidal neovascularization in pseudoxanthoma elasticum. Retina. 2007;27(7):897-902.
10. Finger RP, Charbel Issa P, Hendig D, Scholl HP, Holz FG. Monthly ranibizumab for choroidal neovascularizations secondary to angioid streaks in pseudoxanthoma elasticum: a one-year prospective study. Am J Ophthalmol. 2011;152(4):695-703.
11. Vadala M, Pece A, Cipolla S, Monteleone C, Ricci F, Boscia F, et al. Angioid streak-related choroidal neovascularization treated by intravitreal ranibizumab. Retina. 2010;30(6):903-7.
12. Sawa M, Gomi F, Tsujikawa M, Sakaguchi H, Tano Y. Long-term results of intravitreal bevacizumab injection for choroidal neovascularization secondary to angioid streaks. Am J Ophthalmol. 2009;148(4):584-90 e2.
13. Gelisken O, Hendrikse F, Deutman AF. A long-term follow-up study of laser coagulation of neovascular membranes in angioid streaks. Am J Ophthalmol. 1988;105(3):299-303.
14. Pece A, Avanza P, Galli L, Brancato R. Laser photocoagulation of choroidal neovascularization in angioid streaks. Retina. 1997;17(1):12-6.
15. Browning AC, Chung AK, Ghanchi F, Harding SP, Musadig M, Talks SJ, et al. Verteporfin photodynamic therapy of choroidal neovascularization in angioid streaks: one-year results of a prospective case series. Ophthalmology. 2005;112(7):1227-31.

capítulo 96

Paula Roberta Ferreira da Silva

Maculopatias Tóxico-medicamentosas

CLOROQUINA E HIDROXICLOROQUINA

Os derivados da 4-aminoquinolona são atualmente utilizados em doenças crônicas dermatológicas, reumatológicas e do colágeno, sendo por vezes necessário o uso prolongado dessas medicações. Inicialmente foram utilizadas para tratamento antimalárico em baixas doses e por curto tempo.[1,2]

No entanto, os primeiros relatos de toxicidade ocular por essas drogas surgiram desde de 1957, com degeneração do epitélio pigmentar da retina, sendo a mais importante doença tóxica do polo posterior.[1,2]

Apresentam incidência de toxicidade relativamente baixa, porém causam grande preocupação, pois a perda visual raramente é reversível, podendo inclusive progredir mesmo com a suspensão da droga.[1] A retinopatia cloroquínica apresenta incidência de cerca de 10% com pacientes em uso prolongado e 3% a 4% para hidroxicloroquina.[2]

Para pacientes que utilizam doses menores que 6,5 mg/kg/dia de hidroxicloroquina ou 3 mg/kg/dia de cloroquina, o risco de toxicidade é mínimo, no entanto, em pacientes que utilizam doses diárias de 250 mg por mais de três anos, há um aumento significativo da toxicidade, sendo esse aumento relacionado, portanto, à dose cumulativa total de 300 g para cloroquina e 400 g para hidroxicloroquina.[3] Outros fatores também aumentam esse risco, tais como: obesidade, uma vez que o cálculo deve ser baseado na massa magra do indivíduo; doenças renais e hepáticas; doenças retinianas associadas, além de idade avançada, ou melhor, acima de 60 anos de idade.[1]

Os derivados da 4-aminoquinolonas são absorvidos pelo intestino com acúmulo em tecidos como fígado, baço, pulmões e rins, sendo que sua meia-vida aumenta proporcionalmente a sua dose.[2]

Essas drogas possuem alta afinidade pelas estruturas pigmentadas do olho, pois se ligam aos grânulos de melanina presentes na coroide, no corpo ciliar e no epitélio pigmentar retiniano com consequente acúmulo, que chegam a ser até oitenta vezes superior ao restante do olho, ocorrendo acúmulo e prolongamento de seus efeitos adversos. No entanto, o mecanismo exato dessa toxicidade ainda não está totalmente esclarecido.[1,2]

Na intoxicação por cloroquinas e derivados, podemos encontrar os seguintes achados oftalmológicos: maculopatia, córnea verticilata, poliose, catarata subcapsular anterior e posterior, diminuição da acomodação, paralisia dos músculos extraoculares, neuropatia óptica e uveíte anterior.[1]

As lesões retinianas ocorrem mais frequentemente na mácula e estão predominantemente associadas ao uso de cloroquina. De início ocorrem alterações de campo visual paracentral bilateral (mais bem-detectada com o teste de mira vermelha), despigmentação granular sutil, escotoma paracentral e atenuação vascular. Progredindo para atrofia paracentral progressiva, conhecida com maculopatia em olho de boi. Podendo, em casos graves, envolver toda a retina, com atrofia importante e perda visual.[1]

As lesões retinianas podem evoluir em três estágios, sendo:

- **Estágio pré-clínico**: em que há fundo de olho normal com alterações funcionais como discromatopsia do eixo azul-amarelo, escotoma paracentral absoluto, acuidade visual dinâmica reduzida, ERG alterado com aumento da amplitude da onda a e diminuição da onda b, eletro-oculograma subnormal e aumento da latência da onda p no potencial visual evocado. Nessa fase a interrupção da droga pode permitir recuperação total das funções visuais.[1]

- **Estágio 2**: é caracterizado pela presença de maculopatia em olho de boi, onde há uma hiperpigmentação foveolar central, circundada por uma zona despigmentada e cercada por um anel hiperpigmentado. Na angiografia observamos um defeito em janela que corresponde às áreas de rarefação do epitélio pigmentar.[2] Alguns pacientes podem desenvolver edema macular. Histologicamente há degeneração de cones e bastonetes da mácula, podendo ocorrer um escotoma anular central do ponto de fixação. EOG e ERG apresentam-se extintos ou subnormais, e o Potencial Visual Evocado mostra diminuição de amplitude e aumento do tempo de latência da resposta elétrica.[1]
- **Estágio 3**: é o estágio de sequela, com perda visual severa, atrofia importante do EPR com visualização dos vasos maiores da coroide. As arteríolas podem estar afinadas com acúmulo de pigmento na retina periférica e palidez de disco, podendo simular uma degeneração tapetorretiniana (pseudoretinose pigmentar). O ERG encontra-se moderadamente subnormal.[1,2]

Portanto, o exame oftalmológico minucioso desses pacientes, inclusive antes do início do tratamento, bem como durante, é muito importante, para detecção precoce e minimização da toxicidade.

Esse exame deve incluir observação detalhada da região macular, teste de visão de cores, exame de campo visual central com tela de Amsler e/ou exame de perimetria.[1] Testes adicionais como retinografias, angiofluoresceinografia e ERG multifocais são adicionais.[1]

Exames periódicos anuais ou semestrais devem ser instituídos no início do tratamento, sendo que após dois anos de uso da droga, os exames deverão ser trimestrais. Além disso, o autoexame com tela de Amsler é excelente auxiliar.

A droga deve ser imediatamente interrompida ao menor sinal de toxicidade.[1]

Alguns estudos mostram o uso de tecnologias de OCT para diagnóstico precoce de lesões retinianas, havendo caso de detecção de placa de atrofia de EPR sem alterações angiográficas, podendo ser este um instrumento para detecção precoce de lesão.[1] Outro estudo utilizando OCT *spectral domain* observou afinamento retiniano a 1 mm da fóvea em todos os pacientes com alterações retinianas por cloroquina ou derivados.

FENOTIAZIDAS

As fenotiazidas, incluindo a clorpromazina e a tioridazina se concentram no tecido uveal e EPR, ligados aos grânulos de melanina.

A tioridazina foi introduzida em 1959 para tratamento de psicose, e em apenas um ano havia relatos de baixa acuidade. Essa droga causa retinopatia grave, porém com o uso em doses altas de 800 mg/dia ou mais; com uso prolongado, doses menores raramente causam transtornos retinianos. O fundo de olho mostra pigmentação retiniana pontilhada grosseira no polo posterior, que inicialmente tem aspecto em sal e pimenta, evoluindo com atrofia difusa e desigual da coroide e da retina, podendo ser confundidas com coroideremia ou distrofia de Bietti. O paciente pode apresentar perda de campo visual e cegueira noturna.[1]

A visão pode melhorar após a suspensão da droga, mas às vezes pode voltar a piorar, anos mais tarde, se houver progressão da atrofia coriorretiniana. Ainda não se sabe exatamente se isso ocorre por descompensação das células anteriormente alteradas ou se ocorre toxicidade contínua da droga.[1]

Pacientes que usam Tioridazina em doses que excedem 800 mg/dia devem ser avaliados a cada 6 a 12 meses após o início da droga.

A clorpromazina foi introduzida em 1952 para tratamento de esquizofrenia. Liga-se fortemente à melanina, embora a toxicidade retiniana não seja frequente. Existem relatos de casos de granulação pigmentar retinina sem disfunções retinianas. Pode ainda ocorrer pigmentação palpebral, da conjuntiva interpalpebral de córnea e cápsula anterior de cristalino.[1]

TAMOXIFENO

É um agente antiestrogênico, não esteroide, utilizado no tratamento do câncer metastático de mama. Também pode ser usado no tratamento de câncer em estágio inicial ou como terapia profilática em mulheres com risco de desenvolver a doença.

A retinopatia cristalina causada pelo Tamoxifeno é descrita em pacientes que utilizavam altas doses (superior a 200 mg/dia ou 100 g acumuladas), sendo rara nas doses habituais.[1]

A maculopatia é caracterizada por depósitos cristalinianos refráteis intrarretinianos ao nível de EPR, limitado à região perifoveal. Pode ocorrer edema macular. Graus moderados de perda funcional e de alterações anatômicas degenerativas podem ocorrer.[1]

OUTROS AGENTES

A cantaxantina é um carotenoide usado para estimular o bronzeamento. Quando ingerido em altas doses pode causar maculopatia cristalina, geralmente assintomática. Seus depósitos somem quando a medicação pode ser interrompida.[1]

O uso prolongado de metoxifluorano, utilizado para anestesia geral, pode gerar falência renal e uma forma de hiperoxalúria, com oxalose retiniana e depósitos cristalinos ao nível do EPR. Depósitos cristalinianos também podem ser vistos após ingestão de etilenoglicol.

O uso intravenoso de desferrioxamina, um quelante de ferro usado para o tratamento de hemossiderose transfusional, pode resultar em perda visual rápida bilateral, com nictalopia, escotoma em anel e ERG diminuído, pode inicialmente ter fundo de olho normal com alteração pigmentar difusa e mosqueada. A função visual melhora cerca de três a quatro meses após a administração do medicamento.

Pacientes em uso de isotretinoína podem raramente apresentar alguma alteração, e isso pode ocorrer em pacientes que repetem a terapia e apresentam baixa acuidade visual noturna, acompanhada de alteração na curva de adaptação ao escuro, sendo essas alterações reversíveis.

Tratamento profilático contra *Mycobacterium avium* realizado com a rifabutina em pacientes com vírus da imunodeficiência adquirida pode causar uveíte, tanto posterior quanto anterior, podendo haver hipópio. A inflamação é reversível.[1]

O anti-inflamatório indometacina pode causar áreas de hipo ou hiperpigmentação na região macular e paramacular, podendo causar alterações à adaptação ao escuro, além de escotoma central após uso prolongado.

Glicosídeos (digitais) usados por pacientes cardíacos podem produzir visão borrada, escotoma pericentral e defeito de visão de cores.

O etambutol, quando utilizado em doses superiores a 15 mg, pode atingir o feixe papilomacular, com diminuição da sensibilidade foveolar e discromatopsia. Essas lesões podem até se assemelhar às causadas por cloroquina, porém a droga tem tropismo pelo nervo óptico, causando atrofia.

REFERÊNCIAS BIBLIOGRÁFICAS

1. Bianchi LCSN, Ávila M. Retinopatias Pigmentares Associadas a Doenças Sistêmicas. In: Ávila M, Lavinsky J, Moreira Jr CA. Retina e vítreo. Rio de Janeiro: Cultura Médica: Guanabara Koogan, 2008.
2. Goldhardt R, Corrêa ZMS, Eichenberg MC, Marcon IM, Filho AV. Avaliação da toxicidade ocular por derivados d 4-aminoquinolona. Arq Bras Oftalmol. 2002;65:645-9.
3. Kanski JJ. Oftalmologia clínica: uma abordagem sistemática. Rio de Janeiro: Elsevier, 2008.

capítulo 97

Leão Gabbay Serruya

Miopia Patológica

INTRODUÇÃO

A miopia é o erro de refração resultante do aumento do comprimento axial do globo ocular ou do maior poder refrativo do olho, onde a imagem é formada à frente da retina.[1] É classificada como simples ou fisiológica, e degenerativa ou patológica.

Na miopia simples, a graduação atinge até -6,00 dioptrias. O aumento do comprimento axial é discreto e o polo posterior não apresenta alterações típicas, com exceção da papila miópica. Em geral, a acuidade visual corrigida alcança 20/20. Geralmente desenvolve-se dentro das primeiras duas décadas de vida e torna-se estável após essa faixa etária.[2-4]

A miopia degenerativa, também chamada patológica, progressiva ou perniciosa, tem graduação maior do que -6,00 dioptrias ou o comprimento axial do olho encontra-se maior que 26,5 mm, e geralmente provoca anormalidades na visão e numerosas alterações nos tecidos oculares, com degeneração progressiva da retina e coroide no polo posterior.[2,4]

EPIDEMIOLOGIA

A miopia simples é uma alteração refracional frequente. Nos países desenvolvidos, sua prevalência é estimada entre 11% e 36%,[5-7] com prevalência aproximada de 25% na população dos Estados Unidos e mais de 50% nos orientais.[2] Estudos populacionais referem não haver predileção por sexo.[2,8] Diversos estudos mostram relação direta entre miopia e nível educacional,[9] sendo mais prevalente nos indivíduos mais instruídos e de classes econômicas mais elevadas.[10]

A miopia patológica ou degenerativa corresponde a aproximadamente 2% do total de pacientes míopes,[2,8] sendo uma das principais causas de cegueira no mundo.[4]

FISIOPATOGENIA

A patogênese das alterações degenerativas da miopia patológica ainda não foi completamente compreendida. Entretanto, as lesões no polo posterior são possivelmente causadas por anormalidades biomecânicas ou fatores hereditários.[4,11]

O aumento do comprimento axial do globo ocular causa alongamento progressivo das fibras colágenas, tornando a esclera cada vez mais fina. Consequentemente, ocorre também distensão e afinamento da coroide e retina, com afastamento progressivo do EPR e da coroide das margens papilares, gerando o típico cone ou crescente miópico, que corresponde à atrofia coriorretiniana peripapilar.[2] A incidência e a severidade das alterações fundoscópicas tais como atrofia coriorretiniana e formação de crescente miópico são geralmente proporcionais ao aumento do comprimento axial.[2,4,8]

A teoria hereditária considera que as alterações coriorretinianas são determinadas geneticamente. Alguns estudos com gêmeos monozigóticos e irmãos propõe que a miopia patológica seja uma herança autossômica dominante.[12]

ACHADOS CLÍNICOS E FUNDOSCÓPICOS

Cone ou crescente miópico

O disco miópico é tipicamente oval, com o eixo vertical mais longo. Pode apresentar inserção inclinada e oblíqua. O crescente miópico é observado como uma área esbranquiçada, peripapilar, bem-definida, onde a superfície interna da esclera é observada devido à ausência de EPR e coroide nessa região (Figura 97.1). É tipicamente temporal ao disco, podendo, mais raramente, localizar-se na região nasal ou inferior. Em 10% dos casos, circunda inteiramente o disco óptico.[2-4,8]

Atrofia da coroide e EPR (fundo tigroide)

O afinamento do EPR e coroide permite a observação dos vasos coroidais maiores.[4] Essa atenuação difusa do EPR gera o denominado fundo tigroide (Figura 97.1).[3,4,8]

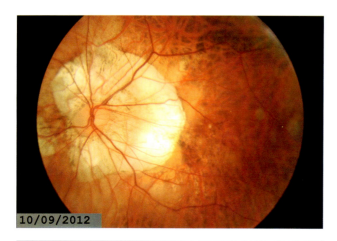

▶ **Figura 97.1** Achados fundoscópicos na miopia patológica. Atrofia da coroide e EPR difusa, com observação dos grandes vasos da coroide (fundo tigroide). Note extenso crescente miópico circular e estafiloma posterior, em paciente com miopia de -20,00 dioptrias e comprimento axial de 31,15 mm.

Estafiloma posterior

São ectasias que incluem todas as camadas da esclera à retina e estão geralmente localizadas no polo posterior (Figura 97.1).[2,8] Foram observados em 19% dos pacientes com comprimento axial maior do que 26,5 mm.[13]

Lacquer cracks

São rupturas visíveis da membrana de Bruch e EPR. São lesões branco-amareladas e podem ser lineares ou estreladas, localizadas no polo posterior (Figura 97.2). Sua origem tem sido atribuída à distensão mecânica da esclera e à degeneração da coroide.[3,8] Foram encontradas em 4,3% dos pacientes com comprimento axial maior que 26,5 mm.[13]

Membrana neovascular sub-retiniana

A Membrana Neovascular Sub-retiniana (MNSR) é a complicação macular mais temida e a principal causa de baixa da acuidade visual súbita em portadores de miopia degenerativa.[2,4,8] As MNSR são observadas adjacentes aos *lacquer cracks* em 80% dos casos[14] ou próximas à área de atrofia do EPR e coroide. São observadas em 5% a 10% dos olhos com comprimento axial maior que 26,5 mm.[2] Provocam hemorragias sub-retinianas e exsudação serosa sob o EPR e retina neurossensorial, podendo evoluir para estágios fibróticos tardios do processo disciforme (Figura 97.3). Geralmente são pequenas e localizadas próximas à mácula, resultando em metamorfopsia e baixa da visão central.[3,8,14]

A angiografia fluoresceínica pode evidenciar lentificação do fluxo sanguíneo na retina e coroide. Esse exame também é útil para identificar, localizar e classificar as MNSR. Em alguns casos, pode ser necessária a utilização da angiografia com indocianina verde para localização das MNSR, principalmente quando há hemorragias ou descolamentos do epitélio pigmentado. Ela também auxilia na identificação de *lacquer cracks*, que são os principais locais de formação das membranas.[2,8,14]

As MNSR são divididas em V1 e V2, de acordo com o comportamento observado à angiografia fluorescente. As do tipo V1 apresentam vazamento discreto nas fases tardias e correspondem a 91% das MNSR, sendo, no geral, autolimitadas. As do tipo V2 apresentam vazamento intenso desde o início da angiografia e têm prognóstico visual pior, com formação de cicatriz disciforme, devendo portanto ser tratadas.[2,8,15]

A acuidade visual final guarda uma relação direta com a distância entre a membrana neovascular e a fóvea, e uma relação inversa com o tamanho da lesão disciforme, isto é, quanto mais próxima da fóvea for a membrana neovascular, pior a visão; e quanto maior a lesão disciforme, pior será a visão.

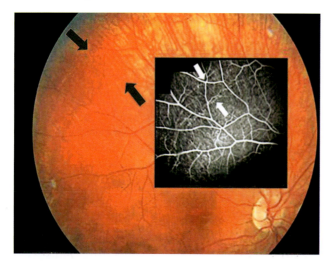
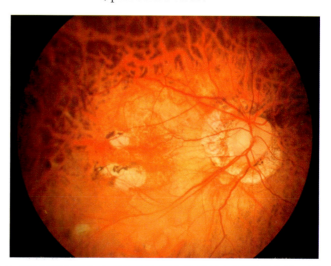

▶ **Figura 97.2** *Lacquer cracks* (rupturas da membrana de Bruch) podem ser observadas na retinografia (setas pretas). Na angiografia fluoresceínica são vistas como linhas hiperfluorescentes (setas brancas).

Capítulo 97 — Miopia Patológica

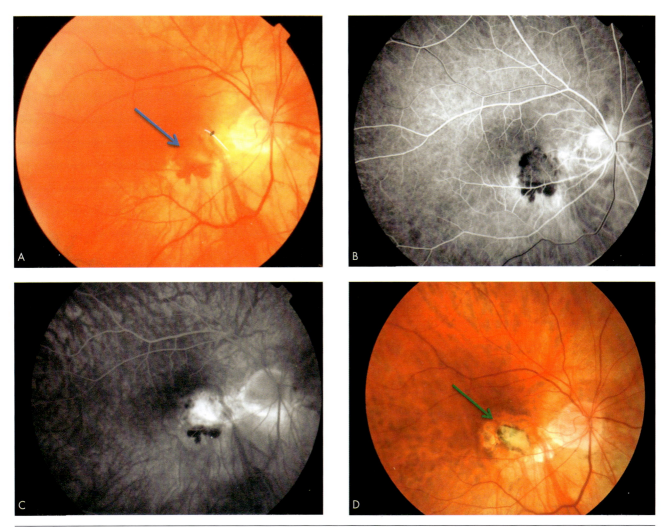

▶ **Figura 97.3** Membrana neovascular sub-retiniana (MNSR). (**A**) Membrana neovascular sub-retiniana (MNSR) clássica em atividade (seta azul), em paciente míope de -10,00 dioptrias. (**B** e **C**) Fase precoce e tardia da angiografia fluoresceínica demonstrando vazamento na MNSR, afetando a região macular. (**D**) Após 1 ano de evolução, nota-se cicatriz fibrótica em decorrência da MNSR (seta verde), com comprometimento importante da visão central.

Mancha de Forster-Fuchs

É ocasionada pela hiperplasia do EPR após cicatrização das membranas neovasculares.[2-4,8] Apresenta-se como lesão circular ou ovalada, escura, elevada e de tamanho variável (Figura 97.4).[3,8] Normalmente, quanto mais jovem for o paciente, menor a mancha. Geralmente acontece entre a quarta e a sexta décadas de vida, e pode acarretar perda da visão central, quando acomete a região foveal.[3,4,8]

Hemorragias sub-retinianas arredondadas (lesão em moeda)

Geralmente desenvolvem-se a partir dos *lacquer cracks* na ausência de membrana neovascular sub-retiniana. Tendem a apresentar resolução espontânea em 6 a 8 semanas.[2-4]

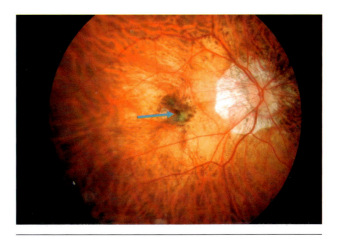

▶ **Figura 97.4** Mancha de Forster-Fuchs. Retinografia colorida demonstrando: fundo tigroide, crescente miópico e mancha de Forster-Fuchs na região macular (seta azul).

Além desses achados, ainda podemos encontrar: alterações do trajeto vascular (vasos retificados e com bifurcação em ângulo reto); buraco macular (principalmente associado com estafiloma posterior); degenerações periféricas da retina (degeneração *lattice*, microcistoide, pavimentosa); roturas retinianas e descolamento regmatogênico da retina.[2,4,8] Algumas dessas alterações provocam perda abrupta da visão e são achados frequentes nas urgências oftalmológicas.

TRATAMENTO

Ainda não existe uma terapia comprovada para evitar a progressão da expansão escleral com consequente atrofia coriorretiniana. Hemorragias sub-retinianas sem neovascularização (lesão em moeda) em olhos com *lacquer cracks* geralmente são reabsorvidas espontaneamente sem deixar sequelas.

A indicação de fotocoagulação a *laser* nos casos de MNSR miópica é controversa. A fotocoagulação pode ser utilizada com segurança em membranas extrafoveais ou, menos frequentemente, em membranas justafoveais. Olhos tratados com *laser* podem apresentar perda visual central irreversível, devido à expansão da cicatriz do tratamento a *laser*[16] ou devido à recorrência da membrana na região subfoveal.[4,15]

Terapia Fotodinâmica (PDT) com verteporfirina nos casos de MNSR clássicas subfoveais é uma possibilidade terapêutica que pode ser aventada a fim de estabilizar a progressão dessas membranas.[17]

Atualmente, as injeções intravítreas de antiangiogênicos, como o ranibizumabe (Lucentis®) e o bevacizumabe (Avastin®), vêm sendo utilizadas com resultados encorajadores no tratamento das MNSR, e segundo revisão sistemática recente, devem ser consideradas como terapia de primeira linha para o tratamento da MNSR miópica.[18]

Nos casos de degenerações periféricas predisponentes ao descolamento de retina, a fotocoagulação a *laser* é recomendada. Quando ocorre descolamento de retina, é imprescindível lançar mão de procedimentos cirúrgicos adequados para cada situação, que estão abordados em outros capítulos deste livro.

REFERÊNCIAS BIBLIOGRÁFICAS

1. Duke-Elder's. Refração Prática. Rio de Janeiro: Revinter – Rio Med Livros, 1997. p.65-76.
2. Ávila M, Lavinsky J, Moreira Jr CA. Série Oftalmologia Brasileira: Retina e Vítreo. Rio de Janeiro: Cultura Médica, 2008. p.138-40.
3. Kanski JJ. Clinical ophthalmology: a systematic approach. 6.ed. Edinburgh; New York: Butterworth-Heinemann/Elsevier, 2007. p.654-5.
4. Ryan SJ. Retina. Medical retina. New York: Elsevier Mosby, 2006. p.1117-31.
5. Sperduto RD, Seigel D, Roberts J, Rowland M. Prevalence of myopia in the United States. Arch Ophthalmol. 1983;101(3):405-7.
6. Leibowitz HM, Krueger DE, Maunder LR, Milton RC, Kini MM, Kahn HA, et al. The Framingham Eye Study monograph: An ophthalmological and epidemiological study of cataract, glaucoma, diabetic retinopathy, macular degeneration, and visual acuity in a general population of 2631 adults, 1973-1975. Surv Ophthalmol. 1980;24(Suppl):335-610.
7. Sorsby A, Sheridan M, Leary GA, Benjamin B. Vision, visual acuity, and ocular refraction of young men: findings in a sample of 1,033 subjects. Br Med J. 1960;1(5183):1394-8.
8. Lavinsky J. Maculopatia Miópica. Doenças Prevalentes da Retina e Vítreo. Rio de Janeiro: Cultura Médica, 2002. p.289-92.
9. Wong L, Coggon D, Cruddas M, Hwang CH. Education, reading, and familial tendency as risk factors for myopia in Hong Kong fishermen. J Epidemiol Community Health. 1993;47(1):50-3.
10. Rosner M, Belkin M. Intelligence, education, and myopia in males. Arch Ophthalmol. 1987;105(11):1508-11.
11. Curtin BJ. Physiologic vs pathologic myopia: genetics vs environment. Ophthalmology. 1979;86(5):681-91.
12. Angi MR, Clementi M, Sardei C, Piattelli E, Bisantis C. Heritability of myopic refractive errors in identical and fraternal twins. Graefe's Arch Clin Exp Ophthalmol. 1993;231(10):580-5.
13. Curtin BJ, Karlin DB. Axial length measurements and fundus changes of the myopic eye. Am J Ophthalmol. 1971;71(1 Pt 1):42-53.
14. Yannuzzi LA, Flower RW, Slakter JS. Pathologic Myopia. Indocyanine green angiography.New York: Elsevier Mosby, 1997. p.305-17.
15. Jalkh AE, Weiter JJ, Trempe CL, Pruett RC, Schepens CL. Choroidal neovascularization in degenerative myopia: role of laser photocoagulation. Ophthalmic Surg. 1987;18(10):721-5.
16. Brancato R, Pece A, Avanza P, Radrizzani E. Photocoagulation scar expansion after laser therapy for choroidal neovascularization in degenerative myopia. Retina. 1990;10(4):239-43.
17. Tholen AM, Bernasconi PP, Fierz AB, Messmer EP. [Reading ability after photodynamic therapy (PDT) for age-related macular degeneration (AMD) and for high myopia]. Ophthalmologe. 2003;100(1):28-32.
18. Wang E, Chen Y. Intravitreal anti-vascular endothelial growth factor for choroidal neovascularization secondary to pathologic myopia: Systematic Review and Meta-Analysis. Retina. 2013;33(7):1375-92.

capítulo 98

Teruo Aihara • André Luis Francisco Castro • Carlos Eduardo Gonçalves Pereira • Gabriel Costa de Andrade

Distrofias dos Fotorreceptores

INTRODUÇÃO

Compreende um grupo de doenças geneticamente heterogêneas, com achados clínicos sutis que só podem ser diagnosticados com forte suspeição, associados a testes eletrorretinográficos e psicofísicos.

DESORDEM DE CONES

Pode ser dividida entre defeitos congênitos e estacionários ou defeitos progressivos de início mais tardio. Dentre os congênitos temos a acromatopsia e o monocromatismo dos cones (azul). As distrofias progressivas incluem somente as de cones e aquelas com componente de degeneração de bastonetes.

Acromatopsia

Acomete um a cada 30 mil indivíduos e apresenta um padrão autossômico recessivo de herança. Na forma completa ou típica a acuidade visual é pior do que 20/200; já na forma atípica ou incompleta a acuidade visual gira entre 20/80 e 20/200. Os pacientes variam de pouca a nenhuma visão de cores, podendo identificar as cores como tons de cinza. Ao exame os pacientes se apresentam com fundoscopia normal ou de aspecto levemente granular, nervo normal ou levemente pálido, e pode ocorrer nistagmo pendular. O eletrorretinograma apresenta diminuição na resposta dos cones e bastonetes com resposta praticamente normal. Entre 70% e 60% dos pacientes podem mostrar defeito na camada de fotorreceptores no OCT. Testes genéticos já estão comercialmente disponíveis para detecção de quatro genes envolvidos na maioria dos casos. Ainda não existe tratamento disponível até o momento.

Monocromatismo dos cones

Apesar de existir monocromatismo de cones verdes e vermelhos, essas doenças são muito mais raras (um em 1 milhão) e, portanto, são pouco estudadas. O monocromatismo de cones azuis acomete um em 100 mil com sintomas que lembram a acromatopsia. A história familiar pode ajudar na diferenciação, já que o monocromatismo para cone azul apresenta padrão genético recessivo ligado ao X, diferente da acromatopsia com padrão recessivo. Como existe um residual de cones S azuis, testes de cores podem ajudar no diagnóstico diferencial. ERG com estímulo azul sob fundo amarelo também contribui para o diagnóstico diferencial.

DISTROFIA PROGRESSIVA DE CONES

Geralmente se apresenta nas três primeiras décadas de vida, inicialmente com acometimento exclusivo de cones, que pode evoluir com defeito também de bastonetes. Diminuição da acuidade visual e escotoma central e fotofobia são os sintomas mais comuns. Ocasionalmente pode estar associada a síndromes como Bardet-Biedl e ataxia espinocerebelar. Pode apresentar qualquer padrão de herança genética. Com o tempo pode assumir achados fundoscópicos semelhantes com Retinose Pigmentar. O eletrorretinograma apresenta diminuição da fase fotópica e atraso no *implicit time* no *flicker* 30 Hz. Nos estágios tardios, com o acometimento dos bastonetes, podem ocorrer alterações nas fases escotópicas. O campo visual, inicialmente, mostra o escotoma central que poupa a periferia, entretanto ocorre progressivo acometimento da periferia à medida que os bastonetes são acometidos.

CEGUEIRA NOTURNA CONGÊNITA ESTACIONÁRIA

Geralmente associada a defeitos não progressivos na visão escotópica e na adaptação ao escuro, sem outros defeitos na função visual. Existem muitas variedades genéticas (autossômica dominante, recessiva e ligada ao X), algumas cursando com distúrbio progressivo. Cursa com miopia na maioria dos casos. Está dividida na forma com fundo de olho normal (tipos I e

II), e com fundo alterado, que compreende a doença de Oguchi e o *Fundus albipunctatus*.

CEGUEIRA NOTURNA CONGÊNITA ESTACIONÁRIA COM FUNDO DE OLHO NORMAL

Pode se apresentar sem queixas e acuidade visual normal. Algumas formas estão associadas à miopia e visão subnormal. No tipo I (*Riggs*) não existe onda A nem B no eletrorretinograma; na curva de adaptação ao escuro apresenta fase fotópica normal e escotópica ausente. No tipo II (*Schubert-Bornschein*) os pacientes apresentam onda A na estimulação fotópica máxima, mas não se observa onda B; esse tipo ainda se subdivide naqueles que possuem resposta ao estímulo escotópico (forma incompleta), e nos que não possuem (forma completa). Somente na forma incompleta existe quebra bastonete-cone na curva de adaptação ao escuro. Na completa há uma fase fotópica normal com escotópica reduzida ou ausente.

DOENÇA DE OGUCHI

Caracterizada pelo fenômeno de Mizuo-Nakamura, em que o fundo de olho aparece normal quando seguido de um período prolongado de adaptação ao escuro, mas quando exposto à luz apresenta mácula escurecida e fundo amarelo iridescente. Apresenta acuidade visual e visão de cores normais, eletrorretinograma com fase escotópica ausente. A curva de adaptação ao escuro só apresenta a fase fotópica normal.

FUNDUS ALBIPUNCTATUS

Apresenta pontos branco-amarelados distribuídos pelo fundo de olho, sendo que o aparecimento das lesões tem boa correlação com o início dos sintomas. A fase fotópica do eletrorretinograma encontra-se normal, já a escotópica só pode ser observada após um período anormalmente prolongado de adaptação ao escuro. A curva de adaptação ao escuro apresenta prolongamento tanto na fase fotópica quanto na escotópica, fenômeno explicado pela regeneração mais lenta dos fotopigmentos de cones e bastonetes. Recentemente, a suplementação com 9-cis retinal mostrou melhora do *mean deviation* na campimetria Humphrey em um estudo não randomizado.

REFERÊNCIAS CONSULTADAS

1. Rotenstreich Y, Harats D, Shaish A, Pras E, Belkin M. Treatment of a retinal dystrophy, fundus albipunctatus, with oral 9-cis-{beta}-carotene. Br J Ophthalmol. 2010;94(5):616-21.
2. Ryan SJ. Retina. 5.ed. Oxford: Saunders, 2013.
3. Série Oftalmologia Brasileira – Retina e Vítreo. Rio de Janeiro: Editora Guanabara, 2013.

capítulo 99

Teruo Aihara • Gabriel Costa de Andrade • Carlos Pereira • André Luis Francisco Castro

Distrofias do EPR

INTRODUÇÃO

As distrofias maculares que acometem principalmente o EPR apresentam características similares que nos permitem alocá-las em um mesmo grupo:[1] apresentam padrão de herança mendeliano, a patologia associada tem alterações limitadas ao olho, e as alterações fundoscópicas aparecem após o início dos sintomas. Geralmente se manifestam de forma bilateral e simétrica, com tendência à evolução e perda de visão central. Recursos de visão subnormal são ferramentas úteis nesses pacientes, porém não há tratamento-padrão disponível para as doenças em si, somente para as possíveis complicações como neovascularização de coroide e edema macular cistoide.

Estudos na área de visão artificial e células-tronco trazem perspectivas futuras para a melhora da qualidade visual desses pacientes.

- Doença de Stargardt e *fundus flavimaculatus*
- Distrofia viteliforme de Best
- Drusas familiares dominantes
- Distrofia-padrão da fóvea
- Distrofia macular de Sorsby
- Distrofia macular da Carolina do Norte
- Distrofia macular cistoide dominante

Doença de Stargardt e *fundus flavimaculatus*

Trata-se da distrofia macular juvenil mais comum,[2] representando uma importante causa de baixa visão na faixa etária até os 50 anos.

Padrão de herança: AR, ligada a mutações no gene *ABCA4*.

O padrão clássico da doença de Stargardt acomete indivíduos na primeira e segunda décadas de vida, sendo caracterizado por uma área de atrofia foveal (em bronze batido) circunscrita por *flecks*, correspondentes ao acúmulo de lipofucsina subEPR.

Manifesta-se clinicamente com BAV gradual bilateral de até 0,1. Pode apresentar neovascularização de coroide como complicação.

A variante denominada *Fundus Flavimaculatus* caracteriza-se por acometimento a partir da vida adulta, com *flecks* distribuídos mais difusamente, e tem melhor prognóstico visual.[3,4]

O diagnóstico diferencial mais importante são as diversas causas de mácula com aspecto em *bull's eye*.

- **AGF:** o padrão mais específico é o "silêncio coroideo", presente em pelo menos 80% dos casos, representando hipofluorescência por bloqueio da coriocapilar, devido ao acúmulo de lipofuscina no EPR. A AGF pode também apresentar hiperfluorescência nas áreas de *flecks*, *bull's eye* e neovascularização de coroide.
- **ERG:** aumento no *implicit time,* com amplitude dos ERG fotópico e escotópico normal. Pode haver leve atraso em chegar ao máximo da onda b.
- **EOG:** tende a ser anormal.

Distrofia viteliforme de BEST

Padrão de herança: AD causada por mutações no gene VMD2, localizado no braço longo do cromossomo 11, que codifica a proteína bestrofina, responsável pela formação dos canais de cloro do EPR.[5] A anormalidade na condução clorídrica resulta no acúmulo de lipofucsina em áreas adjacentes do EPR.

Apresenta penetração diminuída com expressão fenotípica variável.

Inicialmente manifesta-se sem alterações fundoscópicas visíveis, porém com EOG patológico. Em seguida, entre os 3 e 15 anos de idade, pode evoluir com as formas pré-viteliforme, viteliforme, aparência de ovos mexidos, cística, pseudo-hipópio e atrofia coriorretiniana arredondada. Os pacientes mantêm, tipicamente, boa acuidade visual (em geral melhor que 0,5), podendo apresentar metamorfopsia, escotoma central e flutuação da visão.

Cerca de 20% dos pacientes podem evoluir com formação de neovascularização de coroide durante a evolução que, apesar de autolimitada, pode resultar em AV final pior que 0,1.

- **AGF:** hipofluorescência em áreas do disco viteliforme intacto. Quando o disco começa a se desfazer, começam a aparecer áreas de hiperfluorescência, indicando atrofia do EPR.[6]
- **ERG:** normal com EOG anormal, com índice de Arden menor que 1,5.

Drusas familiares dominantes

Padrão de herança: incerto na maioria dos casos, porém em alguns a forma AD pode ser estabelecida.[1,7]

Manifesta-se precocemente, inclusive na primeira década de vida, com drusas, dividindo-se basicamente em quatro manifestações: Coroidite de Hutchinson-Tay, Coriorretinite superficial de Holthouse-Batten, Distrofia em colmeia de Doyne's e *Malattia levantinese*. Como as drusas são geralmente extrafoveais, não há comprometimento significativo da visão central, havendo, porém, um risco aumentado da evolução para DMRI no futuro.

- **AGF:** hiperfluorescência por defeito em janela, mais fáceis de identificar que à oftalmoscopia indireta.
- O ERG e EOG são tipicamente normais.

Distrofia-padrão

Padrão de herança: geralmente AD, associada, em alguns casos, à mutação no gene periferina/RDS.[1]

Caracteriza-se pelo desenvolvimento, entre a quarta e sexta décadas de vida, de diminuição da visão central associada a padrões diferentes de depósitos de pigmento (amarelo, laranja ou até cinza) na região macular. As cinco formas fenotípicas mais comuns de manifestação são: distrofia viteliforme do adulto, distrofia em forma de borboleta, distrofia reticular do EPR, distrofia-padrão multifocal simulando *Fundus Flavimaculatus* e *Fundus pulverulentus* (moteamento pigmentar da mácula). Clinicamente, diferentes formas podem se manifestar na mesma família, no mesmo indivíduo (nos dois olhos), ou até mudar de manifestação com o tempo. Esse padrão de manifestação fenotípica sugere que as diferentes formas são expressões de um defeito genético comum.[8] Em geral é isolada, mas pode estar associada à: síndrome de Kjellin, distrofia miotônica e pseudoxantoma elástico.

A maioria dos pacientes é assintomática, porém pode haver leve acometimento da visão central com metamorfopsia, permitindo que mantenham boa visão em pelo menos um dos olhos.

- **AGF:** variável de acordo com os diferentes fenótipos.
- **ERG:** tipicamente normal.
- **EOG:** pouco ou moderadamente anormal.

Distrofia macular "pseudoinflamatória" de Sorsby

Padrão de herança: AD com penetração completa e expressividade variável.[9]

Foram comprovadas mutações do inibidor do gene da metaloproteinase 3 (TIMP3) no 22q12.13, responsável pelo remodelamento da matriz extracelular.

Como resultado há acúmulo de depósito lipídico entre a membrana basal do EPR e membrana de Bruch.[10]

Manifesta-se por volta dos quarenta anos de idade, bilateralmente, com membrana neovascular sub-retiniana. A visão central pode estar comprometida desde essa fase, com a maioria dos pacientes apresentando acuidade visual pior que 20/100. Com o tempo as lesões maculares adquirem aparência de atrofia geográfica, com pigmentação escura ao redor da zona atrófica (padrão pseudoinflamatório).[11]

- **AGF:** alterações similares à DMRI nos seus diferentes estágios.
- **ERG e EOG:** inicialmente normais, podendo apresentar alterações com a evolução da doença.

Distrofia macular da Carolina do Norte

Padrão de herança: AD com penetração completa e expressividade variável.

O gene específico ainda não foi detectado e pouco se sabe sobre a sua fisiopatologia.[12]

Apresenta-se inicialmente na infância, atingindo sua severidade máxima no início da adolescência. A lesão típica corresponde a um coloboma circular, com uma base brilhante e côncava, circundada por uma rima fibrótica espessa.[13]

O grau de comprometimento visual se correlaciona diretamente com o tamanho das lesões, e desse modo espera-se que em lesões menores que 50 um a visão não seja pior que 20/30, enquanto em lesões extensas (maiores que 500 um) a visão pode ser de até 20/200. Não há comprometimento da visão de cores.

- **ERG e EOG:** tipicamente normais.

Distrofia macular cistoide dominante

Padrão de herança: pouco compreendida, porém admite-se padrão AD. O gene específico ainda não foi detectado, e pouco se sabe sobre a sua fisiopatologia.[14]

Manifesta-se inicialmente com vazamento de capilares perimaculares, depósitos brancos no vítreo. Em estágios tardios pode apresentar atrofia foveal central "em metal batido". Os pacientes, geralmente, não apresentam baixa visão, porém hiperopia é frequente.

- **ERG:** normal.
- **EOG:** subnormal.

REFERÊNCIAS BIBLIOGRÁFICAS

1. Sohn EH, Mullins RF, Stone ME. Hereditary choroidal diseases. In: Ryan SJ, Schachat AP, Sadda SR. Retina. 5.ed. Los Angeles: Elsevier, 2013. p.852-90.
2. Hadden OB, Gass JD. Fundus flavimaculatus and Stargardt's disease. Am J Ophthalmol. 1976; 82(4):527-39.
3. Lois N, Holder GE, Bunce C, Fitzke FW, Bird AC. Phenotypic subtypes of Stargardt macular dystrophy-fundus flavimaculatus. Arch Ophthalmol. 2001;119:359-69.
4. Anmarkrud N. Fundus fluorescein angiography in fundus flavimaculatus and Stargardt's disease. Acta Ophthalmol (Copenh). 1979;57(2):172-82.
5. 12. Wittstrom E, Ekvall S, Schatz P, Bondeson ML, Ponjavic V, Andréasson S. Morphological and functional changes in multifocal vitelliform retinopathy and biallelic mutations in BEST1. Ophthalmic Genet. 2011;32(2):83-96.
6. Boon CJ, Theelen T, Hoefsloot EH, van Schooneveld MJ, Keunen JE, Cremers FP, et al. Clinical and molecular genetic analysis of best vitelliform macular dystrophy. Retina. 2009;29(6):835-47.
7. Holz FG, Owens SL, Marks J, Haimovici R, Bird AC. Ultrastructural findings in autosomal dominant drusen. Arch Ophthalmol. 1997;115(6):788-92.
8. Hsieh RC, Fine BS, Lyons JS. Patterned dystrophies of the retinal pigment epithelium. Arch Ophthalmol. 1977;95(3):429-35.
9. Hamilton WK, Ewing CC, Ryes EJ, Carruthers 10. Sorsby's fundus dystrophy. Ophthalmology. 1989;96:1755-62.
10. Gregory-Evans K. What is Sorsby's fundus dystrophy?. Br J Ophthalmol. 2000;84(7):679-80.
11. Capon MR, Marshall J, Krafft JI, Alexander RA, Hiscott PS, Bird AC. Sorsby's fundus dystrophy. A light and electron microscopic study. Ophthalmology. 1989;96(12):1769-77.
12. Pauleikhoff D, Sauer CG, Muller CR, Radermacher M, Merz A, Weber BH. Clinical and genetic evidence for autosomal dominant North Carolina macular dystrophy in a German family. Am J Ophthalmol. 1997;124(3):412-5.
13. Small KW. North Carolina macular dystrophy: clinical features, genealogy, and genetic linkage analysis. Trans Am Ophthalmol Soc. 1998;96:925-61.
14. Fishman GA, Goldberg MF, Trautmann JC: Dominantly inherited cystoid macular edema. Ann Ophthalmol. 1979;11(1):21-7.

capítulo 100

Christianne Pereira Brazão Ferreira • Rafael Estevão De Angelis • Teruo Aihara

Distrofias de Coroide

INTRODUÇÃO

As distrofias de coroide são de difícil diagnóstico dada a existência de grande quantidade de doenças inflamatórias ou degenerativas que mimetizam seu aspecto fundoscópico.[1,2] O termo não significa necessariamente que o sítio primário seja a coroide. Evidências recentes mostram o epitélio pigmentar da retina (EPR) desempenhando um papel importante no desenvolvimento dessas doenças.[1,2] As alterações não se restringem à coriocapilar, podendo afetar também o EPR, a camada de fotorreceptores e, nos estágios mais avançados, os grandes vasos da coroide.

O diagnóstico inicial normalmente é feito pelo exame oftálmico e muitos pacientes podem apresentar diminuição da visão central e defeito do campo visual. O Eletrorretinograma (ERG) e o Eletro-oculograma (EOG) em geral não estão alterados até os estágios tardios.

Embora não existam tratamentos específicos para as distrofias da coroide, seu acompanhamento é necessário a fim de adaptar seus portadores à possível baixa visão e ao aconselhamento genético.

DISTROFIA COROIDAL AREOLAR CENTRAL

Descrita pela primeira vez em 1884 por Nettleship é uma doença bilateral, lentamente progressiva e de aparecimento entre a segunda e quarta décadas de vida, com diminuição da visão central. Apresenta herança autossômica dominante com penetrância variável, embora casos recessivos apareçam ocasionalmente.[1,2]

Inicialmente apresenta acuidade visual normal, com diminuição gradual durante a quarta e quinta décadas de vida, embora o prognóstico visual normalmente seja bom, mantendo-se de 0,2 a 0,1 na sétima e oitava décadas de vida.[2]

No estágio inicial apresenta-se com uma hiperpigmentação granular inespecífica da fóvea, evoluindo, na maioria dos casos, com uma área circular ou oval, bem delimitada, de atrofia EPR e coriocapilar. Já nos está-gios finais, apresenta perda completa dessas camadas, bem como dos fotorreceptores,[3] ou até mesmo dos grandes vasos da coroide, deixando a esclera visível. Embora a lesão aumente em tamanho, ela nunca ultrapassa o limite das arcadas ou atinge a região peripapilar.

À Angiofluoresceinografia (AFG) observamos defeito em janela já nos estágios iniciais. O EOG é frequentemente normal, bem como o ERG de campo total, que pode apresentar-se levemente anormal nos estágios finais. Alguns estudos mostram alterações precoces no ERG multifocal.[4]

Diversas mutações genéticas já foram descritas para a doença autossômica dominante, principalmente no gene peripherin/RDS, auxiliando no seu diagnóstico, facilmente confundido com a atrofia geográfica.[5]

Diagnóstico diferencial: doença de Stargardt (estádios finais), distrofia macular da Carolina do Norte, distrofia de cones, distrofia-padrão e atrofia geográfica (degeneração macular relacionada à idade).

DISTROFIA COROIDAL PERIPAPILAR

Doença rara, de herança autossômica recessiva, embora possa ser encontrada transmissão autossômica dominante.[2]

Inicia-se no EPR da região peripapilar e avança-se para as regiões nasal e temporal, atingindo também o tecido coroideo em projeções irregulares denominadas "pseudópodes *like*", podendo envolver todo o polo posterior. Quando ativa, as margens da lesão dão ao EPR o aspecto borrado e espessado. O ERG de campo total apresenta-se normal ou pouco reduzido, de acordo com a extensão da doença.

Pelo aspecto das lesões, a distrofia coroidal peripapilar confunde-se com outras doenças, principalmente onde a atrofia peripapilar representa uma alteração secundária, por exemplo, a coroidite serpiginosa e doenças inflamatórias do EPR. Outros diagnósticos diferenciais são a distrofia epitelial pigmentar peripapilar e a degeneração coriorretínica peripapilar helicoidal.

DISTROFIA COROIDAL DIFUSA

Doença de herança autossômica dominante, podendo ocorrer também na forma recessiva.[2] Aparece entre a quarta e quinta décadas de vida, com diminuição da visão central e/ou da visão noturna.

Preferencialmente, inicia-se no polo posterior, com moteado de pigmento na retina e hipopigmentação, avançando difusamente em vários graus no EPR e coriocapilar. Apresenta constrição do campo visual e ERG subnormal ou indetectado.

Nos estágios finais pode ser confundida com toxicidade retínica pelo thioridazine, estágios avançados da distrofia-padrão, doença de Stargardt e síndrome de Kearns-Sayre.

ATROFIA *GIRATA*

Descrita pela primeira vez em 1888 por Jacobsohn como uma forma atípica da retinite pigmentosa, caracterizada como uma doença distinta, em 1895, por Cuttler e em 1896 por Fuchs.[2]

Doença de herança autossômica recessiva, embora existam relatos de herança dominante rara e caracterizada pela degeneração coriorretínica.

Apresenta-se normalmente na segunda e terceira décadas de vida, com nictalopia e perda da visão periférica. Conforme a doença progride aumenta a constrição do campo visual e a perda da visão central. Também podem aparecer miopia, catarata subcapsular posterior e opacidades vítreas.

Inicialmente observam-se regiões circulares típicas, bem delimitadas, de atrofia do EPR e da coriocapilar, com margens hiperpigmentadas na média periferia e na periferia. Essas regiões crescem e coalescem, estendendo-se anterior e posteriormente, podendo atingir a mácula. Pode haver total atrofia coroidal e exposição da esclera, além de afinamento vascular e palidez do disco óptico. Alguns estudos relatam edema cistoide de mácula associado à atrofia girata.[6,7] O ERG encontra-se levemente anormal nos estágios iniciais, podendo tornar-se indetectável ao final.

Em 1973 foi descoberta a anormalidade metabólica nos pacientes com atrofia girata. Estes apresentavam deficiência da Ornitina Delta Aminotransferase (OAT), enzima presente na matriz mitocondrial de muitos tecidos. Isso resulta em anormalidades bioquímicas sistêmicas como hiperornitinemia e reduções plasmáticas de lisina, creatina, glutamina e glutamato.[8,9]

Tratamentos têm sido propostos a fim de reduzir os níveis plasmáticos de ornitina. Nos pacientes com atrofia girata responsivos à piridoxina (vitamina B6 – cofator da OAT), a minoria, sua suplementação tem se mostrado eficaz. Dietas com restrição de arginina (aminoácido essencial para a síntese da ornitina), em alguns estudos mostrou o atraso na progressão do déficit visual,[10] embora a deterioração fundoscópica continue. Outros não mostraram boas respostas.[11]

COROIDEREMIA

Descrita em 1872 por Mauthner, é uma doença recessiva ligada ao X, caracterizada pela degeneração progressiva de EPR, retina e coroide. Apresenta-se com dificuldade de adaptação ao escuro na primeira ou segunda décadas de vida. Evolui com cegueira noturna, seguida por constrição do campo visual e dano grave à acuidade visual central entre a quinta e sétima décadas de vida. Alguns estudos sugerem que o declínio para visão subnormal acontece após os 60 anos de idade.[12] O ERG apresenta-se anormal precocemente, com respostas extintas conforme a progressão da doença.

Na fundoscopia observa-se, inicialmente, atrofia do EPR, com pontilhados pigmentados, tanto nos afetados pela doença quanto nos portadores do gene do sexo feminino. Com sua progressão, aumentam as áreas de atrofia coriorretínicas, com exposição dos vasos da coroide ou da esclera, permanecendo apenas algumas áreas espalhadas de coroide intacta na mácula e na periferia.

Estudo recente mostra elevada incidência de edema cistoide de mácula nos portadores da coroideremia.[13] Outro estudo complementar mostra a melhora deste edema com dorzolamida.[14]

As portadoras do gene normalmente são assintomáticas, porém podem apresentar alterações no ERG, na adaptação ao escuro, no campo visual e na microperimetria da mácula, bem como moteado de pigmento na média periferia.[2]

REFERÊNCIAS BIBLIOGRÁFICAS

1. Do DV, Zhang K, Garibaldi DC, Carr RE, Sunness JS. Hereditary choroidal disease. In: Ryan SJ. Retina. 4.ed. Los Angeles: Elsevier, 2006. p.499-508.
2. Genead MA, Fishman GA, Grover S. Hereditary choroidal diseases. In: Ryan SJ, Schachat AP, Sadda SR. Retina. 5.ed. Los Angeles: Elsevier, 2013. p.891-8.
3. Ferry AP, Llovera J, Sloher DM. Central areolar dystrophy. Arch Ophthalmol. 1972;88:9-43.
4. Hartley KL, Blodi BA, VerHoefe JN. Use of multifocal electroretinogram in the evaluation of a patient with central areolar choroidal dystrophy. Am J Ophthalmol. 2002;133:852-4.
5. Boon CJF, Klevering BJ, Cremers FPM, Zonneveld-Vrieling MN, Theelen T, Den Hollander A, et al. Central areolar choroidal Dystrophy. Ophthalmology. 2009;116:771-82.
6. Oliveira TL, Andrade RE, Muccioli C, Sallum J, Belfort Junior R. Cystoid macular edema in gyrate atrophy of the choroid and retina: a fluorescein angiography and optical coherence tomography evaluation. Am J Ophthalmol. 2005;140:147-9.
7. Vasconcelos-Santos DV, Magalhães EP, Nehemy MB. Macular edema associated with gyrate atrophy managed with intravitreal triamcinolone: a case report. Arq Bras Oftalmol. 2007;70:858-61.

8. Simell O, Takki K. Raised plasma-ornithine and gyrate atrophy of the choroid and retina. Lancet. 1973;1:1031-3.
9. Kaiser-Kupfer MI, Caruso RC, Valle D. Gyrate atrophy of the choroid and retina. Long-term reduction of ornithine slows retinal degenerations. Arch Ophthalmol. 1991;109:1539-48.
10. Valle D, Walser M, Brusilol SW, Kaiser-Kupfer M. Gyrate atrophy of the choroid and retina: amino acid metabolismo and correction of hiperornithinemia with an arginine-deficient diet. J Clin Invest. 1980;65:371-8.
11. Vannas-Sulonen K, Simell O, Sipila I. Gyrate atrophy of the choroid and retina: the ocular disease progresses in juvenile patients despite normal plasma ornithine concentration. Ophthalmology. 1987;94:1428-33.
12. Roberts MF, Fishman GA, Roberts DK, Heckenlively JR, Weleber RG, Anderson RJ, et al. Retrospective, longitudinal and cross sectional study of visual acuity impairment in choroideremia. Br J Ophthalmol. 2002;86:658-62.
13. Genead MA, Fishman GA. Cystic macular edema on spectral-domain optical coherence tomography in choroideremia patients without cystic changes on fundus examination. Eye. 2011;25:84-90.
14. Genead MA, McAnany JJ, Fishman GA. Topical dorzolamide for treatment of cystoid macular edema in patients with choroideremia. Retina. 2012;32:826-33.

capítulo 101

Mynna Ishikiriyama • Christianne Pereira Brazão Ferreira • Teruo Aihara

Degenerações Vitreorretinianas Hereditárias

INTRODUÇÃO

São doenças hereditárias que afetam a retina e o vítreo. Vários genes têm sido descobertos como responsáveis por essas doenças, levando a um grande avanço para elucidação da fisiopatogenia das doenças e no conhecimento da embriogênese, do desenvolvimento e da fisiologia do olho normal.

PERSISTÊNCIA DO VÍTREO PRIMÁRIO HIPERPLÁSICO (PHPV)

Hereditariedade

É uma anomalia congênita do desenvolvimento vítreo. Geralmente unilateral, sem predileção por sexo, detectada ao nascimento de termo. Pode ser associada a anomalias genéticas como trissomia do 13.[1,2,3]

Patogênese

Ocorre durante a gestação, onde não acontece a reabsorção normal dos tecidos vasculares e conjuntivos embrionários da cavidade vítrea durante a substituição do vítreo primário pelo secundário. O vítreo primário aparece na 7ª semana e começa a regredir a partir da 9ª semana, ao final do 3º mês. O vítreo secundário ocupa quase toda a cavidade vítrea, e o primário se condensa numa trave até que ocupe um espaço central entre o nervo óptico e a face posterior do cristalino, o canal de Cloquet. Em condições normais, os vasos hialoides embrionários regridem totalmente até o 8º mês de gestação. A PHPV ocorre quando esse processo não acontece, formando uma massa retrocristalina, variando de tamanho; quando pequena é denominada mancha de Mittendorf. Quando a absorção ocorre somente na porção anterior e forma uma massa fibroglial, se estendendo do nervo óptico até uma distância variável na cavidade vítrea, refere-se à papila de Bergmeister.[1,2,3]

Quadro clinico

Geralmente uni, mas pode ser bilateral. Ocorre em nascidos a termo. Quadro clínico de leucocoria, microftalmo, membrana retrocristalina, opacidade do cristalino e vítrea. Casos mais severos apresentam membranas retrolenticulares, displasias retinianas e descolamento tracional de retina. Podem evoluir com catarata, glaucoma secundário e *Phthisis bulbi*.[1,2,3]

Exames complementares

USG e Doppler: importante devido à opacidade de meios apresentados nessa doença que impedem o exame do fundo de olho. Medidas assimétricas, sendo o olho afetado menor do que o outro, imagem hiperecogênica da trave, e é possível avaliar sua extensão na cavidade vítrea, auxilia também na análise da tração e no descolamento de retina (Figura 101.1). Avaliação da vascularização no Doppler (Figura 101.2). Tomografia computadorizada evidencia massa retrocristaliniana. Calcificações intraoculares não estão presentes, fazendo diagnóstico diferencial com retinoblastoma.[1,2,3]

Diagnóstico diferencial

Avaliar outras causas de leucocoria: retinopatia da prematuridade, retinoblastoma, descolamento de retina, doença de Coats, doença de Norrie.[1,2,3]

Tratamento

Cirurgia pode ser recomendada para complicações do PHPV, como descolamento tracional de retina, glaucoma de ângulo fechado, hemorragia vítrea, porém não apresenta melhora visual significativa, permanecendo principalmente tratamento conservador, avaliando a acuidade visual, a correção de erros refracionais, ambliopia e estrabismo.[1,2,3]

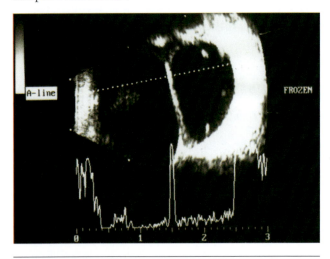

▶ **Figura 101.1** Imagem ao USG de PHPV (fotos cedidas pela dra. Patrícia Novita Garcia).

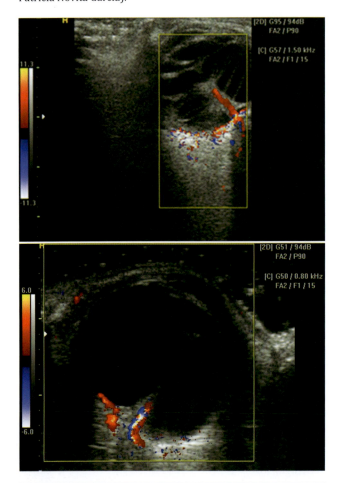

▶ **Figura 101.2** Imagens ao USG com Doppler de PHPV (fotos cedidas pela dra. Maira Saad A. Morales).

DOENÇA DE NORRIE

Hereditariedade

Vitreorretinopatia exsudativa familiar ligada ao X recessivo, mas já foram descritas formas autossômico dominante e autossômico recessivo. Alteração no gene codificante da proteína Norrin com um importante papel estrutural e funcional na interação entre células neuroectodérmicas, e no desenvolvimento do SNC, retina e coclear; 85% pode ser confirmado com mutação no gene NDP.[3,4]

Quadro clínico

Caracterizada por variação de alterações vasculares e fibróticas da retina ao nascimento, gerando diferentes graus de perda visual. Achados retinianos: massas fibrovasculares assemelhando-se a tumores, o pseudoglioma pode causar uma reação fibrótica e alterações vasculares, gerando hemorragia vítrea. Disgenesia retiniana ocorre no início do desenvolvimento do olho e envolve células da parede interna do cálice óptico. Indivíduos do sexo masculino apresentam descolamentos de retina severos ao nascimento, associados a microftalmia, leucocoria, evoluindo para *Phthisis bulbi*. Outras anomalias: 50% do sexo masculino evolui com retardo mental, e pelo menos 40% com perda auditiva neurossensorial. Mulheres portadoras: exame oftalmológico normal, mas 50% de chance de os filhos masculinos manifestarem a doença.[3,4]

Diagnóstico diferencial

Retinopatia da prematuridade, doenças que apresentam leucocoria (retinoblastoma, catarata congênita, glaucoma congênito, PHPV).[3,4]

Exames complementares

Investigação genética.

Tratamento

Não existe tratamento, somente aconselhamento genético.[3,4]

VITREORRETINOPATIA EXSUDATIVA FAMILIAL (CRISWICK-SCHEPENS)

Hereditariedade

Padrões hereditários e de penetrância diferentes, podendo ser autossômico dominante, recessivo ou ligado ao X.[3,5,6]

Quadro clínico

Pode ser uni ou bilateral, com variações. Geralmente apresenta-se na infância, mas pode ser desenvolvida em

Capítulo 101

qualquer idade. Afeta pequenos vasos periféricos, levando à formação de massa fibrovascular retiniana, devido ao desenvolvimento anômalo da retina. Caracterizado por combinações de pregueamento macular, tração vitreorretiniana temporal radial, hemorragia vítrea, neovascularização retiniana, exsudação sub-retiniana, descolamento tracional de retina (Figura 101.3). Estrabismo e nistagmo secundário podem estar presentes.[3,5,6]

- **Estagio leve:** periferia avascular com anormalidade na interface vitreorrretiniana.
- **Estágio moderado:** neovascularização e exsudação, com descolamento tracional localizado ou pregueamento macular.
- **Estágio severo:** descolamento de retina tracional ou regmatogênico, com exsudação maciça.[3,5,6]

Exames complementares

AGF: Não perfusão da retina temporal. Ramificação vascular com formação de *shunts* e anastomose arteriovenosa, com vazamento tardio.[3,5,6]

Diagnóstico diferencial

Doença de Norrie (ligado ao X e com acometimento sistêmico), ROP (história de prematuridade), PHPV.[3,5,6]

Tratamento

Crioterapia nas neovascularizações, fotocoagulação com *laser* de argônio também. Roturas retinianas devem ser tratadas. Vitrectomias e retinopexias podem ser usadas.[3,5,6]

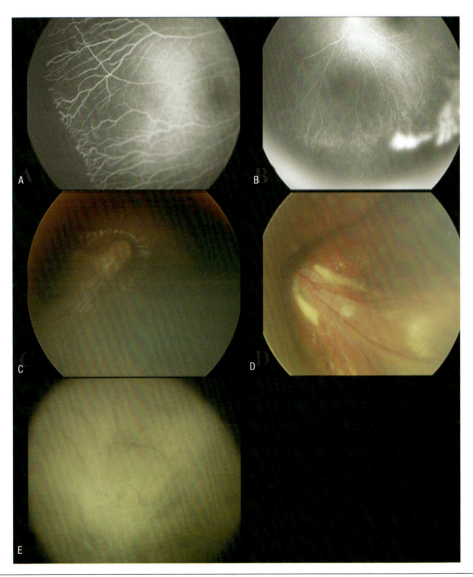

▶ **Figura 101.3** (**A**) Alteração avascular na periferia; (**B**) extravasamento vascular retiniano; (**C**) descolamento de retina tracional extramacular; (**D**) descolamento de retina tracional podendo apresentar exsudação associada; (**E**) descolamento total de retina, geralmente acompanhado de contração proliferativa pré-retiniana.[5]

Síndrome de Stickler (artrorretinopatia hereditária progressiva familial)

Hereditariedade

Autossômica dominante, expressividade variável e penetrância completa. Mutação no colágeno tipo II, presente no vítreo e cartilagem, causando alterações oculares e sistêmicas.[1,3,7]

Quadro clínico

- **Oculares:** degeneração vítrea é o achado mais frequente, pode ocorrer antes dos vinte anos de idade, apresentando área de liquefação, resultando em vítreo vazio e áreas de condensação com formação de membranas vítreas visíveis. Degeneração coriorretiniana, com miopia progressiva associada a hiperplasia do EPR, embainhamento vascular e esclerose, buracos retinianos e descolamento de retina (Figura 101.4). Pode apresentar astigmatismo, estrabismo e catarata. Glaucoma por alterações da câmara anterior e ângulo, degeneração cistoide e retinosquise são raros.[1,3,7]

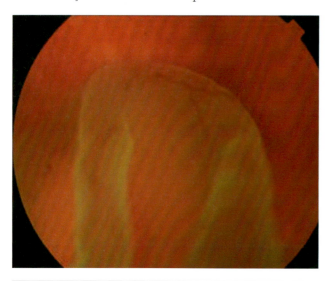

▶ **Figura 101.4** Rotura gigante retiniana na síndrome de Stickler.[8]

- **Sistêmico:** hipoacusia progressiva é o mais frequente. Anomalias faciais, esqueléticas e do palato (Figura 101.5). Nariz em sela, face plana por hipoplasia de mandíbula e micrognatia por retardo no desenvolvimento da mandíbula. Forma marfanoide, cifose ou escoliose. Artropatias, hiperextensibilidade de juntas. Pode ter prolapso de valva mitral.[1,3,7]

Exames complementares

Visão de cores normal. CV normal, podendo apresentar perda periférica em áreas correspondentes à atrofia retiniana. ERG e teste de adaptação ao escuro normais, mas alteram no decorrer da vida. Resposta dos bastonetes parece ser afetada antes com desenvolvimento subsequente dos cones. Investigação genética complementar.[1,3,7]

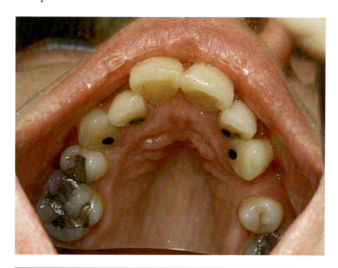

▶ **Figura 101.5** Anomalia de fenda palatina na síndrome de Stickler.[8]

Diagnóstico diferencial

Doença de Wagner. Achados fundoscópicos semelhantes, porém não apresentam acometimento sistêmico.[1,3,7]

Tratamento

Avaliação, acompanhamento e intervenção quando necessários. Acompanhamento genético. Quando rotura de retina presente, tratamento com fotocoagulação a *laser*. Caso de descolamento de retina, realizar tratamento cirúrgico, porém com baixo prognóstico.[1,3,7]

DEGENERAÇÃO VITREORRETINIANA DE WAGNER

Hereditariedade

É uma vitreorretinopatia hereditária autossômica dominante, com penetrância completa. Alteração no cromossomo 5q13-14.[3,9]

Quadro clínico

Com características oftalmológicas semelhantes à síndrome de Stickler, porém não manifesta características sistêmicas. Cavidade vítrea opticamente vazia, secundária à degeneração vítrea, membrana avascular pré-retiniana, pigmentação perivascular, embainhamento de vasos periféricos, afinamento e atrofia da coriocapilar, degeneração retiniana e atrofia papilar. Catarata precoce e miopia. Descolamento de retina menos frequente que na síndrome de Stickler.[3,9]

Exames complementares

Teste de cores normal. ERG e teste de adaptação ao escuro semelhantes ao Stickler.[3,9]

Tratamento

Aconselhamento genético. DR, se presente, tratar cirurgicamente. Catarata: realizar FACO. Realizar tratamento profilático de rotura retiniana com fotocoagulação a *laser* ou crioterapia.[3,9]

DEGENERAÇÃO VITREORRETINIANA DE GOLDMANN-FAVRE

Hereditariedade

Padrão autossômico recessivo.[3,10,11]

Quadro clínico

Apresenta características de retinosquise e retinopatia pigmentar com espículas ósseas, com baixa acuidade visual progressiva. Bilateral e sem predileção pelo sexo. Sintomas iniciais: cegueira noturna. A retinosquise afeta tanto a retina central como a periférica, acredita-se que haja separação na camada de fibras nervosas, assim como a retinosquise congênita. Apresenta alterações maculares cistoides confluentes. Evolui com pigmentação retiniana. Pode ter alterações vasculares periféricas nos estágios mais tardios, como atenuação vascular. Vítreo apresenta sinérese, porém não é opticamente vazio, podendo apresentar traves (Figura 101.6). Prognóstico desfavorável.[3,10,11]

Exames complementares

ERG alterado, com resposta dos bastonetes afetada primeiramente em relação aos cones. Adaptação ao escuro anormal.[3,10,11]

Tratamento

Aconselhamento genético.[3,10,11]

DEGENERAÇÃO VITREORRETINIANA EM FLOCOS DE NEVE

Hereditariedade

Caráter autossômico dominante, com variabilidade de expressão fenotípica.[3,12,13]

Quadro clínico

Múltiplos pontos branco-amarelados semelhantes a flocos de neve, inicialmente na periferia. Alterações progressivas acompanhadas de condensação fibrilar e liquefação vítrea. Podem apresentar caratara precoce, descolamento de retina e neovascularização retiniana. Podem ter anomalias do segmento anterior, com associação de *guttata* e disco óptico dismórfico, com *situs inversus* dos vasos retinianos.[3,12,13]

- Apresenta quatro estágios: 1. áreas de branco com pressão; 2. degeneração em flocos de neve nessas áreas; 3. embainhamento de vasos retinianos de alterações pigmentares posterior a essa degeneração; 4. pigmentação intensa, desaparecimento de vasos periféricos e atrofia coriorretiniana.[3]

Exames complementares

Campo visual com defeitos periféricos mais superiores. Adaptação ao escuro alterada, e onda escotópica *b* reduzida. ERG: resposta dos cones primeiramente afetada em relação aos bastonetes.[3,12,13]

Tratamento

Prevenção do descolamento de retina, que aparentemente parece ter incidência alta, porém frequentemente subdiagnosticada.[3,12,13]

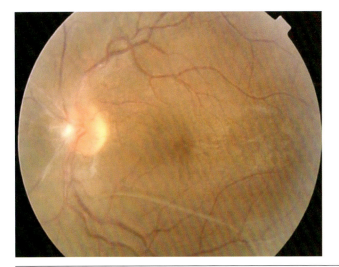 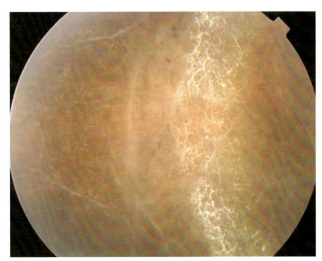

▶ **Figura 101.6** Retinosquise foveal com embainhamento vascular e degeneração.[10]

RETINOSQUISE CONGÊNITA

Hereditariedade

Ligada ao X recessivo.

Quadro clínico

Caracteriza-se por uma separação de camada de fibras nervosas do resto da retina sensorial, devido a um defeito nas células de Muller. É rara, bilateral, aparecimento na infância precoce. Retinosquise foveal é a manifestação mais comum, atingindo 68% a 100% do sexo masculino afetado, geralmente aparece no início da vida, com aspecto cistoide e estrelado em formato de roda de carroça ou bicicleta (Figura 101.7). Baixa acuidade visual precoce, detectada em meninos de 5-10 anos por dificuldade de aprendizado, sendo que 50% dos pacientes apresentam retinosquise periférica no quadrante temporal superior, podendo haver resolução espontânea com o aparecimento de linhas de demarcação pigmentar. A parede interna da retinosquise, que consiste da membrana limitante interna e camada de fibras nervosas, pode apresentar buracos ovais. Alterações vítreas incluem: vasos em ponte e vasos sem suporte. Podem evoluir com hemorragias vítreas de repetição por rotura de vasos retinianos sem suporte. Descolamento de retina pode estar presente. Sem acometimento extraocular.[3,14]

Exames complementares

ERG: redução de onda *b* e onda *a* normal e nas fases mais avançadas com atrofia do EPR, onda *a* e *b* reduzidas. EOG normal nas fases iniciais e com amplitudes reduzidas quando atrofia do EPR presente. AGF: defeito em janela sem vazamento (diferenciando do edema macular cistoide). OCT: diferencia descolamento de retina e retinosquise.[3,14]

Tratamento: Fotocoagulação para bloqueio de progressão da retinosquise é controversa, pois alguns autores referem poder apresentar maior tendência a evoluir para descolamento de retina. Indicação cirúrgica se houver presença de descolamento de retina ou hemorragia vítrea densa. No descolamento de retina, o objetivo é tratar rotura retiniana da camada externa, com introflexão escleral e/ou vitrectomia posterior. Não havendo necessidade de tratamento de buraco na camada interna da retinosquise.[3,14]

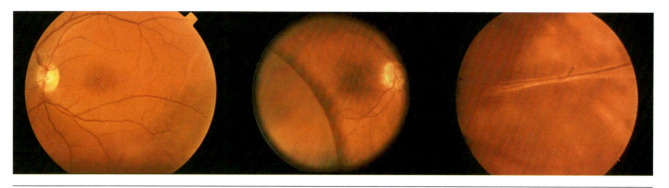

▶ **Figura 101.7** Retinosquise foveal, retinosquise periférica, um vaso em ponte numa retinosquise.[14]

REFERÊNCIAS BIBLIOGRÁFICAS

1. Hunt A, Rowe N, Lam A, Martin F. Outcomes in persistent hyperplastic primary vitreous. Br J Ophthalmol. 2005;89:859-63.
2. Galhotra R, Gupta K, Kaur S, Singh P. Bilateral persistent hyperplastic primary vitreous: A rare entity; Oman J Ophthalmol. 2012 Jan-Apr;5(1):58–60.
3. Sallum JMF, Moreira Jr CA. Anomalias Vítreas Congenitas. In: Retina e Vitreo-Clinica e cirurgica. 1.ed. São Paulo: Roca, 2000. p.245-61.
4. Riveiro-Alvarez R, Trujillo-Tiebas MJ, Gimenez-Pardo A, Garcia-Hoyos M, Cantalapiedra D, Lorda-Sanchez I, et al. Genotype-phenotype variations in five Spanish families with Norrie disease or X-linked FEVR. Mol Vis. 2005 Sep 2;11:705-12.
5. Ranchod TM, Ho LY, Drenser KA, Capone A Jr, Trese MT. Clinical presentation of familial exudative vitreoretinopathy. Ophthalmology. 2011 Oct;118(10):2070-5.
6. Shukla D, Singh J, Sudheer G, Soman M, John RK, Ramasamy K, et al. Familial exudative vitreoretinopathy (FEVR). Clinical profile and management. Indian J Ophthalmol. 2003 Dec;51(4):323-8.
7. Vu CD, Brown J Jr, Körkkö J, Ritter R 3rd, Edwards AO. Posterior chorioretinal atrophy and vitreous phenotype in a family with Stickler syndrome from a mutation in the COL2A1 gene. Ophthalmology. 2003 Jan;110(1):70-7.
8. Snead MP, McNinch AM, Poulson AV, Bearcroft P, Silverman B, Gomersall P, et al. Stickler syndrome, ocular-only variants and a key diagnostic role for the ophthalmologist. Eye (Lond). 2011 Nov;25(11):1389-400.
9. Brézin AP, Nedelec B, Barjol A, Rothschild PR, Delpech M, Valleix S. A new VCAN/versican splice acceptor site

mutation in a French Wagner family associated with vascular and inflammatory ocular features. Mol Vis. 2011;17:1669-78.
10. Herrador-Montiel Á, Sánchez-Vicente JL, Arias-Alcalá M. Clinical features of Goldmann-Favre vitreoretinal degeneration. Arch Soc Esp Oftalmol. 2012 Aug;87(8):260-2.
11. Theodossiadis PG, Koutsandrea C, Kollia AC, Theodossiadis GP. Optical coherence tomography in the study of the Goldmann-Favre syndrome. Am J Ophthalmol. 2000 Apr;129(4):542-4.
12. Jiao X, Ritter R 3rd, Hejtmancik JF, Edwards AO. Genetic linkage of snowflake vitreoretinal degeneration to chromosome 2q36. Invest Ophthalmol Vis Sci. 2004 Dec;45(12):4498-503.
13. Lee MM, Ritter R 3rd, Hirose T, Vu CD, Edwards AO. Snowflake vitreoretinal degeneration: follow-up of the original family. Ophthalmology. 2003 Dec;110(12):2418-26.
14. Tantri A, Vrabec TR, Cu-Unjieng A, Frost A, Annesley WH Jr, et al. MD X-Linked Retinoschisis: A Clinical and Molecular Genetic Review. Surv Ophthalmol. 2004;49(2):214-30.

capítulo 102

Ronaldo Yuiti Sano

Albinismo

CONCEITO

A prevalência das várias formas de albinismo varia em todo o mundo. Estima-se que um em cada 17 mil a 20 mil indivíduos apresente algum tipo de albinismo.[1,2] Não existem estudos epidemiológicos que mostrem a prevalência do albinismo no Brasil, mas se levarmos em conta as estatísticas mundiais, estima-se que o Brasil tenha cerca de 12 mil albinos.

O albinismo consiste de um grupo de alterações genéticas que provoca diminuição ou ausência de produção de melanina. A biossíntese da melanina ocorre nos melanossomos, organelas que estão presentes nos melanócitos. Os melanócitos estão presentes nos tecidos da pele, cabelos, meninges, íris e retina. A melanina é responsável pela pigmentação observada nessas estruturas.[3,4]

ETIOLOGIA

A pigmentação normal dos tecidos é dependente de grande número de genes que participam direta ou indiretamente desse processo. A tirosinase é uma enzima que atua na hidroxilação da tirosina, convertendo tirosina em melanina. Alterações genéticas podem impedir a produção de tirosinase, acarretando deficiência na produção de melanina, e causar hipopigmentação dos tecidos como observado na maioria dos casos de albinismo. Alterações em outras etapas da cadeia de produção de melanina também são responsáveis por outros tipos mais raros de albinismo.[3,4,5]

Inicialmente, o albinismo foi classificado segundo as alterações fenotípicas apresentadas pelos portadores da doença. Com a evolução dos estudos genéticos, a classificação do albinismo passou a ter um novo enfoque. O genótipo passou a ser o critério adotado, substituindo o fenótipo como critério de classificação.[4] A classificação segundo os critérios genéticos é apresentada na Tabela 102.1.

TABELA 102.1 Classificação genotípica do albinismo.

Tipo de albinismo	Gene responsável	Localização do gene
Albinismo oculocutâneo (OCA)		
OCA 1 (A/B)	Tyrosinase	11q14-q21
OCA 2	P gene	15q11-12
OCA 3	TYRP1	9q23
OCA 4	SLC45A2	5p
Albinismo ocular (OA)		
OA1	GPR43	XP22.3
Hermansky-Pudlak Syndrome (HPS)		
HPS1	HPS1	10q23.1-q23
HPS2	AP3B1	5q14.1
HPS3	HPS3	3q24
HPS4	HPS4	22q11.2-q12.2
HPS5	HPS5	11q15-p13
HPS6	HPS6	10q24.3
HPS7	DTNBP1	6p22.3
HPS8	BLOC1S3	19q13
Chédiak Higashi Syndrome (CHS)		
CHS	LYST	1q42.1-q42.2

Fonte: Summers, 2009.

As alterações mais encontradas no albinismo estão no gene relacionado à tirosinase presentes no cromossomo 11p14-21 e no cromossomo 15q11.2. A mutação no cromossomo 11p14-21[6] causa o albinismo oculocutâneo tipo 1 (OCA1) e a mutação no cromossomo 15q11-12[7] causa o albinismo oculocutâneo tipo 2 (OCA2). Esses dois tipos de albinismo apresentam herança autossômica recessiva.[4,5]

Outra alteração genética frequente ocorre no cromossomo Xp22.3, ocasionando o albinismo ocular (OA1). Esse tipo de alteração genética é de herança ligada ao X, recessiva.[4,5]

Os outros tipos de albinismo apresentados a seguir são raros e podem estar associados a alterações sistêmicas como a síndrome de Hermansky-Pudlak (distúrbios de coagulação e doenças de acúmulo ceroide) e a síndrome de Chédiak Higashi (imunodeficiência e alterações neurológicas).[5,8]

QUADRO CLÍNICO

As características clínicas do albinismo variam de acordo com a alteração genética presente. Os indivíduos do subtipo OCA apresentam redução ou ausência total na produção de melanina. A intensidade da manifestação clínica é variável, de acordo com a severidade da alteração genética da produção de melanina.[4]

Os indivíduos OCA1 (*oculocutaneous albinism type 1*) não são capazes de produzir melanina ou apresentam produção residual mínima. O subtipo OCA1A apresenta pele muito branca, cabelos e pelos incolores desde o nascimento, e não são capazes de produzir nenhum grau de melanina durante a vida. São, portanto, muito suscetíveis à formação de tumores malignos de pele. O subtipo OCA1B também nasce com pele muito branca, cabelos e pelos incolores, mas apresenta discreta produção residual de melanina. Portanto, apresenta discreto grau de pigmentação de pele, cabelos e íris ao longo da vida.[9]

Ao contrário dos indivíduos OCA1, que apresentam hipopigmentação desde o nascimento, os indivíduos OCA2 (*oculocutaneous albinism type 2*) já nascem com diferentes graus de pigmentação, apresentando coloração da pele e cabelos. A íris pode apresentar diferentes cores e graus de transluminação, assim como o epitélio pigmentar da retina que possui diferentes graus de pigmentação.[9]

Indivíduos OA (*ocular albinism*), embora tenham pele e cabelos normais, apresentam alterações oftalmológicas semelhantes aos pacientes OCA. No entanto, o grau de hipopigmentação iriana e do epitélio pigmentar retínico não é tão severo.[9]

ALTERAÇÕES OFTALMOLÓGICAS

O portador de albinismo apresenta diversas alterações oftalmológicas. Essas alterações levam à baixa de acuidade visual permanente, e em muitos casos é severa. Estudos mostram que a visão dos albinos pode variar de 20/40 a 20/400, não sendo raro os albinos apresentarem visão em ambos os olhos abaixo de 20/200,[10] considerada pela Organização Mundial da Saúde como cegueira legal.

Devido a essa baixa acuidade visual, até as atividades usuais podem ser prejudicadas, como o aprendizado nas escolas infantis e nas faculdades, a obtenção de carteira de motorista e as atividades laborais. É frequente a presença de altas ametropias nos indivíduos albinos. Foram relatados miopia, astigmatismo e hipermetropia.[2] A correção com óculos é necessária em muitos casos, embora a melhora da acuidade visual não seja significativa.

A íris apresenta hipopigmentação, cuja coloração pode variar desde a transparência até tons de marrom. A hipopigmentação do estroma iriano e do epitélio posterior da íris pode ser severa a ponto de possibilitar a visualização da vasculatura iriana ao exame de biomicroscopia na lâmpada de fenda. Quanto maior a hipopigmentação, maior é a transparência da íris, fazendo com que a luz incidente no olho entre de forma intensa, provocando muita fotofobia.[11] Os óculos escuros podem minimizar esse sintoma nos ambientes externos, mas se tornam incômodos em ambientes fechados ou de baixa iluminação.

As lentes de contato filtrantes (coloração escura na região irídica e transparente na região pupilar), simulam a função de controle da luminosidade interna dos olhos realizada pela íris. Estudos mostram que estas lentes reduzem a sensação de fotofobia, além de melhorar o contraste visual e o ofuscamento, podendo ser uma opção para a melhora da qualidade visual dos albinos.

Os albinos apresentam graus variados de nistagmo, caracterizado por ser horizontal, pendular e estar presente desde o nascimento. Muitos albinos adotam uma postura de torcicolo para diminuir a frequência dos movimentos involuntários do nistagmo, melhorando o conforto visual.[5] A gravidade do nistagmo está correlacionada à pior acuidade visual e à maior chance de apresentar estrabismo.[12,13]

A hipoplasia foveal nos albinos pode ser uma das causas de sua baixa visual severa.[13] Estudos recentes têm avaliado as estruturas foveais com aparelhos de Tomografia de Coerência Óptica comprovando a ausência ou hiploplasia da depressão foveal além do número reduzido de cones na região macular[14-16] (Figuras 102.1 e 102.2).

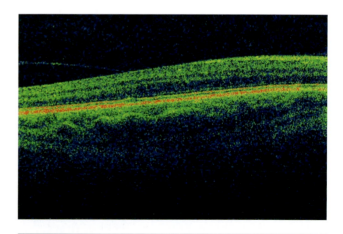

▶ **Figura 102.1** OCT de um paciente albino, evidenciando a hipoplasia foveal.

Capítulo 102

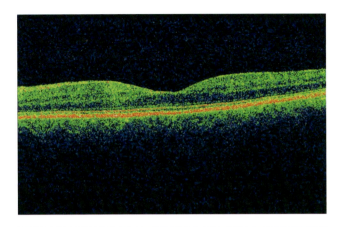

▶ **Figura 102.2** OCT de uma paciente não portadora de albinismo. Depressão foveal presente.

Nos albinos a falta de coloração do epitélio pigmentar da retina, por falta de melanina, possibilita a observação direta dos vasos da coroide por transparência do epitélio pigmentar. A falta de pigmentação retínica está relacionada com a baixa da acuidade visual. Em alguns tipos de albinismo a pigmentação na área foveal pode estar presente em diferentes graus; há trabalhos que relacionam a maior pigmentação foveolar com a melhor acuidade visual (Figura 102.3).[4,14]

A visão de cores no albinismo ainda é um assunto controverso. Alguns estudos têm mostrado resultados normais, enquanto outros encontram discretas alterações nos testes psicofísicos de cores, sendo as conclusões discrepantes e o número de pacientes estudados pequeno. A causa da alteração de cores ainda não está bem-definida, mas se supõe que há relação com a reduzida densidade de cones na região foveal e com a alteração anatômica macular como a hipoplasia foveal.[16]

DIAGNÓSTICO

O diagnóstico é clínico, e realizado com os exames dermatológico e oftalmológico. Nos casos dos pacientes OCA 1, o diagnóstico é facilmente realizado pela observação dos sinais fenotípicos. Já os pacientes OCA 2 e no Albinismo Ocular (OA), os sinais fenotípicos dermatológicos não são muito característicos o que pode deixar dúvida no diagnóstico. Assim, o exame oftalmológico é importante, pois os sinais tais como: nistagmo, transluminescência da íris, altas ametropias, rarefação importante da coloração do epitélio pigmentar e possibilidade de visualização dos vasos coroideos, além da hipoplasia macular observada ao exame de OCT, e alteração no exame de Potencial Visual Evocado (PVE), possibilitam o diagnóstico.

O diagnóstico genético é que possibilita classificarmos com precisão o tipo de albinismo.

PROGNÓSTICO

O prognóstico visual é reservado, a acuidade visual dos albinos permanece ao redor de 20/200 a 20/40, sendo raros os casos de visão acima desses parâmetros. A correção das altas ametropias com lentes corretivas podem melhorar uma a duas linhas na tabela de Snellen, o que é significativo para quem apresenta baixa visão. A pigmentação ocular pode aumentar com o tempo de vida nos casos dos pacientes OCA 1 B e OCA 2, embora a acuidade visual não melhore.

Não há trabalhos que comprovem a maior incidência de melanomas oculares nos albinos. Diferentemente dos tumores malignos de pele, que apresentam maior incidência nesses indivíduos.

TRATAMENTO

O tratamento consiste em propiciar o melhor conforto visual a esses pacientes. O uso de óculos escuros

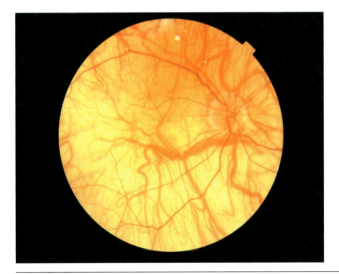
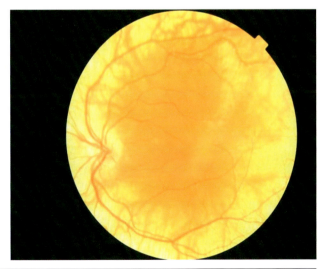

▶ **Figura 102.3** Fundo de olho albino. Possível observação dos vasos da coroide por transparência do EPR. Observa-se que a pigmentação foveolar é mais intensa no indivíduo à esquerda.

em ambientes muito claros ajuda a amenizar a fotofobia. A adaptação de meios ópticos nos serviços de visão subnormal podem ajudar muito na realização de tarefas normais. A utilização de lentes de contato filtrantes podem melhorar o contraste e o ofuscamento em alguns pacientes.

A preocupação com o exame oftalmológico desde o nascimento e na infância são importantes para a adaptação de recursos ópticos que melhorem as altas ametropias, no intuito de evitar a ambliopia, possibilitando o melhor desenvolvimento visual. Além disso, a orientação de familiares e professores para a estimulação correta pode ajudar no bom desempenho escolar.

REFERÊNCIAS BIBLIOGRÁFICAS

1. Witkop CJ. Albinism: hematologic-storage disease, susceptibility to skin cancer, and optic neuronal defects shared in all types of oculocutaneous and ocular albinism. Ala J Med Sci. 1979;16:327-30.
2. Willdsoet CF, Oswald PJ, Clark S. Albinism: Its Implications for Refractive Development. Invest. Ophthalmol Vis Sci. 2000;44:1-7.
3. Summers CG. Vision in albinism. Trans Am Ophthalmol Soc. 1996;94:659-62.
4. Carden SM, Boissy RE, Schoettker PJ, Good WV. Albinism: morden molecular diagnosis. Br J Ophthalmol. 1998;82:189-95.
5. Summers CG. Albinism: Classification, Clinical Characteristics, and Recent Findings. Optom Vis Sci. 2009;86:659-62.
6. Hu F, Hanifin JM, Prescott GH, Tongue AC. Yellow mutant albinism: cyto-chemical, ultrastructural, and genetic characterization suggesting multiple allelism. Am J Hum Genet. 1980;32:387-95.
7. Ramsay M, Colman MA, Stevens G, Zwane E, Kromberg J, Farrall M, et al. The Tyrosinase-positive Oculocutaneous Albinism Locus Maps to Chromossome 15q11.2-q12. Am J Hum Genet. 1993;51:879-84.
8. King RA, Hearing VJ, Creel DJ, Oetting WS. The On Line Metabolic & Molecular Bases of Inherited Disease: Albinism. [Internet] [Acesso em 25 apr 2016]. Disponível em: http://ommbid.mhmedical.com/content.aspx?sectionid=62659599&bookid=971&jumpsectionID=62659682&Resultclick=2
9. King RA, Oetting WS, Summers CG, Creel DJ, Hearing VJ. Abnormalities of pigmentation. In: Rimoin DL, Connor JM, Pyeritz RE, Korf BR. Emery and Rimoin's Principles and Practice of Medical Genetics. 5.ed. Philadelphia: Churchill Livingstone Elsevier, 2007. p.3380-427.
10. King RA, Summers CG. Albinism. Dermatol Clin. 1988;6:217-28.
11. Karatza EC, Burk SE, Snyder ME, Osher RH. Outcomes of prosthetic iris implantation in patients with albinism. Cataract Refract Surg. 2007;33:1763-9.
12. Wolf AB, Rubin SE, Kodsi SR. Comparison of Clinical Findings in Pediatric Patients With Albinism and Different Amplitudes of Nystagmus. J AAPOS. 2005;9:363-8.
13. Brodsky MC, Fray KJ. Positive Angle Kappa: A Sign of Albinism in Patients With Congenital Nystagmus. Am J Ophthalmol. 2004;137:625-9.
14. Seo JH, Yu YS, Kim JH, Choung HK, Heo JW, Kim SJ. Correlation of Visual Acuity with Foveal Hypoplasia Grading by Optical Coherence Tomography in Albinism. Ophthalmology. 2007;114:1547-51.
15. Meyer CH, Lapolice DJ, Freedman SF. Foveal Hypoplasia in Oculocutaneous Albinism Demonstrated by Optical Coherence Tomography. Am J Ophthalmol. 2002;133:409-10.
16. MacAllister JT, Dubis AM, Tait DM, Ostler S, Rha J. Arrested development: High-resolution imaging of foveal morphology in albinism. Vision Res. 2010;50:810-7.

capítulo 103

Davi Chen Wu

Descolamento do Vítreo Posterior

CONCEITO

É o afastamento do corpo vítreo da membrana limitante interna da retina. Incidência de 6% entre pacientes com 45-65 anos de idade, e de 66% entre pacientes com 66-86 anos de idade.

ETIOLOGIA

Em condições normais, o humor vítreo tem as características de um gel e preenche de maneira uniforme a cavidade posterior. Possui áreas de maior aderência sobre o disco óptico, base vítrea, mácula e vasos sanguíneos. Um afastamento do vítreo posterior pode ocorrer por degeneração ou traumatismo, e pode ser parcial ou completo, gerando uma área preenchida por líquido entre o vítreo posterior e a retina (Figura 103.1). Com o passar dos anos, a estrutura vítrea pode se liquefazer (sinérese) na parte central, perdendo a sustentação e provocando a queda do córtex vítreo (colapso). Assim, o descolamento do vítreo posterior pode ser parcial ou completo, com ou sem colapso. O descolamento do vítreo posterior pode, em alguns casos, causar roturas por tração da retina.

Em casos como afacia, 94% dos pacientes desenvolvem DVP total e parcial, e está bem estabelecido que a afacia predispõe DVP e Descolamento de Retina.

QUADRO CLÍNICO

O Descolamento do Vítreo Posterior pode ocorrer rapidamente e ser sintomático. Os sintomas mais comuns são moscas volantes, corpos flutuantes (*floaters*) e sombras na visão. A acuidade visual geralmente está preservada. Mulheres após os 50 anos de idade são mais acometidas. A incidência de descolamento vítreo aumenta com o avanço da idade, e, em geral, é do tipo completa e bilateral. Associa-se com miopia elevada e com intervenções cirúrgicas oculares ou traumatismos.

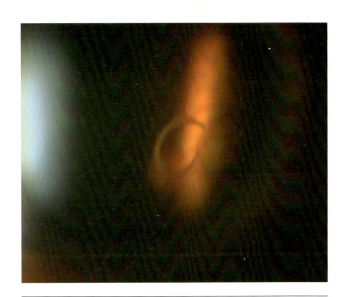

▶ **Figura 103.1** Descolamento do vítreo posterior.

PROPEDÊUTICA

A anamnese da evolução dos sintomas e o exame oftalmológico completo com fundoscopia indireta e biomicroscopia de fundo são importantes para o diagnóstico. O exame de ultrassonografia, modo B, permite caracterizar o descolamento vítreo e sua forma de apresentação.

Tratamento

Em geral, o quadro é benigno e não requer tratamento. Deve-se estar atento para as raras trações e roturas da retina por tração.

Entretanto, em algumas situações ainda não conhecidas, a DVP pode provocar tração na região macular levando à formação de edema macular, lesão das células de Müller e, consequentemente, à baixa acuidade visual. Frequentemente a síndrome de Tração Vítreo Retiniana pode levar à lesão dos fotorreceptores, à camada das fibras ganglionares, e à formação de buraco macular.

O tratamento de casos sintomáticos, com baixa acuidade visual, é a remoção cirúrgica da Membrana Hialoide Posterior, que hoje, com a evolução da vitrectomia posterior via *pars plana,* combinada com o uso da cromovitrectomia se tornou efetiva a completa remoção dessa membrana. Atualmente o tratamento farmacológico pode ser realizado com a aplicação intravítrea de enzimas que induzem o descolamento do vítreo posterior.

REFERÊNCIAS CONSULTADAS

1. Benz MS, Packo KH, Gonzalez V, Pakola S, Bezner D, Haller JA, et al. A Placebo-Controlled Trial of Microplasmin Intravitreous Injection to Facilitate Posterior Vitreous Detachment before Vitrectomy. Ophthalmology. 2010;117:791-7.
2. Ivastinovic D, Schwab C, Borkensein A, Lackner EM, Wedrich A, Verikay-Parel M. Evolution of Eraly Changes at the Vitreoretinal Interface after Catarata Surgery Determined by Optical Coherence Tomography and Ultrasonography. Am J Ophthalmol. 2012;153:705-9.
3. Kanski JJ. Oftalmologia clínica: uma abordagem sistemática. Rio de Janeiro: Elsevier, 2008.

capítulo 104

Ronaldo Yuiti Sano

Endoftalmite

CONCEITO

A endoftalmite infecciosa é a inflamação ocular causada pela inoculação de um micro-organismo replicante nas estruturas intraoculares.[1] A maioria das endoftalmites é de origem bacteriana, mas fungos, vírus e parasitas também podem causar infecção. É considerada uma urgência oftalmológica, devendo ser diagnosticada e tratada prontamente, levando em muitos casos à perda severa da visão e até à perda do globo ocular.

ETIOLOGIA

Os micro-organismos causadores de endoftalmite atingem as estruturas intraoculares através de três formas principais: intervenção cirúrgica (70% dos casos), trauma ocular penetrante (20% dos casos), ou através de infecção endógena (10% dos casos).

As endoftalmites ocorrem em sua grande maioria secundárias às cirurgias oculares. Entre as cirurgias oculares, a cirurgia de facectomia é a responsável pelo maior número de casos de endoftalmite pós-operatória. Principalmente devido ao fato de a cirurgia de catarata ser a cirurgia oftalmológica mais realizada em todo o mundo. Embora tenha uma incidência de endoftalmite pequena, que varia de 0,05% a 0,27%, estudos têm mostrado o aumento da incidência nos últimos anos.[1,2,3,4]

Após a facectomia, as cirurgias de implante secundário de lente intraocular, ceratoplastia penetrante e cirurgias antiglaucomatosas são as que apresentam o maior número de casos de endoftalmite pós-operatória. O risco de infecção é maior do que na cirurgia de facectomia, no entanto, em números absolutos, a cirurgia de catarata continua sendo a principal causa de endoftalmite pós-operatória.[3,5,6,7]

A cirurgia de vitrectomia via *pars plana* apresenta baixo risco de endoftalmite (0,05%),[8] mas vem apresentando índices cada vez maiores após o uso de técnicas de microincisão sem suturas como o 23 g e 25 g.[9]

Procedimentos cada vez mais utilizados como a injeção intravítrea também podem acarretar endoftalmites,[10] embora tenha baixo risco.

A instilação de colírio de iodo povidona 5% tópico, três minutos antes do procedimento cirúrgico, é eficaz na redução da flora de micro-organismo conjuntival, contribuindo para a prevenção de endoftalmite pós-operatória.[11]

A segunda maior causa de endoftalmite é o trauma ocular penetrante, responsável por 20% a 25% dos casos. Os traumas penetrantes são potencialmente infecciosos devido aos corpos estranhos intraoculares infectados, lacerações extensas, exposição das estruturas internas do globo ocular, o tempo decorrido entre o trauma e o tratamento.[1,12] A história do trauma é de grande importância para definir o seu potencial infeccioso. O risco de desenvolver endoftalmite após um trauma ocular penetrante é de aproximadamente 7%.[12]

A endoftalmite pode ter origem endógena, quando ocorre infecção dos tecidos oculares por agente infeccioso provindo de outra localização do corpo através da corrente sanguínea. Esta é a terceira causa mais frequente de endoftalmite, aproximadamente 10% dos casos.[13] A maioria dos casos ocorre em indivíduos com doenças imunossupressoras como o *diabetes mellitus* avançado, portadores do vírus HIV, pacientes com câncer, pacientes renais crônicos que necessitam de diálise, e outros.[6,13]

Os agentes infecciosos mais frequentes estão citados a seguir, segundo o tipo de causa infecciosa:

1. Pós-cirúrgica
   - **Aguda**: menos de seis semanas após cirurgia: em 94% dos casos o agente infeccioso são bactérias gram-positivas (*Staphylococcus coagulase negativo* 70%, *Staphylococcus aureus* 10%, *Streptococcus* 11%) e apenas em 6% dos casos o agente infeccioso são bactérias gram-negativas.

- **Crônica**: mais de seis semanas após a cirurgia: *Propionibacterium acnes, Staphylococcus* coagulase negativo e fungos.
- **Associada a cirurgia filtrante (trabeculectomia):** *Streptococcus* (47%), *Staphylococcus coagulase negativo* (22%) e *Haemophilus influenzae* (16%).

2. Pós-trauma
    - *Bacillus cereus* (24%), *Staphylococcus* (39%) e bactérias gram-negativas (7%).
3. Endógena
    - Rara, geralmente causada por fungos (*Candida*); pode ser causada por *Staphylococcus aureus* e bactérias gram-negativas em pacientes debilitados com septicemia.

PROPEDÊUTICA

Os principais sintomas da endoftalmite aguda são: dor intensa, baixa da acuidade visual, hiperemia, edema palpebral. A córnea apresenta edema de vários graus, podendo estar até esbranquiçada. A câmara anterior apresenta células e *flaire* intensos, podendo apresentar hipópio e hifema. Em alguns casos ocorre formação de membrana inflamatória pupilar impregnada na lente intra-ocular. O vítreo apresenta-se com vários graus de opacidade devido à reação inflamatória. O exame de ultrassonografia pode ajudar no diagnóstico.

Os casos de endoftalmite de manifestação tardia (crônica) ou endógena podem ser assintomáticos ou podem apresentar uveíte crônica.

Na Figura 104.1 pode-se observar um olho com endoftalmite aguda secundária a infecção bacteriana. Observa-se hiperemia conjuntival, edema e opacidade corneal, e presença de hipópio na câmara anterior.

Na Figura 104.2 observa-se um caso de endoftalmite por *Pseudomonas*, umas das infecções mais temidas, por sua agressividade e rápida evolução.

TRATAMENTO

Uma vez diagnosticada, a endoftalmite deve ser tratada o mais rapidamente possível. Por causa de sua característica aguda e fulminante, a administração dos antibióticos é realizada inicialmente, de forma empírica, visando a combater os micro-organismos mais frequentes.[1]

Devido à barreira hematorretiniana, a penetração ocular dos antibióticos por via endovenosa é insuficiente para atingir concentrações terapêuticas no vítreo.[11] Segundo o Endophthalmitis Vitrectomy Study (EVS), a antibioticoterapia venosa associada à intravítrea mostrou-se ineficiente na melhora da acuidade visual se comparada ao tratamento intravítreo isolado.[2] O que torna a via endovenosa de administração ineficaz como tratamento único para as endoftalmites secundárias à facectomia. A injeção de antibióticos por via subconjuntival mostrou-se melhor, mas também insuficiente para manter concentrações terapêuticas intraoculares de alguns antibióticos. Assim, a injeção intravítrea de antibiótico é preconizada como o tratamento padrão ouro.

Endoftalmite pós-cirúrgica aguda

- Se a AV for > percepção luminosa (PL): colher vítreo para cultura + injeção intravítrea de Vancomicina (1 mg/0,1 mL) + Ceftazidime (2,25 mg/0,1 mL).
- Se a AV for igual a PL: vitrectomia via *pars plana* + injeção intravítrea de ATB.
- Antibióticos tópicos fortificados a cada uma hora.
- Corticoide tópico (acetato de prednisolona 1%) a cada duas horas.
- Atropina 1% a cada oito horas.
- Antibiótico endovenoso não é utilizado de rotina, salvo nos casos em que há suspeita de infecção extraocular.

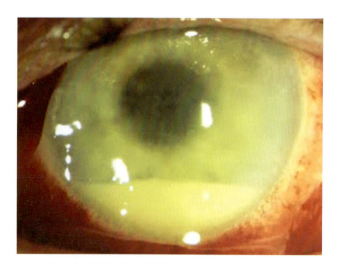

▶ **Figura 104.1** Endodftalmite bacteriana com hipópio.

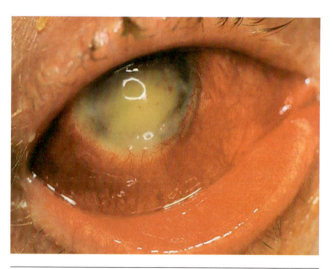

▶ **Figura 104.2** Endoftalmite por *Pseudomonas*.

Endoftalmite pós-cirúrgica de manifestação tardia (crônica)

- Cultura do vítreo para anaeróbio (tentar isolar *P. acne*, esperar o crescimento no mínimo duas semanas).
- Vitrectomia posterior + injeção de vancomicina intravítrea. Às vezes a inflamação persiste, sendo necessário remover todo o saco capsular e a lente intraocular e reinjetar antibiótico.

Endoftalmite pós-traumática ou endógena

- Se houver suspeita de fungo, injetar anfotericina B 0,005 mg/0,1 mL intravítreo.
- A conduta é semelhante à pós-cirúrgica aguda, entretanto a vitrectomia pode ser indicada mais precocemente em casos selecionados como os traumas. A administração de antibioticoterapia endovenosa deve ser realizada nos casos de endoftalmite endógena.

A seguir são descritos os passos para a realização da injeção intravítrea:

Se possível, aspirar 0,2 a 0,3 mL de material vítreo através de incisão transescleral a 3,5 mm do limbo, se o paciente for pseudofácico, e a 4,0 mm se for fácico. Utilizar agulha (25 g) acoplada a uma seringa de insulina para cultura. Sempre direcionar a agulha em direção ao nervo óptico e com cuidado para não atingir a retina nem o cristalino. Manter a agulha dentro do olho, retirar a seringa e acoplar a próxima seringa contendo antibiótico. Proceder assim sucessivamente até a injeção de todos os antibióticos.

Injetar as seguintes soluções preparadas anteriormente como descritas a seguir:

Vancomicina (frasco de 1 mg/0,1 mL):

- Diluir 5 mL de água destilada em um frasco de 500 mg de vancomicina. Diluir bem.
- Aspirar 0,1 mL dessa solução e adicionar 0,9 mL de água destilada.
- Injetar 0,1 mL dessa solução na cavidade vítrea.

Ceftazidime (frasco de 2,25 mg / 0,1 mL):

- Diluir 10 mL de água destilada em um frasco de 1 g de Ceftazedime. Diluir bem.
- Aspirar 2 ml dessa solução e adicionar 8 mL de água destilada.
- Injetar 0,1 mL dessa solução na cavidade vítrea.

A injeção de dexametasona é controversa e não recomendada por alguns autores,[14] embora alguns estudos mostrem grande benefício na sua aplicação, diminuindo a reação inflamatória e melhorando a acuidade visual.[15]

Dexametasona – Triancinolona (frasco de 4 mg/ 1 mL):

- Aspirar 0,2 mL dessa solução e injetar na cavidade vítrea.

Após a injeção da última seringa, pressionar a incisão com cotonete estéril por alguns segundos para evitar a saída dos antibióticos, logo após a retirada da agulha.

Segundo o EVS, endoftalmites secundárias a cirurgia de catarata, com visão de percepção luminosa e tratadas primariamente com vitrectomia obtiveram três vezes mais chance de atingir 20/40 ou mais de visão. A vitrectomia também é recomendada quando o tratamento primário com injeções intravítreas não foram efetivas.

SEGUIMENTO

1. Avaliar o paciente a cada 12 horas.
2. A melhora da dor é um sinal de resposta ao tratamento.
3. Considerar corticoide oral associado a um protetor gástrico.
4. Após 48 horas o paciente deve mostrar sinais de melhora clínica (melhora da dor, diminuição da inflamação, diminuição do hipópio). Considerar nova injeção de antibiótico se não houver melhora (com base no antibiograma) e se AV for de no mínimo movimentos de mãos. Entretanto, se houver piora do quadro ou AV for de percepção luminosa, realizar vitrectomia.

PROGNÓSTICO

A endoftalmite é uma afecção muito grave, e com consequências severas para o olho.

Os resultados dos tratamentos de endoftalmite após cirurgia ocular são os seguintes, segundo o estudo EVS:

- 53% preservaram visão de 20/40 ou melhor;
- 74% preservaram visão de 20/100 ou melhor;
- 15% mantiveram a visão 20/200 ou pior;
- 5% ficaram com percepção luminosa.

A acuidade visual também dependeu do microorganismo etiológico. Pacientes que atingiram 20/100 ou melhor:

- *Micrococo coagulase* negativo 84%.
- *Staphylococcus aureus* 50%.
- Streptococcus 30%.
- Gram-negativo 14%.
- Enterococo 14%.

Lembrar que os antibióticos podem causar retinotoxicidade, levando a lesões retínicas irreversíveis.

REFERÊNCIAS BIBLIOGRÁFICAS

1. Callegan MC, Engelbert M, Parke DW, Jett BD, Gilmore MS. Bacterial Endophthalmitis: Epidemiology, Therapeutics, and Bacterium-Host Interactions. Clin Microbiol Rev. 2002;15(1):111-24.
2. Results of the Endophthalmitis Vitrectomy Study. A randomized trial of immediate vitrectomy and of intravenous antibiotics for the treatment of postoperative bacterial endophthalmitis. Endophthalmitis Vitrectomy Study Group. Arch Ophthalmol. 1995;113(12):1479-96.
3. Aaberg TM, Flynn HW, Schiffman J, Newton J. Nosocomial acute-onset postoperative endophthalmitis survey: a 10-year review of incidence and outcomes. Ophthalmology. 1998;105:1004-10.
4. Taban M, Behrens A, Newcomb RL, Nobe MY, Saedi G, Sweet PM, et al. Review Acute endophthalmitis following cataract surgery: a systematic review of the literature. Arch Ophthalmol. 2005;123(5):613-20.
5. Ciulla TA, Baker AS. Endophthalmitis following glaucoma filtering surgery. Int Ophthalmol Clin. 1996;36(3):87-96.
6. M Kernt M, Kampik A. Endophthalmitis: Pathogenesis, clinical presentation, management, and perspectives. Clin Ophthalmol. 2010;4:121-35.
7. Hassan SS, Wilhelmus KR, Dahl P, Davis GC, Roberts RT, Ross KW, et al. Infectious disease risk factors of corneal graft donors. Arch Ophthalmol. 2008;126(2):235-9.
8. Eifrig CW, Flynn HW Jr, Scott IU, Newton J. Acute-onset postoperative endophthalmitis: review of incidence and visual outcomes (1995-2001). Ophthalmic Surg Lasers. 2002;33(5):373-8.
9. Scott IU, Flynn HW Jr, Dev S, Shaikh S, Mittra RA, Arevalo JF, et al. Endophthalmitis after 25-gauge and 20-gauge pars plana vitrectomy: incidence and outcomes. Retina. 2008 Jan;28(1):138-42.
10. Jager RD, Aiello LP, Patel SC, Cunningham ET Jr. Review Risks of intravitreous injection: a comprehensive review. Retina. 2004;24(5):676-98.
11. Ferencz JR, Assia EI, Diamantstein L, Rubinstein E. Vancomycin concentration in the vitreous after intravenous and intravitreal administration for postoperative endophthalmitis. Arch Ophthalmol. 1999;117:1023-7.
12. Essex RW, Yi Q, Charles PG, Allen PJ. Post-traumatic endophthalmitis. Ophthalmology. 2004;111(11):2015-22.
13. Jackson TL, Eykyn SJ, Graham EM, Stanford MR. Endogenous bacterial endophthalmitis: 17-year prospective series and review of 267 reported cases. Surg Ophthalmol. 2003;48(4):403-23.
14. Das T, Jalali S, Gothwal VK, Sharma S, Naduvilath TJ. Intravitreal dexamethasone in exogenous bacterial endophthalmitis: results of a prospective randomised study. Br J Ophthalmol. 1999;83:1050-5.
15. Park SS, Vallar RV, Hong CH, Von Gunten S, Ruoff K, D'Amico DJ. Intravitreal dexamethasone effect on intravitreal vancomycin elimination in endophthalmitis. Arch. Ophthalmol. 1999;117:1058-62.

Descolamento de Retina

Teruo Aihara • Guilherme de Oliveira • Rafael Estevão De Angelis
André Luis Francisco Castro • Juliana Reis Guimarães

ROTURAS RETÍNICAS

Uma rotura é um defeito de espessura total da retina neurossensorial, geralmente causado por tração vítreo-retínica. Em alguns casos as roturas são causadas por atrofia das camadas internas da retina. Nesse caso elas passam a ser chamadas de buracos de retina. Sua classificação pode ser feita da seguinte maneira:

- **Rotura em ferradura ou flap:** esse tipo de rotura ocorre quando a retina é puxada anteriormente devido à tração do vítreo, geralmente após trauma ou durante descolamento do vítreo posterior.
- **Buracos operculados:** a tração foi suficiente para separar completamente uma parte da retina da superfície adjacente.
- **Buracos atróficos:** não estão associados a tração ou descolamento de retina.
- **Roturas gigantes:** se extendem por mais de 3h ou 90º.
- **Diálises:** roturas lineares que ocorrem ao longo da base vítrea, geralmente secundárias a trauma contuso.

DESCOLAMENTO DO VÍTREO POSTERIOR

O vítreo se adere de forma mais intensa à sua base – localizada 2 mm anterior e 4 mm posterior à ora serrata, à margem do disco óptico, à mácula, aos grandes vasos retínicos e às bordas de cicatrizes coriorretínicas ou degenerações periféricas. O descolamento do vítreo posterior (DVP) é um processo insidioso que tem início geralmente na mácula e se extende anteriormente sem que nunca ocorra, entretanto, descolamento da base vítrea. A tração entre a base vítrea aderida e regiões onde já ocorreu seu descolamento parcial é responsável por roturas que podem levar ao descolamento de retina.

A prevalência de DVP aumenta com a idade e o comprimento axial ocular. Outras condições associadas são afacia, trauma, doenças oculares inflamatórias e presença de hemorragia vítrea.

O DVP ocorre em grande parte de forma assintomática, mas pode levar a sintomas como *moscas volantes* e fotopsias, e causar hemorragia vítrea secundária ao dano de vasos periféricos. É extremamente importante que se realize exame cuidadoso do fundo de olho de pacientes com queixas recentes, já que até 15% destes podem apresentar roturas que podem levar ao descolamento de retina. Em casos em que a hemorragia impede ou dificulta o exame é necessário solicitar ultrassom ocular. Nesses pacientes a presença de roturas chega a 70%.

LESÕES PREDISPONENTES A DESCOLAMENTO DE RETINA

Qualquer tipo de rotura pode levar a um descolamento de retina, mas é importante notar que isso não ocorre na maioria dos casos. Estima-se que até 6% da população tenha roturas retínicas; ainda assim, a incidência de DR é de aproximadamente 1 a cada 15.000 pessoas/ano. Em muitos casos, entretanto, é recomendável realizar o bloqueio de roturas com *laser* como tratamento profilático para evitar que se desenvolva um DR. A decisão entre conduta expectante ou *laser* é complexa e depende de inúmeros fatores. Roturas maiores são mais graves que microrroturas. Pacientes com história familiar de DR, pseudofácicos ou afácicos e que apresentam alta miopia, pacientes que apresentam baixa visão no olho contra-lateral ou que não podem ser submetidos a exames de acompanhamento nos meses seguintes devem ser tratados com mais cautela. Roturas em que há presença de líquido subretínico são DR subclínicos e podem progredir para DR mais extensos. Mobilização de EPR ao redor de uma rotura, por outro lado, indica que essa rotura é antiga e, portanto, menos propensa a evoluir para DR que uma rotura recente ou sintomática. Roturas superiores também são mais perigosas que roturas inferiores, já que o líquido subretínico tende a se mobilizar com a gravidade, aumentando o descolamento inferiormente. Roturas mais anteriores, próximas a ora serrata, onde a retina é atrófica, devem preocupar menos que roturas equatoriais ou posteriores. Buracos operculados são menos graves que roturas com flap, também chamadas roturas em boca de peixe, onde ainda há tração residual.

Lesões que mais frequentemente levam ao descolamento de retina

- **Degeneração lattice, em paliçada ou treliça:** esse tipo de lesão é mais prevalente em míopes e tem história familiar positiva, mas pode ser encontrado em até 10% da população e é bilateral em metade dos pacientes. Essas lesões apresentam mais riscos quando estão presentes aderência vítrea ou líquido subrretínico em sua margem. Estima-se que seja possível encontrar degeneração lattice em até 30% dos descolamentos de retina regmatogênicos.
- **Tufos vitreorretínicos:** correspondem a áreas de proliferação glial; podem ser circundados por áreas de hiperplasia do EPR. O vítreo adere de forma intensa a esses tufos e pode causar um DR se houver tração, principalmente nos tufos císticos ou de tração zonular.
- **Dobras meridionais e ora *bays*:** dobras meridionais são dobras de retina redundante sobre a pars plana associadas aos processos denteados, mais comuns no quadrante superonasal. Ocasionalmente ocorrem roturas posteriores nessas dobras, associadas a DVP. Esse tipo de rotura também pode ocorrer na margem posterior das *ora bays*, que são ilhas ovais de epitélio da *pars plana* circundadas por retina periférica, localizadas posteriormente à ora serrata.

Entre as lesões que menos frequentemente predispõem a descolamento de retina podemos citar:

- **Degenerações em pedra de calçamento ou paving-stone:** essas degenerações amarelo-esbranquiçadas apresentam bordas com hipertrofia de EPR. São periféricas e estão presentes em um quinto dos pacientes com mais de 20 anos de idade. Podem ser únicas ou múltiplas e confluentes. Correspondem histologicamente a atrofia do EPR e da retina externa e são mais frequentes nos quadrantes inferiores. Esse tipo de lesão muitas vezes delimita um descolamento anterior, impedindo sua progressão
- **Hiperplasia do EPR:** essa alteração ocorre em áreas onde há tração leve e crônica do vítreo, como na base vítrea, ou em áreas periféricas onde houve trauma ou inflamação prévios.
- **Hipertrofia do EPR:** ocorre mais comumente posterior a ora serrata. É uma degeneração relacionada à idade. É ocasionalmente chamada de degeneração em pata de urso ou "*bear tracks*".
- **Degeneração cistóide periférica:** essas zonas de microcistos são praticamente onipresentes em pacientes com mais de 20 anos de idade. Ocasionalmente evoluem com a formação de buracos atróficos mas raramente levam a DR.

TIPOS DE DESCOLAMENTO DE RETINA

- **Descolamento de Retina Regmatogênico (DRR):** ocorre devido a uma rotura da RNS, que permite que vítreo liquefeito ganhe acesso ao espaço sub-retínico.
- **Descolamento de Retina Tracional (DRT):** é causado por membranas proliferativas que se contraem, elevando a retina e afastando-a do EPR.
- **Descolamento de Retina Exsudativo (DRE) ou seroso:** nem a ruptura nem a tração estão implicadas na sua etiologia, e sim acúmulo de líquido sub-retínico derivado de vasos ou da coroide.

DESCOLAMENTO DE RETINA REGMATOGÊNICO

Esse é o tipo mais comum de DR. Na maioria dos casos é possível localizar uma rotura retínica durante o exame com o auxílio das Regras de Lincoff. Pelo menos metade dos pacientes apresenta sintomas como fotopsias e moscas volantes. Um sinal comum é a presença de células pigmentadas, derivadas do EPR, no vítreo anterior, chamado de Sinal de Shafer ou "Tobacco Dust". O DRR é resultado de ruptura da retina frequentemente secundária ao descolamento do vítreo posterior, com tração vitreorretínica e passagem do vítreo liquefeito através da ruptura para o espaço sub-retínico, separando assim a RNS do EPR. Esse descolamento apresenta caracteristicamente bordas convexas, aparência enrugada e, se recente, é móvel. Como passar do tempo a retina se torna progressivamente fina e lisa. Os fatores de risco incluem idade avançada, cirurgia prévia de catarata, miopia e trauma.

Regras de Lincoff roturas primárias em DRR

1. Descolamentos nasais ou temporais superiores: em 98% dos casos a rotura está localizada a 1.5 horas de relógio da borda mais alta do DR
2. Descolamentos superiores ou totais que ultrapassam o meridiano das 12h: em 93% dos casos a rotura está às 12h ou em um triângulo cujo ápice está na ora serrata e cuja base está a 1.5h nasal e temporal ao meridiano das 12h.
3. Descolamentos inferiores: em 95% dos casos a parte mais alta dos descolamento indica em que lado do disco está a rotura inferior
4. Descolamentos inferiores com bolsões: esse tipo de DR tem origem em uma rotura superior.

DESCOLAMENTO DE RETINA TRACIONAL

As membranas proliferativas responsáveis por DR tracional são causadas por lesões retínicas penetrantes ou por patologias como retinopatia diabética, retinopatia da prematuridade e retinopatia da anemia falciforme. O descolamento é geralmente liso, com bordas côncavas, imóvel. Em alguns casos a tração leva à rotura da retina, causando um DR regmatogênico associado, chamado DR misto.

DESCOLAMENTO DE RETINA EXSUDATIVO

Esse tipo de DR difere dos outros pois seu tratamento não é cirúrgico. Ele pode ser definido como acúmulo de líquido subrretínico na ausência de rotura ou tração. Esse líquido é originário de vazamento excessivo de vasos sanguíneos anormais ou inflamados ou de lesão ao EPR que dificulte sua reabsorção. As etiologias mais comuns são neoplasias e doenças inflamatórias. A característica mais importante desse tipo de DR e a mobilização de fluido de acordo com a gravidade. Após a resolução do DR podem ocorrem "manchas de leopardo", correspondentes à áreas de mobilização de EPR.

REFERÊNCIAS CONSULTADAS

1. Custodis E. Bedeutet die plombenaufnahung auf die sclera einen fortschritt in der operatven behandlung der netzhautablosung. Ber Dtsch Ophthalmol Ges. 1953;58:102.
2. Figueroa MS, López-Caballero C, Contreras I. Resultados anatómicos y funcionales de la vitrectomía aislada en el tratamiento del desprendimiento de retina regmatógeno pseudofáquico. Arch Soc Esp Oftalmol. 2010;85:59-63.
3. Gariano RF, Kim C-H. Evaluation and Management of Suspected Retinal Detachment. Am Fam Physician. 2004;69(7):1691-8.
4. Kara José N, Alves M, Oliveira P. Como educar a população para a prevenção do trauma ocular. Arq Bras Oftalmol. 1992;55:160-2.
5. Lavinsky D, Lavinsky J, Taleb AC, Bianchi LCSN, Ávila M. Anormalidades Retinianas Periféricas. Rio de Janeiro: Cultura Médica, 2008. p.364-5.
6. Lois N, Wong D. Pseudophakic retinal detachment. Surv Ophthalmol. 2003;467-87.
7. Matri LEl, Mghaieth F, Merdassi A, Baklouti K, Bouraoui R, Guendil C. Les décollements de rétine rhegmatogènes inférieurs: particularités cliniques et thérapeutiques. J Fr Ophthalmol. 2006;29(5):494-500.
8. Meneses E, Medeiros SF, Ferreira F, Gonçalves J. Traumas oculares contusos em adultos. [Resumo]. Arq Bras Oftalmol. 1996;59:38.
9. Nassaralla JRJJ, Nassaralla BA. Degenerações periféricas da retina do olho míope X LASIK. Arq Bras Oftalmol. [Periódico na Internet]. [Acesso em 25 may 2016]. Disponível em: http://www.scielo.br/scielo.php?pid=S0004-27492004000200031&script=sci_arttext.
10. Olsen T. Retinal detachment: more research is still needed. ESCRS Eurotimes. 2010;11(15).
11. Rosen E, Packard R. Researchers home in on risk factors for retinal detachment. ESCRS Eurotimes. 2010;6(15).
12. Ryan SJ. Nonrhegmatogenous Retinal Detachment: Retinal Detachment and Retinoschisis without a Macular Hole in Highly Myopic Eyes. In Chief, 1994.
13. Siqueira RC, Oréfice F. Descolamento de retina e vitreorretinopatia proliferativa. Exame clínico da retina e vítreo. Rio de Janeiro: Cultura Médica, 2009. p.96.
14. Skuta GL, Cantor LB, Weiss JS. Basic and Clinical Science Course, Retina and Vitreous. Am Acad Ophthalmol. 2012.

capítulo 106

Farid André João Filho

Hemorragia Vítrea

INTRODUÇÃO

A presença de hemorragia na cavidade vítrea é uma das causas mais comuns de diminuição aguda ou subaguda da acuidade visual.

Os mecanismos da hemorragia vítrea podem ser divididos em três grupos:

1. **Vasos anormais (neovascularização) secundários a doenças retinianas isquêmicas:** retinopatia diabética (31% a 54%), oclusões venosas retinianas (4% a 16%), retinopatia falciforme, retinopatia da prematuridade, síndrome ocular isquêmica.
2. **Ruptura de vasos normais, causada por força mecânica, capaz de atingir a integridade dos vasos:** descolamento posterior do vítreo (4% a 12%), roturas retinianas (11% a 44%), descolamento regmatogênico da retina (7% a 10%), traumatismo contuso ou perfurante (12% a 19%, principal causa em indivíduos com menos de 40 anos de idade), síndrome de Terson (rupturas de vênulas retinianas, devido ao aumento da pressão intracraniana, por extensa hemorragia subaracnoidea).
3. **Sangramento de fonte adjacente ao vítreo:** macroaneurismas retinianos, tumores e neovascularização coroidais.

QUADRO CLÍNICO

Os sintomas são variados, relatados geralmente como o aparecimento súbito de *floaters* ou perda visual, indolor, em diferentes graus, dependendo da densidade da hemorragia.

PROPEDÊUTICA

Deve-se observar atentamente na anamnese os antecedentes pessoais sistêmicos (diabetes melito, hipertensão arterial sistêmica, anemia falciforme, entre outros) e antecedentes pessoais oftalmológicos (miopia, trauma, história prévia de cirurgia).

O exame oftalmológico completo, com acuidade visual, tonometria e oftalmoscopia servirão de parâmetro para futuras avaliações e indicação ou não de tratamento cirúrgico. O exame do olho contralateral pode ser importante na identificação da etiologia.

A ultrassonografia – modo B, deve ser feita sempre que a fundoscopia estiver prejudicada pela opacidade de meios, e devem ser pesquisadas possíveis roturas ou descolamentos de retina associados à hemorragia (Figura 106.1).

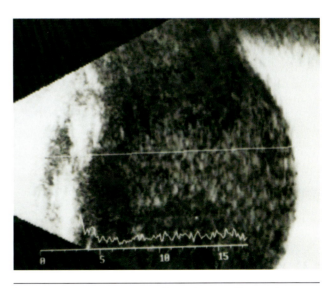

▶ **Figura 106.1** Ultrassonografia modo B em olho com hemorragia vítrea densa.

HISTÓRIA NATURAL

A absorção do hemovítreo varia de acordo com a etiologia e a densidade da hemorragia. A limpeza da hemorragia é mais rápida em olhos com sinérese vítrea e olhos vitrectomizados, e mais lenta em jovens.

As hemorragias vítreas, de longa duração, podem levar a complicações oculares tais como: hemosiderose ocular (toxicidade ao ferro pela quebra da hemoglobina), vitreorretinopatia proliferativa, glaucoma de células fantasmas.

TRATAMENTO

Deve-se realizar inicialmente uma conduta expectante. O tempo de espera para a indicação da vitrectomia depende da etiologia da hemorragia vítrea e suas possíveis complicações. Casos de descolamento de retina e glaucoma neovascular, por exemplo, devem sofrer intervenção cirúrgica o mais precocemente possível. Nos outros casos de hemorragia vítrea pode-se esperar a absorção por cerca de três a seis meses.

Deve-se realizar controle rigoroso das patologias de base, e a suspensão de anticoagulantes é discutida. O paciente deve ficar em decúbito elevado, na tentativa de depositar a hemorragia na região inferior, possibilitando a observação do fundo do olho, consequente melhora da acuidade visual, e a realização de fotocoagulação a *laser*, se necessária.

REFERÊNCIAS CONSULTADAS

1. Butner RW, McPherson AR. Spontaneous vitreous hemorrhage. Ann Ophthalmol. 1982;14(3):268-70.
2. Campbell DG. Ghost cell glaucoma following trauma. Ophthalmology. 1981;88(11):1151-8.
3. Clarkson JG. The ocular manifestations of sickle-cell disease: a prevalence and natural history study. Trans Am Ophthalmol Soc. 1992;90:481-504.
4. Dana MR, Werner MS, Viana MA, Shapiro MJ. Spontaneous and traumatic vitreous hemorrhage. Ophthalmology. 1993;100(9):1377-83.
5. Dhingra N, Pearce I, Wong D. Early vitrectomy for fundus-obscuring dense vitreous haemorrhage from presumptive retinal tears. Graefes Arch Clin Exp Ophthalmol. 2007;245(2):301-4.
6. Ferrone PJ, de Juan E Jr. Vitreous hemorrhage in infants. Arch Ophthalmol. 1994;112(9):1185-9.
7. Forrester JV, Lee WR, Williamson J. The pathology of vitreous hemorrhage. I. Gross and histological appearances. Arch Ophthalmol. 1978;96(4):703-10.
8. Goff MJ, McDonald HR, Johnson RN, Ai E, Jumper JM, Fu AD. Causes and treatment of vitreous hemorrhage. Compr Ophthalmol Update. 2006;7(3):97-111.
9. Goff MJ, McDonald HR, Johnson RN, Ai E, Jumper JM, Fu AD. Causes and treatment of vitreous hemorrhage. Compr Ophthalmol Update. 2006;7(3):97-111.
10. Kocabora MS, Gulkilik G, Yilmazli C, Taskapili M, Kocabora A. The predictive value of echography in diabetic vitreous hemorrhage. Int Ophthalmol. 2005;26(6):215-9.
11. Manuchehri K, Kirkby G. Vitreous haemorrhage in elderly patients: management and prevention. Drugs Aging. 2003;20(9):655-61.
12. Rabinowitz R, Yagev R, Shoham A, Lifshitz T. Comparison between clinical and ultrasound findings in patients with vitreous hemorrhage. Eye (Lond). 2004;18(3):253-6.
13. Saxena S, Jalali S, Verma L, Pathengay A. Management of vitreous haemorrhage. Indian J Ophthalmol. 2003;51(2):189-96.
14. Singalavanija A, Tanterdtham J, Namatra C, Trinavarat A. Surgical management of nondiabetic vitreous hemorrhage. J Med Assoc Thai. 1999;82(5):460-5.
15. Yeung L, Chen TL, Kuo YH, Chao AN, Wu WC, Chen KJ, et al. Severe vitreous hemorrhage associated with closed-globe injury. Graefes Arch Clin Exp Ophthalmol. 2006;244(1):52-7.

Farid André João Filho

Roturas de Retina

INTRODUÇÃO

É a falha ou solução de continuidade, completa ou parcial, da espessura retínica. Têm papel importante na gênese do descolamento regmatogênico da retina, quando o vítreo liquefeito penetra pela rotura no espaço entre a retina neurossensorial e o epitélio pigmentar da retina.

As roturas retínicas podem ocorrer por mecanismo de tração vitreorretínico, por falhas tróficas no tecido retínico, ou pela associação de ambos.

Nas áreas de maior aderência entre a retina e o vítreo, roturas tracionais são causadas pelo descolamento do vítreo posterior ou no trauma contuso. As falhas tróficas levam à diminuição da aderência dos folhetos da retina, suscetíveis às trações e roturas. A alta miopia também é um fator de risco importante na gênese das roturas retínicas.

A localização mais frequente das roturas é a periferia da retina, próximas à *ora serrata*, podendo ser encontradas no equador, e menos frequentemente no polo posterior.

As roturas podem aparecer de diversas formas, tais como:

1. **Buracos operculados:** com porção retínica, soltas no vítreo.
2. **Rotura em "ferradura":** com o opérculo fixado à sua base e extremidade tracionada anteriormente pelo vítreo.
3. **Diálise:** rotura circunferencial ao longo da *ora serrata*, e vítreo aderido à sua margem posterior.
4. **Roturas gigantes:** quando envolvem mais de 90 graus da circunferência do globo ocular.
5. **Buracos atróficos:** não estão associados à tração, não aumentando o risco de descolamento de retina.

Roturas retínicas traumáticas são causadas por traumatismos oculares penetrantes ou contusos, por ação direta, mecanismos de golpe e contragolpe nas contusões, ou por tração vitreorretínica tardia. Nas contusões devem ser examinados tanto o local adjacente ao trauma quanto o lado oposto, devido à compressão anteroposterior do globo ocular, e a diálise é o tipo mais frequente de roturas no traumatismo contuso. Nos jovens, as roturas traumáticas têm melhor prognóstico pelo fato de o vítreo ser denso, tamponando a rotura, diminuindo a ocorrência de descolamento regmatogênico da retina (Figura 107.1).

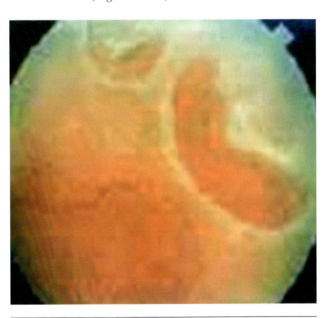

▶ **Figura 107.1** Roturas em "ferradura".

QUADRO CLÍNICO

As roturas podem ser assintomáticas e achadas em exames de rotina. Por vezes, são relatados *flashes* monoculares, mesmo com os olhos fechados (fotopsia), gerados pela estimulação dos fotorreceptores da retina. Outros sintomas podem ocorrer, tais como: *floaters* ou moscas volantes, até escotomas e diminuição da acuidade visual de graus variados quando associados a descolamento de retina ou hemorragia vítrea.

PROPEDÊUTICA

Deve ser realizado exame oftalmológico completo, com avaliação da acuidade visual, tonometria, fundoscopia indireta sob midríase e identação escleral, e biomicroscopia de fundo. A ultrassonografia – modo B, pode ser usada nos casos em que não se pode observar todas as estruturas pela oftalmoscopia, como na hemorragia vítrea. Deve ser realizado exame do olho contralateral, observando detalhadamente a periferia retínica à procura de roturas e outras lesões predisponentes ao descolamento de retina.

TRATAMENTO

O tratamento das roturas retínicas depende do tipo, tamanho, número e da sua localização. Roturas operculadas e buracos atróficos têm menor probabilidade de levar a descolamento da retina, enquanto roturas em ferradura têm maior chance.

Deve ser realizado bloqueio da rotura retínica com fotocoagulação a *laser*, prevenindo a entrada do vítreo liquefeito pela rotura circundada de cicatriz coriorretiniana. No caso de líquido sub-retínico adjacente, o *laser* deve ser realizado na transição da retina colada com a descolada. A crioterapia também pode ser usada, além de outros procedimentos tais como: introflexão escleral, vitrectomia via *pars plana* e endofotocoagulação, dependendo da extensão da lesão e do descolamento da retina, se associado.

REFERÊNCIAS CONSULTADAS

1. Avitabile T, Bonfiglio V, Reibaldi M, Torrisi B, Reibaldi A. Prophylactic treatment of the fellow eye of patients with retinal detachment: a retrospective study. Graefes Arch Clin Exp Ophthalmol. 2004;242:191-6.
2. Byer NE. The natural history of asymptomatic retinal breaks. Ophthalmology. 1982;89:1033-9.
3. Davis MD. The natural history of retinal breaks without detachment. Trans Am Ophthalmol Soc. 1973;71:342-72.
4. Davis MD. The natural history of retinal breaks without detachment. Trans Am Ophthalmol Soc. 1973;71:342-72.
5. Foos RY, Wheelers NC. Vitreoretinal juncture. Synchysis senilis and posterior vitreous detachment. Ophthalmology. 1982;89:1502-12.
6. Hilton GF, McLean EB, Chuang EL. Pathogenesis and natural history. In: Hilton GF, McLean EB, Brinton DA. Retinal detachment: principles and practice. 2.ed. San Francisco: American Academy of Ophthalmology, 1995. p.7-37.
7. Machemer R. The importance of fluid absorption, traction, intraocular currents and chorioretinal scars in the therapy of rhegmatogenous retinal detachments. XLI Edward Jackson memorial lecture. Am J Ophthalmol. 1984;98(6):681-93.
8. Mastropasqua L, Carpineto P, Ciancaglini M, Falconio G, Gallenga PE. Treatment of retinal tears and lattice degenerations in fellow eyes in high risk patients suffering retinal detachment: a prospective study. Br J Ophthalmol. 1999;83:1046-9.
9. Sebag J. Aging of the vitreous. Eye. 1987;1:254-62.
10. Straatsma BR, Foos RY, Freman SS. Degenerative diseases of the peripheral retina. In: Duane TD. Clinical ophthalmology. Philadelphia: Haper & Row, 1986. p.1.
11. Straatsma BR, Foos RY, Freman SS. Degenerative diseases of the peripheral retina. In: Duane TD. Clinical ophthalmology. Philadelphia: Haper & Row, 1986. p.1.
12. Thompson JA, Snead MP, Billington BM, Barrie T, Thompson JR, Sparrow JM. National audit of the outcome of primary surgery for rhegmatogenous retinal detachment. II. Clinical outcomes. Eye. 2002;16:771-7.
13. Tolentino FI, Schepens CL, Freeman HM. Vitreous detachment. In: Tolentino FI. Vitreoretinal disorders: diagnosis and management. Philadelphia: Saunders, 1976. p.130-54.
14. Wilkinson CP. Evidence-based analysis of prophylactic treatment of asymptomatic retinal breaks and lattice degeneration. Ophthalmology. 2000;107:12-5.

capítulo 108

Aline Cristina Fioravanti Lui • Thais Sousa Mendes

Síndrome de Terson

CONCEITO

Síndrome de Terson é a denominação dada à associação de hemorragia intraocular com hemorragia subaracnoidea, sendo esta última decorrente da ruptura espontânea de um aneurisma cerebral, geralmente da artéria comunicante anterior. Pode também ser secundária à hemorragia subaracnoidea e subdural após traumatismo cranioencefálico. A teoria mais aceita sugere que a hemorragia subaracnoidea aumente abruptamente a pressão intracraniana, levando à efusão do líquido cerebroespinhal dentro da bainha do nervo óptico. Desta forma, a bainha na região retrobulbar se dilata e comprime as anastomoses retinocoroidais situadas na junção da esclera e do nervo óptico, além da veia central da retina. Isso resulta em diminuição da drenagem venosa retiniana, levando a estase e hemorragia. Ao mesmo tempo, a hipertensão intracraniana induz isquemia cerebral que, por sua vez, estimula o centro vasomotor cerebral aumentando a pressão arterial sistêmica, agravando o quadro ocular.

PROPEDÊUTICA

Inicialmente o paciente queixa-se de baixa acuidade visual, que pode ser uni ou bilateral. Normalmente apresenta-se na região macular ou justapapilar. A hemorragia é tipicamente intrarretiniana ou sub-hialoidea, mas ocasionalmente a hemorragia pode romper a hialoide e passar para a cavidade vítrea, apresentando-se como hemorragia vítrea. Manchas algodonosas podem ser encontradas (Figura 108.1).

TRATAMENTO

A melhora da acuidade visual pode ser espontânea, e ser resolvida dentro de poucos meses ou pode ser acelerada se o paciente for submetido a vitrectomia via *pars plana*, principalmente em hemorragias vítreas densas.

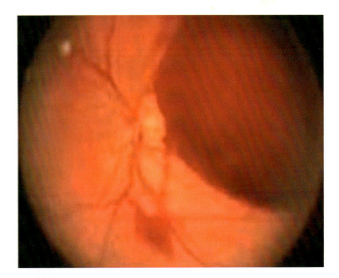
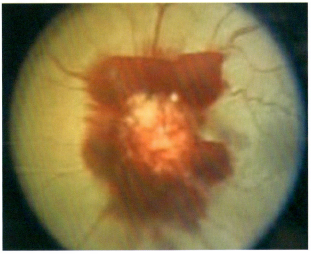

▶ **Figura 108.1** Hemorragia na retina. Na figura inferior, observa-se presença de manchas algodonosas.

PROGNÓSTICO

O prognóstico visual é bom, na maioria dos casos. A principal sequela é o desenvolvimento de membrana epirretiniana. Porém, deve-se ficar atento à síndrome de Terson, pois ela está relacionada a uma alta taxa de óbitos, sobretudo se a hemorragia for bilateral. O paciente deve ser encaminhado rapidamente ao neurologista.

REFERÊNCIAS CONSULTADAS

1. Ashrafi AN, Chakrabarti R, Laidlaw J. Terson syndrome: the need for fundoscopy in subarachnoid haemorrhage. Med J Aust. 2012 Aug 6;197(3):152.
2. Garweg JG, Koerner F. Outcome indicators for vitrectomy in Terson syndrome. Acta Ophthalmol. 2009 Mar;87(2):222-6.
3. Michalewska Z, Michalewski J, Nawrocki J. Possible methods of blood entrance in Terson syndrome. Ophthalmic Surg Lasers Imaging. 2010 Nov-Dec;41 Suppl:S42-9.
4. Middleton K, Esselman P, Lim PC. Terson syndrome: an underrecognized cause of reversible vision loss in pa-tients with subarachnoid hemorrhage. Am J Phys Med Rehabil. 2012 Mar;91(3):271-4.
5. Mills MD. Terson syndrome. Ophthalmology. 1998 Dec;105(12):2161-3.

capítulo 109

Paulo Bueno • Thais Sousa Mendes

Síndrome de Purtscher

INTRODUÇÃO

Foi descrita pela primeira vez em 1912 em pacientes que apresentavam baixa visual súbita após trauma craniano severo. Atualmente a retinopatia de Purtscher está associada ao trauma torácico contuso e traumatismo craniano. Outras entidades não traumáticas podem apresentar um quadro semelhante à síndrome, sendo as principais: pancreatite aguda, vasculites e embolias gordurosas, sendo denominadas doenças Purtscher-like. A lesão retiniana se caracteriza por múltiplas manchas brancas na retina superficial e pode ocorrer hemorragia circundando a papila.[1,2]

FISIOPATOLOGIA

A melhor explicação para o aparecimento das alterações retinianas é a teoria embólica. Um mecanismo proposto seria o da agregação leucocitária induzida pelo complemento C5a, devido à sua associação com pancreatite aguda, vasculites e traumas. Outra causa seria a embolização gordurosa decorrente de fraturas de ossos longos e da degradação enzimática da gordura omental na pancreatite.[2]

Foi proposto que no trauma compressivo torácico há um aumento da pressão venosa, acarretando um espasmo vascular intenso e lesão endotelial direta pelo aumento do fluxo vascular.[3]

EVOLUÇÃO

A acuidade visual varia entre 20/200 a conta dedos. As lesões podem aparecer inicialmente ou demorar um ou dois dias após o trauma. Na grande maioria dos casos o acometimento é bilateral.[2,3] A AGF mostra extravasamento dos vasos retinianos, má perfusão capilar e arteriolar, edema de retina e papila.[2]

As lesões retinianas desaparecem em um período de semanas a meses, e a retina volta à aparência normal na maioria dos casos, porém pode haver atrofia da camada de fibras nervosas, migração pigmentar e atrofia de papila. A acuidade visual geralmente retorna ao normal (Figura 109.1), mas dependendo do grau de acometimento macular pode ocorrer déficit visual permanente. Não há tratamento específico para a síndrome de Purtscher.[1-3]

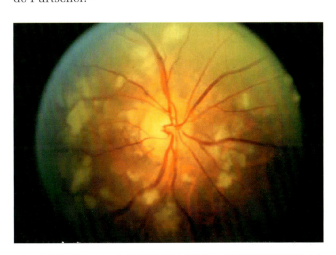

▶ **Figura 109.1** Síndrome de Purstcher.

REFERÊNCIAS BIBLIOGRÁFICAS

1. Miguel AI, Henriques F, Azevedo LF, Loureiro AJ, Maberley DA. Systematic review of Purtscher's and Purtscher-like retinopathies. Eye (Lond). 2013 Jan;27(1):1-13.
2. Agrawal A, McKibbin M. Purtscher's retinopathy: epidemiology, clinical features and outcome. Br J Ophthalmol. 2007 Nov;91(11):1456-9.
3. Agrawal A, McKibbin MA. Purtscher's and Purtscher-like retinopathies: a review. Surv Ophthalmol. 2006 Mar-Apr;51(2):129-36.

capítulo 110

Paulo Bueno • Thais Sousa Mendes

Retinopatia de Valsalva

Foi descrita pela primeira vez em 1972 por Tomas Duane. O aumento súbito da pressão intra-abdominal ou intratorácica contra a glote fechada (manobra de Valsalva) pode causar a elevação rápida da pressão venosa, ocasionando a rotura espontânea dos capilares superficiais retinianos. A esse processo denominamos Retinopatia de Valsalva.[1]

A diminuição da acuidade visual pode ocorrer após episódios de tosse, vômitos, levantamento de peso, embora algumas vezes nenhum evento precipitante seja identificado. São fatores de risco: diabetes, anemia falciforme, púrpura trombocitopênica e outras discrasias sanguíneas.[1,2]

A oftalmoscopia demonstra uma lesão arredondada e elevada na região macular, caracterizada pela presença de sangue entre a retina e a hialoide posterior (Figura 110. 1 A) ou entre a limitante interna e a retina. Dependendo do acometimento macular a acuidade visual pode estar bastante debilitada. A resolução é lenta, podendo demorar de semanas a meses. O prognóstico visual é bom. O *laser* de *neodymium yttrium-aluminium-garnet (Nd: YAG)* pode ser usado para provocar uma pequena rotura na hialoide posterior e escoar o sangue para a cavidade vítrea, acelerando a resolução do processo (Figura 110.1 B, C e D).[2-4]

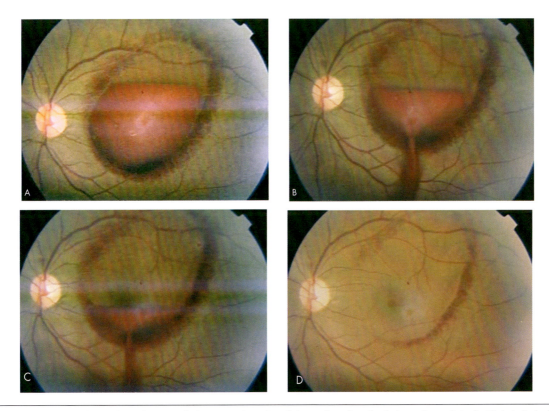

▶ **Figura 110.1** (A-D) Evolução da reabsorção de hemorragia pré-retínica após aplicação de *laser* de argônio (orifício inferior).

REFERÊNCIAS BIBLIOGRÁFICAS

1. García Fernández M, Navarro JC, Castaño CG. Long-term evolution of Valsalva retinopathy: a case series. J Med Case Rep. 2012 Oct 10;6:346.
2. Lavezzo MM, Zacharias LC, Takahashi WY. Sub-internal limiting membrane hemorrhage in Valsalva retinopathy: case report. Arq Bras Oftalmol. 2012 Nov-Dec;75(6):436-8.
3. Kuruvilla O, Munie M, Shah M, Desai U, Miller JA, Ober MD. Nd:YAG membranotomy for preretinal hemorrhage secondary to valsalva retinopathy. Saudi J Ophthalmol. 2014 Apr;28(2):145-51.
4. Hua R, Liu LM, Hu YD, Zhou Y, Chen L. Combine intravitreal bevacizumab with Nd: YAG laser hyaloidotomy for valsalva pre-macular haemorrhage and observe the internal limiting membrane changes: a spectralis study. Mint J Ophthalmol. 2013 Apr 18;6(2):242-5.

seção 10

Estrabismo

capítulo 111

Mauro Goldchmit • Roberto Mitiaki Endo

Esotropias

Os estrabismos convergentes constituem a forma mais frequente dentre todos os desvios oculares. Estudos de Oftalmologia Geográfica demonstram que entre os ocidentais ocorrem na proporção de 10:1 em relação aos desvios divergentes.

Os estrabismos em geral revelam fenótipo caracterizado por marcada heterogeneidade genética, afetando entre 1% e 5% da população na América e na Europa.

As mulheres são as mais afetadas, bem como os caucasianos sobre a população negra em estudos realizados no Ocidente.

A condição de herança autossômica recessiva presumia ficou bem evidente nos estudos genéticos com o lócus no cromossomo 7p22.1.

SINAIS CLÍNICOS

Desvio convergente que se acompanha de adaptações sensoriais como a ambliopia e a correspondência anômala.

Disfunções dos músculos oblíquos, a divergência vertical dissociada (DVD) e o nistagmo latente são as alterações oculomotoras mais encontradas nas ETs.

Existem fatores de risco associadas como o início precoce do desvio, a elevada hipermetropia bem como as alterações CA/A.

Nem sempre o desvio é manifesto ou permanente desde o início; pode ser intermitente ou latente, constituindo a esoforia.

TIPOS

A. Concomitantes

Quando a magnitude do desvio para longe é constante em todas as posições do olhar.
a) ET congênita ou infantil.

SÍNDROME DE CIANCIA

A esotropia congênita (ou síndrome de Ciancia) refere-se ao desvio convergente que é notado geralmente entre dois e quatro meses de idade. São as suas características sensório motoras que a distinguem das outras formas de esotropia, tanto com relação ao diagnóstico como, principalmente, sob o aspecto de tratamento.

Há diversas teorias na tentativa de explicar a sua patogênese. Autores dividem-se entre anomalia sensorial, anomalia motora, assimetrias funcionais da retina medial e lateral, anomalias nas vias retinogeniculoestriadas e síndrome de bloqueio do nistagmo. Entendemos que este tema não faz parte do escopo desta obra, podendo os interessados encontrar essas informações em outros tratados.[1]

As manifestações clínicas que costumam acompanhar a esotropia congênita são:[1]

Esotropia de grande ângulo (maior que 35$^\Delta$) que surge antes dos quatro meses de idade, fixação em adução com posição compensadora de cabeça (gira para fixar com o olho em adução – nos casos alternantes o torcicolo também o é, ao que se denomina fixação cruzada (Figura 11.1), limitação de abdução (Figura 11.2) com nistagmo sacádicos, torcicolo torcional (Figura 11.3), hipermetropia baixa ou moderada, ambliopia de profundidade variável, divergência vertical dissociada, nistagmo latente, disfunções de músculos oblíquos (Figura 11.4), assimetria no nistagmo optocinético, características específicas na eletro-oculografia e assimetria nos potenciais visuais evocados.

Alguns pacientes podem apresentar este quadro clínico na forma monocular quando nascem ou adquirem precocemente alguma lesão orgânica (Figura 11.5). Alterações neurológicas podem estar presentes e estes pacientes devem ser avaliados com cautela pelo fato de que o desvio pode ser variável ou até evoluir espontaneamente para exotropia.

Compêndio de Oftalmologia Geral – Guia Prático

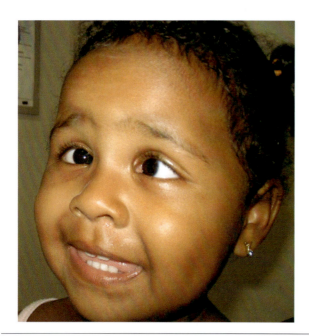
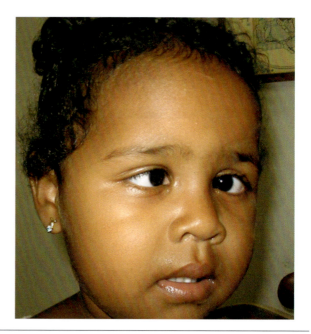

▶ **Figura 111.1** Paciente com esotropia congênita, desvio de grande ângulo, torcicolo horizontal para fixar com o olho em adução e limitação bilateral da abdução.

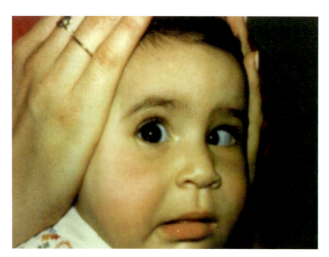

▶ **Figura 111.2** Paciente com esotropia congênita e limitação de abdução.

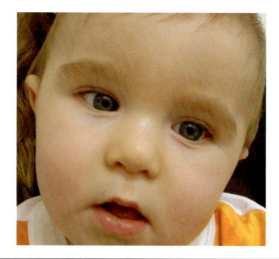

▶ **Figura 111.3** Paciente com esotropia congênita e torcicolo torcional.

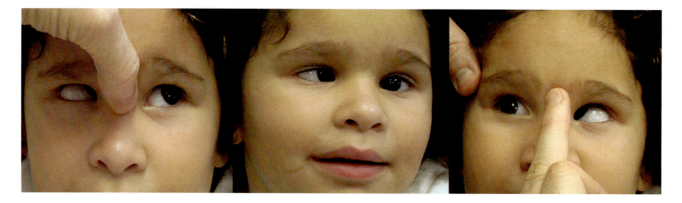

▶ **Figura 111.4** Paciente com esotropia congênita e hiperfunção dos músculos oblíquos inferiores.

Capítulo 111

Esotropias

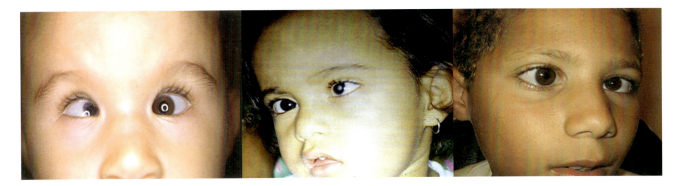

▶ **Figura 111.5** Pacientes com afecções em um dos olhos (microftalmia, catarata congênita e glaucoma congênito) e esotropia congênta monocular (fixação com o olho são em adução).

O diagnóstico diferencial deve ser feito com todas as formas de estrabismo que apresentem limitação de abdução, sendo as principais a Síndrome de Duane, a sequência de Möbius e a paralisia congênita do VI nervo. Entretanto, o quadro clínico característico das duas primeiras entidades é muito característico dificultando, ainda que por vezes pode trazer dúvida, o erro diagnóstico. A paralisia congênita do VI nervo é muito rara.

O cuidado inicial do paciente portador de esotropia congênita é a pesquisa de ambliopia que deve sempre ser tratada. Casos mais raros de ambliopia profunda e que o seu tratamento é ineficaz pela condições motoras (nistagmo sacádico, limitação da abdução), indica-se primeiro o tratamento cirúrgico.

Os objetivos da correção cirúrgica da esotropia congênita são o de alinhar os olhos (Figura 111.6), melhorar o torcicolo e alcançar algum grau de visão binocular, que na nossa experiência isso ocorre quando se obtém a microtropia. Esses resultados são corroborados por Prieto-Diaz e Prieto-Diaz que, em pacientes com esotropia alinhados cirurgicamente obtiveram 87,8% de respostas positivas no teste dos vidros estriados de Bagolini e 74,8% de respostas grosseiras no teste de Titmus.[2]

Muito se discute com relação a melhor idade para operar os pacientes com esotropia congênita. Acreditamos que a indicação da cirurgia vai depender da idade que o paciente se apresenta para o exame e que a avaliação da motilidade seja confiável e reprodutível, o que na experiência de um dos autores (MG) ocorre entre 6 e 12 meses. Os familiares devem estar bem orientados da possibilidade de que seja necessária uma reoperação, seja por sub ou super-correção, bem como pelo possível surgimento de hiperfunção de músculos oblíquos e/ou divergência vertical dissociada.[3]

No planejamento cirúrgico deve sempre ser incluído o retrocesso dos músculos retos mediais. A quantidade de milímetros e/ou a necessidade de ser agregada a ressecção de um ou os dois retos laterais vai depender da magnitude do desvio na posição primária do olhar. Deve-se evitar retrocessos dos músculos retos mediais maiores que 6,5 mm pelo risco de causar esotropia consecutiva. Se existir hiperfunção dos músculos oblíquos, estes devem ser debilitados no mesmo ato cirúrgico.

A aplicação de toxina botulínica nos músculos retos mediais é preconizada por alguns autores. Gursoy e cols,[4] recentemente, compararam o retrocesso dos retos mediais com o uso de toxina botulínica em portadores de esotropia congênita em 51 crianças, seguidas por 4 anos, e concluíram que a taxa de sucesso foi similar, tanto sob o ponto de vista de alinhamento motor como quanto dos resultados sensoriais (no grupo dos operados [77%] comparado ao grupo que recebeu a injeção de toxina botulínica [68%], com média de 1,4 injeções por paciente).

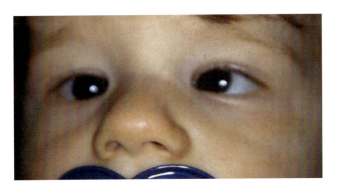
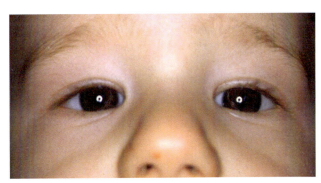

▶ **Figura 111.6** Paciente com esotropia congênita; a esquerda foto pré-operatória e a direita foto pós-operatória mostrando o alinhamento ocular obtido com o retrocesso dos músculos retos mediais.

Vale ressaltar a importância do controle da acuidade visual no pós operatório pois, após o alinhamento ocular, perde-se o parâmetro de alternância para saber se a acuidade está se desenvolvendo normalmente em ambos os olhos. Para isso, até que a criança informe os optotipos que dispomos no consultório, deve-se pedir medida de acuidade visual por outros métodos como o potencial visual evocado ou cartões de Teller.

b) Esotropia concomitante adquirida não acomodativa
- É a forma mais encontrada de ET.

Instala-se ao redor de 6 meses de idade, mas sempre antes do período de maturidade visual. No início o desvio, por ser de pequena magnitude passa despercebido da família, sendo muitas vezes atribuído a febre, a traumatismo, um stress, como o nascimento de um irmão/ã.

A hipermetropia associada nunca é de grande monta e não modifica o ângulo de desvio, que geralmente fica em torno de 30 a 35 DP.

Disfunções dos músculos oblíquos podem estar associadas a esta forma de ET.

Não costuma estar associada à DVD ou ao nistagmo latente.

A instalação das perversões sensoriais como a ambliopia e a correspondência anômala é fato consumado, sendo seu diagnóstico precoce fundamental para o tratamento.

O tratamento reside em realizar uma cirurgia corretiva, após a cura da ambliopia, com o paciente alternando sua visão, avaliando seu desvio, investigando-se previamente o estudo das versões, a fim de detectar disfunções dos músculos oblíquos, a presença das anisotropias em A ou V.

Bom resultado será a obtenção de ET pequena, que é uma ET de pequeno ângulo de desvio, em torno de 8°.

A cura do desvio através da correção cirúrgica pode trazer grande satisfação ao médico e grande benefício ao paciente, pois muitas vezes se recupera a visão binocular.

c) ET acomodativa
- Surge em torno dos 2 anos de idade.

São condições em que o desvio aparece bom a atividade do reflexo de acomodação; quando relaxa a acomodação com o uso de sua hipermetropia total possui ortotropia por isto o desvio desaparece. Nesta condição há visão binocular normal, com estereopsia e correspondência retínica normal.

Subtipos

1. ET acomodativa refracional

- Hipermetropia variável de +3,0 a 10,0 DE (média de +4,75)
- Desvio moderado de 20 a 30$^\Delta$
- Igual para longe e perto.
- Correção total da hipermetropia corrige o desvio.

Relação CA/A normal é condição de um indivíduo hipermetrope sem o uso de correção óptica. Quando olha para a uma distância de 6 metros, acomoda o equivalente à sua hipermetropia, induzindo a realizar convergência correspondente. Ao fixar objeto próximo, situado a 33cm, acresce-se à sua hipermetropia mais 3 dioptrias necessárias para manter sua visão nítida, induzindo-o a realizar convergência maior do que a necessária (relação CA/A normal). Ocorre esoforia se seu reflexo de fusão consegue ativar uma divergência necessária para compensar a convergência anômala. Caso não consiga, ocorrerá esotropia com diplopia.

Todo portador de hipermetropia ou com relação CA/A elevada será sempre portador de ET? Sim. Mas, na verdade esta condição não ocorre porque o reflexo de fusão impede que isto ocorra, pois há uma compensação através da divergência ativa a tendência ao desvio convergente.

QUADRO CLÍNICO

No início o desvio é intermitente. Quando a criança tem sua atenção voltada para um objeto próximo, fecha um dos olhos, esfrega-os ou refere diplopia. Geralmente são portadores de hipermetropia em torno de 2,5 dioptrias. Quando não tratadas podem desenvolver CRA ou microtropia.

TRATAMENTO

Tres são os preceitos básicos no tratamento da esotropia acomodativa: a correção total de hipermetropia, aperfeiçoamento do reflexo de fusão e a redução da relação CA/A.

Alguns cuidados no tratamento envolvem a colaboração dos pais na observância do uso dos óculos e a manifestação do desvio sem óculos. Não devemos deixar que o mecanismo de defesa, que á a amplitude de divergência aumentada e a limitação da acomodação se instalam.

Quando não mais se observa um desvio para perto mesmo sem a correção da hipermetropia, somos forçados a realizar um cover *uncover test* e aplicar o teste de Lang.

Se houver grande dificuldade no reconhecimento das figuras, chagamos à conclusão de que há uma tendência à supressão. Então ocluímos o olho dominante por duas horas ao dia e examinamos a melhora desta tendência.

Há necessidade de avaliação da refração estática, da acuidade visual, da estereopsia, do desvio a cada 6 meses.

Se a criança passar a desviar ao fixar objetos próximos, mas mantendo ortotropia para longe, devemos ficar em alerta, pois há uma disparidade longe/perto. Isto significa que há outro fator além da hipermetropia envolvido, a relação CA/A elevada.

Providências a serem adotadas são a revisão da hipermetropia, prescrição de bifocais, uso de colírios ciclotônicos e/ou cirurgia.

Bifocais: devem ser do tipo Executivo, com a linha divisória na altura da margem inferior da pupila, olhando em frente e a adição de +3,0 dioptrias na inferior. Com a compensação dos desvios podemos diminuir a adição de +0,50 a cada um ou dois meses. O melhor princípio reside em prescrever-se a adição mínima de controlar o desvio a fim de manter o mecanismo da divergência ativa.

Em nossa experiência, a ortóptica não tem condições de baixar a relação CA/A, que vai diminuir com o crescimento do paciente na adolescência, quando há uma diminuição tanto da hipermetropia como da relação CA/A.

Com relação aos colírios ciclotônicos são todas drogas parassimpaticolíticas, do grupo dos anticolinesterásicos, cujo melhor exemplo é o iodeto de fosfolina. A inibição da colinesterase desativa a ação da acetil-colina na placa motora, à medida que esta é produzida modula seu efeito. Desta forma, a acetil-colina aumenta sua quantidade na placa motora, o que proporciona maior efeito sobre o músculo, provocando acomodação artificial.

Quando administrado em concentrações baixas ajuda no mecanismo neurológico da acomodação, exigindo menor necessidade de influxo nervoso para a acomodação, portanto à focalização. Como consequência, menor influxo nervoso exige menor convergência e portanto diminuição da relação CA/A.

Iatrogenias com seu uso envolviam formação de catarata, cisto de íris e potencialização com outras drogas como a succinilcolina, usada como relaxante muscular durante a fase de indução anestésica, com o risco de paralisia respiratória prolongada.

Sua produção foi interrompida pela indústria farmacêutica e com isso seu uso abandonado.

Tratamento cirúrgico

Era um dogma de que a ET acomodativa não se opera.

Algumas condições permitem que estes enfoque possa ser aventado como forma de tratamento, como propôs Jampolsky.

Pacientes portadores de hipermetropia com relação CA/A elevada, que mesmo usando bifocais, desvia os olhos de maneira intermitente para perto. No intuito de evitar o desenvolvimento binocular pode-se fazer a opção de cirurgia sobre os retos mediais. Esta manobra reduzindo a força dos músculos efetores da convergência, provoca uma redução da magnitude desta por unidade de acomodação, o que reduz matematicamente a relação CA/A.

2. ET acomodativa não refracional
- Nesta condição ocorre ET maior para perto do que para longe, além de ser a hipermetropia insignificante.
- Encontramos uma relação CA/A elevada sempre maior do que 10.
- A ocorrência de perversões sensoriais, principalmente a ambliopia é muito comum.

3. ET parcialmente acomodativa ou descompensada
- Melhor seria categorizá-la como esotropia comitante adquirida paracialmente acomodativa.
- Existe uma ET permanente de base à qual se acresce um fator acomodativo, o que faz com que o paciente aumente seu desvio quando acomoda. A redução da magnitude do desvio ocorre com a correção total de hipermetropia, mas mantém ET residual. Este constitui o componente não acomodativo.
- Pode ocorrer um engano quando o desvio básico é ínfimo, simulando uma microtropia, com ambliopia discreta, fixação excêntrica justa-foveal e DRA de pequeno ângulo de anomalia. Estas não tem tratamento possível, são irreversíveis.
- O tratamento tem finalidade exclusivamente estético.
- Temos de ponderar se um esodesvio detectável só para o olhar de perto ou o uso de bifocais.
- A cirurgia se planejada deve se basear no desvio básico, isto é, o medido com os óculos de hipermetropia. O planejamento deve magnificar o valor do desvio com a correção da hipermetropia e após a cirurgia a acomodação necessária faria com que a visão ficasse nítida pode compensar a consequente exotropia.
- A cirurgia tem contra indicação formal, pois sempre pode resultar numa supercorreção, a XT.

4. ET da deprivação sensorial
- É a ET dos portadores de visão monocular: leucomas, cataratas, lesões de retina, inflamações, tumores, neuropatia óptica, anisometropia.

5. Insuficiência de divergência
- Desvio maior para longe do que para perto.
- Diagnóstico de exclusão: diferenciar da paralisia de divergência associada com tumores pontinos e trauma neurológico.

6. ET comitante aguda após oclusão
- Ocorre durante o tratamento da ambliopia, após um período de oclusão ou quando ocorre perda monocular da visão.

7. ET comitante aguda tipo Franceschetti
- Jovens submetidos à oclusão para tratamento de uma ceratite.
- É um desvio no início intermitente que se transforma em permanente.
- Costuma-se afirmar que nada é mais comitante do que esta condição (Huggonier).
- O tratamento tem excelente prognóstico, pelas boas condições sensoriais pré existentes e consiste em cirurgia seja ela ampla ou moderada.

8. ET comitante aguda tipo Bielschowsky
- Na maior parte associada à miopia de pequena monta, surge como desvio de pequeno ângulo para longe, com diplopia. Tende a aumentar o desvio, bem como surgir para perto, transformando-se em comitante na relação longe/perto. Alguns autores imputam esta condição a uma paresia bilateral dos retos laterais (Jampolsky) que se tornou comitante, pois no início pode-se comprovar certa incomitância às lateroversões. Isto é apoiado no fato de que alguns portadores de acidentes vasculares cerebrais e tumores cerebrais podem ter esse tipo de desvio. Outros afirmam que não há melhor comprovação da existência da divergência tônica do que esta forma de Bielchowsky de ET.
- Alguns indivíduos neuróticos ou portadores de alterações emocionais melhoram com a remissão do quadro psicológico.
- O tratamento envolve ressecções mais ou menos amplas dos retos laterais conforme sejam portadores de miopias de maior ou menor monta.

Incomitantes

Magnitude do desvio para longe varia de acordo com a direção do olhar.

a) Lesão neurológica grave
Instalação abrupta, com nistagmo associado sugere a constatação de tumor, hidrocefalia e outras condições de alteração de hipertensão endocraniana.

Tumores da idade pediátrica costumam manifestar uma ET aguda, com diplopia, intermitente ou permanente em curto período de evolução. Não apresentam anisotropia em A, o que exclui a possibilidade de estarmos frente a uma paresia do VI nervo. Pudemos acompanhar crianças portadoras de glioma e astrocitoma na ponte com evolução fatal em poucos dias. Outra menina com cisto aracnoide que cresceu para a região do ventrículo cerebral, com excelente remissão do desvio ocular, após a neuro-cirurgia precoce.

Existem dois tipos de ET dos portadores de hidrocefalia, conforme Hoyt e Fredrick:

Esotropia de início precoce associados à anisotropia em A.

São portadores de encefaloceles ou meningomieloceles. O diagnóstico diferencial deve ser feito com a paralisia do VI nervo e a síndrome de Ciancia.

Esotropia aguda que surge com o aumento da pressão intracranial ou falência da derivação ventrículo-peritonial.

A ET é de grande ângulo, comitante, sem anisotropia em A, associada a paralisia de elevação e nistagmo.

Com a compensação de pressão liquórica ocorre remissão total do quadro.

Na malformação de Arnold-Chiari do tipo I pode ocorrer um quadro de ET aguda com anisotropia em A, além de outras alterações decorrentes da migração das amígdalas cerebelares para o canal cervical superior.

O quadro clínico pode desenvolver cefaleia, dor cervical, disartrias, disfagia, convulsão, fraqueza nos membros inferiores e ataxia.

b) Restrição do reto medial
Ocorre na orbitopatia de graves e na fratura de parede medial da órbita, decorrente de traumatismo crânio-encefálico.

c) Debilidade do reto lateral
Quadro de paralisia do VI nervo e reto lateral lesado por trauma ou cirurgia prévia (*slipped muscle*).

DIAGNÓSTICO DIFERENCIAL

Pseudoesotropia

Epicanto assimétrico ou pequena distância interpupilar.

Conduta

Anamnese

- Investigar idade do aparecimento
- Frequência do desvio
- Uso de óculos
- Oclusão prévia
- Trauma

Medidas de acuidade visual

- Sem e com correção
- Buraco Estenopeico ("pinhole")
- Avaliação de ambliopia ou nistagmo

Avaliação da motilidade ocular

- Restrição
- Hiperfunção muscular

Capítulo 111

Medida do desvio

- Em todas as posições do olhar
- Para longe e perto
- Com prisma
- Refração manifesta e com cicloplegia
- Exame das pupilas
- Biomicroscopia

FO

- Versões
- Exame neurológico
- Tomografia ou RNM (cortes axiais e coronais)
- ET incomitante
- Provas de função tireoidea, Tensilon ou Síndromes associadas (Möbius, Duarte, fibrose congênita).

TRATAMENTO

Clínico

- Precede todo tipo de teste.
- Corrigir toda hipermetropia maior +2,0 DE, após avaliação cuidadosa com refratometria estática, realizada sob cicloplegia.
- Tratar a ambliopia ocluindo o olho fixador.

Cirúrgico

- ET congênita
- Quando se alcançar alternância – operar os músculos
- ET acomodativa
- Correção prescrita para uso contínuo.

Se maior que 5-6 anos prescreva a refração manifesta com primeira lentes positivas que borrem a visão no refrator.

Se restar um desvio residual para perto apesar da boa correção do desvio para longe:

a) Bifocais executive com adição de +2,0 a 3,0 DE
b) Cirurgia
- ET não acomodativa ou acomodativa descompensada: cirurgia baseada no desvio com a correção óptica em uso.
- ET por deprivação sensorial
- Corrigir a causa da ambliopia, se possível
- Correção total da hipermetropia associada
- Cirurgia corretiva do desvio manifesto
- Amblíopes tem indicação de usar lentes de policarbonato
- Acompanhamento
- Aliviar a ambliopia
- Magnitude do desvio

- Se a ambliopia regredir: 3 a 6 semanas para retorno para avaliação do grau
- Se houver ortotropia: 1 a 6 meses

Controlar a refração com cicloplegia para menores de 6 anos

Para maiores de 5 a 7 anos reduzir a correção da hipermetropia para evitar borramento da imagem.

ESOTROPIA ADQUIRIDA PROGRESSIVA ASSOCIADA À ALTA MIOPIA

A esotropia adquirida associada à alta miopia caracteriza-se pelo desenvolvimento tardio (geralmente após a quinta década de vida) de uma esotropia que progressivamente aumenta o desvio podendo chegar a ângulos de desvios muito grandes e que frequentemente estão associados a hipotropia[5] (Figura 111.7). Estes quadros são geralmente bilaterais com a abdução e a elevação bastante limitadas.

Estes olhos apresentam um estafiloma na região súpero-termporal posterior que causa mudança no trajeto dos músculos reto superior, que é deslocado medialmente, e do reto lateral, que se desloca inferiormente como pode ser observado em exame de imagem (Figura 111.8) como durante a cirurgia (Figura 111.9).

O tratamento desta forma de estrabismo é eminentemente cirúrgico. É frequente que o músculo reto medial encontre-se contraturado, devendo ser retrocedido. Duas técnicas cirúrgicas foram descritas com a finalidade de corrigir este desvio.[6,7,8] Nossa experiência é com a técnica descrita por Yamada em que se realiza a hemitransposição com pequena ressecção (4 mm) da metade lateral do reto superior e da metade superior do reto lateral, unindo-as no local intermediário entre as inserções desses músculos (fio inabsorvível) (Figura 111.10). Essa operação visa normalizar o trajeto muscular.

Uma vez bem realizada a cirurgia, o prognóstico é geralmente bom.

ESOTROPIA CÍCLICA

Esta forma frequente de esotropia está relacionada ao que denominamos de "*biological clock mechanisms*" ou seja, ao ritmo circadiano das diversas condições fisiológicas do organismo humano.

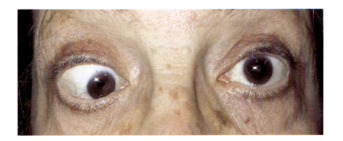

▶ **Figura 111.7** Paciente portadora de esotropia progressiva e alta miopia. Grande esotropia e hipotropia do olho direito.

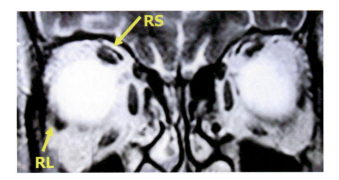

▶ **Figura 111.8** RNM – reto superior deslocado medialmente e reto lateral deslocado inferiormente.

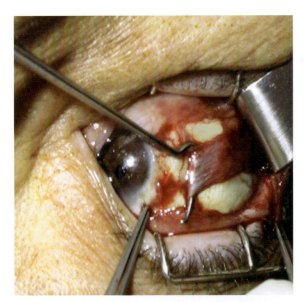

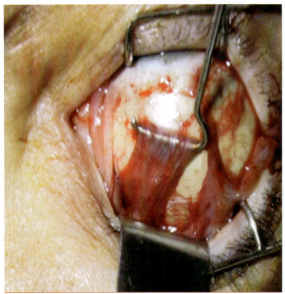

▶ **Figura 111.9** Achados per-operatórios – reto lateral deslocado inferiormente (direita) e reto superior deslocado medialmente (esquerda).

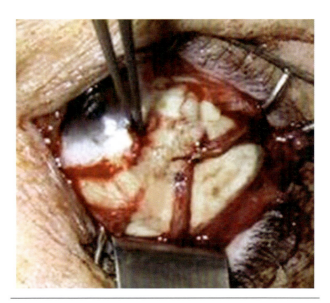

▶ **Figura 111.10** Operação de Yamada: hemitransposição das metades superior do reto lateral e lateral do reto superior, unindo-as no local intermediário das inserções destes músculos.

Caracteriza-se por períodos de desvio manifesto, alternados por outros de perfeita ortotropia, com toda sensorialidade e motricidade normais. Quando desviados apresentam desvios entre 30 e 40^Δ e os exames revelam certas anomalias sensoriais como a supressão, debilidade da fusão e até certa dificuldade visual. Os ciclos de 24 horas são os mais frequentes.

Esta forma rara de ET pode ser congênita ou surgir durante a infância; outros apresentaram o desvio cíclico após um traumatismo craniano ou após uma cirurgia de estrabismo.

A maioria dos portadores revela uma tendência ao desvio se tornar permanente pelo menos ao final de um ano de evolução.

O tratamento pode ser realizado atém mesmo na fase de ortotropia, sem o risco de supercorreção.

MICROTROPIA

ET não maior do 8^Δ constitui o que denominamos de microtropia.

Do ponto de vista sensorial apresenta uma condição que imita a visão binocular normal, mas apresenta fixação excêntrica justa foveolar, ambliopia discreta, correspondência retínica anômala, certo grau de estereopsia e reflexo de fusão anômala.

Diagnóstico

Exige muita pericia e sobretudo experiência na realização de um "*cover-uncover test*" simultâneo com prismas.

Condições sensoriais são melhor avaliadas com os vidros estriados de Bagolini, o teste maculo-macular com visuscópio e o teste das 4^Δ de Irvine e Goup.

Formas

Lang que descreveu a microtropia reconheceu-a como ET de pequeno ângulo, *primária*, que apresenta uma tendência familiar e apresenta hierarquia sensorial muito definida. Mais tarde reconheceu a forma *secundária* que é aquela que se diagnostica após a correção cirúrgica de uma esotropia de ângulo maior.

Tratamento

A pequena ambliopia que os portadores apresentam costuma ser extremamente resistente ao tratamento com recidivas na maioria dos casos.

REFERÊNCIAS BIBLIOGRÁFICAS

1. Souza-Dias C, Goldchmit M. Os estrabismos: teoria e casos comentados. Rio de Janeiro: Cultura Médica, 2011. p.104-11 e 119-21.
2. Prieto-Diaz J, Prieto-Diaz IM. Long term outcome of treated congenital/infantile esotropia: does early surgical binocular alignment restoring (subnormal) binocular vision guarantee stability. Binocular Vis Strabismus Q. 1998;4:249-54.
3. Cianca A, Melek N, Marcovici S, Fino M. Evolución alejada de lãs estropias congênitas operadas. In: Prieto-Diaz J. Actas Del XII Congreso Del Consejo Latinoamericano de Estrabismo. La Plata, 1996. p.139.
4. Gursoy H, Basmak H, Sahin A, Yildrin N, Aydin Y, Colak E. Long-term follow-up of bilateral botulinum toxin injections versus bilateral recessions of the medial rectus muscles for treatment of infantile esotropia. J AAPOS. 2012;16(3):269-73.
5. Souza-Dias C, Goldchmit M. Os estrabismos: teoria e casos comentados. Rio de Janeiro: Cultura Médica, 2011. p.104-11 e 119-21.
6. Yokohama T, Ataka S, Tabushi H, Shiraki K, Miki T. Treatment of progressive esotropia caused by high myopia: a new surgical procedure based on its pathogenesis. In: Jan Tjeerd de Faber. European Strabological Association; Meeting (27th 2001, Firenzi). Transactions. Lisse: Sweets & Zeitilinger, 2002. p.45.
7. Yamada M, Taniguchi S, Muroi T, Satofuka S, Nishina S. rectus eye muscle paths after surgical correction of convergent strabismus fixus. Am J Ophthalmol. 2002;134(4):630-2.
8. Ejzenbaum F, Goldchmit M, Souza-Dias CR. Surgical correction of progressive high myopia esotropia by Yamada´s technique: report of two cases. Arq Bras Oftalmol. 2005;68(4):547-50.

capítulo 112

Rodolpho Navarro Filho • Oswaldo Pinto Mariano Jr.

Exotropias

Com relação à duração do desvio, as exotropias podem ser classificadas em permanentes ou intermitentes.

A classificação de Duane[1] leva em conta a magnitude do desvio de acordo com a distância de fixação:

- **Exotropia com excesso de divergência:** o desvio é maior para longe.
- **Exotropia com insuficiência de convergência:** o desvio é maior para perto.
- **Exotropia básica:** os desvios para longe e perto são iguais ou semelhantes.

No caso das exotropias intermitentes, há ainda um quarto tipo: a *exotropia com pseudoexcesso de divergência*, onde há uma redução do desvio para perto devido às convergências acomodativa e fusional e, após oclusão de um dos olhos por 30 minutos, o desvio para perto equipara-se ao desvio para longe.

EXOTROPIA INTERMITENTE

Inicia-se normalmente antes dos três anos de idade,[2] e costuma ter a seguinte evolução clínica:[3]

1. Exoforia.
2. Exotropia intermitente para longe.
3. Exotropia intermitente também para perto.
4. Exotropia permanente para longe.
5. Exotropia permanente também para perto.

O que determina essa deterioração é o desenvolvimento da supressão, que pode ou não ocorrer. Alguns indivíduos se mantêm exofóricos por toda a vida. A supressão tem o papel de evitar sintomas incômodos (astenopia, diplopia, turvação visual).[4]

No entanto, sua história natural continua obscura pela falta de estudos prospectivos e carência de trabalhos retrospectivos de exotropias intermitentes não tratadas.

Na situação de desvio, os pacientes com exotropia intermitente podem ter correspondência retínica normal ou anômala. Naqueles que apresentam correspondência normal, raramente ocorre diplopia, sendo muito mais frequente a supressão.[4] Nos indivíduos com correspondência retínica anômala ocorre um fenômeno interessante, conhecido como *visão panorâmica*:[4] os objetos são vistos em sua localização real pelo olho desviado, e há um aumento do campo visual para o lado desse olho. Alguns pacientes com exotropia intermitente de fato queixam-se de restrição do campo de visão após a correção cirúrgica do desvio.

Raramente ocorre ambliopia nos pacientes com exotropia intermitente,[4] uma vez que no período maior de plasticidade do sistema visual em geral predominam os momentos de ortotropia e ambas as fóveas são estimuladas.

A presença de visão binocular normal é a regra e é condição *sine qua non* para o diagnóstico da exotropia intermitente.

A diminuição do desvio às lateroversões é bastante comum, e essa incomitância horizontal não leva à supercorreção cirúrgica nessas posições do olhar.

EXOTROPIA PERMANENTE

As diferenças entre as Exotropias Intermitentes e as Permanentes são tanto de ordem sensorial como motora. Na verdade, são e devem ser consideradas duas entidades distintas.

Nos casos mais precoces, considerados congênitos e normalmente associados a severos distúrbios neurológicos, o desvio pode estar presente ao nascimento ou aparecer nos primeiros dias de vida ou, ainda, nos 12 meses iniciais. Os casos adquiridos são normalmente secundários à perda da visão de um olho por causa orgânica.

A ambliopia é muito mais frequente do que nos casos de exotropia intermitente e tende a ser mais profunda.[4]

As exotropias permanentes apresentam normalmente ângulo de desvio maior que as intermitentes. A hiperfunção de músculos oblíquos tem maior incidência. É comum a presença de contratura do músculo reto lateral[4] (*tight lateral rectus* ou reto lateral inelástico), com consequente pseudo-hiperfunção de ambos os músculos oblíquos no mesmo olho. Essa aparente hiperfunção costuma desaparecer após o retrocesso cirúrgico do reto lateral inelástico.

EXOTROPIAS

Tratamento

A cura de um exodesvio apenas com **procedimentos clínicos** é praticamente inexistente. Apenas os indivíduos com pequeno desvio e boas condições sensoriais podem ser acompanhados com exercícios ortópticos que combatem a supressão através da diplopia com filtros, estrias de Bagolini etc. Normalmente esses pacientes passam de tropia intermitente para foria por um determinado período de tempo, voltando a apresentar desvio intermitente ou astenopia necessitando séries de exercícios repetidamente para manter a foria compensada.

Diante de um exodesvio, antes de tudo, devemos saber o **tipo de desvio** em questão, pois a conduta terapêutica cirúrgica vai variar quando a finalidade é estética ou quando a finalidade é dar oportunidade para o restabelecimento da visão binocular. Em outras palavras, nas exotropias secundárias ou constantes a indicação cirúrgica é puramente estética e, portanto, a subcorreção cirúrgica pode ser até um resultado desejável. Já nas exotropias intermitentes a subcorreção cirúrgica é um resultado inaceitável.

Uma vez definido o diagnóstico de exotropia intermitente, a forma mais comum dos exodesvios, perfazendo cerca de 60% a 85% dos casos dos exodesvios, para a maioria dos estrabólogos há o consenso de que a melhor conduta é a **cirurgia**, mas as opiniões variam amplamente em relação não só quanto ao momento de sua realização como também da eficácia de procedimentos clínicos prévios à cirurgia para obtenção de melhores resultados.

Para alguns autores[5] o **tratamento ortóptico prévio**, antissupressivo e exercícios de amplitude de convergência, melhoram o resultado cirúrgico. Para outros,[6,7] o tratamento ortóptico prévio não aumenta a estatística de bons resultados.

Com relação ao **momento da realização da cirurgia**, alguns autores obtêm melhores resultados operando abaixo dos quatro anos de idade,[8] enquanto para outros é melhor realizá-la após os cinco ou seis anos de idade.[9]

O impasse se resume no seguinte: é aceita de maneira geral e unânime a supercorreção cirúrgica, ou seja, é preciso "criar" uma exotropia de pequena monta para se obter melhores resultados a médio e longo prazos. Se a cirurgia for realizada muito precocemente poderá levar, pela supercorreção, à troca de um estado sensorial favorável de boa acuidade visual e esteropsia, mais comum nesse tipo de estrabismo, para o estabelecimento das perversões sensoriais próprias da exotropia, com ameaça de ambliopia e perda da estereopsia. Por outro lado, a demora na realização da cirurgia pode permitir ainda mais o desenvolvimento do escotoma de supressão que, por sua vez, aumenta o risco de recidiva do desvio mais tarde.

Durante muito tempo a indicação da cirurgia do exodesvio era baseada no **tamanho do desvio**, ou seja, desvios pequenos até 15-20 DP (dioptrias primáticas) eram acompanhados clinicamente, e a partir daí indicada a correção cirúrgica. A conduta hoje é mais maleável levando-se em conta a forma como os indivíduos mantêm o desvio. Assim, por exemplo, se a magnitude do desvio é grande, mas consegue mantê-lo em estado latente e sem sintomas, pode-se aguardar e não operar. Portanto, o tamanho do desvio não determina o momento da cirurgia, muito embora aqueles com grandes desvios necessitem maior vergência fusional para manter o desvio latente, o que torna mais difícil controlá-lo.

Dessa forma, o momento da indicação da cirurgia está associado à **frequência da manifestação do desvio**: se o tempo em que permanece em ortotropia for maior que o de exotropia, com boa acuidade visual e estereopsia, a cirurgia pode ser realizada na idade escolar, entre os cinco ou seis anos de idade. Se tivermos situação oposta, com o tempo de desvio em estado de tropia maior que o de paralelismo (ortotropia) e pouca estereopsia, a cirurgia é realizada mais precocemente.

No nosso serviço temos por hábito não operar antes dos cinco anos de idade, adotando o **tratamento preventivo** até essa idade, cuja finalidade é combater as perversões sensoriais da exotropia, praticamente resumida na supressão:

- **Oclusão**: parcial (algumas horas por dia), alternada ou não na vigência de eventual ambliopia, rara nas exotropias.
- **Lentes negativas**: é a adição de -1,00 a -4,00 DE (dioptrias esféricas) sobre a refração da criança. Elas ativam o mecanismo de convergência acomodativa e, portanto, auxiliam no controle do desvio e assim combatem a supressão. Embora sejam mais eficazes nas crianças com relação CA/A alta, as lentes negativas são utilizadas em todos os casos. As crianças toleram bem adições, com exceção daquelas que apresentam alta hipermetropia, rara nas exotropias.
- **Cicloplégicos fracos**: o mecanismo de ação é igual ao das lentes negativas. Aumentam artificialmente a rel CA/A, e a mais utilizada é a atropina 0,05% uma vez pela manhã, ajustando a dose pelo acompanhamento clínico.

Tratamento cirúrgico das exotropias intermitentes

Considerações gerais

1. Operar de preferência acima dos cinco ou seis anos de idade.
2. Programar supercorreção, de valor em torno de 10 DP, pela forte tendência à recidiva.
3. Visão binocular normal não previne a tendência à recidiva, e maior quantidade de milímetros utilizada na cirurgia não garante necessariamente a supercorreção desejada.
4. Cirurgia ajustável: quase sempre descartada por se tratar de cirurgia em crianças, mas mesmo em adultos seu emprego é causa de controvérsia devido à grande variação da evolução do desvio com o tempo.
5. Alertar os familiares sobre a possibilidade de nova intervenção ainda que isso cause certa frustração às expectativas. Conversar, ainda, a respeito da possibilidade de operar o olho que eles não consideram o "torto".

Muitos fatores determinam o planejamento cirúrgico: magnitude do desvio, idade, refração, presença de ambliopia, incomitância vertical, incomitância horizontal (diminuição do desvio maior em uma lateroversão), dominância ocular, hiperfunção de oblíquos associada, torcicolo, alterações neurológicas, entre outras.

Nas exotropias, principalmente, a posição dos olhos sob anestesia profunda é de fundamental importância para a escolha do olho a ser operado e pela escolha da posição mais adequada ao término da cirurgia. Por ela podemos alterar ou não o planejamento cirúrgico proposto em vigília no consultório.[10]

As tabelas existentes com relação à quantidade de músculos a serem operados e o montante em milímetros utilizados variam segundo os diferentes autores, mas pode-se dizer que há um padrão estabelecido:

- Cirugia em um músculo horizontal para desvios horizontais até 15-20 DP;
- Cirurgia em dois músculos horizontais para desvios de 20 a 35 DP;
- Cirurgia em três músculos entre 40 e 60 DP;
- Cirurgia em quatro músculos a partir de 65 DP.

Na vigência de ambliopia, rara nas exotropias intermitentes, a preferência é operar apenas o olho amblíope.

O índice de sucesso cirúrgico varia de acordo com o critério estabelecido, se sensorial ou motor ou, ainda, os dois em conjunto: se for apenas motor, desvios residuais entre 10 DP de exo e eso, em torno de 61%. Se o critério for a transformação de tropia em foria, de 53%, e se o critério for o restabelecimento da visão binocular de 31%.[11]

Tratamento das exotropias permanentes

O tratamento das exotropias permanentes é basicamente cirúrgico. A cirurgia tem finalidade estética. Desse modo, não existe preocupação com relação ao momento mais adequado para realizá-la, podendo ser feita tão logo tenhamos conseguido boa semiologia.

Seguem-se os mesmos princípios da exotropia intermitente com relação ao número de músculos operados diante da magnitude do desvio. O tipo de anestesia empregado em nosso serviço é a geral, em praticamente 100% dos casos, com o uso de relaxantes musculares, e levamos também em consideração a posição dos olhos sob anestesia profunda para a escolha dos músculos a serem operados.

A tendência à recidiva do desvio é menor se comparada com as exotropias intermitentes e a supercorreção inadequada, pois pode levar à diplopia, situação incômoda principalmente em adultos. Ela não deve, entretanto, ser supervalorizada, e nem motivo de contraindicação cirúrgica. Com o tempo, habitualmente, os indivíduos utilizam o mecanismo da desatenção para minimizar o problema.

Finalmente, existe um tipo especial de exotropia permanente com conduta cirúrgica própria: a XT do adulto, com grande ângulo de desvio e ambliopia. Nesses casos, com base na ideia de Rayner e Jampolsky[12] com algumas modificações, se operam apenas os músculos horizontais do olho amblíope, independentemente da posição dos olhos sob anestesia geral, com especial atenção à ressecção do reto medial, maior que a habitual, e ao retrocesso da conjuntiva ao final da cirurgia. Tivemos a oportunidade de comprovar a eficácia dessa abordagem cirúrgica em grande número de pacientes operados, obtendo alto índice de sucesso cirúrgico.

REFERÊNCIAS BIBLIOGRÁFICAS

1. Duane A. A new classification of the motor anomalies of the eyes based on physiologic principles, together with their symptoms, diagnosis and treatment. Ann Ophthalmol Otolaryngol. 1896;5:969.
2. Melek N. La exotropía Intermitente. Observaciones Clínicas y Quirúrgicas. Buenos Aires: Casa Ares, 1976.
3. Jampolsky A. Physiology of intermittent exotropia. Am Orthoptic J. 1963;13:5-13.
4. Souza-Dias C, Prieto-Días J. Strabismus. 4ed. USA: Butterworth Heinemann, 2000. p.224.
5. Cooper EL. Purposeful Overcorrection in Exotropia. In A Arruga (ed), International Strabismus Symposium. New York: S Karger, 1968. p.311.
6. von Noorden GK, Burian-von Noorden´s Binocular Vision and Ocular Motility. 2.ed. St. Louis: Mosby, 1980. p.321.
7. Moore S. Orthoptic treatment of intermittent exotropia. Am Orthoptic J. 1963;13:14.
8. Pratt-Johnson J, Barlow JM, Tilson G. Early surgery for intermittent exotropia. Am J Ophthalmol. 1977;84:689-94.

9. Jampolsky A. Management of exodeviations. In: Strabismus Symposium of the New Orleans Academy of Ophthalmology. St. Louis: Mosby, 1962. p.140.
10. Melek, Nélida B. Evaluación quirúrgica pre, intra y post operatoria bajo anestesia general em la cirugía de la exotropia intermitente. Encuentro Estrabologico Iberoamericano. Sevilla: Once, 1992. p.111.
11. Valenzuela, A. Tratamiento Quirurgico de la exotropia intermitente. Factores predictivos de sus resultados. XII Clade. Buenos Aires: Mayo, 1996. p.145.
12. Rayner JW, Jampolsky A. Management of adult patients with large angle amblyopic exotropia. Ann Ophthalmol. 1973;5:95-9.

capítulo 113

Luis Eduardo Morato Rebouças de Carvalho •
Marcelo Francisco Gaal Vadas • Fernanda Teixeira Krieger

Divergência Vertical Dissociada

DEFINIÇÃO E MANIFESTAÇÃO CLÍNICA

A divergência vertical dissociada (DVD) é uma afecção supranuclear, geralmente bilateral, simétrica ou assimétrica, caracterizada pela elevação intermitente do olho, que pode estar associada também à abdução e à extorção. O movimento é dissociado, ou seja, quando o olho elevado é forçado a fixar, o olho contralateral, em vez de deslocar-se para baixo (seguindo a Lei de Hering), passa a realizar ele próprio o movimento de elevação. A DVD pode ser compensada, quer dizer, manifestar-se somente sob oclusão (ou quando há diminuição da luminosidade ou nitidez da imagem) ou ser descompensada, ou melhor, manifestar-se espontaneamente. O torcicolo é frequentemente presente, com inclinação, em geral, para o lado do olho fixador. A DVD está, na maioria das vezes, associada à esotropia congênita e ao nistagmo latente, mas pode ser encontrada em diversos outros estrabismos e em condições em que houve interrupção precoce da visão binocular (como catarata congênita unilateral).[1]

Como descrito, o movimento de elevação pode ser acompanhado de abdução e torção. Esta última pode ser observada tanto na elevação como no abaixamento. Portanto, registram-se extorção quando o olho sobe e intorção quando o olho desce.

Quando há predomínio do componente vertical denomina-se DVD; quando há predomínio do componente horizontal, desvio horizontal dissociado (DHD); e quando há do torcional, desvio torcional dissociado (DTD).

É um fenômeno binocular, embora por vezes se observe assimetria entre os episódios e entre os olhos. Em geral, há desatenção ou fadiga associadas ao evento. A presença de profunda ambliopia relaciona-se diretamente à manifestação, à intensidade e à assimetria.[2,3]

A associação com a disfunção dos músculos oblíquos modifica a natural apresentação dessa entidade. Além das anisotropias alfabéticas (em V, na presença de hiperfunção dos músculos oblíquos inferiores; e em A, na presença de hiperfunção dos músculos oblíquos superiores), ocorre interferência direta na posição do olho não fixador quando este se encontra abduzido.[2,3]

ETIOPATOGENIA

Há muitas teorias e controvérsias sobre os mecanismos envolvidos na gênese da DVD. Hoje, as mais discutidas estão relacionadas com os reflexos primitivos e o bloqueio do nistagmo, apesar de tais teorias terem surgido há muitos anos.

Embora haja relatos de DVD em pessoas com binocularidade normal, ela é fortemente associada a quadros de deterioração da visão binocular, e por isso há quem relacione sua origem a reflexos primitivos que surgiriam nessa situação.[2,3]

Von Holst, em 1935, relatava a divergência vertical em peixes com estímulos luminosos distintos entre os dois olhos. Esse reflexo dorsal luminoso, que orienta o peixe a manter seu alinhamento vertical, é uma resposta ocular visualmente mediada e contrabalanceada pelo sistema vestibular.[2,3]

Mais recentemente, Brodsky observou que em pacientes com DVD a oclusão monocular estava associada à inclinação subjetiva, que seria anulada por movimentos de divergência ciclovertical. Desse modo, ele concluiu que a DVD seria um reflexo dorsal luminoso humano, cujo objetivo é restaurar a orientação vertical visual, quando estímulos visuais binoculares e desiguais provocam sensação subjetiva de inclinação visual.[4]

Em 1954, Anderson notou que o nistagmo rotatório manifesto em pacientes com DVD desaparecia quando um olho era ocluído.[5]

Seguindo o trabalho de Enright, em 1992, que mostrou, usando vídeo-oculografia, que a disparidade vertical induzia uma vergência vertical fusional, Guyton demonstrou uma vergência seguida de versão ciclovertical em pacientes sem visão binocular, com bloqueio do nistagmo latente.[5]

Para Bielschowsky, na DVD haveria uma estimulação inadequada dos centros verticais da vergência, centros estes cuja existência nunca foi comprovada.[2,3]

Outras teorias propostas para a gênese da DVD são a paresia bilateral dos retos inferiores por Scobee, e a dominância ocular exagerada afetando o tônus muscular por Posner.[2,3]

A comitância de disfunção dos músculos oblíquos modifica a natural apresentação dessa entidade. Nas hiperfunções dos músculos oblíquos inferiores, há anisotropia em V, e, nas hiperfunções dos superiores, há anisotropia em A.

DIAGNÓSTICO DIFERENCIAL

O fenômeno de Heimann-Bielschowsky é uma disfunção incomum da motilidade extrínseca ocular que se desenvolve após longo período de baixa acuidade visual.[6] Caracteriza-se por movimento restrito a apenas o olho amblíope, o qual exibe movimentos oscilatórios, predominantemente no olhar para longe e com inibição na convergência ou no olhar para perto. As oscilações podem variar em frequência (entre 1 e 5 ciclos/s) e amplitude (de 2 a 30 graus – 60 dioptrias prismáticas). Pode ser confundido com sintomas de lesões da fossa posterior ou processos expansivos da base do cérebro, daí a ênfase para oftalmologistas e neurologistas. Características peculiares à Divergência Vertical Dissociada podem estar presentes. Em uma condição de reduzida acuidade visual unilateral, se a iluminação do olho fixador é progressivamente diminuída, o olho dissociado realiza abaixamento, adução e intorção, sem alterar a posição do olho fixador.[7]

TRATAMENTO CIRÚRGICO

Quando descompensada, ela deve ser tratada de modo essencialmente cirúrgico. Nenhuma técnica faz com que ela desapareça, o que ocorre é que ela torna-se compensada ou há diminuição em sua magnitude. A manutenção em estado de hiperforia é um excelente resultado, enquanto a diminuição da hipertropia é um resultado bom ou razoável dependendo da magnitude do desvio.[2,3,6]

As diversas técnicas empregadas dependem da magnitude e da simetria da hipertropia, presença de ambliopia e da presença ou não de hiperfunção dos músculos oblíquos.

Quando não há hiperfunção dos oblíquos, a melhor indicação é o amplo retrocesso dos retos superiores, de acordo com o desvio, variando de 7 a 14 mm nos casos bilaterais e de 5 a 8 mm nos unilaterais. A cirurgia unilateral é reservada para assimetrias muito evidentes (simulando um quadro unilateral) em que o desvio não é grande (em geral, menor que 15$^\Delta$) e a ambliopia é severa.

Na presença de hiperfunção dos oblíquos inferiores, a indicação é de retrocesso com transposição anterior desse músculo, técnica proposta por Elliott e Nankin. Ao ser reinserido próximo à inserção lateral do reto inferior, o oblíquo inferior passa a ter ação antielevadora, controlando assim a DVD. O feixe fibrovasculonervoso, que penetra no oblíquo inferior onde ele cruza o reto inferior, atua como nova origem muscular.[2,3,6]

Diversos estudos demonstraram que essa técnica é eficaz no controle da DVD e da hiperfunção dos oblíquos inferiores. Em relação a hiperfunções mais severas, outras técnicas de debilitamento do oblíquo inferior, como a miectomia, apresentam melhores resultados, porém não controlam tão bem a DVD como o retrocesso associado à transposição anterior.

No pós-operatório dessa cirurgia, é comum observar discreta limitação da elevação, maior em abdução, e sem significado clínico importante. Além disso, certo grau de limitação da elevação é desejável para o controle adequado da DVD. Há casos de antielevação indesejável, com divergência em supraversão. Isso ocorre sobretudo se certos cuidados não são considerados, como, por exemplo, reinserir o músculo com um só ponto, deixando as fibras posteriores com menos tensão, e não o reinserir muito anteriormente à inserção do reto inferior.

Quando há hiperfunção dos oblíquos superiores, não há consenso sobre a técnica a ser empregada, já que, ao debilitar os retos superiores para o controle da DVD, e os oblíquos superiores para a resolução da hiperfunção e da anisotropia em A, há grande chance de inversão do padrão alfabético e do surgimento de hiperfunção secundária do oblíquo inferior; isto porque se debilita um músculo adutor em supraversão e um abdutor em infraversão. Desse modo, surgiram as várias opções que contemplam a questão: retrocesso dos retos superiores, retrocesso dos retos superiores associado à tenectomia posterior dos oblíquos superiores, retrocesso dos retos superiores associado à tenectomia dos oblíquos superiores por via lateral e retrocesso com transposição anterior dos oblíquos inferiores.

A ressecção dos retos inferiores pode ser realizada em casos de DVD residual ou, ainda, o pregueamento unilateral desse músculo em casos de acuidade visual muito baixa.[8]

REFERÊNCIAS BIBLIOGRÁFICAS

1. Romero-Apis D, Castellanos-Bracamontes A, Acosta-Silva M. Desviación horizontal dissociada: en exotropia y en endotropia. In: Arroyo-Illanes ME, editor. Actuallidades del Estrabismo Latinoamericano. Ciudad del Mexico: Lithoimpresora Portales, 1998. p.253-64.
2. Prieto-Diaz J, Souza-Dias C. La divergência vertical dissociada. In: Prieto-Diaz J, Souza-Dias C. Estrabismo. La Plata: Jorge D. Poch, 1996. p.275-93.
3. Souza-Dias C e Goldchmit M. A divergência vertical dissociada. In: Souza-Dias C, Goldchmit M. Os Estrabismos: teoria e casos comentados. Rio de Janeiro: Cultura Médica: Guanabara Koogan, 2011. p.221-46.

4. Brodsky MC. Dissociated vertical divergence. Perceptual correlates of the human dorsal light reflex. Arch Ophthalmol. 2002;120:1174-8.
5. Guyton DL. Dissociated vertical deviation: etiology, mechanism, and associated phenomena. J AAPOS. 2000;4:131-44.
6. Leigh RJ, Thurston SE, Tomsak RL, Grossman GE, Lanska DJ. Effect of monocular visual loss upon stability of gaze. Invest Ophthalmol Vis Sci. 1989;30:288-92.
7. Gamio S. Surgical management of dissociated deviations. In: Lorenz B, Brodsky MC, editors. Pediatric Ophthalmology, neuro-ophthalmology, genetics. Strabismus: new concepts in pathophysiology, diagnosis and treatment. Heidelberg: Springer, 2010. p.173-84.
8. Arroyo-Yllanes ME, Escanio-Cortés ME, Pérez-Pérez JF, Murillo-Murillo L. Plegamiento del recto inferior unilateral para el tratamiento de la desviación vertical disociada. Cir Ciruj. 2007;75:7-12.

capítulo 114

Carlos Ramos Souza-Dias

Estrabismos Paralíticos

Antes de tudo, é indispensável esclarecer dois assuntos inter-relacionados:

É frequente observar-se confusão entre os termos paralisia e paresia. Paralisia significa perda total de força muscular e paresia significa perda parcial de força. Essa diferenciação é fundamental, pois essas duas entidades patológicas exigem tratamentos inteiramente diferentes.

É importante ter em mente o fato de que os olhos trabalham conjugadamente, obedecendo à lei de Hering. Os músculos oculomotores possuem enorme reserva de força; um músculo reto necessita despender cerca de 15 g para realizar uma dução completa, entretanto, ele tem capacidade de exercer perto de 100g em certos momentos. Esse fato poderia induzir à crença de que uma pequena perda de força de um músculo não acarretaria perturbação nos movimentos dos olhos. Realmente, as *duções* podem estar normais, mas cria-se um desequilíbrio de forças entre os olhos, prejudicando as *versões*. A lei de Hering diz que "a quantidade de influxo nervoso enviado aos músculos oculomotores para a realização de um determinado movimento depende da necessidade do olho dominante". Consideremos, como exemplo, que o músculo reto lateral (RL) do olho direito, dominante, perdeu parte da sua força; cria-se um desequilíbrio de forças entre os retos horizontais desse olho, deslocando a sua posição de repouso em direção à adução, pois o Reto Medial (RM) tem sua força preservada. Para que ele (olho dominante) mantenha-se na posição primária do olhar, precisará re-equilibrar as forças nessa posição; para isso, o RL debilitado necessitará reforço inervacional. Pela lei de Hering, o seu sinergista contralateral, o RM esquerdo, receberá também esse incremento inervacional, produzindo desequilíbrio de forças horizontais, levando o olho à adução. O olho direito estará equilibrado na posição primária, enquanto o esquerdo estará equilibrado em adução, ou seja, haverá esotropia (ET) do olho esquerdo. Mas se o olho dominante for o esquerdo (olho são), como ele está equilibrado na posição primá-

ria, pois seus músculos horizontais estão íntegros, não haverá alteração inervacional, o que se reflete no olho direito. A inervação enviada aos olhos é a normal de repouso. Mas como o RL direito possui menos força, o olho estará desviado medialmente, isto é, haverá ET do olho direito. No caso do olho esquerdo (olho são) ser dominante, o desvio do olho direito (o afetado) chama-se *desvio primário*; se o olho dominante for o direito, temos um *desvio secundário*. O desvio secundário é sempre maior que o primário, conceito importante ao planejar-se a cirurgia. Evidentemente, ambos os desvios aumentarão ao realizar o paciente uma dextroversão, qualquer que seja o olho fixador (Figura 114.1).

OS SECUNDARISMOS

A paresia oculomotora, principalmente a paralisia, provoca o aparecimento de alguns importantes fenômenos secundários, chamados *secundarismos;* o que surge mais precocemente é a hiperfunção do músculo antagonista ipsolateral. Sua intensidade e o tempo necessário para que ele instale-se é variável. Essa hiperfunção não se restringe ao olho afetado; o músculo sinergista contralateral do músculo parético (músculo conjugado) também se torna hiperfuncionante, obedecendo à lei de Hering. Consequentemente, em razão da lei de Sherrington, o antagonista deste último demonstra hipofunção, fenômeno denominado por Chavasse[1] "paresia inibicional", a qual pode ser de tal monta a ponto de dificultar a determinação do músculo primariamente debilitado. Um exemplo demonstrativo é a paresia do músculo Oblíquo Superior (OS). Suponhamos a paresia desse músculo do olho direito; o Oblíquo Inferior (OI) ipsolateral, seu antagonista direto, fica hiperfuncionante; o seu conjugado contralateral, o reto Inferior (RI) esquerdo fica também hiperfuncionante e o seu antagonista ipsolateral, o Reto Superior (RS) esquerdo fica também hipofuncionante.

Além da hiperfunção muscular, há outro secundarismo, consequente a ela, de maior gravidade, pois pode tornar-se definitivo, prejudicando o prognóstico

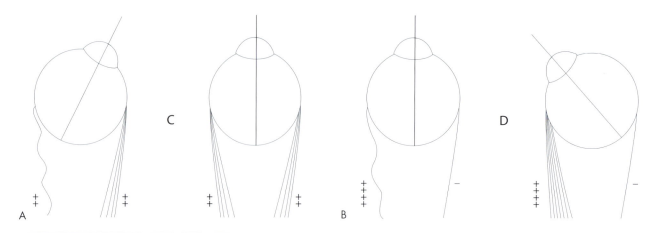

▶ **Figura 114.1** Demonstração esquemática dos desvios primário e secundário, causados pela paralisia do músculo reto lateral esquerdo. (**A**) Com o olho direito fixando em posição primária, há inervação de repouso para os quatro músculos horizontais; devido ao desequilíbrio de forças, o olho esquerdo está equilibrado em adução (esotropia). O desvio neste caso é denominado "desvio primário". (**B**) O olho esquerdo, portador da paralisia do reto lateral, está fixando em posição primária. Para que isso seja possível, o cérebro deve enviar a esse músculo um grande aumento de inervação. Pela Lei de Hering, o reto medial direito também recebe essa inervação exagerada e leva o olho à grande adução (esotropia). O desvio no segundo caso, denominado "desvio secundário", é maior que o primário.

espontâneo ou cirúrgico, se providências preventivas não forem tomadas precocemente. O músculo hiperfuncionante, ou simplesmente o que permanece longo tempo encolhido devido ao desvio ocular em sua direção, sofre, com o passar do tempo, um processo chamado *contratura*, caracterizado por encurtamento e consequente redução da sua elasticidade, produzido por perda de sarcômeros no sentido longitudinal.[2] Esse fenômeno, se não eliminado cirurgicamente, pode levar a enorme desvio, denominado "estrabismo fixo" (Figura 114.2), Note-se que essa contratura não é a que os fisiologistas chamam contratura tetânica, fenômeno apenas funcional.

A instalação dos secundarismos depende de fatores, nem sempre suficientemente esclarecidos. Um deles é a relação entre o olho dominante e o que possui o músculo afetado. Se o olho dominante for o são, o desvio será o primário e o músculo hiperfuncionante (e possivelmente contraturado) é o antagonista ipsolateral do músculo debilitado. Se o dominante for o que con-

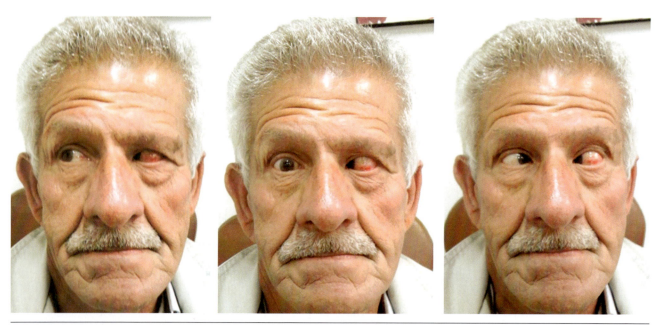

▶ **Figura 114.2** Homem portador de paralisia antiga do músculo reto lateral esquerdo. Esse olho localiza-se em extrema adução, de onde não sai mesmo quando o olho direito aduz, devido à intensa contratura, que reduz grandemente a sua elasticidade. Costuma-se chamar a esse estrabismo "esotropia fixa".

tém o músculo afetado, o desvio será o secundário e os secundarismos serão mais proeminentes no olho não afetado pela debilidade muscular. Consideremos, como exemplo, uma paresia do OS direito; se o olho dominante for o esquerdo, o músculo hiperfuncionante será o OI direito. Mas, se o olho dominante for o direito, o músculo mais hiperfuncionante será o RI esquerdo, seu sinergista contralateral ou conjugado.

Os secundarismos são também responsáveis por um curioso fenômeno, a *comitantização (*em inglês *spread of comitance).* No início de uma paresia, o maior desvio manifesta-se na direção do campo de ação do músculo afetado. Mais tarde, com o aparecimento da hiperfunção e eventual contratura do antagonista ipsolateral, o desvio passa a apresentar-se também, e cada vez mais, no campo de ação deste, reduzindo, assim, a diferença entre os desvios entre um e o outro lado, podendo mesmo chegar a ser maior no campo do antagonista. Com o passar do tempo, o desvio alastra-se pelas outras posições do olhar. Esse fenômeno é também mais claramente observado nas paresias do OS.[3] Nessa fase, reduz-se a diferença entre os desvios ao fixar um ou outro olho e a identificação do músculo lesado torna-se mais difícil. Algumas vezes, a paresia muscular desaparece, mas o paciente continua estrábico por obra dos secundarismos, estrabismo este que pode ser quase comitante e exige cirurgia.

O TORCICOLO

Em alguns casos de paresia oculomotora, em que o paciente consegue estabelecer paralelismo binocular em alguma posição do olhar, ele adota posição viciosa de cabeça, com a finalidade colocar os olhos nessa posição, a fim de evitar a diplopia e a confusão de imagens. Convencionou-se denominar *torcicolo* a essas posições anômalas da cabeça. No caso de paresia de um dos quatro músculos retos horizontais, o torcicolo é simples, isto é, a cabeça gira em torno apenas de um eixo vertical (eixo Z de Fick). No caso de paresia de um dos músculos de ação vertical, o torcicolo pode ser simples, apenas em torno do eixo sagital (eixo X de Fick), ou complexo, isto é, a cabeça gira em torno de mais de um eixo, o sagital e o ântero-posterior (eixo Y de Fick). Neste último caso, quando a cabeça inclina-se em direção a um dos ombros, o torcicolo de origem ocular (neste caso chamado torcional) pode confundir-se com o chamado torcicolo congênito, causado por inelasticidade do músculo esternoclidomastoídeo. O diagnóstico diferencial não é difícil; no caso de origem ocular, a cabeça pode inclinar-se em direção ao ombro oposto, ativa ou passivamente, enquanto no de origem cervical esse movimento é impossível. O torcicolo torcional é muito frequente na paresia do músculo oblíquo superior contralateral (Figura 114.3).

O torcicolo aparece também em casos de nistagmo com posição excêntrica de bloqueio (Figura 114.4).

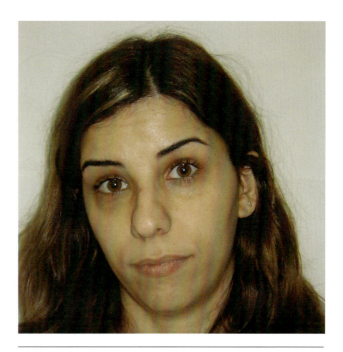

▶ **Figura 114.3** Torcicolo típico da paresia do músculo oblíquo superior do olho esquerdo.

Prevalência

A prevalência das paralisias de cada um dos três nervos oculomotores (III, IV e VI) é variável entre os autores. Ver a relação das prevalências no quadro 114.1, segundo alguns autores. A prevalência relativa maior do IV nervo na nossa estatística é causada por derivação seletiva de pacientes por colegas.

Tratamento: o tratamento das paresias ou paralisias oculomotoras depende de diversos fatores, como o(s) músculo(s) afetado(s), a intensidade do déficit motor, a presença de secundarismos etc. Há, entretanto, alguns princípios gerais a serem observados:

- **Objetivo principal:** obter equilíbrio estável das forças ativas e passivas na posição primária do olhar, com o menor número possível de operações.
- **Objetivo complementar:** conseguir a maior amplitude possível dos movimentos coordenados dos olhos, possibilitando um campo visual binocular livre de diplopia o mais amplo possível.

A fim de obter essas metas, devem ser observados os seguintes princípios:

- Nenhum procedimento cirúrgico pode devolver ao músculo paralisado a sua força contrátil. As operações chamadas "de reforço" (encurtamento muscular ou tendinoso ou avançamento) introduz apenas modificação estática da posição do olho na órbita, de maneira a que ele passe a agir como uma brida que freia o olho contra o tônus

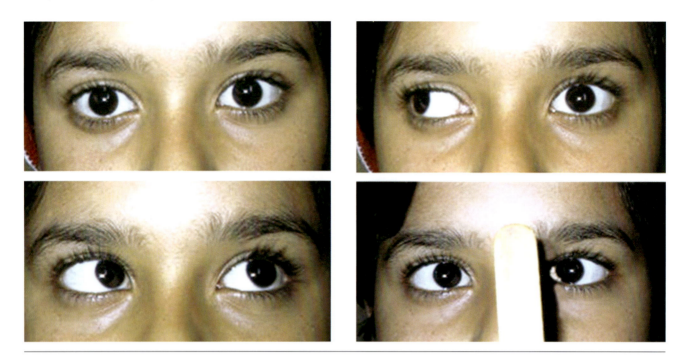

▶ **Figura 114.4** Torcicolo causado por nistagmo congênito de tipo sacádico. O paciente localiza os olhos em supradextroversão, posição de bloqueio do nistagmo, em que sua acuidade visual melhora.

QUADRO 114.1 Prevalência das paralisias de cada um dos três nervos oculomotores (III, IV e VI) e a variabilidade entre os autores.

Autor	N	III n (%)	IV n (%)	VI n (%)	Outros (%)
Rucker[4]	1.000	274 (27,4)	84 (8,4)	515 (51,5)	127 (12,7)
Rush[5]	1.000	290 (29,0)	172 (17,2)	419 (41,9)	119 (11,9)
Avó[6]	168	67 (39,9)	48 (28,6)	52 (31,5)	----------
Abreu[7]	814	274 (33,7)	130 (16,0)	410 (50,3)	----------
Sta. Casa[8]	149	48 (32,2)	36 (24,2)	65 (43,6)	----------
S.D.(1996)[8]	156	29 (18,6)	97 (62,2)	30 (19,2)	----------

N = número de pacientes; n = nervo; outros = combinação de nervos; S.D. = Carlos Souza-Dias.

conservado do seu antagonista. É uma má operação, se realizada isoladamente, pois a constante tensão oferecida pelo antagonista acaba por alongá-lo, por agregação de novos sarcômeros no sentido longitudinal,[2] com recidiva do desvio. Por isso, é mais eficaz o debilitamento do seu antagonista, isoladamente ou associado ao encurtamento do músculo paralisado. Em alguns casos, como na paralisia do VI nervo, lança-se mão das operações de suplência, utilizando a força passiva de outros músculos (transposições musculares).

- Condição *sine qua non* de sucesso cirúrgico é a eliminação de qualquer restrição passiva à movimentação ocular, causada por contraturas musculares ou aderências pós-operatórias.
- Em casos de paresias pouco intensas, às vezes é mais importante, no planejamento cirúrgico, a observação do quadro clínico, a distribuição dos desvios nas diferentes posições diagnósticas, do que a determinação inequívoca do músculo primariamente afetado, cujo interesse é apenas acadêmico.
- Nenhuma técnica cirúrgica para correção do estrabismo causado por paralisia de um músculo extraocular consegue oferecer resultado completamente satisfatório, pois a ausência da sua força está sempre presente. A ortotropia na posição primária com amplo campo visual binocular livre de diplopia é o máximo que se pode desejar. O ideal será conseguir uma prótese que substitua a força perdida, Tentativas nesse sentido têm sido feitas, até agora infrutíferas.[9,10,11]
- Perante um quadro de paralisia oculomotora recente, não se deve operar o paciente imediatamente, pois o músculo poderá vir a recuperar a sua força com o tempo. Classicamente, aconselhava-se aguardar seis meses antes de operar, para ter certeza de que o desvio está estabilizado. Nós preferimos outra orientação, que nos parece mais lógica, embora também empírica: examinamos o paciente de quinze em quinze dias, medindo o desvio, realizando os testes de força gerada e de dução passiva. Se, em seis exames (3 meses), observarmos que o quadro está estável, ou piorando (desenvolvimento de contratura), concluímos que a paralisia é definitiva e operamos. Se notamos redução do desvio ou aumento da força muscular, esperamos até que o quadro estabiliza-se.[12]

- Enquanto aguardamos a oportunidade de operar o paciente, é preciso tomar providência para evitar o desenvolvimento de contraturas. Para isso, apela-se para a aplicação de toxina botulínica no músculo antagonista.

PARALISIAS SUPRANUCLEARES

As paralisias oculomotoras referidas até aqui são causadas por lesões entre os núcleos dos nervos extraoculares e as suas terminações musculares. Trataremos agora das lesões localizadas acima dos seus núcleos, provocando as paralisias supranucleares.

A maioria dessas paralisias não interessam a este capítulo, por não causarem estrabismo; elas provocam apenas paralisias conjugadas do olhar, sem perda de paralelismo e diplopia.

Mas há um tipo de paralisia supranuclear que nos interessa: as *paralisias dissociadas*. Comentaremos três delas, a *paralisia unilateral de elevação*, a *oftalmoplegia internuclear anterior* e a assim chamada *skew deviation*.

- Paralisia unilateral da elevação – é uma entidade rara, que se caracteriza por impossibilidade de elevação ativa de um dos olhos, tanto a partir da posição primária como da adução e da abdução (Figura 114.5). O que a diferencia do quadro denominado "paralisia dos levantadores do olho", causado pela paralisia parcial do III nervo, é a ausência de hipotropia na posição primária e a presença do sinal de Bell, o que demonstra que o nervo, desde o seu núcleo, está íntegro e a paralisia é supranuclear. Na paralisia de elevação o sinal de Bell está presente porque a via do reflexo é distinta das vias córtico-nucleares. Não há indicação cirúrgica.

- Oftalmoplegia internuclear anterior. É um tipo de estrabismo não muito raro, provocado principalmente por acidente vascular cerebral ou por tumor da glândula pineal. A lesão localiza-se no fascículo longitudinal medial, interrompendo os axônios que se dirigem do núcleo do VI nervo ao subnúcleo do III nervo contralateral responsável pelo reto medial. O quadro clínico é a impossibilidade do reto medial contrair-se à lateroversão oposta, mas podendo contrair-se à convergência (Figura 114.6). Uma característica frequente é um nistagmo do olho contralateral (que abduz), de tipo sacádico, com fase rápida em direção à abdução.

- Skew deviation. É uma entidade clínica muito variável, com diversas descrições, dependendo do autor. A melhor definição, em nossa opinião, é a de Wong,[13] longa, mas bastante completa:

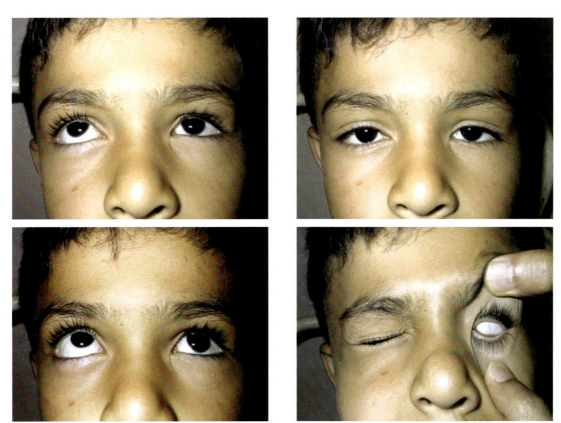

▶ **Figura 114.5** Paralisia supranuclear unilateral esquerda de elevação. Note-se que o olho esquerdo apresenta limitação de elevação, tanto em adução quanto em abdução; porém, o fenômeno de Bell está presente.

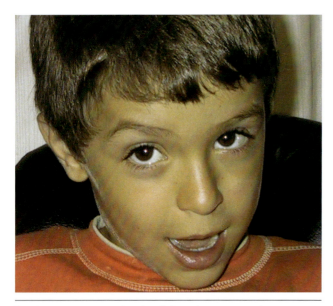

▶ **Figura 114.6** Quadro de oftalmoplegia internuclear anterior. Note-se que o olho esquerdo não aduz à dextroversão, mas aduz normalmente à convergência.

"*Skew deviation é um desalinhamento dos eixos visuais causado por distúrbio dos estímulos pré-nucleares, com ou sem torção. O desvio vertical pode ser comitante ou incomitantes (variando com as posições do olhar). Raramente é alternante (por exemplo hipertropia direita em dextroversão e esquerda em levoversão). Essa entidade associa-se a outros sinais neurológicos relacionados ao pedúnculo cerebral e pode fazer parte do quadro de reação ocular à inclinação cefálica (OTR). A skew deviation tem sido atribuída a uma disrupção assimétrica das vias otolítico-oculares*". Dessa maneira, o sistema otolítico contralateral fica sem oposição; por exemplo, uma lesão do sistema otolítico direito causa hipotropia ipsolateral, exciclotropia do olho direito e inciclotropia do esquerdo, além de inclinação cefálica para a direita. Como vemos, o quadro clínico é variável e o tratamento, quando cirúrgico, varia de acordo com o quadro clínico.

MIASTENIA GRAVE

O estrabismo provocado pela miastenia grave é muito variável, dependendo do(s) músculo(s) afetado(s). Ele pode mimetizar qualquer outro tipo de estrabismo. O tratamento dessa síndrome é abordado em capítulo específico desta obra.

MIOSITE ORBITÁRIA

É o processo inflamatório de um músculo extraocular. O quadro clínico apresenta-se como tumoração subconjuntival, rubor e hiperemia ao redor da inserção do músculo afetado, dor à movimentação ocular, paralisia deste músculo e, às vezes, pequena exoftalmia devido ao edema (Figura 114.7). O diagnóstico clínico é bem evidente, mas a ressonância nuclear magnética demonstra o aumento do volume muscular. Essa imagem diferencia-se da da orbitopatia da moléstia de Graves pelo fato de que na miosite o tendão é também afetado, diferentemente da orbitopatia de Graves, em que ele é poupado (Figura 114.8). A patogenia é provavelmente autoimune e o tratamento é realizado com corticosteroides por via sistêmica. O prognóstico é geralmente bom.

AVULSÃO TRAUMÁTICA MUSCULAR

É um acidente relativamente frequente e exige tratamento cirúrgico imediato. Se o cirurgião consegue localizar os dois cotos, proximal e distal, deve suturá-los

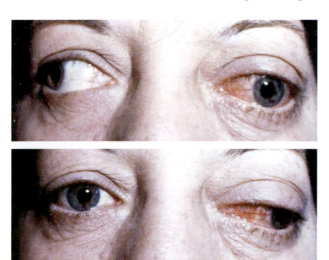
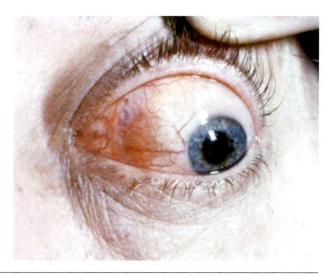

▶ **Figura 114.7** Quadro típico de miosite do músculo reto medial esquerdo. Note-se a hiperemia e o edema em torno da região da inserção muscular e a paralisia de adução (exotropia).

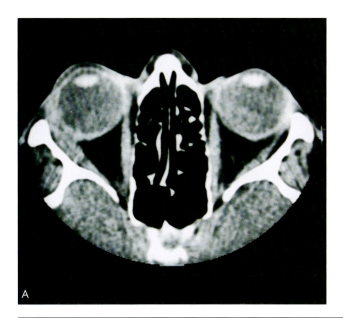 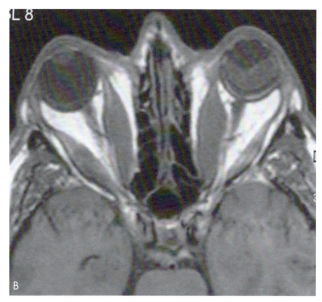

▶ **Figura 114.8** Diferenciação entre as imagens radiográficas da miosite (**A**) e da moléstia de Graves (**B**). Note-se em A que o tendão do músculo acometido, o reto medial esquerdo, apresenta-se também com volume aumentado, em contraste com o mesmo músculo em B, que é preservado.

um ao outro. Caso o coto distal (escleral) for pequeno, o proximal deve ser reinserido no local da inserção natural. A urgência da operação deve-se à contratura da porção proximal, que se instala rapidamente, dificultando a sua localização cirúrgica e deteriorando o prognóstico. O resultado cirúrgico depende de diversos fatores, especialmente à possibilidade de localizar-se a porção proximal, que, por sua vez, depende da experiência e da habilidade do cirurgião (Figura 114.9).

MÚSCULO PERDIDO

Há duas possibilidades, a chamada "músculo perdido" (*lost muscle*) e "músculo deslizado" (*slipped muscle*). O músculo perdido, que ocorre geralmente durante o ato cirúrgico; é aquele em que o músculo solta-se inteiramente da esclera ou do miostato e retrai em direção ao fundo da órbita. A gravidade da situação depende de dois fatores:

1. Quando as membranas intermusculares foram seccionadas, assim como as pregas de Guérin (ou pregas falciformes), o músculo retrai muito, dificultando a sua localização.
2. Depende do músculo afetado; o pior deles é o reto medial, pois não há nada que impeça ou dificulte a sua retração; o reto lateral geralmente não se retrai muito devido às suas ligações com o oblíquo inferior; o reto inferior é garantido pelo ligamento de Lockwood e o reto superior pelo *frenulum*. O tendão do oblíquo superior é facilmente recuperado; o oblíquo inferior, se não foi ressecado, pode ser recuperado com pequena dificuldade (Figura 114.10).

O "músculo deslizado" ocorre geralmente após a finalização da operação, ao romper-se parte da sutura músculo-escleral e as membranas intermusculares são preservadas. Neste caso, o músculo não se retrai tanto, mantendo-se no interior da sua bainha, sendo por isso mais fácil de ser recuperado. Nos dois casos, o ideal é que a cirurgia destinada à correção da complicação seja realizada o mais rapidamente possível após a primeira operação, pois, se o músculo em questão já havia sido suturado, os fragmentos do fio de sutura facilitam o seu encontro. Durante a cirurgia ou pouco depois dela, o aspecto do tecido muscular é mais facilmente distinguido dos tecidos circundantes. Além disso, quanto mais se espera, mais intensa é a contratura, o que dificulta a recuperação.

Finalmente, é importante saber que as manobras para recuperação de um músculo perdido ou deslizado são difíceis e exigem cirurgião experiente.

Compêndio de Oftalmologia Geral – Guia Prático

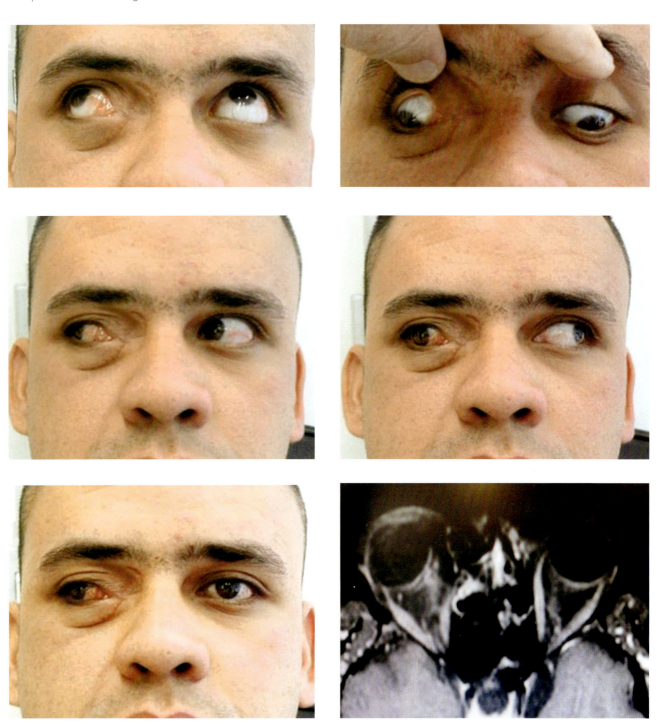

▶ **Figura 114.9** Avulsão traumática do músculo reto medial direito e do ligamento palpebral medial, por acidente automobilístico, havia quatro meses. Note-se a cicatriz na base do nariz.

Capítulo 114 — Estrabismos Paralíticos

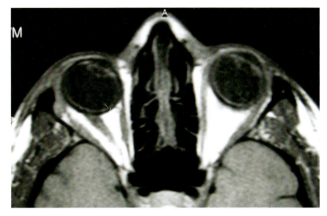
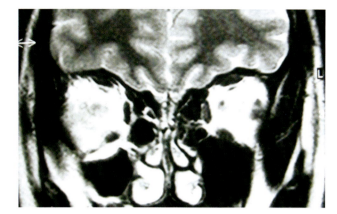
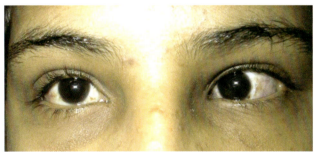
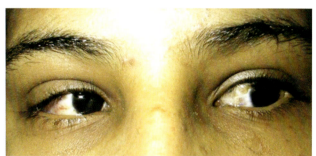
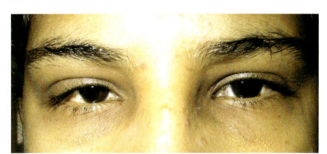
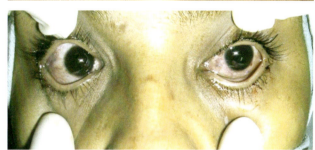
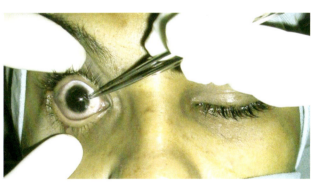

▶ **Figura 114.10** Oblíquo inferior, se não foi ressecado, pode ser recuperado com pequena dificuldade.

REFERÊNCIAS CONSULTADAS

1. Chavasse FB. Worth's Squint or the Binocular Reflexes and Treatment of Strabismus. 7.ed. London: Tindall & Cox, 1939. p.232.
2. Souza-Dias CR. The intimate nature of oculomotor muscles contracture. Arq Bras Oftalmol. 2010;73(2):204-8.
3. Souza-Dias C. Evolução do resultado cirúrgico em paresia do músculo oblíquo superior. In: Souza-Dias C, Goldchmit M. Anais do XIV Congresso do Conselho Latino-Americano de Estrabismo (São Paulo, 2000). São Paulo: Contraste Artes Gráficas, 2000. p.139-41.
4. Rucker CW. The causes of paralysis of the third, fourth and sixth cranial nerves. Am J Ophthalmol. 1966;61:1293-8.
5. Rush JA, Younge BR. Paralysis of the cranial nerves III, IV and VI: causes and prognosis in 1.600 cases. Arch Ophthalml. 1981;99:76-9.

6. Avó DS, Gurgel DPA, Salomão SR. Estrabismo paralítico: um estudo de 168 casos Boletim Brasileiro de Ortóptica. 1985-86;12:28.
7. Abreu FGQ, Abreu Filho FGQ, Abreu JMPQ. Paresias e paralisias dos nervos motores oculares. Estudo retrospectivo e prospectivo – período de 30 anos. Rev Bras Oftalmol. 1993;52(4):19.
8. Prieto-Díaz J, Souza-Dias C. Estrabismo. 4.ed. São Paulo: Livraria e Editora Santos, 2002. p.290.
9. Bicas HEA. Princípios teóricos de substituição de ação rotacional de músculo extra-ocular. Arq Bras Oftalmol, 1985;48:9-13.
10. Bicas HEA. A surgically inplanted elastic band to restore paralyzed ocular rotations. J Pediatr Ophthalmol Stabismus. 1991;28(1):10-3.
11. Collins CC, Jampolsky A, Scott AB. Artificial muscles for extraocular implantation. Invest Ophthalmol Vis Sci. 1985;26 (supl.):80.
12. Souza-Dias C, Goldchmit M. Os Estrabismos – Teoria e Casos Comentados. Rio de Janeiro: Cultura Médica, 2011. p.254.
13. Wong AMF. Eye Movements Disorders. Oxford: Oxford University Press, 2008. p.148.

capítulo 115

Carlos Ramos Souza-Dias

Estrabismos Restritivos

Os estrabismos restritivos são causados por limitações mecânicas do movimento ocular, ou seja, é um estrabismo que decorre basicamente de forças passivas.[1]

Essas forças podem ser de origem primária, como contraturas dos músculos extraoculares, e restrições congênitas, como síndrome de Brown e fibrose congênita, ou ainda secundárias, como doença de Graves e aderências pós-operatórias de cirurgias de estrabismo e retina.

CONTRATURA

Toda vez que um músculo extraocular permanece "encurtado" irá perder sarcômeros reduzindo assim seu comprimento. Essa redução vai diminuir a elasticidade do músculo que deverá demandar mais força para que possa ser distendido. Esse será o motivo mecânico para a limitação do movimento contrário ao músculo contraturado.[1,2]

A restrição pode ser relativa quando em um teste de dução forçada houver restrição, mas é possível realizar passivamente o movimento; ou absoluta, quando a restrição é tão intensa que não possibilite o movimento.[2,3]

É importante ainda observar que os tecidos que permeiam os músculos oculares vão também sofrer alterações e devem ser observados e, caso necessário, corrigidos durante a cirurgia para que se tenha melhor resultado final.[3]

Sempre que o estrabólogo se propõe a operar um desvio em que sabidamente há contratura, se faz importante a realização de manobras peroperatórias para caracterizar a restrição, eliminar as forças passivas e sempre planejar uma discreta subcorreção a fim de evitar a inversão do desvio.[1-4]

SÍNDROME DE BROWN

A síndrome da bainha do oblíquo superior ou síndrome de Brown é uma limitação à elevação do olho em adução, tanto passiva quanto ativa. Pode ser de etiologia congênita ou adquirida (inflamatória e traumática), intermitente ou constante e em menor quantidade pode ainda ser bilateral e na maioria das vezes assimétrica.[1,4,5,6]

O mecanismo do desvio reside na diminuição da elasticidade do músculo oblíquo superior, do encurtamento de seu tendão ou de alterações do tendão que impedem sua livre passagem pela tróclea. A apresentação clínica pode ser com ortotropia e limitação da elevação em adução ou com hipotropia do olho afetado. Por vezes, encontra-se anisotropia em V, hipotropia variável entre adução e abdução, arregalamento da pálpebra na posição diagnóstica e torcicolo.[1,4,5,6]

O tratamento até pouco tempo era iminentemente cirúrgico, porém alguns trabalhos recentemente alertam para números importantes de remissão espontânea chegando até a 75% dos casos. Portanto, é recomendada a observação dos casos em que não se tenha indicação formal de cirurgia, tida como desvio na posição primária, torcicolo e *downshoot* importantes em adução do olho comprometido. síndrome de Brown no olho dominante é uma indicação controversa, pois pode haver remissão espontânea, mas também há risco de hipertropia do olho adelfo.[4,5,6]

Há mais de 50 anos, o procedimento disponível era a tenectomia por via medial do OS, porém podíamos obter uma paralisia completa deste. Desse modo, outras opções passaram a ser utilizadas, como a interposição de um expansor de silicone no tendão ou o alongamento do tendão em que se expõe uma área suficiente para que se divida em duas metades, as separe a uma extremidade proximal de uma na distal da outra e, ainda, ser realizado também um afilamento do tendão próximo à tróclea na intenção de diminuir a restrição mecânica teoricamente causada pela sua bainha.[4,7-10]

FIBROSE CONGÊNITA DE MÚSCULOS EXTRAOCULARES

É uma doença congênita, não progressiva, na grande maioria dos casos autossômica dominante e com alta incidência familiar. São descritos genes CFEOM (*Congenital Fibrosis of the Extraocular Muscles*) mais comumente dos tipos 1 e 2 que conferem desenvolvimento anormal dos núcleos do III e/ou IV nervos e levarão os pacientes a exibirem um fenótipo característico com blefaroptose e oftalmoplegia com os olhos em infraversão e posição compensadora de cabeça elevando o mento.[1,4,11]

A doença é caracterizada pela substituição do tecido muscular normal por tecido fibrótico que pode ser alocado em bandas e substituirá o tecido elástico.[4,12]

O exame destes pacientes é difícil, pois as duções estão muito reduzidas e na maior parte das vezes mantém a posição compensadora de cabeça com o mento elevado. Hoje, os exames de imagens são particularmente úteis no diagnóstico e na avaliação do comprometimento muscular. Novas técnicas de ressonância nuclear magnética evidenciam com riqueza de detalhes a inervação e a condição dos músculos afetados, bem como os demais, inclusive o levantador da pálpebra.[12,13,14]

O foco da cirurgia é a diminuição da posição compensadora de cabeça, melhorar a posição dos olhos tanto da infraversão quanto de qualquer desvio horizontal. Em geral, os resultados são bastante satisfatórios, porém deve ser observado que estes pacientes não possuem reflexo de Bell e não devem ser feitas correções exageradas da ptose palpebral.[1,4]

DOENÇA DE BASEDOW-GRAVES

Doença ocular distireoideana com característica autoimune e maior incidência em mulheres. Apresenta-se como um agregado de sinais e sintomas que devem ser tratados em conjunto pelo endocrinologista e oftalmologista.[1,4,15]

Durante a fase ativa da doença ocorre inflamação intensa dos tecidos orbitários que por contiguidade levarão às alterações musculares. A fibra muscular em si não vai sofrer grande alteração e permanece praticamente inalterada na avaliação microscópica, porém vai ocorrer intensa infiltração de células inflamatórias que mais tarde serão substituídas por material amorfo, em sua maioria glicosaminoglicanas, conferindo o aumento de volume e fibrose que vai diminuir a contratilidade e produzir contratura e restrição ao movimento ocular normal.[15,16]

Durante a avaliação do paciente que procura o estrabólogo, é importante fazer as medidas do desvio, caracterizar as versões e duções, bem como os testes de dução forçada. Também é de grande valia a avaliação de exames complementares de imagem, como a tomografia computadorizada e a ressonância magnética, que vão demonstrar o grau de comprometimento dos músculos, bem como da gordura retro-orbitária. Vale ressaltar que, diferentemente da miosite, a infiltração muscular poupa a região de tendão e vai ser mais intensa no corpo muscular em forma de fuso ou "garrafa de coca-cola".[1,4,15]

O cirurgião estrabológico deve observar que será o último a realizar qualquer procedimento em um paciente que apresente este quadro, pois é importante que se aguarde a estabilização do quadro clínico da doença e que o doente permaneça eutireóideo por pelo menos seis meses, além de aguardar qualquer outra intervenção oftalmológica necessária, como uma descompressão orbitária.[4,15,16]

Todo procedimento cirúrgico deve começar com o teste de dução forçada para checar se o desvio que tem como causa apenas um ou mais músculos podem estar envolvidos; na maioria das vezes é necessária a intervenção de mais de um músculo no mesmo procedimento. Deve-se evitar ressecar músculos na doença ocular tireoideana sob risco de diminuir ainda mais sua elasticidade que já está bastante comprometida.[4,15]

O resultado imediato esperado é o alinhamento ocular com diminuição ou eliminação das restrições e pode ser realizado por meio de suturas ajustáveis ou ainda por manobras, como a desinserção do músculo acometido, deixando-o relaxado; procede-se com o alinhamento do olho em posição primária e a reinserção do músculo no novo ponto em que este toca o globo.[4,15,17]

FRATURA DE ÓRBITA

Como todo traumatismo, tem maior incidência no sexo masculino e indivíduos mais jovens, mas tem características próprias e vai depender do mecanismo do trauma e localização da fratura. A fratura pode ser externa, quando os ossos do rebordo orbitário são acometidos, e interna, quando as paredes orbitárias são acometidas sem atingir o rebordo; neste caso, denomina-se fratura em *blow-out* e é nesta situação em que ocorrem as restrições e limitações por encarceramento ou paralisias musculares.[1,4,18]

O mecanismo da fratura em *blow-out* se deve ao aumento da pressão orbitária causada pelo impacto; uma vez que a órbita não tem como expandir, seu conteúdo forçará as paredes e nos seus pontos mais fracos ocorrerá fratura óssea com extrusão do conteúdo orbitário (gordura e/ou músculo). As paredes medial e inferior são as mais frequentemente acometidas e é na fratura da parede inferior que se tem maior incidência de comprometimento das estruturas oculares e de sintomas.[1,4,18]

O estrabismo decorrente de uma fratura orbitária pode advir do encarceramento muscular que vai causar importante restrição ao movimento, edema e hematoma dos tecidos e músculos extraoculares, na maioria das vezes com limitação dos movimentos no campo de ação do músculo comprometido, mas sem desvio na posição primária, e paresias ou paralisias musculares por lesão direta do músculo (perda de fibras ou secção) ou nervo (denervação traumática/compressiva).[4,19]

É muito importante realizar um exame subsidiário de imagem como a tomografia ou de preferência a ressonância magnética para caracterizar a extensão da fratura e possível acometimento dos tecidos extraoculares. Por vezes, as fraturas são difíceis de observar, mas exibem alguns sinais característicos que auxiliam no diagnóstico, como conteúdo orbitário nos seios paranasais, enoftalmo, hematomas e enfisema orbital.[1,4,18]

O músculo mais comumente acometido é o reto inferior e pode causar hipotropia com limitação de elevação, hipertropia com limitação de abaixamento ou limitação de elevação e abaixamento. A diplopia é muito comum, sobretudo nas versões verticais e o paciente deve ser bem orientado quanto ao tratamento do estrabismo que somente deve ocorrer após a correção da fratura da parede orbitária sob risco de aquisição de nova diplopia, caso essa sequência de eventos não seja respeitada.[4,18,20,21]

O tratamento do estrabismo restante após a correção da fratura vai se basear no exame clínico, imagem e testes peroperatórios. Como o músculo mais acometido é o reto inferior, na maioria dos casos ele será abordado, devendo ser desfeitas aderências e corrigido o desvio residual por cirurgião experiente adaptando a cirurgia caso a caso devido à grande variabilidade de apresentações.[4]

CIRURGIA VITRORRETINIANA

A correção de descolamentos de retina utilizando cintas de silicone (*Buckle*) tem potencial de causar estrabismo por vários mecanismos, destacando-se: aderências e efeito de massa; lesão direta ao músculo provocando isquemia muscular, escorregamento do músculo na bainha e até desinserções involuntárias com reposicionamento incorreto; encarceramento dos músculos oblíquos, dano direto aos nervos e até mesmo toxicidade dos anestésicos peribulbares utilizados.[4,22]

A fim de realizar uma cirurgia de correção desse tipo de estrabismo, é importante a realização de testes complementares, como dução forçada, que pode revelar aderências a serem desfeitas, e teste de forças provocadas, que podem demonstrar redução na força muscular e indicar a realização de ressecção. É necessário muito cuidado já que há a possibilidade de se encontrar uma esclera afinada e por vezes friável.[4]

Em trabalho recente ficou evidenciado que a retirada do Buckle não vai alterar a chance de recidiva do descolamento da retina, assim como não vai alterar de modo significativo o desvio em questão, e o paciente precisará ainda de uma correção cirúrgica de estrabismo.[23]

REFERÊNCIAS BIBLIOGRÁFICAS

1. Souza-Dias C, Goldchmit M. Os Estrabismos - teoria e casos comentados. Rio de Janeiro: Guanabara Koogan, 2011. p.377-444.
2. Souza-Dias C. Contractura. Arch Chil Oftalmol. 1993;50:111.
3. Souza-Dias C. The intimate Nature of oculomotor muscles contracture. Arq Bras Oftalmol. 2010;73(2):204.
4. Rosembaun AL, Santiago AP. Clinical Strabismus Management - Principles and Surgical Techniques. Philadelphia: W. B. Saunders Company, 1999.
5. Dawson E, Barry J, Lee J. Spontaneous resolution in patients with congenital Brown syndrome. J AAPOS. 2009;13-2:116-8.
6. Lambert SR. Late spontaneous resolution of congenital Brown syndrome. J AAPOS. 2010;14-4:373-5.
7. Crawford JS. Surgical treatment of true Brown's syndrome. Am J Ophthalmol. 1976;81-3:289-95.
8. Wright KW. Brown´s syndrome: diagnosis and management. Trans Am Ophthalmol Soc. 1999;97:1023-109.
9. Wright KW. Results of the superior oblique tendon elongation procedure for severe Brown's syndrome. Trans Am Ophthalmol Soc. 1999;98:41-50.
10. Rivero V, Gómez de Liaño P, Franco G, Yáñez J. Superior oblique sharpening surgery in the treatment of Brown syndrome plus. Arch Soc Esp Oftalmol. 2010;85-12:395-9.
11. Engle CE, McIntosh N, Yamada K, Lee BA, Johnson R, O'Keefe M, et al. CFEOM1, the classic familial form of congenital fibrosis of the extraocular muscles, is genetically heterogeneous but does not result from mutations in ARIX. BMC Genetics. 2002;3:3.
12. Harley RD, Rodrigues MM, Crawford JS. Congenital fibrosis of the extraocular muscles. J Pediatr Ophthalmol Strabismus. 1978;15-6:346-58.
13. Demer JL, Clark RA, Engle EC. Magnetic Resonance Imaging Evidence For Widespread Orbital Dysinnervation in Congenital Fibrosis of Extraocular Muscles Due to Mutations in KIF21A. Invest Ophthalmol Vis Sci. 2005;46-2:530-9.
14. Demer JL, Ortube MC, Engle EC, Thacker N. High-Resolution Magnetic Resonance Imaging Demonstrates Abnormalities of Motor Nerves and Extraocular Muscles in Patients With Neuropathic Strabismus. J AAPOS. 2006;10-2:135-42.
15. Fells P, Kousoulides L, Pappa A, Munro P, Lawson J. Extraocular Muscle Problems in Thyroid Eye Disease. Eye. 1994-8:497-505.
16. Char D H. Thyroid Eye Disease. Br J Ophthalmol. 1996-80:922-6.
17. Dal Canto AJ, Crowe S, Perry JD, Traboulsi EI. Intraoperative Relaxed Muscle Positioning Technique for Strabismuus Repair in Thyroid Eye Disease. Ophthalmology. 2006;113-12:2324-30.
18. Antunes-Foschini RMS, Bicas HEA, Cruz AAV. Fratura isolada de parede medial da órbita associada à redução importante de movimentação ocular - Relato de caso. Arq Bras Oftalmol. 2002;65:567-70.
19. Criden MR, Ellis FJ. Linear nondisplaced orbital fractures with muscle entrapment. J AAPOS. 2007 Apr;11(2):142-7.
20. Mauriello JA Jr, Antonacci R, Mostafavi R, Narain K, Caputo AR, Wagner RS, et al. Combined Paresis and Restriction of the Extraocular Muscles after Orbital Fracture: A Study of 16 Patients. Ophthal Plast Reconstr Surg. 1996;12-3:153-225.
21. Biesman B, Hornblass A, Lisman R, Kazlas M. Diplopia After Surgical Repair of Orbital Floor Fractures. Ophthal Plast Reconstr Surg. 1996;12-1:1-75.
22. Farr AK, Guyton DL. Strabismus after retinal detachment surgery. Curr Opin Ophthalmol. 2000;11-3:207-10.
23. Wong V, Kasbekar S, Young J, Stappler T, Marsh IB, Durnian JM. The effect of scleral exoplant removal on strabismus following retinal detachment repair. J AAPOS. 2011;15-4:331–3.

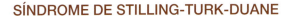

capítulo 116

Mauro Goldchmit • Carlos Fumiaki Uesugui

Síndromes Estrabismológicas Especiais

SÍNDROME DE STILLING-TURK-DUANE

Após as descrições iniciais feitas por Stilling[1] (1887) e Turk[2] (1896), Duane,[3] em 1905, publicou 54 casos com a descrição completa do quadro clínico. Mais conhecida como Síndrome de Duane, sua frequência é de 2% entre os pacientes estrábicos.[4] Entre 97 dos nossos pacientes, 92,8% eram casos unilaterais, 84,4% acometiam o olho esquerdo e 52,2% eram do sexo feminino,[5] números semelhantes aos encontrados por Helveston.[6]

Huber,[7] com base em estudos eletromiográficos, propôs a seguinte classificação:

- **Tipo I:** ausência de abdução e limitação discreta da adução; retração ocular (Figura 116.1).
- **Tipo II:** abdução normal ou moderadamente reduzida; adução discreta ou moderadamente limitada; retração ocular (Figura 116.2) e movimentos verticais anômalos (Figura 116.3).
- **Tipo III:** abdução e adução limitadas.

A experiência clínica mostra que o tipo III não deveria ocorrer por tratar-se de um tipo I mais intenso, no qual maior quantidade de fibras deixam o ramo do III nervo do músculo reto medial e dirigem-se ao músculo reto lateral. Por não ser o escopo desta obra, explicação específica sobre esse tema e as explicações patológicas da Síndrome de Duane podem ser encontradas em outra publicação.[8]

Basicamente, o que se observa é que fibras do ramo do III nervo que inerva o músculo reto medial dirigem-se ao músculo reto lateral, causando contração anômala deste à adução, ou seja, ocorre co-contração dos músculos retos horizontais. Este fato provoca a retração do olho quando este aduz.

O quadro clínico pode apresentar, estando o olho normal na posição primária do olhar, esotropia (tipo I) ou exotropia (tipo II ou tipo II mais intenso [tipo III de Huber]). Os pacientes que possuem visão binocular normal adotam posição compensadora de cabeça, girada para o lado do olho acometido, se apresentar esotropia, ou para o lado do olho são, se apresentar exotropia. Os pacientes evitam a adução forçada do olho afetado a fim de evitar o aparecimento da retração do olho mas, principalmente, dos antiestéticos movimentos verticais anômalos. Estes surgem pelo efeito em rédea que surge com a co-contração dos músculos horizontais antagonistas, os retos medial e lateral. A Síndrome de Duane pode ainda estar associada a outras malformações.[9]

Os músculos retos horizontais apresentam, seja pela posição anômala do olho, seja por excesso de inervação, tendência a contratura.

O diagnóstico da Síndrome de Duane, pelas características típicas e patognomônicas supracitadas, em geral não oferece dificuldades. Entre os possíveis diagnósticos diferenciais está a paralisia congênita do VI nervo, que é extremamente rara; nesses casos, a magnitude da esotropia é sempre maior do que a encontrada na Síndrome de Duane. Portanto, considera-se que "toda paralisia de VI nervo é Síndrome de Duane até que se prove o contrário".[10] Detalhes específicos de como realizar a medida do cover test e a manobra de Romero-Apis para diferenciar as duas entidades pode ser encontrada em outra publicação.[8] Outras entidades que se apresentam com limitação de abdução, como na Síndrome de Ciancia ou na sequência de Möbius, ou limitação de adução, como na paresia de III nervo, devem ser consideradas no diagnóstico diferencial.

Uma vez que não é possível alterar o padrão inervacional desses pacientes, o tratamento dos casos em que há desvio na posição primária do olhar com torcicolo ou movimentos verticais anômalos é sempre cirúrgico. Nos casos de Síndrome de Duane com esotropia na posição primária, recomenda-se o retrocesso do(s) reto(s) mediais (a operação do reto medial do olho são

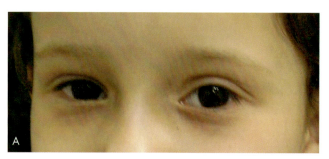

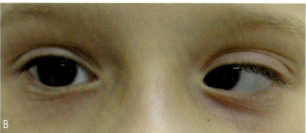
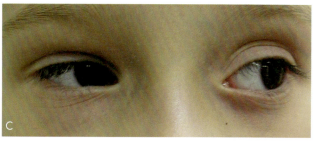

▶ **Figura 116.1** Paciente com síndrome de Duane no OD. Em (**A**) observa-se discreto torcicolo girando a cabeça para a direita. Em (**B**), a limitação de abdução e o aumento da rima palpebral; em (**C**) observa-se o estreitamento da rima palpebral e a retração ocular.

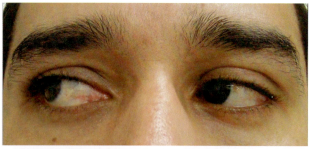

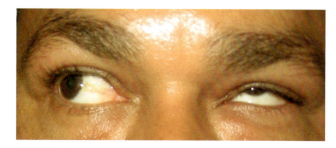

▶ **Figura 116.3** Paciente com síndrome de Duane no OE. Quando o olho direito está em abdução e discreta elevação o olho esquerdo sobe rapidamente (*upshoot*) e observa-se também o estreitamento da rima palpebral e retração ocular.

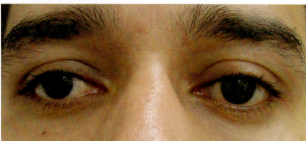

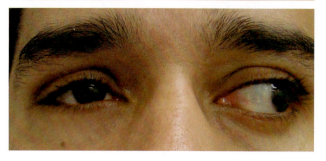

▶ **Figura 116.2** Paciente com síndrome de Duane tipo II no OD que está equilibrado em XT. Observa-se em dextroversão o estreitamento da rima palpebral, limitação de adução e retração ocular.

a finalidade de diminuir a inervação do reto medial do olho afetado obedecendo às Leis de Hering e Sherrington) impedindo assim a evolução da contratura desse músculo, como ocorre em alguns casos, levando à recidiva do desvio; nos casos de Síndrome de Duane com exotropia na posição primária, indica-se o retrocesso do reto lateral do olho acometido. É contraindicado o retrocesso do reto lateral do olho são.

Uma característica que se observa durante a cirurgia é o afinamento escleral (Figura 116.4) que ocorre embaixo do músculo; deve-se tomar cuidado no momento da passagem da agulha.

Há quem indique cirurgia de transposição dos retos verticais com a finalidade de melhorar a abdução; por experiência de resultados pobres ou ainda por relatos de casos de supercorreção e criação de hipertropia, essa operação em portadores de Síndrome de Duane não é recomendada.

Capítulo 116

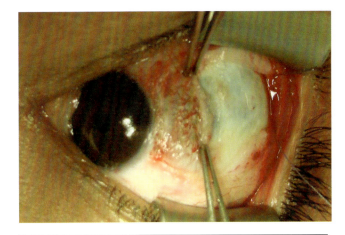

▶ **Figura 116.4** Operação em paciente com síndrome de Duane. Observar a esclera azulada abaixo do músculo reto (desinserido) demonstrando o afinamento ecleral.

Para o tratamento dos movimentos verticais anômalos, sobretudo nos casos de exo-Duane, recomendamos o amplo retrocesso do músculo reto lateral.[11] Ainda para esse fim, Scott propôs a mioescleropexia (Fadenoperation),[12] e Jampolsky[13] a técnica do retrocesso com bifurcamento do reto lateral (Split) (Figura 116.5). Esta última técnica foi usada por um dos autores (MG) em três casos, com bons resultados.

Há formas bizarras de Síndrome de Duane, como a abdução sinérgica (Figura 116.6) que foge ao escopo deste capítulo pela sua raridade; informações em outra publicação.[8]

SÍNDROME DE DUANE

Sequência de Möbius

Em 1888[14] e 1982,[15] Paul J Möbius colecionou 44 casos de pacientes que apresentavam paralisia do VI e VII nervos, quadro que passou a se chamar Síndrome de Möbius (mais recentemente denominada sequência de Möbius [SM]).

A SM é uma doença congênita rara que se caracteriza por diplegia facial tipo periférica, na maioria das vezes bilateral (Figura 116.7), simétrica ou assimétrica, associada à paralisia do olhar conjugado horizontal (Figura 116.8).[16] Os pacientes que apresentam esotropia na posição primária do olhar adotam torcicolo girando a cabeça para fixar com o olho em adução (Figura 116.9). Também são descritas várias anomalias congênitas associadas, como atrofia da musculatura da língua, anomalias dentárias, anomalias musculoesqueléticas (a mais frequente é o pé torto congênito (Figura 116.10) e autismo).[16] A paralisia do VII nervo provoca falta de mímica facial conferindo a esses pacientes a chamada "face de máscara".

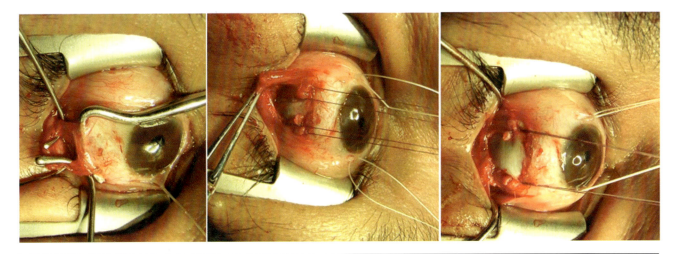

▶ **Figura 116.5** Cirurgia de bifurcamento (split) associado a retrocesso do músculo reto lateral em paciente com síndrome de Duane.

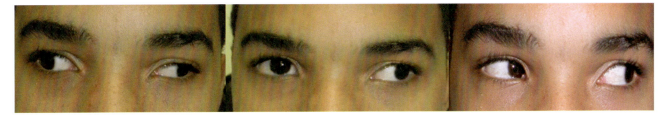

▶ **Figura 116.6** Paciente com abdução sinérgica. Observa-se que quando o olho direito faz abdução, o olho esquerdo também movimenta-se no sentido da abdução com estreitamento da rima palpebral.

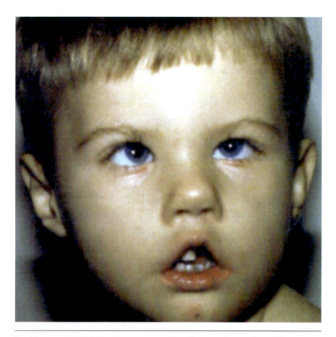

▶ **Figura 116.7** Paciente portador de sequência de Möbius. Ausência de mímica facial e esotropia.

A etiologia é muito discutida na literatura, mas alguns agentes ambientais que atuam na fase embriogênica parecem contribuir com o aparecimento de casos; estão associados à talidomida, à cocaína, à ergotamina, aos benzodiazepínicos e ao misoprostol (Cytotec®)[17] (na nossa experiência o uso de misoprostol durante a gesta-

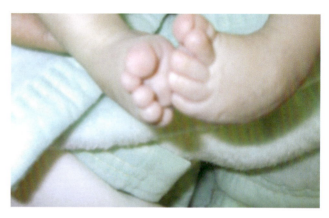

▶ **Figura 116.10** Pé torto congênito: anomalia congênita mais frequente na sequência de Möbius.

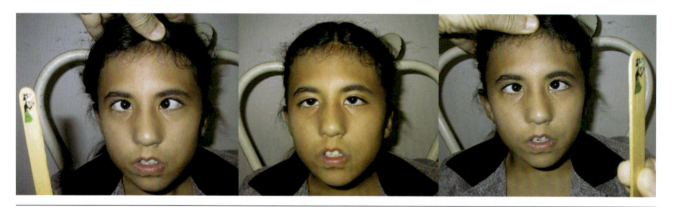

▶ **Figura 116.8** Sequência de Möbius – paciente com ortotropia e visão binocular normal realiza convergência para olhar objeto situado lateralmente, apresentando nesse momento miose, o que caracteriza a paralisia do olhar conjugado horizontal.

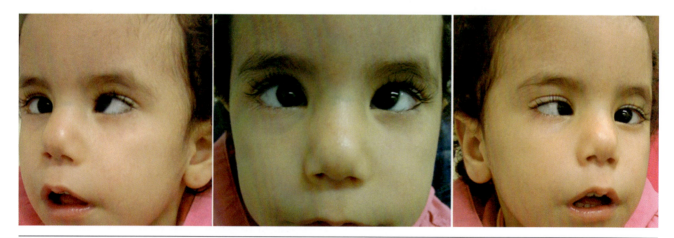

▶ **Figura 116.9** Paciente portadora de sequência de Möbius. Apresenta esotropia na posição primária do olhar e gira a cabeça para fixar com o olho que encontra-se aduzido.

ção com a finalidade de provocar o aborto foi relatado por 45,5% das mães[16]. O mecanismo mais aceito é o que resulta em insuficiência no fluxo sanguíneo da subclávia no período precoce do desenvolvimento fetal.[18]

A manifestação clínica predominante é a limitação marcada de abdução e limitação em graus variados da adução, caracterizando a paralisia do olhar conjugado.[19] Os pacientes podem apresentar, na posição primária do olhar, esotropia, ortotropia ou, mais raramente, exotropia (Figura 116.11).

O tratamento deve ser realizado por equipe multidisciplinar formada por oftalmologista, neurologista, geneticista, ortopedista, odontólogo, fonoaudiólogo e psicólogo. Mais recentemente, o cirurgião plástico pode contribuir com esses pacientes para a realização de transplantes nervosos faciais com a finalidade de possibilitar alguma mímica facial.[16] Do ponto de vista oftalmológico, as atenções devem ser dirigidas para correção de eventual erro refrativo, tratamento de ambliopia e correção cirúrgica do estrabismo.

Diversos estudos brasileiros mostram a experiência brasileira com a sequência de Möbius.[20-22] Em trabalho multicêntrico e multidisciplinar realizado no Departamento de Oftalmologia da Santa Casa de São Paulo em 2008,[16] foram avaliados 44 pacientes. Observou-se que 22 deles apresentavam ortotropia e 18, esotropia. A ambliopia esteve presente em 40% dos pacientes. Em função da má oclusão palpebral, a córnea deve ser avaliada com o objetivo de detectar alterações decorrentes da sua exposição.

A cirurgia do estrabismo deve ser realizada por cirurgião experiente. Esses pacientes possuem músculos com características diferentes dos músculos de outros tipos de estrabismo; independentemente da magnitude do ângulo de desvio na posição primária do olhar, são músculos extremamente contraturados. Quase sempre a operação torna-se difícil, sobretudo no momento de desinserir o músculo da esclera; a impossibilidade de introduzir a tesoura obriga o cirurgião a usar uma lâmina de bisturi para, lentamente, seccionar o tendão do músculo reto medial (sempre com a presença do gancho por baixo para evitar a perfuração escleral). Além desse detalhe técnico, a experiência de cada cirurgião será fundamental para saber onde o músculo reto medial deve ser reinserido (Figura 116.12). Os resultados são quase sempre bons, mas tem-se observado, após a operação, o surgimento de desvio vertical em alguns pacientes (Figura 116.13).

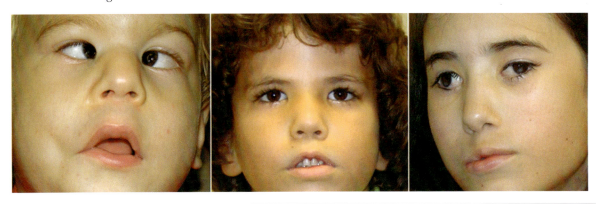

▶ **Figura 116.11** Pacientes portadores de seqüência de Möbius apresentando na posição primária do olhar esotropia, ortotropia ou exotropia.

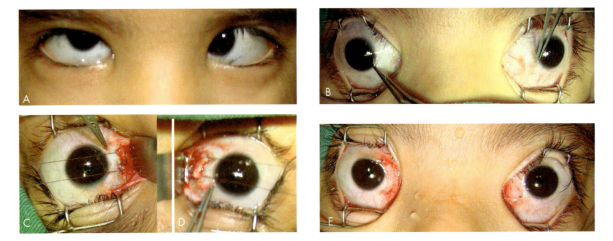

▶ **Figura 116.12** Paciente portador de seqüência de Möbius. (**A**) Pré-operatório (esotropia). (**B**) Dução passiva positiva para abdução em ambos olhos. (**C**) e (**D**) Teste de Quéré positivo (Músculo reto medial não chega ao limbo). (**E**) Pós-operatório: posição dos olhos ao final da operação

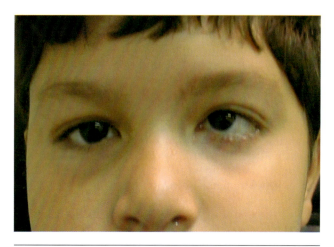

▶ **Figura 116.13** Paciente portador de sequência de Möbius apresentando hipertropia do OE após cirurgia de correção da esotropia.

REFERÊNCIAS BIBLIOGRÁFICAS

Síndrome de Duane

1. Stilling G. Unterssuchungen über die Entrstehung der Kurzsichtigkeit. Wiesbaden: JF Bergman, 1887. p.13.
2. Türk S. Bermerkungen zu einenFalle von retraction des auges. ZBL PraktAugenheilk. 1896;23:14.
3. Duane A. Congenital deficiency os abduction, associated with impairment of adduction, retraction movements, contraction of the palpebral fissure and oblique movements of the eye. Arch Ophthalmol. 1905;34:133.
4. Prieto-Díaz J, Souza-Dias C. Estrabismo. 5.ed. Buenos Aires: Ediciones Científicas Argentinas, 2005. p. 427.
5. Parker MFW, Mais MB, Goldchmit M, Souza-Dias C. Características clínicas da síndrome de Duane: estudo retrospectivo de 97 casos/Clinical features of Duanes's syndrome: a retrospective study of 97 cases. Arq Bras Oftalmol. 1998;61(5):557-60.
6. Helveston E. A Global Community of learning, sharing and practice. [Internet] [Acesso em 25 may 2016]. Disponível em: www.cybersight.org
7. Huber A. Duane's retraction syndrome. Considerations on pathogenesis and aetiology of the different forms of Duane's retraction syndrome. In Strabismus 1969. London: Henry Kimpton, 1970. p.36.
8. Souza-Dias C, Goldchmit M. Os Estrabismos: Teoria e Casos Comentados. Rio de Janeiro: Cultura Médica, 2011. p.445-79.
9. Pfafenbach DD, Cross HE, Kearns TP. Congenital anomalies in Duane's retraction syndrome. Arch Ophthalmol. 1972;88(6):635-9.
10. Souza-Dias C. Congenital VI nerve palsy is Duane's syndrome until disproven. Binocular Vision Strab Qly. 1992;7:70.
11. Souza-Dias C. Considerações etiopatogênicas e tratamento cirúrgico do fenômeno conhecido por "upshoot" e "downshoot" que acompanha a síndrome de Duane em alguns pacientes. Rev Bras Ottalmol. 1978;37:11.
12. Scott AB. Upshoots and downshoots. In: Souza-Dias C. Smith-Kettlewell Symposium on Basic Sciences in Strabismus. Guarujá: Loyola, 1978. p.60.
13. Jampolsky A. Duane syndrome. In: Rosenbaum AL, Santiago AP. Clinical Strabismus Management. Philadelphia: Saunders, 1999. p.325.
14. Möbius PJ. Citado por Duke-Elder S. System of Ophthalmology. St Louis: Mosby, 1964. p.1032.
15. Möbius PJ. Uber infantilian Kernschwund. Munch Méd Wschr. 1892;39:17, 41,55.
16. Souza-Dias C, Goldchmit M. Os Estrabismos: Teoria e Casos Comentados. Rio de Janeiro: Cultura Médica, 2011. p.468.
17. Gonzalez CH, Marques-Dias MJ, Kim CA, Sugayama SM, Da Paz JA, Huson SM, et al. Congenital abnormalities in Brazilian children associated with misoprostol misuse in first trimester of pregnancy. Lancet. 1998;351(9116):1624-7.
18. Bavinck JN, Weaver DD. Subclavian artery supply disruption sequence: hypothesis of a vascular etiology for Poland, Klippel-Feil, and Möbius anomalies. Am J Med Genet. 1986;23(4):903-18.
19. Souza-Dias CR, Goldchmit M. Further considerations about the ophthalmic features of the Möbius sequence, with data of 28 cases. Arq Bras Oftalmol. 2007;70(3):451-7.
20. Santos LPF, Ventura LMVO, Almeida HC, Miller M, Colier AC. Achados oftalmológicos em 28 crianças portadoras da sequência de Möbius. Arq Bras Oftalmol. 2004;67(4):591-5.
21. Cronemberger MF, de Castro Moreira JB, Brunoni D, Mendonça TS, Alvarenga EH, Rizzo AM, et al. Ocular and clinical manifestations of Möbius' syndrome. J Pediatr Ophthalmol Strabismus. 2001;38(3):156-62.
22. Ventura BV, Miller MT, Danda D, Carta A, Brandt CT, Ventura LO. Profile of ocular and systemic characteristics in Möbius sequence patients from Brazil and Italy. Arq Bras Oftalmol. 2012;75(3):202-6.

capítulo 117

Fábio Ejzenbaum

Nistagmo

Um dos fatores primordiais para a obtenção de uma acuidade visual satisfatória é a fixação quase estática da imagem na retina. Se, por exemplo, ao ler um livro, os olhos tiverem movimento acima de 5°/s, teremos a oscilopsia (sensação que tudo está em constante movimento).

Em indivíduos sadios, são três os mecanismos que mantêm a visão estável: o reflexo de fixação, que tem dois componentes; a capacidade de detectar mudanças na posição da imagem retínica e programar movimentos de correção; e a capacidade de suprimir movimentos oculares que possam fazer os olhos fugirem do alvo desejado.

O segundo mecanismo é o reflexo vestíbulo-ocular, em que os cílios presentes no ouvido interno auxiliam na organização dos movimentos oculares a fim de compensar os movimentos de cabeça.

O terceiro, é representado pelos centros do olhar (horizontal e vertical), que tornam possível que os olhos se mantenham nas posições extremas do olhar (como abdução e adução).

Caso algum dos três mecanismos esteja falho, os olhos não vão conseguir fixar o objeto desejado; haverá um movimento de "escape" com posterior sacada rápida em direção ao ponto de fixação, caracterizando, assim, o nistagmo.

No nistagmo patológico, o movimento ocular causa, na maioria das vezes, diminuição da acuidade visual. Basicamente, temos dois tipos de nistagmo: pendular, em que a movimentação dos olhos tem oscilação sinusoidal, com velocidades iguais em todos os sentidos; e sacádico, em que o movimento dos olhos ocorre em uma velocidade quando os olhos se afastam do objeto fixado e o redirecionamento no sentido do objeto se faz com velocidade mais rápida (movimento de correção).

Antes de comentarmos sobre o tratamento, devemos tecer considerações sobre alguns tipos especiais de nistagmo. As doenças que afetam o quiasma óptico podem levar ao nistagmo em "gangorra", no qual em uma metade do ciclo um dos olhos eleva, e intorse en-

quanto o olho adelfo abaixa e extorse. Nas lesões pós-quiasmáticas, pode ocorrer nistagmo horizontal com fase rápida para o lado da lesão. As doenças desmielinizantes podem levar à nistagmo pendular adquirido. Um tipo interessante de alteração é o mioclonus oculopapalatal; nistagmo com movimentos involuntários do palato e outros músculos associados à garganta, comumente associado a infartos do cerebelo e tronco, em que muitas vezes é possível notar pseudo-hipertrofia no núcleo olivar inferior (demonstrando instabilidade de comunicação do núcleo com o cerebelo). Há alterações que se referem à disfunção do sistema vestibular; são elas o "*downbeat*", que ocorre por alterações do cerebelo e da medula proximal, em que a velocidade aumenta na infraversão e pode levar à posição viciosa da cabeça e alteração dos movimentos persecutórios verticais; o "*upbeat*", que ocorre nas lesões medulares que afetam os núcleos hipoglosso e vestibular e também causam posição anômala de cabeça; e o nistagmo torsional, causado pela perda das conexões centrais do núcleo vestibular, e que piora nas lateroversões.

Há vários métodos propostos para a tentativa de tratamento do nistagmo; alguns deles serão abordados a seguir.

Alguns pacientes apresentam diminuição do nistagmo na convergência. Nesses casos, pode-se tentar a adaptação de prismas de cerca de 7 DP com a base temporal, associada à correção com 1 DE para compensar a acomodação. Esse método é ineficiente em doentes com posição de bloqueio, pois a maioria dos pacientes adota posição viciosa de cabeça para manter os olhos em uma posição em que a frequência do nistagmo é menor.

Há um sistema óptico[1] que tenta estabilizar as imagens sobre a retina, constituído por óculos de alta hipermetropia associado à lente de contato de alta miopia. Ele baseia-se no princípio de que a estabilização das imagens na retina é alcançada se a lente para óculos foca a imagem primária perto do centro de rotação do olho; como a imagem fica desfocada, a lente de contato é útil para focar sobre a retina. Uma importante limitação desse método é a redução do campo de visão. Pessoalmente, não temos familiaridade com esse método.

A aplicação de toxina botulínica nos músculos extraoculares ou o espaço retrobulbar tem sido relatada para reduzir o nistagmo e melhorar a visão em alguns pacientes.[2,3] Limitações dessa abordagem são o curto período de ação (2 a 3 meses) e efeitos adversos, como blefaroptose e diplopia.

Diversos medicamentos têm sido relatados para suprimir os vários tipos de nistagmo e melhorar a visão, embora grande parte dos estudos possam ter sua metodologia questionada (não mascarados e relatos apenas dos pacientes subjetivamente quanto à melhora da acuidade visual). Conceitos atuais da neurobiologia dos movimentos oculares fornecem justificativa para três tratamentos específicos, cada um dos quais já encontrou algum sucesso. Para que os olhos se mantenham em uma posição excêntrica (como levoversão), o cérebro deve programar uma contração tônica dos músculos extraoculares. Tal mecanismo depende sobretudo de uma rede de neurônios que se encontram no tronco, os centros do olhar vertical e horizontal. Esses estudos indicaram que dois neurotransmissores são importantes nesse processo de movimentação dos olhos: o ácido gama-aminobutírico-(GABA) e o glutamato. Evidências teóricas e experimentais sugerem que alguns tipos de nistagmo, como o nistagmo pendular que ocorre na esclerose múltipla, podem surgir a partir de uma instabilidade nesse mecanismo.[4] Alguns estudos observaram que o baclofen e a gabapentina foram eficazes nesses casos.[5]

A cirurgia dos músculos oculares externos é outro método que pode ser eficaz no tratamento do nistagmo. A cirurgia busca reduzir a amplitude do nistagmo e consequentemente melhorar a acuidade visual. Um dos métodos propostos é o amplo retrocesso dos retos horizontais (10 a 12 mm da inserção),[6] nesse procedimento ocorre como efeito secundário a diminuição leve das rotações horizontais, e a melhora da acuidade não parece ser tão significativa.[7]

Alguns pacientes com nistagmo congênito apresentam posição dos olhos na qual a frequência é menor, apresentando assim posição compensatória da cabeça para trazer a zona de melhor visão para a posição em frente. Em 1953, Anderson[8] e Kestenbaum[9] propuseram que a posição anômala da cabeça no nistagmo poderia ser melhorada com cirurgia; no ano seguinte, Goto[10] publicou artigo semelhante.

O princípio do tratamento é trazer os olhos na direção da posição em que a cabeça está girada, a fim de produzir uma paralisia do olhar para o lado em que os olhos são normalmente dirigidos. A proposta de Anderson foi o retrocesso dos músculos retos agonistas; em caso de bloqueio em dextroversão, retrocede-se o reto medial esquerdo e lateral direito. Já Kestenbaum sugeriu agir nos quatro músculos retos horizontais; se a posição de bloqueio é em dextroversão, por exemplo, retrocede-se o reto lateral e resseca-se o medial do olho direito e retrocede-se o reto lateral e resseca-se o lateral do olho esquerdo. O modelo de cirurgia proposta por Kestenbaum defende retrocessos e ressecções de apenas 5 mm, o que não parece ser suficiente para melhorar a posição da cabeça. Parks[11] sugeriu retrocesso/ressecção maiores e que parecem ser mais efetivas (retrocesso de um reto medial de 5 mm, e um reto lateral de 7 mm, com ressecções do outro reto medial de 6 mm e reto lateral de 8 mm) (Figuras 117.1 e 117.2). Nos casos em que a posição neutra é em supra ou infraversão, o princípio é o mesmo, agindo nos músculos retos verticais.

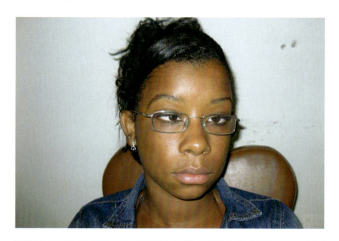

▶ **Figura 117.1** Paciente com nistagmo e posição de bloqueio em dextroversão.

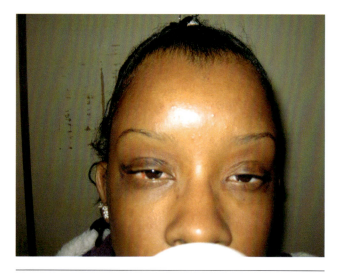

▶ **Figura 117.2** Observa-se, na foto, melhora do torcicolo após cirurgia dos retos horizontais.

Por último, precisamos relatar recentes estudos de um grupo nacional em que se tenta controlar o nistagmo por meio de forças magnéticas.[12] Fixam-se ímãs no periósteo orbitário e placas de metal na esclera buscando controlar os movimentos nistagmoides; essa linha de pesquisa ainda se encontra em aperfeiçoamento.

REFERÊNCIAS BIBLIOGRÁFICAS

1. Rushton D, Cox N. A new optical treatment for oscillopsia. J Neurol Neurosurg Psychiatry. 1987;50:411-15.
2. Repka MX, Savino PJ, Reinecke RD. Treatment of acquired nystagmus with botulinum neurotoxin A. Arch Ophthalmol. 1994;112:1320-4.
3. Tomsak RL, Remler BF, Averbuch-Heller L, Chandran M, Leigh RJ. Unsatisfactory treatment of acquired nystagmus with retrobulbar botulinum toxin. Am J Ophthalmol. 1995;119:489-96.
4. Das VE, Oruganti P, Kramer PD, Leigh RJ. Experimental tests of a neural-network model for ocular oscillations caused by disease of central myelin. Exp Brain Res. 2000;133:189-97.
5. Starck M, Albrecht H, Straube A, Dieterich M. Drug therapy for acquired pendular nystagmus in multiple sclerosis. J Neurol. 1997;224:9-16.
6. von Noorden GK, Sprunger DT. Large Rectus Muscle Recessions for the Treatment of Congenital Nystagmus. Arch Ophthalmol. 1991;109(2):221-4.
7. Sprunger DT, Fahad B, Helveston EM. Recognition time after four muscle recession for nystagmus. Am Orthopt J. 1997;47:122-5.
8. Anderson JR. Causes and treatment of congenital eccentric nystagmus. Br J Ophthalmol. 1953;37:267-80.
9. Kestenbaum A. Nouvelle opération du nystagmus. Bull Soc Ophthamol Fr. 1954;2:1071-8.
10. Goto N. A study of optic nystagmus by the electro-oculogram. Acta Soc Ophthalmol Jap. 1954;58:851-65.
11. Parks MM. Congenital nystagmus surgery. Am Orthopt J. 1973;23:35-9.
12. Kleinpaul ER, Bicas HEA. Estudo histológico comparativo de implantes (ímãs) em órbitas de coelhas. Arq Bras Oftalmol. 2005;68(5):667-73.

capítulo 118

Rodolpho Navarro Filho

Farmacologia no Estrabismo

INTRODUÇÃO

O tratamento da esotropia acomodativa com drogas com efeito miótico e ciclotônico (como a pilocarpina), ou ainda com a instilação de atropina, não é feito em nosso serviço devido à baixa efetividade e aos efeitos colaterais.

O mesmo pode ser dito em relação ao uso de atropina para penalização em substituição ao tratamento oclusivo para ambliopia.

Portanto, o tratamento farmacológico do estrabismo na Santa Casa de São Paulo resume-se ao uso da toxina botulínica tipo A.

TOXINA BOTULÍNICA

A injeção de toxina botulínica tipo A tem sido indicada para o tratamento de estrabismos variados. Desde esotropia congênita[1,2] (aplicada nos retos mediais), oftalmopatia de Graves[3] (normalmente nos retos inferiores ou retos mediais), até exotropia intermitente[4] (nos retos laterais) e paralisias ou paresias oculomotoras[3] (nos músculos antagonistas aos afetados).

Contudo, levando-se em conta o efeito transitório produzido no músculo injetado e a necessidade de anestesia geral em crianças, adolescentes e pacientes não colaborativos, consideramos a aplicação da toxina botulínica no músculo reto medial após paralisia ou paresia recente do reto lateral ipsolateral como a principal indicação terapêutica dessa droga em estrabismo. Em casos de lesão recente do III nervo craniano, pode também ser aplicada a toxina no reto lateral, mas a correção obtida é maior nas esotropias do que nas exotropias (o reto medial responde à aplicação mais significativamente que o reto lateral).[3] Essa conduta pode evitar ou amenizar a contratura desses músculos e, se houver recuperação da função dos músculos paralisados ou paréticos, será desnecessário o tratamento cirúrgico. Ainda que isso não ocorra e persista o estrabismo, a redução da contratura melhora o prognóstico da cirurgia. Obviamente esse resultado somente poderá ser obtido se a injeção for feita em um momento em que ainda não haja contratura ou que esta seja discreta. Portanto, nos casos de paralisia/paresia do reto lateral, o procedimento deve ser feito preferencialmente nos primeiros 30 dias de evolução do quadro.

Em geral, fazemos injeção transconjuntival de 5 UI da toxina diretamente no músculo apreendido com uma pinça adequada. Em adultos colaborativos, pode ser feita ambulatorialmente, após aplicação de colírio anestésico.

No caso do Botox® (Allergan), o frasco contendo 100 UI de toxina botulínica tipo A é diluído com 2 mL de soro fisiológico a 0,9%. Portanto, o volume a ser injetado no músculo é de 0,1 mL (5 UI).

Já para o Dysport® (Aché), que está indicado originalmente para blefaroespasmo, torcicolo espasmódico, linhas faciais, pé equino e espasticidade, o efeito é menor que o do Botox®. Para blefaroespasmo, por exemplo, usa-se dose cerca de 10 vezes maior do que a do Botox® e assim também é feito no caso de estrabismo. Desse modo, o frasco contendo 500 UI é diluído com 1,5 mL de soro fisiológico a 0,9%, e é injetado 0,15 mL (50 UI) no músculo. A desvantagem da injeção de um volume maior é o aumento do risco de extravazamento da toxina para outros músculos extraoculares e para o músculo levantador da pálpebra.

Cerca de 24 a 48 horas após a injeção, ocorre paralisia do músculo, que aumenta em intensidade durante a primeira semana e persiste por cerca de duas a três semanas, diminuindo, então, gradativamente seu efeito, que pode persistir residual até cerca de seis semanas.

Se após alguns dias o desvio recidivar, a aplicação pode ser repetida.

A complicação mais frequente é o já citado extravazamento da toxina para outros músculos extraoculares e levantador da pálpebra, causando desvios secundários e blefaroptose, que podem persistir por 15 a 90 dias.

Outra complicação possível, esta bastante mais rara e mais grave, é a perfuração escleral e injeção da toxina na câmara vítrea, o que pode levar à severa endoftalmite. Essa ocorrência está normalmente associada a dificuldades técnicas na injeção da toxina.

Não há relatos de efeitos sistêmicos causados pela aplicação de toxina botulínica em músculos extraoculares.

REFERÊNCIAS BIBLIOGRÁFICAS

1. Scott AB. Botulinum Injection Treatment of Congenital Esotropia. Trabalho apresentado no VI International Orthoptic Congress. Inglaterra: Harrowgate, 1987.
2. McNeer K, Tucker MG, Spencer RF. The use of Bilateral Medial Rectus Botulinum Toxin Injections for the Management of Infantile Esotropia in Children. In: Proceedings of the Smith-Kettlewell Oculomotor Symposium, Annex to the XXII Congreso del Consejo Latinoamericano de Estrabismo. Argentina, 1996. p.523.
3. C Souza-Dias, J Prieto-Díaz. Strabismus. 4.ed. New York: Butterworth-Heinemann, 2000.
4. McNeer K, Tucker MG, Spencer RF. The use of Bilateral Lateral Rectus Botulinum Toxin Injection for the Management of Childhood Intermitent Exotropia. In Proceedings of the XII Congresso del Consejo Latinoamericano de Estrabismo. Argentina, 1996. p.307.

seção 11

Neuroftalmo

Avaliação Pupilar e Disfunções

119.1 Pupila: Avaliação Neuro-oftalmológica

Luis Eduardo Morato Rebouças de Carvalho • Carlos Alberto Rodrigues Alves

Capítulo em homenagem ao Profº Dr. Carlos Alberto Rodrigues Alves

A **pupila** (termo oriundo do latim, *pupilla* – menininha), ou **menina dos olhos**, é a parte do olho, como uma abertura de diâmetro regulável, que está situada aproximadamente no centro da íris. Essa abertura é contornada por um músculo circular (esfíncter da pupila) e por fibras musculares radiais (músculo radial da íris). A íntima relação desses dois músculos com o tecido iriano define, dinamicamente, o diâmetro pupilar. Sua principal função é regular a entrada de luz. Por ser um orifício, não tem cor, mas sua aparência é preta, pois não há iluminação na parte interna do olho.

Normalmente há uma pupila para cada olho, mas excepcionalmente, como anomalia congênita rara, pode haver mais de uma pupila em um olho – policoria. Outras aberturas, não circundadas pelo esfíncter, são denominadas pseudopupilas.

O diâmetro pupilar varia de acordo com a faixa etária. Ao nascimento, o diâmetro médio é de 3,8 mm. Há aumento durante a infância alcançando os maiores valores na adolescência. Na terceira idade os diâmetros diminuem. Vale destacar que olhos azuis apresentam pupilas maiores que olhos castanhos.

ANISOCORIA

A presença de pupilas desiguais (anisocoria) é verificada entre 20% e 40% da população. A anisocoria fisiológica na maioria das vezes é menor que 0,5 mm independentemente do nível da iluminação e do esforço acomodativo. Há normalidade do reflexo fotomotor, da motricidade ocular e do posicionamento palpebral. Eventualmente, pode ocorrer inversão (entre os olhos) da anisocoria.

A assimetria pupilar é quase sempre devida a um problema na inervação iriana. Trata-se, portanto, de avaliar qual dos músculos (esfíncter ou dilatador) está funcionando inadequadamente. A investigação pode ser feita de modo simples; basta ao examinador ser capaz de mudar a luminosidade e continuar observando as pupilas.

A pesquisa da anisocoria passa pela investigação em distintas condições de luminosidade. Se a diferença diminuir na luz (anisocoria maior no escuro), procure por sinais da síndrome de Horner. Se nada for visto, pode se tratar de anisocoria idiopática ou, ainda, sequela de uma antiga pupila de Adie. Por outro lado, se a anisocoria aumenta na luz (anisocoria maior no claro), então o esfíncter está fraco ou debilmente inervado. Pode tratar-se de paresia do III nervo, ou pupila de Adie ou, ainda, influência de fármacos instilados nos olhos.

As pupilas nas lesões de braço eferente

Tipicamente, as lesões unilaterais de braço eferente provocam anisocorias.

Paralisia de III nervo

Na lesão completa e unilateral de III nervo encontramos grande ptose de pálpebra superior, olho desviado para fora e ligeiramente para baixo, midríase e paralisia de acomodação. A pupila midriática não responde a nenhum estímulo fotomotor direto ou consensual nem à sincinesia acomodação-convergência. Note que a visão é preservada (a não ser que haja outras anomalias associadas). Há casos comuns em que antes de se instalar a paralisia completa do III nervo surge apenas midríase unilateral e depois de horas ou dias se desenvolvem os outros sinais da paralisia. Nessa situação, avaliaremos o conjunto do quadro clínico e faremos o diagnóstico diferencial das midríases unilaterais (a seguir). Ao se tratar de semiologia neuro-oftalmológica de pupila, descreveremos que as lesões de III nervo, sejam completas ou incompletas, desde que provoquem quadro pupilar, são denominadas lesões pré-ganglionares. E são assim chamadas porque a lesão está situada no I neurônio da cadeia eferente parassimpática, naquele neurônio antes do gânglio ciliar ou neurônio pré-ganglionar.

Pupila tônica de Adie

Atinge com mais frequência a mulher na faixa dos 20 a 40 anos. Desenvolve-se agudamente midríase unilateral e leve redução da visão de perto, do mesmo lado. Não há queixas de queda de pálpebra, diplopia ou dor. O exame físico detecta paciente em bom estado geral, quase sempre com arreflexia do reflexo patelar e hipoestesia corneana ipsilateral à midríase. A semiologia pupilar demonstra midríase unilateral quase não responsiva à estimulação fotomotora direta e consensual. Ao compararmos a movimentação pupilar bilateral nos três níveis de iluminação, verifica-se que a pupila anormal, midriática, mantém seu diâmetro quase inalterado (pupila fixa), enquanto a pupila normal modifica seu diâmetro regularmente. No estudo da sincinesia-acomodação ocorre fenômeno muito típico da pupila de Adie. Mandando-se o paciente olhar ponto próximo, a pupila normal se fecha de imediato, enquanto a pupila de Adie demanda alguns segundos para iniciar e completar o fechamento. Uma vez obtido esse lerdo fechamento, ordenamos ao paciente para olhar longe. A pupila normal logo redilata; a pupila de Adie terá a sua redilatação demorada, demandando também alguns segundos para ocorrer. São essas curiosas respostas de retardo, tanto ao fechamento quanto à dilatação, que conferem o nome "tônica" à síndrome. Se observarmos o comportamento da íris na lâmpada de fenda durante a estimulação fotomotora e durante a sincinesia acomodação-convergência, constataremos outra particularidade dessa síndrome: a íris não se contrai uniformemente; alguns setores o fazem, outros não. Com isso, a pupila anormal pode demonstrar movimento torsional. Além disso, o parênquima da íris exibe, com frequência, adelgaçamento focal do estroma.

Insisto no fato: a pupila de Adie não se acompanha de ptose, estrabismo ou alteração visual para longe. Como regra, há redução da visão para perto, decorrente da paralisia de acomodação e que faz parte da síndrome. A melhora da visão de perto é conseguida com a colocação de lentes esféricas positivas à frente do olho envolvido.

Muitas vezes, a pupila de Adie pode bilateralizar-se depois de algumas semanas ou meses. Com o passar de muitas semanas, a midríase, típica da fase inicial da síndrome, reduz-se, mantendo a rigidez fotomotora. Assim, por exemplo, quadro bilateral antigo de pupila de Adie se transforma em pupilas de diâmetro médio, ambas quase não responsivas à luz e à sincinesia acomodação-convergência. As maiores dificuldades clínicas trazidas pela síndrome de Adie não ocorrem nessas fases tardias, mas sim nos quadros agudos, quando são confundidas com fase inicial de paralisia de III nervo. Nessas circunstâncias, os familiares e o profissional se alarmam, podendo enveredar por sequência semiológica cara, por vezes agressiva (carotidoangiografia) e pouco esclarecedora. De fato, a competente semiologia da pupila faz o diagnóstico dessa condição benigna – pupila tônica de Adie. Voltaremos ao assunto adiante.

Causas da pupila tônica de Adie

A lesão responsável por essa síndrome situa-se no gânglio ciliar. Os estudos histopatológicos são raríssimos e os poucos casos conhecidos constataram atrofia parcial do tecido nervoso do gânglio ciliar. Trata-se, portanto, de lesão do segundo neurônio da cadeia eferente motora parassimpática ou lesão pós-ganglionar. Na maioria das vezes, não se chega a diagnóstico etiológico da síndrome, porém, ela ocorre em várias afecções: lues, diabetes, herpes etc. Já se descreveu pupila tônica em casos de enxaqueca, miastenia grave, corpo estranho intraocular e associada, cada vez com mais frequência, a síndromes envolvendo distúrbios de sistema nervoso autônomo – síndromes de Sjogren, de Ross, do Arlequim, neuropatia sensorial pura etc.

Midríase medicamentosa

Rotineiramente, usam-se drogas parassimpatolíticas com objetivo semiológico ou terapêutico de "dilatar as pupilas". As drogas mais empregadas são tropicamida 1%, ciclopentolato 1%, atropina 1%. O efeito de tais drogas nas concentrações citadas é, de regra, expressivo, conseguindo-se ampla midríase, quase sempre com uma única instilação. Durante o seu efeito, as pupilas não reagem ao estímulo luminoso nem à sincinesia acomodação-convergência. Drogas simpaticomiméticas também servem para "dilatar as pupilas" – fenilefrina a 10%.

Paralisia óculo-simpática

O quadro sindrômico é caracterizado por discreta ptose de pálpebra superior e miose ipsilaterais. Pode associar-se anidrose hemifacial também homolateral. Não há diplopia nem alterações da acuidade visual para longe ou para perto. Dá-se habitualmente o nome do suíço Horner a essa síndrome, embora tenha sido descrita anteriormente pelo francês Claude Bernard. Será aqui denominada síndrome de Claude Bernard-Horner (CBH).

Diferente da ptose da paralisia do III nervo que é grande, a ptose da síndrome de CBH é muito discreta a ponto de passar despercebida ou ser considerada como variação do normal ou decorrente de senilidade. Essa leve ptose simula enoftalmo que, de fato, não ocorre. A miose dessa síndrome é também pouco expressiva e não raro negligenciada em portadores de íris marrons, que são a maioria da nossa população. Em relação às variações do DP sob vários níveis de iluminação, elas ocorrem na síndrome de CBH, como o fazem em geral. E também há reflexos fotomotor direto e consensual preservados nessa síndrome. Portanto, conclui-se que muitos casos de síndrome de CBH não são diagnosticados, sobretudo se as íris são muito escuras e nas pessoas idosas. A pupila da síndrome de CBH mostra redilatação lenta depois da miose induzida pela luz, quando esta é retirada. Tal anomalia funcional não é de fácil observação com os parcos recursos instrumentais disponíveis nos consultórios.

A paralisia óculo-simpática surge após lesão em um dos três neurônios da cadeia simpática. Assim, pode-se denominar a síndrome CBH como dos tipos I, II ou III. Há grandes variações nas estatísticas quanto às frequências e causas dos três tipos de síndrome CBH. Entretanto, a síndrome CBH III tende a ser muito mais comum que as outras duas. Do ponto de vista etiológico, a forma III associa-se, no mais das vezes, a moléstias pouco graves (cefaleias vasculares). Por outro lado, costumam ser graves as afecções que provocam as síndromes CBH I e II (tumores, acidentes vasculares, traumas, infecções).

Diagnóstico diferencial das anisocorias

Os testes dos colírios

Ocorre em clínica três condições básicas de anisocorias:

1. Essencial ou fisiológica;
2. Por paralisia parassimpática pré-ganglionar (III nervo) ou pós-ganglionar (pupila de Adie, medicamentosa);
3. Por paralisia simpática (síndrome de CBH).

1. A anisocoria essencial ou fisiológica é de diagnóstico fácil. A diferença entre os DP é pequena (menor que 0,5 mm) e varia muito pouco entre os vários níveis de iluminação. De tal modo, se, por exemplo, o olho esquerdo tiver a pupila maior sob iluminação comum de sala, assim permanece sob iluminação intensa e na obscuridade. Além disso, são normais as funções: visuais, as pupilares fotomotoras e a sincinesia acomodação-convergência. Por outro lado, mantêm-se íntegros o posicionamento palpebral e os movimentos extrínsecos dos olhos.
2. Anisocoria por paralisia parassimpática pré-ganglionar ou paralisia de III nervo é evidenciada por midríase unilateral. A pupila anormal é grande, não responde a nenhum estímulo fotomotor ou à sincinesia acomodação-convergência. A visão para longe é conservada, mas a visão de perto exige lentes esféricas positivas para ser conseguida. A comparação dos diâmetros pupilares em três níveis de iluminação mostrará grande variação da anisocoria. Ou seja, haverá grande anisocoria sob iluminação intensa e mínima na obscuridade. Essa anisocoria pode ser o primeiro sinal de paralisia de III nervo e que, por vezes, evoluirá para paralisia completa. Nestes casos, surgirão intensa ptose de pálpebra superior, olho em estrabismo deslocado para fora e para baixo.

Anisocoria por paralisia parassimpática pós-ganglionar (pupila de Adie)

Instala-se midríase aguda unilateral e deficiência de visão de perto. O quadro é mais frequente em mulheres de 20 a 40 anos. Há grande variação da anisocoria sob três níveis de iluminação. A pupila anormal quase não reage ao estímulo luminoso e é muito lenta para se contrair sob estímulo da sincinesia acomodação-convergência. Do mesmo modo, é muito lenta para se redilatar após a retirada do estímulo mediado pela sincinesia acomodação-convergência. Não é raro haver hipostesia corneana ipsilateral e é comum constatar-se arreflexia patelar. Convém repetir o que já foi dito antes: a pupila de Adie pode bilateralizar-se depois de algumas semanas ou meses e tende a diminuir a midríase com o passar de muitos meses ou anos.

Anisocoria por paralisia parassimpática pós-ganglionar medicamentosa

É evidente que se o paciente souber que instilou colírio para "dilatar a pupila" o diagnóstico diferencial da midríase será simples. O problema surge quando o indivíduo desconhece que o colírio que instilou pode dilatar a pupila ou naqueles casos em que ele contaminou sua mão e depois seu olho com colírio ou pomada midriática de uso de outra pessoa. É grande a midríase medicamentosa por uso ocular de parassimpatolítico. A pupila não responde a nenhum estímulo e a visão de perto demanda lentes esféricas positivas para normalizar-se. Não há anomalia palpebral ou da motilidade ocular extrínseca. Depois de cinco a oito horas, o quadro desaparece, a não ser que tenham sido instiladas muitas gotas ou em olhos claros. Se a droga causal for atropina tópica, a midríase poderá durar muitos dias antes de desaparecer.

3. Anisocoria por paralisia óculo-simpática (Síndrome de Claude Bernard-Horner) é a que talvez traga maior dificuldade para o diagnóstico diferencial. De fato, há quadro uni e ipsilateral de pequena miose e pequena ptose palpebral. Insisto que essa síndrome passa despercebida

em olhos com íris escuras (a maioria da nossa população) e nos idosos, em que a leve ptose é interpretada como manifestação de senilidade. Entretanto, observe que a miose e a ptose são homolaterais na síndrome de CBH. A pupila dessa síndrome responde a todos os estímulos fotomotores e à acomodação-convergência, mas tem redilatação discretamente lenta após contrair-se a luz; fenômeno este difícil de ser constatado em clínica.

Pelo exposto até agora, fica evidente que as alterações pupilares de interesse neuro-oftalmológico decorrem quase sempre de condições provindas de variações da normalidade – anisocoria fisiológica, ou de denervação, e muito raramente de irritação.

Os testes dos colírios

É fato conhecido em fisiologia que a estrutura denervada passa a ser hipersensível ao seu mediador químico. O fenômeno é ainda mais expressivo se a denervação for pós-ganglionar. Essa propriedade fisiológica é aproveitada no diagnóstico diferencial de anisocorias por meio dos testes dos colírios. Utilizam-se colírios com drogas que atuam no sistema nervoso autônomo em concentrações que provocam respostas tanto em estruturas normalmente inervadas quanto naquelas denervadas. Empregam-se também colírios das mesmas substâncias, agora bastante diluídas, e que provocam respostas apenas nas estruturas denervadas.

Até recentemente, as drogas mais usadas eram pilocarpina, fenilefrina, cocaína e hidroxi-anfetamina.

A hidroxi-anfetamina parou de ser fabricada e, muito infelizmente, não é mais acessível.

A pilocarpina é droga parassimpaticomimética que a 1% provoca miose em normais e nas midríases por paralisias da via eferente PS (paralisia de III e pupila de Adie).

A pilocarpina diluída a 0,125% faz miose na pupila de Adie (denervação pós-ganglionar), mas também, ocasionalmente, em paralisias congênitas, traumáticas ou compressivas de III nervo.

A pilocarpina a 0,125% não reduz significativamente DP em normais. Atente, portanto, que o diagnóstico de pupila de Adie não pode fiar-se exclusivamente em um teste positivo para colírio de pilocarpina a 0,125%. Será obrigatório encontrarmos os outros sinais clínicos já expostos anteriormente.

A fenilefrina é droga simpaticomimética que a 10% produz midríase em pupilas normais e em pupilas mióticas das paralisias óculo-simpáticas (síndrome de CBH).

A fenilefrina diluída a 1% dilata apenas as pupilas denervadas (síndrome de CBH) e pouco ou nada modifica o diâmetro de pupila normal.

A cocaína sensibiliza os efeitos da adrenalina porque inibe a recaptura neuronal de catecolaminas. O colírio de cocaína a 10% dilata pupilas normais e não dilata pupilas da síndrome de CBH, sejam dos tipos I, II e III.

No comércio, há colírios de fenilefrina a 10% e de pilocarpina a 1%. As diluições podem ser feitas no próprio consultório ou adquiridas em farmácias de manipulação. O colírio de cocaína a 10% deve ser solicitado em farmácia de manipulação.

Como se fazem os testes de colírios no consultório?

O epitélio corneano do paciente que vai submeter-se aos testes de colírios deve estar íntegro. Portanto, suspenda o uso de lentes de contato por 72 horas e não avalie a sensibilidade de córneas nem meça a pressão intraocular antes do teste dos colírios. Antecedentes de trauma, inflamações e infecções oculares, uso continuado de colírios no olho interrogado ou no olho normal podem dificultar ou impossibilitar a interpretação dos resultados.

Inicie o teste ordenando ao paciente que olhe na horizontal para o infinito. Meça os DP.

Pesquisando a midríase

Se você for investigar midríase paralítica, instile colírio de pilocarpina 0,125% em ambos os olhos.

Depois de 30 a 40 minutos meça novamente os DP. Caso haja redução expressiva do DP da pupila midriática em relação à contralateral, o teste será positivo para pupila tônica de Adie (denervação pós-ganglionar), mas pode ser também positivo para paralisia de III nervo de causa não isquêmica (denervação pré-ganglionar).

Se o DP da pupila midriática não se modificar, o teste sugere paralisia de III nervo de causa isquêmica ou midríase medicamentosa.

Agora, com menor interesse, você poderá prosseguir o teste, instilando pilocarpina 1% em ambos os olhos, o que depois de 30 a 40 minutos, levará à miose a pupila normal, a pupila midriática das paralisias de III nervo e a pupila tônica de Adie. No que se refere às midríases medicamentosas, o efeito do colírio de pilocarpina a 1% é muito variável porque depende do tipo do colírio midriático, da concentração, do número de gotas instiladas e de há quanto tempo a droga foi colocada no olho.

Pesquisando a miose

Se você for investigar a miose com ptose ipsilaterais (supostamente síndrome de CBH), meça os DP e instile colírio de cocaína a 10% em ambos os olhos.

Depois de 40 minutos, meça novamente os DP. Se ambas as pupilas dilatam com a mesma magnitude, a resposta é normal e considerada negativa para síndrome de CBH.

Se a pupila do lado da pálpebra normalmente posicionada dilatar e a pupila do lado da pálpebra a princípio ptótica não dilatar, o teste é positivo para síndrome de CBH daquele lado em que a pupila não dilata.

Neste ponto, você já sabe se ocorre ou não síndrome de CBH, mas desconhece qual o neurônio da cadeia simpática está lesado. Prossiga, então, para a segunda parte dos testes para lesão da via simpática, 48 horas após o teste da cocaína.

Meça os DP. Instile colírio de fenilefrina 1% em ambos os olhos.

Depois de 40 minutos meça outra vez os DP. Se houver aumento expressivo do DP da pupila miótica em relação à contralateral, o teste é positivo para síndrome de CBH tipo pós-ganglionar ou tipo III. É bastante comum observar-se elevação da pálpebra ptótica, além da midríase após a instilação de colírio de fenilefrina 1% em síndrome de CBH.

Se não houver resposta midriática em nenhum dos olhos, poderemos estar diante de ptose e de miose homolaterais não simpatocoparalíticas, mas não será possível descartar síndrome de CBH dos tipos central (tipo I) ou pré-ganglionar (tipo II). De fato, o teste da fenilefrina a 1% é de alta positividade em síndrome de CBH III. Nas formas I e II, aumenta a incidência de testes falso-negativos.

Não há teste farmacológico para diferenciar síndrome CBH I de síndrome CBH II.

Lembre-se que todos os testes descritos apresentam suas proporções de falso-positivos e falso-negativos, não sendo escopo dessa apostila discutir a familiaridade dessas interpretações. Entretanto, tais testes são de grande utilidade por serem muito simples, baratos e inofensivos. Mais detalhes sobre o assunto, em Galetta e cols. e nas outras referências.

REFERÊNCIAS CONSULTADAS

1. Bacon PJ, Smith SE. Cardiovascular and sweating dysfunction in patients with Holmes-Adie syndrome. J Neurol Neurosurg Psychiatry. 1993;56:1096-102.
2. Caparros-Lefebvre D, Hache JC, Hurtevent JF, Dereeper O, Billé F, et al. Unilateral loss of facial fhushing and sweating with contralateral anhidrosis: harlequin syndrome or Adie's syndrome? Clin Auton Res. 1993;3:239-41.
3. Drummond PD, Lance JW. Site of autonomic deficit in harlequin syndrome: local autonomic failure affecting the arm and the face. Ann Neurol. 1993;34:814-9.
4. Galetta SL, Liu GT, Volpe NJ. Diagnostic tests in neuro-ophthalmology. Neurol Clin. 1996;14:201-22.
5. Griffin JW, Cornblath DR, Alexander E, Campbell J, Low PA, Bird S, et al. Ataxic sensory neuropathy and dorsal root ganglionitis associated with Sjoegren's syndrome. Ann Neurol. 1990;27:304-15.
6. Isenberg SJ, Dang Y, Jotterand V. The pupils of term and preterm infants. Amer J Ophthalmol. 1989;108:75-9.
7. Jacobson DM. A prospective evaluation of cholinergic supersensitivity of the iris sphincter in patients with oculomotor nerve palsies. Am J Ophthalmol. 1994;118:377-83.
8. Kardon RH, Denison CE, Brown CK, Thompson HS. Critical evaluation of cocaine test in the diagnosis of Horner's syndrome. Arch Ophthalmol. 1990;108:384-7.
9. Kumazawa K, Yamamoto K, Sobue G, Shimada N, Mitsuma T. Autonomic dysfunction in sensory ataxic neuropathy with Sjoegren's syndrome. Rinsho Shinkeigadu. 1993;33:1059-65.
10. Lam BL, Stanley Thompson H, Corbett JJ. The prevalence of simple anisocoria. Am J Ophthalmol. 1987;104:69-73.
11. Miller NR. Clinical Neuro-Ophthalmology. The autonomic nervous system: pupillary function, accomodation and lacrimation. Baltimore: Williams & Wilkins, 1985. p.385-556.
12. Purvin V. Adie's tonic pupil secondary to migraine. J Neuroophthalmol. 1995;15:43-4.
13. Roarty JD, Keltner JL. Normal pupil size and anisocoria in newborns infants. Arch Ophthalmol. 1990;108:995.
14. Slamovits TL, Glaser JS. Neuro-Ophthalmology. In: Glaser JS. Philadelphia: JB Lippincott Co, 1990. p.459-86.
15. Takase Y, Takahashi K, Takada K, Tatsumi H, Tabuchi Y. Hereditary motor and sensory neuropathy type 1 (HMNSM1) associated with cranial neuropathy: an autopsy case report. Acta Neurol Scand. 1990;82:368-73.
16. Weiss MJ, Hofeldt AJ, Behrens M, Fisher K. Ocular siderosis. Diagnosis and management. Retina. 1997;17:105-8.
17. Weller M, Wilhelm H, Sommer N, Dichgans J, Wiethölter H. Tonic pupil, areflexia and segmental anhidrosis: two additional cases of Ross syndrome and review of the literature. J Neurol. 1992;239:231-4.

119.2 Pupila de Argyll Robertson

Luis Eduardo Morato Rebouças de Carvalho • Ralph Cohen

Em 1869, Argyll-Robertson, oftalmologista escocês notou que, nos indivíduos sifilíticos, as pupilas se contraíam para focalizar objetos próximos (acomodação), embora não reagissem quando expostas à luz forte. Quando surgiram os testes sorológicos para sífilis, os pacientes que apresentavam essas alterações eram geralmente soro-positivos para a doença. Portanto, o sinal das pupilas de Argyll-Robertson tornou-se confiável para o diagnóstico de lues.

Com o advento das penicilinas, por volta de 1940, esse sinal característico da doença, que aparece somente quando o portador de sífilis leva muitos anos para ser tratado, tornou-se cada vez mais raro.

De modo curioso, as pupilas com tais características eram anteriormente conhecidas sob nome de "pupilas das prostitutas" por sua associação com a sífilis e pela conveniência mnemônica de que, como a prostituta, elas se acomodavam sem reagir.[1]

A pupila de Agyll-Robertson é fenômeno observado tipicamente na *tabes dorsalis* e com menos frequência em outras formas de neurossífilis (sífilis terciária). É de ocorrência bastante rara, e se apresenta hoje tipicamente assintomática. Foi descrita também em várias outras doenças, como encefalite, esclerose múltipla, tumores infiltrantes do mesencéfalo e diabetes.

As pupilas de Argyll-Robertson verdadeiras são pequenas, geralmente desiguais e sem uma resposta à luz. Nos casos típicos, elas respondem à acomodação, embora a reação possa ser tão discreta a ponto de ser difícil observá-la. Apresenta, portanto, dissociação luz-perto, já que não responde à luz e contrai de forma adequada para perto. Dilata-se pouco ou nada, na escuridão e com o uso de midriáticos. A visão é tipicamente normal. A anomalia é mais comumente bilateral, embora tenham sido encontrados casos unilaterais. Ocasionalmente, também se encontram pupilas não reativas dilatadas, em pacientes luéticos; a rigor, elas não são tipicamente de Argyll-Robertson e talvez seja melhor designá-las simplesmente como "pupilas luéticas". Não se sabe ao certo a patogenia do fenômeno. É provável que a lesão responsável seja rostral ao núcleo oculomotor.

O diagnóstico diferencial deve ser feito com outras causas de dissociação luz-perto, incluindo casos de neuropatia óptica ou retinopatia grave bilateral, a síndrome de Parinaud e a pupila de Adie.[2]

REFERÊNCIAS BIBLIOGRÁFICAS

1. Almeida GV, Cohen R. História do tratamento clínico. In: Almeida GV, Cohen R. Glaucoma: História de uma doença. Rio de Janeiro: Ed Cultura Médica, 2008. p.359-88.
2. Monteiro MLR, Dantas AM. Pupila. In: Monteiro MLR, Dantas AM. Neuroftalmologia. 2.ed . Rio de Janeiro: Ed. Cultura Médica, 2010. p.575-88.

capítulo 120

Luciano de Sousa Pereira • Luiz Eduardo Morato Rebouças de Carvalho

Síndrome de Horner

INTRODUÇÃO

Anatomia da via óculo-simpática

A via óculo-simpática é a porção do sistema nervoso autônomo responsável pela inervação do músculo dilatador da pupila e dos músculos de Müller e retratores da pálpebra inferior. Ela é composta por uma cadeia de três neurônios que se inicia no hipotálamo com os neurônios de primeira ordem, cujos axônios descem pelo tronco encefálico e pela medula espinhal, fazendo sinapse com os neurônios de segunda ordem (pré-ganglionares) na região cervicotorácica, entre C8 e T2 (centro espinhal de Budge-Waller).[1] Os axônios dos neurônios de segunda ordem emergem das raízes ventrais da medula espinhal, traçando um trajeto ascendente via cadeia simpática paravertebral para fazerem sinapse com os neurônios de terceira ordem (pós-ganglionares) no gânglio cervical superior. Em seu trajeto, os axônios pré-ganglionares passam próximo ao ápice pulmonar, artéria subclávia, veias jugulares e plexo braquial.[1,2] Do gânglio cervical superior, que se localiza inferior à base do crânio, no nível da mandíbula, os axônios de terceira ordem seguem trajeto ascendente, dividindo-se em dois ramos: os responsáveis pela sudorese facial, piloereção e controle vasomotor seguem adjacentes às artérias carótida externa e facial, enquanto os demais acompanham a artéria carótida interna, formando plexo simpático carotídeo.[3] No seio cavernoso, as fibras simpáticas se juntam ao nervo abducente e depois à primeira divisão do trigêmeo, entrando na órbita pela fissura orbitária superior.[4] As fibras que se destinam ao dilatador da pupila penetram o olho pelos nervos ciliares posteriores longos. Outras seguem em direção às pálpebras para inervar o músculo de Müller e o retrator da pálpebra inferior.

Conceito

A síndrome de Horner é a entidade clínica decorrente da lesão da via óculo-simpática e é caracterizada por enfraquecimento dos músculos dilatador da pupila e retratores da pálpebra superior (m. de Müller) e inferior. É unilateral na maioria dos casos e, clinicamente, se manifesta como miose, ptose da pálpebra superior e elevação da pálpebra inferior (ptose inversa), muitas vezes associadas à anidrose hemifacial.[5,6]

QUADRO CLÍNICO

Ptose

A ptose decorrente de denervação simpática é geralmente discreta, não ultrapassando 2 mm. Em alguns casos, a ptose é tão sutil que pode ser negligenciada. A função do músculo levantador da pálpebra superior encontra-se preservada.

Ptose inversa

A elevação da pálpebra inferior, fenômeno conhecido como ptose inversa, é também sutil, não superior a 1 mm. A combinação entre ptose e ptose inversa pode frequentemente passar a falsa impressão de enoftalmo ou de que o olho parece menor.[6,7]

Pupila

A paralisia do músculo dilatador da pupila resulta em miose com anisocoria que piora no escuro. Em condições de iluminação normais, a anisocoria pode ser discreta, muitas vezes não ultrapassando 1 mm. Para tornar a anisocoria mais evidente, em ambiente escuro, incide-se um feixe direto de luz intensa no lado acometido (que resultará em forte constricção do esfíncter da pupila bilateralmente) e posiciona-se outro feixe de luz tangencial, inferior ao olho acometido. Ao apagar abruptamente o feixe direto de luz, observa-se, pelo feixe tangencial, atraso na dilatação da pupila acometida, enquanto a pupila contralateral dilata-se rapidamente. Esse atraso da dilatação (do inglês "*dilation lag*") dura alguns segundos e torna óbvia a anisocoria.[8]

Paradoxalmente, o estímulo direto do dilatador da pupila com colírio adrenérgico (fenilefrina) tende a provocar uma dilatação mais acentuada no olho acometido. Isso se deve à hipersensibilidade denervacional secundária ao aumento da expressão de receptores adrenérgicos no músculo denervado.

Hipocromia de íris

A despigmentação da íris é um achado típico de síndrome de Horner congênita, mas pode ocorrer ocasionalmente na forma adquirida de longa duração, nunca na fase aguda.[5,9]

Anidrose e alteração da autorregulação vascular hemifacial

A perda do controle vasomotor e sudomotor cutâneos pode ocorrer na síndrome de Horner. Na fase aguda, pode haver rubor e aumento da temperatura hemifacial ipsilateral à lesão. Na fase crônica, a pele da face e do pescoço pode apresentar temperatura mais baixa e palidez devido à hipersensibilidade denervacional dos vasos sanguíneos às substâncias adrenérgicas circulantes na corrente sanguínea. A perda da sudorese (anidrose) promove ressecamento da pele ipsilateral à lesão.[10]

CLASSIFICAÇÃO

A síndrome de Horner pode ser classificada clinicamente em adquirida e congênita.

Adquirida

O quadro clínico da síndrome de Horner adquirida é variável e depende da topografia da lesão na via óculo-simpática. Lesões centrais (primeiro neurônio) e pré-ganglionares (segundo neurônio) promovem comprometimento funcional completo.[1] Portanto, além de ptose e miose, cursam com anidrose facial acometendo toda hemiface e região cervical ipsilateral. Por outro lado, lesões pós-ganglionares podem poupar parcial ou completamente as fibras vasomotoras e sudomotoras.[2,3,4] Consequentemente, a anidrose pode estar presente (de modo mais brando e focal na região frontal e/ou nasal), ou ausente.

Congênita

Pacientes com síndrome de Horner congênita apresentam, via de regra, ptose, miose, anidrose facial e hipocromia da íris, independente de a lesão ser central, pré ou pós-ganglionar.[5] Acredita-se que, nesses casos, haja disgenesia transináptica anterógrada, ou seja, lesões mais proximais da via óculo-simpática prejudicam o desenvolvimento dos neurônios mais distais (pós-sinápticos). Em situações cotidianas que desencadeiam vasodilatação facial (choro, atividade física, temperatura ambiente elevada), observa-se palidez da hemiface ipsilateral à lesão em contraste com o rubor da hemiface contralateral.[10]

ETIOLOGIA

Congênita

Tocotraumatismos cervicais (lesão pré-ganglionar) são a causa mais frequente de síndrome de Horner congênita.[5] Outras causas, como neoplasias, complicação pós-infecciosas e anormalidades congênitas da artéria carótida interna (displasia fibromuscular e agenesia), já foram descritas.[1,5] Na presença de síndrome de Horner isolada em criança sem evidências de tocotraumatismo, deve-se excluir lesão expansiva torácica paramedular (como neuroblastoma). Todavia, em muitos casos, não se consegue identificar fator etiológico algum.

Adquirida

A etiologia da síndrome de Horner adquirida também está relacionada com o local da lesão. Quando central, pode ser causada por infarto medular dorsolateral (síndrome de Wallenberg – desequilíbrio, ataxia, nistagmo, *skew deviation*, rouquidão e disfagia), lesão isquêmicas, traumáticas, inflamatórias ou expansivas do tálamo, hipotálamo, tronco encefálico e medula espinhal cervicotorácica.[2,3,4] Doenças degenerativas do sistema nervoso central, como parkinsonismo, podem causar síndrome de Horner central bilateral, geralmente assimétrica.

Lesões pré-ganglionares adquiridas são geralmente decorrentes de traumatismo (acidental ou cirúrgico) nas regiões torácica, cervical, ouvido médio ou cavidade oral (o gânglio cervical superior encontra-se 1,5 cm posterior à tonsila palatina). Quando não há antecedente de trauma e/ou manipulação cirúrgica, deve-se suspeitar de lesão neoplásica, em especial de câncer de ápice pulmonar (síndrome de Pancoast).[2]

As lesões pós-ganglionares da via óculo-simpática são, em sua maioria, de etiologia vascular e estão associadas à cefaleia ou à dor hemifacial intensas. São, por isso, designadas "síndrome de Horner pós-ganglionar dolorosa".[3] Geralmente são resultado de dissecção espontânea ou traumática da artéria carótida interna em sua porção cervical ou intracraniana, mas podem também ser decorrentes de aneurisma, aterosclerose severa, trombose aguda, displasia fibromuscular, arterite, neoplasias ou lesões inflamatórias da região cervical ou intracranianas. Síndrome de Horner associada à lesão do seio cavernoso apresenta-se quase sempre associada à paralisia de um ou mais nervos da motilidade ocular, sobretudo o sexto nervo craniano.[4]

DIAGNÓSTICO

Teste da cocaína a 10%

A cocaína é uma droga que bloqueia a recaptação da noradrenalina liberada pelos neurônios pós-ganglionares na sinapse com o músculo dilatador da íris. Para que haja liberação de noradrenalina na sinapse, a via óculo-simpática deve estar íntegra. Sendo assim, instilando-se a cocaína em olhos com via óculo-simpática preservada, haverá acúmulo de noradrenalina na sinapse e, consequentemente, a pupila dilatará. Por outro lado, quando há lesão, a pupila acometida continuará miótica, enquanto a contralateral se dilatará.[11]

Teste da hidroxianfetamina

A hidroxianfetamina é um agente capaz de liberar a noradrenalina armazenada nas vesículas das terminações das fibras pós-ganglionares na sinapse com o músculo dilatador da pupila. A dilatação pupilar induzida pela hidroxianfetamina depende apenas da integridade do terceiro neurônio (fibras pós-ganglionares). Portanto, quando há resposta a esta substância, conclui-se que a síndrome de Horner é central ou pré-ganglionar, pois, para haver resposta, as fibras pré-ganglionares necessitam estar intactas. Da mesma maneira, a ausência de resposta é sinal de síndrome de Horner pós-ganglionar.[11]

Infelizmente, tanto a cocaína quanto a hidroxianfetamina não estão disponíveis para uso médico no Brasil. Em contrapartida, como na maioria dos pacientes com síndrome de Horner o diagnóstico não se baseia apenas na avaliação das pupilas, mas em muitos outros aspectos, o papel dos colírios de cocaína e hidroxianfetamina é secundário.

A investigação etiológica dependente dos antecedentes pessoais. Independente da idade, quando não há evidências claras de que a lesão seja decorrente de traumatismo, a investigação radiológica está indicada. Recomenta-se estudar, mediante ressonância magnética, ápice pulmonar, região cervical e crânio, com atenção especial à estrutura da artéria carótida interna.[1,2,3]

TRATAMENTO

O tratamento da síndrome de Horner depende da causa. Nos casos de etiologia vascular, inflamatória ou neoplásica, o acompanhamento é multidisciplinar. Quando é decorrente de traumatismo, sugere-se acompanhamento clínico por um período de seis meses antes de indicar qualquer intervenção cirúrgica palpebral, pois a regeneração neuronal com recuperação parcial ou total da função é possível. Após tratamento dos fatores etiológicos e acompanhamento clínico, caso haja interesse do paciente, pode-se indicar correção cirúrgica da ptose.

REFERÊNCIAS BIBLIOGRÁFICAS

1. Reede DL, Garcon E, Smoker WR, Kardon R. Horne's syndrome: clinical and radiographic evaluation. Neuroimaging Clin N Am. 2008;18(2):369-85.
2. Arcasoy SM, Jett JR. Superior pulmonary sulcus tumors and Pancoast's syndrome. N Engl J Med. 1997;1997:1370-6.
3. Biousse V, Touboul P-J, D'Anglejan-Chatillon J, Lévy C, Schaison M, Bousser MG. Ophthalmologic manifestations of internal carotid artery dissection. Am J Ophthalmol. 1998;126:565-77.
4. Striph GG, Burde RM. Abducens nerve palsy and Horner's syndrome revisited. J Clin Neuroopthalmol. 1988;8:13-7.
5. Woodruff G, Buncic JR, Morin JD. Horner's syndrome in children. J Pediatr Ophthalmol Strabis. 1988;25:40-4.
6. Nielsen PJ. Upside-down ptosis in patients with Horner's syndrome. Acta Ophthalmol. 1983;61:952-7.
7. Van Der Wiel HL, Van Gijin J. No enophthalmos in Horner's syndrome. J Neurol Neurosurg Psychiatry. 1987;50:498.
8. Pilley S, Thompson H. Pupillary "dilatation lag" in Horner's syndrome. Br J Ophthalmol. 1975;59:731-5.
9. Diesenhouse MC, Palay DA, Newman NJ, To K, Albert DM. Acquired heterochromia with Horner syndrome in two adults. Ophthalmology. 1992;99:1815-7.
10. Saito H. Congenital Horner's syndrome with unilateral facial flushing. J Neurol Neurosurg Psychiatry. 1990;53:85-6.
11. Maloney WF, Younge BR, Moyer NJ. Evaluation of the causes and accuracy of paharmacologic localization in Horner's syndrome. Am J Ophthalmol. 1980;90:394-402.

capítulo 121

Eric Pinheiro de Andrade

Paralisias dos Nervos Cranianos III, IV, V, VI e VII

PARALISIA DO III NERVO

Conceito

A complexidade anatômica do III par craniano (nervo oculomotor) o torna fascinante desde sua origem mesencefálica até as órbitas. Anatomicamente, o nervo oculomotor pode ser dividido em cincos partes, respeitando sua localização topográfica. A princípio, temos o núcleo que localiza-se no mesencéfalo, ao nível do colículo superior, ventralmente ao aqueduto cerebral, composto pelos seguintes subnúcleos: subnúcleo do músculo oblíquo inferior, pareado e inerva o músculo de mesmo nome ipsilateralmente; subnúcleo do músculo reto inferior, pareado e inerva o músculo de mesmo nome ipsilateralmente; subnúcleo do músculo reto medial, pareado e inerva o músculo de mesmo nome ipsilateralmente; subnúcleo do músculo reto superior, pareado e inerva o músculo de mesmo nome contralateralmente; subnúcleo do músculo levantador da pálpebra superior, único, inerva ambos os músculos de mesmo nome e está localizado mais caldamente na linha média. Dos núcleos saem os fascículos que são feixes de axônios que dirigem-se à emergência do tronco cerebral no espaço interpeduncular, e em seu trajeto passa pelo núcleo rubro. Quando o nervo oculomotor emerge do tronco cerebral no espaço interpeduncular inicia sua porção basilar, que atravessa a cisterna basilar pré-pontina, passando no espaço entre a artéria cerebral posterior e a artéria cerebelar superior, para então seguir paralela e lateralmente à artéria comunicante posterior e termina ao perfurar a dura-máter da parede lateral do seio cavernoso, lateralmente ao processo clinoide posterior. Na porção intracavernosa, o III nervo não se encontra no interior do seio cavernoso, mas em sua parede lateral acima do IV nervo craniano, e divide-se em ramos superior e inferior na parte anterior. Na sua porção intraorbitária, ambas as divisões do III nervo penetram nas órbitas através da fissura orbitária superior, passam pelo interior do anel de Zinn; o ramo superior inerva o músculo levantador da pálpebra superior e músculo reto superior, enquanto o ramo inferior, os músculos reto medial, reto inferior e oblíquo inferior.

A via eferente do reflexo pupilar parassimpático acompanha o trajeto do terceiro nervo desde sua emergência no tronco cerebral; na porção basilar, encontra-se superficialmente na parte superior, no seio cavernoso acompanha o ramo inferior e, posteriormente, a porção que irá inervar o músculo oblíquo inferior.

Etiologia e patogenia

Ao redor de 25% das paralisias do nervo oculomotor são idiopáticas; as demais causas serão reportadas a seguir respeitando sua divisão anatômica. As que comprometem o complexo nuclear são quase sempre doenças vasculares, desmielinizantes ou ainda tumores que podem ser primários ou metastáticos. Já no fascículo, há duas síndromes que merecem nossa atenção: síndrome de Benedikt – quando o nervo oculomotor atravessa o núcleo rubro ocasionando paralisia ipsilateral do referido nervo concomitantemente hemitremor contralateral; síndrome de Weber – quando atravessa o pedúnculo cerebral ocasionando paralisia ipsilateral concomitantemente hemiparesia contralateral. As lesões que acometem a porção basilar do nervo oculomotor são as mais comuns. Os aneurismas ocorrem sobretudo na junção da artéria comunicante posterior com a artéria carótida interna, além de comprometer também a artéria basilar. Já o hematoma extradural ocasiona aumento da pressão tentorial levando à herniação do uncus (parte do lobo temporal), que comprime o terceiro nervo. Na sua porção intracavernosa, as principais causas de paralisia do nervo oculomotor são a diabetes, que ocasiona paralisia vascular, a poplexia pituitária e outras lesões que compreendem aneurismas, meningeomas, fístula carótido-cavernosa além da síndrome de Tolosa-Hunt (inflamação granulomatosa). O trauma e as doenças vasculares são as principais causas de paralisia do terceiro nervo na sua porção intraorbitária.

Quadro clínico

As alterações do terceiro nervo podem se apresentar de forma completa, ou seja, quando, além do envolvimento de todos os músculos inervados pelo referido nervo, há também o envolvimento das fibras parassimpáticas. Também pode ocorrer de forma incompleta, na qual pode apresentar blefaroptose superior (devido ao enfraquecimento do músculo levantador da pálpebra superior), hiperfunção do músculo reto lateral devido ao secundarismo, provocando exotropia, ou, ainda, inciclodução na infraversão devido à hiperfunção do músculo oblíquo superior. A hipofunção do músculo reto medial ocasiona limitação de adução, enfraquecimento dos músculos reto superior e oblíquo inferior de elevação e do músculo reto inferior de depressão. A paralisia parassimpática leva à midríase e à alteração da acomodação. Após oito semanas do início da paralisia, se esta for causada por trauma ou processo compressivo, pode ocorrer a reinervação anômala, denominada síndrome da Regeneração Aberrante do Terceiro Nervo, sendo as alterações mais frequentes a elevação da pálpebra superior na infra-abdução ou adução do olho não acometido, o sinal do pseudo-Graefe e o do pseudo-Argyll Robertson.

Diagnóstico

Para se determinar uma paralisia do nervo oculomotor, é necessário, a princípio, observar o desvio do paciente. Em uma paralisia completa, há exotropia entre 35$^\Delta$ e 40$^\Delta$, além de hipotropia do olho afetado. Concomitantemente, ocorre midríase paralítica, blefaroptose superior, além da paralisia da acomodação. Quando o estudo das versões e ducções do olho acometido é realizado, há limitação dos movimentos de adução, dos movimentos verticais, além de poder ocorrer a contratura do músculo reto lateral. Com relação a exames subsidiários, a neuroimagem (tomografia computadorizada ou imagem de ressonância magnética) auxilia na pesquisa de todo o trajeto do nervo oculomotor à procura de alguma lesão.

Prognóstico e tratamento

No tocante ao prognóstico das paralisias do III nervo, é necessário acompanhar tais pacientes por um período de três a seis meses, pela possibilidade de haver melhora espontânea, completa ou incompleta, do quadro clínico, além desse tempo ser suficiente para a estabilização da paralisia. Portanto, a princípio, realiza-se o tratamento clínico, visando sobretudo combater o secundarismo e inibir contraturas. Algo a ser considerado para evitar a contratura do músculo reto lateral e a retração dos tecidos perioculares é uma variante do método de Gibor para a paralisia do sexto nervo, em que se coloca um prisma de base nasal de 20$^\Delta$ a 25$^\Delta$ no olho não afetado; concomitantemente oclui-se o olho paralisado. Com isso, o olho adelfo ao acometido mantém-se em abdução, contraindo o músculo reto lateral que, devido à lei inervacional de Hering, contrai o músculo reto medial afetado. Contudo, pela lei inervacional de Sherrington, há relaxamento do músculo reto lateral do olho afetado. Outra forma de combater o secundarismo é a utilização da oclusão pura do olho não afetado, mas deve-se levar em conta o grau de blefaroptose superior no olho afetado. Após estabilização do quadro clínico, pode-se optar pelo tratamento cirúrgico, no qual é levado em consideração a magnitude do desvio e qual(is) o(s) músculo(s) que ainda mantém algum grau de acometimento. Entretanto, não são todos os casos que podem ser operados; desse modo, podemos utilizar o recurso dos prismas para tornar possível melhor fusão pelo paciente.

PARALISIA DO IV NERVO

Conceito

O nervo troclear é o mais longo, em extensão, e delgado dos nervos cranianos. Sua divisão é muito parecida com a do III nervo. Antes de tudo, tem-se o núcleo que está localizado no tronco cerebral, no nível do colículo inferior da lâmina quadrigêmea, caudalmente ao complexo do nervo oculomotor e ventralmente ao aqueduto cerebral. De cada núcleo, emergem os fascículos em sentido ventral, passam a cada lado do aqueduto cerebral e decussam no véu medular anterior; assim, o núcleo do IV nervo direito envia fibras para o músculo oblíquo superior esquerdo e o núcleo esquerdo para o músculo direito. Já a parte chamada de tronco circunda o tronco cerebral no sentido dorsal-ventral, caudalmente ao colículo inferior da lâmina quadrigêmea. Na cisterna basilar pré-pontina, passa entre a artéria cerebral posterior e a artéria cerebelar superior, perfura a dura-máter e penetra na parede lateral do seio cavernoso. Na sua porção intracavernosa, localiza-se na parede lateral do seio cavernoso, abaixo do nervo oculomotor e acima da primeira divisão do nervo trigêmeo. Na porção intraorbitária, através da fissura orbitária superior entra na órbita, passa acima do anel de Zinn e inerva o músculo oblíquo superior.

Etiologia e patogenia

As paralisias do IV nervo podem ser congênitas, nas quais os sintomas podem aparecer na idade adul-

Capítulo 121

ta, ou adquiridas, como após traumas cranianos fechados seguidos de período de inconsciência, ou ainda devido à lesão direta muscular ou da tróclea como em mordidas caninas, ferimento por arma de fogo, após cirurgias dos seios frontais, de blefaroptose superior ou, ainda, após o tratamento cirúrgico da Síndrome de Brown.

Quadro clínico

a) **Paralisias unilaterais:** hipertropia que aumenta na lateroversão correspondente à adução do olho hipertrópico e diminui na lateroversão que corresponde à abdução do olho hipertrópico; hipertropia que aumenta com a inclinação da cabeça sobre o ombro do lado do olho afetado – sinal de Bielschowsky; anisotropia em "V"; exciclotropia.
b) **Paralisias bilaterais:** inversão da hipertropia em cada lateroversão; sinal Bielshowsky positivo bilateralmente; esotropia acentuada em infraversão; exciclotropia que aumenta em infraversão; hiperfunção de ambos os músculos oblíquos inferiores.

Diagnóstico

Para se determinar uma paralisia do IV nervo é necessário, a princípio, observar o desvio do paciente, onde encontramos hipertropia do olho acometido na posição primária do olhar (PPO). A fim de compensar tal desvio, o paciente apresenta um torcicolo que inclina a cabeça sobre o ombro oposto ao olho afetado, denominado sinal de Bielschowsky. Concomitantemente, ocorre aumento da hipertropia com a inclinação da cabeça sobre o ombro do mesmo lado ao olho afetado, o que caracteriza a manobra de Bielschowsky. Quanto a exames subsidiários, a neuroimagem (tomografia computadorizada ou imagem de ressonância magnética) auxilia na pesquisa de todo o trajeto do IV nervo à procura de alguma lesão.

Prognóstico e tratamento

Assim como qualquer outra paralisia oculomotora, deve-se examinar o paciente a cada 15 dias pelo período de três a seis meses, para concretizar a estabilização do quadro clínico e decidir ao final desse período um tratamento clínico com prismas, no qual o paciente pode, ao mesmo tempo, adotar um discreto torcicolo compensatório ou cirúrgico. Quanto ao tratamento cirúrgico, algumas alternativas são sugeridas, como o debilitamento do músculo oblíquo inferior ipsilateral ou do reto inferior contralateral ou do reto superior ipsilateral. Ainda pode-se realizar o encurtamento do tendão do músculo oblíquo superior afetado ou o debilitamento do oblíquo superior contralateral ou, ainda, atuando sobre mais de um músculo com ação vertical.

PARALISIA DO V NERVO

Conceito

O nervo trigêmeo é um nervo misto, apresentando um componente sensitivo (consideravelmente maior) e outro motor. A raiz sensitiva é formada por prolongamentos dos neurônios centrais sensitivos no gânglio trigeminal, também denominado semilunar ou de Gasser que está localizado no cavo trigeminal sobre o porção petrosa do osso temporal. Esses prolongamentos perifericamente formam os três ramos do nervo trigêmeo, o nervo oftálmico, o nervo maxilar e o nervo mandibular, e conduzem impulsos proprioceptivos, que são originados em receptores nos músculos mastigadores e na articulação temporomandibular, e exteroceptivos (temperatura, dor, pressão e tato); estes últimos originam-se da pele da face e da fronte, ou da conjuntiva ocular, ou da mucosa bucal, nariz e seios paranasais, ou dos dentes, ou dos 2/3 anteriores da língua ou ainda da maior parte da dura-máter craniana. A raiz motora possui fibras que acompanham o nervo mandibular e são distribuídas aos músculos mastigadores.

Etiologia e patogenia

Há duas afecções trigeminais que acometem concomitantemente os olhos e que merecem destaque, uma delas é a dor trigeminal que ocorre associada com a síndrome de Horner pós-ganglionar; pode ser devido à dissecção da artéria carótida interna, na qual recebe o nome de neuralgia paratrigeminal de Raeder, ou ainda devido ao acometimento do trigêmeo no seio cavernoso secundário a tumores, aneurismas, infecções ou outras lesões que acometam essa topografia. A outra afecção é a sincinesia motora óculo-trigeminal: também conhecida como fenômeno de Marcus Gunn; pode ocorrer esporadicamente ou apresentar transmissão autossômica dominante irregular.

Quadro clínico

Na neuralgia paratrigeminal de Raeder: síndrome de enxaqueca caracterizada por dor trigeminal associada a sinais e sintomas da síndrome de Horner pós-ganglionar (discreta blefaroptose superior, miose, com reflexos pupilares inalterados). Ao mesmo tempo, devido à dissecação da artéria carótida interna, o paciente pode referir dor súbita na face e no pescoço ipsilateralmente. No acometimento no seio cavernoso, o paciente pode apresentar sintomas e sinais da síndrome de Horner pós-ganglionar, associado à oftalmoplegia ipsilateral e dor ou à disestesia ipsilateral da face devido ao envolvimento de um ou mais nervos oculares motores e o nervo trigêmeo. Na sincinesia motora óculo-trigeminal (fenômeno de Marcus Gunn): caracterizada pela blefaroptose de grau variável, quase sempre unilateral, que diminui ou mesmo se transforma em retração durante a movimentação mandibular.

Diagnóstico

Além da semiologia clínica em pacientes que apresentam as alterações descritas anteriormente do nervo trigêmeo, a neuroimagem (tomografia computadorizada ou imagem de ressonância magnética) auxilia na pesquisa de todo o trajeto do V nervo à procura de alguma lesão.

Prognóstico e tratamento

No tratamento clínico para a dor trigeminal, podem-se utilizar os anticonvulsivantes (sobretudo a carbamazepina e a oxcarbazepina) que apresentam bom controle terapêutico das crises dolorosas. Outras drogas tem sido estudadas, algumas com pouco efeito benéfico e outras com ainda poucos estudos. No tratamento cirúrgico, podemos ressaltar a descompressão microvascular do nervo ou do vaso de contato ou distribuição de Gasser com grande alívio da dor; contudo, devido à necessidade da craniotomia, possui taxa média de mortalidade entre 0,2 e 0,5%, podendo chegar a 4% em pacientes com problemas de saúde grave. Portanto, há técnicas percutâneas para abordagem do gânglio de Gasser, como a termocoagulação, a radiofrequência, a compressão por balão e a rizólise percutânea por glicerol. Note-se que outras causas do seio cavernoso, ou mesmo a dissecção da artéria carótida interna, apresentam em seu arsenal terapêutico desde quimioterapia, radioterapia, até procedimento cirúrgico.

PARALISIA DO VI NERVO

Conceito

O nervo abducente (VI par) possui uma divisão muito semelhante aos nervos oculomotores e troclear. A princípio, temos o núcleo que localiza-se na ponte, na altura do colículo facial, inferiormente ao assoalho do quarto ventrículo cerebral. O fascículo são feixes de axônios eferentes aos núcleos do VI par e dirigem-se ventralmente, passando pelo núcleo rubro e trato piramidal. A porção basilar inicia-se na emergência do nervo do tronco cerebral na junção bulbopontina, ascende a cisterna basilar pré-pontina, próximo à base da ponte, cruza a artéria cerebelar inferior anterior, forma um ângulo com a ponta do osso petroso e, através do canal de Dorello, penetra no seio cavernoso, onde é fixo pelo ligamento petroclinoide. Na porção intracavernosa, é o único par craniano que está dentro do seio cavernoso, com íntima relação com a artéria carótida interna. Na porção intraorbitária, o VI nervo entra na órbita através da fissura orbitária superior, passa pelo interior do anel de Zinn e inerva o músculo reto lateral.

Etiologia e patogenia

Para melhor entendimento das causas da paralisia do VI nervo, e assim torná-lo didático, deve-se seguir a divisão anatômica. Assim sendo, sabemos que no núcleo as principais causas são as doenças vasculares, desmielinizantes ou ainda os tumores primários ou metastáticos. Na região do fascículo, há duas síndromes a considerar. A síndrome de Foville ocorre no fascículo dorsal, enquanto a síndrome de Millard-Gubler ocorre quando atravessa o trato piramidal. Na porção basilar, as principais causas são o neurinoma do acústico, os tumores nasofaríngeos, a hipertensão intracraniana e as fraturas da base do crânio. Quando o nervo abducente está no seio cavernoso, as principais causas de paralisias são o diabetes, a apoplexia hipofisária, aneurismas, meningeomas, fístula carótido-cavernosa e as inflamações granulomatosas (síndrome de Tolosa-Hunt). Já no interior das órbitas, ocorrem os traumas e as doenças vasculares.

Quadro clínico

Começaremos a descrever o quadro clínico de uma paralisia do VI nervo lembrando que hoje o núcleo deste nervo é considerado o centro do olhar conjugado horizontal; portanto, uma lesão nuclear ocasiona paralisia do olhar conjugado para o lado do núcleo lesionado, podendo ou não acometer concomitantemente o nervo fascial devido à íntima relação entre o fascículo deste com o núcleo do nervo abducente. Quando nos deparamos com as causas fasciculares, deve-se lembrar que a síndrome de Foville ocasiona paralisia ipsilateral do sexto nervo, paralisia do olhar conjugado para o lado da lesão, paralisia e analgesia facial (envolvimento dos VII e V nervos), além da síndrome de Horner (acometimento do simpático central) e surdez. Já a síndrome de Millard-Gubler causa, além da paralisia ipsilateral do VI nervo, hemiplegia contralateral e sinais de lesão pontina dorsal. Contudo, de maneira global, temos na paralisia do VI nervo uma esotropia de cerca de 35$^\Delta$ na posição primária do olhar que pode aumentar com o secundarismo, limitação de abdução, diplopia horizontal que piora no campo de ação do músculo paralisado, além do torcicolo, em que o paciente gira a cabeça para o campo de ação do músculo paralisado.

Diagnóstico

Para se determinar uma paralisia do VI nervo, deve-se, a princípio, observar o desvio do paciente no qual encontramos esotropia na posição primária do olhar (PPO) e procurar, por meio dos exames de ducções ativa e passiva, determinar o músculo paralisado e tentar aferir o quanto. Com relação a exames subsidiários, a neuroimagem (tomografia computadorizada ou imagem de ressonância magnética) auxilia na pesquisa de todo o trajeto do VI nervo à procura de alguma lesão.

Prognóstico e tratamento

Com relação ao prognóstico das paralisias do VI nervo, tais pacientes devem ser acompanhados por um período de três a seis meses, devido ao fato de poder haver melhora espontânea, completa ou incompleta, do quadro clínico, além desse tempo ser suficiente para a estabilização da paralisia. Portanto, a princípio, deve-se realizar o tratamento clínico, visando sobretudo combater o secundarismo e inibir contraturas. Algo a ser considerado para evitar a contratura do músculo reto lateral e a retração dos tecidos perioculares é o método de Gibor, em que se coloca um prisma de base temporal de 20$^\Delta$ a 25$^\Delta$ no olho não afetado; concomitantemente oclui-se o olho paralisado. Com isso, o olho adelfo ao acometido mantém-se em adução, contraindo o músculo reto medial, que devido a lei inervacional de Hering contrai o músculo reto lateral afetado. Contudo, pela lei inervacional de Sherrington, há o relaxamento o músculo reto medial do olho afetado. Outra forma de combater o secundarismo é a utilização da oclusão pura do olho não afetado. Após a estabilização do quadro clínico, pode-se optar pelo tratamento cirúrgico, em que leva-se em consideração a magnitude do desvio. Entretanto, não são todos os casos que podem ser operados; assim, pode-se utilizar o recurso dos prismas para possibilitar melhor fusão pelo paciente.

PARALISIA DO VII NERVO

Conceito

O nervo facial possui uma raiz motora, nervo facial propriamente dito e uma raiz sensitiva e visceral, nervo intermédio (de Wrisberg). Ambas as raízes emergem do tronco cerebral na junção bulbopontina e juntamente com o oitavo par penetram no meato acústico interno, em que sua parte sensitiva ou visceral forma um tronco nervoso único e penetra no canal facial. Então, encontramos o genículo do nervo facial onde existe o gânglio sensitivo. A partir do forame estilomastoide, o nervo facial emerge do crânio, atravessa a glândula parótida e se distribui em ramos eferentes viscerais especiais que entre outros inervam os músculos da mímica, músculo estilo-hioide e ventre posterior do digástrico. Os quatro outros componentes funcionais do VII par pertencem ao nervo intermédio que possui fibras aferentes viscerais especiais (impulsos gustativos, passam para o nervo corda do tímpano), aferentes viscerais gerais (sensibilidade de pequena parte das fossas nasais e porção superior do palato mole), aferentes somáticas gerais (sensibilidade de pequena parte do pavilhão auditivo e meato acústico externo) e eferentes viscerais gerais (inervação pré-ganglionar das glândulas lacrimal, submandibular e sublingual).

Etiologia e patogenia

Processos isquêmicos, infiltrativos, traumáticos, inflamatórios ou ainda compressivos no tronco cerebral podem ocasionar lesão que pode envolver o núcleo do VI nervo e ocasionalmente o fascículo do VII nervo. A insuficiência ou diminuição da força do fechamento palpebral devido à paralisia facial está usualmente associada à fraqueza de outros músculos faciais inervados pelo VII par craniano. Quando nos deparamos com um quadro unilateral, provavelmente temos uma lesão nuclear, enquanto os quadros bilaterais podem ser causados por lesões do tegumento pontino, que podem ser congênitas ou adquiridas (lesão isquêmica, inflamatória, infiltrativa ou compressiva). As neuropatias faciais localizadas na porção intratemporal podem ser secundárias a lesões do osso temporal, ao herpes-zóster, a otites médias ou neoplasias. A paralisia de Bell pertence a esse grupo topográfico, sendo uma das principais causas a infecção pelo vírus herpes simples. Traumas e cirurgias faciais, ou ainda doenças da glândula parótida, podem desenvolver paralisia facial distais ao forame estilomastóideo.

Quadro clínico

Quando ocorre lesão do núcleo do nervo abducente, em alguns casos, o paciente pode desenvolver paralisia facial periférica ipsilateral. Na insuficiência ou fraqueza do fechamento palpebral, pode ser dividida em seis graus, nos quais os graus I e II são considerados como de aparência e movimentos leves e aceitáveis, enquanto o grau VI representa paralisia total. No grau II, ocorre fraqueza leve do músculo orbicular dos olhos, sendo caracterizada por tônus e simetria normais, na qual o paciente realiza um esforço mínimo para o fechamento palpebral. No grau III, encontramos uma paresia moderada na qual o fechamento palpebral somente é realizado com grande esforço. No grau IV, uma insuficiência do fechamento palpebral moderadamente severa, e no grau V, severa. A paralisia de Bell ocorre, na maioria das vezes, unilateralmente, embora ao redor de 0,1% a 1% seja bilateral e caracterizada pela fraqueza facial motora aguda e frequentemente acompanhada de dor na face, pescoço ou língua. A dor é caracterizada como retroauricular e pode ser acompanhada por alterações trigeminais. Olho seco ocorre entre 15% e 17% dos pacientes, além de comumente apresentar epífora ou ectrópio parético.

Diagnóstico

Além da semiologia clínica em pacientes que apresentam as alterações descritas anteriormente do nervo facial, a neuroimagem (tomografia computadorizada ou imagem de ressonância magnética) auxilia na pesquisa de todo o trajeto do VII nervo à procura de alguma lesão.

Prognóstico e tratamento

Quanto ao tratamento das diversas causas de paralisia do VII par descritas neste capítulo, há, com relação a lesões que envolvem o nervo facial juntamente com o VI nervo, métodos específicos que variam conforme a causa que podem ser desde quimioterapia, radioterapia ou, ainda, procedimentos cirúrgicos. Em casos nos quais há envolvimento palpebral, 85% dos pacientes com paralisia de Bell podem apresentar recuperação total ou ficar com déficit residual muito pequeno. Os demais 15% demoram de três a seis meses para apresentarem alguma melhora no seu quadro clínico; contudo ficam com déficits permanentes. O uso de corticoesteroides sistêmicos pode não prevenir a contratura ou a denervação, entretanto acelera a recuperação e pode reduzir a evolução de uma forma incompleta para a completa da paralisia do nervo facial. Procedimentos cirúrgicos palpebrais também devem ser levados em conta na hipótese da não remissão do quadro clínico.

REFERÊNCIAS CONSULTADAS

1. Barbosa PH. Biblioteca Brasileira de Oftalmologia: Estrabismo. Rio de Janeiro: Cultura Médica, 1997.
2. Dantas AM, Spielmann A, Lalanne MC, Corbe C. Neuro-Oftalmologia. Rio de Janeiro: Cultura Médica, 1999.
3. Dantas AM, Zangalli AL. Manual CBO: Neuro-Oftalmologia. Rio de Janeiro: Cultura Médica, 1999.
4. Imamura PM, Andrade EP. Alteração dos pares cranianos: terceiro, quarto e sexto. In: Höfling-Lima AL, Moeller CTA, Freitas D, Martins EN. Manual de condutas em oftalmologia. São Paulo: Atheneu, 2008. p.461-9.
5. Machado A. Neuroanatomia funcional. São Paulo-Rio de Janeiro: Atheneu, 1988.
6. Miller NR, Newman NJ. The Essentials: Walsh & Hoyt's Clinical Neuro-Ophthalmology. Baltimore: Williams & Wilkins, 1999.
7. Pietro-Diaz J, Souza-Dias C. Estrabismo. São Paulo: Livraria Santos, 2002.
8. Souza-Dias C, Goldchmit M. Os estrabismos – teoria e casos comentados. Rio de Janeiro: Cultura Médica: Guanabara Koogan, 2011.
9. Torres MRF, Calixto Jr N, Oliveira LR, Steiner SA, Iscold AM. Fenômeno de Marcus Gunn: diagnóstico diferencial das ptoses palpebrais na criança. J Pediatr. 2004;80(3):249-52.
10. Vega MG, Sousa AA, Scarpelli M, Carvalho GTC, Amaral A. Nevralgia paratrigeminal de Raeder como forma de expressão de aneurisma gigante intracavernoso. Arq Neuropsiquiatr. 1994;52(1):69-73.

capítulo 122

Luciano de Sousa Pereira • Luiz Eduardo Morato Rebouças de Carvalho

Síndrome do Seio Cavernoso

INTRODUÇÃO

Anatomia

Os seios venosos durais são a principal via de drenagem da cavidade craniana, coletando sangue das veias cerebrais superficiais e profundas, meninges e *calvarium*. São formados por canais vasculares revestidos por endotélio, localizados entre as camadas perióstea (externa) e meníngea (interna) da dura-máter. Suas paredes são desprovidas de tecido muscular e, internamente, não possuem válvulas (Figuras 122.1 e 122.2).

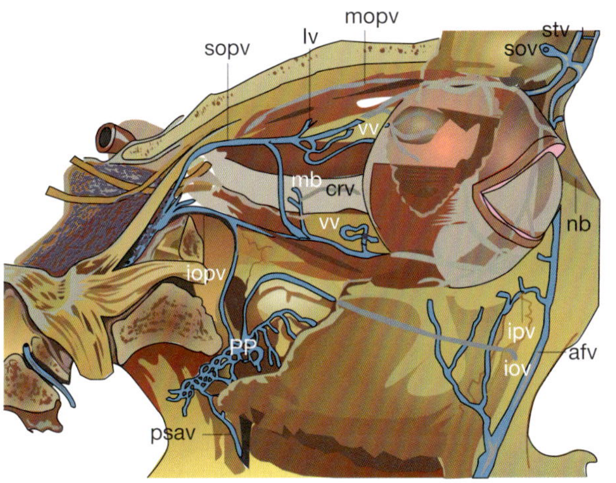

plexo óculo-simpático (situados medialmente, no interior do seio), e nervos oculomotor, troclear, primeiro ramo do trigêmeo (nervo oftálmico), e abducente, que se situam na porção lateral do seio cavernoso, seguindo seu trajeto em direção à fissura orbitária superior e à órbita.[2] O segundo ramo do trigêmeo tem, em sua porção mais posterior, um trajeto curto dentro do seio cavernoso. É importante observar que o nervo óptico e a artéria oftálmica não passam pelo interior do seio cavernoso, situando-se superior a ele.

▶ Figura 122.1 Seio cavernoso.

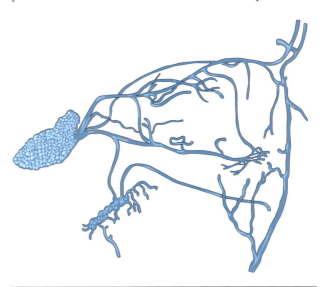

▶ Figura 122.2 Seio cavernoso.

O seio cavernoso é a principal via de drenagem venosa da órbita através da veia oftálmica superior.[1,2] Se situa na fossa craniana média, imediatamente posterior à fissura orbitária superior, logo abaixo dos processos clinoides anterior e posterior do osso esfenoide e inferomedial ao lobo temporal. Medialmente, é adjacente ao seio esfenoidal e à fossa pituitária.[2] Estruturalmente, é composto por um complexo de canais venosos que guardam íntima relação com estruturas nobres como sifão carotídeo e seu

Conceito

A Síndrome do Seio Cavernoso (SSC) pode ser definida como o conjunto de sinais e sintomas decorrentes do comprometimento do seio e das estruturas nele contidas. Seu quadro clínico é variável e mantém íntima correlação com a etiologia, como será observado a seguir. Já que em seu trajeto o nervo óptico não passa pelo seio cavernoso, na SSC isolada, não há comprometimento da função do nervo óptico. Isso a diferencia da

Síndrome do Ápice Orbitário, em que, além de oftalmoplegia, a presença de neuropatia óptica é obrigatória.[3]

QUADRO CLÍNICO

O achado mais frequente na SSC é a oftalmoplegia, que pode ser parcial ou completa. Paresias de oculomotor, troclear e abducente podem ocorrer isolada ou concomitantemente, em variadas combinações. A perda da sensibilidade do ramo oftálmico do trigêmeo é um sintoma frequente, porém, muitas vezes negligenciado. Sua presença, associada ao comprometimento da motilidade ocular extrínseca, é muito sugestiva de lesão de seio cavernoso. Em lesões mais posteriores, pode haver envolvimento da segunda divisão do trigêmeo. Síndrome de Horner pode estar presente muito raramente como manifestação isolada. A função pupilar pode estar acometida por lesão das vias simpática, parassimpática ou ambas.[3,4]

Lesões de etiologia inflamatória (infecciosas ou não) podem também cursar com proptose, congestão orbitária, quemose e dor. Em casos infecciosos, febre e deterioração do estado geral podem ocorrer.[3,4] Nas fístulas carótido-cavernosas diretas (alto débito), proptose pulsátil, quemose severa, arterialização dos vasos conjuntivais e episclerais, cefaleia, sopro e frêmito podem ser observados ipsilateral à lesão.[5,6] Em casos mais severos, pode ocorrer inclusive oclusão venosa retínica. Nas fístulas carótido-cavernosas indiretas (baixo débito), o quadro tende a ser mais insidioso e brando.[5]

ETIOLOGIA

As afecções que podem acometer o seio cavernoso são múltiplas e incluem vasculopatias, doenças inflamatórias, doenças infecciosas e neoplasias.

Vasculopatias

Fístulas carótido-cavernosas diretas são, na maioria dos casos, decorrentes de traumatismo cranioencefálico. Costumam apresentar alto débito e, consequentemente, quadro clínico exuberante e de rápida progressão, como discutido anteriormente. São mais frequentes em adultos jovens do sexo masculino.[5,6]

Fístulas carótido-cavernosas indiretas apresentam aparecimento espontâneo e sintomatologia insidiosa e mais branda devido ao seu baixo débito. São mais frequentes em mulheres na menopausa e hipertensas. Pacientes com doenças do colágeno podem apresentar espontaneamente fístulas carótido-cavernosas indiretas (mais frequente) e diretas (raramente).[5]

Aneurismas da porção intracavernosa de artéria carótida interna costumam apresentar crescimento insidioso, com oftalmoplegia progressiva e, muitas vezes, regeneração aberrante. Quando há rotura, forma-se uma fístula carótido-cavernosa direta.[3,5]

A trombose do seio cavernoso é outra causa importante de SSC. Pode ser séptica ou asséptica. A maioria das tromboses sépticas são secundárias a sinusites dos seios esfenoidal e/ou etmoidal, ou infecções dentárias. As tromboses assépticas podem estar relacionadas com coagulopatias, vasculites, malformações arteriovenosas, gravidez e uso de contraceptivo oral.[3,7]

Doenças inflamatórias

A síndrome de Tolosa-Hunt é uma doença inflamatória idiopática que acomete a região do seio cavernoso e se caracteriza por oftalmoplegia dolorosa.[3] Os nervos oculomotor, troclear, abducente e ramo oftálmico do trigêmeo podem estar comprometidos de modo variável. Síndrome de Horner, proptose e paralisia facial podem ocorrer.[8,9] Em raras ocasiões, neuropatia óptica pode estar presente.

Outras doenças inflamatórias que podem acometer o seio cavernoso são sarcoidose, granulomatose de Wegener e granuloma eosinofílico.[3]

Doenças infecciosas

Como exposto previamente, infecções bacterianas podem acometer o seio cavernoso, provocando trombose (séptica).[3,7] A disseminação pode ocorrer por via hematogênica ou, mais frequentemente, por contiguidade de processos infecciosos provenientes dos seios paranasais (sinusite ou mucocele), sobretudo seio esfenoidal. Em pacientes imunodeprimidos ou diabéticos, deve-se considerar a possibilidade de mucormicose que, apesar de rara, é extremamente grave.[3] Sífilis, tuberculose, herpes-zóster e aspergilose quase nunca acometem o seio cavernoso.[3]

Neoplasias

Neoplasias podem invadir o seio cavernoso por:

- Contiguidade
    - Malignos: carcinoma de nasofaringe, carcinoma adenoide cístico, neuroblastoma olfatório, carcinoma espinocelular, dentre outros;
    - Benignos: adenoma hipofisário, meningeoma, craniofaringeoma, neurilenoma, condromas, cordomas.[10]
- Disseminação a distância
    - Carcinomas, sarcomas, mieloma múltiplo e linfomas.
- Disseminação perineural
    - Carcinoma espinocelular cutâneo da face.[11]

DIAGNÓSTICO

Na vigência de um quadro clínico sugestivo de SSC, a investigação radiológica do seio cavernoso está indicada. A ressonância magnética é o exame de escolha por apresentar maior definição das estruturas do seio e vizinhas a ele. Nos casos em que há forte suspeita de lesão vascular (fístulas, aneurismas, MAVs, trombose), angiorressonância cerebral e/ou angiografia digital cerebral são importantes ferramentas não só no diagnóstico mas também na indicação do tratamento.

TRATAMENTO

As afecções do seio cavernoso têm diagnóstico diferencial extenso e cada etiologia exige uma abordagem terapêutica específica e muitas vezes multidisciplinar, podendo envolver equipes de oftalmologia, neurocirurgia, radiologia intervencionista, otorrinolaringologia, oncologia, hematologia, infectologia e reumatologia.

As fístulas carótido-cavernosas são geralmente conduzidas por equipe de radiologia intervencionista. A indicação do tratamento depende do seu débito e da disponibilidade de material, podendo variar desde simples compressão carotídea (em fístulas de baixo débito) até uso de espirais de aço, balão endovascular, *stents* e agentes embólicos líquidos, como o álcool etileno-vinílico.[5,6]

Na vigência de trombose séptica, o tratamento se baseia na associação de antibiótico e anticoagulantes.[3,7] Na maioria dos casos, introduz-se corticoide sistêmico de modo precoce, com o intuito de conter o processo inflamatório e, assim, minimizar sequelas. Quando há sinusite, a equipe de otorrinolaringologia deve ser acionada para drenagem. Considerar avaliação odontológica para investigação de foco infeccioso dentário.

Na Síndrome de Tolosa-Hunt, a resposta a altas doses de prednisona oral (100 mg) costuma ser dramática, com melhora da dor após 24-36 horas, seguida de recuperação progressiva da função dos nervos e boa resposta à corticoterapia sistêmica em altas doses (100 mg por dia).[8,9]

No caso das neoplasias, o tratamento é fundamentado no diagnóstico histológico.

REFERÊNCIAS BIBLIOGRÁFICAS

1. Spektor S, Piontek E, Umansky F. Orbital venous drainage into the anterior cavernous sinus space: microanatomic relatonships. Neurosurgery. 1997;40:532-40.
2. Rootman J, Nugent RA. Structure of the orbit: anatomic and imaging features. In: Rootman J. Diseases of the orbit: a multidisciplinary approach. 2.ed. Philadelphia: Lippincott Williams & Wilkins, 2003. p.1-34.
3. Moster ML. Paresis of isolated and multiple cranial nerves and painful ophthalmoplegia. In: Yanoff M, Duker JS. Ophthalmology. 2.ed. St. Louis: Mosby, 1990. p.1323-34.
4. Keane JR. Cavernous sinus syndrome: analysis of 151 cases. Arch Neurol. 1996;53:967-71.
5. Rootman J, Marotta TR, Graeb DA. Vascular Lesions. In: Rootman J. Diseases of the orbit: a multidisciplinary approach. 2.ed. Philadelphia: Lippincott Williams & Wilkins, 2002. p.507-53 .
6. Debrun GM, Vinuela F, Fox AJ, Davis KR, Ahn HS. Indications for treatment and classification of 132 carotidcavernous fistulas. Neurosurgery. 1988;22:285-9.
7. Denubile MJ. Septic thrombosis of the cavernous sinus. Arch Neurol. 1988;45:567-72.
8. Kline LB. The Tolosa-Hunt syndrome. Surv Ophthalmol. 1982;27:79-95.
9. Burde RM, Savino PJ, Trobe JD. Clinical decisions in neuro-ophthalmology 3.ed St. Louis: Mosby, 2002. p.158-96.
10. Trobe JD, Glaser JS, Post JD. Meningiomas and aneurysms of the cavernous sinus. Arch Ophthalmol. 1978;96:457-67.
11. Trobe JD, Hood CI, Parsons JT, Quisling RG. Intracranial spread of squamous carcinoma along the trigeminal nerve. Arch Ophthalmol. 1982;100:608-11.

capítulo 123

Luciano de Sousa Pereira • Luiz Eduardo Morato Rebouças de Carvalho

Miastenia Grave

INTRODUÇÃO

Do grego *mios* (músculo) e *asteneia* (debilidade) e do latim *gravis* (grave), é uma enfermidade neuromuscular crônica, caracterizada por excessiva fatigabilidade dos músculos estriados, sobretudo dos servidos pelos nervos craniais. Com frequência, os músculos extraoculares são os primeiros a ser afetados e a doença não raramente permanece restrita a eles. O oftalmologista é, na maioria das vezes, o responsável pelo diagnóstico.

Em 1672, Thomas Willis relatou o primeiro caso da miastenia grave[1,2] no seu livro *De Anima Brutorum*, com debilidade dos músculos da fala. Duzentos anos depois (1877), Wilks relatou ausência de alterações no pedúnculo cerebral na necropsia de uma jovem que apresentava paralisia bulbar (disartria e disfagia), debilidade generalizada dos músculos voluntários, estrabismo e paralisia respiratória.[1,3] Em 1895, Jolly propôs o termo *miastenia gravis* pseudoparalítica[1,4] e, em 1900, Campbel e Bramwell simplificaram o nome para *miastenia gravis*.[5]

Na maioria das vezes, a miastenia grave surge na segunda ou terceira década da vida, mas pode aparecer em qualquer idade, inclusive na infância. Surge quase sempre de forma espontânea, mas pode iniciar-se após traumatismo físico ou psicológico.

PATOGENIA

Dentre as desordens da junção neuromuscular, a miastenia grave é a mais comum. Sua Incidência é de 1 caso por 100.000. É mais comum em mulheres durante a segunda e a terceira décadas de vida, porém, na sétima e oitava décadas de vida, é mais comum entre os homens. Os afro-americanos também têm incidência mais alta.

Trata-se de doença autoimune, na qual se apresentam anticorpos contra o receptor de acetilcolina (AchR), os quais impedem a ação desse neurotransmissor na junção neuromuscular. O nível de positividade desse anticorpo em pacientes miastênicos oculares é muito menor do que aquele registrado nos pacientes com a forma sistêmica da doença. Tem sido demonstrado que os receptores da acetilcolina nos músculos extraoculares são diferentes daqueles nos músculos esqueléticos periféricos. Receptores da acetilcolina são compostos de cinco subunidades (α, β, $|$, δ, ε) e há mais altos níveis da ε (tipo adulto) nos músculos extraoculares do que os observados nos músculos periféricos. Quando se realiza a medida dos anticorpos antirreceptores da acetilcolina em portadores da miastenia grave ocular, é crucial que uma fonte do antígeno, rica em subunidades do tipo adulto, seja usada no exame.

Jovens mulheres que tiveram hiperplasia do timo apresentam quase sempre antígenos linfocitários humanos do tipo HLA-B8 e HLA-DR3. Ocorre associação com HLA-B7 e HLA-DR2 em pacientes acima dos 40 anos de idade. Cerca de um terço dos pacientes submetidos à timectomia para tratamento da miastenia grave terão completa remissão em um período de 10 anos de seguimento.[6]

O envolvimento dos músculos extraoculares é evidenciado em até 60% dos pacientes com miastenia grave; contudo, o envolvimento do músculo intraocular é muito raro. Em adição ao envolvimento pupilar, a redução da amplitude de acomodação foi relatada em 30% de 33 pacientes avaliados pelo método de Ishihara (acomodômetro) e também pelo método de gradiente (método de Sloan).[7] Pseudomiopia foi descrita por Romano *et al.* em 1973. Por meio do registro das medidas estáticas e dinâmicas da refratometria, foram verificadas alterações nos esforços acomodativos, com melhora após o uso de edrofônio.

DIAGNÓSTICO

O diagnóstico da miastenia grave ocular nem sempre é fácil. O quadro clínico é muito variável, podendo mimetizar qualquer tipo de estrabismo, e é quase sempre associado à blefaroptose. Ele tipicamente piora ao final do dia ou com o cansaço. Porém, muitas vezes os sinais não são muito claros e há que apelar para certos exames, que se classificam em seis tipos: 1. Testes farmacológicos; 2. Testes eletrofisiológicos; 3. Testes sorológicos; 4. Biópsia muscular; 5. Ressonância nuclear magnética e 6. Crioteste.

- **Testes farmacológicos:** são realizados mediante drogas anticolinesterásicas e são os mais utilizados por sua simplicidade e eficiência. Até há alguns anos, utilizava-se o edrofônio (Tensilon®) por via endovenosa. Como a droga é hoje de difícil aquisição no Brasil, passou-se a utilizar a neostigmina (Prostigmina®), barata e encontrada em qualquer centro cirúrgico. Classicamente, a droga era aplicada por via intramuscular, mas passamos a utilizá-la por via endovenosa,[8,9] pois o efeito surge mais rapidamente, por isso de mais fácil observação. Julgamos a sua eficiência melhor que a do edrofônio, pois, apesar de o efeito demorar pouco mais para surgir, dura muito mais, podendo chegar a cerca de 30 minutos, enquanto o efeito do edrofônio não ultrapassa 5 minutos. No adulto, costumamos injetar, a princípio, uma ampola de 1,5 mg; caso não se note um claro efeito, adicionamos mais uma ampola, o que nos parece suficiente. A dose para crianças é de 0,15 mg/kg de peso corporal, neste caso por via intramuscular. Com essas dosagens, não temos observado reações colinérgicas indesejáveis; entretanto, realizamos o teste em centro cirúrgico e deixamos sempre disponível 0,5 mg de atropina para injetar endovenosamente, caso necessário. No teste positivo, quase sempre se nota de início discreta fibrilação muscular palpebral, seguida depois por melhora ou desaparecimento da blefaroptose.[10] Note-se que a movimentação ocular reage menos ao teste do que o levantador da pálpebra superior. Quando o teste é claramente positivo, o diagnóstico está estabelecido. O falso negativo não é muito raro, mas o falso positivo é excepcional. Em caso de dúvida, a associação da eletromiografia pode ser útil.
- **Testes eletrofisiológicos:** a estimulação repetitiva é a mais utilizada. Os potenciais de ação provocados por estimulação repetitiva de baixa frequência (2 a 5 Hz) são medidos pela eletromiografia. A estimulação repetitiva não causa modificações na amplitude da resposta muscular em indivíduos normais, mas, na miastenia grave, há típico decréscimo (na maioria das vezes maior que 10%). Com a administração do medicamento anticolinesterásico, o teste torna-se negativo. Uma variação no teste é a eletromiografia de fibra única, altamente sensível, mas requer equipamento especial, não encontrado em qualquer laboratório, e examinador experiente.
- **Testes sorológicos:** é a investigação da presença de anticorpos antirreceptores de acetilcolina no soro. Setenta a 80% dos pacientes miastênicos possuem essa substância; mas, na miastenia ocular isolada, essa porcentagem cai para 10%. O nível elevado indica presença da miastenia, mas sua ausência não elimina a possibilidade da doença. Esse teste não é realizado por qualquer laboratório e nem sempre é indicado.
- **Biópsia muscular:** teste muito sensível, mas nem sempre disponível.
- **Ressonância nuclear magnética:** para investigar alterações do timo (Figura 123.1).

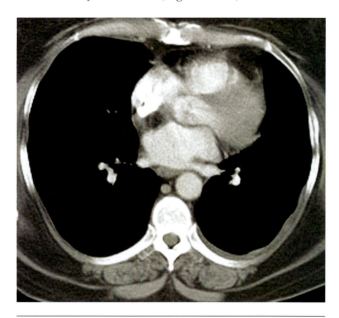

▶ **Figura 123.1** Quick Time™ e um descompactador são necessários para ver esta imagem.

- **Crioteste:** há muito tempo é conhecido o fato de que a baixa temperatura melhora o quadro da miastenia grave. Com base nesse fato, propôs-se o teste do gelo. Aplica-se, sobre o olho fechado, uma luva de borracha cheia de gelo moído, por 3 minutos. No caso positivo, a blefaroptose diminui ou desaparece. O teste não serve para os músculos oculomotores. Em seu trabalho de final de residência na Santa Casa de Misericórdia de São Paulo, a Dra. Flávia Ignácio da Silva relatou sua experiência com 19 pacientes, 18 mulheres e um homem. Dezesseis deles apresentavam a forma sistêmica de miastenia grave e três a forma ocular isolada. Todos apresentavam blefaroptose bilateral e estavam sob tratamento com brometo de piridostigmina (Tensilon®) e/ou prednisona. O teste foi considerado positivo quando se notava redução da blefaroptose de pelo menos 2 mm. Quinze pacientes (79%) apresentaram teste positivo.

TRATAMENTO

Há três tipos de tratamento: o sintomático, o imunoterapêutico e a timectomia. O tratamento imunoterápico pode alterar o curso da moléstia, o que não ocorre com o sintomático.

Alguns autores dizem que o estrabismo e/ou a blefaroptose associados à miastenia grave não deve ser operado. Não estamos de acordo com essa asserção. Uma vez estabilizado o quadro por alguns meses, a cirurgia palpebral ou oculomotora pode e deve ser realizada. O planejamento cirúrgico depende do quadro clínico e os resultados são compensadores.

Tratamento sintomático

O brometo de piridostigmina (Mestinon®) é o anticolinesterásico mais empregado. Seu efeito perdura cerca de quatro horas. É apresentado em comprimidos de 60 mg, em comprimidos de efeito prolongado de 180 mg e em forma líquida com 60 mg/5 cc. O efeito benéfico inicia-se 30 a 40 minutos após a administração. A dosagem e a frequência da ingestão devem ser adaptadas a cada indivíduo; quase sempre ela varia entre 60 e 120 mg a cada 3 a 4 horas durante a vigília. Os comprimidos de efeito prolongado são utilizados à noite e a forma líquida é indicada para crianças ou pacientes com disfagia. A piridostigmina é geralmente bem tolerada, mas alguns pacientes podem apresentar efeitos colaterais indesejáveis, como náuseas, vômitos, diarreia, cólicas abdominais, aumento de secreções brônquicas, salivação, bradicardia etc. A neostigmina (Prostigmina®) age por 2 a 3 horas e provoca mais efeitos colaterais gástricos, mas é melhor tolerada do que a piridostigmina por alguns pacientes. Note-se que esses medicamentos, apesar de muito úteis na forma sistêmica da doença, têm pouco ou nenhum efeito na forma ocular isolada.

Imunoterapia

- **Corticosteroides:** os corticoides orais são muito utilizados, pois oferecem bons resultados, sobretudo na forma ocular isolada, na qual são mais eficazes que os inibidores da colinesterase. Em adultos, iniciamos a prednisona com 80 a 100 mg/dia; logo após surgir o resultado, iniciamos a redução da dosagem, até atingir 7 a 10 mg/dia, em dias alternados, segundo a resposta observada. É necessário cuidado nas formas sistêmicas ao iniciar o tratamento, pois em alguns pacientes os sintomas acentuam-se; é aconselhável realizá-lo em ambiente hospitalar.
- **Ciclosporina:** é um imunossupressor moderado, útil em pacientes que não toleram os corticoides, ou nos que já os utilizam por longo período. Preferimos delegar o tratamento a colegas experientes no seu uso.
- **Azatioprina:** a azatioprina (Imuran®), em comprimidos de 50 mg, é um imunossupressor potente e parece ser menos tóxico que a ciclosporina para tratamentos demorados, embora possa causar efeitos colaterais importantes. Também delegamos seu emprego a colegas experientes no seu uso.
- **Timectomia:** indicada em pacientes com a forma sistêmica, em que a ressonância magnética mostrou aumento do volume do timo (timoma). Entretanto, segundo Perkin,[11] pacientes sem timoma também podem beneficiar-se da timectomia.

REFERÊNCIAS BIBLIOGRÁFICAS

1. Weinberg DA, Lesser RL, Vollmer TL. Ocular myasthenia: a protean disorder. Surv Ophthalmol. 1994 Nov-Dec;39(3):169-210.
2. Willis T. De Anima Brutorum. Oxford: Theatro Sheldoniano, 1672.
3. Wilks S. On cerebritis, hysteria and bulbar paralysis, as illustrative of arrest of function of the cerebrospinal centres. Guys Hosp Rep. 1877;22:7-55.
4. Jolly F. Ueber myasthenia gravis pseudoparalytica. Berl Klin Wochenschr. 1895;32:1-7.
5. Campbell H, Bramwell E. Myasthenia gravis. Brain. 1900;23:277-336.
6. Friedman DI. Disorders of the Neuromuscular Junction. In: Yanoff M, Duker JS. Ophthalmology. St. Louis: Mosby, 2008. p.1026-30.
7. Sato Y. [Myasthenia gravis with special reference to the function of intraocular muscles]. Nihon Ganka Gakkai Zasshi. 1969 May;73(5):666-76.
8. Prieto-Díaz J, Souza-Dias C. In: Prieto-Díaz J, Souza-Dias C. Strabismus. 4.ed. Oxford: Butterworth Heinemann, 2000. p.346.
9. Prieto-Díaz J, Souza-Dias C. Estrabismo. São Paulo: Livraria e Editora Santos, 2002. p.349.
10. Souza-Dias C, Goldchmit M. Os Estrabismos: Teoria e Casos Comentados. Rio de Janeiro: Cultura Médica, 2011. p.303-7.
11. Perkin GD. Mosby's Color Atlas and Text of Neurology. Londres: Mosby, 1998. p.261-6.

capítulo 124

Roberto Mitiaki Endo

Oftalmoplegia Externa Progressiva Crônica

MIOPATIA OCULAR DE VON GRAEFE

Condição rara, como já diz o nome, envolve a musculatura extrínseca ocular e também o levantador da pálpebra superior.

FORMAS CLÍNICAS

Von Graefe a descreveu em 1868 e caracteriza-se pela presença de blefaroptose bilateral e pela extrema hipofunção muscular para todas as posições do olhar.

ETIOLOGIA

Há grande polêmica envolvendo partidários que acreditam que a OEPC seja consequência de lesão cerebral que afeta todos os núcleos dos nervos oculomotores e outros que postulam tratar-se de miopatia primária, como as distrofias de Steinert ou Thonsen.

Há comprovações interessantes e paradoxais baseadas no exame histopatológico que demonstram que as duas teorias são compatíveis. A eletromiografia revela traçados que corroboram tratar-se definitivamente de3 miopatia dos músculos extrínsecos.

Autores como Thorson e Bell, em 1959, mostraram que esta doença deve ser considerada como abiotrófica, pela constante associação com degenerações pigmentares e outras que afetam a retina.

Wallace, Sprunger, Helveston e Ellis em 1997, identificaram-na através de estudos de biologia molecular como uma citopatia mitocondrial, que afeta especialmente os tecidos de elevado padrão oxidativo, como o cardíaco, cerebral e muscular.

QUADRO CLÍNICO

A doença se instala antes da terceira década de vida, até mesmo na infância. Afeta ambos os sexos igualmente e a ocorrência familiar costuma ser rara.

O primeiro sintoma costuma ser a blefaroptose bilateral, seguida da limitação de toda musculatura extrínseca, com preferência pelos músculos elevadores. Com a evolução os pacientes costumam apresentar posição viciosa de cabeça com o queixo elevado, o que causa extremo desconforto.

Alguns casos mais graves apresentam os olhos "congelados", sem poder esboçar nenhum movimento ativo.

Curiosamente, nenhum portador de OEPC se queixa de diplopia, independente da fase em que se encontra. Os músculos da mastigação podem ser afetados ao longo da evolução, bem como os orbiculares e faciais.

As imagens da Ressonância Magnética ou da Tomografia Computadorizada mostram nestes casos a atrofia da musculatura extrínseca, revelada pela perda de espessura.

TRATAMENTO

Em pacientes de evolução crônica nos quais a blefaroptose é bastante incômoda a suspensão frontal pode ser necessária, ressaltando-se a prudência exigida para ocluir as pálpebras a fim de evitar a ceratite por exposição.

Tentativas para tratamento com anticolinesterásicos ou outro tipo de medicação resultam sempre em fracasso.

Algumas vezes a indicação do uso de prismas para eliminar a diplopia produz conforto para alguns pacientes.

A cirurgia tem sido uma possibilidade aventada por alguns autores, como Stanworth (1063), Tarkkanen e Tommila (1965), Wallace, Sprunger, Helveston e Ellis (1997), com bons resultados.

REFERÊNCIAS CONSULTADAS

1. Breinin G. New aspects of ophthalmoloneurogic diagnosis. Arch Ophthalmol. 1957;58:375.
2. Brion S, de Recondo J. Ophthalmoplégie nucléaire progressive ET hérédodégenerescense spinocérébelleuse: étude d´um cãs anatomo-clinique. Rev Neurol. 1967;116:383.
3. Daroff RB, Solitaire GB, Pincus JH, Glaser GH. Spongioform encephalopathy with chronic progressive external ophthalmoplegia. Central ophthalmoplegia mimicking ocular miopathy. Neurology. 1966;16:161.
4. Noorden GK, Campo EC. Binocular vision and ocular motility. Theory and Management of Strabismus. 6.ed. St. Louis: Mosby, 2002. p.489-90.
5. Ozkan SB, Kir E, Soylev MF, Karaman ZC, Kir E, Durak I. The evaluation of chronic progressive external ophthalmoplegia with computerized tomography. In: Lennestrand G. Advances in Strabismology. Proceedings of the Eigth Meeting of the International Strabismological Association. Mastricht. The Netherlands, Sept 10-12, 1998. Buren, The Netherlands, Aeolus Press, 1999. p.154.
6. Prieto-Diaz J, Souza-Dias CR. Estrabismo. 6.ed. Buenos Aires: Ediciones Cientificas Argentinas, 2005. p.436.
7. Teasdall RD, Sears M. Myasthenis gravis: electromyography evidence for myopathy. Am J Ophthalmol. 1962;62:541.
8. Thorson JC, Bell WE. Progressive dystrophyc external ophthalmoplegia with abiotropic fundus changes. Arch Ophthalmol. 1959;62:833.
9. Wallace DK, Sprunger DT, Helveston EM, Ellis FD. Surgical management of strabismus associated with chronic progressive external ophthalmoplegia. Ophthalmology. 1997;104:695.
10. Walsh FB, Hoyt WF. Clinical Neurophthalmology. 3.ed. Baltimore: Williams & Wilkins, 1969.

capítulo 125

Marcos Carvalho da Cunha • Beatriz Nugent da Cunha

Blefaroespasmo e Espasmo Hemifacial

O blefaroespasmo essencial e o espasmo hemifacial são classificados como discinesias craniofaciais; um grupo de doenças caracterizadas por movimentos involuntários da face, língua, palato, faringe, cordas vocais e pescoço; e que também inclui a Síndrome de Meige, Síndrome de Brueghel, dentre outras.

BLEFAROESPASMO ESSENCIAL

Conceito

O blefaroespasmo essencial é uma distonia focal caracterizada por contrações involuntárias, espasmódicas e bilaterais dos músculos perioculares: orbicular do olho (região orbital, palpebral pré-septal e pré-tarsal), corrugador e prócerus. Trata-se de uma doença rara, cujo diagnóstico é quase sempre tardio, o que possibilita a progressão dos sintomas até quadros de cegueira funcional.

Etiologia e patogenia

Não há uma causa primária, mas um conjunto de fatores. A maioria dos autores acredita que se trata de uma sobrecarga na atividade de um circuito nervoso que teria várias causas, entre elas um defeito no centro de controle do organismo que coordena e regula a atividade de piscar. A localização de tal centro não é certa; envolve áreas como gânglios basais e/ou tronco encefálico. Essa desregulação pode ser causada por fatores ambientais, como luz, dor e estresse, genéticos, ou ainda por lesão e/ou envelhecimento. Portanto, há uma falha em controlar a retroalimentação positiva entre as vias sensoriais e motoras.

Epidemiologia

A prevalência do blefaroespasmo na população geral é de cerca de 5 em 100.000. Acomete mais mulheres, com uma relação entre casos femininos e masculinos de 1,8 para 1. A idade média do início dos sintomas da doença é de 56 anos, e dois terços dos pacientes possuem 60 anos ou mais.

Quadro clínico

Nos pacientes com blefaroespasmo, a alternação da atividade entre músculos protratores e retratores das pálpebras é perdida.

No início do quadro, há aumento da frequência do ato de piscar, particularmente em resposta a estímulos ambientais, como o vento e a poluição. Há também queixas de fotofobia, desconforto da superfície ocular e sobretudo sintomas de olho seco.

Os sintomas progridem e, após período variável de tempo, aparecem espasmos palpebrais intermitentes, que causam dificuldade em manter os olhos abertos.

O blefaroespasmo pode evoluir para uma condição debilitante com dor ocular e cegueira funcional. Os pacientes podem se tornar incapacitados a realizar atividades simples, como assistir televisão, ler, dirigir e/ou andar, e também se tornam ansiosos, deprimidos e/ou reclusos socialmente. Segundo Anderson *et al.*, a progressão dos sintomas para um envolvimento debilitante ocorre ao longo de semanas em 11% dos pacientes; meses, em 37%; e anos em 52% deles.

Comumente, o blefaroespasmo está associado a distonias de outros músculos faciais. As mudanças anatômicas secundárias incluem ptose palpebral e do supercílio, dermatocálase, entrópio e anormalidades do tendão cantal.

Alguns fatores podem agravar o blefaroespasmo, como claridade, estresse, fadiga, dirigir, ler e assistir televisão. Ao contrário, condições que aliviam os espasmos incluem dormir (75%), relaxar (55%), infraversão do olho (27%), lágrimas artificiais (24%), tracionar as pálpebras (22%), falar (22%), cantar (20%) e andar.

Alguns pacientes aprendem a evitar situações que agravam a condição, enquanto outros desenvolvem maneirismos, como o movimento de outros músculos inervados pelo nervo facial ou atos de concentração mental para diminuir a frequência e a intensidade dos espasmos. Esses maneirismos incluem bocejar, tossir, abrir a boca, apertar o nariz, mascar chicletes, esfregar as pálpebras, cobrir um dos olhos, pressionar outras áreas da face, dentre outros.

Muitos pacientes relatam estresse importante como causa do blefaroespasmo. Johnson *et al.* estudaram pacientes com blefaroespasmo e observaram que, em 70% dos participantes do estudo, os espasmos faciais começaram dentro de um ano após algum evento estressante significativo (morte do cônjuge, infidelidade conjugal, divórcio, incêndio residencial, dificuldade financeira).

Diagnóstico

Avaliação oftalmológica completa e exame neurológico são importantes para se estabelecer o diagnóstico de blefaroespasmo essencial. Espasmos palpebrais reflexos podem ser secundários a irritações corneanas presentes em pacientes com síndrome do olho seco, entrópio espástico, triquíase, blefarite, ceratoconjuntivite límbica superior, dentre outras condições. Indivíduos com dor ocular ou fotofobia decorrente de quadros de uveíte anterior ou catarata subcapsular posterior também podem apresentar blefaroespasmo reflexo.

O diagnóstico diferencial de blefaroespasmo inclui condições como mioquimia (do inglês, *myokymia*), espasmo hemifacial, apraxia de abertura palpebral e tique facial.

Fasciculações do músculo orbicular, conhecidas como mioquimia, são geralmente unilaterais, localizadas em um pequeno segmento da pálpebra e temporárias, ocorrendo sobretudo em períodos de estresse físico ou emocional, fadiga ou consumo excessivo de café.

Tique facial constitui diagnóstico de exclusão. Em contraste com o blefaroespasmo, está sob controle voluntário, não melhora com repouso e é quase sempre observado em pacientes jovens.

É importante salientar que, ao contrário do blefaroespasmo, tais condições não causam debilitação funcional. A principal característica que leva ao diagnóstico de blefaroespasmo é o quadro de cegueira funcional.

A apraxia de abertura palpebral é uma anormalidade motora caracterizada pela dificuldade em iniciar o movimento de elevação da pálpebra superior. Os sinais clínicos são ausência de espasmos orbiculares e presença de supercílios arqueados, indicando a contração exagerada do músculo frontal na tentativa de auxiliar a abertura dos olhos. Alguns segundos depois, o mesmo paciente é capaz de abrir os olhos normalmente, sem dificuldade.

História familiar positiva para distonias ou blefaroespasmo promove ajuda no diagnóstico.

ESPASMO HEMIFACIAL

Conceito

Os espasmos hemifaciais (EH) são contrações tônicas ou clônicas involuntárias, paroxísticas, limitadas aos músculos de apenas um lado da face, inervados pelo nervo facial (VII par de nervos cranianos). É uma condição rara, crônica, que resulta em comprometimento funcional e emocional importante.

Etiologia e patogenia

É causado por irritação mecânica da raiz do nervo facial, sendo a causa mais frequente a compressão desta por um vaso com curso anormal. Outras possíveis causas incluem compressão por tumor da fossa posterior, lesões do tronco encefálico, placas por esclerose múltipla ou causas secundárias, como trauma ou paralisia de Bell.

A irritação da raiz do nervo causa hiperexcitabilidade do núcleo nervoso, levando às contrações involuntárias.

A etiologia da compressão vascular pode ser revelada através de exame de ressonância magnética do ângulo pontocerebelar. Quanto às artérias em contato com o nervo facial, as mais envolvidas são a cerebelar posteroinferior, vertebral e basilar. Casos raros de EH são causados por compressão venosa.

Epidemiologia

Ocorre com maior frequência em mulheres (2:1). A prevalência geral é de 10 casos para cada 100.000 pessoas, e geralmente se inicia entre a quarta e a sétima décadas de vida. Muitos artigos sobre espasmo hemifacial familiar já foram documentados.

Quadro clínico

Inicia-se, na maioria das vezes, com tremores palpebrais de leve intensidade e, em meses ou anos, evolui para contrações intensas do músculo orbicular e oclusão do olho. As contrações não desaparecem durante o sono.

Contrações de outros músculos da hemiface comprometida podem envolver o frontal, corrugador, prócerus e músculo estapédio do ouvido interno, com referência de barulho característico *"click"* pelo paciente. É característica a movimentação da boca para o lado afetado (músculos risório, orbicular da boca, zigomático maior e menor). Em consequência, interfere com a vida profissional e sobretudo social do paciente.

Casos de acometimento bilateral são raros. Quando ocorrem, os tempos de instalação em cada lado não são coincidentes e as contrações são independentes. No decorrer da doença, as contrações tendem a progredir com o componente tônico mais evidente que o clônico.

O lado esquerdo é mais comumente acometido do que o direito. O EH é quase sempre indolor e, além do prejuízo estético, pode dificultar a visão binocular. Os espasmos são exacerbados por tensão, fadiga, ingestão de estimulantes do sistema nervoso central e movimentos mímicos faciais. A posição supina na maioria das vezes alivia o quadro. Remissões espontâneas foram relatadas em nove de 106 casos estudados por Ehni e Woltman.

Hipertensão arterial quase sempre precede ou segue-se à instalação do espasmo hemifacial, conforme demonstrado em estudo de caso controle multicêntrico.

Diagnóstico

É fundamentado em observação clínica e história médica, mas imagens radiográficas também são úteis para confirmar o diagnóstico. A ressonância magnética é utilizada sobretudo se há suspeita de lesão compressiva oculta do nervo.

Em séries de pacientes com EH idiopático estudadas pela angiorressonância, a compressão da raiz do nervo facial por vasos da fossa posterior foi verificada em 64,86% dos casos de Bernardi et al., em 88,0% dos casos de Bittar et al. e em 85% dos casos estudados por Jespersen et al. Em estudo de 27 casos de EH, pela ressonância magnética tridimensional, os autores constataram que em todos havia evidências de compressão do nervo facial por artérias da fossa posterior.

O achado mais comum na tomografia computadorizada é artéria basilar tortuosa e distendida, que estimula o nervo facial causando sua disfunção.

O diagnóstico diferencial de espasmo hemifacial deve incluir condições como blefaroespasmo, mioquimia facial, tiques faciais, distonia oromandibular e espasmo hemimastigatório.

Frequentemente, há fraqueza dos músculos da hemiface afetada, achado não presente no blefaroespasmo, em que a força da musculatura facial é normal ou mesmo aumentada. É esporádico e quase sempre unilateral.

Tratamento de blefaroespasmo e espasmo hemifacial

Clínico

1. **Toxina botulínica:** originalmente utilizada para tratar o estrabismo, a toxina botulínica (tipo A) é o tratamento de escolha para pacientes com blefaroespasmo essencial e espasmo hemifacial. Há sete tipos de toxina botulínica antigenicamente distintos (A a G) produzidos por diferentes linhagens da bactéria *Clostridium botulinum*. Apenas os tipos A e B são aprovados para uso no tratamento de distonias focais. A toxina inibe a liberação de acetilcolina das vesículas pré-sinápticas da placa neural (junção neuromuscular) e causa paralisia muscular temporária diminuindo consideravelmente as contrações palpebrais e melhorando a qualidade de vida dos pacientes. É um método eficaz, pouco invasivo e com efeitos colaterais limitados. Os pacientes normalmente notam melhora dos sintomas dois a três dias após as injeções, com seu efeito máximo após sete dias.

As formulações de toxina botulínica tipo A comercialmente disponíveis são Botox®, Dysport® e Xeomin®. Apresentam eficácia similar, mas alguns estudos sugerem menor taxa de efeitos colaterais com Botox.

Preparo e método de aplicação

Injeta-se 2,3 mL de solução salina 0,9% sem conservantes em frasco de Botox® fechado a vacuo e contendo 100 unidades internacionais (UI). Após leve manuseio circular do frasco para reconstituição da droga, todo o conteúdo é aspirado em seringas de insulina e agulha ultrafina. Cada 0,1 mL apresenta cerca de 4,35 UI de Botox®. Geralmente, para o espasmo hemifacial a dose total é de 0,9 mL ou cerca de 39 UI. Para o blefaroespasmo, utiliza-se de 50 a 80 UI, podendo chegar até 100 UI.

No blefaroespasmo, o tratamento é bilateral. As aplicações são subcutâneas na região das pálpebras e intramusculares nos músculos corrugador do supercílio, prócerus e rafe lateral do músculo orbicular (Figura 125.1). Para cada local, injeta-se 0,1 mL, podendo aumentar o volume para 0,2 mL nas aplicações intramus-

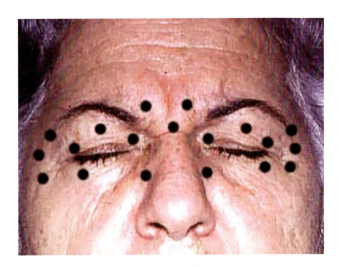

▶ **Figura 125.1** Locais de aplicação da toxina botulínica tipo A no blefaroespasmo essencial.

culares. O frasco fechado de Botox® deve ser guardado em baixas temperaturas (*freezer*) e, após sua reconstituição, ser usado nas próximas horas ou acondicionado em refrigerador.

No espasmo hemifacial, é tratado o lado acometido, de modo semelhante ao blefaroespasmo, incluindo-se uma aplicação intramuscular no músculo zigomático maior (Figura 125.2). Pode-se tratar também o lado não acometido, exceto nas pálpebras superior e inferior, para promover melhor estética e simetria. Evita-se a aplicação no músculo risório, pois sua paralisia causa desvio da rima labial para o lado contralateral.

O tratamento é feito em intervalos de três a seis meses conforme a resposta clínica, mas observa-se no espasmo hemifascial maior duração do efeito e maior intervalo entre as aplicações. Os pacientes devem ser examinados após duas semanas e, observando-se o resultado, as doses e locais podem ser ajustados em tratamentos futuros.

Falha terapêutica

Anticorpos neutralizantes podem ser vistos em alguns dos pacientes não responsivos ao tratamento. Comparados a grupos-controle, pacientes resistentes haviam recebido frequência maior de injeções, injeções de reforço duas a três semanas após o primeiro tratamento e uma dose maior de Botox® por tratamento.

Dessa forma, após algumas aplicações, tais pacientes requerem doses maiores, que têm menos efeito e duram menos tempo.

Efeitos colaterais

No caso do blefaroespasmo, o efeito colateral mais frequente é a ptose transitória, que pode ser minimizada evitando-se a aplicação da toxina no terço central da pálpebra superior. No caso do espasmo hemifascial, a fraqueza facial (97% dos casos em estudo com Botox®), no entanto, de grau leve e compensada pelos benefícios. Também são observados olho seco, entrópio, ectrópio, fotofobia, equimose e raramente diplopia.

Tais efeitos estão relacionados com a difusão da droga para áreas próximas e com a dose utilizada. Pequenos ajustes do local da injeção e da dose da toxina botulínica costumam ser suficientes para evitá-los em futuras aplicações.

Lagoftalmo e ceratite de exposição podem acontecer na fase inicial e duram, na maioria das vezes, cerca de duas semanas. Essas complicações podem ser tratadas com colírios lubrificantes. Lacrimejamento pode ser secundário a ceratite ou por falha da bomba lacrimal.

Em um estudo retrospectivo realizado em 1998, relacionado com o tratamento do espasmo facial unilateral com toxina botulínica tipo A, dezenove pacientes receberam 71 aplicações. O índice de sucesso foi de 94,4%. A duração média do efeito foi de 17,7 semanas. A incidência de complicações foi de 35,2% e dose-dependente, todas elas locais, transitórias e de grau leve a moderado.

2. **Farmacoterapia:** uma lista extensa de medicações orais, como anticonvulsivantes, relaxantes musculares e ansiolíticos, já foi testada no controle de pacientes com espasmos faciais, não trazendo benefícios e com vários efeitos colaterais.

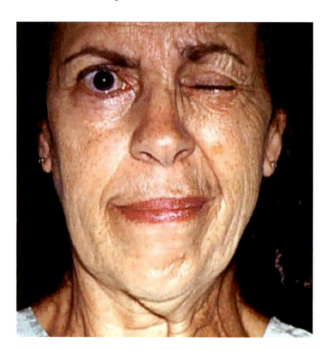
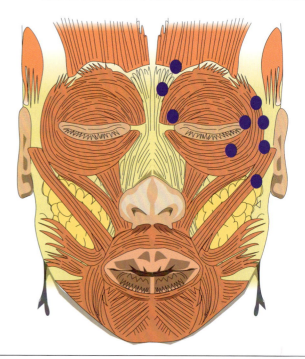

▶ **Figura 125.2** Locais de aplicação da toxina botulínica tipo A no espasmo hemifacial.

Cirúrgico: não é o tratamento de escolha, por ser método invasivo e com alta taxa de complicações.

No caso de pacientes com blefaroespasmo, é indicado para aqueles com quadros debilitantes e que não toleram ou não responderam bem ao tratamento com toxina botulínica. Trata-de de remoção cirúrgica dos músculos acometidos. Dependendo do caso, pode ser limitada à miectomia do músculo orbicular, ou associada aos músculos corrugador e prócerus. Os principais objetivos da cirurgia são:

a) Corrigir as alterações funcionais e eventualmente cosméticas que podem estar associadas (ptose de supercílios, ptose palpebral, dermatocalase, ectrópio, distopia cantal etc.);
b) Reduzir a intensidade dos espasmos;
c) Diminuir a dosagem de toxina botulínica ou intervalo entre as aplicações; e
d) Melhorar apraxia de abertura palpebral.

Os efeitos colaterais incluem parestesia da região frontal, infecção, hemorragia, perda de pele por necrose, triquíase e linfedema crônico da região periorbital, sendo esse o mais problemático.

No caso de pacientes com espasmo hemifacial, a abordagem cirúrgica de descompressão microvascular resulta em taxa de curto a longo prazo de 91,1%, mas complicações pós-cirúrgicas, como perda auditiva monolateral e fraqueza facial em adição ao risco de hemorragia intracraniana, continuam uma preocupação.

REFERÊNCIAS CONSULTADAS

1. Anderson RL, Patel BC, Mantém JB, Jordan DR. Blepharospasm: past, present, and future. Ophthal Plast Reconstr Surg. 1998;14(5):305-17.
2. Barbosa ER, Costa MDL, Staut CC, Bacheschi LA, Bittar MS. Espasmo Hemifacial Familiar – Relato de dois casos. Arq Neuro Psiquiatr. 1998;56(1):111-5.
3. Cunha MC, Aguirre OP, Dias CRS. Tratamento do espasmo facial unilateral com toxina botulínica tipo A. Arq Bras Oftalmol.1998;61(1):54-60.
4. Jankovic J, Orman J. Blepharospasm: demographic and clinical survey of 250 patients. Ann Ophtalmol. 1984;16(4):371-6.
5. Johnson LN, Lapour RW, Johnson GM, Johnson PJ, Madsen RW, Hackley SA. Closely spaced stressful life events precede the onset of benign essential blepharospasm and hemifacial spasm. J Neuroophthalmol. 2007;27(4):275-80.
6. Jordan DR, Patrinely JR, Anderson RL, Thiese SM. Essential blepharospasm and related dystonias. Surv Ophthalmol. 1989;34(2):123-32.
7. Machado FCN, Fregni F, Campos CR, Limongi JCP. Espasmos hemifacial bilateral: relato de caso. Arq Neuropsiquiatr. 2003;61(1).
8. McLeish WM, Anderson RL. Advances in Blepharospasm Therapy. In: Nunery WR. Ophthalmic Plastic and Reconstructive Surgery. Ophtalmology Clinics of North America. Philadelphia: W.B. Saunders Company, 1991. p.47-71.
9. Medscape. Bening Essencial Blepharospasm [Internet] [Acesso em 25 may 2016]. Disponível em: www.medscape.com
10. Miller LE, Miller VM. Safety and effectiveness of microvascular decompression for treatment of hemifacial spasm: a systematic review. Br J Neurosurg. 2012;Aug;26(4):438-44.
11. Nicoletti AGB, Aoki L, Nahas TR, Matayoshi S. Blefaroespasmo essencial: revisão da literatura. Arq Bras Oftalmol. 2010;73:469-73.
12. Specchio N, Trivisano M, Bernardi B, Marras CE, Faggioli R, Fiumana E, et al. Neonatal hemifacial spasm and fourth ventricle mass. Dev Med Child Neurol. 2012;54(8):697-703.
13. Thenganatt MA, Fahn S. Botulinum Toxin for the Treatment of Movement Disorders. Curr Neurol Neurosci Rep. 2012;12(4):399-409.
14. Wabbels B, Roggenkämper P. Botulinum toxin in hemifacial spasm: the challenge to assess the effect of treatment. J Neural Transms. 2012 Aug;119(8):960-80.
15. Yabiku MM, Sartori JF, Sarraff EP, Osaki TH, Hossaka SK, Pereira CI, et al. Aberrações ópticas de alta ordem em pacientes com distonias faciais tratados com toxina botulínica. Arq Bras Oftalmol. 2011;74(6):414-6.

capítulo 126

Luis Eduardo Morato Rebouças de Carvalho • Fábio Ejzenbaum

Papiloedema

Papiledema é o edema do disco óptico secundário ao aumento da pressão intracraniana.[1,2] Diferentemente de outras causas de edema do disco, na maioria das vezes a acuidade visual está preservada nos estágios iniciais. O quadro é sempre bilateral, exceto em duas situações: síndrome de Foster-Kennedy (tumores do lobo frontal que apresentam atrofia em um olho e edema no outro) e a síndrome de pseudo-Foster-Kennedy (edema do disco óptico unilateral com atrofia óptica contralateral, na ausência de uma massa intracraniana causando a compressão do nervo óptico; ocorre, na maioria das vezes, devido à neurite óptica ou à neuropatia óptica isquêmica). O edema advém pela estase do fluxo axoplasmático devido ao aumento da pressão liquórica no espaço subaracnóideo, pois ele é contínuo do cérebro ao nervo óptico. Portanto, à medida que aumenta a pressão do fluido cerebrospinal, a pressão é transmitida para o nervo óptico, no qual a bainha acaba por atuar como um "torniquete", causando acúmulo de liquor na lâmina crivosa, levando ao edema.

O papiledema pode ser classificado quanto ao aspecto do disco em cinco estádios, segundo a escala de Frisèn:[3]

- **Estádio 1 (edema muito leve):** perda do limite da borda medial do disco, opacificação da camada de fibras nervosas;
- **Estádio 2 (edema inicial):** perda do limite de todas as bordas, elevação da borda medial, halo peripapilar;
- **Estádio 3 (edema moderado):** elevação da borda lateral, aumento do diâmetro do disco;
- **Estádio 4 (edema marcado):** elevação de todas as bordas, incapacidade de observar os vasos centrais;
- **Estádio 5 (edema severo):** impossibilidade de ver os vasos centrais, obliteração da escavação, aspecto de rolha (Figura 126.1).

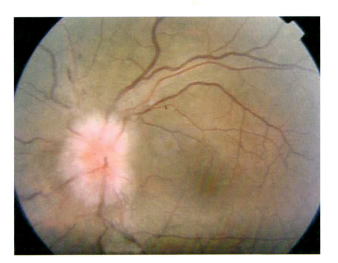
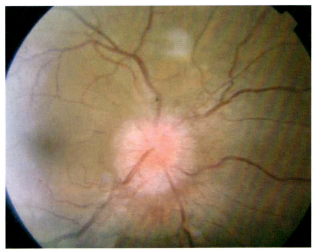

▶ **Figura 126.1** Papiledema grau 5; observa-se perda dos limites das bordas do disco óptico e impossibilidade de ver a escavação central.

Outros achados nesse quadro podem ser as hemorragias peridiscais em chama de vela, exsudatos algodonosos e dobras de retina próximas ao nervo óptico (linhas de Paton).

Ao longo do tempo, se o papiledema não for tratado, o nervo terá aspecto atrófico com os vasos delgados e embainhados.

Quanto aos sintomas, eles são secundários à elevação da pressão intracraniana subjacente. Dentre eles, destacam-se:

- Dor de cabeça: a cefaleia é pior ao despertar e pode se exarcebar com a tosse ou outro tipo de manobra de Valsalva;
- Náuseas e vômitos: mais comum quando o aumento da pressão é abrupto;
- *Tinittus* ou zumbido pulsátil;
- Perda transitória da acuidade visual;
- Perda de campo visual (casos crônicos);
- Diplopia (na maioria das vezes causada pela paresia do VI nervo);
- Visão turva e cegueira (casos crônicos).

As principais causas de papiledema são:

- Tumores (sobretudo infratentoriais), edema cerebral (traumático, tóxico, anóxia, infeccioso);
- Hemorragia subaracnóidea;
- Trombose dos seios venosos, trombose jugular;
- Hipertensão intracraniana idiopática.

Quanto ao diagnóstico diferencial, qualquer doença que cause edema do disco óptico deve ser lembrada, dentre elas: retinopatia hipertensiva, neurite óptica, hipertensão intracraniana idiopática, neuropatia óptica isquêmica, sarcoidose, neuropatia tóxica/nutricional, papilite, uveítes posteriores. Um quadro que não pode ser esquecido é o pseudopapiledema, que é comum nos hipermétropes (Figura 126.2), nos pacientes com drusas do nervo óptico (para verificar se o edema é verdadeiro, um exame muito útil é a ultrassonografia ocular, que consegue detectar a presença de drusas do disco óptico) (Figura 126.3), na hipoplasia do nervo óptico e na papila oblíqua.

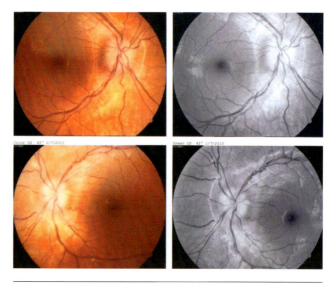

▶ **Figura 126.3** Paciente com drusas de disco óptico.

O primeiro exame a ser realizado na hipótese de um papiledema é a manometria do liquor cefalorraquidiano (LCR). A pressão normal é de até 20 cm H_2O, duvidosa entre 20 cm H_2O e 25 cm H_2O e alta acima de 25 cm H_2O.[4] Deve-se fazer análise do fluido para descartar doenças infecciosas.

Quando estamos diante de edema de disco bilateral, é urgente a realização de exames de imagem. Em geral, tomografia é o primeiro exame a ser realizado para descartar qualquer "massa" que esteja comprimindo o sistema nervoso central. Posteriormente, dependendo dos achados, deve-se realizar ressonância nuclear magnética. Caso esteja tudo normal, é praxe a realização de angioressonância, para descartar a trombose de seio venoso. É importante a realização do teste campo visual (CV), sobretudo para o seguimento paciente. Na maioria das vezes, o CV demonstra aumento da mancha cega nos estágios iniciais; nos quadros crônicos, ocorre constrição do campo até atingir a área central.

O tratamento do papiledema consiste na terapia da doença de base, porém alguns medicamentos, como diuréticos, podem ser úteis. A acetazolamida (inibidor de anidrase carbônica) é o medicamento mais usado, embora deva ser evitado nos casos de trombose de seio venoso. A punção do LCR é útil também como manobra terapêutica.

A redução de peso é recomendada em casos de hipertensão intracraniana idiopática e pode ser curativa.[5] Os corticosteroides podem ser eficazes nos casos associados a doenças inflamatórias (como sarcoidose).

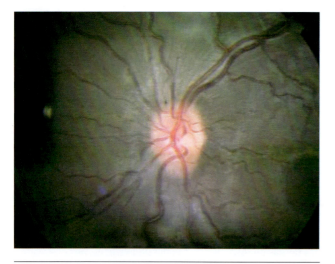

▶ **Figura 126.2** Disco óptico "cheio"; paciente hipermétrope com pseudopapiledema.

Entre os procedimentos cirúrgicos, pode-se citar a descompressão da bainha do nervo óptico, procedimento em que se cria uma "janela" na membrana dural do nervo óptico na porção imediatamente atrás do globo. Muitas vezes mais de um procedimento é necessário pela criação de fibrose no local da descompressão.[6] Outra possibilidade é a realização de *shunts* para a drenagem do LCR, como a colocação de válvulas ventriculoperitoneais ou lomboperitoneais.

REFERÊNCIAS BIBLIOGRÁFICAS

1. Ehlers JP, Shah CP. Papilledema. In: The Wills Eye Manual: Office and Emergency Room Diagnosis and Treatment of Eye Disease. 5.ed. Baltimore: Lippincott Williams & Wilkins, 2008. p.252-4.
2. Miller NR, Newman NJ, Biousse V, Kerrison JB. Walsh & Hoyt's Clinical Neuro-ophthalmology: The Essentials. 2.ed. Philadelphia: Lippincott Williams & Wilkins, 2008. p.122-45.
3. Frisén L. Swelling of the optic nerve head: a staging scheme. J Neurol Neurosurg Psychiatry. 1982;45(1):13-8.
4. Reiber H, Peter JB. Cerebrospinal fluid analysis: disease-related data patterns and evaluation programs. J Neurolol Sci. 2001;184;101-22.
5. Faz G, Butler IJ, Koenig MK. Incidence of papilledema and obesity in children diagnosed with idiopathic 'benign' intracranial hypertension: case series and review. J Child Neurol. 2010;25(11):1389-92.
6. The Ischemic Optic Neuropathy Decompression Trial Research Group. Optic nerve decompression surgery for nonarteritic anterior ischemic optic neuropathy (NAION) is not effective and may be harmful. JAMA. 1995;273(8):625-32.

capítulo 127

Fábio Ejzenbaum • Luis Eduardo Morato Rebouças de Carvalho

Hipertensão Intracraniana Idiopática

DEFINIÇÃO

Hipertensão intracraniana idiopática, também denominada pseudotumor cerebral, é caracterizada pelo aumento da pressão intracraniana sintomática, e o papiledema, que é clinicamente definido como um edema do disco óptico secundário a este aumento da pressão intracraniana, é um alerta para os pacientes na ausência de tumor intracraniano.

EPIDEMIOLOGIA

A hipertensão intracraniana idiopática ocorre predominantemente em mulheres na idade fértil e está associada a recente ganho de peso ou obesidade.

Na população geral, ocorre na proporção de 0,8 a 1,7 caso a cada 100.000 pessoas.

QUADRO CLÍNICO

- Cefaleia.
- Náuseas.
- Vômitos.
- Papiledema.
- Amaurose fugaz.
- Pode evoluir para perda visual.
- Paresia de VI nervo.

DIAGNÓSTICO

- **Neuroimagem:** tomografia computadorizada ou imagem de ressonância magnética do encéfalo;
- **Mensuração da pressão intracraniana:** apresenta-se, na maioria das vezes, acima de 25 cmH$_2$O;
- Líquido cefalorraquidiano com composição bioquímica e citológica típica.

TRATAMENTO

Pode-se utilizar para a diminuição da pressão intracraniana:

- Glicocorticoides;
- Inibidores da anidrase carbônica (acetazolamida);
- Diuréticos;
- Punções lombares seriadas;
- Fenestração da bainha de nervo óptico;
- Introdução de válvula de derivação.

REFERÊNCIAS CONSULTADAS

1. Friedman DI, Jacobson DM. Diagnostic criteria for idiopathic intracranial hypertension. Neurology. 2002;59:1492-5.
2. Golan S, Maslovitz S, Kuperminc MJ, Kesler A. Management and outcome of consecutive pregnancies complicated by idiopathic intracranial hypertension. Isr Med Assoc J. 2013;15:160-3.
3. Huna-Baron R, Kupersmith MJ. Idiopathic intracranial hypertension in pregnancy. J Neurol. 2002;249:1078-81.
4. Lee AG, Brazis P. Clinical pathways in neuro-ophthalmology: An evidence-based approach. 2.ed. New York: Thieme Publishers, 2003.
5. Nguyen HS, Haider KM, Ackerman LL. Unusual causes of papilledema: two illustrative cases. Surg Neurol Int. 2013;4:60.

capítulo 128

Fábio Ejzenbaum

Neurite Óptica

A neurite óptica (NO) é o termo genérico que se refere à inflamação do nervo óptico; quando associada a edema do disco é denominada neurite óptica anterior e, quando o nervo tem aparência normal, o termo usado é neurite retrobulbar (Figura 128.1).

A desmielinização é a causa mais comum de NO. Pode ocorrer como fenômeno isolado ou associada à esclerose múltipla.

A neurite óptica desmielinizante aguda é a causa mais comum de NO, sendo a doença mais prevalente do nervo óptico na população jovem. A maioria dos casos ocorre em mulheres (dois terços) e normalmente se desenvolve em pacientes com idades entre 20 e 40 anos.[1] A incidência de NO é maior em populações situadas em latitudes mais altas (norte dos EUA e da Europa ocidental), sendo menor em regiões mais próximas do equador. Nos EUA, a incidência anual estimada de neurite óptica foi de 6,4 por 100.000.[2] Quanto à fisiopatologia, se caracteriza por desmielinização do nervo óptico que pode ser precedida por inflamação do endotélio dos vasos retínicos associados a infiltrados perivasculares. Acredita-se que a desmielinização na neurite óptica seja mediada imunologicamente, mas o mecanismo específico é desconhecido. A ativação das células T conduz à liberação de citocinas e de outros agentes inflamatórios.

Clinicamente, a doença se manifesta por perda da visão central ou diminuição da visão de cores associada à dor. O quadro quase sempre é unilateral, porém, em cerca de 10% dos casos, pode afetar ambos os olhos (mais comum em crianças com menos de 12 a 15 anos de idade e em asiáticos).[3]

A perda de visão se desenvolve ao longo de um período de horas a dias, com pico dentro de uma a duas semanas; deterioração continuada após esse tempo sugere diagnóstico alternativo. No *Optic Neuritis Treatmen Trial* (ONTT), estudo multicêntrico que analisou 457 pacientes com neurite óptica, mais de 90% dos indivíduos tinham diminuição significativa na acuidade visual central, com acuidade variando entre 20/25

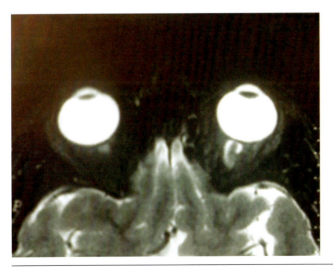 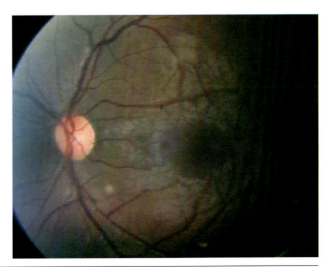

▶ **Figura 128.1** Paciente com NO retrobulbar. Observa-se o nervo óptico alterado apenas na ressonância nuclear magnética.

e 20/190 (acuidade visual média 20/60). A dor ocular ocorreu em 92% dos casos, coincidindo na maioria das vezes com a perda da acuidade visual.[4]

Defeito pupilar aferente sempre estará presente se apenas um olho for afetado. O defeito característico do campo visual em neurite óptica é o escotoma central,[5] porém, no ONTT, quase todos os tipos de defeitos de campo visual foram observados, como perda de visão difusa, defeito altitudinal, arqueado, hemianópico e defeitos cecocentrais (Figura 128.2). Os defeitos de campo visual geralmente desaparecem; no ONTT, 56% tinham normalizado até um ano, e 73%, até 10 anos. Fotopsias foram observadas em 30% dos pacientes no ONTT. A perda de cor é um sinal típico de doenças do nervo óptico. Alterações da visão de cores por meio de placas de Ishihara foram observadas em 88% dos olhos envolvidos no ONTT. Quanto ao diagnóstico diferencial, é necessário observar a faixa etária do paciente; em uma criança, as causas infecciosas e pós-infecciosas devem ser consideradas, enquanto em um paciente mais velho (> 50 anos) a neuropatia óptica isquêmica (devido, por exemplo, a *diabetes mellitus* ou à arterite de células gigantes) é um diagnóstico mais provável. Outra doença que não pode ser esquecida é a doença de Devic, que geralmente é bilateral tendo envolvimento sobretudo do nervo óptico e da coluna espinhal. Doenças como Lyme, tuberculose, sarcoidose, lúpus eritematoso sistêmico, poliarterite nodosa, sífilis e neurite pós-vacinal devem ser sempre descartadas.

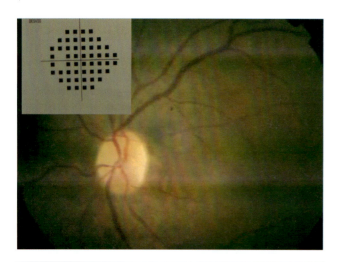

▶ **Figura 128.2** Paciente com NO. Nota-se o CV muito comprometido com nervo óptico de aspecto normal.

Em geral, a neurite óptica é um diagnóstico clínico fundamentado nos achados da anamnese e do exame oftalmológico. A ressonância do cérebro e órbitas com gadolíneo fornece a confirmação do diagnóstico de NO desmielinizante aguda e informações de prognóstico importantes sobre o risco de desenvolver esclerose múltipla (EM). Inovações na tecnologia de ressonância magnética [STIR, FSE, FLAIR e DTI] têm melhorado a qualidade da imagem do nervo óptico.[6] A inflamação do nervo óptico pode ser demonstrada em cerca de 95% dos pacientes com neurite óptica. Em média, 15% a 20% dos casos de EM iniciam como neurite óptica;[7] anormalidades na substância branca, sobretudo periventricular, aumentam essa chance (Figura 128.3). Caso o paciente não tenha lesão central na RNM, a chance de desenvolver EM é de 25%; já nos casos com lesão, essa probabilidade aumenta para 72%.[8]

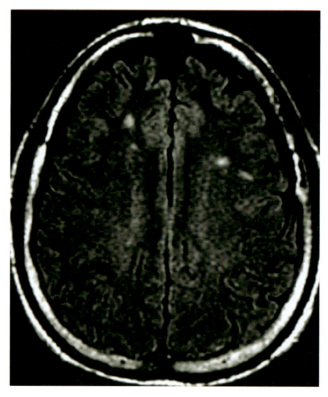

▶ **Figura 128.3** Paciente com NO associada à EM. Observam-se alterações da substância branca.

A punção lombar não é um teste de diagnóstico essencial na neurite óptica, mas deve ser considerada em casos atípicos (por exemplo, aqueles com apresentação bilateral, idade < 15 anos de idade ou com sintomas sugestivos de infecção). Cerca de 60% a 80% dos pacientes com neurite óptica aguda têm anormalidades inespecíficas no líquido cefalorraquidiano (LCR), como linfócitos e proteínas elevados.[9] A presença de proteína básica de mielina (20% dos casos), IgG (20% a 36%) e bandas oligoclonais (60%) devem ser consideradas no diagnóstico.

Artigos mais recentes comprovam que na NO sempre ocorre perda axonal, contrariamente ao que se especulava antes. Esses achados são muito importantes no melhor entendimento da fisiopatologia da doença e consequentemente no tratamento e prognóstico.[10]

Nos casos confirmados, o tratamento de escolha é a pulsoterapia. Na maioria das vezes, 250 mg de metilprednisolona intravenosa são infundidas de 6/6 horas por três dias, seguido de prednisolona oral (1 mg/kg/dia) por 10 dias. O tratamento apenas com prednisolona oral aumenta em duas vezes a chance de recorrência da neurite.[4]

REFERÊNCIAS BIBLIOGRÁFICAS

1. The clinical profile of optic neuritis. Experience of the Optic Neuritis Treatment Trial. Optic Neuritis Study Group. Arch Ophthalmol. 1991;109:1673.
2. Rodriguez M, Siva A, Cross SA, O'Brien PC, Kurland LT. Optic neuritis: a population-based study in Olmsted County, Minnesota. Neurology. 1995;45:244-50.
3. de la Cruz J, Kupersmith MJ. Clinical profile of simultaneous bilateral optic neuritis in adults. Br J Ophthalmol. 2006;90:551.
4. Beck RW. The Optic Neuritis Treatment Trial. Arch Ophthalmol. 1988;106:1051.
5. Gerling J, Meyer JH, Kommerell G. Visual field defects in optic neuritis and anterior ischemic optic neuropathy: distinctive features. Graefes Arch Clin Exp Ophthalmol. 1998;236:188.
6. Barker GJ. Technical issues for the study of the optic nerve with MRI. J Neurol Sci. 2000;172 Suppl 1:S13.
7. Optic Neuritis Study Group, High- and low-risk profiles for the development of multiple sclerosis within 10 years after optic neuritis: experience of the optic neuritis treatment trial. Arch Ophthalmol. 2003;121:944-9.
8. Swanton JK, Fernando KT, Dalton CM, Miszkiel KA, Altmann DR, Plant GT, et al. Neurology. 2009 Feb 10;72(6):542-50.
9. Jacobs LD, Kaba SE, Miller CM, Priore RL, Brownscheidle CM. Correlation of clinical, magnetic resonance imaging, and cerebrospinal fluid findings in optic neuritis. Ann Neurol. 1997;41:392-8.
10. Galetta KM, Graves J, Talman LS, Lile DJ, Frohman EM, Calabresi PA, et al. Visual pathway axonal loss in benign multiple sclerosis: a longitudinal study. J Neuroophthalmol. 2012 Jun;32(2):116-23.

capítulo 129

Luciano de Sousa Pereira • Luiz Eduardo Morato Rebouças de Carvalho

Neurite Óptica Isquêmica Aguda Arterítica e Não Arterítica

INTRODUÇÃO

Conceito

A neuropatia óptica isquêmica anterior (NOIA) corresponde ao infarto isolado da porção anterior do nervo óptico, em sua junção com a retina, resultado de isquemia aguda secundária à hipoperfusão ou trombose microvascular.

Suprimento sanguíneo do nervo óptico

O nervo óptico do adulto tem, em média, 50 milímetros e pode ser dividido em quatro porções: intraocular (1 mm), intraorbital (2,5 mm), intracanalicular (9 mm) e intracraniana (15 mm). A porção intraocular pode ainda ser dividida em porção pré-laminar e laminar, tomando-se por referência a lâmina cribriforme. O suprimento sanguíneo das porções intraocular e intraorbitária do nervo óptico são de responsabilidade da artéria oftálmica (primeiro ramo intracraniano da artéria carótida interna), que penetra a órbita pelo canal óptico, inferior à porção intracanalicular no nervo óptico. Uma vez na órbita, a artéria oftálmica emite duas a três artérias ciliares posteriores e uma artéria central da retina, que penetra o nervo óptico a cerca de 12 mm da esclera. As artérias ciliares posteriores emitem ramos para formação do plexo vascular meníngeo (que suprirá a porção orbitária do nervo óptico), e, mais próximo do bulbo ocular, emitem múltiplas artérias ciliares posteriores curtas, que emitem ramos para o suprimento do nervo óptico intraocular (através do círculo de Zinn-Haller) e coroide. O círculo arterial de Zinn-Haler, quando presente, se situa dentro da esclera e circunda o nervo óptico em sua junção com o olho. Os vasos que compõem os segmentos superior e inferior do círculo de Zinn-Haller muitas vezes não se anastomosam de modo efetivo. Por isso, clinicamente, a NOIA muitas vezes se apresenta com comprometimento setorial do nervo óptico e do campo visual, como observado a seguir.

CLASSIFICAÇÃO

A neuropatia óptica isquêmica anterior pode ser dividida, segundo sua etiologia, em formas não arterítica (NOIA-NA) e arterítica (NOIA-A). A doença mais frequentemente relacionada com NOIA-A é a arterite de células gigantes; em raras ocasiões, a NOIA-A pode ser secundária a herpes-zóster, artrite reumatoide, arterite de Takayasu, poliarterite nodosa, lúpus e angeíte de Churg-Strauss.

EPIDEMIOLOGIA

A forma não arterítica representa 95% dos casos de NOIA. É a neuropatia óptica aguda mais frequente em indivíduos acima de 50 anos, com idade média de início do quadro entre 57 e 65 anos. O acometimento é maior em indivíduos brancos, não havendo predileção por sexo, e sua incidência estimada é de 2,3 a 10,2 por 100.000 habitantes.

Por outro lado, a NOIA-A é uma doença rara, com incidência estimada de 0,57 para 100.000 habitantes acima de 60 anos. Representa apenas 5% dos casos de NOIA. Acomete pacientes idosos, com idade média de 70 anos, sendo muito rara em indivíduos abaixo de 60 anos. Tem predileção pelo o sexo feminino (2-3:1) e pela raça branca, e raramente afeta negros, hispânicos e asiáticos.

PATOGENIA

NOIA não arterítica

Acredida-se que a NOIA-NA ocorra devido à isquemia aguda no nível da porção pré-laminar e laminar da cabeça do nervo óptico, secundária à hipoperfusão transitória ou trombose das artérias ciliares posteriores curtas, principal fonte de suprimento sanguíneo à cabeça do nervo óptico. No entanto, muitos dos mecanismos envolvidos na instalação da isquemia permanecem obscuros devido à escassez de estudos histopatológicos referentes à fase aguda da NOIA-NA.

É considerada uma doença multifatorial, com alguns fatores de risco e desencadeantes já bem estabelecidos.

Fatores de risco

- **Angiopatias:** hipertensão arterial sistêmica, diabetes, hipercolesterolemia.
- **Disco em risco:** discos ópticos com diâmetro pequeno, com escavação mínima ou ausente têm maior risco de desenvolver NOIA-NA.
- **Coagulopatias:** estados de hipercoagulabilidade e hiper-homocisteinemia (pacientes jovens).

Fatores desencadeantes

Embora raro, anemia grave, parada cardíaca e choque hipovolêmico podem desencadear NOIA-NA. Outros prováveis fatores desencadeantes são hipotensão noturna, síndrome da apneia do sono, vasoespasmo e outros transtornos da autorregulação vascular.

NOIA arterítica

Na NOIA-A, a isquemia do nervo óptico se deve à vasculite oclusiva das artérias ciliares posteriores curtas, cujas paredes encontram-se infiltradas por células inflamatórias crônicas. A oclusão vascular é segmentar, decorrente de espessamento inflamatório da parede associado à formação de trombo. Pode-se observar, também, envolvimento dos ramos da coroide, a. central da retina, a. oftálmica, a. temporal superficial. Estudos histopatológicos demonstram necrose isquêmica das porções pré-laminar e laminar do nervo óptico.

QUADRO CLÍNICO

NOIA não arterítica

O diagnóstico da NOIA-NA é essencialmente clínico e se caracteriza por perda visual unilateral, súbita, acometendo indivíduos a partir da quinta década. Muitos pacientes notam a perda da visão pela manhã, ao acordar. Embora, na maioria dos casos, o quadro seja indolor, cerca de 10% dos pacientes referem desconforto periocular. Defeito pupilar aferente relativo deve estar presente, exceto em casos de neuropatia óptica preexistente no olho contralateral, quando os reflexos pupilares podem estar simetricamente comprometidos e, consequentemente, o defeito pupilar aferente relativo, ausente. A alteração de campo visual mais frequente é o defeito altitudinal (geralmente inferior), embora defeitos arqueados, cecocentrais ou generalizados possam ser observados.

A presença de edema de disco óptico é condição *sine qua non* para o diagnóstico de NOIA-NA. O edema pode ser difuso ou setorial, hiperêmico ou pálido. Hemorragias retínicas e estreitamento arteriolar são quase sempre observados na região peridiscal. A congestão vascular decorrente do edema pode provocar o aparecimento de telangiectasias focais ou difusas de disco óptico. Ocasionalmente, exsudatos algodonosos e/ou duros podem estar presentes.

NOIA arterítica

O quadro clínico da NOIA-A é semelhante ao da NOIA-NA, exceto por alguns aspectos:

- Acomete pacientes em idade mais avançada, com idade média de 70 anos;
- Sintomatologia quase sempre exuberante, com cefaleia importante associada ou não à claudicação mandibular e sensibilidade do couro cabeludo na região temporal;
- Comprometimento mais severo da função visual;
- Marcadores inflamatórios (velocidade de hemossedimentação e proteína C-reativa) elevados.

DIAGNÓSTICO

O diagnóstico de NOIA é clínico e se inicia com anamnese detalhada. Atenção deve ser dada à idade do paciente e ao tipo de instalação da perda visual (súbita), à presença de outros sintomas associados (cefaleia, claudicação mandibular, sensibilidade do couro cabeludo temporal) e a fatores de risco (sobretudo as angiopatias). O exame clínico deve ser minucioso, com atenção à presença de DPAR e às alterações fundoscópicas e campimétricas descritas anteriormente. A angiofluoresceinografia pode contribuir na diferenciação entre NOIA arterítica e não arterítica. Na forma arterítica, nota-se importante atraso no enchimento tanto do nervo óptico, quanto da coroide. Em alguns casos, o enchimento coroídeo pode estar ausente.

Todo paciente com diagnóstico de NOIA-NA deve ser avaliado do ponto de vista cardiovascular para identificação de possíveis fatores de risco. Nos casos de pacientes jovens em que é forte a suspeita de NOIA-NA, deve-se investigar estados de hipercoagulabilidade (anticoagulante lúpico anticardiolipina, fator V de Leiden, deficiência de proteína C e S e antitrombina III) e hiper-homocisteinemia. Em pacientes acima de 50 anos, com quadro sugestivo de arterite de células gigantes, justifica-se a avaliação do VHS e PCR. Quando positivos, indica-se biópsia de artéria temporal para confirmação diagnóstica.

TRATAMENTO

NOIA-NA

Não há ainda consenso em relação ao tratamento da NOIA-NA. Em um estudo com grande número de casos de NOIA-NA, Hayreh (2008) observou melhor acuidade visual final e melhora do campo visual em pacientes tratados com prednisona oral em altas doses, quando comparados ao grupo não tratado (controle). No entanto, a escolha entre grupo tratado e controle não foi realizada de modo aleatório, mas feita pelos próprios pacientes. Diante desse viés metodológico, esse estudo foi muito criticado e muitos ainda questionam a eficácia do corticoide sistêmico às custas de seus efeitos colaterais. Mesmo assim, desde sua publicação, tem-se notado uma tendência ao uso de prednisona na dose de 80 mg/dia por duas semanas, seguida de redução gradual até sua retirada quando da resolução do edema.

Outros autores propuseram o uso do corticoide intravítreo (triancinolona 4 mg/0,1 mL – dose única) com o objetivo de acelerar a resolução do edema do disco óptico (facilitando sua reperfusão) e evitar os efeitos colaterais de seu uso sistêmico. Observou-se melhor acuidade visual final no grupo tratado, sem diferença significativa no campo visual. Por tratar-se de um estudo com poucos pacientes em que o tratamento não foi indicado de modo aleatório, a interpretação dos resultados foi limitada.

A eficácia do ácido acetilsalicílico (AAS) na proteção contra o desenvolvimento de NOIA-NA no olho contralateral permanece incerta. Mesmo assim, considerando sua eficácia na redução do risco de infarto do miocárdio (IAM) e acidente vascular cerebral (AVC) em pacientes predispostos, muitos especialistas optam por introduzir AAS após episódio de NOIA-NA.

Drogas como tartarato de brimonidina tópico, bevacizumab intravítreo e anticoagulantes, vasodilatadores e agentes tromboembólicos sistêmicos já foram investigados e mostraram-se ineficazes no tratamento da NOIA-NA.

NOIA arterítica

A NOIA-A é uma urgência oftalmológica, devido ao elevado risco de piora da visão do olho acometido e comprometimento do olho contralateral (54% a 95%), que pode ocorrer dentro de horas ou dias. Além disso, há risco de complicações sistêmicas secundárias à vasculite, como acidente vascular cerebral e infarto do miocárdio.

Uma vez confirmado o diagnóstico, inicia-se corticoterapia sistêmica endovenosa na forma de pulsoterapia (metilprednisolona 1 g/dia) por 3 a 5 dias, seguida de prednisona oral na dose de 1 mg/kg/dia. Deve-se programar a biópsia da artéria temporal dentro dos primeiros 10 dias após início do tratamento a fim de que o corticóide não influencie negativamente o resultado da biópsia. A redução da prednisona deve ser lenta e progressiva, controlada pelo VHS e pelos sintomas. O tratamento é mantido por 4 a 6 meses, podendo, muitas vezes, ultrapassar esse período.

EVOLUÇÃO

Na história natural da NOIA-NA, ao longo dos seis meses após a instalação do quadro, observa-se melhora da acuidade visual em 43% dos pacientes, e do campo visual em 23% destes. Após seis meses, o quadro tende a se estabilizar. O risco de acometimento do olho contralateral é de 12% a 19% e a recidiva no olho acometido é extremamente rara.

Ao longo de 4 a 8 semanas, o edema de disco óptico é progressivamente substituído por palidez difusa ou setorial. Após esse período, é possível identificar estreitamento e pseudoembainhamento arteriolar na região do disco óptico e peridiscal; o calibre das arteríolas retínicas voltam ao seu calibre normal à medida que se afastam no disco óptico. Esse sinal é muito sugestivo de sequela de NOIA.

A NOIA-A, por outro lado, tem evolução mais desfavorável. A recuperação da visão é infrequente, mesmo quando a terapia é iniciada precocemente. O acometimento do olho contralateral em casos não tratados ocorre em 54% a 95% dos casos. A palidez do disco óptico tende a ser mais severa e difusa do que na NOIA-NA, muitas vezes associada a um importante aumento da escavação, achado infrequente na forma não arterítica. O estreitamento das arteríolas da retina na região peridiscal também tende a ser mais importante e generalizado.

REFERÊNCIAS CONSULTADAS

1. Arda H, Birer S, Aksu M, Ismailogullari S, Karakucuk S, MIrza E, et al. Obstructive sleep apnoea prevalence in non-arteritic anterior ischaemic optic neuropathy. Br J Ophthalmol. 2013;97(2):206-9.
2. Arnold AC. Pathogenesis of nonarteritic anterior ischemic optic neuropathy. J Neuro-Ophthalmol. 2003;23(2):157-63.
3. Arnold AC. Pathogenesis of nonarteritic anterior ischemic optic neuropathy. J Neuro-Ophthalmol. 2003;23(2):157-63.
4. Burde RM. Optic disk risk factors for nonarteritic ischemic optic neuropathy. Am J Ophthalmol. 1993;116:759-64.
5. Danesh-Meyer HV, Savino PJ, Sergott RC. The prevalence of cupping in end-stage arteritic and nonarteritic anterior ischemic optic neuropathy. Ophthalmology. 2001;1008:593-598.
6. Gioffi GA, van Buskirk EM. Microvascular study of the anterior optic nerve. Surv Ophthalmol. 1994:107-17.
7. Hayreh SS, Joos KM, Podhajsky PA, Long CR. Systemic diseases associated with nonarteritic anterior ischemic optic neuropathy. Am J Ophthalmol. 1994;118:766-80.
8. Hayreh SS, Zimmerman MB, Podhajsky P, Arward WL. Nocturnal arterial hypotension and its role in optic nerve gead and ocular ischemic disorders. Am J Ophthalmol. 1994;117(5):603-24.
9. Hayreh SS, Zimmerman MB. Non-arteritic anterior ischemic optic neuropathy: role of systemic corticosteroid therapy. Graefes Arch Clin Exp Ophthalmol. 2008 Jul;246(7):1029-46.
10. Hayreh SS. Inter-individual variation in blood supply of the optic nerv head. Its importance in various isch-

emic disorders of the optic nerve head, and glaucoma, low-tension glaucoma and allied disorders. Doc Ophthalmol. 1985;59:217-46.
11. Henkind P, Charles NC, Pearson J. Histopathology of ischemic optic neuropathy. Am J Ophthalmol. 1970;69:78-90.
12. Jonhson LN, Arnold AC. Incidence of nonarteritic and arteritic anterior ischemic optic neuropathy: population-based study in the State of Missouri and Los Angeles County, California. J Neuroophthalmol. 1994;14:38:44.
13. Kaderli B, Avci R, Yucel A, Guler K, Gelisken O. Intravitreal triamcinolone improves recovery of visual acuity in nonarteritic anterior ischemic optic neuropathy. J Neuroophthalmol. 2007 Sep;27(3):164-8.
14. Liu Nh, LaBree LD, Feldon SE, Rao NA. The epidemiology of giant cell arteritis. Ophthalmology. 2001;108:1145-9.
15. Pereira LS, Yoon MK, Hwang TN, Hong JE, Ray K, Porco T, et al. Giant cell arteritis in Asians: a comparative study. Br J Ophthalmol. 2011;95(2):214-16.
16. Siatkowski RM, Gass JDM, Glaser JS, Smith JL, Schatz NJ, Schiffman J. Fluorescein angiography in the diagnosis of giant cell arteritis. Am J Ophthalmol. 1993;115:57-63.
17. Swartz NG, Beck RW, Savino PJ, Sergott RC, Bosley TM, Lam BL, et al. Pain in anterior ischemic optic neuropathy. J Neuroophthalmol. 1995;15:9-10.

capítulo 130

Luis Eduardo Morato Rebouças de Carvalho • Ronaldo Boaventura Barcellos

Nistagmo Neuro-oftalmológico

INTRODUÇÃO

O termo nistagmo é utilizado para descrever movimentos oculares oscilatórios, rítmicos e repetitivos. Os movimentos oscilatórios, mas não rítmicos, são denominados movimentos nistagmoides.

A palavra nistagmo provém do grego "*nystagmos*" que faz referência aos lentos movimentos da cabeça realizados por uma pessoa que adormece sentada.[1,2]

O nistagmo pode ser provocado por determinados estímulos em três situações distintas: quando tentamos fixar um objeto em movimento (p. ex., trem), o movimento persecutório seguindo o trem é interrompido por movimentos sacádicos para refixação. Trata-se do reflexo optocinético. A rotação da cabeça, bem como estímulos térmicos no ouvido produzem nistagmo pelo reflexo vestíbulo-ocular. Por último, a tentativa de fixar nas posições extremas do olhar pode também produzir nistagmo de natureza fisiológica.[3]

Classicamente, o nistagmo tem sido dividido, de acordo com a manifestação clínica, em duas amplas categorias. O nistagmo *pendular* ostenta velocidade aproximadamente igual em ambas as direções, quase sempre com componente em sacudida "*jerk*" no olhar excêntrico e com a fase rápida nessa direção e sentido. O nistagmo *sacádico* "*jerk*" caracteriza-se por apresentar duas fases com velocidade distintas, ou seja, com o movimento em um sentido reconhecidamente mais rápido que aquele no sentido inverso. O movimento lento é o movimento patológico, e o rápido é o corretivo. Desse modo, o nistagmo em sacudida "*jerk nystagmus*" é denominado de acordo com a fase rápida ou movimento corretivo.

Para ocorrer visão foveal, é necessário que o movimento dos olhos seja menor que 5°/seg. Os movimentos oculares com velocidade maior que 4 a 5°/seg interferem na fixação. No traçado resultante da eletronistagmografia, observa-se que há um platô ou aplanamento durante o breve período de fixação nos casos de nistagmo idiopático infantil. Observa-se também que há três fases distintas durante a história natural. Desde o nascimento até o terceiro mês de vida, quase nunca se observam movimentos oscilatórios nos olhos, o que é compatível com a presença de nistagmo pequeno ou não visível.

Posteriormente, desenvolve-se a fase I (3º ao 5º mês) que cursa com nistagmo de ampla amplitude (45° a 60°) e baixa frequência (0,75 a 1 Hz). A fase II (6º ao 8º mês) caracteriza-se por ondas simétricas, tipo pendular, de baixa amplitude (3º) e ampla frequência (6 Hz). A evolução para a fase III pode ou não acontecer e, quando presente, é verificada entre o 18º e o 24º mês de vida, revelando movimentos do tipo sacádico com ondas lentas e ponto de bloqueio.[4]

Os termos "*jerk*" e pendular não refletem a complexidade das oscilações.

Pelo menos 12 formas de comprimento de onda de nistagmo congênito, consistindo de movimentos em sacudidas e pendulares, têm sido notadas nos sofisticados registros dos movimentos oculares.[5] Não é incomum a associação com componente rotacional e, embora possa irregular, o nistagmo quase sempre é conjugado e horizontal e quase nunca vertical. Os movimentos oscilatórios podem, ainda, estar confinados em um só olho, ou ser marcadamente assimétricos.

É importante o desenvolvimento de um método diagramático para o registro dos movimentos oscilatórios nas diversas posições do olhar, o que possibilita o estudo e a comparação das informações disponíveis no transcorrer do tempo, como observado na Figura 130.1.

A cronologia do aparecimento e a manifestação das oscilações mantém estreita relação com as características clínicas e com o fator etiológico.

O nistagmo congênito raramente é relatado ao nascimento, sendo mais frequente entre 8 e 12 semanas de vida. Se o nistagmo não está presente nos três primeiros meses de vida, é então classificado como adquirido.[6]

Entre as oscilações presentes na criança, o "*spasmus nutans*" se destaca pela frequência e por associar-se com balanço da cabeça e torcicolo; usualmente se inicia entre quatro e 14 meses de idade[7] e, segundo Co-

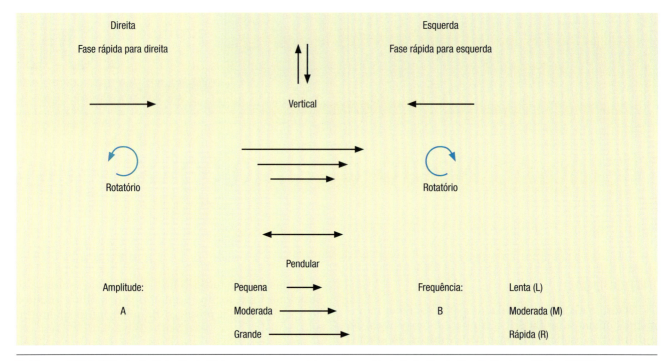

▶ **Figura 130.1** Método de Notação do Nistagmo: esquema elaborado a partir do trabalho de Burde, Savino e Trobe (1985).

gan,[8] é a mais frequente, se não a única, causa de nistagmo pendular unilateral na infância. Quase nunca há resolução antes de um mês, mas diminui ao redor dos 18 meses e usualmente desaparece aos cinco anos de vida. Menos frequentes, a mioclonia do músculo oblíquo superior (tremor causado pela excitação espontânea das fibras desse músculo)[9] e as oscilações verticais secundárias à deprivação ocular unilateral (fenômeno de Bielschowsky-Heimann)[10] são outras causas de oscilações monoculares, com incidência em uma população de faixa etária mais elevada.

O nistagmo *adquirido* na fase adulta é quase sempre associado à lesão neurológica aguda nas vias motoras oculares situadas no tronco cerebral e/ou cerebelo. Com base nos sinais neurológicos, e de acordo com as características das oscilações, a lesão causadora pode ser inferida, identificada radiologicamente e tratada.

O nistagmo pediátrico difere clínica e fisiopatologicamente do nistagmo iniciado na fase adulta. A apresentação inicial é simplificada pelo fato de a maioria das crianças manifestá-lo como resultado de um distúrbio visual primário na retina ou no nervo óptico. É comum a disfunção visual ser secundária à presença de reconhecíveis atrofia ou hiploplasia óptica. Em contraste, desordens retinianas são com frequência clinicamente ocultas e identificáveis por meio de testes eletrofisiológicos, o que faz o nistagmo congênito ser o primeiro passo na evolução diagnóstica.

Recentes estudos, com base na eletrorretinografia e na realização sequencial do potencial visual evocado, têm demonstrado anormalidades na via óptica anterior em mais de 90% dos pacientes com nistagmo congênito[11,12] A presença de disfunção na condução dos influxos nervosos aferentes para o sistema de controle oculomotor leva à fixação a ficar instável com consequente movimento pendular, o que é denominado nistagmo *sensorial*. Em contraste, o termo nistagmo *motor* é atribuído aos erros intrínsecos dos centros de controle oculomotor, ocasionando oscilações em sacudida com acuidade visual relativamente boa.

Mesmo na ausência de história de início neonatal e desde que certas características estejam presentes, o diagnóstico do nistagmo congênito é relativamente simples. Há oscilações bilaterais, grosseiramente simétricas em amplitude e frequência. A intensidade aumenta no olhar lateral, batendo para a direita na dextroversão e para a esquerda na levoversão. O nistagmo permanece horizontal em todas as posições do olhar (inclusive na direção vertical).

Não obstante o ininterrupto movimento dos olhos, os portadores de nistagmo não se queixam de *oscilopsia* (percepção ilusória de movimento do ambiente)[3,13] e quase sempre têm um ponto ou área em que os movimentos oscilatórios são minimizados[14] (*zona de bloqueio* ou "*null position*"), o que pode variar um pouco para cada olho. Esses pacientes podem assumir uma *posição viciosa da cabeça* (torcicolo) com o intuito de situar os olhos na posição em que as condições visuais mais se aproximam do normal.

Outros mecanismos de bloqueio são o posicionamento dos olhos em posições extremas[15] e em convergência (o que explica a melhor acuidade visual para perto).

Ao contrário da zona de bloqueio, na qual a atividade eletromiográfica diminui, há nas referidas manobras um aumento da atividade muscular.[16]

A associação do nistagmo com estrabismo, em particular com a esotropia precoce com limitação de abdução, é frequente. Essa situação foi descrita a princípio por Ciancia, em 1962,[17] e denominada síndrome do nistagmo bloqueado.[18]

As oscilações induzidas pela oclusão monocular e caracterizadas por movimento em sacudida com a fase lenta no sentido do olho coberto são denominadas nistagmo *latente*. Os movimentos são bilaterais e simétricos, similares em amplitude e frequência e atribuídos a distúrbio congênito oculomotor. Relata-se a ocorrência em associação com esotropia congênita e desvio vertical dissociado (DVD).

A terapêutica para o nistagmo tem se mostrado limitada. No passado, a busca pela melhor acuidade visual passou pela ortóptica (oclusão alternada) e por métodos pleópticos (pós-imagem seguida de apresentação de objetos reais).[19,20,21]

Hoje, o tratamento medicamentoso emprega substâncias estimuladoras do sistema neurotransmissor inibitório (ácido gama-aminobutírico – GABA) ou depressoras do sistema neurotransmissor excitatório (glutamato).[22] Recentemente, a utilização da toxina botulínica incrementou o arsenal terapêutico,[23,24] mas ainda não apresentou resultados consistentes.

Em relação ao tratamento óptico, o mais difundido é o uso de prismas.[25] Isso ocorre com duas finalidades: corrigir o mau posicionamento da cabeça, resultante de uma posição de bloqueio distinta da posição primária (bases prismáticas colocadas para o mesmo lado), e estimulação da convergência (bases deslocadas temporalmente).

A substituição dos óculos por lentes de contato é outra alternativa terapêutica. Holanda de Freitas e cols.[26] e Dell Osso e cols.[13] constataram melhora da acuidade visual nos pacientes assim tratados. Uma possível explicação para este fato é o permanente e correto posicionamento do centro óptico da(s) lente(s), relativamente ao(s) do(s) olho(s).

O tratamento cirúrgico do nistagmo objetiva a melhoria da acuidade visual e a eliminação do torcicolo.[24,27,28] Na maior parte das vezes, realiza-se a cirurgia proposta por Kestenbaum[29,30] e por Anderson,[31] ou seja, por meio de retrocessos e ressecções movem-se os quatro músculos retos horizontais com o intuito de transferir a zona de bloqueio para a posição primária do olhar. Diversos autores têm proposto o amplo retrocesso desses músculos[32] (mais amplo para os músculos retos laterais)[33] com o objetivo de aumentar o tempo de permanência da imagem na fóvea.[12,34] Há ainda outra variante cirúrgica que visa provocar uma divergência para a fusão, a qual diminui o nistagmo (procedimento de Cuppers).

Estudos experimentais demonstram a possibilidade de estabilização do olho, sem impedir rotações, por meio de campos magnéticos. Essa linha de pesquisa requer que as forças de contenção ocorram por um circuito magnético em que o elemento gerador do campo (um ímã permanente) se situe na região periocular (fixado à orbita) e que o elemento complementar seja uma placa ferromagnética presa ao olho. A aplicabilidade inclui a neutralização de nistagmos, a obtenção de uma posição ocular normal após correção de estrabismo e, sobretudo, sua estabilização ao longo do tempo (Bicas 1 e 2).[35,36] Apresenta-se, assim, nova possibilidade terapêutica com linha investigativa promissora.

REFERÊNCIAS BIBLIOGRÁFICAS

1. Burde RM, Savino PJ, Trobe JD. Clinical decisions in Neuro-ophthalmology, St Louis: The C.V. Mosby Company. 1985. p.197-220.
2. Prieto-Diaz J, Souza-dias CR. Estrabismo. 3.ed. La Plata. Poch J. 1996;9:529-43.
3. Abadi RV, Whittle J. The nature of head postures in congenital nystagmus. Arch Ophthalmol. 1991;110:216-20.
4. Reineck RD. Idiopathic infantile nystagmus: Diagnosis and treatment. J AAPOS. 1997;1:67-82.
5. Gresty MA, Page N, Barratt H. The differential diagnosis of congenital nystagmus. J Neurol Neurosurg Psychiatry. 1984;47:936-42.
6. Von Noorden GK, La Roche R. Visual acuity and motor characteristics in congenital nystagmus. Am J Ophthalmol. 1995;95:748-51.
7. Norton EWD, Cogan DG. Spasmus Nutans: a clinical study of twenty cases followed two years or more since onset. Arch Ophthalmol. 1954;52:442-6.
8. Cogan DG. Congenital nystagmus. Can J Ophthalmol. 1967;2:4-10.
9. Hoyt WF, Keane JR. Superior oblique myokimia: report and discussion on five cases of bening intermitent uniocular microtremor. Ach Ophthalmol. 1970;84:461-7.
10. Tomsak RL, Remler BF, Averbuch-Heller L. Unsatisfactory treatment of adquire nystagmus with retrobulbar injection of botulinum toxin. Am J Ophthalmol. 1995;1194:489-96.
11. Gelbart SS, HoytCS. Congenital nystagmus: a clinical perspective in infancy. Graefe's Arch Clin Exp Ophthalmol. 1988;226:178-80.
12. Von Noorden GK, Sprunger DT. Large rectus muscle recessions for the treatment of congenital nystagmus. Arch Ophthalmol. 1991;109:221-4.
13. Dell 'Osso LF, Schimidt D, Daroff RB. Latent, manifest latent and congenital nystagmus. Arch Ophthalmol. 1979;97:1877-85.
14. Dell 'Osso LF, Daroff RB, Troost BT. Congenital nystagmus waveforms and foveation strategy. Doc Ophthalmol. 1979;39:155-82.
15. Bagolini B, Campos E, Fonda S, Schönhuber R, Vecchi D. Active blockage and rest position nystagmus electromiographic demostration of two types of ocular induced head turn. Doc Ophthalmol. 1986;62:149-59.
16. Cogan DG. Neurology of the ocular muscles. 2.ed. Springfield, Il: Charles Thomas, 1956. p.184-89.

17. Ciancia AO. La esotropia com limitatión bilateral de abducción en el lactente. Arch Oftalmol B Ayres. 1962;37:207.
18. Adelstein F, Cuppers C. Zum problemder echten und scheinbarenabducenslähmung (das sogennante "Blockierungs Syndrom"). En Augenmuskellämungen Buch Augenartz. F Enke Stuttgart. 1996;46:271.
19. Healy E. Nystagmus treated by orthoptics. Am Orthop J. 1958;2:53.
20. Healy E. Nystagmus treated by orthotpics: a second report. Am Orthop J. 1962;12:89.
21. Pigassou R. Essais d'amélioration de l'acuité visuelle des nystagmus bilateraux paur le traitemente orthoptique. Bull Soc Ophtalmol Fr. 1956;56:61.
22. Carlow TJ. Medical treatment of nystagmus and ocular motor disorders. In: Beck RW, Smith CH. Neuro-ophthalmology. Boston: Little Brown, 1986. p.251-64.
23. Carruthres J. The treatment of congenital nystagmus with botox. J Pediatr Ophthalmol Strabismus. 1995;32:306-8.
24. Smith JL, Flyn JT, Spiro HJ. Monocular vertical oscillations of Ambliopia: the Heimann – Bielschowsky phenomenon. J Cin Neuro Ophthalmol. 1982;2:85-91.
25. Metzger EL. Correction of congenital nystagmus. Am J Ophthalmol. 1950;33:1976.
26. Holanda de Freitas JA, Zapata RS, Mandorinet O. Nistagmo e lentes de contato. Rev Bras Oftalmol. 1974;33:127.
27. Bietti GB, Bagolini B. Traitment médico – Chirurgical du nystagmus. Anné Thér Clin Ophthalmol. 1960;11:269.
28. Kraft SP, O Donoghue EP, Roarty JD. Improvement of compensatory head postures after strabismus surgery. Ophthalmol. 1992;99:1301-8.
29. Kestenbaum A. Une novelle opération du nystagmus. Bull Soc Ophthalmol Fr. 1953;6:599.
30. Kestenbaum A. Clinical methods of neuro-ophtalmological examination. 2.ed. New York: Grune & Stratton, 1961. p.344.
31. Anderson JR. Causes and treatment of congenital nystagmus. Brit J Ophthalmol. 1953;37:267.
32. Helveston EM, Ellis FD, Plager DA. Large recession of the horizontal recti for treatment of nystagmus. Ophthalmology. 1991;98:1302-5.
33. D'Esposito M, Reccia R, Roberti G, Russo P. Amount of surgery in congenital nystagmus. Ophthalmologica. 1989;198:145-51.
34. Weiss AH, Bierdsdorf WR. Visual sensory disorders in congenital nystagmus. Ophthalmology. 1989;96:517-23.
35. Bicas HEA. Geração de rotações oculares combinadas em casos de perdas de ação muscular. Modelos baseados em forças produzidas por campos magnéticos. Arq Bras Oftalmol. 1996;56:550-8.
36. Bicas HEA. Ajustamentos posicionais oculares e estabilizações do equilíbrio oculomotor sem impedir rotações. Arq Bras Oftalmol. 1998;61:294-304.

seção 12

Visão Subnormal

capítulo 131

Giceli Rodrigues Chaves Rinaldo • Priscila Ciocler Froiman

Definições e Epidemiologia da Deficiência Visual

Deficiência visual é um termo usado tanto para a visão subnormal quanto para a cegueira, definindo uma condição clínica consequente à deterioração da visão provocada por doença ocular ou outro fator que cause danos irreversíveis à função visual. Os impactos causados por essa perda trazem consequências à sua qualidade de vida, interferindo diretamente nos aspectos sociais, educacionais, psicológicos e econômicos.

Visão subnormal ou baixa visão é definida como a condição na qual o indivíduo tem a sua visão prejudicada por um acometimento irreversível do sistema visual, no qual o uso da correção óptica para a sua ametropia não é suficiente, levando a um prejuízo na realização de suas tarefas.

De acordo com a resolução da Organização Mundial da Saúde na Décima Revisão da Classificação das Doenças e Problemas Relacionados à Saúde, ela compreende uma perda cuja acuidade visual é menor ou igual à 6/18 (20/60) e igual ou melhor do que 3/60 (20/400) ou campo visual menor que 20° no melhor olho, com a sua melhor correção óptica. Epidemiologicamente, abaixo disso o indivíduo é considerado cego.

Porém, do ponto de vista funcional, ou seja, considerando a prioridade para encaminhamento aos serviços especializados em reabilitação, uma pessoa com baixa visão é aquela que tem comprometimento do funcionamento visual mesmo após tratamento e/ou correção refrativa padrão, e tem acuidade visual menor que 6/18 à percepção de luz, ou um campo visual menor de 10 graus do ponto de fixação, mas que usa ou é potencialmente capaz de usar a visão para o planejamento e/ou execução de uma tarefa para a qual a visão é essencial.[1]

Os serviços de baixa visão visam atender às necessidades desses indivíduos em muitas situações diferentes, apoiados por equipes multidisciplinares. Outra função importante é atuar como uma ponte entre os programas de saúde, de reabilitação e educação. Eles podem ser oferecidos nos níveis de atenção primária, secundária e terciária. No nível primário, tais serviços envolvem triagem visual, avaliação da visão funcional, encaminhamento para atendimento oftalmológico e aconselhamento sobre modificações ambientais. No nível secundário, envolvem a avaliação da visão, correção de erros refracionais e prescrição de auxílios ópticos e não ópticos. No nível terciário, os serviços incluem atendimento de baixa visão especializada e envolvem a avaliação de funções visuais, refração, prescrição de auxílios ópticos, não ópticos e eletrônicos e a formação em habilidades visuais.[1]

O Conselho Internacional de Oftalmologia, em resolução aprovada em Sydney, Austrália (20 de abril de 2002), recomenda o uso da seguinte terminologia:

- **Cegueira:** termo usado apenas para a perda total da visão e para as condições em que os indivíduos têm de confiar predominantemente em outras habilidades substituindo a visão.
- **Baixa visão:** deve ser usada quando há menores graus de perda de visão, em que os indivíduos podem ser beneficiados com o uso de recursos de visão subnormal.
- **Deficiência visual:** utilizada quando a condição de perda de visão é caracterizada por perda de funções visuais, como acuidade visual, campo visual etc. No nível do órgão, muitas dessas funções podem ser medidas quantitativamente.
- **Visão funcional:** deve ser usada para descrever a capacidade de uma pessoa em usar a visão nas suas atividades de vida diária. Hoje, muitas dessas atividades podem ser descritas apenas qualitativamente.
- **Perda da visão:** para ser usada como termo geral, tanto a perda total quanto a parcial.[2]

A Tabela 131.1 a seguir classifica a gravidade da deficiência visual (recomendações da resolução do

Conselho Internacional de Oftalmologia em 2002 e de Consulta da OMS sobre o "Desenvolvimento de Normas para Caracterização de Perda de Visão e Funcionamento Visual" – setembro de 2003).

TABELA 131.1 ICD 10 – versão de 2010 – classificação de deficiência visual.

Categoria	Acuidade visual Menor	Igual ou melhor
0 visão normal ou sem deficiência visual		6/18 ou 3/10 (0.3) ou 20/70
1 deficiência visual moderada	6/18 ou 3/10 (0,3) ou 20/70	6/60 ou 1/10 (0,1) ou 20/200
2 deficiência visual severa	6/60 ou 1/10 (0,1) ou 20/200	3/60 ou 1/20 (0,05) ou 20/400
3 cegueira	3/60 ou 1/20 (0,05) ou 20/400	1/60* ou 1/50 (0,02) ou 5/300 (20/1200)
4 cegueira	1/60* ou 1/50 (0,02) ou 5/300 (20/1200)	Percepção de luz
5 cegueira	Sem percepção de luz	
9 perda da visão não qualificada	Indeterminado ou inespecífico	

Fonte: *International Statistical Classification of Diseases and Related Health Problems.* 10th Revision.*ou "conta dedos" a 1 metro.

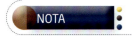

O termo deficiência visual na categoria H54 compreende categoria 0 para leve ou sem deficiência visual; categoria 1 para deficiência visual moderada; categoria 2 para deficiência visual grave; categorias 3, 4 e 5 para a cegueira; e categoria 9 para deficiência visual sem ressalvas. O termo "baixa visão" incluída na revisão anterior foi substituída pelas categorias 1 e 2 a fim de evitar a confusão com os que exigem atenção em baixa visão.

De acordo com o Capítulo VIII da "International Statistical Classification of Diseases and Related Health Problems" 10ª Revisão (ICD-10), versão de 2010, para a caracterização de deficiência visual de códigos H54.0 a H54.3, a acuidade visual deve ser medida com os dois olhos abertos com a melhor correção, se houver. Para a caracterização de deficiência visual de códigos H54.4 a H54.6, a acuidade visual deve ser medida monocularmente com a melhor correção, se houver. Se a medida do campo visual for levada em conta, os pacientes com um campo de visão do olho melhor não superior a 10° em torno do raio central de fixação devem ser classificados sob a categoria 3. Para cegueira monocular (H54.4), esse grau de perda de campo seria aplicável ao olho afetado.[3]

Do ponto de vista legal, no Brasil, o Decreto-lei nº 3.298 de 20 de dezembro de 1999, que dispõe sobre a Política Nacional para a Integração da Pessoa Portadora de Deficiência, consolida as normas de proteção, e dá outras providências, define deficiência visual a acuidade visual igual ou menor que 20/200 no melhor olho, após a melhor correção, ou campo visual inferior a 20°, ou ocorrência simultânea de ambas as situações; posteriormente, o Decreto nº 5.296, de 2004, alterou a amplitude do campo visual de 20° para 60°, conforme enunciado a seguir: "A deficiência visual abrange a cegueira e a baixa visão, sendo considerada cegueira quando a acuidade visual é igual ou menor que 0,05 no melhor olho, com a melhor correção óptica e baixa visão quando a acuidade visual estiver entre 0,3 e 0,05 no melhor olho, com a melhor correção óptica; nos casos nos quais a somatória da medida do campo visual em ambos os olhos for igual ou menor que 60°; ou a ocorrência simultânea de quaisquer das condições anteriores".[4]

O estudo da incidência e da prevalência das principais causas de deficiência visual está estreitamente relacionado com as condições socioeconômicas e com o nível dos serviços de saúde de cada região e/ou país,[5] e varia segundo as diferentes faixas etárias.

Levantamentos realizados pela Organização Mundial da Saúde, em 1994, sugeriam que a prevalência da baixa visão era, aproximadamente, três vezes maior que a da cegueira,[1] contudo, diferenças regionais podem significar uma variação desse dado entre 2,4 e 5,5 pessoas com baixa visão para cada indivíduo com cegueira.[6]

Dados mais recentes, considerando a população mundial, estimam haver 285 milhões de indivíduos com deficiência visual, dos quais 39 milhões são cegos e 246 milhões têm baixa visão (Tabela 131.2).[7]

Desse total, 80% das deficiências poderiam ser prevenidas e tratáveis por meio de políticas de saúde que priorizassem a medicina preventiva, reduzindo a incidência da deficiência como um todo, sobretudo com a realização da cirurgia da catarata e da correção dos erros refrativos.

Cerca de 90% dos casos de deficiência visual concentram-se em países em desenvolvimento.[7,8]

A prevalência da cegueira apresenta a seguinte distribuição:

- 1,2% da população em regiões com economia muito pobre e serviços de saúde muito precários;
- 0,9% da população em regiões economicamente pobre e serviços de saúde precários;
- 0,6% da população em regiões com razoável economia e com razoáveis serviços de saúde;
- 0,3% população em regiões de boa economia e bons serviços de saúde.[6]

Segundo estimativas regionais da OMS (2002), na população geral do Brasil considera-se a prevalência da cegueira de 0,3% e da baixa visão, de 1,7%; e, na população infantil (menores de 15 anos), a prevalência da cegueira é de 0,062%.[9]

As principais causas da deficiência visual mundial estão relacionadas com a idade, com riscos crescentes após os 50 anos. Essa faixa etária compreende 20% da população mundial, e, com o aumento da perspectiva

TABELA 131.2 Estimativa global por idade das pessoas com comprometimento visual.

Idade (em anos)	População (milhões)	Comprometimento visual (milhões)	Cegueira (milhões)	Baixa visão (milhões)
0-14	1.848,50	18.939	1.421	17.518
15-49	3.548,20	80.248	5.784	74.463
acima de 50	1.340,80	186.203	32.160	154.043
Total	**6.737,50**	**285.389**	**39.365**	**246.024**

Fonte: Organização Mundial da Saúde.

de vida em alguns países, o número de doenças relacionadas com a idade apresentará acréscimo significativo.[1]

A catarata (33%) e os erros refratométricos (43%) ainda são as principais causas, evitáveis, de comprometimento visual, seguida por glaucoma (2%), degeneração macular relacionada com a idade (DMRI) (1%), opacidades corneais (1%), retinopatia diabética (1%), tracoma (1%), e uma grande parcela referente a causas desconhecidas (18%).

Como causas de cegueira, temos catarata (51%), glaucoma (8%), DMRI (5%), cegueira infantil (4%), opacidades de córnea (4%), erros refratométricos não corrigidos (3%), tracoma (3%), retinopatia diabética (1%) e causas indeterminadas (21%).[7]

A DMRI e a retinopatia diabética têm apresentado um número crescente de casos, sendo a DMRI a principal causa nos países desenvolvidos. Em contrapartida, as sequelas de doenças infecciosas têm diminuído como resultado de políticas de saúde publica[1] adotadas em países em desenvolvimento.

A cegueira infantil afeta 1,5 milhão de crianças menores de 15 anos[7] e suas causas variam nas diferentes regiões, pois estão diretamente relacionadas com o desenvolvimento socioeconômico e com a qualidade dos serviços de saúde local.

Segundo a OMS, o panorama mundial da deficiência visual na infância apresenta, de modo geral, a seguinte distribuição:

- **Países em subdesenvolvimento:** causas infecciosas e deficiência de vitamina A intimamente relacionada com desnutrição, sarampo e deficiência de absorção secundária à diarreia. Oftalmia neonatal é outra causa recorrente;
- **Países em desenvolvimento:** catarata e glaucoma congênitos na maioria das vezes associados à síndrome da rubéola congênita;
- **Países desenvolvidos:** as principais causas são de origem genética como catarata congênita de origem familiar, distrofias da retina e nervo óptico, e retinopatia da prematuridade.[5,10]

Algumas dessas causas poderiam ser preveníveis po meio de exames e acompanhamento pré-natal, vacinação, teste do reflexo vermelho, exame oftalmológico na UTI neonatal e de rotina desde os primeiros anos de vida.

No Brasil, levantamentos realizados em alguns serviços de visão subnormal apontam a coriorretinite macular por toxoplasmose, distrofias retinianas, retinopatia da prematuridade, malformações oculares, glaucoma congênito, atrofia óptica e catarata congênita como causas mais comuns de deficiência visual.[11]

Embora a cegueira acometa mais os idosos, a cegueira infantil representa grave problema de saúde pública pelo fato de que a criança terá muitos anos de cegueira, representando um custo social muito maior que um adulto, pois poderá viver sete a oito décadas com a deficiência.[6]

REFERÊNCIAS BIBLIOGRÁFICAS

1. World Health Organization and International Agency for the Prevention of Blindness, 2004.
2. International Council of Ophthalmology. Visual standards: aspects and ranges of vision loss with emphasis on population surveys. 29th International Congress of Ophthalmology, 2 April 2002, Sidney, Australia. San Francisco: ICO, 2002.
3. International Statistical Classification of Diseases and Related Health Problems. 10th Revision. Instruction manual, 2010 Edition. [Internet] [Acesso em 25 may 2016]. Disponível em: http://apps.who.int/classifications/icd10/browse/2010/en#/H53-H54
4. Decreto 5296/04.| Decreto nº 5.296 de 2 de dezembro de 2004. Brasil, 2004.
5. World Health Organization. Prevention of childhood blindness. Geneva, 1992.
6. Ávila M, Moreira H. Olhares Sobre o Brasil: Perspectivas da Saúde Ocular para o Século XXI. 4.ed. CBO. 2009;47:168-70.
7. Mariotti SP. Global data on vision impairments 2010. Whorld Health Organization.1-5. Junho 2013. [Internet] [Acesso em 25 may 2016]. Disponível em: http://www.who.int/blindness/GLOBALDATAFINALforweb.pdf
8. Taleb A, Ávila M, Moreira H. As Condições de Saúde Ocular no Brasil. 1.ed. São Paulo: Conselho Brasileiro de Oftalmologia, 2009.
9. World Healt Organization. Visual impairment and blindness. 846-847. Junho 2013. [Internet] [Acesso em 25 may 2016]. Disponível em: http://whqlibdoc.who.int/bulletin/2004/Vol82-No11/bulletin_2004_82(11)_844-851.pdf
10. Gilbert C, Awan H. Blindness in children. BMJ. 2003; 327:760-1.
11. Haddad MAO, Siaulys MOC, Sampaio MW. Baixa visão na infância: guia prático de atenção oftalmológica. São Paulo: Laramara, 2011.

capítulo 132

Galton Carvalho Vasconcelos

Avaliação Oftalmológica da Criança com Baixa Visão

INTRODUÇÃO

O exame da criança com baixa visão oferece inúmeros desafios para o oftalmologista. Se examinar uma criança saudável parece, por vezes, difícil devido às características da própria faixa etária, o exame na baixa visão parece ainda mais complexo, uma vez que a perda da visão nos primeiros anos de vida tem grave impacto no desenvolvimento global da criança devido à falta de experiências visuais prévias. O padrão de desenvolvimento da criança é influenciado pelo grau da função visual e auditiva, integridade da linguagem de expressão e recepção, saúde, habilidade de aprendizado e interação com a família, o que em muitos casos está comprometido nesse grupo de crianças. Comumente nos deparamos, durante o exame com pouca fixação, com choro, falta de contato visual com objetos cotidianos apresentados, exame de acuidade visual inconclusivo, nistagmo, refrações e ametropias complexas. Toda informação do comportamento visual e global da criança deve ser observada, cabendo ao examinador estar atento não somente aos aspectos anatômicos e refracionais do exame oftalmológico, mas também a aspectos mais globais, como locomoção, grau de desenvolvimento cognitivo motor e psicossocial durante o exame. Durante a avaliação da criança com baixa visão, identificamos qual é a sua visão disponível e como ele a utiliza. Essa visão residual também é conhecida como resíduo visual.

CARACTERÍSTICAS DA CRIANÇA COM BAIXA VISÃO

A variabilidade das condições comumente associadas à baixa visão na infância desencoraja a classificação rígida desses pacientes em grupos de abordagem. Poderíamos dividir, de modo didático, esses pacientes em dois grupos: um primeiro com baixa visão unicamente de causa ocular e um segundo grupo, no qual, além das alterações oculares, estão presentes alterações primárias sistêmicas.[1] As causas oculares mais comuns de baixa visão na infância em nosso meio são a catarata congênita, o glaucoma congênito, a retinopatia da prematuridade retinocoroidite por toxoplasmose, baixa visão de origem central, paralisia cerebral, dentre outras causas.[2] Em alguns casos, nos quais faltam sinais oftalmológicos evidentes, como estrabismo, leucocoria e nistagmo, a baixa visual pode passar despercebida pelos pais e pediatras nos primeiros anos de vida. Crianças que, além das dificuldades visuais ocasionadas por patologias oculares, apresentam outras alterações sistêmicas, como, por exemplo, paralisia cerebral, constituem um subgrupo desafiador em que as alterações se somam e se confundem. Esses pacientes com múltiplas deficiências exigem da equipe responsável uma dose extra de conhecimento e, sobretudo, de paciência, pois as respostas visuais tornam-se mais sutis e atrasadas.

O médico que cuida de pacientes pediátricos deve estar familiarizado com as características e o prognóstico das doenças oculares causadores de baixa visual na infância. Devido à importância da detecção precoce das causas de deficiência visual e tratamento precoce, a associação americana de oftalmologia pediátrica e estrabismo e o comitê de medicina ambulatorial e prática da Academia Americana de Pediatria recomendam, desde 1996, a triagem visual e o encaminhamento precoce pelo pediatra de todas as crianças que apresentem desde o nascimento qualquer alteração sugestiva de baixa ocular.[3]

AVALIAÇÃO OFTALMOLÓGICA DA BAIXA VISÃO

O exame da criança portadora de baixa visão começa já no momento quando a criança entra na sala de exame junto com os pais ou cuidadores. O comportamento da criança no colo ou andando deve ser observado e registrado. Uma anamnese detalhada de todos os diagnósticos oculares e sistêmicos, tentando relacioná-los por ordem cronológica e de importância, deve ser feita. A família deve ser incentivada a fazer observações de sua percepção quanto ao desenvolvimento da criança. A leitura de relatórios médicos anteriores, sumários de alta de internações pregressas fornecem informações importantes. Algumas perguntas têm relevância: A criança tem alguma patologia associada? Quais os tratamentos realizados? Usa próteses? Tem asma, convulsões, alterações de comportamento? Quais os medicamentos em uso? Apresenta reações alérgicas ou a medicamentos? Qual seu comportamento visual em casa? Esbarra ou cai em ambientes desconhecidos? As histórias da gravidez e parto devem ser revisadas, buscando fatos possivelmente relacionados com perda visual.

A história de outros membros da família com deficiência visual ou história de consanguinidade tem grande importância, bem como a história escolar da criança e as dificuldades apresentadas na alfabetização.

Em seguida à anamnese, um exame oftalmológico completo deve ser realizado, como a tomada da acuidade visual, avaliação dos campos visuais de confrontação, teste de sensibilidade ao contraste e cores, refração dinâmica e sob cicloplegia, biomicroscopia, tonometria e fundoscopia.

A atmosfera do local utilizada para exame deve ser "amigável", observando-se que o exame da criança com baixa visão requer tempo disponível e atenção e, muitas vezes, deve ser repetido, respeitando-se os limites da criança.

Acuidade visual

A acuidade visual constitui um dos pontos fundamentais do exame da criança com baixa visão. Toda criança é capaz de fornecer informações valiosas sobre sua visão. Logo que a criança entra no consultório, iniciam-se as primeiras observações: mantém-se no colo, deambula com desenvoltura ou permanece agarrada aos pais? Reage à luz, a estímulos luminosos presentes no ambiente do exame? Apresenta-se prostrada ou ativa? Mantém contacto visual ou não demonstra fixação? É capaz de seguir e manter a fixação por algum tempo? Adota posições compensatórias da cabeça? Fecha os olhos na luz?

A avaliação da acuidade visual das crianças pré-escolares pode ser dividida em dois subtipos: acuidade visual de crianças em uma fase pré-verbal em que a criança não responde às perguntas sobre os optotipos e de crianças que já verbalizam.

A capacidade de fixar, seguir um objeto apresentado e manter a fixação deverá ser sempre avaliada, binocular e monocularmente, de preferência em qualquer faixa etária, uma vez que traz informações da fixação macular, motilidade ocular extrínseca e campos visuais. Esse estudo qualitativo da visão possibilita que o examinador, na etapa seguinte, quantifique a acuidade visual por tabelas.

Na fase pré-verbal, a medida longe e perto deve ser tentada assim que a criança possa colaborar. Devem-se evitar testes posicionados além de 2 metros, pois a criança não se interessa e é susceptível à interferência de outros estímulos do ambiente.

Diversos instrumentos podem ser usados na fase pré-verbal da criança: o tambor optocinético, o potencial visual evocado e as cartas de acuidade visual de Teller.

Os cartões de acuidade de Teller (TAC) constituem um modo fácil de avaliação da acuidade visual na fase pré-verbal, podendo ser usada em faixas etárias superiores de crianças que não informem a visão. Seu uso requer algum treinamento prévio, de preferência em pacientes sem baixa visão com respostas típicas. Compõem-se de 17 cartões com padrões listrados em preto e branco, nos quais cada grupo de listras preta e branca constitui uma frequência espacial. O aumento da frequência entre os ciclos dificulta, progressivamente, o grau de reconhecimento das faixas no fundo cinza do cartão pela criança. A capacidade da criança de reconhecer o padrão apresentado correlaciona-se com a acuidade visual de Snellen, podendo ser anotada e tornando possível o seguimento da acuidade visual em exames sucessivos. Os cartões são apresentados em distâncias que variam entre 38 e 84 cm, conforme a faixa etária e o grau de dificuldade de reconhecimento. A resposta da criança ao estímulo é observada pelo examinador por meio de orifício presente no centro do cartão. Assim como no tambor optocinético, a resposta da criança muitas vezes deve ser repetida. As cartas devem ser apresentadas binocularmente e, em seguida, monocularmente. Crianças com graves déficits neurológicos e/ou cognitivos podem apresentar respostas aquém de sua capacidade visual real (Figura 132.1).

A presença de estrabismos, de dominância ocular forte ou de nistagmo latente devem ser levadas em consideração ao se considerar realizar esse teste.

Além dos testes realizados em consultório, exames mais sofisticados e dispendiosos, como o eletrorretinograma, o potencial visual evocado e a ressonância nuclear magnética acrescentam informações acerca do funcionamento das estruturas oculares e vias ópticas e acuidade visual associada.

Inúmeros testes estão disponíveis para a tomada da acuidade visual da criança na fase verbal, que se inicia a partir de cerca dos dois anos de idade: BUST, LH, HOTV, E Snellen. Alguns testes, como o BUST, baseiam-se na identificação e na verbalização de objetos da rotina da criança. Cada objeto é apresentado separadamente, ou

Capítulo 132

Avaliação Oftalmológica da Criança com Baixa Visão

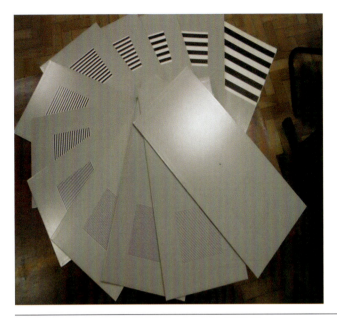 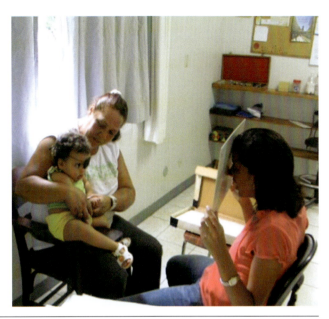

▶ **Figura 132.1** Cartões de Teller: examinadora realizando a medida monocular da acuidade visual.

seja, de forma angular, o que facilita seu reconhecimento e melhora a estimativa da acuidade visual (Figura 132.2). Testes como o LH, HOTV, E de Snellen baseiam-se no agrupamento de símbolos de forma linear. Os símbolos agrupados de forma linear oferecem um grau de dificuldade maior, em comparação à apresentação isolada dos optótipos, tornando seu resultado mais fidedigno em casos, por exemplo, de ambliopia associada. A distância desses testes varia entre 1,5 m e 5 m, conforme a especificação do fabricante. Alguns testes, como o LH, fazem a progressão logarítmica dos optótipos apresentados mais fidedigna, possibilitando melhor registro e seguimento dos resultados, além do acompanhamento dos registros em gráfico de desenvolvimento visual. O teste da acuidade visual para perto deve ser realizado em crianças acima de quatro anos, utilizando-se os mesmos optótipos das tabelas para longe. A distância de exame varia conforme o teste; na maioria das vezes, 40 cm. Sua anotação torna possível definir e comparar alterações com a acuidade visual para longe e avaliar o estado ou a necessidade de correção óptica, ou avaliar deficiências de leitura na escola (Figura 132.3).

O estudo dos reflexos pupilares acrescenta informações sobre as vias aferentes, grau de acomodação e convergência.

Deve-se lembrar que os achados colhidos na acuidade visual da criança e, em especial, no portador de baixa visão podem sofrer variação conforme o estado de consciência e saúde da criança, humor, devendo ser estes parâmetros levados em consideração e anotados para posteriormente serem repetidos.

Outras funções visuais

Além da acuidade visual, ainda devem ser avaliadas outras funções visuais que são funções sensoriais relacionadas com a percepção de luz e forma, tamanho, formato e cor de um estímulo visual [Classificação Internacional da Funcionalidade (CIF), 2003].[4] Na baixa visão elas são repetidas vezes estudadas por meio da medida da acuidade visual, campo visual, sensibilidade ao contraste, ofuscamento e visão de cores (I Consenso da Sociedade Brasileira de Visão Subnormal, 2006).[5]

Uma estimativa aproximada do campo visual da criança pode ser feito por confrontação, podendo ser utilizado estímulo luminoso ou objeto de alto contraste. Posteriormente, esses achados podem ser confrontados com o grau de acuidade visual mensurado.

A sensibilidade ao contraste é a função visual relacionada com a separação da figura do fundo, utilizando uma quantidade mínima de iluminação necessária (CIF,

▶ **Figura 132.2** Teste de BUST. Medida angular da acuidade visual.

Compêndio de Oftalmologia Geral – Guia Prático

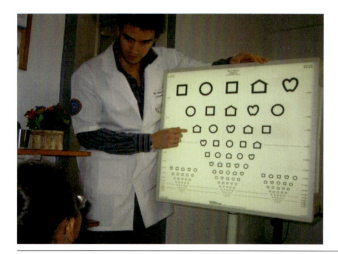 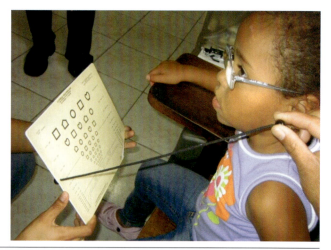

▶ **Figura 132.3** Teste de LH. Examinador avalia a acuidade visual linear para longe e perto (a 1,5 metro e 40 cm, respectivamente).

2003). A avaliação do contraste na criança com baixa visão pode ser realizada muito precocemente, por meio do uso de testes, como o *Hiding Heidi*, que se baseia na observação da expressão facial da criança diante da apresentação de cartões com desenho de rosto, com contrastes que variam entre 100 e 1,25% (Figura 132.4).

A avaliação do senso cromático poderá ser realizada informalmente em crianças, utilizando-se blocos coloridos, que podem ser agrupados em pares iguais, sem necessidade do conhecimento da criança e de dar nome às cores. Testes mais sofisticados, como o *Ishihara* e D15 ou D28, são aplicados para crianças a partir de sete anos.

Avaliação da motilidade ocular

O exame da fixação e a avaliação do paralelismo ocular por meio dos testes de Hirschberg, cobertura ou Krismky, deverão ser pesquisados. O estudo das versões oculares e da convergência traz valiosas informações quanto ao olho fixador, presença de ambliopia, déficits da motilidade secundários a alterações anatômicas, paralisias, bem como a capacidade do paciente de dirigir o olhar para determinado objeto etc. A presença de nistagmos deve ser considerada, bem como suas características principais, como amplitude, frequência, direção da fase rápida, posições compensatórias da cabeça associadas, diminuição com a convergência (Figura 132.5).

Embora a fusão seja rara em pacientes com baixa visão, particularmente se a visão for menor que 20/200, alguns pacientes podem apresentar fusões secundária ou terciária, verificadas pelos testes de 4 luzes de Worth, teste de Titmus ou Lang.[6] A avaliação da estereopsia em crianças com baixa visual muito precoce dificilmente é verificada pelos métodos já citados.

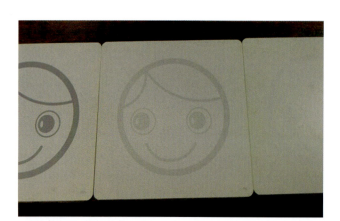 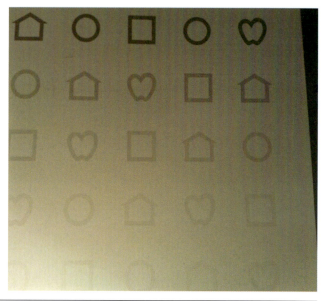

▶ **Figura 132.4** Teste de contraste para crianças usando a face *Hiding Heidi* e o teste como optotipos LH.

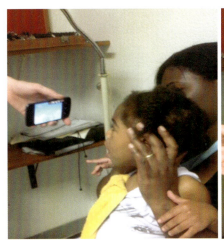 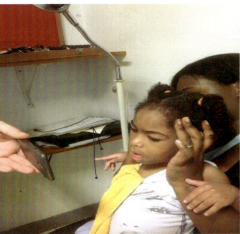 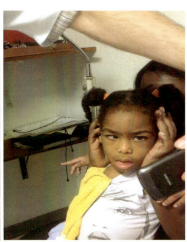

▶ **Figura 132.5** Estudo das versões usando smartphone e desenho animado.

Refração

Diversas doenças causadoras de baixa visão estão associadas a erros refrativos, como o albinismo, a miopia, a acromatopsia, a catarata congênita, o glaucoma congênito, a retinopatia da prematuridade e várias síndromes. Faz-se necessário então, um estudo cuidadoso das ametropias. Erroneamente, atribui-se um valor pequeno à correção das ametropias nas patologias que causam baixa visão na criança por acreditar-se que pouco tem a acrescentar na visão funcional e em sua estimulação. Sua correção torna possível, muitas vezes, que o paciente ganhe algumas linhas de acuidade visual, ganhe melhor contraste, reduza o nistagmo e a posição compensatória da cabeça e, em vários casos, torna possível a migração de sua categoria de gravidade de baixa visão para categoria mais branda. O examinador deve valorizar pequenas melhoras das funções visuais, pois muitas vezes tem grande impacto na rotina do paciente.

O exame refracional deve ser realizado de modo dinâmico e também sobre cicloplegia. A retinoscopia dinâmica possibilita a detecção de déficits acomodativos, presentes, por exemplo, em alguns pacientes com alterações neurológicas, em pacientes com cristalino subluxado, em pacientes com Síndrome de Down etc.[7]

A retinoscopia sob cicloplegia deve ser realizada rotineiramente, selecionando-se o tipo de colírio condizente com a faixa etária e a patologia da criança. Devido às alterações dos tecidos oculares e à falta de colaboração, muitas retinoscopias de pacientes pediátricos com baixa visão são procedimentos desafiadores e exigem do oftalmologista paciência e persistência para localização das faixas refracionais e sua comparação em exames sucessivos. Patologias oculares que preservam os meios refrativos translúcidos são maior fonte de sucesso nas refrações dos pacientes com baixa visão.[1]

Em pacientes afácicos, com reflexos retinoscópicos de baixa qualidade, deve-se contar também com informações provenientes da ceratometria e da ecobiometria ultrassônica.

A partir da refração encontrada, o oftalmologista irá decidir quanto deverá ser prescrito, levando-se em consideração a faixa de desenvolvimento visual e a necessidade da criança. Na prescrição, devem ser avaliados diversos fatores, como o melhor tipo de armação para a ametropia prescrita, a faixa etária da criança, a necessidade de proteção ultravioleta, lentes fotossensíveis para fotofobia, filtros coloridos, devendo ser anotada na receita tais situações especiais.

A adaptação da criança aos óculos prescritos deve ser sempre checada na consulta posterior, bem como a adaptação da armação ao rosto da criança, esclarecendo aos pais dúvidas quanto ao uso, além de registrar os ganhos visuais já percebidos por eles. A acuidade visual deve ser avaliada após nova prescrição.

O teste de lente de contacto deve ser considerado em situações em que as ametropias sejam altas, como no paciente afácico por catarata congênita ou com grandes anisometropias. Sua indicação deverá ser feita para pacientes com familiares motivados e após a correta orientação do seu uso e conservação.

Após a primeira avaliação oftalmológica da criança com baixa visão, decisões terapêuticas são tomadas. A indicação de auxílios ópticos, além dos óculos, lentes de contato e orientações não ópticas quase nunca é feita antes dos cinco anos, pois a necessidade de precisão para ler e escrever ainda não é requerida da criança. Necessidades individuais baseadas em rotinas e hábitos específicos do meio em que a criança vive devem ser consideradas. O encaminhamento da criança à equipe multidisciplinar é de suma importância. As equipes são compostas, muitas vezes, por pediatra, oftalmologista, pedagogo, fisioterapeuta, terapeuta ocupacional, psicólogo e fonoaudiólogo, que fazem o acompanhamento da criança em cada etapa de seu desenvolvimento, minimizando o atraso e estimulando o potencial visual residual. A equipe utilizará as informações obtidas pelo oftalmologista para traçar um plano de atuação para o paciente em questão.

REFERÊNCIAS BIBLIOGRÁFICAS

1. Vasconcelos, GC, Nakanami CR. Abordagem Clínica da Criança com Baixa Visão. In: Conselho Brasileiro de Oftalmologia. (Org.). Série Oftalmologia Brasileira – Volume Óptica, Refração e Visão Subnormal. 1.ed. Rio de Janeiro: Guanabara Koogan (Grupo GEN); Cultura Médica, 2008.
2. Paula CHT, Vasconcelos CG, Nehemy MB. Servicio de baja visión infantil en un hospital universitario en el Brasil- Panorama comparativo con otras regiones de Brasil y del mundo. Visión 2020 latinoamericana boletín trimestral [Internet] 2013 [Acesso em 25 may 2016]. Disponível em: http://vision2020la.wordpress.com
3. American Academy of Pediatrics Committee on Practice and Ambulatory medicine and Section on Ophthalmology. Eye examination and vision screening in infants, children, and young adults. Pediatrics. 1996;98:153-7.
4. Buchalla CM. Classificação Internacional de Funcionalidade, incapacidade e saúde. [Centro Colaborador da Organização Mundial da Saúde para a Família de Classificações Internacionais, trans]. São Paulo: Editora da Universidade de São Paulo, 2003.
5. Sociedade Brasileira de Visão Subnormal. Relatório do I Consenso. São Paulo, 2006.
6. Faye EE. Clinical Low Vision. 2.ed. Toronto: Little Brow and Company, 1984.
7. Woodhouse JM. Abnormalities of refraction and accommodation and their management. In: Dutton GN, Bax M. Visual impairment in children due to damage to the brain. Perth. Mac Keith Press, 2010
8. Rosenthal BP, Cole RG. Functional assessment of low vision. St.Louis: Mosby-year Book, 1996.

capítulo 133

Keila Monteiro de Carvalho

Avaliação Oftalmológica do Adulto com Baixa Visão

A deficiência visual inclui níveis de incapacidade que abrangem desde a baixa visão até a cegueira, conforme dispõe a Organização Mundial de Saúde (OMS).[1]

Visão subnormal (VSN), ou baixa visão (BV), é um conceito utilizado para perda visual que se situa entre visão normal e cegueira. Essa perda pode ser de acuidade visual (AV), de campo visual (CV) ou de outras funções visuais.[2]

Considera-se que o indivíduo com VSN ou BV seja aquele para o qual os óculos convencionais ou as lentes de contato não corrigem totalmente a visão e, portanto, apresente dificuldades na execução de atividades de vida diária, no trabalho, no relacionamento social, na orientação e na mobilidade, afetando assim a vida de modo geral.[3]

A Classificação Estatística Internacional das Doenças e Problemas Relacionados à Saúde (CID-10) define como VSN, considerando o valor da AV no olho de melhor visão e com correção óptica, a AV menor do que 0,3 e maior ou igual a 0,05, ou campo visual menor do que 20 graus (grupos 1 e 2 de graus de comprometimento visual). A cegueira é classificada quando o valor da AV é menor do que 0,05, ou campo visual menor do que 10 graus (grupos 3, 4 e 5 de graus de comprometimento visual).[4]

A avaliação oftalmológica do adulto com baixa visão deve iniciar pela história funcional. Objetiva-se conhecer como o paciente está usando sua visão residual e quais adaptações já foram feitas.

Outros elementos interessantes de serem pesquisados na história são o tipo de suporte social e familiar que o paciente dispõe. Por exemplo, o marido tem boa saúde e pode colaborar? Tem netos ou crianças na família que podem dar apoio? Mora sozinho ou com outras pessoas? A saúde geral e a cognição estão alterados ou não? O resíduo visual é estável ou há progressiva deterioração?

A maioria dos pacientes com baixa visão necessita também prescrições para longe pois é importante colocar a imagem retiniana em foco mesmo que não se consiga o nível desejado de acuidade visual porque melhora inclusive a sensibilidade ao contraste.

Muitos casos têm altas ametropias, nistagmo, opacidades de meios, visão excêntrica, baixa acuidade e, portanto, respostas subjetivas pobres. Para facilitar a aceitação e reconhecimento da utilidade dos óculos convencionais deve-se demonstrar ao paciente a melhora da visão na distância de três metros ou um metro e meio.

Na avaliação oftalmológica, na sequência, são realizados os exames usuais, como acuidade visual. A medida da acuidade visual pode ser realizada para longe a um metro de distância sendo então usado como numerador da fração o número 1 e como denominador o valor do optótipo lido pelo paciente. Por exemplo, enxergou 1/200 significa que enxergou o optótipo 200 a um metro de distância, equivale a 6/2.000.

Na visão de perto, deve-se de usar a tabela em notação "M" que corresponde à notação métrica. Nos adultos com presbiopia, esta deve ser corrigida para a correta tomada da acuidade de perto. A seguir, deve-se avaliar a eficiência de leitura com tabelas de texto contínuo (ver Figura 133.1).

Na sequência, são realizados os exames de funções visuais, como avaliação da sensibilidade aos contrastes, campimetria periférica (com perímetro de Goldmann, de preferência), perimetria central com Tela de Amsler (para identificação e localização do escotoma central), teste de visão de cores completo para discromatopsias congênitas ou adquiridas, exame de motilidade ocular e estereopsia e adaptação ao escuro.

A retinoscopia pode ser feita no refrator, contudo, para os procedimentos refrativos subjetivos, deve ser usada a

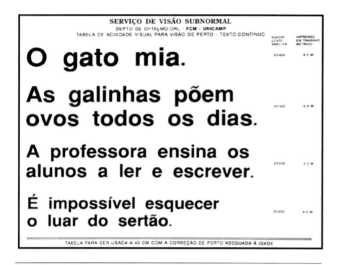

▶ **Figura 133.1** Tabela de acuidade visual de texto contínuo da UNICAMP para perto.

armação de provas pois possibilita visão habitual com mínima constricção de campo. As armações devem ser leves e ajustáveis tornando possível a colocação de várias lentes. Lembrar de colocar as mais fortes na célula posterior a fim de evitar erros na distância vértex.

Quando a sombra for difícil de ser vista, é aconselhável se aproximar bem mais do paciente usando a retinoscopia chamada "radical" (p. ex., a 20 cm) e fazer a correção apropriada por trabalhar em distância mais curta descontando mais dioptrias.

Para a prática do cilindro cruzado, é importante usar o cilindro cruzado manual de Jackson com + ou -1 D para os casos com baixa discriminação.

A avaliação de visão binocular e estereopsia se impõe, já que muitas vezes ocorre astenopia devido a forias descompensadas ou distúrbios acomodativos e vergenciais. E no caso de o paciente ter acuidade visual igual nos dois olhos e visão binocular, pode-se prescrever lentes positivas binoculares, porém, não havendo estereopsia, na maioria das vezes é melhor a prescrição monocular.

A perimetria periférica é necessária para conhecer os limites do campo visual periférico e considerarmos a necessidade ou não de encaminhamentos para profissionais especialistas em orientação e mobilidade.

A perimetria central deve ser realizada pelo oftalmologista com a Tela de Amsler para saber se o paciente já tem consciência da presença, tamanho e localização do escotoma central.

As doenças mais comuns entre os pacientes com baixa visão são as que afetam a visão central ocasionando escotomas centrais que variam de 1 grau até 30 graus. O paciente apresenta escotoma central, dificuldade de ler, ver objetos pequenos, tem distorção da imagem e dificuldade de seguimento, sendo o campo periférico relativamente preservado.

No caso de degenerações maculares, os pacientes apresentam queixas de dificuldades funcionais muito debilitantes pois perdem a capacidade de realizar atividades diárias que exigem a resolução de detalhes finos espaciais como, por exemplo, na leitura.

Na perda da função macular, devem ser avaliados o tipo e a localização do escotoma, o *locus* preferencial da retina (PRL) e o estudo dos movimentos oculares para propiciar a reabilitação oculomotora.

Como a acuidade visual central torna-se progressivamente mais fraca, um *locus* parafoveal fixação, ou *locus* preferencial da retina (PRL) acaba sendo escolhido por oferecer melhor visão do que a fóvea doente.[5,6]

A identificação do PRL no paciente com baixa visão é essencial para a reabilitação visual, propiciando melhor uso da visão residual. A fixação com o escotoma para a direita e superior foram os padrões de fixação mais comuns. Os dados da velocidade de leitura sugerem vantagem na fixação com padrão à direita ou superior, em vez de à esquerda.[7]

É muito importante reconhecer esse tipo de problema e iniciar a reabilitação visual cedo porque o uso de adições progressivamente maiores propicia maior eficiência visual e facilita a aceitação e a adaptação aos auxílios ópticos.[8,9]

Em relação ao treino do controle oculomotor, resultados indicam que treinamento que se concentra no controle dos movimentos dos olhos pode aumentar a velocidade de leitura em pacientes com DMRI. Esse achado é especialmente interessante já que o treinamento envolveu prática concentrada em controle das posições do olhar e movimentos oculares com pouca leitura de sentenças e houve aumento estatisticamente significativo na velocidade de leitura.[10]

Reduzido espaço perceptual é um fator que limita a velocidade de leitura em pacientes com doença macular. Esse estudo mediu o tempo de perceptual e o número de sacadas para localizar um alvo em 18 pacientes com doença macular e sete indivíduos de controle; espaço de percepção alterado por até duas letras. Alterações na extensão perceptual foram significativamente relacionadas com alterações na velocidade de leitura, e foram independentes de alterações no número de sacadas utilizado para observar um alvo. Estes resultados têm implicações importantes para o desenvolvimento de programas de treinamento para pacientes com doença macular.[11]

Os pacientes considerados de risco para o desenvolvimento de neovascularização de coroide devem ser instruídos a automonitorar sua visão para os sintomas que possam indicar a presença de neovascularização de coroide. Em geral, a Tela de Amsler é usada para esse propósito.

Inovações tecnológicas recentes, como a perimetria de hiperacuidade preferencial (realizada com PreView-PHP, Carl Zeiss Meditec, Dublin, California, USA), teste de mapeamento macular e campimetria campo de ruído trazem alternativas que oferecem vantagens, incluindo maior sensibilidade e análise quantitativa dos resultados de testes.[12] Esses exames têm sido utilizados para documentar objetivamente o desempenho visual em pacientes submetidos à cirurgia macular.[13,14]

O teste de mapeamento macular (MMT) é um programa de *software* utilizado com um computador, projetado especificamente para mapear os defeitos visuais devidos à doença macular. A tela de teste exibe um padrão de fundo característico que se assemelhava a uma "roda de carroça". Oito raios voltados para o interior do ponto, mas não atingem o centro da área circular de visualização. Embora haja certa variabilidade, esse teste tem vantagem em relação à Tela de Amsler, pois utiliza um alvo de letra, tem um auxiliar de fixação periférica e fornece pontuação numérica. A pontuação pode ser benéfica na clínica e monitorização da progressão da doença macular.[15]

Para esclarecer a eficácia do teste de mapeamento macular (MMT) na identificação da fixação excêntrica com *locus* preferencial de retina (PRL), foram estudados pacientes com identificação dos *loci* da retina preferenciais com microperímetro Nidek MP-1 e correlacionado com os escotomas gravados com o MMT. A localização PRL combinava com a direção de deslocamento do escotoma na maioria dos sujeitos do estudo, concluindo que o teste MMT oferece estimativas indiretas razoáveis na localização do PRL.[16]

Outra avaliação necessária é a sensibilidade aos contrastes. Nas atividades diárias da pessoa, quando é necessário utilização de contrastes, texturas e padrões, assim como no reconhecimento do rosto humano, a função de sensibilidade ao contraste influi até mais que o nível de acuidade visual.

Há muitos tipos de sistemas para testar a sensibilidade ao contraste. Um dos mais fáceis para pessoas com baixa visão é o VCTS (Vision Contrast Test System, Vistech Consultants) pois é uma cartela grande que é colocada a um metro e o paciente com correção de +1D adicionada à sua refração de longe consegue enxergar sem dificuldade os padrões e indicar sua inclinação. Há também cartelas com optótipos para perto que são usadas a 40 cm já com a devida correção da distância.[17]

Quando a sensibilidade ao contraste é baixa, deve-se aumentar a iluminação focal nas atividades em geral e principalmente durante a fase de testes de lentes na refração de perto. Nesse caso, muitas vezes a adição necessária será maior que a usual para ser conseguida eficiência de leitura.

Nos casos de baixa sensibilidade ao contraste, é necessário prescrever filtros solares ou ultravioletas associados à prescrição da ametropia para controlar o ofuscamento e aumentar o contraste melhorando a acuidade visual.

Além disso, o paciente com baixa visão deve ser orientado sobre o controle da iluminação ambiental, diminuição do ofuscamento, assim como considerar as condições de ergonomia no uso dos recursos ópticos.

O objetivo da reabilitação visual em baixa visão é aumentar a habilidade do paciente em funcionar visualmente o mais próximo possível do normal usando estratégias variadas.

Portanto, ao promover a conscientização dos oftalmologistas e demais profissionais médicos sobre os cuidados de baixa visão, é possivel melhorar a qualidade de vida relacionada com a visão das pessoas com baixa visão funcional.

REFERÊNCIAS BIBLIOGRÁFICAS

1. Resnikoff S, Pascolini D, Etya'ale D, Kocur I, Pararajasegaram R, Pokharel GP, et al. Global data on visual impairment in the year 2002. Bull World Health Organ. 2004;82(11):844-51.
2. Colenbrander A, Fletcher DC. Low vision rehabilitation. In: Join Comission on Allied Health Personnel in Ophthalmology. San Francisco, 1991. p.16.
3. Carvalho KMM. Visão subnormal: Apresentação de um modelo de atendimento e caracterização das condições de diagnostico e tratamento em um serviço universitário do Brasil [Tese doutorado], Universidade Estadual de Campinas, UNICAMP, Brasil, 1993.
4. ICO Resolution on Revision of ICD 10. [Internet] [Acesso em 25 may 2016]. Disponível em: www.icoph.org/pdf/visualstandardsreport.pdf
5. Crossland M, Culham L, Kabanarou S, Rubin G. Preferred retinal locus development in patients with macular disease. Ophthalmology. 2005;112:1579-85.
6. Fletcher D, Schuchard R, Watson G. Relative locations of macular scotomas near the PRL: effect on low vision reading. J Rehab Res Dev. 1999;36:356-64.
7. Markowitz SN. Principles of modern low vision rehabilitation Can J Ophthalmol. 2006;41:289-312.
8. Stelmack J, Szlyk J, Stelmack T. Psychometric properties of the veterans affairs low-vision visual functioning questionnaire (VA LV VFQ-48). Invest Ophthalmol Vis Sci. 2004;45:3919-28.
9. Szlyk J, Stelmack J, Massof R. Performance of the Veterans Affairs Low Vision Visual Functioning Questionnaire (VA LV VFQ). J Vis Impairment Blindness. 2004;98:261-75.
10. Seiple W, Szlyk JP, McMahon T, Pulido J, Fishman GA. Eye-movement training for reading in patients with age-related macular degeneration. Invest Ophthalmol Vis Sci. 2005 Aug;46(8):2886-96.
11. Crossland MD, Rubin GS. Eye movements and reading in macular disease: further support for the shrinking perceptual span hypothesis. Vision Res. 2006 Feb;46(4):590-7.
12. Trevino R. Recent progress in macular function self-assessment. Ophthalmic Physiol Opt. 2008 May;28(3):183-92.
13. Richter-Mueksch S, Vécsei-Marlovits PV, Sacu SG, Kiss CG, Weingessel B, Schmidt-Erfurth U. Functional macular mapping in patients with vitreomacular pathologic features before and after surgery. Am J Ophthalmol. 2007 Jul;144(1):23-31.

14. Isaac DL, Avila MP, Cialdini AP. Comparison of the original Amsler grid with the preferential hyperacuity perimeter for detecting choroidal neovascularization in age-related macular degeneration. Arq Bras Oftalmol. 2007 Sep-Oct;70(5):771-6.
15. Davies LN, Eperjesi F. The macular mapping test: a reliability study Hannah Bartlett. BMC Ophthalmology. 2005. p.18.
16. Murad Al-Serafi, Markowitz SN, Reyes SV. Scotoma displacement in the macular mapping test as a tool for identification of preferred retinal loci. Can J Ophthalmol. 2012;47(1):62-5.
17. Ginsburg AP. Next generation contrast sensitivity testing. In Rosenthal & Cole (eds): Funcional assessment of low vision. St. Louis: Mosby-Year Book, 1996. p.77-88.

capítulo 134

Giceli Rodrigues Chaves Rinaldo

Estudo Funcional do Indivíduo com Visão Subnormal

INTRODUÇÃO

A visão é um dos meios que proporciona o desenvolvimento do indivíduo. Ela possibilita tornar o indivíduo ativo, independente e autoconfiante. É pela visão que percebemos, nos posicionamos no espaço e nos relacionamos com os objetos ao nosso redor.[1]

O objetivo principal do manejo da baixa visão é proporcionar ao paciente melhor qualidade de vida pelo uso do resíduo visual e para isso consideramos que o conhecimento da visão funcional é de extrema importância.[2]

Visão funcional é o modo como cada indivíduo utiliza a visão para realizar suas atividades cotidianas,[3] como locomover-se, estudar, trabalhar, exercer atividades esportivas, autocuidado, dentre muitas outras atividades (Tabela 134.1).

Em geral, a medida da acuidade visual é considerada sinônimo de visão, contudo, a visão é o resultado do funcionamento do olho e de todo o sistema visual e isso implica na interação de todas as funções visuais.

O desempenho visual tem como base o estudo das funções visuais: acuidade visual e velocidade de leitura, campo visual, sensibilidade ao contraste, visão de cores e adaptação claro–escuro.[4,5]

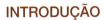

Funções visuais	Visão funcional
Acuidade visual	Reconhecimento de pessoas e objetos
Velocidade de leitura	Leitura, escrita, estudo e trabalho
Campo visual	Deslocamento e orientação
Sensibilidade ao contraste	Deslocamento e orientação
Visão de cores	Atividades de autocuidado
Adaptação claro–escuro	Atividades cotidianas

A avaliação do estado funcional do paciente deve considerar um minucioso interrogatório para entendermos a relação entre a patologia e as consequentes alterações provocadas no desempenho das atividades daquele indivíduo, pois nem todos os indivíduos com a mesma acuidade visual e ou a mesma patologia terão o mesmo desempenho nas atividades; sendo assim, sua habilidade pode ser a mesma quantitativamente, mas qualitativamente muito diferente.

A análise criteriosa dos resultados obtidos com a avaliação das funções visuais com testes adequados e da visão funcional possibilita estabelecer quais recursos ópticos e não ópticos são necessários para que o paciente com visão subnormal possa alcançar seus objetivos, classificar a perda visual, bem como estabelecer os direitos legais do paciente para fins beneficiários e legais.

Antes de aplicarmos os testes específicos para a pesquisa de cada função visual, o paciente deve ser submetido ao exame de refratometria e, quando necessário, estar em uso da correção óptica da sua ametropia.

ACUIDADE VISUAL

A acuidade visual (AV) é a habilidade em reconhecer detalhes, ou seja, é a medida do tamanho da menor resolução espacial possível que é representada por um valor numérico que foi introduzido em 1862, por Snellen,[6] e é a função visual mais utilizada na prática oftalmológica. Esse parâmetro nos permite conhecer o estado da visão do paciente, possibilitando medir a melhora visual com os recursos ópticos, acompanhar a evolução da patologia, fazer o registro objetivo para fins comparativo, estatísticos e legais.[2]

Os testes de visão mais comuns são dirigidos aos adultos e às crianças cujo desenvolvimento é normal,[1] porém torna-se necessário o uso de tabelas de medidas de acuidade visual desenvolvidas para as diversas idades e fases cognitivas para avaliarmos corretamente pacientes com diferentes necessidades.

A medida deve ser monocular e binocular, tanto para longe como para perto.

O registro da AV longe pode ser feito na forma de fração, decimal, mínimo ângulo de resolução (MAR) ou logarítmo do mínimo ângulo de resolução (logMAR).

A forma mais utilizada nos serviços de visão subnormal é a fracionária, pois possibilita trabalhar acuidades equivalentes ao multiplicar numerador e denominador pelo mesmo fator (10/100 = 20/200). Nessa forma de anotação, o numerador representa a distância usada no teste e o denominador, o tamanho da letra identificada corretamente.

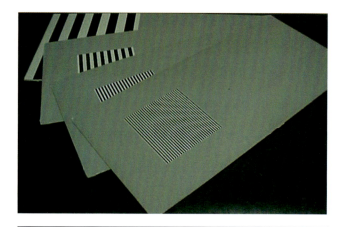

▶ Figura 134.1 Cartões de acuidade de Teller.

$$\text{Acuidade visual} = \frac{\text{Distância da observação}}{\text{Tamanho da letra}}$$

Para o registro da distância, pode-se utilizar as unidades de medida de metros ou pés, considerando que seis metros equivalem a cerca de 20 pés.

Quando o paciente não é capaz de identificar optotipos nas distâncias convencionais uma medida mais apurada pode ser feita aproximando a tabela para distâncias menores, que podem chegar até 1 metro. Esse procedimento elimina o uso do conceito de conta-dedos (CD), que não é uma medida aceita já que não nos permite transformá-lo em valor numérico em função das diferenças de cor, tamanho e largura dos dedos entre os examinadores.[7]

A AV para perto é registrada mais comumente na forma métrica (M, representa o tamanho da letra) e o valor 1M representa o tamanho de letra que um indivíduo com visão normal (20/20) é capaz de ver a 1 metro de distância e corresponde ao tamanho das publicações impressas em revistas e jornais.[5]

Cartões de Acuidade Teller

O teste de Cartões de Acuidade de Teller (CAT) é um teste de resolução indicado para pacientes na fase pré-verbal ou com dificuldades de interação com o examinador para a realização da avaliação. É um teste comportamental e requer que o paciente testado localize o estímulo através do olhar. A distância de aplicação do teste varia segundo a idade do paciente: 38 cm para pacientes até seis meses de idade; 55 cm, de sete a 36 meses; e 84 cm a partir de três anos. O teste é composto por cartões que possuem um orifício na região central por onde o examinador observa as respostas do paciente e listras com frequências diferentes entre os cartões (quanto maior o número de listras por espaço, maior a frequência espacial), variando de 0,32 ciclos/cm a 38 ciclos/cm. Cada ciclo corresponde a uma listra branca e uma preta (Figura 134.1).

Teste de Cardiff

Também é um teste comportamental, baseado no olhar preferencial e está indicado para pacientes entre um e três anos. Os cartões são cinza e apresentam uma figura do mesmo tamanho (Figura 134.2), contudo o que os diferencia é que cada desenho é confeccionado com contorno de duas linhas pretas entre as quais há um espaço branco que vai diminuindo progressivamente entre os cartões até que o contorno não possa mais ser distinguido do fundo cinza.

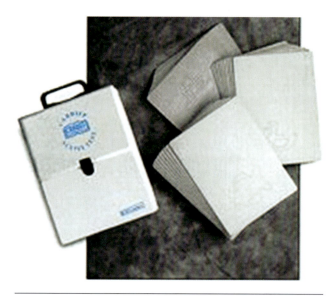

▶ Figura 134.2 Teste de Cardiff.

Lea Symbols (Lea Hyvärinen)

Também conhecidos como cartões de LH, são apresentados na versão longe e perto e são compostos por optótipos com resolução muito parecida – círculo, maçã, quadrado e casa (Figura 134.3), que podem ser apresentados isolados ou em tabelas. Esse teste ne-

Capítulo 134

Estudo Funcional do Indivíduo com Visão Subnormal

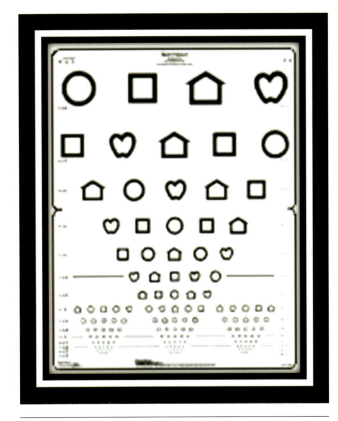

▶ **Figura 134.3** Lea Symbols para longe.

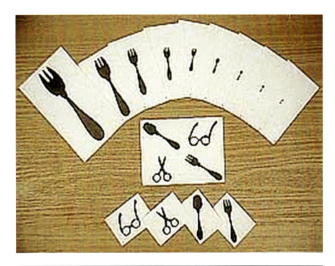

▶ **Figura 134.4** Teste de Bust.

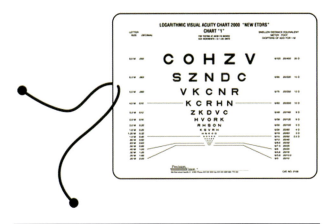

▶ **Figura 134.5** ETDRS para perto.

cessita do conhecimento prévio das figuras para que durante a aplicação o examinado possa responder ao teste nomeando, gesticulando ou associando o estímulo apresentado.

Teste de Bust

É um teste semelhante ao LH em que, para sua aplicação, é necessário o prévio conhecimento das figuras padronizadas de óculos, tesoura, colher e garfo que são dispostos em nove diferentes tamanhos (Figura 134.4).

ETDRS (*Early Treatment Diabetic Retinophaty Study*)

O teste ETDRS é um método padronizado com o mesmo número de letras por linha, espaço regulares entre as linhas e os optótipos, que lhe confere o desenho característico de pirâmide invertida (Figura 134.5). A configuração apresentada mantém igual nível de dificuldade em cada segmento da tabela. Este método pode ser encontrado na versão longe e perto.

Cartela de Feinblom

É uma tabela confeccionada com optótipos numéricos de tamanhos variáveis, incluindo tamanhos maiores que dos outros testes, que possibilita mensurar a resolução visual a partir de 1/700 até 20/20. Indicada para pacientes que conheçam bem esses optótipos para evitarmos erros de interpretação dos resultados do exame no caso de o paciente ver o estímulo, porém não saber denominá-lo.

Essa tabela tem a desvantagem de não haver uma progressão logarítmica nem manter o mesmo número de figuras por linha, podendo ocasionar uma medida de acuidade visual menor que a real.[2]

Minnesota Low Vision Reading Test – MNREAD na versão do idioma Português (Figura 134.6)

É uma tabela para avaliar a velocidade de leitura que tem sido utilizada como um os padrões de medida da visão funcional pois a leitura é um meio de aquisição de conhecimento, atividade produtiva e relações sociais. A atividade de leitura não deve considerar apenas a acuidade visual de perto e sim a fluência de leitura do texto.

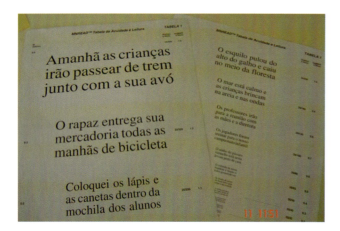

▶ **Figura 134.6** MNREAD.

Essa avaliação tem sido útil na escolha do auxílio óptico para perto adequado para o paciente. O teste considera o número de letras lidas por minuto. Considera-se a velocidade de leitura de 160 palavras/minuto para leitura fluente; rápida, 80 palavras/minuto para leitura fluente; e 40 palavras/minuto para leituras dirigidas em alguns pontos.[8]

CAMPO VISUAL

É a zona do espaço em que um olho fixo pode ver, ou seja, campo visual (CV) é a amplitude da área alcançada pela visão. Alterações do CV podem dificultar a locomoção, orientação espacial, leitura, reconhecimento de pessoas etc. A extensão e o tipo da perda do CV são importantes para entendermos o impacto dessa perda, selecionar o tipo de recurso óptico a ser prescrito e termos subsídios para indicação de programas de orientação e mobilidade.

As alterações de CV podem ser resumidas em contração geral, perdas setoriais (hemianopsias) e perda central (escotoma),[9] e para avaliação podemos utilizar diferentes técnicas.

Campímetro de Goldmann

Exame de CV manual que possibilita um exame mais detalhado do campo visual periférico que o computadorizado nos pacientes com baixa visão. É o método mais adequado em pacientes com grande perda da acuidade visual, pacientes idosos, debilitados e crianças (Figura 134.7). A confiabilidade do exame depende não apenas da colaboração do paciente, mas também da experiência do examinador.[9]

CAMPO VISUAL DE CONFRONTAÇÃO

Teste simples que pode ser aplicado facilmente em todos os pacientes com baixa visão, desde crianças pequenas até adultos com déficit cognitivo; contudo, é um teste que apenas estima perdas grosseiras do campo visual periférico[4] e hemianopsias. A pesquisa pode

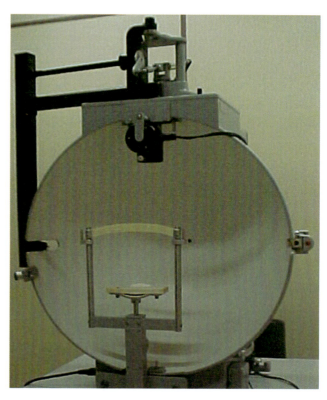

▶ **Figura 134.7** Campímetro de Goldmann.

ser realizada mantendo o paciente fixando um objeto na região central e o examinador traz outro objeto da periferia para a região central. Ao perceber o segundo objeto, o paciente irá reagir mudando o olhar ou virando a cabeça[5] (Figura 134.8).

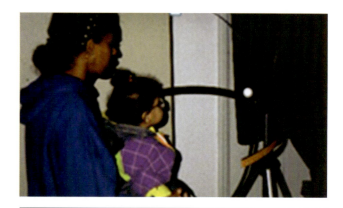

▶ **Figura 134.8** Teste de confrontação.

Tela Amsler

É uma grade de linhas horizontais e verticais formando 20 quadrados horizontais por 20 quadrados verticais com cerca de 5 mm de lado, com um ponto central (Figura 134.9). Cada quadrado equivale a um grau da retina central.[2]

Capítulo 134

Estudo Funcional do Indivíduo com Visão Subnormal

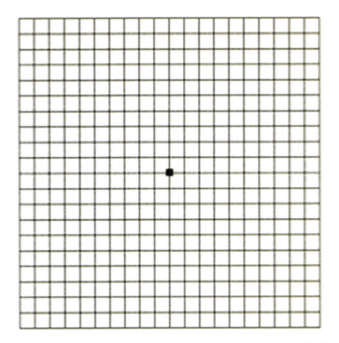

▶ **Figura 134.9** Tela de Amsler.

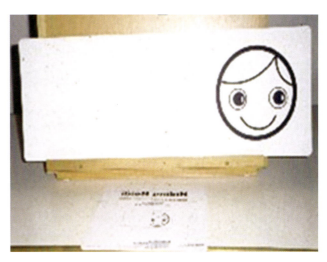

▶ **Figura 134.10** *Hiding Heidi Low Contrast.*

O teste deve ser realizado monocularmente. Para a avaliação, solicitamos ao paciente que localize e fixe o ponto central e, mantendo o olho fixo, seja capaz de ver os quatro quadrantes da tela. Pedimos ao paciente que localize e circunscreva a áreas de mancha ou onde as linhas apresentem distorções. A aplicação da Tela de Amsler possibilita detectar metamorfopsias e escotomas centrais, bem como sua localização, tamanho e densidade.

SENSIBILIDADE AO CONTRASTE

A sensibilidade ao contraste é a capacidade de distinguirmos a diferença de luminância entre um padrão de contorno definido e o espaço que o rodeia[1,2] (Figura 134.10). As oscilações do contraste podem reduzir o desempenho visual do paciente para atividades de reconhecimento de imagens do mesmo tamanho, mas com contraste diferentes. Nos pacientes com alteração de contraste, embora possam ter boa acuidade visual, na qual avaliamos o reconhecimento do menor tamanho do optótipo em alto contraste, podem apresentar dificuldades em atividades simples, como perceber irregularidades do piso, subir e descer escadas, distinguir faces.[5] Alguns testes mais comumente usados na prática de avaliação de deficientes visuais utilizam formato do rosto (*Hiding Heidi Low Contrast*) ou optótipos (letras ou figuras simples) – Low Contraste Leters.

VISÃO DE CORES

Embora a alteração da distinção de cores não pareça ter tanto impacto no desempenho visual dos pacientes, deve-se considerar que na vida cotidiana empregamos abundantemente cores, tamanhos e contrastes varia-

dos. No período escolar, muitas atividades requerem o reconhecimento de cores. A utilização segura dos semáforos de carros e de pedestres pressupõe a distinção de cores, compras de legumes, verduras, frutas, carnes e peixes, e podem ser dificultadas se houver alteração nessa função visual.

O Teste de Ishihara é um prova pseudoisocromática na qual temos figuras, letras ou números formados com várias manchas coloridas sobre um fundo de outra cor,[10] contudo, é restrito a pacientes cuja acuidade visual é melhor que 20/200. Os testes de pareamento e os sequenciais (Teste de Farnsworth – Munsel 100 Hue e D-15) podem ser aplicados em pacientes com acuidade visual de até 20/400. O teste D-15 (Figura 134.11) é um teste com menos peças e por isso mais rápido de ser aplicado. Nele apresentamos 15 peças com superfície

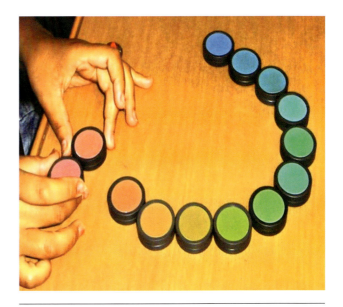

▶ **Figura 134.11** Teste D-15.

com cores variadas e pedimos ao paciente que as ordene por semelhança de tom a partir da peça-piloto. Ao término do teste, todas as peças são viradas para que a sequência seja conferida. Por meio do registro, pode-se definir o tido de discromatopsia (*protan* = vermelho, *deutan* = verde e *tritan* = azul).

Nas pesquisas de alterações adquiridas do senso cromático, a avaliação deve ser feita, preferencialmente, sempre de um olho por vez, pois podem ocorrer diferenças de desempenho entre os olhos.[11]

ADAPTAÇÃO CLARO-ESCURO

A adaptação é a mudança gradual da sensibilidade do indivíduo resultante de uma modificação da iluminação na retina. O aspecto mais estudado é a adaptação ao escuro que ocorre na mudança brusca entre um ambiente muito iluminado para outro escuro provocando diminuição no desempenho visual do paciente estudado.[12]

REFERÊNCIAS BIBLIOGRÁFICAS

1. Lindstedt E. "O quanto a criança vê?": Um guia para profissionais especializados em crianças deficientes visuais. Centro Gráfico SSB (São Paulo). Tradução: Silvia Veitzman.
2. Gurovich L. Baja Visión. 1.ed. Argentina, Buenos Aires, 2001. p.23-9.
3. Colenbrander A. Visual functions and functional vision. Int Congr Ser. 2005;1282:482-6.
4. Veitzman S. Manual CBO Visão Subnormal. Rio de Janeiro: Cultura Médica, 2000. p.43-9.
5. Haddad MAO, Siaulys MOC, Sampaio MW. Baixa visão na infância: guia prático de atenção oftalmológica. São Paulo: Laramara, 2011. p.45-60.
6. Herman Snellen. [Internet] [Acesso em 25 may 2016]. Disponível em: Who named it? http://www.whonamedit.com/doctor.cfm/2075.html). Página principal: http://www.whonamedit.com/
7. Nowakowski RW. Primary Low Vision Care. Connecticut: Appleton & Lange, 1994. p.38.
8. Castro CTM, Kallie CS, Salomão SR. Elaboração e validação de tabela MNREAD para o idioma português. Arq Bras Oftalmol. 2005;68(6):777-83.
9. Faye EE, Albert DL, Freed B, Seidman KR, Fischer M. The Lighthouse Ophthalmology Resident Training Manual: A New look at Low Vision Care. New York: Lighthouse International, 2000. p.17-28.
10. Vaughan D, Asbury T. Oftalmologia Geral. 3.ed. São Paulo: Atheneu, 1990. p.422.
11. Bruni LF, Cruz AAV. Sentido cromático: tipos de defeitos e testes de avaliação clínica. Arq Bras Oftalmol. 2006;69(5):766-75.
12. Commission Internationale de L'Eclairage: Low Vision. Lighting needs for the partially sighted, CIE Technical-Report 123, VIena, Austria, 1997.

capítulo 135

Eliana Cunha Lima

Magnificação da Imagem

As pessoas com baixa visão têm como principal meio de potencialização de sua visão residual a ampliação da imagem retiniana.

A fim de compreendermos melhor como essa ampliação de imagem ocorre, é importante que o conceito de ângulo visual seja resgatado, que é o ângulo formado pelos raios luminosos provenientes dos pontos extremos do objeto, determinando seu tamanho aparente. O ângulo visual é uma unidade geométrica definida pela relação entre a altura do objeto (h) e a distância do olho de quem observa (d). A relação h/d é única para cada ângulo específico e, a cada aumento da imagem, o ângulo visual será ampliado, tornando o objeto visível.

Mudando ao menos uma das variáveis, essa relação é alterada, com a consequente ampliação do ângulo visual para valores iguais ou maiores que o ângulo de resolução limiar (que corresponde à acuidade visual do indivíduo), possibilitando a visualização do objeto.

O ângulo visual pode ser aumentado: (i) quando diminuímos a distância e o tamanho do objeto é mantido; (ii) quando aumentamos o tamanho do objeto e deixamos a mesma distância proporcionando o aumento do objeto na retina; ou (iii) quando diminuímos a distância e aumentamos o tamanho do objeto.

Desse modo, a ampliação das imagens pode ser obtida de quatro maneiras, conforme apresentado a seguir:

- Redução da distância entre o observador e o objeto: quanto mais próximo o objeto, maior será a imagem retiniana. Portanto, se aproximarmos o objeto para a metade da distância inicial, aumentamos a imagem retiniana em duas vezes (p. ex., aproximar o livro dos olhos, assistir aos programas de televisão sentando-se bem próximo etc.);
- Ampliação do tamanho das letras do texto a ser lido: ao ampliarmos duas vezes a letra de um texto, o aumento da imagem na retina é também de duas vezes (p. ex., materiais ampliados) (Figura 135.1);

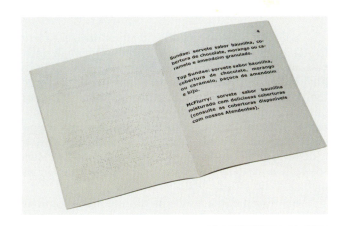

▶ **Figura 135.1** Texto ampliado.

- Utilização de lentes especiais de aumento: causam sensação de proximidade do objeto (como recursos ópticos) (Figura 135.2); e
- Ampliação por projeção em uma superfície ou monitores (como recursos tecnológicos) (Figura 135.3).

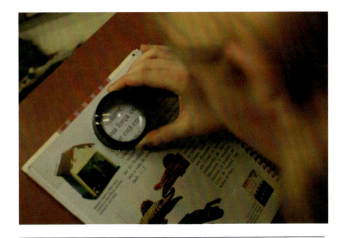

▶ **Figura 135.2** Lupa de apoio para leitura de perto.

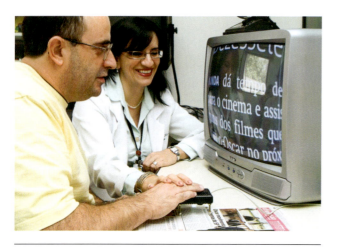

▶ **Figura 135.3** Magnificação da imagem com a utilização de lupa eletrônica.

Os sistemas de ampliação podem ser utilizados isoladamente ou combinados. Quando dois ou mais sistemas são empregados, a ampliação obtida será o produto final das ampliações utilizadas. Aumentar a imagem é fundamental para garantir a visualização por parte das pessoas com baixa visão, para perto e para longe, porém é necessário que esse aumento de imagem proporcione eficiência visual e conforto, de modo a motivar a utilização de sua visão residual, seja por meio de recursos ópticos especiais, tecnológicos, seja por adaptações realizadas no próprio texto.

Vale ressaltar que a escolha dos melhores recursos de magnificação no atendimento às pessoas com baixa visão deve levar em conta não apenas a patologia que causou a deficiência visual, mas sobretudo quais foram as consequências produzidas por ela; ou seja, qual a quantidade e a qualidade de visão residual em cada caso. É fundamental haver integridade da retina e ausência de defeitos extensos de campo visual para que a magnificação da imagem dê resultados satisfatórios.

Segundo Barraga (1978), para as pessoas com baixa visão, a magnificação é uma variável muito importante aliada ao tipo de recurso e ao grau que for utilizada. Nessa perspectiva, também ressalta que os diversos aspectos individuais, como idade, nível educacional, interesses, motivações e aspectos de personalidade, desempenham papel de destaque em todo o processo de reabilitação e habilitação visual. Barraga destaca ainda que o funcionamento e a eficiência visual são característicos de cada pessoa, pois são contingentes de fatores fisiológicos, psicológicos e ambientais.

Aponta ainda que os estudos realizados têm demonstrado outras variáveis, as quais influenciam a utilização da baixa visão, como:

- Motivação para o uso da visão;
- Nível cognitivo e capacidade de raciocínio;
- Idade em que se inicia essa situação e idade em que começa a reabilitação ou habilitação visual;
- Estrutura familiar, necessidades, desejos e atitude; e
- Experiências passadas e profissão.

Com base nesse entendimento, percebe-se o quanto é desafiador o atendimento às pessoas com baixa visão e a importância de se definir um referencial de magnificação o mais adequado possível, que será o ponto de partida para nortear o processo de escolha de recursos e adaptações que proporcionarão a melhor magnificação para cada caso, maximizando não apenas imagens, mas possibilidades, superando obstáculos com o olhar direcionado à verdadeira inclusão social.

REFERÊNCIAS CONSULTADAS

1. Amiralian MTM. Sou cego ou enxergo? As questões da baixa visão. Curitiba: Educar, 2004. p.15-28.
2. Barraga NC, Morris JE. Program to develop efficiency in visual functioning source book on low vision. Louisville: American Printing House for the Blind, 1982. p.52-5.
3. Lima EC, Nassif MC, Felippe MC. Convivendo com a baixa visão: da criança à pessoa idosa. 1.ed. São Paulo: Fundação Dorina Nowill para Cegos, 2008. p.33-5.
4. Martin MB, Bueno ST. Deficiência visual: aspectos psicoevolutivos e educativos. São Paulo: Livraria Santos Editora Ltda, 2003. p.296-9.
5. Masini EFS A pessoa com deficiência visual: um livro para educadores. 1.ed. São Paulo: Vetor, 2007. p.50-3.
6. Salomon SM. Deficiente Visual: um novo sentido de vida: proposta psicopedagógica para a ampliação da visão reduzida. 1.ed. São Paulo: LTR, 2000. p.26-30.
7. Sampaio MW, Haddad MAO, Costa Filho HA, Siaulys MOC. Baixa visão e cegueira: os caminhos para a reabilitação e a inclusão. 1.ed. Rio de Janeiro: Cultura Médica, Guanabara Koogan, 2010. p.112-3.
8. Sampaio MW, Haddad MAO, Kara-José N. Baixa visão na infância: manual para oftalmologistas. São Paulo: Ed. Laramara, 2001. p.9-16.
9. Souza OSH. Itinerários da inclusão escolar: múltiplos olhares, saberes e práticas. 1.ed. Porto Alegre: Canoas, Ed. ULBRA, AGE, 2008. p.34-7.
10. Veitzman S. Visão Subnormal. 1.ed. Rio de Janeiro: Cultura Médica, 2000. p.114-5.

capítulo 136

Giceli Rodrigues Chaves Rinaldo

Auxílios Ópticos e Treinamento para Longe

Auxílios ópticos são sistemas obtidos pela interposição de uma lente entre o olho e o objeto para correção das ametropias, ampliação da imagem na retina ou filtração da iluminação.[1,2]

Os recursos ópticos para longe são divididos em óculos, lentes de contato e telescópios.

ÓCULOS

Todo paciente deve ser submetido a um criterioso exame para determinar a melhor correção do erro refrativo. O exame segue os mesmos princípios do realizado em pacientes considerados com visão normal.[3] Para melhor avaliação da visão residual, é ideal que o exame seja realizado com armação e lentes de provas.

Indivíduos com altas ametropias não corrigidas podem apresentar baixa visão, contudo, mesmo depois de corrigidos, algumas vezes podem necessitar de outros auxílios para longe.[4]

Lentes filtrantes montadas nos óculos podem ser necessárias para alguns pacientes que sofrem ofuscamento mesmo em condições normais de iluminação, tornando necessário seu controle. Contudo, este tema será abordado no capítulo referente a recursos não ópticos.

LENTES DE CONTATO

Ocasionalmente, as lentes de contato podem ser prescritas sobretudo para correção da alta miopia, porém pacientes com hipermetropia, astigmatismo, afacia, ceratocone e alterações da superfície da córnea também podem ser beneficiados com esse recurso. A indicação deve ocorrer após avaliação criteriosa da condição oftalmológica geral do paciente, bem como a certificação que será capaz de manipular as lentes de contato com todos os cuidados necessários para isso.

TELESCÓPIOS

Telescópios, também conhecidos popularmente como telessistemas ou telelupas, são sistemas ópticos que fornecem ampliação angular, ou seja, o aumento da imagem projetada sobre a retina é obtido através de um elemento óptico.

Os sistemas telescópicos ampliam a imagem projetada sem diminuir a distância de trabalho, contudo reduzem de modo significativo o campo de visão.[5] O poder de ampliação do sistema é inversamente proporcional ao campo visual, ou seja, quanto maior a magnificação menor o campo visual obtido (Figura 136.1).

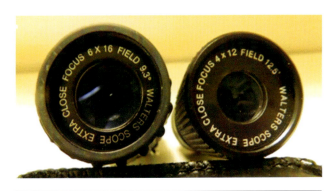

▶ **Figura 136.1** Anotações do poder de ampliação do telescópio (6× e 4×), da abertura da objetiva (16 e 12) e do campo visual (9,3° e 12,5°).

Somente dois tipos de telescópios são usados na clínica de baixa visão: o de Galileu e o de Kepler, os quais são compostos por uma lente objetiva, uma objetiva e o corpo (Figura 136.2).

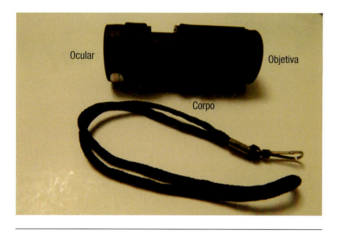

▶ **Figura 136.2** Componentes do telescópio.

Telescópio de Galileu é composto por duas lentes. A objetiva é positiva e está mais próxima do objeto, e a ocular, que é negativa, está próxima ao olho. A imagem magnificada pelo sistema será virtual e direita. Esse tipo de telescópio é mais simples, mais compacto (menor) e com poder de ampliação de 2,2× a 4×.

Telescópio de Kepler possui a objetiva e a ocular positivas, formando uma imagem ampliada virtual e invertida. Para seu uso clínico, é imprescindível associar internamente um prisma para que a imagem tenha o mesmo sentido do objeto.[1,3] O telescópio kepleriano é maior, mais pesado, mais caro e com disponibilidade de 2,5× a 10× de ampliação.[2]

Poder de magnificação dos telescópios:

- A magnificação do sistema é calculada pela fórmula:

$Mag_1 = -P_{oc}/P_{ob}$ ou $Mag_2 = -f_{ob}/f_{oc}$

Mag. – magnificação

P_{oc} – poder da ocular

P_{ob} – poder da objetiva

f_{ob} (f_{ob} = 100 cm/dioptria) – distância focal da objetiva

f_{oc} (f_{oc} = 100 cm/dioptria) – distância focal da ocular

TAMANHO DO TELESCÓPIO

O sistema telescópico é composto pela lente ocular, a objetiva e o corpo. A separação das duas lentes forma o corpo do telescópio e é determinada pela fórmula:[1,6]

$$d = f_{ob} + f_{oc}$$

d: corpo

EXEMPLO 1 Telescópio de Galileu com objetiva de +10DE e ocular de −20DE

$Mag_1 = -(-20)/10$ $Mag_2 = -(10)/-5$

$Mag_1 = 2×$ $Mag_2 = 2×$

$f_{ob} = 100/+10 = 10$ cm

$f_{oc} = 100/-20 = -5$ cm

$d = 10 + (-5)$

$d = 5$ cm de corpo

EXEMPLO 2 Telescópio de Kepler com objetiva de +10DE e ocular de +20DE

$Mag_1 = -20/10$ $Mag_2 = -(10)/5$

$Mag_1 = -2×$ $Mag_2 = -2×$

A magnificação negativa indica imagem invertida.

$f_{ob} = 100/+10 = 10$ cm

$f_{oc} = 100/+20 = 5$ cm

$d = 10 + 5$

$d = 15$ cm de corpo

MAGNIFICAÇÃO NECESSÁRIA

A determinação do poder de magnificação do telescópio necessário para satisfazer a necessidade de cada paciente é calculada dividindo o denominador da melhor acuidade visual do paciente com o da acuidade necessária para exercer determinada atividade para longe.[1] Acrescentar AV 20/80 a 20/60

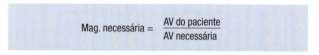

EXEMPLO 3 AV de 20/160 com a melhor correção e AV necessária de 20/40.

Mag. necessária = 160/40

Mag. necessária = 4×

ELEIÇÃO DO TELESCÓPIO

O telescópio a ser prescrito pode ser monocular ou binocular, manual ou montado em óculos (Figuras 136.3 e 136.4).[4] Quando for monocular, deve ser acoplado ao olho de melhor visão ou ao dominante.

Algumas considerações, como idade do paciente, atividade a ser exercida, habilidade motora, condições cognitivas e magnificação necessária, devem ser feitas para avaliar a viabilidade do telescópio.

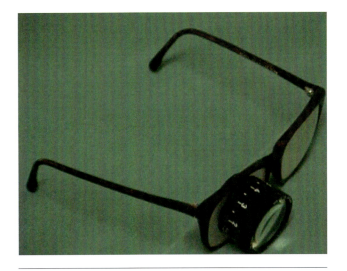

▶ **Figura 136.3** Telescópio monocular acoplado no óculos.

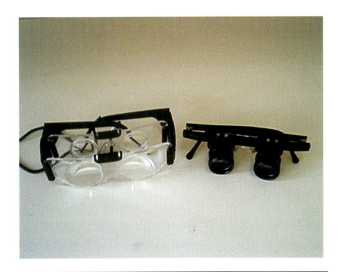

▶ **Figura 136.4** Telescópios binoculares.

Uma vez conhecidos os valores da refração e da necessidade de magnificação do paciente, deve-se considerar que a melhor utilização do telescópio quase sempre limita-se a atividades sedentárias, advertindo o paciente que não é possível locomover-se com ele, pois a focalização de objetos em movimento é extremamente difícil.

Na maioria das vezes, estudantes são muito beneficiados com uso do sistema telescópico manual para leitura e cópia da lousa. Os sistemas montados em óculos podem ser indicados para atividades prolongadas com distância fixa, como assistir televisão e idas ao teatro ou em atividades que requeiram mãos livres.

Para a correta utilização desse recurso óptico, é necessária boa coordenação motora e ausência de tremor para manuseio do foco necessário para a atividade requerida.

TREINAMENTO

A indicação do recurso não é o fim do processo do exame de visão subnormal.[5] Todo paciente com indicação de uso do telescópio deve receber treinamento adequado para a correta utilização do recurso e obtenção dos melhores resultados de ampliação. O treinamento deve simular condições semelhantes ao cotidiano.

O primeiro contato deve ser iniciado com a manipulação e a familiarização do telescópio para que o paciente entenda que o sistema de rosqueamento está ligado a mudanças no foco.

O treinamento deve ser iniciado com apresentação de telelupas manuais de pequeno poder de aumento, menores que 4×, para que possa adaptar-se progressivamente à perda do campo visual induzido pelo próprio sistema.

Deve-se prosseguir com o ensino da imobilização do telescópio que é mais eficaz utilizando-se toda a mão em torno do tubo (corpo) e o dedo indicador e o polegar em torno da ocular (Figura 136.5), que deve estar o mais próxima possível do olho com a finalidade de obter o maior campo visual possível para aquela magnificação.

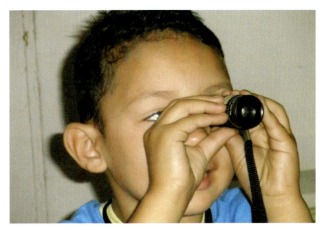

▶ **Figura 136.5** Manipulação do telescópio.

Em seguida, deve-se orientar a localização de objetos, imagens ou palavras distantes. Uma vez realizada a localização, prossegue-se com o treino da focalização. Na maioria das vezes, o treinador foca a palavra, mostra para o paciente e, em seguida, tira o foco para que o indivíduo pratique a focalização. Esse processo deve ser seguido pelo treino de escaneamento que consiste em localizar objetos em diferentes posições.

Na próxima etapa, é realizado o seguimento horizontal e vertical que pode ser feito com a leitura e cópia de um texto na lousa. A mudança para a linha inferior pode ser realizada voltando para o início da linha já lida e descendo para a seguinte (sistema vai–volta–desce) ou terminar a linha descer para a próxima e voltar até o início da linha (sistema vai–desce–volta).

Para o seguimento de objetos em diferentes distâncias, o indivíduo deverá ser orientado a mover suavemente sua cabeça para localizar o objeto desejado e alterar o foco devido à oscilação da distância.

O sistema telescópico pode ser usado para exploração de ambientes, ou seja, localizar portas e obstáculos, ler placas, identificar os faróis de trânsito e pontos de referências.

O seguimento de objetos em movimento é extremamente difícil e requer grande habilidade no manuseio desse recurso óptico como, por exemplo, distinguir o nome ou o número de um ônibus.

Exercícios domiciliares devem ser orientados para reforçar a tarefa de localização.

A prescrição será liberada somente após certificação do domínio e bom desempenho, a fim de garantirmos a independência do paciente para a atividade proposta.

REFERÊNCIAS BIBLIOGRÁFICAS

1. Gurovich L. Baja Visión. 1.ed. Argentina, Buenos Aires, 2001. p.134-51.
2. Haddad MAO, Siaulys MOC, Sampaio MW. Baixa visão na infância: guia prático de atenção oftalmológica. São Paulo: Laramara, 2011. p.67-75.
3. Nowakowski RW. Primary Low Vision Care. Connecticut: Appleton & Lange, 1994. p.47 e 84.
4. Castro DDM. Visão Subnormal. Rio de Janeiro: Cultura Médica, 1994. p.52-3.
5. Faye EE, Albert DL, Freed B, Seidman KR, Fischer M. The Lighthouse Ophthalmology Resident Training Manual: A New look at Low Vision Care. New York: Lighthouse International, 2000. p.69-85.
6. Alves AA. Refração. 4.ed. Rio de Janeiro: Cultura Médica, 2005. p.462.

capítulo 137

Andréa Karla Ribeiro de Carvalho

Auxílios Ópticos e Treinamento para Perto

INTRODUÇÃO

A prescrição de um auxílio óptico é um dos principais recursos na reabilitação do paciente com visão subnormal, por isso devemos ser cautelosos na sua indicação. A ampliação da imagem na retina é o principal recurso utilizado, uma vez que um maior número de células fotorreceptoras da retina serão sensibilizadas. São considerados a patologia, sua evolução, a tarefa que necessita realizar e o comprometimento de cada paciente. Pacientes com mesma patologia podem ter evoluções diferentes. Portanto, o recurso indicado será diferente em cada caso.

FORMAS DE MAGNIFICAÇÃO

Magnificação por aproximação

Consiste em diminuir a distância e manter o tamanho do objeto (imagem retiniana). Por exemplo, se aproximamos o objeto da metade da distância inicial, aumentaremos a imagem em 2×.

Magnificação por ampliação da imagem

Consiste em aumentar o tamanho do objeto (aumento da imagem retiniana) e manter a distância fixa. Por exemplo, se aumentarmos o objeto em 2×, aumentaremos a imagem retiniana em 2× e conseguiremos manter a distância cômoda da leitura.

Magnificação por projeção

Amplia-se a imagem através de sua projeção sobre um anteparo ou em monitores de televisão ou computador (CCTV).

Magnificação angular

É a utilização de um sistema óptico, no qual a magnificação é obtida através do objeto visto com um instrumento óptico.

AUXÍLIOS ÓPTICOS PARA PERTO

A magnificação angular para perto é obtida por meio do uso de lentes convexas que podem ser montadas em armações de óculos, lupas manuais e lupas de apoio.

Óculos

- **Binoculares:** lentes esféricas até +4,00 DE em ambos os olhos, lentes esferoprismáticas (Figura 137.1), com prisma de base nasal para proporcionar maior conforto durante a leitura, já que com prisma o paciente não fará uma convergência excessiva. A montagem é feita em meia armação entre +4 dioptrias esféricas <> 6 dioptrias prismáticas até +12 dioptrias esféricas <> 14 dioptrias prismáticas. A partir deste valor, a distância focal é tão próxima que, mesmo o paciente tendo visão binocular, não seria possível utilizá-la.
- **Monoculares:** indicadas quando paciente apresenta diferença de acuidade visual muito grande entre os olhos ou quando apresenta olho único (Figura 137.2); o recurso será utilizado no olho de melhor acuidade visual e o outro poderá utilizar lente fosca ou peso, este no caso de ausência de acuidade visual.

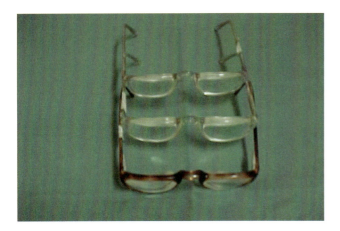

▶ **Figura 137.1** Óculos esfero – prismáticos.

- Lentes asféricas – de +12 dioptrias a +20 dioptrias
- Lentes microscópicas – de +24 dioptrias a +48 dioptrias
- *Doublets* – consiste em uma combinação de duas lentes convexas separadas por ar. Alcança um poder entre +32 dioptrias a +64 dioptrias. Oferece um campo visual mais amplo, menos aberrações e uma imagem mais clara.

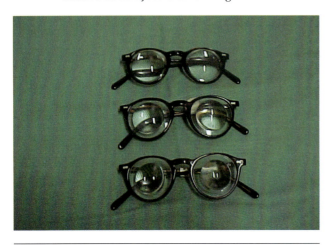

▶ **Figura 137.2** Óculos asféricos.

LUPAS MANUAIS

São lupas que o paciente pode utilizar em diferentes distâncias do seu olho e seguradas com uma das mãos (Figura 137.3). A imagem formada é virtual e situada no infinito. Pode ser utilizada de duas maneiras: colocada no plano dos óculos (aumenta o campo de visão) ou em diferentes distâncias do olho e do objeto. Na maioria das vezes essas lupas são utilizadas para atividades de curta duração, como leitura de rótulos, verificação de preços, bulas, cardápios. São eficientes em campos residual periférico, pois possibilita um posicionamento adequado, tornando a utilização do resíduo visual mais eficiente.

Têm aumentos variados, podendo ser encontradas de +4,00 dioptrias até +68 dioptrias. Por vezes, ter iluminação acoplada pode melhorar o seu uso caso o ambiente não tenha quantidade de luz suficiente.

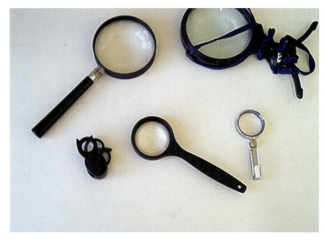

▶ **Figura 137.3** Lupas manuais.

LUPAS DE APOIO

São lupas convexas montadas em um suporte rígido que deve ser apoiado sobre o texto; podem ter foco fixo e ajustável, sendo as de foco fixo mais comuns. A imagem fornecida por esse tipo de lupa é virtual e com uma distância finita (Figura 137.4).

São na maioria das vezes usadas por pacientes portadores de patologias nas quais há contração do campo visual, como glaucoma e retinose pigmentar, pois ao aproximar os olhos da lente consegue-se maior campo de visão. Devido à proximidade da lupa de apoio ao texto a ser lido, é importante uma iluminação acoplada que não cause ofuscamento. Utilizar um plano inclinado durante a leitura prolongada com a lupa de apoio facilita a utilização desse auxílio, dando maior comodidade.

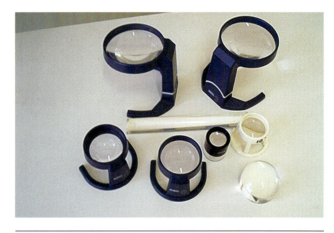

▶ **Figura 137.4** Lupas de apoio.

Capítulo 137

SISTEMAS TELEMICROSCÓPICOS

É a denominação do sistema telescópico utilizado para atividades de perto. A sua principal vantagem é proporcionar maior distância de trabalho e manter as mãos do paciente livres para tais atividades (Tabela 137.1).

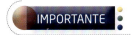

Sempre levar em consideração a correção utilizada pelo paciente, pois o cálculo do auxílio óptico será feito somado ao valor da refração.

FATORES QUE INTERFEREM NA ELEIÇÃO DO RECURSO ÓPTICO PARA PERTO E O VALOR DA MAGNIFICAÇÃO DA IMAGEM

Na eleição do recurso óptico, devem ser avaliadas as alterações funcionais, a intensidade da perda visual, a necessidade específica de cada paciente, considerando o tamanho da letra e a distância de trabalho.

A determinação da magnificação pode ser calculada da seguinte maneira:

- Pela razão entre acuidade visual apresentada e acuidade visual desejada, medidas em tabela de perto, com tamanhos de letras representados na notação métrica, sendo usual fazer com que o paciente chegue à 1M. Este é o tamanho de letra que, visto a 1 metro, forma um ângulo visual de 1 minuto de arco na retina, ou seja, é o que um indivíduo com 20/20 de acuidade visual consegue enxergar a 1 metro. Corresponde ao tamanho de letras utilizados em revistas, jornais e livros.

$$\text{Magnificação} = \frac{\text{tamanho da letra observada}}{\text{tamanho da letra a ser observada}}$$

Exemplo: paciente consegue ler letras com tamanho 3M, mas para atividade que realiza ele precisa ler letras com tamanho 1M, então a magnificação necessária será de 3×.

Magnificação = 3M/1M = 3 vezes

- **Distância focal:** d = 100/D
  d = distância focal em centímetros
  D = valor dióptrico do auxílio óptico
- Kerstembaum
  Com tabela de longe – inverter AV longe
  Exemplo: AV 20/200 inverte 200/20 = + 10 dioptrias
  Com tabela de perto – valor em M × 10/4
  Exemplo: $\frac{8M \times 10}{4}$ = + 20 dioptrias

É importante salientar que a cada +4DE obtém-se uma vez de aumento (p. ex., uma lupa manual de +20 dioptrias proporcionará um aumento de 5×).

TABELA 137.1 Vantagens e desvantagens dos principais recursos ópticos.

Recurso óptico	Indicações	Vantagens	Desvantagens
Óculos esféricos e esferoprismáticos	BAV leve a moderada Mãos livres Leitura prolongada Até +12,00 dioptrias	Social e esteticamente são bem aceitos Mono ou binoculares Mãos livres	AV deve ser boa quando > +10,00D – distância focal muito pequena Dificulta escrita Campo visual restrito
Óculos asféricos e microscópicos	+12,00 a +32,00 dioptrias		Velocidade de leitura reduzida Pequena profundidade de foco Distância de leitura: fixa e curta
Lupas manuais	Campo visual alterado Tarefas curtas Prescritas pela potência (2×, 3×...) Usada junto com a correção óptica do paciente	Distâncias variadas/CV variável Trabalhos rápidos Pode ter luz acoplada Custo baixo	Campo reduzido para altas dioptrias Velocidade de leitura baixa Ocupa as mãos Tremores ou problemas articulares Fadiga postural
Lupas de apoio	BAV profunda Campo visual alterado Crianças e idosos (tremores)	Ampliações altas Foco fixo: fácil de usar Facilidade no uso: crianças/idosos Possibilita melhor uso do CV Pode ter luz acoplada	Pequeno campo de visão Aberração periférica Pranchas ou suportes Postura desconfortável Iluminação
Sistemas telemicroscópicos	(Telelupas de acoplagem) Pacientes que necessitam maior distância de trabalho e/ou mãos livres	Mãos livres Distância de trabalho ajustável Mono/binocular	Limitação de campo Maior custo Menor disponibilidade Muito treinamento

TREINAMENTO

Com o objetivo de melhorar o desempenho na utilização de um recurso óptico e necessário um treinamento adequado. Apenas a sua indicação não é suficiente para que o paciente aprenda a utilizá-lo corretamente. Em geral, as condições durante o teste são bastante diferentes das necessidades diárias. Uma observação importante é determinar o que o paciente vê nos optótipos isolados da tabela de medida da acuidade de perto e o tamanho das letras que o paciente consegue ler em um texto mais complexo, pois no texto será necessário utilizar seguimento, mudança de linha; procedimento que exige coordenação ocular e boa utilização do campo visual. As dificuldades para realizar a leitura podem estar associadas a defeitos de campo visual, tanto periférico quanto central, e à presença de escotomas, dificultando a compreensão do texto lido, causando cansaço e aumento nas frustrações.

No treinamento e na avaliação da visão subnormal, a leitura aparece como uma estratégia para avaliar quantitativamente (velocidade de leitura) e qualitativamente a indicação e a adaptação dos recursos ópticos.

As tabelas de leitura são utilizadas como modo de avaliar o desempenho do paciente antes e após o treinamento com o recurso óptico adequado, buscando o melhor aproveitamento do potencial visual e a utilização da visão residual.

REFERÊNCIAS CONSULTADAS

1. Backman O. Re-establishing Reading Skills of Elderly Low Vision Patients. Studies on Swedish Low Vision Clinic Clients. Stockholm, 2000.
2. Gurovich L. Baja Visión. 1.ed. Buenos Aires, 2001.
3. Haddad MAO, Sampaio MW, Kara JN. Auxílios para Baixa Visão. Volume I. São Paulo: Laramara, 2001.
4. Haddad MAO, Siaulys MOC, Sampaio MW. Baixa Visão na Infância, guia prático de atenção oftalmológica. São Paulo: Laramara, 2011.
5. Lucas MB, Leal DB, Tavares SS, Barros EA, Aranha ST. Condutas reabilitacionais em pacientes com baixa visão. Arq Bras Oftalmol. 2003;66:77-82.
6. Moya STF, Carvalho LML, Fernandes LC, Oliveira AA. Nova proposta de treinamento e avaliação do uso de auxílios ópticos em portadores de visão subnormal. Arq Bras Oftalmol. 2003;63(9):679-88.
7. Veiztman S. Visão Subnormal. São Paulo: Manual Conselho Brasileiro de Oftalmologia, 2000.

capítulo 138

Priscila Ciocler Froiman

Recursos Não Ópticos e Recursos Tecnológicos

INTRODUÇÃO

A reabilitação em baixa visão deve ser individualizada para atender metas específicas de cada paciente, suas limitações e recursos disponíveis. Deve-se levar em conta a perda visual, estilo de vida, costumes, necessidades, vontades e preferências.

A perda visual não deve significar desistir da independência e realização das tarefas de vida diária e de lazer. Na reabilitação do paciente com visão subnormal, além dos recursos ópticos, há os recursos não ópticos, que não utilizam lentes para ampliar a imagem, mas aumentam a resolução visual por meio de modificações no ambiente, ajudando a tornar os objetos mais facilmente visíveis. Eles podem ser empregados de modo isolado ou complementando o uso de recursos ópticos.[1]

Melhorar a iluminação, usar lâmpadas de alta intensidade direcionadas à atividade do paciente, letras ampliadas, alto contraste entre objetos e o fundo são exemplos de recursos não ópticos, assim como a adaptação de equipamentos que facilitam as tarefas diárias, como apoios para leitura, relógios e cronômetros com números grandes, relógios de pulso com números grandes ou falados, guias de escrita, circuito fechado de televisão, programas de ampliação de imagem em computadores e rótulos ampliados ou com identificação tátil. Deve-se pensar também na ergonomia, que prioriza a otimização das condições de trabalho por meios e adequações de níveis de conforto e funcionalidade.[2] O paciente com visão subnormal, sobretudo quando está fazendo alguma atividade com o seu recurso óptico, deve aproximar-se consideravelmente do material e muitas vezes adotar uma posição de cabeça que, apesar de desconfortável, proporciona melhor aproveitamento da visão. Após um período prolongado de trabalho, a fadiga causada pela má postura diminui o seu rendimento. Desse modo, deve-se sempre considerar que adaptações ergonômicas podem minimizar essa fadiga. A melhora da postura pode ser feita de diversas maneiras, como, por exemplo, pelo uso de prancha com plano inclinado como apoio de leitura, (Figura 138.1) adaptadores que fixam recursos ópticos, reposicionamento das telas dos computadores e *tablets*, assim como observação da altura correta de mesas e cadeiras.

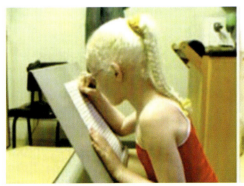
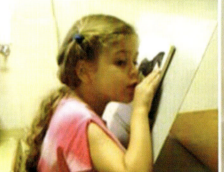
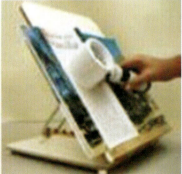

▶ **Figura 138.1** Prancha com plano inclinado como apoio de leitura. (Fonte: VSN – SCMSP.)

Os principais recursos não ópticos são:

AMPLIAÇÃO DO TAMANHO REAL DO OBJETO

É um recurso eficiente e muito utilizado, sobretudo durante o treinamento para a adaptação de recursos ópticos, mas apresenta desvantagens no que se refere ao volume do material que aumenta proporcionalmente à ampliação do tamanho da fonte impressa. Isso pode elevar o custo, ser um inconveniente para o armazenamento e transporte do material, além de haver poucas publicações ampliadas disponíveis. Além do tamanho das letras, deve-se também levar em consideração o seu tipo, o espaçamento entre as letras e as linhas, o contraste (uso de negrito), a cor, a textura e o brilho do papel. Cada item pode melhorar ainda mais a acuidade e a velocidade da leitura.[3]

Fotocópias ampliadas já foram muito utilizadas com a desvantagem de terem contraste e definição de pior qualidade. Hoje estão sendo substituídos pela leitura de documentos digitalizados que podem ser lidos com a ampliação necessária em telas de computador ou mesmo em *tablets*, como será descrito no final deste capítulo.

CONTROLE DA ILUMINAÇÃO, TRANSMISSÃO E REFLEXÃO DE LUZ

Controle da iluminação

Não há uma regra fixa para o tipo de iluminação necessária a cada paciente. Deve-se encorajá-lo a experimentar diversas opções; assim ele decidirá qual é a mais adequada para melhorar seu conforto e eficiência visual. Nos diversos ambientes, observar áreas que estão iluminadas de modo inadequado ou desigual, ou que apresentem luz refletida em superfícies brilhantes, como pisos muito encerados, espelhos, monitores de computador ou monitores de televisão. Os pisos devem ser opacos e as mesas brilhantes devem ser cobertas. Monitores e espelhos podem ser reposicionados a fim de não provocar brilho e/ou reflexo excessivo.[4]

É importante considerar as alterações funcionais relacionadas com a patologia que interferem na preferência pela iluminação. Diferentes doenças requerem níveis de iluminação desiguais. Em geral, na degeneração macular, na retinose pigmentar, no coloboma de retina e nervo óptico, na atrofia óptica e na corioretinite macular é necessário um nível de iluminação mais alto do que na aniridia, na afacia, na acromatopsia, na distrofia de cones, no glaucoma e no albinismo. Na catarata, a necessidade irá depender do tipo e da localização da opacidade, conforme o nível de obstrução da entrada da luz no olho.[3]

Luz natural

A luz natural é a ideal para as tarefas diárias, contudo, como ela é inconstante no decorrer do dia, pode propiciar sombras ou áreas com reflexos. Caso o paciente opte pela luz natural para a leitura, ela deve ser controlada por meio de cortinas e é também necessário evitar sombras formadas por objetos e pela própria mão do paciente.[1]

Luz incandescente

As lâmpadas incandescentes são as mais populares do mercado. Produzem ótima qualidade de luz com baixo custo de compra. Como seu foco é concentrado, ela é muito usada para iluminação direta em atividades de perto. A desvantagem é que produz muito calor, não sendo, portanto, apropriada para atividades prolongadas.

Luz fluorescente

As lâmpadas fluorescentes funcionam de maneira semelhante às do tipo *neon*: são compostas por um vidro coberto por um material à base de fósforo, e dentro dela há gases inertes a baixa pressão que se ionizam quando é aplicada uma corrente elétrica, produzindo luz.

Elas possuem alta eficiência, boa aparência e baixo consumo de energia (menor que as incandescentes). Podem ser indicadas para iluminação geral de ambientes, porém, quando usadas em luminárias direcionadas ao trabalho de perto, promovem iluminação comparável à incandescente, produzindo menos calor e tornando possível assim um trabalho mais prolongado, com maior economia. Hoje as lâmpadas fluorescentes de qualidade funcionam com reatores eletrônicos de alta frequência, não causando mais tanta fadiga visual quanto causavam antigamente.

Luz halógena

A lâmpada halógena é um tipo de luz incandescente que possui uma luz brilhante, possibilitando realçar as cores e os objetos com eficiência energética maior do que a das lâmpadas incandescentes comuns. Algumas pessoas preferem esse tipo de luz por ser branca, mais concentrada. Porém, seu foco é muito direcionado e esquenta ainda mais, devendo ser usada apenas para trabalhos muito rápidos.[5]

CONTROLE DA TRANSMISSÃO DE LUZ

As lentes absortivas ou filtrantes coloridas diminuem a intensidade das radiações luminosas que atingem os olhos proporcionando maior conforto e proteção. Seu uso pode melhorar o contraste, reduzir ofuscamentos e em alguns casos promove a melhora da discriminação de cores. Podem ser encontradas montadas em óculos, encaixe ou *clip-on* e como lentes de contato.

As cores dos filtros têm características de transmissão pela porção específica do espectro. As lentes coloridas têm seu efeito máximo na cor localizada no eixo diametralmente oposto do círculo de Munsell; por exemplo, a lente vermelha transmite luz vermelha mas absorve ou bloqueia a luz azul e verde. Desse modo, um filtro vermelho reduz o brilho do verde e intensifica o vermelho, facilitando a sua identificação.

A escolha das lentes filtrantes é subjetiva. Os fatores que devem ser considerados para cada paciente, além do próprio conforto visual, é a interferência na percepção de cores, na acuidade visual e no nível de iluminação.[6]

No caso das discromatopsias, filtros coloridos podem agir na melhora da discriminação da cor, e não na sua cura, tornando possível a identificação de detalhes como, por exemplo, em obras de arte, ajudando na diferenciação da cor do semáforo e melhorando a combinação da cor das roupas.[6-7]

CONTROLE DA REFLEXÃO DE LUZ

Reflexos nas superfícies do material de leitura podem ser minimizados ou evitados não só com o controle da iluminação, mas também usando um material feito com papel cartão preto opaco chamado tiposcópio, ou com uma folha de acetato amarela (transparente) sobre o papel.

O tiposcópio tem uma "janela" retangular com tamanho suficiente para deixar visível duas a três linhas no texto, destacando-as e impedindo que a luz em volta provoque ofuscamento. Pode ser usado também como guia para assinaturas e cheques.

O acetato amarelo tem a função de melhorar o contraste entre o fundo e as letras e diminuir a reflexão de luz.[3]

Melhora do contraste

A melhora do contraste é um recurso não óptico muito utilizado pelos pacientes com visão subnormal, sobretudo porque na maioria essa função visual é muito prejudicada.

Adaptações simples podem interferir positivamente nas tarefas do dia a dia (Figura 138.2):[1]

- Aumentar o contraste entre as cores, reforçando os contornos de desenhos e escrita com caneta hidrográfica preta, usando material xerocado e não mimeografado, lápis 5 ou 6 B, canetas escuras de ponta grossa, quadro preto e giz branco ou amarelo.
- Usar cadernos com pautas largas e linhas fortes.
- Aumentar o contraste entre os objetos e seu fundo.
- Usar cores brilhantes nos objetos e suas bordas, como caixilhos de portas ou molduras ao longo das paredes para que eles se destaquem.
- Usar letras ampliadas e em negrito.

Tecnologia assistiva

Esta é a ferramenta que utiliza a o recurso tecnológico com a finalidade de proporcionar maior independência e autonomia à pessoa portadora de deficiência, melhorando sua qualidade de vida e facilitando a sua inclusão social.[8] Como exemplos de tecnologias assistivas voltadas para os deficientes visuais, há:

Recursos de informática
- Eles funcionam mediante interfaces visuais sonoras, táteis ou uma combinação entre elas.
    - **Ampliadores de imagem e texto:** aumentam figuras e letras no monitor, tornando-os mais visíveis. Exemplos: Lentepro, Voyager, Magic.
    - **Sintetizadores de voz ou leitores de tela:** *softwares* criados para reproduzir pela voz tudo que está sendo mostrado no vídeo do computador e também o que está sendo digitado. Exemplos: Dosvox, Jaws, Virtual Vision, Window Bridge, Window-Eyes.
    - **Dispositivos de saída em Braille e reconhecedores de voz:** tornam possível a substituição do teclado de um computador pelo comando de voz. São mais indicados para cegos ou baixa visão profunda.
    - Sistemas de leitura eletrônicos com base no reconhecimento óptico de caracteres.
    - Soluções híbridas nas quais duas ou mais tecnologias são incorporadas.

Há também as configurações de interfaces em que o usuário especifica suas preferências de acordo com suas dificuldades, e a disponibilização de modelos preexistentes, nos quais o próprio sistema oferece um conjunto de especificações possíveis para a interface, cabendo ao usuário escolher entre as opções a que melhor se adequa às suas características. É recomendado aproveitar o resíduo visual substituindo *softwares* com recursos auditivos por recursos visuais, aumentando os ícones e o tamanho das fontes tipográficas para tamanhos acima de 24 pontos.[3-9]

Sistemas de videomagnificação

O circuito fechado de televisão (CCTV – *closed circuit television*) (Figura 138.3) é um dispositivo eletrônico de ampliação de imagem constituído basicamente por uma câmera que transmite a imagem ampliada para um monitor. A câmera, o monitor e

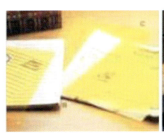
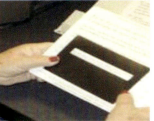

▶ **Figura 138.2** Folha de acetato amarelo sobre o texto e tiposcópio usado como guia de leitura.

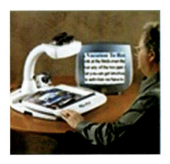 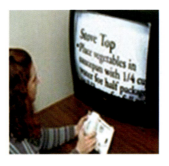 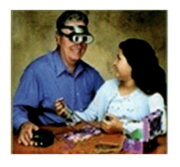 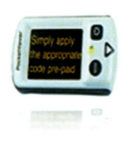

Fixa • Manual – mouse • Imagem projetada em óculos • Portátil

▶ **Figura 138.3** CCTV (circuito fechado de televisão).

o módulo de interligação podem ser incorporados em um só conjunto ou são conectados por cabos. Estão disponíveis com mesa móvel, manual e portátil e montados com fixação na cabeça. Podem exibir as letras em preto e branco, coloridas e em alguns modelos há opção de leitura com polaridade reversa (letras pretas no fundo branco ou letras brancas no fundo preto). Eles podem ampliar em até 85 vezes o tamanho original da fonte (a ampliação é proporcional ao tamanho da tela), possibilitando que a leitura seja binocular e com uma distância focal muito confortável. No entanto, esses dispositivos nem sempre são portáteis e em geral seu preço é elevado. Além do alto custo, outra desvantagem é a dificuldade em seu manuseio. Quanto maior a ampliação fornecida, menor o número de caracteres vistos ao mesmo tempo na tela. Desse modo, é necessário que o paciente seja muito bem treinado e orientado quanto ao uso correto do aparelho para que a leitura se torne efetiva e com uma velocidade que torne possível o entendimento do texto.[3]

USO DE RECURSOS TECNOLÓGICOS DE CONSUMO

O CCTV foi por muito tempo o padrão em tecnologia assistiva. No entanto, diante do preço elevado das recentes inovações em produtos eletrônicos de consumo de alta tecnologia, os *tablets*, *e-readers* e *smartphones* têm se mostrado uma nova alternativa mais acessível, disponíveis e com frequência os pacientes já são possuidores de um ou mais desses dispositivos. Com um custo relativamente baixo, esses recursos podem melhorar a vida das pessoas com baixa visão, ajudando-os a se reconectar com o mundo (Figura 138.4). Eles oferecem, inclusive entre seus aplicativos, diversas aleternativas:

- **Ajuste nos parâmetros de exibição:** aumento de brilho, tamanho da fonte e cor, tendo inclusive a opção de fundo preto.

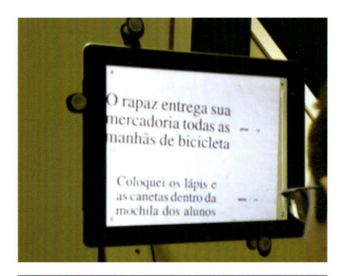

▶ **Figura 138.4** Medida da velocidade de leitura utilizando-se um aplicativo de magnificação em *tablet* (tabela MNRead). (Fonte: VSN – SCMSP.)

- **Magnificação de imagem:** *smartphones*, *tablets* e *e-readers* têm capacidade de ampliação.
- **Iluminação:** aplicativos para *tablets* e *smartphones* fornecem uma fonte de luz para iluminar textos ou outros objetos.
- **Interface de voz:** muitos aparelhos possuem algum dispositivo de reconhecimento de voz, o que pode ajudar a enviar textos e *e-mails*, entre outras coisas.
- **Mapas:** aplicativos que podem ajudar na orientação espacial sob o comando de voz.
- **Programa de resposta de voz (Siri):** pode ser muito útil para quem apresenta dificuldade com a tela inicial.
- **Aplicativos de magnificação:** usam a câmera e funções de iluminação para ajudar a ampliar o material impresso em cerca de 4×.

- **"EyeNote app"**: pode auxiliar os deficientes visuais com o uso de dinheiro.
- **Leitura em *tablets***: usando um *tablet* com uma tela retroiluminada, pode-se aumentar a velocidade de leitura em 15 palavras por minuto em média, pois há melhora substancial da sensibilidade ao contraste. O conforto visual à leitura referido pelos pacientes também é muito melhor.[10]

REFERÊNCIAS BIBLIOGRÁFICAS

1. Duffy MA. Making Life More Livable: Simple adaptations for living at home after vision loss. Revised by Maureen A. Duffy, 2002.
2. Hoffmann L. Abordagem ergonômica para inserção laboral dos portadores de deficiência visual em estúdios de gravação – estudo de caso. UFRGS/Escola de Engenharia. Porto Alegre, 2002.
3. Haddad MAO, Sampaio MW, Kara JN. Baixa Visão na Infância: manual Básico para Oftalmologistas. São Paulo: Laramara, 2001.
4. Froiman PC, Carvalho AKR, Rinaldo GRC. Guia Prático de Adaptações – Convivendo com a baixa Visão. São Paulo: Centro Eva Lindstedt, 2011.
5. Teixeira VRF. Discarding and recycling lamps. 59p. Projeto de Graduação Engenharia Elétrica – Setor de tecnologia, Universidade federal do Paraná. Curitiba, 2012.
6. Fernandes LC, Urbano LCV. Lentes de contato filtrantes coloridas nas discromatopsias – Relato de casos. Arq Bras Oftalmol. 2003;66(3).
7. Faye EE. Guide to selecting low vision optical devices. In: Faye EE. Clinical low vision. 2. ed. Boston: Little, 1984. p.141-2.
8. Cook A, Hussey SM. Assistive technologies: principles and practice. 2.ed. St. Louis: Mosby, 2002.
9. Kulpa CC, Pozzi MD. As Tipografias para usuários de baixa visão nas interfaces computacionais. Diseno en Palermo. Encuentro Latinoamericano de Diseno. São Paulo: Palermo, 2002.
10. Report on devices potential as visual aids to be presented at the 116th Annual Meeting of the American Academy of Ophthalmology. [Internet] [Acesso em 25 may 2016]. Disponível em: http://www.aao.org/newsroom/release/20121111b.cfm

capítulo 139

Priscila Ciocler Froiman • Marcela Cypel

Adaptações Ambientais para Visão Subnormal

INTRODUÇÃO

A adaptação do ambiente para uma pessoa portadora de visão subnormal é de extrema importância e pode trazer grandes benefícios e facilidades para o indivíduo portador da deficiência assim como para seus familiares e/ou cuidadores, pois interfere na sua qualidade de vida, consequentemente interfere também na sua autoestima.

A capacidade funcional de um indivíduo é a preservação de suas habilidades físicas e mentais, necessárias à manutenção de uma vida independente e autônoma mesmo com limitações. O ambiente acessível tem papel fundamental para que isso ocorra. Ele deve atender às necessidades dos usuários tornando possível maior autonomia e independência.[1]

Objetivos na adaptação do ambiente para o deficiente visual

1. Acessibilidade
2. Favorecer as atividades de vida diária
3. Manter a independência
4. Manutenção da qualidade de vida

O ambiente pode ser dividido em externo e interno; o ambiente externo caracterizado, por exemplo, pela rua, carro, estabelecimentos comerciais que a pessoa frequente e por onde se mobilize, o interno determinado pela casa e local de trabalho (locais fechados e de frequente uso do indivíduo deficiente visual). Em ambos os ambientes é importante manter a acessibilidade, pensando e projetando benefícios para isso. A seguir, serão abordados pontos importantes que envolvem tanto o ambiente externo como o interno.

Acessibilidade é a "possibilidade e condição de alcance para utilização, com segurança e autonomia" especificamente dos espaços, equipamentos urbanos, edificações, transportes e dos sistemas e meios de comunicação.[2]

Nessa perspectiva, em 1985, foi criado nos EUA um conceito de "Desenho Universal", ao pensar em espaços físicos para todas as pessoas. Este conceito é difundido mundialmente e está presente na Norma Brasileira de Acessibilidade, NBR 9050 (ABNT 2004), atendendo a todas as disposições do Programa Brasileiro de Acessibilidade Urbana, o Brasil Acessível, lançado pelo Ministério das Cidades para implementar o Decreto nº 5.296, de 2004.

Com grande impacto esse decreto estabeleceu condições para o desenvolvimento de uma política nacional de acessibilidade, considerando e respeitando as atribuições das diferentes esferas de governo, a realidade e a diversidade dos municípios e estados.

De acordo com a NBR 9050, todos os espaços, edificações, mobiliários e equipamentos urbanos que vierem a ser projetados, construídos, montados ou implantados, bem como as reformas e ampliações de edificações e equipamentos urbanos, devem atender aos seus requisitos para serem considerados acessíveis. Já as edificações residenciais multifamiliares, condomínios e conjuntos habitacionais devem ser acessíveis em suas áreas de uso comum.[3]

No que diz respeito às ações que ampliam a acessibilidade de portadores de deficiência visual, destacam-se: identificação de nome de logradouros públicos em placas rebaixadas em braille, bem como nos elevadores de edifícios de uso público; sinalização tátil nos pisos (tipo alerta ou direcional) (Figura 139.1); implantação de sinal sonoro nos semáforos para uso do portador de deficiência visual; adaptação de transportes coletivos; aplicação de normas contra a construção de barreiras arquitetônicas, cabines telefônicas adaptadas.

Outro aspecto de grande importância para a locomoção dos deficientes visuais é o acesso a cães-guia. Adquirir um cão-guia envolve recursos financeiros elevados, além de disponibilidade de tempo para o cuidado do animal. Como primeiro passo na direção da implementação em projetos de capacitação e treinamento de cães para essa função, foi aprovada em São Paulo a Lei Estadual 10.784, que permite ao deficiente visual circular em lugares públicos com cão guia.[4]

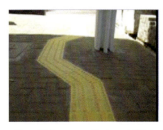 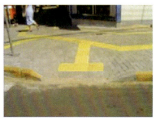

Pisos táteis para auxílio da mobilidade das pessoas com deficiência visual

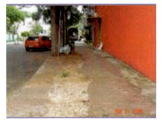 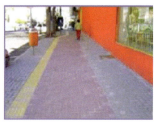

Antes   Depois

▶ **Figura 139.1** Exemplos de pisos táteis. (Fonte: manual "Brasil Acessível – Programa Brasileiro de Acessibilidade Urbana"; Caderno 6: boas práticas de acessibilidade. Secretaria Nacional de Transporte e Mobilidade Urbana.)

Para adequação do ambiente, interno deve se ter como objetivo a necessidade de criar facilitadores para a visão e identificação de cada ambiente (cômodos no caso), assim como medidas de segurança para evitar os chamados acidentes domésticos (quedas, queimaduras, cortes). Neste capítulo, serão abordadas sugestões importantes para uma casa segura; o enfoque específico dos facilitadores relacionados com contraste e iluminação são tratados no capítulo de recursos não ópticos.

Facilitadores na adaptação do ambiente para o deficiente visual

1. Contraste
2. Iluminação
3. Uso de outros sentidos
4. Rótulos adaptados
5. Rotina na organização de móveis e objetos

Manter o ambiente organizado com cada móvel em seu lugar pode ser uma boa maneira de começar. A pessoa que transita por esse ambiente saberá que naquele ponto e local há, por exemplo, uma cadeira para se apoiar, um móvel do qual deve desviar ou até uma porta com livre acesso. Evite trocar os móveis de local a cada arrumação da casa e não deixar objetos no chão, sobretudo os pequenos (carrinhos, bola, revistas), pois assim o indivíduo com baixa visão poderá se movimentar dentro desse ambiente com maior segurança; o fato de não captar algum objeto no seu campo de visão poderá causar uma queda. Vale ressaltar que se os objetos também tiverem locais específicos isso torna mais fácil o acesso ao indivíduo com baixa visão; por exemplo, a gaveta de talher com a disposição de cada utensílio sempre na mesma ordem. O armário com as roupas com locais específicos e constantes (Figura 139.2).

Uma técnica muito usada e de grande auxílio para identificação de móveis e/ou objetos é a delimitação deles com uma fita adesiva de cor diferente. Por exemplo, a porta do elevador pode ter a moldura do vão de entrada marcada com uma fita de cor escura para delimitar a sua posição; os degraus de uma escada podem ter uma fita adesiva e se possível também antiderrapante para identificar o local de início de cada degrau; o mesmo pode ser feito com o corrimão da escada.

Uma atenção especial deve ser dada aos tapetes. É obrigatório que os tapetes não escorreguem, se não forem bem aderentes ao chão, ou usar antiderrapantes ou não usar o tapete. O tapete pode servir para formar um contraste entre o chão e o móvel (sofá) e assim facilitar a noção de distância entre a pessoa e o objeto ou para demarcar a mudança de um ambiente para outro.

Os deficientes visuais muitas vezes desenvolvem outros sentidos que auxiliam a sua adaptação no ambiente, identificando objetos pelo som, forma e/ou textura. Por exemplo, na cozinha pode-se distribuir determinados alimentos em diferentes tipos de potes facilitando por sua textura ou forma a sua identificação. O mesmo pode ser feito no armário com as roupas colocando-se etiquetas mais salientes nas roupas para determinar qual o lado do avesso.

A diferença de cores para determinar diferentes itens é um recurso usado e de bom resultado. Por exemplo, potes de diferentes cores na geladeira para guardar comidas específicas, sabonete de cor diferente do porta-sabonete, prato e copo de cores diferentes (e se possível a toalha de uma terceira cor) para facilitar um banho ou uma refeição sozinho.

O uso de rótulos com letras grandes em negrito e contrastantes com o objeto é um recurso óptico a ser lembrado e usado. Por exemplo, identificar o shampoo e o condicionador; a pasta de dente e o creme de barbear ou até os condimentos na cozinha possibilitando que as atividades de vida diária possam ser executadas pela pessoa de modo independente.

Nessa mesma linha vale ressaltar que as atividades de lazer também podem ser executadas pelo indivíduo com baixa visão se atentarmos para alguns facilitadores. Baralhos com letras e desenhos grandes, dominó e dados em alto-relevo. Com relação aos computadores e celulares, os facilitadores disponíveis para os deficientes visuais são inúmeros; uso do computador com aumento da letra, aumento de contraste, recursos de áudio associado ao visual e outros.[5-6]

Capítulo 139

Adaptações Ambientais para Visão Subnormal

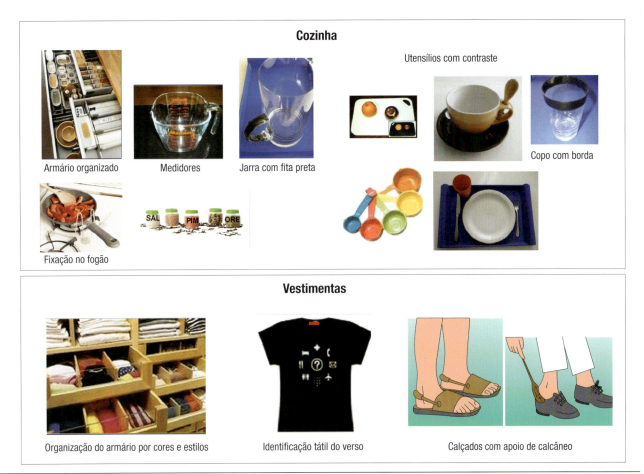

▶ **Figura 139.2** Exemplos de adaptações em ambientes internos. (Fonte: Guia Prático de Adaptações – Convivendo com a baixa visão. Centro Eva Lindstedt, impresso 2011.)

Portanto, se mantivermos como objetivo buscar a acessibilidade do indivíduo com baixa visão e a sua qualidade de vida, os recursos a serem adaptados no ambiente são inúmeros e podem variar caso a caso; mas todos tem um mesmo fim a ser atingido tornando possível a melhor adaptação e menor dependência deles.

REFERÊNCIAS BIBLIOGRÁFICAS

1. Veras R. Modelos contemporaneos no cuidado à saúde. Revista USP/Coordenadoria de Comunicação Social, 2001. p.51.
2. Nicholl ARJ. O Ambiente que Promove a Inclusão: Conceitos de Acessibilidade e Usabilidade. Marília: Revista Assentamentos Humanos, 2001. p.49-60.
3. Possa DR, Soares MVF. Brasil Acessível – Programa Brasileiro de Acessibilidade Urbana. Caderno 6: Boas práticas de acessibilidade. 1.ed. Brasília, 2006.
4. Torres FP. Guia de acessibilidade urbana. Prefeitura Municipal de Belo Horizonte, Conselho Regional de Engenharia, Arquitetura e Agronomia de Minas Gerais. Belo Horizonte, 2006.
5. Brennam V, Peck F, Lolli D. Suggestions for Modifying the Home and School Environment: a Handbook for Parents and Teachers of Children with Dual Sensory Impairments. Watertown: Perkins School for the Blind.
6. Froiman PC, Carvalho AKR, Rinaldo GRC. Guia Prático de Adaptações – Convivendo com a Baixa Visão. São Paulo: Centro Eva Lindstedt, 2011.

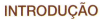

Impacto da Baixa Visão no Desenvolvimento Infantil e na Aprendizagem

INTRODUÇÃO

A visão desempenha importante papel no processo de desenvolvimento infantil e de aprendizagem, e contribui de modo significativo para ele. Através dela, o bebê inicia suas primeiras interações e descobertas. Descobre o mundo ao seu redor, pessoas, objetos, movimentos, formas e cores. Descobre o próprio corpo. Estabelece vínculo e inicia comunicação. Sente-se motivado a explorar o seu entorno e a mover-se. Através dela, a criança capta informações do ambiente, aprende conceitos e desenvolve habilidades.[1,2,3,4]

A deficiência visual, baixa visão ou cegueira, limita experiências que ocorreriam de modo espontâneo e natural pela visão e provoca um impacto no desenvolvimento e na aprendizagem, assim como na qualidade de vida da criança com deficiência e de sua família. Compromete não apenas o desenvolvimento de habilidades e a realização de tarefas que dependem diretamente da visão, mas também pode afetar secundariamente outras áreas, como a motricidade, a comunicação e a cognição.

É muito importante que oftalmologistas, assim como outros profissionais da saúde e da educação, tenham conhecimento sobre essa questão e compreendam a importância da detecção e do tratamento precoces da baixa visão. Sabe-se que o diagnóstico e a intervenção precoces, sobretudo quando realizados nos dois primeiros anos de vida, aumentam as chances de a criança desenvolver seu potencial visual e minimizam o impacto da deficiência e os efeitos secundários a ela.[1,2]

O objetivo deste capítulo é discutir o impacto da baixa visão, sobretudo a de origem congênita, no desenvolvimento infantil e na aprendizagem, e relatar as implicações mais frequentes nas diversas áreas do desenvolvimento, tomando como base relatos da literatura e experiência adquirida no decorrer de 20 anos no atendimento a crianças com baixa visão no *Setor de Visão Subnormal do Departamento de Oftalmologia da Santa Casa de São Paulo*.

IMPACTO DA BAIXA VISÃO

O impacto da baixa visão depende de uma série de fatores, dentre eles: de características da deficiência, de características individuais, do ambiente e da família, da presença ou não de outras deficiências associadas, do desenvolvimento de um vínculo afetivo adequado entre o bebê e sua mãe, de tratamento e intervenção precoces.[5]

Quanto às características da deficiência, influenciam a doença e sua evolução, a etiologia, o tipo e severidade da perda visual e a idade em que esta foi adquirida. A prematuridade, por exemplo, envolve vários fatores de risco, pois, além do comprometimento visual, pode causar outros distúrbios e deficiências, e inclusive prejudicar o vínculo entre mãe e bebê devido à separação causada por longos períodos de internação pós-natal. Em relação à severidade da perda visual, Scholl e Hyvärinen[5,6] afirmam que quanto mais severa a perda maior o impacto no desenvolvimento, pois maior será a privação de experiências. Lechelt[7] descreve que este depende mais do ambiente e da família e menos de fatores, como grau e tipo de perda visual.

Para Mussen et al.,[8] um ambiente favorável pode ajudar a criança a atingir seu potencial máximo, enquanto um ambiente inadequado, pobre de estímulos e interações, pode causar graves dificuldades e lacunas no desenvolvimento. Sonksen[9] fala da importância da participação dos pais nesse processo e afirma que a qualidade de experiências providas por eles, assim como seu estado emocional, é essencial para um bom desenvolvimento da criança e para seu progresso, sobretudo nos primeiros meses de vida.

Quando a deficiência visual está associada a outras deficiências, o que se caracteriza como Múltipla Deficiência Sensorial, o impacto é ainda maior. A associação das deficiências visual e auditiva é conhecida como surdocegueira. Nos dois casos são frequentes problemas de comunicação, dificuldades no acesso a informações e em interagir com o meio, e problemas de orientação e mobilidade.[10]

IMPLICAÇÕES NO DESENVOLVIMENTO E NA APRENDIZAGEM

As implicações da baixa visão podem se manifestar de diversos modos, nas diversas áreas do desenvolvimento infantil como atrasos na aquisição de habilidades e funções, alterações no padrão de desenvolvimento, uso de formas diferentes das convencionais para explorar, interagir, realizar tarefas e acessar informações.[2,11]

Contato visual e vínculo

Logo que nasce, um bebê tem suas primeiras experiências com o mundo externo ao ser carregado, amamentado e acariciado. O principal sentido usado nessa interação é o tato, já que a visão ainda é pouco desenvolvida. Por volta da sexta semana de vida, ele inicia contato visual, olha para a mãe, sorri, e ela responde de diversas maneiras. Essa reciprocidade é muito importante para o desenvolvimento emocional do bebê e para o estabelecimento de um vínculo afetivo entre ele e sua mãe.

Na deficiência visual esse vínculo pode não se estabelecer de modo adequado. A ausência de fixação, a presença de nistagmo e de movimentos irregulares dos olhos prejudicam o contato visual. A mãe, ao perceber que o bebê não olha para ela, pode se sentir frustrada e se afastar, reduzindo as oportunidades de interação entre eles. O bebê, por sua vez, pode não perceber as respostas da mãe e diminuir as tentativas de interagir. Ou pode reagir de modo que ela não compreenda, por exemplo, quando a mãe fala com o bebê, ele vira o rosto na direção oposta a ela a fim de dirigir seu ouvido ao seu foco de atenção (a voz da mãe). Esse comportamento pode ser interpretado pelos pais como rejeição. A ausência de contato visual deve ser compensada com outros tipos de interação, como a fala, o contato físico, o carinho e o contato entre as mãos dos pais e do bebê.[11]

Regulação dos ritmos do bebê

A visão ajuda a regular o ciclo sono-vigília e a manter o estado de alerta. A privação de estímulos visuais pode afetar os ritmos do bebê. Hyvärinen e Leonhardt[6,11] afirmam que bebês com deficiência visual podem passar muito tempo dormindo e manter períodos curtos de atenção quando acordados. Pode-se contribuir para aumentar seu estado de alerta oferecendo estímulos que despertem outros sentidos e realizando atividades prazerosas que aumentem a sua motivação.

Alguns bebês trocam o dia pela noite pela dificuldade em diferenciar esses dois períodos. Outros preferem brincar à noite, pois sentem maior conforto visual quando escurece. É o caso de algumas crianças com intensa fotofobia. Há bebês que se mantém em constante estado de alerta, são extremamente reativos a diversos estímulos do ambiente, assustam-se com barulhos, toque, movimentos, e têm o sono interrompido constantemente.[2]

Os pais têm importante papel na regulação dos ritmos do bebê. Dormir bem é importante para o crescimento e a aprendizagem. Estabelecer uma rotina com horários e rituais para alimentação, banho, sono pode ajudar na regulação desses ritmos. Reconhecer e interpretar os sinais do bebê, como o choro, e responder prontamente a eles é muito importante para seu desenvolvimento emocional e da comunicação.

Desenvolvimento neuropsicomotor

A visão ativa e impulsiona o movimento (*input* sensorial vital). Motiva o bebê a elevar a cabeça, a olhar ao seu redor e a mover-se em busca de objetos. A privação desse sentido interfere na qualidade, quantidade e variedade de experiências motoras.[2] Scholl e Leonhardt[5,11] afirmam que nos três primeiros meses de vida não há diferenças significativas entre o desenvolvimento de bebês com deficiência visual e com visão normal e que elas começam a aparecer por volta dos quatro meses de vida.

As reações de endireitamento, de proteção e de equilíbrio podem aparecer tardiamente ou encontrarem-se deficitárias. Leonhardt[11] relata que estudos com bebês cegos mostram atraso no desenvolvimento das reações de paraquedas e de proteção lateral e posterior. Na ausência dessas reações, o bebê, quando desequilibra, cai para frente sem estender os braços e usar as mãos para se proteger. Isso também ocorre na baixa visão.

Há bebês que evitam movimentos que causam desequilíbrio, como buscar objetos longe do seu corpo, e deslocam-se pouco. Esse comportamento limita a exploração e pode comprometer outras áreas, como a aprendizagem. Alguns evitam a postura de decúbito ventral (barriga para baixo) e reclamam quando colocados nessa posição. Contudo, é importante que os pais saibam que ela favorece o controle cervical, o ganho de força nas costas e nos membros, o equilíbrio e a coordenação motora e, por isso, deve ser estimulada.[2]

É frequente a presença de hipotonia e fraqueza muscular, mesmo na ausência de alterações neurológicas. Também são comuns atrasos no controle postural. Bebês com baixa visão podem demorar mais tempo para firmar a cabeça e o tronco, sentar sem apoio e iniciar marcha independente. Alguns começam a andar sem antes engatinhar. Outros se deslocam de um modo diferente, por exemplo, arrastando-se sentados para frente ou para trás.

A coordenação motora global e fina é comumente afetada, assim como a coordenação visomotora. Algumas crianças têm dificuldade na realização de movimentos que são aprendidos por imitação, como agachar e pular, e em tarefas e jogos que exigem antecipação visual, como agarrar uma bola no ar. Atrasos ou lacunas no desenvolvimento de habilidades finas podem prejudicar a realização de tarefas da vida diária e de autocuidado, como trocar de roupa, e de atividades, como a escrita.

Desenvolvimento cognitivo

Experiências motoras precoces impulsionam o desenvolvimento da cognição. Um bebê adquire os primeiros conceitos sobre o mundo pela exploração e observação, que favorecem o desenvolvimento perceptual e a formação de conceitos. A deficiência visual limita essas experiências.

A exploração de objetos e do ambiente é, muitas vezes, insuficiente e inadequada, não funcional, e o tempo de exploração curto, o que prejudica a percepção do espaço, dos objetos e a aquisição de conceitos. Há crianças que pegam objetos e os atiram sem explorar. Algumas exploram de modo diferente, por exemplo, com os pés. A exploração tátil é muito importante para adquirir conhecimento sobre o mundo, e deve ser estimulada.

A noção de "permanência do objeto" ou constância perceptual (consciência de que o objeto existe mesmo quando fora de alcance ou do campo de visão) pode se desenvolver com atraso. Por causa da dificuldade de perceber visualmente o entorno, a criança pode ter a impressão de que as coisas aparecem e somem de modo mágico, e por isso deixa de buscar objetos que caem de suas mãos.[2,3]

A visão tem uma função organizadora e de sínteses de experiências. Capta, em poucos segundos, grande quantidade de informações e as organiza, o que possibilita uma "noção do todo". Deficientes visuais podem ter dificuldade em perceber objetos e ambientes de modo integral e, muitas vezes, desenvolvem conceitos fragmentados ou irreais sobre o mundo.[11]

A visão é um sentido de distância que torna possível perceber objetos, pessoas e acontecimentos, mesmo de longe, e aprender com eles apenas por observação. Na baixa visão, as oportunidades de aprender à distância e de modo acidental estão reduzidas. Por exemplo, uma criança no parque cai de cima de um brinquedo e começa a chorar. Uma colega com visão normal assiste a cena de longe e compreende o que aconteceu. Porém, outra com deficiência visual pode ter dificuldade para entender o motivo pelo qual a criança está chorando, caso não tenha conseguido acompanhar visualmente a sequência dos fatos.

A aprendizagem por imitação também é afetada, o que pode provocar atraso na passagem para o período simbólico. A imitação favorece a aprendizagem de habilidades e comportamentos. Por volta de dois anos de vida (fase simbólica de Piaget), a criança começa a reproduzir situações vivenciadas anteriormente por ela através de imagens mentais. A capacidade de imitar pessoas e ações que não estão presentes é desenvolvida por meio de brincadeiras de "faz-de-conta" ou jogo simbólico. Representar objetos e ações por meio de símbolos ou imagens mentais é muito importante para o desenvolvimento da comunicação, da linguagem e do pensamento.[3,12]

Um ambiente rico de experiências e oportunidades para explorar pode contribuir para um desenvolvimento cognitivo adequado.

Desenvolvimento da comunicação e socialização

A aquisição de conceitos sobre o mundo e os objetos e a capacidade de simbolizar são essenciais para o desenvolvimento da comunicação. A baixa visão pode provocar atrasos no desenvolvimento da linguagem e dificuldades de comunicação e de interação social.

A comunicação tem início pelo toque, pela troca de olhares, de sorrisos e expressões faciais entre o bebê e sua mãe. Até um ano de vida essas interações ocorrem sobretudo por meio da visão e do contato físico, grande parte por meio de comunicação não verbal.[2]

Crianças com alterações visuais podem ter dificuldade, por causa da ausência de *feedback* visual, em interpretar sentimentos e as respostas das pessoas às suas ações. Além disso, podem ter dificuldade em expressar seus sentimentos por meio de expressões faciais e corporais, já que as oportunidades de aprender sobre elas, por observação e imitação, estão limitadas. Por isso, podem ter reações descontextualizadas, como sorrir em momentos de nervosismo ou ansiedade. Muito se aprende por imitação. Portanto, é importante ensiná-las sobre gestos e expressões que acompanham certas mensagens e contextualizá-los.[2,12]

A visão é um sentido antecipatório. Um bebê percebe que é hora do banho quando vê a mãe se aproximando dele com uma toalha. Na deficiência visual essa capacidade está comprometida. Há crianças que se assustam com qualquer toque, barulho ou aproximação por não conseguirem perceber, com antecedência, o que vai acontecer com elas. Algumas desenvolvem uma noção caótica e desorganizada do mundo. Para compensar essa falta, é importante antecipar ações por meio da fala, do toque e de pistas táteis, olfativas e sonoras.

Mills (*in School*) afirma que o processo para adquirir fala e linguagem parece ser o mesmo para crianças com deficiência visual e visão normal, mas que as limitações causadas pela deficiência podem atrasar ou provocar falhas no desenvolvimento da linguagem não verbal, verbal e escrita.[5] Atrasos na fala são frequentes.

Algumas crianças desenvolvem ecolalia, que é a repetição de um som, palavra ou frase, sem o entendimento do seu significado, como se fosse um eco. Ela aparece durante o processo normal de desenvolvimento da linguagem. Porém, quando é persistente, repetitiva e sem um propósito aparente, pode indicar dificuldades de comunicação e de interação.

A baixa visão pode prejudicar as interações sociais. Lechelt[7] refere que a cegueira pode afetar as relações de pares, e descreve que, em geral, crianças cegas brincam mais sozinhas do que com outras, devido à dificuldade de acesso à comunicação não verbal, como regras e movimentos corporais que regulam a interação. Hyvärinen[6] fala da dificuldade da criança com deficiência visual para brincar em grupo. A falta de uma visão total do espaço e a dificuldade de se orientar e captar pistas auditivas em um ambiente barulhento, cheio de crianças, prejudica a integração em um grupo. Leonhardt[11] diz que a deficiência pode comprometer as relações e interações com outras pessoas.

Desenvolvimento psicoafetivo

São vários os fatores que podem colocar em risco o desenvolvimento emocional de crianças com deficiência visual. Alguns exemplos são: como a falta de diálogo visual, ausência de vínculo ou um vínculo frágil entre mãe e bebê, separações frequentes, negação da deficiência por parte dos pais, superproteção, atraso no desenvolvimento cognitivo, dentre outros.

School e Leonhardt[5,11] citam alguns problemas relacionados à deficiência visual congênita: dificuldade do bebê em diferenciar-se do ambiente, passividade, medos irreais, maior período de dependência dos pais e, até mesmo, transtornos de conduta e de personalidade. Afirmam que uma figura materna estável, que cuida, interage e media, dá ao bebê segurança e condições para um desenvolvimento afetivo adequado. Enquanto uma mãe deprimida pode não perceber as necessidades e sinais de seu filho, colocando em risco essa relação. Em casos de depressão grave, a função materna pode ser substituída temporariamente por outro membro da família, até que a mãe tenha condições de reassumir seu papel.

Cobo, Rodríguez e Bueno (*in Martín e Bueno*) também relatam baixa autoestima, autoimagem pobre, insegurança, isolamento social, dificuldade de aceitar as próprias limitações visuais, dificuldades de adaptação, problemas emocionais, fadiga e baixo rendimento escolar.

É importante que os pais ajudem seus filhos com deficiência a desenvolverem uma autoimagem positiva por meio de uma atitude realista e de aceitação em relação à deficiência e que, ao mesmo tempo, estimule e motive o desenvolvimento de habilidades e da autonomia da criança.

Estereotipias

Muitas crianças com deficiência visual apresentam estereotipias que são condutas repetitivas, sem um objetivo aparente.[11] São denominadas também de "ceguismos" ou "maneirismos". Manifestam-se por meio de hábitos motores ou verbais repetitivos, comportamentos sociais estereotipados e tiques. Alguns exemplos são: balançar o tronco e a cabeça, mover as mãos ou objetos em frente aos olhos, repetir frases sem propósito, imitar tons de voz, propagandas e programas de rádio ou televisão.[12]

Teorias apontam diversas causas para as estereotipias. Em geral, elas estão relacionadas com as necessidades não satisfeitas por atividades externas, o que leva a criança a buscar no próprio corpo uma fonte de satisfação e prazer.[5] Podem prejudicar a aprendizagem e o desenvolvimento,[11] e oferecem risco quando levam a criança a um isolamento do mundo externo.[12]

As estereotipias são confundidas às vezes com o autismo. No entanto, é importante saber que essas condutas são frequentes eem crianças com deficiências sensoriais congênitas, e que o diagnóstico do Transtorno do Espectro Autista requer uma avaliação especializada criteriosa.

Problemas de integração sensorial

Integração sensorial é um processo pelo qual o cérebro organiza e integra as sensações (tátil, vestibular, proprioceptiva, visual, auditiva, olfativa) de modo a oferecer uma resposta adaptativa, ou seja, com um propósito. Essa integração torna possível converter as sensações em percepção e dar a elas um significado. É, portanto, muito importante para a aprendizagem.[13]

Crianças com baixa visão podem ter problemas de integração sensorial. Estes se manifestam como intolerância ao toque e hipersensibilidade tátil (o contato com certas texturas é evitado), intolerância a sons (criança tem medo de sons dos quais desconhece a origem) e insegurança gravitacional (medo e reações exageradas a posturas e situações que podem causar algum desequilíbrio). Os problemas de integração sensorial devem ser prevenidos e tratados, pois podem prejudicar a exploração e afetar a mobilidade, a aprendizagem, a socialização, e até causar isolamento.

Orientação e mobilidade

Orientação é saber onde você está (como está o seu corpo em relação ao espaço), onde quer ir e como chegar lá. E mobilidade é o ato de se mover de um lugar a outro.[14] A baixa visão afeta, na maioria das vezes, a orientação e/ou a mobilidade não apenas em decorrência das alterações visuais inerentes à deficiência, mas também por razões já discutidas anteriormente, como por restringir oportunidades de conhecer espaços e objetos, e a relação entre eles; pela dificuldade de perceber e antecipar obstáculos no caminho; por prejudicar as vivências motoras nos primeiros anos de vida; por causar atrasos na aquisição de conceitos espaciais; por influenciar na imagem corporal, dentre outras coisas.

Hill *et al.* afirmam que a visão é a melhor maneira de se adquirir informações para orientação, e que pessoas com cegueira ou baixa visão precisam usar outros sentidos e a memória para saberem onde estão em relação aos objetos e ao ambiente.[14]

O trabalho de "Orientação e Mobilidade" deve ser iniciado já nos primeiros anos de vida pelo uso de estratégias que auxiliem a criança a desenvolver consciência corporal, a adquirir conceitos espaciais e a se mover com segurança e autonomia de modo eficiente. Adaptações do ambiente contribuem para a orientação espacial. O uso de bengala não é indicado apenas para cegos, mas também para pessoas com perda visual severa e profunda, ou que tenham a locomoção gravemente comprometida por alterações visuais.

CONSIDERAÇÕES FINAIS

Considerando o impacto da baixa visão no desenvolvimento infantil e no processo de aprendizagem, fica claro a necessidade de encaminhar a criança para um serviço especializado logo que detectada a deficiência visual. A criança deverá ser submetida a exames e avaliações necessários ao diagnóstico clínico-funcional e incluída em um programa de Intervenção Precoce, no qual possa receber estimulação adequada.

A avaliação funcional é parte essencial do processo de diagnóstico. Além de possibilitar a avaliação da capacidade visual, possibilita detectar alterações no desenvolvimento decorrentes da deficiência e as áreas de maior impacto. Esse tipo de avaliação é parte essencial do processo de diagnóstico e imprescindível para a elaboração de um plano de intervenção. Sabe-se que a Intervenção Precoce propicia melhores condições para o desenvolvimento de crianças com baixa visão e melhor qualidade de vida para estas e suas famílias.

REFERÊNCIAS BIBLIOGRÁFICAS

1. Gagliardo HGRG, Nobre MIRS. Intervenção Precoce na Criança com Baixa Visão. Rev Neurociências. 2001;9(1):16-9.
2. Cardoso LP. Discapacidad Visual y Su Impacto en el Aprendizage y en el Desarrollo del Niño. In: Curso de Atención Temprana de Niños con Discapacidad Visual y Múltiple. Sponsored by FOAL; 2008. Curso de Educação à distância: submódulo 4, módulo 1.
3. Strickling C. Impact of Visual Impairment On Development. Texas School for the Blind and Visually Impaired; 2010. [Internet] [Acesso em 25 may 2016]. Disponível em: http://www.tsbvi.edu/infants/3293-the-impact-of-visual-impairment-on-develop
4. Bezerra PF. As Funções Visuais e o Desenvolvimento Infantil. Rede Saci. 2006. [Internet] [Acesso em 25 may 2016]. Disponível em: http://saci.org.br/index.php?modulo=akemi&paramtro=18717
5. School GT. Foundations of Education for the Blind and Visually Handicapped Children and Youth: Theory and Practice. New York: American Foundation for the Blind, 1986
6. Hyavärinen L. Effect of impaired vision on general development. Artigo do Curso de Terapeutas em Baixa Visão. Estocolmo: Tomtebuda Resource Centre, 1999
7. Lechelt EC, Hall DL. The Impact of Vision Loss on the Development of Children From Birth to 12 Years: A Literature Review. The Canadian National Institute for the Blind.
8. Mussen PH, Conger JJ, Kagan J, Huston AC. Socialização na família. In: Mussen PH, Conger JJ, Kagan J, Huston AC. Desenvolvimento e personalidade da criança. São Paulo: Harbra, 1995. p.429-66.
9. Sonksen PM. Effect of severe visual impairment on development. In: Fielder A, Bax M, Best A. Management of Visual Impairment in Childhood. Clinics in Developmental Medicine. Cambridge: Mac Keith Press, 1993. p.78-90.
10. Amaral I. A educação de estudantes portadores de surdocegueira. In: Masini EFS. Do sentido...pelos sentidos...para os sentidos... Niterói: Intertexto; São Paulo: Vetor, 2002. p.121-44.
11. Leonhardt M. El bebé ciego: primera atención, un enfoque psicopedagógico. Barcelona: Masson, 1992.
12. Martín MB, Bueno ST. Deficiência Visual – Aspectos Evolutivos e Educativos. São Paulo: Livraria Santos Editora Ltda, 2003.
13. Ayres JA. La integración sensorial y el niño. Mexico: Trilla; 1998. Tradução de: Sensory Integration and the child.
14. Hill EW, Rosen S, Correa VI, Langley MB. Orientación y movilidad en la etapa preescolar: una definición ampliada. Primera infancia: aspectos de orientación y movilidad. Montevideo, 1995. Sponsored by Hilton Perkins.

capítulo 141

Ana Lucia Pascali Rago

Avaliação Funcional da Visão

INTRODUÇÃO

A visão tem importante papel no desenvolvimento infantil e na aprendizagem. Ela contribui para a formação de um vínculo entre a mãe e o bebê nos primeiros meses de vida e impulsiona o bebê a mover-se e a explorar o ambiente ao seu redor, favorecendo o seu desenvolvimento motor e a aprendizagem.

É um sentido de distância que usamos com predominância para interagir e compreender o que se passa à nossa volta. Pelo sentido da visão, é possível adquirir informações sobre as pessoas, os objetos e o espaço, imitar comportamentos e ações e ter um retorno de nossas próprias ações por meio da observação do comportamento dos outros.

A privação desse sentido desde o nascimento ou nos primeiros anos de vida pode interferir em diversos aspectos do desenvolvimento e da aprendizagem.

Desse modo, perceber e reconhecer qualquer possibilidade de resposta visual em um bebê ou em uma criança torna-se essencial. Se há alguma resposta visual, muitas vezes não detectável por testes padronizados, há também a possibilidade de, por meio de um programa de estimulação, ensinar esse bebê ou criança a usar a visão que ele/ela tem da melhor maneira possível. A Avaliação Funcional da Visão é uma ferramenta que torna possível identificar se há resposta visual, como é essa reposta e como podemos intervir para que a visão seja funcional e eficiente.

Ela é de fundamental importância por *conter dados da observação do desempenho visual da criança em termos práticos e qualitativos*.[1] Além disso, *informa o nível de desenvolvimento global e sobretudo como a criança utiliza a visão residual para interação com as pessoas e com o mundo que a cerca*.[1]

É também um modo de avaliar as habilidades táteis, auditivas, psicomotoras em situações reais e do cotidiano, considerando as influências do ambiente e da família.

DEFINIÇÃO

A Avaliação Funcional da Visão é uma forma sistematizada de observar e avaliar a habilidade da criança para usar a visão em certas tarefas, em diferentes locais, em diferentes condições ambientais e momentos do dia e com diferentes materiais.[2]

Segundo Barraga,[3,4] crianças com baixa visão apresentam limitações para ver a distância, mas são capazes de usar a visão residual para aprender e compreender o ambiente.

Corn[3,5] afirma que essas crianças podem apresentar melhora da eficiência visual ou da visão funcional com o uso de diversas técnicas, adaptações ambientais, recursos ópticos e não ópticos.

Sendo assim, o papel do profissional que realiza a avaliação funcional é buscar condições adequadas do ambiente, de materiais, de atividades, bem como todo e qualquer recurso que possa favorecer a melhor resposta visual.

A UTILIDADE DE UMA AVALIAÇÃO FUNCIONAL DA VISÃO E QUEM A REALIZA

- Colher informações que não podem ser adquiridas apenas pela avaliação clínica e por testes formais. Em alguns casos de crianças com múltipla deficiência, por exemplo, essa pode ser a única maneira de avaliar a visão e os outros sentidos.

- Observar de que modo a criança usa a visão em atividades da vida diária, nas interações com as pessoas que a cercam e em ambientes naturais.
- Identificar habilidades e dificuldades da criança, acompanhar sua evolução e detectar fatores que ofereçam risco ao seu desenvolvimento.
- Imprescindível para elaborar um plano de Intervenção Precoce ou Educacional e para a escolha das estratégias de intervenção.
- Importante para a orientação aos pais e cuidadores, pois fornece dados concretos que podem ser melhor compreendidos por eles.

A Avaliação Funcional deve ser feita por profissionais da educação e/ou da saúde especialistas em deficiência visual (fisioterapeuta, terapeuta ocupacional, fonoaudiólogo, pedagogo, psicólogo ou qualquer outro profissional capacitado para atuar nessa área) que, em geral, atuam em serviços especializados no atendimento às pessoas com deficiência visual ou com deficiência múltipla, como hospitais, serviços de reabilitação, programas de Intervenção Precoce ou órgãos do governo ligados à saúde ou à educação.

Ela deve ser realizada:

- Assim que diagnosticada a deficiência visual ou quando houver suspeita disso;
- quando a criança ingressar em um serviço de Intervenção Precoce, de reabilitação ou escola, para que haja clareza nos objetivos a serem alcançados no programa;
- Quando a criança estiver em acompanhamento em um desses serviços, a avaliação funcional deve ser feita periodicamente como modo de avaliar a evolução da criança e verificar se os objetivos traçados estão sendo atingidos.

A frequência de reavaliação depende da patologia, do grau de comprometimento, da evolução do caso e da idade da criança. Crianças com deficiência visual menores de um ano deverão ser reavaliadas com mais frequência, já que estão em um período crítico de desenvolvimento visual e global. Crianças em idade pré-escolar e escolar, em geral, devem ser reavaliadas a cada quatro ou seis meses ou até uma vez ao ano quando estiverem evoluindo bem. Porém, se surgirem novas queixas, como atrasos no desenvolvimento ou dificuldades escolares ou sinais de piora da visão, é necessário realizar novas avaliações (oftalmológica, ortóptica e funcional).

A criança deverá ser observada em diversos ambientes, em situações naturais e durante atividades funcionais e da vida diária, em casa e na escola. Pais e outros profissionais que conhecem e trabalham com a criança devem ser parceiros nessa tarefa.

AVALIAÇÃO FUNCIONAL

Para que possamos realizar uma boa avaliação funcional é importante:

- Ter bom conhecimento do desenvolvimento normal visual e global;
- Conhecer bem a patologia;
- Realizar boa anamnese (que poderá nos fornecer dados sobre a qualidade de interação socioafetiva da criança e o nível de compreensão da família sobre a condição da criança);
- Saber que há vários fatores que podem interferir e mudar a resposta visual;
- Considerar o tempo e o ritmo da criança.

Em uma avaliação funcional bem realizada, poderemos colher muitos dados sobre a visão funcional e também sobre o desenvolvimento global da criança em seus diversos aspectos: cognitivo, psicomotor, emocional, socioafetivo, comunicação e linguagem, orientação e mobilidade...

Há diversos fatores que afetam o quão bem uma pessoa vê. Alguns desses fatores são intrínsecos e não podemos mudar, como acuidade visual, campo visual, motricidade ocular, inteligência. Outros fatores são extrínsecos, e esses devemos modificar, experimentando diferentes situações, buscando a melhor resposta visual.[6] São eles:

- **Estado geral da criança:** condições em que a criança apresenta-se sonolenta, febril, sob efeito de medicações de controle de convulsões ou outras situações que deprimem o estado de alerta devem ser evitadas. O avaliador deve buscar junto com a família o melhor momento para que possa de fato avaliar todas as possibilidades de resposta da criança;
- **Posicionamento:** avaliar a criança em diferentes condições de posicionamento. Em geral, uma boa organização motora favorece as respostas visuais e a interação (Figura 141.1);[7]
- **Comportamentos/maneirismos:** a presença de comportamentos repetitivos e/ou compulsivos ocupam a criança em atividades não funcionais e dificultam as respostas visuais. O avaliador deve ter estratégias para despertar o interesse da criança e favorecer a interação e exploração mais adequadas;
- **Condições do ambiente:** diferentes condições de iluminação e de ruídos podem favorecer ou prejudicar a resposta visual.[8] O avaliador deve estar atento a isso e experimentar e observar em quais situações a resposta visual aparece de maneira mais funcional e eficiente;
- **Tempo de resposta:** para a criança com baixa visão, associada ou não a outra deficiência, perceber um estímulo e reagir perante ele pode requerer mais tempo. É fundamental que o avaliador esteja ciente dessa condição e aumente o tempo de exposição do estímulo para, de fato, oferecer à criança oportunidade de responder àquele estímulo;

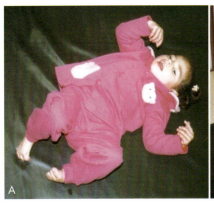 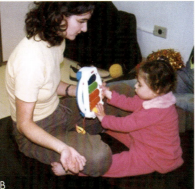 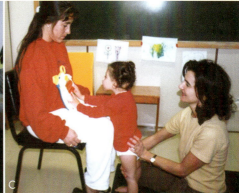

▶ **Figura 141.1** Vemos nas figuras acima a mesma criança, no mesmo dia de trabalho. (**A**) Sem um posicionamento adequado e consequentemente com poucas possibilidades de ação e reação. (**B**) e (**C**) A criança está bem posicionada e observamos como foi possível mudar a resposta visual, motora e cognitiva.[7]

- **Capacidade de comunicação entre o examinador e a criança:** uma boa comunicação é essencial para a interpretação das respostas da criança. Quando essa não é capaz de se comunicar verbalmente e usa um sistema diferente de comunicação, como língua de sinais ou uma prancha com símbolos, o avaliador que não domina o sistema usado deverá receber auxílio de familiares ou outros profissionais para que a dificuldade de comunicação não comprometa a avaliação;[7]
- **Familiaridade com o estímulo:** responder visualmente a um objeto conhecido e familiar é, em geral, mais motivador para a criança e dá ao avaliador mais segurança para interpretar a resposta;
- **Características do estímulo:** cores, contraste, tamanho, distância, simplicidade ou complexidade (muitos detalhes) do estímulo, são fatores que interferem na resposta. O avaliador deverá estar atento às características do estímulo que facilitam ou melhoram a resposta da criança (Figura 141.2).

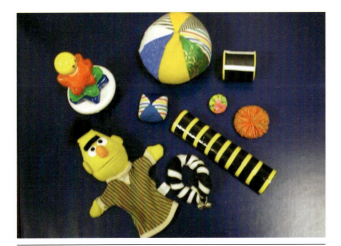

▶ **Figura 141.2** Objetos de avaliação com diferentes características de cores, contraste, complexidade.

Quanto a distância, a visão deve ser avaliada, quando possível, em atividades de perto, média e longa distância:

- Perto (até 40 cm) – *p. ex.: na comunicação, em atividades de encaixe, leitura e escrita, desenho, atividades de vida prática;*
- Média distância (40 cm a 1 metro) – *p. ex.: comunicação, jogos;*
- Longe (1 a 3 metros ou mais) – *p. ex.: acompanhar o deslocamento ou ações das pessoas em um ambiente; leitura e cópia da lousa.*

A avaliação consiste na observação do desempenho visual, considerando diferentes habilidades visuais: funções visuais básicas, funções visomotoras e funções visoperceptivas.[1] Nessa perspectiva, o avaliador deverá observar as respostas da criança, por exemplo, com relação a: reação à luz, percepção e resposta ao rosto humano, resposta a objetos, figuras e símbolos, capacidade de adaptação visual, capacidade de fixação e como a realiza (observar se a fixação é consistente ou fugaz, olho de preferência, se há presença de nistagmo ou movimentos irregulares dos olhos, se a fixação é central ou periférica, se a criança realiza posição de cabeça para fixar um estímulo...), seguimento visual, percepção de contrastes, coordenação olho-mão-objeto, percepção e reconhecimento de cores, campo visual, capacidade de percepção de detalhes do estímulo apresentado, percepção e orientação espacial, interesse e atenção visual, memória visual, capacidade de explorar e compreender o ambiente visualmente, orientação e mobilidade... (Figura 141.3).

Para compreender as implicações da baixa visão para cada pessoa em determinada situação, é necessário:

- Analisar os elementos visuais da tarefa;
- Observar o ambiente e o desempenho da criança em diferentes condições de materiais e do próprio ambiente;

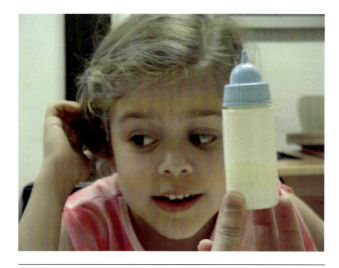

▶ **Figura 141.3** Criança realizando fixação excêntrica.[9]

- Determinar qual sentido é mais eficiente para uma tarefa específica, como também qual o sentido que é primeiro utilizado pela pessoa para obter informação.[9]

CONSIDERAÇÕES FINAIS

Os resultados da avaliação funcional da visão nos mostram como a visão residual está sendo usada, quais habilidades visuais foram aprendidas, quais habilidades visuais devem ser melhoradas ou desenvolvidas, como e em quê a deficiência visual está interferindo nessa fase de vida da pessoa, qual a maior dificuldade ou necessidade dessa pessoa no momento atual.[10]

É essencial saber correlacionar os dados encontrados na avaliação com as dificuldades apresentadas pela criança e encontrar alternativas para solucionar essas questões. É com base na avaliação funcional que iremos traçar os objetivos e escolher as estratégias que farão parte de um programa de estimulação ou educacional.

REFERÊNCIAS BIBLIOGRÁFICAS

1. Bruno MMG. O desenvolvimento integral do portador de deficiência visual: da intervenção precoce à integração escolar. São Paulo: Laramara, 2000.
2. Topor I. Functional Vision Assessments and Early Interventions. In Chen, D. Essential Elements in Early Intervention: visual impairment and multiple disabilities. New York: AFB, 1999. p.157.
3. Scholl GT. What does it mean to be blind. In Foundations of Education for Blind and Visually Handicapped Children and Youth. Theory and Practice. New York: AFB INC, 1986.
4. Barraga N. Textos reunidos de la Doctora Barraga. 2.ed. Madrid: ONCE, 1997.
5. Corn A. Funcionamiento visual: un modelo teórico para individuos con baja vision. En revista Discapacidad Visual IV. Córdoba (Argentina), ICEVH. No 53. 1987.
6. Rago ALP. Adaptación de recursos, materiales y ambiente para la evaluación. Submódulo do "Curso de Especialización para la Atención Temprana del Bebé y el Niño/a con Discapacidad Visual y Múltiple", modalidade educação à distância. FOAL, Programa Internacional Hilton Perkins & ICEVI, 2009.
7. Rago ALP, Cardoso LP. Posicionando a criança com distúrbio neuro-motor e baixa visão. Guia para pais. São Paulo: Irmandade da Santa Casa de Misericórdia de São Paulo, s.d.
8. Brennan V, Peck F, Lolli D. Suggestions for modifying the home and school environment: a handbook for parents and teachers of children with dual sensory impairments. Watertown: Perkins School for the Blind.
9. Cardoso LP, Rago ALP. Educação à vista: baixa visão ma escola. Guia de orientação. São Paulo: Irmandade da Santa Casa de Misericórdia de São Paulo, 2007.
10. Veitzman S. Visão Subnormal. São Paulo: Cultura Médica CBO, 2000.

capítulo 142

Stephen Perreault • Ana Lucia Pascali Rago

Intervenção Precoce e Trabalho com Famílias

INTRODUÇÃO

A criança apresenta rápido desenvolvimento nos três primeiros anos de vida, sobretudo no primeiro ano. Nesse período, ela aprende e desenvolve várias funções e habilidades em um casamento perfeito entre a maturação do sistema nervoso, que se encontra em processo de mielinização, e os estímulos oferecidos pelo ambiente em que ela vive. Para isso é preciso que ela interaja com o ambiente, com as pessoas e situações ao seu redor.[1]

A interação da criança com o mundo que a cerca, a relação que ela deseja estabelecer com o outro, a exploração que intenciona realizar no meio em que vive são os fatores que a mobilizam a agir e a ser, e estar no mundo. E assim, a partir de suas ações e vivências corporais, a criança amplia o número e a qualidade de experiências oferecendo uma série de informações e estímulos ao seu sistema nervoso, o qual tem o papel fundamental de integrar todas essas informações possibilitando a formação de conceitos e a construção de conhecimentos. Desde muito cedo, a aprendizagem se dá pela integração de informações de diferentes canais de percepção: visão, audição, cinestesia, tato, gosto, olfato. Desse modo, a criança é capaz de elaborar um padrão completo.

A visão tem papel fundamental nesse processo por ser um modo instantâneo de captar informações. É conhecido que cerca de 80% das informações que chegam ao nosso cérebro entram pelo canal da visão, sendo este o sentido que mais motiva a criança a mover-se e a explorar o ambiente. Além disso, por ser um sentido integrador e totalizador, nos permite, de modo mais rápido e fácil, perceber e compreender o mundo.[2]

A visão é o sentido que capta a informação a distância. À medida que a criança se desenvolve, objetos mais distantes se tornam atrativos e a criança começa a querer alcançá-los e a mover-se em direção a eles.[3]

Grande parte das primeiras aprendizagens da criança vem de brincadeiras rotineiras estabelecidas com os membros da família. Essas primeiras interações são as bases para o desenvolvimento de vínculo, da comunicação e do social. Muitas vezes, as crianças com visão severamente comprometida podem responder de modo diferente a essas tentativas iniciais de brincar e interagir, e as famílias podem precisar de apoio para estabelecer uma rotina de brincadeiras adaptadas que facilitem a aprendizagem.[4]

A criança com deficiência visual fará uma exploração mais lenta do ambiente que a cerca, obterá uma visão analítica parcelada, e o auxílio dos outros canais de informação tornará possível a construção do todo. Frequentemente, essa exploração mais lenta poderá levar à lentidão no desenvolvimento neuropsicomotor, caso não haja estratégias planejadas para auxiliá-la a entender e interagir com o ambiente. "Sem assistência específica, crianças que têm deficiência visual estão sujeitas a ter experiências restritas e a não alcançar o seu potencial de desenvolvimento".[5]

INTERVENÇÃO PRECOCE (JUSTIFICATIVA E DEFINIÇÃO)

O recém-nascido ou a criança que apresenta uma deficiência, seja ela cognitiva, sensorial ou neuromotora, ou, ainda, a criança com múltipla deficiência apresenta dificuldades em interagir, em se relacionar e em se adaptar ao meio em que vive. Ela pode, dependendo de sua deficiência, do grau de comprometimento e do nível de desenvolvimento, ter dificuldade de perceber os estímulos naturais do meio ambiente, de interpretá-los e/ou de produzir uma resposta eficiente e compreensiva para o outro.[6] Essas crianças, na maioria dos casos, têm um modo particular de apreender o mundo. A criança com deficiência visual ou deficiência múltipla tende a ser uma criança que brinca menos e explora menos o ambiente ao seu redor e que muitas vezes acaba por ser menos estimulado por sua família, já que esta não percebe ou não compreende suas formas de comunicação, movimento, exploração e interação.

"A falta de um sentido totalizador como a visão determina dificuldades por parte do bebê para incorporar o mundo circundante e por parte de seus pais de manejar o fluxo adequado de comunicação... Por Intervenção Precoce entende-se o conjunto de técnicas e estratégias que visam superar essas duas falências."[7] (Figura 142.1).

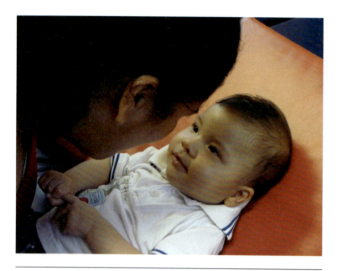

▶ **Figura 142.1** A mãe e seu bebe. Estimulando a fixação do rosto materno, o contato visual, a atenção às expressões faciais e o desenvolvimento do vinculo mãe-bebê.

"O principal propósito da intervenção precoce é melhorar o desenvolvimento das crianças, trabalhando especialmente com os cuidadores e familiares. Trabalhando juntos, profissionais de intervenção precoce e famílias poderão identificar, desenvolver e favorecer as experiências de aprendizagem adequadas que irão promover a aprendizagem e o desenvolvimento infantil".[5] O trabalho de Intervenção Precoce para as crianças com baixa visão tem como metas principais maximizar o uso da visão residual, tornando-a funcional, e promover o desenvolvimento global da criança.

Na área de intervenção precoce, deve-se sempre lembrar que o trabalho será feito em um período de desenvolvimento visual e, portanto, é muito importante oferecer à criança oportunidades de usar a visão e ter experiências visuais de qualidade, favorecendo com que a criança aprenda a utilizar a visão que ela tem da melhor maneira possível. O mesmo deve se dar em relação ao desenvolvimento global; deve-se estimular o desenvolvimento da motricidade, o controle voluntário e a organização do movimento. Do mesmo modo, incentivar o deslocamento, a exploração, o relacionar-se e comunicar-se com o outro, a fim de ampliar e enriquecer o repertório e a qualidade de experiências vividas.

Quando uma criança tem deficiência visual e outras deficiências associadas, ela precisa desenvolver formas específicas para acessar informações sensoriais e para interagir com o ambiente. "Aprender a obter e interpretar as informações e tornar-se motivada a explorar o seu entorno e realizar atividades é essencial à aprendizagem...".[5]

Segundo Piaget,[8] a aprendizagem pode ocorrer mais facilmente quando a criança pode receber informações e elaborá-las a partir de experiências já vividas, ou seja, as experiências vividas no período sensoriomotor organizam e facilitam aprendizagens futuras. Ora, se lembrarmos do que foi dito no início, que a criança com deficiência visual tende a ser uma criança que brinca menos e explora menos, é nosso papel oferecer a ela oportunidades adequadas de brincar e explorar.

A família deve estar profundamente envolvida nessa tarefa, recebendo orientações não somente de como estimular a criança, das atividades que pode fazer com seu filho, como estimular sua comunicação e exploração, mas também saber e compreender o porquê, a importância disso tudo para o desenvolvimento e a aprendizagem. As intervenções serão bem-sucedidas somente se forem desenvolvidas em colaboração com as famílias e de acordo com seu próprio ritmo e suas condições em casa.

Profissional de intervenção precoce refere-se a alguém que esteja trabalhando com uma criança, no período entre o nascimento e os três anos. Ele pode vir de uma variedade de disciplinas, como fisioterapia, terapia ocupacional, psicologia ou educação especial, dentre outras, e precisa ter habilidade para avaliar adequadamente as necessidades e potencialidades da criança para, então, traçar o programa de intervenção mais apropriado.[5]

PRINCÍPIOS FUNDAMENTAIS

- Acreditar que toda criança, em diferentes níveis, seja capaz de sedesenvolver e aprender;
- Acreditar que os pais podem ser parceiros nesse trabalho e que a contribuição deles é fundamental para o sucesso da intervenção;
- Identificar as competências e potencialidades da criança e da família. É com elas que iremos trabalhar;
- Identificar as prioridades e preocupações dos pais ao planejar os programas e intervenções;
- Organizar o ambiente e o ingresso de estímulos. Isso vai possibilitar que a criança compreenda melhor o que se passa ao seu redor e fará com que ela responda com uma ação também mais organizada e efetiva;
- Sempre desenvolver atividades com contexto, a fim de que a criança aprenda habilidades significativas e funcionais. A criança deve entender que tudo o que fazemos tem uma função, um objetivo;

- Levar em consideração que a motivação é forte fator no processo de aprendizagem;
- Buscar estratégias que facilitem a compreensão e a aquisição de conceitos e favoreçam a aprendizagem trabalhando, por exemplo, com atividades multissensoriais que darão à criança informações por meio dos vários canais sensoriais e estimularão a função integradora do sistema nervoso. Desse modo, possibilita-se à criança o desenvolvimento de conceitos completos experienciando situações pela visão, pelo tato, por informações verbais etc.;
- Sempre oferecer antecipação à criança, comunicar a ela o que vamos fazer e o que esperamos dela. Isso a faz sentir-se segura e respeitada, e também oferece maior oportunidade para que ela participe da ação;
- Pensar no nível de participação que a atividade vai proporcionar à criança;
- Buscar a melhor facilitação a fim de favorecer seu desempenho (menor ajuda possível). Estimular a produção de respostas e movimentos intencionais e evitar a manipulação passiva por meio de rotinas e atividades. Valorizar cada pequena resposta;
- Respeitar o ritmo da criança, seus desejos e motivação. Considerar a fadiga;
- Respeitar o ritmo da família, ouvir e considerar seus desejos, dúvidas e necessidades;
- Desenvolver o trabalho em equipe, discutindo e compartilhando necessidades, objetivos e condutas com a família, a escola e outros profissionais envolvidos com a criança. As pessoas envolvidas na equipe devem descobrir e decidir juntas o que fazer e como fazê-lo. Devem compartilhar descobertas, ansiedades e soluções. A equipe deve falar com um senso comum, oferecendo orientações completas, e evitando o conflito de informações de diferentes disciplinas que poderá confundir ou paralisar as ações da família.

O PROGRAMA DE INTERVENÇÃO PRECOCE

O programa de intervenção precoce é traçado para cada criança com base em:

- Informações da avaliação clínica oftalmológica;
- Informações da avaliação das funções visuais;
- Informações de outras especialidades médicas;
- Dados da anamnese;
- Dados da família com observações feitas em diferentes ambientes e com diferentes pessoas;
- Dados da avaliação funcional da visão e do desenvolvimento global;
- Conhecimento a respeito da patologia e do desenvolvimento infantil.

Considerando o que foi dito, a princípio, sobre o desenvolvimento e as primeiras interações, o foco da intervenção precoce deve ser a criança e sua família porque é neste contexto que a criança interage, aprende e se desenvolve. Desse modo, o modelo mais usado e mais sugerido na literatura mais recente é o modelo de intervenção centrado na família. "É através do contato com familiares que a criança se desenvolve emocionalmente, torna-se um ser social e descobre que suas ações tem significado".[5]

A resposta visual pode ser muito sutil, por isso é importante ficar atento e valorizar pequenas manifestações, como um susto ou sobressalto, aumento ou diminuição da atividade corporal, mudanças no padrão de respiração, mudanças em expressões faciais. Isto pode ser muito difícil para os pais que, muitas vezes, não conseguem identificar a resposta da criança diante de suas tentativas de interação e sentem-se frustrados. O mesmo acontece ao recém-nascido, que tenta responder ao estímulo, mas não é compreendido. "Nesta situação, as respostas da criança não reforçam a interação do cuidador e vice-versa. Portanto, começa um ciclo de expectativas não cumpridas e interações insatisfatórias entre o cuidador e a criança".[5]

O programa de intervenção precoce deverá ser desenvolvido, sempre que possível, por uma equipe transdisciplinar. O objetivo mais importante é ensinar a criança a brincar, já que o recém-nascido com deficiência visual pode não aprendê-lo espontaneamente, como as outras crianças. Por meio de brincadeiras, a criança poderá desenvolver habilidades motoras, visuais, de comunicação, cognitivas e sociais, como interesse visual, localização do rosto do interlocutor, contato visual, observação de expressões faciais, percepção e localização de estímulos, fixação visual, seguimento visual, escaneamento, mudança de olhar, coordenação olho-mão, identificação dos objetos e suas funções, interesse e identificação de figuras e desenhos, relação parte-todo, interpretação de ações em figuras, memória visual, comunicação e expressão, controle motor global, motricidade fina, conceitos espaciais, orientação e organização espacial, grafismo, orientação e mobilidade, dentre outros (Figura 142.2).

Importante também estimular ao máximo o desenvolvimento de aspectos relacionados com autonomia e habilidades sociais, que são aspectos preparatórios para o ingresso na educação pré-escolar. Independência nas atividades de vida diária e bom desenvolvimento na área da linguagem/comunicação certamente favorecerão o processo de inclusão. Do mesmo modo, importante estimular a capacidade de ter iniciativa e de solucionar problemas do seu cotidiano.[9]

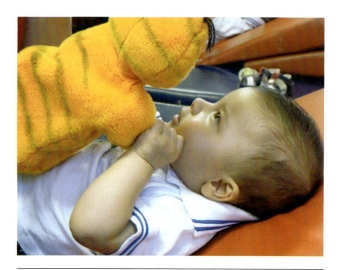

▶ **Figura 142.2** O brincar. Estimulando o interesse por objetos, o alcance dirigido, a fixação visual, a percepção de detalhes do objeto, promovendo assim, o desenvolvimento de diferentes áreas do desenvolvimento (visão, neuromotora, comunicação, cognição).

No trabalho de intervenção precoce, é importante exercer um olhar mais amplo e futurístico, ter consciência de que o que será realizado nessa etapa será pré-requisito para aprendizagens futuras e terá repercussão no processo de escolarização dessas crianças.[9]

Os profissionais de Intervenção Precoce são pessoas fundamentais para o apoio à inclusão da criança nos primeiros anos da escolarização.

Uma das contribuições mais importantes que podemos fazer para a educação futura da criança são os relatórios e as recomendações que passamos para as famílias e para os próximos profissionais que trabalharão com a criança. Nossas recomendações devem ser funcionais e úteis para a casa e a escola, e incluem:

- Informação clara sobre como a criança utiliza sua visão em diferentes contextos.
- Enfatizar os pontos fortes e habilidades que temos visto na criança.
- Fornecer informações sobre acomodações e adaptações que irão beneficiar a criança em casa e na escola.
- Ser realista quanto aos tipos de tecnologias e recursos que a criança necessita.

O TRABALHO COM FAMÍLIAS

Ter um recém-nascido com deficiência visual, na maior parte das vezes, faz com que os pais experimentem diferentes sentimentos, como medo, sentimento de incompetência e ansiedade. Muitos vivenciaram somente situações frustrantes com relatórios que detalham as limitações de seus filhos e os obstáculos para o desenvolvimento. Depois da equipe médica, os profissionais da equipe de intervenção precoce serão, na maioria das vezes, os primeiros que poderão lidar com essas famílias. Sendo assim, é realmente importante estar ciente e atento aos sentimentos que eles podem trazer e saber como acolhê-los e como ajudá-los a tornarem-se fortes e autoconfiantes.

O primeiro passo é escutá-los. Eles provavelmente terão muitas perguntas que normalmente não encontram respostas em termos médicos. Muitas vezes também não teremos respostas prontas, mas ao se sentirem escutados e perceberem que realmente damos importância às suas dúvidas, eles passam a confiar na equipe, sentindo-se também mais confiantes e com esperanças. Na maioria das vezes, os profissionais de áreas clínicas costumam focar as incompetências das crianças, o que é muito frustrante e assustador. O nosso papel, por outro lado, é encontrar e mostrar a eles as competências e potencialidades da criança. O que ela já é capaz de fazer e o que poderá aprender. Tudo poderá ser mais bem compartilhado no contexto de discussões sobre seus desejos e objetivos para seus filhos e como as recomendações que fazemos podem ser desenvolvidas para alcançar essas prioridades. É relevante que falemos a eles utilizando uma linguagem comum, em conversas informais, evitando termos profissionais.

O trabalho deve ser iniciado convidando-os para ser parte desse processo e fazendo com que eles estejam cientes que a estimulação começa em casa, na família, durante atividades naturais da rotina diária. Portanto, eles poderão estimular a criança de modo mais espontâneo, com contexto e não sentindo as atividades orientadas como um "trabalho" ou uma "obrigação". Com a meta de ajudarmos os pais a compreenderem as dificuldades e necessidades de suas crianças e, sobretudo, o potencial delas, podemos, por exemplo, trabalhar com seminários ou consultorias, ou qualquer outra estratégia que seja útil para que eles adquiram noções sobre o desenvolvimento infantil, o papel de cada sentido para o desenvolvimento e aprendizagem, e outros assuntos que eles mesmos poderão sugerir (dificuldades de comunicação, deficiência física e convulsões, dentre outros).

Pode-se oferecer atividades de simulação que permitirão a eles sentir como é brincar ou fazer uma tarefa para quem tem baixa visão. Isso fará com que eles compreendam melhor as dificuldades e necessidades de seus filhos, e como podemos facilitar a atividade e ampliar as possibilidades da criança fazendo modificações nos materiais apresentados ou no ambiente.

Ao trabalharmos com as famílias juntas, elas poderão oferecer apoio umas às outras à medida que encontram metas em comum. Além disso, podem também desenvolver estratégias para integrar as crianças à vida familiar e na rotina diária. O trabalho em grupo de famílias é muito útil, prazeroso e produtivo. Devemos encorajá-los a fazer perguntas, esclarecer dúvidas, buscar respostas e soluções, dando a eles a oportunidade de compartilhar sobre a deficiência visual, o impacto da deficiência no desenvolvimento e aprendizagem, conversar sobre desejos, expectativas e frustrações. No grupo, eles podem se identificar com outros pais e não se sentirem solitários nessa experiência.

Outra estratégia importante é fazermos visitas domiciliares a fim de se conhecer a realidade deles e pensarmos juntos a melhor maneira de facilitar a participação da criança na rotina diária, o que é essencial para o sucesso do trabalho.

Os pais podem realmente ser bom parceiros; eles conhecem a criança melhor do que qualquer outra pessoa, podem nos ensinar como nos comunicarmos com a ela, sobretudo nos casos de crianças com baixa visão associada a outras deficiências. Eles podem ajudar a encontrar as metas que devem ser incluídas no programa de intervenção.

Muitas vezes, os pais podem ter uma visão diferente da criança porque estão com ela o tempo todo, em casa, na comunidade e no contexto familiar. Eles terão informações importantes sobre como a criança responde e os interesses que ela está desenvolvendo. É necessário ouvir toda e qualquer informação que eles possam nos dar e mostrar a eles que estamos ali para apoiá-los e para, juntos, encontrarmos soluções.

REFERÊNCIAS BIBLIOGRÁFICAS

1. Hari M, Ákos K. Conductive education. Londres: Routledge, 1990.
2. Rago ALP. Aprendendo a aprender... Juntos: o trabalho em grupo no atendimento a crianças com necessidades especiais. Monografia: pós-graduação em Psicopedagogia. São Paulo: Pontifícia Universidade Católica, 2007.
3. Ferrell KA. Reach Out and Teach: Helping Your Child who is Visually Impaired Learn and Grow. New York: AFB Press, 2011.
4. Frailberg S. Blind infants and their mothers: An examination of the sign system. In: Lewis M, Rosenbaum LA. The effect of the infant on its caregiver. New York: Wiley & Sons, 1974.
5. Chen D. Essential Elements in Early Intervention. Visual Impairment and Multiple Disabilities. New York: AFB Press, 1999.
6. Hári M, Tillemans T. Conductive education. Capítulo 2. The human principle in conductive education. Budapest: Budapest International Institute, 1988.
7. Penerini YN. Estimulación temprana y orientación educativa de niños discapacitados visuales. Arch Argent Pediatria. 1994;92(2):98-103.
8. Wadsworth B. Inteligência e afetividade da criança na teoria de Piaget. São Paulo: Pioneira, 1997.
9. Rago ALP. Necesidades educativas especiales de los niños/as con discapacidad visual. Submódulo do "Curso de Especialización para la Atención Temprana del Bebé y el Niño/a con Discapacidad Visual y Múltiple", modalidade educação à distância. FOAL, Programa Internacional Hilton Perkins & ICEVI, 2009.

capítulo 143

Ana Lucia Pascali Rago

Acompanhamento Escolar e Apoio à Inclusão

INTRODUÇÃO

Necessidades educacionais especiais e inclusão são temas que vem sendo amplamente discutidos por organizações internacionais que buscam a igualdade de direitos e oportunidades para todos, desejando a construção de uma cultura mais inclusiva que respeite e valorize a diversidade, eliminando todo tipo de segregação e exclusão.[1]

Segundo dados do Banco Mundial (2006), cerca de 40 milhões dos 115 milhões de crianças que não frequentam escola são crianças com deficiência. Esse número inclui crianças com problemas cognitivos, físicos, sensoriais, emocionais ou dificuldades de aprendizagem. A deficiência pode ser a causa principal de exclusão de crianças na educação.[2]

Nesse contexto, os profissionais das áreas de saúde e reabilitação precisam ter consciência de que seus trabalhos e atuações necessitam ir além das salas de atendimento. Eles são pessoas essenciais para contribuir no processo de inclusão, pois certamente conhecem as necessidades e potencialidades da criança, e as estratégias que poderão auxiliar os educadores no ensino de crianças com deficiência nas escolas regulares.

A parceria e a colaboração entre as áreas de saúde e educação são fundamentais para o sucesso da inclusão responsável. Não há sentido no desenvolvimento de trabalhos isolados.[3] É realmente necessário e possível construir uma equipe colaborativa, na qual vários setores (governo, profissionais da saúde, profissionais da educação e família) podem contribuir, beneficiando a todos e em especial a criança que será incluída.[4]

Portanto, os profissionais que trabalham com crianças com baixa visão devem também estar envolvidos nessa discussão a fim de refletir sobre a educação dessas crianças, as necessidades específicas, as dificuldades, o potencial para aprender e se desenvolver, e sobre como o sistema educacional regular pode recebê-las e acolhê-las oferecendo a elas condições de participarem efetivamente das atividades escolares e avançarem na construção do conhecimento e na aprendizagem.

Acompanhamento escolar e apoio à inclusão

O preparo para a vida escolar começa muito cedo, e talvez boa parte dos profissionais que iniciam o trabalho de estimulação com um bebê de poucos meses de vida, com baixa visão, não têm consciência de que aquelas primeiras intervenções e orientações já terão um impacto no preparo dessa criança para a vida escolar. O trabalho da intervenção precoce tem papel fundamental no desenvolvimento de diferentes habilidades que prepararão a criança e sua família para a inclusão educacional.[5]

No contato mais próximo com os educadores e coordenadores de escola nota-se que há muita insegurança com relação à inclusão, já que não há treinamento prévio para a escola e para os professores que receberão uma criança com necessidade educacional especial. Os educadores referem, em geral, que não compreendem, por exemplo, no caso de crianças com baixa visão, como a criança enxerga, que tipos de estímulos ou atividades ela é capaz de perceber ou fazer, a que distância ela pode ver um objeto e como elas aprendem. Desse modo, não sabendo o que fazer e como fazer, encontram como solução promover a inclusão social, não tendo expectativas e planejamentos para a aprendizagem acadêmica.

Cabe aos profissionais da saúde e reabilitação compartilhar informações, desde as mais básicas até as mais específicas, com as escolas. Para isso, podemos utilizar diferentes estratégias como o contato direto com professores e coordenadores por meio de reuniões e visitas escolares, realização de seminários e outros tipos de capacitação, distribuição de materiais informativos, dentre outras (Figura 143.1).

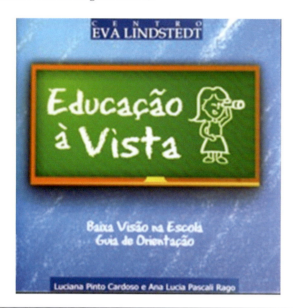

▶ **Figura 143.1** Material de informação para as escolas sobre a criança com baixa visão, desenvolvido no Setor de Visão Subnormal da Santa Casa de São Paulo, com apoio do Programa Perkins Internacional, Lavelle Fund e Scania Latin America.[6]

A equipe médica que acompanha a criança pode e deve auxiliar nesse processo, provendo informações importantes com relação à avaliação oftalmológica, tratamentos possíveis e prognósticos, mas é necessário lembrar que familiares e educadores, em geral, não estão acostumados com a terminologia médica. É indicado que os médicos tentem explicar a situação da criança e o seu ponto de vista utilizando uma linguagem mais informal, para que seja de fato possível uma comunicação efetiva entre as partes.

As estratégias para a inclusão devem promover acesso e participação, tanto o acesso físico como o acadêmico.

O atendimento à criança com baixa visão em idade escolar tem, portanto, três vias de atuação interligadas: o trabalho direto com a criança, no qual desenvolveremos diversas atividades que visam trabalhar especificamente diferentes habilidades visuais e outras habilidades ligadas a motricidade, cognição, comunicação, autonomia; o trabalho com a família, que deve se sentir forte e competente para auxiliar seu filho e a escola; e o trabalho com a escola que precisa ser fortalecida e instrumentalizada (em termos de materiais, equipamentos e recursos humanos) para aprender sobre os comportamentos e necessidades da criança com baixa visão, bem como as estratégias que poderão ajudar os educadores a ensiná-las.

Como favorecer efetivamente a inclusão das crianças com baixa visão – a prática na escola (recursos e estratégias)

Segundo Rago (2009),[5] as informações a serem dadas às escolas e aos educadores envolvem questões básicas que, quando bem cuidadas, favorecem a participação da criança nas atividades propostas e no convívio com os colegas, como, por exemplo:

- A visão possibilita à criança a antecipação dos acontecimentos. O deficiente visual pode perceber a escola como um ambiente desorganizado e perigoso, tornando-se passivo e inseguro. Oferecer informações verbais que relatam ou descrevem o que está acontecendo e/ou o que irá acontecer em seguida dá à criança segurança e autoconfiança para agir e participar.
- A precisão e a velocidade no desempenho de uma atividade diminuem com a perda visual. Localizar, reconhecer e agir perante um objeto requer mais tempo. Para a criança com múltipla deficiência, a atividade pode consumir ainda mais tempo! É muito importante respeitar o ritmo e o tempo de cada criança e aumentar o tempo de exposição do estímulo.
- O esforço visual causa fadiga e diminui o tempo de atenção. Às vezes, é necessário diminuir o tempo e a quantidade de algumas atividades que exijam muita atenção e esforço visual.
- Levar em consideração que a motivação é forte fator no processo de aprendizagem. Se oferecermos atividades muito além ou muito aquém das possibilidades da criança ela certamente ficará desmotivada. Portanto, uma avaliação precisa do nível de desenvolvimento e aprendizagem de cada criança é essencial para que a equipe escolar saiba qual o conteúdo a ser trabalhado e de que modo.
- Importante para a criança com deficiência visual, que muitas vezes perde informações visuais importantes e que pode apresentar dificuldade na capacidade de abstração, que seja permitido a ela desenvolver conceitos completos tendo experiências com materiais concretos e atividades contextualizadas.[7] Mesmo em estágios mais adiantados da escolarização, o uso de material concreto pode facilitar ao aluno com baixa visão a compreensão de novos conceitos.
- O educador deve pensar qual o nível de participação que aquela atividade vai possibilitar ao aluno com deficiência visual e se há maneiras para favorecer uma maior participação. Deve também avaliar que tipo de ajuda pode oferecer ao seu aluno e ser capaz de dosar o auxílio adequadamente.[8]
- Criar situações favoráveis para que a criança seja de fato incluída em sua sala de aula e na esco-

la, que desenvolva amizades, participe de brincadeiras no recreio, na educação física etc. Para isso a professora pode incentivar, por exemplo, o trabalho em grupo, jogos em equipe, atividades de teatro, bem como sugerir que os colegas ofereçam auxílio. Assim como os adultos da escola (professores e demais funcionários) as crianças também podem vivenciar a sensação de ansiedade e medos diante do desconhecido, diante da experiência de ter em sua sala um colega com deficiência. A escola deverá, quando necessário, facilitar e mediar essas relações.

- Favorecer que a criança conheça bem o espaço físico da escola para que ela tenha, como os demais alunos, segurança e autonomia em se locomover e possa explorar o espaço escolar adequadamente.
- Esclarecer dúvidas simples e que, muitas vezes, estão presentes entre os educadores, como a necessidade ou não do uso de lentes corretivas e, caso o uso esteja indicado, o motivo pelo qual ele não resolverá completamente o problema.
- Orientar quanto às estratégias simples de adaptações de materiais e ambiente, como a adequação e o controle na iluminação, o uso de alto contraste, as distâncias de resposta, o tamanho mais adequado dos estímulos para aquela criança, o uso de materiais impressos em ampliação, a necessidade de uso de recursos ópticos ou eletrônicos especiais etc.[9]

À medida que a criança avança nos anos de escolarização, a demanda visual aumenta, como também a de outras áreas, como a motricidade, a cognição etc. Cada vez mais a equipe colaborativa, e em especial o profissional especialista em baixa visão, necessitará fazer uma reflexão sobre o conteúdo acadêmico e as habilidades visuais envolvidas em cada uma das atividades oferecidas. Somente assim será possível identificar com precisão as dificuldades da criança para diferentes atividades e buscar estratégias adequadas para solucioná-las e favorecer a participação ativa da criança e a aprendizagem.

A equipe precisa avaliar e compreender os elementos visuais da tarefa e que adaptações de materiais, do ambiente, de recursos ópticos, das próprias atividades e de currículo são necessárias e, às vezes, essenciais para que o aluno tenha um bom desempenho nas atividades escolares e avance no desenvolvimento. Por exemplo, em uma situação de cópia de lousa. O que é preciso avaliar?

- A capacidade de localização visual;
- A qualidade da fixação visual;
- A capacidade de realizar seguimento visual e escaneamento;
- A capacidade de realizar mudança de olhar entre dois estímulos;
- O tamanho, o tipo da letra e a distância necessária para que a criança identifique a escrita do professor na lousa;
- Observar se a iluminação da sala interfere no desempenho do aluno com baixa visão;
- Avaliar se o uso de um recurso óptico melhora o desempenho da criança;
- A capacidade de organização e orientação espacial para transcrever a escrita ao caderno de modo organizado;
- A necessidade de uso de grafite 6B e/ou pauta ampliada ou outro recurso ou estratégia;
- A qualidade da coordenação olho-mão, a motricidade fina e o grafismo;
- A capacidade de compreender a própria letra e escrita para leitura posterior e consequente compreensão do texto copiado;
- O tempo necessário para realização da tarefa e a fadiga.

Às vezes, uma determinada tarefa não é possível para uma criança com baixa visão. A própria cópia da lousa pode não ser possível em casos em que a visão é muito baixa. Nessas situações é importante que a equipe pense em outras soluções, pois a criança não poderá ficar sem receber o conteúdo da disciplina. Podemos sugerir, por exemplo, que ela faça a cópia de perto usando o livro do professor, ou que um colega dite a ela o conteúdo que está na lousa, ou ainda que ela receba o conteúdo já impresso. Para qualquer situação, a escola, de modo autônomo ou junto com a equipe colaborativa, deverá encontrar soluções e caminhos alternativos para viabilizar o acesso do aluno com baixa visão à informação (Figuras 143.2 e 143.3).

O avaliador precisará conhecer o conteúdo pedagógico que está sendo trabalhado com a criança, colher informações da escola, da família, da própria criança e dos materiais escolares para que avalie de modo concreto e objetivo como a deficiência visual está interferindo na aprendizagem, socialização e independência da criança, a fim de que possa pensar em sugestões, adaptações e estratégias.[10]

CONSIDERAÇÕES FINAIS

A educação inclusiva implica mudança substancial na estrutura, funcionamento e proposta pedagógica da escola de modo a atender às necessidades educacionais de todos os alunos, cada qual com sua especificidade, oferecendo assim oportunidades de aprendizagens para todos.

É necessária uma mudança de olhar, transformando a concepção clínica usada anteriormente, na qual a crença era a de que a criança com deficiência é quem deveria adaptar-se às exigências escolares, para uma nova concepção em que o foco está na escola, o que a escola pode fazer para atender às dificuldades do aluno considerando que as dificuldades de aprendizagem, seja qual for sua origem, é resultado da interação de características pessoais com as oportunidades educacionais oferecidas.[1]

Compêndio de Oftalmologia Geral – Guia Prático

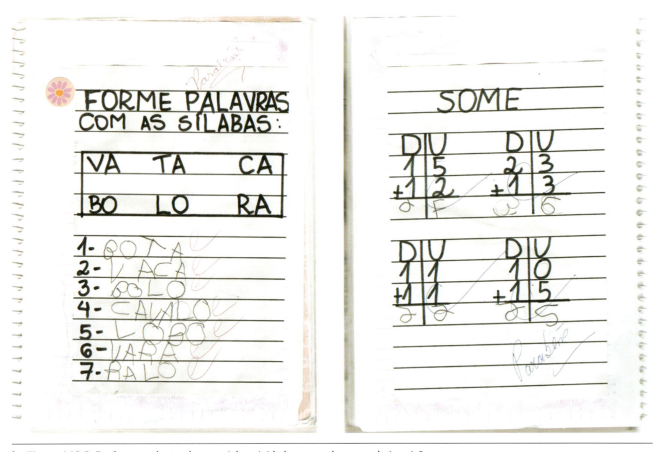

▶ **Figura 143.2** Professora adaptando material e atividade para o aluno com baixa visão.

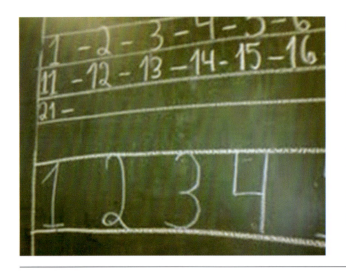
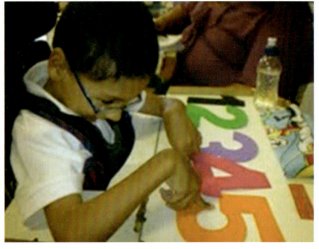

▶ **Figura 143.3** Professora adaptando material e atividade para o aluno com baixa visão associada a outra deficiência.

A escola que recebe uma criança com necessidades educacionais especiais deve desejar tornar-se uma escola inclusiva. O projeto de inclusão deve ser acolhido com entusiasmo pela escola, que deverá estar disposta a aceitar e compreender a especificidade da criança com deficiência, respeitando as diferenças e favorecendo mudanças estruturais e organizacionais que forem consideradas adequadas.

Como abordado anteriormente, a inclusão da criança com deficiência visual em uma escola regular, na maioria das vezes, é uma vivência nova para todas as partes envolvidas nesse processo: criança, família, escola. E como tal pode provocar muita ansiedade e fantasias que, se não forem trabalhadas, podem conduzir a proposta de inclusão ao fracasso, frustrando e desmotivando tanto a escola como a criança e sua família.

As visitas na escola tornam possível aos profissionais que apoiam a inclusão conhecer a realidade escolar e buscar junto com a família e a escola soluções cabíveis e que realmente atendam às necessidades da criança e da própria escola, como estratégias que combinem com a prática do docente e, se necessário, sugerindo alinhamentos curriculares.[4] O objetivo é que escola, criança, família e profissionais de apoio estejam em harmonia, encontrando caminhos alternativos que favoreçam o avanço na aprendizagem acadêmica e no convívio social.

A inclusão tem um ritmo diferente para cada criança e todos os profissionais envolvidos nesse processo precisam conhecer e respeitar esse ritmo (Figuras 143.4 a 143.6).[8]

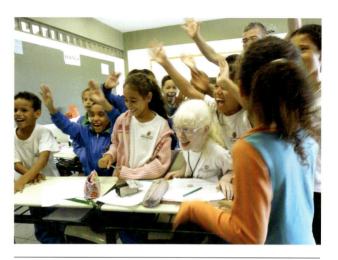

▶ **Figura 143.6** Criança com baixa visão efetivamente incluída na escola regular quando todos os envolvidos no processo cooperam uns com os outros.

REFERÊNCIAS BIBLIOGRÁFICAS

1. Santelices M, Pérez LM. Ciclo de Debates: Desafíos de la Política Educacional - Inclusión de niños con dis- capacidad en la escuela regular. UNICEF - Fondo de las Naciones Unidas para la Infancia: Oficina de Area para Argentina, Chile y Uruguay, 2001.
2. Peters S. Educação para todos: La inclusión de los niños con discapacidad. En breve: serie especial sobre educación para todos en América Latina y el Caribe. No 86, Región de América Latina y el Caribe, del Banco Mundial. 2006.
3. Morin E. Os sete saberes necessários à educação do futuro. 10.ed. São Paulo: Cortez; Brasília: UNESCO, 2005.
4. Rago ALP. Collaborating with inclusion in regular schools: a shared work – (Brazil). The Educator Magazine. Volume XXVII. Edição de Janeiro, 2013. Icevi – The International Council for Education of People with Visual Impairment.
5. Rago ALP. Necesidades educativas especiales de los niños/as con discapacidad visual. Submódulo do "Curso de Especialización para la Atención Temprana del Bebé y el Niño/a con Discapacidad Visual y Múltiple", modalidade educação à distância. FOAL, Programa Internacional Hilton Perkins & ICEVI, 2009.
6. Cardoso LP, Rago ALP. Educação à vista: baixa visão na escola. Guia de orientação. São Paulo: Irmandade da Santa Casa de Misericórdia de São Paulo, 2007
7. Bruno MMG. O desenvolvimento integral do portador de deficiência visual: da intervenção precoce à integração escolar. São Paulo: Laramara, 1993.
8. Koenig AJ, Holbrook MC. Learning Media Assessment of Students with Visual Impairments. 2.ed. Austin: Texas School for the Blind and Visually Impaired. 1995.
9. Brennan V, Peck F, Lolli D. Suggestions for modifying the home and school environment: a handbook for parents and teachers of children with dual sensory impairments. Watertown: Perkins School for the Blind.
10. Sá ED, Campos IM, Silva MBC. Atendimento Educacional Especializado. Deficiência Visual. Brasília: MEC, 2007.

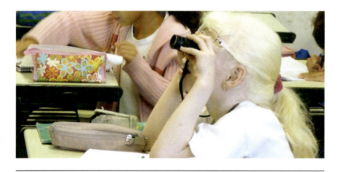

▶ **Figura 143.4** Criança com baixa visão fazendo uso de um recurso óptico para a cópia da lousa.

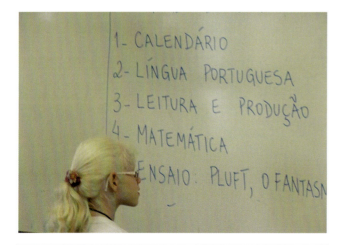

▶ **Figura 143.5** Criança com baixa visão aproxima-se da lousa para fazer a leitura do conteúdo no momento em que o recurso óptico já não a ajuda ou quando se sente cansada de usá-lo.

seção 13

Refração

capítulo 144

Marizilda Rita de Andrade • Elisa Brasileiro Piantino • Adamo Lui Netto

Exame Refratométrico

ANAMNESE

1. Antecedentes familiares
2. Antecedentes pessoais
3. Antecedentes oculares

A anamnese é um dos pontos principais do exame oftalmológico.

Por meio dela, o médico tem a oportunidade de conhecer o paciente, tentar desvendar os caminhos para o diagnóstico, avaliar a necessidade de exames complementares e tornar-se solidário com a sua cura.

Uma anamnese bem feita baseia-se no bom senso e no conhecimento do oftalmologista que deve ser paciente, ouvir bastante e perguntar o necessário.

Alguns itens importantes devem ser avaliados, como:

1. Identificação
    - Nome
    - Idade
    - Sexo
    - Raça
    - Profissão
    - Local de nascimento
    - Residência atual
    - Endereço e contato
    - Encaminhamento

A idade do paciente desempenha seu papel no grau de progressão da miopia, que tende a aumentar na segunda década e a se estabilizar na terceira. Além disso, a idade é importante como fator etiológico nas alterações senis e na presbiopia incipiente, uma vez que os sintomas da presbiopia são inquietantes para uma pessoa que teve boa visão durante toda sua vida. A interpretação desses sintomas e a explicação adequada para o paciente podem adiar a necessidade dos primeiros óculos para visão de perto ou facilitar o ajustamento deles.

Doenças prevalentes em um dos sexos, grupos etários, diferentes raças e doenças endêmicas em certas regiões podem ser elementos necessários para o diagnóstico.

É importante obter dados sobre o tipo e o ambiente de trabalho para indicar a correção adequada para cada paciente. Exigências especiais, como aquelas requeridas em trabalhos com pequenos objetos, distâncias não usuais ou diferentes condições de iluminação devem ser consideradas na avaliação da fadiga provocada pelo esforço visual. A boa focalização na distância de 50 a 60 cm, por exemplo, é necessária para digitadores, músicos em geral, jogadores de cartas, certos cirurgiões etc. Pacientes com a mesma idade e mesmo erro refracional, mas com exigências profissionais diferentes, podem apresentar diferenças marcantes nos sintomas. Nos présbitas que requerem óculos multifocais, as características do trabalho desempenham importante papel na prescrição do tipo das lentes. Hoje, é grande o número de pessoas que trabalham várias horas por dia em frente ao computador e que se queixam de dor nos olhos e na cabeça. Cabe ao oftalmologista, por meio da melhor correção óptica possível, propiciar maior conforto, diminuindo o esforço visual e orientando o paciente adequadamente.

A origem do encaminhamento é importante para que o oftalmologista possa retornar informações e facilitar o possível retorno do paciente.

2. Queixa e duração:

    As queixas mais frequentes estão relacionadas com distúrbios da acuidade visual.

    Cada queixa deve ser detalhada, e suas características específicas e seu impacto funcional devem ser avaliados.

3. Acuidade visual:
    - É a mesma que o paciente teve durante a maior parte da sua vida?
    - Teve início súbito ou insidioso?
    - Tem caráter progressivo?
    - Quando e como foi notada?
    - Foi notada para longe, para perto ou ambos?[1,2]
    - Ocorre em apenas um olho ou em ambos? Se em ambos, é pior em algum?

- Possui fatores que acompanham (cefaleia, *flashes* de luz)?
- Possui fatores de melhora ou piora?
- O paciente fez uso prévio de lentes corretoras? Por quanto tempo? Qual era o grau? Houve mudanças frequentes?

Cefaleia

É um dos sintomas, possivelmente relacionado com erros refracionais, mais referidos na consulta oftalmológica. O médico deve identificar a possível causa ocular ou contribuir para o diagnóstico do fator sistêmico. As de origem ocular na maioria das vezes são frontais, não incapacitantes nem muito intensas e surgem após esforço ocular persistente, quase sempre no final do dia.

Dor nos olhos

Pode acompanhar a extrema fadiga após esforço visual. Além disso, pode ser observada durante a adaptação de uma nova lente, sobretudo se a prescrição incorporar alteração astigmática e no ajustamento do primeiro par de multifocais.

Diplopia

Se houver queixa de visão dupla, é importante conhecer o momento do aparecimento, se ela é constante ou intermitente, se é mono ou binocular, se ocorre em certas posições do olhar ou a determinadas distâncias e se os dois objetos vistos são horizontais ou verticais. A diplopia pode ocorrer nos erros refracionais e alinhamento incorreto dos óculos.

3. Antecedentes pessoais:

Investigar doenças sistêmicas como diabetes que, se descompensada, pode causar flutuação visual, assim como a embebição gravídica da gestação.

Anotar as medicações em uso pois há implicações, como diminuição da acomodação com o uso de anoréxicos e beladona, por exemplo.

4. Antecedentes oftalmológicos:

Questionar sobre cirurgias oculares prévias e procedimentos com *laser*, além do uso de lentes de contato e colírios.

5. Antecedentes familiares:

Pesquisar casos familiares de estrabismo, ceratocone e cegueira.

REFERÊNCIAS BIBLIOGRÁFICAS

1. Alves MR, Polati M, Sousa SJF. Refratometria Ocular. Refratometria Ocular e a Arte da Prescrição Médica. Rio de Janeiro: Cultura Médica-Guanabara Koogan, 2009. p.1-39.5.
2. Duarte A, Sant'Anna NV, Uras R. Presbiopia. In: Schor P, Uras R, Veitzman S. Óptica, Refração e Visão Subnormal. São Paulo: CBO. Rio de Janeiro: Cultura Médica-Guanabara Koogan, 2008. p.163-88.

capítulo 145

Marizilda Rita de Andrade • Elisa Brasileiro Piantino • Adamo Lui Netto

Exame Externo

1. Teste de cobertura, Krinsky, Hirschberg
2. Reflexos
3. Assimetrias

No exame externo, observa-se:

- Presença de ptose, proptose, hipertelorismo, epicanto, telecanto, enoftalmo, tumorações e malformações;
- Assimetria facial ou fácies compatível com alguma síndrome;
- Presença de nistagmo e torcicolo;
- Presença de desvio ocular: convergente, divergente ou vertical.

Para a avaliação motora do estrabismo, os seguintes testes são realizados:

a) **Teste de Hirschberg:** é um teste de fácil execução, utilizado com frequência em crianças pequenas que não colaboram. Com uma lanterna, observa-se o reflexo luminoso em ambas as córneas. Quando o reflexo é central em ambas, o paciente é ortotrópico. Quando em um olho o reflexo é central e no outro está deslocado lateralmente, esse paciente apresenta estrabismo convergente. Se o reflexo estiver deslocado medialmente em um dos olhos, trata-se de estrabismo divergente. O valor do desvio pode ser quantificado. Se o reflexo está na borda pupilar, o desvio é de 15 graus; se está entre a borda pupilar e o limbo, o desvio é igual a 30; e se no limbo, o valor do desvio é de 45 graus.

b) **Krinsky:** também é um teste de fácil execução e, além da lanterna, utilizam-se prismas. A colocação de prismas na frente do olho desviado desloca o reflexo luminoso na córnea até torná-lo simétrico com o do olho fixador. O poder do prisma é igual ao ângulo do desvio.

c) **Teste de cobertura:** requer cooperação e o paciente deve ter reflexo de fixação central normal em ambos os olhos. Além disso, deve apresentar acuidade visual que lhe permita a percepção dos objetos utilizados no exame. Portanto, é importante realizar previamente a refração sob cicloplegia e prescrever a ametropia. O teste é realizado com objetos de fixação pequenos e com detalhes, tanto a 6 metros quanto a 33 centímetros. O *cover-uncover test* informa se o paciente apresenta ortoforia, heteroforia e heterotropia intermitente ou constante. É realizado cobrindo-se e descobrindo-se cada olho e observando o olho contralateral. No *alternate cover test*, oclui-se cada olho alternadamente e observa-se, além do olho contralateral, o olho que está sendo descoberto. É dissociante. O teste de oclusão-desoclusão com prismas combina o teste de oclusão alternada com prismas e mede o ângulo do desvio na fixação para perto e para longe.

REFERÊNCIAS CONSULTADAS

1. Alves AA. Refração. Rio de Janeiro: Cultura Médica, 2008.
2. Boas MLMV, Almeida HC. Medidas de desvio: teste de cobertura monocular ou alternado e métodos de Krimsky e Hirschberg. In: Bicas HEA, Souza-Dias CR, Almeida HC. Estrabismo (Conselho Brasileiro de Oftalmologia). Rio de Janeiro: Cultura Médica, 2008. p.133-41.
3. Ferreira LE. Exame ocular de rotina. In: Ferreira LE. Enciclopédia Médica Brasileira. Rio de Janeiro: Editora Manole e Livro Médico Editora LTDA, 1981.
4. Moreira ATR. Semiologia básica do estrabismo. In: Moreira CA. Semiologia básica em oftalmologia (Conselho Brasileiro de Oftalmologia). Rio de Janeiro: Cultura Médica, 2008. p.273-88.
5. Vaughan D, Asbury T. Exame. In: Vaughan D, Asbury T. Oftalmologia Geral. São Paulo: Editora Atheneu, 1977. p.14-31.

capítulo 146

**Elisabeth Brandão Guimarães • Marizilda Rita de Andrade • Adamo Lui Netto
Renato Giovedi Filho • Bruna Lana Ducca • Chow Wang Ming Shato**

Acuidade Visual

A visão é um fenômeno complexo que envolve o sistema neurossensorial aliado a condições psicológicas adequadas. Para ler um optótipo, é necessário que o sistema óptico, o estado psicológico e o neurológico estejam em perfeita sintonia.

A acuidade visual deve ser medida em ambiente com adequada iluminação, sem interferência de ruídos que alterem a atenção do paciente e do observador médico. É um exame simples, porém de grande importância na propedêutica oftalmológica, podendo variar de acordo com a ametropia, a idade e a condição anatômica do olho.

Há várias tabelas para a medida da acuidade visual. A Tabela de Snellen é a mais utilizada. É constituída de optótipos do mesmo tamanho dispostos em linhas. Em cada linha subsequente os optótipos são menores (Figura 146.1).

A medida da acuidade visual é expressa por uma fração, cujo *denominador* representa a distância em pés ou metros em que as letras subentendam a um ângulo de 5 minutos de arco e o *numerador* expressa a distância em que foi realizado o exame (Figura 146.2).

O padrão de normalidade é conseguir enxergar a 20 pés de distância optótipos que deveriam ser vistos a 20 pés. Neste caso, dizemos que a acuidade visual é 20/20; ou enxergar a 6 metros optótipos que deveriam ser vistos a 6 metros. Neste caso, a acuidade visual será representada pela fração 6/6. Pode-se transformar fração em número decimal, como, por exemplo, 20/20 = 1,0; 20/60 = 0,3, e assim por diante.

Se uma pessoa somente consegue enxergar a linha 20/20 a 10 pés de distância da tabela, ela terá a acuidade visual de 10/20, ou seja, 0,5 na escala decimal.

Embora seja a mais utilizada, há críticas à Tabela de Snellen. O aumento do tamanho de cada linha não segue um padrão geométrico, logo o aumento do tamanho das letras do 20/20 para 20/25 não é o mesmo do aumento do 20/25 para 20/30. Outro problema se deve ao fato de as letras não serem igualmente legíveis. As letras L,T,U,V,C são mais facilmente reconhecíveis que as letras S,G,H,B.

Para se reconhecer o B precisa-se de acuidade visual de 20/20, e para se reconhecer o L, de 20/30.

Outra tabela usada é a de Bailey e Lovie. Nesta, a escala é logarítimica e pode ser convertida para Snellen. As 10 letras que a compõem têm a mesma dificuldade de leitura e são separadas por espaços equivalentes ao tamanho de uma letra. Cada linha tem cinco letras, separadas por espaço que equivale à altura de uma letra da fila menor (Figura 146.3).

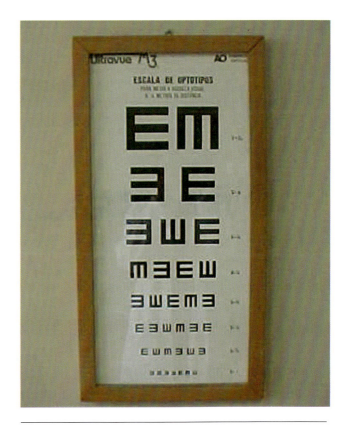

▶ **Figura 146.1** Tabela de Snellen.

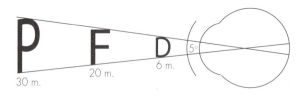

▶ **Figura 146.2** Esquema mostrando representação da imagem em diversas distâncias.

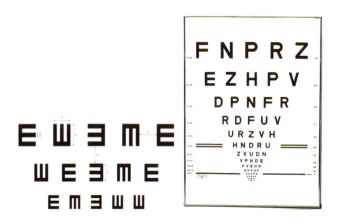

▶ **Figura 146.3** Tabela de Bailey e Lovie.

O paciente deve ter condições psicológicas favoráveis ao exame, com boa colaboração, e o método escolhido deve se adequar a cada paciente, levando em consideração o grau de escolaridade, a idade cronológica e a mental.

Para iniciarmos a medida da acuidade visual com a Tabela de Snellen, ela deve estar a 6 m (ou 20 pés) do paciente. Caso o paciente não responda à solicitação da primeira linha da tabela, mudamos a distância do exame com o seguinte roteiro:

1. Acuidade visual com correção e sem correção óptica (AV cc\sc)
2. Caso o paciente não enxergue a primeira linha da Tabela de Snellen, mudar a distância do exame. P. ex., leitura 20/200 a 5 pés, ou seja, em ¼ de distância. A anotação será 5/200 ou 5/200(x4) = 20/800.
3. Contar dedos (cd), mostrar os dedos e anotar a que distância o paciente consegue enxergar. P. ex., contou dedos a 30 cm = cd 30 cm.
4. Vultos – movemos nossa mão em frente do rosto do paciente e perguntamos se ele consegue ver o vulto da nossa mão.
5. Percepção da projeção luminosa – projetamos uma luz, nos olhos do paciente e perguntamos se ele consegue perceber de onde ela vem. De cima, da direita, da esquerda ou de baixo.
6. Percepção luminosa (PL) – nesse caso, o paciente somente conseguiu ver a luz, não percebendo de onde ela veio.

Nas crianças, os métodos variam de acordo com a idade.

Bebês de até seis meses:

- Uso de estímulo luminoso com lanterna e observação da reação à oclusão. Observam-se reflexos pupilares fotomotor e consensual.
- Nistagmo optocinético – que será comentado no capítulo de visão subnormal.

De seis meses a três anos:

- Observam-se reflexos pupilares de fixação e reação à oclusão.
- Na suspeita de acuidade visual comprometida, realizar o Teste de Olhar Preferencial ou Cartões de Teller.

Crianças de três a seis anos:

- Usar as tabelas de figuras ou E isolado (Figura 146.4).

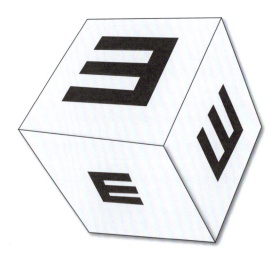

▶ **Figura 146.4** E isolado.

Acima de seis anos:

Tabela de Snellen ou Optótipos de critério mínimo separável.

Alguns fatores, como a seguir, influenciam na medida da acuidade visual, e devem ser observados e anotados.

AMBLIOPIA

Investigar condições prévias que sugiram estrabismos associados, anisometropia, alterações maculares, cicatrizes retínicas, alterações na transparência da córnea, ptoses severas e alterações de cristalino.

AMETROPIAS

- Presença de ametropias suspeitas na medida da acuidade visual e detectadas durante a refratometria.
- Há relação entre a ametropia miópica e a acuidade visual que pode ser estimada pela fórmula de Le Grand:
- AV sem correção (expressa em décimos) = 0,25/R, em que:
  - R é a refração.
  - Por ex.: quanto esperar de Av para uma miopia de –0,50 DE?
  - AV = 0,25\–0,50
- Uma pessoa com miopia de –0,50D terá acuidade visual de 20/40 ou 0,5.

IDADE: MUDANÇA DA ACUIDADE VISUAL EM FUNÇÃO DA IDADE.

Idade	Acuidade visual
6 meses – 1 ano	20/200
2 anos	20/100
3 anos	20/50
5 anos	20/20

Após os 60 anos, há decréscimo da acuidade visual para longe.

60 anos	20/25
80 – 90 anos	20/30 a 20/40

PUPILAS

Pupilas menores propiciam diminuição das aberrações esféricas da córnea, pois com seu efeito estenopeico elimina os raios luminosos periféricos, aumenta a profundidade de foco, tornando possível melhor acuidade visual.

Portanto, a acuidade visual deve ser medida sempre antes da cicloplegia ou midríase medicamentosas.

Os critérios de deficiência visual devem ser observados e anotados. De acordo com o Decreto nº 5.296, de 2 de dezembro de 2004, os deficientes visuais são os indivíduos cegos e os portadores de baixa visão. A seguir, serão abordadas as definições de cegueira legal e de baixa visão.

- **Cegueira legal:** Acuidade visual menor ou igual a 0,05 no melhor olho, com a melhor correção óptica.
- **Baixa visão:** Acuidade visual entre 0,3 e 0,05 no melhor olho, com a melhor correção óptica.

ACUIDADE VISUAL – EQUIVALÊNCIA ENTRE ANOTAÇÃO DECIMAL E FRACIONÁRIA (SNELLEN).

Fracionária	Decimal
20/20	1,0
20/25	0,8
20/30	0,67
20/40	0,50
20/50	0,40
20/60	0,33
20/80	0,25
20/100	0,2
20/200	0,1

Estima-se a perda percentual da acuidade visual pela medida da acuidade visual. Essa é uma pergunta frequente do paciente que deseja saber quanto perdeu de visão. Porém, lembremos que a perda percentual da acuidade visual de um olho deve ser interpretada isoladamente e não representa incapacidade visual total. O cálculo da eficiência visual, segundo Dr. Aderbal de Albuquerque Alves, deve ser fundamentado em três fatores: perda percentual de acuidade visual central, perda percentual de campo visual e perda percentual dos movimentos coordenados dos olhos.

PORCENTAGEM DE PERDA VISUAL DE ACORDO COM A MEDIDA DA AV NA TABELA DE SNELLEN.

AV	% Perda AV
20/20	0
20/25	5
20/40	15
20/50	25
20/80	40
20/100	50
20/160	70
20/200	80
20/400	90

MEDIDA DA ACUIDADE VISUAL PARA PERTO

Tabela de Jaeger ou Cartas de Snellen são os métodos utilizados para a obtenção da Medida da Acuidade Visual para perto.

A medida da acuidade visual para perto deve ser realizada antes da cicloplegia ou da midríase medicamentosa utilizadas no exame oftalmológico.

Assim como na obtenção da medida da acuidade visual para longe, em ambiente adequadamente iluminado e tranquilo, realizamos o exame para perto pela leitura da Tabela de Jaeger. Esta deve ser colocada a uma distância de 33 a 40 cm. As anotações são realizadas definindo a mínima linha lida em uma escala que vai de J1 a J6. Consideramos J 1 a melhor acuidade visual para perto.

Obviamente, espera-se encontrar alterações na acuidade visual para perto após os 40 anos em função da presbiopia vigente a partir dessa faixa etária. Observa-se que nos présbitas iniciais a iluminação tem grande importância. Uma boa iluminação torna possível a leitura no alcance J1 sem a necessidade de adição complementar.

TABELA 146.1 Perda da acuidade visual para perto.

AV perto	% Perda AV perto
J1	0
J2	0
J3	10
J6	50

REFERÊNCIAS CONSULTADAS

1. Alves AA. Acuidade visual. Refração. Rio de Janeiro: Cultura médica, 2005. p.153-165.
2. Arq Bras Oftalmol 2002;65:375-84 376.
3. www.cbo.com.br/subnorma/conceito.htm

capítulo 147

Marizilda Rita de Andrade • Bárbara Zilioli Cais Fasolin • Adamo Lui Netto

Acomodação

INTRODUÇÃO

Acomodação é a capacidade de aumentar o poder de refração do olho. Esse ajuste na imagem da retina depende de um mecanismo ativo realizado pelo músculo ciliar e de um mecanismo passivo relacionado ao cristalino.

O músculo de Brucke, representado pelas fibras meridionais e radiais do músculo ciliar, realiza a acomodação de longe e tem inervação pelo sistema simpático. As fibras circulares do músculo ciliar, denominado músculo de Roger Muller, são responsáveis pela acomodação de perto e possuem inervação parassimpática.

Durante o mecanismo de acomodação, ocorrem as seguintes alterações oculares (Figura 147.1):

- **Córnea:** não se altera;
- **Câmara anterior:** diminui sua profundidade;
- **Pupila:** miose;
- **Cristalino:** aumento da espessura com redução do seu diâmetro; aumento da curvatura anterior com discreta alteração na superfície posterior;
- **Zônula:** relaxamento;
- **Músculo ciliar:** contração;
- **Corpo ciliar:** move para frente;
- **Vítreo:** move para frente.

É importante lembrar que míopes e hipermétropes, quando corrigidos com os óculos não acomodam com a mesma intensidade, numa mesma distância. Quando corrigidos totalmente, os míopes realizam um esforço acomodativo menor que os hipermétropes. Essa relação se inverte quando a correção é feita com lentes de contato. Nesse caso, os míopes necessitam acomodar mais que os hipermetropes.

A amplitude de acomodação diminui com a idade, como mostra a tabela da Figura 147.2. É bom lembrar que mesmo uma pessoa de 40 anos tem capacidade acomodativa e requer que seu exame refratométrico seja realizado com cuidado requerendo muitas vezes a cicloplegia para evitar resultados falsos.

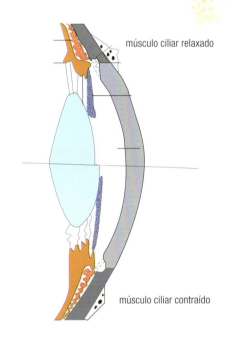

▶ **Figura 147.1** Alteração das estruturas oculares durante a acomodação.

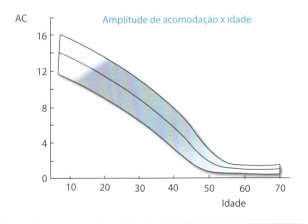

▶ **Figura 147.2** Alteração da amplitude de acomodação de acordo com a idade.

Há outros conceitos importantes relacionados com a acomodação, como o ponto próximo (PP) e o ponto remoto (PR). O ponto próximo é o ponto mais próximo de visão nítida usando o máximo de acomodação. No emétrope, o PP corresponde à amplitude de acomodação. Para o míope ou o hipermétrope, o PP dependerá da AA e da ametropia. É calculado, para o emétrope, da seguinte maneira:

- AA (dioptrias) = PP = 100/distância (em cm)

    Exemplo: emétrope com AA de 6 D terá um PP a 16,6 cm.

O ponto remoto é o ponto mais distante visto com nitidez sem usar a acomodação. No emétrope está no infinito, no míope está na frente do olho, e no hipermétrope é virtual.

DETERMINAÇÃO DA AMPLITUDE DE ACOMODAÇÃO

Amplitude de acomodação (AA) é medida em Dioptrias e traduz o máximo de acomodação que os olhos podem realizar. É sempre igual em ambos os olhos. Existem várias maneiras para medir a amplitude de acomodação. Nos atentaremos ao método que usamos na clinica diária, levando em consideração os pré-requisitos para diminuir as imprecisões nas medidas, entre eles o conhecimento prévio da refração de longe do paciente, o tipo e o tamanho do estímulo utilizado e o método empregado.

Os métodos usados para avaliar a amplitude de acomodação são a retinoscopia indireta, método direto, indireto e misto. Há pré-requisitos para diminuir as imprecisões nas medidas, entre eles o conhecimento prévio da refração de longe do paciente, o tipo e o tamanho do estímulo utilizado e o método empregado.

- **Retinoscopia indireta:** é uma técnica objetiva para avaliar a resposta acomodativa máxima. O paciente usando sua correção para longe, fixa um estímulo para perto com visão binocular. Iniciando com uma distância de cerca de 66 cm, pede-se ao paciente que fixe a carta de Duane. Aproximar a carta até encontrar faixa "contra" na retinoscopia e continuar a aproximação até desparecer a faixa "contra". Seu uso é limitado devido às dificuldades de interpretação. O fato de que a retinoscopia pode ser realizada com equipamento clínico padrão torna esta uma técnica valiosa para atendimento oftalmológico de rotina. A técnica proporciona uma medição mais verídica da AA, porque evita a superestimativa resultante da profundidade de campo.
- **Método direto:** determinar o PP e convertê-lo em dioptrias. Com o paciente usando a correção para longe, ele torna-se emétrope e seu PR estará no infinito. Portanto, seu PP será igual a AA. Pedirmos ao paciente que aproxime a tabela de Jaeguer, fixando na segunda linha (0,50M) até que os optotipos percam a nitidez. Dessa maneira, determinamos o PP. O teste é monocular. Para os pacientes présbitas, adicionamos +2,50 DE, medimos a distância em que haverá turvação nos optotipos da segunda linha da tabela de Jaeguer, convertemos esse valor em dioptrias e descontamos as +2,50 D, anteriormente adicionadas.
- **Método indireto:** paciente usando correção de longe, fixa a uma distância de 40 cm e adicionam-se lentes negativas até surgir turvação visual. Acrescentar 2,50 D que corresponde ao valor, em dioptrias, da distância em que o exame é realizado. Pode ser mono ou binocular. A desvantagem desse exame quando realizado para longe é a diminuição da imagem conforme aumenta o valor negativo da lente.

    Quando for realizado para perto, adicionar lentes positivas para relaxar a acomodação enquanto o paciente observa a carta de letras para perto (J2 da Tabela de Jaeger). Acrescentar lentes positivas até o mesmo referir turvação. Em seguida, usar lentes negativas para estimular a acomodação até referir turvação. A diferença entre o maior valor positivo e o maior negativo, que mantêm a visão nítida, é a amplitude de acomodação.
- **Método misto:** esse teste é monocular. Pede-se ao paciente para fixar a carta de Snellen a 20 cm e acrescentar lentes negativas até iniciar a turvação. Mais usados em pacientes jovens.

Para o cálculo da amplitude de acomodação é necessário conhecer o valor da ametropia do paciente e a distância do ponto próximo (PP). Importante lembrar que o ponto remoto do hipermétrope é virtual, portanto terá sinal negativo seguindo as regras da óptica. O cálculo da AA é dado pela seguinte fórmula:

AA = PP − R

AA: Amplitude de acomodação

PP: Ponto próximo

R: Refração

EXEMPLO: PACIENTE HIPERMÉTROPE DE 4 D E COM PP A 40 CM

Primeiro, converter-se a distância em dioptria:

PP = 100/40 = 2,5 D

Depois, aplicar a fórmula:

AA = 2,5 − (− 4) = 6,5 D

APLICAÇÃO PRÁTICA DO CÁLCULO DA AMPLITUDE DE ACOMODAÇÃO

Cálculo da prescrição da adição para présbitas:

- Uma pessoa que lê a 50 cm necessita ler, confortavelmente, a 40 cm. Para calcular o valor da adição a ser prescrita, deve-se calcular a acomodação para ler a 50 cm.

Temos: Ponto próximo a 50 cm (1/50) = 2 D. Para ler a 50 cm, ela usa as suas 2 D de acomodação.

Para ler a 40 cm, ela deverá usar 2,5 D de acomodação (1/40). É necessário deixar 1/3 ou ½ de acomodação residual.

Metade residual da sua acomodação = ½ × 2,0 D = 1 D.

Portanto, ela usará a sua acomodação de 1,0 D mais 1,5 D de adição para resultar nas 2,5 D que necessita para ler a 40 cm.

REFERÊNCIAS CONSULTADAS

1. Abraham LM, Kuriakose T, Sivanandam V, Venkatesan N, Thomas R, Muliyil J. Correlation between ocular parameters and amplitude of accommodation. Indian J Ophthalmol. 2010 Nov-Dec;58(6):483-85.
2. Alves AA. Acomodação. Refração. Rio de Janeiro: Cultura médica, 2005. p.77-86.
3. Alves MR, Polati M, Sousa SJF. Refratometria Ocular. Refratometria Ocular e a Arte da Prescrição Médica. Rio de Janeiro: Cultura Médica-Guanabara Koogan, 2009. p.1-39.
4. Baumeister M, Kohnen T. Accommodation and presbyopia: part 1: physiology of accommodation and development of presbyopia. Ophthalmologe. 2008 Jun;105(6):597-608; quiz 609-10.
5. Duarte A, Sant'Anna NV, Uras R. Presbiopia. In: Schor P, Uras R, Veitzman S. Óptica, Refração e Visão Subnormal. São Paulo: CBO. Rio de Janeiro: Cultura Médica-Guanabara Koogan, 2008. p.163-88.
6. Glasser A. Accommodation: mechanism and measurement. Ophthalmol Clin North Am. 2006 Mar;19(1):1-12, v.
7. Koretz JF, Kaufman PL, Neider MW, Goeckner PA. Accommodation and presbyopia in the human eye. 1: Evaluation of in vivo measurement techniques. Appl Opt. 1989 Mar 15;28(6):1097-102.
8. León AÁ, Medrano SM, Rosenfield M. A comparison of the reliability of dynamic retinoscopy and subjective measurements of amplitude of accommodation. Ophthalmic Physiol Opt. 2012 Mar;32(2): 133-41.
9. Richdale K, Sinnott LT, Bullimore MA, Wassenaar PA, Schmalbrock P, Kao CY, et al. Quantification of age-related and per diopter accommodative changes of the lens and ciliary muscle in the emmetropic human eye. Invest Ophthalmol Vis Sci. 2013 Feb 7;54(2):1095-105.
10. Santos-Neto E, Alves MR. Novos conceitos em acomodação e presbiopia. Rev Bras Oftalmol. 2011;70(5).
11. Wolffsohn JS, Sheppard AL, Vakani S, Davies LN. Accommodative amplitude required for sustained near work. Ophthalmic Physiol Opt. 2011 Sep;31(5):480-6.

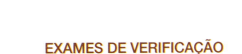

Refratometria e Exames de Verificação

Renato Giovedi Filho • Giovana A. Fioravanti Lui

OBJETIVA

Retinoscopia

Exame realizado com o retinoscópio. Tem por objetivo a determinação da ametropia, escolhendo-se a lente que conjugue a retina ao infinito. É um exame objetivo, pois não depende da informação do paciente.

Refratometria automática

Exame realizado com o refrator automático.

SUBJETIVA

1. **Dinâmica ou manifesta:** quando os olhos têm capacidade de acomodação.
2. **Estática:** quando os olhos não têm condições de acomodar devido à paralisia temporária do músculo ciliar provocado pelo uso de agentes cicloplégicos.
3. **Pós-cicloplegia:** esse exame deve ser realizado quando não há concordância entre o exame dinâmico e o estático. É muito importante e deve ser realizado quando necessário.

ESTÁTICA

Quando cicloplegiar

Realiza-se a refratometria sob cicloplegia em todas as crianças em casos de estrabismos, adultos jovens, suspeita de espasmo de acomodação e sempre que julgarmos necessário.

EXAMES DE VERIFICAÇÃO

Cilindro cruzado de Jackson

O **cilindro cruzado** é formado por duas lentes cilíndricas de sinais diferentes normalmente com 0,25 ou 0,50 DC, com os eixos em ângulo reto. Possuindo um cabo ou uma roldana no caso dos refratores mais modernos que fica exatamente entre elas, ou seja, a 45° de cada.

Verificação do eixo do astigmatismo

Descreveremos o teste no refrator de Greens usando, como é mais comum no mercado brasileiro, cilindros negativos.

Para início do teste, coloque no refrator um cilindro corretor aproximado, mediante os achados objetivos (esquiascopia ou refrator automático) e subjetivos, até a melhor acuidade visual possível.

Coloque o cabo do cilindro cruzado paralelo ao eixo do cilindro no refrator. Nessa posição, os eixos dos cilindros cruzados estarão a 45° do cilindro corretor (Figura 148.1). Posteriormente, desloque o cilindro de um lado para outro (Figura 148.2).

Pergunte ao paciente se nota alguma diferença na acuidade visual. Se não for notada diferença na acuidade visual, significa que o eixo encontra-se na posição exata. Caso contrário, o eixo no refrator deve ser movido sempre no sentido do cilindro negativo do cilindro cruzado, normalmente cerca de 10° (Figura 148.3). E concomitantemente o cabo do cilindro cruzado deve ser movido para que fique de novo paralelo ao eixo do refrator, o que acontece automaticamente nos refratores mais modernos para que se inicie novamente o teste (Figuras 148.3 a 148.6).

Por exemplo:

No refrator, o eixo encontra-se a 90°, paralelo ao cabo do cilindro cruzado.

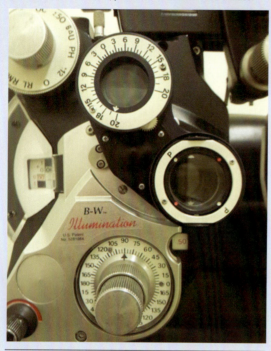

▶ **Figura 148.1** Cabo do cilindro cruzado paralelo ao eixo do cilindro do refrator.

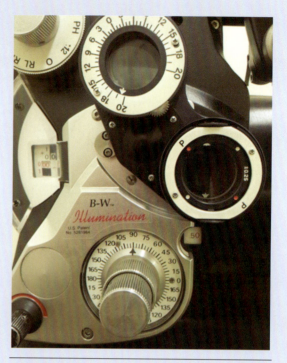

▶ **Figura 148.2** Deslocamento do cilindro de um lado para outro.

O paciente relata que a visão fica melhor quando o cilindro negativo do cilindro cruzado encontra-se a 135°. Deve-se, portanto, deslocar o eixo do refrator e também o cabo do cilindro cruzado para nova posição que seria de 100°.

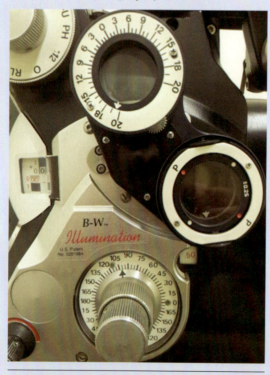

▶ **Figura 148.3** Deslocamento do cilindro.

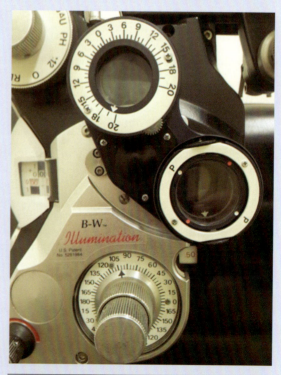

▶ **Figura 148.4** Deslocamento do cilindro.

Se agora o paciente informa que a visão melhora com o eixo do cilindro negativo a 55°, o eixo exato deve estar localizado no meio, ou seja, a 95°.

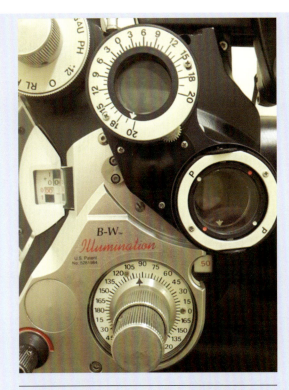

▶ **Figura 148.5** Deslocamento do cilindro do refrator.

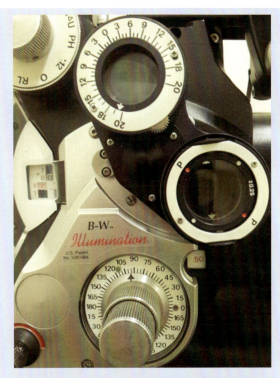

▶ **Figura 148.6** Deslocamento do cilindro do refrator.

Verificação do poder do astigmatismo

O eixo do cilindro cruzado deve estar paralelo ao eixo do cilindro no refrator.

Pede-se para que o paciente tente ler as letras apresentadas, enquanto isso desloca-se de um lado para outro o eixo do cilindro cruzado. Desse modo, o cilindro cruzado aumenta ou diminui o intervalo focal, ou seja, melhora ou piora a visão.

Por exemplo:

Correção no refrator é de –0,50 –0,50 a 95°. Se o paciente prefere o cilindro negativo a 95°, o componente cilíndrico no refrator é mudado para 0,75. Caso prefira o negativo a 5°, ou seja, o positivo a 95°, o cilindro do refrator será mudado para 0,25. Deve-se sempre considerar a posição do cilindro negativo até que não ocorra diferença.

Determinação do valor da adição

Para a determinação do valor da adição de perto, o cilindro cruzado deve ser utilizado com a tabela de leitura de perto de Jaques, que consiste em três linhas paralelas verticais de uma polegada de largura cruzadas por três linhas horizontais. O teste pode ser feito monocular ou binocularmente.

Com a correção do erro refrativo de longe no refrator, coloca-se o cilindro cruzado com o eixo negativo a 90°. A tabela de leitura deve ser colocada a distância apropriada, normalmente 40 cm. No caso de pacientes présbitas, as linhas horizontais aparecerão mais negras que as verticais.

Adicionam-se lestes positivas de +0,25 DE até que o paciente veja as linhas verticais e horizontais igualmente nítidas (negras). Esta é quantidade de adição necessária para perto. Caso o paciente submetido a esse teste não seja présbita, as linhas verticais e horizontais aparecerão igualmente nítidas (Figura 148.7).

Teste do dial

O teste é realizado monocularmente, com o outro olho ocluído ou miopizado. O olho examinado deve ser miopizado, ou seja, adicionadas lentes positivas, até que sua acuidade visual fique entre 20/30 (0,67) e 20/40 (0,50).

O paciente astigmata não pode ver todas as linhas da carta astigmática com a mesma nitidez. As linhas visualizadas com maior e menor nitidez correspondem aos meridianos principais. O eixo do cilindro negativo corretor é colocado perpendicular à linha radial de maior nitidez (Figura 148.8).

Balanço refratométrico

Teste bicromático

Consiste em um teste no qual são comparadas letras pretas que estão ligeiramente fora do foco, porém iguais, sobre as cores vermelha e verde, a fim de se evitar super ou subcorreções.

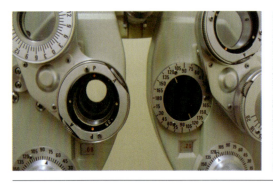 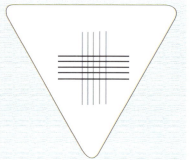 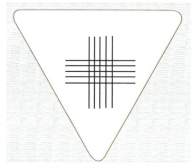

▶ **Figura 148.7** Determinação da adição com o cilindro cruzado.

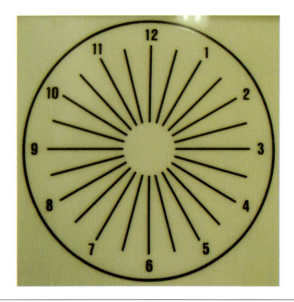

▶ **Figura 148.8** Dial.

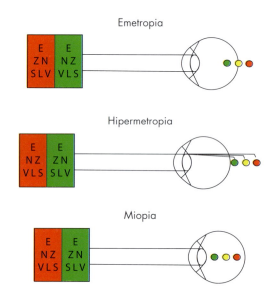

▶ **Figura 148.9** Teste bicromático.

É um teste subjetivo com base no princípio da aberração cromática, ou seja, a luz branca, ao atravessar uma lente, tem seu foco dividido em vários planos, um para cada comprimento de onda de tal modo que o foco da cor verde situa-se mais próximo do cristalino, e o da cor vermelha, mais afastado.

O hipermétrope tem melhor visão no fundo verde e o míope no vermelho quando não corrigidos. Quando ao final do teste o hipermétrope referir melhor visão no fundo vermelho (o míope no verde), significa supercorreção (Figura 148.9).

Balanço refratométrico com prisma de Risley

É um teste realizado binocularmente para o refinamento do exame refratométrico, visando a prescrição mais correta possível.

Inicia-se o teste com a ocular esquerda ocluída e a direita aberta; adicionamos lentes positivas, +0,25 DE cada vez, até que o paciente identifique com dificuldade os optótipos da linha 20/30 (0,67). Repetimos o procedimento para o olho esquerdo, com o direito ocluído. Em seguida, posicionamos do seguinte modo os prismas rotatórios de Risley, na ocular direita 3 Δ BS e na ocular esquerda 3 Δ BI, adicionando posteriormente +0,75 DE em ambos os olhos para relaxamento da acomodação.

Prosseguindo com o teste, acrescentamos lentes positivas ao olho com visão mais clara até que ambos possuam visão igualmente borrada. Em seguida, removemos os prismas de Risley e adicionamos lentes negativas, −0,25 DE cada vez, até que o paciente consiga ler 20/20 (1,00) ou 20/15 (1,33).

REFERÊNCIAS CONSULTADAS

1. Alves AA. Refração. 4.ed. Rio de Janeiro: Cultura médica, 2005. p.77-86
2. Alves MR, Polati M, Sousa SJF. Refratometria Ocular. Refratometria Ocular e a Arte da Prescrição Médica. Rio de Janeiro: Cultura Médica-Guanabara Koogan, 2009. p.1-39.

Vícios de Refração

Adamo Lui Netto • Renato Giovedi Filho • Henock Borges Altoé
Chow Wang Ming Shato • Elisabeth Brandão Guimarães

MIOPIA

É um erro de refração no qual os raios luminosos, vindos do infinito, sem influência da acomodação, fazem o foco à frente da retina, ou seja, no vítreo. A causa mais comum é o excessivo poder de refração do olho, podendo ocorrer devido à excessiva curvatura da córnea, ao aumento do índice refrativo do cristalino ou, mais comumente, pelo aumento do comprimento axial do olho.

Tipos

1. **Miopia axial:**
   - Simples
   - Degenerativa ou maligna
2. **Miopia de índice:** catarata, diabete
3. **Miopia de curvatura:** ceratocone, lenticone
4. **Miopia noturna:** aberrações esféricas.

A correção dos pacientes míopes vai depender de cada tipo: nos casos de miopia axial simples, deve-se prescrever a menor lente que proporcione a melhor visão; nos casos de miopia axial degenerativa, a mais confortável, pois esses pacientes não toleram a prescrição do total. Nos casos de miopia noturna, receitar de 0,50 a 1,50 D.

HIPERMETROPIA

É um erro de refração no qual os raios luminosos, sem influência da acomodação, têm seu foco atrás da retina.

As causas mais comuns são córnea com curvatura reduzida (mais plana), redução do índice de refração do núcleo do cristalino, aumento do índice do córtex do cristalino ou diâmetro anteroposterior curto.

Tipos

1. **Total:** sob cicloplegia
2. **Absoluta:** corrigida com a menor lente
3. **Manifesta:** corrigida com a lente de máximo poder dióptrico
4. **Facultativa:** compensada pela acomodação
5. **Latente:** é a diferença entre a total e a manifesta.

Na maioria das vezes, o paciente hipermétrope não tolera a correção total. Quando houver boa AV, sem sintomas, não se deve prescrever; indivíduos com astenopia para perto podem utilizar os óculos para leitura e, quando persistir a astenopia para longe, utilizá-los nessa condição. No caso de esotropia, prescrever o total, sob cicloplegia, para diminuir a acomodação e melhorar o estrabismo.

Pacientes que apresentam visão binocular normal na idade pré-escolar quase nunca necessitam de correção e, na idade escolar, depende da sintomatologia. Adultos abaixo dos 35 anos não toleram correção total. Entre 35 e 40 anos de idade, ocorre diminuição da capacidade de acomodação e falta a reserva necessária para a leitura com conforto, sendo necessária prescrição para longe e para perto.

ASTIGMATISMO

É uma anomalia da refração do olho na qual os raios luminosos paralelos sofrem refrações diferentes nos distintos meridianos.

Tipos

Quanto ao meridiano mais curvo:

1. **Favor da regra:** meridiano vertical mais curvo;
2. **Contra a regra:** meridiano horizontal mais curvo;
3. **Oblíquo:** entre os eixos 20 e 70 graus e entre os eixos 110 e 150 graus.

Com relação à refração total:

1. **Simples:** apenas um meridiano emétrope (hipermetrópico ou miópico);

2. **Composto:** ambos os meridianos emétropes (hipermetrópicos ou miópicos);
3. **Misto:** um meridiano míope e o outro hipermétrope.

Com relação a ambos os olhos:

1. **Simétrico:** quando os meridianos principais de cada olho são simétricos (imagem em espelho) em relação ao outro;
2. **Assimétrico:** quando os meridianos principais de cada olho não são simétricos em relação ao outro.

Quanto à regularidade da superfície:

1. **Regular:** quando os dois meridianos principais formam um ângulo reto entre eles;
2. **Irregular:** quando os dois meridianos principais não formam um ângulo reto entre eles.

Na criança, o astigmatismo deve ser corrigido sempre que houver suspeita de ambliopia. Após o 1º ano de idade, prescrever quando houver astigmatismo oblíquo entre 1,0 D e 2,0 D ou astigmatismo maior do que 1,5 D. Na presença de estrabismo acomodativo convergente e hipermetropia, deve-se prescrever a refração total sob cicloplegia.

Os erros astigmáticos menores não requerem correção quando não trazem sintomas de astenopia aos esforços visuais, porém, se em qualquer dessas condições houver risco de ambliopia, devem ser corrigidos.

No adulto com astigmatismos maiores que nunca usou correção, o efeito da lente cilíndrica pode fazer com que os objetos pareçam distorcidos, levando-o a pensar que a prescrição foi incorreta. Dessa maneira, deve-se orientar o paciente previamente de que, no início, o uso dos óculos causará problemas de adaptação e que a visão melhorará com o tempo. Nesses casos, talvez seja melhor subcorrigir (1/3 ou 1/2) o erro até que se tornem habituados a usá-los, quando, então, a correção completa poderá ser usada confortavelmente.

Nos astigmatismos mistos, deve-se fazer o exame sob cicloplegia para posteriormente prescrever a refração dinâmica com a subcorreção do astigmatismo.

Nos astigmatismos miópicos compostos, a prescrição segue a refração estática com a subcorreção do astigmatismo para aqueles que a recebem pela primeira vez ou correção total para aqueles que já a usam.

Em casos especiais de astigmatismo irregular de origem, corneal como ceratocone, perfuração, cicatrizes ou opacidades, prescreve-se a melhor correção possível, e, em alguns casos, a adaptação de lentes de contato poderá melhorar a acuidade visual.

REFERÊNCIAS CONSULTADAS

1. Alves AA. Refração. 3.ed. Rio de janeiro: Cultura Médica, 2000. p.13.
2. Elder D. Prática de Refração em Oftalmologia. 9.ed. Rio de Janeiro: Livraria Atheneu, 1984. p.57-61.
3. Rio GD. Óptica Fisiológica Clínica. 3.ed. Barcelona: Ediciones Toray, 1976. p.483-524.

capítulo 150

Renato Giovedi Filho • Adamo Lui Netto • Marizilda Rita de Andrade

Anisometropia

ANISOMETROPIA

Denomina-se anisometropia quando ocorre poder refrativo diferente entre os olhos. Sua importância clínica varia conforme seu tipo e etiopatogenia e costuma trazer ao médico situações desafiadoras para a prescrição óptica. Muitas vezes pode-se transformar um paciente anisométrope assintomático em um sintomático, porém, devido ao seu poder ambliogênico, o tratamento precoce é muitas vezes essencial para o desenvolvimento visual do olho afetado.

Tipos de anisometropia

De acordo com sua etiopatogenia:

- **Axial:** a causa da diferença de grau entre os olhos é o comprimento longitudinal do bulbo ocular.
- **Refrativa:** ocorre devido à diferença do poder refrativo ocular, podendo ser de origem corneal ou do cristalino.

Podem ser congênitas ou adquiridas após traumas, cirurgias etc.

De acordo com o erro refrativo, são classificadas em:

- **Miópica simples:** um olho é emétrope e o outro, míope;
- **Miópica composta:** ambos os olhos são míopes;
- **Hipermetrópica simples:** um olho é emétrope e o outro, hipermétrope;
- **Hipermetrópica composta:** ambos os olhos são hipermétropes;
- **Astigmática simples:** quando o astigmatismo está presente em apenas um dos olhos;
- **Astigmática composta:** quando o astigmatismo é desigual em ambos os olhos;
- **Astigmática:** a diferença está no eixo e não na magnitude;
- **Mista ou antimetropia:** quando um olho é míope e o outro hipermétrope.

AMBLIOPIA

A existência de poder refrativo diferente entre os olhos durante a infância pode resultar em experiências visuais diferentes e consequentemente o olho com visão mais borrada pode desenvolver ambliopia, que é a diminuição da capacidade visual. A anisometropia representa um dos mais importantes fatores de risco para a ocorrência da ambliopia,[1] sendo ainda mais significativa na anisometropia simples ou composta. Devido ao fato da acomodação ser um fenômeno bilateral, ela será controlada pelo olho com menor hipermetropia, fazendo com que o olho mais amétrope esteja constantemente desfocado, tanto na visão para longe como na visão para perto. Já os indivíduos anisométropes míopes de baixo grau podem utilizar o olho menos amétrope para longe e o mais amétrope para perto.

ESTRABISMO

Há alta correlação entre estrabismo e anisometropia,[2] sendo maior a prevalência de esotropias, o que ressalta o importante papel da relação acomodação--convergência na gênese do desvio. A maior parte das crianças com exodesvio apresentam anisometropia miópica.[3]

PRESCRIÇÃO ÓPTICA

A determinação do erro refrativo total de cada olho é muito importante na anisometropia. Devido ao fato que, comumente, o paciente portador de anisometropia apresenta alterações no tamanho da imagem percebida e/ou ambliopia, as técnicas de balanço refratométrico não são eficazes. Portanto, o exame sob cicloplegia se impõe.[4] Nem sempre pode-se prescrever todo o erro refrativo encontrado, sendo um dos grandes desafios da clínica refratométrica. A prescrição depende de fatores como idade, presença de ambliopia, sintomatologia e do erro refrativo em si. Nas crianças, a anisometropia deve ser corrigida de modo total a fim de evitar a ocorrência de supressão e desenvolvimento de ambliopia.[5] Se for hipermetrópica de baixo grau, pode-se prescrever apenas a diferença para não desestimular o uso dos óculos, sobretudo em crianças que frequentemente os tiram para brincar. As crianças muitas vezes toleram a prescrição óptica total, mesmo com grandes diferenças entre os olhos, em especial as do tipo axial. Adultos míopes assintomáticos subcorrigidos podem ser mantidos assim, mas aqueles com sintomas de astenopia ou alterações do balanço muscular devem ser estimulados a tentar usar a prescrição total, pois os sintomas decorrentes da correção anisométrica podem desaparecer em algumas semanas.

ANISEICONIA

Aniseiconia é a percepção, pelo córtex cerebral, de diferentes tamanhos de uma mesma imagem proveniente de ambos os olhos, sendo a correção óptica da anisometropia sua principal causa. Ocorre em 20% a 33% dos usuários de óculos, sendo clinicamente importante em 3% a 9% destes.[4] Lentes corretoras positivas aumentam o tamanho da imagem, enquanto as negativas a diminuem. Diferenças de 1% no tamanho de imagem são assintomáticas. Entre 1% e 5%, a sintomatologia varia, e acima de 5% não ocorre binocularidade.[4] A aniseiconia varia se a anisometropia é de origem axial ou refrativa, sendo mais importante a segunda. Segundo a Lei de Knapp, se a lente corretora for posicionada no plano focal do olho, nas anisometropias de origem axial, a aniseiconia será reduzida e haverá boa tolerância aos óculos, mas como na maioria das vezes as anisometropias não são puramente axiais e coexistem as aberrações e distorções das lentes, a primeira opção de correção óptica, nestes casos, é a lente de contato que elimina também a anisoforia.

O tamanho da imagem fornecida pela lente corretora depende sobretudo da dioptria, da espessura, da distância-vértice e da curvatura da face anterior. A magnificação da imagem será tanto maior quanto maior for a espessura, a curvatura e a distância vértice. Estes efeitos são minimizados orientando o óptico que adapte os óculos com a menor distância-vértice possível, aumente a espessura nas lentes mais negativas ou a diminuam nas lentes mais positivas e alterem a curvatura da face anterior da lente, diminuindo-a nas lentes mais positivas e aumentando-a nas lentes mais negativas. No caso das lentes negativas, isso proporciona também aumento da espessura das bordas, o que possibilita ao óptico posicionar a lente mais próxima do olho alterando a posição de fixação do bisel no aro da armação.

ANISOFORIA

A linha visual quando atravessa a lente fora do centro óptico sofre desvio prismático que será tanto maior quanto maior for o deslocamento ou a dioptria. Na anisometropia, portanto, os efeitos prismáticos das lentes serão diferentes entre si, causando anisoforia. Quando o eixo visual atravessa uma lente positiva abaixo do centro óptico, esta age como um prisma de base superior, acima do centro óptico, base inferior, em adução, base temporal e em abdução, base nasal. O inverso ocorre quando a lente é negativa. Na posição de leitura, o eixo visual quase sempre atravessa a lente 8 mm abaixo do centro óptico, o que pode provocar sintomas ao paciente anisométrope, dependendo da diferença existente entre os olhos. Muitas vezes o próprio paciente pode compensar a anisoforia com flexão da cabeça, o que pode ser minimizado prescrevendo óculos para leitura com rebaixamento dos centros ópticos.[6] Quando se atinge a presbiopia, deve-se testar a tolerância do paciente com a prescrição para perto montada na armação de prova e pedindo-lhe para ler durante cerca de 20 minutos em uma posição que faça com que o eixo visual atravesse a lente a 8 mm abaixo do centro óptico. Caso haja intolerância, deve-se evitar a prescrição de óculos bifocais ou multifocais.

REFERÊNCIAS BIBLIOGRÁFICAS

1. Weakley DR. The association between nonstrabismic anisometropia, amblyopia, and subnormal binocularity. Ophthalmol. 2001;108:163.
2. Phelps WL, Muir J. Anisometropia and strabismus. Am J Orthopt J. 1977;27:131-7.
3. Giovedi Filho R, Alves MR. Anisometropia. In: Uras R. Óptica e Refração Ocular. Rio de Janeiro: Cultura Médica, 2000. p.67-74.
4. Alves MR, Souza MB, Medeiros FW. Anisometropia. In: Alves MR, Polati M, Faria e Sousa SJ. Refratometria Ocular e a Arte da Prescrição Médica. Rio de Janeiro: Cultura Médica, 2009. p.97-125.
5. Gettes BC. The management of anisometropia. Surv Ophthalmol. 1970;14(5):433-5.
6. Alves AA. Anisometropia. In: Alves AA. Refração. Rio de Janeiro: Cultura Médica, 1999. p.115-24.

capítulo 151

Giovana A. Fioravanti Lui • Marizilda Rita de Andrade • Adamo Lui Netto • Ulysses Tachibana

Presbiopia

INTRODUÇÃO

Presbiopia é a redução fisiológica da acomodação, que se inicia ao redor dos 40 anos de idade. O paciente queixa-se de diminuição de visão para perto que melhora quando afasta os objetos. Ocorre sobretudo pela perda de elasticidade do cristalino e sua manifestação está relacionada com o tipo de erro de refração, sendo percebida de modo mais precoce nos hipermétropes e, mais tardiamente, nos míopes.

DETERMINAÇÃO DA ADIÇÃO

Para a determinação da adição, deve-se primeiro realizar a refração para longe. É importante fazer uma anamnese completa e, sobretudo no caso da presbiopia, perguntar ao paciente sobre suas necessidades visuais para perto, profissão, uso de computador, leitura de livro etc.

A adição é o valor do poder dióptrico que será acrescentado à correção para longe para melhorar a visão para perto. O exame é feito binocularmente e inicia-se com uma adição e +0,75 acrescentado ao valor da refração para longe e aumentando-se progressivamente esse valor em intervalos de 0,25 até que a visão para perto fique satisfatória.

Exemplo: Paciente de 45 anos, nunca usou óculos para perto e refere BAV para leitura de livros há seis meses.

Refração para longe: OD: +1,00 – 0,50 180°
OE: plano – 1,00 180°

Com os dois olhos abertos, acrescenta-se +0,75 e verifica-se qual a acuidade visual para perto. Se necessário, acrescentar +1,00 ou +1,25 e assim sucessivamente até obtermos o valor ideal da adição. É importante lembrar que deverá ser prescrito sempre o menor valor da adição. Há algumas tabelas que indicam o valor que deverá ser adicionado proporcional à idade do paciente que servem apenas de orientação ao médico (Tabela 151.1).

TABELA 151.1 Determinação da adição de acordo com a idade.

Idade	Adição em dioptrias
40	0,75
45	1,50
50	2,00
55	2,25
60 ou mais	2,50 a 3,00

Ref. Alves AA. Refração. 3ª Ed. Rio de Janeiro: Cultura Médica. 2000 p. 110.

Há outras maneiras de determinar o valor da adição. Uma delas envolve o conhecimento do ponto próximo (PP) e da amplitude de acomodação (AA) e a outra técnica usa o cilindro cruzado e a tabela de Jacques, descritas no Capítulo 147 – Acomodação, e no Capítulo 148 – Refratometria e Exames de Verificação.

TIPOS DE CORREÇÃO

Lentes monofocais para perto (ou de visão simples)

São indicadas para emétropes na fase inicial da presbiopia. Esse tipo de lente proporciona boa visão em uma distância de 30 a 40 cm dos olhos.

Lentes bifocais

Nesse tipo de lente, há uma divisão na parte inferior, que é a parte usada para a visão de perto, em que ocorre uma mudança abrupta de poder dióptrico quando a linha de visão passa de um segmento da lente para outro. O restante de lente contém a área de visão para longe.

Essas lentes possuem estética pouco satisfatória e podem produzir salto da imagem. São pouco usadas hoje em dia pela evolução dos desenhos e qualidade das lentes progressivas.

Há diferentes tipos de óculos bifocais: Ultex, topo reto e Kryptok (Figuras 151.1, 151.2 e 151.3). Para evitar o salto de imagem, são utilizados diferentes desenhos de películas. Para isso, algumas regras são seguidas:

- Quando a adição for menor que o grau de longe, utiliza-se película de base inferior (Ultex – Figura 151.1);

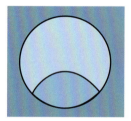

▶ **Figura 151.1** Base prismática inferior (*Ultex*).

- Quando a adição for maior que o grau de longe, ou o grau para longe for negativo, usa-se topo reto superior (Panoptik – Figura 151.2);

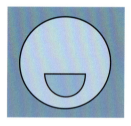

▶ **Figura 151.2** Base prismática superior (Topo reto ou *Panoptik*).

- Quando o grau de longe for igual a adição, o Kriptok (Figura 151.3).

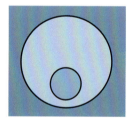

▶ **Figura 151.3** Película redonda (*Kryptok*).

Lentes progressivas

Hoje, as lentes progressivas (Figura 151.4) praticamente substituíram as lentes bifocais. Na parte superior fica o grau para longe, que vai aumentando gradativamente para baixo onde está o grau total para perto. Elas oferecerem maior praticidade e conforto e proporcionam correção visual para todas as distâncias em uma única lente. Mas nem sempre foi assim. Com novos materiais, desenhos e tecnologia mais avançada, as lentes progressivas hoje podem oferecer transição mais suave entre todos os campos de visão e consequentemente maior conforto pelo fato de a transição se dar de modo mais natural.

São indicadas para présbitas com ametropia para longe. Pela praticidade, podem ser indicadas em présbitas emétropes.

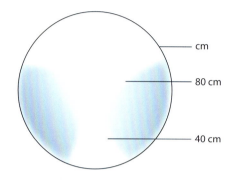

▶ **Figura 151.4** Lentes progressivas.

Lentes regressivas (ou semiprogressivas)

Lentes regressivas (Figura 151.5) são lentes nas quais não há área para visão para longe. A área de perto das lentes regressivas é três vezes maior e a área intermediária é mais ou menos 15 vezes mais ampla.

São lentes indicadas para pacientes emétropes ou amétropes présbitas que trabalham sobretudo com a visão de perto (p. ex., pacientes que trabalham no computador o dia inteiro, leitura de partitura musical etc.). Essas lentes não proporcionam visão para longe. Existem várias marcas disponíveis hoje no mercado: Acess (Sola-Zeiss), Business (Zeiss), Interview (Essilor), Nexyma (Rodenstock) e Hoya (Hoya Desktop).

Deve-se prescrever a refração para longe, a adição e mencionar que serão lentes regressivas.

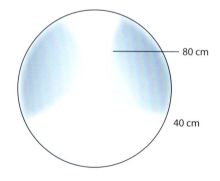

▶ **Figura 151.5** Lentes regressivas.

PRESBIOPIA E ANISOMETROPIA

Anisometropia é a diferença de refração entre os dois olhos. As anisometropias são sintomaticamente significativas a partir de cerca de duas dioptrias. Há dificuldade na integração das imagens pela diferença em seu tamanho em cada retina. Essa diferença é denominada aniseiconia.

Há a anisometropia refrativa e axial. Na primeira, ambos os olhos têm comprimento anteroposterior igual, erros refrativos diferentes e são mais bem corrigidas com lentes de contato (p. ex., afacia unilateral). Na anisometropia axial, ambos os olhos têm igual refringência e comprimentos anteroposteriores diferentes. São mais bem corrigidas com óculos.

Quando a correção óptica para perto é necessária, as lentes dos óculos não provocam problemas desde que usadas para determinada distância, sendo necessário nesses casos que os centros ópticos coincidam com o eixo visual. Se o paciente fixa fora dos centros ópticos, pode ocorrer desconforto visual devido aos efeitos prismáticos das lentes oftálmicas.

Quando houver necessidade de receitar bifocais ou multifocais, ocorre efeito prismático vertical quando o paciente olha 8 mm abaixo dos centros ópticos para longe, sendo esse efeito de difícil aceitação para o paciente, sobretudo nas diferenças maiores que 3 dioptrias.

Pode-se prescrever para o paciente présbita com anisometropia lentes monofocais para perto (ver Capítulo 149 – Anisometropia). Lentes bifocais e progressivas proporcionam melhores resultados para pacientes que apresentam até 3,0 DE de diferença entre os olhos. O ideal da prescrição do anisométrope présbita com grandes diferenças entre os olhos é receitar óculos separados para longe e para perto.

Muitas vezes nenhuma prescrição necessita ser realizada. São os casos de pacientes assintomáticos que apresentam um olho emétrope ou ligeiramente hipermétrope, que é utilizado para longe, e o outro olho míope, utilizado para perto.

REFERÊNCIAS CONSULTADAS

1. Alves AA. Refração. 3.ed. Rio de Janeiro: Cultura Médica, 2000. p.107-14;335-51.
2. Lui Netto A, Ruiz Alves M, Lui ACF, Lui GAF, Giovedi Filho R, Lui TAF, et al. Avaliação clínica comparativa de lentes progressivas na correção da presbiopia. Rev Bras Oftalmol. 2009;68(3):129-33.
3. Ruiz Alves M, Lui Netto A, Lipner C, Primiano Jr, Paulo H, Nakashima AA. Avaliação clínica das lentes regressivas interview/ Clinical evaluation of the regressive lenses interview. Rev Bras Oftalmol. 2004;63(7/8):385-9.
4. Schor P, Uras R, Veitzman S. Óptica, Refração e Visão Subnormal. 2.ed. Rio de Janeiro: Cultura Médica, 2011. p.165-88.
5. Sousa SJF. Revisando as anisometropias. Arq Bras Oftalmol. 2002;65(1):114-7.

capítulo 152

Marizilda Rita de Andrade • Renato Giovedi Filho • Adamo Lui Netto

Altas Ametropias

As altas ametropias merecem um capítulo à parte devido aos grandes problemas provocados caso haja negligência em quaisquer das etapas do exame refratométrico ou mesmo na confecção dos óculos. É um grande desafio para o médico que deve realizar exame oftalmológico completo e refratometria cuidadosas.

Devido ao alto poder das lentes, qualquer erro na prescrição poderá provocar efeitos prismáticos indesejáveis, desalinhamento ocular e desconforto ao usuário.

Consideram-se altas ametropias vícios de refração maiores que cinco dioptrias esféricas (> 5 DE) e maiores que três dioptrias cilíndricas (> 3 DC).

As altas ametropias podem estar presentes na ausência de alterações sistêmicas ou oculares, porém estão quase sempre associadas à síndrome de Marfan; albinismo ocular; catarata; afacia; ceratocone; retinose pigmentar; cicatriz corneal ou olhos submetidos a transplante de córnea.

Ao prescrevermos correção óptica para alta ametropia, o objetivo não deve ser somente a melhora da acuidade visual. De nada adianta alcançar boa acuidade visual se os óculos não estão sendo usados com conforto e a estética não é satisfatória.

É necessário também considerar a possibilidade de adaptação de lentes de contato nas altas ametropias, sobretudo nas anisometropias, porém esse assunto será abordado em outro capítulo.

A técnica da refratometria é similar à técnica usual. Se a ametropia ultrapassar o limite do poder das lentes do refrator Greens, ± 19,0 dioptrias esféricas usar as lentes isoladas da caixa de provas ou a régua para a realização da esquiascopia. O mesmo acontece se o componente cilíndrico da ametropia ultrapassar o limite do refrator; nesse caso usar as lentes acessórias do refrator ou a armação de provas.

À retinoscopia, nem sempre é fácil a observação das faixas dos meridianos principais, portanto, começar o exame com lentes positivas ou negativas de alto poder até que as faixas sejam vistas no mesmo sentido da luz do retinoscópio. A partir daí, procurar o ponto de neutralização com a adição de lentes positivas.

O poder efetivo das lentes depende da distância ao vértice, que é o espaço compreendido entre a lente e a córnea (Figura 152.1).

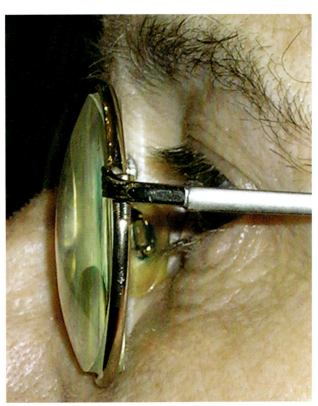

▶ **Figura 152.1** Distância ao vértice.

A lente convergente tem menor poder quando se aproxima do olho, ao contrário das divergentes, que aumentam o poder com a aproximação. Uma das maneiras de diminuir esse efeito, se indesejável, é diminuir a distância ao vértice. A fórmula que fornece valores aproximados da alteração do poder da lente de acordo com o deslocamento é: D2/1000 x d, em que: D é o poder dióptrico da lente, e d o deslocamento em mm quando a afastamos ou aproximamos do olho. Tomemos como exemplo uma lente que a 12 mm tem poder de – 20,0 DE, porém, terá poder de – 18,80 DE a 15 mm e no plano da córnea, poder de – 24,8 DE.

Realizar o exame com a menor distância ao vértice possível ou mais próxima da habitual. Uma boa prática é anotar, na prescrição, a distância ao vértice em que o exame foi realizado. Lembrar que a simples mudança no formato da armação dos óculos, a profundidade da órbita, a forma do nariz e a proeminência do osso frontal podem causar diferentes distâncias ao vértice. Ao usar a armação de provas, colocar sempre a lente de maior poder na canaleta mais posterior da armação para diminuir a distância ao vértice.

Para tentar diminuir o erro devido à distância da córnea à face posterior das lentes ou simplesmente para confirmar o resultado encontrado, realiza-se a retinoscopia sobre os óculos do paciente, e o resultado encontrado é somado ao valor da lente usada.

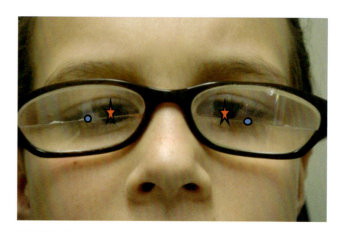

▶ **Figura 152.2** Eixo visual não coincidente com o centro óptico.

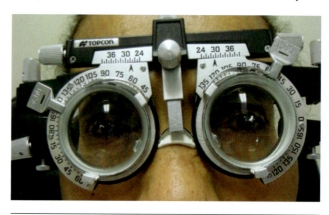

▶ **Figura 152.3** Marca nos centros ópticos das lentes.

Exemplo:

Lente dos óculos –14,00 DE –300 DC 180.

Retinoscopia sobre os óculos: – 2,00 DE no eixo vertical e – 1,00 no eixo horizontal.

Óculos	–14,00 DE –3,00 DC 180°
"Sobre-refração"	–1,00 DE –1,00 DC 180°, teremos:
Lente resultante:	–15,00 DE –4,00 DC 180°

Anotar na prescrição dos óculos a distância ao vértice (DV) em que foi realizado o exame. Outra opção é escolher previamente a armação dos óculos e realizar o exame com ela, levando em conta a distância que as lentes ficarão da córnea com essa armação.

À medida que o eixo visual se afasta do centro óptico de uma lente positiva ou negativa, em direção à periferia, é induzido um prisma que é tanto maior quanto maior o grau da lente e quanto maior for o deslocamento. Ao realizar exame refratométrico nas altas ametropias, tomar cuidado para que os centros ópticos das lentes estejam alinhados ao centro pupilar (Figura 152.2).

Ao usar a armação de provas, o examinador deverá fazer coincidir o centro óptico da lente com o centro da pupila. Se necessário, com a ajuda do lensômetro, marcar o centro da lente de provas (Figura 152.3).

É imprescindível que a distância nasopupilar (DNP) seja medida para longe e para perto com régua ou pupilômetro de reflexo. Esses valores devem constar na prescrição dos óculos (Figura 152.4).

Os altos míopes, présbitas ou não, se beneficiam dos óculos na visão para perto. Quando o eixo visual intercepta a parte inferior da lente, é originado um prisma de base inferior, os objetos serão vistos mais

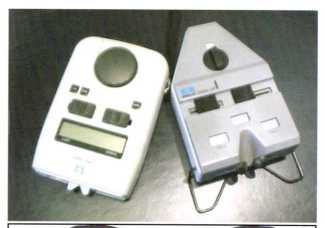

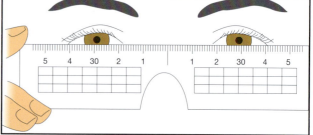

▶ **Figura 152.4** Pupilômetro e régua para medida da DNP.

afastados, necessitando menor convergência, menor demanda acomodativa e maior conforto. O contrário ocorre no hipermétrope, que na posição de leitura é gerado prisma de base superior, os objetos serão vistos mais próximos, aumentando a necessidade de convergência. Por esse motivo, em altas hipermetropias no paciente jovem, se houver desconforto à leitura, considerar a possibilidade de prescrever outros óculos para perto com o mesmo grau dos óculos para longe, porém, com a medida dos centros ópticos coincidindo com a distância nasopupilar medida para perto, ou abaixar os centros ópticos das lentes (Figura 152.5).

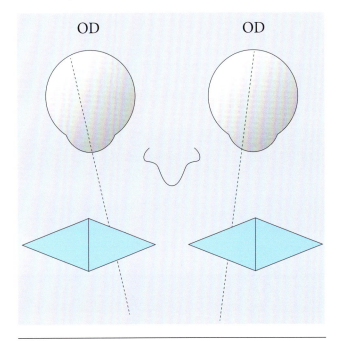

▶ **Figura 152.5** Efeito prismático.

O examinador deve realizar a refratometria objetiva, a subjetiva e refiná-la com os testes de verificação e o balanço binocular.

Os portadores de altas ametropias tendem a aceitar graus maiores na miopia, portanto cuidados devem ser tomados para não hipercorrigir o míope, que poderá queixar-se de diminuição da acuidade visual ou cansaço à leitura. A sugestão é que a refratometria dinâmica seja seguida da estática, usando colírios cicloplégicos para paralisar temporariamente a musculatura ciliar.

Ao prescrever as lentes para altas ametropias, considerar que as lentes convencionais convergentes são mais espessas no centro e aumentam o tamanho das imagens, e as lentes divergentes são mais finas no centro e diminuem o tamanho da imagem. Também mudam a estética de quem as usa, dando a sensação de que os olhos estão aumentados com o uso de lentes positivas e diminuídos com as lentes negativas.

Devido à estética inaceitável, considerar o uso de lentes de materiais de alto índice de refração e de desenho asférico, que resulta em lentes mais finas, mais leves e esteticamente melhores. Diminuem a espessura das lentes positivas e negativas, diminuindo o peso relativo.

É aconselhável a utilização do tratamento antirreflexo para melhorar a qualidade óptica das lentes (Figura 152.6).

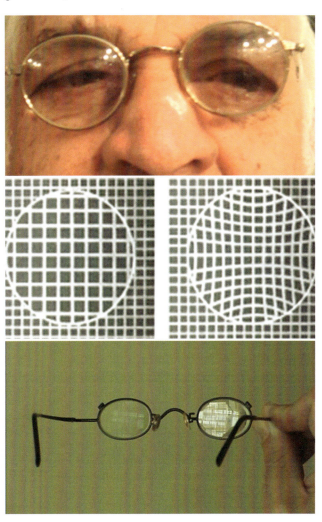

▶ **Figura 152.6** Lentes de alto índice de refração, asféricas e com tratamento antirreflexo.

À medida que se aproxima da periferia, as lentes divergentes se tornam mais espessas, aparecendo como um halo ao redor das lentes. Para diminuir esse efeito indesejável, orientamos a escolha de armações pequenas (Figura 152.7).

Os altos graus de astigmatismo são de causa corneal ou cristaliniana. No exame, realizar o teste do cilindro cruzado de Jackson para a obtenção do eixo. Recomenda-se uso do cilindro cruzado de − 0,50 DC ou − 1,00 DC.

As crianças na maioria das vezes aceitam bem a prescrição total do cilindro; os adultos, nem sempre, sobretudo se for a primeira prescrição. Muitas vezes deve-se prescrever a correção parcial até que haja uma

Compêndio de Oftalmologia Geral – Guia Prático

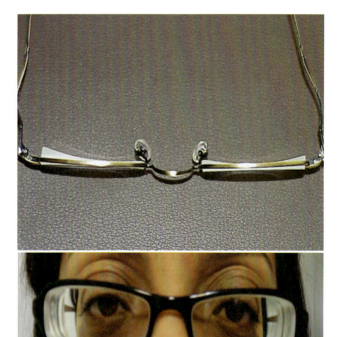

▶ **Figura 152.7** Lentes divergentes. Observar a espessura na periferia das lentes.

A afacia, embora rara nos dias de hoje devido à evolução das técnicas da extração do cristalino e ao desenvolvimento das lentes intraoculares, é ainda um desafio para a prescrição óptica. A correção com óculos resulta em 25% de magnificação, diminuição o campo visual, distorção das imagens pela magnificação, dificuldade da percepção de profundidade, produzindo queixas para atividades do cotidiano, como descer escadas ou encher um copo. Outra queixa é devido às distorções verticais. Os batentes das portas parecem curvos e estreitos no centro, dando a sensação da impossibilidade de passar por ela. Essa percepção diminui à medida que se aproxima do objeto.

Na afacia unilateral, que causa anisometropia, considerar a dominância ocular para a prescrição óptica, uma vez que é inaceitável a prescrição total. Priorizar a prescrição para o olho com melhor visão ou o olho dominante em detrimento do outro. Por exemplo: paciente afácico do olho direito cuja refração e acuidade visual são:

OD + 14,00 DE – 2,00 DC 180°	AV 20/30
OE + 1,00 DE	AV 20/80, prescrição total
OD + 14,00 DE – 2,00 DC 180°	AV 20/80
OE + 1,00 DE	AV 20/20, prescrição parcial, de lentes que resulte em melhor acuidade visual, respeitando diferença de 2,75 ou 3,00 dioptrias entre os olhos.

adaptação, visando o conforto e a diminuição das distorções. Nesse caso, manter o equivalente esférico. Por exemplo:

- +10,00 DE – 6,50 DC 180°. Se optarmos pela prescrição de somente – 3,00 DC, deve-se manter o equivalente esférico somando-se a metade do valor do cilindro retirado (– 3,50 ÷ 2 = – 1,75) ao componente esférico.
- + 10,00 (–1,75) DE – 3,00 DC 180°, resultando em:
  - + 8,25 DE – 3,00 DC 180

REFERÊNCIAS CONSULTADAS

1. Alves AA. Refração. Rio de Janeiro: Cultura médica, 2005. p.77-86.
2. Alves MR, Polati M, Sousa SJF. Refratometria Ocular. Refratometria Ocular e a Arte da Prescrição Médica. Rio de Janeiro: Cultura Médica-Guanabara Koogan, 2009. p.1-39.
3. Elder D. Prática de Refração em Oftalmologia. 9.ed. Rio de Janeiro: Livraria Atheneu, 1984. p.57-61.

capítulo 153

Bruna Lana Ducca • Marizilda Rita de Andrade • Elizabeth Brandão Guimarães
Adamo Lui Netto • Henock Borges Altoé

Refração em Crianças

QUANDO E COMO PRESCREVER

O momento ideal para a avaliação oftalmológica inicial e seus métodos de exame ainda não foram definitivamente estabelecidos. Diretrizes ainda estão sendo elaboradas à medida que novos testes e estudos são desenvolvidos. Os profissionais da saúde primária devem realizar a triagem dos recém-nascidos e crianças abaixo de seis meses de vida mediante o exame do reflexo vermelho, inspeção externa, avaliação dos reflexos pupilares e de fixação,[1] enquanto o exame oftalmológico é recomendado para todas as crianças a partir dos seis meses de idade (*American Optometric Association* 1994). Muitos problemas relacionados com a visão são causados ou complicados por erros refrativos; portanto, sua correção imediata e precoce proporciona o desenvolvimento da acuidade visual e binocularidade.[2]

CRESCIMENTO DO OLHO

As mudanças refracionais do olho são constantes após o nascimento em decorrência das alterações que ocorrem na córnea e no cristalino. A fase do crescimento rápido do olho se dá entre 12 e 18 meses de vida, seguida de uma fase de crescimento lenta até 13 anos. Nesse período, ocorre a redução do seu poder dióptrico até atingir a emetropização.[3]

EXAME DA ACUIDADE VISUAL

A medida da acuidade visual deve preceder o exame da refração, e seu método de avaliação varia em relação à idade da criança.

Para avaliar bebês e crianças no período pré-verbal ou com atraso do desenvolvimento neuropsicomotor, pode-se fazer uso do reflexo da fixação e seguimento de luz e dos testes de visão preferencial. No método da fixação e seguimento, direciona-se um foco de luz para um dos olhos do paciente enquanto o outro é ocluído; no exame normal, o reflexo encontra-se centrado, a criança não reage à oclusão do outro olho e mantém a fixação quando o oclusor é retirado. Nos testes de visão preferencial, a criança é estimulada a olhar para um alvo com padrão de listras. O teste de cartões de acuidade visual de Teller e o das raquetes de Lea Hyvärinen são os mais utilizados para estimar a acuidade visual em bebês de 1 a 12 meses. O teste do "E" de Snellen estima a acuidade visual de crianças verbais.[3]

REFRATOMETRIA

A refratometria é realizada de 30 a 40 minutos após cicloplegia, mediante a instilação de ciclopentolato 1%. Pode-se associar a tropicamida 1% para obter uma midríase maior.

A avaliação objetiva do estado refrativo do olho é realizada mediante a retinoscopia. Esse método pode ainda diagnosticar a perda da transparência dos meios refrativos. O exame subjetivo deve ser feito nas crianças mais velhas e colaborativas.[3]

ALTERAÇÕES REFRACIONAIS NA INFÂNCIA

Hipermetropia

Na grande maioria dos recém-nascidos a hipermetropia é menor que + 5,00 DE e, na criança pré-verbal, varia até cerca de + 3,50 DE. Dos três aos seis anos, seu valor é de aproximadamente + 1,75 DE e não costuma variar. A partir daí, ocorre a redução gradual da hipermetropia de 0,12 DE por ano de vida.[2,4]

A correção óptica não deve ser prescrita caso o erro refrativo seja pequeno, a acuidade visual normal, o paciente não apresentar queixas de astenopia e na ausência de alterações da motilidade ocular.[5] Entretanto, quando necessária, a correção óptica da hipermetropia na infância pode prevenir a ambliopia e o estrabismo, sobretudo nas crianças abaixo de seis anos.[4]

As diretrizes para a correção da hipermetropia na infância encontram-se no Quadro 153.1. Os valores recomendados foram originados por consensos e baseados na experiência clínica profissional, porém são diretrizes generalizadas que devem ser adequadas para cada caso.[1]

QUADRO 153.1 Correção da hipermetropia em crianças.

Condição	Erro refrativo		
	< 1 ano	1–2 anos	2–3 anos
Ortoforia	≥ + 6,00 DE	≥ + 5,00 DE	≥ + 4,50 DE
Esotropia	≥ + 2,50 DE	≥ + 2,00 DE	≥ + 1,50 DE
Anisometropia	≥ + 2,50 DE	≥ + 2,00 DE	≥ + 1,50 DE

Fonte: American Academy of Ophthalmology. Pediatric Eye Evaluations PPP. Disponível em: http://one.aao.org/CE/PracticeGuidelines/PPP_Content.aspx?cid=2e30f625-1b04-45b9-9b7c-c06770d02fe5.

Nas crianças maiores que três anos, a correção deve ser determinada de acordo com a severidade do erro refrativo, com a acuidade visual e os sintomas.[1] A quantidade de grau a ser prescrito deve ser baseada na capacidade acomodativa da criança, que varia conforme a idade.

Em crianças portadoras de esotropia acomodativa, a prescrição deve ser total. Nos casos em que a relação CA/A encontra-se aumentada e associada à incomitância longe-perto, pode-se optar pela prescrição das lentes bifocais do tipo *executive* de + 3,00 DE.[6]

Miopia

A miopia na infância pode ser classificada com base na idade de início: a miopia congênita é normalmente alta e presente ao nascimento; a miopia de início mais tardio manifesta-se durante o período escolar e a juventude.[3]

Não se costuma prescrever correção óptica de até − 3,00 DE em crianças até dois anos e de − 1,50 DE em criança na idade pré-escolar, pois, nesses períodos, as pessoas e objetos com os quais a criança interage encontram-se mais próximos. No período escolar, a demanda visual para longe aumenta e a correção óptica da miopia pode ser necessária.[4]

As diretrizes para a correção da miopia na infância encontram-se no Quadro 153.2. Os valores recomendados foram sugeridos por consensos e baseados na experiência clínica profissional, porém são diretrizes generalizadas que devem ser adequadas para cada caso.[1]

QUADRO 153.2 Correção da miopia em crianças.

Condição	Erro refrativo		
	< 1 ano	1–2 anos	2–3 anos
Sem anisometropia	≥ − 5,00 DE	≥ − 4,00 DE	≥ − 3,00 DE
Com anisometropia	≥ − 4,00 DE	≥ − 3,00 DE	≥ − 3,00 DE

Fonte: American Academy of Ophthalmology. Pediatric Eye Evaluations PPP. Disponível em: http://one.aao.org/CE/PracticeGuidelines/PPP_Content.aspx?cid=2e30f625-1b04-45b9-9b7c-c06770d02fe5.

Astigmatismo

Durante o primeiro ano de vida, cerca de 50% das crianças apresentam 1,00 DC de astigmatismo, a maioria contra a regra.[2] Nesse período, ele pode involuir e até mesmo desaparecer. Portanto, o astigmatismo baixo, bilateral, simétrico e regular não precisa ser corrigido.[4]

Os valores limítrofes para o astigmatismo são de 2,00 DC ou menos até os 36 meses de vida, e de menos de 0,50 DC a partir dos 3,5 anos. Em crianças portadoras de valores limítrofes o exame deve ser realizado a cada três meses; se o grau permanecer estável, com acuidade visual e binocularidade normais, não é necessário prescrever, apenas observar. Se houver aumento do grau acometimento da visão e da função binocular, prescreve-se o valor total. Nos casos em que o astigmatismo é oblíquo e maior que 1,00 DC em crianças maiores de um ano, a correção óptica também deve ser introduzida.[2]

Anisometropia

A anisometropia consiste na diferença refratométrica maior que 1 dioptria entre os olhos. O tipo hipermetrópico é o mais comum e o que possui maior potencial de causar ambliopia. Nas crianças, o tratamento deverá ser o mais precoce possível; o total da anisometropia deve ser prescrito e a ambliopia, tratada com oclusão. O tratamento mais indicado nas anisometropias mais altas são as lentes de contato, visando reduzir a aniseiconia.[2]

Ambliopia

A classificação da ambliopia é feita de acordo com a sua causa: por privação visual, estrábica e refrativa. A primeira exigência para a realização do tratamento é uma refratometria confiável e a prescrição da correção óptica adequada.[6]

O tratamento preconizado na grande maioria dos casos é a oclusão. É importante enfatizar a precaução ao se ocluir o olho dominante em crianças muito pequenas, pois elas podem desenvolver ambliopia nesse olho. Portanto, é indispensável realizar a alternância da oclusão.[6] O esquema inicial proposto por Souza-Dias e Goldchmit[6] está exposto no Quadro 153.3.

QUADRO 153.3 Esquema de oclusão permanente no princípio do tratamento da ambliopia.

Idade (anos)	Olho normal (dias)	Olho amblíope (dia)
Até 1,5	1	1
1,5 a 3,0	2	1
3,0 a 4,0	3	1
4,0 a 5,0	4	1
5,0 a 7,0	6	1

Fonte: Souza-Dias C, Goldchmit M. Os Estrabismos, 1st ed. Rio de Janeiro: Cultura Médica: Guanabara Koogan, 2011. p.97.

O esquema da oclusão pode variar de permanente a algumas horas por dia e o oclusor deve permanecer aderido à pele periocular. Nos casos em que a oclusão total é realizada, orienta-se acompanhar os pacientes com maior frequência, sobretudo os mais jovens. Nos bebês, o sinal de melhora da ambliopia é a alternância.

Se não for observada nenhuma melhora após três ou quatro meses de tratamento, conclui-se que a ambliopia é irreversível e suspende-se o tratamento. Quando se obtém melhora com o tratamento oclusivo, os períodos de oclusão devem ser reduzidos gradualmente, até que se chegue a duas ou três horas por dia, mantendo-se esse esquema por seis meses a fim de se evitar recidiva. O paciente deverá ser acompanhado, pois as recidivas são frequentes. Após os sete anos de idade, o prognóstico é pior, particularmente naqueles pacientes que realizaram oclusão prévia sem sucesso; entretanto, não se deve dispensar a tentativa de melhora da acuidade visual com o tratamento oclusivo.[6]

A atropina pode ser utilizada no tratamento da ambliopia quando há intolerância ou abandono da oclusão. É chamada penalização química e deve ser utilizada uma ou duas vezes por semana no olho fixador.[7,8] Há ainda o tratamento farmacológico mediante o uso da levodopa associado à oclusão nos casos de ambliopia irreversíveis em pacientes mais velhos.[9] Os resultados obtidos até o momento mostram pequenas melhoras da acuidade visual, mas ainda não autorizam seu uso generalizado.[6]

REFERÊNCIAS BIBLIOGRÁFICAS

1. American Academy of Ophthalmology. Pediatric Eye Evaluations PPP. [Internet] [Acesso em 25 may 2016]. Disponível em: http://www.guideline.gov/content.aspx?id=39257
2. Marsh-Tootle WL. Infants, toddlers and children. In: Benjamin WJ. Borish's Clinical Refraction. 2.ed. St Louis: Butterworth Heinemann Elsevier, 2006. p.1060-91.
3. Corrêa BAS. Refração em crianças. In: Schor P, Uras R, Veitzman S. Óptica, refração e Visão Subnormal. 2.ed. Rio de Janeiro: Cultura Médica, Guanabara Koogan, 2010. p.251-7.
4. Alves MR. Refratometria Ocular e a Arte da Prescrição Médica. Rio de Janeiro: Cultura Médica, Guanabara Koogan, 2008. p.228.
5. Duke-Elder S. Duke-Elder's Practice Refraction. Revised by Abrams D. London: Churchill Livingstone, 1978. p.306.
6. Souza-Dias C. Função sensorial. In: Souza-Dias C, Goldchmit M. Os Estrabismos. 1.ed. Rio de Janeiro: Cultura Médica, Guanabara Koogan, 2011. p.88-99.
7. Pediatric Eye Disease Investigator Group. A randomized trial of atropine vs patching for treatment of moderate amblyopia in children. Arch Ophthalmol. 2002;120:268-78.
8. Pediatric Eye Disease Investigator Group. A randomized trial of atropine regimens for treatment of moderate amblyopia in children. Ophthalmology. 2004;111:2076-85.
9. Procianoy E, Procianoy L, Procianoy F. Resultados do tratamento da ambliopia com levodopa combinada à oclusão. Arq Bras Oftalmol. 2004;67(5):717-20.

capítulo 154

Elisa Brasileiro Piantino • Bárbara Zilioli Cais Fasolin • Renato Giovedi Filho

Cicloplegia

Cicloplegia corresponde à paralisia temporária do músculo ciliar. Representa uma necessidade para a refratometria ocular, uma vez que possibilita determinar, com mais precisão, o valor da ametropia, livre da influência da acomodação.

Está indicada para crianças, pacientes com dificuldade na colaboração, adolescentes e adultos jovens; na disparidade entre os achados objetivos e subjetivos; nos espasmos da musculatura ciliar e em todos os casos de estrabismo. Suas principais desvantagens são aumento das aberrações periféricas/cromáticas e eventuais reações tóxicas e alérgicas.

A cicloplegia é obtida através de drogas parassimpaticolíticas. A droga ideal deve ter ação rápida, poucos efeitos colaterais, apresentar mínima ou nenhuma acomodação residual, ter farmacocinética conhecida, rápida recuperação da capacidade de acomodação, além de segurança e facilidade de instilação. Pacientes jovens e com íris mais pigmentadas são mais resistentes ao efeito cicloplégico e necessitam de maiores concentrações ou mais instilações. Não há consenso na literatura com relação à melhor forma de administração das drogas e quantidade correta de cicloplegia para o exame refratométrico estático. Uma boa associação é a de tropicamida 1% e ciclopentolato 1%, pois possibilita a paralisia da acomodação mais precoce, o que proporciona um exame rápido.

DROGAS CICLOPLÉGICAS	Atropina 1%	Ciclopentolato 0,5-1%	Tropicamida 0,5-1%	Homatropina 1-2%	Escopolamina 0,5%
Classe	Antagonista da acetilcolina	Fenil-hidroxi-ciclo-metil-acetil-dimetil-amino-etanol	Cicloplégico	Parassimpatolítico	Antagonista não seletivo da acetilcolina
Efeito máximo	6-24h	20-45 min	20-30 min	30-60 min	30-60 min
Duração	10-15 dias	12-24h	4-10h	1-3 dias	5-7 dias
Dose	1 gota 8/8h 1 dia	1 gota 10/10' 2-3×	1 gota 5/5' 2-3×		
Indicações	■ Refração estática em crianças e jovens com suspeita de hipermetropia latente ou esotropia acomodativa	■ Refração estática em estrábicos maiores que quatro anos ou não estrábicos com qualquer idade ■ Crianças maiores que quatro anos com suspeita de esotropia acomodativa	■ Produzir midríase e cicloplegia de curta duração	■ Íris muito pigmentada ■ Iridociclites	■ Midríase e cicloplegia durante exame refratométrico
Contraindicações	■ Glaucoma de ângulo estreito ■ Sensibilidade ao composto da droga ■ Síndrome de Down ■ Retardo mental/motor	■ Glaucoma de ângulo estreito ■ Sensibilidade ao composto da droga	■ Glaucoma de ângulo estreito	■ As mesmas da atropina	■ As mesmas da atropina

DROGAS CICLOPLÉGICAS

	Atropina 1%	Ciclopentolato 0,5-1%	Tropicamida 0,5-1%	Homatropina 1-2%	Escopolamina 0,5%
Efeitos adversos	Irritação ocular, prurido, edema palpebral, risco de fechamento angular, aumento da pressão intraocular, vermelhidão no rosto, diminuição da transpiração, boca seca, comprometimento do SNC	Irritação ocular, lacrimejamento, sonolência, agitação, vasodilatação periférica, taquicardia, alucinação, psicose	Ardor e irritação ocular	Reações alérgicas locais, como conjuntivite, edema palpebral	Toxicidade SNC, sonolência, confusão, reações alérgicas locais
Observações	Dose letal: -crianças: 10 mg • Adultos: 100 mg • 1 gota = 0,5 mg atropina • Antídoto: prostigmine 5 mg 1 mL EV • Atualmente seu uso foi abandonado para refração	Pode ser neutralizada pela pilocarpina que age sobre o SN periférico, porém não alivia as reações do SNC • É a droga de escolha para exame de refração	Efeito midriático é melhor que o cicloplégico	Efeito cicloplégico e midriático mais rápido que atropina	Efeito cicloplégico mais potente que homatropina, mas inferior ao da atropina

REFERÊNCIAS CONSULTADAS

1. Alves AA. Cicloplegia. Refração. Rio de Janeiro: Cultura médica, 2005. p.279-82.
2. Alves MR, Polati M, Sousa SJF. Refratometria Ocular. Refratometria Ocular e a Arte da Prescrição Médica. Rio de Janeiro: Cultura Médica-Guanabara Koogan, 2009. p.1-39.
3. Bagheri A, Givrad S, Yazdani S, Reza Mohebbi M. Optimal dosage of cyclopentolate 1% for complete cycloplegia: a randomized clinical trial. Eur J Ophthalmol. 2007 May-Jun;17(3):294-300.
4. Bicas HEA. Cicloplegia. In: Schor P, Uras R, Veitzman S. Óptica, Refração e Visão Subnormal. São Paulo: CBO. Rio de Janeiro: Cultura Médica-Guanabara Koogan, 2008. p.233-8.
5. Chia A, Chua WH, Cheung YB, Wong WL, Lingham A, Fong A, et al. Atropine for the treatment of childhood myopia: safety and efficacy of 0.5%, 0.1%, and 0.01% doses (Atropine for the Treatment of Myopia 2). Ophthalmology. 2012 Feb;119(2):347-54.
6. Harman NB. Cycloplegia in routine refraction work. Br Med J. 1920 May 1;1(3096):598-600.
7. Hiraoka T, Miyata K, Nakamura Y, Miyai T, Ogata M, Okamoto F, et al. Influences of cycloplegia with topical atropine on ocular higher-order aberrations. Ophthalmology. 2013 Jan;120(1):8-13.
8. Mutti DO, Zadnik K, Egashira S, Kish L, Twelker JD, Adams AJ. The effect of cycloplegia on measurement of the ocular components. Invest Ophthalmol Vis Sci. 1994 Feb;35(2):515-27.
9. Pinheiro FI, Dias ABT, Filho AASL. Midriáticos, cicloplégicos, mióticos e midriolíticos. In: Filho AASL, Dantas AM, Sallum JMF, Filho NF, Marback RL. Base da Oftalmologia. São Paulo: CBO. Rio de Janeiro: Cultura Médica-Guanabara Koogan, 2008. p.299-321.
10. Pinheiro RK, Netto AL. Estudo comparativo da acomodação residual após instilação de colírios tropicamida a 1%, ciclopentolato a 1% e associação de tropicamida a 1% + ciclopentolato a 1%. Arq Bras Oftalmol. 2000;63(6):475- 9.

seção 14

Cirurgia Refrativa

capítulo 155

Giovana A. Fioravanti Lui • Adamo Lui Netto

Princípios Básicos da Cirurgia Refrativa

A cirurgia refrativa é o procedimento que visa à correção cirúrgica de um erro refracional. A cirurgia a *laser* começou no início dos anos 1990, com o *excimer laser*, utilizado para a ablação do tecido corneal, por meio de duas técnicas principais: ceratectomia fotorrefrativa (PRK) e a *ceratomileusis* assistida pelo *excimer laser in situ* (LASIK).

SELEÇÃO DO PACIENTE

Questionar o motivo:
- Estético (cosmético);
- Intolerância LC;
- Prática de esportes;
- Atividade profissional.

Anamnese completa:
- Antecedentes pessoais: DM, alergias, doenças imunológicas etc.;
- Uso de medicação;
- Profissão;
- Cirurgias oculares prévias;
- História prévia de infecção ocular;
- História familiar de ectasia de córnea.
- **Exame oftalmológico completo:** AV com e sem correção, refração dinâmica e estática, biomicroscopia, PIO, fundoscopia.
- **Exames complementares:** topografia e paquimetria da córnea, orbscan, pentacan, aberrometria.

TOPOGRAFIA DE CÓRNEA

Realizar topografia em todos os candidatos à cirurgia refrativa para o estudo da superfície anterior da córnea, desse modo as alterações corneais que contraindiquem o procedimento podem ser diagnosticadas. Pode-se realizar a ceratometria pré-operatória, avaliar o tipo de astigmatismo e acompanhar o seguimento pós-operatório desse paciente. Quando apresentar irregularidade ou astigmatismo assimétrico, a cirurgia refrativa é contraindicada em função da topografia da córnea.

PAQUIMETRIA CORNEAL

A medida da espessura da córnea é um exame essencial para a indicação de cirurgia refrativa. Pode ser avaliada por meio da paquimetria ultrassônica, UBM (Biomicroscopia Ultrassônica), microscopia confocal, Orbscan, Pentacam e VISANTE OCT (Tomografia de Coerência Óptica de segmento anterior).

ABERROMETRIA

A análise de frente de ondas mede as aberrações de baixa e alta ordem do sistema óptico. As informações dadas por esses aparelhos são muito importantes tanto para o pré-operatório (sobretudo em reoperações de cirurgia refrativa) quanto para o pós-operatório (como em pacientes com queixas de glare).

ESCLARECIMENTOS AO PACIENTE

- Orientar sobre a técnica cirúrgica proposta.
- Esclarecer o objetivo da cirurgia: diminuir a dependência aos óculos e/ou LC e da eventual possibilidade de uso de óculos após a cirurgia.
- Assinar o termo de consentimento livre e esclarecido.

Contraindicações:
- Miopia acima de 8 D.

- Hipermetropia acima de 4 D.
- Astigmatismo superior a 3 DC.
- Pacientes menores que 21 anos e acima de 65 anos.
- Córneas finas (menores que 500 micra) → consideramos, em média, um consumo de tecido corneal (para cada aparelho teremos um certo consumo de tecido):
    - Para cada grau de miopia ablado, 12 micra;
    - Para cada grau de hipermetropia ablado, 16 micra;
    - Para cada grau de astigmatismo ablado, 15 micra.
- Leito residual para LASIK não pode ser menor que 250 micra ou metade da espessura corneal pré-operatória.
- Leito residual para PRK não pode ser menor que 350 micra.
- Córneas muito planas: a ceratometria final não pode ser menor 36 D, para a correção de miopia.
- Córneas curvas: ceratometria final não pode ser maior que 47 D, para a correção da hipermetropia.
- Gravidez e lactação.
- História prévia de herpes ocular.
- História prévia de uveíte: alguns artigos sugerem que a cirurgia pode reativar alguns tipos de uveíte.
- Doenças da retina.

Doenças sistêmicas:
- Diabetes descompensada;
- Doenças autoimunes (artrite reumatoide, lúpus eritematoso sistêmico etc.);
- AIDS.
    - "Olho único".
    - Opacificação do cristalino.
    - Ceratocone (supeita ou diagnosticado).
    - Doenças degenerativas da retina (retinopatia diabética, processos inflamatórios etc.), alterações maculares.

Contraindicações relativas:
- **História ou suspeita de glaucoma:** há perda dos parâmetros para a medida da pressão intraocular após cirurgias refrativas. Pacientes já com diagnóstico de glaucoma devem ter a cirurgia contraindicada e pacientes suspeitos devem ser bem avaliados quanto ao diagnóstico de glaucoma e serem bem orientados pelo médico a respeito de seu quadro clínico. Há controvérsia na literatura quanto à indicação ou não da cirurgia. História de estrabismo (pacientes ambliopes) – pesquisar descompensação do estrabismo com hipo ou hipercorreções.
- Alterações retínicas que predispõem ao descolamento de retina (como degeneração *Lattice*) devem ser tratadas antes da cirurgia.
- Perfil do paciente:
    - Pacientes constantemente insatisfeitos;
    - Exigentes;
    - Expectativas irreais;
    - Desmotivados.

É importante avaliar todos os dados pré-operatórios para nossa segurança e também a do paciente e deixá-lo ciente de que a cirurgia refrativa é um procedimento para reduzir a ametropia, não tendo a obrigação de eliminar completamente a ametropia, com a possibilidade de ocorrer casos de hipo ou hipercorreções.

"A medicina é uma atividade de meio, e não de fim, por isso nunca se pode prometer resultados perfeitos."

REFERÊNCIAS CONSULTADAS

1. Bechara SJ, Garcia R, Medeiros FW, Barreto Jr J, Vieira Netto M. Guia Prático de Cirurgia Refrativa. Porto Alegre: Artmed, 2009. p.25-30.
2. Campos M, Ambrosio Jr R, Chamon W. Cirurgia Refrativa. Rio de Janeiro: Cultura Médica, 2011. p.120-8.
3. Gimeno JA, Muñoz LA, Valenzuela LA, Moltó FJ, Rahhal MS. Influence of refraction on tonometric readings after photorefractive keratectomy and laser assisted in situ keratomileusis. Cornea. 2000;19(4):512-6.
4. Medeiros A, Medeiros M, Gonçalves ER, Meyer I, Souza Filho JP. Retinocoroidite toxoplásmica reativada provavelmente por cirurgia refrativa: laser in situ keratomileusis – LASIK. Rev Bras Oftalmol. 2010;69(3):176-9.
5. Morales PHA, Farah ME, Höfling-Lima AL, Alleman N, Bonomo PP. Degenerações periféricas da retina em pacientes candidatos à cirurgia refrativa. Arq Bras Oftalmol. 2001;64(1):27-32.
6. Paul T, Lim M, Starr CE, Lloyd HO, Coleman J, Silverman RH. Central Corneal Thickness as Measured by Orbscan II, Ultrasound Pachymeter and Artemis-2. J Cataract Refract Surg. 2008;34(11):1906-12.
7. Polisuk P. Topografia da Córnea: Atlas Clínico. 2.ed. Rio de Janeiro: Cultura Médica, 2004. p.21-50.
8. Ruiz Alves M, Chamon W, Nosé W. Cirurgia Refrativa. 2.ed. Rio de Janeiro: Cultura Médica, 2007. p.21-8.
9. Ruiz-Moreno JM, Alió JL. Incidence of retinal disease following refractive surgery in 9,239 eyes. J Refract Surg. 2003;19(5):534-47.
10. Shousha SM, Abo Steit MA, Hosny MH, Ewais WA, Shalaby AM. Comparison of different intraocular pressure measurement techniques in normal eyes, post surface and post lamellar refractive surgery. Clin Ophthalmol. 2013;7:71-9.
11. Silva Filho O, Schor P, Campos M, Abreu MT, Beer SMC. Validade da topografia de córnea na cirurgia refrativa com excimer laser. Arq Bras Oftalmol. 2003;66(6):775-9.

capítulo 156

Elisabeth Brandão Guimarães • Adamo Lui Netto

Seleção de Pacientes Candidatos à Cirurgia Refrativa

O paciente candidato à cirurgia refrativa tem expectativa alta em relação à melhora da sua visão. Cabe ao médico situá-lo dentro das reais possibilidades e resultados e explicar a imprevisibilidade dos resultados e de possíveis complicações que podem ocorrer decorrentes da cirurgia.

Para isso, a interação médico-paciente é fundamental e, por meio de anamnese e exame físico detalhado, obtém-se um denominador comum em relação às expectativas.

ANAMNESE

Durante a anamnese, o perfil psicológico dos pacientes é traçado:

- **Motivação:** saber se a finalidade é estética ou funcional;
- **Antecedentes familiares:** casos de glaucoma na família requerem atenção, visto que a córnea mudará sua espessura e alterará o parâmetro da paquimetria utilizado na propedêutica de glaucoma. Os dados pré-operatórios paquimétricos devem ser guardados.
  - **Idade**: nosso protocolo indica cirurgias refrativas para tratamento de miopia em pacientes com idade mínima de 21 anos e máxima de 65 anos. Para o tratamento da hipermetropia, idade entre 35 e 65 anos, com estabilidade refracional de dois anos.
  - **Refrações anteriores**: como considerar dois anos de estabilização no valor da refração.

Antecedentes pessoais:
- Gestação, portadores de doenças que causem imunocomprometimento, como, por exemplo, DM, colagenoses, SIDA são contraindicações para a realização da cirurgia.
- Questionar uso de medicamentos que interferem no fluxo lacrimal alterando a superfície ocular, por exemplo, antidepressivos tricíclicos, isotretinoína, anti-histamínicos e diuréticos utitlizados de modo contínuo. Orientar o paciente quanto a piora do ressecamento ocular após cirurgia refrativa, e, nos casos mais graves, contraindicar a cirurgia.

Antecedentes oculares:
- Verificar a preexistência de doenças da retina e glaucoma.
- Casos de ceratoconjuntivite herpética são contraindicados por risco de recorrência induzido pelo *laser*.
- Usuários de lentes de contato devem fazer topografia seriada semanal até que haja estabilidade da regularidade da córnea. Pacientes que possuam muita alteração corneal decorente do uso de LC (*Warpage*) são maus candidatos pois mostram instabilidade do estroma corneal.

Hábitos de vida:
- Não são bons candidatos ao LASIK pacientes que praticam esportes de impacto e luta pelo risco do contato direto.
- A cirurgia refrativa beneficia o paciente praticante de esportes *outdoor*.

- Prévio conhecimento do ambiente de trabalho: não são bons candidatos pacientes expostos a fornos industriais, ambientes poluídos e secos.

EXAME FÍSICO

- Inspeção das pálpebras e anexos: contraindicar a cirurgia para pacientes com entrópio, ectrópio, lagoftalmo, mau fechamento palpebral com exposição corneal e presença de tumores.
- Blefarites devem ser tratadas antes da cirurgia.
- A medida do diâmetro da pupila é importante sob semiobscuridade a fim de evitar consequente visão de halos causados pela zona óptica da cirurgia. Essa medida pode ser obtida pelo ORBSCAN.

Biomicroscopia

- **Análise do filme lacrimal:** BUT (*break up time*). Alterações do filme lacrimal devem ser tratadas antes da cirurgia.
- **Conjuntiva:** presença de papilas associada a sintoma de prurido sugere processo alérgico que deve ser tratado previamente à cirurgia.
- **Córnea:** a presença de cicatrizes sugestivas de doença herpética contraindica a cirurgia.
- **Refração:** realizar sempre refração dinâmica e estática. Podemos simular as possibilidades para os présbitas de hipocorreção nos pacientes míopes, hipercorreção nos hipermétropes e monovisão.

Tonometria

Os dados pré-operatórios devem ser guardados.

Fundo de olho

Verifica mácula e lesões de retina que podem interferir na acuidade visual final. Observar também lesões que prespõem ao descolamento de retina e tratá-las antes da cirurgia. Doenças como retinopatia diabética, retinose pigmentar, membranas epirretinianas são contraindicações absolutas à cirurgia.

PAQUIMETRIA

A paquimetria corneal pode indicar ou contraindicar a cirurgia. Córneas aptas a serem operadas são as de 500 a 600 micra.

CERATOSCOPIA COMPUTADORIZADA

Realiza a análise da face anterior da córnea.

ORBSCAN

É o método de eleição da nossa seção, e nos oferece análise detalhada da face anterior e posterior da córnea, topografia e mapa paquimétrico, medida do diâmetro pupilar e índices que mostram a probabilidade da existência do ceratocone.

REFERÊNCIAS CONSULTADAS

1. Bechara SJ, Garcia R, Medeiros FW, Barreto Jr J, Vieira Netto M. Guia Prático de Cirurgia Refrativa. Porto Alegre: Artmed, 2009. p.25-30.
2. Campos M, Ambrosio Jr R, Chamon W. Cirurgia Refrativa. Rio de Janeiro: Cultura Médica, 2011. p.120-8.
3. Ruiz Alves M, Chamon W, Nosé W. Cirurgia Refrativa. 2.ed. Rio de Janeiro: Cultura Médica, 2007. p.21-8.

capítulo 157

Adamo Lui Netto • Giovana A. Fioravanti Lui • Marizilda Rita de Andrade

Aspectos Gerais da Topografia Corneal

A topografia de córnea é um dos principais exames realizados antes da cirurgia refrativa. Esse exame avalia quantitativamente e qualitativamente a curvatura anterior da córnea.

Com a topografia, podemos detectar e acompanhar doenças como a ectasia de córnea, analisar as deformidades causadas por lentes de contato, acompanhamento do astigmatismo pós-transplante de córnea e realizar um estudo pré-operatório e pós-operatório das cirurgias refrativas. Considerando as limitações e problemas que podem ocorrer na cirurgia refrativa, é importante utilizar procedimentos que possam prevenir as complicações.

COMO FUNCIONA?

O aparelho capta imagem ceratoscópica produzida por um disco com anéis concêntricos (Disco de *Plácido* – Figura 157.1). A imagem obtida é analisada por programas computacionais em 7.000 a 8.000 pontos, abrangendo uma área de quase 95% da córnea. Faz uma análise de uma área que vai desde 0,4 a 9,2 mm, permitindo a medida da ceratometria nas zonas ópticas de 3 mm, 5 mm e 7 mm.

Em uma córnea normal os círculos do disco são regulares e simétricos, no ceratocone os círculos concêntricos são irregulares e sem simetria.

Os índices captados pelo sistema computadorizado são codificados em cores, levando-se em consideração o poder dióptrico destes.

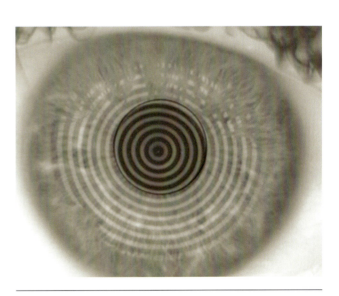

▶ **Figura 157.1** Reflexo do disco de Plácido em uma córnea regular.

Alguns cuidados devem ser tomados antes de realizar o exame:

- Em pacientes usuários de lentes de contato, preconizamos interromper o uso das LCG por sete dias antes de realizar o exame e 15 dias para as LCRGP. Caso as medidas encontradas não sejam semelhantes às de antes da adaptação das LC, pede-se ao paciente que fique sem usar as LC por mais sete dias para nova topografia;

- Não usar colírios lubrificantes pelo menos 10 minutos antes do exame, pois podem alterar a curvatura da córnea;
- É importante um posicionamento centralizado do olho do paciente.

INTERPRETAÇÃO

O mapa se apresenta em cores "quentes" (vermelho, laranja e amarelo), que significam áreas mais curvas, e cores "frias" (variáveis do azul), que representam áreas mais planas. O verde representa a porção intermediária da curvatura.

É importante notar a escala de cores que fica à esquerda dos mapas para obter a informação do poder dióptrico que cada cor representa, assim como o intervalo dióptrico entre as mudanças de cores. Podemos ter escalas com variações de 0,25 D em 0,25 D ou 0,50 D em 0,50 D. Em nosso serviço utilizamos as variaçoes de 0,25 D por serem mais precisas e fornecerem mais detalhes da topografia corneal.

Existe dois tipos de escala: a absoluta e a relativa.

1. **Escala absoluta:** cada cor corresponde a um raio de curvatura. Sua vantagem é a correspondência fixa entre as cores e o poder dióptrico.
2. **Escala relativa:** o computador calcula o raio de curvatura média e o representa no mapa com a cor verde. Essa escala não apresenta correspondência entre as cores e o poder dióptrico.

Existe ainda os mapas de curvatura meridional e axial.

- **Mapa de curvatura meridional (ou mapa tangencial):** utiliza um raio de curvatura meridional que faz a leitura dos índices como se o eixo do ceratoscópio estivesse alinhado para cada ponto da córnea. Ele analisa melhor valores ceratométricos na média-periferia e na periferia.
- **Mapa axial (ou sagital):** é o mapa mais utilizado. Ele analisa uma córnea esférica e perfeitamente centrada no vértice. Como a córnea não tem essas características, os índices não são tão exatos para analisar a periferia da córnea.

Índices topográficos

- **Ceratometria simulada (SimK):** é obtida através da média do maior poder dióptrico obtido de cada meridiano nos anéis 6 – 7 – 8.
- **Cilindro (Cyl):** o valor do cilindro é obtido através da diferença entre SimK1 (valor médio do meridiano a 180°) e SimK2 (valor médio do meridiano a 90°).
- **Índice de asfericidade da córnea (*Asph Q*):** em uma esfera perfeita o *Asph Q* é igual a zero. Uma córnea normal, por ser levemente protrusa em sua porção central, tem um índice de asferici-

dade negativo, em torno de –0,26. Já em córneas com ceratocone, esse índice é mais negativo que o normal (podendo ser –1,00 a –2,00 em ceratocones severos, por exemplo). Em córneas com RK, em que a córnea central é plana ou prolada, temos um *Asph Q* positivo.

Padrões topográficos considerados normais

- **Circular ou esférico (22%):** considerado uma córnea sem astigmatismo (Figura 157.2).

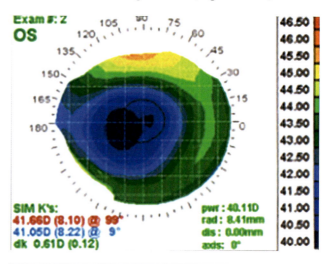

▶ **Figura 157.2** Astigmatismo circular.

- **Oval (20,8%):** padrão intermediário entre o esférico e o gravata-borboleta simétrica.
- **Gravata-borboleta simétrica (17,5%):** astigmatismo simétrico, em que o poder dióptrico dos hemimeridianos é semelhante (Figura 157.3).

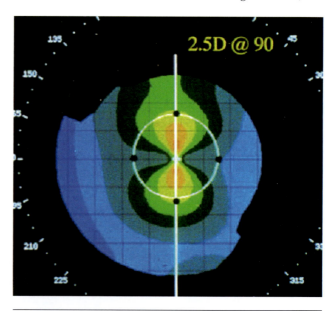

▶ **Figura 157.3** Astigmatismo regular e simétrico.

- **Gravata-borboleta assimétrica (32%):** astigmatismo assimétrico, que ocorre quando um dos hemimeridianos, ou os dois, não são uniformes em sua extensão. Geralmente está relacionado a uma córnea com ectasia (Figura 157.4).

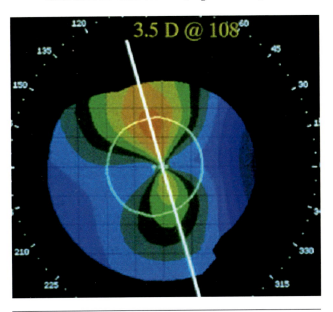

▶ **Figura 157.4** Astigmatismo regular e assimétrico.

- **Irregular (7%):** não se encaixa em nenhum dos padrões descritos acima (Figura 157.5).

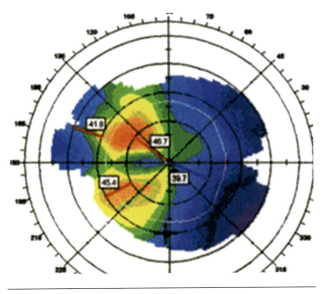

▶ **Figura 157.5** Astigmatismo irregular.

Índice de Rabinowitz para o diagnóstico de ceratocone

- Ceratometria central maior que 47,0 D;
- Diferença I-S *Value* (diferença entre a área paracentral inferior e superior distadas cada uma 3 mm do centro) maior que 1,4 D;
- Diferença entre a ceratometria central dos dois olhos de um mesmo paciente superior a 1,0 D.

Como podemos observar, a topografia coneal é um exame de extrema importância para o diagnóstico de alterações corneais que podem indicar ou contraindicar a realização da cirurgia refrativa, com a segurança maior para o paciente e para o médico.

REFERÊNCIAS CONSULTADAS

1. Bechara SJ, Garcia R, Medeiros FW, Barreto Jr J, Vieira Netto M. Guia Prático de Cirurgia Refrativa. Porto Alegre: Artmed, 2009. p.52-65.
2. Campos M, Ambrosio Jr R, Chamon W. Cirurgia Refrativa. Rio de Janeiro: Cultura Médica, 2011. p.73-80.
3. Gomes JAP, Lani LA, Juliano Y, Gomes R, Pedro EA, Anbar R. Uso da topografia de córnea na adaptação de lente de contato rígida gás-permeável em pacientes portadores de ceratocone: descrição de técnica e resultados preliminares. Arq Bras Oftalmol. 2002;65(5):519-23.
4. Lombardo M, Lombardo G, Ducoli P, Serrao S. Long-term changes of the anterior corneal topography after photorefractive keratectomy for myopia and myopic astigmatism. Invest Ophthalmol Vis Sci. 2011;52(9):6994-7000.
5. Polisuk P. Topografia da Córnea: Atlas Clínico. 2.ed. Rio de Janeiro: Cultura Médica, 2004. p.21-50.
6. Ruiz Alves M. Chamon W, Nosé W. Cirurgia Refrativa. 2.ed. Rio de Janeiro: Cultura Médica, 2007. p.21-8.
7. Sedghipour MR, Sadigh AL, Motlagh BF. Revisiting corneal topography for the diagnosis of keratoconus: use of Rabinowitz's KISA% index. Clin Ophthalmol. 2012;6:181-4.
8. Silva Filho O, Schor P, Campos M, Abreu MT, Beer SMC. Validade da topografia de córnea na cirurgia refrativa com excimer laser. Arq Bras Oftalmol. 2003;66(6):775-9.
9. Stefano VS, Melo Junior LA, Mallmann F, Schor P. Interchangeability between Placido disc and Scheimpflug system: quantitative and qualitative analysis. Arq Bras Oftalmol. 2010;73(4):363-6.

capítulo 158

Adamo Lui Netto • Giovana A. Fioravanti Lui • Renato Giovedi Filho

Aspectos Básicos do Orbscan

Os autores não têm interesse comercial nos equipamentos mencionados.

INTRODUÇÃO

O Orbscan II® (Bausch & Lomb, Rochester, New York, USA) é uma topografia de varredura em fenda de luz que fornece dados como paquimetria, superfície anterior e posterior da córnea. Possui uma tecnologia híbrida que alia fendas de luz (varredura em fenda) ao disco de Plácido. Esse aparelho forma imagens produzidas por 40 fendas verticais de luz, sendo 20 delas projetadas da direita para a esquerda e 20 da esquerda para a direita. Isso resulta em um total de 9.600 pontos para cada superfície corneal. Desse modo, o sistema calcula as distâncias existentes entre eles e reconstrói essas superfícies transformando-as em mapas topográficos da córnea e câmara anterior.

O que avaliar no Orbscan?

Esse aparelho nos fornece diversas informações, como:

1. Eixo mais curvo e o mais plano da ceratometria;
2. Distância branco a branco (limbo a limbo, diâmetro horizontal);
3. Diâmetro médio da pupila (em condições mesópicas);
4. Ponto mais fino da córnea;
5. Profundidade de câmara anterior no eixo central (ACD): pode ser medida em qualquer meridiano. É usada para planejamento cirúrgico de lentes fácicas;
6. Ângulo Kappa (diferença angular entre o eixo de fixação e o eixo óptico central perpendicular ao plano do cristalino);
7. Best Fit Sphere (BFS): a elevação da córnea é medida em relação a uma superfície de referência, no caso, essa referência é a BFS. BFS é uma medida representativa do raio de uma curvatura de uma esfera perfeita.
   - Suspeita de ectasia: BSF anterior maior que 47 D e posterior maior que 55 D;
8. **Índice de Roush:** é a diferença entre o pico de maior elevação (anterior ou posterior) na área central de 3 mm a 5 mm e o de menor elevação da córnea na zona de 7 mm a 9 mm. Este deve ser menor que 100 micra, exceto em córneas com astigmatismos regulares maiores que 2,5 D, onde esse índice poderá ter valores maiores, sem significar anormalidades.

   Esse índice é realizado diretamente na imagem do aparelho levando o cursor na região central de 3 mm a 5 mm a na região periférica de 7 mm a 9 mm, não sendo possível medir esse índice com o mapa impresso;
9. **Mapa quádruplo ou *Quad Map*:** entre os vários mapas que este aparelho fornece, quatro mapas podem ser considerados os principais: elevação anterior, elevação posterior, mapa topográfico (corresponde ao mapa de curvatura sagital de outros topógrafos) e paquimétrico (Figura 158.1).

Mapa de elevação

Os mapas de elevação da superfície anterior e posterior mostram a altura da córnea (superfície anterior e posterior) em relação a uma esfera de referência, no caso a BFS.

A córnea normal é prolada, ou seja, a curvatura meridional diminui do centro para a periferia. Isso causa uma elevação central acima da superfície (ou esfera) de referência. Circundando essa elevação, existe uma região onde a córnea está abaixo da superfície de referência. Na periferia, a córnea prolada novamente levanta acima da superfície de referência (Figura 158.2).

Compêndio de Oftalmologia Geral – Guia Prático

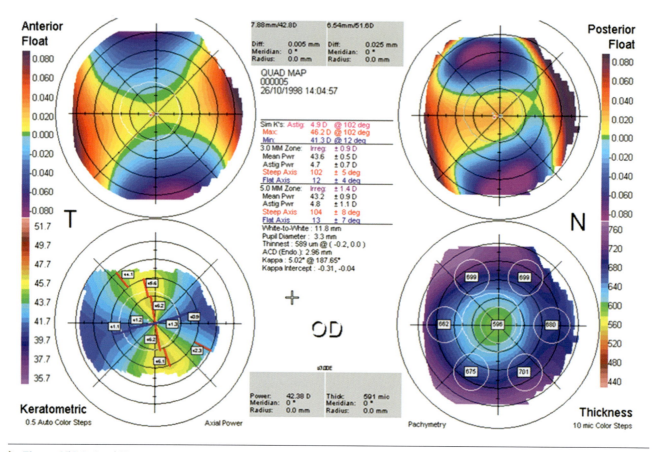

▶ **Figura 158.1** *Quad Map.*

Nos mapas de elevação, o perfil mais curvo está representado por cores quentes (vermelho), e o mais plano, em cores frias (azul).

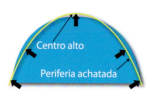

▶ **Figura 158.2** BFS representada em azul e a córnea representada na linha amarela.

O mapa de elevação da superfície posterior é mais importante que o da superfície anterior, já que as manifestações iniciais no ceratocone e nas ectasias de córnea pós-cirurgias refrativas começam a surgir primeiramente na superfície posterior da córnea.

Mapa de curvatura da córnea

Corresponde ao mapa axial dos topógrafos (ver Capítulo 157 – Aspectos Gerais da Topografia Corneal).

Mapa paquimétrico

É o mapa de espessura da córnea, calculado a partir da diferença de elevação entre superfície anterior e posterior. Ele faz uma leitura da espessura corneal em vários pontos. Os trabalhos encontrados na literatura sugerem que os valores paquimétricos são superiores ao da paquimetria ultrassônica. O Orbscan II funciona como paquímetro óptico, de não contato, e portanto mede a espessura corneal entre o ar, a interface do filme lacrimal e a superfície posterior da córnea. Alguns autores sugerem que a influência do filme lacrimal que recobre a superfície anterior da córnea pode ter até 40 μm de espessura, sendo este valor acrescentado ao valor da paquimetria final no Orbscan II, e por isso os valores seriam hiperestimados. Esses valores podem ser corrigidos por um fator acústico de compensação de 0,92, que, quando utilizado, parece fornecer um valor mais próximo ao de outros aparelhos, principalmente ao da paquimetria ultrassônica. Trabalhos também sugerem que a paquimetria do Orsbcan após cirurgia refrativa pode ter valores hipoestimados, principalmente em córneas com haze.

Existe uma tabela para todos os índices citados, que fornecem os valores de referência do Orbscan.

Capítulo 158

ORBSCAN

Dados	Resultados	Valores normais
Mapa de elevação anterior		
Pico de elevação em micra		até 30 micra
BFS – Best Fit Sphere		até 47,00 D.
Mapa de elevação posterior		
Pico de elvação em micra		até 50–70 micra
BFS – Best Fit Sphere		até 5,00 D. (*)
Critério de Roush		até 100 micra
Mapa axial ceratométrico		
Curvatura central		39,00 D a 48,00 D (?)
Sim K's Astigmatismo		até 40
Mapa paquimétrico		
Ponto mais fino		(?)
Diferença paquimétrica		até 250 micra
Dados complementares		
Branco a Branco		11,5 mm (*)
Diâmetro pupilar		Até 4 mm
Profundidade da C.A.		até 3,50 mm
Ângulo KAPPA		menor que 8 graus
Intersecção KAPPA		até 0,50 mm

Atenção: astigmatismo ceratométrico diferente do astigmatismo refracional.
Astigmatismo anterior cruzado com astigmatismo posterior

Indicações

Entre as diversas indicações, podemos citar:

- Pré-operatório e seguimento pós-operatório de cirurgia refrativa;
- Pré-operatório para cirurgias de anel intraestromal;
- Pré-operatório de lentes fácicas;
- Acompanhamento de doenças de ectasia da córnea;
- Após cirurgia de transplante de córnea;
- Adaptação de lentes de contato.

REFERÊNCIAS CONSULTADAS

1. Campos M, Ambrosio Jr R, Chamon W. Cirurgia Refrativa. Rio de Janeiro: Cultura Médica, 2011. p.81-98.
2. K Kawana, T Tokunaga, K Miyata, F Okamoto, T Kiuchi, T Oshika. Comparison of corneal thickness measurements using Orbscan II, non-contact specular microscopy, and ultrasonic pachymetry in eyes after laser in situ keratomileusis. Br J Ophthalmol. 2004;88:466-8.
3. Lui Netto, A, Malta JBNS, Barros MAC, Giovedi Filho R, Alves, MR. Confiabilidade das medidas de espessura central da córnea com Orbscan II e paquímetro ultrasônico. Arq Bras Oftalmol. 2005;68(1):71-4.
4. Nilforoushan MR, Speaker M, Marmor M, Abramson J, Tullo W, Morschauser D, et al. Comparative evaluation of refractive surgery candidates with Placido topography, Orbscan II, Pentacam, and wavefront analysis. J Cataract Refract Surg. 2008;34(4):623-31.
5. Núñez MX, Blanco C. Efficacy of Orbscan II and Pentacam topographers by a repeatability analysis when assessing elevation maps in candidates to refractive surgery. Biomedica. 2009;29(3):362-8.
6. Paul T, Lim M, Starr CE, Lloyd HO, Coleman J, Silverman RH. Central Corneal Thickness as Measured by Orbscan II, Ultrasound Pachymeter and Artemis-2. J Cataract Refract Surg. 2008;34(11):1906-12.
7. Polisuk P. Topografia da Córnea: Atlas Clínico. 2.ed. Rio de Janeiro: Cultura Médica, 2004. p.191-205.
8. Ruiz Alves M. Chamon W, Nosé W. Cirurgia Refrativa. 2.ed. Rio de Janeiro: Cultura Médica, 2007. p.28-36.
9. Sharma N, Rani A, Balasubramanya R, Vajpayee RB, Pandey RM. Posterior corneal topographic changes after partial flap during laser in situ keratomileusis. Br J Ophthalmol. 2003;87:160-2.
10. Srivannaboon S, Chirapapaisan C, Kasemson S, Pongam W. Precision analysis of posterior corneal topography measured by Visante Omni: repeatability, reproducibility, and agreement with Orbscan II. J Refract Surg. 2012;28(2):133-8.
11. Stefano VS, Melo Junior LA, Mallmann F, Schor P. Interchangeability between Placido disc and Scheimpflug system: quantitative and qualitative analysis. Arq Bras Oftalmol. 2010;73(4):363-6.
12. Yazici AT, Bozkurt E, Alagoz C, Alagoz N, Pekel G, Kaya V, et al. Central corneal thickness, anterior chamber depth, and pupil diameter measurements using Visante OCT, Orbscan, and Pentacam. J Refract Surg. 2010;26(2):127-33.

capítulo 159

Adamo Lui Netto • Giovana A. Fioravanti Lui • João Carlos Reinne Yokoda

PRK: Indicações, Contraindicações e Resultados

A cirurgia de PRK consiste na remoção da camada epitelial da córnea e sua membrana basal, seguida de aplicação de fotoablação da camada de Bowman e estroma anterior.

INDICAÇÕES

- Espessura corneal que contraindique a cirurgia de LASIK (leito residual para cirurgia de LASIK menor que 250 micra);
- Ceratometria corneal que contraindique cirurgia de LASIK: córneas muito planas (maior possibilidade de ocorrer lamela livre no LASIK) ou muito curvas (maior risco de *button hole* no LASIK);
- Reoperações: após RK, PRK ou LASIK;
- Opacidades corneais prévias;
- Miopias menores que 6 D: melhores resultados;
- Miopias acima de 6 D: é indicado o uso de mitomicina "C" 0,02% como antimetabótico para prevenção do haze;
- Hipermetropia até 4 D: é indicado o uso de mitomicina "C" 0,02% como antimetabótico para prevenção do haze.

CONTRAINDICAÇÕES

- Leito residual menor que 350 micra;
- Contraindicações gerais de cirurgia refrativa (ver 1º capítulo);

Desvantagens do PRK em relação à cirurgia de LASIK:

- Maior desconforto no pós-operatório imediato;
- Recuperação visual lenta;
- Maior risco de opacidades corneais (haze).

PÓS-OPERATÓRIO

- Manter lente de contato terapêutica por sete dias;
- Medicação analgésica via oral (conforme dor do paciente);
- Colírios de associação: antibiótico + corticoide tópico de 4/4 horas por sete dias (ou enquanto estiver com a LCT);
- Anti-inflamatório não hormonal tópico 6/6 horas por 30 a 40 dias.

PRK COM MITOMICINA C 0,02%

A mitomicina (MMC) é um antimetabótito que bloqueia a replicação do DNA, do RNA e inibe a síntese proteica celular. Atua na resposta cicatricial da córnea e por isso é usada na cirurgia refrativa para prevenção do haze corneal, que pode ocorrer após a correção de altos graus de ametropia. A cirurgia de PRK com MMC 0,02% tem sido realizada como alternativa à cirurgia de LASIK para os altos graus de ametropia, evitando-se assim possíveis complicações com o *flap* (lamela) e uma possível desestabilização da biomecânica da córnea decorrentes da cirurgia do LASIK.

A mitomicina é usada no per-operatório, na concentração de 0,02%, após a aplicação do *laser*.

Complicações decorrentes da MMC 0,02 %, como afinamento corneano e até mesmo ectasias, são motivos de preocupação. Não se sabe ainda quais serão esses efeitos a longo prazo.

Para miopia, preconizamos em nosso serviço um tempo de 20 segundos de ação da MMC 0,02% seguida de enxágue abundante. Para hipermetropia recomendamos um tempo de 30 segundos.

Indicações

- Opacidades corneais prévias;
- Miopias acima de 5 D;
- Hipermetropias e astigmatismos hipermetrópicos simples ou compostos;
- Reoperações;
- Desenvolvimento de opacidade significativa no olho contralateral.

RESULTADOS DA CIRURGIA DE PRK

Para avaliar a taxa de sucesso no PRK, devemos avaliar a porcentagem de olhos que no pós-operatório fiquem próximos à ametropia. Diversos estudos mostraram que os melhores resultados foram obtidos em olhos com até seis graus de miopia no pré-operatório. Acima de seis dioptrias de miopia, decresce a previsibilidade do resultado final.

No astigmatismo miópico simples ou composto, os melhores resultados encontrados foram os de até 3 DC. Alguns estudos sugerem que a curvatura na periferia da córnea diminui em maior proporção em correções para miopias de alto grau quando comparadas a miopias de graus mais baixos. Isso tambem ocorre quando comparamos correções para astigmatismo miópico e miopia apenas.

Para hipermetropia, os melhores resultados são com olhos para até 5 D, desde que a curvatura da córnea não ultrapasse 47 D. É importante ressaltar que a correção da hipermetropia decresce com o passar do tempo, sendo os melhores resultados encontrados nos pacientes acima de 40 anos de idade. O astigmatismo hipermetrópico composto segue o mesmo padrão.

REFERÊNCIAS CONSULTADAS

1. Bechara SJ, Garcia R, Medeiros FW, Barreto Jr J, Vieira Netto M. Guia Prático de Cirurgia Refrativa. Porto Alegre: Artmed, 2009. p.99-100.
2. Bricola G, Scotto R, Mete M, Cerruti S, Traverso CE. A 14-year follow-up of photorefractive keratectomy. J Refract Surg. 2009;25(6):545-52.
3. Campos M, Ambrosio Jr R, Chamon W. Cirurgia Refrativa. Rio de Janeiro: Cultura Médica, 2011. p.197-204.
4. Lombardo M, Lombardo G, Ducoli P, Serrao S. Long-term changes of the anterior corneal topography after photorefractive keratectomy for myopia and myopic astigmatism. Invest Ophthalmol Vis Sci. 2011;52(9):6994-7000.
5. Lui Netto A, Lui GAF, Lui, ACF, Lui, TAF, Andrade MA. Ceratectomia fotorrefrativa (PRK) com mitomicina C a 0, 02 por cento para correção de grau acentuado de astigmatismo hipermetrópico composto secundário a cirurgia de ceratotomia radial(RK). Rev Bras Oftalmol. 2009;68(3):156-60.
6. Moisseiev E, Sela T, Minkev L, Varssano D. Increased preference of surface ablation over laser in situ keratomileusis between 2008-2011 is correlated to risk of ectasia. Clin Ophthalmol. 2013;7:93-8.
7. Polisuk P. Topografia da Córnea: Atlas Clínico. 2.ed. Rio de Janeiro: Cultura Médica, 2004. p.21-50.
8. Ruiz Alves M. Chamon W, Nosé W. Cirurgia Refrativa. 2.ed. Rio de Janeiro: Cultura Médica, 2007. p.21-8.
9. Shalaby A, Kaye GB, Gimbel HV. Mitomycin C in photorefractive keratectomy. J Refract Surg. 2009;25(1):S93-7.
10. Vieira Netto M, Ambrósio Júnior R, Chalita MR, Krueger RR, Wilson SE. Resposta cicatricial corneana em diferentes modalidades de cirurgia refrativa. Arq Bras Oftalmol. 2005;68(1):140-9.
11. Wallau AD, Campos M. One-year outcomes of a bilateral randomised prospective clinical trial comparing PRK with mitomycin C and LASIK. Br J Ophthalmol. 2009;93(12):1634-8.

capítulo 160

João Carlos Reinne Yokoda • Adamo Lui Netto • Chow Wang Ming Shato

Técnica da Ceratectomia Fotorrefrativa

Deve-se ter atenção para uma normatização da técnica, bem como às condições ambientais da sala de cirurgia, como temperatura e umidade, que podem ter um profundo efeito sobre os resultados refrativos. O estado de hidratação da córnea desempenha papel importante no resultado da refração após a correção com *excimer laser*.

No pré-operatório, devem ser instiladas gotas anestésicas. É importante realizar o tratamento o mais cedo possível após a aplicação do anestésico tópico ocular para evitar a ceratite de exposição pela diminuição do piscar, o que vai secar e afinar a córnea. Isso pode levar a uma hipocorreção ou a uma ablação assimétrica.

O paciente é colocado sob o microscópio, alinhando cuidadosamente a cabeça para se certificar de que o plano da íris é perpendicular ao feixe de *laser*. Realiza-se a assepsia da pele da região ocular, e os fundos de sacos conjuntivais podem ser instilados com gotas de solução diluída de iodo-povidona ou gotas de antibióticos de amplo espectro. Um blefarostato é inserido para abrir as pálpebras. O cuidado com a centralização do olho e o alinhamento nos planos x, y, e z são fundamentais. Deve-se ocluir o olho contralateral, para evitar que ocorra fixação cruzada.

O epitélio é marcado com um marcador de 7 mm ou 8 mm de zona óptica para miopia ou um marcador de 9 mm ou 10 mm para hipermetropia, e novamente é centrado sobre a pupila. O epitélio é removido sem corte com uma lâmina ou espátula adequada. Uma solução de álcool absoluto também pode ser utilizado para soltar o epitélio, aplicando por 20 a 30 segundos. A remoção mecânica do epitélio deve ser preferida ao se utilizar mitomicina C, devido aos efeitos sinérgicos do álcool com a mitomicina. A área de remoção do epitélio depende do diâmetro de ablação total, o qual é maior para o tratamento de hipermetropia. É importante remover o epitélio totalmente, de modo que apenas permaneça a membrana de Bowman. Qualquer epitélio residual criará uma ablação irregular e um astigmatismo irregular.

Após a remoção do epitélio, o preparo do leito estromal com esponja cirúrgica e centralização do *laser*, é realizada a ablação pelo *excimer laser*, pedindo-se ao paciente que não movimente os olhos, mantendo a direção do olhar para a luz de referência do *laser*, auxiliando dessa forma o *eye tracker* do aparelho a manter a ablação centralizada. Ao término da ablação, o leito estromal é lavado com solução salina balanceada, com colocação posterior de lente de contato terapêutica. No caso do uso de mitomicina C, é restrito ao centro da córnea após ablação pelo *laser*, na concentração de 0,02%, num tempo de exposição que pode variar de 20 segundos a 2 minutos conforme a indicação de cada caso, seguido por lavagem abundante do leito estromal. Após a colocação da lente de contato, procede-se a instilação de colírio antibiótico.

REFERÊNCIAS CONSULTADAS

1. Bechara SJ, Garcia R, Medeiros FW, Barreto Jr J, Vieira Netto M. Guia Prático de Cirurgia Refrativa. Porto Alegre: Artmed, 2009. p.99-100.
2. Campos M, Ambrosio Jr R, Chamon W. Cirurgia Refrativa. Rio de Janeiro: Cultura Médica, 2011. p.197-204.
3. Ruiz Alves M, Chamon W, Nosé W. Cirurgia Refrativa. 2.ed. Rio de Janeiro: Cultura Médica, 2007. p.21-8.

capítulo 161

Marizilda Rita de Andrade • Adamo Lui Netto • Giovana A. Fioravanti Lui

Complicações da Ceratectomia Fotorrefrativa

A ceratectomia fotorrefrativa de superfície com *Excimer Laser* (PRK) vem sendo cada vez mais usada como opção à correção das ametropias baixas e moderadas por se tratar de procedimento seguro. Porém as complicações existem e estão relacionadas ao trauma mecânico, à cicatrização e aos efeitos colaterais das medicações tópicas utilizadas no período pós-operatório. As principais complicações são:

DOR

A aplicação do *laser* é realizada após a remoção mecânica ou química do epitélio, o que pode resultar em dor e extremo desconforto nas primeiras 24 horas após a cirurgia. É decorrente da desepitelização e consequente exposição das fibras nervosas. A dor é uma das principais desvantagens da cirurgia de superfície em relação à cirurgia lamelar, porém, com os novos aparelhos de *laser* e novos medicamentos usados no pós-operatório, ela é bem tolerada. Ao término da cirurgia, é colocada lente de contato terapêutica na tentativa de proteger a área tratada e diminuir a dor, porém, esta pode estar presente nas primeiras 24 ou 36 horas.

Orientamos o uso de analgésico ou anti-inflamatório via oral uma hora antes da cirurgia e nas 24 horas seguintes. Utilizamos associados antibiótico e esteroide tópico no pós-operatório e anti-inflamatório não hormonal tópico, para melhora da dor, que deve permanecer por 30 dias. Podemos prescrever lubrificantes oculares, que também auxiliam na diminuição da dor e aumentam o conforto com as lentes terapêuticas.

O desconforto tardio também pode ser decorrente aos depósitos nas lentes de contato ou aos debris localizados sob elas. Nesse caso a troca das lentes é recomendada.

RETARDO NA REEPITELIZAÇÃO

A reepitelização ocorre em até sete dias após a cirurgia. Existem vários processos oculares que podem causar um retardo na reepitelização, entre eles podemos citar olho seco, desepitelização maior que a necessária para a cirurgia, doenças autoimunes, toxicidade aos colírios, uso de corticoide tópico. Nesses casos usar lubrificantes oculares sem conservantes, trocar o antibiótico tópico por outro menos tóxico, substituir o corticoide por um menos potente ou suspender o seu uso.

INFILTRADOS, CERATITE INFECCIOSA E ÚLCERA INFECCIOSA

A ceratite infecciosa é rara e existem fatores que predispõem às infecções oculares, como olho seco, presença de processos infecciosos na borda palpebral e quaisquer fatores que dificultem a reepitelização corneal. Os agentes etiológicos mais comuns são: *S. aureus, S. pneumoniae,* Pseudomonas, Mycobacterium, fungos e herpes.

Observar o uso correto da medicação prescrita. Se existir infiltrado periférico sem defeito epitelial, tratar como um processo infeccioso, aumentando a dose do antibiótico e mantendo o esteroide tópico. Após 24 horas, se houver evolução do quadro, suspender o uso da lente de contato e realizar cultura e antibiograma do material da córnea e da lente. Após esse procedimento, iniciar tratamento com antibióticos fortificados, como cefazolina 50 mg/mL associada a tobramicina 14 mg/mL de hora em hora.

HAZE

É a opacificação do estroma corneal anterior, resultado da liberação de citocinas, consequente ativação de ceratócitos, migração e proliferação de fibroblastos. Pode ser decorrente de resposta cicatricial normal. Nesse caso, haverá regressão total ou parcial após o terceiro ou quarto mês de pós-operatório.

O haze severo é mais comum em tratamentos de altas ametropias e está relacionado à profundidade e à quantidade de estroma corneal removido. Até o advento do uso da mitomicina C no período per-operatório, o tratamento de superfície era limitado a ametropias menores que 3,0 dioptrias. Atualmente está comprovado que a mitomicina C diminui a incidência de haze, o que possibilitou a realização de tratamentos de superfície para a correção de ametropias mais elevadas.

Na persistência do haze, usar acetato de prednisolona 1% a cada 2 horas, por uma ou duas semanas, com monitoramento da pressão intraocular.

ECTASIA CORNEAL

É rara nas cirurgias de superfície desde que sejam obedecidos os limites paquimétricos em relação à ametropia tratada e a contraindicação cirúrgica em córneas com ectasias incipientes.

REFERÊNCIAS CONSULTADAS

1. Alvarenga L, Freitas D. Doenças infecciosas em cirurgias fotorrefrativas. In: Alves MR, Chamon W, Nosé W. Cirurgia Refrativa. Rio de Janeiro: Cultura médica, 2007. p.409-15.
2. Campos M, Ambrosio Jr R, Chamon W. Cirurgia Refrativa. Rio de Janeiro: Cultura Médica, 2011. p.206-10.
3. Carvalho RTC, Netto MV. Complicações em cirurgia refrativa. In: Bechara SJ, et al. Cirurgia Refrativa. São Paulo: Artmed, 2009. p.147-59.
4. Pereira T, Forseto AS, Nosé W. Complicações per e pós operatórias em 1.000 olhos submetidos a LASIK. Arq Bras Oftal. 2001;64(5):449-506.
5. Vieira Netto M, Ambrósio Júnior R, Chalita MR, Krueger RR, Wilson SE. Resposta cicatricial corneana em diferentes modalidades de cirurgia refrativa. Arq Bras Oftalmol. 2005;68(1):140-9.

capítulo 162

Chow Wang Ming Shato • Giovana A. Fioravanti Lui
Elisabeth Brandão Guimarães • Adamo Lui Netto

Ceratomileusis *in situ* Assistida por *Excimer Laser* (LASIK): Indicações, Contraindicações e Resultados

No primeiro contato com o paciente que deseja ser submetido à cirurgia refrativa, devemos descobrir quais são as informações já conhecidas, pois, através da internet, muitos já sabem de quase todos os assuntos referentes à cirurgia.

Durante a consulta, devemos fornecer todos os dados para que o paciente entenda a indicação do LASIK e avaliar se a expectativa é realista. A cirurgia poderá ser contraindicada de acordo com o perfil de cada paciente.

Indicações da cirurgia LASIK

- A idade mais apropriada para a realização da cirurgia é de 21 a 65 anos.
- Em relação à refração, devemos realizá-la sem e com cicloplegia.

As indicações dos limites refracionais são:

Erro refracional	Limite mínimo	Limite máximo
Miopia	– 2,00 D	– 8,00 D
Hipermetropia	+ 1,50 D	+ 4,00 D
Astig. miópico	– 0,75 D	– 5,00 D
Astig. hipermetrópico	+ 1,00 D	+ 3,00 D

A medida da espessura corneal é extremamente importante no LASIK. Segundo o trabalho do Buratto, o estroma residual deverá ser no mínimo de 250 micra ou metade da espessura central corneal. Pode ocorrer como complicação pós-operatória a ectasia iatrogênica quando o leito residual estromal for menor que 250 micra.

O estudo da ceratometria é também muito importante. Quando este for associado à topografia corneal, fornece dados mais consistentes para realizarmos essa cirurgia. Em uma córnea plana, onde a ceratometria é menor que 41,00 dioptrias, há possibilidade de ocorrer lamela livre (*free-cap*) devido à sucção não adequada. Em outro extremo está a córnea curva, isto é, ceratometria maior que 47,00 D, onde poderá ocorrer o corte incompleto da lamela (*button-hole*).

As curvaturas mais indicadas são:

- **Miopia:** maior que 43,00 D;
- **Hipermetropia:** menor que 43,00 D.

É importante lembrar que, após a cirurgia de LASIK, haverá um aplanamento central da córnea na miopia, e na hipermetropia, encurvamento central da córnea. Dessa forma, para cada grau de ametropia corrigida, teremos uma alteração de 1 D na ceratometria corneal.

Avaliação da curvatura pós-operatória:

- **Limite de aplanamento na miopia:** até 36,00 D;
- **Limite de encurvamento na hipermetropia:** até 47,00 D.

Contraindicações da cirurgia LASIK

- Durante a anamnese, devemos saber qual é a expectativa do paciente diante do resultado final da cirurgia: se são constantemente insatisfeitos, exigentes, com expectativas irreais, desmotivados, podendo ser a cirurgia contraindicada.
- Devemos investigar alterações sistêmicas que poderão contraindicar de forma relativa ou absoluta a cirurgia, como: diabetes descompensada, doenças autoimunes, colagenoses, gravidez, amamentação, uso de alguns medicamentos e deficiências psíquicas.

a) **Ametropia evolutiva:** modificação refrativa maior que 0,50 D em dois anos, idade do paciente e história de sua ametropia.
b) Olho único.
c) Antecedentes oftalmológicos:
    - Herpes ocular;
    - Ceratocone e outras ectasias corneanas.
d) Contraindicações relativas transitórias: blefarites, meibomites, acne rosáceo. Sempre realizar o tratamento antes da cirurgia.
e) Contraindicações relativas: glaucoma, doenças retinianas.
f) Diâmetro pupilar escotópico de 8 mm (contraindicação absoluta).

Resultados da cirurgia de LASIK

O erro refrativo tende a se estabilizar até o terceiro mês de pós-operatório de LASIK, devido provavelmente a manutenção da camada de Bowman e menor resposta cicatricial tecidual, nos olhos com miopia até 6 dioptrias. Inicialmente podemos ter uma hipercorreção do efeito refrativo que regride precocemente.

Nas ametropias mais elevadas, podemos ter perda de uma linha da melhor acuidade visual corrigida após LASIK.

Os dados da literatura mostram acuidade visual sem correção de 20/20 ou melhor no pós-operatório de seis meses em 80% a 95,8% dos casos.

Os dados pré-operatórios devem ser muito bem avaliados, para que se evite complicações como ectasia de cónea. Os principais fatores determinantes que podem levar a essa complicação são: paquimetria pré-operatória, leito residual, total de ablação realizada.

REFERÊNCIAS CONSULTADAS

1. Alves MR, Chamon W, Nose W. Cirurgia Refrativa. Rio de Janeiro: Cultura Médica, 2003. p.133-7.
2. Buratto L, Brint S. Preparacion para La cirurgia. In: Buratto L, Brint S. lasik: técnicas cirúrgicas y complicaciones. Thorofare: Slack, 2000. p.15-7.
3. Campos M, Ambrosio Jr R, Chamon W. Cirurgia Refrativa. Rio de Janeiro: Cultura Médica, 2011. p.211-27.
4. Centurion V. Manual de Lasik. Rio de Janeiro: Cultura Medica, 2001. p.17-22.
5. Parecer Cremesp n0 27/2007. Protocolo CREMEC no 003962/06. Solicitações de exames pós-operatórios em cirurgia refrativa. 2007 dez 01.
6. Polisuk P. Topografia da Córnea: Atlas Clínico. 2.ed. Rio de Janeiro: Cultura Médica, 2004. p.99-100.
7. Ruiz Alves M, Chamon W, Nosé W. Cirurgia Refrativa. 2.ed. Rio de Janeiro: Cultura Médica, 2007. p.311-22.
8. Sharma N, Rani A, Balasubramanya R, Vajpayee RB, Pandey RM. Posterior corneal topographic changes after partial flap during laser in situ keratomileusis. Br J Ophthalmol. 2003;87:160-2.
9. Valbon BF, Silva JS, Ramos ICO, Correa R, Canedo AL, Santos RT, et al. Avaliação das alterações biomecânicas da córnea antes e após lasik em pacientes míopes e hipermetrópes utilizando Moriá® Sub-Bowman's Keratomileusis (SBK). Rev Bras Oftalmol. 2012;71(5):317-21.

capítulo 163

Henock Borges Altoé • Adamo Lui Netto • Renato Giovedi Filho

Técnica Cirúrgica da Ceratomileusis *in situ* Assistida por *Excimer Laser* (LASIK)

O LASIK (*Laser-Assisted in Situ Keratomileusis*) é uma das técnicas mais utilizadas para correção das ametropias esferocilíndricas (miopia, astigmatismo e hipermetropia), através da alteração da curvatura corneal com *Excimer Laser*. Os benefícios dessa técnica são menor desconforto e recuperação mais rápida da acuidade visual quando comparado ao *Excimer Laser* PRK.

A integridade epitelial da córnea, da membrana de Bowman e do estroma anterior são preservados, resultando em uma resposta cicatricial mais branda.

É recomendada antibioticoterapia profilática, bem como a instilação de iodopovidona 5% de 10 a 30 minutos antes do início do procedimento cirúrgico, com o intuito de reduzir a flora bacteriana conjuntival.

A técnica consiste em:

- Colocação de campo adesivo (*drape*) para isolamento dos cílios, considerados fontes de contaminação e de bloqueio mecânico à passagem do microcerátomo;
- Colocação de blefarostato;
- O paciente deve ser orientado frequentemente a respeito do seu ponto de fixação durante o procedimento cirúrgico, sendo seu olho contralateral ocluído a fim de facilitar sua fixação;
- Instilação de colírio anestésico;
- Marcação corneal com roseta irregular com violeta genciana para correto reposicionamento do disco e nos casos de lamela livre total (*free cap*), o reposicionamento será feito de acordo com a marcação do disco. A seguir, lavagem com solução salina balanceada (BSS) e posterior secagem com esponja cirúrgica;
- Confecção de uma lamela (*flap*) corneal de base nasal ou superior através de microcerátomo ou *laser* de femtosegundo. Em ambos os casos, para se produzir uma lamela corneal sem poder refrativo, é preciso transformar a superfície anterior convexa da córnea em uma superfície plana. Isso é feito elevando-se a pressão ocular ao redor de 65 mmHg, com auxílio do vácuo do anel de sucção que é colocado imediatamente antes do início do procedimento;
- É recomendado utilizar o anel de sucção de 9,5 mm para córneas com raio de curvatura inferior a 42,75 D e anel de 8,5 mm para córneas com raio de curvatura maior que 43,00 D;
- Rebatimento do *flap* para exposição do leito estromal com espátula ou com a própria cânula de irrigação;
- Ablação estromal com *excimer laser* para correção da ametropia, utilizando sistemas de acompanhamento dos movimentos oculares (*eye tracker*), o que não isenta o paciente da necessidade de fixação do olhar;
- Limpeza do leito estromal após aplicação do *laser* com BSS para remoção de restos celulares e de eventuais *debris*;
- Por fim, reposicionamento do *flap* corneal e secagem, que é feita passando-se esponja cirúrgica sobre a superfície da córnea, da base do *flap* para a periferia. Uma seringa de ar ou ar comprimido pode auxiliar nessa fase. A aderência costuma ocorrer entre um e dois minutos.
- Ao término do procedimento, são instiladas gotas de colírio antibiótico e anti-inflamatório. A retirada do blefarostato deve ser feita cuidadosamente, para se evitar deslocamentos do *flap*, devendo o paciente ser examinado à lâmpada de fenda após o procedimento.

REFERÊNCIAS CONSULTADAS

1. Alves MR, Chamon W, Nose W. Cirurgia Refrativa. Rio de Janeiro: Cultura Médica, 2003. p.133-7.
2. Buratto L, Brint S. Preparacion para La cirurgia. In: Buratto L, Brint S. lasik: técnicas cirúrgicas y complicaciones. Thorofare: Slack, 2000. p.15-7.
3. Campos M, Ambrosio Jr R, Chamon W. Cirurgia Refrativa. Rio de Janeiro: Cultura Médica, 2011. p.211-7.
4. Centurion V. Manual de Lasik. Rio de Janeiro: Cultura Medica, 2001. p.17-22.
5. Polisuk P. Topografia da Córnea: Atlas Clínico. 2.ed. Rio de Janeiro: Cultura Médica, 2004. p.99-100.
6. Ruiz Alves M. Chamon W, Nosé W. Cirurgia Refrativa. 2.ed. Rio de Janeiro: Cultura Médica, 2007. p.311-22.
7. Valbon BF, Silva JS, Ramos ICO, Correa R, Canedo AL, Santos RT, et al. Avaliação das alterações biomecânicas da córnea antes e após lasik em pacientes míopes e hipermetrópes utilizando Moriá® Sub-Bowman's Keratomileusis (SBK). Rev Bras Oftalmol. 2012;71(5):317-21.

Complicações da Ceratomileusis com *Excimer Laser in situ* (LASIK)

Marizilda Rita de Andrade • Adamo Lui Netto • Giovana A. Fioravanti Lui

A maior parte das complicações do Lasik ocorrem no período per-operatório, relacionadas à confecção do disco. As complicações tardias podem estar relacionadas aos traumas e aos processos infecciosos.

Citaremos as complicações mais frequentes.

SANGRAMENTO

Pode ocorrer durante a confecção do disco, em pacientes usuários de lentes de contato que tenham desenvolvido neovascularização corneal periférica. Outra causa é o uso de anéis com diâmetro grande (9,5 mm) para a confecção da lamela. Também pode ocorrer nas cirurgias em córneas com diâmetro pequeno, quando o corte é realizado atingindo a região periférica da córnea.

Na ocorrência de sangramento, com a ajuda de uma esponja, embebida ou não com vasoconstrictor tópico, aplicamos leve pressão até que o sangramento pare. A seguir, reposicionamos o disco e realizamos lavagem cuidadosa da interface, até que todo o sangue seja removido. A aplicação do *Excimer Laser* só será realizada após estancado o sangramento, pois o sangue o estroma corneal irá alterar os resultados.

COMPLICAÇÕES RELACIONADAS AO DISCO

As causas podem estar relacionadas aos problemas no microcerátomo ou à dificuldade na obtenção do vácuo durante o corte, culminando em disco incompleto, fino, perfurado ou livre.

Buttonhole (ou perfuração da lamela)

A perfuração do disco ou *buttonhole* pode acontecer em córneas muito curvas ou devido ao mau funcionamento do microcerátomo. Nesse caso, a complicação poderá ocorrer também em córneas com ceratometrias normais. Ao percebermos o *buttonhole*, devemos reposicionar o disco, lavar a interface e suspender a cirurgia. Reintervir após três meses, confeccionando um novo disco, com maior espessura ou realizando ablação de superfície – PRK com mitomicina C para prevenir o aparecimento do haze.

Free cap

Nos casos de disco livre ou *free cap*, após a recuperação do disco, aplica-se o *Excimer Laser*, reposiciona-se o disco usando as marcações feitas anteriormente e coloca-se lente de contato terapêutica para evitar o deslocamento.

Perfuração corneal

Outra complicação rara é a perfuração corneal com penetração na câmara anterior durante a confecção do disco ou durante a aplicação do *laser*. Acontece devido à falha na montagem do microcerátomo, como o mau posicionamento da plataforma que altera a espessura do corte.

Deslocamento do disco

O deslocamento do disco deverá ser tratado imediatamente para que não resulte em dobras e estrias, de difícil remoção, com consequente astigmatismo irregular e diminuição importante da acuidade visual.

CRESCIMENTO EPITELIAL NA INTERFACE

É uma complicação resultante da migração de células epiteliais a partir dos defeitos da superfície corneal (Figura 164.1). Pode acontecer após deslocamentos do disco, em olhos submetidos à cirurgia incisional prévia, como a ceratotomia radial, ou quando existem defeitos na periferia do disco.

A remoção do epitélio da interface dependerá do tamanho da área epitelizada, da localização e da diminuição da acuidade visual provocada por ela.

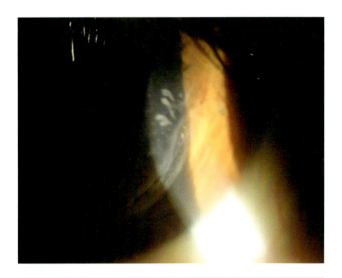

▶ **Figura 164.1** Crescimento epitelial na interface.

DEPÓSITOS NA INTERFACE

São frequentes se forem negligenciados os cuidados como a lavagem cuidadosa da interface após a aplicação do *laser*. Os depósitos podem ser hemáticos, nas situações em que houve sangramento durante a confecção do disco, ou provenientes de quaisquer outros materiais usados durante a cirurgia, como fiapos de algodão, pó da luva, entre outros. Esses depósitos são observados ao exame à lâmpada de fenda e sua remoção depende do tamanho e da localização. Se interfere diminuindo a acuidade visual por estar no eixo visual, ou há presença de reação inflamatória, é obrigatório que se faça a remoção.

HAZE

No pós-operatório da cirurgia lamelar, o haze, quando presente, é de menor intensidade quando comparado ao tratamento de superfície e normalmente regride nos três primeiros meses de pós-operatório. Quando ocorre, é indicado usar anti-inflamatório não hormonal 4 vezes ao dia até que haja regressão total, isto é, em torno de três meses.

ECTASIA CORNEAL

Essa é uma temida complicação que poderá ter aparecimento precoce ou tardio, de uma semana a 27 meses após a cirurgia.

É comum em córneas operadas com ectasias incipientes ou leves, em córneas finas ou córneas com instabilidade tecidual. Preconiza-se um leito estromal residual de 250 µm de espessura, ou metade de sua espessura inicial, e nunca operar córneas com espessura inferior a 500 micra, para evitar ao máximo que essa situação ocorra.

DIMINUIÇÃO DA SENSIBILIDADE CORNEAL

A diminuição da sensibilidade corneal ocorre devido à lesão das fibras nervosas da córnea pelo microcerátomo no momento da confecção do disco e à profundidade da ablação. Essa condição faz com que haja menor produção de lágrima, nos primeiros seis meses após a cirurgia, com volta gradual, sem que a situação original, pré-operatória, seja restabelecida. A recuperação da sensibilidade é mais rápida próximo ao pedículo. Devemos orientar o uso de lubrificantes oculares até um ano após a cirurgia.

CERATITE LAMELAR DIFUSA (*DLK*)

É uma reação inflamatória, não infecciosa, ou ceratite estéril, na interface da córnea, que poderá aparecer na primeira semana após a cirurgia e tem como causa reação tóxica ou alérgica. Podem ocorrer dor, sensação de corpo estranho, hiperemia e lacrimejamento. Preconiza-se a instilação de corticoides de hora em hora. Caso haja evolução, o tratamento é cirúrgico com levantamento do disco e lavagem exaustiva da interface com debridamento cuidadoso do estroma. Após a reposição do disco, instituir corticoide tópico potente.

CERATITES INFECCIOSAS

É rara, deve ser diagnosticada e tratada com urgência para evitar a necessidade de intervenção cirúrgica, como a retirada do disco ou o transplante de córnea.

É importante tentar isolar o agente etiológico, por meio de cultura do material corneal e instituir tratamento específico para cada agente.

Ao exame, pode ser observada presença de infiltrado, edema corneal, hiperemia conjuntival. Nas infecções por cocos Gram-positivos, o infiltrado ou a úlcera são únicos. Quando existem lesões satélites ao foco infeccioso, é sugestiva a etiologia fúngica. Aparecimento de infiltrados na primeira semana sugere cocos Gram-positivos (*Streptococcus* sp. e *Staphylococcus* sp.), enquanto o aparecimento após a segunda semana sugere bactérias como a *Nocardia* sp. e a *Mycobacterium* sp.

Em olhos com infecção herpética prévia, poderá haver recorrência da infecção. Lembrar que, nos olhos com diagnóstico prévio de ceratite herpética, a cirurgia refrativa deverá ser contraindicada.

Prevenção dos processos infecciosos

A prevenção deve ser feita tratando as infecções dos anexos oculares, tratando os olhos secos com lubrificantes, orientando práticas de higiene palpebral e manipulação adequada dos colírios e das lentes de contato e o uso correto dos colírios orientados pelo médico, bem como adequado cumprimento das normas de assepsia no ato cirúrgico.

REFERÊNCIAS CONSULTADAS

1. Alvarenga L, Freitas D. Doenças infecciosas em cirurgias fotorrefrativas. In: Alves MR, Chamon W., Nosé W. Cirurgia Refrativa. Rio de Janeiro: Cultura médica, 2007. p.409-15.
2. Campos M, Ambrosio Jr R, Chamon W. Cirurgia Refrativa. Rio de Janeiro: Cultura Médica, 2011. p.220-6.
3. Carvalho RTC, Netto MV. Complicações em cirurgia refrativa. In: Bechara SJ, et al. Cirurgia Refrativa. São Paulo: Artmed, 2009. p.147-59.
4. Pereira T, Forseto AS, Nosé W. Complicações per e pós operatórias em 1.000 olhos submetidos a LASIK. Arq Bras Oftal. 2001;64(5):449-506.

capítulo 165

Ulysses Tachibana • Adamo Lui Netto

Indicações de Cirurgia Personalizada

FRENTE DE ONDA

A luz se propaga em ondas tridimensionais, seguindo os princípios da ondulatória. Em um meio ideal a luz se propaga de forma contínua e homogênea, sem sofrer desvios (Figura 165.1).

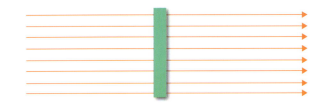

▶ **Figura 165.1** Propagação da luz num sistema ideal.

Portanto, quando abordamos o princípio de frente de onda, teremos que analisar a onda na sua forma tridimensional.

Na avaliação de ondas que atravessam o sistema ocular, partindo de um ponto luminoso, consideram-se todos os desvios tridimensionais que a onda sofre ao atravessá-lo. Qualquer desvio dessas ondas é chamada de aberração óptica. A análise de frente de ondas tem o objetivo de estudar a propagação real do raio de luz.

A tecnologia do Wavefront foi originalmente desenvolvida para o uso em telescópios de alto poder, destinada a reduzir as distorções dos objetos observados a distância. O Wavefront identifica e mede as imperfeições de cada olho com a precisão 25 vezes superior aos métodos convencionais. A soma de todas as distâncias de todos os componentes de aberração nos informa a aberração total de um sistema.

PRINCÍPIO DA ABERROMETRIA CORNEAL

É simulada uma frente de onda plana incidente sobre a córnea e sua refração é calculada a partir da topografia corneal.

A frente de onda resultante é subtraída a uma frente de onda esférica e traduzida em polinômios de Zernike.

POLINÔMIO DE ZERNIKE

Essas aberrações ópticas foram representadas por cálculos matemáticos, uma das formas de representação é o polinômio de Zernike. A primeira vez que foi utilizado pela oftalmologia foi em 1977 por HC Howland.

O polinômio de Zernike segue o princípio de decomposição física, que consiste na decomposição em um sistema convencional, e será perfeita quando se conseguir recompor o sistema original a partir da decomposição das partes. As irregularidades do sistema óptico podem ser representadas por eixos no plano cartesiano. Como exemplo, considerando coordenadas x e y, e, para cada um de seus pontos, definida uma altura w, uma superfície será plana e horizontal sobre o plano referência se w for igual a zero. Se w aumentar com o aumento de x e y, teremos uma superfície côncava. Se w aumentar com o aumento de x, e y diminuir, teremos uma superfície cilíndrica. Cada um dos polinômios de Zernike determina um comportamento específico de w em função de x e y.

Uma superfície é a soma das suas aberrações específicas, traduzidas no polinômio de Zernike. Cada polinômio representa a distância do plano de referência causada por aquele componente de aberração, a soma de todos os componentes é a aberração total do sistema.

As aberrações que conseguimos corrigir com óculos são: miopia, hipermetropia e astigmatismo. As que não conseguimos correção consideramos astigmatismo irregular. No polinômio de Zernike consideramos a primeira alteração de baixa ordem, e o segundo, de alta ordem. Até o surgimento da cirurgia personalizada, essas aberrações eram corrigidas com lentes de contato e incisões relaxantes.

ANALISADORES DE FRENTES DE ONDA

O aberrômetro ideal deveria medir a qualidade de imagem que chega na mácula, avaliando o nível de aberração que possui o sistema óptico. Porém é impossível do ponto de vista técnico, portanto, todos os aberrômetros são obrigados a lidar com luz atravessando o sistema duas vezes, entrada e saída.

O funcionamento dos aberrômetros podem analisar as ondas na entrada ou na saída. No primeiro, as aberrações das imagens são baseadas no princípio de imagem retinoscópica simultânea (Tscherning) ou sequencial (Tracey), com um facho de luz paralelo que atravessa o olho e sofre aberrações na entrada do sistema ocular. Com outros aberrômetros de entrada, as aberrações são baseadas no princípio de esquiascopia (OPD *scan*), ou com a cooperação do paciente (*spatially resolved refractometer*). Os aberrômetros de saída analisam a luz que sai da retina do olho examinado (wavescan, ladarwave, wavelight, wasca, Zywave, Kr 900 pw, coas).

CIRURGIA PERSONALIZADA

Cirurgias personalizadas são baseadas na detecção e na posterior correção das aberrações ópticas do sistema ocular, de alta e baixa ordem.

Esse tipo de cirurgia possibilita a correção de miopia, astigmatismo e hipermetropia, mas também corrige aberrações de alta ordem, fornecendo teoricamente visão melhor que óculos e lentes de contato, principalmente em condições mesópicas.

Esse tratamento é guiado por exames de aberrometria total do olho ou Wavefront, tratando as aberrações oculares e a refração que os aparelhos nos fornece.

Tem duas grandes limitações: a captação da informação, pois, em pacientes com olhos muito aberrados, certos aparelhos não enviam a informação para o tratamento guiado, visto que geraria viés muito grande; e seu tratamento consome muito tecido da córnea, inviabilizando o tratamento em diversas ocasiões.

Suas principais indicações são:

- Aberração de alta ordem;
- Miopia moderada ou alta. Em graus mais altos, a indução de aberração esférica positiva é mais alta;
- Pós-operatórios de ceratotomia radial;
- Pós-operatório de transplantes de córnea;
- Altas ametropias (principalmente acima de 6 DE ou 3 DC se consumo de córnea aceitável);
- Pacientes com queixas de glare e halos noturnos;
- Pupilas grandes (maiores que 4,5 mm).

REFERÊNCIAS CONSULTADAS

1. Chalita MR, Chamon W, Schor P, Freda R, Krueger R, Alves MR, et al. Cirurgia Refrativa. 2.ed. Rio de Janeiro: Cultura Médica, 2007. p.353-8.
2. Chamon W, Schor P, Castro JC, Carvalho LA, Alves MR, Nosé W. Cirurgia Refrativa. 2.ed. Rio de Janeiro: Cultura Médica, 2007. p.51-64.
3. Dan Z. Reinstein. Is Topography-guided Ablation Profile Centered on the Corneal Vertex Better Than Wavefront-guided Ablation Profile Centered on the Entrance Pupil?: J Refract Surg. 2012;28(2):139-43.
4. Jankov M, Schor P, Chamon W, Alves MR, Nosé W. Cirurgia Refrativa. 2.ed. Rio de Janeiro: Cultura Médica, 2007. p.183-92.
5. Netto MV. Wavefront-Guided Ablation: Evidence for Efficacy Compared to Traditional Ablation. Am J Ophthalmol. 2006;141(2):97-109.
6. Queirós A, Villa-Collar C, González-Méijome JM, Jorge J, Gutiérrez AR. Effect of Pupil Size on Corneal Aberrations Before and After Standard Laser In Situ Keratomileusis, Custom Laser In Situ Keratomileusis, and Corneal Refractive Therapy. Am J Ophthalmol. 2010;150(1):97-109.

Princípios Gerais do *Laser* Femtosegundo

João Carlos Reinne Yokoda • Adamo Lui Netto • Giovana A. Fioravanti Lui

INTRODUÇÃO

O *laser* de femtosegundo é emitido num comprimento de onda infravermelho (1.053 nm), com pulsos de duração de 10^{-15} segundos, produzindo o corte tecidual através de um processo de fotodisrupção. Cada pulso gera uma pequena quantidade de plasma, que se expande em ondas de choque e leva à criação de bolhas de cavitação compostas primariamente de gás carbônico e água. Os efeitos mecânicos dessa cavitação é que levam à criação de um plano de clivagem, mas ao mesmo tempo levam a dano tecidual pela energia liberada. Quanto mais baixa a frequência de pulso do *laser*, maior será a energia necessária para se confeccionar a lamela.

O uso de alta energia leva a um aumento dos fenômenos físicos associados ao *laser*, resultando em maior dano tecidual e maiores bolhas de cavitação, que podem bloquear os próximos pulsos e interferir no processo de corte. Isso aconteceu predominantemente nos modelos de 6 kHz, 10 kHz e 15 kHz. Existe uma correlação direta entre o nível de energia utilizada na confecção da lamela e a morte celular estromal, assim como de infiltração celular inflamatória. Modelos de *laser* mais recentes, como o Intralase de 60 kHz, induzem a uma menor resposta inflamatória e morte celular, que é similar à que é produzida com a utilização de microceratótomos. A maior resposta inflamatória associada aos modelos mais antigos explica o aumento da incidência de ceratite lamelar difusa (DLK), que se observou inicialmente no pós-operatório de pacientes submetidos à confecção da lamela com essa técnica.

A lamela produzida pelo *laser* de femtosegundo tende a ser mais uniforme do centro para a periferia, ao passo que a realizada com o microcerátomo é tipicamente mais espessa na periferia e fina no centro. Além disso, os estudos têm apontado que o *laser* tende a produzir lamelas com menor variabilidade em sua espessura final. A lamela também pode ser customizada quanto a seu diâmetro e posição do pedículo.

A utilização do *laser* de femtosegundo tem crescido nos últimos anos pelo mundo todo, sendo que paralelamente vêm surgindo novos aparelhos que utilizam essa tecnologia. Podemos perceber que sua utilização traz algumas vantagens, que devem ser levadas em consideração na indicação cirúrgica de cada paciente.

INDICAÇÕES

Cirurgia de LASIK

Laser in situ ceratomileuse (LASIK) apresenta algumas vantagens, que incluem recuperação visual rápida, menos desconforto após a cirurgia e menor possibilidade de desenvolvimento de opacidade corneal estromal (haze). A confecção da lamela é um passo importante para o sucesso da cirurgia, sendo que erros de formação do mesmo, como geometria imprópria, descentração, irregularidade no corte, levam às complicações da cirurgia. Os microceratótomos automatizados têm se mostrado confiáveis e seguros, permitindo boa técnica reprodutiva. Apesar disso, complicações têm sido descritas por cirurgiões que utilizam o microcerátomo. A introdução do *laser* de femtosegundo permitiu significativo avanço na confecção da geometria da lamela.

As Aberrações de alta ordem comumente aumentam após LASIK. Ablações customizadas são efetivas no sentido de limitar esses aumentos, e reduções têm sido observadas em alguns casos. A ablação pelo *laser* por si mesma pode induzir ao aumento das aberrações pós-LASIK, no entanto, certos aumentos podem ser atribuídos à confecção da lamela. Tem sido reportado uma menor indução de aberrações de alta ordem após LASIK ao se utilizar o *laser* de femtosegundo, quando comparado ao microcerátomo.

Anel intraestromal

O *laser* de femtosegundo para o uso de anéis intraestromais tem se mostrado uma técnica mais segura e precisa que a cirurgia manual para a colocação do anel. Ele cria um túnel uniforme e com mesma profundidade nos 360°. Também tem se mostrado uma técnica com menores chances de complicações.

Cirurgia de transplante de córnea

O *laser* de femtosegundo pode ser usado para as cirurgias de transplante lamelar anterior e posterior, endotelial e penetrante.

REFERÊNCIAS CONSULTADAS

1. Ambrósio R Jr, Wilson SE. Complications of laser in situ keratomileusis: etiology, prevention, and treatment. J Refract Surg. 2001;17(3):350-79.
2. Coimbra CC, Gomes MT, Campos M, Figueiroa Junior ES, Barbosa EP, Santos MS. Avaliação dos resultados do implante do anel intraestromal com laser de femtosegundo no tratamento de ectasias corneanas. Arq Bras Oftalmol. 2012;75(2):126-30.
3. de Medeiros FW, Kaur H, Agrawal V, Chaurasia SS, Hammel J, Dupps WJ Jr, et al. Effect of femtosecond laser energy level on corneal stromal cell death and inflammation. J Refract Surg. 2009;25(10):869-74.
4. Javaloy J, Vidal MT, Abdelrahman AM, Artola A, Alió JL. Confocal microscopy comparison of intralase femtosecond laser and Moria M2 microkeratome in LASIK. J Refract Surg. 2007;23(2):178-87.
5. Kim JH, Lee D, Rhee KI. Flap thickness reproducibility in laser in situ keratomileusis with a femtosecond laser: optical coherence tomography measurement. J Cataract Refract Surg. 2008;34(1):132-6.
6. Knorz MC. Flap and interface complications in LASIK. Curr Opin Ophthalmol. 2002;13(4):242-5.
7. Medeiros FW, Stapleton WM, Hammel J, Krueger RR, Netto MV, Wilson SE. Wavefront analysis comparison of LASIK outcomes with the femtosecond laser and mechanical microkeratomes. J Refract Surg. 2007;23(9):880-7.
8. Netto MV, Mohan RR, Medeiros FW, Dupps WJ Jr, Sinha S, Krueger RR, et al. Femtosecond laser and microkeratome corneal flaps: comparison of stromal wound healing and inflammation. J Refract Surg. 2007;23(7):667-76.
9. Ratkay-Traub I, Juhasz T, Horvath C, Suarez C, Kiss K, Ferincz I, et al. Ultra-short pulse (femtosecond) laser surgery: initial use in LASIK flap creation. Ophthalmol Clin North Am. 2001;14(2):347-55.
10. Sutton G, Hodge C. Accuracy and precision of LASIK flap thickness using the IntraLase femtosecond laser in 1000 consecutive cases. J Refract Surg. 2008;24(8):802-6.

seção 15

Lentes de Contato

capítulo 167

Princípios Básicos das Lentes de Contato

167.1 Anatomia e Nomenclatura das Lentes de Contato

Elisabeth Brandão Guimarães • Giovana A. Fioravanti Lui • João Carlos Reinne Yokoda

INTRODUÇÃO

Este capítulo visa explicar as diversas terminologias em lentes de contato.

Curva Central Anterior (CCA)

É o raio de curvatura da superfície anterior da lente de contato.
- Determina o poder refrativo e portanto corresponde à zona óptica anterior da lente.
- A zona óptica deve ter diâmetro maior que a pupila, para evitar aberrações visuais.

Flange

A curva anterior da lente abrange o flange e a zona óptica. Flange é a parte anterior da lente compreendida entre a zona óptica e a borda da lente, e também pode receber acabamento para melhorar o conforto e a adaptação. Lentes lenticulares comumente recebem acabamento com flange afinado.

Curva Central Posterior (CCB) ou Curva-Base (CB)

- É a curvatura da parte central da superfície posterior da lente ou o raio de curvatura da região central da superfície posterior.
- A CB é selecionada de acordo com a ceratometria corneal, sendo o principal parâmetro a ser definido na adaptação de lente de contato.
- Pode ser expressa em mm de raio de curvatura ou em dioptrias.

Curva Intermediária Posterior (CIP) ou *blend*

- É a transição entre CCP e a curva periférica posterior.
- A LC pode ter um ou mais CIP para que haja uma transição gradativa entre CB e CPP.
- Quanto mais suave for o blend, mais suave será o contato da lente com a córnea, resultando numa movimentação mais suave da lente a cada piscar.

Curva Periférica Posterior (CPP)

- É uma curva mais plana que a intermediária. Ela permite a circulação e a renovação da lágrima.
- A união da curvatura anterior com a posterior forma uma borda, que pode variar conforme a lente ser positiva ou negativa. A borda da lente de contato deve receber acabamento para melhorar o conforto e a adaptação, de acordo com o tipo de lente.

Diâmetro

- É a distância de uma borda à outra em milímetros.
- LC gelatinosas têm diâmetro entre 13 mm e 15 mm e LC RGP entre 8,6 mm e 10,2 mm (Figura 167.1.1).

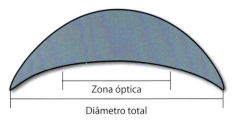

▶ **Figura 167.1.1** Diâmetro da LC.

Espessura central

- É a distância em milímetros da superfície anterior e posterior da lente.
- A LC positiva tem maior espessura que a LC negativa de mesmo poder dióptrico (Figura 167.1.2).

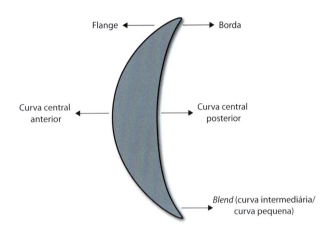

▶ **Figura 167.1.2** Profundidade sagital.

Profundidade sagital

- É a distância entre uma superfície plana sobre a qual a LC é colocada e o centro da curva central posterior desta.
- Para aumentar a profundidade sagital, pode-se aumentar o diâmetro ou diminuir o raio de curvatura.
- Quanto maior a profundidade sagital, mais apertada é a lente (Figura 167.1.3).

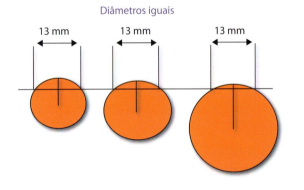

▶ **Figura 167.1.3** Quanto maior a profundidade sagital, mais apertada é a lente.

Lente lacrimal

- É o espaço entre a CB e a córnea, preenchido pelo filme lacrimal.
- Relação córnea – lente frouxa → filme lacrimal negativo.
- Relação córnea – lente apertada → filme lacrimal positivo.

Permeabilidade dos materiais ao oxigênio

A permeabilidade ao oxigênio é um parâmetro considerável quando escolhemos uma lente de contato, isso porque a córnea necessita do O_2 atmosférico para seu metabolismo aeróbico. A córnea recebe oxigênio do ar atmosférico e da bomba lacrimal. Uma LC de PMMA, cujo material não é permeável ao O_2, deve ter uma relação lente-córnea muito boa, porque a oxigenação depende de uma eficiente bomba lacrimal. O O_2 atmosférico dissolvido no fluido lacrimal é bombeado para baixo da LC pelo movimento do piscar; a cada piscar 20% do filme lacrimal é trocado debaixo de uma LC rígida bem adaptada, enquanto essa troca sob uma LCH é de 1% a 5%. A troca lacrimal, além de prover O_2 e outros nutrientes para a córnea, remove produtos como dióxido de carbono, ácido lático e células epiteliais mortas.

Transmissibilidade de oxigênio

É definida pela fração Dk/L, sendo:

- Dk – É o coeficiente de permeabilidade ao oxigênio do material da LC. Os métodos mais utilizados para avaliação do Dk são Gas to Gas e Iso/Fatt.
- D – É o coeficiente de difusão, com que velocidade o gás atravessa a lente.
- K – É o coeficiente de solubilidade que define quanto gás pode ser dissolvido numa unidade cúbica do material.

REFERÊNCIAS CONSULTADAS

1. Coral-Ghanem C, Kara-José N. Lentes de Contato na Clínica Oftalmológica: 3.ed. Rio de Janeiro: Cultura Médica, 2005. p.15-20.
2. Giovedi R. Anatomia e terminologia em lentes de contato. In: Lentes de Contato na Clínica Oftalmológica. 2.ed. Rio de Janeiro: Cultura Médica, 1998. p.15-20.
3. Godinho C, Dantas B, Godinho I, Godinho R. Anatomia Básica de uma Lente de Contato Rígida. In: O Padrão CG em Lentes de Contato. Rio de Janeiro: Cultura Médica, 2008. p.67-70.
4. Lui Netto A, Coral-Ghanem C, Oliveira PR. Lentes de Contato. Rio de Janeiro: Cultura Médica, 2008. p.25-33.
5. Mannis MJ, Zadnik K, Coral-Ghanem C, Kara-José N. Contact Lens in Ophthalmic Practice. New York: Springer, 2003. p.1-6.
6. Moreira SMB, Moreira H, Moreira LB. Lentes de Contato. Rio de Janeiro: Cultura Médica, 2004. p.79-86.

Capítulo 167

167.2 Materiais e Desenhos

Ulysses Tachibana • João Carlos Reinne Yokoda • Elisabeth Brandão Guimarães

INTRODUÇÃO

Os materiais que constituem as lentes de contato (LC) são plásticos. **Plásticos** são materiais formados pela união de grandes cadeias moleculares chamadas polímeros, que, por sua vez, são formados por moléculas menores denominadas monômeros.

Os **plásticos** são produzidos através de um processo químico conhecido como polimerização, a união química de monômeros que forma polímeros.

Os polímeros podem ser naturais ou sintéticos.

São polímeros naturais, entre outros, algodão, madeira, cabelos, chifre de boi, látex. Esses polímeros são comuns em plantas e animais.

São polímeros sintéticos os **plásticos**, obtidos através de reações químicas.

O tamanho e a estrutura da molécula do polímero determinam as propriedades do material plástico.

Um polímero completamente sintético é o polimetilmetacrilato (PMMA) (Figura 167.2.1).

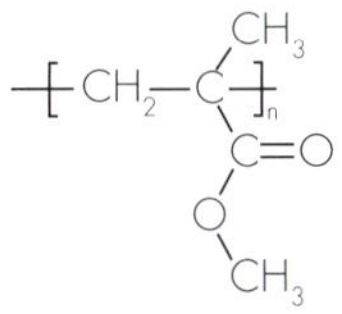

▶ **Figura 167.2.1** Estrutura química do PMMA.

Polimetilmetacrilato (PMMA)

É um material termoplástico rígido, transparente e incolor; também pode ser considerado um dos polímeros (plásticos) mais modernos e com maior qualidade do mercado, por sua facilidade de adquirir formas, sua leveza e alta resistência. É também chamado vidro acrílico ou simplesmente acrílico. Uma desvantagem deste material é a baixa permeabilidade aos gases.

Hidroxietil Metacrilato (HEMA)

Um material duro, vítreo e termoplástico, como o PMMA ou o cloreto de polivinila, pode ser convertido em material flexível pela incorporação de um plastificador.

Esse é um componente móvel, geralmente um líquido orgânico com ponto de ebulição alto, que agirá como um lubrificante interno. Sua presença separa as correntes poliméricas permitindo que se movam com mais liberdade. Sua função é elevar a temperatura na qual ocorre a mudança de estado vítreo ao flexível. Assim, cloreto de polivinila, em seu estado intacto, é um material duro e vítreo, conhecido comercialmente como telhas transparentes onduladas. Quando um plastificador é incorporado, o material se torna flexível, como assentos de carro de vinil. Nesses casos, pigmentos e outras mudanças nos processos também permitirão que o polímero seja produzido em várias cores e texturas.

Um princípio quase idêntico está envolvido na formação de polímeros conhecidos como hidrogel.

Um dos fatores que mantêm as características hidrofílicas do hidrogel são as ligações cruzadas, e, consequentemente, a presença de grupos hidrofílicos.

A cadeia cruzada deriva da reação do HEMA com o etileno glicol dimetacrilato (EGDMA).

Outros monômeros, como o N-vinil pirrolidona e o ácido metacrílico, quando combinados com HEMA, podem formar copolímeros de alto poder aquoso.

Classificação dos polímeros das LC

Podemos dividir em quatro grupos:

- Termoplásticos;
- Rígidos gás-permeáveis;
- Elastômeros sintéticos;
- Hidrofílicos e copolímeros híbridos.

Termoplásticos

Os termoplásticos representam um grupo de polímeros que podem ser moldados sob o efeito de calor e pressão.

Em temperatura ambiente, são razoavelmente rígidos com possibilidades de mostrarem alguma flexibilidade, mas certamente não elástica.

O primeiro dentro desse grupo é o polimetilmetacrilato (PMMA), que, após sua introdução na década de 1940, foi o primeiro material plástico e o mais utilizado para a confecção de LC durante os 30 anos seguintes. Atualmente substituídos por materiais gás-permeáveis devido ao menor comprometimento corneal.

Rígidas Gás-permeáveis (RGP)

A primeira LC RGP disponível no mercado foi a CAB (acetato butirato de celulose), em 1970. Esse polímero foi conseguido pela esterificação da celulose com os ácidos butírico e acético. Logo foi abandonado devido a sua grande afinidade com depósitos lipídicos, falta de estabilidade de parâmetros e de reprodutibilidade.

O silicone-poli (siloxane) resulta da polimerização por condensação de unidades de monômeros de silanol. Materiais de silicone acrilato combinam a dureza e a claridade óptica do PMMA com a permeabilidade de O_2 derivada de seu conteúdo de silicone. As LC de silicone acrilato, com valores Dk variando de 15 a 55, são amplamente utilizadas. O componente de silicone é hidrofóbico, o que cria problemas de umectabilidade, por isso as LC necessitam de tratamento de superfície, são ligações químicas de –OH aos polímeros superficiais da lente de silicone.

A permeabilidade das lentes siliconadas depende da quantidade de silicone na sua composição. Quanto maior a quantidade de silicone, maior será a permeabilidade de oxigênio.

As LC de fluoropolímeros incorporam um monômero fluorado com material siloxane ou polímeros de não silicone. A permeabilidade ao O_2 aumenta devido à capacidade do flúor de dissolver moléculas de O_2, aumentando a permeabilidade de O_2 a valores tão altos quanto Dk 150.

As LC RGP fluoradas dividem-se em duas categorias: as de copolímeros fluoro-silicone-acrilato e as de fluoro-polímeros flexíveis. O copolímero fluoro-silicone-acrilato combina um monômero flúor-etato com o copolímero de silicone-acrilato, e as LC de fluoro-copolímero flexível têm sua flexibilidade resultante da presença de poliper-fluoro-éter no lugar do silicone acrilato.

Esses materiais possuem excelente umectabilidade, maior resistência à formação de depósitos do que as LC siliconadas e contêm filtro de luz ultravioleta incorporado na matéria-prima do polímero. São mais flexíveis do que os outros materiais RGP, por isso mais resistentes à quebra.

Com o advento dessa nova formulação de lentes RGP, temos alguns exemplos de lentes no mercado:

- Boston ES (enfluofocon) DK iso/fatt 18 e gas-to-gas 36;
- Boston EO (enflufocon B) DK iso/fatt 58 e gas-to-gas 82, com 5% a 7% de silicone;
- Boston XO (hexafocon A) DK iso/fatt 100 e gas-to-gas 140, com 8% a 9% de silicone;
- Medicon HDS DK 58 silicone ultrapurificado, diminuindo as desvantagens do silicone;
- Medicon Millenium DK 50 material hidrofílico sobre a lente.

HIDROFÍLICOS

São polímeros que ao absorver a água tornam-se gelatinosos, maleáveis e elásticos.

Os polímeros de hidrogel não são completamente hidrofílicos; seu ângulo de contato está em torno de 20 graus.

A estrutura do PMMA pode tornar-se mais hidrofílica pela incorporação de grupos hidroxil.

Quando HEMA absorve água, ele se torna mole, apesar de continuar resistente. É altamente transparente e mantém seu formato mesmo após a eversão.

A polimerização do monômero HEMA resulta no poli(2-hidroxietil metacrilato) – PHEMA, que foi o primeiro polímero a alcançar alguma significância no mercado, podendo ser utilizado para a fabricação de diversos tipos de desenho de LC.

Em seu estado seco, PMMA e PHEMA têm características muito similares – ambos são polímeros vítreos e duros. Enquanto o PMMA permanece relativamente inalterado pela água, pois absorve apenas 0,5% de seu próprio peso, o PHEMA é mais hidrofílico e na presença de água forma um hidrogel elástico. O hidrogel PHEMA tem um conteúdo de água aproximado de 39%.

O conteúdo de água pode ser progressivamente reduzido pela copolimerização com quantidades crescentes de um polímero tipo metilmetacrilato, fluoroalquilmetacrilato ou siloxilmetacrilato, que formam a base para materiais RGP. Em princípio, esse é o caminho utilizado para a preparação dos materiais de silicone hidrogel.

O conteúdo de água de um hidrogel pode, por outro lado, ser progressivamente aumentado pela copolimerização com quantidades crescentes de um monômero hidrofílico tipo N-vinil pirrolidona ou N-dimetil acrilamido.

Na polimerização, o objetivo é obter um maior conteúdo de água, pois a água absorvida é o meio pelo qual o O_2 atravessa o material da LC de hidrogel. O conteúdo de água de LCH varia de 37,5% a 79%. A espessura da LC também afeta a transmissibilidade de O_2, tanto que, ao se dobrar a espessura, o valor DK/L cai pela metade.

Novos materiais

Foram desenvolvidos materiais que misturam o RGP com o hidrogel: silicone hidrofílico, onde a permeabilidade ao O_2 é alta através do silicone e baixa na porção hidrogel. A finalidade da fase aquosa é promover o movimento e o conforto.

Exemplos:

- **Lotrafilcon A:** apresenta superfície plasmática tratada para ser resistente a depósitos; Dk 140; teor de água 24%; índice de refração igual a 1,42.
- **Balafilcon A:** tratamento intrínseco para depósitos, não iônico e DK/L 110.

É importante lembrar que permeabilidade de O_2 é um dos quesitos que proporcionam saúde aos pacientes. Não podemos esquecer de índice de fricção, módulo, umidificação, bordas, capacidade de torneamento e polimento, reprodutibilidade e formação de depósitos.

Classificação para os polímeros das LC hidrofílicas

O FDA divide em quatro grupos, de acordo com o conteúdo de água e com as propriedades iônicas ou não iônicas dos polímeros. Os materiais não iônicos são eletricamente neutros e menos reativos.

Capítulo 167

CARACTERÍSTICAS DOS MATERIAIS

Permeabilidade dos materiais ao oxigênio

Sendo a LC uma barreira à transmissibilidade de O_2, a permeabilidade ao oxigênio é um parâmetro considerável quando escolhemos uma lente de contato, isso porque a córnea necessita do O_2 atmosférico para seu metabolismo aeróbico. A córnea recebe oxigênio do ar diretamente e da bomba lacrimal. Uma LC de PMMA, cujo material não é permeável ao O_2, deve ter uma relação lente-córnea muito boa, porque a oxigenação debaixo da LC depende de uma eficiente bomba lacrimal. O O_2 atmosférico dissolvido no fluido lacrimal é bombeado para baixo da LC pelo movimento do piscar; a cada piscar 20% do filme lacrimal é trocado debaixo de uma LC rígida bem adaptada, enquanto essa troca sob uma LCH é de 1% a 5%. A troca lacrimal, além de prover O_2 e outros nutrientes para a córnea, remove produtos como dióxido de carbono, ácido lático e células epiteliais mortas.

Essa é a importância dos novos materiais com maior transmissibilidade, tanto das lentes RGP quanto das de silicone-hidrogel.

Transmissibilidade de oxigênio

Definimos Dk/L como quantidade de O_2 que passa através de um material de espessura conhecida *in vitro* e PEO (Porcentagem Equivalente de Oxigênio) quando for *in vivo*.

A permeabilidade de um polímero de LC é expresso como um coeficiente de permeabilidade denominado Dk.

O termo transmissibilidade de oxigênio refere-se a uma LC específica, que relaciona a permeabilidade ao O_2 do material com a espessura central da LC, que é representada por L.

Definimos:

- Dk – É o coeficiente de permeabilidade ao oxigênio do material da LC.
- Os métodos mais utilizados para avaliação do Dk são Gas to Gas e Iso/Fatt.
- D – É o coeficiente de difusão que mostra a velocidade que o gás tem de se movimentar no material da LC.
- k – É o coeficiente de solubilidade que define quanto gás pode ser dissolvido numa unidade cúbica do material. Seu valor se expressa em milímetros de O_2, dissolvidos em milímetros de material, pela tensão do O_2 em mmHg (mL O_2/mL × mmHg).
- L – É a espessura do material da LC.
- Dk/L – É uma técnica *in vitro* que expressa a transmissibilidade de O_2 através do material de uma LC de espessura conhecida. A transmissibilidade do O_2 (Dk/L) é inversamente proporcional ao aumento da espessura da LC.

Um número exato de Dk/L para evitar complicações ainda não ficou tão claro, mas a maioria dos estudos refere o valor em torno de 120, apenas um estudo grande realizado por Brennan e cols. 2009 refere um valor de 85 como divisor para potencial complicações corneanas.

O grau de hidratação do material é classificado pelo FDA através da tabela a seguir (Tabela 167.2.1).

TABELA 167.2.1 Classificação dos materiais de LCH quanto à hidratação e à ionicidade (FDA – Federal Drug Administration – USA).

Grupo 1	Grupo 2	Grupo 3	Grupo 4
Baixa hidratação	Alta hidratação	Baixa hidratação	Alta hidratação
(< 50% H_2O)	(> 50% H_2O)	(< 50% H_2O)	(> 50% H_2O)
Polímeros não iônicos	Polímeros não iônicos	Polímeros iônicos	Polímeros iônicos
Balafilcon A (36%)	Alphafilcon A (66%)	Bufilcon A (45%)	Bufilcon A (55%)
Crofilcon A (39%)	Atalfilcon A (64%)	Deltafilcon A (43%)	Etafilcon A (58%)
Dimefilcon A (36%)	Hefilcon C (57%)	Droxifilcon A (47%)	Methafilcon (55%)
Genfilcon A (47,5%)	Hioxifilcon A (55%)	Etafilcon A (43%)	Ocufilcon B (53%)
Hefilcon A e B (43%)	Lidofilcon A (70%)	Ocufilcon A (44%)	Ocufilcon C (55%)
Hioxifilcon B (48%)	Lidofilcon B (79%)	Phemfilcon A (38%)	Ocufilcon D (55%)
Isofilcon (36%)	Melfilcon A (69%)		Ocufilcon E (65%)
Lotrafilcon A (24%)	Netrafilcon A (65%)		Perfilcon A (55%)
Mafilcon A (33%)	Ofilcon A (74%)		Tetrafilcon B (58%)
Phemfilcon A (30%)	Omafilcon A (60%)		Vifilcon A (55%)
Polymacon (38%)	Scafilcon A (71%)		
Tefilcon (38%)	Surfilcon A (74%)		
Tetrafilcon A (43%)	Xylofilcon A (67%)		

Ângulo de umectação

A umectabilidade é representada pelo ângulo de umectação. Esta é a propriedade que possui um líquido de se espalhar sobre uma superfície sólida. A umectação do material é inversamente proporcional ao ângulo de contato, significando que quanto menor o ângulo maior a umectação da LC, e quanto maior mais hidrofóbico é o material.

Um dos problemas encontrados nos materiais atualmente é um menor ângulo de umectabilidade das lentes de silicone-hidrogel, devido ao silicone. A solução para essa problemática é adicionar tratamentos de superfície que as transformem em hidrofílicas. Exemplos: aqua (ciba vision), hidra clear plus (jhonson), aquaform (cooper).

Índice de fricção

É o nível de fricção sustentado pela pálpebra ao deslizar sobre a superfície da lente. Teoricamente, quanto menor a fricção mais confortável será a lente, porém a boa adaptação não depende apenas do índice de fricção.

Módulo

Essa característica depende da flexibilidade e dureza do material. Quanto maior o módulo melhor será no manuseio da lente, quanto menor o módulo mais conforto terá a lente. A correção do astigmatismo também se beneficia pelo maior módulo. Esses fatores devem ser observados no momento da escolha da lente.

Bordas

Existem vários tipos de bordas no caso das hidrofílicas. As bordas que são biseladas ficam mais apertadas na adaptação e as mais arredondadas ficam mais planas. Elas também têm muita relação com o conforto (Figura 167.2.2).

A escolha do acabamento de borda nas lentes RGP também são importantes no conforto.

Ionicidade

Os materiais das LC podem ser iônicos quando têm carga, ou serem neutros, os não iônicos.

Essa propriedade é importante devido à formação de depósitos na superfície da LC, principalmente hidrofílicas. A lágrima possui cargas positivas, as lentes com carga negativa são mais propensas a depósitos, o ideal do material é ser não iônico.

Desenhos

LC de corte simples:
- Face anterior de curva contínua, denominada curva central anterior (CCA);
- Face posterior que contém a curva central posterior (CCP) ou curva-base (CB), a curva intermediária posterior (CIP), também chamada de curva de fusão ou blend e uma curva periférica posterior (CPP) (Figura 167.2.3).

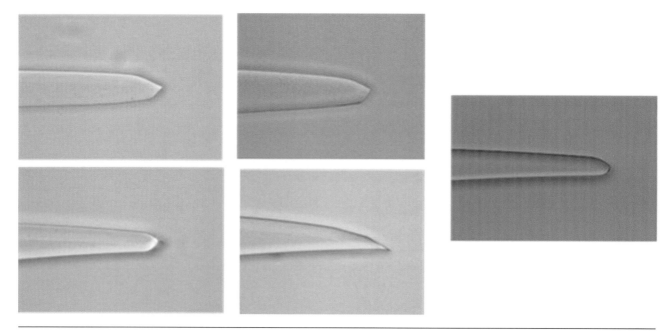

▶ **Figura 167.2.2** Tipos de bordas de lentes gelatinosas.

Capítulo 167

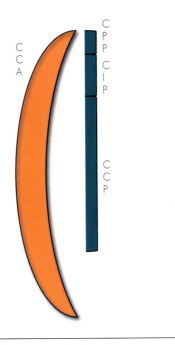

▶ **Figura 167.2.3** Lente corte simples.

Lenticular

Desenho utilizado em pacientes com altas hipermetropias, ou afácicos (Figura 167.2.4), principalmente quando associadas a córneas planas. Uma LC de alto poder positivo é espessa na região central.

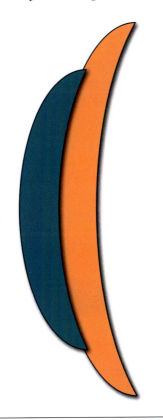

▶ **Figura 167.2.4** Lente lenticular.

As LC tóricas são lentes desenvolvidas para correção do astigmatismo, elas podem ser:

- **Tórica de face anterior:** face anterior dois raios de curvaturas, face posterior esférica;
- **Tórica de face posterior:** face posterior dois raios de curvaturas, face anterior esférica;
- **Bitórica:** face anterior dois raios de curvaturas, face posterior dois raios de curvaturas;
- Prisma de lastro (Figura 167.2.5): possui prisma na região inferior de 0,75 a 1,50 dioptrias para evitar que ocorra rotação da lente, além da rotação, a pálpebra auxilia a estabilização.

Existem outras modificações atualmente de prisma de lastro, como exemplo "watermelon seed" principle (bausch lomb) (Figura 167.2.6), "precision balance 8/4h" (ciba vision) (Figura 167.2.7). Esses desenhos melhoram a estabilidade das lentes.

- Bordas chanfradas: afinamento na parte inferior e superior, promove encaixe sob as pálpebras.
- Estabilização acelerada (jhonson) (Figura 167.2.8): desenvolvidas a partir da ideia das bordas chanfradas.

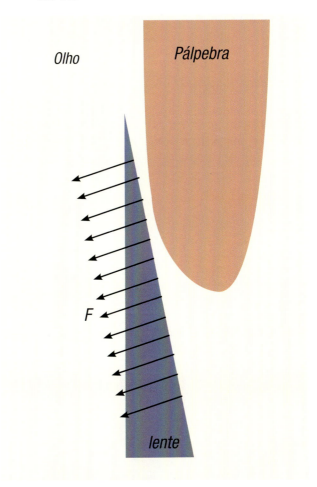

▶ **Figura 167.2.5** Prisma de lastro.

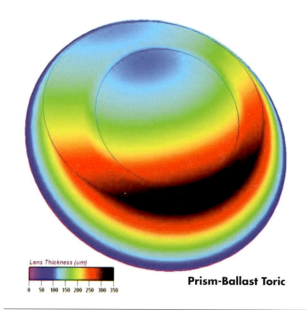

▶ **Figura 167.2.6** *Watermelon seed.*

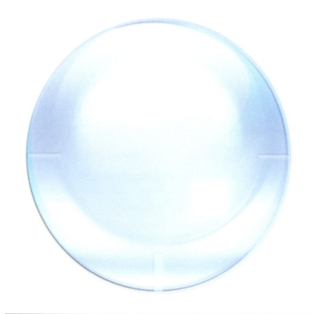

▶ **Figura 167.2.7** *Precision balance 8/4h.*

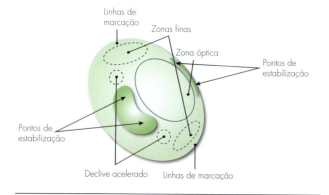

▶ **Figura 167.2.8** Estabilização acelerada.

LC bifocais/multifocais

Fornecem a partir de seus desenhos dois tipos de imagens: alternante e simultânea.

Desenho visão alternante: segmentado e concêntrico.

Desenhos concêntricos e difrativos (Figura 167.2.9); asférico (Figura 167.2.10).

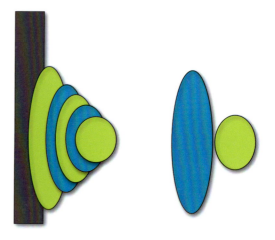

▶ **Figura 167.2.9** Desenho bifocal difrativo e concêntrico.

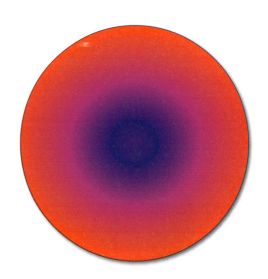

▶ **Figura 167.2.10** Desenho asférico.

REFERÊNCIAS CONSULTADAS

1. Alves MR, Kara-José N. Importância da avaliação do filme lacrimal no candi- dato ao uso de lentes de contato. In: Coral-Ghanem C, Kara-José N. Lentes de Contato na Clínica Oftalmológica. 2.ed. Rio de Janeiro: Cultura Médica, 1998. p.9-13.
2. Fatt I, Hill RM. Oxygen tension under a contact lens during blinking-a comparison of theory and experimental observations. Am J Optom Am Acad Optom. 1970;47:50-5.

3. Fatt I. Oxigen transmission. In: Bennett ES, Weissman BA. Clinical Contact Lens Practice. Philadelphia: J.B. Lippicott Co., 1995. p.1-10.
4. Holden B, Mertz G. Critical oxygen levels to avoid corneal edema for both daily and EW contact lenses. Invest Ophtalmol Vis Sci. 1984;25:1161-7.
5. Mandell RB, Farrel R. Corneal swelling at low atmospheric oxigen pressures. Invest Ophtalmol Vis Sci. 1980;19:697.
6. Noel Brennan N, Morgan P. Optician Clinical highs and lows of Dk/t, 2009.
7. Polse KA, Mandell RB. Critical oxygen tension at the corneal surface. Arch Ophtalmol. 1970;84:505.
8. Tighe BJ. Contact lens materials. In: Phillips AJ, Speedwell L. Contact Lenses. 4.ed. Rochester, Kent: Butterworth Heinemann, 1997. p.50-92.

167.3 Indicações e Contraindicações de Lente de Contato

Elisabeth Brandão Guimarães • Bárbara Ziolli Cais dos Santos

INDICAÇÕES PARA O USO DE LENTE DE CONTATO

- **Estética:** correção das ametropias em geral e cosméticas
- **Médica:** ópticas e terapêutica

Estética

A maioria dos pacientes deseja substituir os óculos para melhorar a aparência física e o convívio social, ter maior facilidade e conforto para a prática de esportes. Essa maioria é portadora de erros refrativos, como miopia, astigmatismo regular, hipermetropia e presbiopia.

Vantagens das lentes de contato sobre os óculos:

- **Miopia:** as LC permitem que o tamanho da imagem formada na retina seja mais próximo da real.
- **Hipermetrope:** ao contrário da miopia, as LC reduzem o efeito de magnificação de imagem das lentes positivas. Os présbitas jovens têm melhoria da visão para perto devido a menor exigência de acomodação e convergência com as LC.
- **Astigmatismo regular:** nas LC há uma redução das aberrações induzidas pela toricidade das lentes oftálmicas.
- **Presbiopia:** vantagem estética através de técnicas de monovisão, LC bifocais/multifocais, LC para longe e óculos para perto.
- Alterar a cor dos olhos.

Cosmética

- Disfarçar opacidades corneais ou outros defeitos do segmento anterior.
- Diminuir fotofobia nos casos de albinismo, aniridia, iridectomia, coloboma de íris. Nesses caso,s são usadas as lentes cosméticas com pupila artificial.
- Evitar diplopia. Indicar lente cosmética com pupila preta.

Médica

Óptica

As lentes de contato (LC) permitem melhor visão por acompanhar o eixo visual e não apresentar as aberrações e distorções primáticas existentes com o uso dos óculos. São recomendadas para corrigir altas ametropias, ceratocone, astigmatismos irregulares, pós-cirurgias refrativas, anisometropia, afacia unilateral, pós-transplante corneal, pós-trauma, forias, nistagmo e ambioplia.

- **Altas ametropias:** reduzem as aberrações das lentes oftálmicas.
- **Ceratocone:** LC oferecem melhores condições visuais ao paciente, corrigindo erros refrativos, como a miopia e o astigmatismo irregular resultantes da ectasia corneal. Todos os tipos de LC (gelatinosas e rígidas) podem ser adaptadas no ceratocone, de acordo com o grau de evolução da ectasia. No nosso serviço, 90% dos casos de ceratocone de grau II a IV são corrigidos com lentes rígidas gás-permeáveis. É importante lembrar que as lentes não interferem na evolução do ceratocone e são indicadas por permitir uma acuidade visual superior aos óculos.
- **Astigmatismo irregular:** eliminam as aberrações de esfericidade permitindo melhor acuidade visual. As LC RGP são as mais indicadas por regularizarem a superfície óptica da córnea
- **Pós-cirurgia refrativa:** corrigir astigmatismos irregulares e ametropias residuais.
- **Anisometropia:** o uso dos óculos dificulta a visão binocular pela presença de aniseiconia. As LC são especialmente úteis na prevenção da ambliopia na criança, principalmente nos casos de anisometropia hipermetrópica. Nos adultos, são indicadas com o intuito de diminuir a aniseiconia nos casos de anisometropia refrativa.
- **Afacia unilateral:** diminui a aniseiconia e favorece a binocularidade. Indicada nos casos em que a implantação da lente intraocular está contraindicada.
- **Pós-transplante corneal:** corrigir o astigmatismo irregular e ametropias residuais. Iniciar adaptação após remoção dos pontos e, de preferência, após um ano do transplante.
- **Pós-trauma:** corrigir as irregularidades corneais.
- **Forias:** depende do tipo de erro refracional e da exigência de acomodação. Portanto, indicada na hipermetropia associada à esoforia, por demandar menor acomodação, e na miopia associada à exoforia, por exigir maior acomodação.
- **Nistagmo:** podem melhorar a acuidade visual por acompanharem os movimentos dos olhos, manter o centro óptico sobre o eixo visual e diminuírem as aberrações.

Terapêutica

- Alívio de dor causada por alterações no epitélio corneal: erosão recorrente de córnea, ceratopatia bolhosa, entre outras.
- Após pequenas perfurações corneais para manter câmara anterior.
- Entrópio e ectrópio para evitar trauma direto dos cílios sobre a córnea.
- Após cirurgias refrativas para melhorar o conforto.
- Ceratite neurotrófica para melhorar a cicatrização.
- Olho seco severo.
- Liberar medicamentos no olho.

Intolerância ao uso dos óculos

Deformidades faciais após trauma, ausência de nariz ou orelha, alergias ao material das armações dos óculos.

INDICAÇÕES DAS LC GELATINOSAS (LCG)

- Estética;
- Uso terapêutico;
- Lentes cosméticas;
- Nistagmo;
- Prática de esportes;
- Uso esporádico;
- Intolerância às LC RGP;
- Local de trabalho com partículas em suspensão.

Indicações das LC RGP

- Astigmatismo irregular;
- Opacidades ou cicatrizes corneais;
- Após transplante de córnea;
- Após ceratotomia radial;
- Intolerância e dificuldade de manuseio com as LC gelatinosas;
- Local de trabalho com poluentes químicos
- Alterações no filme lacrimal.

CONTRAINDICAÇÕES PARA O USO DE LENTE DE CONTATO

Os motivos para se contraindicar o uso de lente de contato deve-se a diversos fatores, entre eles: de ordem geral, fatores ambientais e profissionais, alterações oculares, alterações sistêmicas.

Fatores de ordem geral

- Paciente desmotivado;
- Distúrbios psicológicos;
- Crianças, idosos ou deficientes físicos sem assistência de outra pessoa para a colocação, a retirada e os cuidados com a LC;
- Baixo erro refracional;
- Higiene pessoal ruim, principalmente das mãos;
- Incapacidade para entender os riscos relacionados ao uso da LC.

Fatores de origem profissionais/ambientais

- Ambientes muito secos;
- Ambientes muito poluídos, como o de trabalhadores rurais, pedreiros, mecânicos;
- Ambientes com produtos químicos, como adubo, inseticidas;
- Pessoas que manipulam produtos voláteis.

Nesses casos, é importante orientar o uso dos óculos de proteção. Para as pessoas que trabalham em ambientes muito secos ou com ar-condicionado, prescrever lubrificantes oculares.

Fatores relacionados a alterações oculares

Toda lesão ocular, seja ela de origem inflamatória, infecciosa ou degenerativa, deve ser tratada antes de iniciar a adaptação de qualquer LC. Nos casos em que houver risco de recorrência pelo uso da LC, o melhor é contraindicar, exceto se a visão com a LC for melhor do que com óculos.

- Alterações palpebrais:
  - Inflamações como blefarites, meibomites, hordéolo, calázio;
  - Ectrópio pela exposição crônica da conjuntiva e epífora;
  - Doenças que causam exposição corneal devido à alteração palpebral, como paralisia facial de Bell (lagoftalmo), oftalmopatia de Graves (retração palpebral);
  - Blefarocálase secundária a edema palpebral recorrente.
  - Alterações conjuntivas:
  - Pinguécula ou pterígio quando dificultam adaptação da LC pela irritação causada por atrito constante;
  - Conjuntivites alérgicas durante as crises. Estabilizar o quadro ocular para iniciar adaptação;
  - Conjuntivite papilar gigante.
- Alterações esclerais:
  - Episclerite;
  - Esclerite.
- Alterações corneais:
  - Infiltrados corneais;
  - Ceratite infecciosa ou não;
  - Condições que causam hipoestesia corneal;
- Alterações do sistema lacrimal:
  - Infecções como canaliculite, dacriocistite e dacrioadenite devem ser tratadas antes;
  - Deficiência grave do filme lacrimal, nos portadores de olho seco. Nesses casos, deve ser usada com finalidade terapêutica e não óptica.

Em pacientes com olho seco leve a moderado, preferir LCG com baixa hidratação ou LC rígida, além de prescrever lubrificantes oculares.
- Alergias:
  - A maioria está relacionada aos preservativos das soluções de manutenção das LC e raramente ao material de fabricação.

Fatores relacionados a alterações sistêmicas

- Imunodeprimidos;
- Maior predisposição à infecção ocular;
- Alterações hormonais;
- Gravidez devido "embebição gravídica", que causa edema corneal e consequente alteração refracional;
- Lactação;
- Menopausa: alteração na qualidade e quantidade do filme lacrimal;
- Hipertireoidismo
- Caso houver exoftalmia pela possibilidde de ceratite devido à exposição corneal;
- Acne rosácea
- Está associada com ceratopatia pontilhada, dilatação dos vasos sanguíneos da conjuntiva e olho seco;
- Eczema seborreico
- Causam blefarite e aumentam o risco de infecção estafilocócia. Tratar a blefarite antes da adaptação;
- Doenças vasculares;
- *Diabetes mellitus* descompensado pode levar a hipoestesia corneal, cicatrização deficiente e risco aumentado para infecções. Preferir LC RGP de alto DK pela maior oxigenação corneal;
- Anemia pode causar menor aporte de oxigênio para a córnea;
- Doenças respiratórias;
- Sinusite, rinite, asma, alergias durante os períodos de crise devido a desconforto causado pelo lacrimejamento, fotofobia, congestão ocular.
- Medicações que alteram o filme lacrimal: anti-histamínicos, antidepressivos tricíclicos, isotretinoína, diuréticos.

CONTRAINDICAÇÕES RELATIVAS

- Hipertireoidismo;
- Alergias;
- Blefarite, meibomite;
- Menopausa;
- Acne rosácea;
- Eczema seborreico;
- Esclerite e episclerite.

Contraindicações absolutas

- AIDS;
- *Diabetes mellitus* descompensado;
- Olho seco severo com uso da LC para finalidade óptica;
- Asma, rinite, sinusite durante as crises;
- Distúrbios psiquiátricos, alcoolismo crônico;
- Infecção do sistema lacrimal;
- Qualquer quadro ocular de origem infecciosa ou inflamatória.

REFERÊNCIAS CONSULTADAS

1. Coral-Ghanem C, Ghanem VC, Ghanem RC. Therapeutic contact lenses and the advantages of high Dk materials. Arq Bras Oftalmol. 2008 Nov-Dec;71(6 Suppl):19-22.
2. Coral-Ghanem C, Stein HA, Freeman MI. Exame prévio do candidato/seleção das lentes de contato. Lentes de contato do básico ao avançado. 2005;2:1-20.
3. Holzchuh N, Pena AS. Indicações e contra-indicações das lentes de contato. In: Pena AS. Clínica de lente de contato. Rio de Janeiro: Cultura Médica, 1989. p.44-7.
4. Jhanji V, Sharma N, Vajpayee RB. Management of keratoconus: current scenario. Br J Ophthalmol. 2011 Aug;95(8):1044-50. doi: 10.1136/bjo.2010.185868.
5. Lakimenko S, Buznyk O, Shchypun S. Treatment of post-burn persistent corneal ulcers with excimer laser phototherapeutic keratectomy. Prospective clinical trial. Klin Oczna. 2010;112(7-9):195-200.
6. Lima CA, Kara-José N, Nichols JJ. Indication, contra-indications, and selection of contact lens. In: Mannis MJ, Zadnik K, Coral-Ghanem C, Kara-José N. New York: Springer, 2004. p.7-16.
7. Lima CA, Kara-José N. Indicações, contra-indicações e seleção das lentes de contato. In: Coral-Ghanem C, Kara-José N. Lente de contato na clínica oftalmológica. Rio de Janeiro: Cultura Médica, 2005. p.1-7.
8. McMonnies CW. Hand hygiene prior to contact lens handling is problematical. Cont Lens Anterior Eye. 2012 Apr;35(2):65-70. doi: 10.1016/j.clae.2011.11.003.
9. Oliveira FC, Oliveira AC, Oliveira PR. Indicações e contra-indicações para o uso de lentes de contato. Série Oftalmogia Brasileira. Rio de Janeiro: Cultura Médica/Guanabara Koogan, 2008. p.43-54.
10. Tomi A, Preda C, Nedelcu A, Goicea D. Advantages and disadvantages of contact lenses in the correction of ametropia. Oftalmologia. 2005;49(2):82-9.

Capítulo 167

167.4 Exame Prévio do Candidato ao Uso de Lente de Contato

Elisabeth Brandão Guimarães • Elisa Brasileiro Piantino

O objetivo do oftalmologista ao adaptar lentes de contato é promover acuidade visual igual ou superior à dos óculos, além de preservar o conforto e a fisiologia ocular.

O exame preliminar é um dos fatores que contribui para o sucesso da adaptação e a continuidade do uso das LC.

ANAMNESE

É fundamental para identificar e conhecer as necessidades e as expectativas do paciente, além de orientar o médico. Deve-se avaliar:

- **Idade:** não há idade preestabelecida para adaptar LC;
- **Sexo:** as mulheres têm mais interesse e adaptam com maior facilidade;
- **Habilidade manual:** o manuseio das LC é um fator muito importante para uma boa adaptação;
- **Higiene:** mãos, unhas e roupas sujas podem contaminar os olhos e as LC;
- **Hábitos:** alcoólatras e usuários de drogas merecem orientação especial, pois estão associados à higiene precária. Tabagistas geralmente apresentam irritação ocular devido ao contato com fumaça;
- **Razões de uso:** é necessário pesquisar os motivos que levam o paciente a buscar o uso de LC. Os objetivos mais frequentes são melhora da acuidade visual e da estética, uso social e uso para prática de esportes;
- **Expectativas:** as informações dadas ao paciente devem ser realistas quanto ao resultado visual e à comodidade;
- **Condições psicológicas:** a maturidade emocional e a responsabilidade do paciente devem ser analisadas;
- **Condições econômicas:** os candidatos devem ter condições para trocar as LC, adquirir produtos e procurar oftalmologista se necessário;
- **Fatores ambientais:** pacientes que vivem em locais de grande altitude, com baixa concentração de oxigênio, ou que são expostos a poeira, poluentes, produtos químicos/voláteis ou ar-condicionado não são bons candidatos. Os que ficam várias horas em frente ao computador podem ter problemas devido à menor frequência do piscar e à lubrificação reduzida;
- **Fatores profissionais e recreativos:** certos candidatos têm indicações por medidas de segurança, como os atletas;
- **Saúde geral:** alguns problemas sistêmicos podem interferir no uso de LC, como: alergias, artrite nas mãos, doença de Parkinson (tremores), alterações hormonais da gravidez (embebição gravídica) e menopausa (alteração do filme lacrimal e sensibilidade corneal), diabéticos mal controlados (flutuação visual e diminuição da sensibilidade corneal), endocrinopatia tireoidiana (exoftalmia e retração palpebral), síndrome de Sjögren (ceratoconjuntivite seca) e distúrbios psiquiátricos;
- **Uso de medicamentos:** anticoncepcionais hormonais orais, anti-histamínicos, antidepressivos tricíclicos, diuréticos e anticolinérgicos reduzem a lubrificação ocular. O uso crônico de alguns colírios também altera a superfície ocular e torna desconfortável o uso das LC;
- **Condições oculares:** o oftalmologista deve sempre pesquisar: blefarite, ceratoconjuntivite alérgica, ceratoconjuntivite papilar gigante, ceratopatia pontilhada superficial (*Ceratitis punctata*), inflamações do segmento anterior, infecções da superfície ocular, além de cirurgias e procedimentos oculares prévios.

EXAMES ESPECÍFICOS

Exame externo das pálpebras e anexos:

- **Posição:** investigar ptose, retração e pós-cirurgia;
- **Tônus:** em excesso, provoca rotação e descentralização da LC;
- **Flacidez:** em idosos pode alterar a posição da LC;
- **Ato de piscar:** tem grande influência na adaptação. A frequência normal é de 12 a 15 vezes por minuto. Sua amplitude também deve ser avaliada, pois um piscar incompleto pode provocar estagnação do filme lacrimal debaixo da LC;
- **Palpação:** investigar tumoração, cicatriz, calázio;
- **Acuidade visual e refração:** a acuidade visual deve ser avaliada com e sem correção, tanto para longe quanto para perto. O exame refratométrico deve ser criterioso. Nos casos em que se quer testar a LC no mesmo dia, deve-se fazê-lo antes da refração estática, pois o tamanho da pupila interfere na adaptação.

- Biomicroscopia:
  - **Pálpebras e cílios:** observar a presença de blefarite, meibomite, hordéolo, calázio, tumor, alteração da borda palpebral, implantação e posição dos cílios;
  - **Conjuntiva e esclera:** pesquisar conjuntivite, pterígio, tumor, simbléfaro e, se presentes, registrar para que no futuro não sejam atribuídos ao uso das LC;
  - **Córnea:** todos os tipos de iluminação devem ser utilizados. O diâmetro deve ser medido, pois interfere na seleção do diâmetro da LC. A sensibilidade deve ser avaliada com estesiômetro e, se diminuída, há maior propensão ao desenvolvimento de erosões e infecções;
  - **Filme lacrimal:** a presença da LC modifica a distribuição normal de lágrimas. No caso das LC gelatinosas, quanto mais fina e hidratada maior será a desidratação. E como a transmissibilidade de oxigênio está relacionada com a hidratação, nesse caso haverá edema corneal, sintomas de olho seco e formação de depósitos. Por outro lado, as LC rígidas causam menos sintomas de olho seco. Os testes para avaliação do olho seco são: tempo de rotura do filme lacrimal (avalia a camada de mucina; valor normal: superior a 10 segundos), Rosa Bengala 1% (detecta células desvitalizadas na conjuntiva e córnea); e Teste de Schirmer (avalia camada aquosa; valor normal: acima de 10 mm);
  - **Íris:** seu diâmetro, coloração e reação pupilar à luz são importantes na adaptação de LC cosméticas;
  - **Pupila:** o diâmetro e o formato são importantes na determinação do diâmetro e zona óptica da LC. Deve-se medir o diâmetro com régua numa sala com condições luminosas escotópicas. Na lâmpada de fenda mede-se com luz branca (menor tamanho) e com filtro azul de cobalto (simulação do tamanho da pupila à noite);
  - **Vítreo:** em afácicos, avaliar toque endotelial que pode causar edema corneal durante o uso da LC.

Ceratometria: é o ponto de partida para a escolha da curva-base da primeira LC teste. Seus valores podem ser obtidos por meio do refrator automático, ceratômetro manual ou topógrafo de córnea.

REFERÊNCIAS CONSULTADAS

1. Coral-Ghanem C, Ghanem VC, Ghanem RC. Therapeutic contact lenses and the advantages of high Dk materials. Arq Bras Oftalmol. 2008 Nov-Dec;71(6 Suppl):19-22.
2. Coral-Ghanem C, Stein HA, Freeman MI. Exame prévio do candidato/seleção das lentes de contato. Lentes de contato do básico ao avançado. 2005;2:1-20.
3. Holzchuh N, Pena AS. Indicações e contra-indicações das lentes de contato. In: Pena AS. Clínica de lente de contato. Rio de Janeiro: Cultura Médica, 1989. p.44-7.
4. Lima CA, Kara-José N, Nichols JJ. Indication, contraindications, and selection of contact lens. In: Mannis MJ, Zadnik K, Coral-Ghanem C, Kara-José N. New York: Springer, 2004. p.7-16.
5. Lima CA, Kara-José N. Indicações, contra-indicações e seleção das lentes de contato. In: Coral-Ghanem C, Kara-José N. Lente de contato na clínica oftalmológica. Rio de Janeiro: Cultura Médica, 2005. p.1-7.
6. Oliveira FC, Oliveira AC, Oliveira PR. Indicações e contra-indicações para o uso de lentes de contato. Série Oftalmogia Brasileira. Rio de Janeiro: Cultura Médica/Guanabara Koogan, 2008. p.43-54.
7. Tomi A, Preda C, Nedelcu A, Goicea D. Advantages and disadvantages of contact lenses in the correction of ametropia. Oftalmologia. 2005;49(2):82-9.

capítulo 168

Adaptações de Lentes de Contato Gelatinosas

168.1 Adaptação de Lentes de Contato Gelatinosas

Giovana A. Fioravanti Lui • Marizilda Rita de Andrade • Elisabeth Brandão Guimarães

As lentes de contato gelatinosas (LCG) possuem algumas vantagens e desvantagens em relação às LCR-GP. Elas proporcionam maior conforto ao paciente, são mais fáceis de adaptar, e são bem toleradas para a prática de esporte. Entre as desvantagens, podemos citar algumas: não proporcionam boa qualidade de visão para astigmatismos irregulares, maior custo, maior incidência de depósitos e maior risco de infecção.

Portanto devemos sempre avaliar cada caso para podermos escolher o melhor tipo de lentes de contato para cada paciente.

EXAME PRELIMINAR

Devemos realizar o exame oftalmológico completo:

- Anamnese completa:
  - Antecedentes pessoais (DM, HAS, doenças reumatológicas, uso de medicação);
  - Antecedentes oftalmológicos;
  - Antecedentes familiares (por exemplo, familiar com história de ceratocone);
- Acuidade visual com e sem correção;
- Sempre realizar novo exame de refração (refração dinâmica e estática).
- Biomicroscopia:
  - Olho seco: identificar a causa e tratar;
  - Pacientes com meibomite, blefarite: tratamento adequado antes da adaptação de LCG.
- Tonometria e fundoscopia
- Topografia de córnea: para identificarmos a ceratometria, tipo de astigmatismo (regular, irregular, simétrico ou assimétrico), doenças da córnea como ceratocone, ectasias etc.

DIÂMETRO DA LCG

A lente tem que cobrir totalmente a córnea, e para isso devemos escolher um diâmetro 1,5 mm a 2,0 mm maior que o diâmetro horizontal da córnea.

Curva-base (CB) da LCG

Nas lentes gelatinosas a medida da CB é feita em milímetros, diferente da CB de LC rígidas, onde a CB é medida em dioptrias. Portanto, ao apertar uma LCG, devemos aumentar seu diâmetro ou diminuir sua CB, e quando queremos aplanar uma LCG, devemos diminuir seu diâmetro ou aumentar sua CB.

As LCG são adaptadas mais planas que a ceratometria mais plana da córnea. Os fabricantes têm em geral duas ou três medidas de curva-base:

- Córneas com curvaturas maiores que 45,00 D: escolher CB apertada;
- Córneas com curvaturas entre 42,00 e 45,00 D: escolher CB média;
- Córneas com curvaturas abaixo de 42,00 D: escolher CB plana.

Quando houver apenas duas medidas de CB, optar sempre pela mais plana. Lembrar que alguns fabricantes só possuem uma medida de CB.

PODER DIÓPTRICO

O grau da LCG tem como base o grau da refração do paciente.

Em casos de pequeno astigmatismo (até 0,75 DC), podemos desprezá-lo ou fazer o seu equivalente esférico para o grau final da LC.

Nos casos de graus acima de 4,75 na sobre refração (tanto positivo quanto negativo), não esquecer de corrigir a distância ao vértice.

ESPESSURA DA LCG

A espessura da LCG é fornecida pelo fabricante e depende do material e do desenho utilizado para sua confecção.

Geralmente tem espessura de 0,10 mm a 0,05 mm na sua parte central e as ultrafinas possuem menos que 0,05 mm.

ADAPTAÇÃO EMPÍRICA

A LCG é encomendada do fabricante com CB, diâmetro e poder dióptrico prescritos com base na ceratometria mais plana da córnea e refração dos óculos atuais.

Esse método não é indicado, pois não há como saber previamente a relação dessa nova LC com a córnea do paciente, bem como o conforto e a qualidade da AV.

MÉTODO USANDO LC DIAGNÓSTICA

Escolhemos uma LCG de teste (solicitada ao fabricante ou da caixa de prova do consultório) que tenha CB mais apropriada ao paciente (de acordo com sua ceratometria) e grau mais aproximado ao de sua refração atual.

É importante ressaltar que as LCG têm grande variedade em relação ao material e ao desenho e possuem diferentes laboratórios fabricantes. Por isso, ao realizar teste para LCG, devemos sempre solicitar as mesmas lentes testadas no paciente no pedido final, para que não haja diferenças em relação ao conforto da LC, à adaptação e AV final.

AVALIAÇÃO DA ADAPTAÇÃO

A avaliação inicial deverá ser depois de 15 a 20 minutos após a colocação das LC.

Parâmetros para uma daptação ideal:

- LC bem centralizada;
- Boa mobilidade (a LC não pode deixar nenhuma área da córnea descoberta com a movimentação ocular e o piscar);
- É aceitável o movimento de 0,5 mm a 1,5 mm quando o paciente pisca, olha para cima ou para os lados;
- Deverá ser confortável para o paciente: lentes frouxas proporcionam desconforto logo após sua colocação, e lentes apertadas proporcionam desconforto após algumas horas de uso;
- AV deve ser estável, sem flutuações, com igual qualidade ou superior aos óculos.

INSTRUÇÕES PÓS-ADAPTAÇÃO

- Cuidados de limpeza, desinfecção e conservação das LC e estojos;
- Orientar corretamente a colocação e a retirada das LC;
- Respeitar o período de uso da LC: horas por dia e uso quinzenal, mensal ou anual (conforme instrução do fabricante);
- Orientar quanto aos sinais e sintomas de dor, à hiperemia ocular, à baixa de AV e ao desconforto: procurar o oftalmologista imediatamente.

ACOMPANHAMENTO OFTALMOLÓGICO

O acompanhamento deverá ser feito periodicamente.

O primeiro exame deverá ser feito uma semana após a adaptação, e os demais, em um mês, três meses e, depois, de seis em seis meses.

Em cada visita médica deverá ser feito o exame oftalmológico completo do usuário, com e sem LCG.

REFERÊNCIAS CONSULTADAS

1. Lui Netto A, Coral-Ghanem C, Oliveira PR. Lentes de Contato. Rio de Janeiro: Cultura Médica, 2008. p.89-100.
2. Moreira SMB, Moreira H, Moreira LB. Lentes de Contato. Rio de Janeiro: Cultura Médica, 2004. p.167-75.

Capítulo 168

168.2 Adaptação de Lentes de Contato Gelatinosas Tóricas

Giovana A. Fioravanti Lui • Elizabeth Brandão Guimarães • Adamo Lui Netto

AS LENTES TÓRICAS PODEM TER TRÊS TIPOS DE DESENHO

- **Superfície posterior tórica com superfície frontal esférica:** geralmente indicada para altos astigmatismos corneais.
- **Superfície posterior esférica ou asférica com superfície frontal tórica:** esse tipo de LC assume característica bitórica em cima da córnea.
- **Superfície posterior tórica asférica com superfície frontal asférica:** indicada para astigmatismos maiores que 4,5 DC.

TÉCNICAS DE ESTABILIZAÇÃO DAS LCG TÓRICAS

- Prisma de lastro:
  - É o método mais utilizado;
  - O centro do prisma fica às 6h.
- Estabilização dinâmica:
  - Nessas lentes existe um afinamento da superfície anterior em sua parte inferior (*slab-off*) ou superior e inferior (duplo *slab-off*);
  - O centro é mais espesso e a toricidade da LC fica limitada à porção central.
- Lenticulação excêntrica:
  - Remoção do excesso de material da superfície anterior com dupla área de afinamento periférico;
  - Essas LC dão boa estabilidade para astigmatismo oblíquo.
- Estabilização acelerada:
  - Não dependem da ação da gravidade.

Indicações

- Astigmatismo regular;
- Cilindro maior ou igual a 0,75 DC quando a AV não for satisfatória com LCG esféricas;
- Astigmatismo residual (lenticular);
- Ceratocones inicias (quando a AV com LCG tóricas for aceitável);
- Intolerância às LCRGP.

São geralmente **contraindicadas** em astigmatismos corneais e astigmatismos irregulares, onde a correção com LC rígidas gás-permeáveis é a mais utilizada.

Algumas considerações importantes

- Eixos oblíquos são mais bem corrigidos com óculos, LC rígida esférica ou asférica do que com LCG tórica.
- Astigmatismo maior que 3,00 D geralmente apresenta melhor resultado visual com LC RGP tórica em vez de LCG tórica.
- As LCG tóricas foram desenhadas para corrigir o astigmatismo corneal e/ou residual.

TÉCNICA DE ADAPTAÇÃO DAS LCG TÓRICAS

- Sempre atualizar a Rx do paciente;
- Converter a Rx dos óculos para Rx da lente (distância vértice).

Para a escolha do eixo do cilindro ao solicitar a LC para o laboratório

- Se for eixo "inteiro" (por exemplo, 10°, 90°,170°, 180°) → escolher exatamente o eixo da receita de óculos;
- Se for eixo "quebrado" (por exemplo, 5°, 15°,175°) →
  - OD = subtrair 5° – 10° do eixo do cilindro refracional

    Exemplo: eixo da refração = entre 11° e 19° = escolher 10°

  - OE = somar 5° – 10° ao eixo do cilindro refracional

    Exemplo: eixo da refração = entre 11° e 19° = escolher 20°

- Caso não haja a LC de teste com o mesmo eixo do cilindro do paciente e mesmo grau, solicitar o mais próximo da refração atual do paciente.
- Colocar a LC no olho do paciente e aguardar pelo menos 30 minutos para uma primeira avaliação.
- Caso a LC não rode, realizar sobre-Rx apenas com o grau esférico.

Avaliação da rotação da LC

- As LCG tóricas possuem marcas que orientam a posição da LC. Essas marcas variam de acordo com o fabricante, e podem estar presentes às 6, 5, 6 e 7 horas, 3, 6 e 9 horas e nos meridianos de 90° e 180°.

- Caso a LC gire no sentido horário, devemos adicionar a quantidade de graus da rotação ao eixo da refração do paciente. Caso a LC de teste possua eixo diferente da refração do paciente, devemos sempre levar em consideração o **eixo da refração do paciente**.
- Caso a LC gire no sentido anti-horário, devemos subtrair a quantidade de graus da rotação ao eixo da refração do paciente.
- A LC não poderá rodar mais que 30° (cada hora de relógio corresponde a 30°). Caso isso ocorra, trocar a marca, a curva-base ou o diâmetro da LC.

   Exemplo: Rx do paciente → -3,00 -1,50 180°
   LC teste = -3,00 -1,50 10°
   Se ao exame a LC gira 10° sentido anti-horário.
   → Subtrair 10° no eixo da Rx, então LC final a encomendar:
   -3,00 -1,50 170°

Características de uma LCG tórica bem adaptada

- Boa centralização;
- Cobertura corneal completa, ultrapassando os limites da córnea;
- Conforto e visão estável em todas as posições do olhar;
- Rápido retorno à posição original do eixo após o piscar;
- Troca de lágrima adequada sob a LC.

REFERÊNCIAS CONSULTADAS

1. Coral-Ghanem C. Lentes de contato gelatinosas tóricas. Arq Bras Oftalmol. 2001;64(4):359-65.
2. Lui Netto A, Coral-Ghanem C, Oliveira PR. Lentes de Contato. Rio de Janeiro: Cultura Médica, 2008. p.307-52.
3. Moreira SMB, Moreira H, Moreira LB. Lentes de Contato. Rio de Janeiro: Cultura Médica, 2004. p.325-32.

168.3 Adaptação de Lentes de Contato na Presbiopia

Marizilda Rita de Andrade • Elisabeth Brandão Guimarães

A partir da década de 90, houve crescimento importante no número de usuários de lentes de contato, graças ao desenvolvimento dos materiais hidrofílicos. Essas pessoas, hoje présbitas, procuram cada vez mais os consultórios para colocar lentes que corrijam a sua ametropia e a presbiopia. Por esse motivo, o médico deve se apropriar desse tipo de adaptação para conseguir atender essa grande demanda.

Adaptar lentes de contato para presbiopia requer, antes de tudo, adequada seleção dos candidatos, conhecimento técnico e disponibilidade de tempo para apresentar os diversos tipos de possibilidades, fazendo os testes com o grau exato do paciente ou muito próximo do real. Feito isso, o sucesso será garantido.

SELEÇÃO DOS CANDIDATOS

Os melhores candidatos à adaptação de lentes de contato para presbiopia são os que possuem algum tipo de ametropia, principalmente os que dependem de correção óptica para a melhora da acuidade visual. Portadores de astigmatismo menor que 1,00 DC e pacientes que, após correção óptica, atinjam boa acuidade visual em ambos os olhos.

Outros bons candidatos são os que já usam as lentes de contato com sucesso.

O médico deve informar ao paciente que esse tipo de lente tem limitações e oferecer a possibilidade de adaptar diferentes lentes de diversos desenhos para que determine a mais adequada para cada caso.

EXAME OFTALMOLÓGICO

O exame oftalmológico e a anamnese devem ser minuciosos. Perguntar para quais atividades as lentes serão usadas, realizar novo exame refratométrico e determinar o olho dominante. Os melhores resultados conseguimos com ametropias cujo componente cilíndrico não ultrapasse 1,00 DC, caso contrário deveremos optar pelas lentes tóricas para presbiopia. Sempre que houver astigmatismo, acrescentar a metade do valor do componente cilíndrico ao esférico, ou seja, adaptar no equivalente esférico.

Na ametropias maiores que 4,00 dioptrias, considerar a distância ao vértice. Existem tabelas que fornecem esses valores.

MÉTODOS PARA AVERIGUAR A DOMINÂNCIA OCULAR

Pedir ao paciente que estenda os braços completamente posicionando as mãos de tal maneira que forme um buraco, por onde será visto com os dois olhos um determinado optotipo ou objeto. Pedir que ele feche um olho e a seguir o outro olho. O olho que enxergar através do buraco formado pelas mãos é o olho dominante. Outro método é pedir que o paciente fixe em determinada linha da tabela. Colocar uma lente isolada da caixa de provas, de 2,0 dioptrias, em frente de um olho e depois do outro, e perguntar em qual situação houve maior desconforto ou diminuição da acuidade visual. O olho ocluído que resultou em maior desconforto é o olho dominante. Normalmente optamos pela correção do olho dominante (OD) para longe e do olho não dominante (OND) para perto, porém, essa situação poderá ser alterada, de acordo com as necessidades do paciente.

TÉCNICA DA MONOVISÃO

Utiliza-se lente de contato esférica ou tórica, sendo uma com o grau para longe e outra com o grau para perto. Usamos esse método em présbitas precoces ou em casos de adições baixas, menores que +1,75 D. Por exemplo:

- Refração
  - **OD:** -3,00 DE – 1,50 DC 180°
  - **OE:** -2,75 DE – 1,00 DC 180°
  - Olho direito dominante, adição de +1,25 D
- Lentes de contato:
  - **OD:** -3,00 DE – 1,50 DC 180° – Lente de contato tórica com grau total para longe, nesse caso no olho dominante.
  - **OE:** -1,50 DE – -1,00 DC 180° – Lente de contato tórica com a adição de +1,25 D, no olho não dominante.

Técnica da monovisão modificada I

Adaptar em cada olho lentes bifocais com desenhos diferentes. No olho dominante, lentes bifocais que proporcionem melhor acuidade visual para longe, e no olho não dominante, lentes bifocais que proporcionem melhor acuidade visual para perto, ou vice-versa.

Técnica da monovisão modificada II

Olho dominante corrigido com lente esférica ou tórica e olho não dominante com lentes bifocais.

Regras para a seleção da lente bifocal

- Graduação da lente:
  - Acrescentar +0,50 DE no grau esférico, se adição < 1,50 D
  - Acrescentar +0,75 DE no grau esférico, se adição > 1,75 D
- Quantidade de adição:
  - Adição pequena (1,50 D) = pedir adição +1,00 D
  - Adição media (1,75 D ou 2,00 D) = pedir adição + 1,50 D
  - Adição grande (2,00 D/2,50 D) = pedir adição +2,0 D ou +2,5 D
- No exemplo anterior, teremos:
  - OD dominante, adição de + 1,25 D
  - **OD:** -3,00 DE – 1,50 DC 180°
  - **OE:** -2,75 DE – 1,00 DC 180°
  - **Considerar o Equivalente esférico:** EE = -2,75 +(-0,50) = -3,25 DE.
  - Como a adição é pequena, acrescentamos +0,50 ao grau esférico (-3,25 + 0,50)
- Lente com +1,0 D de adição. Faremos então o teste com as lentes:
  - **OD:** -3,00 DE – 1,50 DC 180° – LC tórica
  - **OE:** -2,75 DE adição +1,0D – LC bifocal

Técnica com duas lentes bifocais

Cada fabricante fornece tabelas ou orientações que deverão ser conhecidas. As lentes bifocais ou multifocais apresentam diferentes anotações da adição. Exemplos:

Adição high (+2 D a +2,5 D), mid (+1,5 D a +1,75 D) e low (+0,75 D a +1,25 D);
Adições +1 D, +1,5 D, +2 D e +2,5 D;
Adições progressivas de +1 D à +3 D.

Com a ajuda da tabela fornecida, adaptar a lente no olho dominante e no olho não dominante. Aguardar 20 minutos e fazer os ajustes com o auxílio do flipper ou de lentes isoladas da caixa de provas.

Ajustes

Baixa acuidade visual para longe

Acrescentar -0,50 DE no olho dominante (OD), se o resultado não for satisfatório, diminuir 0,50 DE na adição, primeiro no OD e depois no OND.

Baixa acuidade visual para perto

Acrescentar +0,50 DE no olho não dominante (OND), se o resultado não for satisfatório, somar +0,5 D na adição, primeiro no OND e depois, se necessário, no OD

Baixa acuidade visual para longe e para perto

Acrescentar -0,25 DE no olho dominante e +0,50 DE no olho não dominante.

Caso tenha melhorado a visão para perto e permanecido ruim a visão para longe, voltar à primeira lente de teste do olho dominante e subtrair 0,5 D da adição.

Caso tenha melhorado a visão para longe e permanecido ruim a visão para perto, voltar à primeira lente de teste do olho não dominante e acrescentar +0,50 DE no olho não dominante.

Se a acuidade visual para longe e para perto forem ruins, voltar à primeira lente de teste e subtrair +0,5 D da adição do olho dominante e somar +0,5 D da adição do olho não dominante.

Se essas ações não forem suficientes para garantir o sucesso da adaptação, tentar a técnica da monovisão modificada.

REFERÊNCIAS CONSULTADAS

1. Moreira SB, Moreira H. Correção da presbiopia com lentes de contato. In: Lentes de contato. Rio de Janeiro: Cultura Médica, 1998. p.283-303.
2. Netto AL, et al. Guia de adaptação de lentes de contato para correção da presbiopia. In Netto, AL; Coral-Ghanem,C; Oliveira, PR.In Lentes de contato. Série Oftalmologia Brasileira. CBO 2°edição. Rio de Janeiro: Cultura Médica, Guanabara Koogan, 2011. p.161.
3. Pena AS. Presbiopia e lentes de contato bifocais. In: Coral-Ghanem C, Kara-José N. Lentes de contato na clinica oftalmológica. Joinville, 1995. p.79-84.
4. Schornack M, Coral-Ghanem C, Pena AS. Presbyopia and Contact Lenses. In: Mannis MJ, Zadnik K, Coral-Ghanem C, Kara-José N. Contact Lenses in ophthalmic practice. New York: Springer-Verlag, 2003. p.90.

168.4 Adaptação de Lentes de Contato Rígidas

Henock Borges Altoé • Elisabeth Brandão Guimarães • Renato Giovedi Filho

As lentes rígidas gás-permeáveis (LC RGP) são menos toleradas pelo desconforto inicial, fator esse superado, em sua grande maioria dos casos, pelo uso constante.

As novas LC RGP são confeccionadas com materiais de qualidade superior às antigas lentes rígidas de PMMA (acrílica), com alta permeabilidade ao O_2, maior resistência a depósitos, parâmetros mais estáveis, permitindo que sejam mais finas e, portanto, muito mais confortáveis.

Converse com seu paciente sobre os tipos disponíveis de LC para o seu caso, benefício visual, cuidados de manutenção e necessidade de retornos periódicos.

Para aumentarmos a chance de sucesso nas adaptações, devemos seguir alguns passos:

EXAME PRELIMINAR

O exame preliminar é detalhado com anamnese completa (desde idade, sexo, profissão, necessidades visuais, motivação, expectativas, até distúrbios sistêmicos como *diabetes*, alergias, etc.), observação do tônus palpebral, tamanho da rima palpebral, medida de acuidade visual, refração, biomicroscopia comprovando filme lacrimal saudável, córnea transparente e sem lesões ou edema, ceratometria e topografia.

TRATAMENTO PRÉVIO

Blefarites devem ser tratadas previamente ao teste de adaptação, bem como quaisquer problemas corneais, conjuntivais e/ou palpebrais, que possam interferir na mobilidade da LC.

EXPLIQUE OS BENEFÍCIOS DAS LC RGP

Proporcionam melhor qualidade de visão, pois corrigem melhor a ametropia, fornecendo visão mais nítida do que as LCG, por não se moldarem à córnea e sofrerem menor formação de depósitos. Condição essa mais evidente nos médios e altos astigmatismos, uma vez que a rotação da LC RGP não compromete a AV, diferente das LCG.

Oferecem maior versatilidade, uma vez que podem ser adaptadas em qualquer idade, para todas as ametropias, pós-cirurgias (refrativas e transplante de córnea) e outras irregularidades corneais. Passíveis de modificações, aplanamento das curvas periféricas, redução de diâmetro e polimento das bordas.

São mais saudáveis aos olhos, levando-se em conta que causam menos complicações relacionadas à hipóxia, como edema de córnea, polimegatismo endotelial, neovascularização, microcistos e ceratite ulcerativa. Além de apresentarem menores índices de conjuntivite papilar gigante e complicações perilímbicas, comuns às LCG pelo seu diâmetro e compressão limbar.

Têm maior durabilidade devido ao material que é utilizado em sua confecção e facilidade de manutenção.

ESCOLHA DAS LC RGP

Existem vários tipos a serem ofertadas, esféricas ou asféricas, com maior ou menor Dk (transmissibilidade de oxigênio), monocurvas ou bi-multicurvas além de variados diâmetros.

ESCOLHA DE PARÂMETROS

Utilizamos uma tabela confeccionada a partir da nossa experiência (Tabelas 168.4.1 a 168.4.3):

TABELA 168.4.1 LC com diâmetro entre 8,0 mm e 8,8 mm.

Sem astigmatismo	Com astigmatismo
K < ou = 43 D: K + 0,50	Astig < ou = 3,00 DC: K + 0,25
K entre 43,25 D e 45,00 D: K	Astig > ou = 3,0 DC: K + 1/3 astig
K > ou = 45 D: K − 0,50	

TABELA 168.4.2 LC com diâmetro entre 8,9 mm e 9,8 mm.

Sem astigmatismo	Com astigmatismo
K até 44 D: adaptar em K	Astig < ou = 3 DC: adaptar em K
K entre 44,25 D e 47 D: K − 0,50	Astig > 3 DC: K + 1/4 K

TABELA 168.4.3 LC para ceratocone.

K até 45 D: seguir regra de seleção acima
K entre 45 D e 50 D: adaptar em K
K > ou igual a 50 D: k − 2 D

TESTE DE ADAPTAÇÃO

Após a colocação das LC RGP, aguardamos 20 minutos a fim de diminuir lacrimejamento e intolerância reflexas iniciais, fazendo ajustes quando necessários (mudança dos parâmetros). Na Santa Casa de São Paulo não utilizamos anestésico durante o teste por entendermos que é importante avaliarmos a real sensibilidade do usuário.

Avaliação do padrão fluoresceínico na lâmpada de fenda, com instilação de uma gota de fluoresceína sódica 1%. Esperamos encontrar uma boa distribuição do filme lacrimal com ausência de toque e/ou acúmulo de fluoresceína.

Como montar as caixas de prova

Caixa de provas para lentes rígidas

Para obter uma boa adaptação das LC RGP, é indispensável o uso das caixas de provas. O mercado oferece variadas opções de lentes com todo tipo de material e toda gama de parâmetros. Os laboratórios disponibilizam caixas de provas padronizadas, mas também podem ser personalizadas.

As caixas de provas personalizadas são LC RGP com parâmetros escolhidos pelos oftalmologistas, que mais se adequam as suas clínicas.

As indicações são bastante particulares nos casos de córneas irregulares pós-traumatismos, ceratocone e pós-cirúrgicos em gera, e uma variedade grande de parâmetros auxiliam bastante na escolha da lente ideal.

Em geral, em córneas com curvaturas mais planas usamos lentes de contato com diâmetros maiores, e curvaturas maiores requerem diâmetros menores.

Escolher o material para a confecção das lentes de contato da caixa de provas é importantíssimo. Antigamente, as caixas de provas eram fabricadas no material de PMMA, duráveis, mas causavam desconforto ao paciente. Os novos materiais são mais confortáveis, leves, de alta transmissibilidade de oxigênio, duráveis e de fácil assepsia.

As clínicas e consultórios estão trocando as caixas de provas de PMMA por caixas de provas com materiais fluorcarbonados, com maior flexibilidade e alta transmissibilidade de oxigênio, duráveis e principalmente mais confortáveis para os pacientes durante os testes. A utilização do mesmo material no teste e na lente definitiva traz uma resposta à tolerância mais fidedigna.

É indispensável na prática de adaptação de lentes de contato a obtenção de algumas caixas de provas.

Sugerimos uma caixa com lentes esféricas ou asféricas com a CB DE 37,00 D a 60,00 D e outras com desenhos diferenciados como bicurvas e multicurvas.

O oftalmologista terá a opção de escolher a lente teste de contato rígida gás-permeável mais adequada ao caso, servindo-se de uma das caixas à sua disposição.

A conscientização da importância da realização de testes para adaptação de LRGP tem determinado o seu sucesso e a satisfação do paciente no conforto e na acuidade visual.

Sugestões para a caixa de provas na clínica diária

1. **Caixa de provas esféricas ou asféricas – Parâmetros:** curva-base: de 37.00 D a 60.00 D; grau: -4.00 e aumentando o grau nas curvas mais fechadas; diâmetro: média de 9.2 (diâmetros maiores para curvas mais planas e diâmetros menores para curvas mais fechadas).
2. **Caixa de provas de lentes asféricas com duas curvas:** curva-base de 46,00 × 4100 a 60,00 × 55.00 (pode ser fabricada LC com curva central menor que 46,00); grau: -4,00; diâmetro: 9,2.
3. **Caixa de provas de lentes multicurvas curva-base:** de 46,00 a 60,00; grau: -4,00; diâmetro: 9,0.

É sugerido que tenha também caixa de provas com lentes positivas. As lentes negativas e positivas têm desenhos diferentes e dão diferenças nos testes realizados com a mesma CB.

SOBRERREFRAÇÃO

Sempre realizamos a refratometria com retinoscópio sobre as lentes de teste e refinamento utilizando o refrator de *Greens*.

PEDIDO DAS LENTES

Observar desenhos das lentes de teste.

De preferência, seguir o pedido de acordo com a lente e parâmetros testados. O pedido deve ser da lente do mesmo fabricante da caixa de provas. Consideramos também importante avaliar o atendimento, a logística e a assistência desse fabricante ao médico, pois ajustes de curvas periféricas e polimentos especiais, às vezes, são necessários.

TREINO DO PACIENTE NA COLOCAÇÃO E ORIENTAÇÃO DA LIMPEZA E MANUTENÇÃO DAS LC

É comum pacientes traumatizarem a córnea durante a remoção e a colocação das lentes. Minimizamos isso com o devido treinamento na colocação e na remoção das LC quando é feita a entrega pelos médicos da seção.

Selecionar os produtos de limpeza. A pacientes com história prévia de alergia ocular, orientamos enxágue das LC após utilização das soluções com soro fisiológico em flaconetes de uso único.

CONTROLE DE ADAPTAÇÃO

Análise da córnea, AV e filme lacrimal rotineiramente. Orientar retornos periódicos com um, três e seis meses, mantendo após um ano periodicidade anual.

REFERÊNCIAS CONSULTADAS

1. Coral-Ghanem C, Kara-José N. Lentes de Contato na Clínica Oftalmológica: 3ª Ed. Rio de Janeiro: Cultura Médica, 2005. p.75-82.

2. Gomes JAP, Lani LA, Juliano Y, Gomes R, Pedro EA, Anbar R. Uso da topografia de córnea na adaptação de lente de contato rígida gás-permeável em pacientes portadores de ceratocone: descrição de técnica e resultados preliminares. Arq Bras Oftalmol. 2002;65(5):519-23.
3. Lui Netto A, Coral-Ghanem C, Oliveira PR. Lentes de Contato. Rio de Janeiro: Cultura Médica, 2008. p.213-30.
4. Mannis MJ, Zadnik K, Coral-Ghanem C, Kara-José N. Contact Lens in Ophthalmic Practice. New York: Springer, 2003. p.181-90.
5. Moreira SMB, Moreira H, Moreira LB. Lentes de Contato. Rio de Janeiro: Cultura Médica, 2004. p.87-110;243-264.

168.5 Adaptação de Lentes de Contato no Ceratocone

Elisabeth Brandão Guimarães • Giovana A. Fioravanti Lui

O ceratocone é uma distrofia corneal não inflamatória, com diagnóstico feito geralmente na adolescência. Essa doença provoca afinamento e protrusão da córnea, gerando, com o tempo, astigmatismo irregular.

As lentes de contato são uma efetiva ferramenta para a reabilitação visual do portador de ceratocone com comprometimento visual. Segundo a literatura, aproximadamente em 80% dos ceratocones consegue-se acuidade visual satisfatória com LC, sem que o paciente precise de transplante de córnea.

No serviço da Santa Casa de São Paulo, em 90% dos casos de ceratocone de grau moderado a avançado, adaptamos com sucesso as lentes de contato rígidas gás-permeáveis (LC RGP) monocurvas, bicurvas, multicurvas e esclerais. Em apenas 10% dos casos, são adaptadas lentes de contato gelatinosas especiais para ceratocone.

Para o sucesso das adaptações, seguimos os passos a seguir:

EXAME PRELIMINAR

O exame preliminar deve ser detalhado:
- Realizar AV com e sem correção;
- Atualizar a refração: o exame refratométrico deve ser realizado sem ciclopegia para que se evite as aberrações periféricas da córnea;
- Biomicroscopia (observar possíveis cicatrizes, hidropsia e sua localização);
- Topografia de córnea para o estudo do formato do cone:
  - **Cone redondo (*nipple cone*):** pequena ectasia próxima ao centro.
  - **Cone oval (*sagging cone*):** o ápice corneal está deslocado abaixo da linha mediana. É a forma mais comum.
  - **Cone globoso (*globus cone*):** quando o cone abrange ¾ da superfície corneal.

TRATAMENTO PRÉVIO

Trabalhos descritos na literatura sugerem existir uma associação entre alergia ocular e ceratocone, portanto devemos sempre tratar o paciente com diagnóstico de atopia. Essa associação ocorre mais pelo fato de o paciente coçar os olhos do que pela atopia. O tratamento é feito previamente ao uso de lentes de contato, com epinastina, alcaftadina, olopatadina, cromoglicato de sódio e cetotifeno associado a lubrificantes oculares quando necessário.

Blefarites e meibomites também devem ser tratadas previamente ao uso de LC.

TIPOS DE LC

Todos os tipos de LC podem ser usados para a adaptação no ceratocone. Essa escolha será feita de acordo com a evolução do quadro. Por exemplo, em ceratocones incipientes com pequenos astigmatismos pode-se adaptar LCG de silicone hidrogel.

- **LC RGP monocurvas:** são sempre a primeira opção para o teste. Existem as esféricas e as asféricas.
- **LC RGP bicurvas (tipo Soper):** essa LC possui 2 CB na face posterior da LC. A CB central é a mais apertada e a periférica é a mais plana.
- LC RGP multiesférica e asférica.
- **LC RGP escleral:** são lentes de diâmetros grandes (entre 16 mm e 19,5 mm).
- **LCG esféricas:** quando o paciente apresentar ceratocone leve. Possuem melhor desempenho visual em ceratocones incipientes.
- **LCG especiais:** são lentes gelatinosas de desenhos especiais com espessura central maior para a correção das imperfeições da córnea.
- **Adaptação a cavaleiro ou *Piggyback* (LC RGP de alto DK sobre lente gelatinosa):** é indicado para melhora do desconforto e do posicionamento da LC rígida, além de proteger a córnea em caso de erosões recorrentes, frequentes nos ceratocones centrais em forma de bico.

ESCOLHA DE PARÂMETROS

Utilizamos uma tabela elaborada pelo setor de lentes de contato da Santa Casa de SP:

Guia de seleção de lente de prova (Tabelas 168.5.1 a 168.5.3)

TABELA 168.5.1 LC com diâmetro entre 8,0 mm e 8,8 mm.

Sem astigmatismo	Com astigmatismo
K < ou = 43 D: K + 0,50	Astig < ou = 3,00 DC: K + 0,25
K entre 43,25 e 45,00 D: K	Astig > ou = 3,0 DC: K + 1/3 astig
K > ou = 45 D: K − 0,50	

Capítulo 168

TABELA 168.6.2 LC com diâmetro entre 8,9 mm e 9,8 mm.

Sem astigmatismo	Com astigmatismo
K até 44 D: adaptar em K	Astig < ou = 3 DC: adaptar em K
K entre 44,25 e 47 D: K – 0,50	Astig > 3 DC: K + 1/4 K

TABELA 168.5.3 LC para ceratocone.

K até 45 D: seguir regra de seleção acima

K entre 45 e 50 D: adaptar em K

K > ou igual a 50 D: k – 2 D

TESTE DE ADAPTAÇÃO

Iniciamos a adaptação, sempre que possível, com a LC que tenha o grau mais próximo ao da refração do paciente.

Após a colocação das LC, aguardamos 20 minutos a fim de diminuir lacrimejamento e intolerância reflexa iniciais.

Lembrar que sempre iniciamos pelas LC RGP monocurvas, e, caso as LC não se adaptem, tentamos outras LC.

Padrões de adaptação

- **Livramento apical:** a CB da LC é mais apertada. O padrão de fluoresceína mostra discreta retenção de fluoresceína no centro.
- **Toque apical:** a CB da LC é mais plana. O padrão de fluoresceína mostra toque no ápice e meia periferia, com livramento periférico amplo. O toque central não pode ser muito grande (Figuras 168.5.1 e 168.5.2).
- **Três pontos de toque:** leve toque da LC sobre o ápice da córnea e dois pontos de apoio na zona mediana perifférica.

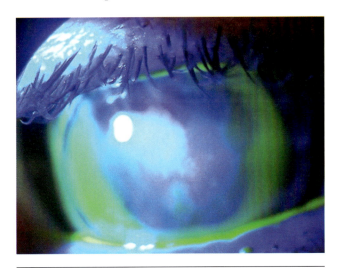

▶ **Figura 168.5.1** LC RGP mal adaptada com toque central maior que 3 mm.

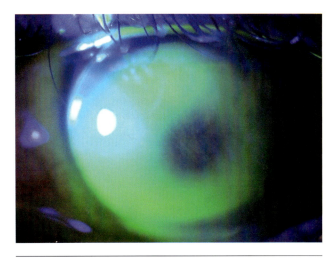

▶ **Figura 168.5.2** LC RGP com toque central adequado.

SOBRERREFRAÇÃO

Realizar sobre refração com retinoscópio sobre as lentes de teste e refração subjetiva final. Acrescentar o grau final da refração subjetiva à LC de teste e calcular a distância ao vértice em sobre refrações maiores que 4,00 D.

Lembrar sempre que LC final para ser solicitada deve ser do mesmo fabricante da LC de teste.

TREINO DO PACIENTE NA COLOCAÇÃO E NA ORIENTAÇÃO DA LIMPEZA E MANUTENÇÃO DAS LC

Orientar corretamente como colocar e retirar as LC, horas de uso, soluções de manutenção e limpeza. Lembrar que soluções de limpeza utilizadas para LCG não podem ser utilizadas para LC RGP.

Controle de adaptação

Realizar exames periódicos: após a primeira adaptação, o paciente deverá retornar em uma semana, um mês, três meses e a cada seis meses quando o paciente já estiver bem orientado quanto ao uso. Realizar exame oftalmológico:

- Biomicroscopia com e sem LC;
- AV com as novas LC;
- Topografias para avaliar progressão do ceratocone a cada seis meses.

REFERÊNCIAS CONSULTADAS

1. Bawazeer AM, Hodge WG, Lorimer B. Atopy and keratoconus: a multivariate analysis. Br J Ophthalmol. 2000;84(8):834-6.

2. Coral-Ghanem C, Kara-José N. Lentes de Contato na Clínica Oftalmológica: 3ª Ed. Rio de Janeiro: Cultura Médica, 2005. p.75-82.
3. Duque WP, Rehder LRCL, Leça RGC. Avaliação da eficácia na adaptação de lentes de contato com relação à melhora visual em pacientes portadores de ceratocone. Rev Bras Oftalmol. 2012;71(5):313-6.
4. Ghanem VC, Coral-Ghanem C, Ghanem RC, Larinho C. Ceratocone: correlação entre grau evolutivo e padrão topográfico com o tipo de lente de contato adaptada. Arq Bras Oftalmo. 2003;66(2):129-35.
5. Gomes JAP, Lani LA, Juliano Y, Gomes R, Pedro EA, Anbar R. Uso da topografia de córnea na adaptação de lente de contato rígida gás-permeável em pacientes portadores de ceratocone: descrição de técnica e resultados preliminares. Arq Bras Oftalmol. 2002;65(5):519-23.
6. Lui Netto A, Coral-Ghanem C, Oliveira PR. Lentes de Contato. Rio de Janeiro: Cultura Médica, 2008. p.213-30.
7. Mannis MJ, Zadnik K, Coral-Ghanem C, Kara-José N. Contact Lens in Ophthalmic Practice. New York: Springer, 2003. p.181-90.
8. Moreira SMB, Moreira H, Moreira LB. Lentes de Contato. 3ª Ed. Rio de Janeiro: Cultura Médica, 2004. p.87-110;243-264.
9. Ozkurt Y, Atakan M, Gencaga T, Akkaya S. Contact lens visual rehabilitation in keratoconus and corneal keratoplasty. J Ophthalmol. 2012;2012:832070.
10. Sengor T, Kurna SA, Aki S, Ozkurt Y. High Dk piggyback contact lens system for contact lens-intolerant keratoconus patients. Clin Ophthalmol. 2011;5:331-5.
11. Yamazaki ES, Silva VCB, Morimitsu V, Sobrinho M, Fukushima N, Lipener C. Adaptação de lente de contato gelatinosa especial para ceratocone. Arq Bras Oftalmol. 2006;69(4):557-60.

168.6 Adaptação de Lentes de Contato Pós-cirurgia Refrativa

Adamo Lui Netto • Giovana A. Fioravanti Lui • Elisabeth Brandão Guimarães

Apesar dos refinamentos técnicos das cirurgias refrativas, as alterações decorrentes de complicações ainda persistem e muitas vezes precisamos adaptar lentes de contato para melhorar a acuidade visual do paciente.

As técnicas incisionais (RK) e a remoção de tecido a *laser* (PRK e LASIK) causam alterações corneais diferentes. Em razão das diferentes alterações estruturais da córnea, serão analisadas separadamente as adaptações de lentes de contato pós-RK, PRK e LASIK.

ADAPTAÇÃO LC PÓS-RK

Ceratotomia radial causa alteração da região central da córnea, aplanando o ápice natural da córnea, o qual faz decrescer o poder dióptrico do olho, tornando uma córnea prolada em córnea oblada.

Além desse aplanamento central, a média periferia da córnea tende a elevar-se, criando na média periferia um cotovelo, o que dificulta a estabilidade da LC sobre a córnea. O grau de aplanamento é muitas vezes imprevisível e assimétrico, provocando alterações fisiológicas, anatômicas e topográficas.

Essas córneas são muito difíceis de adaptar LC, pois temos a média periferia mais apertada que a região central. As lentes de contato tendem a apoiar-se sobre a região mais apertada da córnea, que aqui não é distante do ápice. Essas mudanças topográficas podem ser analisadas por meio da videoceratoscopia corneal.

Problemas decorrentes da cirurgia de RK, principalmente aqueles provocados pela hipercorreção progressiva, anisometropia e astigmatismo irregular, levam, muitas vezes, à necessidade de adaptar lentes de contato nesses pacientes.

Opções de LC pós-RK

- LC RGP (de preferência com alta permeabilidade ao O_2);
- LC gelatinosa, com alta permeabilidade ao O_2;
- Lentes híbridas;
- Lentes com desenhos especiais como a de curva reversa.

Tipos de RGP e técnicas de adaptação

As LC RGP são as LC de primeira escolha pós-RK, porque proporcionam boa acuidade visual, permitem excelente transmissão de oxigênio e promovem boa troca de filme lacrimal. Ao apoiar-se na região da média periferia da córnea, proporciona boa troca gasosa e metabólica, resultando em acuidade visual estável e confortável.

A LC de flúor-silicone-acrilato é indicada pela sua alta permeabilidade ao O_2, com melhor troca gasosa e metabólica da córnea e menor risco de complicações.

Lentes RGP, com desenho regular esférico ou asférico, podem ser usadas pós-RK se o aplanamento central não for inferior a 36,00 D, e a lente deve ficar centralizada na córnea ou subpalpebral superior, principalmente no meridiano vertical.

Deve-se usar LC RGP de diâmetro grande (9,8 mm a 10,4 mm) principalmente nas córneas com curvatura abaixo de 38,00 D e deslocamento do ápice, para melhorar a centralização. A zona óptica deve ser 0,5 mm menor que o diâmetro total, isto é, menor que a LC convencional para evitar a retenção de lágrima e debris sobre a córnea aplanada. A escolha do K da lente de contato esférica de diâmetro grande deve ser feita com base no estudo da zona mediana periférica da topografia de córnea.

Para aplanamento central mais acentuado, isto é, córneas abaixo de 35,00 D, há grande variedade de lentes disponíveis com curva periférica reversa.

Técnicas de adaptação de LC RGP pós-RK

LC esféricas ou asféricas

- **Curva-base:** a LC será alinhada com a média periferia superior da córnea. Com as medidas topográficas pós-operatórias, apertar 2,00 D a 3,00 D a K, com lentes de diâmetro grande, de 9,8 mm ou 10,2 mm. Se usada a medida pré-operatória, aplana-se 1,00 D a 2,00 D ou mais para a escolha da curva-base inicial. Quanto maior o efeito cirúrgico, maior deverá ser o aplanamento com maior diâmetro da LC.
- **Zona mediana periférica:** a zona mediana periférica (ZMP) da córnea não sofre aperto pós-RK, e costuma ser 0,5 D a 1,0 D mais plana do que no estágio pré-operatório.
- **Curva periférica:** a curva periférica, que geralmente é mais plana que a curva central, nesses casos, deve ser mais apertada para proporcionar melhor centralização.
- **Diâmetro da LC:** para facilitar a centralização, diâmetros de 9,5 mm até 10,2 mm são recomendados.
- **Zona óptica**: zona óptica pequena com relação ao diâmetro total da LC, por exemplo, diâmetro LC 10 mm, zona óptica 7,5 mm.

- **Espessura da LC:** para melhorar a oxigenação, devem ser usadas lentes finas, com alto DK.
- **Poder dióptrico:** adaptar o poder igual ao equivalente esférico pré-operatório. Quando se adapta LC pós-RK, a distância entre a córnea central aplanada e a LC enche-se de lágrima, criando a lente lacrimal com poder dióptrico positivo, o que pode ser compensado dando menor poder dióptrico na prescrição final da LC.

O grau final é determinado pela sobrerrefração, com valores próximos ao grau do pré-cirúrgico, pois o filme lacrimal pode formar uma lente de poder positivo entre a LC e a córnea aplanada

- **Outras considerações:** a descentralização é um problema comum nas LC pós-RK. Se a posição é muito alta, pode-se aumentar o diâmetro, adicionar prisma de lastro ou aumentar o peso e fazer a LC posicionar-se mais inferiormente. Se a lente posicionar-se inferiormente, pode ser solicitada borda negativa, ou o diâmetro pode ser reduzido.

Complicações mais frequentes associadas ao uso de LC RGP pós-RK

- Defeitos epiteliais;
- Bolhas de ar e debris;
- Descentração da LC e adesão;
- Erosões na linha de incisão;
- Erosão epitelial recorrente;
- Brilhos e reflexos na visão com desconforto.

Intolerância ao uso de RGP

Nesses casos adaptar lentes de contato gelatinosas (LCG), que oferecem conforto e facilidade de centralização, mas têm como desvantagem menor nitidez visual e potenciais complicações, que devem ser monitoradas frequentemente.

LCG Indicadas pós-RK

As LCG de silicone-hidrogel são as mais indicadas pela alta transmissibilidade ao O_2, assim como as lentes descartáveis de um dia ou troca programada frequente e as tóricas de uso diário.

Complicações com uso de LCG pós-RK

- **Neovascularização corneal:** pode ser desencadeada por trauma mecânico, LC apertada, hipóxia e inflamação.
- **Edema de córnea:** principalmente em pacientes com alterações endoteliais, comprometendo a função respiratória corneal.
- **Ceratite infecciosa:** o trauma epitelial nessas córneas alteradas pode resultar em erosões ou rompimentos dos cistos epiteliais e criar facilidade de aderência de bactérias, propiciando o desenvolvimento de ceratite infecciosa.

É de extrema importância manter rigorosa assepsia das LC e manter o usuário informado dos sinais de alerta se ocorrer alguma alteração como: dor, ardor, lacrimejamento, hiperemia, borramento visual, entre outros.

A LCG é suscetível à formação de depósitos e à contaminação bacteriana e fúngica, podendo provocar erosão corneal e risco de ceratite infecciosa.

ADAPTAÇÃO DE LC PÓS-PRK

Principais indicações de LC pós-PRK

- Bandagem imediatamente pós-PRK, para reduzir a dor pós-operatória.
- Indicações ópticas para restaurar a visão ou para restaurar a binocularidade nos casos de anisometropia ou acuidade visual inadequada, como hipocorreção ou hipercorreção, astigmatismo residual ou induzido, ectasia corneal pós-operatória, entre outros.

Opções de LC pós-PRK

- **RGP esféricas e asféricas:** as RGP mais usadas são as esféricas e as asféricas, pois a transição entre a região central e periférica da córnea operada é suave, não sendo necessária a LC RGP de curva reversa.

A adaptação da RGP pode ser feita após um mês da cirurgia, desde que o epitélio esteja íntegro. Raramente, são necessários desenhos especiais.

- **Curva-base:** a medida ceratométrica pré-operatória pode ser usada para selecionar os parâmetros da lente de teste inicial, aplanando de 0,50 D até 2,00 D da medida anterior. Usando-se a topografia pós-operatória, pode-se apertar de 1,00 D a 2,00 D da medida encontrada.
- No mapa topográfico, tomar a medida a 3,0 mm da região central mais plana.
- **Dioptria:** o grau aproxima-se do grau pré-cirúrgico porque o filme lacrimal forma uma lente de poder positivo entre a lente de contato final e a córnea aplanada.
- **Diâmetro:** prefere-se RGP de diâmetro grande, isto é, 9,5 mm a 10,2 mm, com zona óptica menor que 2,5 mm, para evitar bolhas centrais e adesão da lente de contato. A lente de contato deve mover-se no sentido vertical ao piscar, para que haja boa troca lacrimal e remoção dos resíduos que ficam no centro da córnea aplanada. O padrão fluoresceínico mostra lago apical e alinhamento da média periferia.

LCG esféricas ou tóricas pós-PRK

A rotina de adaptação segue os princípios básicos da cobertura total da córnea, com movimentos de 0,5 mm a 1 mm para possibilitar a passagem de fluxo lacrimal sob a LC.

ADAPTAÇÃO DE LENTES DE CONTATO PÓS-LASIK

Assim como o PRK, a previsibilidade é maior se comparada ao RK. As complicações refracionais mostram que, dos pacientes míopes e com astigmatismo que se submetem a LASIK, 3% apresentam hipercorreção e 7% hipocorreção.

Principais indicações para adaptação de LC pós-LASIK

- Hipocorreção;
- Hipercorreção;
- Astigmatismo irregular;
- Ectasia pós-LASIK;
- Descentralização da aplicação do *laser*.

Opções de LC pós-LASIK

- Lente de contato RGP esférica ou asférica;
- Lente de contato gelatinosa esférica ou desenho especial.

Técnica de adaptação de LC RGP pós-LASIK

- **Curva-base:** seleciona-se a CB inicial utilizando-se a córnea da média periferia. Pode-se, também, selecionar a curva-base subtraindo-se um terço da redução do erro refrativo do K pré-operatório, por exemplo, córnea com ceratometria pré-operatória de 44,00 × 45,00 e redução de 4,50 DE, a curva-base inicial é de 44,00 menos 1/3 de 4,50, que é igual a 42,50 D (44,0 − 1,50 = 42,50). Iniciar com lente de contato esférica e, se a biomicroscopia não mostrar boa relação lente de contato/córnea, usa-se lentes de contato asféricas.
- **Diâmetro:** utiliza-se diâmetro grande de 9,6 mm a 10,2 mm e zona óptica pequena, em geral 2,5 mm menor que o diâmetro total, para evitar bolhas, adesão da lente de contato e retenção de resíduos. Para lente de contato com grau positivo, pode-se utilizar lentes de contato menores para reduzir o peso e aperfeiçoar a centralização.

Adaptação de LCG pós-LASIK

Assim como o PRK, a previsibilidade cirúrgica corretiva é maior se comparada ao RK.

LCG esféricas ou tóricas pós-PRK

As lentes de contato gelatinosas podem ser adaptadas no pós-operatório imediato, podendo servir como terapêutica inicial e/ou como correção óptica.

A rotina de adaptação segue os princípios básicos da cobertura total da córnea, com movimentos de 0,5 mm a 1 mm para possibilitar a passagem de fluxo lacrimal sob a LC.

REFERÊNCIAS CONSULTADAS

1. Coral-Ghanem C & Kara-José N. Lentes de Contato na Clínica Oftalmológica. 3. ed, Rio de Janeiro: Cultura Médica, 2005.
2. Coral-Ghanem C, Kara-José N. Lentes de Contato. Rio de Janeiro: Cultura Médica, CBO, 2003.
3. Coral-Ghanem C. O Consultor – Lentes de contato e soluções de manutenção disponíveis no Brasil – SOBLEC – 4. ed., 2006.
4. Lui-Netto A, Coral-Ghanem C, Oliveira PR. Lentes de Contato. Rio de Janeiro: Cultura Médica, 2011.
5. Moreira SBM, Moreira H, Moreira LB. Lentes de Contato, 3. ed. Rio de Janeiro: Cultura Médica, 2004.
6. Navon SE. Topography after repair of fullthickness corneal laceration. J Cataract Refract Surg. 1997;23:495-501.
7. Pena AS, et al. Clínica de lentes de contato. Rio de Janeiro: Cultura Médica, 1989.
8. Renesto AC, Lipener C. Adaptação de lentes de contato após cirurgia refrativa. Arq Bras Oftalmol. 2005;68(1):93-4.
9. Stein HA, Freeman MF, Stein RM, Maund LD. Residents Contact Lens Curriculum Manual, 2. ed. New Orleans: LA, EUA CLAO, 1999. p.143-59.

168.7 Lentes de Contato Pós-transplante de Córnea

Adamo Lui Netto • Giovana A. Fioravanti Lui • Elisabeth Brandão Guimarães

O número de cirurgias de transplantes de córnea tem aumentado significativamente em nosso país, sendo importante meio para a recuperação visual em diversas doenças oculares.

Entretanto, devido à presença de ametropias no pós-operatório, o grau residual deve ser corrigido para restabelecer a acuidade visual para cada indivíduo. No caso de baixas ametropias, a correção óptica deve ser realizada com óculos, mas se o grau for elevado, a correção deve ser realizada com lentes de contato (LC).

A adaptação de LC pós-transplante de córnea é de grande valor para promover a reabilitação visual em grande número de olhos que apresentam altos graus de astigmatismo regular ou irregular ou muito frequentemente anisometropia.

A adaptação torna-se importante, pois em muitos casos a LC é a única forma de correção capaz de proporcionar ao paciente uma acuidade visual compatível para o exercício de suas atividades laborais, sociais e esportivas, o que ocorre em mais de 50% dos pacientes submetidos a transplantes de córnea.

INDICAÇÕES DE LC PÓS-TRANSPLANTE DE CÓRNEA

A adaptação de LC é indicada principalmente quando a visão com os óculos é ruim, o que ocorre nos altos astigmatismos regulares ou irregulares, alta miopia, alta hipermetropia, anisometropia, transplante com afacia e alterações na topografia corneal que prejudicam a acuidade visual.

O maior problema nessas adaptações, além das córneas irregulares, é o fator psicológico dos pacientes que foram submetidos ao transplante, que tinham a intenção de não necessitar mais de correção óptica.

Quando iniciar a adaptação

A adaptação deve ser realizada o mais precoce possível para restabelecer a melhor acuidade visual, principalmente em crianças, para prevenir a ambliopia. Pode-se adaptar as lentes gelatinosas ainda com os pontos que servem de proteção e correção óptica, mas devemos acompanhar de perto para evitar vascularização na córnea transplantada. Em alguns casos, pode-se adaptar LC RGP ainda com os pontos, mas o risco de erosão e de consequente infecção pode aumentar. O mais indicado é realizar a adaptação após a retirada dos pontos e a completa cicatrização do enxerto, com a estabilização da topografia e da refração.

Os maiores problemas na adaptação estão relacionados às alterações topográficas, descentração da córnea transplantada, bordas cirúrgicas desniveladas e vascularização.

OPÇÕES DE LC PÓS-TRANSPLANTE DE CÓRNEA

- LC RGP com alta permeabilidade ao O_2;
- LC gelatinosa com alta permeabilidade ao O_2;
- Lentes híbridas;
- Lentes esclerais;
- Lentes com desenhos especiais:
  - Rose K, Rose K2, Rose K IC (para córneas irregulares);
  - Best fit;
  - Ceratocare e Duo Care.

TIPOS DE RGP E TÉCNICAS DE ADAPTAÇÃO

As LC RGP são as lentes de contato de primeira escolha pós-transplante de córnea, porque proporcionam boa acuidade visual, promovem boa troca lacrimal e permitem alta transmissão de oxigênio. Pode-se usar LC com desenho regular esférico ou asférico, se a irregularidade não for muito intensa. Deve-se usar diâmetro grande, de preferência maior que a córnea transplantada, sendo utilizado de diâmetro de 9,0 mm a 9,5 mm, podendo ser utilizado diâmetro de 10,2 mm a 10,5 mm dependendo da necessidade de melhor centralização.

TABELA 168.7.1 Adaptação de LC pós-transplante de córnea.

Astigmatismo menor que 2,00 DC = iniciar em K ou 0,50 mais planas que K, com diâmetro entre 9,0 mm e 10,2 mm;

Astigmatismo entre 2,25 DC e 4,00 DC = iniciar 0,50 mais apertado que K, com diâmetro entre 9,0 mm e 9,6 mm;

Astigmatismo maior que 4,25 DC = iniciar 1,25 mais apertado que K, com diâmetro entre 8,5 mm e 9,2 mm.

Controle da adaptação

Após a adaptação, deve-se avaliar a posição, a mobilidade e, principalmente, o padrão fluoresceínico. A mobilidade é semelhante às LC RGP e o padrão de fluoresceína é muitas vezes irregular devido à irregularidade da córnea transplantada. É importante observar que não haja áreas de toque excessivo ou retenção de lágrima, para não provocar erosão ou hipóxia corneal.

O poder dióptrico final é obtido por sobrerrefração, para se ter um grau mais exato.

As LC com desenhos especiais são adaptadas de acordo com as especificações de cada fornecedor. A finalidade desses desenhos é facilitar a centralização, fornecer melhor troca lacrimal e proporcionar mais conforto ao usuário.

Lentes esclerais

As LC esclerais são confeccionadas com material RGP com DK100, de diâmetro grande de 16,5 mm a 18,2 mm. São indicadas para casos em que não se alcança boa acuidade visual com as lentes corneais, pois fornecem melhor conforto e acuidade visual mais estável.

Avaliação da RGP pós-transplante de córnea

- **Biomicroscopia:** devemos observar a estabilidade, o movimento e a centralização. Verificar descentração, bolhas de ar, alterações epiteliais, edema, erosão e úlcera de córnea, neovascularização, descompensação endotelial e rejeição do transplante.

  É importante avaliar a tolerância e se a acuidade visual é confortável. Uma adaptação bem-sucedida é quando temos a LC centrada ou ligeiramente descentrada com acuidade visual superior do que com os óculos, devendo ser suficiente para permitir as atividades habituais do usuário, com baixo risco de danos à córnea transplantada.

CONSIDERAÇÕES E RECOMENDAÇÕES DO USO DE LENTES DE CONTATO PÓS-TRANSPLANTE DE CÓRNEA

- Somente uso diário;
- Lentes gelatinosas podem ser usadas no -peratório imediato;
- Preferência por RGP com alta permeabilidade e após remoção das suturas;
- Usar lentes de diâmetro entre 9,0 mm e 10,2 mm e curvas periféricas aplanadas.

REFERÊNCIAS CONSULTADAS

1. Coral-Ghanem C, Kara-José N. Lentes de Contato na Clínica Oftalmológica: 3ª Ed. Rio de Janeiro: Cultura Médica, 2005. p.75-82.
2. Lui Netto A, Coral-Ghanem C, Oliveira PR. Lentes de Contato. Rio de Janeiro: Cultura Médica. 2008. p.213-30.
3. Mannis MJ, Zadnik K, Coral-Ghanem C, Kara-José N. Contact Lens in Ophthalmic Practice. New York: Springer, 2003. p.181-90.
4. Moreira SMB, Moreira H, Moreira LB. Lentes de Contato. Rio de Janeiro: Cultura Médica. 3ª Ed. 2004. p.87-110;243-264.
5. Pena AS, et al. Clínica de lentes de contato – Rio de Janeiro: Cultura Médica, 1989.
6. Stein HA, Freeman MF, Stein RM, Maund LD. Residents Contact Lens Curriculum Manual, 2. ed. New Orleans: LA, EUA CLAO, 1999. p.143-59.

168.8 Lentes de Contato na Afacia

Adamo Lui Netto • Elisabeth Brandão Guimarães • Giovana A. Fioravanti Lui

Com o advento das cirurgias de catarata sendo realizadas com facoemulsificação e colocação de lentes intraoculares para a correção óptica, a adaptação de lentes de contato na afacia teve uma redução significativa.

As lentes de contato são indicadas quando o implante intraocular não for realizado. Nesses casos a sua indicação é importante porque propicia uma redução do tamanho da imagem retínica em relação aos óculos, pois, eliminando o espaço entre a face posterior da lente dos óculos e a face anterior da córnea, reduzem o tamanho da imagem e os efeitos prismáticos, cromáticos e esféricos, propiciando o tamanho da imagem próximo ao olho fácico, melhorando a qualidade da visão e o campo visual periférico, reduzindo a distorção visual. Sua indicação mais precisa é para reduzir a aniseiconia e eliminar o escotoma anular, nos casos da afacia monocular traumática, congênita, iatrogênica, entre outras.

Graças aos novos materiais, ao processo de fabricação, aos desenhos mais adequados e às melhores soluções de conservação e assepsia, os pacientes afácicos têm tido maior sucesso na adaptação.

TIPOS DE LC

A LC gelatinosa (LCG) é indicada desde o pós-operatório imediato, principalmente nos casos de afacia da criança. No adulto, é recomendado aguardar de um a dois meses até que ocorra estabilidade topográfica e refracional. A LCG é mais confortável, mesmo na fase inicial, e sua adaptação é mais simples, podendo-se adaptar ao uso diário e nas crianças ao uso prolongado. A lente de contato rígida gás-permeável (LC RGP) (Figuras 168.8.1 e 168.8.2) é indicada principalmente nos olhos que tiveram catarata traumática, no qual pode apresentar astigmatismo corneal irregular. A LC RGP ocasiona menores complicações por permitirem melhor troca gasosa e metabólica para a córnea.

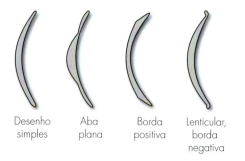

▶ **Figura 168.8.1** Diversos tipos de lentes para afacia.

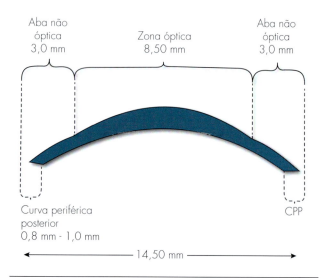

▶ **Figura 168.8.2** Lente gelatinosa positiva com borda negativa.

Para crianças e idosos com dificuldade de inserção, remoção e cuidados com higiene, é indicado LC de uso contínuo.

TÉCNICA DE ADAPTAÇÃO

Lentes de contato rígidas gás-permeáveis (LC RGP):

Inicialmente testamos a RGP monocurva de corte simples. Essas lentes normalmente são mais pesadas e é conveniente reduzir o diâmetro para termos um peso menor. É importante termos uma caixa de prova disponível com cinco lentes nas curvaturas variando de 41,00 D a 45,00 D e o grau de +15,00 DE, para fazermos o teste com a lente final na espessura adequada.

A lente de desenho lenticular apresenta a área periférica de apoio que tem por finalidade a centralização da LC e uma área óptica na porção central. O modelo mais usado é o lenticular com borda negativa usado para levantar e segurar a lente de contato subpalpebral superior. O desenho lenticular ajuda a reduzir o peso da LC, diminuindo a espessura periférica, e permite manter o diâmetro grande, de 9,5 mm a 10,0 mm, para manter a visão estável. A zona óptica é 2 mm menor que o diâmetro total, enquanto nas de desenho padrão, apenas 1 mm menor. As lentes lenticulares são mais indicadas para córneas planas, isto é, para córneas menores que 43,00 D.

A curva-base (CB) é selecionada utilizando-se a medida sempre mais próxima à ceratometria mais pla-

Capítulo 168

na (K), sendo que as de desenho simples devem ser mais apertadas do que as lenticulares.

LC com diâmetro entre 9,5 mm e 10,0 mm / DK ≥ 92

K até 44,00 D: adaptar em K

K entre 44,25 D e 47,00 D: K – 0,50

Astigmatismo entre 2,25 DC e 4 DC: K +1/4 do astigmatismo

Astigmatismo ≥ 4,25 DC: K + 1/3 do astigmatismo

LC RGP desenho simples: são lentes com diâmetros menores quando comparadas às lenticulares, isto é, 9,0 mm a 9,5 mm.

São indicadas para:

- Córneas mais curvas (acima de 45,00 D);
- Astigmatismo corneal menor que 1,50 D;
- Astigmatismo a favor da regra;
- Fenda palpebral estreita;
- Pálpebras tensas ou normais;
- Pupila grande ou irregular.

Lentes lenticulares com borda negativa: são lentes com diâmetros maiores, entre 9,5 mm e 10,0 mm.

São indicadas para:

- Córneas mais planas (abaixo de 45,00 D);
- Astigmatismo contra a regra;
- Astigmatismo corneal acima de 1,50 D;
- Fenda palpebral ampla;
- Pálpebras flácidas ou normais;
- Pupilas redondas e centradas.

Lentes de contato gelatinosas (LCG)

São indicadas para córneas regulares e com astigmatismo até 1,50 D. A adaptação não difere da LCG para uso diário ou prolongado. A escolha da lente é baseada na centralização, sobrerrefração e reflexo esquiascópico nítido com AV estável. O poder dióptrico final é calculado com sobrerrefração realizada com a LC de prova, que deve ser com grau aproximado do paciente. No caso de sobrerrefração exceder 4 DE, deverá ser corrigida a distância ao vértice. Os pacientes poderão ser hipercorrigidos de 1 DE a 1,50 DE para melhorar a visão intermediária.

CONTRAINDICAÇÕES DA LC NA AFACIA

- Inflamação persintente da córnea;
- Uveíte;
- Pterígeo a mais de 3 mm na córnea;
- Ptose;
- Intolerância ao uso de LC;
- Dificuldade de manuseio;

REFERÊNCIAS CONSULTADAS

1. Gurwood AS. Prescribing contact lens for aphakics. New York: Spectrum, 1995. p.17-23.
2. Lui Netto A. Adaptações de lentes de contato na afacia. In: Coral-Ghanem C, Kara-José N. Lentes de Contato na Clínica Oftalmológica: 3ª Ed. Rio de Janeiro: Cultura Médica, 2005. p.111-4.
3. Lui Netto A. Contact Lens fitting in Aphakia. In: Mannis MJ, Zadnik K, Coral-Ghanem C, Kara-José N. Contact Lens in Ophthalmic Practice. New York: Springer, 2003. p.125-9.
4. Moreira SBM, Moreira H. Adaptação de lentes de contato na afacia. 3ª Ed. In Lentes de Contato. Rio de Janeiro: Cultura Médica, 2004. p.293-8.
5. Pena AS. Adaptações especiais: afacia. In: Clínica de Lente de Contato. Rio de Janeiro: Cultura Médica, 1989. p.146-8.
6. Stein H, Slatt BJ. Aphakia hard lens. In Fitting Guide for Hard and Soft Contact Lenses. Sto.Louis: Mosby, 1977. p.227-32.

168.9 Lentes de Contato Terapêuticas

Giovana A. Fioravanti Lui • Elisabeth Brandão Guimarães

As lentes de contato terapêuticas (LCT) são utilizadas para fins terapêuticos, protegendo o segmento anterior do olho.

CARACTERÍSTICAS IDEAIS DE UMA LC TERAPÊUTICA

As lentes de contato descartáveis podem ser usadas para essa finalidade; atualmente e existe uma lente aprovada somente para uso terapêutico.

- Deverá ter alta permeabilidade ao oxigênio (como as lentes de silicone hidrogel).
- Lentes planas ou com pequeno poder dióptrico.
- Diâmetro entre 14 mm e 15 mm para cobrir toda a córnea.
- A adaptação deve ser mais apertada (movimento menor que 0,5 mm).

OBJETIVOS

- Diminuição da dor causada por defeito corneal;
- Restauração da integridade epitelial;
- Proteção da superfície ocular;
- Restauraração da câmara anterior (por exemplo, microperfurações);
- Aliviar o desconforto após cirurgias oculares.

INDICAÇÕES

- **Ceratopatia bolhosa:** nesses casos, a LCT promove alívio da dor de roturas de bolhas e protege o epitélio da córnea (Figura 168.9.1).

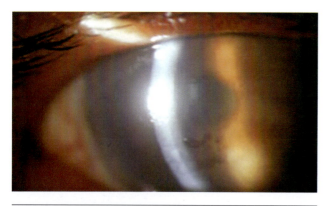

▶ **Figura 168.9.1** Ceratopatia bolhosa.

- **Erosão recorrente de córnea:** a LCT promove a reepitelização e restabelecimento da adesão entre o epitélio e a membrana basal, que pode demorar meses. Por isso, o ideal é mantê-la por 8 a 12 semanas ou mais. Também tem a função de alívio da dor, fotofobia e lacrimejamento (Figura 168.9.2).

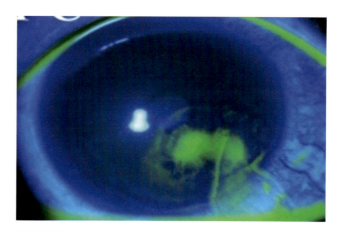

▶ **Figura 168.9.2** Erosão recorrente de córnea.

- **Olho seco:** o uso nesses casos é controverso pelo alto risco de neovasos e infecção. Pode ser usada para tratar lesões decorrentes do olho seco. O ideal são LC ultrafinas e de baixo conteúdo aquoso para que não haja evaporação excessiva da superfície ocular.
- **Ceratite neurotrófica:** a LCT auxilia na reepitelização da córnea. Deve ser usado antibiótico profilático com baixa toxicidade e baixas concentrações para não lesar ainda mais o epitélio. Realizar acompanhamento médico rigoroso, pois, devido à ausência de sensibilidade corneal, podemos encontrar complicações graves.
- **Perfuração corneal:** em microperfurações de até 1 mm de diâmetro e que não tenha encarceramento de tecido uveal, podemos usar LCT para o restabelecimento da câmara anterior. Também pode usar LCT para a restauração da Câmara anterior.
- **Trauma mecânico, químico:** para restaurar a integridade epitelial.
- **Alterações palpebrais:** por exemplo, triquíase, distiquíase, entrópio. A LCT age como protetor contra traumas das pálpebras no epitélio corneal (Figura 168.9.3).

Capítulo 168

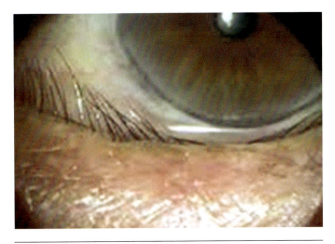

▶ **Figura 168.9.3** A LCT atua nesses casos protegendo a córnea do trauma dos cílios.

- **Após cirurgias oculares:** por exemplo, após PRK, onde há completa desepitelização da córnea. Após cirurgias de transplante de córnea e outras da superfície ocular para promover conforto ao paciente.

CONTROLE DA ADAPTAÇÃO

- O controle deverá ser rigoroso e devemos ficar atentos a sinais de hipóxia. Lentes de silicone hidrogel são a primeira opção por possuírem alta permeabilidade ao oxigênio.
- O seguimento pode ser diário, semanal ou quinzenal, dependendo da alteração encontrada.
- Manter o uso de forma contínua (24h).
- A troca pode ser feita a cada 15 ou 30 dias.
- Usar sempre antibiótico profilático três a quatro vezes ao dia.
- Para o exame na lâmpada de fenda, remover a LC para a utilização de fluoresceína.

CONTRAINDICAÇÕES

- Infecção ocular;
- Impossibilidade de o paciente retornar para seguimento adequado;
- *Contraindicações relativas*: blefarite seborreica, anormalidades do sistema lacrimal, higiene pessoal pobre.

COMPLICAÇÕES

- Neovascularização corneal;
- Infiltrados estéreis;
- Edema de córnea;
- Úlcera de córnea infecciosa;
- Depósitos na superfície das LCT;
- Conjuntivite papilar gigante: pouco frequente.

REFERÊNCIAS CONSULTADAS

1. Coral-Ghanem C, Kara-José N. Lentes de Contato na Clínica Oftalmológica: 3ª Ed. Rio de Janeiro: Cultura Médica, 2005. p.137-40.
2. Coral-Ghanem Cleusa, Ghanem VC, Ghanem RC. Lentes de contato terapêuticas e as vantagens dos materiais de alto Dk: [revisão]. Arq Bras Oftalmol. 2008;71(6):19-22.
3. Lui Netto A, Coral-Ghanem C, Oliveira PR. Lentes de Contato. Rio de Janeiro: Cultura Médica, 2008. p.141-9.
4. Mannis MJ, Zadnik K, Coral-Ghanem C, Kara-José N. Contact Lens in Ophthalmic Practice. New York: Springer, 2003. p.197-203.
5. Moreira SMB, Moreira H, Moreira LB. Lentes de Contato. Rio de Janeiro: Cultura Médica. 3ª Ed. 2004. p.345-50.

168.10 Lentes de Contato Cosméticas

João Carlos Reinne Yokoda • Chow Wang Ming Shato • Elisabeth Brandão Guimarães

As lentes de contato gelatinosas cosméticas evoluíram muito, houve melhoria na fabricação, na qualidade de coloração e no conforto na adaptação devido ao aumento na demanda nos últimos anos.

A função primordial dessas lentes são para cobrir defeitos oculares com ou sem efeito refrativo melhorando a aparência do olhos.

TIPOS DE LENTES DE CONTATO COSMÉTICAS

1. LCC hidrofílicas:
   A. Lentes filtrantes ou translúcidas
   B. Lentes opacas
2. LCC corneais
3. LCC rígidas esclerais
4. LCC hidrofílicas:
   A. Lentes filtrantes ou translúcidas

As lentes hidrofílicas filtrantes são lentes tingidas que podem tanto ter efeito refrativo, quando a área pupilar é transparente e permite a passagem da luz, quanto podem impedir a visão, ao se utilizar as lentes filtrantes com pupila preta ou da mesma cor da lente.

São indicadas para reduzir a fotofobia em olhos hipersensíveis; reduzir a entrada de luz na presença do albinismo ocular; alterar a coloração dos olhos para efeito estético; proporcionar coloração parecida entre os dois olhos em casos de heterocromia de íris; simular presença da íris e da pupila em casos de aniridia congênita, coloboma, pupila ectópica ou pós-trauma; recobrir cicatrizes e opacidades corneais; recobrir cicatrizes irianas ou corneais (Figuras 168.10.1 e 168.10.2) que possam ocasionar diplopia; efeito terapêutico e cosmético na ceratopatia bolhosa; cobrir cataratas hipermaduras que não tenham indicação cirúrgica (com pupila preta) (Figuras 168.10.3) e tratar a ambliopia, usando lente com pupila preta no caso de crianças que se recusam a usar oclusão convencional. Essas lentes apresentam muitas variedades de cores e tonalidades.

As LCG Gelatinosa Filtrante especiais para daltonismo: disponível nas cores amarela, laranja e vermelho. São indicadas para portadores de daltonismo relativo associado ou não a erro refrativo (Figuras 168.10.4 a 168.10.7).

LCC hidrofílicas

A. Lentes opacas

As lentes opacas são lentes que apresentam a íris pintada, e em alguns casos também a pupila. Nessas len-

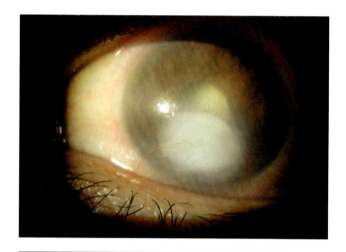

▶ **Figura 168.10.1** Cobre leucomas corneanos.

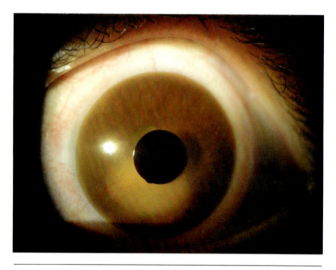

▶ **Figura 168.10.2** Cobre catarata inoperáveis (pupila preta).

tes, a pintura é feita sobre um fundo escuro, não deixando transparecer a cor do olho, e podem ser utilizadas em pacientes para tratamento da diplopia, ambliopia e para aliviar extrema fotofobia nos pacientes submetidos à cirurgia vítreo-retiniana. Em alguns casos podem ocorrer descentração da lente e, dessa forma, adiciona prisma de lastro para estabilizar e centrar a lente.

Sua adaptação segue o mesmo padrão de adaptação da lente de contato gelatinosa convencional, levando-se em consideração as medidas ceratométricas do olho, onde se deve avaliar a mobilidade e a centraliza-

Capítulo 168

Adaptações de Lentes de Contato Gelatinosas

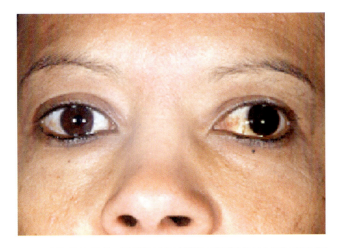

▶ **Figura 168.10.3** Cobre leucomas corneanos.

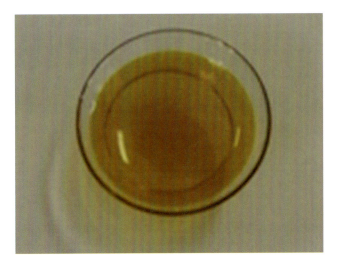

▶ **Figura 168.10.4** LCG filtrante para daltônicos.

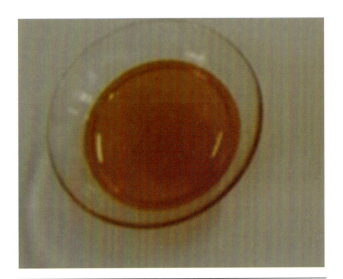

▶ **Figura 168.10.5** Cobre leucomas corneanos.

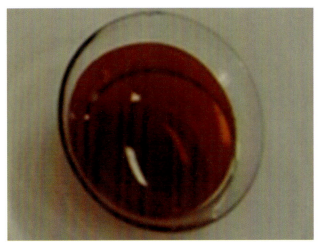

▶ **Figura 168.10.6** Cobre leucomas corneanos.

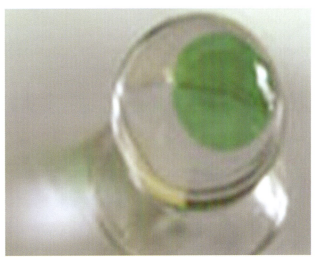

▶ **Figura 168.10.7** Cobre leucomas corneanos.

ção da lente de contato no exame de lâmpada de fenda, além do conforto do paciente. As lentes apresentam vários desenhos, cores e tonalidades, como marrom-claro, médio e escuro; tendo em vista que melhor é ter caixa de prova dessas lentes.

LCC corneais

As lentes rígidas corneais cosméticas são fabricadas com material PMMA, possuem um diâmetro de 11 mm a 13 mm e uma camada transparente é polimerizada sobre os pigmentos. A íris é pintada sobre fundo escuro. Podem ser adaptadas em pacientes portadores de deformações corneanas pós-perfurações, para correção de astigmatismos irregulares. Não são aconselhadas para anomalias que afetem partes mais amplas do segmento anterior, visto que sua intensa mobilidade e consequente efeito estético limitado. Em casos de córneas já vascularizadas, devem ser utilizadas lentes com material gás-permeável, e o acompanhamento deve ser periódico, em razão dos problemas que podem surgir pela falta de oxigenação corneana. Com relação à adaptação, deve-se utilizar lentes de diâmetro grande para encobrir o defeito, e um pouco apertadas, para diminuir a mobilidade. Para o teste de adaptação, sugerimos utilizar lentes rígidas transparentes convencionais, com o objetivo de avaliar sobrerrefração (correção do erro refrativo), padrão de fluoresceína, para depois passar para a lente cosmética, a partir dos parâmetros já testados. Em alguns casos, não conseguem uma boa adaptação devido às medidas ceratométricas serem imprecisas ou impossíveis e, dessa forma, deve-se usar adaptação por tentativa e erro acompanhado de exame de lâmpada de fenda com fluoresceína.

LCC rígidas esclerais

As lentes esclerais são indicadas para escleras comprometidas com presença de estafilomas esclerais levando a irregularidade de superfície tão grande que não possibilite a adaptação satisfatória de uma lente rígida corneana. Recobrem córnea, limbo e parte da esclera e podem ser usadas com fins refrativos. Sua adaptação é baseada na performance de moldes transparentes, avaliando-se o contato com a córnea e a esclera. A lente também pode ser pintada, oferecendo maior dificuldade na sua confecção para igualar a aparência da íris, da pupila e dos vasos sanguíneos da região escleral.

Outro método é a utilização de fotografia colorida do olho normal do paciente no tamanho normal, grudada na lente e subsequentemente coberta por uma camada transparente de PMMA.

Essas lentes geralmente são fabricadas em PMMA, apresentam uma espessura central de 1,5 mm e 3 mm, não é gás-permeável e, por isso mesmo, têm horas limitadas de uso. Podendo ser incorporado cilindro e prisma quando necessário, fabricar uma lente mais grossa quando o olho é enoftálmico.

Lentes protéticas

As lentes protéticas recobrem a córnea e a esclera, são lentes mais espessas, indicadas para corrigir desfigurações do globo ocular, substituindo o olho após enucleação, evisceração e enoftalmia, melhorando o aspecto estético e corrigindo o movimento das pálpebras.

Em relação às cores dos olhos, a adaptação de lentes de contato cosméticas deve-se fotografar o olho adelfo como base das cores ou comparar com o mostruário ou testar lentes de cores variadas e, por fim, se o paciente estiver impossibilitado de comparecer ao local, orienta-se o paciente a fotografar, escanear e mandar a foto pela internet ou via e-mail.

Inicialmente esses pacientes, por problemas oculares, acabam sendo afetados psicologicamente. Consequentemente, sua personalidade fica revoltada, complexada, agressiva, introvertida, saindo do convívio social e transformando-se em uma pessoa antissocial.

Após a adaptação dessas lentes cosméticas, esses pacientes mudam completamente a sua imagem, tanto para eles mesmos como para os que convivem com eles. Acabam recuperando a sua personalidade tornando-se uma pessoa mais confiante, aumentando a sua autoestima, deixando de lado o seu complexo e se reintegrando na sociedade como uma pessoa normal.

REFERÊNCIAS CONSULTADAS

1. Moreira SMB, Moreira H, Moreira L. Lente de Contato. In: Lentes de Contato. 3º ed. Rio de Janeiro: Cultura Médica, 2004. p.351-4.
2. Moreira SMB, Moreira H. Lentes de Contato Cosméticas e Protéticas. In: Lentes de Contato. Rio de Janeiro: Cultura Médica, 1993. p.262-4.
3. Oliveira PR. Lentes de Contato Cosméticas e Protéticas. In: Lentes de Contato na Clínica Oftalmológica, 3º ed. Rio de Janeiro: Cultura Médica, 2005. p.133-5.
4. Singh S, Satani D, Patel A, Vhankade R. Colored cosmetic contact lenses: an unsafe trend in the younger generation. Cornea. 2012;31(7):777-9.
5. Universo visual, a revista da oftalmologia, Jobson do Brasil: maio de 2003.

capítulo 169

Complicações na Adaptação de Lentes de Contato

169.1 Conjuntivite Tóxica e Papilar Gigante

Elizabeth Brandão Guimarães • Giovana A. Fioravanti Lui • Adamo Lui Netto

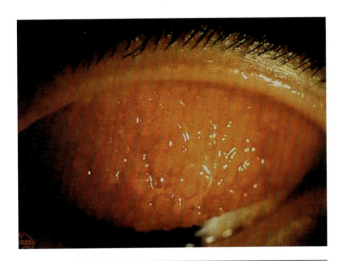

▶ **Figura 169.1.1** Conjuntivite papilar gigante.

- **Sinais e sintomas:** prurido, secreção mucosa, sensação de corpo estranho, intolerância ao uso das LC, papilas gigantes no tarso superior.
- **Causas:** reação de hipersensibilidade tardia a depósitos na superfície das LC e/ou a seu material. É mais frequente em usuários de LCG do que nos usuários de LC RGP.
- **Tratamento:**
  - Interromper o uso até a melhora dos sintomas (em quatro a cinco dias os sintomas melhoram);
  - Uso tópico de corticoides em altas doses seguido de redução gradativa da dose, anti-histamínicos e estabilizadores de mastócitos (olopatadina 0,1%, cetotifeno 0,025% ou 0,05%, epinastina, alcaftadina 0,25%);
  - Trocar a LC por outra de outro material;
  - Reduzir o número de horas de uso.

TOXICIDADE DOS CONSERVANTES UTILIZADOS

- **Sinais e sintomas:** hiperemia ocular, ceratite superficial, lesões pseudodendríticas (em uso soluções contendo timerosal ou clorexidina) e principalmente irritação ocular logo após colocação das LC.
- **Causas:** reação de hipersensibilidade ou toxicidade a conservantes das soluções de limpeza.
- **Tratamento:** pode-se trocar a solução de limpeza, orientar uso de lubrificantes tópicos sem conservantes e enxágue das LC com SF 0,9% estéril (flaconetes).

TOXICIDADE × CONJUNTIVITE PAPILAR GIGANTE

É importante diferenciar toxicidade de conjuntivite papilar gigante. A primeira ocorre principalmente por toxicidade às soluções de limpeza e, assim, substituindo a solução por outra, ou realizando seu enxágue com SF 0,9% estéril, haverá melhora do caso. Observar o tingimento da córnea logo após a colocação da LC e reexaminar oito horas após o uso. O tingimento será maior logo após a colocação, já que a LC estará impregnada do produto recém-utilizado. Na conjuntivite papilar gigante, teremos que trocar o material da LC ou reorientar o paciente quanto à limpeza adequada para que não haja a formação de debris, que são uma possível causa desse tipo de conjuntivite.

REFERÊNCIAS CONSULTADAS

1. Coral-Ghanem C, Kara-José N. Lentes de Contato na Clínica Oftalmológica: 3ª Ed. Rio de Janeiro: Cultura Médica, 2005. p.185-9.
2. Lui Netto A, Coral-Ghanem C, Oliveira PR. Lentes de Contato. Rio de Janeiro: Cultura Médica, 2008. p.327-36.
3. Mannis MJ, Zadnik K, Coral-Ghanem C, Kara-José N. Contact Lens in Ophthalmic Practice. New York: Springer, 2003. p.286-90.
4. Moreira SMB, Moreira H, Moreira LB. Lentes de Contato. Rio de Janeiro: Cultura Médica, 2004. p.209-14.
5. Souza MB, Ruiz Alves M, Medeiros FW, Yamane IS. Doenças do segmento anterior ocular associadas a lentes de contato. Arq Bras Oftalmol. 2008;71(6).

Capítulo 169 — Complicações na Adaptação de Lentes de Contato

169.2 Síndrome do Uso Excessivo (Hipóxia Corneal)

Giovana A. Fioravanti Lui • Elisabeth Brandão Guimarães • Adamo Lui Netto

HIPÓXIA

O aporte de oxigênio para o epitélio corneano e o estroma anterior ocorre principalmente pela difusão do oxigênio do ar ambiente, mas também é obtido através dos vasos tarsais, conjuntivais e vasos límbicos. O humor aquoso fornece oxigênio principalmente para o endotélio e o estroma posterior.

A hipóxia corneana ocorre quando a demanda de oxigênio da córnea não é suprida por essas vias. Quando a córnea sofre hipóxia, podemos observar edema corneal, afinamento epitelial e estromal, diminuição da taxa de mitose epitelial e alterações endoteliais.

LC mal-adaptadas, com baixa permeabilidade ao oxigênio, uso prolongado (UP) ou uso excessivo da LC podem levar a essa condição.

HIPÓXIA CORNEAL AGUDA (SÍNDROME DO USO EXCESSIVO)

O paciente pode referir:

- Olho vermelho;
- Dor ocular;
- Fotofobia;
- Sensação de olho seco e/ou corpo estranho;
- Desconforto ao final do dia.

Sinais encontrados:

- Hiperemia conjuntival e injeção ciliar (Figura 169.2.1);
- Microcistos epiteliais que podem romper causando ceratite superficial (Figura 169.2.2);
- Infiltrados corneais estéreis podem estar relacionados a hipóxia por uso de LC.

HIPÓXIA CORNEAL CRÔNICA

Sinais e sintomas:

- Visão borrada;
- Microcistos epiteliais e ceratite superficial;
- Neovasos periféricos corneais;
- Edema estromal;
- Diminuição da sensibilidade corneal;
- Alterações endoteliais.

Tratamento

Suspender o uso das LC até que haja melhora do quadro e orientar corretamente o uso (quanto à forma e ao tempo de uso). Optar por lentes de alto DK (como as lentes de silicone-hidrogel e rígidas gás-permeáveis).

Orientar o paciente para nunca dormir com as LC, pois, durante o sono, as pálpebras estão fechadas, diminuindo-se em grande parte o aporte de O_2, e as LC ainda funcionam como uma barreira a mais para a oxigenação da córnea.

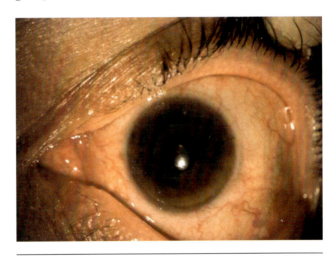

▶ **Figura 169.2.1** Hiperemia ocular em paciente com hipóxia corneal aguda.

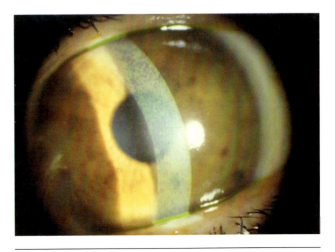

▶ **Figura 169.2.2** Ceratite puntata difusa.

REFERÊNCIAS CONSULTADAS

1. Coral-Ghanem C, Kara-José N. Lentes de Contato na Clínica Oftalmológica: 3ª Ed. Rio de Janeiro: Cultura Médica, 2005. p.194-6.
2. Lima ALH, Moeller CTA, Freitas D, Martins EN. Manual de Condutas em Oftalmologia da UNIFESP. São Paulo: Atheneu, 2008. p.745-55.
3. Lui Netto A, Coral-Ghanem C, Oliveira PR. Lentes de Contato. Rio de Janeiro: Cultura Médica, 2008. p.307-20.
4. Mannis MJ, Zadnik K, Coral-Ghanem C, Kara-José N. Contact Lens in Ophthalmic Practice. New York: Springer, 2003. p.243-9.
5. Moreira SMB, Moreira H, Moreira LB. Lentes de Contato. Rio de Janeiro: Cultura Médica, 2004. p.216-9.
6. Souza MB, Ruiz Alves M, Medeiros FW, Yamane IS. Doenças do segmento anterior ocular associadas a lentes de contato. Arq Bras Oftalmol. 2008;71(6).

Capítulo 169 — Complicações na Adaptação de Lentes de Contato

169.3 Infiltrados de Córnea

Adamo Lui Netto • Giovana A. Fioravanti Lui • Elisabeth Brandão Guimarães

INFILTRADOS CORNEANOS ESTÉREIS

- **Sinais:** pontos esbranquiçados localizados geralmente na periferia da córnea (Figura 169.3.1) e menores que 1,5 mm. Geralmente situam-se na região subepitelial ou no estroma anterior, e podem ser únicos ou múltiplos. O epitélio pode encontrar-se íntegro ou não. Pode ou não haver hiperemia ocular.
- **Sintomas:** ardor, fotofobia e lacrimejamento.
- **Causas:** hipóxia, resposta imunológica da córnea ou reação tóxica a algum produto de limpeza ou debris aprisionados na lente.
- **Tratamento:**
    - Suspender o uso das LC temporariamente até a melhora do caso;
    - Corticoides tópicos três a quatro vezes ao dia (fluormetolona 0,1%, dexametasona 0,1%) podem ser utilizados quando há muitos infiltrados e na ausência de infecção. Pode-se associar antibiótico quando houver defeito epitelial;
    - Usar LC com alta oxigenação para córnea;
    - Tratar blefarite e/ou meibomite.

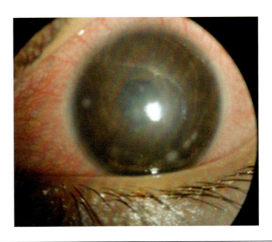

▶ **Figura 169.3.1** Infiltrados corneais estéreis.

REFERÊNCIAS CONSULTADAS

1. Lui Netto A, Coral-Ghanem C, Oliveira PR. Lentes de Contato. Rio de Janeiro: Cultura Médica, 2008. p.307-52.
2. Souza MB, Ruiz Alves M, Medeiros FW, Yamane IS. Doenças do segmento anterior ocular associadas a lentes de contato. Arq Bras Oftalmol. 2008;71(6).

169.4 Alergia Ocular e Lentes de Contato – Como Conduzir

Elizabeth Brandão Guimarães • Maria Cristina Nishiwaki Dantas

Considerando que 15% a 20% da população mundial sofre com desordens alérgicas e 90% dessas desordens têm manifestação ocular, não é raro nos depararmos com usuários de lentes de contato (LC) que deixam de usá-las por simples desconhecimento de que não se trata de intolerância às lentes de contato, mas alergia que pode ser adequadamente tratada para que as lentes possam ser usadas com sucesso.

Como conduzir um paciente com alergia ocular e usuário de LC ou com alergia à LC?

Diante de um usuário de LC com olho vermelho, edema palpebral, queixa de prurido e secreção, a principal suspeita é de um quadro alérgico ocular.

Os tipos mais comuns de alergia ocular em usuários de lentes de contato são:

CONJUNTIVITE PAPILAR GIGANTE

- **Causa:** hipersensibilidade tardia tipo I ao material das lentes e/ou a depósitos na superfície das LC. É mais comum em usuário de lentes gelatinosas, e pode ser raramente encontrada em usuários de LC rígida gás-permeável.
- **Sintomas:** prurido, secreção mucosa, sensação de corpo estranho, intolerância ao uso das LC.
- **Biomicroscopia:** hiperemia conjuntival, papilas hipertróficas na conjuntiva palpebral superior, podendo formar papilas gigantes (Figura 169.4.1).

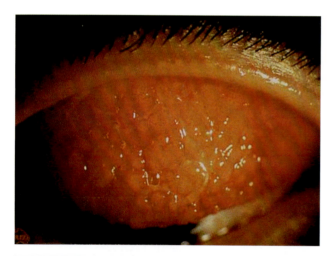

▶ **Figura 169.4.1** Presença de papilas gigantes na conjuntiva palpebral superior em usuário de lente de contato gelatinosa.

- **Tratamento:**
  - Interromper o uso da LC até a melhora dos sintomas (quatro a cinco dias);
  - Corticoides tópicos em altas doses, seguido de redução gradativa da dose. Pode ser usada fluormetolona ou até corticoides mais potentes, como acetato de prednisolona 1% ou dexametasona 0,1%, dependendo da gravidade;
  - Anti-histamínicos e estabilizadores de mastócitos aliviam os principais sinais e sintomas, sem efeitos colaterais:
    - Olopatadina 0,2% uma vez ao dia;
    - Cetotifeno 0,025% ou 0,05% duas vezes ao dia;
    - Epinastina duas vezes ao dia;
    - Alcaftadina 0,25% uma vez ao dia;
  - Trocar a LC por outra de material diferente.

REAÇÃO ALÉRGICA AO PRODUTO DE LIMPEZA

- **Causa:** reação de hipersensibilidade ou toxicidade a conservantes de soluções para LC gelatinosas, principalmente ao cloreto de benzalcônio e thimerosal.
- **Sintomas:** olho vermelho, ardor, fotofobia logo após a colocação da LC e que alivia após a retirada da LC.
- **Biomicroscopia:** hiperemia conjuntival, ceratite *punctata* superficial, lesões pseudodendríticas.
- **Tratamento:** a troca da solução é recomendada, além do enxágue das lentes de contato com soro fisiológico 0,9%, preferencialmente sem conservantes (podem ser usados flaconetes descartáveis de uso único, sem conservantes), a fim de remover resíduos das soluções.

USUÁRIOS DE LC COM ATOPIA PRÉVIA

- **Causa:** a alergia ocular é resultado de um mecanismo de hipersensibilidade tipo I com aderência dos antígenos, tanto no biofilme quanto na própria LC. Paciente apresenta quadro de alergia ocular prévia e que piora com a colocação da LC.
- **Quadro clínico:** é variável de acordo com o quadro alérgico prévio (ceratoconjuntivite sazonal ou perene, ceratoconjuntivite vernal/primaveril ou ceratoconjuntivite atópica). Pode haver associação com quadros de rinite alérgica, asma e dermatite atópica.

- **Tratamento:** os pacientes devem manter sua atopia controlada com o uso concomitante de colírios estabilizadores de mastócitos e anti-histamínicos de fácil posologia, como as medicações de dupla e tripla ação de uso único diário, que facilitam a adesão ao tratamento concomitante ao uso da LC.

Em casos de ceratoconjuntivite grave primaveril ou atópica, com presença de úlceras em escudo, o uso de corticoides de alta potência de dose alta está indicado, antes da utilização da LC.

Em todos os casos em que há comprometimento da córnea, na vigência de ceratite *punctata* e úlceras em escudo, o uso das LC deve ser descontinuado até a total recuperação do epitélio corneal.

A associação de atopia em portadores de ceratocone é grande, e o traumatismo direto pelo ato de coçar os olhos pode desencadear processo inflamatório que leva ao desequilíbrio do estroma e consequente afinamento da córnea, com agravamento do ceratocone. Logo, portadores de ceratocone devem utilizar medicação constante para controle da atopia.

REFERÊNCIAS CONSULTADAS

1. Lui Netto A, Coral-Ghanem C, Oliveira PR, Lentes de Contato, Rio de Janeiro. Cultura médica, 2008.
2. Souza MB, Ruiz Alves M, Medeiros FW, YamanelS. Doenças do segmento anterior ocular associadas a lentes de contato. Arq Bras Oftalmol. 2008;71 (6).

169.5 Lentes de Contato x Olho Seco

Bárbara Zilioli Cais Fasolin • Elisabeth Brandão Guimarães

Uma das condições necessárias para a boa adaptação de lente de contato (LC) é a integridade do filme lacrimal (FL) para se obter uma homeostase ocular normal. A principal causa de olho seco é devido às anormalidades no FL. Alterações no fluxo ou composição da lágrima dificultam o uso de LC e podem causar danos corneais. Por isso, quadros de olho seco em fases iniciais, leve a moderada, devem ser tratados previamente. O uso de LC em pacientes com olho seco é discutível.

As causas de olho seco são diversas, podendo estar relacionadas com um aumento da evaporação do filme lacrimal, aumento das proteínas na lágrima, alteração da camada de mucina, disfunção das glândulas de Meibomius levando à instabilidade do FL, entre outras. Doença sistêmicas, tabagismo, cirurgias oculares e uso de lente de contato estão associados com olho seco.

A anamnese detalhada é importante para se ter conhecimento do uso contínuo de drogas que possam causar olho seco, como diuréticos, anti-histamínicos, antidepressivos tricíclicos, isotretinoína, entre outras.

O quadro clínico é manifestado por queixa de intolerância ao uso da lente de contato. Ao exame de biomicroscopia, os sinais são de hiperemia conjuntival, ceratopatia pontilhada, neovascularização corneal, entre outros. Há um risco aumentado de infecção ocular nesses pacientes.

Antes de se iniciar a adaptação da LC, é necessário realizar biomicroscopia detalhada, realizando a inspeção dos orifícios das glândulas de Meibomius, além de exames que avaliam o FL. Como rotina, no nosso setor, fazemos a avaliação do menisco lacrimal e o teste do tempo de ruptura do filme lacrimal para todos os candidatos ao uso de LC.

Nos casos de olho seco leve, indicamos preferencialmente as LC RGP, por permitirem maior troca de filme lacrimal. Apesar de diminuir os sintomas em relação às lentes de contato gelatinosas (LCG), podem causar a dissecção corneal na região nasal e temporal, às 3 e 9 horas, respectivamente.

Casos de olho seco evaporativo são comuns e o uso concomitante de lubrificantes oculares ajudam a manter a umidade desses olhos. Vemos isso comumente em usuários de computador que, enquanto estão com a atenção dirigida à tela de sua máquina, têm a frequência do piscar diminuída.

Também é frequente os usuários de lente de contato terem a sensação de "secura" em ambientes com ar-condicionado, situação comum em grandes cidades e nos automóveis. Lubrificantes oculares e materiais apropriados também auxiliam a reduzir o desconforto.

Caso haja intolerância ao material rígido gás-permeável ou queixa de desconforto, podemos utilizar as lentes gelatinosas com material de baixa hidratação. Atualmente, as lentes de contato de silicone hidrogel oferecem baixa hidratação. A parte do silicone é responsável pela alta permeabilidade do oxigênio, enquanto a porção hidrofílica permite o conforto e o movimento. É recomendável que seja fina e de baixa hidratação para se conservar melhor o FL pré-corneal e evaporar menos. Porém, nesses casos, é importante atentarmos para a tendência de acúmulo de lipídios na superfície dessas lentes. Muitos casos de olho seco são secundários à disfunção das glândulas de Meibomius. A lágrima gordurosa tem como consequência maior acúmulo de lipídios na superfície das lentes, o que interfere na qualidade visual.

Uma das causas mais frequentes de descontinuação do uso de lente de contato é a baixa qualidade visual e sintomas de ardência em portadores de olho seco secundário a meibomite. A blefarite secundária à disfunção das glândulas de Meibomius é uma das principais causas para os sintomas de olho seco que acomete até 50% dos usuários de lente de contato. Portanto, é importante a avaliação do filme lacrimal antes da adaptação de lente de contato.

Pacientes com disfunção das glândulas de Meibomius são tratados previamente com higiene palpebral, pelo uso de xampu neutro e lubrificantes oculares, preferencialmente a carboximetilcelulose, por não causar depósitos nas lentes. Em casos severos, utilizamos a doxiciclina 100 mg, 12/12h por 15 dias, mantendo a dose de uma vez ao dia por mais dois meses. Estudos recentes mostram que soluções com fosfolipídios lipossomais têm um efeito mais benéfico na higiene palpebral em pacientes usuários de LC com sintomas de olho seco.

Em casos de olho seco severo, as lentes de contato microcorneais são contraindicadas. Há indicação de lente terapêutica, mas sem finalidade óptica. Nesses casos, elas tratam as ceratites decorrentes dos quadros severos de olho seco.

Uma nova geração de lentes de contato rígidas de material de alta permeabilidade ao oxigênio, as lentes esclerais, está sendo utilizada no tratamento de olho seco severo, com o intuito de formar uma câmara úmida, mantendo a córnea lubrificada por tempo maior. Os resultados têm sido animadores na melhoria da superfície ocular desses pacientes. Tem indicação importante nos casos agudos de síndrome de Stevens-Johnson devido à grande maioria evoluir com olho seco como complicação, sendo assim uma boa opção terapêutica não invasiva.

Em resumo, na adaptação de LC em paciente com olho seco é importante a avaliação da estrutrura do FL, da fisiologia corneal, da espessura da LC e das condições ambientais (temperatura e umidade).

Como orientações ao uso, é essencial reduzir o número de horas por dia e usar lubrificantes oculares.

Ainda estão em estudo os tratamentos com anti-inflamatórios para diminuir a resposta inflamatória da superfície ocular ao uso da LC em portadores de olho seco.

REFERÊNCIAS CONSULTADAS

1. Alipour F, Kheirkhah A, Jabarvand Behrouz M. Use of mini scleral contact lenses in moderate to severe dry eye. Cont Lens Anterior Eye. 2012 Dec;35(6):272-6. doi: 10.1016/j.clae.2012.07.006.
2. Chen J, Simpson TL. A role of corneal mechanical adaptation in contact lens-related dry eye symptoms. Invest Ophthalmol Vis Sci. 2011 Mar 2; 52(3):1200-5. doi: 10.1167/iovs.10-5349.
3. Coral-Ghanem, C, Stein HA, Freeman MI. Exame prévio do candidato/seleção das lentes de contato. Lentes de contato do básico ao avançado, 2005. p.1-20.
4. Efron N, Brennan NA, Bright FV, Glasgow BJ, Jones LW, Sullivan DA, et al. Contact lens care and ocular surface homeostasis. Cont Lens Anterior Eye. 2013 Jan 15;36 Suppl 1:S9-S13. doi: 10.1016/S1367-0484(13)60004-1.
5. Foulks GN, Borchman D. Meibomian gland dysfunction: the past, present, and future. Eye Contact Lens. 2010 Sep;36(5):249-53. doi: 10.1097/ICL.0b013e3181ef0d37.
6. Khaireddin R. Eyelid hygiene for contact lens wearers with blepharitis: Comparative investigation of treatment with baby shampoo versus phospholipid solution. Ophthalmologe. 2013 Feb;110(2):146-53. doi: 10.1007/s00347-012-2725-6.
7. Knop E, Knop N, Brewitt H, Pleyer U, Rieck P, Seitz B, et al. Meibomian glands: part III. Dysfunction - argument for a discrete disease entity and as an important cause of dry eye. Ophthalmologe. 2009 Nov;106(11):966-79. doi: 10.1007/s00347-009-2043-9.
8. Lee SY, Petznick A, Tong L. Associations of systemic diseases, smoking and contact lens wear with severity of dry eye. Ophthalmic Physiol Opt. 2012 Nov;32(6):518-26. doi: 10.1111/j.1475-1313.2012.00931.x.
9. Pucker AD, Nichols JJ. Analysis of meibum and tear lipids. Ocul Surf. 2012 Oct;10(4):230-50. doi: 10.1016/j.jtos.2012.07.004.
10. Siqueira ACP, Santos MS, Farias CC, Barreto RMP, Gomes JAP. Lente de contato escleral na reabilitação ocular de pacientes com síndrome de Stevens-Johnson. Arq Bras Oftalmol. 2010;73(5).

169.6 Úlceras de Córnea e Lentes de Contato

Giovana A. Fioravanti Lui • Adamo Lui Netto • Elizabeth Brandão Guimarães

CERATITE BACTERIANA

Alguns aspectos são importantes para a diferenciação de quadro infeccioso e não infeccioso: na presença de infecção, o quadro de dor é mais intenso, a úlcera é localizada na região central ou paracentral (mas também pode ser periférica) e são geralmente únicas.

- **Sinais:** edema de pálpebras, quemose, hiperemia conjuntival, secreção, defeito epitelial na área correspondente, infiltrado e edema corneal, reação de câmara anterior, hipópio em alguns casos (Figura 169.6.1).
- **Sintomas:** diminuição da AV, dor intensa, lacrimejamento, fotofobia e intolerância ao uso das LC.
- **Causas:**
  - Manutenção inadequada (por exemplo, uso de SF 0,9%, água de torneira, má higiene das mãos e estojos);
  - Uso contínuo da LC;
  - Pacientes imunodeprimidos;
  - *Agentes etiológicos mais comuns*: bactérias Gram-negativas, principalmente *Pseudomonas aeruginosa*, seguida das bactérias Gram-positivas (*S. aureus* e *S. pneumoniae*). A infecção por *Acanthamoeba* é menos frequente, mas representa uma condição de grande gravidade;
  - *Pseudomonas*: é o agente etiológico mais frequente em usuários de LC. A sua evolução é geralmente rápida.

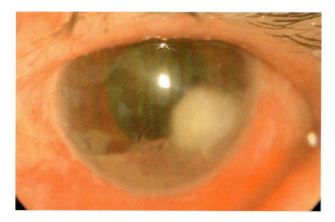

▶ **Figura 169.6.1** Úlcera corneal infecciosa, com infiltrado denso e hiperemia conjuntival importante.

- **Tratamento:**
- Coleta de material da úlcera para enviar para cultura e antibiograma, juntamente com o estojo e a lente;
- Úlceras menores que 2 mm e periféricas: pode-se iniciar monoterapia com fluorquinolona (por exemplo, ofloxacina 0,3%, moxifloxacino 0,5%, gatifloxacina 0,3%) de hora em hora nos dois primeiros dias e reduzir a dose de acordo com a evolução do caso;
- Úlceras centrais e maiores que 2 mm: introduzir antibiótico tópico fortificado de amplo espectro (cefazolina 50 mg/mL associado a gentamicina 14 mg/mL), de hora em hora. Se houver boa evolução do quadro, diminuir a dose após dois a três dias de tratamento. Caso não haja melhora alguma, substituir os antibióticos por vancomicina 25 mg/mL e amicacina 20 mg/mL.

ACANTHAMOEBA

A maioria dos casos descritos está relacionado ao uso de lentes de contato.

Considerar o diagnóstico em pacientes que usam suas LC para nadar e água da torneira para enxágue.

- **Sinais e sintomas:**
  - Irritação, fotofobia, hiperemia ocular;
  - Queixa de dor desproporcional ao quadro clínico;
  - **Alteração epitelial com pseudodendrito** (no paciente usuário de LC com pseudodentritos, sempre considerar como diagnóstico diferencial de herpes ocular, a *Acanthamoeba*);
  - Diminuição da sensibilidade corneal;
  - Ceratite estromal necrosante com anel paracentral, perineurite.
- **Tratamento:**
  - Uso tópico de biguanida (biguanida 0,02% de hora em hora no início) com diamidina (Brolene – usar inicialmente de hora em hora. Não pode ser usado por mais de um mês);
  - Cetoconazol 200 mg VO 12/12h.

REFERÊNCIAS CONSULTADAS

1. Almeida GV, Reggi JRA, Dantas MCN, Paolera M, Waetge RTL. Manual de Primeiros Socorros Santa Casa de São Paulo. PhOENIX. 2004. p.69-75.
2. Coral-Ghanem C, Kara-José N. Lentes de Contato na Clínica Oftalmológica: 3ª Ed. Rio de Janeiro: Cultura Médica, 2005. p.202-7.
3. Hofling-Lima AL, Dantas MCN, Ruiz Alves M. Doenças Externas Oculares e Córnea. 2ª Ed. Rio de Janeiro: Cultura Médica, 2011. p.141-146;169-173.
4. Lui Netto A, Coral-Ghanem C, Oliveira PR. Lentes de Contato. Rio de Janeiro: Cultura Médica. 2008. p.345-52.
5. Mannis MJ, Zadnik K, Coral-Ghanem C, Kara-José N. Contact Lens in Ophthalmic Practice. New York: Springer, 2003. p.257-63.
6. Souza MB, Ruiz Alves M, Medeiros FW, Yamane IS. Doenças do segmento anterior ocular associadas a lentes de contato. Arq Bras Oftalmol. 2008;71(6).

capítulo 170

Chow Wang Ming Shato • João Carlos Reinne Yokoda • Elisabeth Brandão Guimarães

Manutenção, Limpeza e Desinfecção de Lentes de Contato Gelatinosas

A lente de contato é uma órtese ocular de sobreposição que pode acumular depósito, alterar os mecanismos de defesa ocular, reter microorganismos, e funcionar como vetor de infecções oculares. Esses depósitos provêm do filme lacrimal, poluentes do meio ambiente, célula da descamação da córnea, impureza da mão do usuário, estojos mal conservados e drogas tópicas e sistêmicas (Figura 170.1).

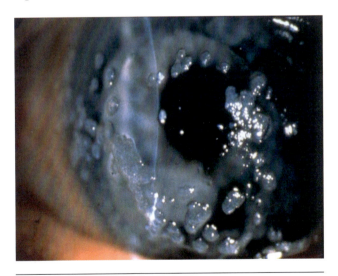

▶ **Figura 170.1** Depósitos.

Seu uso deve ser acompanhado de medidas que promovam sua conservação, limpeza, remoção de depósitos e desinfecção, tornando seu uso seguro.

Recomenda-se a seguinte rotina de manutenção:

- **Limpeza do estojo:** realizada pelo menos uma vez por semana com shampoo neutro, com escova apropriada destinada unicamente a esse fim, enxaguar com água quente e deixar o estojo secar. A troca do estojo deve ser realizada pelo menos a cada três meses. Hoje, há estojo que contém íons de prata e é um antimicrobiano de amplo espectro (bacteriostático): previne o crescimento de bactérias, fungos, vírus e protozoários. É ecológico, permanente e não contaminante. Esses íons de prata ficam presos em um substrato matriz a partir do qual atuam; a sua atividade é contínua, duradoura e não têm efeitos tóxicos.
- **Higiene ocular e das mãos:** manter as mãos limpas e unhas asseadas. Antes de manusear as lentes de contato, lavar as mãos com sabonete neutro, enxaguando em seguida com toalha que não solte fiapos.
- **Limpeza das lentes de contato:** usar soluções limpadoras com substâncias detergentes eficazes na remoção de oleosidades, muco e cosméticos. Não são efetivas para a remoção de proteínas. Deve-se friccionar suavemente a lente de contato por cerca de 20 segundos. A remoção de proteínas deve ser feita por meio de limpador enzimático, e sua frequência de uso dependerá sobretudo do tempo de troca e características individuais do paciente. Lentes de contato descartáveis e de troca programada frequente não precisam de limpeza enzimática. Algumas soluções possibilitam que a lente seja colocada no olho sem enxágue.
- **Enxágue:** indicado para remoção de depósitos soltos e da solução limpadora.
- **Desinfecção:** indicada para remoção de microorganismos patogênicos.
- **Lubrificação:** antes da inserção e durante o uso das lentes de contato, o uso de gotas lubrificantes umedece a lente e torna o uso mais confortável.

As soluções de manutenção são formuladas com o objetivo de limpeza, enxágue e desinfecção, devendo ser compatíveis com o material da lente de contato, com as lágrimas e com o tecido ocular. Por isso, devem alcançar o equilíbrio entre as seguintes propriedades: tonicidade, pH, H_2O, agentes tamponantes, agentes de viscosidade, agentes limpadores e agentes antimicrobianos (Figura 170.2).

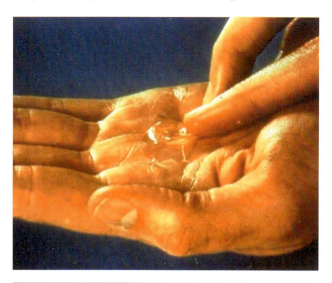

▶ **Figura 170.2** Soluções de multiuso.

- **Tonicidade:** a solução deve ser isotônica, ou seja, deve ter tonicidade igual a 0,9% para manter o equilíbrio entre os tecidos oculares e a água contida na lente de contato.
- **pH:** o pH da lágrima varia entre 7,0 e 8,5. Uma solução oftálmica é considerada neutra quando seu pH se encontra entre 6,6 e 7,4. Soluções fora do pH neutro provocam desconforto, ardência e lacrimejamento.
- **H_2O:** a água é purificada, conseguida por destilação e passagem por coluna de troca iônica.
- **Agentes tamponantes:** são utilizados para estabilizar o pH. Os mais comuns são boratos, citratos, fosfatos e trometamina.
- **Agentes de viscosidade:** promovem a densidade relativa do produto. Quanto maior a viscosidade, maior o contato com a lente de contato e a superfície ocular. As soluções limpadoras são mais viscosas que os lubrificantes. Os agentes mais comuns são: metilcelulose, hidroxipropilmetilcelulose, álcool polivinílico, glicol-hexileno, carbamida e dextrana.
- **Limpadores surfactantes:** são substâncias detergentes tensoativas, eficazes na remoção de oleosidades, mucosidades e cosméticos. Podem ser iônicos (catiônico, aniônico ou anfotérico) ou não iônicos. Os mais usados são os anfotéricos e não iônicos por apresentarem boa estabilidade, compatibilidade e toxicidade. Os mais comuns são: miranol, poloxâmero, sais de sódio, tiloxapol, tween 21, propilenoglicol e álcool polivinílico.
- **Agentes antimicrobianos:** podem ter ação bacteriostática, prevenindo a proliferação bacteriana ou bactericida, destruindo os microorganismos. Os bacteriostáticos costumam ser menos irritantes aos olhos. Os agentes podem causar reações de hipersensibilidade e toxicidade meses ou anos após o início do uso da solução. Os mais usados são os amônios quaternários e biguanidas, agentes oxidativos (H_2O_2), sistemas produtores de cloro e baseados em cloro, álcool, compostos mercuriais orgânicos, ácidos fracos e EDTA (Figura 170.3).

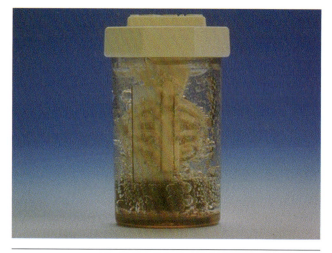

▶ **Figura 170.3** Peróxido de hidrogênio (H_2O_2).

LIMPADORES SURFACTANTES

Deve ser utilizado diariamente em todas as lentes de contato gelatinosa, menos nas lentes de contato de uso único e a sua ação limpadora é aumentada pelo efeito mecânico da fricção feita com os dedos.

LIMPADORES ENZIMÁTICOS

Os limpadores enzimáticos podem ou não estar presentes nas soluções multiuso, sendo usados após os surfactantes ou soluções de multiuso sem desproteinizante para a remoção de depósitos proteicos. As principais enzimas utilizadas com essa finalidade são a papaína (não tem no mercado), a pancreatina (supraclens) e a subtilisina A (renu 1 *step*).

SISTEMA QUÍMICO DE SOLUÇÕES DE MULTIUSO

A fim de facilitar e simplificar o cuidado das lentes de contato, surgiram as soluções de multiuso que contêm produtos de limpeza, desinfeção e enxágue em um só produto. A maioria das soluções multiuso já contém

Capítulo 170

enzimas desproteinizantes e algumas soluções foram retiradas já que alguns usuários apresentaram reações de hipersensibilidade aos desproteinizantes.

A Tabela 171.1 apresenta a maioria das soluções de multiuso.

TABELA 171.1 Os principais produtos de limpeza e conservação para LCG.

	L.C.H. e Sl.H.
MULTIAÇÃO:	OPTI-FREE EXPRESS
+ REMOV.	OPTI-FREE PURE MOIST
PROTEÍNA	RENU PLUS (FRESH)
	AQUA LENT PLUS
	AQUA CLEAN
	HIDRO HEALTH H A
	HIDRO HEALTH Si H
	CONTACT H/SI H
	CLEARLENS S.MULTI
	BIO TRUE
MULTIAÇÃO: RENU PLUS SENSITIVE	
+ SEM REMOV.	
PROT	
CONSERVAÇÃO: CLEARLENS S. CONSERV.	

DESINFECÇÃO TÉRMICA

O enxágue da lente de contato pode ser realizado com soluções multiuso ou com soluções salinas, preservadas ou não. A desinfecção pode ser realizada pelo processo térmico e químico. O processo térmico é feito com aquecimento a 80 °C por, no mínimo, 10 minutos com as lentes de contato embebidas em solução salina isotônica. É necessária limpeza rigorosa antes da desinfecção, pois o calor desnatura as proteínas fixando-as na superfície da lente. Esse processo encurta o tempo de vida útil da lente de contato, e é contraindicada para LCG de alta hidratação, LC cosméticas e LC RGP (Figura 170.4), sendo pouco usada atualmente.

DESINFECÇÃO QUÍMICA

A desinfecção química pode ser oxidativa ou não. A não oxidativa é conseguida pela imersão durante 4 a 6 horas da lente de contato em soluções contendo agentes antimicrobianos. Essas soluções podem ser específicas para esse fim ou serem multiuso. A oxidativa é realizada com peróxido de hidrogênio a 3% (hidro health H_2O_2), pode ser realizada com qualquer lente de contato, possui alta capacidade de desinfecção, leva 10 minutos para destruir bactérias comuns e vírus, 40 minutos para erradicar fungos e 2 horas para erradicar acanthamoeba. Esse sistema de desinfecção exige neutralização com catalase ou disco de platina, exigindo um tempo de 6 ho-

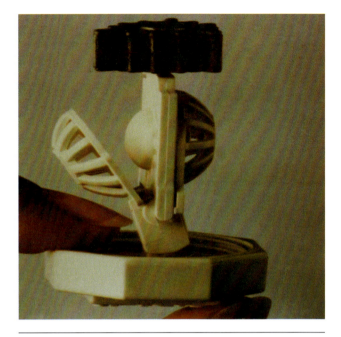

▶ **Figura 170.4** Sistema de desinfecção clínica.

ras (Figura 170.5). No final da neutralização com H_2O_2, o produto final que sobra é H_2O e O_2, onde o O_2 é liberado e a LC permanece sem produtos químicos de conservação. Esta solução é muito usada em outros países pois não traz reações de toxicidade ou de hiperssensibilidade à estes produtos. A desinfecção térmica e química oxidativa podem ser a melhor opção para pacientes com hipersensibilidade aos componentes presentes nas soluções para desinfecção química de multiuso.

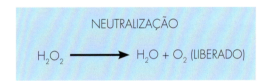

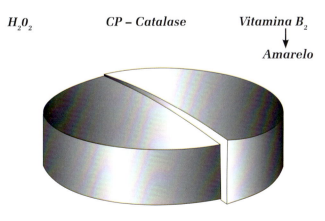

▶ **Figura 170.5** Desinfecção por peróxido de hidrogênio.

SOLUÇÕES UMIDIFICANTES E LUBRIFICANTES

Os pacientes que usam computador, tablet, celular, que trabalham no ar condicionado ou ambiente seco ou ar livre, provocam certo grau de desidratação das lentes, originando desconforto, olho vermelho e irritação ocular. Sendo assim, deve-se orientar a utilizar soluções lubrificantes e umidificantes varias vezes ao dia durante o uso de lentes de contato.

REFERÊNCIAS CONSULTADAS

1. Coral-Ghanem C. Manutenção das Lentes de Contato. In: Lentes de Contato na Clínica Oftalmológica. 2.ed. Rio de Janeiro: Cultura Médica, 1998. p.113-28.
2. Coral-Ghanem C. Manutenção e manuseio das lentes de contato. In: Lentes de Contato do Básico ao Avançado. 2.ed. Joinville: Soluções e Informática, 2005. p.18-47.
3. Moreira SMB, Moreira H, Moreira L. Lente de Contato. In: Lentes de Contato. 3.ed. Rio de Janeiro: Cultura Médica, 2004.

capítulo 171

Chow Wang Ming Shato • João Carlos Reinne Yokoda • Elisabeth Brandão Guimarães

Manutenção, Limpeza e Desinfecção das Lentes de Contato Rígidas

A limpeza e a manutenção das lentes de contato rígidas são muito semelhantes às gelatinosas em diversos aspectos, como limpeza, enxágue, desinfecção, desproteinização, lubrificação e conservação, utilizando as soluções próprias para esses tipos de lentes de contato.

Limpeza (surfactante) das lentes de contato rígidas: uso de soluções limpadoras próprias para essas lentes, necessitando de enxágue, indicadas por cada fabricante.

Os limpadores enzimáticos podem ser usados tanto nas lentes de contato rígidas como nas gelatinosas.

A fim de facilitar e simplificar o cuidado das lentes de contato rígidas, surgiram as soluções de multiuso com produtos de limpeza, desinfecção e enxágue em um só produto, próprio para esses tipos de lentes. A maioria das soluções multiuso já contém enzimas desproteinizantes.

A Tabela 171.1 apresenta a maioria das soluções de multiuso para lentes de contato rígidas.

A desinfecção química das lentes de contato rígidas pode ser feita também com peróxido de hidrogênio a 3% (CLEAR CARE® PLUS com HydraGlyde) sem conservantes e livre de produtos químicos.

REFERÊNCIAS CONSULTADAS

1. Coral-Ghanem C. Manutenção das Lentes de Contato. In: Lentes de Contato na Clínica Oftalmológica. 2.ed. Rio de Janeiro: Cultura Médica, 1998. p.113-28.
2. Coral-Ghanem C. Manutenção e manuseio das lentes de contato. In: Lentes de Contato do Básico ao Avançado. 2.ed. Joinville: Soluções e Informática, 2005. p.18-47.
3. Moreira SMB, Moreira H, Moreira L. Lente de Contato. In: Lentes de Contato. 3.ed. Rio de Janeiro: Cultura Médica, 2004.

TABELA 171.1 Soluções de multiuso para lentes de contato rígidas.

	L.C. RÍGIDAS
SOLUÇÃO LIMPADORA (SURFACTANTE)	LIMPISOL
MULTIAÇÃO:	
+ REMOV.	BOSTON SIMPLUS
PROT	HIDRO HEALTH RGP
	CLEAR LENS SL
CONSERVAÇÃO: CLEARLENS S. CONSERV.	

… # seção 16

Avaliação Sistemática do Trauma Ocular

capítulo 172

José Ricardo de Abreu Reggi • Niro Kasahara

Epidemiologia e Classificação do Trauma Ocular

EPIDEMIOLOGIA

Os traumas oculares são, na maioria dos casos, eventos passíveis de prevenção, uma vez que são consequentes a acidentes. Embora os olhos correspondam a apenas 0,1% da superfície corpórea, a maioria das informações que o ser humano recebe são por meio da visão.

Os indivíduos portadores de visão funcional em apenas um dos olhos, os submetidos à cirurgia ocular prévia, sobretudo aquelas realizadas no segmento anterior do globo ocular (como correção cirúrgica refrativa e transplante de córnea) e os portadores de alterações oculares preexistentes (escleromalacia ou degenerações retínicas) apresentam maior morbidade ao traumatismo ocular.

Dados epidemiológicos são escassos no Brasil, porém, de maneira geral, as vítimas de traumatismos oculares são homens relativamente jovens. As abrasões de córnea são as lesões mais frequentes, seguidas de perto pelas lacerações corneoesclerais e pelo trauma contuso.[1]

A literatura mundial mostra que a incidência anual de trauma ocular que necessita de hospitalização varia de 8,1 a 15,2 (por 100.000 habitantes por ano). A prevalência cumulativa durante a vida varia de 860 a 14.400 por 100.000 habitantes.[2]

O USEIR (United States Eye Injury Registry), projeto iniciado em 1988, contém informações de pacientes vítimas de traumatismos oculares atendidos em diferentes clínicas e hospitais americanos.[3] Os dados desse registro não podem ser extrapolados para a população brasileira, porém, alguns dados são coincidentes:

- A idade média é de 33 anos (0 a 85 anos) e 42% tem menos que 30 anos;
- A proporção entre homens e mulheres é 4,6 para 1;
- 96% dos homens acometidos são acidentados no local de trabalho; porém, os acidentes em casa estão aumentando;
- Os traumatismos mais graves ocorrem nas ruas e avenidas;
- Acidentes de trabalho compreendem 21% dos casos;
- A significância dos esportes e atividades recreacionais parece estar aumentando;
- Traumatismos associados a violência correspondem a 16% dos casos;
- A principal causa de traumatismo ocular é o objeto rombo (rocha, bola de beisebol, punho, tora de madeira).

CLASSIFICAÇÃO E TERMINOLOGIA

Um sistema de terminologia para o trauma ocular chamado Birmingham Eye Trauma Terminology System (BETTS) foi criado para padronizar termos relacionados com a injúria ocular tornando possível a melhor comunicação entre os oftalmologistas.[4] Hoje, é adotado pela Academia Americana de Oftalmologia e pela Sociedade Internacional de Trauma Ocular. As definições que determinam esse sistema são:

1. Lesão fechada é comumente associada a trauma contuso. A parede corneoescleral do globo ocular está íntegra, mas pode haver algum dano intraocular.
2. Lesão aberta envolve um dano de toda a espessura da parede corneoescleral.
3. Uma contusão é uma lesão fechada resultante de trauma contuso. A injúria pode ocorrer do lado do impacto ou a distância.

4. Uma ruptura é um ferimento de toda espessura devido a um trauma contuso. O globo ocular rompe em seu ponto mais fraco, que pode não ser no lado do impacto.
5. Laceração é um ferimento de toda espessura causada por um objeto pontiagudo no lado do impacto.
6. Laceração lamelar é um ferimento de parte da espessura causado por um objeto pontiagudo.
7. Penetração é um ferimento simples de toda espessura sem trajeto de saída causado, na maioria das vezes, por objeto pontiagudo. Nesse caso, pode estar associada à presença intraocular de corpo estranho.
8. Perfuração consiste em dois ferimentos de toda espessura, com um trajeto de entrada e outro de saída, como o causado por projétil.

AVALIAÇÃO

Antes de tudo, é importante ressaltar que nos pacientes politraumatizados a avaliação e o tratamento das condições sistêmicas que coloquem a vida em risco sempre devem preceder o tratamento ocular.

Ao avaliar um paciente com ferimentos no olho, na pálpebra e na região orbitária, o médico deve avaliar se o ferimento acomete apenas o olho e seus anexos ou se estende às estruturas adjacentes. O trauma ocular não é uma emergência (não coloca em risco a vida do paciente), mas deve sempre ser considerado como urgência, ou seja, requer tratamento imediato.

Traumatismos oculares aparentes podem poupar totalmente o olho, mas podem causar lesões intracranianas significantes tornando a conduta terapêutica mais complexa. Se o cérebro for envolvido, a conduta quanto ao trauma ocular deve ser retardada, enquanto as lesões intracranianas mais importantes são tratadas. Nos casos de acometimento dos seios paranasais, o ferimento pode sofrer algum grau de contaminação e ocasionar a infecção do olho ou da órbita.

O olho pode ser completamente poupado em traumas muito graves de órbita e anexos ou pode ser seriamente atingido em traumas similares. Nessas situações, um exame completo e cuidadoso pode determinar as condições do olho e das estruturas adjacentes. Quando se trata de pacientes com trauma periorbitário, deve-se excluir comprometimento de estruturas adjacentes e então realizar o tratamento do globo ocular.

Na anamnese, os pacientes devem ser interrogados quanto à presença de dor, ardência, sensação de corpo estranho, fotofobia, diplopia, diminuição da visão se imediatamente ou quanto tempo após o trauma. Em seguida, deve-se averiguar como o trauma ocorreu: o que o paciente estava fazendo e onde ele estava (trabalho, trânsito, domicílio); se algum objeto estava envolvido, qual seu formato (bola de tênis, pedra) e material (metal, borracha, vidro); se estava usando lente de contato ou óculos; se o paciente estiver inconsciente, alcoolizado ou drogado, o acompanhante pode fornecer informações importantes.

Ao exame físico, a princípio, realizam-se:

- Inspeção da face, pálpebras (quantificar edema) e do globo ocular;
- Avaliação da existência de lacerações, corpos estranhos, perfurações, alterações do posicionamento do olho (desvio e proptose), transparência da córnea e hemorragias conjuntivais;
- Avaliação de presença de equimose periorbital e palpebral pode ser indicativa de fratura orbitária e da base do crânio; a presença de sopro ou frêmito na órbita é indicativa de fístula carótido-cavernosa.

Após a inspeção, a acuidade visual é medida, o que pode ser difícil em uma sala de pronto-socorro. Tabelas de medida da acuidade visual devem ser mantidas nos prontos-socorros ou o médico deveria portar um cartão de medida da acuidade visual para perto. É importante deixar documentada a acuidade visual antes de examinar os pacientes. Lembrar que aqueles com mais de quarenta anos não terão boa visão para perto, a não ser que a correção para presbiopia seja usada ou que lhes seja fornecido auxílio apropriado para leitura. Caso não haja tabela formal para medida da acuidade visual, podem-se fazer anotações como: "lê pequenas letras a um metro" ou "pode contar dedos facilmente a seis metros". Essas informações fornecem documentação suficiente para ajudar a prevenir um futuro pesadelo médico-legal. Em traumas graves, é importante a averiguação da presença ou ausência de percepção luminosa nos quatro quadrantes do globo ocular. Na certeza de que não há perfuração do globo ocular, realiza-se a avaliação da musculatura extrínseca ocular.

A avaliação do segmento anterior do olho (conjuntiva, córnea, câmara anterior, íris, seio camerular, cristalino e vítreo anterior) é realizada idealmente com a lâmpada de fenda. Porém, a utilização da lanterna pode auxiliar na avaliação macroscópica da profundidade e na presença de sangue ou pus na câmara anterior, nas alterações grosseiras de superfície ocular (hemorragias, quemose conjuntival, opacificações corneais e lacerações) e na observação de corpos estranhos maiores. Deve-se atentar para a presença de coágulos na superfície do globo ocular uma vez que eles podem ser, na verdade, herniações do conteúdo intraocular, não devendo, desse modo, ser tracionados em tentativa de extração.

O exame do fundo de olho deve incluir o reflexo vermelho. Sangramentos podem alterar esse reflexo – que pode ser o único sinal de ruptura do globo ocular. Portanto, qualquer variação desse reflexo requer imediatamente avaliação do oftalmologista.

O reflexo pupilar é muito importante, porém pode ser prejudicado quando há alterações na íris secundárias ao trauma. Quanto ao exame das pupilas, deve-se atentar ao formato, irregularidade de contorno e desvios como a corectopia (desvio excêntrico da pupila).

Devem-se avaliar os reflexos fotomotor direto e consensual. Normalmente, as pupilas contraem-se de modo igual e imediato durante a acomodação e à exposição à luz direta na pupila contralateral (reflexo consensual). A dilatação diminuída da pupila como resposta à luz pode ser decorrente de lesão direta do esfíncter da íris, lesão do nervo oculomotor (III par) e até mesmo secundária ao aumento da pressão intracraniana em casos de traumas contusos graves. A perfuração ocular oculta pode causar desvio de posicionamento da pupila.

Quanto à motilidade ocular, o examinador deve colocar seu dedo (ou foco de luz) entre seu rosto e o do paciente e pedir que ele acompanhe o movimento em todas as direções. Se houver restrição de movimento ocular, provavelmente há fratura da órbita (sobretudo do assoalho) com encarceramento dos músculos extrínsecos ou lesão de nervo craniano (oculomotor, troclear ou abducente).

A avaliação da pressão intraocular pode ser efetuada grosseiramente por meio da palpação bidigital do globo ocular. Colocam-se os dois dedos indicadores do examinador sobre a pálpebra superior do paciente que é orientado a manter os dois olhos fechados (sem contrair as pálpebras). Os dedos devem exercer pressão leve sobre cada globo ocular comparando-se os dois lados. Essa manobra é contraindicada em olhos traumatizados suspeitos de perfuração ocular. Na maioria das vezes, pressão ocular baixa é sinal de perfuração ocular.

TÓPICOS IMPORTANTES

1. Determinar a natureza e extensão de quaisquer problemas ameaçadores à vida.
2. Não podem faltar os seguintes dados:
   a) Local do acidente
   b) Data e hora
   c) Outras pessoas envolvidas
   d) Circunstâncias, forças e cargas envolvidas.
3. Exame completo de ambos os olhos e órbitas:
   a) Medida de acuidade visual
   b) Inspeção
   c) Posição dos olhos e dos movimentos oculares
   d) Exame das pupilas: tamanho e fotossensibilidade
   e) Exame dos campos visuais
   f) Exame de fundo de olho
   g) Determinação da pressão intraocular se o glaucoma agudo for uma hipótese diagnóstica e se o globo estiver intacto.

Constatando-se o trauma aberto (laceração ou ruptura), deve-se interromper o exame e preparar o paciente para a correção cirúrgica do ferimento sob anestesia geral. Todo paciente que apresentou trauma ocular deve ser encaminhado ao oftalmologista para a realização de oftalmoscopia indireta para avaliação do segmento posterior.

EXAMES COMPLEMENTARES

1. Radiografia simples pode ser realizada quando se suspeita de um corpo estranho metálico; objetos orgânicos como madeira e plástico dificilmente são observados.
2. Tomografia computadorizada é melhor que a radiografia tanto na detecção como na localização de corpo estranho. É relevante também para se avaliar a integridade de estruturas intraoculares, faciais e intracranianas.
3. Não se deve proceder à ressonância nuclear magnética na suspeita de corpo estranho metálico, pois ele pode se mover dentro da órbita durante o exame e causar mais lesões.
4. A ultrassonografia é válida na detecção de corpo estranho intraocular, ruptura do globo ocular, hemorragia supracoroidal e descolamento de retina. É útil também para nortear a estratégia cirúrgica.

PRINCÍPIOS BÁSICOS NO MANEJO DO TRAUMA OCULAR

Independentemente do tipo de trauma, o paciente deve ser confortado e acalmado. A seguir, caso haja dor, pode ser realizada analgesia. O analgésico mais adequado para injúrias agudas parece ser o acetaminofeno. Opioides podem ser tão eficientes quanto o acetaminofeno, mas devem ser evitados, se possível, até que o encaminhamento ao oftalmologista seja realizado. Caso o paciente esteja usando lentes de contato, elas devem ser removidas, pois o edema que se segue pode dificultar a retirada posterior.

Os sinais e sintomas que requerem encaminhamento imediato ao oftalmologista incluem:

- Diminuição ou perda súbita da visão;
- Perda de campo visual;
- Dor à movimentação ocular;
- Fotofobia;
- Diplopia;
- Proptose;
- Irregularidades do formato da pupila;
- Sensação de corpo estranho;
- Olho vermelho ou inflamado;
- Hifema (sangue na câmara anterior);
- Halos em torno de luzes (edema de córnea);
- Laceração da pálpebra na margem ou próximo ao canto medial;
- Hemorragia subconjuntival;
- Quebra de lentes de contato ou de óculos;
- Suspeita de perfuração de globo ocular.

PROGNÓSTICO E ACONSELHAMENTO

O *Ocular Trauma Score* (OTS) foi desenvolvido, a princípio, a partir de dados do USEIR com o objetivo de predizer a acuidade visual que a vítima de traumatismo ocular pode conseguir após o tratamento.[5] Esse escore foi devidamente validado para a população brasileira.[1] Ele consiste na aplicação de valores específicos para sete variáveis (Tabela 172.1). Após a soma dos pontos, o paciente é classificado em uma de cinco categorias e a acuidade visual potencial após o tratamento é dada por uma tabela (Tabela 172.2). Não se deve utilizar o OTS para informar o paciente ou seus familiares sobre a visão que se conseguirá após o tratamento. Ele serve apenas para fornecer ao oftalmologista informações confiáveis sobre o prognóstico funcional de um trauma ocular grave e ajudar o cirurgião a tomar decisões acertadas na escolha do tratamento.

Ao paciente e seus familiares, deve-se sempre assegurar que todos os esforços serão feitos para se recuperar o bulbo ocular e a visão. Nunca se deve dizer que o olho e a visão estão irremediavelmente perdidos e que a cirurgia servirá apenas para "fechar o olho". Muitos pacientes que ficam cegos após um acidente tentam de todas as maneiras algum tipo de indenização ou aposentadoria por invalidez, e talvez o modo mais fácil e lucrativo neste contexto seja processar a equipe médica e o hospital sob a alegação que o cirurgião não fez tudo ao seu alcance para ajudar a vítima a recuperar a visão.

CONCLUSÃO

O trauma ocular é responsável por uma parcela significativa dos casos de perda visual. A avaliação primária desse tipo de trauma, realizada quase sempre por um clínico, é fundamental para determinar o melhor prognóstico de recuperação do paciente. A prevenção ainda é o melhor tratamento, pois evita a ocorrência da maioria dos traumas e diminui a gravidade da lesão quando ela ocorre.

TABELA 172.1 Variáveis e pontos para cálculo do OTS.

Variável	Pontos
Visão inicial	
(20/40 ou melhor)	100
(20/200 a 20/50)	90
(1/200 a 19/200)	80
(Percepção luminosa /movimento de mãos)	70
(Sem percepção luminosa)	60
Ruptura	- 23
Endoftalmite	- 17
Lesão perfurante	- 14
Descolamento de retina	- 11
Defeito pupilar aferente	- 10

TABELA 172.2 Acuidade visual final pelo OTS.

Pontos	OTS	SPL	PL/MM	1/200 a 19/200	20/200 a 20/50	≥ 20/40
0–44	1	74%	15%	7%	3%	1%
45–65	2	27%	26%	18%	15%	15%
66–80	3	2%	11%	15%	31%	41%
81–91	4	1%	2%	3%	22%	73%
92–100	5	0%	1%	1%	5%	94%

REFERÊNCIAS BIBLIOGRÁFICAS

1. Weber SL, Ribeiro LG, Ducca BL, Kasahara N. Prospective validation of the Ocular Trauma Score as a prognostic model to predict vision survival in injured adult patients from a developing country. Eur J Trauma Emerg Surg. 2012;38:647-50.
2. Kuhn F, Morris R, Mester V, Witherspoon CD, Mann L, Maisiak R. Epidemiology and socioeconomics. Ophthalmol Clin North Am. 2002;15:145-51.
3. US Eye Injury Registry. The University of Alabama at Birmingham (UAB) Department of Ophthalmology Welcomes the USEIR. [Internet] [Acesso em 26 may 2016]. Disponível em: http://www.useironline.org/
4. Kuhn F, Morris R, Witherspoon CD. Birmingham Eye Trauma Terminology (BETT): terminology and classification of mechanical eye injuries. Ophthalmol Clin North Am. 2002;15:139-43.
5. Kuhn F, Maisiak R, Mann L, Mester V, Morris R, Witherspoon CDet al. The Ocular Trauma Score (OTS). Ophthalmol Clin North Am. 2002;15:163-5.

capítulo 173

Sylvia Regina Temer Cursino • Ivana Lopes Romero Kussabara • José Vital Filho

Fratura de Órbita

INTRODUÇÃO

Fratura de órbita ocorre após trauma da face e, dependendo do impacto da força a que o paciente foi submetido, ele apresentará fratura de um ou mais ossos da órbita. Além da fratura de órbita, o paciente pode ter comprometimento das pálpebras, do sistema lacrimal, do bulbo ocular, dos músculos extrínsecos e do nervo óptico. Diante de um paciente com trauma na face, o médico plantonista deve ficar atento às lesões do bulbo ocular e ao corpo estranho que poderá raspar a córnea ou produzir úlcera de córnea ou mesmo perfuração do olho.

EXAME OFTALMOLÓGICO A SER REALIZADO PELO MÉDICO PLANTONISTA

Exame externo

Ao examinar o paciente com suspeita de fratura de órbita, faz-se com boa inspeção das pálpebras a fim de observar se houve laceração ou sangramento. Todo paciente com fratura de órbita apresenta, a princípio, hematoma e hemorragia subconjuntival. Ptose palpebral pode fazer parte do paciente com fratura de órbita.

Movimentos oculares

Pede-se ao paciente para olhar à direita, à esquerda, para cima e para baixo. Quando o paciente apresentar limitação nesses movimentos, deve-se pensar em fratura de órbita, sobretudo no olhar para cima, pois as fraturas são mais frequentes no soalho da órbita.

Pesquisar os reflexos fotomotor e consensual

Um dado importante no exame oftalmológico é a ocorrência de midríase no olho afetado pelo trauma. Essa midríase é na maioria das vezes secundária à lesão da via aferente e assim ocorre neste paciente perda importante da visão.

Acuidade visual

Nem sempre é possível determinar a acuidade visual pois às vezes o paciente está alcoolizado e não informa a acuidade visual. Quando o paciente estiver lúcido, mostre letras ou objetos (caneta, carimbo do médico, mostrar os dedos da mão e perguntar ao paciente quantos dedos estão sendo mostrados). Esse exame é fácil e ajudará no diagnóstico da perda ou não da visão. Pacientes que apresentam boa visão na entrada do pronto-socorro podem diminuir a visão até ocorrer amaurose. A determinação da acuidade visual é importante, pois o paciente que já chegou ao pronto-socorro com amaurose depois irá acusar a equipe médica pela perda da visão e procurar a justiça alegando erro médico, imprudência ou negligência.

Fundo de olho

Exame que deve ser realizado pelo médico plantonista. O paciente com fratura de órbita pode apresentar hemorragia vítrea, descolamento de retina ou mesmo comprometimento da papila óptica (palidez ou borramento). Se o paciente apresentar catarata traumática, o fundo de olho não poderá ser examinado já que a catarata impede a observação das estruturas da retina (Figuras 173.1 e 173.2).

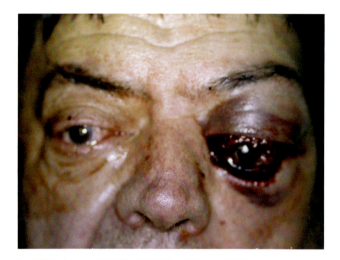

▶ **Figura 173.1** Fratura de órbita. Ambulatório de oftalmologia – Santa Casa de São Paulo.

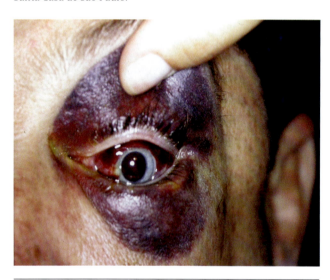

▶ **Figura 173.2** Fratura de órbita. Ambulatório de oftalmologia – Santa Casa de São Paulo.

EXAMES DIAGNÓSTICOS DA FRATURA DE ÓRBITA

Raios X dos seios da face

Exame fácil, de baixo custo e rápido que todo hospital tem condições de realizar. Em geral, há alteração do contorno ósseo, descontinuidade da parede óssea, velamento dos seios maxilar e/ou etmoidal. Esse velamento quase sempre corresponde à presença de sangue ou gordura da órbita encarcerada nos seios da face. Dificilmente ocorre encarceramento do músculo ocular extrínseco pois ele está longe do soalho da órbita.

Tomografia computadorizada da órbita

A tomografia da órbita é o exame mais importante no diagnóstico da fratura de órbita. Este exame deve ser solicitado nos cortes coronal e axial. A tomografia vai mostrar fratura de um ou mais ossos, com ou sem desvios, cominutiva ou não. A tomografia também vai determinar se há hematoma retrobulbar e se a gordura orbitária está encarcerada no local do osso fraturado. Dificilmente o músculo extrínseco está encarcerado. Outro dado importante mostrado pela tomografia é que o nervo óptico pode estar seccionado e isso é bem mostrado por esse exame. A tomografia tridimensional pode auxiliar a fazer o planejamento cirúrgico a fim de corrigir a fratura de órbita (Figura 173.3).

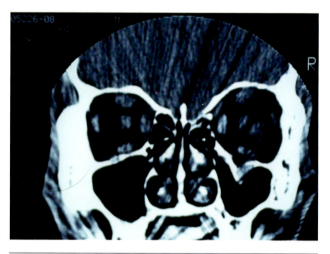

▶ **Figura 173.3** Tomografia da órbita com fratura da parede inferior direita. Ambulatório de oftalmologia – Santa Casa de São Paulo.

TRATAMENTO DO PACIENTE COM FRATURA DE ÓRBITA

1. **Procedimentos iniciais**

    Ao atender o paciente com fratura de órbita, o médico plantonista deve estar atento ao bulbo ocular e depois à fratura propriamente dita. O olho deve ser submetido à limpeza com soro fisiológico. Outra conduta é remover os corpos estranhos (vidro, madeira, areia) com muito cuidado e, na dúvida, aguardar o médico oftalmologista que deverá ser imediatamente solicitado para avaliar o paciente. Compressa com gaze úmida por soro fisiológico é de fundamental importância para evitar o comprometimento da córnea. Uma boa conduta é instilar duas gotas de colírio anestésico e lavar o olho com soro fisiológico com muito cuidado. Utilizar sempre seringa de 5 mL e cânula apropriada enroscada à seringa, pois assim esta cânula não sairá com a pressão aplicada ao êmbolo da seringa evitando acidente indesejável ao olho.

    O sangramento das pálpebras será estancado com gaze úmida em soro fisiológico. Evitar ao máximo realizar manobras intempestivas no olho, pois pode causar iatrogenia.

2. Antibiótico sistêmico está indicado nos pacientes com fratura de órbita a fim de evitar infecção secundária. As fraturas podem causar hemossinus e hematoma de órbita e este sangue pode servir de meio de cultura para microorganismos e causar infecção.
3. Corticoide endovenoso é de fundamental importância pois diminui o edema orbitário, impede a compressão do nervo óptico evitando a neurite traumática e consequentemente impede a possível perda da visão. O corticoide sistêmico diminui o edema dos músculos extraoculares e a diplopia vai regredir mais precocemente.
4. Analgésico sistêmico só está indicado quando o paciente apresenta dor muito forte no local da fratura. Sempre que possível, analgésico deve ser evitado pois ele pode mascarar quadro ocular e sequelas serão evitadas. As fraturas orbitárias quase nunca são acompanhadas de dor forte.
5. Tarsorrafia provisória deve ser realizada nos casos de quemose se as pálpebras não fecharem completamente. Se a córnea ficar exposta, ocorre úlcera corneal secundária à exposição desta.
6. Cirurgia da fratura de órbita.

Quanto à cirurgia propriamente dita da fratura de órbita, ela vai depender dos achados clínicos (diplopia, enoftalmo, assimetria facial), das alterações radiográficas e deve ser realizada por equipe multidisciplinar (oftalmo, bucomaxilo, neurocirurgião). O ato cirúrgico deve ser realizado em cinco a 10 dias após a fratura porque assim o edema e o hematoma praticamente já regrediram, a diplopia diminuiu, o enoftalmo está presente ou não e a ptose pode ter desaparecido. Desse modo, ocorre o planejamento cirúrgico e dos materiais que serão utilizados (osso, miniplaca ou malhas de titânio).

REFERÊNCIAS CONSULTADAS

1. Félix B V, Vital J V, Freitas R. Fraturas Zigomaticorbitais. In: Tratado de Cirurgia Bucomaxilofacial. São Paulo: Livraria Editora Santos, 2006. p.457-82.
2. Hamemer B. Fraturas Orbitárias, Diagóstico, Tratamento Cirúrgico e Correções Secundarias. São Paulo: Livraria Santos Editora Ltda, 2005.
3. Monteiro MLR. Traumatismos Orbitais. In: Dantas AM, Monteiro MLR. Doenças da Órbita. Rio de Janeiro: Cultura Médica, 2002. p.249-56.
4. Rootman J, Neigel J. Fracturas of the Orbit. In: Rootman J. Diseases of the Orbit. Philadelphia: J. B. Lippincott Company, 1988. p.511-8.

capítulo 174

José Ricardo de Abreu Reggi • Maria Cristina Nishiwaki Dantas • Paulo Elias Correa Dantas

Perfurações Oculares

O objetivo básico do tratamento das perfurações oculares é manter a integridade do globo ocular e sua topografia, aplicando-se correta técnica cirúrgica.

Nas lesões associadas a outros ferimentos faciais, como fraturas de mandíbula, afundamento malar, nariz, ferimentos cortantes, a cirurgia oftalmológica é prioritária.

O tratamento de outras lesões oculares associadas, como rupturas cristalinianas, íris e corpos estranhos intraoculares, via de regra, são objetivos secundários.

PERFURAÇÕES AUTOSSELANTES

- Seidel espontâneo ausente e Seidel provocado presente, câmara anterior formada ou rasa.
- Tratamento: lente de contato terapêutica.
- Antibiótico profilático tópico com ofloxacina 0,3% de 6/6h.
- Adesivos teciduais (fibrina ou cianoacrilato) (Figura 174.1).

PERFURAÇÕES NÃO AUTOSSELANTES

Menores de 2 mm

Adesivo de cianoacrilato, lente de contato terapêutica, antibioticoterapia tópica. Esse procedimento deve ser realizado no centro cirúrgico, utilizando-se viscoelástico para se manter a câmara anterior formada durante a aplicação (Figura 174.2).

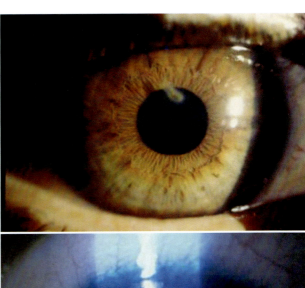

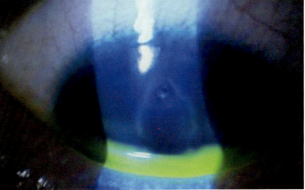

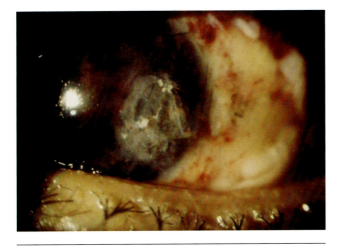

▶ **Figura 174.1** Perfuração corneal tratada com cola de cianoacrilato.

▶ **Figura 174.2** Perfuração corneal puntiforme com sinal de Siede positivo.

Maiores de 2 mm de sutura corneal

- **Fio:** mononylon 10-0.
- A reparação do ferimento corneoescleral deve ser iniciada com sutura em um ponto de referência. O melhor ponto de referência é o limbo.
- **Tipo de agulha:** menor raio de curvatura.
- **Local:** evitar eixo visual.
- **Tipo de sutura:** pontos separados.

Evitar

- Sutura rasa
- Sutura assimétrica
- Espessura total
- Sutura frouxa/apertada
- Remoção de tecido
- Contato da íris com a lesão
    - **Tamanho:** menor no centro, maior na periferia.
    - **Profundidade:** 90% do estroma.
    - **Distância:** equidistante, maior na periferia.
    - **Tensão:** menor no centro.
    - A córnea tende a ficar mais plana toda vez que é suturada devido à tensão do ponto colocado perpendicularmente ao ferimento. A tendência é a córnea aplanar mais no centro do que na periferia e ficar mais abaulada a uma sutura periférica; portanto, para minimizar o astgmatimo pós-operatório, o ferimento deve ser suturado da periferia para o centro. Suturas maiores e apertadas são dispostas perifericamente e menores e menos apertadas no centro.
    - **Nó:** 3/1/1, rente, sepultar longe do eixo visual.
    - Viscoelástico, BSS.
    - Checar vazamento.
    - Em perfurações maiores que um terço do diâmetro corneal, recomenda-se lente terapêutica (Figuras 174.3 e 174.4).

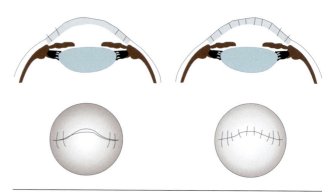

▶ **Figura 174.4** Sutura de lesão corneal. (Cortesia Prof. Dr. Ricardo Holzchuh).

SUTURAS NAS PERFURAÇÕES OCULARES – FERIDA EM ZIGUE-ZAGUE

- Suturar cada linha do Z separadamente (Figura 174.5).
- Evitar o ápice.
- **Opção:** sutura intralamelar (0,3 mm).

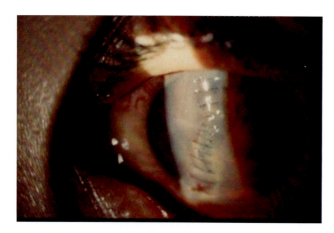

▶ **Figura 174.3** Sutura de lesão corneal.

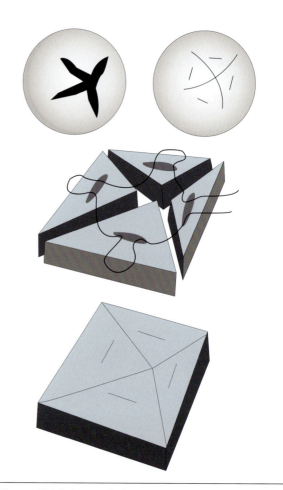

▶ **Figura 174.5** Sutura de lesão corneal em estrela. (Cortesia Prof. Dr. Ricardo Holzchuh.)

Capítulo 174

O ferimento corneal pode se estender posteriormente na esclera, com ou sem laceração conjuntival. Nos casos em que observamos a conjuntiva íntegra, é preciso muita atenção a alguns sinais indiretos, como hifema, pupila irregular e desviada em direção ao ferimento e hemorragia subconjuntival. A ferida escleral deve ser exposta, realizando peritomia límbica. Utiliza-se fio de nylon 8-0 ou mersilene 6-0.

Para facilitar a colocação dos pontos, um ponto (com o fio seccionado longo) inicial atrás do limbo é indispensável para posteriormente facilitar a exposição do ferimento. O reparo é passado para o ponto posterior.

Hérnia de íris

Dois aspectos são importantes: presença de infecção e vitalidade da íris. A necrose da íris ocorre por estrangulamento da porção herniada no ferimento corneal.

De modo geral, a íris pode ser reposta quando a exposição ocorrer em menos de 24 horas, caso contrário deve-se avaliar o risco de infecção e a eventual epitelização da câmara anterior sobre a porção herniada.

Para a redução da hérnia de íris, realiza-se uma paracentese e introdução de substância viscoelástica na câmara anterior. Uma espátula de íris pode ser útil quando houver aderências da íris na borda do ferimento (Figura 174.6).

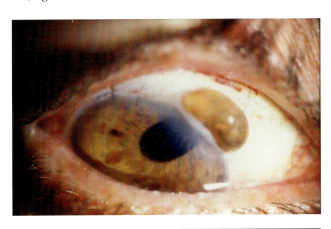

▶ **Figura 174.6** Hérnia de íris.

Hérnia de vítreo

Deve ser excisado com uso de esponja de celulose e tesoura afiada. O vitreófago não deve ser utilizado através do ferimento devido ao risco de lesão à retina na suspeita de descolamento. A vitrectomia deve ser realizada, caso o vítreo permaneça encarcerado, em um prazo de duas semanas. O mesmo prazo deve dado quando hemorragia vítrea for observada a fim de se evitar descolamento de retina (Figura 174.7).

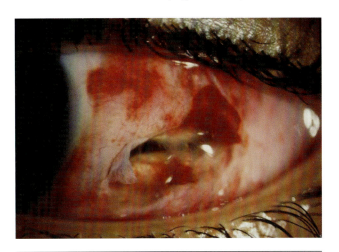

▶ **Figura 174.7** Hérnia de vítreo.

Período pós-operatório

- Antibiótico subconjuntival (cefalosporina)
- Antibioticoterapia sistêmica (aminoglicosídeo e cafalosporina)
- Colírio de antibiótico e corticosteroides
- Cicloplegia.

REFERÊNCIAS CONSULTADAS

1. Hersh PS, Kenyon KR. Anterior segment reconstruction following ocular trauma. Int Ophthalmol Clin. 1988 Spring;28(1):57-68.
2. Kaufman HE, Barron BA, McDonald MB, Kaufman SC. The Cornea. Woburn: Buttenworth Heinemann, 1998. p.599-641.
3. Nuhoglu F, Altiparmak UE, Hazirolan DO, Kasim R, Duman S. Comparison of sutures and cyanoacrylate tissue adhesives for wound repair in a rat model of corneal laceration. Ophthalmic Res. 2013;49(4):199-204
4. Spoor TC. Atlas do trauma ocular. Michigan: Editora Manole, 1999. p.209.

capítulo 175

Richard Yudi Hida • Giovana A. Fioravanti Lui

Queimaduras Oculares

CONCEITO

A queimadura ocular é a lesão de estruturas oculares (esclera, conjuntiva e córnea) causada por exposição a agentes agressores químicos (mais comuns), térmicos (calor) e energia radiante (radiação ultravioleta). Na oftalmologia, a queimadura é, muitas vezes, considerada uma situação de emergência oftalmológica. Devido à gravidade da situação, as queimaduras oculares também são um componente importante na área trabalhista.

ETIOLOGIA

Os agentes térmicos que causam queimadura ocular são quase sempre resultados de acidentes envolvendo metal (alumínio derretido), explosões com fogos de artifícios, líquidos e vapor em altas temperaturas.

Os agentes químicos envolvidos nos quadros de queimadura química ocular podem ser sob forma de gás, líquido, pastoso, vapor ou sólido.

Os agentes de natureza básica mais comuns são:

- **Hidróxido de amônia:** utilizados em fertilizantes agrícolas, detergentes etc.
- **Hidróxido de sódio ou a soda cáustica:** utilizados na desobstrução de encanamentos e na indútria na fabricação de papel e detergentes.
- **Hidróxido de cálcio:** conhecido como cal, é utilizado como ingrediente de tintas, argamassa, gesso, cimento e asfalto na contrução civil.

Dos agentes de natureza ácida, os mais comuns são:

- **Ácido sulfúrico:** utilizado em baterias de carro, na produção de fertilizantes e na indústria química.
- **Ácido sulfuroso:** utilizado como preservativo de frutas/vegetais e em produtos químicos domésticos como alvejantes e desinfetantes.
- **Ácido hidroclorídrico:** utilizado em piscinas.

Produtos de estrutura química complexa/mista: formaldeído, soluções alcoólicas de higiene, gás mostarda, sabonetes líquidos, catalizadores de bateria, acetona, soda cáustica, gás de geladeira, gasolina, seiva de árvore, alumínio, dentre outros.

As queimaduras por álcalis são consideradas as mais graves e os danos podem aparecer rapidamente com tendência a irreversibilidade devido à sua natureza solúvel e com grande capacidade de penetrar rapidamente nos tecidos oculares.

As queimaduras por energia radiante, raras, são provocadas por diatermia de ondas curtas, a micro-onda (indústria) e pelos raios ultravioletas (queimaduras por solda elétrica, exposição solar na praia ou neve, bronzeamento artificial, lâmpadas germicidas).

PATOGENIA

Os principais mecanismos de lesão por queimadura são calor, desidratação corneal, necrose tecidual, liberação de fatores inflamatórios.

A queimadura por álcali provoca lise das membranas celulares e morte celular com consequentes alterações do colágeno e desaparecimento dos glicosaminoclicanos promovida por uma reação denominada saponificação (reação química que ocorre entre um ácido graxo e uma base forte com aquecimento). Devido à sua propriedade hidrofílica e lipofílica, o potencial de penetração intraocular é assustador e, em minutos, pode penetrar as membranas celulares afetando as camadas mais profundas da córnea e a câmara anterior. Por esse mecanismo, as queimaduras por álcalis quase sempre têm evolução mais arrastada e um prognóstico desfavorável.

Acredita-se que a queimadura por produtos de origem ácida provoquem coagulação das células epiteliais e precipitação de proteínas (fatores de proteção para lise celular da superfície ocular). Portanto, as queimaduras por produtos ácidos causam menos danos oculares.

A queimadura por ácido sulfúrico merece uma atenção especial devido ao tipo de reação química que é provocada na presença de água (lágrima). Alguns autores sugerem que a limpeza com água pode estender e piorar a lesão na superfície ocular.

Os fatores de bom prognóstico estão diretamente ligados ao tipo de produto envolvido, à extensão da lesão, às estruturas oculares acometidas e ao tempo de exposição.

Há algumas classificações que correlacionam a gravidade da queimadura e a conduta sugerida descrita por alguns autores. No Departamento de Oftalmologia da Santa Casa de São Paulo, utilizam-se dois padrões de classificação:

- Classificação de gravidade de queimadura da superfície ocular descrita por Roper-Hall e colaboradores.
- Classificação de gravidade e prognóstico de queimadura da superfície ocular descrita por Dua e colaboradores.

A classificação descrita por Roper-Hall (Tabela 175.1) foi introduzida em 1965, e leva em consideração:

- Acometimento corneal
- Acometimento conjuntival e límbico.

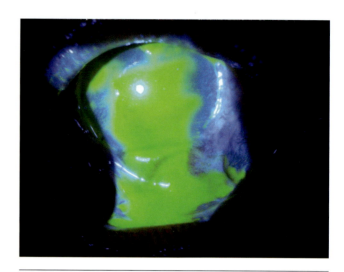

▶ **Figura 175.1** Ilustração do exame de biomicroscopia em lâmpada de fenda em paciente que sofreu queimadura química, mostrando defeito epitelial grande com acometimento de limbo inferior. (Cortesia Prof. Dr. Paulo Elias Correa Dantas.)

TABELA 175.1 Classificação de queimaduras oculares relacionando prognóstico com envolvimento corneal, límbico e conjuntival, segundo Roper-Hall *et al.* (traduzido).

Grau	Prognóstico	Envolvimento corneal	Envolvimento conjuntiv/limbo
I	Bom	Dano epitelial	Sem isquemia límbico
II	Bom	"Haze" corneal com detalhes da íris visível	< 1/3 isquemia límbico
III	Reservado	"Haze" estromal com detalhes da íris não visível, perda total do epitélio	1/3-1/2 isquemia límbico
IV	Ruim	Córnea opaca com detalhes da íris e pupila não visível	> 1/2 isquemia límbico

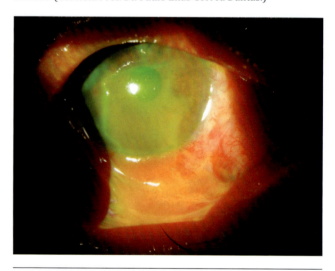

▶ **Figura 175.2** Ilustração do exame de biomicroscopia em lâmpada de fenda em paciente que sofreu queimadura química, mostrando defeito epitelial grande com acometimento de limbo inferior detectável na região onde cora com fluoresceína a 1%. (Cortesia Prof. Dr. Paulo Elias Correa Dantas.)

A classificação mais atual utilizada também em nosso serviço, descrita por Dua *et al.* (Tabela 175.2), leva em consideração:

- **Acometimento do limbo:** isquemia (quase sempre representada por palidez) ou perda do epitélio límbico (geralmente representada por região que cora com fluoresceína) (Figuras 175.1 e 175.2);
- **Acometimento conjuntival:** representa um cálculo aproximado, em porcentagem, da área do acometimento da conjuntiva bulbar e fórnice (Figuras 175.1 e 175.2).

Propedêutica

Todos os sinais e sintomas dependem da gravidade da queimadura.

- **Sintomas:** dor forte, fotofobia, baixa de visão generalizada, sensação de corpo estranho, lacrimejamento, dor, hiperemia, lacrimejamento, incômodo ao piscar.
- **Identificação do produto agressor:** tipo de agente, risco de infecção, orientação no raciocínio da terapêutica.
- **Acuidade visual:** deve ser sempre medida. Problemas legais e trabalhistas podem ser evitados.

Capítulo 175 — Queimaduras Oculares

TABELA 175.2 Classificação de queimaduras oculares relacionando prognóstico com envolvimento limbar e conjuntival segundo Dua *et al.* (traduzido).

Grau	Prognóstico	Envolvimento limbar	Envolvimento conjuntival	Escala analógica
I	Muito bom	0 hora de acometimento limbar	0%	0/0%
II	Bom	≤ 3 horas de acometimento limbar	≤ 30%	0,1–3/1–29,9%
III	Bom	> 3-6 horas de acometimento limbar	> 30-50%	3,1–6/31–50%
IV	Bom para reservado	> 6-9 horas de acometimento limbar	> 50-75%	6,1–9/51–75%
V	Reservado para ruim	> 9- < 12 horas de acometimento limbar	> 75- < 100%	9,1–11,9/75,1–99,9%
VI	Muito ruim	12 horas de acometimento limbar (total)	100%	12/100%

Achados biomicroscópicos:

- **Pálpebra e cílios:** pode apresentar sinais de queimadura (ausência de cílios e sobrancelha, lesão na pele, restos do agente causador).
- **Córnea:** desepitelização, alteração da transparência da córnea, edema e dobras na Descemet.
- **Conjuntiva:** injeção ciliar, simbléfaro, presença de membranas, quemose, desepitelização.
- **Limbo:** palidez, desepitelização, hiperemia.
- **Câmara anterior:** reação celular.
- **Pálpebras:** sinais de despitelização e sinais de queimadura na borda (Figuras 175.3 a 175.5).

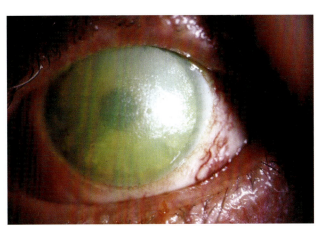

▶ **Figura 175.4** Ilustração do exame de biomicroscopia em lâmpada de fenda, em paciente que sofreu queimadura por cal, mostrando isquemia límbica, defeito epitelial grande, hiperemia conjuntival e edema de córnea com dificuldade em observar detalhes da íris e pupila. (Cortesia Prof. Dr. Paulo Elias Correa Dantas.)

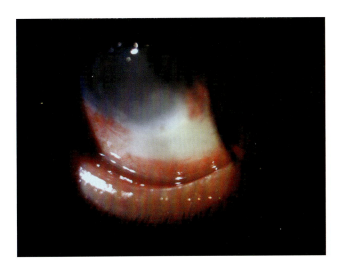

▶ **Figura 175.3** Ilustração do exame de biomicroscopia em lâmpada de fenda, em paciente que sofreu queimadura química, mostrando isquemia límbica da região inferior representada pela palidez localizada da conjuntiva limbar. (Cortesia Prof. Dr. Paulo Elias Correa Dantas).

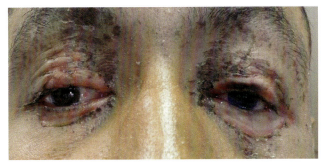

▶ **Figura 175.5** Ilustração do exame macroscópico de paciente que sofreu queimadura por alumínio, mostrando restos de alumínio na pele, queimaduras na pálpebra, cílios e sobrancelha. (Cortesia Prof. Dr. Paulo Elias Correa Dantas.)

- **Pressão intraocular:** pode estar aumentada em consequência da reação da câmara anterior, alteração da malha trabecular ou destruição de estruturas intraoculares. Em casos em que a PIO não pode ser aferida devido a alterações da córnea, é sugerida a medida aproximada com digitopressão.

Tratamento da fase aguda

1. **Irrigação imediata com água corrente no local** ou solução salina fisiológica (se disponível)
2. **Irrigação com solução salina com oftalmologista:**
   - Procurar restos de material em todas as estruturas da superfície ocular e pálpebras.

- O colírio anestésico pode auxiliar na limpeza e na colaboração do paciente.
- Em crianças, aconselha-se realizar narcose para exame minucioso.
3. **Identificação do agente causador e tratamento específico**, se necessário.
4. **Medicações tópicas:**
    - Colírio de ciclopentolato (2-4x/dia): para melhorar a dor relacionada com espasmo ciliar.
    - Colírio de ácido ascórbico ou vitamina C (2/2h): controverso.
    - Colírio de acetilcisteína (10% a 20%) (4-5x/dia): inibe a colagenase.
    - Colírio de corticosteroide: uso cuidadoso, pois pode aumentar a atividade da colagenase (risco de perfuração e retarda epitelização).
    - Colírio de antibiótico: de modo profilático.
    - Pomada de antibiótico: facilitar cicatrização e profilaxia de infecção.
5. **Oclusão do olho acometido:** quase sempre associada a pomada antibiótica com intuito de acelerar a epitelização. Aconselha-se examinar diariamente nesses casos com oclusão.
6. Lentes de contato terapêuticas: acelerar epitelização corneal e alívio da dor.
7. **Controle de simbléfaro:** na presença de simbléfaro, a lise do simbléfaro deve ser realizada diariamente até epitelização adequada utilizando um bastonete de vidro ou cotonete. O uso da lente escleral também é útil. Alguns autores sugerem realizar transplante de membrana amniótica e/ou enxerto de conjuntiva e/ou mucosa labial em casos graves.
8. **Controle de membranas inflamatórias:** na presença de membranas inflamatórias, a retirada deve ser realizada diariamente até o completo controle da inflamação local.
9. **Controle da pressão intraocular:** controle com colírios hipotensores. Evitar análogos de prostaglandina.

TRATAMENTO DA FASE TARDIA

O tratamento na fase tardia tem os seguintes objetivos:

- Promover epitelização;
- Observar migração conjuntival para a córnea a longo prazo (≥ Grau III);
- Inibir inflamação crônica;
- Evitar anormalidades palpebrais e conjuntivais cicatriciais;
- Reconstrução da superfície ocular em casos graves: nos graus acima de IV, algumas técnicas reconstrutivas da superfície ocular podem ser úteis para reestabelecer a visão. Essas técnicas podem ser usadas isoladamente ou em conjunto:
    - Ceratectomia superficial;
    - transplante de membrana amniótica
    - Transplante de limbo;
    - Transplante de córnea;
    - Recobrimento conjuntival;
    - Cola biológica (cianoacrilato ou fibrina);
    - Correção das anormalidades palpebrais;
    - Imunossupressão local ou sistêmica.

REFERÊNCIAS CONSULTADAS

1. Adepoju FG, Adeboye A, Adigun IA. Chemical eye injuries: presentation and management difficulties. Ann Afr Med. 2007 Mar;6(1):7-11.
2. Clare G, Suleman H, Bunce C, Dua H. Amniotic membrane transplantation for acute ocular burns. Cochrane Database Syst Rev. 2012;9:CD009379.
3. Dua HS, King AJ, Joseph A. A new classification of ocular surface burns. Br J Ophthalmol. 2001 Nov;85(11):1379-83.
4. Fish R, Davidson RS. Management of ocular thermal and chemical injuries, including amniotic membrane therapy. Curr Opin Ophthalmol. 2010 Jul;21(4):317-21.
5. Fournier JH, McLachlan DL. Ocular surface reconstruction using amniotic membrane allograft for severe surface disorders in chemical burns: case report and review of the literature. Int Surg. 2005 Jan-Mar;90(1):45-7.
6. Joseph A, Dua HS, King AJ. Failure of amniotic membrane transplantation in the treatment of acute ocular burns. Br J Ophthalmol. 2001 Sep;85(9):1065-9.
7. Kheirkhah A, Johnson DA, Paranjpe DR, Raju VK, Casas V, Tseng SC. Temporary sutureless amniotic membrane patch for acute alkaline burns. Arch Ophthalmol. 2008 Aug;126(8):1059-66.
8. Kuckelkorn R, Schrage N, Keller G, Redbrake C. Emergency treatment of chemical and thermal eye burns. Acta Ophthalmol Scand. 2002 Feb;80(1):4-10.
9. Onofrey BE. Management of corneal burns. Optom Clin. 1995;4(3):31-40.
10. Roper-Hall MJ. Thermal and chemical burns. Trans Ophthalmol Soc U K. 1965;85:631-53.
11. Spector J, Fernandez WG. Chemical, thermal, and biological ocular exposures. Emerg Med Clin North Am. 2008 Feb;26(1):125-36, vii.
12. Tejwani S, Kolari RS, Sangwan VS, Rao GN. Role of amniotic membrane graft for ocular chemical and thermal injuries. Cornea. 2007 Jan;26(1):21-6.
13. Tseng SC. Amniotic membrane transplantation for ocular surface reconstruction. Biosci Rep. 2001 Aug;21(4):481-9.
14. Wagoner MD. Chemical injuries of the eye: current concepts in pathophysiology and therapy. Surv Ophthalmol. 1997 Jan-Feb;41(4):275-313.

capítulo 176

Traumatismos Oculares

176.1 Uveíte Traumática

Carlos Eduardo Villas Bôas Júnior

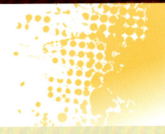

Uveíte é uma inflamação no trato uveal, que corresponde à túnica média do olho, composto por íris, corpo ciliar e úvea. Quando ocorre o acometimento inflamatório de uma dessas estruturas ou do conjunto delas, denomina-se uveíte.

A uveíte traumática, inflamação ocular decorrente de um traumatismo ocular, origina-se de procedimentos cirúrgicos ou de acidentes que envolvam o olho.

- **Cirurgias:** catarata, glaucoma, retina, estrabismo, córnea etc.
- **Traumatismos:** contusos, perfurantes, químicos, radioativos etc.

A gênese do processo inflamatório está associada à quebra da barreira hemato-ocular devido à liberação de prostaglandinas após o traumatismo (Figura 176.1.1).

As lesões oculares podem variar sua gravidade de acordo com o mecanismo do trauma.

> Quando há história de trauma e o paciente apresentar dor ocular, baixa de visão ou alteração de reflexos fotomotores, há necessidade de encaminhamento do paciente para avaliação de urgência com oftalmologista.

A apresentação clínica da uveíte traumática é bastante variada, incluindo:

- Dor ocular
- Baixa acuidade visual
- Fotofobia
- Olho vermelho
- Aumento ou diminuição da pressão intraocular
- Alterações anatômicas decorrentes do traumatismo

Traumatismos contusos: podem variar desde lesões discretas, acarretando apenas hemorragia subconjuntival, até lesões graves, com lacerações do globo ocular.

A presença de *flare* e células inflamatórias na câmara anterior caracterizam o processo inflamatório intraocular e devem ser quantificadas pelo exame biomicroscópico para avaliação da gravidade da inflamação e para o acompanhamento da evolução após o tratamento instituído (Figura 176.1.2).

Normalmente são utilizados corticoides tópicos para o controle inflamatório, variando a posologia de acordo com a gravidade da inflamação; AINH tópicos podem ser utilizados como auxiliares no alívio da dor, mas normalmente não são eficazes para o controle da inflamação.

Os colírios midriáticos e cicloplégicos também são utilizados para o alívio da dor pelo relaxamento da musculatura ciliar e para a profilaxia da formação de sinéquias.

A pressão intraocular (PIO) pode apresentar variações ao longo da evolução do quadro inflamatório.

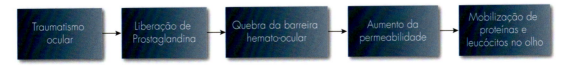

▶ **Figura 176.1.1** Evolução do processo inflamatório.

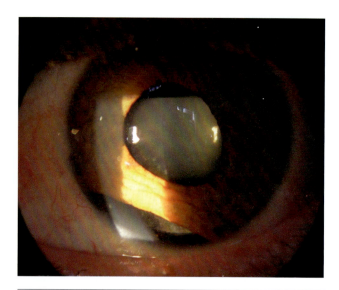

▶ **Figura 176.1.2** Iridodiálise traumática.

Podem-se observar hipotensões, normalmente transitórias, pelo acometimento do corpo ciliar, ou hipertensões causadas pelo edema da malha trabecular, pela presença de células inflamatórias e proteínas que dificultam o escoamento do humor aquoso no trabeculado e pelo aumento na produção do humor aquoso decorrente do aumento da permeabilidade vascular durante o processo inflamatório.

O uso de drogas antiglaucomatosas pode ser indicado para o controle da PIO; no entanto, devem ser evitados os análogos das prostaglandinas por serem drogas pró-inflamatórias.

Os traumatismos contusos podem resultar lesões corneais com abrasões, edema, dobras e roturas na membrana de Descemet e lacerações corneoesclerais.

As ceratouveítes também podem ser decorrentes da exposição química, elétrica ou radioativa.

O hifema, uma complicação frequente após traumatismos oculares, também pode estar associado à uveíte traumática.

Traumatismo perfurante: os traumatismos que resultam em perfuração ocular devem ser abordados com cautela. A imprevisibilidade desses ferimentos pode complicar casos a princípio simples, enquanto casos graves podem evoluir bem.

Perfurações oculares, mesmo pequenas, rotineiramente são acompanhadas de iridociclite, caracterizada pela presença de células inflamatórias na câmara anterior, e, em casos mais graves, evolui com hipópio e fibrina.

O hipópio pode ser estéril, e normalmente responde bem à corticoterapia tópica; no entanto, quadros refratários ao tratamento e progressivos podem indicar a presença de endoftalmite.

Em todo traumatismo ocular, um exame biomicroscópico minucioso deve ser realizado para descartar perfuração ocular. Deve-se avaliar cuidadosamente a córnea (realizar o teste de Seidel), conjuntiva, cristalino e esclera em busca de perfuração ocular. Do mesmo modo, avaliar a profundidade da câmara anterior, alterações na íris, corectopias e proceder a retroiluminação em busca de defeitos muitas vezes discretos na íris.

Em traumatismos perfurantes, a tonometria de aplanação não deve ser realizada.

O paciente normalmente se queixa de dor, diminuição da acuidade visual, "lacrimejamento" (Seidel +) e olho vermelho.

Sinais sugestivos de perfuração ocular:

- Laceração completa da espessura da córnea ou esclera;
- Profundidade de câmara anterior assimétrica em relação ao olho contralateral (mais rasa ou mais profunda);
- Rotura capsular ou material cristaliniano na câmara anterior;
- Iridodiálise;
- Ciclodiálise;
- Hifema;
- Facodonese;
- Luxação do cristalino;
- Hemorragia vítrea.

Pequenas perfurações corneais com câmara anterior patente com Seidel podem ser tratadas conservadoramente com colírios de antibióticos, corticoides e cicloplégicos; entretanto, lesões mais extensas devem ser submetidas a tratamentos cirúrgicos (Figura 176.1.3).

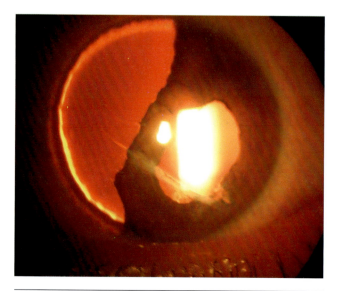

▶ **Figura 176.1.3** Iridodiálise traumática e fundo vermelho.

Diagnosticada uma ruptura do globo ocular, deve-se evitar qualquer pressão sobre o globo; exames adicionais devem ser postergados e a exploração da ferida deve ser realizada no centro cirúrgico durante o procedimento reparador. Deve-se realizar a profilaxia antitetânica e iniciar antibioticoterapia sistêmica.

Ao final da cirurgia reparadora, se houver comprometimento vítreo por material contaminado, antibióticos intravítreos devem ser injetados.

> Não utilizar medicações tópicas, colírios ou pomadas, nem realizar limpeza do globo ocular em caso de suspeita de perfuração.

Deve-se avaliar a indicação de uma segunda intervenção visando:

- Remoção de CEIO;
- Reparo de íris;
- Cirurgia de catarata com lente intraocular;
- Vitrectomia posterior ou anterior;
- Laserterapia para rotura de retina.

Pós-cirúrgicas: uma reação inflamatória que se instala imediatamente após o ato cirúrgico e diminui progressivamente com o uso de colírios de corticoides e antibióticos é esperada e considerada normal na maioria das cirurgias oculares.

No entanto, inflamações refratárias ao tratamento rotineiro ou recidivadas após períodos de seu aparente controle devem ser investigadas.

Considerar:

- Endoftalmites;
- Facoanafilaxia;
- Toxicidade de medicamentos;
- Uveítes prévias reativadas;
- Oftalmia simpática.

REFERÊNCIAS CONSULTADAS

1. Ehlers JP. Manual de Doenças Oculares do Wills Eye Hospital: Diagnóstico e Tratamento no Consultório e na Emergência. In: Justis PE, Chirag PS. Tradução de André Islabão. Porto Alegre: Artmed, 2009.
2. Endophthalmitis Vitrectomy Study Group. A randomized Trial of immediate vitrectomy and intravenous antibiotics for the treatment of postoperative bacterial endophthalmitis. Arch Ophtalmol. 1995;113:1479-96.
3. Nussenblatt RB, Whicup SM, Palestine AG. Uveitis – Fundamentals and Clinical Practice. St. Louis: C. V. Mosby Co, 1996. p.413.
4. Oréfice F. Uveíte Clínica & Cirúrgica: Atlas & Texto. Fernando Oréfice – Rio de Janeiro: Cultura Médica, 2000. p.833-40.

176.2 Hifema

José Ricardo de Abreu Reggi • Niro Kasahara

INTRODUÇÃO

Hifema é definido como uma coleção de sangue na câmara anterior, nivelado ou em coágulos. No micro-hifema encontram-se apenas hemácias em suspensão no humor aquoso.

As principais causas de hifema incluem os traumatismos contusos, cirurgias intraoculares, tumores, discrasias sanguíneas, neovascularização no segmento anterior e as lacerações corneoesclerais. O hifema também pode ocorrer espontaneamente.

Os hifemas são observados mais frequentemente em indivíduos do sexo masculino, com idade inferior a 30 anos, vítimas de traumatismos oculares. Crianças com idade entre quatro e oito anos perfazem 16% dos casos de hifema. Dentre as causas mais comuns do trauma que levam ao hifema, as mais comuns são a agressão física e traumas contusos provocados por pedradas, tampa de garrafa e esporte com bola.

O local de origem mais comum do sangramento é a face anterior da raiz da íris (vasos da margem pupilar) e o corpo ciliar (círculo arterial maior e ramos no corpo ciliar).

O prognóstico em geral é bom, porém está diretamente associado às eventuais complicações resultantes do traumatismo. As principais complicações incluem o ressangramento, a hematocórnea (impregnação hemática da córnea) e o glaucoma secundário.

PROPEDÊUTICA

A avaliação do paciente com hifema começa pela história, pela qual se esclarece o tipo e o tempo de injúria e o tempo exato da perda visual, se presente. Inquirir especificamente sobre anemia falciforme nos antecedentes pessoais, além de discrasias sanguíneas, uso de anticoagulantes orais e doenças hepáticas.

No exame oftalmológico, devem-se descartar outras lesões como lacerações corneoesclerais, descartar fraturas orbitárias e descolamento de retina. Recomenda-se não realizar a gonioscopia precocemente (antes de duas semanas após o trauma).

CLASSIFICAÇÃO

O sistema de classificação mais utilizado na clínica é o proposto por Edwards e Layden que estratifica o hifema de acordo com volume em relação à câmara anterior:

- **Grau I:** menos de um terço da câmara anterior (Figura 176.2.1);
- **Grau II:** não ultrapassa metade da câmara anterior;
- **Grau III:** ultrapassa metade da câmara anterior;
- **Grau IV:** hifema total (Figura 176.2.2).

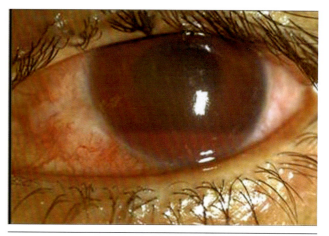

▶ **Figura 176.2.1** Hifema grau I.

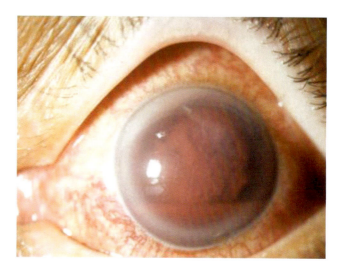

▶ **Figura 176.2.2** Hifema total.

RESSANGRAMENTO

Em geral, o ressangramento ocorre na primeira semana (do 3º ao 5º dia) e está associado a maior risco de impregnação hemática da córnea. A impregnação hemática da córnea está diretamente relacionada com a hipertensão ocular e com a disfunção endotelial. Além disso, o ressangramento aumenta a incidência de glaucoma em até 50%.

Os fatores de risco associados ao ressangramento incluem anemia falciforme, afrodescendência, uso de anticoagulantes e antiadesivos plaquetários, hipertensão ocular, alcoolismo, diabetes e discrasias sanguíneas.

TRATAMENTO CLÍNICO

Os objetivos do tratamento do hifema são eliminação do sangue da câmara anterior e evitar o ressangramento. Para atingir esses objetivos é necessário repouso com cabeça inclinada (30°) e até hospitalização nos pacientes com risco de ressangramento e hifemas graus III e IV.

Recomenda-se uso das seguintes medicações:

- Colírio de atropina 1% uma gota a cada 8h;
- Colírio de acetato de prednisolona 1% uma gota a cada 6h;
- Acetaminofem por via oral (VO), conforme a necessidade;
- Não utilizar derivados da aspirina;
- Acetazolamida 500 mg VO um comprimido a cada 12h (deve ser evitada em pacientes com anemia falciforme);
- Colírio de maleato de timolol 0,5%, uma gota a cada 12h;
- Agentes antifibrinolíticos, como o ácido tranexâmico para prevenir ressangramento. Deve ser utilizado nos primeiros dias para impedir lise do coágulo nos vasos;
- A utilização do ativador do plasminogênio tecidual recombinante (rTPA – 25 mcg/0,1 mL) pode ser opção nos coágulos grandes. Deve-se evitar sua utilização precoce devido ao risco de ressangramento. Recomenda-se aplicação por via subconjuntival nos pacientes fácicos, embora seja menos eficaz quando comparada à via intracamerular. Nesta dose, não há evidências de toxicidade endotelial. Em pacientes diabéticos ou com riscos de sangramentos, recomendam-se doses menores (12,5 mcg/0,1 mL).

TRATAMENTO CIRÚRGICO

O tratamento cirúrgico está indicado nos casos em que o controle da PIO não foi obtido com o tratamento clínico. As indicações clássicas incluem:

- Hifema total por mais de sete dias;
- Sinais de impregnação hemática da córnea;
- PIO de difícil controle (50 mmHg por mais de cinco dias ou 35 mmHg por mais de sete dias).

A cirurgia para drenagem do hifema deve ser feita com anestesia geral, já que, por vezes, após remoção completa do coágulo, o cirurgião pode ser surpreendido por outras lesões no segmento anterior.

A técnica cirúrgica envolve a feitura de paracentese com lavagem da câmara anterior e inserção de cânula para irrigação e aspiração. Uma pequena abertura no limbo para introdução de pinça facilita a remoção de parte do coágulo. A utilização de viscoelástico durante esse procedimento torna possível a realização da cirurgia com mais segurança. A utilização do rTPA intracamerular possibilita a realização apenas da aspiração e irrigação, haja vista sua ação imediata na lise do coágulo.

A sonda de vitrectomia inserida por incisão corneal também é eficaz na remoção de coágulos maiores. A via de infusão mantém a câmara anterior preenchida durante todo o ato cirúrgico e mantém controle da PIO.

REFERÊNCIAS CONSULTADAS

1. Agapitos P, Noel L, Clarke W. Traumatic hyphema in children. Ophthalmol. 1987;94:1238-41.
2. Edwards W, Layden W. Traumatic hyphema. Am J Ophthalmol. 1973;75:110-6.
3. Kennedy R, Brubaker R. Traumatic hyphema in a defined population. Am J Ophthalmol. 1988;106:123-30.
4. Kuhn F, Mester V. Anterior chamber abnormalities and cataract. Ophthalmol Clin N Am. 2002;15:195-203.
5. Wilson F. Traumatic hyphema: pathogenesis and management. Ophthalmology. 1980;87:910-9.

176.3 Catarata Traumática

Ivan Corso Teixeira • Rachel Lopes Rodrigues Gomes

Os pacientes vítimas de traumatismo ocular podem apresentar diversas alterações morfológicas e funcionais dos segmentos anterior e posterior do olho, dos quais, a catarata traumática é uma das mais comuns. Decorre tanto de ferimentos abertos como fechados do bulbo ocular. Muitas vezes, é difícil determinar de maneira exata o intervalo entre o trauma e a opacificação do cristalino, que pode se tornar evidente apenas depois de anos (Figura 176.3.1). Na maior parte dos casos, outras lesões oculares estão associadas e, devido a heterogeneidade dessa entidade, seu manejo inclui avaliação oftalmológica completa e cuidadosa para um posterior tratamento adequado.

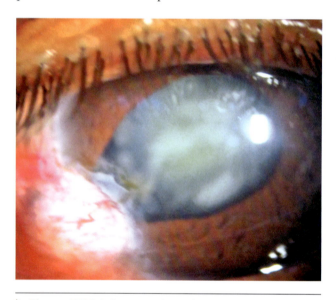

▶ **Figura 176.3.1** Paciente vítima de traumatismo penetrante desenvolveu opacidade lenticular somente 25 anos após. Note a corectopia apontando em direção ao sítio primário da lesão.

AVALIAÇÃO OFTALMOLÓGICA

Os pacientes vítimas de traumatismo ocular com acometimento lenticular devem ser submetidos a exame oftalmológico completo. Alterações palpebrais como lacerações e edemas podem dificultar a avaliação e o ato cirúrgico. Deve-se avaliar a conjuntiva em busca de lacerações e sinais de penetração escleral, além de corpos estranhos retidos tanto no fundo de saco como nas conjuntivas tarsais superiores. Córneas com lesões penetrantes extensas ou no eixo podem dificultar a remoção do cristalino, e nestes casos pode ser mais prudente realizar apenas a sutura da lesão e aguardar melhora da transparência para a remoção do cristalino. Na câmara anterior, pode haver reação inflamatória de intensidade variada, com possível formação de membrana pupilar que mimetiza catarata, e, portanto, o diagnóstico diferencial deve ser feito prontamente. Corpos estranhos também podem estar presentes tanto soltos na câmara como alojados na superfície irídica e até mesmo no seio camerular. Lesões de íris também devem ser procuradas. Pequenas lesões de esfíncter não necessitam de abordagem cirúrgica, apenas se causarem sintomas. Porém, lacerações maiores devem ser reparadas, tal como as iridodiálises. A presença de iridodonese pode sugerir maior chance de hérnia de íris durante a cirurgia e a fragilidade zonular. A última é mais bem caracterizada pela presença de facodonese, porém tal sinal só ocorre quando a instabilidade lenticular é grande. Portanto, deve-se suspeitar de fragilidade zonular em todos os pacientes vítimas de trauma ocular, pois um terço deles apresenta algum tipo de lesão de zônula.

Se possível, a pressão intraocular deve ser aferida. Em alguns casos, a gonioscopia também pode ser útil para descartar diálises, corpos estranhos e lesões do seio camerular não vistas à biomicroscopia. Se houver dificuldade para avaliação do polo posterior, deve ser feita ecografia com sonda de 10 MHz, porém, caso haja lesão da superfície ocular, o exame deve ser realizado somente após cicatrização. Em casos suspeitos de lesão de corpo ciliar ou na dificuldade de se examinar as demais estruturas anteriores por falta de transparência, a biomicroscopia ultrassônica (UBM) deve ser solicitada.

As diferentes opacidades lenticulares e lesões concomitantes serão abordadas a seguir, assim como suas respectivas condutas.

TIPOS DE OPACIDADE

Trauma contuso

Trauma ocular contuso pode em alguns casos causar impregnação de pigmento da íris na cápsula anterior do cristalino, conhecido com anel de Vossius. Na maioria dos casos não provoca alterações importantes, mas é um sinal que comprova trauma prévio.

O trauma não perfurante do olho pode provocar opacificação do cristalino de forma aguda ou tardia. A contusão pode afetar parte ou todo cristalino manifestação inicial seria sob a forma de catarata.

É possível ocorrer subluxação ou luxação do cristalino. Em alguns casos, o deslocamento do cristalino vem associado a opacificação.

A luxação ou subluxação ocorre por lesões das fibras zonulares. O cristalino pode estar deslocado para qualquer posição dentro do olho.

Capítulo 176 — Traumatismos Oculares

Trauma penetrante e perfurante

Com frequência, os traumas perfurantes e penetrantes provocam opacificação do cristalino na região do córtex no local da lesão, que progride rapidamente. Ocasionalmente, uma perfuração capsular pequena pode cicatrizar espontaneamente, resultando em catarata cortical localizada.

Radiação ionizante

As opacidades aparecem como pequenos pontos subcapsulares anteriores e podem evoluir para opacificação total do cristalino. O cristalino é extremamente sensível à radiação ionizante. Há um período de latência variável entre a exposição à radiação ionizante e o aparecimento de catarata. Esse período está relacionado com a dose da radiação e a idade do paciente.

Radiação ultravioleta

Há evidências que apontam a exposição prolongada à luz solar como um fator para formação de opacidade cortical do cristalino. Mesmo sendo um fator de risco menor na fisiopatologia da catarata, a proteção solar deve ser encorajada em todos os pacientes. O uso de óculos com proteção ultravioleta pode diminuir a incidência de raios danosos em até 80%.

Lesões químicas

As queimaduras oculares por álcalis podem resultar em catarata, além das lesões da superfície ocular. Os compostos alcalinos penetram no olho causando alterações no pH do humor aquoso e redução da glicose e ascorbato. Catarata cortical pode ocorrer de modo agudo ou tardio nesses casos.

Choque elétrico

O choque elétrico provoca coagulação das proteínas e formação de catarata. A catarata é mais frequente quando a corrente afeta a cabeça do indivíduo. A catarata pode regredir, estacionar ou evoluir para opacidade total em meses.

Corpo estranho intralenticular

Quando um pequeno corpo estranho perfura a córnea, ele pode atravessar a cápsula anterior e se alojar dentro do cristalino e causar catarata. Quando o corpo estranho for de ferro ou cobrir o cristalino, deve ser extraído para evitar o depósito dessas moléculas no olho.

Lesões de íris

Pequenas lesões de íris de modo geral não necessitam de intervenção cirúrgica, a não ser que comprometam significativamente a função pupilar ou provoquem diplopia. A incidência de diplopia tem maior relação com lesões nasais e temporais e menor com lesões superiores, que são, mesmo quando maiores, totalmente cobertas pela pálpebra.

Pacientes com sintomas podem se beneficiar de reconstruções irídicas por diversas técnicas. Nos casos de iridodiálises, deve-se suturar a raiz da íris ao esporão escleral com técnica semelhante à de fixação escleral de preferência do cirurgião. A realização de *flap* escleral é recomendável para evitar o risco de extrusão de tecido que manteria um pertuito entre o espaço subconjuntival e a câmara anterior. Normalmente, um ponto para cada 60 graus de desinserção é suficiente. Pequenos resquícios periféricos são comuns e assintomáticos. Lesões radiais podem ser tratadas com suturas tipo Siepser ou pela técnica clássica da fixação irídica de McCannel. Deve-se promover a junção das duas abas com cautela, pois tal tensão pode causar dano maior. Logo, em alguns casos, apenas a aproximação de ambas as partes, diminuindo e não extinguindo o dano, é a melhor conduta. Em geral, dois pontos são suficientes para a melhora anatômica da íris. Em lesões radiais totais, podem ser necessários dois ou mais pontos. Pacientes com grandes perdas de tecido ou midríases paralíticas podem ser submetidos à cerclagem pupilar, que é realizada a partir de sutura contínua circular da área pupilar. O tamanho final da pupila é obtido a partir da quantidade de tensão final do nó.

Em grandes corectopias, mais comuns em lesões límbicas tratadas previamente, pode ocorrer uma nova pupila por dois modos: extensão da pupila atual com iridotomia radial em direção ao eixo visual, com posterior sutura da parte periférica ou criação de uma nova pupila com uma iridectomia ou iridotomia central. A última técnica também pode ser utilizada em casos de sinéquias e ausência de pupila. Iridotomias centrais podem ser feitas com *laser* Nd: YAG. Em corectopias menores mas que baixam a visão, o uso de colírio midriático pode melhorar a acuidade visual, sendo o tratamento de escolha. Caso não seja suficiente, o uso de *laser* de argônio na periferia oposta à íris causará fibrose local e tração da corectopia para o eixo visual. Em último caso, opta-se pela reconstrução cirúrgica. Se o paciente é fácico e sem opacidades lenticulares, a intervenção cirúrgica deve ser evitada pelo risco de opacificação. Em pacientes idosos e sintomáticos, opta-se pela reconstrução em sequência à facoemulsificação, pois ela pode causar maior dano à íris e prejudicar o tratamento irídico prévio.

Em pacientes pseudofácicos vítimas de trauma contuso ou desacelerações bruscas (acidentes automobilísticos), pode haver avulsão traumática de todo ou parte do tecido irídico pela incisão de facoemulsificação. Em tais casos, a reconstrução da íris deve seguir o tipo de lesão final provocada. Muitas vezes uma grande iridectomia deve ser realizada pois o tecido herniado tem pouca viabilidade. Em alguns raros casos dramáticos, o paciente procura o oftalmologista já sem nenhum resquício da íris na câmara anterior.

Pacientes com perdas grandes (Figura 176.3.2) de tecido ou aniridia serão beneficiados de lentes de contato com orifício pupilar e, caso necessitem facectomia, podem ser utilizadas LIO com pigmentação periférica anéis intracapsulares protéticos (segmentares ou totais) ou próteses de íris de sulco ciliar.

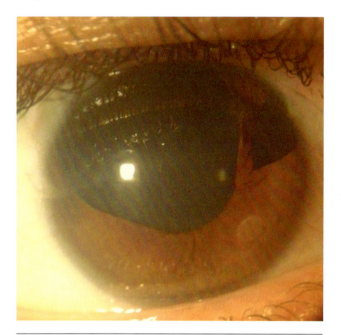

▶ Figura 176.3.2 Grande lesão de íris temporal superior. Tais casos são difíceis de serem tratados apenas com a pupiloplastia e podem se beneficiar de próteses de íris.

Fragilidade zonular

As cataratas traumáticas são na maioria das vezes moles e podem ser aspiradas com a caneta de facoemulsificação sem causar muita tensão zonular, sobretudo em pacientes jovens. Em áreas de fragilidade, pode-se usar material viscoelástico para tamponar uma possível perda vítrea. Porém, em especial em pacientes idosos, a presença de uma catarata nuclear prévia é possível. Nesses casos, deve-se fraturar o núcleo com técnicas de baixa tração zonular (como o "pré-slice") e facoemulsificar os pedaços com cuidado, mobilizando-os o mínimo possível. A diminuição da taxa de aspiração e da altura da garrafa podem diminuir a turbulência intracamerular, diminuindo, assim, o risco de prolapso vítreo, além de diminuir a tensão sobre a zônula sadia.

Nos casos com fragilidade zonular, a presença de vítreo na câmara anterior é a complicação mais frequente. Caso ocorra, deve-se realizar vitrectomia anterior, provocando as traves vítreas que migram no sentido da incisão. A vitrectomia deve ser feita antes da aspiração do material lenticular a fim de evitar tração retínica e suas consequências. O uso de triancinolona intracamerular facilita a visão do vítreo prolapsado, e pode ser usada nesses casos. Caso haja migração de grande quantidade de material lenticular para a vítrea, o olho deve ser fechado e o paciente encaminhado para um cirurgião de câmara posterior.

Em casos nos quais a fragilidade zonular impede a facoemulsificação, o cirurgião pode utilizar anéis de tensão capsular. Tais anéis, inseridos dentro do saco capsular, expandem-no, diminuindo a chance de aspiração acidental e facilitando o ato cirúrgico. Desinserções de até 120 graus (Figura 176.3.3) são ótimas indicações. Lesões maiores devem ser avaliadas pelo cirurgião no peroperatório. Alguns anéis apresentam pontos de fixação que podem ser utilizados para fixação do saco capsular na esclera. Porém, os mecanismos de fibrose bastante conhecidos pelo implante de lente intraocular no sulco ciliar não estarão presentes, pois há interposição do saco capsular em tais fixações. Dessa forma, ainda não é conhecida a capacidade de a cápsula se aderir ao corpo ciliar, e a estabilidade de tal técnica a longo prazo ainda é discutível. Áreas de fragilidade menor que 60 graus Dispositivos de abertura pupilar, como os ganchos de íris e o anel de Malyugin podem ser usados também para manter a estabilidade capsular utilizando a capsulorrexis.

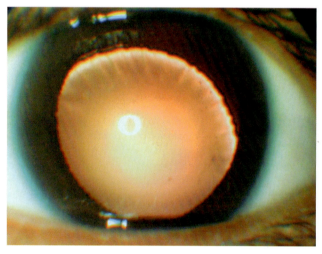

▶ Figura 176.3.3 Subluxação temporal inferior por trauma contuso.

Uveíte

Pacientes vítimas de trauma ocular apresentam com frequência uveíte anterior associada, mesmo quando não apresentam alterações alterações do cristalino. Na maioria dos casos, tal uveíte traumática é leve e autolimitada. Porém, uma inflamação mais intensa e de difícil tratamento clínico pode resultar de uma reação imune ao material da lente (Figura 176.3.4). Isso pode ocorrer após rotura da cápsula do cristalino ou por extravasamento de proteínas lenticulares pela cápsula em cataratas maduras. O exato mecanismo de indução da uveíte é desconhecido, porém acredita-se que uma não tolerância às proteínas da lente produzam, na maioria dos casos, uma resposta inflamatória de início abrupto. Histologicamente, nota-se uma inflamação granulomatosa rodeando o ponto de lesão capsular. Neutrófilos estão presentes próximos do material da lente, sendo cercados por linfócitos, células plasmáticas, células epitelioides e, ocasionalmente, células gigantes.

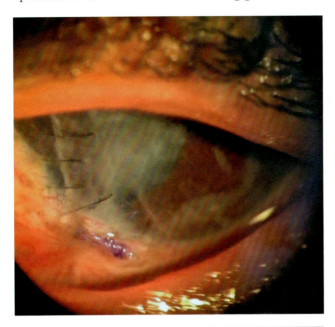

▶ **Figura 176.3.4** Uveíte anterior por presença de material lenticular na câmara anterior. A aspiração dos restos corticais está indicada para melhora do quadro inflamatório.

O tratamento clínico consiste no uso de corticoide tópico em altas doses, associado a colírios cicloplégicos. Em alguns casos, há necessidade de corticoterapia sistêmica adjacente. Pequenas quantidades de material extravasado podem ser tratados clinicamente, porém, o único tratamento curativo é a retirada cirúrgica do material lenticular.

Glaucoma

Dez a 15% dos casos de catarata traumática apresentam glaucoma secundário associado. Após trauma penetrante do cristalino, partículas do córtex lenticular podem causar obstrução do fluxo do humor aquoso pelo trabeculado. O aumento da pressão intraocular não é imediato e pode demorar dias ou semanas após o trauma. Ao exame, observa-se hidratação do córtex e intensa reação de câmara anterior. Pode ocorrer uma reação inflamatória anafilática por reação antigênica contra as proteínas do cristalino, e aumento da pressão intraocular subsequente. Nem sempre é possível identificar o local de rotura da cápsula. A gonioscopia demonstra ângulo aberto e pode se observar em alguns casos presença de córtex. O tratamento cirúrgico com extração do cristalino está indicado.

Implante da LIO

Durante uma cirurgia para extração de catarata traumática, o implante da lente intraocular é possível, porém não deve ser considerado uma regra. O implante primário deve ser buscado em todos os casos, já que, ao diminuir o número de intervenções cirúrgicas, diminui tanto o risco como o custo para o paciente. Porém, casos nos quais a visão da câmara posterior está prejudicada podem mascarar pequenas roturas capsulares ou desinserções zonulares. Nesses casos, postergar o implante da LIO até que a transparência de meios seja alcançada é a melhor opção. Casos nos quais o paciente será submetido a cirurgia de segmento posterior por consequências do trauma também podem ser beneficiados pela afacia em um primeiro momento, como no caso de corpo estranho intraocular ou suspeita de material lenticular no vítreo. Tais casos devem ser discutidos com o cirurgião de segmento posterior para avaliar a melhor conduta, variando de paciente para paciente.

O implante da LIO pode ser realizado em casos específicos de fragilidade zonular. Áreas menores que 60 graus são tratadas com implante da lente no saco capsular com um dos hápticos posicionado no local de fragilidade. O háptico estende a cápsula naquele local, centralizando o sistema como um todo. Lesões zonulares maiores, até 120 graus, podem ser tratadas com implante concomitante de um anel de tensão capsular. Alguns anéis apresentam pontos de fixação que podem ser utilizados para fixação do saco capsular na esclera. Tal técnica torna possível o implante do anel até em lesões maiores que 120 graus. Porém, os mecanismos de fibrose bastante conhecidos pelo implante de LIO no sulco ciliar não estarão presentes, pois há interposição do saco capsular em tais fixações. Sendo assim, ainda não é conhecida a capacidade da cápsula de aderir-se ao corpo ciliar, e a estabilidade de tal técnica a longo prazo ainda é discutível. Nas grandes subluxações e traumas zonulares maiores que 180 graus, a fixação da lente ou na esclera ou na íris ainda é a conduta com maior respaldo científico.

Embora pacientes com trauma ocular tenham risco aumentado de endoftalmite, tal risco não foi relacionado com o implante ou não da lente. A presença de inflamação intraocular leve a moderada não é contraindicação de implante, embora nos casos de inflamação grave seja prudente manter o paciente afácico no primeiro ato cirúrgico, assim como em pacientes com sangramento intenso na câmara anterior. Há trabalhos que demonstraram que postergar a facectomia por uma semana após o trauma, controlando a inflamação no período, melhora o resultado visual final. Porém, a amostra de tais trabalhos é muito heterogênea e seus resultados devem ser avaliados com cautela. O aumento da incidência de endoftalmite com o aumento do intervalo entre a lesão e a reparação cirúrgica também é algo bastante controverso.

Em alguns casos, uma biometria confiável não é possível. Nos traumas contusos, tal problema é menos frequente, porém, em lesões de bulbo aberto, em um primeiro momento o exame não será possível. Nesses casos, a biometria do olho contralateral pode ser usada.

Olhos com lesões de córnea na maioria dos casos terão alterações refratométricas futuras tanto pela lesão em si como pela sutura primária. A incidência de astigmatismo irregular nesses casos é alta e imprevisível em um primeiro momento. Logo, em alguns casos será prudente aguardar uma estabilização ceratométrica para o cálculo da LIO e posterior implante dela com valor mais próximo do necessário.

CONCLUSÃO

Os traumas oculares afetam o cristalino com grande frequência. Nos traumas oculares fechados, nem sempre os sinais aparecem logo após o trauma. Pode-se avaliar com mais tempo e cuidado e utilizar exames complementares para detalhamento das estruturas oculares. Pode-se, inclusive, avaliar o paciente em consultas subsequentes, observando novos sinais e sintomas. Já nos traumas abertos, nem sempre é possível avaliação mais detalhada, sobretudo quando as lesões das estruturas são extensas.

Remover o cristalino prontamente tem diversas vantagens, prevenir complicações como aumento da pressão intraocular no cristalino roto, inflamação por reação antigênica. Também possibilita melhor observação da cavidade vítrea e da retina no acompanhamento desses pacientes. Porém, em alguns casos, a remoção secundária do cristalino deve ser indicada. Os recursos e materiais necessários para o procedimento podem definir esse momento.

Pacientes vítimas de trauma perfurante/penetrante apresentam melhor prognóstico visual em comparação aos traumas contusos, quando há desenvolvimento de opacidade lenticular. Ainda não há consenso sobre as causas de tais estatísticas, porém acredita-se ser consequência do alto índice de lesões graves de polo posterior associadas aos últimos.

Alguns trabalhos sugerem que a realização de capsulotomia posterior e vitrectomia anterior em todos os pacientes com catarata traumática apresenta melhor prognóstico, porém não há estudos prospectivos que validem tal teoria.

O Ocular Trauma Score (OTS) é um mecanismo validado para a previsão dos resultados visuais em pacientes com catarata traumática a curto prazo e pode ser utilizado. Porém, não há trabalhos que confirmem sua utilidade a longo prazo.

É de suma importância que o oftalmologista saiba identificar essa condição e tratá-la de modo adequado no momento ideal. No momento da avaliação, deve-se estabelecer uma estratégia de condução do caso para garantir o melhor resultado.

REFERÊNCIAS CONSULTADAS

1. Blum M, Tetz MR, Greiner C, Volcker HE. Treatment of traumatics cataracts. J Cataract Refract Surg. 1996;22:342-6.
2. Kalogeropoulos CD. Malamou-Mitsi VD, Asproudis I. Psilas K. The contribution of aqueous humor cytology in the differential diagnosis of anterior uvea inflammations. Owl Immunol Inflamm. 2004;t2(3):215-25.
3. Shah MA, Shah SM, Shah SB, Patel CG, Patel UA, Appleware A, et al. Comparison study of final visual outcome between open- and closed-globe injuries following surgical treatment of traumatic cataract. Graefes Arch Clin Exp Ophthalmol. 2011;249:1774-81.
4. Shah MA, Shah SM, Shah SB, Patel UA. Effect of interval between time of injury and timing of intervention on final visual outcome in cases of traumatic cataract. Eur J Ophthalmol. 2011;21(6):760-5.
5. Steinert RF. Cataract Surgery: Techniques, Complications, and Management. 2.ed. Philadelphia: Saunders, 2004.

capítulo 177

Niro Kasahara • José Ricardo de Abreu Reggi

Glaucoma e Hipertensão Ocular Traumática

INTRODUÇÃO

Em muitos casos de trauma ocular, a elevação da pressão intraocular (PIO) pode passar despercebida, porém, dados do *Eye Injury Registry of Alabama*, EUA revelam que até 4% dos pacientes vítimas de traumatismos oculares apresentam elevação da PIO. A maior parte deles (77%) ocorre em lesão de globo ocular fechado. Nas lesões de bulbo ocular fechado, a hipertensão ocular é observada sobretudo nas contusões que apresentam mecanismos patogênicos diversos. Nas lesões de bulbo ocular aberto, a elevação da PIO é mais frequente nos traumas penetrantes e, em menor frequência, nas rupturas oculares.[1] A formação de sinéquias anteriores periféricas secundárias à câmara anterior rasa e à inflamação crônica dificultam a drenagem do humor aquoso e podem causar glaucoma.

O glaucoma e as hipertensões oculares compreendem uma série de entidades nosológicas diferentes com mecanismos distintos de elevação da PIO e podem, didaticamente, ser classificadas em precoces e tardias. Nas precoces, a elevação da PIO é observada nas primeiras horas após o traumatismo e incluem as contusões oculares com inflamação, hifema, disrupção trabecular e trauma químico. Nas hipertensões tardias, a elevação da PIO ocorre de semanas e até anos após o evento; nesse grupo estão incluídos o glaucoma por recesso traumático, glaucoma por células fantasmas, invasão epitelial e glaucomas induzidos pela lente.

CONTUSÃO OCULAR

O bulbo ocular, comparado a uma esfera e preenchido por humores (líquidos vitais), quando atingido por objeto rombo, sofre os efeitos da transmissão direta de energia e deformação no sentido anteroposterior com alongamento no plano equatorial. Campbell descreveu sete anéis que sofrem expansão, pois os humores não podem ser comprimidos.[2] O diafragma iridolenticular é forçado posteriormente ao mesmo tempo em que a parede escleral se move na direção perpendicular; isso produz uma força que estica os tecidos aderidos na esclera, partindo-os ou rompendo-os na sua raiz. Algum tipo de lesão pode ser esperado nesses sete anéis. A extensão e a gravidade das lesões são variáveis e independem do tipo e local do insulto. São elas:

1. **Esfíncter da pupila:** roturas radiais na margem pupilar;
2. **Raiz da íris:** ciclodiálise com hipotensão ocular ou separação da íris do corpo ciliar;
3. **Corpo ciliar anterior:** recesso angular ou separação das fibras circulares das longitudinais;
4. **Aderência do corpo ciliar ao esporão escleral:** ciclodiálise;
5. **Trabeculado:** rotura na porção anterior do tecido;
6. **Zônula:** luxação ou subluxação da lente (cristalino);
7. **Aderência da retina na *ora serrata*:** diálise da retina e descolamento.

Antagonicamente, por vezes não se observa hipertensão ocular no trauma contuso e a PIO pode, na verdade, estar mais baixa. Isso pode ser devido a presença de fístula de ciclodiálise descrita anteriormente ou pela diminuição da formação de humor aquoso no corpo ciliar pelo processo inflamatório (choque ciliar).

CONTUSÃO E INFLAMAÇÃO (UVEÍTE TRAUMÁTICA HIPERTENSIVA)

A resposta inflamatória após trauma contuso é imediata e a obstrução da malha trabecular por restos inflamatórios, além de formação de humor aquoso plasmoide pela presença de proteínas na câmara anterior (CA), dificultam a drenagem do humor aquoso levando ao aumento da PIO. A elevação da PIO ocorre na ausência de qualquer outra lesão ocular. Ao exame biomicroscópico, observa-se a presença de células e *flare* na CA em intensidade variável. O tratamento com hipotensores e corticosteroides tópicos controla rapidamente a inflamação e o glaucoma. O uso de análogos de prostaglandinas não é recomendado, pois podem exacerbar a reação inflamatória.

HIFEMA

A presença de sangue na CA proveniente de ramos do círculo arterial da íris pode causar obstrução do escoamento do humor aquoso pelo trabeculado e elevação transitória da PIO em muitos pacientes. Clinicamente, o hifema pode ser classificado de acordo com a quantidade de sangue na CA (Edwards e Layden):[3]

- **Grau I:** menos de 1/3 da CA
- **Grau II:** de 1/3 a 1/2 da CA
- **Grau III:** de 1/2 a quase total da CA
- **Grau IV:** CA totalmente preenchida por sangue.

O tratamento do hifema inclui repouso em decúbito dorsal com cabeça elevada a fim de possibilitar que o coágulo se forme na porção inferior da CA. A prescrição de colírios midriáticos ajuda a tamponar eventuais vasos que estejam sangrando e previnem sinéquias. Corticoides tópicos controlam a reação inflamatória traumática secundária ao traumatismo. Medicamentos hipotensores oculares ajudam no controle da PIO, sendo preferíveis os que atuam aumentando o escoamento do humor aquoso. Devem-se evitar inibidores da anidrase carbônica em pacientes da etnia negra que podem ter anemia falciforme ou traço falcêmico; essas drogas podem provocar falcização das hemácias nesse grupo de pacientes.

Nem sempre a PIO está elevada nos casos de hifema, porém ela norteia a decisão de se tratar cirurgicamente. Algumas indicações incluem: não redução da PIO em níveis fisiológicos, sinais de impregnação corneal por sangue (hematocórnea), hifema total com PIO acima de 25 mmHg por cinco dias, coágulo que persiste por mais de 10 dias e hifema total sem sinais de melhora por mais de cinco dias.[1] A técnica consiste na feitura de duas paracenteses da CA; uma para irrigação com solução salina balanceada e a outra para saída do aquoso e sangue.

Os pacientes devem ser acompanhados para observar outra possível complicação dos hifemas, o ressangramento. Na maioria das vezes, ocorre na primeira semana após o traumatismo inicial e está associado a aumento do risco de hematocórnea e aumento da incidência de glaucoma em até 50%. Os principais fatores de risco para ressangramento incluem: pacientes da raça negra, jovens, anemia falciforme e uso de medicamentos anticoagulantes.

DISRUPÇÃO DA MALHA TRABECULAR

Essa condição que pode ser apenas superficial ou atingir até o canal de Schlemm é achado sutil que só pode ser vista à gonioscopia. O exame pode revelar a presença de *flap* trabecular com pedículo no esporão escleral, a observação da parede externa no canal de Schlemm preenchido por sangue ou ligamentos pectíneos (processos irídicos) rotos. Essas alterações são mais difíceis de serem vistas algum tempo após o trauma. Com a cicatrização da lesão, a PIO se mantém em níveis fisiológicos.

TRAUMA QUÍMICO

Nos pacientes vítimas de queimaduras químicas oculares, a elevação da PIO pode facilmente passar despercebida. Compreensivelmente, a gravidade das lesões da superfície ocular inibe o examinador a encostar o prisma do tonômetro na córnea para medida da PIO, entretanto, até 75% dos pacientes podem desenvolver glaucoma. O mecanismo de elevação da PIO é complexo. O aumento agudo da PIO resulta do encolhimento e contração do colágeno e do aumento do fluxo sanguíneo uveal. O glaucoma tardio pode ser devido a múltiplos mecanismos, como acúmulo de restos inflamatórios no trabeculado, lesão direta no trabeculado e até bloqueio pupilar. A liberação de prostaglandinas causando inflamação crônica e subaguda também pode contribuir para o aumento da PIO. O trauma e a cicatrização das células germinativas do limbo podem prejudicar a drenagem venosa com aumento da pressão venosa episcleral e consequente elevação da PIO. Por último, o uso de corsticosteroides tópicos pode levar a glaucoma secundário.

O tratamento do glaucoma deve ser prioritário nas fases iniciais da queimadura química. A acetazolamida por via oral é a melhor opção para se evitar a toxicidade na superfície da córnea. Se a PIO se mantiver elevada apesar de terapia máxima, as opções cirúrgicas disponíveis são a ciclofotocoagulação transescleral com *laser* de diodo ou os dispositivos artificiais de drenagem.

RECESSO ANGULAR

O recesso traumático é definido histologicamente como a separação das fibras circulares e longitudinais do corpo ciliar. É condição relativamente comum no trauma ocular contuso podendo afetar até 90% dos pacientes. O glaucoma por recesso traumático pode ocorrer meses ou até anos após o traumatismo inicial e afeta até 20% dos indivíduos com recesso traumático. O glaucoma está relacionado com a extensão do recesso sendo mais comum quando compromete mais de 180° do seio camerular e parece haver predisposição genética. O recesso traumático não é a causa da hipertensão ocular *per se*, mas é secundário ao trauma inicial no trabeculado que causa alterações degenerativas e cicatriciais no tecido e obstrução na drenagem de humor aquoso. Menos frequentemente, uma membrana hialinizada pode cobrir a superfície interna do trabeculado, continuando-se com a membrana de Descemet e estendendo-se até o recesso e superfície anterior da íris.

O diagnóstico é feito pela gonioscopia. O ideal é aguardar quatro a seis semanas depois do traumatismo. Deve-se observar qualquer assimetria no aspecto do seio camerular entre o olho afetado e o contralateral ou nos diferentes quadrantes do olho afetado. A observação de alargamento da faixa do corpo ciliar é o sinal mais característico. Também se pode observar pigmentação escura e irregular no ângulo e embranquecimento do esporão escleral por rompimento dos processos ciliares.

O tratamento na fase aguda visa diminuir a PIO e controlar a inflamação. Colírios de cicloplégicos e corticosteroides diminuem a dor e a inflamação. Hipotensores que promovem a diminuição da produção de humor aquoso são preferíveis.

Nos casos em que a PIO não pode ser controlada com medicamentos, a opção cirúrgica é a trabeculectomia com antimetabólitos. A cirurgia pode ser complicada por outras comorbidades associadas ao trauma como vítreo na CA e subluxação do cristalino.

GLAUCOMA POR CÉLULAS-FANTASMAS

Essa condição ocorre duas a três semanas após episódio de hemorragia vítrea. Hemácias novas atravessam a malha trabecular com relativa facilidade por serem flexíveis. Entretanto, quando degeneradas, as hemácias tornam-se mais rígidas, não conseguem atravessar a malha trabecular e acabam por obstruir o trabeculado e causar elevação da PIO. O glaucoma por células fantasmas pode ocorrer mesmo com a membrana hialoide anterior íntegra e eventualmente até pós-hifema de longa duração. À biomicroscopia, observam-se as células fantasmas que são pequenas, menores que os leucócitos vistos nas uveítes anteriores e com coloração cáqui. Com a precipitação das células, forma-se um pseudo-hipópio de células-fantasmas mesclado com hemácias novas (sinal do pirulito listrado).

O tratamento clínico convencional com drogas hipotensoras oculares é eficaz na maioria dos pacientes, porém, nos casos de hemorragia vítrea maciça sem resposta satisfatória ao tratamento clínico, torna-se necessária a lavagem da câmara anterior e vitrectomia via *pars plana*.

Cumpre fazer a diferenciação do glaucoma por células-fantasmas com duas outras entidades nosológicas. O *glaucoma hemolítico* é condição mais rara em que as hemácias são fagocitadas por macrófagos que obstruem mecanicamente a malha trabecular. O *glaucoma hemossiderótico* é decorrente das alterações degenerativas nas células da malha trabecular secundárias a toxicidade do ferro proveniente da degradação do pigmento de hemoglobina das hemácias que provocam esclerose e obliteração dos espaços intertrabeculares. Está associado a sangramento intraocular prolongado e é muito raro.

GLAUCOMA INDUZIDO PELA LENTE (CRISTALINO)

O glaucoma induzido pelo cristalino inclui três condições com mecanismos patogênicos distintos: deslocamento do cristalino, glaucoma facomórfico e glaucoma por partículas do cristalino.

O *glaucoma por deslocamento do cristalino* ocorre nos casos de trauma com ruptura das fibras da zônula levando à subluxação do cristalino. O deslocamento anterior do cristalino provoca o estreitamento do ângulo da CA e quadro clínico semelhante ao glaucoma por fechamento angular agudo primário. Além da iridodonese, a observação de CA mais rasa que o olho adelfo, aumento da PIO e edema da córnea completam a apresentação. O tratamento consiste na remoção do cristalino. O deslocamento posterior do cristalino torna possível o acesso do humor vítreo para a CA e o bloqueio pupilar intermitente. Nessa situação, a remoção do cristalino é indicado quando houver opacidade funcional do tecido. Em geral, o controle da PIO é conseguido clinicamente e a iridotomia com Nd:YAG *laser* alivia o bloqueio pupilar.

O *glaucoma facomórfico* ou por intumescência do cristalino provoca bloqueio pupilar e glaucoma de ângulo fechado secundário. A lesão das fibras lenticulares provoca rápida hidratação do tecido com edema e aumento do diâmetro anteroposterior. A remoção cirúrgica do cristalino controla a PIO em definitivo desde que não tenha havido formação de sinéquias periféricas.

A disrupção da cápsula anterior do cristalino libera partículas do córtex para a CA que obstruem o trabeculado e provocam aumento da PIO. Essa condição, o *glaucoma por partículas lenticulares*, é mais frequente nos traumas de bulbo ocular aberto com lesão direta da cápsula anterior do cristalino. O tratamento clínico com hipotensores oculares e anti-inflamatórios tópicos pode controlar o quadro, porém, na maioria das vezes, a opacidade do cristalino torna necessária a cirurgia para recuperação visual. Não se deve confundir essa condição com o *glaucoma facolítico* observado em idosos com catarata hipermadura, em que partículas lenticulares fagocitadas por macrófagos provocam obstrução do trabeculado, e o *glaucoma facoanafilático*, processo inflamatório direcionado contra antígenos lenticulares (reação imunocomplexo tipo Arthus mediada por IgG e sistema complemento).[4]

INVASÃO EPITELIAL

Essa condição rara é a migração de tecido epitelial da córnea ou conjuntiva para o interior do olho. Pode ser observada desde seis meses até 10 anos após o trauma. Acredita-se que as células epiteliais sejam implantadas dentro do bulbo ocular pelo traumatismo ou pela manipulação cirúrgica, ou ainda que elas penetrem pelo ferimento traumático por demora na cicatrização ou no reparo da ferida.

O sinal clínico mais característico é a presença de membrana na face posterior da córnea com aparência de depósitos acinzentados. A membrana cresce de modo circunferencial e depois centralmente, podendo crescer sobre a íris.

As complicações observadas com mais frequência são bloqueio pupilar, glaucoma secundário, iridociclite, edema de córnea e dor intratável. O glaucoma está presente em mais da metade dos pacientes no momento do diagnóstico.

O tratamento com melhor resultado é a aplicação de 5-fluorouracil na CA após vitrectomia e troca fluido-gasosa. No período pós-operatório, o paciente é instruído a ficar em decúbito ventral com a cabeça para baixo de modo que a medicação fique localizada e concentrada na área da invasão epitelial.

CONCLUSÃO

As hipertensões oculares traumáticas incluem diversas condições com mecanismos diferentes de elevação da PIO. A conduta é específica para cada caso de acordo com a patogenia. A condução de cada caso depende de anamnese e exames biomicroscópico e gonioscópico cuidadosos para se identificar o mecanismo da elevação da PIO e tratar adequadamente.

REFERÊNCIAS BIBLIOGRÁFICAS

1. Leon-Ortega JE, Girkin CA. Ocular trauma-related glaucoma. Ophthalmol Clin North Am. 2002;15:215-23.
2. Campbell D. Traumatic glaucoma. In: Shingleton B, Hersh P, Kenyon K. Eye trauma. ST. Louis: Mosby Year Book, 1991. p.117-25.
3. Edwards WC, Layden WE. Traumatic hyphema. A report of 184 consecutive cases. Am J Ophthalmol. 1973;75:110-6.
4. Papacontanstinou D, Georgalas I, Kourtis N, Krassas A, Diagourtas A, Koutsandrea C, et al. Lens-induced glaucoma in the elderly. Clin Interv Aging. 2009;4:331-6.

capítulo 178

Ronaldo Yuiti Sano

Corpo Estranho Intraocular

CONCEITO

Corpo estranho intraocular (CEIO) ocorre quando material de origem extraocular é levado para dentro do olho por trauma. Ocorre sobretudo em jovens entre 21 e 40 anos de idade. A maioria é do sexo masculino (91% a 100%) e o principal local de ocorrência é no trabalho. Atividades com uso de martelo, armas de fogo e explosivos são as principais causas de corpo estranho intraocular (60% a 80%).[1-3]

Lesões anatômicas causadas por esses tipos de trauma são quase sempre graves, causam déficit visual grave e podem ser potencialmente infectadas.

PROPEDÊUTICA

A anamnese detalhada é fundamental para fornecer pistas quanto à presença de corpo estranho (CE), tipo de material, provável trajetória e risco de contaminação.

Sempre suspeitar da presença de corpo estranho intraocular quando houver laceração secundária a trauma. Embora as lesões sejam geralmente graves, 1/5 dos pacientes não sentem dor e nem referem baixa da acuidade visual.

Ao exame, há sinais que sugerem a presença de CEIO: edema localizado de córnea, hemorragia subconjuntival (hiposfagma), iridectomia não cirúrgica, catarata, corectopia, prolapso uveal e sinal de Seidel positivo. Quando possível, realizar o mapeamento de retina e nunca indentar o olho à procura do corpo estranho devido ao risco de prolapso de estruturas internas para região externa do globo ocular.

As principais portas de entrada do CEIO são córnea (65%), esclera (25%) e limbo (10%). As principais estruturas oculares de localização final do CEIO são: cavidade vítrea (61%), câmara anterior (15%), retina (14%), cristalino (8%), dentre outras.[4,5]

Os principais materiais de CEIO encontrados são: ferro, cobre, zinco, prata, ouro, vidro, plástico e madeira.[3-5]

EXAMES COMPLEMENTARES

- **Raio X simples:** realizado nas incidências Caldwell e Waters é suficiente para identificar a maior parte dos CEIO metálicos. Entretanto, CEIO pequenos (< 0,25 mm) podem não ser detectados.
- **Ultrassonografia:** torna possível a identificação de CE não radiopacos, como madeira, plástico, vidro e outros. Detecta também possíveis alterações oculares associadas, como descolamento de retina e hemorragia vítrea. Entretanto, não deve ser realizado com o globo ocular perfurado devido ao risco de exercer pressão excessiva sobre o globo ocular e exteriorizar o seu conteúdo. Realizar com cuidado em perfurações autosselantes ou após sutura primária do globo.[6]
- **Tomografia computadorizada:** é o método diagnóstico de escolha nos casos de CEIO; demonstra a presença de corpos estranhos tanto radiopacos como radiotransparentes < 1 mm (Figura 178.1). Além disso, fornece a localização exata do CE. Alguns CE de baixa densidade, como madeira, vidro e plástico, podem ser identificados com dificuldade na fase aguda.[7,8,9]
- **Ressonância magnética:** pode ser utilizada nos casos de CEIO plásticos ou de madeira e que não foram detectados pelos outros métodos diagnósticos. Está contraindicada se o CE for metálico, pois eles podem ser deslocados durante o exame e causar maior dano às estruturas intraoculares.[10,11]

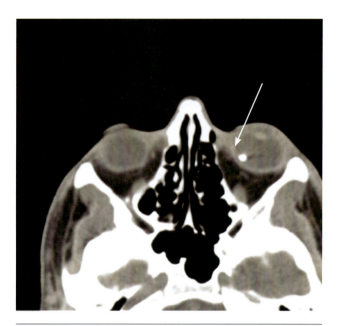

▶ **Figura 178.1** Tomografia computadorizada mostrando corpo estranho localizado na câmara vítrea.

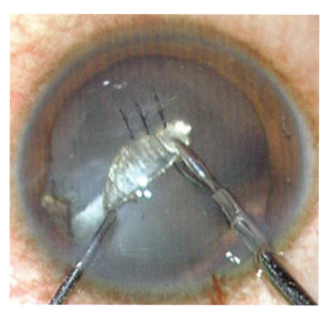

▶ **Figura 178.2** Corpo estranho metálico na câmara anterior impactado no cristalino sendo retirado com pinça.

TRATAMENTO

O tratamento é geralmente cirúrgico para remoção do CE, sutura da porta de entrada do CE e para tratar danos secundários causados pela presença ou pela passagem do CE pelo olho.

A natureza do corpo estranho é de extrema importância para o planejamento do tratamento. Se o material for de ferro, cobre ou material orgânico a retirada deve ser feita o mais rápido possível, tanto pelo risco de endoftalmite como pelo risco de siderose. Teoricamente, se o corpo estranho for composto de material inerte como vidro ou plástico a remoção não é sempre necessária; entretanto, como todo material extraocular, pode ser um material potencialmente contaminado; sua remoção na fase aguda também é indicada. A única exceção seria um CEIO inerte presente há muitos anos, que não causou endoftalmite e que não esteja causando nenhum tipo de reação inflamatória.

Se o CEIO estiver na câmara anterior, deve-se retirá-lo com pinça, protegendo o cristalino com substância viscoelástica e sutura da porta de entrada (Figura 178.2).

Se o CEIO estiver impactado no cristalino, a sua remoção é necessária se o material for orgânico, ferro ou cobre. Logo após o trauma, o cristalino deve ser removido somente se estiver roto com liberação de restos de massa na câmara anterior causando intensa reação inflamatória. Caso contrário, evita-se a remoção do cristalino para evitar complicações, principalmente disseminação de possível infecção (causada pelo CE contaminado) para o polo posterior do olho, caso haja rotura da cápsula posterior do cristalino. Catarata, causada pela presença de CEIO há muitos anos, pode ser operada a qualquer momento.

Se o material for inerte e a catarata de pequenas proporções, pode-se optar por conduta expectante, atentando-se apenas pelo risco de possível infecção causada pelo CEIO.

A implantação de lente intraocular não é recomendada na primeira cirurgia reparadora, principalmente se houver suspeita de infecção e não indicada se houver suspeita de endoftalmite[3] (Figura 178.3).

Se o CEIO estiver na câmara vítrea ou na retina, a remoção deve ser feita por vitrectomia posterior. Não é recomendada a retirada do corpo estranho pela

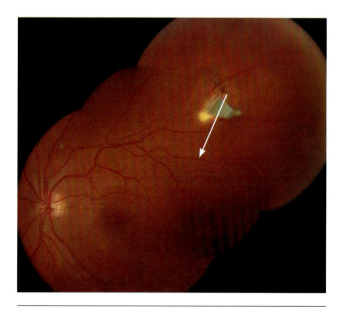

▶ **Figura 178.3** Corpo estranho metálico impactado na retina.

mesma porta de entrada, evitando-se danos maiores às estruturas oculares. Sempre que possível, o local de retirada deve ser cuidadosamente preparado cirurgicamente.[3] De acordo com o caso, associa-se a introflexão escleral e utilização de pinças magnéticas para a retirada de corpo estranho. Há técnicas descritas de retirada de CEIO via transescleral (CEIO localizado abaixo da retina), uso de magneto elétrico (material metálico) sem vitrectomia; via límbica, quando quando o CE for muito grande. Recomenda-se, sempre que possível, realizar a retirada da hialoide posterior para evitar formação de membrana epirretínica tracional tardia.

Procedimentos diante da presença de corpo estranho intraocular

1. Colocar protetor ocular na tentativa de evitar pressionar o olho de modo acidental.
2. Administrar profilaxia de tétano, quando necessário.
3. Administrar antibiótico endovenoso: vancomicina (1 g) de 12/12h e ceftazidima (1 g) de 12/12h ou moxifloxacina (400 mg) ou gatifloxacina (400 mg).
   Nota: fluoroquinolonas são contraindicadas em crianças e gestantes.
4. Atropina é utilizada para CEIO localizados no segmento posterior.
5. Colírios de antibióticos podem ser utilizados se não houver perfuração ou CEIO com parte dele exposta, devido ao risco de penetração do colírio para o interior do olho.
6. A remoção urgente de qualquer CEIO é necessária para reduzir o risco de infecção.

PROGNÓSTICO

O prognóstico visual é bastante variável e está diretamente associado ao tamanho da perfuração ocular, associada à dimensão e à localização do corpo estranho, à presença de descolamento de retina, à hemorragia intraocular e ao tempo de permanência do CE metálico no olho.[12,13]

Deve-se ficar atento às seguintes complicações: endoftalmite (3% a 13%), proliferação vitreorretínica – 3%, e descolamento de retina após trauma – 9% a 28,5%.[2,3,12,14]

REFERÊNCIAS BIBLIOGRÁFICAS

1. Lam SR, Devenyi RG, Berger AR, Dunn W. Visual outcome following penetrating globe injuries with retained intraocular foreign bodies. Can J Ophthalmol. 1999;34(7):389-93.
2. Erakgun T, Egrilmez S. Prognostic factors in vitrectomy for posterior segment intraocular foreign bodies. J Trauma. 2008;64(4):1034-7.
3. Rathod R, Mieler WF. An Update on the Management of Intraocular Foreign Bodies. [Internet] [Acesso em 26 may 2016]. Disponível em: http://www.retinalphysician.com/articleviewer.aspx?articleid=105554
4. Nanda SK, Mieler WF, Murphy ML. Penetrating ocular injuries secondary to motor vehicle accidents. Ophthalmology. 1993;100:201-7.
5. John G, Witherspoon CD, Feist RM, Morris R. Ocular lawnmower injuries. Ophthalmology. 1988;95:1367-70.
6. Rubsamen PE, Cousins SW, Winward KE, Byrne SF. Diagnostic ultrasound and pars plana vitrectomy in penetrating ocular trauma. Ophthalmology. 1994;101:809-14.
7. Zinreich SJ, Miller NR, Aguayo JB, Quinn C, Hadfield R, Rosenbaum AE. Computed tomographic three-dimensional localization and compositional evaluation of intraocular and orbital foreign bodies. Arch Ophthalmol. 1986;104:1477-82.
8. Spierer A, Tadmor R, Treister G, Blumenthal M, Belkin M. Diagnosis and localization of intraocular foreign bodies by computed tomography. Ophthalmic Surg. 1985;16:571-5.
9. Dass AB, Ferrone PJ, Chu YR, Esposito M, Gray L. Sensitivity of spiral computed tomography scanning for detecting intraocular foreign bodies. Ophthalmology. 2001;108:2326-8.
10. LoBue TD, Deutsch TA, Lobick J, Turner DA. Detection and localization of nonmetallic intraocular foreign bodies by magnetic resonance imaging. Arch Ophthalmol. 1988;106:260-1.
11. Kelly WM, Paglen PG, Pearson JA, San Diego AG, Soloman MA. Ferromag netism of intraocular foreign body causes unilateral blindness after MR study. AJNR Am J Neuroradiol. 1986;7:243-5.
12. Maneschg OA, Resch M, Papp A, Németh J. Prognostic factors and visual outcome for open globe injuries with intraocular foreign bodies. Klin Monbl Augenheilkd. 2011;228(9):801-7.
13. Lieb DF, Scott IU, Flynn HW Jr, Miller D, Feuer WJ. Open globe injuries with positive intraocular cultures: factors influencing final visual acuity outcomes. Ophthalmology. 2003;110(8):1560-6.
14. Williams DF, Mieler WF, Abrams GW, Lewis H. Results and prognostic factors in penetrating ocular injuries with retained intraocular foreign bodies. Ophthalmology. 1988;95:911-6.

capítulo 179

Aline Cristina Fioravanti Lui

Coriorretinite Esclopetária

Trauma da retina e coroide provocada por projétil de arma de fogo que atinge a órbita em alta velocidade. O projétil passa adjacente ao bulbo ocular, não penetrando nele, mas causando roturas na retina e coroide devido a ondas de choque atribuídas à sua alta velocidade.

Pode ocorrer no local do impacto (direto) ou por contragolpe (indireto).

QUADRO CLÍNICO

O exame de fundo de olho revela trauma da retina e coroide com esclera intacta. Podem ser observadas desde pequenas lesões periféricas retinianas até avulsão do nervo óptico.

Nas fases iniciais, encontram-se hemorragia vítrea, intra ou sub-retiniana, roturas de coroide e retina e edema de Berlim. As roturas de coroide na maioria das vezes são concêntricas ao disco óptico, dispostas vertical e temporalmente.

Nas fases tardias, ocorre proliferação pigmentada das bordas das roturas. Membrana neovascular sub-retiniana pode surgir em casos de roturas de coroide.

O risco de descolamento de retina é pequeno, pois ocorre intensa proliferação fibrosa causando adesão da retina à parede ocular.

TRATAMENTO

O risco de descolamento de retina é baixo, portanto não há indicação cirúrgica.

Recomenda-se acompanhamento minucioso do paciente.

PROGNÓSTICO

O prognóstico é ruim, sobretudo se houver envolvimento do nervo óptico e da mácula.

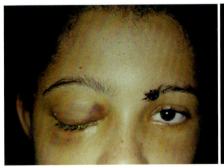 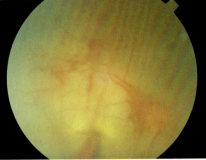 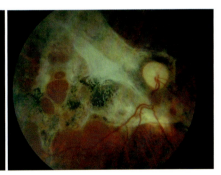

▶ **Figura 179.1** Aspecto fundoscópico da coriorretinite esclopetária.

REFERÊNCIAS CONSULTADAS

1. Georgalas I, Koutsandrea C, Papaconstantinou D, Kampougeris G, Ladas I. Evolution of retinitis sclopetaria after blunt trauma. Clin Experiment Ophthalmol. 2009;37(9):896-7.
2. Reppucci VS, Movshovich A. Current Concepts in the treatment of traumatic injury to the posterior segment. Am J Ophthalmol. 1999;12:465-75.
3. Wolter JR, Garfinkel RA. Ciliochoroidal effusion as precursor of suprachoroidal hemorrhage: a pathologic study. Ophthalmic Surg. 1988;19(5):344–9.

capítulo 180

Gustavo Siqueira Mendonça de Melo

Edema de Berlin

CONCEITO

O termo edema de Berlin descreve uma lesão das camadas externas da retina, de coloração branco-acinzentada, no polo posterior, sem perfuração do globo provocada por traumatismo ocular contuso[1] (Figura 180.1).

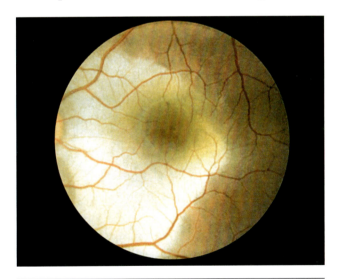

▶ **Figura 180.1** Edema de Berlin. Edema de retina no polo posterior.

Já o termo *commotio retinae* (concussão retínica), ou edema contusional, é usado hoje para lesões retínicas localizadas perifericamente, mesmo que haja alteração permanente da acuidade visual ou do aspecto fundoscópico[1] (Figura 180.2).

A concussão retínica foi descrita a princípio por Berlin, em 1873, como um embranquecimento da retina, com diminuição imediata da acuidade visual e de resolução espontânea.[2] A lesão vitreorretiniana mais comum nos traumas oculares contusos é a concussão retínica e representa 20,8% dos casos.[3] A coloração branco-acinzentada da retina está relacionada com edema extracelular, edema glial e rompimento do segmento externo dos fotorreceptores, o achado mais frequente.[4-6]

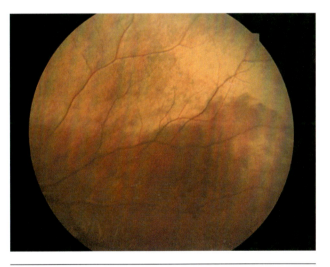

▶ **Figura 180.2** Edema de retina periférico (*commotio retinae*).

ETIOLOGIA

O edema de Berlin é resultante de traumatismo ocular contuso normalmente oposto ao local de impacto (uma lesão por contragolpe).

QUADRO CLÍNICO

O principal sintoma é a diminuição da acuidade visual após traumatismo ocular contuso. O edema retiniano quase sempre surge algumas horas depois do traumatismo ocular. A gravidade do comprometimento visual não depende do grau de branqueamento da retina, mas, sim, da gravidade do traumatismo e da localização do edema. Quando a região foveal está envolvida, pode haver surgimento de uma mancha "cor de cereja" e escotoma central.[7]

DIAGNÓSTICO

O diagnóstico do edema de Berlin é clínico, por meio de boa anamnese e do exame oftalmológico completo, como o exame de biomicrosocopia de fundo ou mapeamento de retina. O exame de tomografia de coerência óptica pode ser útil no acompanhamento do quadro ou para identificar outras doenças associadas.[8,9,10,11] Ao exame de fundo de olho, observa-se lesão branco-acinzentada, de tamanho variado, com margens frequentemente mal definidas, localizada na periferia ou no polo posterior (edema de Berlin). Quando há comprometimento macular, a acuidade visual pode ser pior que 20/200.

PROGNÓSTICO

O edema de Berlin pode apresentar duas evoluções: a acuidade visual retorna ao normal ou fica permanentemente comprometida.

De modo geral, o edema regride de duas a quatro semanas, com restabelecimento completo da acuidade visual. Nos traumatismos mais graves, alterações secundárias, como distúrbios pigmentares, cistos e buracos maculares, podem provocar perda definitiva da acuidade visual.

TRATAMENTO

Não há tratamento específico para o edema de Berlin, embora a corticoterapia sistêmica tenha sido utilizada sem resultados benéficos comprovados.

REFERÊNCIAS BIBLIOGRÁFICAS

1. Bressler SB, Bressler NM. Traumatic maculopathies. In: Eye trauma. 1.ed. St. Louis: Mosby Year Book, 1991.
2. Berlin R. Zur sogenannten Commotio retinae. Klin Monatsbl Augenheilkd. 1873;11:42-78.
3. Tozatti MSV, Moraes NS, Farah ME, Uno F, Barbosa LB, Vianna RC. Frequência de lesões vitreorretinianas pós-trauma contuso. Arq Bras Oftalmol. 1993;56(4):168.
4. Blight R, Hart JC. Structural changes in the outer retinal layers following blunt mechanical non-perforating trauma to the globe: an experimental study. Br J Ophthalmol. 1977;61(9):573-87.
5. Sipperley JO, Quigley HA, Gass DM. Traumatic retinopathy in primates. The explanation of commotio retinae. Arch Ophthalmol. 1978;96(12):2267-73.
6. Mansour AM, Green WR, Hogge C. Histopathology of commotio retinae. Retina. 1992;12(1):24-8.
7. Eliott D. Trauma de segmento posterior. In: Atlas do trauma ocular. 1.ed. São Paulo: Manole, 1999. p.51-65.
8. Meyer CH, Rodrigues EB, Mennel S. Acute commotio retinae determined by cross-sectional optical coherence tomography. Eur J Ophthalmol. 2003;13(9-10):816-8.
9. Sony A, Venkatesh P, Gadaginamath S, Garg SP. Optical coherence tomography findings in commotio retina. Clin Experiment Ophthalmol. 2006;34(6):621-3.
10. Morita C, Preti CR, Ferraz AD, Júnior MOO, Takahashi YW. Tomografia de coerência óptica na commotio retinae: relato de caso. Arq Bras Oftalmol. 2009;72(4):553-6.
11. Park Yj, Nam HW, Kim HS, Jang YS, Ohn HY, Park KT. Evaluation of the central macula in commotio retinae not associated with other types of traumatic retinopathy. Korean J Ophthalmol. 2011;25(4):262-7.

capítulo 181

Gustavo Siqueira Mendonça de Melo

Rotura de Coroide

CONCEITO

Rotura de coroide é uma lesão traumática que envolve a coriocapilar, a membrana de Bruch e o epitélio pigmentar da retina.[1]

ETIOLOGIA

No trauma contuso grave, o olho é comprimido no seu eixo anteroposterior e expandido no plano equatorial, resultando em deformação abrupta. Estruturas como a retina, por sua elasticidade, e a esclera, por sua densidade, são relativamente mais resistentes à rotura, enquanto a coriocapilar, a membrana de Bruch e o epitélio pigmentar da retina, rígidos e inelásticos, rompem-se mais facilmente.[2,3]

QUADRO CLÍNICO

As roturas de coroide podem ser únicas ou múltiplas, diretas ou indiretas.

A rotura única (mais comum) quase sempre é posterior, de formato crescente e concêntrico ao disco óptico na região macular, enquanto as múltiplas têm orientação radial, com localização medial ao disco (Figura 181.1).

As roturas diretas (raras) são resultado de necrose ou de pressão da coroide contra tecidos adjacentes e estão localizadas, anteriormente, ao lado do impacto e, paralelamente, à *ora serrata*. As indiretas ocorrem no lado oposto ao local do impacto e representam cerca de 80% das roturas de coroide e 5% dos traumas oculares contusos.[4,5]

DIAGNÓSTICO

O diagnóstico precoce da rotura de coroide pode ser difícil, uma vez que a rotura da coriocapilar costuma provocar hemorragias sub-retínica, intrarretínica e, algumas vezes, sub-hialóideas e vítreas, obscurecendo a rotura.[6] Portanto, exames seriados são necessários para o diagnóstico da existência e do tamanho da rotura. A angiofluoresceinografia pode ser útil para o diagnóstico de lesões pequenas, ocultas por hemorragias, e lesões próximas à fóvea.

O processo histopatológico de reparação da rotura coróidea se completa normalmente após três semanas do trauma ocular contuso. Tardiamente, após a absorção da hemorragia, pode-se observar uma estria vertical branco-amarelada, de formato crescente e concêntrico ao disco óptico, frequentemente na região macular, com hipo ou hiperpigmentação do epitélio pigmentar da retina adjacente à rotura (Figura 181.2).

Na tomografia de coerência óptica, a rotura de coroide aparece como uma interrupção da refletividade linear normal do epitélio pigmentar da retina e da camada coriocapilar (Figura 181.3).

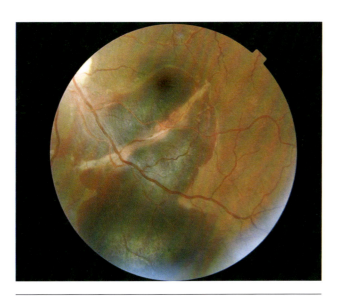

▶ **Figura 181.1** Rotura de coroide com hemorragia intrarretínica.

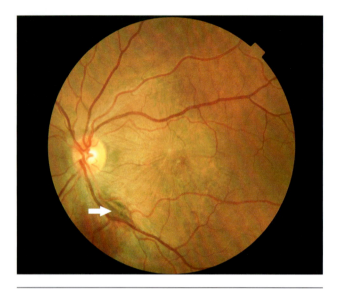

▶ **Figura 181.2** Rotura antiga de coroide com hiperpigmentação do epitélio pigmentar da retina adjacente à rotura (seta branca).

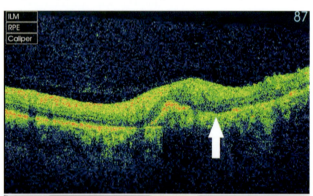

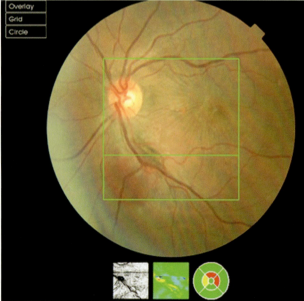

▶ **Figura 181.3** Interrupção da refletividade linear normal do epitélio pigmentar da retina e da camada coriocapilar, na região correspondente à rotura de coroide na tomografia de coerência óptica (seta branca).

No local da rotura, verifica-se imagem com refletividade heterogênea envolvendo as camadas externas da retina e o complexo epitélio pigmentar-coriocapilar, provavelmente correspondendo à cicatrização fibroglial pós-trauma.[7]

PROGNÓSTICO

O prognóstico visual dependerá da localização das roturas de coroide e do desenvolvimento de complicações tardias. Roturas na área macular podem levar a dano visual permanente. Um achado quase constante no processo de cicatrização da rotura de coroide é o surgimento de neovasos que, na maioria das vezes, desaparecem espontaneamente, sem provocar repercussões clínicas. No entanto, quando há desequilíbrio angiogênico, a inibição da formação dos neovasos estabelecidos já não é mais possível, provocando o surgimento de uma complicação tardia, que é a neovascularização da coroide (formação de membrana neovascular sub-retínica). A neovascularização da coroide surge em cerca de 10% a 20% dos casos de rotura coróidea, cerca de um mês até quatro anos após o trauma e pode provocar hemorragias e cicatrizações, com deterioração ainda maior da visão.[8] A frequência de aparecimento da neovascularização é maior quanto mais próxima estiver a rotura coróidea da fóvea, quanto maior for o tamanho da rotura e mais avançada for a idade do paciente.

TRATAMENTO

Nenhum tratamento imediato é necessário para a rotura de coroide.

Pacientes com rotura de coroide próxima à área macular devem ser alertados quanto ao risco de desenvolvimento de membrana neovascular sub-retínica, aconselhados a utilizar a tela de Amsler periodicamente e a retornar imediatamente, caso haja alteração na sua aparência.

Na presença de membrana neovascular sub-retínica, drogas antiangiogênicas intravítreas podem ser utilizadas e terapia a *laser* pode ser instituída quando a membrana neovascular estiver a mais de 200 μm do centro da fóvea e com limites bem precisos.[9,10]

REFERÊNCIAS BIBLIOGRÁFICAS

1. Aguilar JP, Green WR. Choroidal rupture. A histopathologic study of 47 cases. Retina. 1984;4:269-75.
2. Youssri AI, Young LH. Closed-globe contusion injuries of the posterior segment. Int Ophthalmol Clin. 2002;42(3):79-86.
3. Eliott D. Trauma de segmento posterior. In: Atlas do trauma ocular. 1.ed. São Paulo: Manole, 1999. p.51-65.
4. Glazer CL, Han PD, Gottlieb SM. Choroidal rupture and optic atrophy. Br J Ophthalmol. 1993;77(1):33-5.

5. Ament CS, Zacks DN, Lane AM, Krzystolik M, D'Amico DJ, Mukai MD, et al. Predictors of visual outcome and choroidal neovascular membrane formation after traumatic choroidal rupture. Arch Ophthalmol. 2006;124:957-96.
6. Valldeperas X, Bonilla R, Romano RM, de la Cámara JY. Bevacizumab intravítreo en el tratamiento de la neovascularización subretiniana secundaria a rotura coroidea. Arch Soc Esp Oftalmol. 2011;86(11):380-3.
7. Teixeira FL, Júnior CSE, Matieli VCL, Moraes BSN, Farah EM. Coriorretinopatias traumáticas. In: Tomografia de coerência óptica: OCT. 1.ed. Rio de Janeiro: Cultura Médica, 2006. p.295-303.
8. Wood MC, Richardson J. Chorioretinal neovascular membranes complicating contusional eye injuries with indirect choroidal ruptures. Br J Ophthalmol. 1990;74(2):93-6.
9. Artunay O, Rasier R, Yuzbasioglu E, Sengül A, Bahcecioglu H. Intravitreal bevacizumab injection in patients with choroidal neovascularization due to choroid rupture after blunt-head trauma. Int Ophthalmol. 2009;29(4):289-91.
10. Francis JH, Freund KB. Photoreceptor reconstitution correlates with visual improvement after intravitreal bevacizumab treatment of choroidal neovascularization secondary to traumatic choroidal rupture. Retina. 2011;31(2):422-4.

seção 17

Exames

capítulo 182

Patrícia Novita Garcia • Marta Junqueira Henriques • Norma Allemann

Atlas de Ultrassonografia Ocular

Todas as imagens foram realizadas nos Setores de Ultrassom Ocular dos Departamento de Oftalmologia da Santa Casa de Misericórdia de São Paulo, da Universidade Federal de São Paulo – UNIFESP e da University of Illinois at Chicago – UIC.

CRISTALINO

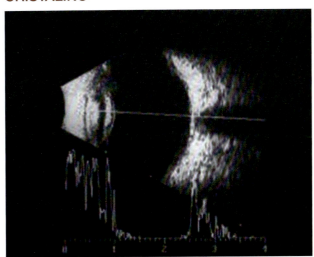

▶ **Figura 182.1** Catarata. Transpalpebral, corte axial: corpo biconvexo (cristalino) apresenta ecos densos, disposto na região retroirídico (catarata densa).

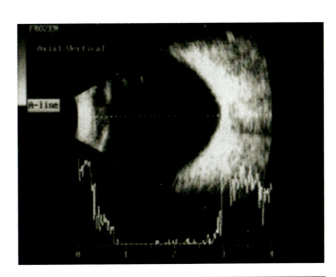

▶ **Figura 182.2** Afacia. Transpalpebral, corte axial: ausência de ecos retroirídicos em topografia do cristalino (afacia).

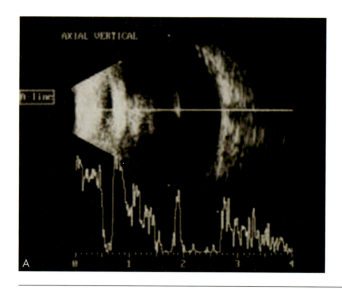 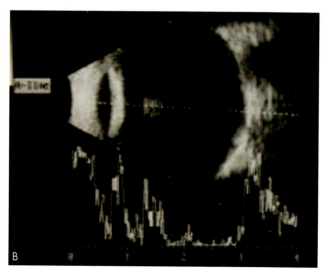

▶ **Figura 182.3** Pseudofacia. Transpalpebral, corte axial: eco retroirídico, linear, de alta refletividade, com reverberação. O material de composição da lente intraocular (LIO) pode ser sugerido: **(A)** lente intraocular de polimetilmetacrilato (LIO PMMA); **(B)** lente intraocular (LIO) de silicone.

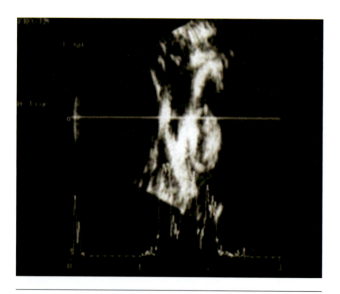

▶ **Figura 182.4** Cristalino subluxado. Técnica de imersão, corte longitudinal inferior: cristalino deslocado inferiormente em relação à pupila (subluxação).

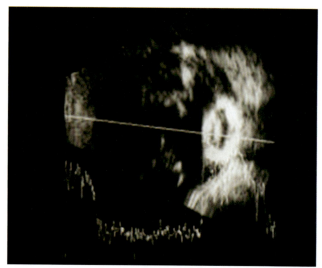

▶ **Figura 182.5** Cristalino luxado. Transpalpebral, corte longitudinal inferior: corpo biconvexo de alta refletividade, pouca mobilidade, causador de sombra acústica, apresenta-se deslocado para a cavidade vítrea em contato com a parede posterior.

Capítulo 182

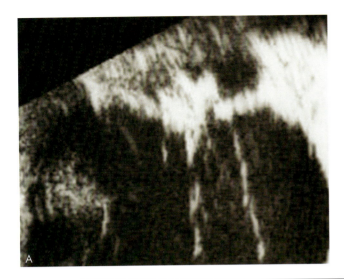
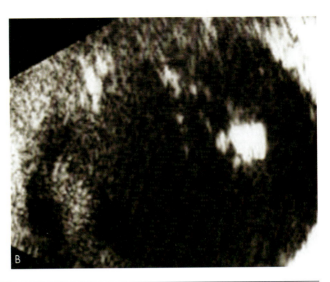

▶ **Figura 182.6** Ruptura de cápsula posterior. Transpalpebral, corte longitudinal 4h. (**A**) Descontinuidade do eco correspondente à cápsula posterior do cristalino, apresenta ecos membranáceos aderidos direcionados à cavidade vítrea (ruptura de cápsula posterior do cristalino). (**B**) Pós-operatório de facectomia com ruptura de cápsula posterior. Observa-se estrutura arredondada de formato irregular, de alta refletividade na cavidade vítrea, com aderência residual a interfaces vítreas lineares com extensão anterior (luxação do núcleo do cristalino).

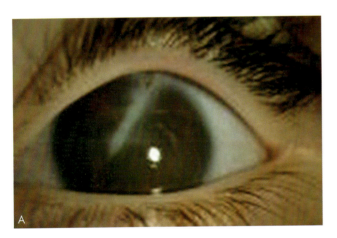
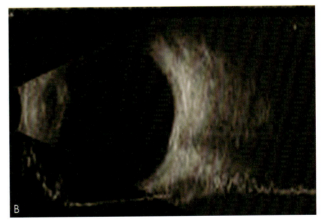
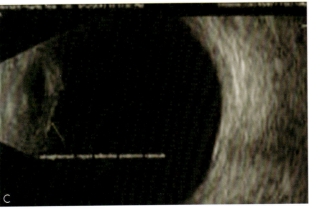

▶ **Figura 182.7** Ruptura de cápsula posterior. (**A**) Foto externa: córnea com leucoma linear, do centro à periferia das 13 horas. Sinéquia anterior da íris, corectopia e câmara anterior rasa. Transpalpebral, corte axial vertical. (**B**) Descontinuidade do eco correspondente à cápsula posterior do cristalino, com Modo A passando sobre a área de afinamento da cápsula (ruptura de cápsula posterior do cristalino). (**C**) Seta aponta para área do afinamento da cápsula posterior do cristalino.

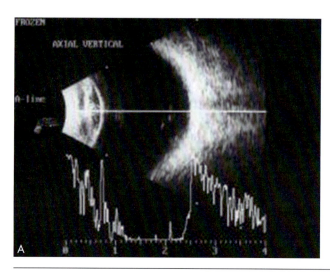 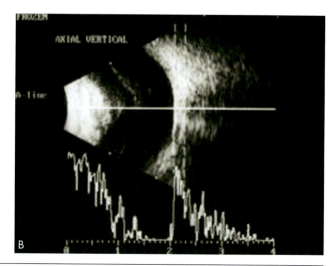

▶ **Figura 182.8** Cristalino em reabsorção. Transpalpebral, corte axial. (**A**) Olho direito, fácico. (**B**) Olho contralateral, eco retroirídico desestruturado (cristalino em reabsorção).

DIÂMETRO ANTEROPOSTERIOR

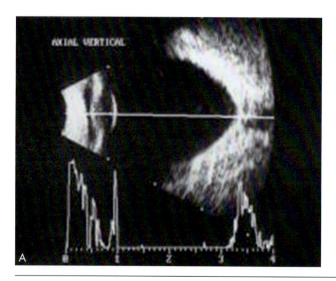 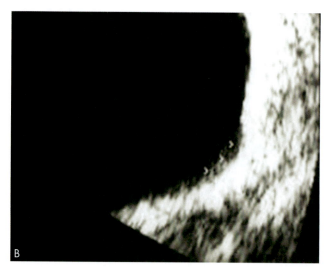

▶ **Figura 182.9** Estafiloma. Transpalpebral, (**A**) Corte axial: portador de alta miopia. Diâmetro anteroposterior aumentado em relação a padrões de normalidade: 32,5 mm. Apresenta cristalino de tamanho normal, e acentuada curvatura da parede posterior. (**B**) Corte longitudinal: acentuada curvatura da parede posterior na área macular, sugestiva de estafiloma.

Capítulo 182

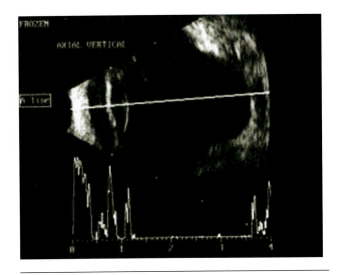

▶ **Figura 182.10** Buftalmia. Transpalpebral, corte axial: Diâmetro anteroposterior: 36 mm.

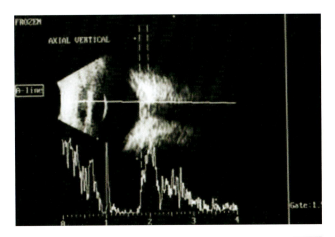

▶ **Figura 182.11** Nanoftalmia. Transpalpebral, corte axial: diâmetro anteroposterior reduzido em relação a padrões de normalidade: 19 mm. Apresenta cristalino de tamanho normal, e espessamento difuso da parede: 1,9 mm.

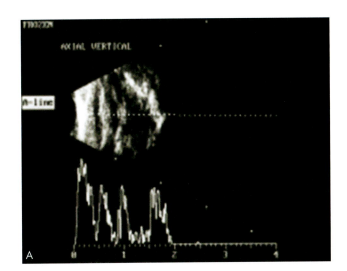

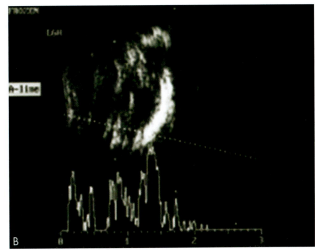

▶ **Figura 182.12** Atrofia bulbar. Transpalpebral, **(A)** corte axial: diâmetro anteroposterior diminuído em relação a padrões de normalidade e em relação ao olho contralateral: 17,5 mm. Apresenta cristalino em reabsorção, desorganização das estruturas internas do globo ocular, espessamento difuso da parede e atenuação da gordura retrobulbar. **(B)** Corte longitudinal: parede ocular altamente refletiva com artefato de sombreamento posterior sugere calcificação.

GLAUCOMA

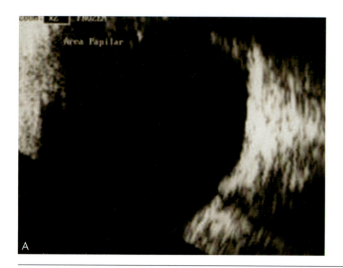 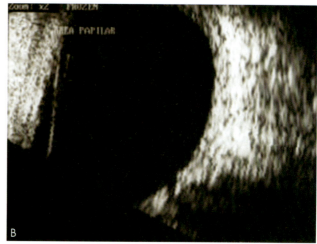

▶ **Figura 182.13** Escavação papilar detectável. Transpalpebral, corte longitudinal medial. (**A**) Escavação papilar de pequenas proporções; (**B**) escavação de grandes proporções.

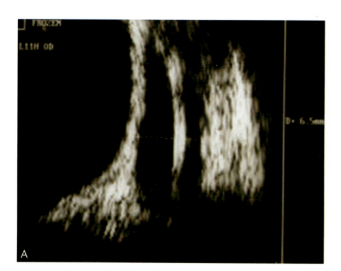 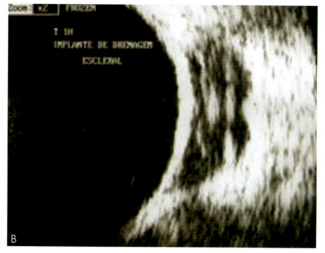

▶ **Figura 182.14** Implante de drenagem. Transpalpebral, corte transversal. Imagem linear de alta refletividade, justaposta à parede (prato do implante de drenagem), posterior à esclera apresenta espaço anecóico ao redor do prato (bolha filtrante). (**A**) Bolha filtrante de conteúdo anecóico. (**B**) Bolha filtrante preenchida por conteúdo denso, provável hemorragia.

Capítulo 182

Atlas de Ultrassonografia Ocular

VÍTREO

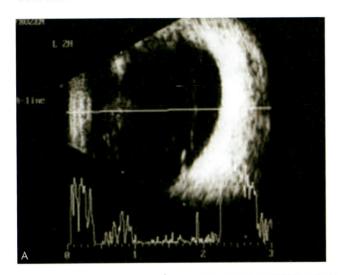
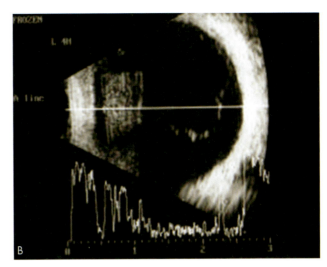

▶ **Figura 182.15** Descolamento do vítreo posterior (DVP). Transpalpebral, corte longitudinal. Eco membranáceo contínuo de baixa refletividade, móvel ao exame dinâmico. (**A**) Inserção residual na área peripapilar e na periferia (descolamento do vítreo posterior – DVP parcial). (**B**) Ausência de aderências no polo posterior, mantendo inserção na periferia (DVP total).

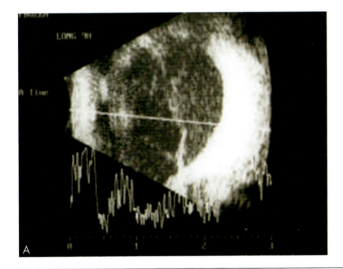
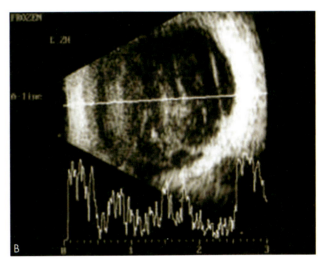

▶ **Figura 182.16** Hemorragia vítrea e sub-hialóidea. Transpalpebral, corte longitudinal. Descolamento parcial do vítreo posterior. (**A**) Ecos punctiformes de baixa refletividade ocupam o espaço sub-hialóideo (processo hemorrágico sub-hialóideo). (**B**) Ecos puntiformes e membranáceos de média-baixa refletividade, móveis, dispostos em lamelas ocupam o córtex vítreo (processo hemorrágico em organização).

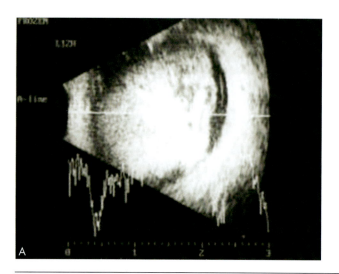
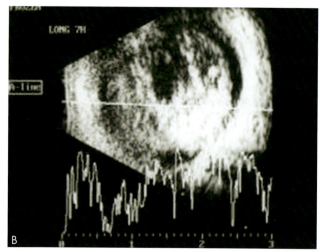

▶ **Figura 182.17** Hialose asteróide e sínquise cintilante. Transpalpebral, corte longitudinal. (**A**) Ecos punctiformes grosseiros, de alta refletividade, com mobilidade em bloco, apresentam-se suspensos na cavidade vitrea, mantendo espaço anecóico posterior anterior à hialóide (hialose asteroide). (**B**) Imagem semelhante, porém os corpúsculos grosseiros apresentam deposição inferior pós-movimento e distribuição irregular no córtex vítreo (sínquise cintilante).

PROCESSOS INFLAMATÓRIOS

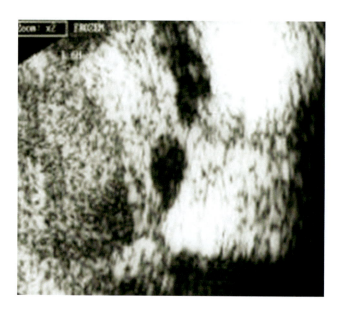

▶ **Figura 182.18** Vitreíte e toxoplasmose. Transpalpebral, corte longitudinal. Paciente com uveíte posterior por toxoplasmose. Ecos punctiformes de média refletividade na cavidade vítrea (vitreíte). Descolamento de retina (DR) total com aderência residual da retina no polo posterior às 6h (possível local de coriorretinite).

Capítulo 182

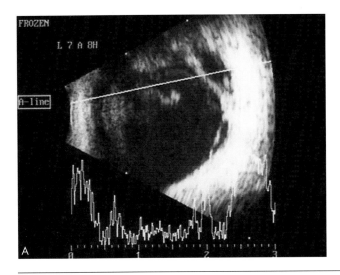
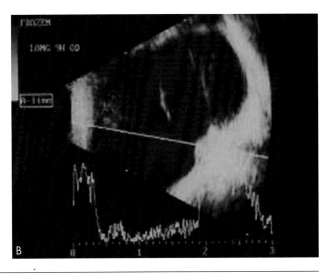

▶ **Figura 182.19** Granuloma por toxocaríase. Transpalpebral, corte longitudinal. **(A)** Eco de alta refletividade, de formato triangular, na periferia, com trave vítrea aderida em sua superfície que apresenta extensão anterior (granuloma por toxocaríase). **(B)** Granuloma de formato irregular com aderência de membranas vítreas à superfície (toxocaríase).

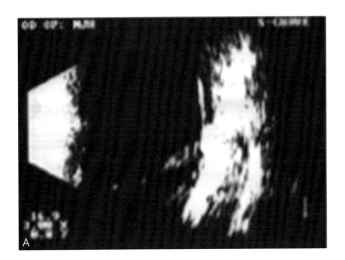
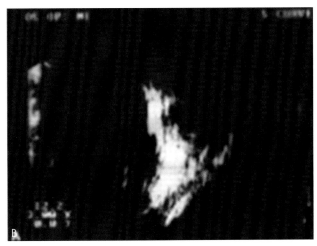

▶ **Figura 182.20** Granuloma toxocaríase. Transpalpebral, corte longitudinal. **(A)** Ecos de alta refletividade, de formato retangular, no parede posterior do olho, com presença de traves vítreas aderidas na sua superfície anterior (granuloma por toxocaríase). **(B)** Mesma imagem da Figura **(A)**, porém com redução do ganho do aparelho demonstrando, de forma mais definida, o aspecto retangular do granuloma (toxocaríase).

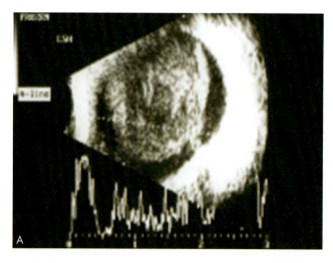
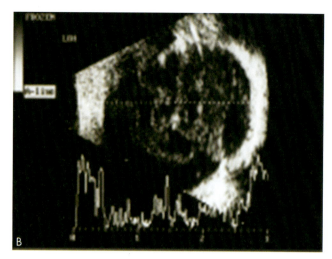
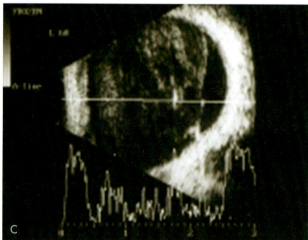

▶ **Figura 182.21** Endoftalmite. Transpalpebral, corte longitudinal. (**A**) Endoftalmite aguda mostrando processo inflamatório vítreo intenso, com áreas de condensação e DVP (descolamento do vítreo posterior) parcial com impregnação da hialóide. (**B**) Evolução de 15 dias, após injeção intra-vítrea, com melhora do quadro (menor intensidade de comprometimento vítreo). (**C**) Evolução de 3 meses.

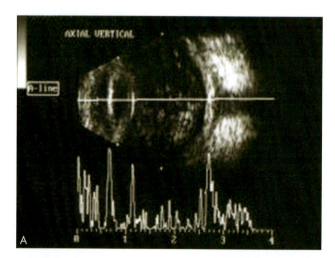
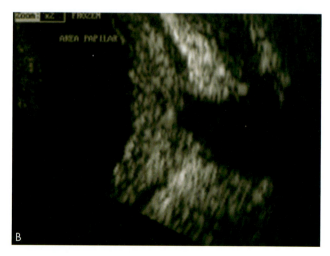

▶ **Figura 182.22** Esclerite posterior. Transpalpebral. Quadro de esclerite posterior. (**A**) Corte axial demonstra espaço anecoico retroescleral (sinal do T). (**B**) Corte longitudinal mostrando espessamento de parede e espaço anecoico retroescleral.

Capítulo 182

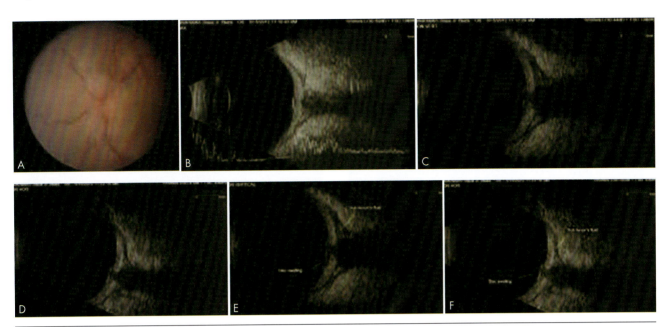

▶ **Figura 182.23** Esclerite posterior. **(A)** Retinografia apresenta borramento do contorno papilar, sugestivo de edema papilar e tortuosidade e engurgitamento dos vasos peripapilares. Transpalpebral. Quadro de esclerite posterior. **(B)** Corte axial vertical com presença de espessamento da parede e espaço anecóico retroescleral ("sinal do T"). **(C)** Corte axial vertical em zoom para mostrar mais detalhes. **(D)** Corte axial horizontal em zoom. **(E e F)** Corte axial vertical e horizontal, respectivamente, com setas verdes apontando a sobrelevação peripapilar que caracteriza o edema papilar e setas amarelas apontando para o espaço anecoico causado pelo acumulo de fluido subtenoniano.

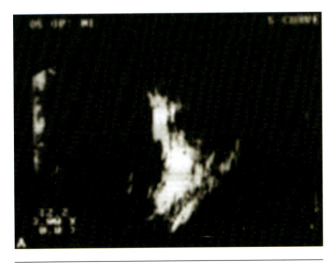

▶ **Figura 182.24** Doença de Coats transpalpebral, corte longitudinal. Comprimento axial preservado apresentando, área de alta ecogenicidade na parede posterior na região do feixe papilomacular.

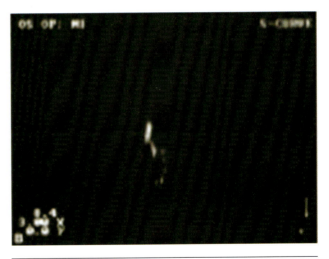

▶ **Figura 182.25** Doença de Coats, mesma imagem da figura anterior, porém com diminuição do ganho do aparelho identificando presença de calcificações no interior da lesão (difícil diferenciar de melanoma).

CORPO ESTRANHO INTRAOCULAR

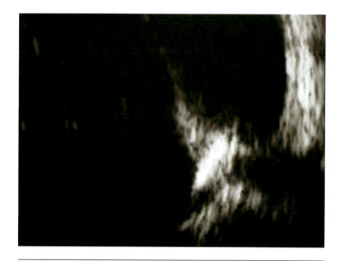

▶ **Figura 182.26** Metal. Transpalpebral, corte longitudinal. Eco linear na cavidade vítrea, pouco móvel, de alta refletividade, que se mantém com diminuição do ganho e causa sombreamento acústico posterior, compatível com corpo estranho metálico.

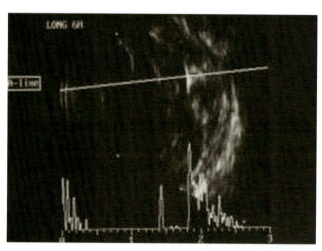

▶ **Figura 182.27** Vidro. Transpalpebral, corte longitudinal. Eco linear disposto na cavidade vítrea, pouco móvel, de alta refletividade, que se mantém com redução do ganho, causa artefato de reverberação, compatível com corpo estranho intraocular de vidro.

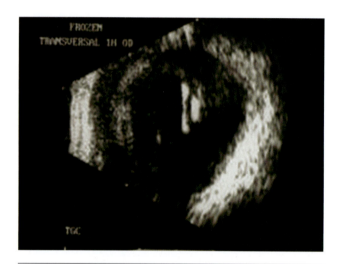

▶ **Figura 182.28** Concreto. Transpalpebral, corte longitudinal. Eco linear de alta refletividade disposto na cavidade vítrea, pouco móvel, que se mantém com redução do ganho e causa artefato de reverberação.

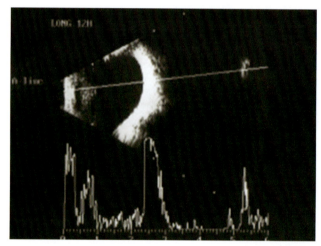

▶ **Figura 182.29** Corpo estranho retro-ocular ou orbitário (agulha). Transpalpebral, corte longitudinal. Na região retro-ocular, destacando-se da gordura orbitária, nota-se eco linear, de alta refletividade, que se mantém com a diminuição do ganho envolvido por coleção orbitária anecóica, provável hematoma orbitário.

Capítulo 182

RETINA

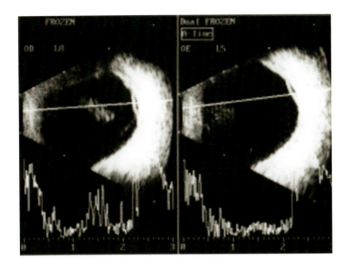

▶ **Figura 182.30** Retinosquise. Transpalpebral, corte longitudinal. Na região temporal inferior periférica, de ambos os olhos, observa-se eco membranáceo linear, justaposto à parede, de alta refletividade, imóvel, que se mantém com introflexão localizada do bulbo ocular durante o exame.

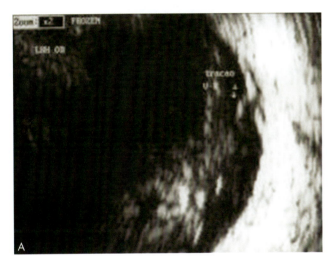
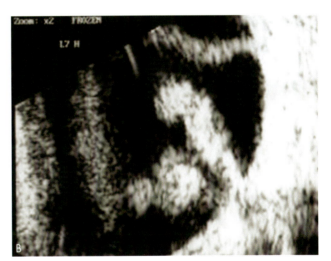

▶ **Figura 182.31** Rotura retínica. Transpalpebral, corte longitudinal. (**A**) Rotura retiniana com aderência vítreo-retiniana no local do "flap" superior, associada ao descolamento localizado de retina. (**B**) Rotura gigante, com extremidade enrolada sobre a própria retina descolada, imagem típica de "cabeça de cobra" ao exame dinâmico.

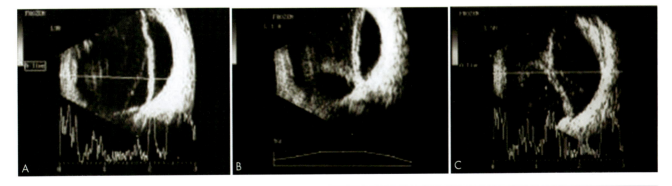

▶ **Figura 182.32** Descolamento de retina (DR). Transpalpebral, longitudinal. (**A**) Eco membranáceo linear de alta refletividade, pouca mobilidade, com dobras, que se estende da área papilar à periferia: descolamento total de retina. (**B**) Descolamento de retina em "funil aberto". (**C**) Descolamento de retina em "funil fechado".

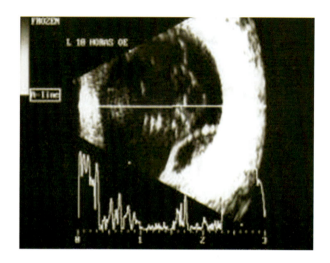

▶ **Figura 182.33** Descolamento de retina (DR) seroso. Transpalpebral, corte longitudinal. Eco membranáceo, de alta refletividade, imóvel, que se estende da área papilar ao equador, com conteúdo puntiforme (descolamento seroso de retina).

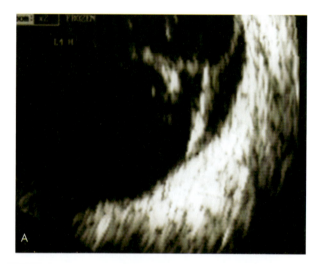
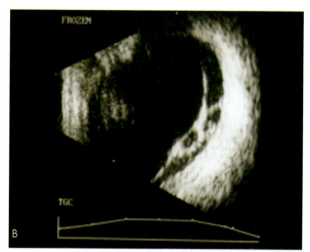

▶ **Figura 182.34** Deslocamento de retina tracional. Transpalpebral, corte longitudinal. (**A**) Descolamento de retina tracional em "tenda". (**B**) Descolamento de retina tracional em tampo de mesa ou "*table top*".

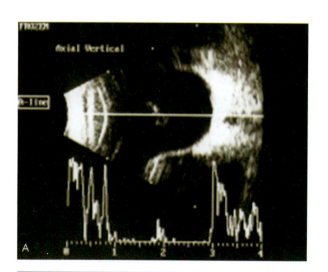
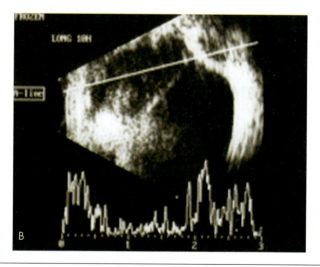

▶ **Figura 182.35** Explante escleral (Buckle). Transpalpebral, corte longitudinal. Pós-operatório de retinopexia. (**A**) Corte axial. Introflexão da parede periférica causada por elemento posicionado junto à parede que causa sombra acústica (explante escleral). (**B**) Corte longitudinal. Introflexão da parede periférica causada pelo explante escleral.

Capítulo 182

DOENÇAS FREQUENTES EM CRIANÇAS

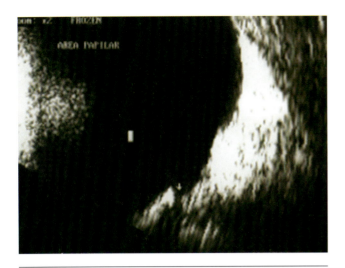

▶ **Figura 182.36** Coloboma de papila. Transpalpebral, corte longitudinal. Interrupção abrupta da curvatura da parede na região papilar, compatível com coloboma do disco óptico.

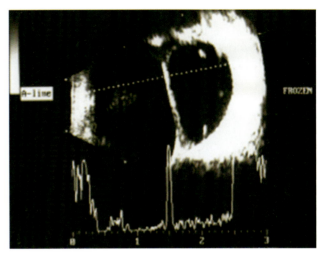

▶ **Figura 182.37** Persistência do vítreo primário hiperplásico (PHPV). Transpalpebral, corte longitudinal. Eco membranáceo linear, de alta refletividade, imóvel, que se estende da papila à face posterior do cristalino (PHPV – persistência do vítreo primário hiperplásico).

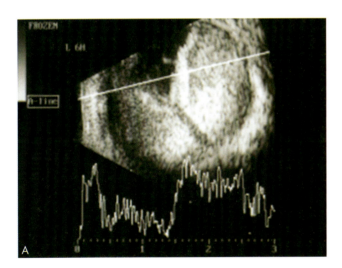

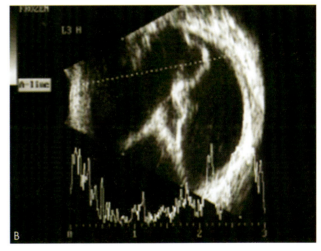

▶ **Figura 182.38** Retinopatia da prematuridade (ROP). Transpalpebral, corte longitudinal. (**A**) Descolamento total de retina, em "funil fechado-aberto", com conteúdo sub-retínico (imagem negativa de DR – descolamento de retina) (ROP). (**B**) Descolamento total de retina, em "funil fechado posteriormente-aberto anteriormente", apresenta alça de retina periférica proliferação vítreo-retiniana entre os folhetos (ROP – retinopatia da prematuridade).

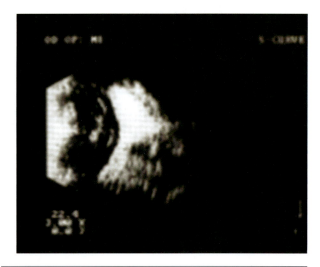

▶ **Figura 182.39** Retinopatia da prematuridade. Transpalpebral, corte longitudinal. Comprimento axial diminuído associado a presença de DR (descolamento de retina) total tracional e descolamento do corpo ciliar.

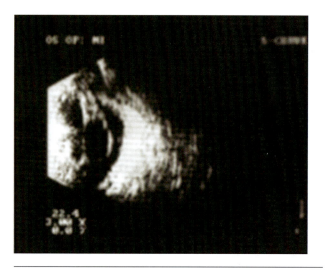

▶ **Figura 182.40** Semelhante a anterior, porém com maior dificuldade de se identificar o descolamento do corpo ciliar.

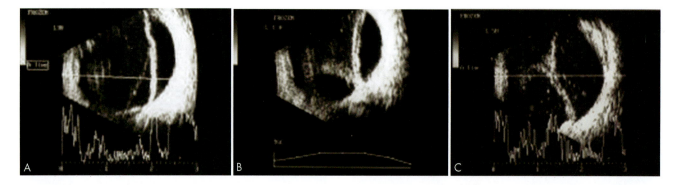

▶ **Figura 182.41** Transpalpebral, longitudinal. (**A**) Eco membranáceo linear de alta refletividade, pouca mobilidade, com dobras, que se estende de área papilar à periferia: deslocamento de retina total. (**B**) Deslocamento de retina em "funil aberto". (**C**) Deslocamento de retina em "funil fechado".

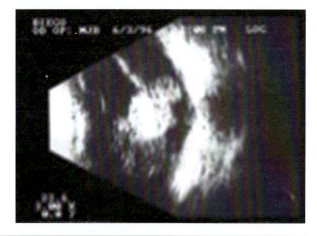

▶ **Figura 182.42** Retinoblastoma. Transpalpebral, corte longitudinal. Olho de comprimento preservado. Apresentando ecos de alta refletividade na cavidade vítrea, produzindo sombra acústica na gordura orbitária (imagem em espelho), associada a traves vítreas e DR (descolamento de retina).

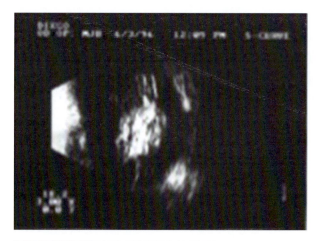

▶ **Figura 182.43** Mesma imagem anterior porém com ganho reduzido do aparelho, demonstrando mais acentuadamente a presença de calcificações no interior da lesão e a sombra acústica.

Capítulo 182

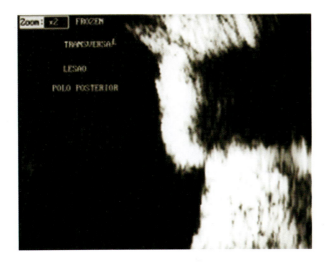

▶ **Figura 182.44** Retinoblastoma. Transpalpebral, corte longitudinal. Lesão sólida de retina, no polo posterior, de formato irregular, alta refletividade, causa sombreamento acústico posterior (presença de cálcio em seu interior). Quadro compatível com diagnóstico de retinoblastoma tratado com TTT (termoterapia transpupilar).

DESLOCAMENTO DE COROIDE

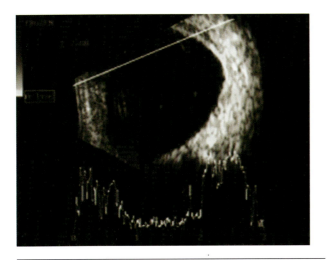

▶ **Figura 182.45** Plano. Transpalpebral, corte longitudinal. Eco membranáceo plano e espesso, de alta refletividade, com "duplo pico" no modo A, disposto na extrema periferia (descoiamento plano de coroide).

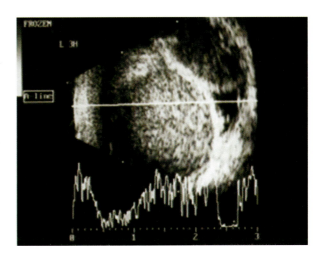

▶ **Figura 182.46** Hemorrágico. Transpalpebral, corte longitudinal. Eco membranáceo cupuliforme e espesso, de alta refletividade, com "duplo pico" no modo A, estendendo-se do polo posterior à extrema periferia com ecos punctiformes de alta refletividade em seu interior. Descolamento de coróide com grandes bolsões, conteúdo hemorrágico e toque central entre os folhetos (*kissing*).

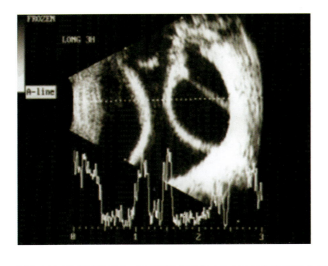

▶ **Figura 182.47** Seroso. Transpalpebral, corte longitudinal. Eco membranáceo cupuliforme e espesso, de alta refletividade, com "duplo pico" no modo A, estendendo-se do polo posterior à extrema periferia apresenta uma banda em seu interior. Descolamento de coroide com grandes bolsões, conteúdo anecoico (seroso).

TUMORES INTRAOCULARES

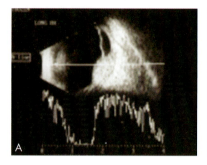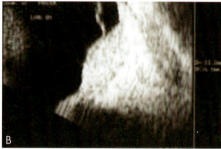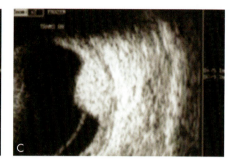

▶ **Figura 182.48** Hemangioma circunstrito de coroide (HCC). Transpalpebral. (**A**) corte longitudinal. Lesão sólida de coroide, arredondada, com solidez acústica, refletividade alta e regular com descolamento de retina superior a lesão. (**B**) Corte longitudinal, medidas da lesão: anteroposterior: 13,7 mm; altura: 6,1 mm. (**C**) Corte transversal, medida da lesão: látero-lateral: 9,7 mm.

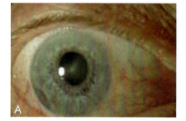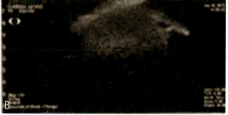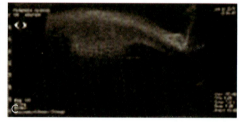

▶ **Figura 182.49** Melanoma irido-cilio-coroidal. Melanoma de coroide. (**A**) Foto externa: lesão sólida pigmentada, na raiz da íris, das 7 às 8 horas, que causa abaulamento íris e discreta corectopia pupilar. Ultrassonografia de alta frequência (UBM- Vumax -Sonomed), sonda de 50 MHz. (**B**) e (**C**) Corte longitudinal e transversal, respectivamente, das 7 às 8 horas. Lesão sólida de corpo ciliar, cupuliforme, de média-baixa refletividade. Medidas: diâmetro anteroposterior: 6,83 mm; altura: 5,49 mm, no corte longitudinal e medida látero-lateral: 4,45 mm no corte transversal.

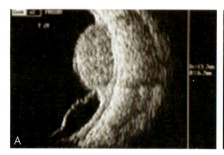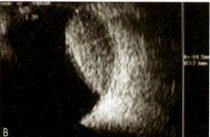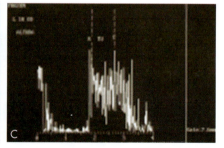

▶ **Figura 182.50** Melanoma de coroide. Melanoma de coroide. Transpalpebral, sonda de 20 MHz. (**A**) Corte transversal. Lesão sólida de coróide, cupuliforme, de média-baixa refletividade, apresentando DR (descolamento de retina) perilesional e escavação de coroide. Medidas: látero-lateral: 11,7 mm; altura: 6,7 mm. (**B**) Corte longitudinal. Medidas: diâmetro anteroposterior: 14,5 mm; altura: 7,6 mm. (**C**) Corte longitudinal: refletividde interna homogênea com gradual atenuação acústica (ângulo kappa).

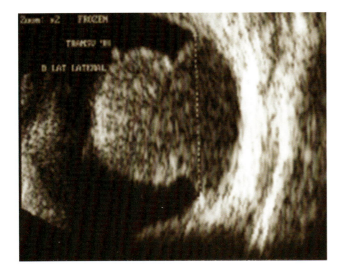

▶ **Figura 182.51** Melanoma de coroide. Transpalpebral, corte transversal. Paciente com melanoma de coróide com formato em "cogumelo" e imagem denominada de escavação de coroide em sua base.

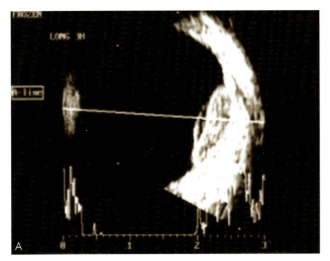
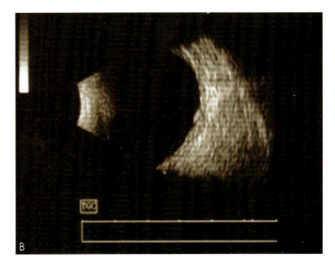

▶ **Figura 182.52** Carcinoma metastático de coroide. Transpalpebral, corte longitudinal. Tumor primário: carcinoma de mama. (**A**) Lesão sólida de coroide, de formato bilobulado, de refletividade alta e irregular, com DR (descolamento de retina) em sua superfície, pré-tratamento. (**B**) Diminuição do tamanho da lesão pós-tratamento com radioterapia.

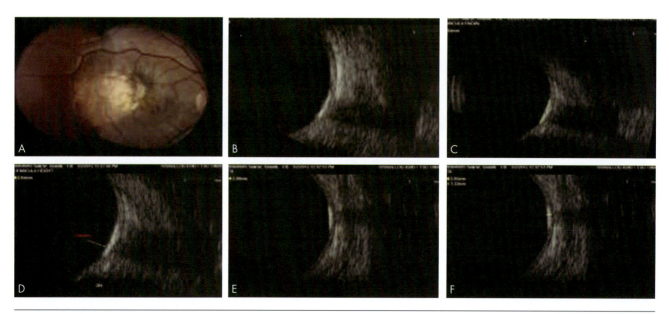

▶ **Figura 182.53** Osteoma de coroide. (**A**) Retinografia: lesão sólida de parede, contornos nítidos e bem delimitados, temporal à papila, envolvendo área macular e amelanótica. Transpalpebral. (**B**) corte longitudinal das 7 às 8 horas. Lesão sólida de coroide, pouco elevada, com solidez acústica, refletividade alta e regular, sugestiva de calcificação, causando sombreamento acústico. (**C**) e (**D**) Corte longitudinal das 9 horas, medidas da lesão: anteroposterior: 5,64 mm (**C**); altura da calcificação: 0,64 mm (**D**). (**E**) e (**F**) Corte transversal, medida da lesão: látero-lateral: 3,99 mm (**E**); altura da calcificação: 0,85 mm e altura da superfície da lesão à esclera: 1,33 mm.

LESÕES DE ÓRBITA

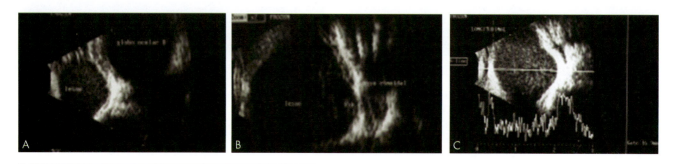

▶ **Figura 182.54** Mucocele. Transpalpebral, paraocular. (**A**) Lesão arredondada na região medial inferior da órbita, de aspecto cístico, apresenta conteúdo punctiforme, de média refletividade, pouco móvel. (**B**) Relação da lesão com osso etmoidal, suspeita de erosão óssea. (**C**) Sonda colocada na superfície da lesão orbitária demonstra conteúdo punctiforme homogêneo.

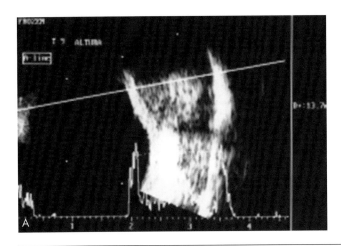 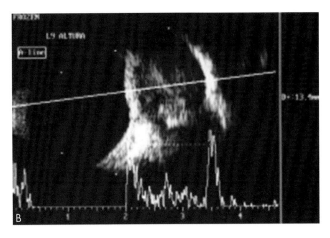

▶ **Figura 182.55** Linfangioma. Transpalpebral, corte longitudinal. **(A)** e **(B)** Na região retrobulbar nota-se lesão cística de limites imprecisos, adjacente à parede, que causa indentação da lesão. A lesão orbitária apresenta refletividade interna heterogênea com interfaces de alta refletividade (septos).

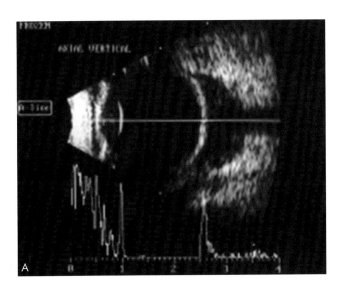 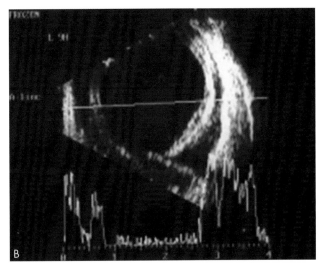

▶ **Figura 182.56** Linfoma. Transpalpebral. **(A)** Corte axial vertical. **(B)** Corte longitudinal. Lesão retrobulbar, envolvendo o nervo óptico, de limites imprecisos, com refletividade interna baixa e estrutura interna homogênea e distribuição que acompanha a parede ocular e envolve o nervo óptico.

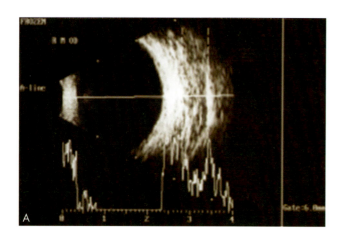
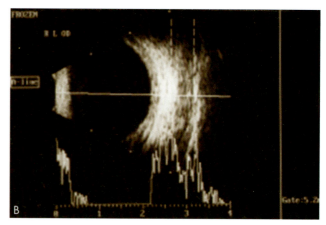

▶ **Figura 182.57** Oftalmopatia distireoidiana (graves). Transpalpebral, corte transversal. Espessamento fusiforme generalizado da musculatura ocular extrínseca, que apresenta refletividade interna heterogênea, predominantemente baixa, e picos de alta refletividade na porção muscular sugerindo fibrose. (**A**) Músculo reto medial. (**B**) Músculo reto lateral.

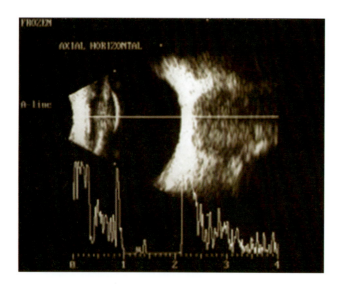

▶ **Figura 182.58** Glioma de nervo óptico. Transpalpebral, corte axial. Criança de 3 anos, proptose unilateral. Alargamento fusiforme do nervo óptico. A porção anterior do nervo óptico demonstra ecogenicidade homogênea e diâmetro aumentado: 13,4 mm^2.

Índice Remissivo

A

Abdução sinérgica, 645
Aberrometria corneal, princípio, 835
Abscesso
   cerebral, 459
   subperiostal, 459
Acanthamoeba, 121, 888
Ácaro, 154
Ácido
   graxos essenciais, suplementação alimentar com, 192
   hidroclorídrico, 911
   poliglicólico, 13
   sulfúrico, 911
   sulfuroso, 911
Acomodação, 21
   amplitude de
      cálculo da, aplicação prática, 782
      determinação, 782
Acompanhamento escolar, 765
Acridine Orange, 207
Acromatopsia, 567
Actinomyces, 120
Acuidade
   visual, 52, 777-780
      final pelo OTS, 902
      funcional, 183
   para perto, medida da, 779, 780
Adaptações ambientais internas, 747
Adenoma pleomórfico, 483
Adenovírus, 150
Adesivos teciduais, aplicação de, 293
Adulto com baixa visão, avaliação oftalmológica do, 719
Afacia, ultrassonografia ocular, 943
Afinamento (s)
   corneal periférico, 237
   esclerais, 141

Àgar
   chocolate, 122
   sabouraud, 122
   sangue, 122
Agente (s)
   coesivos, 328
      de natureza
         ácida, 911
         básica, 911
         dispersivos, 328
   hiperosmolares, 366
   hipertônicos, 235
   tamponantes, 892
   viscoadaptativos, 328
Agiofluoresceinografia na sarcoidose, 432
Agressor(es)
   químicos, 911
   térmicos, 911
   Agulha, damaneira correta do trajeto, 14
   maneira incorreta, 14
AIDS (*v. tb.* Síndrome da imunodeficiência adquirida)
   com *Moluscum contagiosum,* criança com, 408
Albinismo
   alterações oftalmológicas, 586
   classificação genotípica, 585
   conceito, 585
   diagnóstico, 587
   etiologia, 585
   prognóstico, 587
   quadro clínico, 586
   tratamento, 587
Alcaloide do jaborandi, 365
Alergia ocular, 884
definição, 153
   frequência, 153
   imunologia, 153
   sinais e sintomas, 153
   tratamento, 159

Altas ametropias, 797
Alterações nutricionais, 281-283
Alumínio derretido, 911
Ambliopia, 349, 778, 791
Ametropia, 779
   altas, 797
Amiodarona, 269
   depósitos corneais por, 137
Anel
   branco de Coats, 244
   de Fleischer, 225, 267
   de tensão capsular, 329
   de Wessely, 200
   expansores de pupila, 328
Anergia, 433
Anestesia
   em oculoplástica, 25-28
      tipos, 25
   endovenosa, 26
   geral, 27
   tópica, 25
      infiltrativa, 25
Anexos oculares, linfomas dos, 473-481
Angiografia fluoresceínica, 501
Angiograma, 542
Aniridia, visão externa de paciente com, 390
Aniseiconia, 792
Anisocoria, 657
   por paralisia parassimpática pós-ganglionar, 659
Anisoforia, 792
Anisometropia, 791
Ann Harbor, estadiamento, 478, 479
Anoftalmo, 252
Anomalia (s)
   congênitas da córnea e esclera, 251-256
   cromossômicas, 391
   de Axenfeld, 255
   de fenda palatina, 580
   de Peters, 256, 390
   de Rieger, 255
   dentária, 389
Antissepsia, 11
Antivirais
   sistêmicos, 202
   tópicos, 201
Aparato zonular, 302
Aplanamento central, 133

Apraxia da abertura palpebral, 88
Arco
   límbico de Vogt, 241
   senil, 241
Argirose, 268
Artrite idiopática juvenil, 417
   pauciarticular, 419
"Asa de borboleta", imagem, 132
Aspergillus, 121
Assimetria da escavação entre os olhos, 359
Astigmatismo, 789
   a favor da regra, 131
   assimétrico, 132
   contra a regra, 132
   irregular, 132
   oblíquo, 132
   poder do, verificação, 787
   simétrtico, 132
Atlas de ultrassonografia ocular, 943-963
Atrofia
   bulbar, ultrassonografia ocular, 947
   da coroide, 563
   girata, 574
   iriana, 522
   peripapilar, 362
   setorial da íris, 396
Autofluorescência, 542
Auxílios ópticos
   para longe, 731
   para perto, 735
Avaliação
   pré-operatória
      comorbidades, 9
      diálogo médico-paciente, 9
      exame oftalmológico, 9
      fotodocumentação, 10
      objetivo cirúrgico realista, 9
      termo de consentimento, 10
   pupilar e disfunções, 657-662
Avulsão traumática
   do músculo reto medial direito, 636
   muscular, 634

B

Bacterioscopia, 121
Baixa visão, 709, 779

Índice Remissivo

impacto no desenvolvimento infantil e na aprendizagem, 749-753
Balanço refratométrico, 787
"Bandeira da argentina", 333
Barreira
    endotelial, 234
    epitelial, 233
Bartonella henselae, 413
BHI (*brain heart infusion*), 207
Bick modificada, 32
"*Biological clock mechanisms*", 617
Biometria, 319-325
    em situações especiais, 321
Biômetros, 319
    ópticos, 320, 10
        difernentes tipos, 321
Biomicroscopia, 28, 98, 371
    ultrassônica, 363
        da córnea, 140
        de distrofia de córnea, 141
        de leucoma de córnea, 141
Black sunbursts, 522
Blefarite, 149, 158, 181
    herpética, 198
Blefaroespasmo essencial, 683
    benigno, 87
        etiologia, 88
Blefarofimose, 58, 59
Blefaroplastia, 86
    asiática
        definição, 43
        diferenças anatômicas, 43
    inferior
        marcação da, 40
        transconjuntival, 41
    superior, técnica da, 39
Blefaroptose, 57-62
    propedêutica, 57
Blefarorrafia superior provisória, 53
Bloqueio (s)
    dos (s) nervo (s)
        infraorbital, 26
        mentoniano, 27
        supraorbital, supratroclear e infratroclear, 26
        zigomaticofacial e zigomaticofrontal, 27
    regionais, 26
Blow-out, 640

Bolsa de gordura, 5
    das pálpebras, 6
        pinçamento da, 40
Bomba
    endotelial, 234
    peristálticas, 309
    venturi, 309
Borrelia burgdorferi, 121
Botox ®, 653
Braille, dispositivos de saída em, 741
Buftalmia, ultrassonografia ocular, 947
Bulbo ocular, 927
Buraco (s)
    atróficos, 595
    gicantes, 595
    macular, 549
    operculados, 595
Buttonhole, 831

C

Calázio, 29, 492
Cálcio, metabolismo do, 433
Camada
    aquosa, 116
    da mucina, 115
    lipídica, 116
Câmera (s)
    DSLR (*digital single lens reflex*), 19
    fotográficas analógicas, 19
Campímetroa de Goldmann, 726
Campo visual, 726
avaliação do, 360
    de confrontação, 726
Canaliculite
    diagnóstico, 108
    etiologia, 107
    patogenia, 107
    prognóstico, 108
    quadro clínico, 107
    tratamento, 108
Candida, 121
Cápsula posterior, rotura de, 333
Capsulorrexe, 307, 332
    "corrida", 333
Carcinoma, 494
    adenoide cístico, 484

basocelular, 67, 492
de célula(s)
    escamosas, 275
        sebácea, 493
    de glândulas sebáceas, 68, 279
    de Merkel, 68
    espinocelular, 493
    metastático de coroide, ultrassonografia ocular, 961
Cartão
    de acuidade de Teller, 724
    de Teller, 715
Cartela de Feinblom, 725
Catarata (s)
    avaliação, 305
    classificação, 305
    complicações
        intra-operatórias, 331-334
        pós-oeratórias, 335-337
    congênita
        anatomia da lente cristaliniana, 341
        bilateral, 346
        cirurgia da, 347
        com opacidade total, 343
        embriologia, 341
        unilateral, 345
    de etiologias desconhecidas, 343
    difusa, 343
    etiologia da, 305-306
    hereditárias, 342
    iatrogênicas, 343
    infantil
        etiologia da, 342
        morfologia da, 343
    intumescente, 333
    lamelar, 343
    madura, 380
    metabólicas, 342
    nuclear, 344
    piramidal, 343
    polar anterior, 343
    polar posterior, 344
    secundárias, 342
        a infecções maternas durante a gravidez, 343
    subcapsular anterior e posterior, 344
    total, 343
    traumática, 342, 345, 920
        avaliação oftalmológica, 920

tipos de opacidade, 920
    ultrassonografia ocular, 943
Categute, 12
Cauterização do estroma anterior, 235
Cefaleia, 774
Cegueira, 709
    legal, 779
    noturna, 282
        congênita estacionária, 567
Célula (s)
    fantasmas, glaucoma por, 927
    Natural Killer, 473
Celulite
    ocular
        agentes etiológicos, 457
        classificação, 457
        complicações, 458
        definição, 457
        exame diagnóstico, 458
        focos de origem, 457
        quadro clínico, 457
        tratamento, 458
    orbital, 458
    pós-septal, 457
    pré-septal, 457
Ceratectomia
    fotorrefrativa
        complicações, 825
        técnica da, 823
        fototerapêutica, 236
Ceratite(s)
    bacteriana, 888
        diagnóstico laboratorial, 195
        fatores predisponentes, 193
        sinais, 193
        sintomas, 193
        tratamento, 195
    causada
        por bactéria Gram-positiva, 194
        por *Pseudomonas aeruginosa*, 194
    com pigmentação, 206
    disciforme, 395
    epitelial
        infecciosa, 198, 200
        puntacta, 155
    estromal, 199
        imune, 201

necrotizante, 201, 396
evidenciada com fluoresceína, 191
fúngica
  características clínicas, 205
  classificação, 205
  diagnóstico laboratorial, 206
  epidemilogia, 205
  etiologia, 205
  fisiopatologia, 205
  tratamento, 207, 208
geográfica herpética, 199
herpética, 198
geográfica, 395
infecciosa, 136, 158, 825, 832
intersticial, 214
lamelar difusa, 832
necrotizante herpética, 200
neurotrófica, 201
parasitárias, 210
por *Acanthamoeba*, 210
por levedura, 206
por microsporídeo, 212
puntacta
  difusa, 883
  superficial de Thygeson, 231
ulcerativa periférica, 237
virais, 198
Ceratoacontama, 69
Ceratocone, 132, 156
  anterior, 225
  avaliação do, 143
  posterior, 255, 226
Ceratocone, 132
Ceratoconjuntivite (s)
  cicatriciais, 171-174
  límbica
    superior
      fisiopatologia, 169
      histologia, 169
      quadro clínico, 169
      tratamento, 169
  primaveril, 154
  tóxica, causas, 290
Ceratoglobo, 227
  em paciente de 15 anos, 253
Ceratometria, 320
Ceratomileusis com *Excimer Laser in situ*,

complicações, 831
Ceratopatia
  em faixa, 242, 243, 418
  neurotrófica, 203
    conceito, 229
    diagnóstico, 230
    etiologia, 229
    herpética, 199
    patogenia, 229
    quadro clínico, 229
    tratamento, 230
Ceratoplastia
  endotelial, 236
  posterior profunda, 285
  lamelar posterior, 285
  penetrante, 236
Ceratose
  actínica, 69
  seborreica, 70
Ceratouveítes causadas pelo vírus herpes, 395
Chlamydia trachomatis, 120
Choque elétrico, 923
Cianoacrilato, derivados do, 283
Cicatriz
  disciforme, 537
  fibrovascular, 179
  tracomatosa, 167
Cicatrização, 83
Ciclo de Krebs, 302
Cicloplegia, 805
Ciclosporina, 162
Cilindro
  cabo do, 786
  cruzado, determinação da adição com, 788
  deslocamento do, 786
Cílios, 184
  alongados, 156
Cimetidina oral, 274
Cintilografia com gálio, 433
Ciprofloxacina, 268
Circuito fechado de televisão, 742
Cirurgia
  da catarata congênita, 347
  de bifurcamento, 645
  de estrabismo, 86
  de facoemulsificação, recursos auxiliares na, 327-330

de Fasanella-Servat, 61
de Van Millingen, 48
personalizada, indicações de, 835
refrativa
pós-operatório, 235
princípios básicos, 809
seleção de pacientes candidatos à, 811
vitrorretiniana, 641
Cistina, depósitos corneais de, 263
Cistinose, 263
Cisto (s)
de Acanthamamoeba, 137
de retenção, 249
dermoides, 463
epitelial de inclusão epitelial, 273
retínico, 550
Citologia de impressão, 158
Citologia, 121
Citomegalovírus, 119
Claro-escuro, adaptação, 728
de Ishihara, 727
Classificação
da OMS para tumores do tecido hematopoiético e linfoide, 476
de Goldberg, 523
de Jerone Gns, 510
de Keith-Wagner-Barker, 509
internacional do retinoblastoma, 452
Cloroquina, 268, 559
Clorpromazina, 268
Cobre, 268
Colas "teciduais", 293
Colírio (s)
anestésicos, 25
de cisteamina, 263
lubrificantes, 83
Coloboma de papila, ultrassonografia ocular, 957
Coloração
Calcofluor White, 121
de Acridine orange, 121
de Giemsa, 122
Comitantização, 631
Comorbidades, 9
Comprometimento visual, estimativa global por idade, 711
Concreções, 248, 249
Concreto, ultrassonografia ocular, 954

Confrontação
campo visual de, 726
teste de, 726
Conjuntivite
alérgica, 154
bacteriana, 158
aguda, 148
crônica, 149
hiperaguda, 147
com molusco contagioso, 152
flictenular, 179-180
organismos ligados à, 179
folicular, 150, 290
lenhosa
diagnóstico, 175
epidemiologia, 175
fisiopatologia, 175
histórico, 175
tratamento, 177
medicamentosa, 158
papilar gigante, 879
tratamento, 163
pelo vírus Epstein-Barr, 152
tóxica, 158, 879
virais, 150
Conjuntivomullerectomia, 59
Contaminação, 11
Contraste, sensibilidade ao, 727
Contratura, 639
Contusão
inflamação e, 925
ocular, 925
Corantes, 328
Coriorretinite esclopetária, 933
aspecto fundoscópico, 933
prognóstico, 933
quadro clínico, 933
tratamento, 933
Coriorretinopatia central serosa, 541
Coristoma, 271
epibulbar, 254
Córnea, 116
com astigmatismo
irregular, 132
regular, 131
de centro esférico, 131
depósito e pigmentações da, 267-269

Índice Remissivo

depressão da, 373
distrofias de, 218228
doenças da, 193-239
edema de, 233
"esférica", 131
espessura da, métodos clínicos para avaliação, 129
farinácea, 242
inferior, corando com fluoresceína, 183
infiltrados de, 883
micropunctura da, 295
microscopia
   confocal *in vivo* da, 135-138
     especular de, 125
normal, exame da, 136
plana, 253
topografia de, 131-134
verticilata, 264
Cornea Coherence Tomography (OCT), 143
Corno cutâneo, 70
Coroide
   distrofia de, 573
   rotura de, 937
   Coroideremia, 574
Coroidite
   multifocal, 436
   não infecciosas, 435
   serpiginosa, 435
Coroidopatia
   hipertensiva, 508
   interna puntacta, 436
Corpo
   de Hassal-Henle, 241
   estranho
     intralenticular, 921
     intraocular, 929
      conceito, 929
       exames complementares, 929
       prognóstico, 929
       propedêutica, 929
       tratamento, 930
       ultrassonografia ocular, 954
     metálico impactado na retina, 930
     retro-ocular, ultrassonografia ocular, 954
   Corticosteroide, 161
Corynebacterium sp., 120
"*Cover-uncover test*", 618
Criança
   com baixa visão
     avaliação oftalmológica da, 713
     características da, 713
   refração em, 801
Crioterapia, 48
Criptoftalmo, 252
Cristal na córnea, 263
Cristalinas, 302, 303
Cristalino
   anatomia do, 201-303
   em reabsorção, ultrassonografia ocular, 946
   intumescência do, 379
   luxado, ultrassonografia ocular, 944
   subluxado, ultrassonografia ocular, 944
   Critério
     de Anderson para defeito glaucomatoso mínimo, 361
     de Polo, 362
Cromóforo amarelo, 312
Cross-hatching, 92
Cross-linking, 236
Cross-radial, 92
Cruzamentos arteriovenosos patológicos, 509
Crystalens®, 314

D

Dacriocintilografia, 99
Dacriocistite aguda, 106
Dacriocistografia, 98
Defeito (s)
   granulomatoso mínimo, critérios de Anderson para, 361
   que envolvem lamela anterior, técnicas cirúrgicas para, 73
Deficiência
   de vitamina A, 281
   de vitamina C, 282
   visual, definições e epidemiologia, 709
Deficiência visual, na categoria H54, 710
Degeneração (ões)
amiloide, 244
   calcárea, 234
   conjuntivais, 248
   corneal (is), 241
   senil, 246
   em mosaico, 242
   em paliçada, 596

em pedra de calçamento, 596
em treliça, 596
esfenoidal, 243
hialina, 245
lipídica, 245
lattice, 596
macular
   exsudativa, 536
   relacionada à idade, 535
   seca, 535
marginal
   de Terrien, 245
   pelúcida, 132
nodular de Salzmann, 244
pelúcida marginal, 227
reticular de Koby, 247
vitreorretinianas hereditárias, 577-583
vitrorretiniana
   de Goldmann-Favre, 581
   de Wegener, 580
   em flocos de neve, 581
Dellen, 246, 247
Demodex, 184
Densidade endotelial, 126
Depósitos na lente de contato, 893
Derivado
   da fibrina, 293
   do cianoacrilato, 293
Dérmato-ceratoconjuntivite atópica, 156
Dermoide, 271
   epibulbar, 254
   perilimbar, 272
Dermolipoma, 272
   típico, 273
Descolamento
   da membrana de Descemet, 140
   de Descemet, 332
   de retina, 595
     exsudativo, 596
     lesões predisponentes a, 595
     regmatogênico, 596
     tracional, 596
     ultrassonografia ocular, 957
   do vítreo posterior, 589
   seroso da retina, 508
Desinfecção
   por peróxido de hidrogênio, 893

química, 893
térmica, 893
Deslocamento
de coroide, ultrassonografia ocular, 959
   vítreo posterior, ultrassonografia ocular, 949
   Desnutrição, 281
Desordem(ns)
   de Cones, 567
   do metabolismo
     de carboidratos, 264
     lipídico, 264
     mineral, 264
     proteico, 263
   do metabolismo proteico, 263
   dos aminoácidos, 263
Diálises, 595
Diérese, 11
Diplopia, 774
Disco
   deslocamento do, 831
   óptico, hemorrgia do, 362
Disfunção da glândula de Meibomius, 181
Disrupção da malha trabecular, 926
Distiquíase
   diagnóstico, 47
   tratamento, 47
Distrofia (s)
   corneal (is), 140
     endotelial congênita, 226
   coroidal areolar central, 573
     difusa, 574
     peripapilar, 573
   cristalina
     de Bietti, 223
     central de Schnyder, 223
   da camada de Bowman, 219
   da membrana basal do epitélio, 219
   de Avelino, 141, 222
   de córnea, definição, 218
   de coroide, 573
   de EPR, 569
   de Fuchs, 224
   dos fotorreceptores, 567
   endotelial, hereditária congênita, 225
   epitelial de Meesman, 218
   estromais, 219
   gelatinosa em gota, 222

granular, 220
lattice, 221
macular, 221
    cistoide dominante, 570
    da Carolina do Norte, 570
miotônica, 58
nebulosa central de Francois, 223
polimorfa posterior, 223
progressiva de cones, 567
viteliforme, 569
Distrofia-padrão, 560
Divergência vertical dissociada, 625
Dobras meridionais, 596
Doença (s)
    da arranhadura do gato, 413
    da conjuntiva
        alergia ocular, 153-164
        ceratoconjuntivite
        cicatriciais, 171-174
            límbica superior, 169-170
        conjuntivite (s)
        bacterianas, 147-149
            flictenular, 179-180
            lenhosa, 175-178
            virais, 150-152
        tracoma, 165-168
    da córnea
        ceratite(s)
            bacterianas, 193-193
            fúngica, 205-209
            intersticial, 214-216
            parasitárias, 210-213
            superficial de Thygeson, 231-232
            ulcerativa periférica, 237-239
            virais, 198-204
        ceratopatia neurotrófica, 229-230
        distrofias de córnea, 218-228
        edema de córnea, 233-235
        erosões recorrentes, 217
    de Basedow-Graves, 640
    de Behçet, 425
        critérios diagnósticos, 426
    de Coats, 519
        classificação, 520
        diagnóstico diferencial, 520
        ultrassonografia ouclar, 953
        tratamento, 520

    de Eales, 533
        estágios da, classificação, 533
    de Lyme, 215
    de Norrie, 578
    de Oguchi, 568
    de Stargardt, 569
    inflamatória da episclera e da esclera, 257
    metabólicas, 263-265
    Dor nos olhos, 774
Downshoot, 639
Drenagem
    cirúrgica do linfangioma orbitário, 470
    linfática das pálpebras, 7
Drusa
    de disco óptico, 690
    familiares dominantes, 570
Dscolamento do vítreo posterior, ultrassonografia
Dsfunção da glândula de Meibomius, 181
    estágios, 182
Dysport ®, 653

E

E isolado, 778
Ectasia corneal, 826, 832
Ectoscopia, 97
Ectrópio
    adquirido, 35
    cicatricial, 36
    congênito, 35
    de etiologias senil + cicatricial, 37
    involucional, 35
    mecânico, 36
    paralítico, 36
    senil, 35
Edema
    de córnea, 233
    de Berlin
        conceito, 935
        diagnóstico, 936
        etiologia, 935
        prognóstico, 936
        quadro clínico, 935
        de córnea, 140, 233
        causas, 234
    do disco óptico, 509
    macular cistoide, 336, 545

causas, 545
conceito, 545
diagnóstico, 545
quadro clínico, 545
Efeito prismático, 799
Elasticidade, 327
Elevação
bitemporal, 64
coronal, 64
de rugas da fronte, 64
do supercílio
tipos de incisões para, 64
pretriquial, 64
Embriotóxon posterior, 254, 255
Endoftalmite, 459
bacteriana com hipópio, 592
conceito, 591
etiologia, 591
por pseudomonas, 592
pós-cirúrgica aguda, 592
prognóstico, 593
propedêutica, 592
seguimento, 593
trataemnto, 592
ultrassonografia ocular, 952
Endoscópio nasal rígido, 98
Endotélio corneal, 118
Endotelite, 200, 201
Energia radiante, 913
Entrópio
adquirido, 31
congênito, 31
Envelhecimento, proteínas solúveis e o, 303
Enxerto
cutâneo, 73
de cartilagem auricular, 74
de pele retroauricular, 494
lamelares de córenea e esclera, 294
tarsoconjuntival, 74
Epibléfaro, 31
Epífora, 101
Epinefrina, 268
Episclerite, 261
Epitélio, 116
acantótico, 273
Epiteliopatia pigmentar polacoide multifocal posterior aguda, 435

Eritema multiforme maior, 172
Erosão (ões)
macroforme, 217
microforme, 217
recorrentes, 217
Erro
amostral, 127
biompétrico, 336
Escação papilar detectável, ultrassonografia ocular, 948
Esclera, alterações da, 141
Esclerite
anterior, 257
difusa, 257
necrotizante
com inflamação, 258
sem inflamação, 258
nodular, 258
posterior, 258
ultrassonografia ocular, 952
Esclerocerauveíte, 404
Esclerocórnea, 254
Escleromalácia perfurante, 258
Esclerotomia não penetrante, 367
Escorbuto, 282
Esotropia
adquirida progressiva associada à alta miopia, 617
congênita, 612
Espasmo (s)
faciais, 87-90
hemifacial, 88, 89,684
Espátula de Kimura, 121
Espondilite anquilosante, 423
Espondiloartrite soronegativa, 421
Estabilizador da membrana de mastócitos, 160
Estadiamento Ann Harber, 478, 479
Estafiloma
posterior, 564
ultrassonografia ocular, 946
estática, 785
Estímulo sensorial, 350
Estojo da lente, limpeza do, 891
Estrabismo (s), 791
associado com ptose, 59
farmacologia no, 653
paralíticos, 629
restritos, 639

Estrela macular, 413
Estria (s)
   angioides, 555
      olho direito com, 556
   de Siegrist, 508
Estroma lamelar, 117
Estúdio ideal, modelo, 20
ETDRS (*Early Treatment Diabetc Retinophaty Study*), 725
Exame
   de verificação, 785
   externo, 775
   refratométrico, 773
Exérese do tumor, 479
Exotropia, 621
   intermitente, 621
   permanente, 621
   tratamento, 622
Explante
escleral, ultrassonografia ocular, 956
   de lente intraocular, 320

F

Facodonese, 333
Facoemulsificação
   parâmetros, 307, 308
   técnica, 307
   ultrassom, 309
Fanning, 92
Fármacos
   penfigoide cicatricial induzido por, 290
   toxicidade e hipersensibilidade a, 289-291
Farmacologia no estrabismo, 653
"Farol de neblina", aspecto de, 399
Fasanella Servatt, 59
Fáscia lata
   passagem na pálpebra, 62
   retirada, 62
Fatura da órbita, 903
Fechamento angular, 370
Fenol vermelho, 183
Fenômeno
   de Bell, pesquisa do, 57
   de Marcus Gunn, pesquisa do, 57
Fenotiazidas, 560
Ferida em zigue-zague, 908
Ferro, 268

Fibras lenticulares, 301
Fibrina, derivados da, 283
Fibrose congênita de músculos extraoculares, 639
Filme lacrimal, 58, 115
   avaliação, 158
   osmolaridade do, 191
   tempo de ruptura do, 190
FineVision®, 315
Fios (s)
   de náilon, 13
   de sutura, 12
      absorvíveis de origem sintética, 13
      seleção de, 14
   não absorvíveis, 13
Flacidez palpebral, avaliação da, 39
Flap
   endotelial, 332
   no LASIK, avaliação, 144
Flare, 86
Flictênulas, 179
   de córnea, 179
Flictenulose, 179
Floaters, 436
Fluorouracil, 494
Folha de acetato amarelo sobre o texto, 741
Fórmula
   biompétrica, 321
   para determinar o poder da lente intraocular, 322
Fórnice inferior, encurtamento do, 171
Fosseta
   de Herbert, 165
   límbicas de Herbert, 172
Fotocoagulação com *laser*, 48
Fotodocumentação, 10
Fotografia
   com distância
      adequada, 20
      muito próxima ao objeto, 20
   digital como prova documental, 23
   frontal incorreta, 21, 22
   oblíqua esquerda correta, 23
Fotorreceptores, distrofias dos, 567
Fragilidade zonular, 333, 922
Fratura
   de órbita, 640, 903-905
   exames diagnósticos da, 904
      tratamento do paciente com, 904

Free cap, 827
Fronte, estrutura da, 7
Frosted angiitis, 408
Função lacrimal, testes específicos para o diagnóstico da, 189
Fundo
    de olho, 812, 903
    albino, 587
    tigroide, 563
    xeroftálmico, 282
Fundus albipunctatus, 568
Fungo (s)
    filamentosos, 121, 205, 206
    leveduriforme, 121, 205
Fusarium solani, 121

G

Ganchos, 328
Gerontóxon, 241
Glândula (s)
    acessórias
        de Krause, 6
        de Wolfring, 6
    de Meibomius, 116
        disfunção da, 181
        expressão das, 185
        orifícios da, 185
    de Moll, 3
    de Zeiss, 3
    lacrimal
        porção palpebral da, 483
        tumores da, 483-485
        tumores epiteliais da, 483
    sebáceas, carcinoma de, 68
Glaucoma, 923
classificação, 353
    congênito, 254
        primário, 385
    da infância
        congênito primário, 385-388
        do desenvolvimento, 389-391
    de ângulo
        aberto, 353, 382
        fechado, 353, 382
    definição, 353
    do desenvolvimento, 389
    faocoanafilático, 927
    focolítico, 380
    focomófico, 927
    hemolítico, 927
    hemossiderótico, 927
    induzido pela lente, 927
    neovascular, 381
    pigmentar, 378
    por células-fantasmas, 927
    por deslocamento do cristalino, 927
    por intumescência do cristalino, 379
    por partículas lenticulares, 927
    primário
        de ânguilo fechado, 369-375
            classificação, 370
            definição, 370
            fatores de risco, 369
        de ângulo aberto, 355-368
    pseudoexfoliativo, 377
    secundários, 377-383
        à uveíte, 382
Glicose, metabolismo da, 302
Glioblastoma, 488
Glioma
    de nervo óptico, 487-489
        ultrassonografia ocular, 964
    óptico maligno, 488
Goniofotograia, 383
Gonioscopia, 371
    direta, 363
Gordura
    bolsa de, 5
    "de carneiro", 403
    retro-orbicular, 5
    suborbicular, 5
Granuloma
    de íris, 431
    piogênico, 70, 71
    por toxocaríase, ultrassonografia ocular, 951
Granulomatose de Wegener, 237
Gutatta no endotélio corneal, 224

H

HAART (Terapia antirretroviral altamente ativa), 408
    manifestações oculares com o a, 410
Haemophilus sp., 120
Haze, 825, 832
Hemangioma

Índice Remissivo

capilar, 461, 467
    criança com, 467
cavernoso, 468
circunscrito de coroide, ultrassonografia ocular, 960
Hemangiopericitoma, 470
Hematocórnea, 268
Hemoblobinopatia
    achados clínicos, 521
    diagnóstico, 524
    fisiopatologia, 521
    fotocoagulação a *laser*, 524
    terapia antiangiogênica, 524
    tratamento, 524
    hemorragia de *salmon patch*, 522
Hemorragia
    do disco óptico, 362
    subconjuntival, 151
    vítrea, 599
    vítrea e sub-hialoídea, ultrassonografia ocular, 949
Hérnia
    de íris, 332, 909
    de vítreo, 909
    Herpes simples, 151
Herpes-vírus humano 8, 119
Herpes-zoster ocular, 202
Hialoidose posterior descolada, tomografia de coerência óptica, 547
Hialose asteroide, ultrassonografia ocular, 950
Hialuronidase, 25
Hiding Heidi Low Contrast, 727
Hidrofílicos, 844
Hidropsia aguda, 225
Hidroxicloroquina, 559
Hidróxido
    de amônia, 911
    de cálcio, 911
    de sódio, 911
Hidroxietil metacrilato, 843
Hifema, 918, 926
classificação, 918
    definição, 918
    grau I, 918
    propedêutica, 918
    ressangramento, 918
    total, 918
    tratamento, 919
Higiene
    das mãos, 891
    ocular, 891
    palpebral, 186
Hiperemia ocular, em paciente com hipóxia corneal aguda, 881
Hipermetroipização, 322
Hipermetropia, 801
Hiperplasia
    do ERP, 596
    linfoide benigna, 278
Hipertensão
    arterial, etiologia da, 507
    intracraniana idiopática, 693
    ocular traumática, 925
Hipertrofia do ERP, 596
Hipópio, 425
Hipóxia corneal, 881
Histerese da córnea, 358
Hordéolo, 29

I

Iconoteca, 137
Iluminação, controle da, 740
Imagem, magnificação da, 729
Implante (s)
    de drenagem, ultrassonografia ocular, 948
    refrativos, 145
Impregnação, 267
    dos vasos retinianos, 515
Imunomoduladores, 192
Incisão, 11
Inclusão, apoio à, 765
Indometacina, 268
Inervação
    motora responsável pelo fechamento das pálpebras, 8
    sensitiva palpebral, 8
Infância
    galucomas da, 385
    miopia na, correção, 802
    tumores de órbita na, 461-463
Infecção por *Neisseria gonorrhoeae*, 193
Infiltração sublesional, 279
Infiltrados, 825
    corneais (de córnea), 151, 851, 883
Inflamação ocular, controle da, 192

Integridade ocular, técnicas de manutenção da, 293-297
Interferometria do filme lacrimal, 183
Intervalo lúcido de Vogh, 241
Intervenção precoce, 759
Invasão epitelial, 927
Iridociclite, 417
Iridodiálise traumatica, 916
Iridotomia a *laser*, 373
Íris
   anomalia na síndrome de Axenfeld-Rieger, 389
   "bombé", 383
   "em tomate", 382
   granuloma de, 431
   hérnia de, 332, 909
   hipocronia de, 664
   lesões de, 921

J

Junção mucocutânea, 185

L

Laceração (ões)
   de canalículo, 83
   do tendão cantal medial e lateral, 83
   palpebrais
      abordagem, 81
      profilaxia, 81
      quadro clínico, 81
      tratamento cirúrgico, 82
   profundas, 82
   superficiais, 82
Lacquer cracks, 564
Lacrimejamento, 98
Lagoftalmo paralítico
   conceito, 51
   diagnóstico, 52
   epidemiologia, 51
   etiologia, 51
   prognóstico, 52
   quadro clínico, 51
Lágrima, estrutura da, 115
Lâmpada de fenda, exame de biomicroscopia em, 912
Lantanoprosta, 365
Larva Migrans Ocular (LMO), 415
Laser de femtosegundo, 329

   princípios gerais, 837
   Lea Symbols para longe, 725
Lei de Herning, 629
Leito residual, avaliação, 144
   multifocais, 314
Lente(s), 302
   de Barkan, 363
   de cointato, 731
   de contato
      anatomia e nomenclatura, 841
      complicações na adaptação de, 879
      cosméticas, 876
      exame prévio do candidato ao uso de, 853
      gelatinosas
         adaptações de, 855
         indicações, 851
         manutenção, limpeza e desinfecção de, 891
         tóricas, adaptação de, 857
      indicações e contraindicações, 850
      intraoculares
         acomodativas, 313
         ajustável pela luz, 312
         amarelas, 312
         bifocais, 314
         com cromóforo amarelo, 312
         esféricas, 313
         monofocais não adaptativas, 314
         suplementadas, 315
         tóricas, 311
      limpeza das, 891
      materiais e desenhos, 843
      na afacia, 872
      na presbiopia, adaptação de, 859
      no ceratocone, adaptação, 864
      pós-cirurgia refrativa, adaptação, 867
      pós-transplante de córnea, 870
      princípios básicos das, 841
      rígidas
      adaptação, 861
         manutenção, limpeza e desinfecção, 895
         soluções de multiuso para, 895
         terapêuticas, 235, 874
      usuários com atopia prévia, 884
      versus olho seco, 886
   de Goldmann, 363
   de Koeppe, 363
   de Sussman, 363

de Worst, 363
de Zeiss, 363
explante de, 320
intraoculares, implantação de, 347
lenticular, 847
premiuns, 330
transparência da, 302
Lenticone anterior, 343
Lentigo maligno, 492
Leque, 92
Lesão
conjuntiva tipo *"salmon patch",* 475
corneal, 179
em estrela, sutura de, 908
sutura de, 908
de íris, 922
no palato, 462
nodular na conjuntiva perilímbica, 142
poligonais acinzentadas, 223
químicas, 921
umbilicadas, 152
Leucoma
central denso, 256
cicatricial de córnea, 145
Lid lag, 51
Lift endoscópico, 63
Ligamento de Whitnall, 5
Light adjustable lens, 312, 313
Limbo, 118
com aspecto gelatinoso, 155
Limpadores
enzimáticos, 892
surfactantes, 892
Lincoff, regras de, 596
Linfangioma, 462, 468
na conjuntiva bulbar inferior do olho direito, 462
orbitário, drenagem cirúrgica do, 470
ultrassonografia ocular, 963
Linfoma
de Hodgkin, 477
estadiamento, avliação, 478
do saco lacrimal, 109
dos anexos oculares, 473-481
ultrassonografia ocular, 963
Linha (s)
de Schwalbe, 363
de Arlt, 166

de Dalgleisch, 267
de ferro, 245
de Ferry, 245
de Ferry, 267
de força, 11
de Stähli-Hudson, 245, 267
de Stocker, 245, 267
pigmentadas da córnea, 267
Lisamina verde, 191
Lisozima sérico, 433
Lubrificação ocular, 191
Lupas
de apoio, 736
manuais, 736
Luz
fluorescente, 740
halógena, 740
incandescente, 740
transmissão de, controle da, 740

M

Macroaneurisma arterial de retina, 531
Mácula cereja, 512
Maculopatias tóxico-medicamentosas, 559
Malha trabecular, disrupção da, 926
Mancha
café com leite, 487
de Bitot, 282
de Elschnig, 508
de Forster-Fuchs, 565
Margem da pálpebra, 3, 184
Mean deviation, 568
Megalocórnea, 253
Meibomiografia, 186
Melanocitose ocular, 276
Melanoma
conjuntival, 277
cutâneo, 68
de conjuntiva, 277
de coroide, ultrassonografia ocular, 960
de pele, 493
irido-cílio-coroidal, ultrassonografia ocular, 960
metástases de, 493
perilímbico, 277
uveal, 453
Melanose

adquirida primária, 276
endotelial, 267
epitelial, 267
Membrana
   de Bowman, 117
   de Descemet, 117
   epirretiniana, 553
   lenhosa, 176
   neovascular sub-retiniana, 564
Meningite
   por contiguidade, 459, 13
Menisco lacrimal inferior, medida do, 182
Mercúrio, 268
Mersilene, 13
Metal, ultrassonografia ocular, 954
Método de notação do nistagmo, 704
Miastenia
   grave, 634, 677
   gravis, 58
Microbiologia ocular, 119-123
Microcistos iuntraepiteliais, 218
Microcórnea, 253
Microftalmo, 252
Micropunctura
   da córena, 295
   na ceratopatia bolhosa, 295
Microscopia
   cinfocal *in vivo* da córnea
     aplicações clínicas, 136
     panorama histórico, 135
     sistemas atuais em uso clínico, 135
     técnica de exame, 136
   confocal, 207
     especular, 234
       de córnea, 125
Microscópios especulares
   automatizado, 126
   de córnea, 125
   de não contato, 126
   não automatizaado, 126
   semiautomatizado, 126
Midríase
   medicamentosa, 658
   pobre, 332
"Minnesota Kow Vision Reading Test", 725, 726
Miopatia, 58
   ocular de von Graefe, 681

patológica, 563
Miopia, 789
Mioquimia palpébral, 88
Miosiste orbitária, 634
Mióticos, 365
Mitomicina C, 162
Monocromatismo dos cones, 567
Moraxella sp., 120, 149
Motilidade ocular
   avaliação, 716
   extrínseca, 57
Movimentos oculares, 903
Mucina, camada da, 115
Mucocele, ultrassonografia ocular, 962
Músculo
   corrugador do supercícilo, 7
   de Müller, 37
   "deslizado", 635
   faciais, 87
   frontal, 7
   levantador da pálpebra superior, função do, 58
   orbicular do olho, 4
   perdido, 635
   prócero, 7
Mustardé lid-switch flap, 78
Mycobacterium, 120

N

Nanoftalmia, ultrassonografia ocular, 947
Nanoftalmo, 252
Necrose aguda de retina, 411
Neisseria meningitidis, 147
Neoplasia
   da superfície ocular, 275
   de células linfoides
     B maduras, 476
     precursoras, 476
     T e NK maduras, 476
Nervo
   óptico, glioma de, 487-489
   trigêmeo, 669
Neurite
   óptica, 695
     isquêmica aguda artrítica e não aterítica, 699
   óptico-compressiva, 459
Neurofibroma, 489

plexiforme, 489
Neurofibromatose, 391
Neurorretinite, 413
Neurossarcoidose, 433
Nevo de conjuntiva, 276
Nictalopia, 282
Nistagmo, 121, 649
   método de notação do, 704
   neuro-oftaslmológico, 703
Nocardiaz, 121
Notch, 359
Null position, 704

O

Óbita, tumores vasculares da, 467-471
Obstrução
   congênita da via lacrimal, 101-102
   lacrimal adquirida
      agentes etiológicos, 104
      causas, 104
      cuidados pós-operatório, 105
      diagnóstico, 103
      quadro clínico, 103
      tratamento, 104
Oclusão (ões)
   arteriais da retina, 511
   da artéria central da retina, 512
   de ramo da veia central da retina, 513
   vasculares da retina, 511513
Ocular Response Analyzer, 358
Ocular Trauma Score (OTS), 902
acuidade visual final pelo, 902
   variantes e pontos para cálculo do, 902
      Oculoplástica, anestesia em, 25-28
Óculos, 731
Oftalmopatia
   de Graves, 445
   distireoidiana, ultrassonografia ocular, 964
      Oftalmoplegia externa progerssiva crônica, 681
Oftalmoscopia confocal a *laser*, 359
Olho
   crescimento do, 801
   direito com estrias angioides, 556
   doloroso crônico, 285
   músculo orbicular do, 4
   seco, 158
   história clínica, 189
   tratamento cirúrgico, 192
   versus lente de contato, 886
   Opacidade (s)
congênita central da córnea, 390
corneais, 140
   avaliação, 144
Operação de Yamada, 618
Ora bays, 596
Órbita
   fratura da, 640, 903
   tumores vasculares da, 467-471
Orbitopatia de Graves, 85
   classificação, 447
   diagnóstico, 446
   fatores de risco, 445
   paciente com, 448, 449
   patogênese, 445
   quadro clínico, 445
   tratamento, 447
Orbscan, 812
   aspectos básicos, 817
   Orthomyxovirus, 120
Osmolaridade lacrimal, medida da, 183
Osteoma de coroide, ultrassonografia ocular, 962
OTS (*Ocular Trauma Score*), 902
Ouro, depósitos de, 268

P

Padronização fotográfica
   câmeras e lentes, 19
   cenário de fundo, 20
   consentimento, 20
   fotografia digital como prova documental, 23
   iluminação, 19
   preparo e posicionamento do paciente, 20
Palato, lesão no, 462
Pálpebra
anatomia acirúrgica das, 3
   bolsa de gordura das, 6
   drenagem linfática das, 7
   lamela da, 4
   margem da, 3, 4
   musculatura da, 4
   tendões da, 4
   tumores das, 491-496

Pannus fibroso, 243
Papila gigantes, 154, 884
na conjuntiva, 156
   ressecção das, 162
Papiledema, grau 5, 689
Papiloma, 69, 273, 492
Papovavírus, 120
Paquimetria, 129-130, 234, 357, 812
Paracentese da câmara anterior, 373
Parafina, 91
Paralisia óculo-simpática, 658
Paralisia
  de Bell, 36
    incidência, 51
  de III nervo, 657
  do III par, 60
  do IV nervo, 668
  do músculo reto lateral esquerdo, 630
  do nervo oculomotor, 59
  do nervo trigêmeo, 229
  do V nervo, 669
  do VI nervo, 670
  do VII nervo, 671
  do II nervo, 667
  supranucleares, 633
Paramyxovirus, 120
Paresia oculomotora, 629
Pascal Dynamic Contour, 358
"Pata de caranguejo", imagem, 132
Patanol, 161
Patch de córnea na esclera e na córnea, 294
Patch test, 159
Pé torto congênito, 646
Peau d'orange, 556
Pele
  linhas mínimas representativas de tensão de, 11
  melanoma de, 493
  palpebral, 3
Penfigoide
  cicatricial induzido por fármacos, 290
  ocular cicatricial, 172
Perda vítrea, 334
Perfuração
  autosselantes, 907
  corneal, 831, 907
    puntiforme com sinal de Sie positivo, 907
      tratada com cola de cianoacrilato, 907

  da lamela, 831
  não autosselantes, 907
  oculares, 907
  perfurações oculares, 907
    Perimetria
  azul-amarelo, 362
  acromática convencional, 361
  de dupla frequência, 362
  flicker, 363
Perímetro Humphrey, 361
Peróxido de hidrogênio, 892
Persistência do vítreo primário hiperplásico, 577
Pexia através da incisão da blefaroplastia, 63
Phthisis bulbii, 243
Picornavírus, 120
Pigmentação da conjuntiva, 156
Pinguécula, 248
Pisos táteis, 746
Placa
  de Hollenhorst, 511
  leucoplásica, 274
Plásticos, 843
Pleomorfismo, 127
Plica semilunaris, 277
Plugs, 107
Poder
  dióptrico, 855
  refrativo da córnea, cálculo, 144
Polarimetria de varredura a *laser,* 360
Poliamida, 13
Polidores de cápsula, 329
Poliéster, 13
Polietileno, 14
Polímero sintéticos, 13
Polimetilmetacrilato (PMMA), 843
Polinômio de Zernike, 835
Poliolefina, 13
Polipropileno, 13
Ponto (s)
  de Horneer-Trantas, 155
  lacrimais, oclusão dos, 53, 295
Poxvírus, 120
Prancha com plano inclinado como apoio de leitura, 740
Prata, 268
Preenchimento
  classificação, 91

facial, 9194
    complicações, 93
    histórico, 91
    preparo, 92
    técnica de aplicação, 92
Prega epicantal medial, 44
Preparações tópicas oftalmológicas, 289
Pré-reconstrução palpebral, avaliação, 73
Presbiopia, 793
Prescrição óptica, 791
"Pré-slice», 922
Pressão intraocular, medida da, 357
Prick test, 158
Prisma de lastro, 847
PRK
    com mitomicina C, 821
    contraindicações, 821
    pós-operatório, 821
    resultados da cirurgia, 822
    Procedimentos ciclodestrutivos, 367
Processos infecciosos, 832
Produto de limpeza da lente, reação alérgica ao, 886
Programa de intervenção precoce, 761
Prolene, 13
Propionibacterium acnes, 120
Proptose, 475
Proteína(s)
    estruturais, 303
    solúveis, 303
Protocolo de Beard nas ptoses congênitas, 60
Pseudodendritos, 203
Pseudofacia, ultrassonografia ocular, 944
Pseudofossetas, 155
Pseudogerontóxon, 156
Pseudomembrana, 150
Pseudomonas aeruginosa, 120
Pseudoplasticidade, 327
"Pseudópodes like", 573
Pseudoptose, 57
Pterígio, 133, 248
Ptose, 663
    aponeurótica, 59
    associada à enxaqueca oftalmoplégica, 59
    classificação da, 58
    complicações da correção da, 62
    congênitas, protocolo de Beard nas, 60
    contralateral, compensação de, 86

de supercílio
    avaliação pré-operatória, 63
    histórico, 63
    indicação cirúrgica, 63
do músculo levantador da pálpebra superior, 82
involucional, 60
mecânica, 59
miogênica, 58, 60
neurogênica, 59
palpebral, 476
pós-trauma, 59
Pulso ocular, amplitude do, 358
Punções seriadas, 92
Pupila (s)
    avaliação neuro-oftalmológica, 657
    de Argyll Robertson, 662
    exame das, 58
    tônica de Adie, 658

Q

Queimaduras oculares, 911
    classificação, 914
    conceito, 911
    etiologia, 911
    patogenia, 911
Queloide
    corneal, 247
    formação de, 41
Quick time, 678

R

Rabdomiossarcoma, 462
Rabeculectomia, 374
Radiação
    ionizante, 921
    ultravioleta, 921
Raspado conjuntival, 158
RAST (*radio allergo sobent test*), 159
Reação alérgica ao produto de limpeza da lente, 886
Recesso angular, 926
Recobrimento conjuntival, 294
Reconstrução palpebral, 73-80
Recurso (s)
    não ópticos, 739
    ópticos, vantagens e desvantagens, 737
    tecnológicos, 739

Reepitelização, retardo na, 825
Refletividade normal do epitélio pigmentar da retina, interrupção da, 938
Refração, 717
   entre funções visuais e visão funcional, 723
   vícios de, 789
   Refratometria, 785, 801
Regra de Lincoff, 596
Ressonância magnética, 99
Retalho (s)
   cutâneo, 74
   de rotação facial de Mustardé, 77
   em ponte de Cutler-Beard, 78
   glabelar, 79
   invertido de Mustardé, 78
   miocutâneos, 74
   semicircular de Tenzel, 75
Retina
   descolamento de, 595
   macroaneurisma arterial de, 531
   necrose aguda de, 411
   oclusões vasculares da, 511-513
   roturas de, 601
Retinite por citomegalovírus, 408, 410
Retinoblastoma, ultrassonografia ocular, 958, 959
Retinoblastoma, 451
   classificação internacional do, 452
Retinocoroidopatia de Birdshot, 436
Retinografia colorida, 501, 542
Retinopatia
   da prematuridade
      classificação, 528
      epidemiologia, 527
      fisiopatologia, 527
      ultrassonografia ocular, 957
   de Valssalva, 607
   diabética
      classificação, 502
      conceito, 499
      diagnóstico, 500
      epidemiologia, 499
      fatores de risco, 499
      fisiopatologia, 500
      proliferativa, 502
      seguimento, 502
      tratamento, 502
   hipertensiva
      achados fundoscópicos, 508
      classificação, 509
      conceito, 507
      diagnóstico diferencial, 510
      epidemiologia, 507
      fisiopatogenia, 507
      hipertensão arterial, etiologia da, 507
      propedêutica, 509
      quadro clínico, 508
      tratamento, 510
   proliferativa, 523
   zonal externa aguda oculta, 437
Retinosquise
   congênita, 582
   foveal, 582
   ultrassonografia ocular, 955
   Retração palpebral, 85-86
Retrovírus, 120
Revestimento tecidual, 327
RGP (Rígidas Gás-permeáveis), 843
Rima palpebral, transposição, 59
Riquetsia, 120
Rosa bengala, 191
Rotura
   de coroide, 937
      antiga, 940
      com hemorragia intrarretínica, 939
      conceito, 937
      diagnóstico, 937
      etiologia, 937
      quadro clínico, 939
      tratamento, 938
   de retina, 601
   "em ferradura", 601
   em ferrdura, 595
   flap, 595
   retínicas, 595
      ultrassonografia ocular, 955
      Rubeosis iridis, 516
Ruptura de cápsula posterior, ultrassonografia ocular, 945

S

Sacroileíte, 422
Salmon patch, 475
Sarampo, 120
Sarcoidose, 431

angiofluoresceinografia na, 432
    de pele, 432
Sarcoma de Kaposi, 69, 277, 278, 493
Schwannoma
    de nervo óptico, 488
    maligno, 488
Secretagogos, 192
Seda, 13
Seidel positivo, 334
Seio cavernoso, síndrome do seio cavernoso, 673
Sensibilidade
    ao contraste, 727
    corneal, diminuição da, 832
Septo orbitário, 5
Sequência de Möbius, 645, 636, 648
Shear rate, 327
Siderose, 268
Sífilis
    adquirida, 214
    congênita, 214
    diagnóstico, 401
    quadro clínico, 401
    tratamento sistêmico da, 215
    tratamento, 401
Sinal
    de Allen, 550
    de blefarite, 190
    de Gunn, 509
    de Hoyt, 361
    "de marionete", 26
    de Salus, 509
    de Watzke, 550
    do pirulito listrado, 927
Síndrome (s)
    da recuperação imunológica, 410
    da imunodeficiência adquirida, 407-410
    de Axenfeld-Rieger, 389
    de Brown, 639
    de Ciancia, 611
    de Cogan, 216
    de dispersão pigmenar, 378
    de Duane, 644, 645
    de Fraser, 252
    de Horner, 59, 60, 663
    de Marcus Gunn, 59
    de Purtscher, 605
    de Stevens-Johnson, 172
    de Stickler, 580
    de Stilling-Turk-Duane, 643
    de Sturge-Weber, 391
    do seio cavernoso, 673
    do uso excessivo, 881
    dos múltiplos pontos brancos evanescentes, 436
    estrabismológicas especiais, 643
    ocular isquêmica
        conceito, 515
        diagnóstico, 515
        epidemiologia, 515
        quadro clínico, 515
        tratamento, 516
    panuveíte, 436
    Ramsay-Hunt, 36
Sinéquias, 382
Sínquise cintilante, ultrassonografia ocular, 952
Sistema
    arterial palpebral, 6
    de desinfecção clínica, 893
    de videomagnificação, 741
    músculo aponeurótico, 5
    químico de solução de multiuso, 892
    telemicroscópicos, 737
    venoso paplpebral, 7
Slit beam sign, 549
Sobrerrefração, 862
Soda cáustica, 911
Solução (ões)
    de multiuso, 892
    lubrificantes, 894
    umidificantes, 894
    viscoelásticas, 327
Soro autólogo, 192
Staining, 515
Staphylococcus
aureus, 120
    epidermidis, 120
Streptococcus sp., 120
Subluxação temporal inferior, 922.
Sulco palpebral superior, 3, 43, 58
Supercílio
    elevação do
        direta, 64
        incisões para, 64
    estrutura do, 7
    ptose de, 63

Superfície ocular, anatomia, histologia e fisiologia da, 115
Suspensão frontal, 61
Sutura (s), 11
   absorvíveis de origem animal, 12
   contínua simples, 16
   da margem palpebral, 84
   de chuleio, 16
   de Donatti, 14
   de lesão corneal, 908
   de Sultan, 15
   direta, 73
   do transplante de córnea, 134
   dos planos profundos, 84
   em "X", 15
   em colchão vertical, 151
   hang back, 86
   interrompidas, 14
   intradérmica, 15
   longe-perto-perto-longe, 15, 16
   normas para uma boa, 12
   subcutânea, 16
   técnicas de, 14
   vertical em "U", 14
Synchrony IOL ®, 314

T

Tabela
   de acuidade visual, 720
   de Bailey e Lovie, 778
   de Snellen, 777
   LOCSA-II, 306
Tamoxifeno, 560
Tandem Scanning Confocal Microscope, 135
Tanometria, 812
   com Pascal Dynamic Contour, 358
   de aplanação de Goldmann, 357
   de não contato, 358
Tanômetro Pascal, 358
Tarsal strip, 32
Tarso, 5
Tarso-conjuntivo-müllerectomia, 61
Tarsorrafia, 296
   lateral, 53
Tecido conectivo, 5
Técnica (s)
   cirúrgicas para defeitos que envolvem
     espessura total, 74
       lamela anterior, 73
       lamela posterior, 74
       o canto lateral, 79
   da blefaroplastia superior, 39
   da ceratectomia fotorerefrativa, 823
   de assepsia, 11
   de Bick, 74, 75, 495
   de Castañares, 64
   de Cutler-Beard, 78
   de Hughes, 77, 497
     modificada, 76
   de Jones, 322
   de manutenção da intgegridade ocular, 293-297
   de *midforehead*, 64
   de *pinch tecnique*, 41
   de Quickert, 32
   de Tenzel, 76
   do retalho invertido de Mustardé, 79
   no touch, 277
Tela de Amsler, 727
Telangiectasia justavofeas, 517
Telescópios, 731
   binoculares, 733
   manipulação, 733
   monocular acoplado nos óculos, 733
Teller, cartões de, 715
Tendão das pálpebras, 4
Termo de consentimento, 10
Termoplásticos, 843
Teste
   bicromático, 787
   cutâneo, 158
     intradérmico, 159
   D-15, 727
   da cocaína a 105, 664
   da fenilefrina, 58
   da hidroxianfetamina, 665
   da observação da fluoresceína na orofaringe, 101
   de adaptação, 861
   de Bust, 715, 725
   de Cardiff, 724
   de cobertura, 775
   de contraste, 717
   de Hirschberg, 716, 775
   de imunofluorescência direta para clamídia, 123
   de Ishihara, 727

de Jones I positivo, 103
de Krinsky, 775
de Lang, 716
de LH, 716
de Milder, 98
de punctura, 158
de Queré positivo, 647
de Schirmer, 39,183, 189
de Tensilon, 58
de Titmus, 716
do dial, 787
do gelo, 58
do Prostigmine, 58
dos colírios, 659
farmacológicos, 58
sorológicos treponêmicos, 401
Tight junctions, 64,117
Tiques, 89
Tirosinemia, 263
TOFO (teste de observação da fluoresceína na orofaringe), 101
Tomografia
  computadorizada, 99
    de órbita com tumor moldando estruturas orbitárias, 477
  de coerência óptica, 360, 501
    da córnea, 143-145
      utilidades, 143
      princípios da, 143
Topografia
  da córnea, 131-134
  palpebral, 3
Torcicolo, 631
  causado por nistagmo, 632
Toxemia gravídica, 507
Toxicidade
  dos conservantes, 879
  versus conjuntivite papilar gigante, 879
Toxicologia ocular, 289
Toxina botulínica, 88, 653
  locais de aplicação no espasmo hemiofacial, 686
Toxocara canis, 415
Toxocaríase, 415
Toxoplasma gondii, 399
Toxoplasmose
  ocular, 399
  ultrassonografia ocular, 950

Tracolino, 162
Trabalho com famílias, 759
Trabeculectomia, 366, 374
Tracoma, 158
  características clínicas do, 166
  diagnóstico, 167
  epidemilogia, 165
  etiologia, 165
  manifestações clínicas, 165
  tratamento, 167
Transplante
  de córnea, 163
    avaliação, 144
    indicações, 285-288
    suturas do, 134
  lamelar, 144
    anterior, 285
    posterior, 285
  penetrante, 145, 286
Trauma
  ocular
    avaliação, 900
    classificação, 899
    contuso, 920
    epidemiologia, 899
    epidemiologia e classificação, 899
    manejo do, princípios básicos, 901
    prognóstico e aconselhamento, 902
    terminologia, 899
    químico, 926
Traumatismo (s)
  contusos, 915
  oculares, 916
    catarata traumática, 920-924
    hifema, 918-920
    uveíte traumática, 915-917
  perfurante, 916
Treinamento para longe, 731
Treponema pallidum, 121
Trícomo de Masson, 220
Triquíase, 47
Tuberculose
  com granuloma de C.A., 403
  ocular, 403
    roteiro diagnóstico, 404
    tratamento, 404
Tufos vitreorretínicos, 596

Tumor (es)
  adquiridos, 272
  benignos, 69
    adquiridos da superfície ocular, 272
  congênitos, 271
  da conjuntiva, 141
  da cornea, 141
  da glândula lacrimal, 483-485
  da superfície ocular, 271, 276
  das pálpebras
    classificação, 491
    quadro clínico, 491
    técnica cirúrgica, 494
    tratamento, 493
  das vias lacrimais, 109-111
  de órbita
    classificação, 463
    na infância, 461-466
  do tecido hematopoético e linfoide, classificação da OMS para, 476
  epiteliais da glândula lacrimal, 483
  exérese do, 480
  intraoculares, 451
  linfoides, 278
  malignos, 67
    adquiridos da superfície ocular, 274
    da glândula lacrimal, 484
  metastático intraocular, 454
  orbitário primário, 463
  palpebrais, 67-71, 464
  vasculares da órbita, 467-471

U

Úlcera (s)
  de córneas, 282, 888
    lentes de contato e, 888
  em escudo, 155
  infecciosa, 825
  neurotróficas, 229
Ultrasound biomicorscopy (UBM), 139
Ultrassom
  elíptico, 309
  transversal, 309
Ultrassonografia ocular, atlas
afacia, 943
  atrofia bulbar, 947
  buftalmia, 946
  catarata, 943
  carcinoma metastático de coroide, 961
  colobama de papiula, 957
  concreto, 954
  corpo estranho retro-ocular, 954
  cristalino em reabsorção, 946
  cristalino luxado, 944
  cristalino subluxado, 944
  descolamento de coroide, 959
  descolamento de retina tracional, 954
  descolamento de retina, 955
  descolamento do vítreo posterior, 949
  doença de Coats, 953
  endoftalmite, 952
  escavação papilar detectável, 949
  esclerite posterior, 952
  estafiloma, 946
  explante escleral, 954
  glaucoma por toxocaríase, 951
  glioma de nervo óptico, 964
  hemangioma circunscrito de coroide, 960
  hemorragia vítrea e sub-hialóidea, 949
  hialose asteroide, 950
  implante de drenagem, 948
  linfangioma, 963
  linfoma, 963
  melanoma de coroide, 960
  melanoma irido-cílio-coroidal, 960
  metal, 954
  mucocele, 962
  nanoftalmia, 947
  oftalmopatia distireoidiana, 964
  osteoma de coroide, 962
  persistência do vítreo primário hiperplásico, 957
    pseudogota, 944
  retinoblastoma, 958
  retinosquise, 955
  retinopatia da prematuridade, 957
  rotura retínica, 955
  ruptura de cápsula posterior, 945
  sínquise cintilante, 950
  toxoplasmose, 950
  vidro, 954
  vitreíte, 950
USER (*United States Eye Injury Registry*), 901
Uveíte, 431, 922
  anterior, 431

de casuas não infecciosas, 417
infecciosas, 395
intermédia, 431
posterior, 432
traumática, 915
hipertensiva, 92

V

Varicela-zoster, 119, 151
Vascularização palpebral, 184
Vasculites retínicas, 425, 439-441
Vaso (s)
    da retina, tingimento dos, 439
    em baioneta, 359
Vasoconstrictores, 160
Via (s)
    lacrimais
        propedêutica das
            antecedentes pessoais, 97
            biomicroscopia, 98
            dacriocintilografia, 90
            dacriocistografia, 98
            ectoscopia, 97
            história, 97
            obstrução congênita da, 101
            queixa, 97
            ressonância magnética, 99
            tomografia computadorizada, 99
        tumores das, 109-111
    óculo-simpática, anatomia da, 663
Vidro, ultrassonografia ocular, 954
Vírus herpes simples, 119
Visante, iumagem de, 144
Visão
    avaliação funcional da, 755
    de cores, 727
    funcional, 709
    perda da, 709
    subnormal

        adaptações ambientais para, 745
        estudo funcional do indivíduo com, 723
Viscosidade, 327
Vitamina
    A
        absorção de, 281
        deficiência de, 281
        papel fisiológico, 281
    C, deficiência de, 282
Vitrectomia, 528
Vitreíte, ultrassonografia ocular, 950
Vítreo
    hérnia de, 909
    hiperplástico, 345
    posterior, descolamento do, 595
Vitreorreninopatia
    Criswick-Schepens, 578
    exudativa familial, 578
Vogt-Koyanagi-Harada
    causa, 427
    demografia, 427
    diagnóstico, 427
    manifestações, 427
    tratamento, 428

W

Werner, classificação de, 447

X

Xeroderma pigmentoso, 275
Xeroftalmia, 281
Xerose
    conjuntival, 282
    corneal, 282

Y

Yamada, operação de, 618

Z

Zaaragatoa, 123
Zona de bloqueio, 704

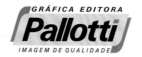

www.graficapallotti.com.br
(51) **3081.0801**